中国中医药学术语集成

方 剂 学

（第三册）

主　　编　徐清河　林丹红

编　　委　（按姓氏笔画为序）

林丹红　林晓华　武文筠　赵　琳

钟　伶

编写人员　（按姓氏笔画为序）

孙　力　林　列　林晓华　武文筠

赵　琳　赵文竹　钟　伶　袁若华

顾　莹　黄苏萍

中医古籍出版社

九画

临汝药酒 lin ru yao jiu
【英文名】Lin Ru Wine
【组成】当归、高良姜、生草乌、丁香。(中医方剂大辞典)
临江风药 lin jiang feng yao
【英文名】Lin Jiang Feng Medicine
【组成】临江风药散剂:人工牛黄、全蝎、僵蚕、天麻、地龙、琥珀、白附子、青黛、石膏、大黄、薄荷叶;临江风药增效退热片:对乙酰氨基酚、临江风药粉。(药品标准-中药成方制剂标准1997年)
临河风气药酒 lin he feng qi yao jiu
【英文名】Lin He Feng Qi Wine
【组成】当归身、白芍药、薏苡仁、生地、香附、杜仲、虎骨、秦艽、川芎、川续断、羌活、五加皮。(中医方剂大辞典)
举元益血丹 ju yuan yi xue dan
【英文名】Ju Yuan Yi Xue Pellet
【组成】人参、白术、当归、熟地黄、黄芪、白芍、条芩、炙甘草、升麻。(中医方剂大辞典)
举元煎 ju yuan jian
【英文名】Ju Yuan Decoction
【组成】人参、黄芪、炙甘草、升麻、白术。(中医方剂大辞典)
举气汤 ju qi tang
【英文名】Ju Qi Decoction
【组成】当归、川芎、橘皮、人参、白术、甘草、熟地黄、半夏、白芍药。(中医方剂大辞典)
举阳丸 ju yang wan
【英文名】Ju Yang Pill
【组成】狗鞭、麻雀虾、淫羊藿、巴戟天、肉苁蓉、枸杞子、女贞子、淮山药等。(新中医1991,(4))
举肛丸 ju gang wan
【英文名】Ju Gang Pill
【组成】半夏、天南星、枯白矾、枯红矾、鸡冠花、白附子、诃子肉、黑附子、枳壳、猬皮、瓜蒌、胡桃仁。(中医方剂大辞典)
举肺汤 ju fei tang
【英文名】Ju Fei Decoction
【组成】桔梗、甘草、竹茹、二冬、阿胶、沙参、百合、贝母。(中医方剂大辞典)
举胎四物汤 ju tai si wu tang
【英文名】Ju Tai Si Wu Decoction
【组成】当归、白芍、熟地、川芎、人参、白术、陈皮、升麻。(中医方剂大辞典)
举胎散 ju tai san
【英文名】Ju Tai Powder
【组成】白术、鹿茸、归身、川芎、条芩、黄芪、炙草。(中医方剂大辞典)
举卿举败散 ju qing ju bai san
【英文名】Ju Qing Ju Bai Powder
【组成】荆芥。(中医方剂大辞典)
举陷汤 ju xian tang
【英文名】Ju Xian Decoction
【组成】柴胡、升麻、葛根、羌活、防风、桃仁、红花、猪苓、四物汤。(中医方剂大辞典)
举陷参芪煎 ju xian shen qi jian
【英文名】Ju Xian Shen Qi Decoction
【组成】玄参、黄芪、炒白术、茯苓、陈皮、柴胡、升麻、炙甘草、泽泻。(中医方剂大辞典)
举斑汤 ju ban tang
【英文名】Ju Ban Decoction
【组成】白芍药、当归、升麻、柴胡、白芷、穿山甲、水姜。(中医方剂大辞典)
亭长散 ting chang san
【英文名】Ting Chang Powder
【组成】亭长、川大黄、细辛、桂心、鲮鲤甲、枫树甲虫粪。(中医方剂大辞典)
亭脂丸 ting zhi wan
【英文名】Ting Zhi Pill
【组成】川乌、无名异、石亭脂。(中医方剂大辞典)
侯氏黑散 hou shi hei san
【英文名】Hou Shi Hei Powder
【组成】菊花、白术、细辛、茯苓、牡蛎、桔梗、防风、人参、矾石、黄芩、当归、干姜、芎䓖、桂枝。(中医方剂大辞典)
便乐Ⅱ bian le er
【英文名】Bian Le NO.2
【组成】黄芪、肉苁蓉、牛膝、川朴、阿胶、枳实、苡仁、白芍、郁李仁等。(上海中医药杂志1989,(7))
便立丹 bian li dan
【英文名】Bian Li Pellet
【组成】黄丹、雄黄、龙骨、金脚信。(中医方剂大辞典)
便血丸 bian xue wan
【英文名】Bian Xue Pill
【组成】血见愁、卷柏灰、乌梅灰、地榆灰、莲房灰、荷叶灰、榴皮灰、五倍灰、血余灰、柏叶灰、棕灰、木耳灰、槐花灰、白蔹、当归炭、白芍、升麻、白术、生芪、党参、椿根皮、凌霄花。(中医方剂大辞典)
便血红痢膏 bian xue hong li gao
【英文名】Bian Xue Hong Li Plaster
【组成】椿皮、酸梨、鲜姜、红糖。(中医方剂大辞典)
便血散 bian xue san
【英文名】Bian Xue Powder
【组成】发灰、柏叶、鸡冠花。(中医方剂大辞典)
便易散 bian yi san
【英文名】Bian Yi Powder

【组成】花椒、香附、槟榔、蛇床、白矾。(中医方剂大辞典)

便毒散 bian du san

【英文名】Bian Du Powder

【组成】大黄、五灵脂、穿山甲、白芷、乳香、没药。(中医方剂大辞典)

便浊汤 bian zhuo tang

【英文名】Bian Zhuo Decoction

【组成】黄芪、白术、陈皮、香附、川芎、苍术、车前、半夏。(中医方剂大辞典)

便浊饮 bian zhuo yin

【英文名】Bian Zhuo Drink

【组成】白茯苓、半夏、甘草梢、泽泻、车前、土牛膝、萆薢。(中医方剂大辞典)

便消散 bian xiao san

【英文名】Bian Xiao Powder

【组成】金银花、知母、花粉、白及、法半夏、穿山甲、乳香、皂角刺。(中医方剂大辞典)

便秘通 bian mi tong

【英文名】Bian Mi Tong Mixture

【组成】白术、枳壳等。((92)卫药准字 Z-72号)

便通胶囊 bian tong jiao nang

【英文名】Bian Tong Capsule

【组成】沙参、杏仁、首乌、生地、番泻叶等。(中药药理与临床 1991,7(1))

促经汤 cu jing tang

【英文名】Cu Jing Decoction

【组成】香附子、熟地黄、白芍药、莪术、木通、苏木、当归、川芎、红花、甘草、肉桂、桃仁。(中医方剂大辞典)

促痂酊 cu jia ding

【英文名】Cu Jia Wine

【组成】穿心莲、大黄、地榆、葫芦条、冰片。(广西中医药 1980,(3))

保乙丸 bao yi wan

【英文名】Bao Yi Pill

【组成】丁香、木香、槟榔、川楝子、锡灰、干漆、巴霜。(中医方剂大辞典)

保儿宁 bao er ning

【英文名】Bao Er Ning Syrup

【组成】黄芪、芦根、淮山药、茯苓、白术、鸡内金、防风。(上海中医药杂志 1986,(5))

保儿宁颗粒 bao er ning ke li

【英文名】Bao Er Ning Granule

【异名】保儿宁冲剂(药品标准-中药成方制剂标准)

【组成】黄花、白术、防风、芦根、鸡内金、茯苓、山药。(药品标准-中药成方制剂标准 1998年)

保儿宁糖浆 bao er ning tang jiang

【英文名】Bao Er Ning Syrup

【组成】黄花、白术、防风、芦根、鸡内金、茯苓、山药。(药品标准-中药成方制剂标准 1998年)

保儿安丸 bao er an wan

【英文名】Bao Er An Pill

【组成】朱砂、明雄、全蝎、薄荷、明天麻、天竺黄、黄连、大黄、栀子、半夏、胆南星。(中医方剂大辞典)

保儿安冲剂 bao er an chong ji

【英文名】Bao Er An Medicinal Instant Granule

【组成】孩儿草、葫芦茶、使君子山楂、谷芽。((85)粤卫药准字第 A17-027号)

保儿安颗粒 bao er an ke li

【英文名】Bao Er An Granule

【组成】山楂、稻芽、使君子、布渣叶、莱菔子、槟榔、葫芦茶、孩儿草、莲子心。(药品标准-中药成方制剂标准 1997年)

保子七圣散 bao zi qi sheng san

【英文名】Bao Zi Qi Sheng Powder

【组成】赤白芍、当归、生大黄、甘草。(中医方剂大辞典)

保中汤 bao zhong tang

【英文名】Bao Zhong Decoction

【组成】陈皮、半夏、茯苓、甘草、白术、藿香、黄连、黄芩、山栀子、砂仁。(中医方剂大辞典)

保元人乳汤 bao yuan ren ru tang

【英文名】Bao Yuan Ren Ru Decoction

【组成】黄芪、人参、川芎、木香、当归、肉桂、甘草。(中医方剂大辞典)

保元丸 bao yuan wan

【英文名】Bao Yuan Pill

【组成】(1)鹿胶、五味子、补骨脂、山药、牛膝、芦巴、杜仲炭、益智仁、柏子仁、茯苓、全蝎、小茴香、淫羊藿、熟地、川楝子、沉香、菟丝子、巴戟、远志、山甲、山萸肉、苁蓉。(中医方剂大辞典)(2)龙骨、牡蛎、沙苑蒺藜、酸枣仁、菟丝子、芡实、白茯苓、山药、莲须、覆盆子、山茱萸肉。(中医方剂大辞典)

保元丹 bao yuan dan

【英文名】Bao Yuan Pellet

【组成】(1)稻草。(中医方剂大辞典)(2)黄精、甘枸杞、酒酿、好黄酒。(中医方剂大辞典)(3)附子、肉豆蔻、白术、山药、干姜、赤石脂、肉桂。(中医方剂大辞典)

保元化毒汤 bao yuan hua du tang

【英文名】Bao Yuan Hua Du Decoction

【组成】(1)人参、黄芪、甘草、桂枝、羌活、荆芥、牛蒡、防风、连翘。(中医方剂大辞典)(2)人参、黄芪、甘草、当归、南山楂、穿山甲、白芷、木香、僵蚕、川芎。(中医方剂大辞典)(3)人参、黄芪、甘草、归身、川芎、荆芥、大力子、官桂、防风、赤芍。(中医方剂大辞典)

保元化滞汤 bao yuan hua zhi tang

【英文名】Bao Yuan Hua Zhi Decoction

【组成】黄芪、滑石末。(中医方剂大辞典)

保元生脉固本汤 bao yuan sheng mai gu ben tang

【英文名】Bao Yuan Sheng Mai Gu Ben Decoction

【组成】天冬、麦冬、生地、熟地、人参、黄芪、炙草、五味。(中医方剂大辞典)

保元冲剂 bao yuan chong ji

【英文名】Bao Yuan Medicinal Instant Granule

【组成】黄芪、党参、白及、甘草、苍术、藿香、川椒、肉桂、田七、诃子。(湖北中医杂志 1987,(4))

保元回浆散 bao yuan hui jiang san

【英文名】Bao Yuan Hui Jiang Powder

【组成】人参、当归、甘草、黄芪、白芍、米仁、茯苓。(中医方剂大辞典)

保元地黄汤 bao yuan di huang tang

【英文名】Bao Yuan Di Huang Decoction

【组成】黄芪、白术、白芍、沙参、当归、丹皮、白茯苓、熟地、车前子。(中医方剂大辞典)

保元托脓散 bao yuan tuo nong san

【英文名】Bao Yuan Tuo Nong Powder

【组成】黄芪、当归、僵蚕、白芍、防风、丹皮、桔梗、陈皮、甘草、糯米。(中医方剂大辞典)

保元汤 bao yuan tang

【英文名】Bao Yuan Decoction

【组成】(1)苍术、黄柏、当归、独活、灵仙、加皮、防己、牛膝、姜、酒。(中医方剂大辞典)(2)肉桂、生芪、生甘。(中医方剂大辞典)(3)桂枝、白术、人参、黄芪、当归、生附子。(中医方剂大辞典)(4)炙芪、人参、炙草、川芎、肉桂、白术。(中医方剂大辞典)(5)人参、黄芪、甘草、黄芩、阿胶、杜仲。(中医方剂大辞典)(6)石斛、巴戟天、人参、白茯苓、黄柏、柴胡、甘草、地骨皮、黄连、荆芥、知母、升麻。(中医方剂大辞典)(7)人参、黄芪、白术、甘草。(中医方剂大辞典)(8)人参、黄芪、甘草、牛蒡子、木香、防风、白芷、青皮、官桂、当归、生地、麦冬、桔梗、连翘。(中医方剂大辞典)(9)人参、黄芪、甘草、肉桂。(中医方剂大辞典)

保元快斑汤 bao yuan kuai ban tang

【英文名】Bao Yuan Kuai Ban Decoction

【组成】人参、黄芪、甘草、茯苓、升麻、甲片。(中医方剂大辞典)

保元肠疡灵胶囊 bao yuan chang yang ling jiao nang

【英文名】Bao Yuan Chang Yang Ling Capsule

【组成】党参、白术、黄芪、藿香、苍术、吴茱萸、田三七、蒲黄、诃子、肉豆蔻。(中草药 1993,24(5))

保元固气汤 bao yuan gu qi tang

【英文名】Bao Yuan Gu Qi Decoction

【组成】黄芪、人参、肉桂、丁香、炙甘草。(中医方剂大辞典)

保元固本膏 bao yuan gu ben gao

【英文名】Bao Yuan Gu Ben Plaster

【组成】党参、白术、鹿角、当归、香附、川芎、附子、独活、干姜、川椒、杜仲、鳖甲、荜茇、草果仁、白芍、生芪。(中医方剂大辞典)

保元降糖冲剂 bao yuan jiang tang chong ji

【英文名】Bao Yuan Jiang Tang Medicinal Instant Granule

【组成】西洋参、葛根、枸杞子、三七等。(中医杂志 1993,34(9))

保元活血汤 bao yuan huo xue tang

【英文名】Bao Yuan Huo Xue Decoction

【组成】红参、炙黄芪、熟地、山萸肉、山药、仙灵脾、杜仲、熟附片、肉桂、五味子、当归、丹参、川芎、麦冬、甘草。(现代中医 1991,4(3))

保元益寿丹 bao yuan yi shou dan

【英文名】Bao Yuan Yi Shou Pellet

【组成】人参、炒於术、茯苓、当归、白芍、干地黄、陈皮、砂仁、醋柴、香附、桔梗、杜仲、桑枝、谷芽、薏米、炙甘草。(中医方剂大辞典)

保元通闭汤 bao yuan tong bi tang

【英文名】Bao Yuan Tong Bi Decoction

【组成】黄芪、滑石、琥珀。(新中医 1987,(10))

保元清降汤 bao yuan qing jiang tang

【英文名】Bao Yuan Qing Jiang Decoction

【组成】(1)生赭石、野台参、生地黄、生怀山药、净萸肉、生龙骨、生杭芍、广三七。(中医方剂大辞典)(2)野台参、生赭石、生芡实、生山药、生杭芍、牛蒡子、甘草。(中医方剂大辞典)

保元寒降汤 bao yuan han jiang tang

【英文名】Bao Yuan Han Jiang Decoction

【组成】(1)生赭石、野台参、生地黄、知母、净萸肉、生龙骨、生牡蛎、生杭芍、广三七。(中医方剂大辞典)(2)生山药、野台参、生赭石、知母、大生地、生杭芍、牛蒡子、三七。(中医方剂大辞典)

保元槐角丸 bao yuan huai jiao wan

【英文名】Bao Yuan Huai Jiao Pill

【组成】槐角、当归、生地、黄芩、黄柏、侧柏叶、枳壳、地榆、荆芥、防风、黄连、川芎、生姜、乌梅。(中医方剂大辞典)

保内清心散 bao nei qing xin san

【英文名】Bao Nei Qing Xin Powder

【组成】粉草、升麻、当归、川芎、黄芪、芍药、山栀、乳香、黄芩、羌活、桔梗、天花粉、青皮、白芷。(中医方剂大辞典)

保心丹 bao xin dan

【英文名】Bao Xin Pellet

【组成】蟾酥、牛黄、绿豆粉、穿山甲、天竺黄、胎骨、人参。(中医方剂大辞典)

保心片 bao xin pian

【英文名】Bao Xin Tablet

【组成】三七、丹参、川芎、山楂、制何首乌、何首乌。(药品标准－中药成方制剂标准1997年)

保心宁片 bao xin ning pian

【英文名】Bao Xin Ning Tablet

【组成】丹参干浸膏、当归干浸膏、枳壳干浸膏、三七。(药品标准－中药成方制剂标准1990年)

保心宁胶囊 bao xin ning jiao nang

【英文名】Bao Xin Ning Capsule

【组成】丹参干浸膏、三七、当归干浸膏、枳壳干浸膏。(药品标准－中药成方制剂标准1996年)

保心汤 bao xin tang

【英文名】Bao Xin Decoction

【组成】黄芪、党参、当归、丹参等。(中成药研究1991,(11))

保心煎 bao xin jian

【英文名】Bao Xin Decoction

【组成】黄芪、丹参、郁金、玉竹、麦饭石。(上海中医药杂志1991,(6))

保气散 bao qi san

【英文名】Bao Qi Powder

【异名】保气饮(中医方剂大辞典、准绳)

【组成】(1)大腹皮、紫苏、枳壳、桔梗、粉草、缩砂、香附子。(中医方剂大辞典)(2)香附子、山药、缩砂仁、木香、粉草、益智仁、紫苏叶。(中医方剂大辞典)

保牙散 bao ya san

【英文名】Bao Ya Powder

【组成】软石膏、川乌、草乌、花椒。(中医方剂大辞典)

保长寿命椒丹 bao chang shou ming jiao dan

【英文名】Bao Chang Shou Ming Jiao Pellet

【组成】辰砂、椒。(中医方剂大辞典)

保孕丸 bao yun wan

【英文名】Bao Yun Pill

【组成】熟地、当归、川断、白术、阿胶、香附、陈皮、艾叶、益母草、川芎、黄芩、砂仁。(中医方剂大辞典)

保孕丹 bao yun dan

【英文名】Bao Yun Pellet

【组成】当归、香附炭、白人参、熟地、茯苓、广砂、川断、白术、杜仲炭、艾炭、贡胶、陈皮、益母草。(中医方剂大辞典)

保孕安胎丸 bao yun an tai wan

【英文名】Bao Yun An Tai Pill

【组成】生白术、人参、寄生、茯苓、杜仲炭、大枣。(中医方剂大辞典)

保宁半夏曲 bao ning ban xia qu

【英文名】Bao Ning Ban Xia Qu Tablet

【组成】半夏、豆蔻、砂仁、肉桂、木香、丁香、枳实、枳壳、五味子、陈皮、青皮、生姜、薄荷、甘草、广藿香。(药品标准－中药成方制剂标准1998年)

保幼化风丹 bao you hua feng dan

【英文名】Bao You Hua Feng Pellet

【组成】(1)南星、半夏、川乌、白附子、郁金。(中医方剂大辞典)(2)胆星、羌活、独活、天麻、钩藤、橘络、半夏、全蝎、党参、黄芩、甘草。(中医方剂大辞典)(3)胆星、羌活、独活、天麻、芥穗、防风、川芎、淡全蝎、甘草、薄荷、人参。(中医方剂大辞典)

保幼再生丹 bao you zai sheng dan

【英文名】Bao You Zai Sheng Pellet

【组成】防风、天麻、天竺黄、贝母、桑叶、胆南星、薄荷、茯苓、钩藤、橘红、甘草、桔梗、僵蚕、远志、羌活、活蝎、琥珀、犀角、羚羊角、牛黄、麝香、冰片、珍珠。(中医方剂大辞典)

保幼培元丹 bao you pei yuan dan

【英文名】Bao You Pei Yuan Pellet

【组成】藿香、赤苓、清夏、柴胡、苏叶、木瓜、白芷、广皮、檀香、扁豆、三仙、木通、泽泻、竹茹、山药、砂仁、白术、甘草、木香、川连。(中医方剂大辞典)

保生大佛手汤 bao sheng da fo shou tang

【英文名】Bao Sheng Da Fo Shou Decoction

【组成】当归、川芎、杜仲、甘草、香附、阿胶、熟艾。(中医方剂大辞典)

保生丹 bao sheng dan

【英文名】Bao Sheng Pellet

【组成】(1)嫩乌药、益智仁、朱砂、干山药。(中医方剂大辞典)(2)天南星、白附子、朱砂、麝香、蛇黄。(中医方剂大辞典)(3)朱砂、天麻、白附子、白僵蚕、干姜、干蝎、牛黄、麝香。(中医方剂大辞典)(4)枸杞、熟地、柏仁、莲蕊、菟丝子、芡实、龙骨。(中医方剂大辞典)

保生无忧散 bao sheng wu you san

【英文名】Bao Sheng Wu You Powder

【组成】当归、川芎、白芍、人参、白术、甘草、陈皮、神曲、麦芽、紫苏、诃子、枳壳。(中医方剂大辞典)

保生四物汤 bao sheng si wu tang

【英文名】Bao Sheng Si Wu Decoction

【组成】当归、川芎、白芍、熟地、黄芩、白术、人参、茯神、黄芪、甘草、紫菀、五味、桔梗、木通、香附、陈皮。(中医方剂大辞典)

保生如圣散 bao sheng ru sheng san

【英文名】Bao Sheng Ru Sheng Powder

【组成】益母草、砂仁、陈皮、益智仁、当归、大枳壳、甘草、白芍。(中医方剂大辞典)

保生汤 bao sheng tang

【英文名】Bao Sheng Decoction

【组成】(1)砂仁、白术、香附、乌药、陈皮、甘草。(中医方剂大辞典)(2)防风、枳壳、橘红、茯神、荆芥穗、远志、南星、桔梗、甘草。(中医方剂大辞典)(3)人参、白术、白茯、甘草、香附、陈皮、厚朴、门冬、丁香、生姜。(中医方剂大辞典)(4)人参、甘草、白术、香附子、乌药、橘红。(中医方剂大辞典)(5)陈橘皮、人参、白术、麦门冬、厚朴、白茯苓。(中医方剂大辞典)(6)紫菀、柴胡、龙骨、赤石脂、艾叶、白术、黄连、厚朴、阿胶、枳壳、地榆、肉豆蔻、益智、干姜、旋覆花、黄芩。(中医方剂大辞典)(7)蛇蜕皮、牛黄。(中医方剂大辞典)(8)熟地、人参、牛膝、当归、川芎。(中医方剂大辞典)

保生定命丹 bao sheng ding ming dan

【英文名】Bao Sheng Ding Ming Pellet

【组成】光明砂、腻粉、金箔、牛黄、龙脑、麝、水银。(中医方剂大辞典)

保生康乐丸 bao sheng kang le wan

【英文名】Bao Sheng Kang Le Pill

【组成】羚羊角、乌蛇、白花蛇、牛膝、丹参、胆南星、钩藤等。(中国医药学报 1992,7(1))

保生救苦散 bao sheng jiu ku san

【英文名】Bao Shen Jiu Ku Shan

【异名】保生救苦丹(中医方剂大辞典、疡医大全)

【组成】(1)生寒水石。(中医方剂大辞典)(2)生寒水石、大黄、黄柏。(中医方剂大辞典)

保生散 bao sheng san

【英文名】Bao Sheng Powder

【组成】(1)紫河车、龟版。(中医方剂大辞典)(2)胡黄连、硼砂、铁粉、轻粉。(中医方剂大辞典)(3)蜈蚣、乌头尖、麝香。(中医方剂大辞典)

保生锭 bao sheng ding

【英文名】Bao Sheng Lozenges

【组成】(1)蛇含石、代赭石、僵蚕、全蝎、半夏曲、天竺黄、白附子、犀角、羚羊角、天麻、黄连、人参、麝、胆星。(中医方剂大辞典)(2)牛黄、天竺黄、辰砂、雄黄、麝香、片脑、琥珀、珍珠、赭石、蛇含石、金银箔、天麻、防风、甘草、茯神、人参、僵蚕、血竭、远志、陈皮、牛胆南星。(中医方剂大辞典)

保生锭子 bao sheng ding zi

【英文名】Bao Sheng Lozenges

【组成】(1)蟾酥、雄黄。(中医方剂大辞典)(2)蛇含石、南星、白附子、朱砂、麝。(中医方剂大辞典)(3)巴豆、金脚信、雄黄、轻粉、硇砂、麝香。(中医方剂大辞典)(4)人参、白术、白茯苓、白芍、甘草、牛黄、全蝎、白僵蚕、黑牵牛、南星、白附子、辰砂、代赭石、青礞石、蛇含石。(中医方剂大辞典)(5)胆星、白附子、辰砂、麝香、天麻、防风、全蝎、羌活、蛇含石。(中医方剂大辞典)

保目全睛丸 bao mu quan jing wan

【英文名】Bao Mu Quan Jing Pill

【组成】白蒺藜、黄柏、元参、青葙子、黄芩、赤芍、防风、知母、犀角、木贼、蝉蜕、石决明、草决明、归尾。(中医方剂大辞典)

保产万全汤 bao chan wan quan tang

【英文名】Bao Chan Wan Quan Decoction

【异名】保产万金汤(中医方剂大辞典、集验良方)

【组成】(1)归身、川芎、菟丝子、白芍、贝母、黄芪、荆芥、荆穗、蕲艾、厚朴、羌活、生甘草。(中医方剂大辞典)(2)人参、当归、川芎、桃仁、干姜、甘草、牛膝梢、红花、肉桂。(中医方剂大辞典)

保产无忧丸 bao chan wu you wan

【英文名】Bao Chan Wu You Pill

【组成】当归、真川芎、川羌活、真蕲艾、荆芥穗、黄芪、白芍药、川贝母、紫厚朴、枳壳、菟丝子、益母草、甘草。(中医方剂大辞典)

保产无忧散 bao chan wu you san

【英文名】Bao Chan Wu You Powder

【组成】菟丝饼、当归、川芎、白芍、甘草、荆芥穗、炙黄芪、厚朴、枳壳、艾叶、贝母、羌活。(增补内经拾遗方论 1599 年)

保产四物汤 bao chan si wu tang

【英文名】Bao Chan Si Wu Decoction

【组成】当归、南芎、白芍、熟地、白术、白茯苓、陈皮、干姜、益母草、香附米、甘草。(中医方剂大辞典)

保产芎归汤 bao chan xiong gui tang

【英文名】Bao Chan Xiong Gui Decoction

【组成】当归、川芎、车前子。(中医方剂大辞典)

保产远生散 bao chan yuan sheng san

【英文名】Bao Chan Yuan Sheng Powder

【组成】黄芩、人参、白茯苓、滑石、枳壳、甘草、大腹皮、陈皮、香附、白芍、黄杨头。(中医方剂大辞典)

保产黑神丹 bao chan hei shen dan

【英文名】Bao Chan Hei Shen Pellet

【组成】陈墨、百草霜、天麻、淮小麦、足赤大金箔。(中医方剂大辞典)

保光清凉散 bao guang qing liang san

【英文名】Bao Guang Qing Liang Powder

【组成】炉甘石、珍珠、硼砂、青盐、玄明粉、朱砂、麝香、冰片、黄丹。(中医方剂大辞典)

保全膏 bao quan gao

【英文名】Bao Quan Ointment

【组成】砂挼子、蜣螂头、露蜂房、蛴螬。(浙江中医杂志 1993,28(8))

保合太和丸 bao he tai he wan

【英文名】Bao He Tai He Pill

【组成】(1)白术、当归、茯苓、白芍、人参、山药、陈皮、莲肉、半夏、枳实、神曲、麦芽、山楂、香附、黄连、龙眼、白蔻、甘草。(中医方剂大辞典)(2)白术、枳实、苍术、香附、姜连、酒黄芩、麦芽、醋棱、醋莪术、木香、连翘、莱菔、厚朴、陈皮、半夏、茯苓、神曲、山楂。

(中医方剂大辞典)

保妇康栓 bao fu kang shuan

【英文名】Bao Fu Kang Suppositories

【组成】莪术油、冰片。(药品标准－中药成方制剂标准1991年)

保安万灵丹 bao an wan ling dan

【英文名】Bao An Wan Ling Pellet

【组成】茅术、全蝎、石斛、当归、炙甘草、明天麻、川芎、羌活、荆芥、防风、麻黄、北细辛、川乌、草乌、何首乌、明雄黄。(中医方剂大辞典)

保安大成汤 bao an da cheng tang

【英文名】Bao An Da Cheng Decoction

【组成】人参、白术、黄芪、茯苓、白芍、陈皮、当归身、甘草、附子、山萸肉、五味子、木香、砂仁。(中医方剂大辞典)

保安丹 bao an dan

【英文名】Bao An Pellet

【异名】保安丸(中医方剂大辞典、圣济总录)

【组成】附子、当归、陈皮、干姜、蜀椒、厚朴、吴茱萸、硫黄。(中医方剂大辞典)

保安半夏丸 bao an ban xia wan

【英文名】Bao An Ban Xia Pill

【组成】半夏、天南星、牵牛、大黄、黄柏、蛤粉、巴豆。(中医方剂大辞典)

保安四圣饼 bao an si sheng bing

【英文名】Bao An Si Sheng Cake

【组成】人参、白术、茯苓、炙甘草、南星、白附子、代赭石、蛇含石。(中医方剂大辞典)

保安延寿方 bao an yan shou fang

【英文名】Bao An Yan Shou Prescription

【组成】金银花、生甘草、黑料豆、黄土。(中医方剂大辞典)

保安汤 bao an tang

【英文名】Bao An Decoction

【组成】(1)黄芪、麦门冬、藿香、当归、白茯苓、川芎、桔梗、半夏、陈皮、白术、甘草、人参。(中医方剂大辞典)(2)常山、青蒿、知母、桃仁。(中医方剂大辞典)

保安妙贴散 bao an miao tie san

【英文名】Bao An Miao Tie Powder

【组成】透明硫黄、荞麦面。(中医方剂大辞典)

保安炙甘草方 bao an zhi gan cao fang

【英文名】Bao An Zhi Gan Cao Prescription

【组成】粉草。(中医方剂大辞典)

保安散 bao an san

【英文名】Bao An Powder

【组成】(1)蝉蜕、真麝香。(中医方剂大辞典)(2)石胆、硇砂。(中医方剂大辞典)(3)五倍子。(中医方剂大辞典)(4)甜瓜子、蛇蜕皮、当归。(中医方剂大辞典)(5)连皮缩砂。(中医方剂大辞典)(6)蝎尾、蜈蚣、轻粉、麝香、龙脑、川乌尖、南星、花蛇肉。(中医方剂大辞典)(7)附子、地黄、棕榈灰、木香、肉桂。(中医方剂大辞典)(8)黄芪、木通、青橘皮、桑根白皮、白术、陈橘皮、木香、黑牵牛。(中医方剂大辞典)

保安膏 bao an gao

【英文名】Bao An Ointment

【组成】(1)川乌、草乌、苍术、羌活、钗斛、川芎、当归、白芷、麻黄、防风、细辛、荆芥、首乌、全蝎、天麻、藁本、生甘草、薄荷、雄黄、朱砂、两头尖。(中医方剂大辞典)(2)香油、木香、木鳖子、当归、赤芍药、白芍药、白及末、乳香、没药、黄丹、柳枝、桃技、沉香。(中医方剂大辞典)(3)蛇头、蜈蚣、全蝎、草乌、麻黄、朱砂、脑子、麝香。(中医方剂大辞典)(4)当归、附子、芎䓖、防风、白蔹、升麻、细辛、侧柏、萆薢、桃仁、甘草、桑根白皮、垂柳枝、白及、黄芪、白芷、白僵蚕、铅丹、雄黄、麝香、硫黄、杏仁、丹砂。(中医方剂大辞典)

保安镇惊丸 bao an zhen jing wan

【英文名】Bao An Zhen Jing Pill

【组成】薄荷、焦山楂、白豆蔻、车前子、广陈皮、槟榔、钩藤、牛黄、泽泻、草豆蔻、砂仁、甘草、神曲、灯心、胆草、蝉蜕、黄连、天竺黄、僵蚕。(中医方剂大辞典)

保阴生化汤 bao yin sheng hua tang

【英文名】Bao Yin Sheng Hua Decoction

【组成】川芎、当归、桃仁、炙甘草、炮姜、稆豆皮、清炙绵芪、琥珀、银胡。(中医方剂大辞典)

保阴汤 bao yin tang

【英文名】Bao Yin Decoction

【组成】南沙参、麦冬、五味子、桔梗、苏梗、黄芩、知母、贝母、橘红、桑叶、神曲。(中医方剂大辞典)

保阴煎 bao yin jian

【英文名】Bao Yin Decoction

【组成】(1)熟地、生地、麦冬、天冬、牛膝、茯苓、山药、玉竹、鳖甲、龟甲。(中医方剂大辞典)(2)生地、熟地、芍药、山药、川续断、黄芩、黄柏、生甘草。(中医方剂大辞典)

保寿丸 bao shou wan

【英文名】Bao Shou Pill

【组成】(1)杏仁、萝卜子、麦蘖、神曲。(中医方剂大辞典)(2)牛黄、丹砂、雄黄、犀角、天麻、蝉壳、干姜、白僵蚕、半夏、乌蛇、天南星、白附子、当归、麝香、腻粉。(中医方剂大辞典)(3)麋茸、钟乳粉、补骨脂、天雄、硇砂、腽肭脐、菟丝子、阳起石、肉苁蓉、青盐、巴戟、白马茎、雄雀儿、硫黄、桂心、雄鸡肝、黄戌茎并肾。(中医方剂大辞典)

保寿丹 bao shou dan

【英文名】Bao Shou Pellet

【组成】附子、肉豆蔻、赤石脂、白姜、荜澄茄。(中医方剂大辞典)

保寿太阳丹 bao shou tai yang dan

【英文名】Bao Shou Tai Yang Pellet

【组成】硫黄、青盐、阳起石、附子、牛膝、楮实、桂。(中

医方剂大辞典)

保寿散 bao shou san

【英文名】Bao Shou Powder

【组成】(1)白茯苓、新罗参、川雄黄、牙硝、甘草、片脑、麝香、牛黄。(中医方剂大辞典)(2)雄黄、茯苓、人参、朱砂、牙硝。(中医方剂大辞典)

保寿膏 bao shou gao

【英文名】Bao Shou Honeyed Pill

【组成】羌活、藿香、全蝎、防风、天麻、川芎、朱砂、独活、人参。(中医方剂大辞典)

保应丸 bao ying wan

【英文名】Bao Ying Pill

【组成】天南星。(中医方剂大辞典)

保灵丹 bao ling dan

【英文名】Bao Ling Pellet

【异名】丹砂丸(中医方剂大辞典、医级)

【组成】朱砂、麝香、巴豆、斑蝥、雄黄、蜈蚣、黄药子、山豆根、续随子。(中医方剂大辞典)

保肝合剂 bao gan he ji

【英文名】Bao Gan Mixture

【组成】石见穿、甘草、地骨皮、丹参、茯苓、女贞子、郁金、六神曲。(药品标准－中药成方制剂标准 1994)

保肝汤 bao gan tang

【英文名】Bao Gan Decoction

【组成】黄芪、党参、当归、白芍、香附、山茱萸、丹参、赤芍、鳖甲、虎杖、甘草。(中医函授通讯 1993,(4))

保肝利胆汤 bao gan li dan tang

【英文名】Bao Gan Li Dan Decoction

【组成】蓟茅根、鸡内金、女贞子、旱莲草、柏子仁、生地、冬瓜皮、陈葫芦、车前子。(中医方剂大辞典)

保肝灵 bao gan ling

【英文名】Bao Gan Ling Capsule

【组成】红药、丁香、建莲子等。(内蒙古中医药 1992,11(3))

保肝降糖汤 bao gan jiang tang tang

【英文名】Bao Gan Jiang Tang Decoction

【组成】炙黄芪、党参、枸杞子、生地、淮山药、葛根、生牡蛎、五味子、川楝子、焦山栀、黄连、天花粉。(甘肃中医学院学报 1993,10(3))

保肝散 bao gan san

【英文名】Bao Gan Powder

【组成】当归、川芎、枸杞、苍术、白术、密蒙花、羌活、天麻、薄荷、柴胡、藁本、石膏、木贼、连翘、细辛、桔梗、防风、荆芥、栀子、白芷、甘草。(中医方剂大辞典)

保肝精 bao gan jing

【英文名】Bao Gan Jing Liquid

【组成】胡桃仁、大枣、山楂、香菇、活性酸乳粉、香蕉粉、糊精。(中国中西医结合杂志 1993,13(8))

保赤一粒金散 bao chi yi li jin san

【英文名】Bao Chi Yi Li Jin Powder

【组成】牛黄、天竺黄、朱砂、山楂、麦芽、六神曲、浙贝母、鸡内金、青黛、钩藤、冰片、天花粉、甘草、苦杏仁、陈皮、巴豆霜、薄荷、琥珀、使君子仁、僵蚕。(药品标准－中药成方制剂标准 1991 年)

保赤万应散 bao chi wan ying san

【英文名】Bao Chi Wan Ying Powder

【组成】朱砂、巴豆霜、南星、六神曲。

保赤丹 bao chi dan

【英文名】Bao Chi Pellet

【组成】(1)柴胡、粉葛、槟榔、紫朴、姜夏、广皮、姜连、杭芍、木香、车前、薏米、桔梗、黄芩、苍术、赤苓、神曲、麦芽、焦楂、益元散。(中医方剂大辞典)(2)甘遂末、朱砂、熟石膏。(中医方剂大辞典)

保赤却病良方 bao chi que bing liang fang

【英文名】Bao Chi Que Bing Liang Prescription

【组成】黄栀子、鸡蛋清。(中医方剂大辞典)

保赤定惊丹 bao chi ding jing dan

【英文名】Bao Chi Ding Jing Pellet

【组成】人参、白术、茯苓、半夏、广木香、柴胡、槟榔、荆芥、白芍、山楂、枳壳、麦芽、神曲、甘草、干姜、麦冬、石菖蒲、薄荷叶。(中医方剂大辞典)

保赤败毒散 bao chi bai du san

【英文名】Bao Chi Bai Du Powder

【组成】升麻、干葛、紫苏、川芎、羌活、地骨皮、甘草、防风、荆芥、前胡、薄荷、牛蒡子、桔梗、枳壳、蝉蜕、山楂。(中医方剂大辞典)

保赤洗肝散 bao chi xi gan san

【英文名】Bao Chi Xi Gan Powder

【组成】川芎、当归、羌活、防风、山栀、薄荷。(中医方剂大辞典)

保赤一粒金丸 bao chi yi li jin wan

【英文名】Bao Chi Yi Li Jin Pill

【组成】牛黄、天竺黄、朱砂、山楂、麦芽、六神曲、浙贝母、鸡内金、青黛、钩藤、冰片、天花粉、甘草、苦杏仁、陈皮、巴豆霜、薄荷、琥珀、使君子仁、僵蚕。(药品标准－中药成方制剂标准 1998 年)

保赤紫草膏 bao chi zi cao gao

【英文名】Bao Chi Zi Cao Plaster

【组成】僵蚕、全蝎、麻黄、山甲、蝉蜕、蟾酥、白附子、甘草。(中医方剂大辞典)

保赤膏 bao chi gao

【英文名】Bao Chi Plaster

【组成】当归、生地、熟地、刘寄奴、合欢木皮、男子黑发、乳香、没药、血竭、黄蜡、白蜡、龙骨。(中医方剂大辞典)

保身丸 bao shen wan

【英文名】Bao Shen Pill

【组成】党参、牡蛎、炙黄芪、巴戟天、当归、龙骨、甘草、杜仲、补骨脂、续断、菟丝子、川芎、益智仁、枸杞子、酸枣仁、淮牛膝、杭白芍、远志、白术、广陈皮、云茯

苓。(中医方剂大辞典)

保身丹 bao shen dan

【英文名】Bao Shen Pellet

【组成】白槟榔、车前子、大麻子、郁李仁、菟丝子、牛膝、山茱萸、山药、大黄、枳壳、独活。(中医方剂大辞典)

保身散 bao shen san

【英文名】Bao Shen Powder

【组成】轻粉、黄柏、乳香、水粉、孩儿茶、百草霜、冰片。(中医方剂大辞典)

保命人参散 bao ming ren shen san

【英文名】Bao Ming Ren Shen Powder

【组成】人参、白术、茯苓、炙甘草、橘红、枳壳、桔梗、半夏、五味子、桑皮、黄芩。(中医方剂大辞典)

保命丸 bao ming wan

【英文名】Bao Ming Pill

【异名】保命丹(中医方剂大辞典、普济方)

【组成】(1)苦参、草胡麻、当归、防风、羌黄、白蒺藜、大风肉、薄荷叶、土木鳖、荆芥、胡连、银柴胡。(中医方剂大辞典)(2)犀角、琥珀、甘草、人参、天麻、茯神、全蝎、僵蚕、朱砂、防风、麝。(中医方剂大辞典)(3)香附、白姜、青皮、陈皮、砂仁、三棱、莪术、甘草。(中医方剂大辞典)(4)熟干地黄、肉苁蓉、桂、丁香、附子、菟丝子、人参、白豆蔻、木香、槟榔、甘草、鹿茸、白茯苓、蒺藜子。(中医方剂大辞典)(5)蛤蚧、皂荚、款冬花、杏仁、木香、天麻、干地黄、半夏、五味子、丁香。(中医方剂大辞典)(6)当归、乌头、芍药、桂、干姜、大黄、斑蝥。(中医方剂大辞典)(7)牛黄、干蝎、白僵蚕、蝉壳、天麻、白附子、蟾酥、犀角屑、天南星、青黛、朱砂、麝香、天浆子。(中医方剂大辞典)

保命丹锭子 bao ming dan ding zi

【英文名】Bao Ming Dan Ding Pellet

【异名】保命丹(中医方剂大辞典、治疗汇要)

【组成】麝香、辰砂、冰片、珍珠、琥珀、山豆根、文蛤、山慈姑、雄黄、千金子、红毛。(中医方剂大辞典)

保命龙虎丸 bao ming long hu wan

【英文名】Bao Ming Long Hu Pill

【组成】白胶香、虎骨、黑牵牛、乳香、地龙、古老钱、木鳖子、当归、川乌头、没药、附子、草乌头、牛膝、肉苁蓉、巴戟、自然铜。(中医方剂大辞典)

保命安胎汤 bao ming an tai tang

【英文名】Bao Ming An Tai Pill

【组成】砂仁、香附、陈皮、紫苏、秦艽、川芎、当归、白芍、黄芪、白术、杜仲、艾叶、酒芩、童便。(中医方剂大辞典)

保命延寿丹 bao ming yan shou dan

【英文名】Bao Ming Yan Shou Pellet

【组成】(1)胡桃仁、小红枣、白蜜、酥、苍术、甘草、厚朴、陈皮、生熟地黄、天麦门冬、川芎、白芍药、白术、牛膝、香附、肉桂、五味子、半夏、枳壳、荆芥、防风、独活、白芷、细辛、麻黄、小茴香、五加皮、虎胫骨、当归、白茯苓、人参、苁蓉、枸杞子、何首乌、砂仁、干姜、杏仁、乌药、川草乌、川椒、木香、沉香。(中医方剂大辞典)(2)硫黄、明雄黄、辰砂、赤石脂、紫石英、阳起石。(中医方剂大辞典)

保命延寿烧酒方 bao ming yan shou shao jiu fang

【英文名】Bao Ming Yan Shou Shao Jiu Prescription

【组成】人参、当归、白茯、乌药、杏仁、砂仁、川乌、川草乌、何首乌、五加皮、枸杞子、牛膝、杜仲、肉桂、苍术、肉苁蓉、破故纸、甘草、木香、枳壳、干姜、虎骨、香附、白芷、厚朴、陈皮、白术、川芎、麻黄、独活、羌活、川椒、白芍、生地、熟地、天冬、麦冬、防风、荆芥、五味子、小茴香、细辛、沉香、白蔻、枣肉、真蜜、核桃仁、真酥油、天麻、生姜。(中医方剂大辞典)

保命延龄丸 bao ming yan ling wan

【英文名】Bao Ming Yan Ling Pill

【组成】苣胜子、补骨脂、牛膝、甘菊花、天门冬、菟丝子、枸杞子、人参、肉苁蓉、白茯苓、巴戟、酸枣仁、柏子仁、山药、覆盆子、五味子、楮实、天雄、肉桂、生干地黄。(中医方剂大辞典)

保命胜金丹 bao ming sheng jin dan

【英文名】Bao Ming Sheng Jin Pellet

【组成】南香附、官拣参、川当归、赤芍药、白芍药、香白芷、川芎、延胡索、远志、白术、桂心、白茯苓、牡丹皮、川牛膝、大熟地、白薇、大甘草、藁本。(中医方剂大辞典)

保命散 bao ming san

【英文名】Bao Ming Powder

【异名】朱矾散(中医方剂大辞典、片玉心书)

【组成】(1)珍珠、牛黄、琥珀、胆星、白附子、蝉蜕、天虫、茯苓、皂角、防风、茯神、天竺黄、橘红、甘草、薄荷、朱砂、天麻、全蝎、礞石、冰片、麝香。(中医方剂大辞典)(2)朱砂、白矾、马牙硝。(中医方剂大辞典)

保命集散 bao ming ji san

【英文名】Bao Ming Ji Powder

【组成】当归、芫花。(中医方剂大辞典)

保和丸 bao he wan

【英文名】Bao He Pill

【组成】(1)山楂、六神、半夏、茯苓、陈皮、连翘、莱菔子、麦芽。((82)赣卫药准字 44-2 号)(2)山楂、六神曲、半夏、茯苓、陈皮、连翘、莱菔子、麦芽。((91)闽卫药准字 63 号)

保和口服液 bao he kou fu ye

【英文名】Bao He Oral Liquid

【组成】山楂、六神曲、半夏、茯苓、陈皮、连翘、莱菔子、麦芽。(药品标准-中药成方制剂标准 1996 年)

保和片 bao he pian

【英文名】Bao He Tablet

【组成】山楂、六神曲、半夏、茯苓、陈皮、连翘、莱菔子、麦芽。(药品标准-中药成方制剂标准 1991 年)

保和去滞丸 bao he qu zhi wan
【英文名】Bao He Qu Zhi Pill
【组成】陈皮、半夏曲、白茯苓、枳实、厚朴、槟榔、莱菔子、木香。(中医方剂大辞典)

保和平胃散 bao he ping wei san
【英文名】Bao He Ping Wei Powder
【组成】小柴胡汤、竹茹、枳实、藿香、厚朴。(中医方剂大辞典)

保和冲剂 bao he chong ji
【英文名】Bao He Granule
【组成】山楂、六神曲、半夏、茯苓、陈皮、连翘、莱菔子、麦芽。(药品标准－中药成方制剂标准 1993 年)

保和防毒饮 bao he fang du yin
【英文名】Bao He Fang Du Drink
【组成】紫草、桔梗、川芎、山楂、木通、人参、红花、生地、甘草、糯米、灯心。(中医方剂大辞典)

保和益元散 bao he yi yuan san
【英文名】Bao He Yi Yuan Powder
【组成】糯稻。(中医方剂大辞典)

保和液 bao he ye
【英文名】Bao He Liquid
【异名】消食保和液(药品标准－中药成方制剂标准)
【组成】山楂、六神曲、半夏、茯苓、陈皮、连翘、莱菔子、麦芽。(药品标准－中药成方制剂标准 1995 年)

保和散 bao he san
【英文名】Bao He Powder
【组成】楂肉、麦芽、莱菔子、半夏、连翘、香附、枳壳。(中医方剂大辞典)

保和温胃丸 bao he wen wei wan
【英文名】Bao He Wen Wei Pill
【组成】神曲、楂肉、莱菔子、陈皮、草果、木香。(中医方剂大辞典)

保和锭子 bao he ding zi
【英文名】Bao He Lozenges
【组成】辰砂、人参、茯苓、茯神、山药、赤石脂、乳香、礞石、牛黄、僵蚕、五灵脂、麝香。(中医方剂大辞典)

保坤丸 bao kun wan
【英文名】Bao Kun Pill
【组成】当归、白芍、白术、茯苓、橘皮、党参、丹皮、川芎、肉桂、玄胡、香附、黄芪、熟地、藁本、白芷、木香、砂仁、甘草、艾炭、知母、黄柏。(中医方剂大辞典)

保坤丹 bao kun dan
【英文名】Bao Kun Pellet
【组成】(1)当归、川芎、熟地、赤芍、桃仁、红花、香附、茯苓、丹皮、吴萸、陈皮、甘草、酒芩、坤草、玄胡索、鹿角霜。(中医方剂大辞典)(2)益母草、当归、川芎、香附。(中医方剂大辞典)

保坤至圣丸 bao kun zhi sheng wan
【英文名】Bao Kun Zhi Sheng Pill
【组成】香附子、当归身、大熟地、川芎、白芍、延胡索、白茯苓、牡丹皮、白术、绵黄芪、粉甘草。(中医方剂大辞典)

保肤膏 bao fu gao
【英文名】Bao Fu Plaster
【组成】(1)煅石膏、白及粉、密佗僧、轻粉、枯白矾。(中医方剂大辞典)(2)大蜂房、血余、香油。(中医方剂大辞典)

保肺汤 bao fei tang
【英文名】Bao Fei Decoction
【组成】(1)金银花、元参、人参、蒲公英、天花粉、黄芩、麦冬、门冬、生甘草、桔梗。(中医方剂大辞典)(2)白及、薏苡仁、贝母、金银花、陈皮、苦桔梗、苦葶苈、甘草节。(中医方剂大辞典)

保肺济生丹 bao fei ji sheng dan
【英文名】Bao Fei Ji Sheng Pellet
【组成】天冬、麦冬、人参、沙参、五味、玉竹、女贞子、茯苓、山药、贝母、茜草根、杏仁。(中医方剂大辞典)

保肺健脾汤 bao fei jian pi tang
【英文名】Bao Fei Jian Pi Decoction
【组成】白术、白芍、苡仁、白扁豆、黄芪、沙参、陈皮、甘草、当归、白茯苓。(中医方剂大辞典)

保肺雪梨膏 bao fei xue li gao
【英文名】Bao Fei Xue Li Ointment
【组成】雪梨、生地、白茅根、生藕、白萝卜、麦冬、荸荠。(中医方剂大辞典)

保肾甲丸 bao shen jia wan
【英文名】Bao Shen Jia Pill
【组成】党参、黄芪、鹿角片、枸杞、巴戟天、桃仁、红花、丹参、六月雪等。(南京中医学院学报 1988,(3))

保肾康片 bao shen kang pian
【英文名】Bao Shen Kang Tablet
【组成】川芎。

保金丸 bao jin wan
【英文名】Bao Jin Pill
【组成】(1)麻黄、制半夏、川贝母、白术、茯苓。(中医方剂大辞典)(2)南星、半夏、白矾、牙皂、巴豆、杏仁。(中医方剂大辞典)

保金汤 bao jin tang
【英文名】Bao Jin Decoction
【组成】人参、玉竹、百合。(中医方剂大辞典)

保金宣毒饮 bao jin xuan du yin
【英文名】Bao Jin Xuan Du Drink
【组成】南沙参、麦冬、百合、贝母、笋尖、糯米、鲫鱼。(中医方剂大辞典)

保青春口服液 bao qing chun kou fu ye
【英文名】Bao Qing Chun Oral Liquid
【组成】维酶素、枸杞子、蜂王浆。((89)京卫药健字第 01 号)

保养元气膏 bao yang yuan qi gao

【英文名】Bao Yang Yuan Qi Unguentum

【组成】麻油、生地黄、熟地黄、麦门冬、肉苁蓉、远志肉、蛇床子、菟丝子、牛膝、鹿茸、川续断、虎骨、紫梢花、木鳖子、谷精草、大附子、肉桂。(中医方剂大辞典)

保养延寿不老丹 bao yang yan shou bu lao dan

【英文名】Bao Yang Yan Shou Bu Lao Pellet

【组成】扁柏枝叶、紫河车、茯苓。(中医方剂大辞典)

保急丹 bao ji dan

【英文名】Bao Ji Pellet

【组成】真西黄、冰片、北细辛、当门麝香、闹阳花、蟾酥、灯心灰、牙皂。(中医方剂大辞典)

保活丸 bao huo wan

【英文名】Bao Huo Pill

【组成】猪苓、泽泻、白术、茯苓、山楂、香附、陈皮、青皮、益智、草果仁、小茴香、神曲、桂皮、木香、藿香、甘松。(中医方剂大辞典)

保济丸 bao ji wan

【英文名】Bao Ji Pill

【组成】钩藤、菊花、白蒺藜、厚朴、木香、苍术、天花粉、广藿香、葛根、茯苓、薄荷、化橘红、白芷、薏苡仁、神曲、茶稻芽。(药品标准－中药成方制剂标准 1998 年)

保济口服液 bao ji kou fu ye

【英文名】Bao Ji Oral Liquid

【组成】钩藤、薄荷、蒺藜、白芷、木香、神曲茶、菊花、广藿香、苍术、茯苓、厚朴、化橘红、天花粉、薏苡仁、葛根、稻芽。(药品标准－中药成方制剂标准 1998 年)

保济油 bao ji you

【英文名】Bao Ji Oil

【组成】水杨酸甲酯、茴香油、桉叶油、樟脑、桂皮油、冰片、薄荷脑、薄荷油。(药品标准－中药成方制剂标准 1993 年)

保神丸 bao shen wan

【英文名】Bao Shen Pill

【组成】胡椒、木香、全蝎、巴豆霜。(中医方剂大辞典)

保神丹 bao shen dan

【英文名】Bao Shen Pellet

【组成】金箔、腻粉。(中医方剂大辞典)

保胃安脾汤 bao wei an pi tang

【英文名】Bao Wei An Pi Decoction

【组成】郁金、延胡索、紫蔻仁、枳实、香附米、牵牛、毛苍术、茯苓、甘草。(中医方剂大辞典)

保胃破痰丸 bao wei po tan wan

【英文名】Bao Wei Po Tan Pill

【组成】天南星、半夏、橘红、寒水石、白矾、川乌、白附子、干姜、赤茯苓。(中医方剂大辞典)

保胎丸 bao tai wan

【英文名】Bao Tai Pill

【组成】(1)茯苓、熟地、黄芪、艾炭、白术、白芍、当归、菟丝子、桑寄生、川芎、枳壳、川贝母、厚朴、荆芥穗、人参、羌活、甘草。(中医方剂大辞典)(2)当归、生白芍、川贝、枳壳、白术、生地、川芎、荆芥穗、生黄芪、甘草、艾炭、砂仁、菟丝子、羌活、黄芩、厚朴。(中医方剂大辞典)(3)熟地、砂仁、生黄芪、白术、白芍、当归、艾炭、菟丝子、桑寄生、川芎、枳壳、厚朴、川贝母、芥穗、羌活、甘草、黄芩。(中医方剂大辞典)(4)杜仲、黑枣。(中医方剂大辞典)(5)淮山药、杜仲、续断。(中医方剂大辞典)(6)香附子、当归身、条芩、白术、熟地、川芎、白芍药、艾叶、阿胶、川续断、益母草、陈皮、砂仁。(中医方剂大辞典)(7)人参、白术、黄芩、杜仲、当归、续断、熟地黄、陈皮、香附子。(中医方剂大辞典)

保胎方 bao tai fang

【英文名】Bao Tai Prescription

【异名】保胎散(中医方剂大辞典、医钞类编)

【组成】归身、川芎、茯苓、玉竹、续断、杜仲、黄芩、白术、甘草。(中医方剂大辞典)

保胎无忧丸 bao tai wu you wan

【英文名】Bao Tai Wu You Pill

【组成】党参、白术、当归、大熟地、茯苓、山药、杜仲、白芍、川芎、续断、子芩、砂仁、甘草、糯米。(中医方剂大辞典)

保胎无忧片 bao tai wu you pian

【英文名】Bao Tai Wu You Tablet

【组成】艾叶、荆芥、川芎、甘草、菟丝子、厚朴、羌活、川贝母、当归、黄芪、白芍、枳壳。(药品标准－中药成方制剂标准 1991 年)

保胎无忧散 bao tai wu you san

【英文名】Bao Tai Wu You Powder

【组成】大熟地、山萸肉、益母草、条黄芩、麦冬、生地、阿胶、北五味。(中医方剂大辞典)

保胎片 bao tai pian

【英文名】Bao Tai Tablet

【组成】艾炭、当归、黄芪、川芎、羌活。

保胎牛鼻丸 bao tai niu bi wan

【英文名】Bao Tai Niu Bi Pill

【组成】黄牛鼻、党参、蜜炙黄芪、白术、归身、白芍、熟地、阿胶、怀山药、川断、杜仲、黄芩、炙甘草、春砂仁、卷心荷叶、蚕茧壳。(中医方剂大辞典)

保胎如圣散 bao tai ru sheng san

【英文名】Bao Tai Ru Sheng Powder

【组成】当归、红花、益智、白芍、益母草、甘草。(中医方剂大辞典)

保胎灵 bao tai ling

【英文名】Bao Tai Ling Tablet

【组成】熟地黄、牡蛎、五味子、阿胶、槲寄生、巴戟天、白术、山药、白芍、龙骨、续断、枸杞子、杜仲、菟丝子。(药品标准－中药成方制剂标准 1991 年)

保胎饮 bao tai yin
【英文名】Bao Tai Drink
【组成】当归、川芎、芍药、熟地、半夏、茯苓、甘草、白术、黄芪、阿胶、艾叶、地榆。(中医方剂大辞典)
保胎和气饮 bao tai he qi yin
【英文名】Bao Tai He Qi Drink
【组成】(1)藿香、厚朴、广皮、枳壳、砂仁、黄芩、桔梗、苍术、小茴、紫苏。(中医方剂大辞典)(2)枳壳、厚朴、香附子、砂仁、苍术、橘红、苏叶、甘草、小茴香。(中医方剂大辞典)
保胎金丹 bao tai jin dan
【英文名】Bao Tai Jin Pellet
【组成】生地、鳖甲、香附、当归、茯苓、元胡、白薇、藁本、益母、川芎、炒艾、煅赤石脂、丹皮、白术、青蒿、肉桂、没药、五味、炙草、沉香、人参、黄柏。(中医方剂大辞典)
保胎神效丸 bao tai shen xiao wan
【英文名】Bao Tai Shen Xiao Pill
【组成】白茯苓、真于术、条芩、香附子、元胡索、红花、益母草、真没药。(中医方剂大辞典)
保胎益母丸 bao tai yi mu wan
【英文名】Bao Tai Yi Mu Pill
【组成】益母草、香附米、熟地黄、归身、白芍、川芎、苏梗、陈皮、炙草、白茯苓、白术、条芩、莲肉。(中医方剂大辞典)
保胎资生丸 bao tai zi sheng wan
【英文名】Bao Tai Zi Sheng Pill
【组成】人参、白术、白茯苓、广陈皮、山楂肉、甘草、怀山药、川黄连、薏苡仁、白扁豆、白豆蔻仁、藿香叶、莲肉、泽泻、桔梗、芡实粉、麦芽。(中医方剂大辞典)
保胎清火汤 bao tai qing huo tang
【英文名】Bao Tai Qing Huo Decoction
【组成】黄芩、砂仁、荆芥穗、当归身、白芍、连翘、生地黄、广陈皮、川芎、甘草。(中医方剂大辞典)
保胎散 bao tai san
【英文名】Bao Tai Powder
【组成】(1)头二蚕茧黄。(中医方剂大辞典)(2)熟地、山药、杜仲、白芍、黄芪、白术、补骨脂、川断。(中医方剂大辞典)
保胎膏 bao tai gao
【英文名】Bao Tai Ointment
【组成】当归、生地、白术、川断、条芩、白芍、木香、苁蓉、黄芪、益母草、甘草、龙骨、香油。(中医方剂大辞典)
保胎磐石丸 bao tai pan shi wan
【英文名】Bao Tai Pan Shi Pill
【组成】怀山药、杜仲、川续断。(中医方剂大辞典)
保荣汤 bao rong tang
【英文名】Bao Rong Decoction
【组成】当归、山栀、地榆、牡蛎、侧柏叶、川芎、赤芍、生地。(中医方剂大辞典)
保健丸 bao jian wan
【英文名】Bao Jian Pill
【组成】生黄芪、当归、黄精、肉桂、丹参、升麻、甘草。(中西医结合杂志 1988,8(12))
保健枕 bao jian zhen
【英文名】Bao Jian Zhen Powder
【组成】山柰、丁香、菖蒲、肉桂等。(中医杂志 1989,(8))
保留灌肠剂 bao liu guan chang ji
【英文名】Retained Rectal Apministration Agents
【定义】将中药复方经提取纯化制成一定浓度的供灌入、滴入直肠内的水性液体药剂。(中药药剂学)
保真丸 bao zhen wan
【英文名】Bao Zhen Pill
【组成】(1)人参、川芎、草乌、川乌、白芷、当归、槐角、羌活、五加皮、独活、紫背浮萍、防风、荆芥、首乌、枳壳、连翘、风藤、乌药、杜仲、桔梗、肉桂、干姜、僵蚕、石楠藤、甘草、芍药、升麻、虎骨、花蛇、防己、乳香、没药、沉香、麻黄。(中医方剂大辞典)(2)肉苁蓉、舶上茴香、川牛膝、白蒺藜、葫芦巴、补骨脂、黄芪、附子、杜仲、菟丝子、白茯苓、山茱萸、薯蓣、桂心、川楝子、南木香。(中医方剂大辞典)(3)大蝙蝠、麝香。(中医方剂大辞典)(4)补骨脂、人参、茯苓、土炒白术、炙甘草、杜仲、川芎、当归、白芍、熟地、玫瑰膏子、核桃肉。(中医方剂大辞典)(5)鹿胶、杜仲、山药、白茯苓、五味子、菟丝饼、熟地、萸肉、鹿茄茸、川牛膝、益智仁、远志肉、小茴、川楝子、巴戟肉、故纸、胡芦巴、柏子仁、山甲片、沉香、人参。(中医方剂大辞典)
保真广嗣丸 bao zhen guang si wan
【英文名】Bao Zhen Guang Si Pill
【组成】潞党参、车前子、怀牛膝、天冬、门冬、石菖蒲、炒远志、当归、五味子、山萸肉、怀山药、覆盆子、杜仲、巴戟肉、赤石脂、地骨皮、广木香、大生地、枸杞子、川椒、泽泻、菟丝子、淡苁蓉、大熟地、柏子仁、白茯苓。(中医方剂大辞典)
保真广嗣丹 bao zhen guang si dan
【英文名】Bao Zhen Guang Si Pellet
【组成】鹿角胶、鳔胶、熟地、山药、茯苓、山萸、五味、杜仲、远志、益智仁、川楝子、巴戟、故纸、胡芦巴、沉香。(中医方剂大辞典)
保真汤 bao zhen tang
【英文名】Bao Zhen Decoction
【组成】(1)生地、熟地、黄芪、人参、地骨皮、白术、柴胡、黄柏、橘红、五味子、甘草、天门冬、知母、麦门冬、贝母、白茯苓。(中医方剂大辞典)(2)当归、生地黄、熟地黄、黄芪、人参、白术、甘草、白茯苓、天门冬、麦门冬、白芍药、黄柏、知母、五味子、软柴胡、地骨皮、陈皮、莲心。(中医方剂大辞典)(3)当归、人参、生地黄、熟地黄、白术、黄芪、赤茯苓、白茯苓、天门冬、麦门冬、赤芍药、白芍药、知母、黄柏、五味子、柴胡、地骨皮、甘草、陈皮、厚朴。(中医方剂大辞典)(4)人参、附子、干河车、当归、五味子、菟丝子、大枣、生姜。(中医方剂大辞典)(5)川芎、当归、生地、白芍、麦冬、天冬、川贝、茯苓、桔梗、五味、骨皮、炙甘草。(中医方剂大辞典)

保真护命丹 bao zhen hu ming dan

【英文名】Bao Zhen Hu Ming Decoction

【组成】天麻、牛膝、天仙子。(中医方剂大辞典)

保真饮 bao zhen yin

【英文名】Bao Zhen Drink

【组成】辽五味、当归、白术、酸枣仁、紫河车、石斛、玄参、沙参、紫菀、山栀、人参。(中医方剂大辞典)

保真神应丸 bao zhen shen ying wan

【英文名】Bao Zhen Shen Ying Pill

【组成】五味、杜仲、阿胶、白术、贝母、白茯苓、花椒目、荷叶、怀生地。(中医方剂大辞典)

保真种子膏 bao zhen zhong zi gao

【英文名】Bao Zhen Zhong Zi Ointment

【组成】真香、甘草、谷精草、紫梢花、蛇床子、人参、天门冬、麦门冬、生地黄、熟地黄、远志、菟丝草、牛膝、鹿茸、虎骨、川续断、肉豆蔻、肉苁蓉、大附子、海狗肾、杏仁、官桂、松香、黄蜡、雄黄、硫黄、阳起石、赤石脂、沉香、木香、丁香、乳香、没药、蟾酥、鸦片、麝。(中医方剂大辞典)

保真种玉丸 bao zhen zhong yu wan

【英文名】Bao Zhen Zhong Yu Pill

【组成】鹿茸、鹿肾、海马、虎骨、狗肾、熟地、肉桂、山药、当归、杜仲炭、白术、牛膝、枸杞子、五味子、茯苓、党参、补骨脂、菟丝子、核桃肉、小茴香、沙苑子、附子、苁蓉、巴戟肉、龙骨、母丁香、黄芪、山萸肉、甘草。(中医方剂大辞典)

保真散 bao zhen san

【英文名】Bao Zhen Powder

【组成】黄芩、沉香、木香、牡丹皮、前胡、桔梗、柴胡、贝母、天灵盖、鳖甲、麦门冬、杏仁、茯苓、官桂、荆芥穗、麻黄。(中医方剂大辞典)

保真膏 bao zhen gao

【英文名】Bao Zhen Ointment

【组成】麻油、甘草、天冬、麦冬、熟地、生地、官桂、牛膝、苁蓉、鹿茸、远志、川续断、紫梢花、木鳖子、谷精草、大附子、白果、杏仁、蛇床子、虎骨、菟丝子、松香、黄丹、硫黄、雄黄、龙骨、赤石脂、乳香、没药、丁香、南木香、当门麝香、蟾酥、真阳起石、海狗肾、黄蜡。(中医方剂大辞典)

保脑健脾汤 bao nao jian pi tang

【英文名】Bao Nao Jian Pi Decoction

【组成】苡仁、白术、山药、陈皮、白茯苓、白芍、当归、桑皮。(中医方剂大辞典)

保婴万灵丹 bao ying wan ling dan

【英文名】Bao Ying Wan Ling Pellet

【组成】巴豆。(中医方剂大辞典)

保婴丸 bao ying wan

【英文名】Bao Ying Pill

【组成】麻黄、连翘、生石膏、滑石、羌活、天麻、栀子、细辛、防风、独活、甘草、全蝎、薄荷、白芍、大黄、荆芥、黄芩、川芎、桔梗、菊花、当归、白术、砂仁。(中医方剂大辞典)

保婴五疳膏 bao ying wu gan gao

【英文名】Bao Ying Wu Gan Ointment

【组成】青皮、橘红、白术、白茯苓、麦门冬、使君子肉、山楂肉、麦芽、金樱子、金樱肉、芡实仁、莲心肉、甘草。(中医方剂大辞典)

保婴出痘方 bao ying chu dou fang

【英文名】Bao Ying Chu Dou Prescription

【组成】生地、当归、赤芍、金银花、红花、桃仁、荆芥穗、生甘草。(中医方剂大辞典)

保婴艾叶汤 bao ying ai ye tang

【英文名】Bao Ying Ai Ye Decoction

【组成】(1)陈艾叶、当归、干姜、木香、厚朴、肉豆蔻、草果、良姜、丁香、甘草。(中医方剂大辞典)(2)陈艾叶、当归、干姜、木香、制厚朴、肉豆蔻。(中医方剂大辞典)

保婴夺命丹 bao ying duo ming dan

【英文名】Bao Ying Duo Ming Pellet

【组成】姜半夏、天南星、全蝎、明雄黄、天竺黄、朱砂、牛黄、川黄连、僵蚕、煅礞石、明天麻、琥珀、毛橘红、钩藤、锦纹大黄、麝香、冰片、紫赤金、川贝母。(中医方剂大辞典)

保婴夺命散 bao ying duo ming san

【英文名】Bao Ying Duo Ming Powder

【组成】川贝母、大黄、全蝎、琥珀、僵蚕、牛黄、冰片、天麻、黄连、胆南星、甘草。(药品标准 - 中药成方制剂标准 1991 年)

保婴百中膏 bao ying bai zhong gao

【英文名】Bao Ying Bai Zhong Ointment

【组成】沥青、威灵仙、蓖麻子、黄蜡、乳香、没药、真麻油、木鳖子。(中医方剂大辞典)

保婴百补汤 bao ying bai bu tang

【英文名】Bao Ying Bai Bu Decoction

【组成】(1)当归、芍药、地黄、白术、人参、茯苓、山药、甘草。(中医方剂大辞典)(2)人参、白术、茯苓、甘草、川芎、当归、熟地、白芍、山药、桔梗、莲肉、大枣。(中医方剂大辞典)

保婴至宝锭子 bao ying zhi bao ding zi

【英文名】Bao Ying Zhi Bao Lozenges

【异名】至宝锭子(《幼科指掌》卷二)

【组成】留白广陈皮、莱菔子、蓬术、三棱、麦芽、厚朴、苍术、香附子、草豆蔻、鹅眼枳实、山楂肉、神曲。(中医方剂大辞典)

保婴育生丸 bao ying yu sheng wan

【英文名】Bao Ying Yu Sheng Pill

【组成】银花、连翘、橘红、贝母、僵蚕、竺黄、天麻、法半夏、防风、胆星、钩藤、焦三仙、黄芩、甘草、芥穗、薄荷、活蝎子、桑叶、雄黄、琥珀、冰片、麝。(中医方剂大辞典)

保婴济痘神丹 bao ying ji dou shen dan

【英文名】Bao Ying Ji Dou Shen Pellet

【组成】白豆、赤豆、绿豆、蝉蜕、银花、元参、生地、荆芥穗、生芪、人中黄、归身。(中医方剂大辞典)

保婴桃红散 bao ying tao hong san

【英文名】Bao Ying Tao Hong Powder

【组成】川乌、白附子、大南星、陈半夏。(中医方剂大辞典)

保婴秘效散 bao ying mi xiao san

【英文名】Bao Ying Mi Xiao Powder

【组成】牛黄、胆星、琥珀、珍珠、滑石、茯神、远志、麝香、朱砂、大黄。(中医方剂大辞典)

保婴散 bao ying san

【英文名】Bao Ying Powder

【组成】蝉蜕、钩藤、菖蒲、生栀、天麻、黄连、川贝、薄荷、橘红、僵蚕、粉草、胆星、牛黄、梅片、朱砂。(中医方剂大辞典)

保婴稀痘方 bao ying xi dou fang

【英文名】Bao Ying Xi Dou Prescription

【组成】羌活、麻黄、生地、黄柏、升麻、甘草、黄连、归身、防风、川芎、黄芩、藁本、柴胡、干葛、苍术、红花、细辛、苏木、陈皮、白术、吴萸、连翘。(中医方剂大辞典)

保婴稀痘神验丹 bao ying xi dou shen yan dan

【英文名】Bao Ying Xi Dou Shen Yan Pellet

【组成】麝香、朱砂、大蓖麻子。(中医方剂大辞典)

保婴槐花散 bao ying huai hua san

【英文名】Bao Ying Huai Hua Powder

【组成】荆芥穗、槐花、制枳壳、甘草。(中医方剂大辞典)

保婴解毒丸 bao ying jie du wan

【英文名】Bao Ying Jie Du Pill

【组成】甘草、黄连、黄柏、辰砂。(中医方剂大辞典)

保婴镇惊丸 bao ying zhen jing wan

【英文名】Bao Ying Zhen Jing Pill

【组成】大黄、甘草、朱砂。(中医方剂大辞典)

保婴镇惊散 bao ying zhen jing san

【英文名】Bao Ying Zhen Jing Powder

【组成】僵蚕、朱砂、胆星、天竺黄、川贝母、雄黄、金箔、法夏、琥珀、甘草。(中医方剂大辞典)

保惊丸 bao jing wan

【英文名】Bao Jing Pill

【组成】明天麻、白附子、防风、蝉蜕、荆芥、胆星、半夏、白术、茯苓、川芎、粉草、僵蚕、土朱、羌活、当归、全蝎、牙皂、人参、山药、雄黄、麝香。(中医方剂大辞典)

保救丹 bao jiu dan

【英文名】Bao Jiu Pellet

【组成】蛤蚧、干地黄、五味子、杏仁、半夏、丁香。(中医方剂大辞典)

保救膏 bao jiu gao

【英文名】Bao Jiu Ointment

【组成】楸叶、马齿苋。(中医方剂大辞典)

保喉片 bao hou pian

【英文名】Bao Hou Tablet

【组成】连翘、甘草、麦门冬、党参、百部、元参、乌梅、黄芪、云故纸、诃子肉、僵蚕、桔梗、天花粉、蟾酥、冰片、薄荷油、薄荷脑、白糖。(中医方剂大辞典)

保痘汤 bao dou tang

【英文名】Bao Dou Decoction

【组成】人参、白术、黄芪、当归、麦冬、陈皮、荆芥。(中医方剂大辞典)

保童丸 bao tong wan

【英文名】Bao Tong Pill

【异名】问命丸(中医方剂大辞典、颅囟经)

【组成】(1)天南星、远志、全蝎、天麻、石莲心、甘草、茯神、朱砂、麝香。(中医方剂大辞典)(2)胡黄连、草龙胆、使君子、木香、芦荟、大麦蘖、川苦楝。(中医方剂大辞典)(3)丹砂、大黄、赤芍药、栀子仁、知母、鳖甲、人参、胡黄连。(中医方剂大辞典)(4)大黄、黄连、夜明砂、楝实。(中医方剂大辞典)(5)胡黄连、黄连、青橘皮、龙胆、芜荑仁、蝉蜕、苦楝根、五倍子、夜明砂、蜗牛、天浆子、干蟾头、青黛、芦荟、熊胆、雄黄、麝香、丹砂。(中医方剂大辞典)(6)铁粉、鳖甲、虾蟆、黄连、麝香。(中医方剂大辞典)(7)真珠末、牛黄、麝香、光明砂、虎睛、甘遂、赤芍药、赤茯苓、杏仁、甘草、巴豆。(中医方剂大辞典)(8)青黛、干蟾头、黄连、芦荟、熊胆、夜明砂、蜗牛壳、使君子、地龙、牛黄、蝉壳、龙脑、朱砂、麝香。(中医方剂大辞典)(9)牛黄、麝香、虎睛、真珠、朱砂、赤芍药、赤茯苓、甘草、牡蛎、犀角屑、芦荟、胡黄连、熊胆、杏仁。(中医方剂大辞典)(10)牛黄、夜明砂、甘草、甘遂、牡蛎、真珠、巴豆、虎睛、芍药、黄芩、杏仁。(中医方剂大辞典)(11)朱砂、麝香、新蟾酥。(中医方剂大辞典)(12)朱砂、牛黄、麝香、蟾酥、阿魏。(中医方剂大辞典)(13)虎睛朱砂、麝香、龙脑、牛黄、巴豆、芎䓖、桔梗、枳壳、檀香、茯神、人参、当归、羌活、代赭、鹤虱、白术。(中医方剂大辞典)(14)人参、漂白术、紫厚朴、真广皮、白云苓、结猪苓、宣泽泻、藿香叶、公丁香、半夏、白干姜、青化桂、白蔻仁、杭青皮、肉豆蔻、南木香、炙甘草。(中医方剂大辞典)(15)白鳝头、干蟾头、龙胆草、芦荟、黄连、胡黄连、五倍子、苦楝根皮、夜明砂、小青皮、雄黄、青黛、麝香。(中医方剂大辞典)(16)人参、白术、甘草、苍术、厚朴、陈皮、茯苓、猪苓、泽泻、藿香、丁香、半夏曲、干姜、肉桂、白豆蔻、青皮、槟榔、肉豆蔻、滑石、全蝎、木香、诃子肉。(中医方剂大辞典)(17)虾蟆、使君子、芜荑仁、芦荟、三棱、莪术、陈皮、槟榔、辰砂、大戟、皂角、麝香、巴豆、青皮、干漆、半夏、黑牵牛。(中医方剂大辞典)(18)使君子、面。(中医方剂大辞典)

保童丹 bao tong dan
【英文名】Bao Tong Pellet
【组成】陈枳壳、三棱、莪术、金箔、朱砂。(中医方剂大辞典)

保童化痰丸 bao tong hua tan wan
【英文名】Bao Tong Hua Tan Pill
【组成】黄芩、黄连、胆南星、天竺黄、前胡、浙贝母、桔梗、苦杏仁、陈皮、化橘红、法半夏、茯苓、甘草、紫苏叶、木香、枳壳、葛根、羌活、党参、朱砂、冰片。(药品标准-中药成方制剂标准1993年)

保童肥儿丸 bao tong fei er wan
【英文名】Bao Tong Fei Er Pill
【组成】参叶、金樱子、山楂肉、麦芽、建莲、五谷虫、茯苓、芡实、薄橘红、白术、使君子、肥知母、鸡内金、砂仁、青皮、地骨皮。(中医方剂大辞典)

保童碧丹 bao tong bi dan
【英文名】Bao Tong Bi Pellet
【组成】硫黄、芜荑仁、黄连、轻粉、巴豆。(中医方剂大辞典)

保脾饮 bao pi yin
【英文名】Bao Pi Drink
【组成】金钗石斛、薏苡仁、忍冬花、山药、茯苓、牡丹皮、陈皮、人参、甘草、木香。(中医方剂大辞典)

保辜饮 bao gu yin
【英文名】Bao Gu Drink
【组成】荆芥、黄蜡、鱼鳔、陈绍酒。(中医方剂大辞典)

保魂丸 bao hun wan
【英文名】Bao Hun Pill
【组成】黑锡、铅丹、丹砂、桑螵蛸、铅白霜、王瓜、乌梅。(中医方剂大辞典)

保精片 bao jing pian
【英文名】Bao Jing Tablet
【组成】萆薢、菟丝子等。(南京中医学院学报1987,(2))

保精汤 bao jing tang
【英文名】Bao Jing Decoction
【组成】(1)芡实、山药、莲肉、茯神、枣仁、人参。(中医方剂大辞典)(2)当归、川芎、白芍、生地、黄柏、知母、黄连、栀子、沙参、麦门冬、干姜、牡蛎、山茱萸。(中医方剂大辞典)

保孺丸 bao ru wan
【英文名】Bao Ru Pill
【组成】鳖甲、柴胡、青橘皮、使君子、杏仁。(中医方剂大辞典)

信枣散 xin zao san
【英文名】Xin Zao Powder
【组成】大枣、信石、人中白、铜青末。(中医方剂大辞典)

信毒内消丹 xin du nei xiao dan
【英文名】Xin Du Nei Xiao Pellet
【组成】火硝、白矾、甘草、绿豆。(中医方剂大辞典)

信效散 xin xiao san
【英文名】Xin Xiao Powder
【组成】信砒、黄丹、千古石灰。(中医方剂大辞典)

信效锭子 xin xiao ding zi
【英文名】Xin Xiao Lozenges
【组成】红娘子、黄丹、砒霜、鹰屎、土硝、白及、铜绿、脑子、麝香。(中医方剂大辞典)

信雄丹 xin xiong dan
【英文名】Xin Xiong Pellet
【组成】白砒、明雄黄、朱砂。(中医方剂大辞典)

修肝活血汤 xiu gan huo xue tang
【英文名】Xiu Gan Huo Xue Decoction
【组成】归尾、赤芍、川芎、羌活、黄芪、防风、大黄、黄连、薄荷、连翘、白蒺藜、菊花。(中医方剂大辞典)

修肝散 xiu gan san
【英文名】Xiu Gan Powder
【组成】(1)当归、甘草、防风、连翘、薄荷、黄芩、栀子、大黄、草决明、蔓荆子、细辛、白芍。(中医方剂大辞典)(2)防风、羌活、当归、生地黄、黄芩、栀子、赤芍药、大黄、甘草、蒺藜。(中医方剂大辞典)

修善散 xiu shan san
【英文名】Xiu Shan Powder
【组成】当归。(中医方剂大辞典)

养卫化毒汤 yang wei hua du tang
【英文名】Yang Wei Hua Du Decoction
【组成】人参、黄芪、当归、甘草。(中医方剂大辞典)

养子舒筋散 yang zi shu jin san
【英文名】Yang Zi Shu Jin Powder
【组成】天冬、玄胡、当归、川芎、天麻、白芍、熟地、生地、羊藿、甘草。(中医方剂大辞典)

养中汤 yang zhong tang
【英文名】Yang Zhong Decoction
【组成】(1)半夏曲、甘草、肉桂、罂粟壳。(中医方剂大辞典)(2)大附子、沉香、木香、人参、官桂、半夏。(中医方剂大辞典)

养中饮 yang zhong yin
【英文名】Yang Zhong Drink
【组成】人参、白术、干姜、甘草、白扁豆、当归、阿胶、艾叶。(中医方剂大辞典)

养中煎 yang zhong jian
【英文名】Yang Zhong Decoction
【异名】养中汤(中医方剂大辞典、景岳全书)
【组成】人参、山药、白扁豆、炙甘草、茯苓。(中医方剂大辞典)

养元汤 yang yuan tang
【英文名】Yang Yuan Decoction
【组成】(1)生地、归身、白术、条芩、黄芪。(中医方剂大辞典)(2)当归、川芎、白芍、炙甘草、熟地、杜仲、枸杞、杏仁、白茯苓、金樱子、羊藿、石斛、牛膝。(中

医方剂大辞典)

养元固本暖腰方 yang yuan gu ben nuan yao fang

【英文名】Yang Yuan Gu Ben Nuan Yao Prescription

【组成】广木香、真川椒、大茴、补骨脂、升麻、川附子、蕲艾、丁香、上肉桂、川楝子。(中医方剂大辞典)

养元散 yang yuan san

【英文名】Yang Yuan Powder

【异名】养元粉(红炉点雪)

【组成】(1)糯米、淮山药、芡实、莲肉、胡椒末。(中医方剂大辞典)(2)糯米、干山药、胡椒。(中医方剂大辞典)(3)糯米、莲肉、怀庆山药、大鸡头实。(中医方剂大辞典)

养元藕粉 yang yuan ou fen

【英文名】Yang Yuan Ou Fen

【组成】白莲藕粉、建莲肉、白茯苓、白蜜、白扁豆、川贝母、怀山药。(中医方剂大辞典)

养心丹 yang xin dan

【英文名】Yang Xin Pellet

【组成】(1)生地黄、远志、当归、甘草、柏子仁、酸枣仁、川芎、人参、茯神、半夏曲、南星、朱砂、麝香、石菖蒲、琥珀、金箔。(中医方剂大辞典)(2)远志、当归、熟地、阿胶、柏子仁、酸枣仁、黄芪、茯神、龙齿、茯苓、紫石英、丹参。(中医方剂大辞典)(3)光明朱砂、明净乳香、酸枣仁、白茯苓。(中医方剂大辞典)

养心化毒汤 yang xin hua du tang

【英文名】Yang Xin Hua Du Decoction

【组成】(1)大当归、怀生地、大麦冬、绿升麻、天花粉、川黄柏、漂苍术、荆芥穗。(中医方剂大辞典)(2)当归、生地、麦冬、升麻、人参。(中医方剂大辞典)

养心化痰丸 yang xin hua tan wan

【英文名】Yang Xin Hua Tan Pill

【组成】龙齿、麦冬、白芥子、朱砂、五味子、半夏、胆星、远志、牡蛎、枣仁、橘红、茯神、海粉。(中医方剂大辞典)

养心开郁汤 yang xin kai yu tang

【英文名】Yang Xin Kai Yu Decoction

【组成】甘草、小麦、杭芍、远志、佛手、柴胡、绿萼梅、枣仁、大枣、香附。(中医杂志 1983,24(10))

养心氏片 yang xin shi pian

【英文名】Yang Xin Shi Tablet

【组成】黄芪、党参、丹参、葛根、淫羊藿、山楂、地黄、当归、黄连、延胡索、灵芝、人参、甘草。(药品标准-中药成方制剂标准 1998 年)

养心四物汤 yang xin si wu tang

【英文名】Yang Xin Si Wu Decoction

【组成】力参、炙甘草、石菖蒲、远志、当归、熟地、白芍、川芎。(中医方剂大辞典)

养心宁神丸 yang xin ning shen wan

【英文名】Yang Xin Ning Shen Pill

【组成】党参、酸枣仁、茯苓、远志、白术、莲子、山药、丹参、大枣、龙眼肉、石菖蒲、陈皮。(药品标准-中药成方制剂标准 1996 年)

养心安 yang xin an

【英文名】Yang Xin An Decoction

【组成】路党参、黄芪、当归、川芎、白术、丹参、郁金、炒酸枣仁、桂圆肉、炙远志、柏子仁、瓜蒌、薤白、大枣、枳壳、厚朴、茯神、云苓、炙甘草。(中医杂志 1988,29(11))

养心安神丸 yang xin an shen wan

【英文名】Yang Xin An Shen Pill

【组成】当归身、白茯苓、酸枣仁、五味子、犀角、琥珀、玄明粉、黄连、朱砂、甘草。(中医方剂大辞典)

养心安神汤 yang xin an shen tang

【英文名】Yang Xin An Shen Decoction

【组成】(1)生芪、小洋参、归身、川芎、茯神、贝母、麦冬、法夏、橘红、石菖蒲、乌梅、五味子、生草。(中医方剂大辞典)(2)当归身、川芎、白芍药、陈皮、黄连、柏子仁、生地黄、茯神、白术、酸枣仁、甘草。(中医方剂大辞典)

养心安神膏 yang xin an shen gao

【英文名】Yang Xin An Shen Ointment

【组成】牛心、牛胆、川黄连、大麦冬、丹参、玄参、苦参、郁金、胆南星、黄芩、丹皮、天冬、生地、潞党参、熟地、生黄芪、上于术、酒白芍、当归、贝母、半夏、苦桔梗、广陈皮、川芎、柏子仁、连翘、熟枣仁、钗石斛、远志肉、天花粉、蒲黄、金铃子、地骨皮、淮山药、五味子、枳壳、黄柏、知母、黑山栀、生甘草、木通、泽泻、车前。(中医方剂大辞典)

养心延龄益寿丹 yang xin yan ling yi shou dan

【英文名】Yang Xin Yan Ling Yi Shou Pellet

【组成】茯神、柏子仁、丹参、酒白芍、丹皮、全当归、川芎、干生地、醋柴、香附米、栀子、酒条芩、陈皮、野于术、枳壳、酸枣仁。(中医方剂大辞典)

养心固本丸 yang xin gu ben wan

【英文名】Yang Xin Gu Ben Pill

【组成】玄武胶、鹿角胶、萸肉、杞子、人参、黄芪、石莲肉、白术、甘草、枣仁、地黄、淮牛膝。(中医方剂大辞典)

养心固肾汤 yang xin gu shen tang

【英文名】Yang Xin Gu Shen Decoction

【组成】生地、当归、茯神、山药、芡实、萸肉、陈皮、甘草、五味、石莲肉。(中医方剂大辞典)

养心活血汤 yang xin huo xue tang

【英文名】Yang Xin Huo Xue Decoction

【组成】党参、白术、茯苓、黄芪、当归、酸枣仁、川芎、丹参、葛根、淫羊藿、补骨脂、炙甘草。(云南中医杂志 1993,14(5))

养心除颤汤 yang xin chu zhan tang

【英文名】Yang Xin Chu Zhan Decoction

【组成】熟地、全当归、百合、酸枣仁、潞党参、茯苓、牡蛎、陈皮、甘草。(中医急症通讯 1989,(7-8))

养心健脾丸 yang xin jian pi wan

【英文名】Yang Xin Jian Pi Pill

【组成】党参、于术、茯神、焦枣仁、远志肉、归身、杭芍、炒杜仲、陈皮、薏米、广砂、沙苑蒺藜、石莲肉、谷芽、山药、炙甘草。(中医方剂大辞典)

养心润燥汤 yang xin run zao tang

【英文名】Yang Xin Run Zao Decoction

【组成】松子仁、柏子仁、天冬、丹参、当归、犀角、生地、人参、茯神、甘草。(中医方剂大辞典)

养心益肾百补丹 yang xin yi shen bai bu dan

【英文名】Yang Xin Yi Shen Bai Bu Pellet

【组成】淮生地、枸杞子、山药、丹皮、茯苓、山萸肉、柏子仁、覆盆、泽泻、五味子、菟丝子。(中医方剂大辞典)

养心理脾解郁清肺缓肝丸 yang xin li pi jie yu qing fei huan gan wan

【英文名】Yang Xin Li Pi Jie Yu Qing Fei Huan Gan Pill

【组成】茯神、枣仁、远志肉、广红、玉竹、当归、大生地、杭芍、香附、桔梗、桑枝、厚朴花、郁金、川贝、鸡血藤膏、薏米。(中医方剂大辞典)

养心滋肾丸 yang xin zi shen wan

【英文名】Yang Xin Zi Shen Pill

【组成】人参、芡实、酸枣仁、天冬、远志、当归、莲蕊、柏子仁、石菖蒲、熟地黄、五味子、麦冬、知母、白芍、白茯神、莲肉、牡蛎、怀山药、生地黄、黄柏。(中医方剂大辞典)

养心煎剂 yang xin jian ji

【英文名】Yang Xin Decoction

【组成】党参、黄芪、鸡血藤、五味子、柴胡、枳壳、红花。(内蒙古中医药 1983,(2))

养气丸 yang qi wan

【英文名】Yang Qi Pill

【组成】(1)木香、丁香、厚朴、大麦蘖、白豆蔻、茴香、甘草、诃子、川干姜、陈皮。(中医方剂大辞典)(2)丁香、胡椒、荜茇、木香、干蝎、萝卜子。(中医方剂大辞典)

养气丹 yang qi dan

【英文名】Yang Qi Pellet

【组成】禹余粮石、紫石英、赤石脂、代赭石、磁石、附子、肉苁蓉、当归、茴香、补骨脂、木香、肉桂、巴戟、肉豆蔻、丁香、山药、鹿茸、白茯苓、沉香、远志、乳香、五灵脂、没药、朱砂、阳起石、钟乳粉。(中医方剂大辞典)

养气汤 yang qi tang

【英文名】Yang Qi Decoction

【组成】(1)干姜、甘草、白檀香、丁香、丁皮、胡椒、盐、人参、白芷。(中医方剂大辞典)(2)茴香、丁香、良姜、甘草、白豆蔻仁。(中医方剂大辞典)(3)香附子、甘草、姜黄。(中医方剂大辞典)

养气活血丸 yang qi huo xue wan

【英文名】Yang Qi Huo Xue Pill

【异名】养气活血丹(中医方剂大辞典、杨氏家藏方)

【组成】大艾叶、干姜、附子、白芍药、白术、椒红、川芎、当归、紫巴戟、人参、五味子。(中医方剂大辞典)

养气镇心丹 yang qi zhen xin dan

【英文名】Yang Qi Zhen Xin Pellet

【组成】远志、人参、辰砂、天门冬、石菖蒲、生龙脑、白茯苓。(中医方剂大辞典)

养火助明汤 yang huo zhu ming tang

【英文名】Yang Huo Zhu Ming Decoction

【组成】熟地、山茱萸、葳蕤、巴戟天、肉桂、麦冬、五味子、枸杞。(中医方剂大辞典)

养正丹 yang zheng dan

【英文名】Yang Zheng Pellet

【异名】交泰丹(吴直阁增诸家名方)

【组成】(1)黑锡丹头、水银、朱砂末。(中医方剂大辞典)(2)水银、硫黄、朱砂、黑锡。(中医方剂大辞典)

养正汤 yang zheng tang

【英文名】Yang Zheng Decoction

【组成】生玉竹、淮山药、云茯苓、熟地黄、大生地、酒白芍、天花粉、麦门冬、首乌、女贞子。(中医方剂大辞典)

养正定痛汤 yang zheng ding tong tang

【英文名】Yang Zheng Ding Tong Decoction

【组成】川芎、当归、白芍、熟地、白术、人参、杜仲、玄胡索、青皮、香附、乌药、益母草、甘草。(中医方剂大辞典)

养正金丹 yang zheng jin dan

【英文名】Yang Zheng Jin Pellet

【组成】硫黄、大附子、干姜、丁香、桂、厚朴、半夏、肉豆蔻。(中医方剂大辞典)

养正通幽汤 yang zheng tong you tang

【英文名】Yang Zheng Tong You Decoction

【异名】助血润肠汤(中医方剂大辞典、胎产秘书)

【组成】(1)川芎、当归、桃仁、炙草、陈皮、麻仁、肉苁蓉。(中医方剂大辞典)(2)川芎、当归、甘草、人参、黄芪、陈皮、桃仁、黑脂麻、肉苁蓉。(中医方剂大辞典)(3)川芎、炙甘草、桃仁、苁蓉、陈皮、麻仁。(中医方剂大辞典)(4)川芎、当归、炙草、桃仁、麻仁、肉苁蓉。(中医方剂大辞典)

养生丹 yang sheng dan

【英文名】Yang Sheng Pellet

【组成】母猪大肠、麝香、猪悬蹄、川山甲、乳香、没药、雄黄、地榆、大黄、青盐、白芷、明矾、小活龟、蜂房、黄牛角、朴硝、槐花、黄蜡、自然铜。(中医方剂大辞典)

养生化滞汤 yang sheng hua zhi tang

【英文名】Yang Sheng Hua Zhi Decoction

【组成】(1)人参、茯苓、川芎、白芍、当归、桃仁、肉苁蓉、大腹皮、陈皮、制香附、炙草。(中医方剂大辞典)(2)川芎、当归、人参、于术、陈皮、香附、茯苓、甘草、大腹皮、桃仁。(中医方剂大辞典)(3)川芎、当归、人参、白芍、茯苓、白术、桃仁、腹皮、苁蓉。(中医方剂大辞典)

养生主 yang sheng zhu

【英文名】Yang Sheng Zhu Decoction

【别名】归圆杞菊酒、养生酒(《惠直堂方》卷一)

【组成】当归身、圆眼肉、枸杞子、甘菊花、白酒浆、好烧酒。(中医方剂大辞典)

养生汤 yang sheng tang

【英文名】Yang Sheng Decoction

【组成】黄芪、当归、白芍、甘草。(中医方剂大辞典)

养目汤 yang mu tang

【英文名】Yang Mu Decoction

【组成】(1)当归、熟地、葳蕤、白芍、山萸、茯苓、麦冬、白术、丹皮、枸杞、巴戟天、柴胡。(中医方剂大辞典)(2)熟地、白芍、麦冬、当归、葳蕤、山茱萸、北五味、甘草、甘菊花、柴胡。(中医方剂大辞典)

养老丸 yang lao wan

【英文名】Yang Lao Pill

【异名】养老丹(中医方剂大辞典、奇方类编)

【组成】熟地、巴戟、山萸、北五味、薏苡仁、芡实、车前子、牛膝、山药。(中医方剂大辞典)

养老膏 yang lao gao

【英文名】Yang Lao Ointment

【组成】建莲肉、芡实肉、薏米粉、甜梨、大山楂、甜藕。(中医方剂大辞典)

养血丸 yang xue wan

【英文名】Yang Xue Pill

【组成】牡丹皮、白芍药、卷柏、当归、石斛、白茯苓、巴戟、熟地黄、肉苁蓉、杜仲、山药、柏子仁、白薇、枳壳、蒲黄、肉桂、京三棱、蓬莪术、枸杞子、覆盆子、附子。(中医方剂大辞典)

养血化斑汤 yang xue hua ban tang

【英文名】Yang Xue Hua Ban Decoction

【组成】当归身、生地黄、红花、蝉蜕、人参。(中医方剂大辞典)

养血升白汤 yang xue sheng bai tang

【英文名】Yang Xue Sheng Bai Decoction

【组成】黄芪、当归、黄精、阿胶、鸡血藤、虎杖、茜草、补骨脂、大枣。(浙江中医杂志 1989,(3))

养血止痒润肤汤 yang xue zhi yang run fu tang

【英文名】Yang Xue Zhi Yang Run Fu Decoction

【组成】地肤子、苍耳子、苍术皮、桑皮、茯苓皮、生姜皮、白鲜皮、当归、川芎、赤芍、生地、苦参、蝉蜕、皂刺、防风、羌活、丹皮、甘草。(内蒙古中医药 1991,10(1))

养血止痛丸 yang xue zhi tong wan

【英文名】Yang Xue Zhi Tong Pill

【组成】鸡血藤、丹参、白芍、威灵仙、秦艽、乌药、桂枝、牛膝、生地、黄香附等。(中医正骨 1990,2(1))

养血四物汤 yang xue si wu tang

【英文名】Yang Xue Si Wu Decoction

【组成】当归、川芎、白芍、熟地黄、人参、茯苓、半夏、黄连、栀子、甘草。(中医方剂大辞典)

养血宁心汤 yang xue ning xin tang

【英文名】Yang Xue Ning Xin Decoction

【组成】当归、白芍药、栀子、黄芩、黄连、枣仁、生地、远志、麦冬。(中医方剂大辞典)

养血宁神丸 yang xue ning shen wan

【英文名】Yang Xue Ning Shen Pill

【组成】当归、川芎、丹参、益母草、五味子、生地、朱茯苓、合欢皮等。(陕西中医 1990,11(9))

养血平肝散 yang xue ping gan san

【英文名】Yang Xue Ping Gan Powder

【组成】当归、白芍药、香附、青皮、柴胡、川芎、生地黄、甘草。(中医方剂大辞典)

养血生发胶囊 yang xue sheng fa jiao nang

【英文名】Yang Xue Sheng Fa Capsule

【组成】(1)天麻、何首乌、当归、川芎、木瓜。((85)津卫药准字第 579 号)(2)首乌、熟地黄、当归、白芍、兔丝子、川芎、天麻、木瓜、羌活。((86)粤卫药准字第 A16－070 号)

养血地黄丸 yang xue di huang wan

【英文名】Yang Xue Di Huang Pill

【组成】熟干地黄、顽荆、山茱萸、地肤子、黑狗脊、白术、干漆、蛴螬、天雄、车前子、萆薢、山芋、泽泻、牛膝。(中医方剂大辞典)

养血地黄汤 yang xue di huang tang

【英文名】Yang Xue Di Huang Decoction

【组成】熟地、生地、白芍、当归、阿胶、麦冬、白术。(中医方剂大辞典)

养血壮筋汤 yang xue zhuang jin tang

【英文名】Yang Xue Zhuang Jin Decoction

【组成】当归、白芍、熟地黄、白术、木瓜、牛膝、知母、陈皮、白茯苓。(中医方剂大辞典)

养血壮筋健步丸 yang xue zhuang jin jian bu wan

【英文名】Yang Xue Zhuang Jin Jian Bu Pill

【组成】黄芪、山药、五味子、补骨脂、人参、白芍、熟地黄、枸杞子、牛膝、菟丝子、川归、白术、杜仲、虎胫骨、龟版、苍术、黄柏、防风、羌活、汉防己。(中医方剂大辞典)

养血安神丸 yang xue an shen wan

【英文名】Yang Xue An Shen Pill

【组成】(1)仙鹤草、墨旱莲、夜交藤、合欢皮、鸡血藤、生地黄、熟地黄。(中医方剂大辞典)(2)朱砂、白芍、归身、川芎、侧柏叶、陈皮、黄连、生草。(中医方剂大辞典)

养血安神片 yang xue an shen pian

【英文名】Yang Xue An Shen Tablet

【组成】仙鹤草、墨旱莲、鸡血藤、熟地黄、地黄、合欢

皮、首乌藤。(药品标准－中药成方制剂标准 1992年)

养血安神冲剂 yang xue an shen chong ji

【英文名】Yang Xue An Shen Medicinal Instant Granule

【组成】熟地黄、合欢皮、墨旱莲、仙鹤草。((89)京卫药准字第 074 号)

养血安神汤 yang xue an shen tang

【英文名】Yang Xue An Shen Decoction

【组成】(1)当归身、熟地、白芍、茯神、枣仁、生地、炙草、远志、五味、干姜、柏子仁、白莲。(中医方剂大辞典)(2)当归身、川芎、白芍、生地黄、陈皮、白术、茯神、酸枣、柏子仁、黄连、甘草。(中医方剂大辞典)

养血安神糖浆 yang xue an shen tang jiang

【英文名】Yang Xue An Shen Syrup

【组成】首乌藤、鸡血藤、熟地黄、地黄、合欢皮、墨旱莲、仙鹤草。(药品标准－中药成方制剂标准 1995年)

养血安胎丸 yang xue an tai wan

【英文名】Yang Xue An Tai Pill

【组成】(1)当归、白术、条芩、砂仁、香附。(中医方剂大辞典)(2)当归身、大熟地、生杭芍、川芎、白术、制香附、黄芪、阿胶、炒杜仲、川续断、砂仁、广陈皮、炙甘草。(中医方剂大辞典)(3)当归、川芎、续断、橘皮、黄芩、茯苓、苏梗、杜仲炭、麦冬、补骨脂、壳砂、白术、益母草、香附、甘草。(中医方剂大辞典)

养血当归地黄散 yang xue dang gui di huang san

【英文名】Yang Xue Dang Gui Di Huang Decoction

【异名】当归地黄汤(中医方剂大辞典、保命集)

【组成】当归、地黄、芍药、川芎、藁本、防风、白芷、细辛。(中医方剂大辞典)

养血当归精 yang xue dang gui jing

【英文名】Yang Xue Dang Gui Jing Syrup

【组成】当归、川芎、党参、熟地、黄芪、白芍、茯苓、阿胶、甘草等。(《江西省药品标准》1982 年)

养血当归膏 yang xue dang gui gao

【英文名】Yang Xue Dang Gui Ointment

【异名】养血当归精(全国中药成药处方集)

【组成】当归、川芎、党参、白芍、熟地、黄芪、茯苓、阿胶、炙甘草。(中医方剂大辞典)

养血当归糖浆 yang xue dang gui tang jiang

【英文名】Yang Xue Dang Gui Syrup

【组成】当归、白芍、熟地黄、茯苓、甘草、党参、黄芪、川芎。(药品标准－中药成方制剂标准 1990)

养血托毒汤 yang xue tuo du tang

【英文名】Yang Xue Tuo Du Decoction

【组成】当归、白芍、熟地、茯神、淮山药、沙参、甘草、生地、丹参、柏子仁、牛蒡子、白莲肉。(中医方剂大辞典)

养血汤 yang xue tang

【英文名】Yang Xue Decoction

【组成】(1)拣北芪、拣归身。(中医方剂大辞典)(2)当归、白芍、白术、茯苓、香附、青皮、柴胡、炙甘草。(中医方剂大辞典)(3)生地黄、当归身、红花、陈皮、甘草。(中医方剂大辞典)(4)当归、生地、肉桂、牛膝、杜仲、破故纸、茯苓、防风、川芎、甘草、核桃、山萸、土茯苓。(中医方剂大辞典)(5)当归、生地黄、玄参、阿胶、知母、红花、桃仁。(中医方剂大辞典)(6)藁本、防风、白芷、细辛、川芎、白芍药、当归、熟地黄。(中医方剂大辞典)(7)当归、生地黄、秦艽、肉桂、牛膝、杜仲、茯苓、防风、土茯苓、川芎、甘草。(中医方剂大辞典)

养血助胃丸 yang xue zhu wei wan

【英文名】Yang Xue Zhu Wei Pill

【组成】当归、川芎、白芍、熟地黄、人参、白术、白茯苓、甘草、山药、莲肉、扁豆。(中医方剂大辞典)

养血补肾汤 yang xue bu shen tang

【英文名】Yang Xue Bu Shen Decoction

【组成】炙黄芪、当归、丹参、菟丝子、覆盆子、茺蔚子、紫河车、鸡血藤、川芎、甘草、熟地、木香。(中西医结合杂志 1984,4(4))

养血饮口服液 yang xue yin kou fu ye

【英文名】Yan Xue Yin Oral Liquid

【组成】当归、黄芪、鹿角胶、阿胶、大枣。(药品标准－中药成方制剂标准 1998 年)

养血参茸片 yang xue shen rong pian

【英文名】Yang Xue Shen Rong Tablet

【组成】太子参、当归、皂矾、桑寄生、紫河车、炒丹皮、炒栀子、甘草、鹿茸片、生地、天冬、菟丝子、麦冬。(中医方剂大辞典)

养血和血汤 yang xue he xue tang

【英文名】Yang Xue He Xue Decoction

【组成】当归、白芍、枸杞子、川芎、香附、甘草。(中医杂志 1988,29(5))

养血固本汤 yang xue gu ben tang

【英文名】Yang Xue Gu Ben Decoction

【组成】当归、淮芪、山药、人参、白术、茯苓、枸杞、川芎、厚朴、熟地、陈皮、甘草。(中医方剂大辞典)

养血固胎丸 yang xue gu tai wan

【英文名】Yang Xue Gu Tai Pill

【组成】生黄芪、当归、川芎、黄芩、广砂仁、菟丝饼、炙甘草、川贝母、炙鱼鳔、益母草、白芍、熟地、贡白术、川续断、艾炭、西洋参、川杜仲。(中医方剂大辞典)

养血定风汤 yang xue ding feng tang

【英文名】Yang Xue Ding Feng Decoction

【组成】生地、当归、赤芍、川芎、天冬、麦冬、僵蚕、鲜首乌、丹皮。(中医方剂大辞典)

养血活血薰洗剂 yang xue huo xue xun xi ji

【英文名】Yang Xue Huo Xue Lotion

【组成】伸筋草、透骨草、鸡血藤、刘寄奴、姜黄、红花、川芎、乳香、没药、艾叶。(内蒙古中医药 1992,11(2))

养血祛风丸 yang xue qu feng wan

【英文名】Yang Xue Qu Feng Pill

【异名】活络镇风丸(药品标准－中药成方制剂标准)

【组成】卷柏、木瓜、乌梢蛇、当归、川芎、白芍、地黄、马钱子。(药品标准－中药成方制剂标准 1991 年)

养血祛风汤 yang xue qu feng tang

【英文名】Yang Xue Qu Feng Decoction

【组成】(1)生地、当归、川芎、白芍、荆芥、防风、苍术、黄柏、甘草。(中医方剂大辞典)(2)川芎、乌药、秦艽、甘草、大胡麻、当归、丹参、云苓、川断、草薢草、苍耳子、白蒺藜、白术、桑枝。(中医方剂大辞典)(3)生地、当归、白芍、桂枝、茯苓、白术、虎胫骨、续断、独活、秦艽、牛膝、木香、红枣、姜、桑枝。(中医方剂大辞典)(4)当归、山药、生地、沙参、钩藤钩、麦冬、熟地、枸杞、玄参、青蒿、阿胶。(中医方剂大辞典)(5)当归、白芍、熟地、秦艽、防风、独活、羌活、桂枝、陈皮、松节。(中医方剂大辞典)(6)熟地、当归、白芍、川芎、半夏、僵蚕、天麻。(中医方剂大辞典)

养血祛风润燥汤 yang xue qu feng run zao tang

【英文名】Yang Xue Qu Feng Run Zao Decoction

【组成】秦艽、胡麻、鲜首乌、生地、松子仁、牛乳、梨汁。(中医方剂大辞典)

养血胜风汤 yang xue sheng feng tang

【英文名】Yang Xue Sheng Feng Decoction

【组成】生地、当归、白芍、川芎、枸杞、五味、枣仁、柏仁、杭菊、桑叶、红枣、黑芝麻。(中医方剂大辞典)

养血荣筋丸 yang xue rong jin wan

【英文名】Yang Xue Rong Jin Pill

【组成】潞党参、土炒白术、当归、首乌、川续断、寄生、补骨脂、木香、伸筋草、威灵仙、陈皮、鸡血藤、赤小豆、透骨草、松节、赤芍。(中医方剂大辞典)

养血退热丸 yang xue tui re wan

【英文名】Yang Xue Tui Re Pill

【组成】熟地黄、鳖甲、地骨皮、牡蛎、六神曲、谷芽、茯苓、山药、丹参、牡丹皮、陈皮、酸枣仁、党参、麦冬、山楂。(药品标准－中药成方制剂标准 1990 年)

养血除风汤 yang xue chu feng tang

【英文名】Yang Xue Chu Feng Decoction

【组成】当归、酒白芍、天花粉、荆芥、甘草。(中医方剂大辞典)

养血顺气汤 yang xue shun qi tang

【英文名】Yang Xue Shun Qi Decoction

【组成】当归、川芎、芍药、熟地、桃仁、红花、诃子、青皮、竹沥、姜汁。(中医方剂大辞典)

养血健老方 yang xue jian lao fang

【英文名】Yang Xue Jian Lao Prescription

【组成】黄芪、党参、人参、当归、阿胶、鸡血藤、砂仁、鸡内金、仙灵脾、蚕砂、红枣、甘草。(中医杂志 1992,33(3))

养血健胃汤 yang xue jian wei tang

【英文名】Yang Xue Jian Wei Decoction

【组成】熟地、当归、丹参、川芎、条参、白芍、骨皮、陈皮、茯神、六曲、黄芩、杏仁、甘草。(中医方剂大辞典)

养血健脾汤 yang xue jian pi tang

【英文名】Yang Xue Jian Pi Decoction

【组成】(1)白术、白茯苓、当归、沙参、丹皮、黄芪、陈皮、甘草、白扁豆。(中医方剂大辞典)(2)当归、白芍、麦冬、山楂、神曲、陈皮、泽泻、白茯、苡仁、桔梗。(中医方剂大辞典)

养血消风散 yang xue xiao feng san

【英文名】Yang Xue Xiao Feng Powder

【组成】熟地、当归、荆芥、白蒺藜、苍术、苦参、麻仁、甘草。(中医方剂大辞典)

养血润肤饮 yang xue run fu yin

【英文名】Yang Xue Run Fu Drink

【组成】当归、熟地、生地、黄芪、天冬、麦冬、升麻、片芩、桃仁泥、红花、天花粉。(中医方剂大辞典)

养血润筋汤 yang xue run jin tang

【英文名】Yang Xue Run Jin Decoction

【组成】当归、川芎、熟地、川断、丹皮、秦艽、防风、生芪、白芍、桑寄生。(中医方剂大辞典)

养血益气汤 yang xue yi qi tang

【英文名】Yang Xue Yi Qi Decoction

【组成】川芎、白术、黄芪、人参、当归、熟地、炙草、麦冬、五味子、川附子。(中医方剂大辞典)

养血益荣汤 yang xue yi rong tang

【英文名】Yang Xue Yi Rong Decoction

【组成】人参、当归、红花、赤芍、黄芩、丹参、甘草、力子、连翘。(中医方剂大辞典)

养血调经丸 yang xue tiao jing wan

【英文名】Yang Xue Tiao Jing Pill

【组成】(1)熟地、当归、坤草、杜仲、香附、白芍、川芎、茯苓、人参、川断、牛膝、丹参、肉桂、红花、炙草。(中医方剂大辞典)(2)当归、南芎、白芍、熟地、山茱萸、白茯苓、山药、牡丹皮、泽泻、栀子、益母草、生地、香附、陈皮。(中医方剂大辞典)

养血调经膏 yang xue tiao jing gao
【英文名】Yang Xue Tiao Jing Ointment
【组成】(1)当归、川芎、白芍、益母草、丹参、泽兰、茯苓、木香、牛膝、杜仲、柴胡、鲜姜、续断、香附、陈皮、白术、艾把、腹皮。(中医方剂大辞典)(2)当归、川附片、小茴香、良姜、川芎、木香。(中医方剂大辞典)

养血透脓汤 yang xue tou nong tang
【英文名】Yang Xue Tou Nong Decoction
【组成】首乌、紫草、羌活、泽泻、生芪、川乌、陈皮、笋尖、茄蒂。(中医方剂大辞典)

养血通经汤 yang xue tong jing tang
【英文名】Yang Xue Tong Jing Decoction
【组成】牡丹皮、当归、白芍、陈皮、白术、香附、川芎、柴胡、黄芩、甘草、生地黄。(中医方剂大辞典)

养血清心丸 yang xue qing xin wan
【英文名】Yang Xue Qing Xin Pill
【组成】当归、麦冬、川芎、白芍、防风、黄芩、荆芥、青皮、黄连、薄荷、牛黄、甘草。(中医方剂大辞典)

养血清心汤 yang xue qing xin tang
【英文名】Yang Xue Qing Xin Decoction
【组成】(1)当归、川芎、白芍、生地黄、黄连、甘草、片芩、栀子、酸枣仁、远志、麦门冬。(中医方剂大辞典)(2)人参、白术、茯苓、远志、酸枣仁、川芎、生地黄、石菖蒲、当归、甘草。(中医方剂大辞典)(3)人参、白术、云苓、甘草、麦冬、枣仁、熟地、归身、远志肉、柏子仁。(中医方剂大辞典)

养血清火汤 yang xue qing huo tang
【英文名】Yang Xue Qing Huo Decoction
【组成】(1)当归、川芎、白芍、生地黄、麦冬、石莲肉、天花粉、知母、黄连、薄荷、乌梅肉、黄柏、甘草。(中医方剂大辞典)(2)当归、川芎、白芍、生地黄、黄连、片芩、栀子、酸枣仁、麦门冬、远志、辰砂、甘草。(中医方剂大辞典)

养血清胃汤 yang xue qing wei tang
【英文名】Yang Xue Qing Wei Decoction
【组成】泽兰叶、归尾、赤芍、川芎、青皮、降香、人中黄、白芷、僵蚕、蝉蜕、秦艽、紫草茸、连翘、骨皮、白藓皮、生草、三春柳。(中医方剂大辞典)

养血清热汤 yang xue qing re tang
【英文名】Yang Xue Qing Re Decoction
【组成】当归、川芎、白芍、熟地、陈皮、半夏、炙草、黄芩。(中医方剂大辞典)

养血清热固胎饮 yang xue qing re gu tai yin
【英文名】Yang Xue Qing Re Gu Tai Drink
【组成】归身、川芎、枳壳、细黄芩、紫苏、淡豆豉、砂仁、炙甘草。(中医方剂大辞典)

养血渗湿汤 yang xue shen shi tang
【英文名】Yan Xue Shen Shi Decoction
【组成】黄芪、当归、益母草、土茯苓、白茅根、益智仁。(实用中医内科杂志 1990,4(2))

养血散火汤 yang xue san huo tang
【英文名】Yang Xue San Huo Decoction
【组成】生地、丹皮、归身、草决明、白芍、防风、荆芥、青葙子、川芎、菊花、茯苓、车前子。(中医方剂大辞典)

养血疏气汤 yang xue shu qi tang
【英文名】Yang Xue Shu Qi Decoction
【组成】当归、白芍、川芎、生地、竹沥、桃仁、红花、诃子肉、青皮。(中医方剂大辞典)

养血舒肝汤 yang xue shu gan tang
【英文名】Yang Xue Shu Gan Decoction
【组成】当归、熟地、白芍、甘草、阿胶、白术、杜仲、枸杞、淮山药。(中医方剂大辞典)

养血舒筋汤 yang xue shu jin tang
【英文名】Yang Xue Shu Jin Decoction
【组成】当归、白术、茯苓、沙参、麦冬、枣仁、牛膝、苡仁、丹参、何首乌。(中医方剂大辞典)

养血愈风酒 yang xue yu feng jiu
【英文名】Yang Xue Yu Feng Wine
【组成】独活、杜仲、怀牛膝、玄参、天麻、川萆薢、生地、羌活、熟地、当归、官桂、玉竹、烧酒。(中医方剂大辞典)

养血熄风方 yang xue xi feng fang
【英文名】Yang Xue Xi Feng Prescription
【组成】黄芪、当归、白芍、川芎、红花、玄参、荆芥、白蒺藜、甘草。(中医方剂大辞典)

养阴丸 yang yin wan
【英文名】Yang Yin Pill
【组成】龟版、黄柏、枳壳、干姜、炙甘草。(中医方剂大辞典)

养阴化湿除痢汤 yang yin hua shi chu li tang
【英文名】Yang Yin Hua Shi Chu Li Decoction
【组成】当归、白芍、车前子、槟榔、生军、荆芥、莱菔子、生广木香。(中医方剂大辞典)

养阴方 yang yin fang
【英文名】Yang Yin Prescription
【组成】北沙参、柏子仁等。(上海中医药杂志 1993,(7))

养阴止血汤 yang yin zhi xue tang
【英文名】Yang Yin Zhi Xue Decoction
【组成】生地、生白芍、黄芩、玄参、石斛、地骨皮、煅牡蛎、花蕊石、棕榈炭、侧柏叶、藕节炭。(中医方剂大辞典)

养阴止嗽汤 yang yin zhi sou tang

【英文名】Yang Yin Zhi Sou Decoction

【组成】百部、黄精、天冬、麦冬、茯苓、紫菀、枳实、陈皮、半夏、甘草、细辛。(山东中医杂志 1991,10(5))

养阴生肌散 yang yin sheng ji san

【英文名】Yang Yin Sheng Ji Powder

【组成】雄黄、青黛、甘草、冰片、牛黄、黄柏、龙胆草。(中医方剂大辞典)

养阴合剂 yang yin he ji

【英文名】Yang Yin Mixture

【组成】生地、麦冬、玄参、连翘、黄芩。(中药通报 1982,7(5))

养阴汤 yang yin tang

【英文名】Yang Yin Decoction

【组成】(1)熟地黄、当归、川芎、白芍、人参、茯苓、陈皮、柴胡、羌活、香附、郁金、甘草。(中医方剂大辞典)(2)熟地黄、牛蒡子、当归、白芍药、麦冬、荆芥、川芎、薄荷、元参、连翘。(中医方剂大辞典)(3)川芎、当归、生地、芍药、五味、麦冬、黄芩、桔梗。(中医方剂大辞典)

养阴抑阳汤 yang yin yi yang tang

【英文名】Yang Yin Yi Yang Decoction

【组成】尖生、归身、枯芩、骨皮、酒芍、麦冬、川连、柴胡。(中医方剂大辞典)

养阴补脾汤 yang yin bu pi tang

【英文名】Yang Yin Bu Pi Decoction

【组成】白茯苓、茯神、甘草、白芍、生地、山药、归身、熟地、大枣。(中医方剂大辞典)

养阴驱邪汤 yang yin qu xie tang

【英文名】Yang Yin Qu Xie Decoction

【组成】全当归、川芎、紫苏、淡豆豉、炮姜、枳壳、砂仁、炙甘草。(中医方剂大辞典)

养阴和中煎 yang yin he zhong jian

【英文名】Yang Yin He Zhong Decoction

【组成】润玄参、花提冬、湖丹皮、大生地、炒麦芽、南薄荷、广藿香、缩砂仁。(中医方剂大辞典)

养阴固土饮 yang yin gu tu yin

【英文名】Yang Yin Gu Tu Drink

【组成】广藿香、阳春砂、酒生地、肥麦冬、白芍、川尖贝、焦麦芽、生甘草。(中医方剂大辞典)

养阴定搐汤 yang yin ding chu tang

【英文名】Yang Yin Ding Chu Decoction

【组成】生地、丹皮、赤苓、炒栀子、泽泻、当归、柴胡、钩藤钩。(中医方剂大辞典)

养阴泻火汤 yang yin xie huo tang

【英文名】Yang Yin Xie Huo Decoction

【组成】生地、丹皮、黄柏、赤芍、茯苓、山药、泽泻、吴茱萸、知母、川牛膝、川芎。(中医方剂大辞典)

养阴软坚汤 yang yin ruan jian tang

【英文名】Yang Yin Ruan Jian Decoction

【组成】海石、麦冬、川贝、云苓、橘红、沙参、生地、牡蛎、生草、海带、昆布、南星。(中医方剂大辞典)

养阴降压胶囊 yang yin jiang ya jiao nang

【英文名】Yang Yin Jiang Ya Capsule

【组成】龟甲、珍珠层粉、赭石、白芍、石膏、天麻、钩藤、夏枯草、牛黄、青木香、槐米、吴茱萸、大黄、五味子、人参、冰片。(药品标准－中药成方制剂标准 1997)

养阴降糖片 yang yin jiang tang pian

【英文名】Yang Yin Jiang Tang Tablet

【组成】炙黄芪、党参、葛根、枸杞子、玄参、玉竹、地黄、牡丹皮、川芎、虎杖、五味子。(浙卫药准字(1993)0378－1)

养阴复液汤 yang yin fu ye tang

【英文名】Yang Yin Fu Ye Decoction

【组成】大生地、生鳖甲、生龟版、黑玄参、麦冬、北沙参、杭白芍、生甘草。(中医方剂大辞典)

养阴柏子丸 yang yin bai zi wan

【英文名】Yang Yin Bai Zi Pill

【组成】柏子仁、牛膝、卷柏、泽兰叶、续断、熟地。(中医方剂大辞典)

养阴活血汤 yang yin huo xue tang

【英文名】Yang Yin Huo Xue Decoction

【组成】黄芪、益母草、丹参、太子参、地黄、半边莲、当归、川芎、红花、甘草、陈皮。(现代中医 1992,5(3))

养阴活血利水汤 yang yin huo xue li shui tang

【英文名】Yang Yin Huo Xue Li Shui Decoction

【组成】当归、生地、红花、云茯苓、麦冬、桃仁、防己、赤芍、牛膝、木通、猪苓、丹参、阿胶、黄芪。(中西医结合杂志 1990,10(4))

养阴种玉汤 yang yin zhong yu tang

【英文名】Yang Yin Zhong Yu Decoction

【组成】熟地、白芍、当归、茯苓、山茱萸、甘菊花、丹皮、山药、杜仲、牛膝。(中医方剂大辞典)

养阴凉血补心滋肾丸 yang yin liang xue bu xin zi shen wan

【英文名】Yang Yin Liang Xue Bu Xin Zi Shen Pill

【组成】麦门冬、鳖甲、五味子、怀生地黄、山茱萸、牡丹皮、白茯苓、天门冬、杜仲、黄柏、砂仁、甘草、怀山药、柏子仁、车前子、菟丝子、枸杞子、远志肉、牛膝。(中医方剂大辞典)

养阴益气汤 yang yin yi qi tang

【英文名】Yang Yin Yi Qi Decoction

【组成】泡参、丹参、地骨皮、白芍、黄柏、麦冬、五味子。(中医方剂大辞典)

养阴益气抗毒糖浆 yang yin yi qi kang du tang jiang
【英文名】Yang Yin Yi Qi Kang Du Syrup
【组成】生芪、元参、黄精、花粉等。(北京中医杂志 1990,(4))

养阴益气活血汤 yang yin yi qi huo xue tang
【英文名】Yang Yin Yi Qi Huo Xue Decoction
【组成】生地、花粉、玄参、黄精、生黄芪、太子参、山药、苍术、丹参、当归、赤芍、川芎、桃仁、红花、益母草。(实用中医内科杂志 1987,1(1))

养阴调中化饮膏 yang yin tiao zhong hua yin gao
【英文名】Yang Yin Tiao Zhong Hua Yin Ointment
【组成】西洋参、朱茯神、柏子仁、川贝母、生地、当归身、陈皮、制香附、炒神曲、炒枳壳、焦山楂、姜黄连。(中医方剂大辞典)

养阴调经汤 yang yin tiao jing tang
【英文名】Yang Yin Tiao Jing Decoction
【组成】生地、熟地、枸杞、白芍、玄参、丹参等。(中医研究 1990,(3))

养阴通淋方 yang yin tong lin fang
【英文名】Yang Yin Tong Lin Prescription
【组成】山药、瞿麦、车前子、生地、茯苓、丹皮、木通、生甘草。(湖北中医杂志 1992,14(6))

养阴救阳汤 yang yin jiu yang tang
【英文名】Yang Yin Jiu Yang Decoction
【组成】黄芪、当归、川芎、熟地、杭芍、白术、茯苓、陈皮、羊藿、怀膝、仙茅、炙甘草。(中医方剂大辞典)

养阴清肺丸 yang yin qing fei wan
【英文名】Yang Yin Qing Fei Pill
【组成】地黄、玄参、麦冬、川贝母、牡丹皮、白芍、薄荷、甘草。(药品标准－中药成方制剂标准 1994)

养阴清肺合剂 yang yin qing fei he ji
【英文名】Yang Yin Qing Fei Mixture
【组成】地黄、麦冬、玄参、川贝母、牡丹皮、薄荷、白芍、甘草。(药品标准－中药成方制剂标准 1998)

养阴清肺汤 yang yin qing fei tang
【英文名】Yang Yin Qing Fei Decoction
【组成】(1)黄芩、黄连、银花、连翘、石膏、人中黄、生地、玄参、白芍、浙贝、木通、桑叶、薄荷、鲜芦根。(中医方剂大辞典)(2)大生地、麦冬、生甘草、玄参、贝母、丹皮、薄荷、炒白芍。(中医方剂大辞典)

养阴清肺膏 yang yin qing fei gao
【英文名】Yang Yin Qing Fei Ointment
【组成】(1)地黄、麦冬、玄参、川贝母、牡丹皮、薄荷。((80)京卫药准字第 1168 号)(2)地黄、麦冬、玄参、甘草。((92)津卫药准字 ZZ－0198－第 0744 号)

养阴清肺颗粒 yang yin qing fei ke li
【英文名】Yang Yin Qing Fei Granule
【组成】地黄、麦冬、玄参、川贝母、白芍、牡丹皮、薄荷、甘草。(药品标准－中药成方制剂标准 1997 年)

养阴清肺糖浆 yang yin qing fei tang jiang
【英文名】Yang Yin Qing Fei Syrup
【组成】地黄、玄参、麦冬、甘草、牡丹皮、川贝母、白芍、薄荷脑。(药品标准－中药成方制剂标准 1998 年)

养阴清络饮 yang yin qing luo yin
【英文名】Yang Yin Qing Luo Drink
【组成】炙鳖甲、秦艽、黄柏、炙龟版、地龙、川石斛、独活、赤芍、川牛膝、当归、川萆薢、苡米仁、桑枝。(中医方剂大辞典)

养阴清胃颗粒 yang yin qing wei ke li
【英文名】Yang Yin Qing Wei Granule
【组成】石斛、知母、黄连、苦参、茯苓、白术、黄芪等。((98)卫药准字 Z－121 号)

养阴清热汤 yang yin qing re tang
【英文名】Yang Yin Qing Re Decoction
【组成】生地、天花粉、知母、生石膏、银花、黄芩、龙胆草、芦根、防风、荆芥、枳壳、甘草。(河北中医学院学报 1987,2(4))

养阴清热健脾利湿方 yang yin qing re jian pi li shi fang
【英文名】Yang Yin Qing Re Jian Pi Li Shi Prescription
【组成】旋覆花、茵陈蒿、北沙参、金银花、黄精、生地、茯苓、白术。(江苏中医 1993,(14))

养阴清痢饮 yang yin qing li yin
【英文名】Yang Yin Qing Li Drink
【组成】当归、白芍、炙甘草、枳壳、槟榔、车前子、莱菔子、陈皮、煨木香。(中医方剂大辞典)

养阴清燥汤 yang yin qing zao tang
【英文名】Yang Yin Qing Zao Decoction
【组成】大生地、大麦冬、川贝母、粉丹皮、玄参、薄荷叶、生甘草。(中医方剂大辞典)

养阴散结汤 yang yin san jie tang
【英文名】Yang Yin San Jie Decoction
【组成】生地、麦冬、玄参、柴胡、黄芩、薄荷、桔梗、丹皮、赤芍、浙贝母、鳖甲、海藻、昆布、甘草。(陕西中医 1993,14(10))

养阴解毒化瘀汤 yang yin jie du hua yu tang
【英文名】Yang Yin Jie Du Hua Yu Decoction
【组成】黄精、豆衣、生地、墨旱莲、八月扎、丹参、蛇舌草、石见穿、丹皮。(江苏中医 1990,11(8))

养阴解毒方 yang yin jie du fang
【英文名】Yang Yin Jie Du Prescription
【组成】玄参、天花粉、生地、金银花、黄芩、山豆根、板蓝根、牛蒡子、陈皮、丹参、桔梗。(山东中医杂志 1993,12(5))

养阴解毒汤 yang yin jie du tang
【英文名】Yang Yin Jie Du Decoction

【组成】玄参、石斛、麦冬、紫花地丁、金银花、连翘、山栀、竹叶。(中医方剂大辞典)

养阴膏 yang yin gao

【英文名】Yang Yin Ointment

【组成】(1)地黄、麦冬、当归。(中医方剂大辞典)(2)生地黄、当归、赤芍药、牛膝、乌药、牡丹皮、茯苓、红花、水蛭。(中医方剂大辞典)

养阴增液汤 yang yin zeng ye tang

【英文名】Yang Yin Zeng Ye Decoction

【组成】生地、玄参、麦冬、沙参、桔梗、木蝴蝶、玉竹、半枝莲、双花、甘草。(吉林中医 1985,(3))

养阴镇静丸 yang yin zhen jing wan

【英文名】Yang Yin Zhen Jing Pill

【组成】当归、生地、茯苓、玄参、寸冬、柏子仁、丹参、五味子、党参、桔梗、夜交藤、珍珠母、远志、朱砂。(吉林中医 1986,(2))

养阴镇静片 yang yin zhen jing pian

【英文名】Yang Yin Zhen Jing Tablet

【组成】当归、麦冬、五味子、首乌藤、地黄、茯苓、柏子仁、党参、珍珠母、玄参、丹参、远志、桔梗、朱砂。(药品标准－中药成方制剂标准 1990 年)

养劳归脾汤 yang lao gui pi tang

【英文名】Yang Lao Gui Pi Decoction

【组成】熟地、酸枣仁、鸡腿白术、白芍、白茯苓、牛膝、麦冬、五味子、上肉桂。(中医方剂大辞典)

养肝丸 yang gan wan

【英文名】Yang Gan Pill

【组成】(1)川芎、当归、白芍、熟地、防风、羌活。(中医方剂大辞典)(2)当归、防风、蕤仁、车前子、白芍药、熟地黄。(中医方剂大辞典)(3)白芍药、禹粮石、肉苁蓉、黄芪、当归、茯神、杜仲、鹿角胶、川续断、柏子仁、牛膝、木瓜、石菖蒲。(中医方剂大辞典)(4)当归、车前子、防风、白芍药、蕤仁、熟地黄、川芎、楮实子。(中医方剂大辞典)(5)沉香、穿心巴戟、鹿茸、附子、菟丝子、熟干地黄。(中医方剂大辞典)

养肝冲剂 yang gan chong ji

【英文名】Yang Gan Medicinal Instant Granule

【组成】党参、黄芪、当归、云苓、熟地、麦冬、女贞子、菟丝子、砂仁、赤芍、丹参、郁金、柴胡、杞果。(中医药学报 1993,(3))

养肝汤 yang gan tang

【英文名】Yang Gan Decoction

【组成】沙参、石菖蒲、蝉蜕、当归、茯神、生地、枣仁、柴胡、陈皮、甘草。(中医方剂大辞典)

养肝利胆合剂 yang gan li dan he ji

【英文名】Yang Gan Li Dan Mixture

【组成】Ⅰ号:生地、首乌、枸杞子、茵陈、虎杖、生山楂、木香、陈皮等;Ⅱ号:生地、首乌、枸杞子、白芍、陈皮、炙甘草等。(上海中医药杂志 1991,(7))

养肝抑邪汤 yang gan yi xie tang

【英文名】Yang Gan Yi Xie Decoction

【组成】当归、白芍、柴胡、熟地、川椒、麦冬、乌梅、木香、白术、茯苓。(中医方剂大辞典)

养肝活络汤 yang gan huo luo tang

【英文名】Yang Gan Huo Luo Decoction

【组成】当归、白芍、肉桂、蜜芪、熟地、秦艽、防风、木瓜、阿胶、白术。(中医方剂大辞典)

养肝除眩汤 yang gan chu xuan tang

【英文名】Yang Gan Chu Xuan Decoction

【组成】天麻、钩藤、石决明、桑寄生、牛膝、杜仲、山栀、黄芩、朱茯苓、夜交藤、益母草、酸枣仁、枸杞子、菊花。(实用中西医结合杂志 1992,5(1))

养肝渗湿饮 yang gan shen shi yin

【英文名】Yang Gan Shen Shi Drink

【组成】生地、当归、白芍、枸杞子、女贞子、茯苓、猪苓、泽泻、白术、党参、黄芪、车前子、防己。(山东中医杂志 1992,11(4))

养肝散 yang gan san

【英文名】Yang Gan Powder

【组成】夏枯草、香附子。(中医方剂大辞典)

养命丹 yang ming dan

【英文名】Yang Ming Pellet

【组成】石胆、龙骨、麝香、龙胆草、芦荟、熊胆。(中医方剂大辞典)

养命开心益智方 yang ming kai xin yi zhi fang

【英文名】Yang Ming Kai Xin Yi Zhi Prescription

【组成】干地黄、人参、茯苓、苁蓉、远志、菟丝子、蛇床子。(中医方剂大辞典)

养命宝 yang ming bao

【英文名】Yang Ming Bao Tablet

【组成】人参、何首乌、黄精、猕猴桃等。(中医研究 1985,(1))

养育汤 yang yu tang

【英文名】Yang Yu Decoction

【组成】车前子、枸杞子、覆盆子、五味子、菟丝子、女贞子、补骨脂、附子、巴戟天、黄芪。(辽宁中医杂志 1990,(11))

养肺丸 yang fei wan

【英文名】Yang Fei Pill

【组成】(1)粟壳、五味子、姜半夏、广陈皮、生石膏、广木香、糖瓜蒌、麻黄、酒黄芩、冬花、粉甘草、百合。(中医方剂大辞典)(2)人参、官桂、甘草、五味子、干姜、紫菀、细辛。(中医方剂大辞典)

养肺止嗽丸 yang fei zhi sou wan

【英文名】Yang Fei Zhi Sou Pill

【组成】辽沙参、姜半夏、陈皮、大熟地、川厚朴、知母、辽五味、白茯苓、炙冬花、炙枇杷、生百合、川贝母、地骨皮、麦冬。(中医方剂大辞典)

养肺止嗽丹 yang fei zhi sou dan

【英文名】Yang Fei Zhi Sou Pellet

【组成】百合、生地、紫菀、川贝、白果、天冬、五味子、枳壳、莱菔、木香、麻黄、白芍、杏仁、甘草、草蔻、苏子、蒌仁、玄参、陈皮、当归、京知母、熟地、阿胶珠、冬花、麦冬、橘红、乌药、桔梗、桑皮、槟榔、川朴、苏叶、粟壳、黄芩、茯苓。(中医方剂大辞典)

养肺去痿汤 yang fei qu wei tang

【英文名】Yang Fei Qu Wei Decoction

【组成】金银花、生甘草、生地、麦冬、紫菀、百部、百合、款冬花、天冬门、贝母、白薇。(中医方剂大辞典)

养肺汤 yang fei tang

【英文名】Yang Fei Decoction

【组成】(1)生脉散加黄芪、当归、紫菀、甘草。(中医方剂大辞典)(2)人参、紫菀、赤茯苓、杏仁、真苏子、陈皮、桑白皮、款冬、半夏曲、北梗、甘草。(中医方剂大辞典)(3)紫菀、款冬花、杏仁、五味子、白茯苓、半夏、桂、桔梗、紫苏子。(中医方剂大辞典)(4)紫菀、半夏、款冬花、阿胶、人参、桂心。(中医方剂大辞典)

养肺煎 yang fei jian

【英文名】Yang Fei Decoction

【组成】阿胶、人参、五味子、贝母、百合、桔便、芍药、甘草、半夏曲。(中医方剂大辞典)

养肾丸 yang shen wan

【英文名】Yang Shen Pill

【组成】人参、补骨脂。(中医方剂大辞典)

养肾散 yang shen san

【英文名】Yang Shen Powder

【异名】踊乌散(普济方)

【组成】全蝎、天麻、苍术、草乌头、黑附子。(中医方剂大辞典)

养金汤 yang jin tang

【英文名】Yang Jin Decoction

【组成】生地、阿胶、杏仁、知母、沙参、麦冬、桑皮、蜜。(中医方剂大辞典)

养宫汤 yang gong tang

【英文名】Yang Gong Decoction

【组成】丹皮、地骨皮、麦冬、鹿衔草、生地、白芍、玄参、沙参、延胡索、仙鹤草、旱莲草、阿胶。(浙江中医杂志 1992,9(3))

养津汤 yang jin tang

【英文名】Yang Jin Decoction

【组成】柴胡、半夏、甘草、蔓荆子、丹皮、麦冬、玄参、神曲。(中医方剂大辞典)

养津饮 yang jin yin

【英文名】Yang Jin Drink

【组成】雪梨干、芦根、花粉、玄参、荠苨、麦冬、生地、桔梗、杭菊花。(中医方剂大辞典)

养津益胃汤 yang jin yi wei tang

【英文名】Yang Jin Yi Wei Decoction

【组成】玉竹、石斛、白芍、生地黄、麦冬、胡麻、甘草、钩藤、石决明、何首乌。(中医方剂大辞典)

养神丸 yang shen wan

【英文名】Yang Shen Pill

【组成】远志、麦门冬、菖蒲、熟干地黄、山芋、人参、茯神、甘草、白术。(中医方剂大辞典)

养神汤 yang shen tang

【英文名】Yang Shen Decoction

【组成】(1)天门冬、麦门冬、归身、丹参、贝母、黄连、白术、知母、陈皮、菖蒲、五味子。(中医方剂大辞典)(2)木香、橘皮、柴胡、酒黄芩、人参、黄柏、白术、川芎、升麻、苍术、麦蘖、当归身、黄连、甘草、半夏、黄芪。(中医方剂大辞典)

养神酒 yang shen jiu

【英文名】Yang Shen Wine

【组成】当归身、大熟地、甘枸杞、白茯苓、山药、苡仁、木香、枣仁、续断、麦冬、丁香、建莲肉、大茴、桂圆肉。(中医方剂大辞典)

养神散 yang shen san

【英文名】Yang Shen Powder

【组成】人参、白术、白茯苓、石菖蒲、远志、枣仁、甘草。(中医方剂大辞典)

养胃Ⅱ号 yang wei er hao

【英文名】Yang Wei NO.2 Medicinal Instant Granule

【组成】太子参、炒白术、茯苓、陈皮、半夏、香橼、砂仁、桃仁等。(北京中医学院学报 1988,11(3))

养胃丸 yang wei wan

【英文名】Yang Wei Pill

【组成】(1)子丁香、甘草、陈皮、神曲、麦芽、大附子、砂仁、肉豆蔻、白豆蔻。(中医方剂大辞典)(2)厚朴、丁香、生姜、白术、人参。(中医方剂大辞典)

养胃丹 yang wei dan

【英文名】Yang Wei Pellet

【组成】(1)丁香、白豆蔻仁、人参、甘草、干姜、半夏曲。(中医方剂大辞典)(2)人参、苍术、白茯苓、半夏、陈皮、藿香、草果、厚朴、常山、甘草、乌梅。(中医方剂大辞典)(3)附子、赤石脂、干姜、诃黎勒皮。(中医方剂大辞典)

养胃化毒汤 yang wei hua du tang

【英文名】Yang Wei Hua Du Pill

【组成】白术、白茯苓、砂仁、陈皮、黄连。(中医方剂大辞典)

养胃片 yang wei pian

【英文名】Yang Wei Tablet

【组成】木香、麦芽、茯苓、甘草、陈皮、砂仁、豆蔻、白术、苍术、香附、厚朴、党参、六神曲、半夏曲、藿香油。(药品标准-中药成方制剂标准 1995 年)

养胃宁胶囊 yang wei ning jiao nang

【英文名】Yang Wei Ning Capsule

【组成】当归、水红花子、香附、香橼、青木香、豆蔻、草豆蔻、人参、五灵脂、甘草、莱菔子、大黄。(药品标准-中药成方制剂标准 1997 年)

养胃冲剂 yang wei chong ji

【英文名】Yang Wei Medicinal Instant Granule

【组成】黄芪、党参、白芍、甘草、山药、陈皮、香附、乌梅。(浙卫药准字(1993)0376-1)

养胃汤 yang wei tang

【英文名】Yang Wei Decoction

【异名】人参养胃汤(中医方剂大辞典、易简方)

【组成】(1)厚朴、藿香、半夏、茯苓、人参、甘草、附子、橘皮、草果、白术。(中医方剂大辞典)(2)石斛、太子参、瓦楞子、金铃子、玄胡、佛手、黄连、吴茱萸、白芍、甘草。(中医方剂大辞典)(3)白芍、茯苓、白术、甘草、山药、黄芪、党参、木香、砂仁、广皮、大枣、生姜。(中医方剂大辞典)(4)草果仁、藿香叶、真广皮、上桂心、炙甘草、生姜、乌梅。(中医方剂大辞典)(5)黄芪、白术、茯苓、甘草、砂仁、陈皮、神曲、草蔻。(中医方剂大辞典)(6)川芎、当归、藿香、炙草、茯苓、苍术、人参、陈皮。(中医方剂大辞典)(7)柴胡、人参、当归、升麻、甘草、干姜、葛根、白术、羌活、防风、黄芪、白茯苓、白芍、五味子。(中医方剂大辞典)(8)人参、橘红、白豆蔻仁、丁香、砂仁、肉豆蔻、附子、沉香、麦芽、神曲、甘草。(中医方剂大辞典)(9)苍术、厚朴、半夏、藿香、草果、人参、茯苓、陈皮、槟榔、甘草、生姜。(中医方剂大辞典)(10)当归、白芍、白术、白茯苓、陈皮、藿香、砂仁、神曲、半夏、香附、甘草。(中医方剂大辞典)(11)香附、砂仁、木香、枳实、白术、茯苓、半夏、陈皮、白豆蔻、藿香、厚朴、甘草。(中医方剂大辞典)(12)草果仁、藿香、陈皮、甘草、肉桂。(中医方剂大辞典)(13)陈皮、甘草、半夏、人参、草果、白茯苓、藿香、青皮、苍术、三棱、蓬术、大腹皮、乌梅。(中医方剂大辞典)(14)白蔻仁、人参、丁香、缩砂仁、肉豆蔻、炮附子、粉草、沉香、橘红、麦芽、神曲。(中医方剂大辞典)(15)厚朴、苍术、半夏、茯苓、人参、草果、藿香、橘红、甘草。(中医方剂大辞典)

养胃沉香丸 yang wei chen xiang wan

【英文名】Yang Wei Chen Xiang Pill

【组成】沉香、当归、广木香、白茯苓、陈皮、补骨脂、肉豆蔻、白豆蔻、荜澄茄、青皮、丁香、白术、桂花、大故脂、人参、萝卜、藿香叶。(中医方剂大辞典)

养胃进食丸 yang wei jin shi wan

【英文名】Yang Wei Jin Shi Pill

【组成】人参、甘草、白术、白茯苓、厚朴、陈皮、神曲、大麦蘖、苍术。(中医方剂大辞典)

养胃枳壳丸 yang wei zhi ke wan

【英文名】Yang Wei Zhi Ke Pill

【异名】枳术丸(医方类聚)

【组成】人参、甘草、青皮、沉香、黄连、玄胡索、白术、枳壳、白茯苓、半夏曲、南木香、厚朴、神曲、麦芽、陈皮、益智仁、片姜、檀香末、槟榔、当归、甘松、白豆蔻、缩砂仁、京三棱、蓬莪术、苍术。(中医方剂大辞典)

养胃胜金汤 yang wei sheng jin tang

【英文名】Yang Wei Sheng Jin Decoction

【组成】黄芪、白术、茯苓、甘草、芍药、陈皮、麦芽、川芎、柴胡、当归。(中医方剂大辞典)

养胃健脾丸 yang wei jian pi wan

【英文名】Yang Wei Jian Pi Pill

【组成】人参、神曲、白术、山楂肉、莲肉、茯苓、陈皮、甘草、法半夏、麦芽、枳实、广木香、泽泻、豆蔻。(中医方剂大辞典)

养胃消痛方 yang wei xiao tong fang

【英文名】Yang Wei Xiao Tong Prescription

【组成】北沙参、麦冬、当归、五灵脂、蒲黄、半夏、黄连、玉竹、山楂、花粉、谷芽、枸杞子、川楝、吴萸。(黑龙江中医药 1992,(3))

养胃散 yang wei san

【英文名】Yang Wei Powder

【组成】丁香、藿香叶、陈橘皮、白豆蔻仁、缩砂仁。(中医方剂大辞典)

养胃散Ⅰ号 yang wei san yi hao

【英文名】Yang Wei NO.1 Powder

【组成】明沙参、鸡内金等。(四川中医 1986,4(7))

养胃舒 yang wei shu

【英文名】Yang Wei Shu Capsule

【组成】党参、玄参、黄精、白术、乌梅、菟丝子等。(《安徽省药品标准》(1987 年版))

养胃舒冲剂 yang wei shu chong ji

【英文名】Yang Wei Shu Medicinal Instant Granule

【组成】党参、黄精、玄参、乌梅、白术、菟丝子。((85)皖卫药准字第 257 号)

养胃舒胶囊 yang wei shu jiao nang

【英文名】Yang Wei Shu Capsule

【组成】党参、陈皮、黄精、山药、干姜、菟丝子、白术、玄

参、乌梅、山楂、北沙参。(药品标准－中药成方制剂标准1997年)

养胃舒颗粒 yang wei shu ke li

【英文名】Yang Wei Shu Granule

【组成】党参、白术、黄精、山药、干姜、菟丝子、陈皮、玄参、乌梅、山楂、北沙参。(药品标准－中药成方制剂标准1998年)

养胃颗粒 yang wei ke li

【英文名】Yang Wei Granule

【组成】黄芪、党参、白芍、甘草、陈皮、香附、乌梅、山药。(药品标准－中药成方制剂标准1998年)

养胃增液汤 yang wei zeng ye tang

【英文名】Yang Wei Zeng Ye Decoction

【组成】石斛、乌梅、北沙参、玉竹、甘草、白芍。(中医方剂大辞典)

养胎人参丸 yang tai ren shen wan

【英文名】Yang Tai Ren Shen Pill

【组成】人参、白茯苓、当归、柴胡、厚朴、枳壳、桑寄生、刺蓟、阿胶、甘草。(中医方剂大辞典)

养胎饮 yang tai yin

【英文名】Yang Tai Drink

【组成】(1)熟地黄。(中医方剂大辞典)(2)当归、白芍、白术、杜仲、熟地。(中医方剂大辞典)

养胎散 yang tai san

【英文名】Yang Tai Powder

【组成】当归、川芎、黄芩、陈皮、白术、香附、白芷、甘草。(中医方剂大辞典)

养荣丸 yang rong wan

【英文名】Yang Rong Pill

【组成】(1)黄芪、当归、桂心、甘草、陈皮、白术、人参、白芍、生地、五味子、茯苓、远志。(中医方剂大辞典)(2)白术、黄芪、芍药、远志、当归、山药、熟地黄、陈皮、人参、白茯苓、山茱萸、生地黄。(中医方剂大辞典)

养荣生化汤 yang rong sheng hua tang

【英文名】Yang Rong Sheng Hua Decoction

【组成】当归、白芍、白茯苓、人参、白术、陈皮、大腹皮、香附、苁蓉、桃仁。(中医方剂大辞典)

养荣壮肾汤 yang rong zhuang shen tang

【英文名】Yang Rong Zhuang Shen Decoction

【组成】(1)当归、独活、桂心、川芎、杜仲、续断、防风、桑寄生。(中医方剂大辞典)(2)当归、防风、独活、桂心、杜仲、续断、桑寄生。(中医方剂大辞典)

养荣汤 yang rong tang

【英文名】Yang Rong Decoction

【异名】人参养荣汤(中医方剂大辞典、三因)

【组成】(1)当归、熟地、枸杞、白芍、甘草、肉桂。(中医方剂大辞典)(2)当归、白芍、熟地、生地、秦艽、黄芩、防风、甘草。(中医方剂大辞典)(3)当归、白芍、生地、熟地、赤苓、山栀、麦冬、陈皮、人参、甘草、大枣、乌梅。(中医方剂大辞典)(4)当归、小草、黄芪、枣仁、茯神、木香、人参、白芍、麦冬、炙甘草、柏子仁。(中医方剂大辞典)(5)川芎、当归、炙草、桃仁。(中医方剂大辞典)(6)白芍、当归、远志、熟地、五味、肉桂、人参、黄芪、茯苓、白术、陈皮。(中医方剂大辞典)(7)川芎、当归、白芍、生地、人参、白术、黄芪、甘草。(中医方剂大辞典)(8)当归、川芎、续断、生地黄、羌活、甘草、白芷、白芍药、桂枝、防风、乳香。(中医方剂大辞典)(9)当归、川芎、白芍、生地黄、麦门冬、远志、石菖蒲、陈皮、芍药、白茯苓、枳实、半夏、南星、黄连、防风、羌活、秦艽、甘草。(中医方剂大辞典)(10)当归、白芍、川芎、丹皮、远志、龙胆草、夏枯草、青皮、柴胡。(中医方剂大辞典)(11)生地、茯神、枣仁、麦冬、五味、桂圆、竹茹、灯心。(中医方剂大辞典)(12)白芍、川芎、当归、熟地、青皮、姜黄、川姜、丹皮、海桐皮、五加皮、白芷。(中医方剂大辞典)(13)白芍药、川芎、熟干地黄、当归、青皮、姜黄、牡丹皮、五加皮、海桐皮、香白芷、牛膝、延胡索、没药、五灵脂、肉桂。(中医方剂大辞典)(14)黄芪、当归、桂心、甘草、橘皮、白术、人参、白芍药、熟地黄、五味子、茯苓、远志。(中医方剂大辞典)

养荣百草丸 yang rong bai cao wan

【英文名】Yang Rong Bai Cao Pill

【组成】白芍、当归、桑寄生、熟地黄、杜仲、川芎、香附、麦冬、陈皮、茯苓、阿胶、甘草、黑豆。(药品标准－中药成方制剂标准1993年)

养荣祛斑膏 yang rong qu ban gao

【英文名】Yang Rong Qu Ban Bill Ointment

【组成】珍珠、柿子叶。(药品标准－中药成方制剂标准1998年)

养荣药片 yang rong yao pian

【英文名】Yang Rong Yao Tablet

【组成】橘皮、白术、香附、茯苓、神曲、槟榔、法半夏、炙黄芪、麦芽、木香、甘草、当归、台党参、川芎、白芍、柴胡。(中医方剂大辞典)

养荣健脾丸 yang rong jian pi wan

【英文名】Yang Rong Jian Pi Pill

【组成】(1)洋参、归身、丹参、酒芍、柏仁、建曲、谷芽、玉竹。(中医方剂大辞典)(2)人参、白术、枳实、当归、白芍、抚芎、麦冬、柏子仁。(中医方剂大辞典)

养荣透毒汤 yang rong tou du tang

【英文名】Yang Rong Tou Du Decoction

【组成】桔梗、甘草、当归、川芎、熟地、紫草、山楂、蝉

蜕、木通、穿甲。(中医方剂大辞典)

养荣舒筋汤 yang rong shu jin tang

【英文名】Yang Rong Shu Jin Decoction

【组成】当归、陈皮、熟地、肉桂、木瓜、白芍、厚朴、白术、甘草、茯苓。(中医方剂大辞典)

养骨汤 yang gu tang

【英文名】Yang Gu Decoction

【组成】熟地、甘草、金钗石斛、地骨皮、茯苓、牛膝。(中医方剂大辞典)

养真丸 yang zhen wan

【英文名】Yang Zhen Pill

【异名】养真丹(中医方剂大辞典、嵩崖尊生)

【组成】(1)当归、川芎、白芍、天麻、羌活、熟地、木瓜、菟丝。(中医方剂大辞典)(2)鹿茸、当归、肉苁蓉、禹余粮、菟丝子、覆盆子、熟地黄、紫石英、海螵蛸、五味子、真琥珀、白芍药、川芎、桑寄生、卷柏、艾叶、川姜、坚白茯苓、人参、牡蛎、酸枣仁、钟乳粉。(中医方剂大辞典)(3)当归、熟地黄、北五味子、川芎、人参、茯苓、白术、黄芪。(中医方剂大辞典)(4)羊肚、羊肾、白术、神曲、丁香、荜茇、沉香、熟干地黄、大附子、干姜、荜澄茄、白茯苓、当归、厚朴、白豆蔻仁、人参、半夏曲、钟乳粉、天门冬、益智。(中医方剂大辞典)

养真丹 yang zhen dan

【英文名】Yang Zhen Pellet

【组成】(1)补骨脂、益智仁、晚蚕蛾、没药、丁香、青盐、川山甲、茴香、白术、乳香、南青皮、沉香、香附子、姜黄、薯蓣、木香、甘草、巴戟、川楝子、牛膝、苁蓉、檀香、苍术、蛤蚧、缩砂仁。(中医方剂大辞典)(2)四物汤加羌活、天麻。(中医方剂大辞典)

养真方 yang zhen fang

【英文名】Yang Zhen Prescription

【组成】熟地、党参、黄芪、枸杞子、阿胶等。(中成药研究 1990,12(1))

养真汤 yang zhen tang

【英文名】Yang Zhen Decoction

【组成】(1)苍术、厚朴、人参、白术、木香、藿香、茯苓、青皮、陈皮、槟榔、缩砂、广术、泽泻、甘草、干姜、小枣。(中医方剂大辞典)(2)人参、白术、云苓、甘草、山药、莲米、麦冬、五味、黄芪、白芍。(中医方剂大辞典)(3)当归、川芎、白芍、益母草、香附、熟地黄、山茱萸、白茯苓、栀子、小茴、陈皮。(中医方剂大辞典)

养脏丸 yang zang wan

【英文名】Yang Zang Pill

【组成】生硫黄、干姜、肉豆蔻、附子、山药、鹿角霜。(中医方剂大辞典)

养脏丹 yang zang dan

【英文名】Yang Zang Pellet

【组成】猪大脏、大附子、厚朴、硫黄、龙骨、肉豆蔻、木香、白茯苓、牡蛎、大诃子、茴香、破故纸。(中医方剂大辞典)

养脏汤 yang zang tang

【英文名】Yang Zang Decoction

【异名】养脏散(中医方剂大辞典、普济方)

【组成】(1)白术、厚朴、陈皮、茯苓、甘草、槟榔、枳壳、木香、黄连、芍药、莲肉、诃子。(中医方剂大辞典)(2)五倍子、白矾、蛇床子。(中医方剂大辞典)(3)川当归、沉香、丁香、白术、桂心、川芎、木香。(中医方剂大辞典)(4)白术、芍药、茯神、川芎、藿香、甘草、木香、钩藤、泽泻、肉豆蔻。(中医方剂大辞典)(5)厚朴、肉豆蔻、苍术、赤茯苓、木香、橘红、甘草。(中医方剂大辞典)(6)当归、乌梅肉、干姜、黄芪、白术、龙骨。(中医方剂大辞典)(7)川当归、沉香、丁香、白术、桂心、川芎。(中医方剂大辞典)

养营汤 yang ying tang

【英文名】Yang Ying Decoction

【组成】(1)人参、白术、茯苓、黄芪、熟地黄、当归、陈皮、白芍、肉桂、炙甘草、生姜、大枣。(中医方剂大辞典)(2)党参、枸杞、山药、熟地、当归、炙草、生姜。(中医方剂大辞典)(3)人参、茯苓、甘草、当归、芍药、酸枣、附子、柏子仁、紫石英、川芎、黄芪、官桂、木香、远志。(中医方剂大辞典)

养营惜红煎 yang ying xi hong jian

【英文名】Yang Ying Xi Hong Decoction

【组成】归尾、川芎、荆芥穗、血余灰。(中医方剂大辞典)

养营清热和中汤 yang ying qing re he zhong tang

【英文名】Yang Ying Qing Re He Zhong Decoction

【组成】当归、白芍药、生地黄、白术、白茯苓、黄芩、黄柏、生甘草、香附、陈皮、贝母、山栀仁、麦门冬。(中医方剂大辞典)

养营解毒汤 yang ying jie du tang

【英文名】Yang Ying Jie Du Decoction

【组成】生地、当归、白芍、川芎、丹皮、连翘、丹参、银花、黄芩、知母、木通、灯心。(中医方剂大辞典)

养痘汤 yang dou tang

【英文名】Yang Dou Decoction

【组成】当归、川芎、连翘、麦冬、天花粉、木通、甘草。(中医方剂大辞典)

养筋汤 yang jin tang

【英文名】Yang Jin Decoction

【组成】白芍、熟地、麦冬、炒枣仁、巴戟天。(中医方剂大辞典)

养筋活血丹 yang jin huo xue dan
【英文名】Yang Jin Huo Xue Pellet
【组成】生地、当归、川芎、赤芍、羌活、桂枝、乌药、青皮、秦艽、续断、杜仲、破故纸、甘草、木瓜、三七、枳壳、小茴香、香附、五加皮、威灵仙。(中医方剂大辞典)

养脾丸 yang pi wan
【英文名】Yang Pi Pill
【异名】大养脾丸(中医方剂大辞典、局方)
【组成】(1)苍术、神曲、陈皮、青皮、枳壳、砂仁、厚朴、苡仁、麦芽、粉草、白术、草果。(中医方剂大辞典)(2)甘草、麦芽、枳实、白术、陈皮、半夏曲、青皮、厚朴、神曲。(中医方剂大辞典)(3)苍术、厚朴、陈皮、砂仁、草果仁、神曲、益智仁、茯苓、麦芽。(中医方剂大辞典)(4)人参、白术、茯苓、炙草、白芍、炙芪、陈皮、归身、山药、莲肉、神曲、肉桂。(中医方剂大辞典)(5)人参、麦芽、神曲、归身、白术、苍术、陈皮、厚朴、莲肉、白茯苓、山药、砂仁、炙草、木香。(中医方剂大辞典)(6)人参、白术、当归、川芎、木香、青皮、黄连、陈皮、砂仁、山楂肉、神曲、麦芽。(中医方剂大辞典)(7)白术、茯苓、干姜、黄连、木香、肉豆蔻。(中医方剂大辞典)(8)附子、赤石脂、川姜、诃子。(中医方剂大辞典)(9)缩砂、干姜、麦蘖、白术、藿香叶、人参、白扁豆、厚朴、橘红、白茯苓、神曲、丁香、甘草。(中医方剂大辞典)(10)钟乳粉、人参、白茯苓、附子、吴茱萸、细辛、南木香、枳实、肉豆蔻、青皮、金钗石斛、白术、干姜、麦蘖、神曲、丁香、川椒、陈皮、益智仁、缩砂仁、诃子肉、槟榔、肉桂、厚朴。(中医方剂大辞典)(11)大麦蘖、白茯苓、人参、干姜、缩砂仁、白术、甘草。(中医方剂大辞典)

养脾汤 yang pi tang
【英文名】Yang Pi Decoction
【组成】(1)苍术、神曲、茯苓、厚朴、白术、麦芽、陈皮、人参、炙草。(中医方剂大辞典)(2)茯苓、白术、丁香、干姜、人参、甘草。(中医方剂大辞典)

养脾进食丸 yang pi jin shi wan
【英文名】Yang Pi Jin Shi Pill
【组成】人参、白术、白茯苓、甘草、陈皮、半夏曲、厚朴、苍术、砂仁、神曲、麦芽、木香。(中医方剂大辞典)

养脾肥儿丸 yang pi fei er wan
【英文名】Yang Pi Fei Er Pill
【组成】人参、白术、甘草、陈皮、枳实、木香、茯苓、砂仁、山药、莲肉、麦芽、神曲、山楂、青皮。(中医方剂大辞典)

养脾消积丸 yang pi xiao ji wan
【英文名】Yang Pi Xiao Ji Pill
【组成】(1)白术、陈皮、苍术、厚朴、枳壳、半夏、青皮、神曲、麦芽、山楂、炙甘草。(中医方剂大辞典)(2)钱氏异功散、木香、青皮、砂仁、使君子、枳实、黄连。(中医方剂大辞典)

养脾散 yang pi san
【英文名】Yang Pi Powder
【组成】(1)陈曲、白茯苓、附子、诃梨勒、甘草、人参、草豆蔻、干姜、麦蘖、白豆蔻、丁香。(中医方剂大辞典)(2)肉桂、干姜、肉蔻、赤茯苓、莪术、川芎、桔梗。(中医方剂大辞典)

养源散 yang yuan san
【英文名】Yang Yuan Powder
【组成】熟干地黄、破故纸、青盐。(中医方剂大辞典)

养精种玉汤 yang jing zhong yu tang
【英文名】Yang Jing Zhong Yu Decoction
【组成】大熟地、当归、白芍、山萸肉。(中医方剂大辞典)

养儒汤 yang ru tang
【英文名】Yang Ru Decoction
【组成】熟地、金樱子、芡实、山药、玄参、麦冬、牡蛎末、北五味。(中医方剂大辞典)

冠心Ⅱ号 guan xin er hao
【英文名】Guan Xin NO.Ⅱ
【组成】丹参、赤芍、川芎、红花、降香。(中医方剂大辞典)

冠心Ⅱ号注射液 guan xin er hao zhu she ye
【英文名】Guan Xin NO.2 Injection
【组成】川芎、丹参、赤芍、红花、降香。(新医药学杂志 1977,(12))

冠心丸 guan xin wan
【英文名】Guan Xin Pill
【组成】丹参、三七、郁金、山楂、香附、人参、川芎。(药品标准－中药成方制剂标准 1990 年)

冠心丹参片 guan xin dan shen pian
【英文名】Guan Xin Dan Shen Tablet
【组成】丹参、三七、降香油。(药品标准－中药成方制剂标准 1991 年)

冠心片 guan xin pian
【英文名】Guan Xin Tablet
【组成】丹参、川芎、赤芍、红花、降香。(湘卫药政字(1983) 73 号)

冠心宁 1 号 guan xin ning yi hao
【英文名】Guan Xin Ning NO.1 Decoction
【组成】栀子、白芍、木香、石菖蒲、葛根、楂肉、首乌。(中草药 1978,(10))

冠心宁注射液 guan xin ning zhu she ye
【英文名】Guan Xin Ning Injection
【组成】丹参、川芎。(药品标准－中药成方制剂标准

1998年）

冠心生脉丸 guan xin sheng mai wan

【英文名】Guau Xin Sheng Mai Pill

【组成】人参、麦冬、五味子、丹参、赤芍、郁金、三七。（药品标准－中药成方制剂标准1992年）

冠心生脉口服液 guan xin sheng mai kou fu ye

【英文名】Guan Xin Sheng Mai Oral Liquid

【组成】人参、三七、丹参、郁金。（(94)豫卫药准字38135号）

冠心冲剂 guan xin chong ji

【英文名】Guan Xin Medicinal Instant Granule

【组成】(1)木贼、山楂、川芎、细辛、降香、红花、三七。（黑龙江医药1980,(5)）(2)白糖参、元参、丹参、三七参、草决明、茵陈、泽泻、生山楂、川芎、红花、瓜蒌。（北京中医学院学报1993,16(6)）

冠心安口服液 guan xin an kou fu ye

【英文名】Guan Xin An Oral Liquid

【组成】川芎、三七、元胡、柴胡、牛膝、冰片、炙甘草。（北京中医杂志1986,(3)）

冠心汤 guan xin tang

【英文名】Guan Xin Decoction

【组成】当归、川芎、赤芍、丹参、降香、桃仁、没药、郁金、瓜蒌、麦冬、茯苓。（吉林中医1984,(6)）

冠心灵 guan xin ling

【英文名】Guan Xin Ling

【组成】红花、川芎、栝蒌、细辛、荜茇。（中医方剂大辞典）

冠心苏合丸 guan xin su he wan

【英文名】Guan Xin Su He Pill

【组成】檀香、青木香、乳香、朱砂、冰片、苏合香。（中医方剂大辞典）

冠心苏合胶囊 guan xin su he jiao nang

【英文名】Guan Xin Su He Capsule

【组成】苏合香、冰片、乳香、檀香、青木香。（药品标准－中药成方制剂标准1998年）

冠心苏合滴丸 guan xin su he di wan

【英文名】Guan Xin Su He Dripping Pill

【组成】苏合香、冰片、乳香、檀香、青木香。（药品标准－中药成方制剂标准1997年）

冠心香丹合剂 guan xin xiang dan he ji

【英文名】Guan Xin Xiang Dan Mixture

【组成】太子参、白檀香、五味子、全瓜蒌、枳壳、黄精、元胡、丹参、鸡血藤、清半夏。（陕西中医1992,13(4)）

冠心通络丸 guan xin tong luo wan

【英文名】Guan Xin Tong Luo Pill

【组成】丹参、旋覆花、杏仁、茯苓、茜草、干地龙、薤白、法半夏、山楂炭、五灵脂、生蒲黄、陈皮、建菖蒲、远志肉、琥珀末、甘草。（中医方剂大辞典）

冠心康片 guan xin kang pian

【英文名】Guan Xin Kang Tablet

【组成】甘木通。（药品标准－中药成方制剂标准1997年）

冠心康复汤 guan xin kang fu tang

【英文名】Guan Xin Kang Fu Decoction

【组成】丹参、生蒲黄、川芎、郁金、生山楂、琥珀、法半夏、薤白、瓜蒌仁、枳壳、桔梗。（上海中医药杂志1987,(1)）

冠心康颗粒 guan xin kang ke li

【英文名】Guan Xin Kang Granule

【组成】赤芍、丹参、降香、红花、川芎。（药品标准－中药成方制剂标准1998年）

冠心膏 guan xin gao

【英文名】Guan Xin Ointment

【组成】薤白、瓜蒌仁、法半夏、陈皮、桂枝、檀香、丹参、川芎、当归、石菖蒲、乳香、没药、丁香、冰片。（上海中医药杂志1987,(11)）

冠心静片 guan xin jing pian

【英文名】Guan Xin Jing Tablet

【组成】丹参、赤芍、川芎、红花、玉竹、三七、人参、苏合香、冰片。（药品标准－中药成方制剂标准1998年）

冠芍片 guan shao pian

【英文名】Guan Shao Tablet

【组成】三七、佛手、赤芍、泽泻。

冠脉乐 guan mai le

【英文名】Guan Mai Le Tablet

【组成】层卧孔菌。（中西医结合杂志1989,9(5)）

冠脉乐片 guan mai le pian

【英文名】Guan Mai Le Tablet

【组成】层卧孔菌粉。（药品标准－中药成方制剂标准1994年）

冠脉宁片 guan mai ning pian

【英文名】Guan Mai Ning Tablet

【组成】丹参、没药、鸡血藤、血竭、延胡索、当归、郁金、制何首乌、桃仁、黄精、红花、葛根、乳香、冰片。（药品标准－中药成方制剂标准1995年）

冠脉通片 guan mai tong pian

【英文名】Guan Mai Tong Tablet

【组成】枸杞子、何首乌、淫羊藿、红花、石菖蒲、丹参、桑寄生、冰片。（药品标准－中药成方制剂标准1998年）

冠脉康片 guan mai kang pian

【英文名】Guan Mai Kang Tablet

【组成】三七、赤芍、佛手、泽泻、甘草。(药品标准－中药成方制剂标准1997年)

冠脉舒 guan mai shu

【英文名】Guan Mai Shu Decoction

【组成】丹参、葛根、川芎、瓜蒌、茯苓。(中国中西医结合杂志1993,13(12))

冠通片 guan tong pian

【英文名】Guan Tong Tablet

【组成】葛根干浸膏、海金沙藤干浸膏、陈皮干浸膏、野菊花干浸膏、抗坏血酸、异去氧胆酸。(药品标准－中药成方制剂标准1991年)

冠舒注射液 guan shu zhu she ye

【英文名】Guan Shu Injection

【组成】葛根、茵陈、丹参、元胡。(中草药1984,15(8))

削术豆蔻散 xiao shu dou kou san

【英文名】Xiao Shu Dou Kou Powder

【组成】草豆蔻、削术、诃子皮、大芎、陈橘皮、甘草、藁本、独活、藿香。(中医方剂大辞典)

削坚丸 xiao jian wan

【英文名】Xiao Jian Pill

【组成】鳖甲、京三棱、干漆、沉香、乳香、槟榔、木香、干姜、没药、肉桂、细松烟墨、胡椒、萝卜子、干蝎、硇砂、粉霜、轻粉。(中医方剂大辞典)

削坚饮 xiao jian yin

【英文名】Xiao Jian Drink

【组成】山楂、玄胡索、桃仁、槟榔、昆布、海藻、青皮、乌药。(中医方剂大辞典)

前列宁 qian lie ning

【英文名】Qian Lie Ning Tablet

【组成】丹参、赤芍、王不留行、石苇、红花、皂刺、蒲公英、败酱草、川楝子等。(中草药1991,22(6))

前列回缩汤 qian lie hui suo tang

【英文名】Qian Lie Hui Suo Decoction

【组成】黄芪、肉桂、木通、肉苁蓉、川牛膝、王不留行、鹿角片、海藻、地龙、地鳖虫、炮山甲、莪术、牡蛎、虎杖、紫茉莉根、穿破石、南瓜子。(云南中医杂志1993,14(3))

前列汤 qian lie tang

【英文名】Qian Lie Decoction

【组成】菟丝子、山药、泽泻、萆薢、败酱草、车前子、丹参、蛇床子、通草、甘草。(内蒙古中医药1993,12(4))

前列栓 qian lie shuan

【英文名】Qian Lie Suppository

【组成】大青叶、黄柏、乳香、丹参等。(北京中医学院学报1991,14(1))

前列泰片 qian lie tai pian

【英文名】Jian Lie Tai Tablet

【组成】益母草、红花、黄柏、知母、油菜花粉等。((94)甘卫药发第090号)

前列通片 qian lie tong pian

【英文名】Qian Li Tong Tablet

【组成】黄芪、琥珀、黄柏、车前子、肉桂、蒲公英、王不留行等。(广东医学(祖国医学版)1985,(5))

前列康片 qian lie kang pian

【英文名】Qian Lie Kang Tablet

【组成】油菜蜂花粉。(浙卫药准字(85)0550－1)

前列康复散 qian lie kang fu san

【英文名】Qian Lie Kang Fu Powder

【组成】木香顺气丸、四硝丸、海南沉香、炒阳春、砂仁、绞股蓝、龙灰、虫蛀、向日葵杆瓤。(江西中医药1992,(5))

前列舒 qian lie shu

【英文名】Qian Lie Shu Decoction

【组成】丹参、丹皮、黄柏、赤芍、穿山甲、泽兰、泽泻、川萆薢、青皮、王不留行、蒲公英、桃仁、乌药、败酱草。(湖南中医杂志1993,9(1))

前列舒丸 qian lie shu wan

【英文名】Qian Lie Shu Pill

【组成】熟地黄、薏苡仁、山茱萸、山药、牡丹皮、泽泻。

前列舒乐 qian lie shu le

【英文名】Qian Lie Shu Le Medicinal Instant Granule

【组成】淫羊藿、黄芪、蒲黄等。(黔卫药准字(1995)第139号)

前列舒乐颗粒 qian lie shu le ke li

【英文名】Qian Lie Shu Le Granule

【组成】淫羊藿、黄芪、蒲黄、车前草、川牛膝。(药品标准－中药成方制剂标准1997年)

前列腺Ⅰ、Ⅱ号 qian lie xian yi er hao

【英文名】Qian Lie Xian NO. Ⅰ NO. Ⅱ Decoction

【组成】前列腺Ⅰ号方:生黄芪、白花蛇舌草、蒲公英、土茯苓、生大黄、虎杖、败酱草、黄柏、萹蓄、生甘草;前列腺Ⅱ号方:生黄芪、白花蛇舌草、蒲公英、土茯苓、熟大黄、虎杖、赤芍、元胡、川楝子、乌药。(中医杂志1993,34(3))

前列腺Ⅱ号方 qian lie xian er hao fang

【英文名】Qian Lie Xian NO. Ⅱ Prescription

【组成】地龙、王不留行、土茯苓、白花蛇舌草、木通、车前子、黄柏、蒲公英、川芎、川断。(云南中医杂志1990,11(2))

前列腺Ⅰ号 qian lie xian yi hao

【英文名】Qian Lie Xian NO. Ⅰ Decoction

【组成】金银花、盐黄柏、蓨草、车前子、泽泻、三棱、栀子、土贝母、石苇、川牛膝、小茴香。(山东中医杂志1991,10(3))

前列腺汤 qian lie xian tang

【英文名】Qian Lie Xian Decoction

【组成】丹参、泽兰、赤芍、桃仁、红花、乳香、没药、王不留行、青皮、川楝子、小茴香、白芷、败酱草、蒲公英。(中医方剂大辞典)

前列腺炎片 qian lie xian yan pian

【英文名】Qian Lie Xian Yan Tablet

【组成】血腥草、风尾草、土茯苓、萆薢、车前草、漏芦、川楝子、莪术、丹参、丹皮、益母草、肉苁蓉、女贞子、麦冬、生草。(北京中医学院学报 1982,(1))

前列腺康栓 qian lie xian kang shuan

【英文名】Qian Lie Xian Kang Suppository

【组成】蒲公英、泽兰、桃仁、北败酱、皂刺、菊花等。(中成药研究 1990,12(8))

前胡七物汤 qian hu qi wu tang

【英文名】Qian Hu Qi Wu Decoction

【异名】前胡汤(中医方剂大辞典)

【组成】前胡、知母、石膏、大青、黄芩、栀子、葱白。(中医方剂大辞典)

前胡丸 qian hu wan

【英文名】Qian Hu Pill

【异名】补胆丸(中医方剂大辞典、圣济总录)

【组成】(1)前胡、人参、半夏、白术、丁香。(中医方剂大辞典)(2)前胡、人参、马兜铃、赤茯苓、桔梗、细辛、柴胡、玄参。(中医方剂大辞典)(3)前胡、人参、白茯苓、桂、陈橘皮、白术、杏仁、槟榔。(中医方剂大辞典)(4)前胡、葶苈、巴豆、大黄、甘遂、墨。(中医方剂大辞典)(5)前胡、赤茯苓、芍药、枳壳、黄芩、大黄、大麻仁。(中医方剂大辞典)(6)前胡、大黄、黄芩、木通、麻子仁、芍药。(中医方剂大辞典)(7)前胡、白术、枳壳、半夏、赤茯苓、人参、白矾、丁香。(中医方剂大辞典)(8)前胡、赤芍药、桔梗、赤茯苓、鳖甲、枳壳、川大黄、郁李仁、当归。(中医方剂大辞典)(9)前胡、枳壳、桂心、草豆蔻、高良姜、干姜、赤茯苓、吴茱萸、赤芍药、厚朴、川大黄、杏仁。(中医方剂大辞典)(10)前胡、川大黄、白术、旋覆花、肉豆蔻、人参、麦门冬、枳壳。(中医方剂大辞典)(11)前胡、旋覆花、人参、槟榔、木香、陈橘皮、诃黎勒皮、赤茯苓、桑根白皮、郁李仁、桂心。(中医方剂大辞典)(12)前胡、木香、枳实、陈橘皮、鳖甲、诃黎勒、桂心、槟榔、半夏、桃仁、赤茯苓。(中医方剂大辞典)(13)前胡、旋覆花、槟榔、川大黄、牛蒡子、皂荚、枳壳、赤茯苓。(中医方剂大辞典)(14)前胡、枳壳、黄芩、沙参、犀角屑、蔓荆子、栀子仁、瓜蒌根、车前子、麦门冬、川升麻、甘草。(中医方剂大辞典)(15)前胡、白术、甘草、旋覆花、豆蔻仁、人参、麦门冬、枳实、大黄。(中医方剂大辞典)(16)前胡、乌头、桔梗、干姜、桂心、蜀椒。(中医方剂大辞典)

前胡化斑散 qian hu hua ban san

【英文名】Qian Hu Hua Ban Powder

【组成】酒红花、当归、前胡、荆芥、白芷、甘草节、赤芍药、陈皮、郁金、胡荽子。(中医方剂大辞典)

前胡木香汤 qian hu mu xiang tang

【英文名】Qian Hu Mu Xiang Decoction

【组成】前胡、木香、柴胡、秦艽、桂、茴香子、槟榔、肉豆蔻、芎䓖、甘草、青橘皮、甜葶苈。(中医方剂大辞典)

前胡木香散 qian hu mu xiang san

【英文名】Qian Hu Mu Xiang Powder

【组成】前胡、柴胡、木香、秦艽、京三棱、官桂、茴香、槟榔、白术、肉豆蔻、甘草、青皮、川芎、甜葶苈。(中医方剂大辞典)

前胡木香煮散 qian hu mu xiang zhu san

【英文名】Qian Hu Mu Xiang Zhu Powder

【组成】前胡、柴胡、木香、秦艽、官桂、舶上茴香、槟榔、豆蔻、芎䓖、甘草、青橘皮、甜葶苈。(中医方剂大辞典)

前胡半夏丸 qian hu ban xia wan

【英文名】Qian Hu Ban Xia Pill

【异名】前胡半夏丹(中医方剂大辞典、普济方)

【组成】前胡、半夏、大黄、麦门冬、川朴硝。(中医方剂大辞典)

前胡半夏汤 qian hu ban xia tang

【英文名】Qian Hu Ban Xia Decoction

【组成】前胡、人参、陈橘皮、半夏曲、枳壳、甘草、木香、紫苏叶、茯苓。(中医方剂大辞典)

前胡白术汤 qian hu bai zhu tang

【英文名】Qian Hu Bai Zhu Decoction

【组成】前胡、白术、防风、柴胡、熏草、白鲜皮、石膏、麻黄、甘草。(中医方剂大辞典)

前胡汤 qian hu tang

【英文名】Qian Hu Decoction

【组成】(1)前胡、黄芩、甘草、茯苓、栀子仁、枳实、大黄、杏仁、生姜。(中医方剂大辞典)(2)前胡、升麻、贝母、紫菀、石膏、麦门冬、杏仁、竹叶、甘草。(中医方剂大辞典)(3)前胡、麦门冬、竹茹、橘皮、甘草、生姜、生地黄。(中医方剂大辞典)(4)前胡、芍药、黄芩、大黄、甘草、大枣。(中医方剂大辞典)(5)前胡、黄芩、麦门冬、吴茱萸、生姜、大黄、防风、人参、当归、甘草、半夏、杏仁。(中医方剂大辞典)(6)前胡、生姜、甘草、朴硝、大黄、茯苓、麦门冬、当归、半夏、芍药、滑石、石膏、栝蒌根、黄芩、附子、人参。(中医方剂大辞典)(7)前胡、人参、生姜、麦门冬、半夏、甘草、芍药、茯苓、桂心、黄芩、当归、大枣。(中医方剂大辞典)(8)前胡、甘草、半夏、芍药、黄芩、当归、人参、桂心、生姜、大枣、竹叶。(中医方剂大辞典)(9)前胡、枳实、细辛、杏仁、芎䓖、防风、泽泻、麻黄、干姜、芍药、茯苓、生姜、桂心、甘草。(中医方剂大辞典)(10)前胡、秦皮、细辛、栀子仁、黄芩、麻、蕤仁、决明子、芒硝、苦竹叶、车前草。(中医方剂大辞典)(11)前胡、羊脂、大枣、当归、茯苓、白术、芍药、桂心、半夏、干姜、麦门冬、吴茱萸。(中医方剂大辞典)(12)前胡、黄芩、栀子、茯苓、蝉衣、薄荷、甘草、通草。(中医方剂大辞典)(13)前胡、柴胡、紫苏、桔梗、陈皮、半夏、白芷、甘草。(中医方剂大辞典)(14)前胡、白术、黄芩、栀子仁、知母、木香。(中医方剂大辞典)(15)防风、决明子、青葙子、黄连、木通、茯神、玄参、升麻、地骨皮、羚羊角、前胡。(中医方剂大辞典)(16)前胡、半夏、杏仁、紫苏子、枳实、橘皮、桑白皮、甘草。(中医方剂大辞典)(17)前胡、龙胆、甘草、人参、麦门冬。(中医方剂大辞典)(18)前胡、柴胡、桔梗、羌活、独活、人参、枳壳、鳖甲、旋覆花、甘草、石膏。(中医方剂大辞典)(19)前胡、升麻、桂、紫菀、白茯苓、五味子、麦门冬、杏仁。(中医方剂大辞典)(20)前胡、半夏、白术、人参、甘草、桔梗、诃黎勒、麦门冬。(中医方剂大辞典)(21)前胡、麻黄、柴胡、人参、桔梗、芎䓖、细辛、枳壳、甘草、半夏。(中医方剂大辞典)(22)前胡、黄芩、石膏、阿胶。(中医方剂大辞典)(23)前胡、白术、人参、石膏、黄芩。(中医方剂大辞典)(24)前胡、升麻、麻黄、人参、羚羊角、白术、陈橘皮、甘草。(中医方剂大辞典)(25)前胡、细辛、芎䓖、麻黄、杏仁、枳壳、防风、泽泻、芍药、茯神、白术、旋覆花、甘草、干姜、半夏。(中医方剂大辞典)(26)前胡、半夏、人参、木香、厚朴、枳壳、旋覆花、陈橘皮、桔梗、赤茯苓、白术、甘草。(中医方剂大辞典)(27)前胡、木通、石膏、黄芩、甘草、大黄。(中医方剂大辞典)(28)前胡、生麦门冬、甘草、栀子仁、葛根、漏芦、葳蕤。(中医方剂大辞典)(29)前胡、旋覆花、桔梗、犀角、羌活、杏仁、玄参、生干地黄、半夏、黄芩、甘草、防风。(中医方剂大辞典)(30)前胡、赤芍药、青葙子、山栀子仁、细辛、车前子、淡竹叶、朴硝、柴胡、甘草。(中医方剂大辞典)(31)前胡、升麻、菊花、细辛、栀子仁、大黄、秦皮、决明子、蕤仁。(中医方剂大辞典)(32)前胡、芍药、青葙子、决明子、细辛、车前子、栀子仁。(中医方剂大辞典)(33)前胡、决明子、防风、车前子、甘菊花、黄连、细辛、苦参、枳壳、升麻。(中医方剂大辞典)(34)前胡、半夏、麻黄、芍药、枳实、黄芩。(中医方剂大辞典)(35)前胡、柴胡、桔梗、人参、赤茯苓、大腹、半夏、陈橘皮。(中医方剂大辞典)(36)前胡、半夏、枳壳、赤茯苓、芦根、麦门冬、旋覆花。(中医方剂大辞典)(37)前胡、小麦、茅根、麦门冬、麻黄、石膏、甘草。(中医方剂大辞典)(38)前胡、五味子、生干地黄、半夏、泽泻、贝母、人参、山芋、白茯苓、白术、杏仁、麻黄、甘草、葛根、乌梅。(中医方剂大辞典)(39)前胡、麦门冬、人参、淡竹茹、芍药、陈橘皮、半夏。(中医方剂大辞典)(40)前胡、芍药、半夏、人参、百合、赤茯苓、枳壳、枇杷叶、木香、槟榔、白茅根。(中医方剂大辞典)(41)前胡、赤茯苓、甘草、杏仁。(中医方剂大辞典)(42)前胡、生干地黄、大黄、黄芩、栀子仁、升麻、芍药、栝蒌根、石膏、麦门冬、桂、枳实、甘草。(中医方剂大辞典)(43)前胡、白茯苓、木香、大腹、附子、桔梗、枳壳、五味子、甘草、半夏。(中医方剂大辞典)(44)前胡、紫菀、柴胡、赤茯苓、桔梗、桑根白皮、百部、杏仁、白前、栝蒌。(中医方剂大辞典)(45)前胡、赤茯苓、桂、犀角、槟榔、芍药。(中医方剂大辞典)(46)前胡、茯神、人参、远志、甘草。(中医方剂大辞典)(47)前胡、桔梗、龙胆、甘草、柴胡、乌梅。(中医方剂大辞典)(48)前胡、甘草、白术、陈橘皮、大腹皮、赤茯苓、旋覆花、桔梗、半夏。(中医方剂大辞典)(49)前胡、半夏、黄芩、甘草、人参。(中医方剂大辞典)(50)前胡、柴胡、常山、人参、葛根、甘草。(中医方剂大辞典)(51)前胡、桂、玄参、射干、款冬花、马兜铃、杏仁、贝母、甘草、麻黄、旋覆花。(中医方剂大辞典)(52)前胡、半夏、玄参、旋覆花、甘草、桂、黄芩、桔梗、生干地黄。(中医方剂大辞典)(53)前胡、百合、葛根、麦门冬、石膏、麻黄。(中医方剂大辞典)(54)前胡、生干地黄、麦门冬、陈橘皮、甘草、人参。(中医方剂大辞典)(55)前胡、升麻、麦门冬、贝母、紫菀、杏仁、甘草、石膏。(中医方剂大辞典)(56)前胡、蔓荆实、芎䓖、麻黄、甘菊花、防风、羌活、白茯苓、石膏、甘草、枳壳、黄芩。(中医方剂大辞典)(57)前胡、羌活、防风、桔梗、荠苨、蛇蜕皮、陈橘皮、蝉壳、甘草、人参。(中医方剂大辞典)(58)前胡、柴胡、羌活、芎䓖、人参、枳壳、甘草、芍药、麻黄。(中医方剂大辞典)(59)前胡、旋覆花、黄芪、防己、桂、竹茹、防风、甘草、赤茯苓、石膏。(中医方剂大辞典)(60)前胡、木通、赤茯苓、桔梗、枳壳、旋覆花、半夏、升麻、麦门冬、甘草。(中医方剂大辞典)(61)前胡、石膏、豆豉、桔梗、甘草。(中医方剂大辞典)(62)前胡、半夏、白术、枳实、赤芍药、黄芩、甘草、厚朴。(中医方剂大辞典)(63)前胡、赤茯苓、白术、川大黄、赤芍药、枳实、木通、半夏、厚朴、甘草。(中医方剂大辞典)(64)前胡、黄芩、升麻、细辛、甘草、芍药、大黄、常山。(中医方剂大辞典)

前胡牡丹汤 qian hu mu dan tang

【英文名】Qian Hu Mu Dan Decoction

【异名】前胡汤(中医方剂大辞典)
【组成】前胡、牡丹、玄参、桃仁、黄芩、射干、旋覆花、瓜蒌根、甘草、芍药、茯苓、大黄、枳实。(中医方剂大辞典)

前胡苏子饮 qian hu su zi yin

【英文名】Qian Hu Su Zi Drink
【组成】前胡、苏子、枳壳、半夏、橘红、桔梗、甘草。(中医方剂大辞典)

前胡饮 qian hu yin

【英文名】Qian Hu Drink
【异名】前胡汤(中医方剂大辞典、圣济总录)
【组成】(1)前胡、细辛、白茯苓、甘草、厚朴。(中医方剂大辞典)(2)前胡、人参、白茯苓、桂、柴胡、桔梗、生干地黄、黄芩、玄参、旋覆花、甘草、厚朴、麦门冬、半夏、白术。(中医方剂大辞典)(3)前胡、生姜、羚羊角、半夏、大黄、赤茯苓、枳壳。(中医方剂大辞典)(4)前胡、赤茯苓、陈橘皮、人参、半夏、枇杷叶、旋覆花。(中医方剂大辞典)(5)前胡、贝母、白前、麦门冬、枳壳、芍药、麻黄、大黄。(中医方剂大辞典)(6)前胡、桔梗、旋覆花、玄参、人参、桂、生干地黄、甘草、厚朴、半夏。(中医方剂大辞典)

前胡饮子 qian hu yin zi

【英文名】Qian Hu Drink
【组成】(1)升麻、白芍药、干葛、前胡、川芎、甘草、知母、麻黄、苦梗、黄芩。(中医方剂大辞典)(2)前胡、麦门冬、竹茹、陈橘皮、甘草、生地黄、葛根、枇杷叶。(中医方剂大辞典)

前胡建中汤 qian hu jian zhong tang

【英文名】Qian Hu Jian Zhong Decoction
【组成】(1)前胡、生姜、茯苓、黄芩、桂心、人参、当归、芍药、半夏、甘草。(中医方剂大辞典)(2)前胡、黄芪、芍药、当归、茯苓、桂心、甘草、人参、半夏、白糖、生姜。(中医方剂大辞典)

前胡细辛散 qian hu xi xin san

【英文名】Qian Hu Xi Xin Powder
【组成】前胡、细辛、茯苓、厚朴、芎、人参、半夏、甘草。(中医方剂大辞典)

前胡枳壳汤 qian hu zhi ke tang

【英文名】Qian Hu Zhi Ke Decoction
【组成】前胡、人参、赤茯苓、枳壳、半夏、桔梗、甘草、桑根白皮、旋覆花、麦门冬。(中医方剂大辞典)

前胡散 qian hu san

【英文名】Qian Hu Powder
【异名】前胡饮(中医方剂大辞典、圣惠)
【组成】(1)川芎、当归、黑姜、炙草、桃仁、熟地、前胡、肉桂。(中医方剂大辞典)(2)前胡、人参、赤茯苓、紫苏、陈皮、半夏曲、枳壳、甘草、木香。(中医方剂大辞典)(3)大黄、桔梗、枳壳、前胡、杏仁、葛根。(中医方剂大辞典)(4)前胡、赤茯苓、大腹皮、人参、木香、槟榔、大黄。(中医方剂大辞典)(5)柴胡、前胡、胡黄连、乌梅肉。(中医方剂大辞典)(6)半夏、陈皮、白茯苓、前胡、枳壳、甘草。(中医方剂大辞典)(7)前胡、川升麻、地骨皮、杏仁、紫菀、石膏、麦门冬、甘草。(中医方剂大辞典)(8)前胡、甘草、桔梗、半夏、黄芩、柴胡、人参。(中医方剂大辞典)(9)前胡、秦艽、当归、知母、贝母、羌活、芎䓖、甘草、白术、防风、天仙藤、乌头。(中医方剂大辞典)(10)前胡、茅根、麦门冬、甘草、黄芩。(中医方剂大辞典)(11)前胡、白茯苓、陈橘皮、桂心、白术、人参、细辛、甘草。(中医方剂大辞典)(12)前胡、槟榔、诃黎勒皮、木香、川大黄、枳壳、赤茯苓、沉香、甘草。(中医方剂大辞典)(13)前胡、赤茯苓、犀角屑、川大黄、枳壳、郁李仁、鳖甲。(中医方剂大辞典)(14)前胡、赤茯苓、犀角屑、川大黄、枳壳、郁李仁、鳖甲。(中医方剂大辞典)(15)前胡、赤茯苓、桂心、人参、白术、枇杷叶、芦根、甘草、厚朴。(中医方剂大辞典)(16)前胡、白术、人参、高良姜、陈橘皮、藿香、甘草、厚朴。(中医方剂大辞典)(17)前胡、贝母、白术、桑根白皮、人参、陈橘皮。(中医方剂大辞典)(18)前胡、枳壳、赤茯苓、川大黄、甘草。(中医方剂大辞典)(19)前胡、黄芩、赤茯苓、石膏、枳壳、甘草。(中医方剂大辞典)(20)前胡、丁香、甘草、人参。(中医方剂大辞典)(21)前胡、半夏、旋覆花、当归、甘菊花、甘草、赤茯苓、石膏、枳壳。(中医方剂大辞典)(22)前胡、杏仁、桂心、人参、麻黄、赤茯苓、白术、细辛、甘草、赤芍药。(中医方剂大辞典)(23)前胡、石膏、麻黄、葛根、人参、黄芩、芎䓖、枳实、赤芍药、甘草、半夏、桂心。(中医方剂大辞典)(24)前胡、麦门冬、人参、赤芍药、陈橘皮、半夏、枳壳、甘草。(中医方剂大辞典)(25)前胡、子芩、贝母、麦门冬、半夏、人参、赤茯苓、木香、陈橘皮、甘草。(中医方剂大辞典)(26)前胡、赤茯苓、阿胶、芎䓖、当归、麦门冬、白术、甘草、人参。(中医方剂大辞典)(27)前胡、旋覆花、白术、人参、麻黄、黄芩、赤芍药、石膏、甘草。(中医方剂大辞典)(28)前胡、麦门冬、川升麻、黄芩、知母、甘草、川大黄、黄芪、赤芍药、当归。(中医方剂大辞典)(29)前胡、旋覆花、桂心、人参、川大黄、甘草、半夏、槟榔、杏仁。(中医方剂大辞典)(30)前胡、半夏、桂心、干姜、陈橘皮、白术、人参。(中医方剂大辞典)(31)前胡、半夏、桂心、人参、诃黎勒皮、白术、槟榔、枳壳、甘草。(中医方剂大辞典)(32)前胡、丁香、陈橘皮、大腹皮、枇杷叶、草豆蔻、半夏、甘草、干姜。(中医方剂大辞典)(33)前胡、半夏、陈橘皮、桂心、诃黎勒皮。(中医方剂大辞典)(34)前胡、木通、半夏、旋覆花、紫菀、款冬花、枳壳、杏仁、甘草、桑根白皮。(中医方剂大辞典)(35)前胡、麦门冬、贝母、桑根白皮、杏仁、甘草。(中医方剂大辞典)(36)前胡、桔梗、桑根白皮、人参、款冬花、大腹皮、半夏、陈橘皮、甘草、杏仁、枳实。(中医方剂大辞典)(37)前胡、厚朴、赤茯苓、陈橘皮、紫苏子、槟榔、木香、草豆蔻。(中医方剂大辞典)(38)前胡、槟榔、半夏、枳实、诃黎勒、桂心、赤茯苓、陈橘皮、旋覆花、吴茱萸。(中医方剂大辞典)(39)前胡、陈橘皮、当归、赤茯苓、白术、赤芍药、桂心、半夏、干姜、吴茱萸。(中医方剂大辞典)(40)前胡、木香、五味子、桔梗、赤芍药、当归、槟榔、青橘皮。(中医方剂大辞典)(41)前胡、枳壳、人参、陈橘皮、槟榔、紫苏茎叶、甜葶苈、甘草。(中医方剂大辞典)(42)前胡、槟榔、桂心、赤茯苓、犀角屑、白术、赤芍药、木香、甘草。(中医方剂大辞典)(43)前胡、石膏、黄芪、甘草、芦根、麦门冬、子芩、赤芍药、枇杷叶。(中医方剂大辞典)(44)前胡、赤茯苓、陈橘皮、黄芪、枳壳、芦根、甘草、川大黄、麦门冬、枇杷叶。(中医方剂大辞典)(45)前胡、黄芩、甘草、知母、牡蛎、石膏。(中医方剂大辞典)(46)前胡、木通、大青、青竹茹、麦门冬、川升麻、玄参、黄柏、川芒硝。(中医方剂大辞典)(47)前胡、防风、独活、玄参、栀子仁、车前子、黄芩、甘菊花、甘草、桔梗、地肤子、细辛。(中医方剂大辞典)(48)前胡、防风、决明子、木通、茯神、羚羊角屑、玄参、川升麻、地骨皮、川朴硝。(中医方剂大辞典)(49)前胡、桑根白皮、地骨皮、桔梗、木通、甘草、杏仁、麦门冬、赤茯苓。(中医方剂大辞典)(50)前胡、麦门冬、诃黎勒皮、赤茯苓、枳壳、赤芍药、射干、生干地黄、人参、紫菀、甘草。(中医方剂大辞典)(51)前胡、赤茯苓、陈橘皮、枇杷叶、槟榔、人参、草豆蔻、半夏、甘草。(中医方剂大辞典)(52)前胡、旋覆花、桑根白皮、陈橘皮、枇杷叶、白术。(中医方剂大辞典)(53)前胡、旋覆花、防风、甘草、飞廉、黄芩、杜若、防己、赤茯苓、石膏、芎䓖。(中医方剂大辞典)(54)前胡、白术、防风、枳壳、茯神、细辛、蔓荆子、半夏、甘草。(中医方剂大辞典)(55)前胡、羚羊角屑、子芩、栀子仁、麦门冬、枳壳、防风、甘菊花、沙参、甘草、石膏。(中医方剂大辞典)(56)前胡、桔梗、半夏、白术、人参、枳壳、桂心、甘草、陈橘皮、细辛、枇杷叶、厚朴。(中医方剂大辞典)(57)前胡、半夏、枳壳、旋覆花、赤茯苓、甘草、大腹皮、桔梗、麦门冬。(中医方剂大辞典)(58)前胡、大腹皮、赤芍药、赤茯苓、桔梗、羚羊角屑、旋覆花、枳壳、甘草。(中医方剂大辞典)(59)前胡、半夏、枳壳、赤芍药、麻黄、人参、赤茯苓、陈皮、白术、厚朴、甘草。(中医方剂大辞典)(60)前胡、芎䓖、甘草、当归、石膏、人参、桂心、橘皮、芍药、半夏、生姜、大枣。(中医方剂大辞典)(61)前胡、羌活、羚羊角屑、人参、甘菊花、沙参、芎䓖、白术、黄芪、半夏、防风、蔓荆子、枳壳、甘草。(中医方剂大辞典)(62)前胡、黄芪、人参、麦门冬、陈橘皮、甘草、生干地黄。(中医方剂大辞典)(63)前胡、赤茯苓、麦门冬、甘草、紫菀、陈橘皮、大腹皮、桔梗、枳壳。(中医方剂大辞典)(64)前胡、半夏、黄芩、人参、赤芍药、桂心、甘草。(中医方剂大辞典)(65)前胡、葛根、桂心、旋覆花、麻黄、杏仁。(中医方剂大辞典)(66)前胡、半夏、枳壳、黄芩、人参、桔梗、槟榔、赤芍药、甘草。(中医方剂大辞典)(67)前胡、赤芍药、木香、青橘皮、槟榔。(中医方剂大辞典)(68)前胡、芦根、犀角屑、葛根、麦门冬、石膏、人参、陈橘皮、甘草。(中医方剂大辞典)(69)前胡、麦门冬、生干地黄、陈橘皮、甘草、葛根。(中医方剂大辞典)(70)前胡、天门冬、川升麻、赤茯苓、桔梗、射干、犀角屑、赤芍药、杏仁、甘草、枳壳。(中医方剂大辞典)(71)前胡、川升麻、百合、贝母、紫菀、桔梗、石膏、麦门冬、甘草、杏仁。(中医方剂大辞典)(72)前胡、知母、犀角屑、葛根、赤芍药、石膏。(中医方剂大辞典)(73)前胡、半夏、枳壳、赤芍药、黄芩、麦门冬。(中医方剂大辞典)(74)前胡、半夏、桂心、甘草、陈橘皮、赤茯苓、大腹皮、桑根白皮。(中医方剂大辞典)(75)前胡、半夏、白鲜皮、柴胡、桑根白皮、黄芪、大腹皮、诃黎勒皮、白术、青橘皮、甘草。(中医方剂大辞典)(76)柴胡、防风、前胡、黄芩、葛根、甘草。(中医方剂大辞典)(77)前胡、百合、麻黄、葛根、麦门冬、石膏。(中医方剂大辞典)(78)前胡、半夏、黄芩、人参、甘草、当归。(中医方剂大辞典)(79)前胡、半夏、黄芩、人参、甘草、当归。(中医方剂大辞典)(80)前胡、当归、川大黄、羌活、桔梗、槟榔、郁李仁。(中医方剂大辞典)(81)前胡、半夏、枳壳、芎䓖、白术、赤芍药、甘草、木香、人参、桔梗、枇杷叶。(中医方剂大辞典)(82)前胡、赤茯苓、柴胡、赤芍药、枳壳、诃黎勒、桂心、白术、甘草。(中医方剂大辞典)(83)前胡、人参、泽泻、半夏、赤茯苓、甘草。(中医方剂大辞典)(84)前胡、人参、赤茯苓、枳壳、独活、甘草、旋覆花、半夏、桔梗。(中医方剂大辞典)(85)前胡、麻黄、桂心、甘草、葛根、百部、贝母、柴胡、石膏。(中医方剂大辞典)(86)前胡、桔梗、槟榔、桂心、诃黎勒皮、木香、当归、青橘皮、厚朴。(中医方剂大辞典)(87)前胡、杏仁、川大黄、黄芩、川朴硝、槟榔。(中医方剂大辞典)(88)前胡、半夏、甘草、桂心、人参、赤茯苓、白芷、白术、干姜、当归、葛根、柴胡、陈橘皮、木香、旋覆花。(中医方剂大辞典)(89)前胡、人参、细辛、陈橘皮、桂心、赤茯苓、附子、诃黎勒、甘草。(中医方剂大辞典)

(90)前胡、大腹皮、半夏、杏仁、陈橘皮、白术、泽泻、赤茯苓、甘草。(中医方剂大辞典)(91)前胡、紫菀、诃黎勒皮、枳实。(中医方剂大辞典)

前胡犀角汤 qian hu xi jiao tang

【英文名】Qian Hu Xi Jiao Decoction

【组成】前胡、犀角屑、菊花、羌活、防风、细辛、甘草、栀子仁、麦门冬、生干地黄、蔓荆实、青葙子、决明子、车前子、黄芪。(中医方剂大辞典)

前喘汤 qian chuan tang

【英文名】Qian Chuan Decoction

【组成】升麻、桑皮、栀子、黄芩、桔梗、天冬、知母、生姜。(中医方剂大辞典)

前锋正将 qian feng zheng jiang

【英文名】Qian Feng Zheng Jiang

【组成】荆芥、薄荷、山蜈蚣、老公须、天花粉、菇黄、菇片、败荷心、川白芷、猪牙皂角、赤芍药、淮乌、红内硝、甘草。(中医方剂大辞典)

前麓开翳散 qian lu kai yi san

【英文名】Qian Lu Kai Yi Powder

【组成】白蒺藜、苍术、蝉壳、蛇蜕、菜花蛇皮、好川芎、杏仁、防风、羌活、白芷、华阴、细辛、独活、白附子、明烂石膏、荆芥穗、真蚌粉。(中医方剂大辞典)

前麓点翳膏 qian lu dian yi gao

【英文名】Qian Lu Dian Yi Plaster

【组成】朱砂、南硼砂、蕤仁、真珠、烂石膏、熊胆、麝香。(中医方剂大辞典)

勃芦汤 bo lu tang

【英文名】Bo Lu Decoction

【组成】马勃、漏芦、大蓟、金银花、白术、丹参、赤芍、红花、茯苓。(辽宁中医杂志 1990,(11))

南天竺子合剂 nan tian zhu zi he ji

【英文名】Lan Tian Zhu Zi Mixture

【组成】南天竺子、生侧柏叶、佛耳草、炙百部、金荞麦、鱼腥草、姜半夏、胆南星。(江苏中医 1993,(14))

南天竺饮 nan tian zhu yin

【英文名】Nan Tian Zhu Drink

【组成】南天竺草、山栀子、生姜、大枣、甘草、灯草。(中医方剂大辞典)

南斗散 nan dou san

【英文名】Nan Dou Powder

【组成】常山、白芷、南星。(中医方剂大辞典)

南木香丸 nan mu xiang wan

【英文名】Nan Mu Xiang Pill

【组成】南木香、槟榔、麻仁、枳壳。(中医方剂大辞典)

南木香膏 nan mu xiang gao

【英文名】Nan Mu Xiang Ointment

【组成】南木香、川当归、川芎、通草、细辛、蕤仁、白芷。(中医方剂大辞典)

南瓜蒂保胎汤 nan gua di bao tai tang

【英文名】Nan Gua Di Bao Tai Decoction

【组成】南瓜蒂、当归、川芎、白芍、熟地、黄芩、白术、寄生。(中医函授通讯 1983,(2))

南白胶香散 nan bai jiao xiang san

【英文名】Nan Bai Jiao Xiang Powder

【组成】粟壳、南白胶香、龙骨、甘草、干姜。(中医方剂大辞典)

南华丹 nan hua dan

【英文名】Nan Hua Pellet

【组成】天南星、白术、白茯苓、枳实、吴茱萸、橘红、木香。(中医方剂大辞典)

南吕丸 nan lv wan

【英文名】Nan Lv Pill

【组成】黄芩、甘遂、青礞石、大黄。(中医方剂大辞典)

南朱散 nan zhu san

【英文名】Nan Zhu Powder

【异名】槐花散(中医方剂大辞典)

【组成】赤豆、槐花、麝香。(中医方剂大辞典)

南朱膏 nan zhu gao

【英文名】Nan Zhu Ointment

【组成】大天南星。(中医方剂大辞典)

南极丸 nan ji wan

【英文名】Nan Ji Pill

【组成】南星、半夏、软石膏、香附子、栀子。(中医方剂大辞典)

南极寿星汤 nan ji shou xing tang

【英文名】Nan Ji Shou Xing Decoction

【组成】胆星、防风、白附子、蝉蜕、薄荷、甘草。(中医方剂大辞典)

南附汤 nan fu tang

【英文名】Nan Fu Decoction

【组成】天南星、生附子、全蝎。(中医方剂大辞典)

南岳草灵丹 nan yue cao ling dan

【英文名】Nan Yue Cao Ling Pellet

【组成】草乌头、全蝎、地龙、白僵蚕、穿山甲、木鳖子、乳香、没药、天仙子、五灵脂、斑蝥、赤脚蜈蚣。(中医方剂大辞典)

南岳紫虚魏元君起死回生散 nan yue zi xu wei yuan jun qi si hui sheng san

【英文名】Nan Yue Zi Xu Wei Yuan Jun Qi Si Hui Sheng Powder

【组成】半夏。(中医方剂大辞典)

南板兰根注射液 nan ban lan gen zhu she ye

【英文名】Nan Ban Lan Gen Injection

【组成】南板蓝根。((83)粤卫药准字第 I1-201 号)

南板蓝根冲剂 nan ban lan gen chong ji
【英文名】Nan Ban Lan Gen Granule
【组成】南板蓝根、大青叶。(药品标准-中药成方制剂标准1994年)

南剑州医僧白龙丸 nan jian zhou yi seng bai long wan
【英文名】Nan Jian Zhou Yi Seng Bai Long Pill
【组成】白芷、川芎、大甘草、草乌头、细辛、白僵蚕、薄荷叶、苍术、石膏。(中医方剂大辞典)

南星二陈汤 nan xing er chen tang
【英文名】Nan Xing Er Chen Decoction
【组成】胆星、熟半夏、白茯苓、橘红、甘草、海石、香附。(中医方剂大辞典)

南星丸 nan xing wan
【英文名】Nan Xing Pill
【组成】(1)南星、全蝎。(中医方剂大辞典)(2)蛇含石、石燕、代赭石、朱砂、铁粉、雄黄、五灵脂、乳香、川乌、天浆子、乌蛇肉、蛇皮、蛇头、僵蚕、蝉蜕、天麻、蜂房、蜈蚣、全蝎、白附子、南星、羌活、川芎、麝香、脑子。(中医方剂大辞典)(3)南星、天麻、全蝎、朱砂、麝香。(中医方剂大辞典)(4)南星、半夏、僵蚕、白矾。(中医方剂大辞典)(5)天南星、全蝎、川芎、人参、藁本、龙脑、防风。(中医方剂大辞典)

南星五生丸 nan xing wu sheng wan
【英文名】Nan Xing Wu Sheng Pill
【组成】南星、半夏、川乌、白附子、大豆。(中医方剂大辞典)

南星半夏丸 nan xing ban xia wan
【英文名】Nan Xing Ban Xia Pill
【组成】天麻、半夏、天南星、人参、白附子。(中医方剂大辞典)

南星半夏散 nan xing ban xia san
【英文名】Nan Xing Ban Xia Powder
【组成】南星、半夏、皂角、五倍子。(中医方剂大辞典)

南星末 nan xing mo
【英文名】Nan Xing Powder
【组成】大南星。(中医方剂大辞典)

南星汤 nan xing tang
【英文名】Nan Xing Decoction
【组成】(1)南星、半夏、枳壳、桔梗、防风、甘草、赤芍药。(中医方剂大辞典)(2)大天南星。(中医方剂大辞典)

南星防风散 nan xing fang feng san
【英文名】Nan Xing Fang Feng Powder
【组成】当归、天麻、白僵蚕、南星、防风、猪牙皂角。(中医方剂大辞典)

南星皂角白梅散 nan xing zao jiao bai mei san
【英文名】Nan Xing Zao Jiao Bai Mei Powder
【组成】南星、皂角、白梅、生姜、茶芽、葱白。(中医方剂大辞典)

南星饮 nan xing yin
【英文名】Nan Xing Drink
【组成】(1)天南星、冬瓜子仁、白扁豆。(中医方剂大辞典)(2)半夏、大皂角、南星、生姜、甘草。(中医方剂大辞典)(3)大天南星。(中医方剂大辞典)

南星散 nan xing san
【英文名】Nan Xing Powder
【组成】(1)绛矾、牙硝、南星、薄荷。(中医方剂大辞典)(2)生南星、枳壳、细辛、木香、甘草。(中医方剂大辞典)(3)天南星、铅丹。(中医方剂大辞典)(4)南星、半夏、天麻、雄黄。(中医方剂大辞典)(5)天南星、白及。(中医方剂大辞典)(6)南星、半夏、川乌、白附子、大豆。(中医方剂大辞典)(7)荜茇、半夏、南星、白矾、雄黄。(中医方剂大辞典)(8)大天南星。(中医方剂大辞典)(9)南星。(中医方剂大辞典)

南星腹皮散 nan xing fu pi san
【英文名】Nan Xing Fu Pi Powder
【异名】南星腹皮汤(中医方剂大辞典)
【组成】南星、大腹皮、生姜皮、陈皮、青皮、桑白皮、甘草、扁豆。(中医方剂大辞典)

南星膏 nan xing gao
【英文名】Nan Xing Ointment
【组成】(1)五倍子、南星、草乌、黄柏、白及。(中医方剂大辞典)(2)生大南星、草乌、细辛、白芷。(中医方剂大辞典)(3)牛胆南星、人参、白术、山药、白茯苓、白茯神、羌活、甘草、白僵蚕、全蝎、辰砂、麝香。(中医方剂大辞典)(4)天南星、人参、防风、茯神、辰砂、乳香、全蝎、僵蚕、酸枣仁。(中医方剂大辞典)

南星醒神散 nan xing xing shen san
【英文名】Nan Xing Xing Shen Powder
【组成】天南星、生姜。(中医方剂大辞典)

南荆散 nan jing san
【英文名】Nan Jing Powder
【组成】(1)天南星、荆芥穗。(中医方剂大辞典)(2)南星、荆芥穗。(中医方剂大辞典)

南香散 nan xiang san
【英文名】Nan Xiang Powder
【组成】成熟南瓜粉、香茹、板蓝根。(四川中医 1993,11(3))

南烛草煎丸 nan zhu cao jian wan
【英文名】Nan Zhu Cao Jian Pill
【组成】南烛草、酸石榴叶、旱莲子苗。(中医方剂大辞典)

南烛煎 nan zhu jian
【英文名】Nan Zhu Decoction

【组成】南烛树。(中医方剂大辞典)

南粉散 nan fen san

【英文名】Nan Fen Powder

【组成】南粉。(中医方剂大辞典)

南通蛇药 nan tong she yao

【英文名】Nan Tong She Yao Tablet

【组成】黄开口、七叶一枝花、蜈蚣。(中医大辞典·方剂分册1983年)

南黄散 nan huang san

【英文名】Nan Huang Powder

【组成】黄连、吴萸、大黄、南星。(四川中医 1987,5(6))

南黄煎 nan huang jian

【英文名】Nan Huang Decoction

【组成】中地黄汁、生麦门冬、生天门冬、葳蕤、细辛、甘草、芎䓖、白术、黄芪、升麻。(中医方剂大辞典)

南鹏砂散 nan peng sha san

【英文名】Nan Peng Sha Powder

【组成】南鹏砂、脑子。(中医方剂大辞典)

南藤酒 nan teng jiu

【英文名】Nan Teng Wine

【组成】石南藤。(中医方剂大辞典)

厚朴七枣汤 hou pu qi zao tang

【英文名】Hou Pu Qi Zao Decoction

【组成】厚朴、川乌头、茴香、益智、缩砂、干姜、甘草。(中医方剂大辞典)

厚朴七物汤 hou pu qi wu tang

【英文名】Hou Pu Qi Wu Decoction

【组成】厚朴、甘草、大黄、大枣、枳实、桂枝、生姜。(中医方剂大辞典)

厚朴人参汤 hou pu ren shen tang

【英文名】Hou Pu Ren Shen Decoction

【组成】厚朴、橘皮、人参、高良姜、当归、藿香。(中医方剂大辞典)

厚朴三物汤 hou pu san wu tang

【英文名】Hou Pu San Wu Decoction

【组成】厚朴、大黄、枳实。(中医方剂大辞典)

厚朴三棱丸 hou pu san leng wan

【英文名】Hou Pu San Leng Pill

【组成】厚朴、京三棱、半夏、槟榔。(中医方剂大辞典)

厚朴丸 hou pu wan

【英文名】Hou Pu Pill

【异名】麻仁丸(中医方剂大辞典)

【组成】(1)厚朴、干姜、陈橘皮、诃黎勒、白茯苓、芜荑、阿胶、熟艾、胡粉、黄石脂、乌梅、当归、蜀椒。(中医方剂大辞典)(2)厚朴、瓦砾、粪堆土瓜苗心。(中医方剂大辞典)(3)厚朴、半夏、大枣、生姜。(中医方剂大辞典)(4)厚朴、丁香皮、桑根白皮、白术、桔梗、沉香、人参、槟榔。(中医方剂大辞典)(5)厚朴、当归、附子、陈橘皮、干姜、半夏、草豆蔻、甘草。(中医方剂大辞典)(6)厚朴、大麻仁、大黄、枳壳。(中医方剂大辞典)(7)厚朴、龙骨、诃黎勒、干姜、附子、黄连、白石脂、吴茱萸。(中医方剂大辞典)(8)厚朴、肉豆蔻、附子、胡椒、高良姜、桂、干姜、丁香、槟榔、硇砂、巴豆、大枣。(中医方剂大辞典)(9)厚朴、赤石脂、白术、干姜、麦蘖、人参、白茯苓、当归、橘皮、甘草、诃黎勒。(中医方剂大辞典)(10)厚朴、白术、人参、枳壳、桂、干木瓜、干姜、甘草、胡椒。(中医方剂大辞典)(11)干姜、厚朴。(中医方剂大辞典)(12)人参、白术、厚朴、陈皮、藿香、当归、细辛。(中医方剂大辞典)(13)厚朴、木香、陈橘皮、槟榔、肉豆蔻仁。(中医方剂大辞典)(14)当归、厚朴、甘草、丁香枝、干姜、细辛、人参。(中医方剂大辞典)(15)厚朴、肉桂、干麦、川椒。(中医方剂大辞典)(16)厚朴、干姜、附子、诃黎勒皮、白术。(中医方剂大辞典)(17)厚朴、附子、川椒红。(中医方剂大辞典)(18)厚朴、诃黎勒、赤茯苓、干姜、桂心、木香、赤芍药、当归、陈橘皮、吴茱萸、京三棱、白术。(中医方剂大辞典)(19)厚朴、白术、麦门冬、陈橘皮、赤茯苓、半夏、人参、前胡。(中医方剂大辞典)(20)厚朴、附子、生姜汁。(中医方剂大辞典)(21)厚朴、黄连、木香、干姜。(中医方剂大辞典)(22)厚朴、黄连、干姜、甘草、龙骨、赤石脂。(中医方剂大辞典)(23)厚朴、木香、青橘皮、川大黄、硫黄、槟榔。(中医方剂大辞典)(24)厚朴、黄连、吴茱萸、干姜、巴豆、人参、川乌。(中医方剂大辞典)(25)厚朴、百草霜、干姜、京三棱、蓬莪术、半夏、槟榔、甘松、陈皮、青皮、黑牵牛、黑附子。(中医方剂大辞典)(26)厚朴、苍术、莪术、青皮、陈皮、当归、荆三棱、白芷、禹余粮、针砂。(中医方剂大辞典)(27)厚朴、丁香、木香、白术、青皮、牵牛子。(中医方剂大辞典)(28)厚朴、诃子、白龙骨、白矾。(中医方剂大辞典)(29)厚朴、白术、大麦蘖、神曲。(中医方剂大辞典)(30)厚朴、生姜、大枣、附子、人参、诃子、白术、白茯苓、肉豆蔻、木香。(中医方剂大辞典)(31)厚朴、陈橘皮、干姜、附子。(中医方剂大辞典)(32)厚朴、白龙骨、诃子皮、附子、干姜、黄连、当归、石榴皮、艾叶、青橘皮。(中医方剂大辞典)(33)厚朴、木香、桂心、附子、人参、陈橘皮、诃黎勒、黄芪、白术、干姜、草豆蔻、当归。(中医方剂大辞典)(34)厚朴、五味子、桔梗、白术、枳壳、诃黎勒、桂心、干姜、人参、黄柏、益智子。(中医方剂大辞典)(35)厚朴、神曲、当归、枳壳、白矾、五味子、缩砂、黄连、白龙骨、白石脂、干姜、诃黎勒、白茯苓、人参、附子。(中医方剂大辞典)(36)厚朴、白茯苓、人参、鳖甲、诃黎勒、木香、陈橘皮、附子、吴茱萸、苍术、干姜、麦蘖、京三棱、益智子、当归、黄芪、槟榔。(中医方剂大辞典)(37)厚朴、干姜、白术、人参、甘草、枳壳、食茱萸、桂心、神曲、大麦蘖、杏仁。(中医方剂大辞典)(38)厚朴、丁香、肉豆蔻、人参、干姜、诃黎勒、木香、陈橘皮、神曲、白术、枳壳、麦蘖。(中医方剂大辞典)(39)厚朴、干姜、人参、吴茱萸、陈橘皮、白术、半夏、当归、桔梗、甘草。(中医方剂大辞典)(40)厚朴、苍术、诃黎勒、当归、干姜、木香、缩砂、赤石脂、附子。(中医方剂大辞典)(41)厚朴、白术、干姜、桔梗、当归、槟榔、陈橘皮、甘草、诃黎勒、白茯苓。(中医方剂大辞典)(42)厚朴、陈橘皮、草豆蔻、白术、缩砂、诃黎勒、桂心、干姜。(中医方剂大辞典)(43)厚朴、枳壳、茴香子、肉豆蔻、桂、白术、丁香、荜澄茄、诃黎勒皮、没药、细辛、当归、赤石脂、独活、天麻、防风、芎䓖。(中医方剂大辞典)(44)厚朴、肉豆蔻、诃黎勒、龙骨、木香。(中医方剂大辞典)(45)厚朴、陈橘皮、使君子、甘草、诃黎勒皮。(中医方剂大辞典)(46)厚朴、龙骨、白茯苓、人参、白石脂、陈橘皮、当归、肉豆蔻、乌梅肉、干木瓜。(中医方剂大辞典)(47)厚朴、人参、陈橘皮、大黄、郁李仁、当归。(中医方剂大辞典)(48)厚朴、桂、大黄、桃仁。(中医方剂大辞典)(49)厚朴、附子、茴香子、白术、桂、干姜、枳壳、青橘皮、芎䓖、乌头、木香、当归。(中医方剂大辞典)(50)厚朴、胡黄连、补骨脂、秦艽、防风、桂、附子、干姜、柴胡。(中医方剂大辞典)(51)厚朴、陈橘皮、白茯苓、人参、干姜、白术、薏苡仁、桂、牛膝、枳壳、细辛、食茱萸、大麦蘖、石斛、甘草。(中医方剂大辞典)(52)厚朴、诃黎勒皮、附子、吴茱萸、鳖甲、京三棱。(中医方剂大辞典)

厚朴大黄汤 hou pu da huang tang

【英文名】Hou Pu Da Huang Decoction

【组成】厚朴、大黄、枳实。(中医方剂大辞典)

厚朴六合汤 hou pu liu he tang

【英文名】Hou Pu Liu He Decoction

【组成】四物汤、厚朴、枳实。(中医方剂大辞典)

厚朴天南星丸 hou pu tian nan xing wan

【英文名】Hou Pu Tian Nan Xin Pill

【组成】厚朴、天南星。(中医方剂大辞典)

厚朴半夏汤 hou pu ban xia tang

【英文名】Hou Pu Ban Xia Decoction

【组成】厚朴、半夏、枳壳、大黄。(中医方剂大辞典)

厚朴去干姜汤 hou pu qu gan jiang tang

【英文名】Hou Pu Qu Gan Jiang Decoction

【组成】厚朴、陈皮、茯苓、炙草。(中医方剂大辞典)

厚朴生姜半夏甘草人参汤 hou pu sheng jiang ban xia gan cao ren shen tang

【英文名】Hou Pu Sheng Jiang Ban Xia Gan Cao Ren Shen Decoction

【组成】厚朴、生姜、半夏、甘草、人参。(中医方剂大辞典)

厚朴汤 hou pu tang

【英文名】Hou Pu Decoction

【异名】厚朴散(中医方剂大辞典)

【组成】(1)厚朴、枳实、生姜、芍药、五味子、茯苓、前胡、人参、大枣。(中医方剂大辞典)(2)厚朴、干姜、桂心、黄芩、芍药、干地黄、茯苓、大黄、桃仁、虻虫、甘草、芒硝、枳实、白术。(中医方剂大辞典)(3)厚朴、麻黄、桂心、黄芩、石膏、大戟、橘皮、枳实、甘草、秦艽、杏仁、茯苓、细辛、半夏、生姜、大枣。(中医方剂大辞典)(4)厚朴、干姜、阿胶、黄连、石榴皮、艾叶。(中医方剂大辞典)(5)厚朴。(中医方剂大辞典)(6)厚朴、白术、人参、茯苓、生姜、橘皮。(中医方剂大辞典)(7)厚朴、生姜、枳实。(中医方剂大辞典)(8)厚朴、槟榔、枳实、泽泻、青皮、黄芩、甘草。(中医方剂大辞典)(9)厚朴、枳实、桂心、橘皮、大黄、甘草、五加皮、生姜、大枣。(中医方剂大辞典)(10)厚朴、枳实、莱菔子、木香、黄芩、广皮、山楂、豆豉、炙甘草、柴胡、槟榔。(中医方剂大辞典)(11)厚朴、吴茱萸、人参、茯苓、桔梗、生姜、玄参、芎䓖、白术、附子、橘皮。(中医方剂大辞典)(12)厚朴、枳壳、广皮、山楂、卜子、甘草、柴胡、葛根。(中医方剂大辞典)(13)厚朴、干扁豆叶、茯苓、白术、人参。(中医方剂大辞典)(14)平胃散去苍术、茯苓、干姜。(中医方剂大辞典)(15)苍术、陈皮、厚朴、猪苓、甘草、大腹皮、茯苓皮。(中医方剂大辞典)(16)苍术、大腹皮、厚朴、陈皮、猪苓、木香、茯苓皮。(中医方剂大辞典)(17)厚朴、人参、陈橘皮、白术。(中医方剂大辞典)(18)厚朴、桂心、生姜。(中医方剂大辞典)(19)厚朴、黄连。(中医方剂大辞典)(20)厚朴、人参、半夏、生姜、茯苓、甘草、橘皮、桂心、枳实。(中医方剂大辞典)(21)厚朴、桂心、芍药、半夏、枳实、甘草、麦门冬、黄芩、干姜。(中医方剂大辞典)(22)厚朴、桂、枳实、生姜。(中医方剂大辞典)(23)厚朴、甘草、干姜、陈皮。(中医方剂大辞典)(24)厚朴、陈皮、半夏、茯苓、苍术、白术、草果、藿香、南星、芍药、黄芪、粉草、砂仁、人参、木香、官桂。(中医方剂大辞典)(25)生姜、厚朴、枣肉、缩砂仁、良姜、草果仁、甘草、白术、诃子、肉桂。(中医方剂大辞典)(26)厚朴、白术、半夏、枳实、陈皮、甘草。(中医方剂大辞典)(27)厚朴、人参、粟米。(中医方剂大辞典)(28)厚朴、白茯苓、黄连、当归、枳壳。(中医方剂大辞典)(29)厚朴、干姜、白术、甘草、陈橘皮。

(中医方剂大辞典)(30)厚朴、生干地黄、苍术、当归、酸石榴皮。(中医方剂大辞典)(31)厚朴、人参、白术、白茯苓、沉香、乌药、甘草、藿香叶。(中医方剂大辞典)(32)厚朴、高良姜、人参、白术、麦门冬、赤茯苓、桂、甘草、紫苏茎叶、陈橘皮、吴茱萸。(中医方剂大辞典)(33)厚朴、干姜、当归、甘草。(中医方剂大辞典)(34)厚朴、陈橘皮、藿香、高良姜、当归。(中医方剂大辞典)(35)厚朴、陈橘皮、当归、桂、甘草、人参、附子、白术。(中医方剂大辞典)(36)厚朴、白术、白芷、干姜、甘草、益智、陈橘皮、缩砂。(中医方剂大辞典)(37)厚朴、赤茯苓、陈橘皮、人参。(中医方剂大辞典)(38)厚朴、附子、芎䓖、白龙骨、当归。(中医方剂大辞典)(39)厚朴、白术、鳖甲、柴胡、石斛、肉豆蔻、地骨皮、犀角、白茯苓、人参、甘草、青木香。(中医方剂大辞典)(40)厚朴、木香、槟榔。(中医方剂大辞典)(41)厚朴、干姜。(中医方剂大辞典)(42)厚朴、草豆蔻、桂、高良姜、五味子、青橘皮、陈橘皮、甘草、麦蘖、柴胡、人参、麻黄、陈曲、诃黎勒、益智、乌头、干姜。(中医方剂大辞典)(43)厚朴、牡蛎、人参。(中医方剂大辞典)(44)厚朴、槟榔、肉豆蔻、吴茱萸、陈橘皮。(中医方剂大辞典)(45)厚朴、当归、桂、高良姜、芎䓖。(中医方剂大辞典)(46)厚朴、吴茱萸。(中医方剂大辞典)(47)厚朴、人参、当归、陈橘皮、麦蘖、白槟榔。(中医方剂大辞典)(48)厚朴、槟榔、吴茱萸、芍药、柴胡、当归、郁李仁。(中医方剂大辞典)(49)厚朴、吴茱萸、人参。(中医方剂大辞典)(50)厚朴、人参、草豆蔻、干姜、甘草。(中医方剂大辞典)(51)厚朴、白术、桂、桃仁、丁香。(中医方剂大辞典)(52)厚朴、白术、陈橘皮、乌药、甘草。(中医方剂大辞典)(53)厚朴、白茯苓、人参、草豆蔻、陈橘皮、半夏、桂、木香、白术、枳壳。(中医方剂大辞典)(54)厚朴、人参、陈橘皮。(中医方剂大辞典)(55)厚朴、大黄、槟榔、枳壳、朴硝、高良姜。(中医方剂大辞典)(56)厚朴、枳壳。(中医方剂大辞典)(57)厚朴、桂、枳壳、芍药、槟榔。(中医方剂大辞典)(58)厚朴、人参、白术、半夏、陈橘皮。(中医方剂大辞典)(59)厚朴、半夏、陈橘皮。(中医方剂大辞典)(60)厚朴、柴胡、大黄、朴硝、枳实。(中医方剂大辞典)(61)厚朴、干木瓜、高良姜、香薷叶、陈橘皮、紫苏茎。(中医方剂大辞典)(62)厚朴、当归、木香、枳壳、大腹皮。(中医方剂大辞典)(63)厚朴、桂、诃黎勒、人参、陈橘皮、赤茯苓、丁香、甘草。(中医方剂大辞典)(64)厚朴、人参、枇杷叶、肉豆蔻、白茯苓。(中医方剂大辞典)(65)厚朴、枣、丁香皮、甘草、丁香枝杖、盐。(中医方剂大辞典)(66)厚朴、半夏、人参、甘草。(中医方剂大辞典)(67)厚朴、人参、陈橘皮、甘草。(中医方剂大辞典)(68)当归、人参、厚朴、芎䓖、干姜。(中医方剂大辞典)(69)厚朴、白术。(中医方剂大辞典)(70)厚朴、半夏、茯苓、白术、枳实、芍药、黄芪、生姜、麦门冬、桂心、人参、甘草。(中医方剂大辞典)(71)厚朴、高良姜、桂心。(中医方剂大辞典)

厚朴豆蔻散 hou pu dou kou san

【英文名】Hou Pu Dou Kou Powder

【组成】厚朴、干姜、草果仁、肉豆蔻、良姜、人参、缩砂仁、白术、丁香、藿香叶、木香。(中医方剂大辞典)

厚朴陈橘皮汤 hou pu chen ju pi tang

【英文名】Hou Pu Chen Ju Pi Decoction

【组成】厚朴、陈橘皮、甘草、芎䓖、肉豆蔻、赤茯苓、防风、吴茱萸、羌活。(中医方剂大辞典)

厚朴饮 hou pu yin

【英文名】Hou Pu Drink

【异名】厚朴豆蔻汤(中医方剂大辞典)

【组成】(1)厚朴、肉豆蔻、龙骨、白术。(中医方剂大辞典)厚朴、生姜、槟榔、肉豆蔻、吴茱萸、陈橘皮。(中医方剂大辞典)(2)厚朴、甘草、半夏、人参、陈橘皮。(中医方剂大辞典)(3)厚朴、人参、芍药、枳壳、甘草、槟榔。(中医方剂大辞典)

厚朴建中汤 hou pu jian zhong tang

【英文名】Hou Pu Jian Zhong Decoction

【组成】厚朴、生姜、大枣、半夏、甘草、人参、陈皮、良姜、草豆蔻仁、白术、神曲、藿香。(中医方剂大辞典)

厚朴泻心汤 hou pu xie xin tang

【英文名】Hou Pu Xie Xin Decoction

【组成】半夏、黄连、厚朴、干姜、白术、人参。(中医方剂大辞典)

厚朴枳壳汤 hou pu zhi ke tang

【英文名】Hou Pu Zhi Ke Decoction

【组成】厚朴、枳壳、甘草、秦艽、陈橘皮、半夏、桂、麻黄、杏仁、黄芩、石膏、赤茯苓、细辛、大戟。(中医方剂大辞典)

厚朴枳实汤 hou pu zhi shi tang

【英文名】Hou Pu Zhi Shi Decoction

【组成】厚朴、枳实、诃子、木香、黄连、甘草、大黄。(中医方剂大辞典)

厚朴茯苓汤 hou pu fu ling tang

【英文名】Hou Pu Fu Ling Decoction

【组成】厚朴、赤茯苓、陈橘皮、人参、甘草。(中医方剂大辞典)

厚朴草果汤 hou pu cao guo tang

【英文名】Hou Pu Cao Guo Decoction

【组成】厚朴、杏仁、草果仁、半夏、茯苓、广皮白。(中医方剂大辞典)

厚朴荜茇丸 hou pu bi ba wan

【英文名】Hou Pu Bi Ba Pill

【组成】荜茇、陈橘皮、胡椒、白石脂、龙骨、干姜、诃子皮、缩砂仁、白术、当归、桂、厚朴。(中医方剂大辞典)

厚朴香连丸 hou pu xiang lian wan

【英文名】Hou Pu Xiang Lian Pill

【组成】黄连、木香、紫厚朴、缩砂仁、夜明砂、诃子肉。(中医方剂大辞典)

厚朴健胃汤 hou pu jian wei tang

【英文名】Hou Pu Jian Wei Decoction

【组成】好厚朴、半夏、京枣、甘草、丁香、生姜。(中医方剂大辞典)

厚朴桂心汤 hou pu gui xin tang

【英文名】Hou Pu Gui Xin Decoction

【组成】厚朴、桂心。(中医方剂大辞典)

厚朴麻黄汤 hou pu ma huang tang

【英文名】Hou Pu Ma Huang Decoction

【异名】厚朴石膏汤(圣济总录)

【组成】厚朴、麻黄、石膏、杏仁、半夏、干姜、细辛、小麦、五味子。(中医方剂大辞典)

厚朴散 hou pu san

【英文名】Hou Pu Powder

【异名】诃黎勒散(中医方剂大辞典)

【组成】(1)厚朴、诃黎勒、黄连、木香、地榆、干姜、甘草、肉豆蔻。(中医方剂大辞典)(2)厚朴、甘草、白芷、干姜、茴香子、陈橘皮、吴茱萸。(中医方剂大辞典)(3)厚朴、诃黎勒皮、甘草、黄连、肉豆蔻、白术、干姜、赤茯苓。(中医方剂大辞典)(4)厚朴、干姜、陈橘皮、白术、甘草。(中医方剂大辞典)(5)厚朴、生姜、大枣、甘草。(中医方剂大辞典)(6)厚朴、生姜、甘草、陈橘皮、草豆蔻。(中医方剂大辞典)(7)厚朴、草豆蔻、干姜、白术、诃黎勒、五味子、甘草、陈橘皮。(中医方剂大辞典)(8)厚朴、附子、干姜、肉豆蔻仁、诃黎勒皮、吴茱萸、草豆蔻仁、缩砂仁、陈橘皮。(中医方剂大辞典)(9)厚朴、黄连、干姜、当归、白茯苓、无食子。(中医方剂大辞典)(10)厚朴、陈橘皮、附子、诃黎勒皮、当归、肉豆蔻、吴茱萸、木香、桔梗、甘草。(中医方剂大辞典)(11)厚朴、白术、陈橘皮、甘草、桂心。(中医方剂大辞典)(12)厚朴、附子、白龙骨、芎䓖、当归。(中医方剂大辞典)(13)厚朴、苍术、陈皮、干姜、甘草。(中医方剂大辞典)(14)厚朴、枳壳、诃黎勒、当归、赤芍药。(中医方剂大辞典)(15)厚朴、黄连、丁香、肉豆蔻、当归、木香、龙骨、白术。(中医方剂大辞典)(16)厚朴、人参、诃黎勒、肉豆蔻、白术、干姜、黄连、地榆、甘草。(中医方剂大辞典)(17)厚朴、川大黄、人参、陈橘皮、甘草、朴硝。(中医方剂大辞典)(18)厚朴、赤茯苓、人参、当归、甘草、诃黎勒皮、陈橘皮。(中医方剂大辞典)(19)厚朴、干姜、黄连、当归。(中医方剂大辞典)(20)厚朴、丁香、白术、枳壳、草豆蔻、芎䓖。(中医方剂大辞典)(21)厚朴、陈橘皮、人参、肉豆蔻、红豆蔻、桂心、白术、干姜、甘草。(中医方剂大辞典)(22)厚朴、陈橘皮、草豆蔻、人参、芎䓖、白术、阿胶、当归、干姜、诃黎勒、吴茱萸、甘草。(中医方剂大辞典)(23)厚朴、白术、芎䓖、白芍药、干姜、当归、人参、甘草、熟干地黄、诃黎勒。(中医方剂大辞典)(24)厚朴、白茯苓、黄连、干姜、木香、诃黎勒。(中医方剂大辞典)(25)厚朴、皂荚、甘草。(中医方剂大辞典)(26)厚朴、白茯苓、桂心、白术、诃黎勒皮、陈橘皮、人参、细辛、甘草。(中医方剂大辞典)(27)厚朴、木香、当归、熟干地黄、半夏、人参、白茯苓、白芍药、干姜、桂心、牛膝、陈橘皮、白术、附子、甘草。(中医方剂大辞典)(28)厚朴、肉豆蔻、当归、龙骨、木香、阿胶。(中医方剂大辞典)(29)厚朴、木香、黄连、吴茱萸、干姜、当归。(中医方剂大辞典)(30)厚朴、地榆、当归、黄连、赤芍药、赤石脂、干姜、禹余粮、吴茱萸。(中医方剂大辞典)(31)厚朴、木香、人参、诃黎勒、干姜、陈橘皮、当归、地榆、附子。(中医方剂大辞典)(32)厚朴、高良姜、桂心、神曲、陈橘皮、诃黎勒皮、赤茯苓、干姜、白术、大腹皮、人参、草豆蔻、甘草、半夏。(中医方剂大辞典)(33)厚朴、川大黄、枳壳、木香、桂心、槟榔。(中医方剂大辞典)(34)厚朴、紫苏茎叶、陈橘皮、赤茯苓、前胡、半夏、槟榔。(中医方剂大辞典)(35)厚朴、吴茱萸、桂心、白术、陈橘皮。(中医方剂大辞典)(36)厚朴、沉香、青橘皮、槟榔、丁香、诃黎勒皮、桂心、白术、高良姜、草豆蔻、木香、人参、甘草。(中医方剂大辞典)(37)厚朴、吴茱萸、人参、陈橘皮、白术、甘草、高良姜、桂心。(中医方剂大辞典)(38)厚朴、人参、白术、吴茱萸、木通、桂心、赤茯苓、陈橘皮、甘草。(中医方剂大辞典)(39)厚朴、吴茱萸、白茯苓、桔梗、芎䓖、白术、附子、陈橘皮。(中医方剂大辞典)(40)厚朴、桂心、枇杷叶、枳实。(中医方剂大辞典)(41)厚朴、桂心、枳实、半夏、人参、白术。(中医方剂大辞典)(42)厚朴、甘草、肉豆蔻、黄连。(中医方剂大辞典)(43)厚朴、白术、贝母、紫菀、陈橘皮、人参、杏仁、甘草、半夏。(中医方剂大辞典)(44)厚朴、桂心、赤芍药、半夏、枳壳、甘草、麦门冬、紫苏子、桔梗、人参、大腹皮。(中医方剂大辞典)(45)厚朴、赤茯苓、陈橘皮、白术、人参、高良姜。(中医方剂大辞典)(46)厚朴、诃黎勒、木香、苍术、枳壳、当归、桔梗、陈橘皮。(中医方剂大辞典)(47)厚朴、人参、附子、白术、陈橘皮、黄芪、白茯苓、桂心、石斛、甘草、白芍药。(中医方剂大辞典)(48)厚朴、人参、陈橘皮、白术、诃黎勒、草豆蔻、甘草。(中医方剂大辞典)(49)厚朴、人参、吴茱萸、青橘皮、白术、白茯苓、草豆蔻、桂心、高良姜、附子、甘草。(中医方剂大辞典)(50)厚朴、人参、白豆蔻、甘草、高良姜、丁香、诃黎勒、桂心、前胡、半夏、陈橘皮。(中医方剂大辞典)(51)厚朴、半夏、藿香、人参、陈橘皮、甘草、诃黎勒皮。(中医方剂大辞典)(52)川大黄、芎䓖、人参、赤芍药、陈橘皮、厚朴。(中医方剂大辞典)(53)厚朴、当归、枳壳、木香、诃黎勒、大腹皮。(中医方剂大辞典)(54)厚朴、吴茱萸、甘草、附子、陈橘皮、麻黄、干姜、前胡、川大黄。(中医方剂大辞典)(55)厚朴、前胡、桂心、石膏、赤芍药、贝母、甘草、杏仁。(中医方剂大辞典)(56)厚朴、肉豆蔻、木香、诃黎勒、槟榔、陈橘皮。(中医方剂大辞典)(57)厚朴、人参、当归、干姜、白术、干木瓜、高良姜、诃黎勒、桂心、木香、陈橘皮、附子。(中医方剂大辞典)(58)厚朴、人参、桂心、白术、陈橘皮、甘草、半夏、丁香、红豆蔻。(中医方剂大辞典)(59)厚朴、丁香、木香、附子、白术、当归、人参、诃黎勒、干姜、白茯苓、桂心、甘草、陈橘皮。(中医方剂大辞典)(60)厚朴、肉桂、当归、人参、丁香、白术、白豆蔻、吴茱萸、诃黎勒、高良姜、陈橘皮。(中医方剂大辞典)(61)厚朴、高良姜、当归、桂心、芎䓖、白芍药。(中医方剂大辞典)(62)厚朴、黄连、豆蔻。(中医方剂大辞典)(63)厚朴、槟榔、木香、枳壳、青皮、陈皮、甘遂、大戟。(中医方剂大辞典)(64)干葛、苍术、陈橘、厚朴。(中医方剂大辞典)(65)厚朴、吴茱萸、甘草、茴香子、干姜、陈橘皮。(中医方剂大辞典)(66)好厚朴、半夏。(中医方剂大辞典)(67)厚朴、白术、神曲、麦蘖、藿香、甘草。(中医方剂大辞典)(68)厚朴、诃子皮、使君子、拣丁香、茯苓、吴白术、青皮、甘草。(中医方剂大辞典)(69)白茯苓、肉豆蔻、厚朴、枇杷叶。(中医方剂大辞典)(70)厚朴、肉豆蔻、草豆蔻。(中医方剂大辞典)(71)厚朴、天南星、白术、人参、干蝎。(中医方剂大辞典)(72)厚朴、牡蛎、白术。(中医方剂大辞典)(73)厚朴、诃黎勒、肉豆蔻、白术、干姜。(中医方剂大辞典)(74)厚朴、人参、赤石脂、龙骨、地榆、干姜、当归、黄连。(中医方剂大辞典)(75)厚朴、吴茱萸、茴香子、干姜、甘草、陈橘皮。(中医方剂大辞典)(76)厚朴、苍术、诃黎勒、当归、干姜、木香、缩砂、赤石脂、附子。(中医方剂大辞典)

厚朴温中丸 hou pu wen zhong wan

【英文名】Hou Pu Wen Zhong Pill

【组成】厚朴、化橘红、干姜、草豆蔻、茯苓、甘草、木香。(药品标准－中药成方制剂标准 1991 年)

厚朴温中汤 hou pu wen zhong tang

【英文名】Hou Pu Wen Zhong Decoction

【组成】(1)厚朴、杏仁、半夏、枳壳、桔梗、炮姜、甘草、藿香、香茹、陈皮。(中医方剂大辞典)(2)厚朴、干姜、甘草、木香、陈皮、茯苓。(中医方剂大辞典)(3)厚朴、橘皮、甘草、草豆蔻仁、茯苓、木香、干姜。(中医方剂大辞典)

厚朴温中饮 hou pu wen zhong yin

【英文名】Hou Pu Wen Zhong Drink

【组成】附子、厚朴、白术、泽泻、吴萸、木香、干姜、青皮、肉桂。(中医方剂大辞典)

厚朴温肺散 hou pu wen fei san

【英文名】Hou Pu Wen Fei Powder

【组成】厚朴、葶苈子、皂荚子、接骨草、诃黎勒。(中医方剂大辞典)

厚朴煮散 hou pu zhu san

【英文名】Hou Pu Zhu Powder

【异名】调胃散(中医方剂大辞典)

【组成】(1)厚朴、白术、芎䓖、干姜、当归、诃黎勒、陈橘皮、人参、芍药、甘草。(中医方剂大辞典)(2)厚朴、藿香叶、半夏、陈橘皮、甘草。(中医方剂大辞典)(3)厚朴、高良姜、白术、干木瓜、人参、白茯苓、肉豆蔻、甘草、干姜、草豆蔻。(中医方剂大辞典)

厚朴煎丸 hou pu jian wan

【英文名】Hou Pu Jian Pill

【异名】煮朴丸(中医方剂大辞典)

【组成】(1)厚朴、生姜、舶上茴香、干姜、甘草、附子。(中医方剂大辞典)(2)茴香、川椒、附子、益智仁、梓朴、干姜。(中医方剂大辞典)

厚朴槟榔汤 hou pu bing lang tang

【英文名】Hou Pu Bing Lang Decoction

【组成】厚朴、槟榔、半夏、陈皮、泽泻、附子、木瓜、木香、甘草、大腹皮、珠参。(中医方剂大辞典)

厚朴膏 hou pu gao

【英文名】Hou Pu Ointment

【组成】厚朴、诃子、白豆蔻、当归、甘草。(中医方剂大辞典)

厚朴橘皮丸 hou pu ju pi wan

【英文名】Hou Pu Ju Pi Pill

【组成】(1)厚朴、枳壳、干姜、良姜、青皮、陈皮、五灵脂、干蝎、桂、肉豆蔻、草豆蔻、川乌头、大附子、槟榔、缩砂仁、益智仁、川椒、胡椒、丁香、木香、吴茱萸、木通。(中医方剂大辞典)(2)厚朴、陈橘皮、木香、白术、阿胶、当归、干姜、诃黎勒皮、吴茱萸。(中医方剂大辞典)

厚朴橘皮煎 hou pu ju pi jian

【英文名】Hou Pu Ju Pi Jian Decoction

【组成】厚朴、枳壳、干姜、良姜、青皮、陈皮、肉桂、全蝎。(中医方剂大辞典)

厚肠丸 hou chang wan
【英文名】Hou Chang Pill
【异名】厚朴丸(中医方剂大辞典)
【组成】(1)厚朴、青皮、橘红、半夏、苍术、人参、枳实、麦蘖面、神曲末。(中医方剂大辞典)(2)人参、白术、厚朴、丁香、荜茇、红豆、诃子肉、附子、肉豆蔻、神曲、缩砂仁、麦蘖、白豆蔻、良姜、槟榔、胡椒、荜澄茄、白芍药、陈皮、甘草、干姜、肉桂、白茯苓、当归。(中医方剂大辞典)(3)白龙骨、干姜、附子、厚朴、诃子、肉豆蔻、陈皮。(中医方剂大辞典)(4)钟乳粉、宣黄连、人参、白术、诃子、肉豆蔻、厚朴、白茯苓、茴香、阿胶。(中医方剂大辞典)(5)川乌、肉桂、硫黄、赤石脂、干姜。(中医方剂大辞典)

厚肠丹 hou chang dan
【英文名】Hou Chang Pellet
【组成】黄连、川楝子、木香、阿胶、吴茱萸、当归。(中医方剂大辞典)

厚肠汤 hou chang tang
【英文名】Hou Chang Decoction
【组成】罂粟壳、地榆、白术、紫苏叶、木瓜干。(中医方剂大辞典)

厚肠散 hou chang san
【英文名】Hou Chang Powder
【组成】川黄连。(中医方剂大辞典)

厚胃丸 hou wei wan
【英文名】Hou Wei Pill
【组成】诃子皮、龙骨、肉豆蔻、附子、赤石脂、木香、川白姜。(中医方剂大辞典)

厚脾丸 hou pi wan
【英文名】Hou Pi Pill
【组成】厚朴、肉豆蔻、龙骨、诃子肉。(中医方剂大辞典)

厚脾散 hou pi san
【英文名】Hou Pi Powder
【组成】龙骨、枯矾、米仁、山药、扁豆、赤石脂。(中医方剂大辞典)

厚腹丸 hou fu wan
【英文名】Hou Fu Pill
【组成】地榆、天麻、川芎、赤石脂、诃子皮、削术、厚朴、木香。(中医方剂大辞典)

受拜茴香丸 shou bai hui xiang wan
【英文名】Shou Bai Hui Xiang Pill
【组成】舶上茴香、破故纸、金铃子、杜仲、吴茱萸、川椒、蛇床子、橘核、延胡索、南木香、川鸡头、胡芦巴。(中医方剂大辞典)

受娠中和汤 shou shen zhong he tang
【英文名】Shou Shen Zhong He Decoction
【组成】砂仁、香附、白芍、茯苓、人参、当归身、藿香、陈皮。(中医方剂大辞典)

变水汤 bian shui tang
【英文名】Bian Shui Decoction
【组成】白术、茯苓、泽泻、郁李仁。(中医方剂大辞典)

变白散 bian bai san
【英文名】Bian Bai Powder
【组成】(1)大浆石榴、细辛、猪牙皂角、寒水石。(中医方剂大辞典)(2)矾末。(中医方剂大辞典)

变阳汤 bian yang tang
【英文名】Bian Yang Decoction
【组成】(1)黄芪、当归、山药、肉桂、半夏、人参、茯苓、锦地罗。(中医方剂大辞典)(2)人参、黄芪、金银花、附子、荆芥、柴胡、白芍、天花粉、生甘草。(中医方剂大辞典)

变质化瘀丸 bian zhi hua yu wan
【英文名】Bian Zhi Hua Yu Pill
【组成】旱三七、桃仁、硼砂、粉甘草、沃剥、瓦布圣。(中医方剂大辞典)

变涎丸 bian xian wan
【英文名】Bian Xian Pill
【组成】牙硝、硼砂、南星、粉霜、半夏、朱砂、巴豆。(中医方剂大辞典)

变通十味温胆汤 bian tong shi wei wen dan tang
【英文名】Bian Tong Shi Wei Wen Dan Decoction
【组成】橘络、茯神、半夏、甘草、枳实、生地、枣仁、生远志、石菖蒲、竹沥。(中医方剂大辞典)

变通归脾汤 bian tong gui pi tang
【英文名】Bian Tong Gui Pi Decoction
【组成】党参、黄芪、胡麻仁、秦艽、蝉蜕、白术、当归、远志、茯神、炒枣仁、桂圆肉、制首乌、生龙骨、生牡蛎、大枣、炙甘草。(浙江中医杂志 1989,(11))

变通血府通瘀汤 bian tong xue fu tong yu tang
【英文名】Bian Tong Xue Fu Tong Yu Decoction
【组成】当归尾、川芎、桂心、桃仁、红花、牛膝、枳壳、柴胡、桔梗、栝蒌、薤白。(中医方剂大辞典)

变通阳和汤 bian tong yang he tang
【英文名】Bian Tong Yang He Decoction
【组成】麻黄、炮姜、白芥子、红花、熟地、桂枝、鹿角霜、荆芥、防风、黄芪、甘草。(广西中医药 1991,14(1))

变蒸散 bian zheng san
【英文名】Bian Zheng Powder
【组成】柴胡、甘草、人参、元参、麦门冬子、龙胆草。(中医方剂大辞典)

咬头提毒膏 yao tou ti du gao
【英文名】Yao Tou Ti Du Plaster
【组成】蓖麻子肉、巴豆肉。(中医方剂大辞典)

咬头膏 yao tou gao
【英文名】Yao Tou Ointment
【组成】(1)铜青、松香、乳香、没药、杏仁、生木鳖粉、蓖麻仁、巴豆。(中医方剂大辞典)(2)巴豆仁、蓖麻子仁、制乳香、制没药。(中医方剂大辞典)

咬药锭 yao yao ding
【英文名】Yao Yao Lozenges
【组成】白砒末、斑蝥末、巴豆仁、老山明雄、硫黄、小麦面。(中医方剂大辞典)

咯血宁 ka xue ning
【英文名】Ka Xue Ning Decoction
【组成】白及、仙鹤草、三七粉、白茅根、百合、川贝、大黄、代赭石、百部。(实用中医内科杂志 1993,7(3))

咳宁冲剂 ke ning chong ji
【英文名】Ke Ning Granule
【组成】松塔、棉花根、枇杷叶。(药品标准－中药成方制剂标准 1993 年)

咳宁胶囊 ke ning jiao nang
【英文名】Ke Ning Capsule
【组成】猪胆汁提取物、浙贝母等。((98)卫药准字 Z－083 号)

咳宁糖浆 ke ning tang jiang
【英文名】Ke Ning Syrup
【组成】松塔、棉花根、枇杷叶。(药品标准－中药成方制剂标准 1993 年)

咳血丹 ke xue dan
【英文名】Ke Xue Pellet
【组成】青黛、瓜蒌仁、诃子、海石、杏仁、当归、川芎、芍药、地黄、姜汁、童便、栀。(中医方剂大辞典)

咳血方 ke xue fang
【英文名】Ke Xue Prescription
【组成】青黛、瓜蒌仁、诃子、海粉、山栀。(中医方剂大辞典)

咳灵胶囊 ke ling jiao nang
【英文名】Ke Ling Capsule
【组成】罂粟壳、人参、枳实、石膏、川贝母、陈皮、麻黄、玄参、苦杏仁、五味子、甘草、砂仁。(药品标准－中药成方制剂标准 1997 年)

咳欣康片 ke xin kang pian
【英文名】Ke Xin Kang Tablet
【组成】麻黄、苦杏仁、石膏、甘草、罂粟壳、桔梗、黄芩。(药品标准－中药成方制剂标准 1997 年)

咳哌宁口服液 ke pai ning kou fu ye
【英文名】Ke Pai Ning Oral Liquid
【组成】磷酸苯丙哌林。((90)卫药准字第 X－112－2 号)

咳逆丸 ke ni wan
【英文名】Ke Ni Pill
【组成】花椒。(中医方剂大辞典)

咳哮宁 ke xiao ning
【英文名】Ke Xiao Ning Decoction
【组成】旋复花、紫菀、杏仁、野菊花、鹅不食草、细辛、五倍子、黄芩、花椒、明矾、麦冬、猪牙皂角、甘草粉。(中医方剂大辞典)

咳特灵 ke te ling
【英文名】Ke Te Ling Decoction
【组成】小叶榕。(中医方剂大辞典)

咳特灵片 ke te ling pian
【英文名】Ke Te Ling Tablet
【组成】小叶榕干浸膏、马来酸氯苯那敏。(药品标准－中药成方制剂标准 1997 年)

咳特灵胶囊 ke te ling jiao nang
【英文名】Ke Te Ling Capsule
【组成】小叶榕干浸膏、马来酸氯苯那敏。(药品标准－中药成方制剂标准 1997 年)

咳速停 ke su ting
【英文名】Ke Su Ting Decoction
【组成】焙蜂房、蝉衣、煨诃子、浙贝母、川贝母、木蝴蝶、桔梗、白前、玄参、野荞麦、连翘。(陕西中医 1986,7(10))

咳喘十三味汤 ke chuan shi san wei tang
【英文名】Ke Chuan Shi San Wei Decoction
【组成】麻黄、杏仁、茯苓、苏半夏、广陈皮、炙甘草、苏子、白芥子、莱菔子、板蓝根、瓜蒌皮、北沙参、生姜。(中国中西医结合杂志 1993,13(1))

咳喘丸 ke chuan wan
【英文名】Ke Chuan Pill
【组成】款冬花、桔梗、苏梗、川朴、前胡、叭杏、降香末、明矾、海螵蛸、轻粉、郁金、宋半夏、陈皮、木香、沈香片。(中医方剂大辞典)

咳喘宁 ke chuan ning
【英文名】Ke Chuan Ning Tablet
【组成】桔梗、石膏、罂粟壳、甘草、麻黄、百部、苦杏仁。(药品标准－中药成方制剂标准 1990 年)

咳喘宁颗粒 ke chuan ning ke li
【英文名】Ke Chuan Ning Granule
【组成】麻黄、紫菀、百部、甘草、苦杏仁。(药品标准－中药成方制剂标准 1998 年)

咳喘平汤剂 ke chuan ping tang ji
【英文名】Ke Chuan Ping Decoction
【组成】蚤休、黄芩、全瓜蒌、马兜铃、石苇、广地龙、穿山龙、百部、青黛、海蛤粉、法半夏、橘红、麻黄。(中西医结合杂志 1991,(4))

咳喘平膏 ke chuan ping gao
【英文名】Ke Chuan Ping Plaster

【组成】甘遂、细辛、麻黄、白芥子、丁香、肉桂。(安徽中医学院学报 1992,11(4))

咳喘合剂 ke chuan he ji

【英文名】Ke Chuan Mixture

【组成】炙麻黄、炙杷叶、炙紫菀、炙冬花、炙白前、炙桑皮、葶苈子、白芥子、苏子、莱菔子、五味子、菟丝子、贝母、法夏、炒陈皮、杏仁、桔梗。(陕西中医 1991,12(7))

咳喘合剂(Ⅰ号、Ⅱ号) ke chuan he ji (Ⅰ hao、Ⅱ hao)

【英文名】Ke Chuan Mixture(NO.Ⅰ、NO.Ⅱ)

【组成】生麻黄、桂枝、胆南星、厚朴、云苓、干姜、细辛。(江西中医药 1987,(4))

咳喘安口服液 ke chuan an kou fu ye

【英文名】Ke Chuan An Oral Liquid

【组成】百部、前胡、木香、郁金、五灵脂、陈皮。(陕西中医 1991,12(7))

咳喘汤 ke chuan tang

【英文名】Ke Chuan Decoction

【组成】百部、苏子、白芥、莱菔子、葶苈子、冬花、紫菀、陈皮、半夏、甘草。(中医杂志 1989,(1))

咳喘灵 ke chuan ling

【英文名】Ke Chuan Ling Decoction

【组成】(1)银耳、竹黄、淫羊藿。(中国实验临床免疫学杂志 1992,4(6))(2)炙苏子、葶苈子、茯苓、紫石英、白芥子、杏仁、桔梗、前胡、红参须、胡核肉、生甘草。(浙江中医杂志 1993,28(12))

咳喘顺丸 ke chuan shun wan

【英文名】Ke Chuan Shun Pill

【组成】紫苏子、瓜蒌仁、茯苓、鱼腥草、苦杏仁、半夏、款冬花、桑白皮、前胡、紫菀、陈皮、甘草。(药品标准－中药成方制剂标准 1996 年)

咳喘停膏 ke chuan ting gao

【英文名】Ke Chuan Ting Concentrated Decoction

【组成】赭石、蛤壳、瓦楞子、紫苏子、知母、枇杷叶、桑白皮、百部、南沙参、桑叶、紫菀、白前、麻黄、苦杏仁。(药品标准－中药成方制剂标准 1998 年)

咳喘散 ke chuan san

【英文名】Ke Chuan Powder

【组成】胆南星、黄连、犀角、天竺黄、全蝎、天麻、板蓝根、射干、僵蚕、冰片、牛黄、巴豆霜。(陕西中医 1993,14(9))

咳喘舒片 ke chuan shu pian

【英文名】Ke Chuan Shu Tablet

【组成】麻黄、蒲公英、紫苏子、浮海石、白前、麦冬、紫菀、百合、甘草、白果、罂粟壳、化橘红。(药品标准－中药成方制剂标准 1998 年)

咳喘膏 ke chuan gao

【英文名】Ke Chuan Plaster

【组成】芦根、黄连、甘草、细辛、麻黄、杏仁、石膏、麻油、黄丹。(四川中医 1990,8(4))

咳喘静糖浆 ke chuan jing tang jiang

【英文名】Ke Chuan Jing Syrup

【组成】桔梗、紫菀、地龙、知母、蒲公英、黄芩、瓜蒌、麦冬、苦杏仁、款冬花、百部、甘草、赤芍、丹参。(药品标准－中药成方制剂标准 1990)

咳喘露 ke chuan lu

【英文名】Ke Chuan Lu Liquid

【组成】麻黄、金银花、杏仁、板兰根、石膏、甘草、瓜蒌。((85)浙卫药准字 0535－1 号)

咳嗽合剂 ke sou he ji

【英文名】Ke Sou Mixture

【组成】(1)鲜芦根、冬瓜子、薏米仁、苏子、莱菔子、木蝴蝶、桃仁、杏仁、前胡、白前、胆星。(新医药学杂志 1979,(2))(2)鲜芦根、冬瓜子、薏米仁、桃仁、杏仁、前胡、白前、苏子、莱菔子、玉蝴蝶、胆星。(天津中医学院学报 1987,(1))

咳嗽劳症膏 ke sou lao zheng gao

【英文名】Ke Sou Lao Zheng Ointment

【组成】独角老鼠叶。(中医方剂大辞典)

咳嗽枇杷糖浆 ke sou pi pa tang jiang

【英文名】Ke Sou Pi Pa Syrup

【组成】枇杷叶、桔梗、麻黄、百部、甘草、车前子、苦杏仁、薄荷脑。(药品标准－中药成方制剂标准 1994 年)

咳嗽散 ke sou san

【英文名】Ke Sou Powder

【组成】(1)苏子、枇杷叶、杜耳风、五皮、鹿衔草、蛇衔草、瓜子草、铜钱草、肺筋草、淫羊藿、川黄连。(中医方剂大辞典)(2)白术、云苓、法夏、杏仁、橘红、归身、制草、枇杷叶、煨姜。(中医方剂大辞典)

咳嗽糖浆 ke sou tang jiang

【英文名】Ke Sou Syrup(药品标准－中药成方制剂标准)

【组成】枇杷叶、桔梗、川贝母、沙参、远志、绿茶、薄荷。(药品标准－中药成方制剂标准 1998)

咽宁含片 yan ning han pian

【英文名】Yan Ning Tablet

【组成】玄参、乌梅、天花粉、瓜蒌皮、射干、川贝、硼砂、玄明粉、人工牛黄、薄荷脑、麝香、糖粉。(中西医结合杂志 1989,9(2))

咽炎Ⅰ号 yan yan yi hao

【英文名】Yan Yan NO.Ⅰ Prescription

【组成】双花、连翘、元参、麦冬、乌梅、胖大海、桔梗、甘草。(山西医药杂志 1980,9(4))

咽炎Ⅱ号 yan yan er hao

【英文名】Yan Yan NO.2 Prescription

【组成】熟附片、制大黄、炙麻黄、桔梗、苏梗、厚朴、丹参、茯苓、桃仁、制半夏、细辛、甘草。(中医杂志 1990,31(4))

咽炎片 yan yan pian

【英文名】Yan Yan Tablet

【组成】玄参、百部、天冬、牡丹皮、麦冬、款冬花、木蝴蝶、地黄、板蓝根、青果、蝉蜕、薄荷油。(药品标准－中药成方制剂标准 1990 年)

咽炎乐 yan yan le

【英文名】Yan Yan Le Liquid

【组成】制半夏、食醋。(辽宁中医杂志 1981,(3))

咽炎合剂 yan yan he ji

【英文名】Yan Yan Mixture

【组成】半夏、厚朴、元参、麦冬、生地、二花、黄芩、香附、郁金、薄荷、浙贝母、白芍、蒲公英、合欢皮、丹参、甘草。(实用中西医结合杂志 1993,6(5))

咽炎含片 yan yan han pian

【英文名】Yan Yan Han Tablet

【组成】金银花、菊花、野菊花、射干、黄芩、关木通、麦冬、天冬、桔梗、忍冬藤、甘草、薄荷脑。(药品标准－中药成方制剂标准 1998 年)

咽炎茶 yan yan cha

【英文名】Yan Yan Medicinal Instant Granule

【组成】玄参、南沙参、生地、麦冬、白斛、黄芩、浙贝、枳壳、薄荷、六曲、甘草。(中药材 1991,14(5))

咽炎喷雾剂 yan yan pen wu ji

【英文名】Yan Yan Aerosol

【组成】鱼腥草注射液、维生素 C 注射液、薄荷、生甘草。(云南中医杂志 1991,12(5))

咽持佳含片 yan chi jia han pian

【英文名】Yan Chi Jia Tablet

【组成】冬凌草、玄参、麦冬、桔梗、甘草等。(黔卫药准字(1995)40 号)

咽喉丸 yan hou wan

【英文名】Yan Hou Pill

【组成】牛黄、珍珠、雄黄、冰片、蟾酥。(中成药研究 1985,(1))

咽喉口齿药 yan hou kou chi yao

【英文名】Yan Hou Kou Chi Powder

【组成】人中白、硼砂、儿茶、豆根、胡连、黄连、鸡内金、黄柏、玄明粉。(中医方剂大辞典)

咽喉丹 yan hou dan

【英文名】Yan Hou Pellet

【组成】生地、茵陈、黄芩、生石膏、石斛、麦冬、枳壳、乌犀角、马勃、人中黄、枇杷叶。(中医方剂大辞典)

咽喉冰硼散 yan hou bing peng san

【英文名】Yan Hou Bing Peng Powder

【组成】薄荷、硼砂、人中白、川连、青黛、玄明粉、陈胆星、山豆根、冰片。(中医方剂大辞典)

咽喉回生丹 yan hou hui sheng dan

【英文名】Yan Hou Hui Sheng Pellet

【组成】皂矾。(中医方剂大辞典)

咽喉夺命丹 yan hou duo ming dan

【英文名】Yan Hou Duo Ming Pellet

【组成】珍珠、金果榄、真京墨、川郁金、犀角、飞辰砂、赤金箔、煅中白、梅片、上血竭、天竺黄、上沉香、苦甘草、人指甲、川贝母、真熊胆、上血珀、玳瑁、甜葶苈、当门子。(中医方剂大辞典)

咽喉备急丹 yan hou bei ji dan

【英文名】Yan Hou Bei Ji Pellet

【组成】青黛、芒硝、白僵蚕、甘草。(中医方剂大辞典)

咽喉消炎丸 yan hou xiao yan wan

【英文名】Yan Hou Xiao Yan Pill

【组成】牛黄、蟾酥、穿心莲总内酯、七叶莲、珍珠、冰片、雄黄、百草霜。(药品标准－中药成方制剂标准 1994 年)

咽喉消肿八味汤 yan hou xiao zhong ba wei tang

【英文名】Yan Hou Xiao Zhong Ba Wei Decoction

【组成】前胡、炙僵蚕、牛蒡子、光杏仁、生甘草、土牛膝根、野菊花、鲜芦根。(中医杂志 1981,22(9))

咽喉通闭散 yan hou tong bi san

【英文名】Yan Hou Tong Bi Powder

【组成】青盐、白矾、硼砂、玄明粉。(中医方剂大辞典)

咽喉碧玉散 yan hou bi yu san

【英文名】Yan Hou Bi Yu Powder

【组成】青黛、盆硝、蒲黄、甘草。(中医方剂大辞典)

咽喉噙化丹 yan hou qin hua dan

【英文名】Yan Hou Qin Hua Pellet

【组成】生地、熟地、白茯苓、天冬、麦冬、西瓜霜、硼砂、法夏、乌梅肉、人参、冰片、食盐、黄柏、知母、薄荷、诃子肉。(中医方剂大辞典)

咽痛甘桔汤 yan tong gan ju tang

【英文名】Yan Tong Gan Ju Decoction

【组成】桔梗、甘草、荆芥、玄参。(中医方剂大辞典)

响骨膏 xiang gu gao

【英文名】Xiang Gu Ointment

【组成】生地黄、骨碎补、败姜、蒲黄。(中医方剂大辞典)

哑惊丹 ya jing dan

【英文名】Ya Jing Pellet

【组成】天竺黄、麝香、犀黄、雄黄、琥珀、僵蚕、陈胆星。(中医方剂大辞典)

垢腻散 gou ni san

【英文名】Gou Ni Powder

【组成】梳齿内垢腻。(中医方剂大辞典)

垣衣散 yuan yi san

【英文名】Yuan Yi Powder

【组成】垣衣、铁精、合欢木灰、水萍末。(中医方剂大辞典)

复儿康片剂 fu er kang pian ji

【英文名】Fu Er Kang Tablet

【组成】党参、黄芪、白术、山药、沙参、山楂。(中医杂志 1988,29(1))

复力散 fu li san

【英文名】Fu Li Powder

【组成】马钱子、红参、黄芪、当归、山药。(中国中医眼科杂志 1992,2(1))

复元丸 fu yuan wan

【英文名】Fu Yuan Pill

【组成】川楝子。(中医方剂大辞典)

复元大补汤 fu yuan da bu tang

【英文名】Fu Yuan Da Bu Decoction

【组成】人参、黄芪、当归、炙草、肉桂、白术、川芎、南木香。(中医方剂大辞典)

复元丹 fu yuan dan

【英文名】Fu Yuan Pellet

【组成】附子、南木香、茴香、川椒、独活、厚朴、白术、陈橘皮、吴茱萸、桂心、泽泻、肉豆蔻、槟榔。(中医方剂大辞典)

复元汤 fu yuan tang

【英文名】Fu Yuan Decoction

【组成】(1)熟附、黄连、甘草、人参、五味子、麦门冬、知母、芍药、童便。(中医方剂大辞典)(2)荆芥穗、藿香叶、臭椿皮。(中医方剂大辞典)

复元养荣汤 fu yuan yang rong tang

【英文名】Fu Yuan Yang Rong Decoction

【组成】远志肉、人参、酸枣仁、黄芪、荆芥、白芍、当归、地榆、白术、甘草。(中医方剂大辞典)

复元活血汤 fu yuan huo xue tang

【英文名】Fu Yuan Huo Xue Decoction

【组成】柴胡、瓜蒌根、当归、红花、甘草、川山甲、大黄、桃仁。(中医方剂大辞典)

复元通气散 fu yuan tong qi san

【英文名】Fu Yuan Tong Qi Powder

【组成】(1)青皮、陈皮、甘草、连翘。(中医方剂大辞典)(2)陈皮、白丑、甘草、玄胡索、茴香、穿山甲、木香、当归、乳香、没药。(中医方剂大辞典)(3)木香、青皮、白芷、贝母、金银花、陈皮、穿山甲、紫苏、当归、川芎、连翘、甘草节、木通、瓜蒌仁。(中医方剂大辞典)(4)木香、茴香、青皮、川山甲、陈皮、白芷、甘草、漏芦、贝母。(中医方剂大辞典)(5)柴胡、桂、桃仁、木香、吴茱萸、干姜、细辛、桔梗、赤茯苓、芎䓖、大黄。(中医方剂大辞典)(6)陈皮、青皮、白药子、广木香、甘草、川山甲、牡蛎、乳香、江米、白僵蚕。(中医方剂大辞典)(7)舶上茴香、穿山甲、南木香、延胡索、白牵牛、陈皮、甘草。(中医方剂大辞典)(8)木香、大黄、粉草、皂角刺、瓜蒌子、青木香、天花粉、黄荆子、穿山甲、白芷。(中医方剂大辞典)(9)穿山甲、天花粉、白芷、舶上茴香、白牵牛末、延胡索、南木香、当归、甘草、青木香。(中医方剂大辞典)(10)青皮、陈皮、甘草、川山甲、栝蒌根。(中医方剂大辞典)(11)当归、穿山甲、川芎、天花粉、青皮、陈皮、大黄、甘草、黑丑。(中医方剂大辞典)

复元散 fu yuan san

【英文名】Fu Yuan Powder

【组成】(1)万年灰、象皮、冰片、麝香。(中医方剂大辞典)(2)贝母、百合、阿胶、枇杷叶、桔梗、罂粟壳。(中医方剂大辞典)(3)土鳖虫、红花、大仙人柴、古文钱、自然铜、乳香、没药。(中医方剂大辞典)

复元醒脑口服液 fu yuan xing nao kou fu ye

【英文名】Fu Yuan Xing Nao Oral Liquid

【组成】大黄、丹参、泽泻、钩藤、水蛭、红参、半夏、菖蒲。(陕西中医 1993,14(12))

复心片 fu xin pian

【英文名】Fu Xin Tablet

【组成】山楂叶。

复方 fu fang

【英文名】Compounds

【定义】指由二味或二味以上药物组成的方剂。(中国中医学主题词表)

复方 370 fu fang san qi ling

【英文名】Fu Fang San Qi Ling

【组成】甲硝唑、杭白芍、当归、云茯苓。(上海中医药杂志 1987,(4))

复方 716 合剂 fu fang qi yi liu he ji

【英文名】Fu Fang Qi Yi Liu Mixture

【组成】白花蛇舌草、地锦草、铁苋、乌蔹等。(中国中西医结合杂志 1993,13(12))

复方 8310 fu fang ba san yi ling

【英文名】Fu Fang Ba San Yi Ling Powder

【组成】贝母、山奈、海螵蛸、制乳没、生蒲黄、醋元胡、生黄芪、鸡内金、炒建曲、广沉香。(现代中医 1992,5(3))

复方丁公藤胶囊 fu fang ding gong teng jiao nang

【英文名】Fu Fang Ding Gong Teng Capsule

【组成】丁公藤、海风藤、宽筋藤、忍冬藤、石楠藤、鸡血藤。(中成药研究 1988,(1))

复方丁香罗勒油 fu fang ding xiang luo le you

【英文名】Fu Fang Ding Xiang Luo Le Oil

【异名】红花油(药品标准－中药成方制剂标准)
【组成】配制桂叶油、丁香罗勒油、水杨酸甲酯、血竭、黑油。(药品标准－中药成方制剂标准 1993 年)

复方丁香散 fu fang ding xiang san
【英文名】Fu Fang Ding Xiang Powder
【组成】炒苍术、五倍子、丁香、吴英、肉桂、胡椒。(黑龙江中医药 1992,(1))

复方二黄散 fu fang er huang san
【英文名】Fu Fang Er Huang Powder
【组成】大黄、黄药子、栀子、红花。(辽宁中医杂志 1988,(10))

复方人参膏 fu fang ren shen gao
【英文名】Fu Fang Ren Shen Ointment
【组成】人参膏、干粉、蛤蚧粉、黄连素、乳香、没药、儿茶、冰片、铅丹。(中医杂志 1983,24(11))

复方儿茶散 fu fang er cha san
【英文名】Fu Fang Er Cha Powder
【组成】(1)儿茶散、大黄、生甘草。(湖北中医杂志 1987,(1))(2)儿茶花、冰片、珍珠层粉、达克罗宁等。(北京中医学院学报 1991,14(5))

复方八角金盘汤 fu fang ba jiao jin pan tang
【英文名】Fu Fang Ba Jiao Jin Pan Decoction
【组成】八角金盘、八月扎、石见穿、急性子、半枝莲、丹参、青木香、生山楂。(辽宁中医杂志 1985,(8))

复方十灰散 fu fang shi hui san
【英文名】Fu Fang Shi Hui Powder
【组成】党参、熟地、生杜仲、川断、炮姜炭、鹿角霜、十灰散。(中医方剂大辞典)

复方万青胶囊 fu fang wan qing jiao nang
【英文名】Fu Fang Wan Qing Capsule
【组成】虎眼万年青、白花蛇舌草。((94)吉卫药准字 Z－49 号)

复方三七口服液 fu fang san qi kou fu ye
【英文名】Fu Fang San Qi Oral Liquid
【组成】三六、黄芪、人参、葛根。(药品标准－中药成方制剂标准 1997 年)

复方三七注射液 fu fang san qi zhu she ye
【英文名】Fu Fang San Qi Injection
【组成】参三七等。(中成药研究 1986,(2))

复方三七散 fu fang san qi san
【英文名】Fu Fang San Qi Powder
【组成】三七、白芷、土鳖虫、川芎、当归、红花、乳香、没药。(药品标准－中药成方制剂标准 1998 年)

复方三四合剂 fu fang san si he ji
【英文名】Fu Fang San Si Mixture
【组成】藤梨根、水杨梅根、山楂、虎杖、党参、茯苓、白术、鸡内金、生甘草。(浙江中医杂志 1993,28(8))

复方三生针 fu fang san sheng zhen
【英文名】Fu Fang San Sheng Injection
【组成】生川乌、生附片、生南星、木香、玄胡、三七。(中成药研究 1987,(9))

复方三黄灌注液 fu fang san huang guan zhu ye
【英文名】Fu Fang San Huang Guan Zhu Decoction
【组成】黄连、黄柏、大黄、甘草。(中西医结合杂志 1985,5(7))

复方千日红片 fu fang qian ri hong pian
【英文名】Fu Fang Qian Ri Hong Tablet
【组成】千日红、鼠曲草、平地木、四季青。(中医方剂大辞典)

复方千年矮合剂 fu fang qian nian ai he ji
【英文名】Fu Fang Qian Nian Ai Mixture
【组成】千年矮、石膏、桔梗、干地龙、蜂蜜、猪胆汁、甘草。(陕西新医药 1972,(5))

复方土茯苓汤 fu fang tu fu ling tang
【英文名】Fu Fang Tu Fu Ling Decoction
【组成】土茯苓、补骨脂、莪术、牛蒡子、山楂、丹参、乌蛇。(辽宁中医杂志 1981,(10))

复方土荆皮酊 fu fang tu jing pi ding
【英文名】Fu Fang Tu Jing Pi Tincture
【组成】土荆皮酊、苯甲酸、水杨酸。(药品标准－中药成方制剂标准 1997 年)

复方土槿皮洗剂 fu fang tu jin pi xi ji
【英文名】Fu Fang Tu Jin Pi Lotion
【组成】土槿皮、苦参、野菊花、生百部、蛇床子、白矾、苍术、雄黄。(陕西中医 1993,14(9))

复方土槿皮酊 fu fang tu jin pi ding
【英文名】Fu Fang Tu Jin Pi Tincture
【组成】土槿皮、苯甲酸、水杨酸。(药品标准－中药成方制剂标准 1998 年)

复方大承气汤 fu fang da cheng qi tang
【英文名】Fu Fang Da Cheng Qi Decoction
【组成】炒莱菔子、厚朴、枳实、木香、生军、芒硝。(中医方剂大辞典)

复方大青叶口服液 fu fang da qing ye kou fu ye
【英文名】Fu Fang Da Qing Ye Oral Liquid
【组成】大青叶、金银花、拳参、大黄等。(陕西中医 1991,12(0))

复方大青叶冲剂 fu fang da qing ye chong ji
【英文名】Fu Fang Da Qing Ye Medicinal Instant Granule
【组成】大青叶。((91)鲁卫药准字 966－107 号)

复方大青叶合剂 fu fang da qing ye he ji
【英文名】Fu Fang Da Qing Ye Mixture
【组成】大青叶、金银花、大黄、羌活、拳参。(根据《山东省药品标准》(1975 年)复方大青叶注射液改剂

型、鲁卫药准字(1995)第 009260 号)

复方大青叶注射液 fu fang da qing ye zhu she ye

【英文名】Fu Fang Da Qing Ye Injection

【组成】大青叶、金银花、羌活、拳参、大黄。(药品标准-中药成方制剂标准 1998 年)

复方大青叶栓 fu fang da qing ye shuan

【英文名】Fu Fang Da Qing Ye Suppositories

【组成】大青叶、金银花、羌活、大黄、拳参。(药品标准-中药成方制剂标准 1997 年)

复方大青叶颗粒 fu fang da qing ye ke li

【英文名】Fu Fang Da Qing Ye Granule

【组成】大青叶、金银花、大黄、拳参、羌活。(药品标准-中药成方制剂标准 1997 年)

复方大柴胡汤 fu fang da chai hu tang

【英文名】Fu Fang Da Chai Hu Decoction

【组成】柴胡、黄芩、枳壳、川楝子、大黄、玄胡、白芍、蒲公英、木香、丹参、甘草。(中医方剂大辞典)

复方大陷胸汤 fu fang da xian xiong tang

【英文名】Fu Fang Da Xian Xiong Decoction

【组成】大黄、川朴、枳实、芒硝、甘遂末。(中医方剂大辞典)

复方大黄止血液 fu fang da huang zhi xue ye

【英文名】Fu Fang Da Huang Zhi Xue Decoction

【组成】大黄、黄连、氢氧化钙。(中医杂志 1987,(9))

复方大黄汤 fu fang da huang tang

【英文名】Fu Fang Da Huang Decoction

【组成】(1)大黄、生赤芍、丹参、川芎、黄芪、双花、蒲公英、生草。(中西医结合杂志 1990,10(12))(2)酒蒸制大黄丸、丹参、紫草、土元、土茯苓、白鲜皮、龙葵、生地炭、重楼、浮萍、当归、防风、山楂、生何首乌。(河南中医 1992,(5))

复方大黄酊 fu fang da huang ding

【英文名】Fu Fang Da Huang Tincture

【组成】大黄、草豆蔻、陈皮。(药品标准-中药成方制剂标准 1993 年)

复方大黄胶囊 fu fang da huang jiao nang

【英文名】Fu Fang Da Huang Capsule

【组成】生大黄、五倍子等。(陕西中医 1993,14(1))

复方大黄液 fu fang da huang ye

【英文名】Fu Fang Da Huang Decoction

【组成】大黄、白及。(实用中西医结合杂志 1991,4(5))

复方大黄煎剂 fu fang da huang jian ji

【英文名】Fu Fang Da Huang Decoction

【组成】大黄、白灰、地榆。(现代中医 1989,2(1))

复方小儿退热栓 fu fang xiao er tui re shuan

【英文名】Fu Fang Xiao Er Tui Re Suppositories

【组成】对乙酰氨基酚、人工牛黄、南板蓝根浸膏粉。(药品标准-中药成方制剂标准 1997 年)

复方小活络丸 fu fang xiao huo luo wan

【英文名】Fu Fang Xiao Huo Luo Pill

【组成】川乌、草乌、当归、川芎、白芍、地龙、乳香、没药、香附、胆南星。(药品标准-中药成方制剂标准 1998 年)

复方小柴胡汤 fu fang xiao chai hu tang

【英文名】Fu Fang Xiao Chai Hu Decoction

【组成】柴胡、黄芩、党参、清半夏、生姜、甘草、大枣、茅根、益母草、海螵蛸、茜草。(天津中医学院学报 1987,(2))

复方小棕包针剂 fu fang xiao zong bao zhen ji

【英文名】Fu Fang Xiao Zong Bao Injection

【组成】小棕包、杭芍、叶下花、紫金莲。(云南中医杂志 1985,6(6))

复方山慈菇汤 fu fang shan ci gu tang

【英文名】Fu Fang Shan Ci Gu Decoction

【组成】山慈菇、黄药子、三棱、莪术、香附、丹参、夏枯草、浙贝母、生牡蛎、瓜蒌。(实用中西医结合杂志 1991,4(7))

复方山楂煎剂 fu fang shan zha jian ji

【英文名】Fu Fang Shan Zha Decoction

【组成】山楂、元胡、丹参、菊花、红花、麦芽。(中西医结合杂志 1987,7(10))

复方川贝止咳糖浆 fu fang chuan bei zhi ke tang jiang

【英文名】Fu Fang Chuan Bei Zhi Ke Syrup

【组成】川贝母、枇杷叶、桔梗、麻黄、百合、百部、陈皮、桑白皮、化橘红、薄荷、五指毛桃、重楼、苦杏仁、麦冬、甘草、薄荷脑、紫苏子、天花粉。(药品标准-中药成方制剂标准 1996 年)

复方川贝片 fu fang chuan bei pian

【英文名】Fu Fang Chuan Bei Tablet

【组成】川贝母。((84)粤卫药准字第 A22-012 号)

复方川贝母片 fu fang chuan bei mu pian

【英文名】Fu Fang Chuan Bei Mu Tablet

【组成】川贝母、麻黄、远志、桔梗、甘草、五味子、法半夏、陈皮、紫菀、浮海石、罂粟壳。(药品标准-中药成方制剂标准 1991 年)

复方川贝精片 fu fang chuan bei jing pian

【英文名】Fu Fang Chuan Bei Jing Tablet

【组成】麻黄、五味子、川贝母、远志、陈皮、法半夏、桔梗、甘草。(药品标准-中药成方制剂标准 1998 年)

复方川芎注射液 fu fang chuan xiong zhu she ye

【英文名】Fu Fang Chuan Xiong Injection

【组成】赤芍、丹参、当归、川芎。(中西医结合杂志

1986,6(4))

复方川神丸 fu fang chuan shen wan

【英文名】Fu Fang Chuan Shen Pill

【组成】潞党参、山萸肉、淮山药、五味子、抱茯神(去木)、大川芎、甘菊花。(中医杂志 1959,(5))

复方广木香3号汤 fu fang guang mu xiang san hao tang

【英文名】Fu Fang Guang Mu Xiang NO.3 Decoction

【组成】广木香、川楝子、算盘子根、丹参、莱菔子、枯米(稻米炒至黴黄)、陈皮、甘草。(新中医 1989,(5))

复方广木香汤 fu fang guang mu xiang tang

【英文名】Fu Fang Guang Mu Xiang Decoction

【组成】广木香、乌贼骨、丹参、约藤、红藤、白鲜皮、白芍、延胡索、陈皮、大黄、甘草。(广西中医药 1987,11(2))

复方广枣注射液 fu fang guang zao zhu she ye

【英文名】Fu Fang Guang Zao Injection

【组成】广枣、白檀香、肉豆蔻等。(《内蒙古药品标准》(1984年))

复方马齿苋洗方 fu fang ma chi xian xi fang

【英文名】Fu Fang Ma Chi Xian Lotion

【组成】马齿苋、蒲公英、如意草、白矾。(中医方剂大辞典)

复方马勃止血液 fu fang ma bo zhi xue ye

【英文名】Fu Fang Ma Bo Zhi Xue Liquid

【组成】马勃、五倍子、明矾。(现代中医 1989,2(2))

复方马钱子冲剂 fu fang ma qian zi chong ji

【英文名】Fu Fang Ma Qian Zi Medicinal Instant Granule

【组成】马钱子、桑寄生、淫羊藿、黄精、黄芪等。(南京中医学院学报 1993,(4))

复方马钱子汤 fu fang ma qian zi tang

【英文名】Fu Fang Ma Qian Zi Decoction

【组成】马钱子等。(山东中医学院学报 1992,16(5))

复方马钱子散 fu fang ma qian zi san

【英文名】Fu Fang Ma Qian Zi Powder

【组成】土鳖虫、川牛膝、甘草、麻黄、乳香、没药、全蝎、僵蚕、苍术、制马钱子。(中医杂志 1980,21(7))

复方丹皮片 fu fang dan pi pian

【英文名】Fu Fang Dan Pi Pill

【组成】丹参、萹蓄、丹皮酚、珍珠层粉。(北京中医杂志 1992,(2))

复方丹参口服液 fu fang dan shen kou fu ye

【英文名】Fu Fang Dan Shen Oral Liquid

【组成】丹参、三七。(安徽中医学院学报 1992,11(2))

复方丹参片 fu fang dan shen pian

【英文名】Fu Fang Dan Shen Tablet

【组成】(1)丹参、三七、冰片。((91)闽卫药准字75号)(2)丹参、冰片、三七。((91)苏卫药 ZZ-0188准字1399-3号)(3)丹参、三七、冰片。((86)粤卫药准字第 A22-025号)(4)丹参、三七、冰片。((93)浙卫药准字 ZZ-0188-0401-2号)(5)丹参、三七、冰片。((92)粤卫药准字第 A19-082号)(6)丹参、冰片、三七。((86)粤卫药准字第 K1-039号)(7)丹参、三七、冰片。(8)丹参、冰片、三七。((91)苏卫药 ZZ-0188准字第1399-5号)(9)丹参、三七、冰片。((86)冀卫药准字2134号)(10)三七、丹参、冰片。(11)丹参、三七、冰片。((82)浙卫药准字0172-4号)(12)丹参、冰片、三七。((91)粤卫药准字第 K15-013号)(13)丹参浸膏、三七、冰片。(14)丹参、冰片、三七。((84)粤卫药准字第 F1-115号)(15)三七、丹参、冰片。((92)滇卫药准字44Z第433号)(16)丹参、冰片、三七。((91)ZZ-0188-京卫药准字(91)第159号)

复方丹参汤 fu fang dan shen tang

【英文名】Fu Fang Dan Shen Decoction

【组成】丹参、银花、元参、当归、香附、赤芍、苏木、甘草。(中西医结合眼科 1992,10(4))

复方丹参注射液 fu fang dan shen zhu she ye

【英文名】Fu Fang Dan Shen Injection

【组成】丹参、降香。(《上海市药品标准》(1977年))

复方丹参酊 fu fang dan shen ding

【英文名】Fu Fang Dan Shen Tincture

【组成】丹参、知母、黄柏、枣仁、低度白酒。(现代中医 1991,4(3))

复方丹参胶囊 fu fang dan shen jiao nang

【英文名】Fu Fang Dan Shen Capsule

【组成】丹参、黄芪、田七、川芎等。(中成药研究 1993,(12))

复方丹参液 fu fang dan shen ye

【英文名】Fu Fang Dan Shen Injection

【组成】丹参、降香。(广东医学 1988,9(2))

复方丹参滴丸 fu fang dan shen di wan

【英文名】Fu Fang Dan Shen Drop Pill

【组成】丹参、三七、冰片。((95)卫药准字第 Z-01号)

复方丹参颗粒 fu fang dan shen ke li

【英文名】Fu Fang Dan Shen Granule

【组成】丹参、三七、冰片。((94)苏卫药准字2-02号)

复方丹茵膏 fu fang dan yin gao

【英文名】Fu Fang Dan Yin Concentrated Decoction

【组成】茵陈、丹参、柴胡、白茅根、板蓝根、甘草、大枣。(药品标准-中药成方制剂标准 1990年)

复方乌头汤 fu fang wu tou tang

【英文名】Fu Fang Wu Tou Decoction

【组成】制川乌、麻黄、黄芪、白芍、防己、甘草。(上海中医药杂志 1986,(11))

复方乌龙汤 fu fang wu long tang

【英文名】Fu Fang Wu Long Decoction

【组成】制川乌、乌梢蛇、地龙、全蝎、蜈蚣、穿山甲、细辛、皂刺、当归、生黄芪、川牛膝、天麻、伸筋草、甘草。(山东中医杂志 1991,10(3))

复方乌鸡口服液 fu fang wu ji kou fu ye

【英文名】Fu Fang Wu Ji Liquid

【组成】活乌鸡、黄芪、山药、人参、白术、茯苓、当归、川芎、熟地黄、白芍、丹皮、五味子等。(卫生部标准 W5-160(2-54)-94(乙))

复方乌鸡酒 fu fang wu ji jiu

【英文名】Fu Fang Wu Ji Wine

【组成】乌鸡、当归、桑寄生、红枣、黄精、益母草。(药品标准-中药成方制剂标准 1998 年)

复方乌骨鸡口服液 fu fang wu gu ji kou fu ye

【英文名】Fu Fang Wu Gu Ji Liquid

【组成】乌骨鸡、生晒参、黄芪、当归、龙眼肉等。(中医杂志 1993,13(6))

复方乌贼骨茜草汤 fu fang wu zei gu qian cao tang

【英文名】Fu Fang Wu Zei Gu Qian Cao Decoction

【组成】煅乌贼骨、茜草炭、地榆炭、檵木、蒲黄炭、槐花炭、荠菜、马齿苋、生甘草。(浙江中医杂志 1980,(11))

复方乌贼骨粉 fu fang wu zei gu fen

【英文名】Fu Fang Wu Zei Gu Powder

【组成】乌贼骨、重楼、参三七。(中西医结合杂志 1987,7(2))

复方五子衍宗丸 fu fang wu zi yan zong wan

【英文名】Fu Fang Wu Zi Yan Zong Pill

【组成】枸杞子、菟丝子、五味子、覆盆子、车前子。(中成药研究 1990,12(6))

复方五仁醇胶囊 fu fang wu ren chun jiao nang

【英文名】Fu Fang Wu Ren Chun Capsule

【组成】五仁醇浸膏、白芍、茵陈、碳酸钙。(药品标准-中药成方制剂标准 1991 年)

复方五加庆汤 fu fang wu jia qing tang

【英文名】Fu Fang Wu Jia Qing Decoction

【组成】北五加皮、党参、太子参、茯苓、泽泻、车前子、猪苓。(中医方剂大辞典)

复方五参冲剂 fu fang wu shen chong ji

【英文名】Fu Fang Wu Shen Medicinal Instant Granule

【组成】生黄芪、南沙参、北沙参、太子参、佛手参、丹参、石斛、麦冬、天门冬、连翘心、栀子仁、赤芍、茜草、牛膝。(中西医结合杂志 1989,9(10))

复方五味子酊 fu fang wu wei zi ding

【英文名】Fu Fang Wu Wei Zi Tincture

【组成】五味子、党参、枸杞子、麦冬。(药品标准-中药成方制剂标准 1996 年)

复方五味冲剂 fu fang wu wei chong ji

【英文名】Fu Fang Wu Wei Medicinal Instant Granule

【组成】党参、黄芪、白术、白芍、甘草。(中国中药杂志 1990,15(4))

复方五指柑片 fu fang wu zhi gan pian

【英文名】Fu Fang Wu Zhi Gan Tablet

【组成】五指柑、十大功劳、岗梅、山芝麻。(药品标准-中药成方制剂标准 1997 年)

复方五倍子合剂 fu fang wu bei zi he ji

【英文名】Fu Fang Wu Bei Zi Mixture

【组成】五倍子、朴硝、荆芥、防风、明矾、乌梅、穿心莲。(湖南中医学院学报 1985,(1))

复方五倍子液 fu fang wu bei zi ye

【英文名】Fu Fang Wu Bei Zi Liquid

【组成】五倍子、诃子。(南京中医学院学报 1992,(3))

复方五倍子麻辛液 fu fang wu bei zi ma xin ye

【英文名】Fu Fang Wu Bei Zi Ma Xin Decoction

【组成】五倍子、诃子、明矾、白及、麻黄、细辛。(中国中西医结合杂志 1992,12(10))

复方五倍子散 fu fang wu bei zi san

【英文名】Fu Fang Wu Bei Zi Powder

【组成】五倍子、干姜、吴茱萸、公丁香。(赤脚医生杂志 1977,(5))

复方五倍子膏 fu fang wu bei zi gao

【英文名】Fu Fang Wu Bei Zi Ointment

【组成】五倍子、黄柏、青黛、冰片、地塞米松。(山东中医杂志 1993,(5))

复方元胡止痛片 fu fang yuan hu zhi tong pian

【英文名】Fu Fang Yuan Hu Zhi Tong Tablet

【组成】延胡索、香附、川楝子、徐长卿。(药品标准-中药成方制剂标准 1993 年)

复方公英片 fu fang gong ying pian

【英文名】Fu Fang Gong Ying Tablet

【组成】蒲公英、板蓝根。(药品标准-中药成方制剂标准 1995 年)

复方公英煎 fu fang gong ying jian

【英文名】Fu Fang Gong Ying Decoction

【组成】蒲公英、丹参、白芍、赤芍、板蓝根、甘草。(实用中医内科杂志 1993,7(3))

复方天牛膏 fu fang tian niu gao

【英文名】Fu Fang Tian Niu Ointment

【组成】天牛虫、川芎、当归、黄连。(江西中医药 1985,(1))

复方天仙子胶囊 fu fang tian xian zi jiao nang

【英文名】Fu Fang Tian Xian Zi Capsule

【组成】天仙子、大黄、木香等。(中成药研究 1989,(1))

复方天仙胶囊 fu fang tian xian jiao nang

【英文名】Fu Fang Tian Xian Capsule

【组成】天花粉、威灵仙、急性子、莪术、蜈蚣、蟾酥、牛黄、乳香、没药、猪苓、白花蛇舌草、冰片、白术、女贞子、甘草等。(《卫生部药品标准》1988 年)

复方天花粉片 fu fang tian hua fen pian

【英文名】Fu Fang Tian Hua Feng Tablet

【组成】天花粉。(成都中医学院学报 1993,(4))

复方天麻片 fu fang tian ma pian

【英文名】Fu Fang Tian Ma Pill

【组成】天麻、怀牛膝、荜拨、玄参、川断、制川附片、当归、生地、白芍、鸡血藤、木瓜、羌活、独活、骨碎补、玄胡。(中国中医骨伤科杂志 1989,5(6))

复方天麻颗粒 fu fang tian ma ke li

【英文名】Fu Fang Tian Ma Granule

【组成】天麻、五味子、麦冬。(药品标准－中药成方制剂标准 1997 年)

复方木鸡冲剂 fu fang mu ji chong ji

【英文名】Fu Fang Mu Ji Medicinal Instant Granule

【组成】木鸡、核桃皮。((85)辽卫药准字 1495－51 号)

复方木鸡颗粒 fu fang mu ji ke li

【英文名】Fu Fang Mu Ji Granule

【组成】三七、延胡索、香附、吴茱萸、瓦楞子、枯矾、甘草、白芍、白及、川楝子、氧化镁碳酸氢钠、颠茄流浸膏。(药品标准－中药成方制剂标准 1998 年)

复方木麻黄片 fu fang mu ma huang pian

【英文名】Fu Fang Mu Ma Huang Pill

【组成】木麻黄、紫珠。(新中医 1976,(2))

复方止咳祛痰胶囊 fu fang zhi ke qu tan jiao nang

【英文名】Fu Fang Zhi Ke Qu Tang Capsule

【组成】陈皮、葶苈子、磺胺甲恶唑。((93)陕卫药准字(1993)01323 号)

复方止痒膏 fu fang zhi yang gao

【英文名】Fu Fang Zhi Yang Plaster

【组成】硫黄、雄黄、木鳖肉、枯矾、轻粉、樟脑、冰片。(山东中医杂志 1983,(6))

复方气管炎片 fu fang qi guan yan pian

【英文名】Fu Fang Qi Guan Yan Tablet

【组成】陈皮、盐酸四环素。((82)陕卫药准字(1982)03213 号)

复方水牛角片 fu fang shui niu jiao pian

【英文名】Fu Fang Shui Niu Jiao Pill

【组成】水牛角粉、柴胡、茯苓、黄芪、丹参、甘草。(辽宁中医杂志 1986,(8))

复方水蛭合剂 fu fang shui zhi he ji

【英文名】Fu Fang Shui Zhi Mixture

【组成】蜈蚣、水蛭、蛰虫。(贵阳中医学院学报 1988,(1))

复方水蛭散 fu fang shui zhi san

【英文名】Fu Fang Shui Zhi Powder

【组成】水蛭、五倍子等。(山东中医杂志 1992,11(2))

复方片仔癀软膏 fu fang pian zi huang ruan gao

【英文名】Fu Fang Pian Zi Huang Ointment

【组成】片仔癀、重楼、半边莲。(闽卫药准字(1996)第 1495 号)

复方牛黄清胃丸 fu fang niu huang qing wei wan

【英文名】Fu Fang Niu Huang Qing Wei Pill

【组成】大黄、牵牛子、栀子、石膏、芒硝、黄芩、黄连、连翘、山楂、陈皮、厚朴、枳实、香附、猪牙皂、荆芥穗、薄荷、防风、菊花、白芷、桔梗、玄参、甘草、牛黄、冰片。(药品标准－中药成方制剂标准 1997 年)

复方瓦甘散 fu fang wa gan san

【英文名】Fu Fang Wa Gan Powder

【组成】煅瓦楞子、炙甘草、醋玄胡、炒白术。(山西中医 1991,7(2))

复方瓦楞子散 fu fang wa leng zi san

【英文名】Fu Fang Wa Leng Zi Powder

【组成】瓦楞子、生甘草、续断、元胡。(实用中西医结合杂志 1990,3(3))

复方贝母散 fu fang bei mu san

【英文名】Fu Fang Bei Mu Powder

【组成】平贝母、硼砂、化橘红、苦杏仁、百部、石膏、麻黄、甘草。(药品标准－中药成方制剂标准 1991 年)

复方丝瓜络糊剂 fu fang si gua luo hu ji

【英文名】Fu Fang Si Gua Luo Paste

【组成】丝瓜络、麻油。(中西医结合眼科 1990,8(8))

复方仙人掌糊 fu fang xian ren zhang hu

【英文名】Fu Fang Xian Ren Zhang Paste

【组成】仙人掌、青黛粉、朱砂、冰片、红粉。(中草药 1990,21(2))

复方仙灵脾酒 fu fang xian ling pi jiu

【英文名】Fu Fang Xian Ling Pi Wine

【组成】淫羊藿、枸杞子、丹参。(药品标准－中药成方制剂标准 1998 年)

复方冬虫夏草合剂 fu fang dong chong xia cao he ji

【英文名】Fu Fang Dong Chong Xia Cao Mixture

【组成】冬虫夏草、党参、麦冬、五味子、沙参。(南京中医学院学报 1988,(1))

复方冬青冲剂 fu fang dong qing chong ji

【英文名】Fu Fang Dong Qing Medicinal Instant Granule

【组成】冬青叶、白芷、续断、元胡。(实用中西医结合杂志 1992,5(1))

复方冬凌草含片 fu fang dong ling cao han pian

【英文名】Composite Herba Rabdosiae Tablet

【组成】冬凌草、桔梗、甘草、薄荷。((93)豫卫药准字第 Z-34 号)

复方北五味子片 fu fang bei wu wei zi pian

【英文名】Fu Fang Bei Wu Wei Zi Tablet

【组成】五味子流浸膏、刺五加浸膏、甘油磷酸钠、维生素 B。(药品标准-中药成方制剂标准 1994 年)

复方半夏片 fu fang ban xia pian

【英文名】Fu Fang Ban Xia Tablet

【组成】姜半夏、麻黄、远志、桔梗、前胡、陈皮、白前、款冬花、细辛。(药品标准-中药成方制剂标准 1991 年)

复方四皮洗液 fu fang si pi xi ye

【英文名】Fu Fang Si Pi Lotion

【组成】桃树嫩皮、花椒树嫩皮、苦楝树嫩皮、白鲜皮、苦参、葛根、明矾、硫黄。(云南医药 1991,12(1))

复方四季青片 fu fang si ji qing pian

【英文名】Fu Fang Si Ji Qing Tablet

【组成】四季青、癸酰乙醛。(药品标准-中药成方制剂标准 1991 年)

复方左金丸 fu fang zuo jin wan

【英文名】Fu Fang Zuo Jin Pill

【组成】川连、吴萸、半夏、赤白芍、制川军、木香、煅瓦楞、失笑散。(中医方剂大辞典)

复方归地糖浆 fu fang gui di tang jiang

【英文名】Fu Fang Gui Di Syrup

【组成】当归、生地、荆芥、防风。(中西医结合杂志 1985,5(1))

复方玉屏风散冲剂 fu fang yu ping feng san chong ji

【英文名】Fu Fang Yu Ping Feng San Medicinal Instant Granule

【组成】黄芪、白术、防风、桂枝、白芍、生姜、大枣、甘草、黄芩、鹅不食草。(中西医结合杂志 1990,10(3))

复方玉屏风糊剂 fu fang yu ping feng hu ji

【英文名】Fu Fang Yu Ping Feng Paste

【组成】黄芪、防风、白术、苍术。(江西中医药 1989,(6))

复方瓜子金冲剂 fu fang gua zi jin chong ji

【英文名】Fu Fang Gua Zi Jin Medicinal Instant Granule

【组成】瓜子金、大青叶、紫花地丁、白花蛇舌草、野菊花、海金沙藤。((95)卫药准字 Z-57)

复方瓜子金颗粒 fu fang gua zi jin ke li

【英文名】Fu Fang Gua Zi Jin Granule

【组成】瓜子金、大青叶、野菊花、海金沙、白花蛇舌草、紫花地丁。(药品标准-中药成方制剂标准 1997 年)

复方甘麦大枣汤 fu fang gan mai da zao tang

【英文名】Fu Fang Gan Mai Da Zao Decoction

【组成】炙甘草、淮小麦、红枣、百合、苏叶、姜半夏、茯苓、磁石。(新医药学杂志 1974,(7))

复方甘草合剂 fu fang gan cao he ji

【英文名】Fu Fang Gan Cao Mixture

【组成】甘草流浸膏、樟脑、酒石酸锑钾。

复方甘铋镁片 fu fang gan bi mei pian

【英文名】Fu Fang Gan Bi Mei Tablet

【组成】次硝酸铋、大黄、石菖蒲。((82)苏卫药准字 2471-1 号)

复方生化汤 fu fang sheng hua tang

【英文名】Fu Fang Sheng Hua Decoction

【组成】当归、川芎、炮姜、炙甘草、桃仁、丹参、益母草、五灵脂、蒲黄、血余炭、丹皮。(江西中医药 1988,(3))

复方生脉饮 fu fang sheng mai yin

【英文名】Fu Fang Sheng Mai Drink

【组成】人参、麦冬、五味子、黄芪、当归、大枣、蜂蜜等。(中草药 1990,21(8))

复方田七胃痛片 fu fang tian qi wei tong pian

【英文名】Fu Fang Tian Qi Wei Tong Tablet

【组成】三七、延胡索、香附、吴茱萸、瓦楞子、白矾、甘草、白芍、白及、川楝子、氧化镁、碳酸氢钠、颠茄。(药品标准-中药成方制剂标准 1998)

复方田七胃痛胶囊 fu fang tian qi wei tong jiao nang

【英文名】Fu Fang Tian Qi Wei Tong Capsule

【组成】三七、延胡索、香附、吴茱萸、瓦楞子、枯矾、甘草、白芍、白及、川楝子、氧化镁、碳酸氢钠、颠茄。(药品标准-中药成方制剂标准 1998)

复方田三七煎剂 fu fang tian san qi jian ji

【英文名】Fu Fang Tian San Qi Decoction

【组成】田三七、七叶一枝花、白花蛇舌草、石上柏、半枝莲。(广东医学(祖国医学版)1984,5(5))

复方甲亢宁 fu fang jia kang ning

【英文名】Fu Fang Jia Kang Ning Pill

【组成】夏枯草、炙鳖甲、生牡蛎、玄参、太子参等。(湖南中医学院学报 1989,9(3))

复方甲亢膏 fu fang jia kang gao

【英文名】Fu Fang Jia Kang Ointment

【组成】黄芪、党参、麦冬、白芍、夏枯草、生地、丹参、生牡蛎、苏子、五味子、制香附、白芥子。(浙江中医杂志 1980,(8))

复方白头翁汤 fu fang bai tou weng tang

【英文名】Fu Fang Bai Tou Weng Decoction

【组成】白头翁、黄连、黄柏、秦皮、甘草。(上海中医药杂志 1959,(12))

复方白及烧伤涂膜剂 fu fang bai ji shao shang tu mo ji

【英文名】Fu Fang Bai Ji Shao Shang Membranae

【组成】白及片。(中国中西医结合杂志 1992,12(1))

复方白及散 fu fang bai ji san

【英文名】Fu Fang Bai Ji Powder

【组成】生百部、煅牡蛎、白及。(江苏中医 1961,(2))

复方白花蛇舌草汤 fu fang bai hua she she cao tang

【英文名】Fu Fang Bai Hua She She Cao Decoction

【组成】白花蛇舌草、柴胡、板蓝根、赤芍、贯众、丹参。(内蒙古中医药 1993,12(1))

复方白带丸 fu fang bai dai wan

【英文名】Fu Fang Bai Dai Pill

【组成】白术、柴胡、莲须、墓头回、牡蛎、龙骨、人参、甘草、鸡冠花、陈皮、山药、茯苓、当归、补骨脂、芡实。(药品标准－中药成方制剂标准 1992)

复方白背叶方 fu fang bai bei ye fang

【英文名】Fu Fang Bai Bei Ye Prescription

【组成】丝瓜络、枳实。(陕西中医 1982,3(2))

复方白藓皮煎剂 fu fang bai xian pi jian ji

【英文名】Fu Fang Bai Xian Pi Decoction

【组成】白藓皮、赤芍、赤苓、炒僵蚕、银花、连翘、蛇床子、生地、丹皮、防风、白芷、生甘草、黄芪。(中医方剂大辞典)

复方石韦片 fu fang shi wei pian

【英文名】Fu Fang Shi Wei Tablet

【组成】石韦、黄芪、苦参、扁蓄。(药品标准－中药成方制剂标准 1998)

复方石英冲剂 fu fang shi ying chong ji

【英文名】Fu Fang Shi Ying Medicinal Instant Granule

【组成】蚤休、旋覆梗、麻黄、紫石英、白石英、皂荚、生甘草。(上海中医药杂志 1989,(6))

复方石斛片 fu fang shi hu pian

【英文名】Fu Fang Shi Hu Tablet

【组成】人参、羚羊角、五味子、枸杞子、川芎、山药、地黄、当归、水牛角浓缩粉、黄芩、栀子、防风、石斛、枳壳、麦冬、杜仲、决明子、甘草、天冬、牛膝、菟丝子、熟地黄、茯苓、苦杏仁、蒺藜、菊花、青葙子。(药品标准－中药成方制剂标准 1998)

复方石淋通片 fu fang shi lin tong pian

【英文名】Fu Fang Shi Lin Tong Tablet

【组成】广金钱草、石韦、海金沙、滑石粉、忍冬藤。(药品标准－中药成方制剂标准 1997)

复方龙胆酊 fu fang long dan ding

【英文名】Fu Fang Long Dan Tincture

【组成】龙胆、草豆蔻、橙皮。(药品标准－中药成方制剂标准 1996)

复方龙葵注射液 fu fang long kui zhu she ye

【英文名】Fu Fang Long Kui Injection

【组成】龙葵、蛇莓、白英、当归、丹参、郁金。(中西医结合杂志 1987,7(2))

复方全贝散 fu fang quan bei san

【英文名】Fu Fang Quan Bei Powder

【组成】全虫、贝母、玄参、白芷、连翘、穿山甲、僵蚕、蜈蚣、牡蛎、壁虎、朱砂、露蜂房、蟾酥、血竭、麝香、信石、斑蝥。(新疆中医药 1987,(1))

复方全叶马兰 fu fang quan ye ma lan

【英文名】Fu Fang Quan Ye Ma Lan Tablet

【组成】全叶马兰、克喘素等。(山东中医杂志 1984,(1))

复方地甲猬虫汤 fu fang di jia wei chong tang

【英文名】Fu Fang Di Jia Wei Chong Decoction

【组成】地龙、穿山甲、刺猬皮、虻虫、蜣螂虫、九香虫、僵蚕、炙蜂房、蝉蜕、郁金、当归、鸡血藤、木香、青皮、川芎。(中西医结合杂志 1988,8(11))

复方地龙汤 fu fang di long tang

【英文名】Fu Fang Di Long Decoction

【组成】活地龙、酒洗川大黄、生韭菜汁。(安徽中医学院学报 1983,2(1))

复方地龙膏 fu fang di long gao

【英文名】Fu Fang Di Long Ointment

【组成】地龙、大黄炭、大贝、滑石、干姜、全蝎、蜈蚣、梅片。(四川中医 1987,5(3))

复方地肤子汤 fu fang di fu zi tang

【英文名】Fu Fang Di Fu Zi Decoction

【组成】地肤子、荆芥、苏叶、桑白皮、瞿麦、黄柏、车前子、蝉蜕。(新中医 1975,(5))

复方地骨皮煎 fu fang di gu pi jian

【英文名】Fu Fang Di Gu Pi Decoction

【组成】地骨皮、当归、党参、续断、猪瘦肉、红糖。(湖南中医杂志 1985,1(4))

复方地榆丸 fu fang di yu wan

【英文名】Fu Fang Di Yu Pill

【组成】铁苋菜、马齿苋、地榆、仙鹤草。(中医方剂大辞典)

复方地榆散 fu fang di yu san

【英文名】Fu Fang Di Yu Powder

【组成】红药子、地榆、黄柏、紫草、大黄、冰片、炉甘石。(中医研究 1989,(1))

复方地锦止痢片 fu fang di jin zhi li pian

【英文名】Fu Fang Di Jin Zhi Li Tablet

【组成】地锦草、水辣蓼、紫金皮。(浙江中医学院通讯 1976,2(1))

复方地锦片 fu fang di jin pian

【英文名】Fu Fang Di Jin Tablet

【组成】地锦草、辣蓼、车前草。(中医方剂大辞典)

复方地锦糖浆 fu fang di jin tang jiang

【英文名】Fu Fang Di Jin Syrup

【组成】地锦草、辣蓼、车前草。(药品标准－中药成方制剂标准 1991)

复方当归芍药散 fu fang dang gui shao yao san

【英文名】Fu Fang Dang Gui Shao Yao Powder

【组成】当归、茯苓、白芍、桑寄生、钩藤、菊花、白术、泽泻、石决明。(中级医刊 1985,20(7))

复方当归注射液 fu fang dang gui zhu she ye

【英文名】Fu Fang Dang Gui Injection

【组成】当归、川芎、红花。(《上海市药品标准》(1980年)、鄂卫药准字(1982)135号)

复方朱砂七 fu fang zhu sha qi

【英文名】Fu Fang Zhu Sha Qi Capsule

【组成】朱砂七、白芍、土鳖虫。(陕西中医 1992,13(8))

复方百部止咳冲剂 fu fang bai bu zhi ke chong ji

【英文名】Fu Fang Bai Bu Zhi Ke Medicinal Instant Granule

【组成】百部、苦杏仁、桔梗、桑白皮、麦冬、知母、黄芩、陈皮、甘草、南星、枳壳。(药品标准－中药成方制剂标准 1991)

复方百部止咳糖浆 fu fang bai bu zhi ke tang jiang

【英文名】Fu Fang Bai Bu Zhi Ke Syrup

【组成】百部、苦杏仁、桑白皮、麦冬、知母、黄芩、陈皮、甘草、天南里、枳壳、桔梗。(药品标准－中药成方制剂标准 1992)

复方百部外洗方 fu fang bai bu wai xi fang

【英文名】Fu Fang Bai Bu Lotion

【组成】百部、蛇床子、刺蒺藜、冰片。(湖北中医杂志 1992,(1))

复方百部酊 fu fang bai bu ding

【英文名】Fu Fang Bai Bu Tincture

【组成】百部、蟾酥、75%酒精。(云南医药 1992,13(1))

复方百部膏 fu fang bai bu gao

【英文名】Fu Fang Bai Bu Ointment

【组成】百部、百合、沙参、白及、银柴胡、麦冬、生地、熟地、阿胶、天冬、川贝母、胡黄连、地骨皮。(国医论坛 1987,(3))

复方红花注射液 fu fang hong hua zhu she ye

【英文名】Fu Fang Hong Hua Injection

【组成】生地、赤芍、红花、桂枝。(辽宁医学杂志 1980,(5))

复方红砒膏 fu fang hong pi gao

【英文名】Fu Fang Hong Pi Plaster

【组成】红砒、轻粉、雄黄、冰片、液体石蜡、凡士林(外用)。(中医方剂大辞典)

复方红根草片 fu fang hong gen cao pian

【英文名】Fu Fang Hong Gen Cao Tablet

【组成】红根草、鱼腥草、金银花、野菊花、穿心莲。(药品标准－中药成方制剂标准 1990)

复方红糖膏 fu fang hong tang gao

【英文名】Fu Fang Hong Tang Ointment

【组成】红糖、大枣、鲜生姜、花椒。(四川中医 1987,5(6))

复方红藤注射液 fu fang hong teng zhu she ye

【英文名】Fu Fang Hong Teng Injection

【组成】红藤、蒲公英、紫花地丁、金银花。(湖北中医杂志 1971,(3))

复方红藤灌肠液 fu fang hong teng guan chang ye

【英文名】Fu Fang Hong Teng Guan Chang Ye Decoction

【组成】红藤、马齿苋、大黄、五倍子。(陕西中医 1992,13(8))

复方羊角片 fu fang yang jiao pian

【英文名】Fu Fang Yang Jiao Tablet

【组成】羊角、川芎、白芷、川乌等。((91)卫药准字 Z－01号)

复方羊角冲剂 fu fang yang jiao chong ji

【英文名】Fu Fang Yang Jiao Medicinal Instant Granule

【组成】羊角、川芎、白芷、制川乌。(中草药 1976,(1))

复方羊角颗粒 fu fang yang jiao ke li

【英文名】Fu Fang Yang Jiao Granule

【组成】羊角、川芎、白芷、制川乌。(药品标准－中药成方制剂标准 1997)

复方肋腺膏 fu fang le xian gao

【英文名】Fu Fang Le Xian Ointment

【组成】生南星、生半夏、黄药子、狼毒、川贝母、五倍子、白矾、碾细面、大葱、生蜂蜜。(新疆中医药 1988,(4))

复方虫草冲剂 fu fang chong cao chong ji

【英文名】Fu Fang Chong Cao Medicinal Instant Granule

【异名】九九康宝(甘卫药健字(94)Z－012(16)号)

【组成】冬虫夏草、枸杞、灵芝、雪莲、莱菔子等。(甘卫药健字(94)Z－012(16)号)

复方血当归酒 fu fang xue dang gui jiu

【英文名】Fu Fang Xue Dang Gui Wine

【组成】(1)血当归、茜草等。(贵州医药 1983,(6))(2)血当归、大血藤、铁筷子、九节茶、见血飞、四块瓦、2%苯甲醇、1%吐温。(贵州医药 1980,(1))

复方血栓通胶囊 fu fang xue shuan tong jiao nang

【英文名】Fu Fang Xue Shuan Tong Capsule

【组成】田七、丹参、玄参、北黄芪等。(广东医学(祖国医学版)1993,14(5))

复方血竭 fu fang xue jie

【英文名】Fu Fang Xue Jie Capsule

【组成】血竭、乳香、没药、檀香。(南京中医学院学报 1992,(4))

复方西羚解毒丸 fu fang xi ling jie du wan

【英文名】Fu Fang Xi Ling Jie Du Pill

【组成】金银花、连翘、桔梗、荆芥穗、牛蒡子、甘草、淡竹叶、薄荷、淡豆豉、羚羊角、水牛角浓缩粉、冰片。(药品标准－中药成方制剂标准 1997)

复方西羚解毒片 fu fang xi ling jie du pian

【英文名】Fu Fang Xi Ling Jie Du Tablet

【组成】金银花、连翘、桔梗、荆芥穗、牛蒡子、甘草、淡竹叶、薄荷脑、薄荷油、淡豆豉、羚羊角、水牛角浓缩粉、冰片。(药品标准－中药成方制剂标准 1995)

复方何首乌片 fu fang he shou wu pian

【英文名】Fu Fang He Shou Wu Tablet

【组成】何首乌。((82)粤卫药准字第 F1－071 号)

复方岗稔片 fu fang gang ren pian

【英文名】Fu Fang Gang Ren Tablet

【组成】桃金娘根提取物、虎杖提取物。(药品标准－中药成方制剂标准 1996)

复方扶芳藤合剂 fu fang fu fang teng he ji

【英文名】Fu Fang Fu Fang Teng Mixture

【组成】扶芳藤、黄芪、人参。(药品标准－中药成方制剂标准 1998)

复方抗瘤粉 fu fang kang liu fen

【英文名】Fu Fang Kang Liu Powder

【组成】半边莲、白花蛇舌草、黄芪、当归等。(中西医结合杂志 1984,4(1))

复方杏香兔耳风颗粒 fu fang xing xiang tu er feng ke li

【英文名】Fu Fang Xing Xiang Tu Er Feng Granule

【组成】杏香兔耳风、白术。(药品标准－中药成方制剂标准 1997)

复方杜仲片 fu fang du zhong pian

【英文名】Fu Fang Du Zhong Tablet

【异名】杜仲降压片(药品标准－中药成方制剂标准)

【组成】复方杜仲流浸膏、钩藤。(药品标准－中药成方制剂标准 1992)

复方杜仲合剂 fu fang du zhong he ji

【英文名】Fu Fang Du Zhong Mixture

【组成】生杜仲、黄芩、夏枯草、当归、川芎、益母草、黄芪、钩藤、生地、元肉、藁本、槐花。(中医杂志 1959,(6))

复方杜鹃片 fu fang du juan pian

【英文名】Fu Fang Du Juan Tablet

【组成】烈香、杜鹃、黄芪、蒲公英。((82)甘卫药准字第 219－4 号)

复方沙姜汤 fu fang sha jiang tang

【英文名】Fu Fang Sha Jiang Decoction

【组成】沙姜、威灵仙、桔梗、甘草、乌梅、蚕砂、山楂。(中西医结合杂志 1985,5(7))

复方灵芝干糖浆 fu fang ling zhi gan tang jiang

【英文名】Fu Fang Ling Zhi Gan Syrup

【组成】灵芝、五味子、郁金、蔗糖。((85)津卫药准字第 328 号)

复方灵芝冲剂 fu fang ling zhi chong ji

【英文名】Fu Fang Ling Zhi Medicinal Instant Granule

【组成】灵芝、柴胡、五味子、郁金。(药品标准－中药成方制剂标准 1990)

复方灵芝注射液 fu fang ling zhi zhu she ye

【英文名】Fu Fang Ling Zhi Injection

【组成】灵芝、黄芪、党参。(江苏中医杂志 1981,(10))

复方皂矾丸 fu fang zao fan wan

【英文名】Fu Fang Zao Fan Pill

【组成】皂矾、西洋参、海马、肉桂、大枣、核桃仁。(药品标准－中药成方制剂标准 1997)

复方肝炎颗粒 fu fang gan yan ke li

【英文名】Fu Fang Gan Yan Granule

【异名】复方肝炎冲剂(药品标准－中药成方制剂标准)

【组成】柴胡、田基黄、茵陈、蒲公英、甘草、金钱草。(药品标准－中药成方制剂标准 1996)

复方芜荑膏 fu fang wu yi gao

【英文名】Fu Fang Wu Yi Ointment

【组成】芜荑、槟榔、吴萸、硫黄、花椒、凡士林。(陕西中医 1987,8(9))

复方芦丁片 fu fang lu ding pian

【英文名】Fu Fang Lu Ding Pellet

【组成】芦丁。((87)京卫药准字第 035 号)

复方芦荟胶囊 fu fang lu hui jiao nang

【英文名】Fu Fang Lu Hui Capsule

【组成】芦荟、青黛、朱砂、琥珀。(药品标准－中药成方制剂标准 1998)

复方芦笋制剂 fu fang lu sun zhi ji

【英文名】Fu Fang Lu Sun Liquid

【组成】芦笋、薏苡仁、山药等。(中草药 1993,24(6))

复方苍耳子散 fu fang cang er zi san

【英文名】Fu Fang Cang Er Zi Powder

【组成】桑叶、芦根、苍耳子、桔梗、辛夷、白芷、鱼腥草。(辽宁中医杂志 1981,(10))

复方苍豆丸 fu fang cang dou wan

【英文名】Fu Fang Cang Dou Pill

【组成】苍术、山豆根、绿茶。(中国中西医结合杂志 1992,12(10))

复方补骨脂冲剂 fu fang bu gu zhi chong ji

【英文名】Fu Fang Bu Gu Zhi Medicinal Instant Granule

【组成】补骨脂、锁阳、狗脊、川断、黄精、赤芍等。(上海中医药杂志 1985,(3))

复方补骨脂剂 fu fang bu gu zhi ji

【英文名】Compound Granule Of Fructus Psoraleae

【组成】补骨脂、锁阳、黄精、狗脊、续断、赤芍。((83)沪卫药准字第30号)

复方补骨脂酊 fu fang bu gu zhi ding

【英文名】Fu Fang Bu Gu Zhi Tincture

【组成】补骨脂、菟丝子、栀子、75%酒精。(中医方剂大辞典)

复方诃黄液 fu fang he huang ye

【英文名】Fu Fang He Huang Liquid

【组成】诃子、大黄、枯矾。(北京中医杂志 1991,(5))

复方谷芽合剂 fu fang gu ya he ji

【英文名】Fu Fang Gu Ya Mixture

【组成】谷芽、飞来鹤、香茶菜、葛根、诃子肉、通草。(浙江中医学院通讯 1976,2(1))

复方连翘注射液 fu fang lian qiao zhu she ye

【英文名】Fu Fang Lian Qiao Injection

【组成】连翘、黄芩、大青叶。(中草药 1982,13(10))

复方阿胶浆 fu fang e jiao jiang

【英文名】Fu Fang E Jiao Liquid

【组成】阿胶、人参、黄芪、熟地、党参、山楂、白术、枸杞子。(鲁卫药批准字(89)947)

复方阿胶胶囊 fu fang e jiao jiao nang

【英文名】Fu Fang E Jiao Capsule

【组成】阿胶、人参、熟地黄、党参、山楂。(药品标准-中药成方制剂标准 1997)

复方阿胶颗粒 fu fang e jiao ke li

【英文名】Fu Fang E Jiao Granule

【组成】阿胶、人参、熟地黄、党参、山楂。(药品标准-中药成方制剂标准 1997)

复方阿魏酸钠 fu fang e wei suan na

【英文名】Capsulae Natrll Ferulatis Compositae

【组成】阿魏酸钠、脑益嗪、乙酰水杨酸、维生素B。((90)卫药准字X-115号)

复方陀柏散 fu fang tuo bo san

【英文名】Fu Fang Tuo Bo Powder

【组成】陀柏散加轻粉。(中医方剂大辞典)

复方陇马陆胃药片 fu fang long ma lu wei yao pian

【英文名】Fu Fang Long Ma Lu Wei Yao Tablet

【组成】陇马陆全粉、三七。(药品标准-中药成方制剂标准 1998)

复方陈香胃片 fu fang chen xiang wei pian

【英文名】Fu Fang Chen Xiang Wei Tablet

【组成】陈皮、石菖蒲、木香、大黄等。(赣卫药准(1982)79-7号)

复方鸡内金片 fu fang ji nei jin pian

【英文名】Fu Fang Ji Nei Jin Tablet

【组成】鸡内金、六神曲。(药品标准-中药成方制剂标准 1998)

复方鸡血藤汤 fu fang ji xue teng tang

【英文名】Fu Fang Ji Xue Teng Decoction

【组成】鸡血藤、川牛膝、桑寄生、老母鸡。(山东中医杂志 1993,12(5))

复方鸡血藤膏 fu fang ji xue teng gao

【英文名】Fu Fang Ji Xue Teng Plaster

【组成】滇鸡血藤膏粉、川牛膝、续断、红花、黑豆、糯米、饴糖。(《中国药典》(2000年版))

复方鸡金散 fu fang ji jin san

【英文名】Fu Fang Ji Jin Powder

【组成】炒鸡内金、炒山药、炒茯苓、盐炒车前子、炒白术、炙甘草。(新医药学杂志 1974,(6))

复方乳香注射液 fu fang ru xiang zhu she ye

【英文名】Fu Fang Ru Xiang Injection

【组成】乳香、川芎、盐酸普鲁卡因。(贵阳中医学院学报 1984,(3))

复方乳痛灵 fu fang ru tong ling

【英文名】Fu Fang Ru Tong Ling Tablet

【组成】柴胡、香附、白芍、当归、丹参、王不留行、海藻、皂刺、白花蛇舌草、黄芪、白芥子、鹿角霜。(贵州医药 1983,(2))

复方兔耳一支香 fu fang tu er yi zhi xiang

【英文名】Fu Fang Tu Er Yi Zhi Xiang Pill

【组成】兔耳一支香、白术。(江西医药 1982,增刊(6))

复方制金柑冲剂 fu fang zhi jin gan chong ji

【英文名】Fu Fang Zhi Jin Gan Granule

【组成】金柑、丁香、肉桂、砂仁、豆蔻、木香、沉香、玫瑰花、延胡索、梅花、香附、香橼、丹参、桔梗、厚朴、乌药、高良姜、干姜、枳壳、佛手、毕澄茄、陈皮、青皮、藿香、吴茱萸、郁金、紫苏梗。(药品标准-中药成方制剂标准 1992)

复方刺五加片 fu fang ci wu jia pian

【英文名】Fu Fang Ci Wu Jia Tablet

【组成】刺五加、玉竹、黄芪、当归、维生素。(药品标准-中药成方制剂标准 1991)

复方参芪浸剂 fu fang shen qi jin ji

【英文名】Fu Fang Shen Qi Liquid Extract

【组成】大枣、黑枣、党参、丹参、黄芪、枸杞、淫羊藿、胡萝卜、大蒜。(北京中医杂志 1992,(5))

复方参果口服液 fu fang shen guo kou fu ye

【英文名】Fu Fang Shen Guo Peroral Liquid

【组成】西洋参、黄精、石斛等。(中国中医眼科杂志 1993,3(4))

复方垂盆草冲剂 fu fang chui pen cao chong ji

【英文名】Fu Fang Chui Pen Cao Granule

【组成】垂盆草清膏、矮地茶清膏。(药品标准－中药成方制剂标准 1993)

复方垂盆草糖浆 fu fang chui pen cao tang jiang

【英文名】Fu Fang Chui Pen Cao Syrup

【组成】鲜垂盆草、平地木、蔗糖。(中医方剂大辞典)

复方宫血安冲剂 fu fang gong xue an chong ji

【英文名】Fu Fang Gong Xue An Medicinal Instant Granule

【组成】西党参、炙黄芪、续断、白芍、山楂、乌梅、女贞子、旱莲草、甘草。(湖南中医学院学报 1991,11(2))

复方岩白菜素片 fu fang yan bai cai su pian

【英文名】Fu Fang Yan Bai Cai Su Tablet

【组成】(1)岩白菜素、扑尔敏。((92)滇卫药准字第 44X 第 424 号)(2)岩白菜素、扑尔敏。((92)滇卫药准字 IX－33)

复方岩连片 fu fang yan lian pian

【英文名】Fu Fang Yan Lian Tablet

【组成】石吊兰、重楼、板蓝根、百部、杠板归。(药品标准－中药成方制剂标准 1994)

复方岩莲片 fu fang yan lian pian

【英文名】Fu Fang Yan Lian Pill

【组成】岩豇豆(石吊兰)、地榆、百部、板蓝根。(贵阳中医学院学报 1979,(1))

复方建中合剂 fu fang jian zhong he ji

【英文名】Fu Fang Jian Zhong Mixture

【组成】吴茱萸、党参、瓜蒌、实白芍、当归、炙甘草、薤白、桂枝、炮姜、红枣、饴糖。(浙江中医学院通讯 1978,4(2))

复方明星片 fu fang ming xing pian

【英文名】Fu Fang Ming Xing Tablet

【组成】决明子、制南星、山楂等。(云南中医杂志 1987,8(1))

复方松香膏 fu fang song xiang gao

【英文名】Fu Fang Song Xiang Plaster

【组成】松香、滑石粉、煅石膏、铅丹。(中医临床与保健 1989,(1))

复方松塔丸 fu fang song ta wan

【英文名】Fu Fang Song Ta Pill

【组成】松塔、生杏仁、黄豆、蒲公英、冰片。(中医方剂大辞典)

复方板兰根片 fu fang ban lan gen pian

【英文名】Fu Fang Ban Lan Gen Tablet

【组成】(1)板蓝根。((82)粤卫药准字第 A15－035 号)(2)板蓝根、茵陈、甘草。((81)川卫药准字－1403 号)(3)板蓝根、蒲公英、紫花地丁。((92)滇卫药准字 44Z 第 435 号)(4)板蓝根。((92)滇卫药准字 27Z 第 982 号)

复方板蓝根 fu fang ban lan gen

【英文名】Fu Fang Ban Lan Gen Liquid

【组成】(1)板蓝根、大青叶、薏仁米、紫草。(新医药学杂志 1975,(6))(2)板蓝根。(贵州医药 1989,(3))

复方板蓝根颗粒 fu fang ban lan gen ke li

【英文名】Fu Fang Ban Lan Gen Granule

【组成】板蓝板、大青叶。(药品标准－中药成方制剂标准 1997)

复方板蓝根糊剂 fu fang ban lan gen hu ji

【英文名】Fu Fang Ban Lan Gen Paste

【组成】板蓝根针剂、病毒灵片剂。(安徽中医学院学报 1992,11(1))

复方枇杷止咳冲剂 fu fang pi pa zhi ke chong ji

【英文名】Fu Fang Pi Pa Zhi Ke Medicinal Instant Granule

【组成】川贝母、枇杷叶、桔梗、薄荷脑。(药品标准－中药成方制剂标准 1995)

复方枇杷叶膏 fu fang pi pa ye gao

【英文名】Fu Fang Pi Pa Ye Concentrated Decoction

【组成】枇杷叶、车前草、百部、苦杏仁、桔梗、麻黄、浙贝母、甘草。(药品标准－中药成方制剂标准 1992)

复方枇杷糖浆 fu fang pi pa tang jiang

【英文名】Fu Fang Pi Pa Syrup

【组成】枇杷叶、氯化铵、吐根酊、复方樟脑酊、甘草流浸膏、橙皮酊、薄荷油。(药品标准－中药成方制剂标准 1997)

复方枣仁胶囊 fu fang zao ren jiao nang

【英文名】Fu Fang Zao Ren Capsule

【组成】酸枣仁、延胡索。(药品标准－中药成方制剂标准 1998)

复方河车散 fu fang he che san

【英文名】Fu Fang He Che Powder

【组成】紫河车、黄芪、元胡、茯苓、鸡内金、砂仁。(陕西中医 1987,8(7))

复方矾核丸 fu fang fan he wan

【英文名】Fu Fang Fan He Pill

【组成】煅黑矾、核桃仁、生栗子、大枣、蜂蜜。(山东中医杂志 1986,(4))

复方细辛液 fu fang xi xin ye

【英文名】Fu Fang Xi Xin Liquid

【组成】荜茇、白芷、细辛、花椒、高良姜、冰片、60%酒精。(中西医结合杂志 1988,8(12))

复方罗布麻片 fu fang luo bu ma pian

【英文名】Fu Fang Luo Bu Ma Tablet

【组成】罗布麻。(沪卫药准字(1995)第 019069 号)

复方罗布麻冲剂 fu fang luo bu ma chong ji

【英文名】Fu Fang Luo Bu Ma Medicinal Instant Granule

【组成】罗布麻叶、菊花、山楂。(药品标准-中药成方制剂标准 1992)

复方罗汉果止咳冲剂 fu fang luo han guo zhi ke chong ji

【英文名】Fu Fang Luo Han Guo Zhi Ke Medicinal Instant Granule

【组成】罗汉果、桑白皮、百部、枇杷叶、白前、桔梗。(药品标准-中药成方制剂标准 1991)

复方苦木消炎片 fu fang ku mu xiao yan pian

【英文名】Fu Fang Ku Mu Xiao Yan Tablet

【组成】穿心莲、苦木。(药品标准-中药成方制剂标准 1992)

复方苦参肠炎康片 fu fang ku shen chang yan kang pian

【英文名】Fu Fang Ku Shen Chang Yan Kang Tablet

【组成】苦参、黄连、白芍等。((98)卫药准字 Z-101 号)

复方苦参注射液 fu fang ku shen zhu she ye

【英文名】Fu Fang Ku Shen Injection

【组成】苦参、白土苓。(药品标准-中药成方制剂标准 1997)

复方苦参软糖 fu fang ku shen ruan tang

【英文名】Fu Fang Ku Shen Panocha

【组成】苦参、马齿苋、黄柏。(山西医药杂志 1978,(3))

复方苦参酊 fu fang ku shen ding

【英文名】Fu Fang Ku Shen Tincture

【组成】苦参、地榆、胡黄连、地肤子。(浙江中医学院学报 1991,15(5))

复方虎杖片 fu fang hu zhang pian

【英文名】Fu Fang Hu Zhang Tablet

【异名】复方阴阳莲片(药品标准-中药成方制剂标准)

【组成】虎杖、功劳木、枇杷叶。(药品标准-中药成方制剂标准 1991)

复方虎杖制剂 fu fang hu zhang zhi ji

【英文名】Fu Fang Hu Zhang Plaster

【组成】Ⅰ号方:虎杖、九里明、金银花;Ⅱ号方:Ⅰ号方、龙骨、象皮、白蜡、冰片、麻油;Ⅲ号方:Ⅰ号方、芙蓉根、雄黄、冰片、青黛、蟾酥、血余炭、朱砂、山栀、血竭、炉甘石、当归、龙骨、寒水石、没药、煅石膏、牡丹皮、琥珀、麻油。(中草药通讯 1974,(6))

复方虎杖酊 fu fang hu zhang ding

【英文名】Fu Fang Hu Zhang Tincture

【组成】虎杖、黄柏、地榆、榆树皮内层皮。(中医杂志 1991,12(3))

复方虎杖煎剂 fu fang hu zhang jian ji

【英文名】Fu Fang Hu Zhang Decoction

【组成】鲜虎杖、鲜柳叶、鲜地锦草。(新中医 1974,(5))

复方虎杖糖浆 fu fang hu zhang tang jiang

【英文名】Fu Fang Hu Zhang Syrup

【组成】虎杖、茵陈、葫芦茶、车前子、板蓝根、白糖。(广西中医药 1983,6(5))

复方败酱注射液 fu fang bai jiang zhu she ye

【英文名】Fu Fang Bai Jiang Injection

【组成】败酱草、丹参、金银花、赤芍、木香、夏枯草、苡米。(山东中医杂志 1990,9(4))

复方贯众注射液 fu fang guan zhong zhu she ye

【英文名】Fu Fang Guan Zhong Injection

【组成】贯众、土茯苓、丹皮、野菊花。(新中医 1984,(1))

复方贯筋煎(膏) fu fang guan jin jian(gao)

【英文名】Fu Fang Guan Jin Decoction

【组成】贯筋(老鹳草)、当归、川芎、白藤皮、红花。(中医药学报 1979,(1))

复方金荞片 fu fang jin qiao pian

【英文名】Fu Fang Jin Qiao Tablet

【组成】开金锁、生干蟾、鱼腥草、百部、穿心莲。(中医方剂大辞典)

复方金钱草冲剂 fu fang jin qian cao chong ji

【英文名】Fu Fang Jin Qian Cao Medicinal Instant Granule

【异名】金钱草冲剂(桂卫药批字(1988)17 号)

【组成】广金钱草、车前草等。(桂卫药批字(1988)17 号)

复方金钱草膏 fu fang jin qian cao gao

【英文名】Fu Fang Jin Qian Cao Ointment

【组成】金钱草、蒲公英、茵陈、芦根、山楂、郁金、元胡、柴胡、白芍、丹皮、广木香、香附、青皮、陈皮。(中西医结合杂志 1989,9(7))

复方金钱草颗粒 fu fang jin qian cao ke li

【英文名】Fu Fang Jin Qian Cao Granule

【组成】广金钱草、车前草、石韦、玉米须。(药品标准-中药成方制剂标准 1998)

复方金银花冲剂 fu fang jin yin hua chong ji

【英文名】Fu Fang Jin Yin Hua Medicinal Instant Granule

【组成】金银花、连翘、黄芩。(药品标准-中药成方制

剂标准 1995)

复方金蒲丹 fu fang jin pu dan

【英文名】Fu Fang Jin Pu Pellet

【组成】郁金、菖蒲、丹参。(中国医药学报 1992,7(2))

复方闹洋花针剂 fu fang nao yang hua zhen ji

【英文名】Fu Fang Nao Yang Hua Injection

【组成】闹洋花、当归、川芎、生草乌。(广东医学(祖国医学版)1980,1(8))

复方降脂片 fu fang jiang zhi pian

【英文名】Fu Fang Jiang Zhi Tablet

【组成】何首乌、山楂、枸杞子。(中药药理与临床 1991,7(6))

复方降脂冲剂 fu fang jiang zhi chong ji

【英文名】Fu Fang Jiang Zhi Medicinal Instant Granule

【组成】山楂、何首乌。(四川中医 1992,(11))

复方降酶汤 fu fang jiang mei tang

【英文名】Fu Fang jiang Mei Decoction

【组成】威灵仙、金钱草、五味子。(云南医药 1983,4(3))

复方降糖丸 fu fang jiang tang wan

【英文名】Fu Fang Jiang Tang Pill

【组成】生晒参、地骨皮、泽泻、生地、维生素 B_1、维生素 C 等。(上海中医药杂志 1987,(4))

复方降糖灵 fu fang jiang tang ling

【英文名】Fu Fang Jiang Tang Ling Powder

【组成】生地、黄芪、丹参、鬼箭羽、肉桂、云南白药、阿斯匹林。(上海中医药杂志 1993,9(2))

复方青果冲剂 fu fang qing guo chong ji

【英文名】Fu Fang Qing Guo Medicinal Instant Granule

【组成】胖大海、青果、金果榄、麦冬、玄参、诃子、甘草。(药品标准－中药成方制剂标准 1993)

复方青黛丸 fu fang qing dai wan

【英文名】Fu Fang Qing Dai Pill

【组成】青黛、紫草、土茯苓、乌梅。((85)陕卫药准字 00624 号)

复方青黛散 fu fang qing dai san

【英文名】Fu Fang Qing Dai Powder

【组成】青黛、儿茶、黄连、白及、生甘草、薄荷、煅人中白、煅硼砂、云南白药、冰片。(新疆中医药 1992,(3))

复方青黛糊剂 fu fang qing dai hu ji

【英文名】Fu Fang Qing Dai Paste

【组成】青黛粉、黄柏粉、生甘草粉、生石膏粉、薄荷脑。(中医方剂大辞典)

复方鱼肝油 fu fang yu gan you

【英文名】Fu Fang Yu Gan You Plaster

【组成】柳白皮、栀子、黄连、黄芩、白蔹、白芷、地榆、乳香、没药、冰片、血竭、木瓜、甘草、狗胆汁、鱼肝油。(云南中医杂志 1988,9(3))

复方鱼腥草片 fu fang yu xing cao pian

【英文名】Fu Fang Yu Xing Cao Tablet

【组成】鱼腥草、黄芩、板蓝根、连翘、金银花。(药品标准－中药成方制剂标准 1993)

复方南板蓝根片 fu fang nan ban lan gen pian

【英文名】Fu Fang Nan Ban Lan Gen Tablet

【组成】南板蓝根、紫花地丁、蒲公英。(药品标准－中药成方制剂标准 1991)

复方南板蓝根冲剂 fu fang nan ban lan gen chong ji

【英文名】Fu Fang Nan Ban Lan Gen Medicinal Instant Granule

【组成】南板蓝根、紫花地丁、蒲公英。(药品标准－中药成方制剂标准 1991)

复方威灵仙注射液 fu fang wei ling xian zhu she ye

【英文名】Fu Fang Wei Ling Xian Injection

【组成】威灵仙、独活、柴胡、白芷、川芎、氯化钠、亚硫酸氢钠、吐温－8。(贵州医药 1983,(2))

复方春砂颗粒 fu fang chun sha ke li

【英文名】Fu Fang Chun Sha Granule

【异名】复方春砂冲剂(药品标准－中药成方制剂标准)

【组成】砂仁叶油、化橘红、白术、枳壳。(药品标准－中药成方制剂标准 1996)

复方枯痔液 fu fang ku zhi ye

【英文名】Fu Fang Ku Zhi Injection

【组成】枯矾、血竭、雄黄、石碳酸、甘油、蒸馏水。(陕西中医 1989,10(6))

复方柠檬烯胶囊 fu fang ning meng xi jiao nang

【英文名】Fu Fang Ning Meng Xi Capsule

【组成】柠檬烯等。((87)苏卫药 1810－1 号)

复方柳菊片 fu fang liu ju pian

【英文名】Fu Fang Liu Ju Tablet

【组成】柳叶、野菊花、白花蛇舌草。(中药通报 1983,8(3))

复方树舌片 fu fang shu she pian

【英文名】Fu Fang Shu She Tablet

【组成】树舌、人参皂甙、乌鸡浸膏、五味子。(吉林中医 1989,(1))

复方活血汤 fu fang huo xue tang

【英文名】Fu Fang Huo Xue Decoction

【组成】当归、桃仁、薤白头、红花、柴胡、延胡索、乳香、木香、炙甘草。(中国中西医结合杂志 1992,12(2))

复方独活胶囊 fu fang du huo jiao nang

【英文名】Fu Fang Du Huo Capsule

【组成】独活、朱砂、琥珀。(湖北中医杂志 1991,(2))

复方珍珠暗疮片 fu fang zhen zhu an chuang pian
【英文名】Fu Fang Zhen Zhu An Chuang Tablet
【组成】暗疮干浸膏粉、珍珠层粉、羚羊角粉、水牛角浓缩粉、北沙参、赤芍、黄芩。(药品标准－中药成方制剂标准1994)
复方祖师麻止痛膏 fu fang zu shi ma zhi tong gao
【英文名】Fu Fang Zu Shi Ma Zhi Tong Ointment
【组成】祖师麻、芸香。
复方祛风通络方 fu fang qu feng tong luo fang
【英文名】Fu Fang Qu Feng Tong Luo Decoction
【组成】生芪、僵蚕、全蝎、钩藤、玄参、知柏、桔梗、蜈蚣、滁菊花、生地、川芎、赤白芍、当归、丹参、刺蒺藜。(中医方剂大辞典)
复方穿心莲片 fu fang chuan xin lian pian
【英文名】Fu Fang Chuan Xin Lian Tablet
【组成】穿心莲、路边青。(药品标准－中药成方制剂标准1998)
复方绞股蓝合剂 fu fang jiao gu lan he ji
【英文名】Fu Fang Jiao Gu Lan Mixture
【组成】绞股蓝、人参叶、蛇舌草、柴胡、黄芩、郁金、制香附、枳壳、炙甘草。(浙江中医杂志1992,(4))
复方美兰 fu fang mei lan
【英文名】Fu Fang Mei Lan Injection
【组成】1%奴夫卡因、美兰。(山西医药杂志1983,12(1))
复方胃乃安 fu fang wei nai an
【英文名】Fu Fang Wei Nai An Powder
【组成】人参、黄芪、田七、人工牛黄、珍珠层粉。(中药药理与临床1991,7(2))
复方胃乐舒 fu fang wei le shu
【英文名】Fu Fang Wei Le Shu Liquid
【组成】(1)猴头菌之提取物、蜂王浆、上等椴树蜜。((84)吉卫药准字第430085号)(2)猴头菌、蜂王浆、椴树蜜。((88)吉卫药准字第430051号)
复方胃乐舒口服液 fu fang wei le shu kou fu ye
【英文名】Fu Fang Wei Le Shu Peroral Liquid
【组成】猴头菌。((88)辽卫药准字第1615－64号)
复方胃宁片 fu fang wei ning pian
【英文名】Fu Fang Wei Ning Tablet
【组成】猴头菌粉、延胡索、海螵蛸。(药品标准－中药成方制剂标准1993)
复方胃康灵 fu fang wei kang ling
【英文名】Fu Fang Wei Kang Ling Tablet
【组成】川楝子、玄胡、郁金、海螵蛸、蒲公英、半枝莲、鸡血藤、酒大黄、代赭石、甘草、莱菔子。(中国中西医结合杂志1993,13(2))
复方胆宁片 fu fang dan ning pian
【英文名】Fu Fang Dan Ning Tablet
【组成】川楝、白术、茯苓、茵陈、栀子等。(中国医药学报1991,6(3))
复方胆通片 fu fang dan tong pian
【英文名】Fu Fang Dan Tong Tablet
【组成】胆通、溪黄草、茵陈、穿心莲、大黄。(药品标准－中药成方制剂标准1991)
复方胆通胶囊 fu fang dan tong jiao nang
【英文名】Fu Fang Dan Tong Capsule
【组成】胆通、溪黄草、茵陈、穿心莲、大黄。(药品标准－中药成方制剂标准1991)
复方胆痛 fu fang dan tong
【英文名】Fu Fang Dan Tong Tablet
【组成】胆通、穿心莲、茵陈、大黄。((91)粤卫药准字第E17－005号)
复方胆道排石汤 fu fang dan dao pai shi tang
【英文名】Fu Fang Dan Dao Pai Shi Decoction
【组成】金钱草、海金砂(海金草)、生大黄、老红花、板蓝根、广木香、广郁金、炙鸡金、姜半夏、陈皮、生甘草。(实用中西医结合杂志1993,6(2))
复方胎盘片 fu fang tai pan pian
【英文名】Fu Fang Tai Pan Tablet
【组成】胎盘粉、麦芽、党参、橘皮、黄芪。(中医方剂大辞典)
复方胡黄连合剂 fu fang hu huang lian he ji
【英文名】Fu Fang Hu Huang Lian Mixture
【组成】胡黄连浸膏液、黄芩浸膏液、金银花浸膏液、白芍浸膏液、甘草浸膏液。(中华儿科杂志1960,11(3))
复方胡椒酊 fu fang hu jiao ding
【英文名】Fu Fang Hu Jiao Tincture
【组成】胡椒、生川乌、麻黄、细辛、樟脑、桂枝、马钱子、碘化钾。(山东中医杂志1984,(3))
复方茵陈煎 fu fang yin chen jian
【英文名】Fu Fang Yin Chen Decoction
【组成】茵陈蒿、苍术、大黄、泽泻、山栀子、茯苓。(中药通报1959,5(1))
复方茵陈蒿煎 fu fang yin chen hao jian
【英文名】Fu Fang Yin Chen Hao Decoction
【组成】茵陈、大黄、山栀、苍术、泽泻、茯苓。(浙江中医杂志1960,(1))
复方茵陈糖浆 fu fang yin chen tang jiang
【英文名】Fu Fang Yin Chen Syrup
【组成】龙胆、丹参、茵陈、大青叶、车前草。(药品标准－中药成方制剂标准1998)
复方茵柴汤 fu fang yin chai tang
【英文名】Fu Fang Yin Chai Decoction
【组成】茵陈、栀子、虎杖、茅根、柴胡、茯苓、苡仁、山

楂、败酱草、生甘草。(贵州医药 1983,(5))

复方茶剂 fu fang cha ji

【英文名】Fu Fang Cha Medicinal Instant Granule

【组成】玄参、川当归、炒槐米、麦冬、桔梗、炒荆芥、炒地榆、生甘草、大黄。(贵阳中医学院学报 1987,(4))

复方荆芥熏洗剂 fu fang jing jie xun xi ji

【英文名】Fu Fang Jing Jie Lotion

【组成】荆芥、防风、透骨草、生川乌、虾蟆草、生草乌、苦参。(药品标准－中药成方制剂标准 1997)

复方草豆蔻酊 fu fang cao dou kou ding

【英文名】Fu Fang Cao Dou Kou Tincture

【组成】草豆蔻、肉桂、小茴香。(药品标准－中药成方制剂标准 1995)

复方草珊瑚片 fu fang cao shan hu pian

【英文名】Fu Fang Cao Shan Hu Tablet

【组成】草珊瑚、麦冬、杏仁、蒲公英、猪苓、南沙参、法夏、陈皮、桔梗、白花蛇舌草等。(贵阳中医学院学报 1988,(2))

复方草珊瑚含片 fu fang cao shan hu han pian

【英文名】Fu Fang Cao Shan Hu Han Tablet

【组成】草珊瑚浸膏、薄荷脑、薄荷油。(药品标准－中药成方制剂标准 1998)

复方荜澄茄丸 fu fang bi cheng qie wan

【英文名】Fu Fang Bi Cheng Qie Pill

【组成】荜澄茄、川木香、百部、枯矾。(浙江中医杂志 1957,(11))

复方蚂蚁丸 fu fang ma yi wan

【英文名】Fu Fang Ma Yi Pill

【组成】蚂蚁、人参、黄芪、当归、鸡血藤、淫羊藿、巴戟天、菟丝子、丹参、制川乌、威灵仙、蜈蚣、牛膝。(中国中西医结合杂志 1992,12(10))

复方钩蜜片 fu fang gou mi pian

【英文名】Fu Fang Gou Mi Tablet

【组成】钩藤碱、蜜环菌、夏枯草、菊花、山楂、桑寄生、首乌、女贞子、石决明、向日葵盘、牛膝、黄精、酸枣仁、葛根。(赣卫药准(1984)17－87号)

复方钩藤口服液 fu fang gou teng kou fu ye

【英文名】Fu Fang Gou Teng Peroral Liquid

【组成】钩藤总碱、生地醇浸膏、泽泻醇浸膏。(中药药理与临床 1993,9(6))

复方除疿液 fu fang chu fei ye

【英文名】Fu Fang Chu Fei Lotion

【组成】大黄、黄连、黄柏、苦参、白芷、甘草、明矾、炉甘石、硼砂、大蒜、鲜丝瓜叶、冰片、薄荷脑、甘油、香精、95%乙醇、60%乙醇、蒸馏水。(时珍国药研究 1991,2(2))

复方首乌地黄丸 fu fang shou wu di huang wan

【英文名】Fu Fang Shou Wu Di Huang Pill

【组成】制何首乌、地黄、女贞子、墨旱莲。(药品标准－中药成方制剂标准 1991)

复方首乌汤 fu fang shou wu tang

【英文名】Fu Fang Shou Wu Decoction

【组成】何首乌等。(中药药理与临床 1989,5(3))

复方首乌补液 fu fang shou wu bu ye

【英文名】Fu Fang Shou Wu Bu Oral Liquid

【组成】制何首乌、白术、当归、黄芪、女贞子、党参、五味子、甘草、茯苓。(药品标准－中药成方制剂标准 1991)

复方香鱼合剂 fu fang xiang yu he ji

【英文名】Fu Fang Xiang Yu Mixture

【组成】细叶香茶、鱼腥草。(西中医药 1984,7(6))

复方香砂枳术汤 fu fang xiang sha zhi zhu tang

【英文名】Fu Fang Xiang Sha Zhi Zhu Decoction

【组成】枳实、枳壳、沙白术、山楂、香附、陈皮、木香、砂仁、乌药、鸡内金、白豆蔻、厚朴。(安徽中医学院学报 1989,8(3))

复方香薷水 fu fang xiang ru shui

【英文名】Fu Fang Xiang Ru Liquid

【组成】皱叶香薷、歪叶蓝、广霍香、紫苏叶、厚朴、豆蔻、木香、生姜、甘草。(药品标准－中药成方制剂标准 1998)

复方骨碎补粉 fu fang gu sui bu fen

【英文名】Fu Fang Gu Sui Bu Powder

【组成】骨碎补、宽筋藤、透骨草、威灵仙、通城虎、川乌。(广西中医药 1978,(2))

复方健胃消食片 fu fang jian wei xiao shi pian

【英文名】Fu Fang Jian Wei Xiao Shi Tablet

【组成】山药、北山楂、白术、党参、麦芽、茯苓、隔山撬、糯米草根。(中成药研究 1988,(6))

复方健胃散 fu fang jian wei san

【英文名】Fu Fang Jian Wei Powder

【组成】黄连、陈皮、茴香、丁香、生姜、山椒、甘草。(国外医学中医中药分册 1985,7(3))

复方健脾术苓汤 fu fang jian pi zhu ling tang

【英文名】Fu Fang Jian Pi Zhu Ling Decoction

【组成】苍白术、赤苓、猪苓、泽泻、陈皮、淮山药、扁豆衣、炒薏仁、匾蓄、萆薢、六一散。(中医方剂大辞典)

复方党参丸 fu fang dang shen wan

【英文名】Fu Fang Dang Shen Pill

【组成】党参、赤芍、核黄素(维生素 B2)。(中国医药学报 1992,7(2))

复方党参片 fu fang dang shen pian

【英文名】Fu Fang Dang Shen Tablet

【异名】冠参片(药品标准－中药成方制剂标准)
【组成】党参、丹参、当归、北沙参、金果榄。(药品标准－中药成方制剂标准1997)

复方唐松草合剂 fu fang tang song cao he ji
【英文名】Fu Fang Tang Song Cao Mixture
【组成】唐松草、苦参、列当。(内蒙古中医药1985,(1))

复方夏天无片 fu fang xia tian wu pian
【英文名】Fu Fang Xia Tian Wu Tablet
【组成】夏天无、制草乌、豨莶草、安痛藤、鸡血藤、鸡矢藤、威灵仙、广防己、五加皮、羌活、独活、秦艽、蕲蛇、麻黄、防风、全蝎、僵蚕、马钱子、苍术、乳香、没药、木香、川芎、丹参、当归、三七、骨碎补、赤芍、山楂叶、麝香、冰片、牛膝。(药品标准－中药成方制剂标准1998)

复方夏枯草膏 fu fang xia ku cao gao
【英文名】Fu Fang Xia Ku Cao Concentrated Decoction
【组成】夏枯草、香附、甘草、僵蚕、白芍、当归、陈皮、桔梗、川芎、红花、昆布、浙贝母、玄参、乌药。(药品标准－中药成方制剂标准1993)

复方拳参片 fu fang quan shen pian
【英文名】Fu Fang Quan Shen Tablet
【组成】拳参、白及、海螵蛸、寻骨风、陈皮。(药品标准－中药成方制剂标准1995)

复方柴胡灌肠剂 fu fang chai hu guan chang ji
【英文名】Fu Fang Chai Hu Retained Rectal Apministration Agents
【组成】柴胡、羌活、大黄。(中医杂志1993,34(5))

复方桑菊感冒片 fu fang sang ju gan mao pian
【英文名】Fu Fang Sang Ju Gan Mao Tablet
【组成】桑叶、野菊花、一枝黄花、枇杷仁、桔梗、芦根、甘草、薄荷油。(药品标准－中药成方制剂标准1991)

复方桑菊感冒冲剂 fu fang sang ju gan mao chong ji
【英文名】Fu Fang Sang Ju Gan Mao Medicinal Instant Granule
【组成】桑叶、野菊花、一枝黄花、枇杷仁、桔梗、芦根、甘草、薄荷油。(药品标准－中药成方制剂标准1991)

复方桑椹膏 fu fang sang shen gao
【英文名】Fu Fang Sang Shen Ointment
【组成】桑椹清膏、山海螺、甘草、炒冬术、炒白芍、熟地、麦门冬、制黄精、金樱子肉、夜交藤、女贞子、旱莲草、桔皮、红枣。(中医方剂大辞典)

复方桔梗止咳片 fu fang ju geng zhi ke pian
【英文名】Fu Fang Ju Geng Zhi Ke Tablet
【组成】桔梗、远志、款冬花、甘草。(药品标准－中药成方制剂标准1991)

复方桔梗片 fu fang ju geng pian
【英文名】Fu Fang Ju Geng Tablet
【组成】(1)桔梗、甘草、远志、款冬花。((88)豫卫药准字48051号)(2)桔梗、款冬花、远志、甘草。((88)川卫药准字4762号)

复方梨膏 fu fang li gao
【英文名】Fu Fang Li Concentrated Decoction
【组成】梨浸膏、南沙参、紫菀、麻黄、款冬花、紫苏子、桔梗、紫苏叶、前胡、桑叶、枳壳、甘草、茯苓、白茅根、百部、白及、法半夏、白芥子、浙贝母、荷叶炭、玉竹、瓜蒌仁、陈皮、天冬、白芍、藕节、苦杏仁、棕榈炭、阿胶、枇杷叶、栀子。(药品标准－中药成方制剂标准1997)

复方海蛇酊 fu fang hai she ding
【英文名】Fu Fang Hai She Tincture
【组成】海蛇、半枫荷、鸡血藤、豆豉姜、宽筋藤、两面针、桂枝、血风藤、千斤拔、甘草、黑老虎根、大枣。(药品标准－中药成方制剂标准1991)

复方消炎丸 fu fang xiao yan wan
【英文名】Fu Fang Xiao Yan Pill
【组成】元胡、川楝子、三棱、土茯苓、莪术、当归、丹参、赤芍、香附、山药、芡实。(中医杂志1981,22(2))

复方消肿通络汤 fu fang xiao zhong tong luo tang
【英文名】Fu Fang Xiao Zhong Tong Luo Decoction
【组成】金银花、连翘、赤小豆、当归、防己、鸡血藤、赤芍、牛膝、前子、活血止痛散、云南白药。(中医方剂大辞典)

复方消食冲剂 fu fang xiao shi chong ji
【英文名】Fu Fang Xiao Shi Medicinal Instant Granule
【组成】苍术、白术、神曲茶、广山楂、薏苡仁、饿蚂蝗。(药品标准－中药成方制剂标准1991)

复方消痔灵栓 fu fang xiao zhi ling shuan
【英文名】Fu Fang Xiao Zhi Ling Suppository
【组成】白及、仙鹤草、地榆、三七、黄连、乳香、血竭、冰片、明矾、大黄。(北京中医杂志1986,(1))

复方消痔栓 fu fang xiao zhi shuan
【英文名】Fu Fang Xiao Zhi Suppositories
【组成】五倍子、大黄、白螺蛳壳、青果核、冰片。(药品标准－中药成方制剂标准1998)

复方热敷散 fu fang re fu san
【英文名】Fu Fang Re Fu Powder
【组成】川芎、红花、陈皮、柴胡、乌药、独活、干姜、艾叶、侧柏叶、铁粉。(药品标准－中药成方制剂标准1997)

复方狼毒胶囊 fu fang lang du jiao nang
【英文名】Fu Fang Lang Du Capsule

【组成】狼毒、苦参、三七粉、麝香。(河北中医 1986,(4))

复方益气固脱汤 fu fang yi qi gu tuo tang

【英文名】Fu Fang Yi Qi Gu Tuo Decoction

【组成】西洋参、麦冬、五味子、生甘草、炙麻黄、杏仁、生石膏、银花、板兰根、生地、玄参、天花粉、知柏、瓜蒌、川贝、青蒿、浮小麦。(中医方剂大辞典)

复方益母草流浸膏 fu fang yi mu cao liu jin gao

【英文名】Fu Fang Yi Mu Cao Liquid Extract

【组成】益母草、熟地黄、当归。(药品标准－中药成方制剂标准 1994)

复方益母草膏 fu fang yi mu cao gao

【英文名】Fu Fang Yi Mu Cao Concentrated Decoction

【异名】安坤益母草膏(药品标准－中药成方制剂标准)

【组成】益母草、当归、川芎、白芍、地黄、木香。(药品标准－中药成方制剂标准 1998)

复方益母膏 fu fang yi mu gao

【英文名】Fu Fang Yi Mu Ointment

【组成】(1)益母草、泽兰、寄生。(中医方剂大辞典)(2)益母草、寄生、凤仙花全草、五味子、泽兰。(中医方剂大辞典)

复方益血散 fu fang yi xue san

【英文名】Fu Fang Yi Xue Powder

【组成】大鹿衔草、还阳参、紫丹参。(新中医 1983,(12))

复方益肝丸 fu fang yi gan wan

【英文名】Fu Fang Yi Gan Pill

【组成】茵陈、板蓝根、龙胆草、杏仁、夏枯草、车前子、丹参、大黄等。((95)卫药准字 Z－05 号)

复方益肝灵片 fu fang yi gan ling pian

【英文名】Fu Fang Yi Gan Ling Tablet

【组成】益肝灵粉、五仁醇浸膏。(药品标准－中药成方制剂标准 1997)

复方益肾合剂 fu fang yi shen he ji

【英文名】Fu Fang Yi Shen Mixture

【组成】生黄芪、半枝莲、半边莲、茜草、蒲黄、丹参。(上海中医药杂志 1987,(3))

复方益柏合剂 fu fang yi bai he ji

【英文名】Fu Fang Yi Bai Mixture

【组成】木通、车前子、萹蓄、栀子、瞿麦、黄柏、甘草、益母草。(广西中医药 1983,6(5))

复方莪术丸 fu fang e zhu wan

【英文名】Fu Fang E Zhu Pill

【组成】Ⅰ号方:莪术、三棱、海藻、红花、三七等;Ⅱ号方:莪术、枳实、厚朴、海藻、红花、三七等。(北京中医学院学报 1992,15(4))

复方莪术油软胶囊 fu fang e zhu you ruan jiao nang

【英文名】Fu Fang E Zhu You Capsule

【组成】莪术、陈皮。(药品标准－中药成方制剂标准 1998)

复方莪棱注射液 fu fang e leng zhu she ye

【英文名】Fu Fang E Leng Injection

【组成】楼叶、香附、降香、三棱、莪术。(中草药 1979,10(8))

复方蚕蛹粉 fu fang can yong fen

【英文名】Fu Fang Can Yong Powder

【组成】脱脂蚕蛹、柠檬酸、橘皮等。(中草药 1976,(2))

复方调肝煎 fu fang tiao gan jian

【英文名】Fu Fang Tiao Gan Decoction

【组成】黄芪、茯苓、白术、女贞子、桑寄生、菟丝子、蒲公英、蛇舌草、藤梨根、丹皮、丹参、赤芍、白芍。(浙江中医学院学报 1991,16(1))

复方逍遥散 fu fang xiao yao san

【英文名】Fu Fang Xiao Yao Powder

【组成】当归、白芍、柴胡、茯苓、白术、甘草、枸杞、丹参、米仁、香附、矮脚茶。(江西中医药 1987,(1))

复方速效止咳汤 fu fang su xiao zhi ke tang

【英文名】Fu Fang Su Xiao Zhi Ke Decoction

【组成】生侧柏叶、百部、桔梗、款冬花、紫菀、炙罂粟壳。(实用中医内科杂志 1987,1(3))

复方速效止咳糖浆 fu fang su xiao zhi ke tang jiang

【英文名】Fu Fang Su Xiao Zhi Ke Syrup

【组成】海浮石、百部、款冬花、紫菀、炙罂粟壳、冰糖。(现代中医 1992,5(3))

复方酒花散 fu fang jiu hua san

【英文名】Fu Fang Jiu Hua Powder

【组成】啤酒花、白屈菜。(黑龙江医药 1979,(3))

复方铁苋止血粉 fu fang tie xian zhi xue fen

【英文名】Fu Fang Tie Xian Zhi Xue Powder

【异名】杭州止血粉(药品标准－中药成方制剂标准)

【组成】铁苋菜、补骨脂、地锦草、仙鹤草、棕板、白及、明胶。(药品标准－中药成方制剂标准 1998)

复方铁苋合剂 fu fang tie xian he ji

【英文名】Fu Fang Tie Xian Mixture

【组成】铁苋、金鸡腿、厚朴或小(大)叶飞扬。(赤脚医生杂志 1975,(5))

复方鸭跖草流浸膏 fu fang ya zhi cao liu jin gao

【英文名】Fu Fang Ya Zhi Cao Liquid Extract

【组成】蒲公英、山指甲、白背叶。(新中医 1975,(3))

复方勒马回颗粒 fu fang le ma hui ke li

【英文名】Fu Fang Le Ma Hui Granule

【组成】水蔓菁、板蓝根、北沙参、桑白皮、桔梗、百部、

麻黄、甘草。(药品标准－中药成方制剂标准 1998)

复方排石冲剂 fu fang pai shi chong ji

【英文名】Fu Fang Pai Shi Medicinal Instant Granule

【组成】金钱草、海金沙、硝石、虎杖、生蒲黄、川牛膝、茯苓、白芍。(中国医药学报 1989,4(4))

复方救必应胶囊 fu fang jiu bi ying jiao nang

【英文名】Fu Fang Jiu Bi Ying Capsule

【组成】救必应、东风桔、香附。(药品标准－中药成方制剂标准 1995)

复方曼陀罗药水 fu fang man tuo luo yao shui

【英文名】Fu Fang Man Tuo Luo Liquid

【组成】曼陀罗、草乌、辣椒、樟脑。(药品标准－中药成方制剂标准 1998)

复方淫羊藿煎剂 fu fang yin yang huo jian ji

【英文名】Fu Fang Yin Yang Huo Decoction

【组成】淫羊藿、陈皮、桔梗、半夏、当归、黄芪、党参、白术、茯苓、熟地、枸杞子、郁金、细辛、甘草、酸枣仁、大枣。(云南医药 1981,2(2))

复方清带散 fu fang qing dai san

【英文名】Fu Fang Qing Dai Powder

【组成】熊胆。

复方羚角降压片 fu fang ling jiao jiang ya pian

【英文名】Fu Fang Ling Jiao Jiang Ya Tablet

【组成】羚羊角、夏枯草、黄芩、槲寄生。(药品标准－中药成方制剂标准 1996)

复方蛇胆川贝末 fu fang she dan chuan bei mo

【英文名】Fu Fang She Dan Chuan Bei Powder

【组成】蛇胆。((82)粤卫药准字第 A15－055 号)

复方蛇胆川贝散 fu fang she dan chuan bei san

【英文名】Fu Fang She Dan Chuan Bei Powder

【组成】蛇胆汁、川贝母、马兜铃、姜半夏、重楼、甘草。(药品标准－中药成方制剂标准 1996)

复方蛇胆陈皮末 fu fang she dan chen pi mo

【英文名】Fu Fang She Dan Chen Pi Powder

【组成】蛇胆汁、朱砂、地龙、僵蚕、陈皮、琥珀。(药品标准－中药成方制剂标准 1993)

复方野马追糖浆 fu fang ye ma zhui tang jiang

【英文名】Fu Fang Ye Ma Zhui Syrup

【组成】野马追、麻黄、桔梗、半夏、甘草。(药品标准－中药成方制剂标准 1991)

复方野菊感冒颗粒 fu fang ye ju gan mao ke li

【英文名】Fu Fang Ye Ju Gan Mao Granule

【组成】野菊花、桑叶、一枝黄花、枇杷仁、南沙参、芦根、甘草、薄荷油。(药品标准－中药成方制剂标准 1998)

复方银胡冲剂 fu fang yin hu chong ji

【英文名】Fu Fang Yin Hu Medicinal Instant Granule

【组成】山银胡、连翘、紫草、生石膏、板蓝根。(中医研究 1985,(1))

复方银黄口服液 fu fang yin huang kou fu ye

【英文名】Fu Fang Yin Huang Peroral Liquid

【组成】(1)金银花、连翘、石膏、玄参、栀子、黄芩、板蓝根。((91)京卫药准字第 030 号)(2)金银花、连翘、石膏、玄参、栀子、黄芩、板蓝根。((91)京卫药准字第 249 号)(3)金银花、连翘、石膏、玄参、栀子、黄芩、板蓝根。((92)京卫药准字(92)第 359 号)

复方雪莲注射液 fu fang xue lian zhu she ye

【英文名】Fu Fang Xue Lian Injection

【组成】雪莲、独活、红花、川芎、羌活、威灵仙。(陕西中医 1983,4(3))

复方雪莲胶囊 fu fang xue lian jiao nang

【英文名】Fu Fang Xue Lian Capsule

【组成】雪莲、延胡索、羌活、川乌、独活、草乌、木瓜、香加皮。(药品标准－中药成方制剂标准 1998)

复方鹿参膏 fu fang lu shen gao

【英文名】Fu Fang Lu Shen Concentrated Decoction

【组成】鹿胎、鹿角胶、熟地黄、人参、当归、川芎、白芍、白术、茯苓、甘草。(药品标准－中药成方制剂标准 1997)

复方鹿胎丸 fu fang lu tai wan

【英文名】Fu Fang Lu Tai Pill

【组成】鹿胎、益母草、当归、白芍、川芎、木香、柴胡、朱砂。(药品标准－中药成方制剂标准 1997)

复方鹿茸酒 fu fang lu rong jiu

【英文名】Fu Fang Lu Rong Wine

【组成】鹿茸、淫羊藿、黄精、山药。(药品标准－中药成方制剂标准 1998)

复方黄瓜藤片 fu fang huang gua teng pian

【英文名】Fu Fang Huang Gua Teng Table

【组成】黄瓜藤、海带根。(中西医结合杂志 1991,(5))

复方黄杨片 fu fang huang yang pian

【英文名】Fu Fang Huang Yang Tablet

【组成】(1)黄杨木、丹参、川芎、细辛、射干、青木香、瓜蒌皮、绵茵陈。((93)浙卫药准字第 0418－1)(2)黄杨、丹参、川芎。((84)苏卫药准字 1673－1 号)

复方黄芩片 fu fang huang qin pian

【英文名】Fu Fang Huang Qin Tablet

【组成】黄芩、虎杖、穿心莲、十大功劳。(药品标准－中药成方制剂标准 1998)

复方黄连素片 fu fang huang lian su pian

【英文名】Fu Fang Huang Lian Su Tablet

【组成】盐酸小檗碱、木香、白芍、吴茱萸。(药品标准－中药成方制剂标准 1997)

复方黄连散 fu fang huang lian san

【英文名】Fu Fang Huang Lian Powder

【组成】黄连、青黛、马牙硝、冰片。(中医皮肤病学简编)

复方散剂 fu fang san ji

【英文名】Compounds Pulvers

【定义】由复方制成的散剂。(中药药剂学)

复方斑蝥洗剂 fu fang ban mao xi ji

【英文名】Fu Fang Ban Mao Lotion

【组成】斑蝥、大黄、芒硝、荆芥、苦参、白鲜皮、金银花、地肤子、土茯苓、白蒺藜。(实用中西医结合杂志 1992,5(11))

复方斑蝥酊 fu fang ban mao ding

【英文名】Fu Fang Ban Mao Tincture

【组成】斑蝥、蜈蚣。(浙江中医学院学报 1979,(4))

复方斑蝥胶囊 fu fang ban mao jiao nang

【英文名】Fu Fang Ban Mao Capsule

【组成】斑蝥、人参、黄芪、刺五加、三棱、半枝莲、莪术、山茱萸、女贞子、熊胆粉、甘草。(药品标准－中药成方制剂标准 1998)

复方溃疡丸 fu fang kui yang wan

【英文名】Fu Fang Kui Yang Pill

【组成】红松皮、白及、海螵蛸、牡蛎、蒲公英、良姜、甘草。(吉林中医 1988,(5))

复方溃疡合剂 fu fang kui yang he ji

【英文名】Fu Fang Kui Yang Mixture

【组成】黄芪、党参、蒲公英、白术、白芍、玄胡、煅瓦楞子、海螵蛸、柴胡、枳壳、炒大黄、炙甘草。(陕西中医 1993,14(1))

复方溃疡散 fu fang kui yang san

【英文名】Fu Fang Kui Yang Powder

【组成】酒炒大黄、五灵脂、丹参、白芍、制乳香、没药、附片、黄连。(四川中医 1990,8(11))

复方滋补力膏 fu fang zi bu li gao

【英文名】Fu Fang Zi Bu Li Concentrated Decoction

【组成】党参、熟地黄、黄精、枸杞子、何首乌。(药品标准－中药成方制剂标准 1997)

复方犀角地黄汤 fu fang xi jiao di huang tang

【英文名】Fu Fang Xi Jiao Di Huang Decoction

【组成】金银花、紫草、炒赤芍、大生地、炒丹皮、炒知母、木通、生米仁、白蔻仁、鲜荷梗、牛黄解毒片。(中医方剂大辞典)

复方猴头冲剂 fu fang hou tou chong ji

【英文名】Fu Fang Hou Tou Medicinal Instant Granule

【组成】猴头子、硫糖铝、次硝酸铋、三硅酸镁。(药品标准－中药成方制剂标准 1991)

复方硫黄乳膏 fu fang liu huang ru gao

【英文名】Fu Fang Liu Huang Bill Ointment

【异名】维肤康乳膏(药品标准－中药成方制剂标准)

【组成】硫磺、硼砂。(药品标准－中药成方制剂标准 1994)

复方紫归 fu fang zi gui

【英文名】Fu Fang Zi Gui Powder

【组成】当归、黄芪。(中药药理与临床 1993,9(2))

复方紫参冲剂 fu fang zi shen chong ji

【英文名】Fu Fang Zi Shen Medicinal Instant Granule

【组成】石见穿、丹参、鸡血藤、当归、香附、郁金、红花、鳖甲。(药品标准－中药成方制剂标准 1989)

复方紫草汤 fu fang zi cao tang

【英文名】Fu Fang Zi Cao Decoction

【组成】紫草、巴戟天、白芍、淫羊藿、麦冬、五味子、当归、知母、竹叶。(中医杂志 1980,21(10))

复方紫草油 fu fang zi cao you

【英文名】Fu Fang Zi Cao Oil

【组成】(1)紫草、黄柏、五倍子、青黛、冰片、植物油。(辽宁中医杂志 1992,(12))(2)紫草、黄连、黄柏、地榆、甘草、清油或麻油。(中国中医骨伤科杂志 1991,7(4))

复方紫草膏 fu fang zi cao gao

【英文名】Fu Fang Zi Cao Ointment

【组成】紫草、红花、穿山甲、乳香、没药。(中级医刊 1988,23(2))

复方紫珠汤 fu fang zi zhu tang

【英文名】Fu Fang Zi Zhu Decoction

【组成】生鲜裸叶紫珠叶、地胆头、芒果叶、大枫艾叶。(中草药 1977,(2))

复方紫珠煎剂 fu fang zi zhu jian ji

【英文名】Fu Fang Zi Zhu Decoction

【组成】紫珠叶、地检根、梵天花根、红糖。(赤脚医生杂志 1975,(2))

复方葛根煎剂 fu fang ge gen jian ji

【英文名】Fu Fang Ge Gen Decoction

【组成】葛根、太子参、生地、茵陈、川芎、玄胡、郁金、山楂、姜黄、甘草。(湖北中医杂志 1993,15(1))

复方蛤青片 fu fang ge qing pian

【英文名】Fu Fang Ge Qing Tablet

【组成】干蟾、黄芪、白果、紫菀、苦杏仁、前胡、附子、五味子、黑胡椒。(药品标准－中药成方制剂标准 1993)

复方蛤青注射液 fu fang ge qing zhu she ye

【英文名】Fu Fang Ge Qing Injection

【组成】蟾蜍、黄芪、白果、苦杏仁、紫菀、前胡、五味子、附子、黑胡椒。(药品标准－中药成方制剂标准 1998)

复方蛤蚧口服液 fu fang ge jie kou fu ye

【英文名】Fu Fang Ge Jie Oral Liquid

【组成】蛤蚧、黄芪、枸杞子、肉苁蓉、杜仲、黄精、狗脊、巴戟天、白术、白芍、熟地黄、茯苓、山药、党参、鸡。(药品标准－中药成方制剂标准 1998)

复方锁阳冲剂 fu fang suo yang chong ji

【英文名】Fu Fang Suo Yang Medicinal Instant Granule

【组成】黄芪、肉桂、锁阳等。(辽宁中医杂志 1989,(10))

复方雄黄散 fu fang xiong huang san

【英文名】Fu Fang Xiong Huang Powder

【组成】雄黄、白矾。(山东中医杂志 1992,11(3))

复方催乳饮 fu fang cui ru yin

【英文名】Fu Fang Cui Ru Drink

【组成】生芪、当归、川芎、穿山甲、柴胡、通草、王不留行、漏芦、路路通。(北京中医杂志 1989,(5))

复方墓头回散 fu fang mu tou hui san

【英文名】Fu Fang Mu Tou Hui Powder

【组成】墓头回、连壳、枯矾。(中草药 1973,(1))

复方感冒灵片 fu fang gan mao ling pian

【英文名】Fu Fang Gan Mao Ling Tablet

【组成】金银花、五指柑、野菊花、三叉苦、南板蓝根、岗梅、对乙酰氨基酚、马来酸氯苯那敏、咖啡因。(药品标准－中药成方制剂标准 1997)

复方感冒灵颗粒 fu fang gan mao ling ke li

【英文名】Fu Fang Gan Mao Ling Granule

【组成】金银花、五指柑、野菊花、三叉苦、南板蓝根、岗梅、对乙酰氨基酚、马来酸氯苯那敏、咖啡因。(药品标准－中药成方制剂标准 1997)

复方榆黄汤 fu fang yu huang tang

【英文名】Fu Fang Yu Huang Decoction

【组成】地榆、大黄、白及、乌贼骨、土茯苓、白花蛇舌草。(甘肃中医 1992,5(4))

复方满山红胶囊 fu fang man shan hong jiao nang

【英文名】Fu Fang Man Shan Hong Capsule

【组成】满山红、桔梗、刺五加。(药品标准－中药成方制剂标准 1998)

复方满山红糖浆 fu fang man shan hong tang jiang

【英文名】Fu Fang Man Shan Hong Syrup

【组成】满山红、百部、罂粟壳、桔梗、远志。(药品标准－中药成方制剂标准 1990)

复方矮地茶片 fu fang ai di cha pian

【英文名】Fu Fang Ai Di Cha Tablet

【组成】矮地茶、岗梅、野菊花、枇杷叶、甘草。(药品标准－中药成方制剂标准 1994)

复方矮地茶糖浆 fu fang ai di cha tang jiang

【英文名】Fu Fang Ai Di Cha Syrup

【组成】矮地茶、铁包金、金樱子、岗梅、沙参。(中医方剂大辞典)

复方蒲公英片 fu fang pu gong ying pian

【英文名】Fu Fang Pu Gong Ying Tablet

【组成】蒲公英、山楂、桑寄生、黄芪、五味子。(新中医 1988(2))

复方蒲公英注射液 fu fang pu gong ying zhu she ye

【英文名】Fu Fang Pu Gong Ying Injection

【组成】蒲公英、鱼腥草、野菊花。(药品标准－中药成方制剂标准 1998)

复方蒲公英煎剂 fu fang pu gong ying jian ji

【英文名】Fu Fang Pu Gong Ying Decoction

【组成】蒲公英、野菊花。(赤脚医生杂志 1974,(3))

复方蒲芩片 fu fang pu qin pian

【英文名】Fu Fang Pu Qin Tablet

【组成】蒲公英提取物、黄芩提取物、三棵针提取物、北豆根提取物。(药品标准－中药成方制剂标准 1997)

复方蓍草散 fu fang shi cao san

【英文名】Fu Fang Shi Cao Powder

【组成】芪草、七叶一枝花、高良姜、枯矾、青木香、肉桂。(中医方剂大辞典)

复方雷公藤 fu fang lei gong teng

【英文名】Fu Fang Lei Gong Teng Pill

【组成】复方雷公藤Ⅰ号(简称Ⅰ号方):雷公藤、黄柏、苑术等药;复方雷公藤Ⅱ号(简称Ⅱ号方):雷公藤、细辛、桂枝、牛膝、秦艽、黄精、山药、鹿角霜等。(中医杂志 1989,(11))

复方雷公藤丸 fu fang lei gong teng wan

【英文名】Fu Fang Lei Gong Teng Pill

【组成】(1)雷公藤、生地、炙川乌、炙草乌。(2)生黄芪、当归、补骨脂、何首乌、细辛、生薏仁、川牛膝、全蝎、山甲珠、蜈蚣、雷公藤。(河北中医学院学报 1989,4(3:4))

复方雷公藤煎剂 fu fang lei gong teng jian ji

【英文名】Fu Fang Lei Gong Teng Decoction

【组成】雷公藤、生地、川断、双花、蒲公英、川牛膝、赤芍。(山东中医杂志 1988,7(5))

复方雷榧丸 fu fang lei fei wan

【英文名】Fu Fang Lei Fei Pill

【组成】生雷丸末、榧子仁、苍术、白术、皂矾。(中医方剂大辞典)

复方槟榔丸 fu fang bin lang wan

【英文名】Fu Fang Bin Lang Pill

【组成】枣儿槟榔、炼制雄黄、榧子肉、茜草、省藤(即红藤)。(中医杂志 1959,(2))

复方熊油膏 fu fang xiong you gao

【英文名】Fu Fang Xiong You Plaste

【组成】草血竭、虎杖。(云南中医杂志 1981,2(2))

复方熊胆消乳炎霜 fu fang xiong dan xiao ru yan shuang

【英文名】Fu Fang Xiong Dan Xiao Ru Yan Plaster

【组成】熊胆粉、蒲公英、生麦芽、赤芍、川芎、三乙醇胺、硼砂、甘油、硬脂酸、单硬脂酸甘油酯、凡士林、尼泊金。(中药材 1992,15(11))

复方熊胆痔疮胶囊 fu fang xiong dan zhi chuang jiao nang

【英文名】Fu Fang Xiong Dan Zhi Chuang Capsule

【组成】熊胆。(中药药理与临床 1993,9(4))

复方熊胆眼药水 fu fang xiong dan yan yao shui

【英文名】Fu Fang Xiong Dan Eye-drops Preparation

【组成】Ⅰ号方:熊胆、维生素 B2、冰片;Ⅱ号方:熊去氧胆酸、维生素 B2、冰片;III 号方:维生素 B2、冰片。(中西医结合眼科 1989,7(4))

复方酸枣仁安神胶囊 fu fang suan zao ren an shen jiao nang

【英文名】Fu Fang Suan Zao Ren An Shen Capsule

【组成】酸枣仁、玄胡等。(中西医结合杂志 1989,9(2))

复方酸枣醇 fu fang suan zao chun

【英文名】Fu Fang Suan Zao Chun Lotion

【组成】酸丹黄乙醇浸出液、樟脑、冰片、苯甲醇。(中药材 1992,15(4))

复方鲜石斛颗粒 fu fang xian shi hu ke li

【英文名】Fu Fang Xian Shi Hu Granule

【组成】鲜石斛、葛根、三七。(药品标准－中药成方制剂标准 1998)

复方鲜竹沥 fu fang xian zhu li

【英文名】Fu Fang Xian Zhu Li Liquid

【组成】(1)鲜竹沥、鱼腥草、枇杷叶、桔梗。((95)沪卫药准字第 3221－071 号)(2)鲜竹沥、鱼腥草、枇杷叶、生半夏、桔梗、薄荷油。(3)鲜竹沥、鱼腥草、生半夏、生姜、枇杷叶、桔梗、薄荷油。((94)豫卫药准字 ZZ－2771－49083 号)

复方鲜竹沥液 fu fang xian zhu li ye

【英文名】Fu Fang Xian Zhu Li Oral Liquid

【组成】鲜竹沥、鱼腥草、生半夏、生姜、枇杷叶、桔梗、薄荷油。(药品标准－中药成方制剂标准 1991)

复方鼻炎膏 fu fang bi yan gao

【英文名】Fu Fang Bi Yan Bill Ointment

【组成】穿心莲浓缩液、鹅不食草浓缩液、盐酸麻黄碱、盐酸苯海拉明、薄荷油、桉油。(药品标准－中药成方制剂标准 1997)

复方墨旱莲软膏 fu fang mo han lian ruan gao

【英文名】Fu Fang Mo Han Lian Ointment

【组成】墨旱莲(外用)。(中医方剂大辞典)

复方樟脑酒 fu fang zhang nao jiu

【英文名】Fu Fang Zhang Nao Wine

【组成】樟脑、花椒、干辣椒、甘油、95%酒精。(中西医结合杂志 1987,7(12))

复方镇痛药酒 fu fang zhen tong yao jiu

【英文名】Fu Fang Zhen Tong Wine

【组成】豨签草、威灵仙、独活、细辛、桂枝、桑寄生、杜仲、鸡血藤、狗脊、牛膝、乳香、没药。(江苏中医 1993,(14))

复方壁虎酒 fu fang bi hu jiu

【英文名】Fu Fang Bi Hu Wine

【组成】黄酒、泽漆、壁虎、蟾皮、锡块。(北京中医杂志 1986(3))

复方燕窝片 fu fang yan wo pian

【英文名】Fu Fang Yan Wo Tablet

【组成】燕窝泥、海浮石、海蛤壳、海螵蛸。(陕西中医 1990,11(2))

复方鹧鸪菜散 fu fang zhe gu cai san

【英文名】Fu Fang Zhe Gu Cai Powder

【组成】鹧鸪菜、盐酸左旋咪唑。(药品标准－中药成方制剂标准 1998)

复方巅倒膏 fu fang dian dao gao

【英文名】Fu Fang Dian Dao Plaster

【组成】大黄、硫磺、水银、凡士林。(湖南中医杂志 1993,9(2))

复方藿香片 fu fang huo xiang pian

【英文名】Fu Fang Huo Xiang Tablet

【组成】广藿香、紫苏叶、石菖蒲、陈皮、佩兰、鸡儿肠、生姜。(药品标准－中药成方制剂标准 1998)

复方蟾皮胶囊 fu fang chan pi jiao nang

【英文名】Fu Fang Chan Pi Capsule

【组成】蟾皮、当归等。(陕西中医 1992,13(7))

复方蟾酥丸 fu fang chan su wan

【英文名】Fu Fang Chan Su Pill

【组成】缩酥、活蜗牛、麝香、乳香、没药、铜绿、胆矾、白矾、寒水石、朱砂、雄黄、轻粉。(药品标准－中药成方制剂标准 1998)

复方蟾酥膏 fu fang chan su gao

【英文名】Fu Fang Chan Su Plaster

【组成】蟾酥、川乌、红花。(药品标准－中药成方制剂标准 1998)

复方露蜂房滴鼻液 fu fang lou feng fang di bi ye

【英文名】Fu Fang Lou Feng Fang Nose Drop

【组成】露蜂房、辛荑花、苍耳子、射干、藿香。(安徽中医学院学报 1989,8(3))

复方麝香注射液 fu fang she xiang zhu she ye

【英文名】Fu Fang She Xiang Injection

【组成】麝香、冰片。(现代中医 1992,5(3))

复仙汤 fu xian tang

【英文名】Fu Xian Decoction

【组成】酸模(土大黄)、仙鹤草、鸡血藤。(浙江中医杂志 1989,(8))

复失散 fu shi san

【英文名】Fu Shi Powder

【组成】半夏。(中医方剂大辞典)

复尔康糖浆 fu er kang tang jiang

【英文名】Fu Er Kang Syrup

【组成】伸筋草、徐长卿、白芍、木瓜、炒川断、三棱、莪术、天花粉、钩藤、桑寄生、鸡血藤、蕲蛇、炙蜈蚣、制乳香、制没药、陈皮、炙甘草、桂枝、参三七。(浙江中医杂志 1978,4(3))

复正汤 fu zheng tang

【英文名】Fu Zheng Decoction

【组成】防风、荆芥、细辛、黄芩、乌药、天麻、当归、白芍、川芎、白术、白茯苓、陈皮、半夏、枳壳、白芷、桔梗、僵蚕、甘草。(中医方剂大辞典)

复正散 fu zheng san

【英文名】Fu Zheng Powder

【组成】僵蚕、清风藤、生地黄、白附子、当归、川芎、何首乌、防风、白荆芥、天麻、蒺藜、赤芍、胡麻、连翘、桔梗、藁本、蔓荆子、羌活、全蝎、升麻、白僵蚕、金银花、白花蛇。(中医方剂大辞典)

复生丸 fu sheng wan

【英文名】Fu Sheng Pill

【异名】神效复生丸(中医方剂大辞典、鲁府禁方)

【组成】(1)当归、白芍、西芎、升麻、葛根、甘草、嫩紫草茸、辰砂。(中医方剂大辞典)(2)当归身、西芎、升麻、干葛、白芍、人参、黄芪、甘草、辰砂、紫草茸。(中医方剂大辞典)

复生汤 fu sheng tang

【英文名】Fu Sheng Decoction

【组成】蒡子、牡蛎、皂刺、银花、栀子、花粉、水通、骨皮、乳香、没药、僵蚕、川连。(中医方剂大辞典)

复生饮 fu sheng yin

【英文名】Fu Sheng Drink

【组成】牙皂、僵蚕、穿山甲、麻黄、防风、胆星、半夏、甘草、大黄。(中医方剂大辞典)

复目汤 fu mu tang

【英文名】Fu Mu Decoction

【组成】当归、赤芍、大熟地、黄芩、薄荷、甘菊、甘草、川芎。(中医方剂大辞典)

复全膏 fu quan gao

【英文名】Fu Quan Ointment

【组成】蜜蜂、蛇蜕。(疡科选粹)

复合紫柄冬青制剂 fu he zi bing dong qing zhi ji

【英文名】Fu He Zi Bing Dong Qing Plaste

【组成】紫柄冬青、土大黄、紫草、冰片、凡士林。(中草药 1973,(3))

复老还童丸 fu lao huan tong wan

【英文名】Fu Lao Huan Tong Pill

【组成】苁蓉、菟丝子、巴戟、牛膝、山药、川楝子、蛇床子、茯神、八角茴香、黄芩、五味子、续断、人参、枳实、槟榔、干姜、丁香、乳香、木香、沉香、白檀。(中医方剂大辞典)

复阳丹 fu yang dan

【英文名】Fu Yang Pellet

【组成】(1)附子、炮姜、胡椒、北五味、炙甘草、白面。(中医方剂大辞典)(2)荜澄茄、木香、干蝎、附子、硫黄、吴萸、干姜。(中医方剂大辞典)

复亨丹 fu heng dan

【英文名】Fu Heng Pellet

【组成】倭硫黄、鹿茸、枸杞子、人参、云茯苓、淡苁蓉、安南桂、萆薢、全当归、小茴香、川椒炭、炙龟版。(中医方剂大辞典)

复坚散 fu jian san

【英文名】Fu Jian Powder

【组成】独活、羌活、防风、藁本、黄芩、生地黄、知母、黄连、黄柏、防风梢、当归身、连翘、黄芪、人参、甘草、生甘草梢、橘皮、汉防己、泽泻、桔梗。(中医方剂大辞典)

复寿延春丹 fu shou yan chun dan

【英文名】Fu Shou Yan Chun Pellet

【组成】人参、白茯苓、远志、牛膝、杜仲、黄芪、菖蒲、当归、苍术、甘菊花、地骨皮、天麻、半夏、生地黄、熟地黄、益智、萆薢、羌活。(中医方剂大辞典)

复肝 24 号方 fu gan 24 hao fang

【英文名】Fu Gan 24 Hao Prescription

【组成】金钱草、车前子(包)、泽泻、薏苡仁、草决明、山楂、丹皮、丹参、白花蛇舌草、草河车、桑枝、生黄芪、何首乌、当归、大黄炭、生地、桃仁、黄精。(中医杂志 1980,21(1))

复肝 25 号 fu gan 25 hao

【英文名】Fu Gan 25 Hao Decoction

【组成】茵陈、蒲公英、车前子、车前草、泽泻、薏仁、草决明、山楂、草河车、白花蛇舌草、丹皮、生黄芪、丹参、当归、菟丝子、野菊花、黄精、枸杞子、大黄炭。(北京中医杂志 1982,(2))

复肝丸 fu gan wan

【英文名】Fu Gan Pill

【组成】胆草、黄芪、鸡血藤、红花、当归、炼蜜。(中医方剂大辞典)

复肝方 fu gan fang
【英文名】Fu Gan Prescription
【组成】枯明矾、浙贝母、黄芪、党参、当归、白术、赤芍、白芍、猪苓、茯苓、蒲公英、白花蛇舌草、黄柏、柴胡、甘草。(实用中医内科杂志 1993,7(2))

复肝宁 fu gan ning
【英文名】Fu Gan Ning Tablet
【组成】板蓝根、金银花、丹皮、柴胡、焦三仙。(辽宁中医杂志 1986,(9))

复肝宁片 fu gan ning pian
【英文名】Fu Gan Ning Tablet
【组成】板蓝根、麦芽、柴胡、牡丹皮、山楂、金银花、六神曲。(药品标准-中药成方制剂标准 1991)

复肝能胶囊 fu gan neng jiao nang
【英文名】Fu Gan Neng Capsule
【组成】三七、水牛角浓缩粉、白茅根、山楂、葛根、黄芪、蒲黄等。(上海中医药杂志 1987,(11))

复肝康冲剂 fu gan kang chong ji
【英文名】Fu Gan Kang Medicinal Instant Granule
【组成】柴胡、丹参、白芍、当归、黄芪等。((90)卫药试字 Z-27 号)

复芪止汗冲剂 fu qi zhi han chong ji
【英文名】Fu Qi Zhi Han Medicinal Instant Granule
【组成】生黄芪、党参、煅牡蛎、麻黄根、五味子等。(上海中医药杂志 1986,(10))

复苏散 fu su san
【英文名】Fu Su Powder
【组成】羌活、防风、粉葛、砂仁、厚朴、广香、法夏、广皮、薄荷、甘草、枯矾、细辛、牙皂、草果、槟榔、雄黄、朱砂、草蔻、藿香、桔梗。(中医方剂大辞典)

复坤汤 fu kun tang
【英文名】Fu Kun Decoction
【组成】熟地、女贞子、菟丝子、肉苁蓉、当归、川芎、丹参、制香附。(中医杂志 1988,29(2))

复明丸 fu ming wan
【英文名】Fu Ming Pill
【组成】(1)冬青子、元蝙蝠、夜明砂、枸杞、熟地、绿豆壳、川黄连、白术、辰砂。(中医方剂大辞典)(2)炉甘石、铜绿、乳香、白土子、枯矾。(中医方剂大辞典)

复明片 fu ming pian
【英文名】Fu Ming Tablet
【组成】熟地黄、山药、枸杞子、山茱萸、蒺藜、谷精草、茯苓、木通、女贞子、丹皮、生地、菊花、石决明、决明子、木贼。(陕西中医 1991,12(11))

复明冲剂 fu ming chong ji
【英文名】Fu Ming Medicinal Instant Granule
【组成】柴胡、白芍、熟地、枸杞子、菊花、山药、黄芪、当归、海藻、五味子、丹参、草决明、鸡内金。(山东中医杂志 1994,13(1))

复明散 fu ming san
【英文名】Fu Ming Powder
【异名】复明汤(中医方剂大辞典)
【组成】(1)蛔虫。(中医方剂大辞典)(2)天麻、胡黄连、夜明砂、芦荟、银柴胡、木贼、青黛、蝉蜕、草决明、五灵脂、龙胆草、蔓荆子、谷精花。(中医方剂大辞典)(3)黄芪、生地黄、柴胡、连翘、甘草、当归、苍术、川芎、陈皮、黄柏。(中医方剂大辞典)(4)当归、川芎、白芍、生地、防风、蔓荆子、荆芥、柴胡、白芷。(中医方剂大辞典)(5)青皮、橘皮、川芎、苍术、炙甘草、生地黄、连翘、柴胡、黄芪、当归身。(中医方剂大辞典)(6)草龙胆、麻黄。(中医方剂大辞典)(7)苍术、谷精草、地肤子、决明子、黄芩。(中医方剂大辞典)

复明膏 fu ming gao
【英文名】Fu Ming Ointment
【组成】(1)白丁香、拣黄连、防风、新柳枝。(中医方剂大辞典)(2)马牙硝、酸浆草。(中医方剂大辞典)(3)川黄连、秋梨。(中医方剂大辞典)(4)人参、川归、硼砂、青盐、乳香、没药、芦荟、珍珠、麝香、黄丹、海螵蛸、黄连、黄柏、赤炉甘石、白沙蜜、蕤仁、白蔹。(中医方剂大辞典)(5)黄连、当归、诃子、黄柏。(中医方剂大辞典)(6)黄连、防风、黄丹、诃子、白丁香、柳桃枝、蜜。(中医方剂大辞典)

复肾宁片 fu shen ning pian
【英文名】Fu Shen Ning Tablet
【组成】车前子、关木通、栀子、萹蓄、大黄、知母、黄柏、瞿麦、牛膝、乳香、广防己。(药品标准-中药成方制剂标准 1997)

复肾汤 fu shen tang
【英文名】Fu Shen Decoction
【组成】附片、党参、补骨脂、炒白术、陈皮、车前草、泽泻、猪苓、茯苓、黄芪、益母草、淮山药、丹参。(中国中西医结合杂志 1993,13(3))

复肾散 fu shen san
【英文名】Fu Shen Powder
【组成】广狗肾、海马、鹿肾、土茯苓、淡菜、鹿角菜、鲍鱼、头发菜、砂仁、杜仲炭、杞果、冬虫夏草、酒生地。(中医方剂大辞典)

复宫汤 fu gong tang
【英文名】Fu Gong Decoction
【组成】炒当归、炒白芍、桃仁、炒山楂、益母草、丹皮、鹿衔草、炒地榆、潞党参、炮姜炭、炒柴胡、生甘草。(陕西中医 1993,14(12))

复宫灵Ⅰ、Ⅱ号 fu gong ling yi、er hao

【英文名】Fu Gong Ling Yi、Er Hao Decoction

【组成】复宫灵Ⅰ号:鹿角胶、紫河车、仙灵脾、紫石英、女贞子、首乌、杜仲、香附;复宫灵Ⅱ号:益母草、茺蔚子、当归、丹参、牛膝、香附、枳壳、路路通、仙灵脾、紫河车。(中西医结合杂志 1991,11(8))

复春丸 fu chun wan

【英文名】Fu Chun Pill

【组成】萆薢、破故纸、杜仲、胡芦巴、木通、骨碎补、虎骨、乳香、槟榔、没药、木香、甜瓜子、牛膝、巴戟、胡桃仁、黑附子。(中医方剂大辞典)

复春丹 fu chun dan

【英文名】Fu Chun Pellet

【组成】杜仲、补骨脂萆薢、巴戟、沉香、胡桃。(中医方剂大辞典)

复春片 fu chun pian

【英文名】Fu Chun Tablet

【组成】乳香、没药、郁金。(中国中西医结合杂志 1993,13(9))

复胃汤 fu wei tang

【英文名】Fu Wei Decoction

【组成】香附、元胡、炒白术、山楂、白芍、甘草、乌梅。(陕西中医 1987,8(7))

复胃散胶囊 fu wei san jiao nang

【英文名】Fu Wei San Capsule

【组成】黄芪、白芷、白及、延胡索、白芍、海螵蛸、甘草。(药品标准-中药成方制剂标准 1992)

复胆片 fu dan pian

【英文名】Fu Dan Tablet

【组成】猪胆汁、银杏叶、石楠叶等。(中成药研究 1990,12(12))

复脉平律汤 fu mai ping lv tang

【英文名】Fu Mai Ping Lv Decoction

【组成】炙甘草、黄芪、党参、酸枣仁、丹参、麦冬、火麻仁、阿胶、生地、薤白、桂枝、大枣、生姜。(浙江中医杂志 1993,28(9))

复脉汤 fu mai tang

【英文名】Fu Mai Decoction

【组成】炙甘草、西洋参、火麻仁、生地、麦冬。(中医方剂大辞典)

复脉汤冲剂 fu mai tang chong ji

【英文名】Fu Mai Tang Medicinal Instant Granule

【组成】甘草、人参、阿胶、麦冬、桂枝。

复脉膏 fu mai gao

【英文名】Fu Mai Ointment

【组成】人参、阿胶、甘草、生姜、桂枝、麦冬、麻仁、大枣、地黄。(湖南中医杂志 1986,(2))

复音丸 fu yin wan

【英文名】Fu Yin Pill

【组成】硼砂、玄明粉、胆星、诃子肉、百药煎、冰片。(中医方剂大辞典)

复骨汤 fu gu tang

【英文名】Fu Gu Decoction

【组成】金银花、黄芪、野葡萄根、鹿角片、川芎、蚤休、当归、熟地、补骨脂、白芷、炙甘草。(浙江中医学院学报 1985,9(6))

复原固本丸 fu yuan gu ben wan

【英文名】Fu Yuan Gu Ben Pill

【组成】北枸杞、红枣皮、莲花须、淮牛膝、川续断、拣归身、牡丹皮、川杜仲、光泽泻、川萆薢、北五味、白云苓、天门冬、淮山药、芡实米、熟地黄、川黄柏、败龟版、真虎骨。(中医方剂大辞典)

复蚕丸 fu can wan

【英文名】Fu Can Pill

【组成】复蚕、辰砂、麝香、荜茇、雄黄、胡黄连。(中医方剂大辞典)

复通灵膏 fu tong ling gao

【英文名】Fu Tong Ling Ointment

【组成】丹参、莪术、当归、川芎、细辛、莨菪、皮硝、三棱、红花、冰片。(新中医 1992,(7))

复康灵 fu kang ling

【英文名】Fu Kang Ling Syrup

【组成】白人参、黄芪、灵芝、黄精、北沙参、五味子。(北京中医杂志 1990,(1))

复黄片 fu huang pian

【英文名】Fu Huang Tablet

【组成】(1)生地榆、生蒲黄、生槐角、生大黄。(中医方剂大辞典)(2)黄鳝藤、白及、白茅根、丹参、红枣。(中医方剂大辞典)

复煎散 fu jian san

【英文名】Fu Jian Powder

【组成】(1)地骨、苓、苓、参、耆、芍、白术、桂、甘草、防己、当归、防风。(中医方剂大辞典)(2)归梢、归身、防风梢、风身、苏木、黄柏、甘草、全蝎、陈皮、羌活、人参、黄芩、防己、连翘、藁本、黄芪、桔梗、泽泻、知母、生地黄、芍药。(中医方剂大辞典)(3)羌活、独活、防风、藁本、黄芩、黄连、黄柏、知母、生地黄、当归、连翘、黄芪、人参、甘草、甘草梢、陈皮、麦门冬、苏木、当归梢、猪苓、山栀子、五味子、防己、泽泻、桔梗、枳壳。(中医方剂大辞典)(4)当归、川芎、生地、玄参、羌活、荆穗、葱白、淡豆豉。(中医方剂大辞典)(5)黄柏、黄芩、黄连、知母、生地黄、防己、山栀、羌活、黄芪、麦门冬、甘草、独活、人参、当归尾、陈皮、防风梢、甘草梢、苏木、当归身、五味子、猪苓、藁

本、连翘、桔梗。(中医方剂大辞典)

复聪汤 fu cong tang

【英文名】Fu Cong Decoction

【异名】复聪散(中医方剂大辞典、丹溪心法附余)

【组成】半夏、陈皮、白茯苓、甘草、扁蓄、木通、瞿麦、黄柏。(中医方剂大辞典)

复燃丹 fu ran dan

【英文名】Fu Ran Pellet

【组成】人参、川芎、归身、红花、山楂、丹皮、没药、元参。(中医方剂大辞典)

复蠲饮 fu juan yin

【英文名】Fu Juan Drink

【组成】银花、连翘、黄芩、白莲花蕊、黄连、生地、知母、银柴胡、薄荷、荆芥、元参、栀子仁、石膏、甘草、芦根。(中医方剂大辞典)

奏凯和解饮 zou kai he jie yin

【英文名】Zou Kai He Jie Drink

【组成】金银花、土贝母、牛蒡子、山药、白扁豆、山楂、荆芥、当归、人参、甘草。(中医方剂大辞典)

姜半饮 jiang ban yin

【英文名】Jiang Ban Drink

【组成】生姜、半夏。(中医方剂大辞典)

姜半散 jiang ban san

【英文名】Jiang Ban Powder

【组成】半夏、生姜、肉桂。(中医方剂大辞典)

姜术二仁汤 jiang zhu er ren tang

【英文名】Jiang Zhu Er Ren Decoction

【组成】炮姜、白术、茯苓、半夏、当归、苡仁、砂仁、厚朴、木香、广皮、生熟地、谷芽。(中医方剂大辞典)

姜术丸 jiang zhu wan

【英文名】Jiang Zhu Pill

【组成】苍术、干姜、马蔺花、芫花、五灵脂、乌头。(圣济总录)

姜术半夏汤 jiang zhu ban xia tang

【英文名】Jiang Zhu Ban Xia Decoction

【组成】干姜、白术、半夏。(中医方剂大辞典)

姜术汤 jiang zhu tang

【英文名】Jiang Zhu Decoction

【组成】(1)川姜、白术、茯苓、附子、甘草。(中医方剂大辞典)(2)白姜、白术、茯苓、半夏曲、辣桂、甘草。(中医方剂大辞典)(3)干姜、白术、桂、附子、甘草、防风。(中医方剂大辞典)

姜术散 jiang zhu san

【英文名】Jiang Zhu Powder

【组成】(1)半夏、木香、川白姜、白术、青皮、陈皮。(中医方剂大辞典)(2)白术、生姜。(中医方剂大辞典)

姜汁丸 jiang zhi wan

【英文名】Jiang Zhi Pill

【组成】半夏、干生姜、巴豆。(中医方剂大辞典)

姜汁六一丸 jiang zhi liu yi wan

【英文名】Jiang Zhi Liu Yi Pill

【组成】滑石、甘草。(中医方剂大辞典)

姜汁半夏汤 jiang zhi ban xia tang

【英文名】Jiang Zhi Ban Xia Decoction

【组成】半夏、生姜自然汁。(中医方剂大辞典)

姜汁汤 jiang zhi tang

【英文名】Jiang Zhi Decoction

【组成】半夏、桔梗、橘皮、茯苓、附子、甘草、桂椒。(中医方剂大辞典)

姜汁饮 jiang zhi yin

【英文名】Jiang Zhi Drink

【组成】生姜。(中医方剂大辞典)

姜汁索饼 jiang zhi suo bing

【英文名】Jiang Zhi Suo Bing Lozenge

【组成】白面、曲末。(中医方剂大辞典)

姜汁酒 jiang zhi jiu

【英文名】Jiang Zhi Wine

【组成】(1)生姜汁、鸡子黄。(中医方剂大辞典)(2)热酒、姜汁。(中医方剂大辞典)

姜汁雪梨百花膏 jiang zhi xue li bai hua gao

【英文名】Jiang Zhi Xue Li Bai Hua Ointment

【组成】生姜、雪梨。(中医方剂大辞典)

姜汁膏 jiang zhi gao

【英文名】Jiang Zhi Plaster

【组成】吴茱萸、生姜汁、陈酒。(中医方剂大辞典)

姜白软膏 jiang bai ruan gao

【英文名】Jiang Bai Ointment

【组成】姜黄、白芷、天花粉、赤芍、油脂性基质等。(时珍国药研究 1992,3(1))

姜石救急散 jiang shi jiu ji san

【英文名】Jiang Shi Jiu Ji Powder

【组成】白姜石。(中医方剂大辞典)

姜石散 jiang shi san

【英文名】Jiang Shi Powder

【组成】姜石、桑耳、豉。(中医方剂大辞典)

姜艾馄饨子 jiang ai hun tun zi

【英文名】Jiang Ai Hun Tun Zi Medicated Diet

【组成】干姜、熟艾。(中医方剂大辞典)

姜冲剂 jiang chong ji

【英文名】Jiang Medicinal Instant Granule

【组成】干姜。(药品标准 - 中药成方制剂标准 1992)

姜合丸 jiang he wan

【英文名】Jiang He Pill

【组成】(1)生姜。(中医方剂大辞典)(2)木香、附子、肉桂、硇砂、丁香、沉香、荜澄茄、青橘皮、陈橘皮、五

味、茴香。(中医方剂大辞典)(3)丁香、木香、人参、白术、青皮、陈皮、附子、厚朴、肉豆蔻、干姜。(中医方剂大辞典)

姜曲丸 jiang qu wan

【英文名】Jiang Qu Pill

【组成】陈麦曲、茴香、生姜。(中医方剂大辞典)

姜曲饼子 jiang qu bing zi

【英文名】Jiang Qu Bing Zi

【组成】生姜、半夏曲、大杏仁、甘草、丁香。(中医方剂大辞典)

姜朴丸 jiang pu wan

【英文名】Jiang Pu Pill

【异名】厚朴煎丸(中医方剂大辞典、杨氏家藏方)

【组成】厚朴、干姜、附子。(中医方剂大辞典)

姜朴汤 jiang pu tang

【英文名】Jiang Pu Decoction

【组成】(1)高良姜、厚朴、生姜。(中医方剂大辞典)(2)干姜、厚朴、人参、白术、白茯苓、陈皮、枳实、羌活、炙甘草。(中医方剂大辞典)

姜米汤 jiang mi tang

【英文名】Jiang Mi Decoction

【组成】(1)老生姜。(中医方剂大辞典)(2)干姜、陈粟米、甘草。(中医方剂大辞典)

姜米散 jiang mi san

【英文名】Jiang Mi Powder

【组成】陈米、肉豆蔻、草豆蔻、陈橘皮、甘草、烧盐。(中医方剂大辞典)

姜芍散 jiang shao san

【英文名】Jiang Shao Powder

【组成】干姜、白芍。(中医方剂大辞典)

姜李汁蒜糊 jiang li zhi suan hu

【英文名】Jiang Li Zhi Suan Paste

【组成】李树皮、生姜、大蒜头、蜂蜜。(四川中医 1989,7(3))

姜芩四物汤 jiang qin si wu tang

【英文名】Jiang Qin Si Wu Decoction

【组成】当归、赤芍、熟地、川芎、姜黄、黄芩、丹皮、延胡索、香附。(中医方剂大辞典)

姜芷散 jiang zhi san

【英文名】Jiang Zhi Powder

【组成】(1)生僵蚕、白芷。(中医方剂大辞典)(2)姜黄、白芷。(中医方剂大辞典)

姜苋方 jiang xian fang

【英文名】Jiang Xian Prescription

【组成】马齿苋、生姜。(中医方剂大辞典)

姜辛五味子汤 jiang xin wu wei zi tang

【英文名】Jiang Xin Wu Wei Zi Decoction

【组成】细辛、干姜、五味子。(光明中医 1989,(3))

姜连丸 jiang lian wan

【英文名】Jiang Lian Pill

【组成】(1)川连、白术、砂仁、阿胶、炮姜、川芎、枳壳、乳香。(中医方剂大辞典)(2)宣黄连、生姜、肉豆蔻、当归、罂粟壳、干姜、阿胶。(中医方剂大辞典)(3)黄连、龙骨、白石脂、川姜、枯矾。(中医方剂大辞典)

姜连木香饮 jiang lian mu xiang yin

【英文名】Jiang Lian Mu Xiang Drink

【组成】干姜、黄连、木香、甘草。(中医方剂大辞典)

姜连散 jiang lian san

【英文名】Jiang Lian Powder

【异名】姜香散(中医方剂大辞典、圣济总录)

【组成】(1)生姜、黄连、甘草。(中医方剂大辞典)(2)诃黎勒、龙骨、乳香、干姜、芎䓖、白术、盐梅。(中医方剂大辞典)(3)生姜、黄连。(中医方剂大辞典)(4)干姜、黄连。(中医方剂大辞典)

姜附丸 jiang fu wan

【英文名】Jiang Fu Pill

【异名】附子姜朴丸(中医方剂大辞典、圣济总录)

【组成】(1)赤乌脚、附子、干姜。(中医方剂大辞典)(2)香附子、神曲、干姜、荜茇、丁皮、胡椒、缩砂仁。(中医方剂大辞典)(3)附子、白术、干姜。(中医方剂大辞典)(4)附子、干姜、乌头、吴茱萸、厚朴。(中医方剂大辞典)(5)干姜、附子、厚朴。(中医方剂大辞典)(6)附子、干姜。(中医方剂大辞典)

姜附丹 jiang fu dan

【英文名】Jiang Fu Pellet

【组成】生姜、川附子。(中医方剂大辞典)

姜附六合汤 jiang fu liu he tang

【英文名】Jiang Fu Liu He Decoction

【组成】四物加干姜、附子。(中医方剂大辞典)

姜附四君子汤 jiang fu si jun zi tang

【英文名】Jiang Fu Si Jun Zi Decoction

【异名】姜附四君汤(中医方剂大辞典、症因脉治)

【组成】干姜、附子、人参、白术、茯苓、炙甘草。(中医方剂大辞典)

姜附汤 jiang fu tang

【英文名】Jiang Fu Decoction

【异名】参术姜附汤(中医方剂大辞典、外科枢要)

【组成】(1)白术、附子、干姜、良姜、炙草。(中医方剂大辞典)(2)杜仲、干姜、附子。(中医方剂大辞典)(3)白术、茯苓、附子、人参、甘草、干姜。(中医方剂大辞典)(4)白附子、老生姜。(中医方剂大辞典)(5)干姜、熟附子。(中医方剂大辞典)(6)人参、附子、干姜、白术。(中医方剂大辞典)(7)黑附子。

(中医方剂大辞典)(8)白豆蔻、附子、缩砂仁、白姜、甘草。(中医方剂大辞典)(9)生姜、艾叶、附子、枳壳、生地黄。(中医方剂大辞典)(10)附子、干姜、葛根、甘草、桂、芍药、麻黄。(中医方剂大辞典)(11)干姜、附子、甘草、桂、当归、白术、细辛、杏仁、麦门冬。(中医方剂大辞典)(12)干姜、附子、甘草。(中医方剂大辞典)(13)生姜、附子。(中医方剂大辞典)

姜附赤石脂朱砂丹 jiang fu chi shi zhi zhu sha dan

【英文名】Jiang Fu Chi Shi Zhi Zhu Sha Pellet

【组成】附子、生干姜、朱砂、赤石脂。(中医方剂大辞典)

姜附御寒汤 jiang fu yu han tang

【英文名】Jiang Fu Yu Han Decoction

【组成】干姜、半夏、柴胡、防风、羌活、藁本、人参、白葵花、甘草、升麻、郁李仁、当归身、桃仁、黑附子。(中医方剂大辞典)

姜附散 jiang fu san

【英文名】Jiang Fu Powder

【组成】(1)生附子、生姜、胡椒、丁香。(中医方剂大辞典)(2)香附子、生姜。(中医方剂大辞典)(3)干姜、附子、诃黎勒、龙骨。(中医方剂大辞典)(4)干姜、附子、皂荚。(中医方剂大辞典)

姜陈汤 jiang chen tang

【英文名】Jiang Chen Decoction

【组成】广陈皮、生姜皮。(中医方剂大辞典)

姜鸡蛋 jiang ji dan

【英文名】Jiang Ji Dan

【组成】鸡蛋。(中医方剂大辞典)

姜枣丸 jiang zao wan

【英文名】Jiang Zao Pill

【组成】(1)干生姜、大枣、陈橘皮。(中医方剂大辞典)(2)桂、附子、干姜、陈橘皮、人参、白茯苓、厚朴、陈曲。(中医方剂大辞典)(3)生姜、丁香、附子。(中医方剂大辞典)

姜枣竹叶汤 jiang zao zhu ye tang

【英文名】Jiang Zao Zhu Ye Decoction

【组成】竹叶、人参、麦冬、浮小麦、炙草、生姜、大枣。(中医方剂大辞典)

姜枣祛寒冲剂 jiang zao qu han chong ji

【英文名】Jiang Zao Qu Han Medicinal Instant Granule

【组成】干姜、大枣。(药品标准－中药成方制剂标准1990)

姜矾散 jiang fan san

【英文名】Jiang Fan Powder

【组成】(1)枯巩、干姜。(中医方剂大辞典)(2)生姜、白矾。(中医方剂大辞典)

姜苓半夏汤 jiang ling ban xia tang

【英文名】Jiang Ling Ban Xia Decoction

【组成】茯苓、泽泻、甘草、半夏、橘皮、生姜。(中医方剂大辞典)

姜苓术草汤 jiang ling zhu cao tang

【英文名】Jiang Ling Zhu Cao Decoction

【组成】生姜、茯苓、白术、甘草。(中医方剂大辞典)

姜苓阿胶汤 jiang ling e jiao tang

【英文名】Jiang Ling E Jiao Decoction

【组成】丹皮、甘草、桂枝、茯苓、干姜、丹参、首乌、阿胶。(中医方剂大辞典)

姜苓桂枝汤 jiang ling gui zhi tang

【英文名】Jiang Ling Gui Zhi Decoction

【组成】桂枝、芍药、甘草、茯苓、干姜。(中医方剂大辞典)

姜茂汤 jiang shu tang

【英文名】Jiang Shu Decoction

【组成】姜黄、蓬莪茂、藿香叶、炙甘草。(中医方剂大辞典)

姜饴煎 jiang yi jian

【英文名】Jiang Yi Decoction

【组成】干姜、胶饴。(圣济总录)

姜鱼丸 jiang yu wan

【英文名】Jiang Yu Pill

【组成】干生姜末。(中医方剂大辞典)

姜柏散 jiang bai san

【英文名】Jiang Bai Powder

【组成】干姜、黄柏。(中医方剂大辞典)

姜砂二陈汤 jiang sha er chen tang

【英文名】Jiang Sha Er Chen Decoction

【组成】干姜、砂仁、陈皮、半夏、茯苓、炙甘草。(中医方剂大辞典)

姜胆膏 jiang dan gao

【英文名】Jiang Dan Plaster

【组成】生姜、雄猪胆、葱、乳香、没药。(中医方剂大辞典)

姜茶丸 jiang cha wan

【英文名】Jiang Cha Pill

【组成】干姜、建茶。(中医方剂大辞典)

姜茶方 jiang cha fang

【英文名】Jiang Cha Prescription

【组成】生姜。(中医方剂大辞典)

姜茶散 jiang cha san

【英文名】Jaing Cha Powder

【异名】姜茶饮(中医方剂大辞典、痘疹传心录)

【组成】(1)芽茶、生姜、黄蜡、盐、车前草叶。(中医方剂大辞典)(2)生姜、陈腊茶末。(中医方剂大辞典)

(3)干姜、好茶末。(中医方剂大辞典)

姜茶煎 jiang cha jian

【英文名】Jiang Cha Decoction

【组成】生姜、红糖、细茶、核桃仁。(中医方剂大辞典)

姜草汤 jiang cao tang

【英文名】Jiang Cao Decoction

【组成】甘草、干姜。(中医方剂大辞典)

姜面丸 jiang mian wan

【英文名】Jiang Mian Pill

【组成】(1)苍术、好面、当归、干姜。(中医方剂大辞典)(2)好面、干姜、吴茱萸、青盐。(中医方剂大辞典)

姜面方 jiang mian fang

【英文名】Jiang Mian Prescription

【组成】生姜、白面。(中医方剂大辞典)

姜香丸 jiang xiang wan

【英文名】Jiang Xiang Pill

【组成】生姜、茴香。(中医方剂大辞典)

姜柴汤 jiang chai tang

【英文名】Jiang Chai Decoction

【组成】柴胡、桂枝、花粉、牡蛎、炮姜、炙甘草。(中医方剂大辞典)

姜桂二陈汤 jiang gui er chen tang

【英文名】Jiang Gui Er Chen Decoction

【组成】炮姜、桂枝、橘红、半夏、葶苈子、当归、茯苓、白术、苏子、杏仁、苡仁。(中医方剂大辞典)

姜桂丸 jiang gui wan

【英文名】Jiang Gui Pill

【组成】(1)白术、炮干姜、肉桂。(中医方剂大辞典)(2)良姜、巴豆肉、桂心。(中医方剂大辞典)(3)南星、半夏、官桂。(中医方剂大辞典)

姜桂大顺散 jiang gui da shun san

【英文名】Jiang Gui Da Shun Powder

【组成】干姜、肉桂、杏仁、甘草。(中医方剂大辞典)

姜桂六君子汤 jiang gui liu jun zi tang

【英文名】Jiang Gui Liu Jun Zi Decoction

【组成】人参、白术、茯苓、甘草、半夏、陈皮、干姜、肉桂。(中医方剂大辞典)

姜桂汤 jiang gui tang

【英文名】Jiang Gui Decoction

【组成】(1)干姜、桂枝、苍术、半夏、附子、生姜。(中医方剂大辞典)(2)干姜、肉桂、良姜、枳壳、陈皮、砂仁、厚朴、吴茱萸、香附、木香、甘草。(中医方剂大辞典)(3)干姜、良姜、官桂、藿香、苍术、厚朴、陈皮、甘草、木香、茴香、枳壳、砂仁、香附。(中医方剂大辞典)(4)干姜、官桂、甘草、罂粟壳、黄柏。(中医方剂大辞典)(5)白姜、红豆、肉桂、丁香、粉草、缩砂仁、败姜。(中医方剂大辞典)

姜桂饮 jiang gui yin

【英文名】Jiang Gui Drink

【组成】良姜、辣桂。(中医方剂大辞典)

姜桂苓参汤 jiang gui ling shen tang

【英文名】Jiang Gui Ling Shen Decoction

【组成】甘草、人参、茯苓、干姜、桂枝、丹皮。(中医方剂大辞典)

姜桂苓砂汤 jiang gui ling sha tang

【英文名】Jiang Gui Ling Sha Decoction

【组成】茯苓、甘草、干姜、桂枝、芍药、砂仁。(中医方剂大辞典)

姜桂散 jiang gui san

【英文名】Jing Gui Powder

【异名】姜桂饮(中医方剂大辞典、圣济总录)

【组成】(1)肉桂、生姜。(中医方剂大辞典)(2)桂心、干姜。(中医方剂大辞典)(3)肉桂、姜汁。(中医方剂大辞典)(4)辣桂、川白姜、蓬莪术。(中医方剂大辞典)(5)干姜、良姜、辣桂、木香、半夏曲、甘草。(中医方剂大辞典)(6)干姜、甘草、桂。(中医方剂大辞典)(7)姜黄、桂。(中医方剂大辞典)

姜梨饮 jiang li yin

【英文名】Jiang Li Drink

【组成】大梨、生姜。(中医方剂大辞典)

姜粉散 jiang fen san

【英文名】Jiang Fen Powder

【组成】(1)当归、官桂、人参、茯苓、甘草、芍药、知母、川芎、大黄、黄芪、木香、草豆蔻、白术、诃子、高良姜、青橘皮、熟干地黄。(中医方剂大辞典)(2)生姜、轻粉。(中医方剂大辞典)

姜液膏 jiang ye gao

【英文名】Jiang Ye Ointment

【组成】生姜母。(中医方剂大辞典)

姜黄九物汤 jiang huang jiu wu tang

【英文名】Jiang Huang Jiu Wu Decoction

【组成】姜黄片、当归、鸡血藤、生黄芪、金银花、大青叶、白花蛇舌草、蚤体、元胡。(中西医结合杂志 1986,(6))

姜黄丸 jiang huang wan

【英文名】Jiang Huang Pill

【异名】二味消毒丸(中医方剂大辞典、古今医鉴)

【组成】(1)僵蚕、大黄。(中医方剂大辞典)(2)干姜黄、干姜。(中医方剂大辞典)(3)缩砂、草豆蔻、荜澄茄、橘皮、青皮、姜黄。(中医方剂大辞典)(4)姜黄、当归、熟干地黄、牡丹、厚朴、肉桂、芎䓖、续断、木香、桃仁、白术、羚羊角屑、赤芍药。(中医方剂大辞典)(5)姜黄、牡丹、赤芍药、桂心、芫花、当归、鳖

甲、琥珀、延胡索、鬼箭羽、木香、硇砂、凌霄花、京三棱、水蛭、虻虫、川大黄、干漆。(中医方剂大辞典)

姜黄汤 jiang huang tang

【英文名】Jiang Huang Decoction

【异名】姜黄散(中医方剂大辞典、圣济总录)

【组成】(1)桃仁、兰叶、丹皮、姜黄、苏木、当归、陈皮、牛膝、川芎、生地、肉桂、乳香、没药。(中医方剂大辞典)(2)防风、独活、桂枝、芍药、樱皮、姜黄、甘草。(中医方剂大辞典)(3)姜黄、藿芦、鹤虱。(中医方剂大辞典)(4)姜黄、沉香、黄芪、桂、延胡索、人参、厚朴、芎劳、防风、芍药、杏仁、羌活、诃黎勒。(中医方剂大辞典)

姜黄散 jiang huang san

【英文名】Jiang Huang Powder

【异名】姜黄汤(中医方剂大辞典、圣惠)

【组成】(1)姜黄、甘草、羌活、白术。(中医方剂大辞典)(2)干姜、大黄、生姜、皂角刺。(中医方剂大辞典)(3)姜黄、滑石、木通。(中医方剂大辞典)(4)姜黄。(中医方剂大辞典)(5)没药、川姜黄末。(中医方剂大辞典)(6)川姜黄、蓬莪术、红花、桂心、川芎、延胡索、牡丹皮、当归、白芍药。(中医方剂大辞典)(7)姜黄、槟榔、干漆、石灰。(中医方剂大辞典)(8)姜黄、细辛、白芷。(中医方剂大辞典)(9)姜黄、槟榔。(中医方剂大辞典)(10)姜黄、蒲黄、桂。(中医方剂大辞典)(11)姜黄、牡丹皮、牛膝、乌药、生干地黄。(中医方剂大辞典)(12)姜黄、当归、蒲黄、桂、生干地黄。(中医方剂大辞典)(13)姜黄、白术、生姜、当归、陈曲末、大麦糵末、生地黄、桃仁、杏仁、青橘皮。(中医方剂大辞典)(14)生姜、生地黄。(中医方剂大辞典)(15)姜黄、丁香、当归、芍药。(中医方剂大辞典)(16)姜黄、当归、木香、乌药。(中医方剂大辞典)(17)姜黄、大附子、赤芍药、芫花、丹皮、红蓝子、郁李仁、荆三棱、没药、木香、柳桂。(中医方剂大辞典)(18)姜黄、牡丹、当归、虻虫、没药、水蛭、刘寄奴、桂心、牛膝。(中医方剂大辞典)(19)姜黄、当归、熟干地黄、艾叶、鹿角胶。(中医方剂大辞典)

姜椒汤 jiang jiao tang

【英文名】Jiang Jiao Decoction

【组成】(1)姜汁、蜀椒、半夏、桂心、附子、甘草、橘皮、桔梗、茯苓。(中医方剂大辞典)(2)生姜、椒。(中医方剂大辞典)

姜粟散 jiang su san

【英文名】Jiang Su Powder

【组成】罂粟壳、甘草、陈皮、干姜。(中医方剂大辞典)

姜葱饮 jiang cong yin

【英文名】Jiang Cong Drink

【组成】凤尾草连根、老米、生姜、葱白。(中医方剂大辞典)

姜葱膏 jiang cong gao

【英文名】Jiang Cong Ointment

【组成】生姜、葱汁。(中医方剂大辞典)

姜蔻散 jiang kou san

【英文名】Jiang Kou Powder

【组成】人参、川厚朴、草果仁、良姜、诃子、川白姜、藿香、丁皮苍术、真橘红、甘草、木香、肉豆蔻、缩砂仁、茯苓。(中医方剂大辞典)

姜蜜合剂 jiang mi he ji

【英文名】Jiang Mi Mixture

【组成】生姜、生蜂蜜。(广西中医药 1983,6(6))

姜蜜汤 jiang mi tang

【英文名】Jiang Mi Decoction

【异名】姜蜜煎(中医方剂大辞典、得效)

【组成】(1)生姜汁、白砂蜜。(中医方剂大辞典)(2)生姜、盏、白茅根。(中医方剂大辞典)(3)蜜、生姜。(中医方剂大辞典)(4)生姜汁、白蜜、黄连。(中医方剂大辞典)

姜蜜煎 jiang mi jian

【英文名】Jiang Mi Decoction

【组成】生姜汁、蜜、生地黄汁。(中医方剂大辞典)

姜橘丸 jiang ju wan

【英文名】Jiang Ju Pill

【组成】(1)生姜、陈皮、神曲。(中医方剂大辞典)(2)好橘皮、生姜末。(中医方剂大辞典)(3)生姜、甘草、陈皮、青皮、缩砂仁、木香、蓬莪术。(中医方剂大辞典)

姜橘白术汤 jiang ju bai zhu tang

【英文名】Jiang Ju Bai Zhu Decoction

【组成】白术、橘皮、生姜、半夏、茯苓、厚朴。(中医方剂大辞典)

姜橘汤 jiang ju tang

【英文名】Jiang Ju Decoction

【异名】姜橘散(中医方剂大辞典、圣济总录)

【组成】(1)橘红、生姜、枣、粟米。(中医方剂大辞典)(2)白姜、陈橘皮、粉草。(中医方剂大辞典)(3)生姜母、陈橘皮、青竹茹、前胡、槟榔。(中医方剂大辞典)(4)生姜、陈橘皮。(中医方剂大辞典)

姜橘饮 jiang ju yin

【英文名】Jiang Ju Drink

【组成】陈皮、生姜。(中医方剂大辞典)

姜橘散 jiang ju san

【英文名】Jiang Ju Powder

【组成】干姜、青橘皮、好腊茶。(中医方剂大辞典)

姜魏丸 jiang wei wan

【英文名】Jiang Wei Pill

【组成】(1)生姜、阿魏、甘草、青橘皮、缩砂仁、木香、干姜、肉桂、蓬莪术、当归。(中医方剂大辞典)(2)生姜、阿魏、青橘皮、甘草、陈橘皮、当归、白芷、胡椒、蓬莪术、桂、丹砂、木香、丁香。(中医方剂大辞典)

姜藕饮 jiang ou yin

【英文名】Jiang Ou Drink

【组成】生藕、生姜。(中医方剂大辞典)

威灵丸 wei ling wan

【英文名】Wei Ling Pill

【组成】威灵仙、枳壳、槟榔、木香。(中医方剂大辞典)

威灵仙丸 wei ling xian wan

【英文名】Wei Ling Xian Pill

【异名】葳灵仙丸(中医方剂大辞典、鸡峰)

【组成】(1)威灵仙、川大黄、独活、芎劳、槟榔、牵牛子。(中医方剂大辞典)(2)威灵仙。(中医方剂大辞典)(3)灵仙。(中医方剂大辞典)(4)威灵仙、金樱子、舶上茴香、川乌。(中医方剂大辞典)(5)南星、苍术、黄柏、川芎、白芷、神曲、桃仁、威灵仙、羌活、防己、桂枝、红花、草龙胆。(中医方剂大辞典)(6)威灵仙、大黄、槟榔、木香、陈皮、枳壳。(中医方剂大辞典)(7)草乌头、何首乌、赤芍药、荆芥穗、细松烟墨、苍术、威灵仙、地龙、五灵脂、没药、白僵蚕。(中医方剂大辞典)(8)威灵仙、木瓜、牵牛、白胶香。(中医方剂大辞典)(9)黄芪、威灵仙、枳实。(中医方剂大辞典)(10)威灵仙、肉苁蓉、补骨脂、龙骨、菟丝子、远志、人参、白茯苓、熟干地黄、杜仲、续断、牛膝、山芋、山茱萸、附子、五味子、泽泻、覆盆子、黄芪、桂。(中医方剂大辞典)(11)威灵仙、木香。(中医方剂大辞典)(12)威灵仙、乳香、枳壳。(中医方剂大辞典)(13)威灵仙、大黄、牵牛子、独活、芎劳、槟榔、木通。(中医方剂大辞典)(14)威灵仙、牛膝、天麻、巴戟天、肉苁蓉、何首乌、石斛、海桐皮。(中医方剂大辞典)(15)威灵仙、桂、当归、白附子、地龙、赤小豆、羌活。(中医方剂大辞典)(16)威灵仙、枳壳、青橘皮、防风、牵牛子、郁李仁、大腹皮、芍药。(中医方剂大辞典)(17)威灵仙、蔓荆实、何首乌、苦参。(中医方剂大辞典)(18)威灵仙、五灵脂、乌头、木鳖子、乳香、赤芍药。(中医方剂大辞典)(19)威灵仙、乳香、枫香脂、五灵脂、草乌头。(中医方剂大辞典)(20)威灵仙、草乌头、骨碎补、地龙、天南星、自然铜、苍耳、仙灵脾、侧子、防风、羌活、蔓荆实、泽泻、藁本、萆薢、独活。(中医方剂大辞典)(21)干薄荷、皂角、威灵仙。(中医方剂大辞典)(22)威灵仙、藿香叶、自然铜、附子、狗脊、萆薢、漏芦、肉苁蓉、骨碎补、牛膝、木鳖子、防风、地龙。(中医方剂大辞典)

威灵仙方 wei ling xian fang

【英文名】Wei Ling Xian Prescription

【组成】威灵仙、牵牛子、陈橘皮、吴茱萸、槟榔、木香。(中医方剂大辞典)

威灵仙汤 wei ling xian tang

【英文名】Wei Ling Xian Decoction

【组成】威灵仙、仙灵脾、防风、人参、白茯苓、羌活、独活、附子、柴胡、秦艽、槟榔、木香、鳖甲、黄芪、枳壳、甘草、沉香、桂、芎劳、苁蓉、巴戟天、牛膝、半夏、当归、乌药。(中医方剂大辞典)

威灵仙散 wei ling xian san

【英文名】Wei Ling Xian Powder

【异名】威灵仙饮(中医方剂大辞典、御药院方)

【组成】(1)威灵仙、干漆、雄黄、真麝香。(中医方剂大辞典)(2)威灵仙、防风、枳壳、黄芪。(中医方剂大辞典)(3)威灵仙、防风、芎劳、何首乌、黄芪、白附子、白花蛇、蒺藜子、白僵蚕、晚蚕沙。(中医方剂大辞典)(4)威灵仙、丹参、羌活、独活、苍耳、仙灵脾、玄参、人参、沙参、紫参、甘草、黄芩。(中医方剂大辞典)(5)威灵仙、防风、羌活、甘草、紫参、荆芥穗。(中医方剂大辞典)(6)威灵仙、芎劳、羌活。(中医方剂大辞典)(7)威灵仙、当归、没药、木香、桂心。(中医方剂大辞典)(8)威灵仙、牵牛子、木香、枳壳。(中医方剂大辞典)(9)威灵仙、牵牛子、陈橘皮、羌活、厚朴、吴茱萸。(中医方剂大辞典)(10)威灵仙、独活、羚羊角屑、麦门冬、桂心、赤茯苓、防风、细辛、麻黄、五加皮、薏苡仁。(中医方剂大辞典)(11)威灵仙。(中医方剂大辞典)(12)威灵仙、牵牛子、陈橘皮、厚朴、吴茱萸。(中医方剂大辞典)(13)威灵仙、贝母、知母。(中医方剂大辞典)(14)威灵仙、仙灵脾、甘草、赤茯苓、子芩、青葙子、大青、赤芍药、大黄。(中医方剂大辞典)(15)威灵仙、贝母、白芷、甘草。(中医方剂大辞典)(16)威灵仙、枳壳。(中医方剂大辞典)

威灵龙脑散 wei ling long nao san

【英文名】Wei Ling Long Nao Powder

【组成】铁脚威灵仙、脑子。(中医方剂大辞典)

威灵骨刺膏 wei ling gu ci gao

【英文名】Wei Ling Gu Ci Plaster

【异名】复方威灵膏((95)卫药准字 Z-108 号)

【组成】威灵仙、香加皮、赤芍等。((95)卫药准字 Z-108 号)

威喜丸 wei xi wan

【英文名】Wei Xi Pill

【组成】白茯苓、黄蜡。(中医方剂大辞典)

娃娃宁 wa wa ning

【英文名】Wa Wa Ning Powder

【组成】白术、天竺黄、茯苓、僵蚕、钩藤、甘草、薄荷、朱砂、党参、琥珀。(药品标准－中药成方制剂标准

1990)

娄金丸 lou jin wan

【英文名】Lou Jin Pill

【组成】(1)茴香、香附子、草乌、半夏曲、白茯苓、细辛。(中医方剂大辞典)(2)甘菊、黄芪、藁本、白僵蚕、甘草、羌活、麻黄、茯苓、芍药、犀角、白芷、南星、细辛、人参、防风、川芎、龙脑、牛黄、麝香、白附子、天竺黄、白花蛇、天麻、生地黄汁、金箔。(中医方剂大辞典)

孩儿散 hai er san

【英文名】Hai Er Powder

【组成】熊胆、孩儿茶、片脑。(中医方剂大辞典)

宣中降逆汤 xuan zhong jiang ni tang

【英文名】Xuan Zhong Jiang Ni Decoction

【组成】清半夏、广皮、旋覆花、赭石、沉香、刀豆、生枇杷叶。(中医方剂大辞典)

宣化饮 xuan hua yin

【英文名】Xuan Hua Drink

【组成】新会皮、大腹皮、炒麦芽、前胡、炒萝卜子、小青皮。(中医方剂大辞典)

宣木散 xuan mu san

【英文名】Xuan Mu Powder

【组成】白芍、柴胡、丹皮、玄参、麦冬、荆芥、生地、炒栀子、防风、天花粉。(中医方剂大辞典)

宣气散 xuan qi san

【英文名】Xuan Qi Powder

【组成】(1)木通、滑石、黑牵牛。(中医方剂大辞典)(2)木香、槟榔、橘皮、甘草、黑牵牛。(中医方剂大辞典)(3)甘草、木通、栀子、葵子、滑石。(中医方剂大辞典)

宣风丸 xuan feng wan

【英文名】Xuan Feng Pill

【异名】祛风丹(中医方剂大辞典、圣惠)

【组成】(1)黑丑、青皮、胡椒、全蝎。(中医方剂大辞典)(2)大黄末、牵牛子末、郁李仁、巴豆。(中医方剂大辞典)(3)巴豆、腻粉、川乌头、白附子、天南星。(中医方剂大辞典)

宣风快斑散 xuan feng kuai ban san

【英文名】Xuan Feng Kuai Ban Powder

【组成】(1)木香、枳壳、槟榔、大黄。(中医方剂大辞典)(2)木通、枳壳、甘草、槟榔、大黄。(中医方剂大辞典)

宣风牢牙散 xuan feng lao ya san

【英文名】Xuan Feng Lao Ya Powder

【组成】细辛、青盐、川芎、当归。(中医方剂大辞典)

宣风换肌散 xuan feng huan ji san

【英文名】Xuan Feng Huan Ji Powder

【组成】炙甘草、黄芪、当归、黄连、黄芩、大力子、防风、白芷、荆芥穗、川芎、乌蛇肉、羌活、苍术、何首乌、全蝎。(中医方剂大辞典)

宣风散 xuan feng san

【英文名】Xuan Feng Powder

【组成】(1)尖槟榔、橘皮、青皮、甘草、牵牛头末。(中医方剂大辞典)(2)槟榔、草果仁、陈皮、黑牵牛、枳实、大黄。(中医方剂大辞典)(3)全蝎、麝香。(中医方剂大辞典)(4)巴豆、大黄、朴硝、枳壳、陈皮。(中医方剂大辞典)(5)川芎、甘菊、乳香、没药。(中医方剂大辞典)(6)槟榔、陈皮、甘草、牵牛。(中医方剂大辞典)

宣白平喘汤 xuan bai ping chuan tang

【英文名】Xuan Bai Ping Chuan Decoction

【组成】蜜炙麻黄、杏仁、炙甘草、生石膏、桑白皮、黄芩、黛蛤散、皂荚、冬瓜子。(江苏中医 1988,(7))

宣白承气汤 xuan bai cheng qi tang

【英文名】Xuan Bai Cheng Qi Decoction

【组成】生石膏、生大黄、杏仁粉、栝楼皮。(中医方剂大辞典)

宣扬散 xuan yang san

【英文名】Xuan Yang Powder

【组成】(1)柴胡、白芍、甘草、白芷、干葛、细辛、青蒿、天花粉、石膏。(中医方剂大辞典)(2)柴胡、荆芥、当归、麦冬、天花粉。(中医方剂大辞典)

宣阳汤 xuan yang tang

【英文名】Xuan Yang Decoction

【组成】野台参、威灵仙、寸麦冬、地肤子。(中医方剂大辞典)

宣补丸 xuan bu wan

【英文名】Xuan Bu Pill

【组成】茯神、黄芪、栝楼根、麦门冬、人参、甘草、黄连、知母、干地黄、石膏、菟丝子、苁蓉。(中医方剂大辞典)

宣连丸 xuan lian wan

【英文名】Xuan Lian Pill

【组成】(1)宣连、雷丸、木香。(中医方剂大辞典)(2)宣连、肉豆蔻、朱砂、木香、杏仁、巴豆。(中医方剂大辞典)(3)宣连、木香。(中医方剂大辞典)

宣连散 xuan lian san

【英文名】Xuan Lian Powder

【异名】双圣散(普济方)

【组成】宣黄连、密陀僧。(中医方剂大辞典)

宣和赐芪丝丸 xuan he ci qi si wan

【英文名】Xuan He Ci Qi Si Pill

【组成】当归、菟丝子、薏苡仁、茯神、石莲肉、鹿角霜、熟地黄。(中医方剂大辞典)

宣经丸 xuan jing wan

【英文名】Xuan Jing Pill

【组成】(1)巴豆。(中医方剂大辞典)(2)芍药、威灵仙、牵牛。(中医方剂大辞典)

宣肺化痰降气方 xuan fei hua tan jiang qi fang

【英文名】Xuan Fei Hua Tan Jiang Qi Prescription

【组成】炙麻黄、杏仁、石膏、苏子、白芥子、莱菔子、葶苈子、陈皮、茯苓、半夏、地龙、桔梗、炙甘草。(山东中医杂志 1993,12(3))

宣肺汤 xuan fei tang

【英文名】Xuan Fei Decoction

【组成】细辛、甘草、防风、麻黄。(中医方剂大辞典)

宣肺利水汤 xuan fei li shui tang

【英文名】Xuan Fei Li Shui Decoction

【组成】炙麻黄、川桂枝、大白芍、嫩射干、北细辛、炙款冬、巴戟天、补骨脂、云茯苓、陈葫芦、木防己、车前草。(中医杂志 1988,29(4))

宣肺活血汤 xuan fei huo xue tang

【英文名】Xuan Fei Huo Xue Decoction

【组成】麻黄、桂枝、羌活、杏仁、蝉蜕、地龙、白茅根、益母草、车前草、玉米须、甘草。(陕西中医 1993,14(4))

宣肺散 xuan fei san

【英文名】Xuan Fei Powder

【组成】(1)柴胡、黄芩、紫菀、白芍、当归、麦冬、茯苓、白芥子、甘草、款冬花、紫苏、辛夷。(中医方剂大辞典)(2)白茯苓、干姜、五味子、细辛、甘草、人参。(中医方剂大辞典)

宣肺散结饮 xuan fei san jie yin

【英文名】Xuan Fei San Jie Decoction

【组成】桑皮、桔梗、酒黄芩、赤芍、牡丹皮。(中医方剂大辞典)

宣郁化毒汤 xuan yu hua du tang

【英文名】Xuan Yu Hua Du Decoction

【组成】柴胡、白芍、香附、薄荷、当归、陈皮、枳壳、天花粉、生甘草、金银花。(中医方剂大辞典)

宣郁定痛汤 xuan yu ding tong tang

【英文名】Xuan Yu Ding Tong Decoction

【组成】白芍、川芎、当归、丹皮、柴胡、甘草、白芥子、大黄、牛膝、炒栀子。(中医方剂大辞典)

宣郁通经汤 xuan yu tong jing tang

【英文名】Xuan Yu Tong Jing Decoction

【组成】白芍、当归、丹皮、山栀子、白芥子、柴胡、香附、川郁金、黄芩、生甘草。(中医方剂大辞典)

宣降化饮汤 xuan jiang hua yin tang

【英文名】Xuan Jiang Hua Yin Decoction

【组成】葛根、大黄、细辛、干姜、川贝、五味子、天冬麦、生姜、大白菜根。(国医论坛 1992,(3))

宣降汤 xuan jiang tang

【英文名】Xuan Jiang Decoction

【组成】麻黄、杏仁、前胡、桔梗、苏子、葶苈子。(江苏中医杂志 1986,7(1))

宣毒一醉膏 xuan du yi zui gao

【英文名】Xuan Du Yi Zui Ointment

【组成】瓜蒌、老翁须。(中医方剂大辞典)

宣毒丸 xuan du wan

【英文名】Xuan Du Pill

【组成】(1)大黄、白牵牛、滑石、朴硝、甘遂、郁李仁、大戟、续随子。(中医方剂大辞典)(2)大黄、青皮、陈皮、苍术、当归、黑牵牛。(中医方剂大辞典)

宣毒去风汤 xuan du qu feng tang

【英文名】Xuan Du Qu Feng Decoction

【组成】川连、黄柏、黄芩、玄参、赤芍、栀仁、续断、花槟榔、大黄、朴硝、石膏、银花、荆芥、北防风、藓皮、独活。(中医方剂大辞典)

宣毒发表汤 xuan du fa biao tang

【英文名】Xuan Du Fa Biao Decoction

【组成】(1)升麻、桔梗、甘草、焦栀、葛根、薄荷、前胡、牛蒡子、防风、苏叶、连翘、杏仁、银花。(中医方剂大辞典)(2)马勃、大力子、广郁金、细辛、条子芩、藿香、荆芥、炒陈皮、银花、生姜。(中医方剂大辞典)(3)薄荷叶、葛根、防风、荆芥穗、连翘、牛蒡子、木通、枳壳、淡竹叶、升麻、桔梗、甘草。(中医方剂大辞典)(4)升麻、葛根、防风、荆芥、桔梗、薄荷、甘草、牛蒡、连翘、前胡、杏仁、枳壳、木通、竹叶。(中医方剂大辞典)

宣毒汤 xuan du tang

【英文名】Xuan Du Decoction

【组成】白芷、赤芍、甘草、大黄、连翘、枳壳、当归尾。(中医方剂大辞典)

宣毒通气丸 xuan du tong qi wan

【英文名】Xuan Du Tong Qi Pill

【组成】川大黄、江子、条芩。(中医方剂大辞典)

宣毒散 xuan du san

【英文名】Xuan Du Powder

【组成】(1)大黄、甘草、朴硝、牵牛子。(中医方剂大辞典)(2)大黄、白芷、山甲、黄明胶。(中医方剂大辞典)(3)大黄、白芷。(中医方剂大辞典)(4)大黄、牡蛎。(中医方剂大辞典)(5)全蝎、白僵蚕、蝉蜕、石燕。(中医方剂大辞典)(6)露蜂房、小米、赤小豆、南星、草乌、白矾。(中医方剂大辞典)(7)盆消、雄黄、乳香、没药。(中医方剂大辞典)

宣毒散丸 xuan du san wan

【英文名】Xuan Du San Pill

【组成】苦参、荆芥、当归、川芎、玄参、白芷、牵牛、乌蛇、青黛。(中医方剂大辞典)

宣毒解肌汤 xuan du jie ji tang

【英文名】Xuan Du Jie Ji Decoction

【组成】葛根、前胡、荆芥穗、牛蒡子、连翘、蝉蜕、木通、赤芍、甘草、灯心、桑白皮、贝母。(中医方剂大辞典)

宣胃散 xuan wei san

【英文名】Xuan Wei Powder

【组成】白芍药、黄芩、黄连、木香、枳壳、槟榔、甘草。(中医方剂大辞典)

宣胃解毒汤 xuan wei jie du tang

【英文名】Xuan Wei Jie Du Decoction

【组成】白芍药、黄连、枳壳、茯苓、青皮、槟榔、木香、泽泻、甘草。(中医方剂大辞典)

宣热丹 xuan re dan

【英文名】Xuan Re Pellet

【组成】薄荷、皂角、连翘、何首乌、蔓荆子、三棱、荆芥。(中医方剂大辞典)

宣积丸 xuan ji wan

【英文名】Xuan Ji Pill

【组成】(1)京三棱、雷丸、黑牵牛、大腹子、莪术、广木香。(中医方剂大辞典)(2)巴豆、干姜、韭子、良姜、硫黄、甘遂、白槟榔。(中医方剂大辞典)

宣积药 xuan ji yao

【英文名】Xuan Ji Drug

【组成】巴豆、五灵脂、白姜、赤茯苓。(中医方剂大辞典)

宣脑散 xuan nao san

【英文名】Xuan Nao Powder

【组成】(1)川郁金、川芎、青黛、薄荷、小黄米。(中医方剂大辞典)(2)川楝、苦丁香、山栀子。(中医方剂大辞典)

宣通络痹方 xuan tong luo bi fang

【英文名】Xuan Tong Luo Bi Prescription

【组成】羚羊角、白僵蚕、川桂枝尖、煨明天麻、炒丹皮、黑山栀、钩藤钩。(中医方剂大辞典)

宣营汤 xuan ying tang

【英文名】Xuan Ying Decoction

【组成】当归、黄芪、阿胶、人参、芎䓖、芍药、川贝母、炮姜、红花、甘草。(中医方剂大辞典)

宣湿化热汤 xuan shi hua re tang

【英文名】Xuan Shi Hua Re Decoction

【组成】香青蒿、淡黄芩、佩兰梗、炒山栀、南杏仁、栝楼仁、大豆卷、赤茯苓、鲜竹茹、炒神曲、鲜芦根、广郁金、益元散。(中医方剂大辞典)

宣疏汤 xuan shu tang

【英文名】Xuan Shu Decoction

【组成】升麻、荆芥、刺蒺藜、桑白皮、赤芍、滑石、射干、神曲、粉葛、蝉蜕、薄荷。(云南中医杂志 1992,13(1))

宣痹止痛膏 xuan bi zhi tong gao

【英文名】Xuan Bi Zhi Tong Ointment

【组成】马钱子、威灵仙、五加皮、透骨草、乳香、没药、麻黄、骨碎补、鹿衔草、桑枝、地龙、丹参、樟脑、冰片。(陕西中医 1992,13(2))

宣痹汤 xuan bi tang

【英文名】Xuan Bi Decoction

【组成】(1)防己、杏仁、滑石、连翘、山栀、薏苡、半夏、晚蚕沙、赤小豆皮。(中医方剂大辞典)(2)枇杷叶、郁金、射干、白通草、香豆豉。(中医方剂大辞典)

宣壅丸 xuan yong wan

【英文名】Xuan Yong Pill

【组成】麻子仁、郁李仁、陈橘皮、羌活、川芎、木香、槟榔。(中医方剂大辞典)

宫方七香丸 gong fang qi xiang wan

【英文名】Gong Fang Qi Xiang Pill

【组成】木香、丁香、檀香、甘松、丁皮、橘红、缩砂仁、白豆蔻仁、三棱、莪术、大香附。(中医方剂大辞典)

宫方润肠栓 gong fang run chang shuan

【英文名】Gong Fang Run Chang Suppository

【组成】火麻仁、芝麻、桃仁、荆芥穗。(药品标准－中药成方制剂标准 1998)

宫方感应丸 gong fang gan ying wan

【英文名】Gong Fang Gan Ying Pill

【组成】肉豆蔻、干姜、百草霜、南木香、青木香、荜澄茄、枳壳、丁香、姜黄、槟榔、白豆蔻、巴豆、杏仁、酒煮蜡、清麻油。(中医方剂大辞典)

宫外孕 gong wai yun

【英文名】Gong Wai Yun Decoction

【组成】(1)宫外孕1号:丹参、赤芍、制乳香、制没药、炒蒲黄、五灵脂、川楝子、桃仁;宫外孕2号:丹参、桃仁、红花、赤芍、三棱、莪术、益母草、败酱草。(山东中医杂志 1990,9(4))(2)桃仁、丹皮、赤芍、川楝子、大黄、穿山甲、丹参。(山东中医杂志 1992,11(2))

宫外孕Ⅰ号方 gong wai yun yi hao fang

【英文名】Gong Wai Yun Yi Hao Prescription

【组成】赤芍、丹参、桃仁。(中医方剂大辞典)

宫外孕Ⅱ号 gong wai yun er hao

【英文名】Gong Wai Yun Er Hao Tincture

【组成】丹参、赤芍、桃仁、三棱、莪术。(山西医药杂志 1982,11(6))

宫外孕Ⅱ号方 gong wai yun er hao fang

【英文名】Gong Wai Yun Er Hao Prescription

【组成】赤芍、丹参、桃仁、三棱、莪术。(中医方剂大辞典)

宫血宁 gong xue ning

【英文名】Gong Xue Ning Decoction

【组成】黄芪、熟地、白芍、山药、阿胶、川续断、桑寄生、菟丝子、山萸肉、地榆、仙鹤草。(云南中医杂志 1990,11(5))

宫血宁胶囊 gong xue ning jiao nang

【英文名】Gong Xue Ning Capsule

【组成】重楼。(药品标准－中药成方制剂标准 1998)

宫血灵 gong xue ling

【英文名】Gong Xue Ling Decoction

【组成】益母草、贯众炭、茜草、生山楂、炒红花、旱莲草、生地榆、藕节、三七粉。(河南中医 1987,(3))

宫血停颗粒 gong xue ting ke li

【英文名】Gong Xue Ting Granule

【组成】黄芪、升麻、党参、益母草、蒲黄、枳壳、龙骨、牡蛎、当归、女贞子、旱莲草。(药品标准－中药成方制剂标准 1998)

宫炎平片 gong yan ping pian

【英文名】Gong Yan Ping Tablet

【组成】地稔、两面针、当归、五指毛桃、穿破石。(药品标准－中药成方制剂标准 1998)

宫炎康颗粒 gong yan kang ke li

【英文名】Gong Yan Kang Granule

【组成】当归、赤芍、北败酱、香附、炮姜、泽兰、川芎、红花、柴胡、海藻、车前子、延胡索。(药品标准－中药成方制剂标准 1998)

宫症汤 gong zheng tang

【英文名】Gong Zheng Decoction

【组成】当归、炮山甲、桃仁、莪术、香附、续断、夏枯草、怀牛膝、王不留行、三棱、昆布、苡仁。(中医杂志 1981,22(1))

宫颈丸 gong jing wan

【英文名】Gong Jing Pill

【组成】(1)乳香、没药、硼砂、儿茶、雄黄、血竭、铅丹、明矾、滑石、冰片。(中成药研究 1991,(8))(2)黄柏、雄黄、血竭、明矾、苦参、蛇床子、白及、制乳香、没药。(中医杂志 1979,(8))

宫颈灵 gong jing ling

【英文名】Gong Jing Ling Aerosol

【组成】黄连素片、乌贼骨。(北京中医杂志 1991,(6))

宫颈炎粉 gong jing yan fen

【英文名】Gong Jing Yan Powder

【组成】炒黄柏、枯矾、五倍子、雄黄、冰片、月石、乳香、炉甘石。(江西中医药 1991,(6))

宫颈炎散 gong jing yan san

【英文名】Gong Jing Yan Powder

【组成】青黛、青果核、月石、炉甘石、人中白、黄柏、西瓜霜、甘草、石膏、冰片、黄连、硼砂。(中医方剂大辞典)

宫颈膜片 gong jing mo pian

【英文名】Gong Jing Mo Tablet

【组成】乳香、没药、硇砂、冰片、月石、雄黄、儿茶、樟丹、血竭、白矾、钟乳石、明胶、甘油、聚乙二醇－400、蒸馏水。(中国中药杂志 1989,14(12))

宫颈癌片 gong jing ai pian

【英文名】Gong Jing Ai Tablet

【组成】(1)宫颈癌片:掌叶半夏乙醇提取后的水溶性浸膏粉。(2)宫颈癌栓:掌叶半夏乙醇提取后的水不溶性物。(《卫生部药品标准》(1991 年))

宫颈癌栓 gong jing ai shuan

【英文名】Gong Jing Ai Suppositories

【组成】掌叶半夏。(药品标准－中药成方制剂标准 1991)

宫瘤清胶囊 gong liu qing jiao nang

【英文名】Gong Liu Qing Capsule

【组成】熟大黄、土鳖虫、水蛭等。((98)卫药准字 Z－158 号)

宫糜Ⅰ号 gong mi yi hao

【英文名】Gong Mi Yi Hao Powder

【组成】红粉、轻粉、血竭、朱砂、冰片、麝香。(湖北中医杂志 1986,(5))

宫糜灵 gong mi ling

【英文名】Gong Mi Ling Capsule

【组成】青黛、硼砂、米甘石、黄柏、山栀、人中黄、冰片、生石膏。(上海中医药杂志 1989,(5))

宫糜膏 gong mi gao

【英文名】Gong Mi Bill Ointment

【组成】黄柏、冰片、轻粉、雄黄、蜈蚣。(药品标准－中药成方制剂标准 1991)

封口金疮药 feng kou jin chuang yao

【英文名】Feng Kou Jin Chuang Plaster

【组成】乳香、没药、木鳖仁、轻粉、煅龙骨、血竭、白及、老松香、虻虫、白敛、五倍子。(中医方剂大辞典)

封口药 feng kou yao

【英文名】Feng Kou Powder

【组成】(1)乳香、没药、儿茶、当归、杉皮灰、麝香、片脑、猪母聍叶。(中医方剂大辞典)(2)牡蛎、赤石脂、国丹。(中医方剂大辞典)

封囟散 feng xin san

【英文名】Feng Xin Powder

【组成】(1)柏子仁、防风、天南星。(中医方剂大辞典)(2)蛇蜕皮、防风、大黄、白及。(中医方剂大辞典)(3)柏子仁、细辛、防风、白及、草乌头。(中医方剂

大辞典）

封脐丸 feng qi wan

【英文名】Feng Qi Pill

【组成】肉豆蔻、雄黄末。（中医方剂大辞典）

封脐丹 feng qi dan

【英文名】Feng Qi Pellet

【组成】丁香、肉果、牙皂、大倍子、麝香。（中医方剂大辞典）

封脐艾 feng qi ai

【英文名】Feng Qi Ai Powder

【组成】海艾、蛇床子、木鳖子。（中医方剂大辞典）

封脐固阳膏 feng qi gu yang gao

【英文名】Feng Qi Gu Yang Plaster

【组成】大附子、蟾酥、麝香、升硫。（中医方剂大辞典）

封脐散 feng qi san

【英文名】Feng Qi Powder

【异名】神灰散（中医方剂大辞典、圣惠）

【组成】(1)细辛。（中医方剂大辞典）(2)好川当归、天浆子、乱发。（中医方剂大辞典）(3)雄鼠粪、干姜、甑带、锦灰、绯帛灰、胡粉、麝香。（中医方剂大辞典）(4)胡粉、雄鼠粪、甑带、干姜灰、绵帛灰、白石脂。（中医方剂大辞典）(5)龙骨、红棉灰、归头。（中医方剂大辞典）(6)旧大红绒、南星、白敛、赤石脂、海螵蛸、五倍子、脂坯。（中医方剂大辞典）(7)生南星。（中医方剂大辞典）(8)当归头、绵灰。（中医方剂大辞典）(9)红绵灰、黄牛粪灰、龙骨、发灰、干胭脂。（中医方剂大辞典）(10)红绵、黄牛屎、干胭脂。（中医方剂大辞典）(11)甑带灰、乱发灰、白姜灰、红绵灰、南星、白敛、当归、赤小豆、五倍子、血竭、龙骨、赤石脂、海螵蛸、百草霜、胭脂。（中医方剂大辞典）

封脐雄鼠粪散 feng qi xiong shu fen san

【英文名】Feng Qi Xiong Shu Fen Powder

【组成】雄鼠粪、胡粉、大枣、麝香、绵帛灰。（中医方剂大辞典）

封脐膏 feng qi gao

【英文名】Feng Qi Plaster

【组成】(1)文蛤、巴霜、麝香、乳香、没药、雄黄、儿茶。（中医方剂大辞典）(2)五倍子。（中医方剂大辞典）(3)大黄、黄芩、黄柏、枳实、槟榔、黑白牵牛、当归、槐花、地榆、木香、生姜、麻油、黄丹。（中医方剂大辞典）(4)穿山甲、木鳖仁、香油。（中医方剂大辞典）

封裹虎骨膏 feng guo hu gu gao

【英文名】Feng Guo Hu Gu Plaster

【组成】虎骨连项锁骨、鲮鲤甲连项锁骨、败龟背骨、狗头骨、花乳石、雄鼠粪、日炙沙。（中医方剂大辞典）

封髓丸 feng sui wan

【英文名】Feng Sui Pill

【组成】砂仁、黄柏、甘草。（药品标准－中药成方制剂标准 1994）

封髓丹 feng sui dan

【英文名】Feng Sui Pellet

【组成】(1)黄柏、甘草、砂仁、苁蓉、莲须、芡实。（中医方剂大辞典）(2)商黄柏、刘寄奴、新莲蕊、破故纸、母丁香、蛤蚧、枣针。（中医方剂大辞典）(3)黄柏、缩砂仁、甘草。（中医方剂大辞典）

将军久战丸 jiang jun jiu zhan wan

【英文名】Jiang Jun Jiu Zhan Pill

【组成】大黄。（中医方剂大辞典）

将军斩关汤 jiang jun zhan guan tang

【英文名】Jiang Jun Zhan Guan Decoction

【组成】熟军炭、生地、熟地、炒蒲黄、阿胶珠、炙黄芪、炒白术、巴戟肉、茯苓、仙鹤草、炒当归、白芍、红花、焦谷芽、三七粉。（云南中医杂志 1987,8(6)）

将军复战丹 jiang jun fu zhan dan

【英文名】Jiang Jun Fu Zhan Pellet

【组成】山芝麻、乳香、没药、血竭。（中医方剂大辞典）

将军蛋 jiang jun dan

【英文名】Jiang Jun Egg

【组成】生大黄、生鸡子。（中医方剂大辞典）

将军散 jiang jun san

【英文名】Jiang Jun Powder

【组成】(1)远年石灰、大黄。（中医方剂大辞典）(2)大黄、黄芩、黄芪、赤芍、玄参、丹参、山茱萸、蛇床子。（中医方剂大辞典）(3)川大黄、荞麦面、阿魏。（中医方剂大辞典）(4)大黄、贝母、白芷、甘草节。（中医方剂大辞典）(5)大黄、朴硝、桃仁、乌药、香附、羊藿、甘草。（中医方剂大辞典）

屋龙丸 wu long wan

【英文名】Wu Long Pill

【组成】屋龙尾、伏龙肝、墨、当归、皂荚子仁。（中医方剂大辞典）

屏风生脉胶囊 ping feng sheng mai jiao nang

【英文名】Ping Feng Sheng Mai Capsule

【异名】屏风安心胶囊（药品标准－中药成方制剂标准）

【组成】黄芪、白术、防风、五味子、人参、麦冬、附子。（药品标准－中药成方制剂标准 1991）

带下丸 dai xia wan

【英文名】Dai Xia Pill

【组成】马毛、龟甲、鳖甲、牡蛎。（中医方剂大辞典）

带下汤 dai xia tang

【英文名】Dai Xia Decoction

【组成】黄芪、白术、当归、升麻、柴胡、苍术、半夏、熟地。（中医方剂大辞典）

带必康散 dai bi kang san

【英文名】Dai Bi Kang Powder

【组成】蛇床子、苦参、雄黄、枯矾、冰片、硼砂、血竭、滑石、乳香、没药、黄连、金银花、连翘、炒蒲黄、五倍子。（新中医 1990,(3)）

带症丸 dai zheng wan

【英文名】Dai Zheng Pill

【组成】牛羊角炭、蹄炭、白及。（药品标准－中药成方制剂标准 1997）

度瘴散 du zhang san

【英文名】Du Zhang Powder

【组成】(1)麻黄、椒、乌头、细辛、术、防风、桔梗、桂、干姜。（中医方剂大辞典）(2)麻黄、升麻、附子、白术、细辛、干姜、防己、防风、桂心、乌头、蜀椒、桔梗。（中医方剂大辞典）

弭病丸 mi bing wan

【英文名】Mi Bing Pill

【组成】五灵脂、木香、当归、高良姜、莪术。（中医方剂大辞典）

思仙丸 si xian wan

【英文名】Si Xian Pill

【组成】思仙木、干蝎、五加皮、防风、萆薢、天麻、薏苡仁、续断、白术、羌活、牛膝、生干地黄。（中医方剂大辞典）

思仙丹 si xian dan

【英文名】Si Xian Pellet

【组成】莲须、石莲肉、芡实。（中医方剂大辞典）

思仙续断丸 si xian xu duan wan

【英文名】Si Xian Xu Duan Pill

【组成】(1)杜仲、全蝎、木瓜、五加皮、防风、当归、萆薢、天麻、薏苡仁、续断、白术、羌活、牛膝、生干地黄。（中医方剂大辞典）(2)木瓜、续断、萆薢、牛膝、薏苡仁、川乌、防风、杜仲。（中医方剂大辞典）(3)思仙木、五加皮、防风、薏苡仁、羌活、川续断、牛膝、萆薢、生干地黄。（中医方剂大辞典）

思仙散 si xian san

【英文名】Si Xian Powder

【组成】川木香、茴香、杜仲。（中医方剂大辞典）

思食丸 si shi wan

【英文名】Si Shi Pill

【组成】(1)乌梅肉、大麦糵、神曲、干木瓜、桂、茯苓、人参、干生姜、甘草。（中医方剂大辞典）(2)神曲、麦糵、人参、干姜、乌梅、甘草。（中医方剂大辞典）

思食大人参丸 si shi da ren shen wan

【英文名】Si Shi Da Ren Shen Pill

【异名】大人参丸（中医方剂大辞典、医方类聚）

【组成】白术、人参、山药、附子、甘草、干姜。（中医方剂大辞典）

思食补益人参散 si shi bu yi ren shen san

【英文名】Si Shi Bu Yi Ren Shen Powder

【组成】人参、白术、陈橘皮、五味子、黄芪、附子、木香、甘草、桂心。（中医方剂大辞典）

急风一字散 ji feng yi zi san

【英文名】Ji Feng Yi Zi Powder

【组成】雄黄、天南星、川芎、全蝎、白附子、白芷、川乌头、辰砂、麝香。（中医方剂大辞典）

急风散 ji feng san

【英文名】Ji Feng Powder

【异名】急风丹（中医方剂大辞典、宝庆新增方）

【组成】(1)生川乌、辰砂、生南星。（中医方剂大辞典）(2)丹砂、草乌头、麝香、生乌豆。（中医方剂大辞典）(3)青胆矾。（中医方剂大辞典）(4)白附子、全蝎、天南星、半夏、天麻、腻粉。（中医方剂大辞典）(5)蛇蜕皮、干蝎梢、钩藤、朱砂、好麝香、牛黄。（中医方剂大辞典）(6)附子、乌头、天南星、藿香、防风、白芷、干蝎、白附子。（中医方剂大辞典）(7)草乌头。（中医方剂大辞典）(8)朱砂、轻粉、巴豆、全蝎、蝉壳。（中医方剂大辞典）

急白汤 ji bai tang

【英文名】Ji Bai Decoction

【组成】金银花、连翘、犀角粉、射干、板蓝根、天花粉、京赤芍、粉丹皮、生山栀、焦山栀、干芦根、淡竹叶。（中医方剂大辞典）

急协 I 号 ji xie yi hao

【英文名】Ji Xie Yi Hao Decoction

【组成】枳实、厚朴、大黄、芒硝。（陕西中医 1984,5(12)）

急肝方 ji gan fang

【英文名】Ji Gan Prescription

【组成】蛇舌草、夏枯草、田基黄、土茯苓、绵茵陈、生山栀、黄柏、木通、甘草。（湖南中医学院学报 1982,(4)）

急肝退黄胶囊 ji gan tui huang jiao nang

【英文名】Ji Gan Tui Huang Capsule

【组成】茵陈、黄柏、板蓝根、白茅根、苍术、郁金、秦艽、蒲公英、车前草、黄芩、麦芽、大黄、栀子。（药品标准－中药成方制剂标准 1990）

急性子洗剂 ji xing zi xi ji

【英文名】Ji Xing Zi Lotion

【组成】石菖蒲、艾叶、生川乌、独活、急性子、麻黄、桂枝、羌活、透骨草。（中医方剂大辞典）

急性肾炎合剂 ji xing shen yan he ji

【英文名】Ji Xing Shen Yan Mixture

【组成】女贞子、旱莲草、生地、丹参、益母草、小蓟、白茅根、连翘、茯苓、黄芪、石苇、当归、甘草。(中国中西医结合杂志 1993,13(12))

急性病毒性肝炎方 ji xing bing du xing gan yan fang

【英文名】Ji Xing Bing Du Xing Gan Yan Prescription

【组成】板蓝根、半枝莲、田基黄、猪苓、茯苓。(江苏中医 1990,(12))

急性病毒性黄疸型肝炎方 ji xing bing du xing huang dan xing gan yan fang

【英文名】Ji Xing Bing Du Xing Huang Dan Xing Gan Yan Prescription

【组成】土茵陈、蒲公英、白茅根、六一散、泽兰。(福建中医药 1984,15(2))

急构饮 ji gou yin

【英文名】Ji Gou Drink

【组成】积雪草、蕺菜、青黛。(中医方剂大辞典)

急治木通汤 ji zhi mu tong tang

【英文名】Ji Zhi Mu Tong Decoction

【组成】木通、滑石、牵牛头。(中医方剂大辞典)

急肾汤 ji shen tang

【英文名】Ji Shen Decoction

【组成】(1)麻黄、半枝莲、白花蛇舌草、银花、连翘、茯苓、泽泻、猪苓、鲜茅根。(实用中医内科杂志 1989,3(3))(2)银花、野菊花、蒲公英、紫花地丁、白茅根、小蓟、茯苓、猪苓、泽泻、益母草、蝉蜕。(贵阳中医学院学报 1992,(2))

急济饮 ji ji yin

【英文名】Ji Ji Drink

【组成】小蓟、童便、磨墨汁、藕汁、沉香。(中医方剂大辞典)

急消汤 ji xiao tang

【英文名】Ji Xiao Decoction

【组成】忍冬藤、茜草、紫花地丁、甘菊花、贝母、黄柏、天花粉、桔梗、生甘草。(中医方剂大辞典)

急惊丸 ji jing wan

【英文名】Ji Jing Pill

【组成】天竺黄、天麻、僵蚕、钩藤、薄荷、茯苓、胆星、朱砂、犀角、羚羊、冰片、牛黄、麝香。(中医方剂大辞典)

急救三阴汤 ji jiu san yin tang

【英文名】Ji Jiu San Yin Decoction

【组成】熟地、附子、肉桂、人参、白术、甘草、五味子。(中医方剂大辞典)

急救丸 ji jiu wan

【英文名】Ji Jiu Pill

【异名】霍乱急救丸(中医方剂大辞典)

【组成】人中黄、天竺黄、麝香、白僵蚕、防风、全蝎、荆芥。(中医方剂大辞典)

急救丹 ji jiu dan

【英文名】Ji Jiu Pellet

【组成】苍术、橘皮、五加皮、厚朴、闹羊花、茯苓、槟榔、细辛、百草霜、猪牙皂、藿香、灯心草炭、雄黄粉、朱砂粉、冰片、麝香、牛黄。(中医方剂大辞典)

急救回生丹 ji jiu hui sheng dan

【英文名】Ji Jiu Hui Sheng Pellet

【组成】朱砂、冰片、薄荷冰、粉甘草。(中医方剂大辞典)

急救回阳汤 ji jiu hui yang tang

【英文名】Ji Jiu Hui Yang Decoction

【组成】(1)潞党参、生山药、生杭芍、山萸肉、炙甘草、赭石、朱砂。(中医方剂大辞典)(2)党参、附子、干姜、白术、甘草、桃仁、红花。(中医方剂大辞典)

急救回春散 ji jiu hui chun san

【英文名】Ji Jiu Hui Chun Powder

【组成】远志、白僵蚕、制附子、天麻、干姜、朱砂、白芥子、制胆星、黑甘草、冰片、西黄。(中医方剂大辞典)

急救汤 ji jiu tang

【英文名】Ji Jiu Decoction

【组成】猴狲粪。(中医方剂大辞典)

急救绿豆丸 ji jiu lv dou wan

【英文名】Ji Jiu Lv Dou Pill

【组成】绿豆、车前子、大麦冬、灯草、甘草。(中医方剂大辞典)

急救寒厥汤 ji jiu han jue tang

【英文名】Ji Jiu Han Jue Decoction

【组成】人参、白术、附子、肉桂、吴茱萸。(中医方剂大辞典)

急救散 ji jiu san

【英文名】Ji Jiu Powder

【组成】当归尾、自然铜、桃仁、红花、陈麻皮、土鳖虫、骨碎补、大黄、乳香、没药、老鹰骨、血竭、朱砂、雄黄、麝香。(中医方剂大辞典)

急喉一匙金 ji hou yi chi jin

【英文名】Ji Hou Yi Chi Jin Powder

【组成】山豆根皮。(中医方剂大辞典)

急痛煎 ji tong jian

【英文名】Ji Tong Decoction

【组成】陈皮、香附、吴萸、良姜、石菖蒲。(中医方剂大辞典)

急痧加宝平安散 ji sha jia bao ping an san

【英文名】Ji Sha Jia Bao Ping An Powder

【组成】牛黄、珍珠、大冰片、当门子、枯矾、荜拨、雄黄、朱砂、青盐、明矾、火消、真佛面金。(中医方剂大辞

典）

急痧至宝丹 ji sha zhi bao dan

【英文名】Ji Sha Zhi Bao Pellet

【组成】蟾酥、西黄、茅术、丁香、朱砂、木香、雄黄、沉香、麝香。（中医方剂大辞典）

急慢惊风丸 ji man jing feng wan

【英文名】Ji Man Jing Feng Pill

【组成】(1)竺黄、天虫、天麻、胆星、钩藤、茯神、薄荷、防风、朱砂、麝香、犀角、羚羊、牛黄、冰片。（中医方剂大辞典）(2)茯苓、黑胡连、酒大黄、川黄连、原麝香、牛黄、天麻、全蝉蜕、羚羊角、梅片、朱砂、川贝、天竺黄、法夏、葶苈、僵虫、灯心灰、金礞石。（中医方剂大辞典）

恒山丸 heng shan wan

【英文名】Heng Shan Pill

【异名】常山丸（中医方剂大辞典、圣惠）

【组成】(1)恒山、川大黄、甘草、麝香。（中医方剂大辞典）(2)恒山、白蜡、鸡子。（中医方剂大辞典）(3)恒山、白蜜、鸡子白。（中医方剂大辞典）(4)恒山、桃仁、豉。（中医方剂大辞典）(5)恒山、野狸头骨、虎头骨、猢狲头骨、天灵盖、绿豆、臭黄、安息香、朱砂、雌黄、砒霜、乳香、阿魏、白芥子。（中医方剂大辞典）(6)恒山、甘草、知母、豉、鳖甲、麝香。（中医方剂大辞典）(7)恒山、蜀漆、白薇、桂心、鮀甲、白术、附子、鳖甲、䗪虫、贝齿、蜚虻。（中医方剂大辞典）(8)恒山、甘草、知母、鳖甲。（中医方剂大辞典）(9)恒山、知母、甘草、大黄、麻黄。（中医方剂大辞典）(10)大黄、附子、恒山、龙骨。（中医方剂大辞典）

恒山乌梅汤 heng shan wu mei tang

【英文名】Heng Shan Wu Mei Decoction

【组成】乌梅、桂心、芫花、半夏、恒山、豉。（中医方剂大辞典）

恒山甘草汤 heng shan gan cao tang

【英文名】Heng Shan Gan Cao Decoction

【组成】常山、甘草。（中医方剂大辞典）

恒山汤 heng shan tang

【英文名】Heng Shan Decoction

【组成】(1)柴胡、恒山、芒硝、大黄、黄芩、龙胆、茵陈、秦艽、栀子。（中医方剂大辞典）(2)恒山、甘草、蜀漆、犀角屑。（中医方剂大辞典）(3)恒山、秫米、甘草。（中医方剂大辞典）(4)恒山、乌梅、香豉、竹叶、葱白。（中医方剂大辞典）(5)恒山、甘草、大黄、桂心。（中医方剂大辞典）(6)小麦、淡竹叶、恒山。（中医方剂大辞典）(7)恒山、甘草、知母、麻黄、大黄。（中医方剂大辞典）

恒山饮子 heng shan yin zi

【英文名】Heng Shan Drink

【组成】恒山、乌梅肉、豉心、桃枝、鳖甲、虎头骨、柳枝、干枣、生姜、桃仁。（中医方剂大辞典）

恒山散 heng shan san

【英文名】Heng Shan Powder

【异名】常山汤（中医方剂大辞典、圣惠）

【组成】(1)真恒山、干青蒿、乌梅、赤芍药、甘草。（中医方剂大辞典）(2)恒山、川大黄、桂心、甘草。（中医方剂大辞典）(3)恒山、甘草、黄芩、乌梅、石膏。（中医方剂大辞典）(4)恒山、茵陈、赤茯苓、知母、鳖甲、甘草。（中医方剂大辞典）(5)恒山、朱砂、乌梅肉。（中医方剂大辞典）(6)恒山、乌梅肉、香豉、葱白、桃仁。（中医方剂大辞典）(7)恒山、柴胡、栀子仁、石膏、乌梅肉、甘草、蜀漆、鳖甲。（中医方剂大辞典）(8)恒山、甘草、鳖甲、石膏、柴胡、知母。（中医方剂大辞典）(9)恒山、干漆、牡蛎、杏子仁。（中医方剂大辞典）(10)常山、云母粉。（中医方剂大辞典）

恒山鳖甲散 heng shan bie jia san

【英文名】Heng Shan Bie Jia Powder

【组成】恒山、鳖甲、乌梅、甘草、犀角、桃仁、知母、石膏。（中医方剂大辞典）

恒制咳喘胶囊 heng zhi ke chuan jiao nang

【英文名】Heng Zhi Ke Chuan Capsule

【组成】法半夏、红花、生姜、白及、佛手、甘草、紫苏叶、薄荷、香橼、陈皮、红参、西洋参、砂仁、沉香、丁香、豆蔻、肉桂、代赭石。（药品标准－中药成方制剂标准 1998）

战骨茎注射液 zhan gu jing zhu she ye

【英文名】Zhan Gu Jing Injection

【组成】战骨茎。（桂卫药准字(1982)01084 号）

扁平疣方 bian ping you fang

【英文名】Bian Ping You Prescription

【组成】(1)灵磁石、代赭石、紫贝齿、石决明、生白芍、紫草。（中医杂志 1963,4(10)）(2)板蓝根、大青叶、苡仁、紫草。（中草药 1975,(4)）

扁豆汤 bian dou tang

【英文名】Bian Dou Decoction

【组成】(1)扁豆、蒺藜子。（中医方剂大辞典）(2)扁豆叶、香薷叶、木瓜、干姜。（中医方剂大辞典）

扁豆散 bian dou san

【英文名】Bian Dou Powder

【组成】(1)扁豆、生姜、枇杷叶、人参、白术、白茅根、槟榔、贝母。（中医方剂大辞典）(2)扁豆、香薷。（中医方剂大辞典）(3)白扁豆。（中医方剂大辞典）

扁豆粥 bian dou zhou

【英文名】Bian Dou Gruel

【组成】扁豆茎、人参。（中医方剂大辞典）

扁金丹 bian jin dan
【英文名】Bian Jin Pellet
【组成】白花蛇肉、防风、蜈蚣、乳香、全蝎、朱砂、大草乌、麝香、牛黄。(中医方剂大辞典)

扁柏丸 bian bai wan
【英文名】Bian Bai Pill
【组成】生侧柏叶、青州柿饼、旧陈棕、血余炭、槐花。(中医方剂大辞典)

扁柏散 bian bai san
【英文名】Bian Bai Powder
【组成】沿街草、栀子叶、地竹、扁柏。(中医方剂大辞典)

扁桃一号方 bian tao yi hao fang
【英文名】Bian Tao Yi Hao Prescription
【组成】九里明、一点红、射干、甘草。(广西中医药 1983,6(1))

扁银丸 bian yin wan
【英文名】Bian Yin Pill
【组成】青黛、水银、寒食面、黄明胶、雄黄、粉霜、朱砂、巴豆、脑、麝。(中医方剂大辞典)

扁鹊丁香散 bian que ding xiang san
【英文名】Bian Que Ding Xiang Powder
【组成】丁香、柿蒂、甘草、干姜。(中医方剂大辞典)

扁鹊三豆饮 bian que san dou yin
【英文名】Bian Que San Dou Drink
【组成】赤豆、黑大豆、绿豆、金银花、生甘草。(中医方剂大辞典)

扁鹊四圣散 bian que si sheng san
【英文名】Bian Que Si Sheng Powder
【组成】紫草、白芍、黄芪、木通。(中医方剂大辞典)

扁鹊玉壶丸 bian que yu hu wan
【英文名】Bian Que Yu Hu Pill
【组成】硫黄。(中医方剂大辞典)

扁鹊曾青丸 bian que zeng qing wan
【英文名】Bian Que Zeng Qing Pill
【异名】曾青丸(外台)
【组成】曾青、寒水石、朴硝、茯苓、大黄、附子、巴豆。(中医方剂大辞典)

拜受齿药 bai shou chi yao
【英文名】Bai Shou Chi Powder
【组成】香附子、生姜、细辛、盐。(中医方剂大辞典)

拜堂散 bai tang san
【英文名】Bai Tang Powder
【组成】(1)五倍子。(中医方剂大辞典)(2)铜青、五倍子、黄连。(中医方剂大辞典)

括痰丸 kuo tan wan
【英文名】Kuo Tan Pill
【组成】半夏、白芥子、干姜、猪苓、炙甘草、陈皮。(中医方剂大辞典)

拮痔油 jie zhi you
【英文名】Jie Zhi Oil
【组成】槐花、氯化钠、石碳酸、甘油。(广西中医药 1986,9(4))

拯伤接命丹 zheng shang jie ming dan
【英文名】Zheng Shang Jie Ming Pellet
【组成】紫金皮、官桂、大茴香、甘草节、川乌、草乌。(中医方剂大辞典)

拯阳汤 zheng yang tang
【英文名】Zheng Yang Decoction
【组成】黄芪、白术、附子、干姜、炙甘草、熟地、当归身。(中医方剂大辞典)

拯阴汤 zheng yin tang
【英文名】Zheng Yin Decoction
【组成】当归、川芎、熟地、知母、红花、升麻。(中医方剂大辞典)

拯阴消疳汤 zheng yin xiao gan tang
【英文名】Zheng Yin Xiao Gan Decoction
【组成】胡黄连、青黛、玄参、阿胶、鸡蛋。(中医方剂大辞典)

拯阴理劳汤 zheng yin li lao tang
【英文名】Zheng Yin Li Lao Decoction
【组成】人参、麦冬、五味、当归、白芍、生地、龟版、女贞、薏苡、橘红、丹皮、莲子、百合、炙草。(中医方剂大辞典)

拯肾汤 zheng shen tang
【英文名】Zheng Shen Decoction
【组成】熟地、枣皮、山药、枸杞、杜仲、巴戟天、茯苓、五味子、补骨脂。(中医方剂大辞典)

拯济换骨丹 zheng ji huan gu dan
【英文名】Zheng Ji Huan Gu Pellet
【组成】槐荚子、人参、桑白皮、苍术、川芎、何首乌、蔓荆子、威灵仙、防风、五味子、苦参、香附子、白芷、麝香、龙脑。(中医方剂大辞典)

拯损膏 zheng sun gao
【英文名】Zheng Sun Ointment
【组成】天花粉、芙蓉叶、紫金皮、赤芍药、南星、独活、当归、白芷、牡丹皮。(中医方剂大辞典)

拱辰丹 gong chen dan
【英文名】Gong Chen Pellet
【组成】鹿、当归、山茱萸、附子、沉香。(中医方剂大辞典)

持圣散 chi sheng san
【英文名】Chi Sheng Powder
【组成】麻黄、炙甘草、桂心、附子、白术、五味子、陈橘

皮。(中医方剂大辞典)

挂金散 gua jin san

【英文名】Gua Jin Powder

【组成】鸡内金、青黛、薄荷、白芷、蒲黄、冰片、甘草、鹿角炭、挂金灯子。(中医方剂大辞典)

指甲散 zhi jia san

【英文名】Zhi Jia Powder

【组成】左手中指甲。(中医方剂大辞典)

指迷七气汤 zhi mi qi qi tang

【英文名】Zhi Mi Qi Qi Decoction

【组成】(1)广陈皮、杭青皮、藿香叶、芽桔梗、蓬莪术、香附米、法半夏、上肉桂、公丁香、益智仁、炙甘草。(中医方剂大辞典)(2)木香、槟榔、桔梗、厚朴、半夏、紫苏、香附、橘红、白术、甘草、人参、麦门、桑白皮、丁香、草果、藿香。(中医方剂大辞典)(3)莪术、三棱、藿香、甘草、官桂、桔梗、青皮、益智、陈皮、香附、大黄、槟榔。(中医方剂大辞典)

指迷丸 zhi mi wan

【英文名】Zhi Mi Pill

【组成】(1)半夏、陈皮、甘草、白茯苓、枳实、玄明粉。(中医方剂大辞典)(2)半夏、茯苓、广皮、枳壳、玄明粉、甘草。(中医方剂大辞典)

指迷汤 zhi mi tang

【英文名】Zhi Mi Decoction

【组成】人参、白术、半夏、神曲、南星、甘草、陈皮、菖蒲、附子、肉豆蔻。(中医方剂大辞典)

指迷茯苓丸 zhi mi fu ling wan

【英文名】Zhi Mi Fu Ling Pill

【组成】茯苓、枳壳、半夏、芒硝。(药品标准－中药成方制剂标准 1995)

指迷温经汤 zhi mi wen jing tang

【英文名】Zhi Mi Wen Jing Decoction

【组成】当归、川芎、芍药、桂、牡丹皮、莪术、人参、甘草、牛膝。(中医方剂大辞典)

指速茯苓丸 zhi su fu ling wan

【英文名】Zhi Su Fu Ling Pill

【组成】茯苓、可乐壳、半夏、风化朴硝。(百一选方)

按摩乳 an mo ru

【英文名】An Mo Latex

【组成】芸香、颠茄、乳香、没药、乌药、川芎、郁金、水杨酸甲酯、薄荷、桂皮、丁香、樟脑、硬脂酸、单硬脂酸、甘油酯。(药品标准－中药成方制剂标准 1998)

挑疔散 tiao ding san

【英文名】Tiao Ding Powder

【组成】紫草、雄黄、巴豆。(中医方剂大辞典)

挝胃汤 wo wei tang

【英文名】Wo Wei Decoction

【组成】良姜、甘草、茴香。(中医方剂大辞典)

挝脾丸 wo pi wan

【英文名】Wo Pi Pill

【组成】南星、半夏、舶上硫黄、轻粉、锡胶、雷丸、干胭脂、白牵牛。(中医方剂大辞典)

挝脾汤 wo pi tang

【英文名】Wo Pi Decoction

【组成】(1)麻油、良姜、茴香、甘草。(中医方剂大辞典)(2)川姜、良姜、陈皮、青皮、草果、缩砂仁、白术、官桂、甘草。(中医方剂大辞典)

挝脾散 wo pi san

【英文名】Wo Pi Powder

【组成】石燕、白丁香、定粉、人参、诃子、丁香、轻粉、陀僧、舶上硫黄。(中医方剂大辞典)

挝癖散 wo pi san

【英文名】Wo Pi Powder

【组成】海蛤粉、黄丹、硫黄。(中医方剂大辞典)

挺子膏 ting zi gao

【英文名】Ting Zi Ointment

【组成】(1)麒麟血、没药、乱发灰、密陀僧、丁香、麝香、木香、腻粉、雄黄、雌黄、自然铜、黑狗肝胆。(中医方剂大辞典)(2)麒麟竭、定粉、没药、自然铜、黄丹、无名异、蜡。(中医方剂大辞典)(3)附子、赤芍药、当归、杏仁、黄连、赤柳皮、麒麟竭、没药、黄丹、清油。(中医方剂大辞典)

故纸散 gu zhi san

【英文名】Gu Zhi Powder

【组成】破故纸。(中医方剂大辞典)

故扇散 gu shan san

【英文名】Gu Shan Powder

【组成】故扇、麻黄。(中医方剂大辞典)

故锦散 gu jin san

【英文名】Gu Jin Powder

【组成】故锦。(中医方剂大辞典)

施今墨抗衰老方 shi jin mo kang shuai lao fang

【英文名】Shi Jin Mo Kang Shuai Lao Prescription

【组成】黄芪、桑椹、茯苓、芡实、党参、黄精、首乌、黑豆、白术、玉竹、五味子、紫河车、葡萄干、大生地、菟丝子、乌梅、麦冬、莲子、丹参、大熟地、柏子仁、山萸肉、炙甘草、怀山药、龙眼肉。(中西医结合杂志 1987,7(4))

施普瑞胶囊 shi pu rui jiao nang

【英文名】Shi Pu Rui Capsule

【组成】螺旋藻。((93)滇卫药宣字 05 第 427 号)

既济丸 ji ji wan

【英文名】Ji Ji Pill

【组成】(1)磁石、破故纸、鹿茸、当归、附子、莲子肉、沉香、续断、乳香、酸枣仁、木香、石菖蒲、朱砂、柏子仁。(中医方剂大辞典)(2)鹿茸、沉香、白术、五味子、山药、补骨脂、远志、白茯苓、续断、车前子、牛膝、覆盆子、舶上茴香、熟干地黄、白龙骨、鹿角胶、巴戟、大附子、菟丝子、仙灵脾、肉苁蓉、杜仲、莲子肉、桑螵蛸、山茱萸、麝香。(中医方剂大辞典)(3)熟地、生地、山萸肉、天冬、麦冬、白芍、五味子、当归身、黄柏、党参、苁蓉、枸杞子、茯苓、茯神、丹皮、泽泻、枣仁、远志。(中医方剂大辞典)(4)杜仲炭、熟地、小茴香、天冬、盐知母、茯苓、菊花、九菖蒲、菟丝子、麦冬、当归、栀子、生地、远志、苁蓉、人参、巴戟肉、龙骨、五味子、山萸肉、山药、杞子、牛膝、橘皮、盐黄柏。(中医方剂大辞典)(5)麦冬、五味子、菟丝子、淮地黄、远志、山药、茯神、甘草、枣仁。(中医方剂大辞典)(6)菟丝子、益智仁、白茯苓、韭子、肉苁蓉、当归、熟地黄、黄柏、知母、牡蛎、石枣、五味子。(中医方剂大辞典)(7)黄连、生姜。(中医方剂大辞典)(8)大附子、人参、真麝香。(中医方剂大辞典)

既济门冬散 ji ji men dong san

【英文名】Ji Ji Men Dong Powder

【组成】麦门冬、知母、石韦、甘草梢、泽泻、冬葵子、滑石、五味子。(中医方剂大辞典)

既济丹 ji ji dan

【英文名】Ji Ji Pellet

【组成】(1)朱砂、附子、木瓜、鹿茸、当归、远志、菟丝子、柏子仁、沉香、杜仲、巴戟、肉苁蓉、黄芪、五味子、牛膝、石斛。(中医方剂大辞典)(2)鹿角霜、当归、白茯苓、石菖蒲、远志、龙骨、白石脂、益智仁。(中医方剂大辞典)(3)干姜、黄连。(中医方剂大辞典)(4)白砒、人中白、明雄黄、朱砂。(中医方剂大辞典)(5)灵砂、阳起石、钟乳粉、磁石、鹿茸、茯神、沉香、朱砂。(中医方剂大辞典)(6)磁石、辰砂、酸枣仁、人参、乳香。(中医方剂大辞典)(7)嫩鹿茸、牛膝、肉苁蓉、熟干地黄、当归、柏子仁、枸杞子、酸枣仁、沉香、山药、远志、茯神、附子。(中医方剂大辞典)(8)天门冬、麦门冬、泽泻、桑螵蛸、海螵蛸、牡蛎、龙骨、黄连、远志、鸡膍胵。(中医方剂大辞典)(9)附子、朱砂。(中医方剂大辞典)

既济玉关丸 ji ji yu guan wan

【英文名】Ji Ji Yu Guan Pill

【组成】真辰砂、滴乳香、法酒、大附子、宣州花木瓜、补骨脂、熟地黄、菟丝子、杜仲、鹿茸、当归、远志、柏子仁、沉香、巴戟天、肉苁蓉、牛膝、五味子、石斛、绵芪。(中医方剂大辞典)

既济汤 ji ji tang

【英文名】Ji Ji Decoction

【组成】(1)大熟地、萸肉、生山药、生龙骨、生牡蛎、茯苓、生抗芍、乌附子。(中医方剂大辞典)(2)当归、肉桂、沉香、广皮、泽泻、牛膝、瞿麦、车前、苡仁、葵花子。(中医方剂大辞典)(3)竹叶石膏汤、熟附子。(中医方剂大辞典)(4)荆芥穗、麻黄、干葛根、石膏、川黄连、大黄、蝉蜕、牛蒡。(中医方剂大辞典)(5)人参、甘草、竹茹、麦门冬、半夏、粳米。(中医方剂大辞典)(6)半夏、麦门冬、甘草、人参、竹叶、熟附。(中医方剂大辞典)

既济补真丹 ji ji bu zhen dan

【英文名】Ji Ji Bu Zhen Pellet

【组成】大附子、阳起石、伏火灵砂、天雄、磁石、鹿茸、麋茸、舶上茴香、补骨脂、当归、牛膝、钟乳粉、荜澄茄、夜明砂、肉豆蔻、枸杞子、杜仲、丁香、菟丝子、腽肭脐、沉香、神曲、麝香、安息香、羊髓、肉苁蓉、羊石。(中医方剂大辞典)

既济固真丹 ji ji gu zhen dan

【英文名】Ji Ji Gu Zhen Pellet

【组成】北五味子、白茯苓、附子、沉香、龙骨、苁蓉、益智仁、柏子仁、补骨脂、酸枣仁、金铃子、红椒、当归、川巴戟、菟丝子。(中医方剂大辞典)

既济豁痰汤 ji ji huo tan tang

【英文名】Ji Ji Huo Tan Decoction

【组成】生地、白芍、茯神、钩藤、丹皮、当归、柏子仁、枣仁、龟版。(中医方剂大辞典)

星乌石膏散 xing wu shi gao san

【英文名】Xing Wu Shi Gao Powder

【组成】南星、草乌、石膏。(中医方剂大辞典)

星乌散 xing wu san

【英文名】Xing Wu Powder

【组成】(1)天南星、川乌。(中医方剂大辞典)(2)大南星、草乌头、辣桂。(中医方剂大辞典)

星风散 xing feng san

【英文名】Xing Feng Powder

【组成】南星、防风、蜈蚣、江鳔。(中医方剂大辞典)

星半丸 xing ban wan

【英文名】Xing Ban Pill

【组成】(1)南星、半夏曲、凝水石、枯矾、僵蚕、干生姜。(中医方剂大辞典)(2)南星、半夏、蛤粉。(中医方剂大辞典)

星半瓜蒌丸 xing ban gua lou wan

【英文名】Xing Ban Gua Lou Pill

【组成】南星、半夏、瓜蒌仁、香附子、橘皮、萝卜子、杏仁、皂角灰。(中医方剂大辞典)

星半安中汤 xing ban an zhong tang

【英文名】Xing Ban An Zhong Decoction

【组成】南星、半夏、滑石、香附、枳壳、青皮、木香、山栀仁、苍术、砂仁、茯苓、橘红、甘草、生姜。(中医方剂

大辞典)

星半消核汤 xing ban xiao he tang

【英文名】Xing Ban Xiao He Decoction

【组成】半夏、牛胆星、天花粉、桔梗、白芷、金银花、昆布、海藻、夏枯草、瓜蒌仁、陈皮、甘草、防风、川芎、当归、羌活、海粉、贝母。(中医方剂大辞典)

星半蛤粉丸 xing ban ge fen wan

【英文名】Xing Ban Ge Fen Pill

【组成】南星、苍术、半夏、白术、蛤粉、广皮。(中医方剂大辞典)

星术丸 xing zhu wan

【英文名】Xing Zhu Pill

【组成】(1)白术、南星、青皮、陈皮。(中医方剂大辞典)(2)牛胆南星、白术、石膏、黄芩、芍药、薄荷。(中医方剂大辞典)

星石二陈汤 xing shi er chen tang

【英文名】Xing Shi Er Chen Decoction

【组成】二陈汤、胆星、石菖蒲。(中医方剂大辞典)

星石降痰丸 xing shi jiang tan wan

【英文名】Xing Shi Jiang Tan Pill

【组成】青礞石、南星、辰砂、沉香、滑石、猪牙、皂角、瓜蒌仁、贝母、黄芩、枯矾、荆芥穗。(中医方剂大辞典)

星芎丸 xing xiong wan

【英文名】Xing Xiong Pill

【组成】南星、苍术、川芎、香附。(中医方剂大辞典)

星苏散 xing su san

【英文名】Xing Su Powder

【异名】南星散(袖珍小儿)

【组成】天南星。(中医方剂大辞典)

星辛散 xing xin san

【英文名】Xing Xin Powder

【组成】生南星、生大黄、北细辛。(中医方剂大辞典)

星附丸 xing fu wan

【英文名】Xing Fu Pill

【组成】南星、香附。(中医方剂大辞典)

星附六君子汤 xing fu liu jun zi tang

【英文名】Xing Fu Liu Jun Zi Decoction

【组成】人参、白术、茯苓、甘草、半夏、陈皮、南星、附子。(中医方剂大辞典)

星附汤 xing fu tang

【英文名】Xing Fu Decoction

【组成】(1)附子、南星、木香。(中医方剂大辞典)(2)全蝎、附子、天南星。(中医方剂大辞典)

星附定晕汤 xing fu ding yun tang

【英文名】Xing Fu Ding Yun Decoction

【组成】大天南星、附子、天雄、川芎、橘红、川当归、丁香、半夏、白附子、蝎稍、甘草。(中医方剂大辞典)

星附散 xing fu san

【英文名】Xing Fu Powder

【异名】大星附汤(医方类聚)

【组成】(1)人参、防风、全蝎、僵蚕、蕲蛇、胆星、白附子、蝉蜕、白茯苓、琥珀、朱砂、麝香、冰片、牛黄。(中医方剂大辞典)(2)天南星、半夏、黑附子、白附子、川乌、白僵蚕、没药、人参、白茯苓。(中医方剂大辞典)

星附膏 xing fu gao

【英文名】Xing Fu Ointment

【组成】天南星、附子。(中医方剂大辞典)

星姜汤 xing jiang tang

【英文名】Xing Jiang Decoction

【组成】圆白南星、老生姜。(中医方剂大辞典)

星姜饮 xing jiang yin

【英文名】Xing Jiang Drink

【组成】南星、生姜、橘皮。(中医方剂大辞典)

星星散 xing xing san

【英文名】Xing Xing Powder

【组成】半夏、南星、常山、草果、陈皮、厚朴、槟榔、秦艽、柴胡、苍术、乌梅、良姜。(中医方剂大辞典)

星砂丸 xing sha wan

【英文名】Xing Sha Pill

【组成】南星、良姜、砂仁。(中医方剂大辞典)

星香二陈汤 xing xiang er chen tang

【英文名】Xing Xiang Er Chen Decoction

【组成】胆星、沉香、人参、姜半夏、茯苓、陈皮、炙甘草、香圆叶。(中医方剂大辞典)

星香丸 xing xiang wan

【英文名】Xing Xiang Pill

【组成】南星、半夏、白矾、陈皮、香附子。(中医方剂大辞典)

星香全蝎散 xing xiang quan xie san

【英文名】Xing Xiang Quan Xie Powder

【组成】南星、木香、人参、橘红、全蝎、甘草。(中医方剂大辞典)

星香导痰丸 xing xiang dao tan wan

【英文名】Xing Xiang Dao Tan Pill

【组成】制南星、生香附、皂角、法半夏、广橘红。(中医方剂大辞典)

星香汤 xing xiang tang

【英文名】Xing Xiang Decoction

【组成】天南星、藿香叶、生姜。(中医方剂大辞典)

星香散 xing xiang san

【英文名】Xing Xiang Powder

【组成】(1)南星、木香、防风、甘草、僵蚕、蝎梢。(中医方剂大辞典)(2)南星、木香、净陈皮、全蝎、甘草。(中医方剂大辞典)(3)南星、木香、橘红、全蝎。(中医方剂大辞典)(4)南星、木香、生姜。(中医方剂大辞典)

星夏汤 xing xia tang

【英文名】Xing Xia Decoction

【组成】南星、半夏、苍术、神曲、细辛、白芷、甘草、黄芩、黄连。(中医方剂大辞典)

星夏苍朴汤 xing xia cang pu tang

【英文名】Xing Xia Cang Pu Decoction

【组成】姜半夏、天南星、苍术、厚朴、路路通、瓦楞子、石菖蒲、木蝴蝶、水蛭。(辽宁中医杂志 1990,(5))

星夏栀子汤 xing xia zhi zi tang

【英文名】Xing Xia Zhi Zi Decoction

【组成】半夏、南星、香附、石膏、栀子。(中医方剂大辞典)

星桂接骨膏 xing gui jie gu gao

【英文名】Xing Gui Jie Gu Ointment

【组成】天南星、木鳖子、乳香、没药、肉桂。(中医方剂大辞典)

星黄汤 xing huang tang

【英文名】Xing Huang Decoction

【组成】南星、大黄。(中医方剂大辞典)

映山红糖浆 ying shan hong tang jiang

【英文名】Ying Shan Hong Syrup

【组成】映山红浸膏。(药品标准－中药成方制剂标准 1998)

春水散 chun shui san

【英文名】Chun Shui Powder

【组成】青盐、白矾、花碱、盆消、朴硝、黄丹、绿豆粉、薄荷。(中医方剂大辞典)

春风一醉散 chun feng yi zui san

【英文名】Chun Feng Yi Zui Powder

【组成】汉防己、草龙胆、当归、赤芍药、木通。(医方类聚)

春风散 chun feng san

【英文名】Chun Feng Powder

【组成】僵蚕、黄连、朴硝、白矾、青黛。(中医方剂大辞典)

春卡灵 chun ka ling

【英文名】Chun Ka Ling Pill

【组成】炮川乌、川芎、荆芥穗、羌活、防风、乌梢蛇、赤芍、丹参、菊花、白鲜皮、薄荷。(中西医结合眼科 1992,10(4))

春冰散 chun bing san

【英文名】Chun Bing Powder

【组成】(1)枯矾、青盐、黄丹、雄黄、冰片、盆消。(中医方剂大辞典)(2)大黄、盆消、薄荷、甘草。(中医方剂大辞典)

春血安 chun xue an

【英文名】Chun Xue An Capsule

【组成】地黄、山药、附子、黄芩、茯苓、五味子、海螵蛸、丹皮、三七、肉桂。(北京中医杂志 1986,(5))

春血安胶囊 chun xue an jiao nang

【英文名】Chun Xue An Capsule

【组成】熟地黄、山药、五味子、茯苓、柴胡等。(《天津市药品标准》(1990 年))

春和膏 chun he gao

【英文名】Chun He Ointment

【组成】白芷、当归、木香、川附子、穿山甲、木通、防风、荆芥、番木鳖、白芥子、僵蚕、青皮、核桃、川草乌、生半夏、生军、南星、青葱、蒲公英。(中医方剂大辞典)

春季补肾肾沥汤 chun ji bu shen shen li tang

【英文名】Chun Ji Bu Shen Shen Li Decoction

【组成】牛膝、人参、五味子、白茯苓、附子、熟干地黄、续断、覆盆子、狗脊、防风、磁石、甘草。(中医方剂大辞典)

春泽汤 chun ze tang

【英文名】Chun Ze Decoction

【组成】(1)人参、白术、茯苓、泽泻、猪苓、肉桂、甘草。(中医方剂大辞典)(2)人参、白术、茯苓、泽泻、猪苓。(中医方剂大辞典)(3)泽泻、猪苓、赤茯苓、白术、官桂、人参、柴胡、麦门冬。(中医方剂大辞典)

春疫五仙膏 chun yi wu xian gao

【英文名】Chun Yi Wu Xian Ointment

【组成】姜、葱、蒜、大黄、皂角。(中医方剂大辞典)

春容散 chun rong san

【英文名】Chun Rong Powder

【组成】白附子、枯矾、硫黄、黑铅、密陀僧、轻粉、黄丹、麝香。(中医方剂大辞典)

春笋丹 chun sun dan

【英文名】Chun Sun Pellet

【组成】春笋尖、雄鸡冠血、羊心血、猪尾血、老虾、紫草、老鹰爪、穿山甲。(中医方剂大辞典)

春梅颗粒 chun mei ke li

【英文名】Chun Mei Granule

【异名】乌梅冲剂(药品标准－中药成方制剂标准)

【组成】乌梅。(药品标准－中药成方制剂标准 1998)

春盘面 chun pan mian

【英文名】Chun Pan Prescription

【组成】白面、羊肉、羊肚、羊肺、鸡子、生姜、韭黄、蘑菇、合子菜、蓼芽胭脂。(中医方剂大辞典)

春雪膏 chun xue gao

【英文名】Chun Xue Ointment

【异名】玄明春雪膏(中医方剂大辞典)
【组成】(1)南硼砂、脑子、蕤仁。(中医方剂大辞典)(2)蕤仁、脑子、杏仁、朴硝、硼砂。(中医方剂大辞典)(3)白胶香、蓖麻子仁。(中医方剂大辞典)(4)真绿豆粉、真薄荷叶、沉香、白硼砂、冰片、砂仁、真柿霜。(中医方剂大辞典)(5)川黄连、豮猪胆、生羌活、白砂蜜、麝香、片脑、轻粉、乳香。(中医方剂大辞典)(6)脑子、蕤仁、麝香。(中医方剂大辞典)(7)好净蜜、川黄连、猪胆、生姜、轻粉、南硼砂、梅花脑子、麝香、蕤仁、斑蝥、芫青、红娘子。(中医方剂大辞典)(8)寒水石、石膏、滑石、赭石、朴硝、甘草。(中医方剂大辞典)(9)朴硝。(中医方剂大辞典)(10)硼砂、脑子、通明朴硝。(中医方剂大辞典)(11)脑子、蕤仁。(中医方剂大辞典)(12)蕤仁、冰片、炉甘石。(中医方剂大辞典)

春温汤 chun wen tang
【英文名】Chun Wen Decoction
【组成】人参、巴戟天、白术、杜仲、肉桂、菟丝子、破故纸。(中医方剂大辞典)

春蕨散 chun jue san
【英文名】Chun Jue Powder
【组成】新生蕨菜。(中医方剂大辞典)

昨叶何草丸 zuo ye he cao wan
【英文名】Zuo Ye He Cao Pill
【组成】昨叶何草、蒺藜子、薄荷叶、羌活、荆芥穗、附子。(中医方剂大辞典)

昨叶荷草散 zuo ye he cao san
【英文名】Zuo Ye He Cao Powder
【组成】昨叶荷草、枯矾、雄黄。(中医方剂大辞典)

枯后生肌散 ku hou sheng ji san
【英文名】Ku Hou Sheng Ji Powder
【组成】血竭、轻粉、龙骨、象皮、海螵蛸、乳香。(中医方剂大辞典)

枯矾龙骨散 ku fan long gu san
【英文名】Ku Fan Long Gu Powder
【组成】龙骨、枯矾、麝香。(中医方剂大辞典)

枯矾洗剂 ku fan xi ji
【英文名】Ku Fan Lotion
【组成】枯矾、百部、苍术、黄柏、蛇床子、当归、蒲公英。(国医论坛 1993,(1))

枯矾散 ku fan san
【英文名】Ku Fan Powder
【组成】(1)枯矾、制僵蚕、硼砂、薄荷、大梅片、雄精、胆矾、山豆根、苦甘草。(中医方剂大辞典)(2)臭花娘子草根。(中医方剂大辞典)(3)枯矾、龙骨、黄丹、麝香、干胭脂。(中医方剂大辞典)(4)枯矾、石膏、轻粉、黄丹。(中医方剂大辞典)(5)白矾、白龙骨。(中医方剂大辞典)(6)枯矾。(中医方剂大辞典)(7)黄柏末、枯矾末。(中医方剂大辞典)(8)烧枣子、枯白矾。(中医方剂大辞典)(9)白矾、脑子。(中医方剂大辞典)(10)黄连、玄胡索、飞矾。(中医方剂大辞典)

枯炭散 ku tan san
【英文名】Ku Tan Powder
【组成】枯矾、活性炭、珍珠粉。(云南中医杂志 1988,9(2))

枯草慈菇化毒丸 ku cao ci gu hua du wan
【英文名】Ku Cao Ci Gu Hua Du Pill
【组成】夏枯草、川贝母、山慈菇、蒲公英、广陈皮、全蝎、枳壳、桔梗、栀子、白芷、半夏、柴胡、金银花、沉香、生甘草、杜胆星。(中医方剂大辞典)

枯药 ku yao
【英文名】Ku Yao
【组成】(1)赤脚蜈蚣、乳香、没药、麝香、粉霜、人指甲。(中医方剂大辞典)(2)好白矾、生砒、朱砂。(中医方剂大辞典)

枯桑膏 ku sang gao
【英文名】Ku Sang Ointment
【组成】经霜桑叶。(中医方剂大辞典)

枯热清心散 ku re qing xin san
【英文名】Ku Re Qing Xin Powder
【组成】寒水石、黄连、辰砂。(中医方剂大辞典)

枯痔方 ku zhi fang
【英文名】Ku Zhi Prescription
【组成】(1)金色密陀僧、生矾、枯矾。(中医方剂大辞典)(2)明矾、白砒、轻粉、朱砂。(中医方剂大辞典)

枯痔疔 ku zhi ding
【英文名】Ku Zhi Ding Suppository
【组成】红砒、明矾、朱砂、雄黄、没药。(中医方剂大辞典)

枯痔药 ku zhi yao
【英文名】Ku Zhi Yao
【组成】(1)明矾、红砒、白砒。(中医方剂大辞典)(2)白砒、白矾。(中医方剂大辞典)

枯痔宽肠方 ku zhi kuan chang fang
【英文名】Ku Zhi Kuan Chang Prescription
【组成】大黄、枳壳、当归。(中医方剂大辞典)

枯痔液 ku zhi ye
【英文名】Ku Zhi Solution
【组成】明矾、石炭酸、黄连、普鲁卡因、甘油、蒸馏水。(中医方剂大辞典)

枯痔散 ku zhi san
【英文名】Ku Zhi Powder
【组成】(1)白砒、白矾、食盐、雄黄、百草霜、冰片。(中医方剂大辞典)(2)白砒、白矾、雄黄、炉甘石、冰片。(中医方剂大辞典)(3)白砒、枯矾、明雄、倭硫黄。(中医方剂大辞典)(4)白砒、白矾、硼砂、雄黄、硫黄。(中医方剂大辞典)(5)白砒、白矾、白番卤。(中医方剂大辞典)(6)砒霜、生白研、轻粉、蟾酥。(中医方剂大辞典)(7)明矾、白砒。(中医方剂大辞典)(8)红砒、枯矾、真乌梅肉、朱砂。(中医方剂大辞典)(9)鳖头、白矾、轻粉、净蟾酥。(中医方剂大辞典)(10)红砒、枯矾、乌梅。(中医方剂大辞典)(11)白矾、蟾酥、轻粉、砒霜、天灵盖。(中医方剂大辞典)

枯黄散 ku huang san

【英文名】Ku Huang Powder

【组成】葡萄糖粉、枯矾、黄连。(新疆中医药 1986,(2))

枯瘤方 ku liu fang

【英文名】Ku Liu Prescription

【异名】一井散(中医方剂大辞典)

【组成】(1)白砒、硇砂、黄丹、轻粉、雄黄、乳香、没药、硼砂、斑蝥、田螺。(中医方剂大辞典)(2)砒、硇砂、黄丹、雄黄、粉霜、轻粉、斑蝥、朱砂、乳香、没药。(中医方剂大辞典)(3)硇砂、粉霜、雄黄、轻粉、没药、乳香、土黄、麝香。(中医方剂大辞典)

枯瘤散 ku liu san

【英文名】Ku Liu Powder

【组成】灰苋菜、荞麦、风化石灰。(中医方剂大辞典)

枯瘤膏 ku liu gao

【英文名】Ku Liu Plaster

【异名】枯瘤子药(中医方剂大辞典)

【组成】(1)草乌、川乌、干桑耳、桑朽木、矿石灰、桑柴灰、荞麦秸灰。(中医方剂大辞典)(2)草乌、川乌、干桑耳、桑朽木、细白石灰、桑柴灰。(中医方剂大辞典)(3)甘草。(中医方剂大辞典)

枳子汤 zhi zi tang

【英文名】Zhi Zi Decoction

【组成】陈枳子、美豉、茱萸。(中医方剂大辞典)

枳马二仙丹 zhi ma er xian dan

【英文名】Zhi Ma Er Xian Pellet

【组成】马钱子、枳壳。(中医方剂大辞典)

枳巴丸 zhi ba wan

【英文名】Zhi Ba Pill

【组成】枳壳。(中医方剂大辞典)

枳叶酒 zhi ye jiu

【英文名】Zhi Ye Wine

【组成】枳叶。(中医方剂大辞典)

枳术二陈汤 zhi zhu er chen tang

【英文名】Zhi Zhu Er Chen Decoction

【组成】枳实、白术、半夏、茯苓、陈皮、甘草。(中医方剂大辞典)

枳术丸 zhi zhu wan

【英文名】Zhi Zhu Pill

【组成】(1)白术、枳实。(中医方剂大辞典)(2)白术、赤芍、枳实、广皮。(中医方剂大辞典)(3)白术、枳实、半夏、神曲、麦芽、山楂、姜黄、陈皮、木香。(中医方剂大辞典)

枳术化痰丸 zhi zhu hua tan wan

【英文名】Zhi Zhu Hua Tan Pill

【组成】白术、陈皮、青皮、香附子、苏子、枳实、山楂、神曲、麦芽、萝卜子、白茯苓、杏仁、南星、半夏、生姜、皂角、白矾。(中医方剂大辞典)

枳术汤 zhi zhu tang

【英文名】Zhi Zhu Decoction

【组成】(1)木香、陈皮、槟榔、桔梗、枳壳、白术、紫苏叶、五灵脂、肉桂、半夏、白茯苓、甘草。(中医方剂大辞典)(2)白术、枳实、甘草。(中医方剂大辞典)(3)肉桂、附子、细辛、白术、桔梗、槟榔、甘草、枳实。(中医方剂大辞典)(4)枳实、白术。(中医方剂大辞典)

枳术赤豆饮 zhi zhu chi dou yin

【英文名】Zhi Zhu Chi Dou Drink

【组成】炒白术、炒枳壳、蝉衣、赤芍、防风、茯苓皮、赤小豆、冬瓜皮、荆芥。(中医杂志 1982,23(6))

枳术青皮汤 zhi zhu qing pi tang

【英文名】Zhi Zhu Qing Pi Decoction

【组成】枳实、白术、橘红、黄连、麦芽、青皮、白芍药、山楂肉、大黄、甘草。(中医方剂大辞典)

枳术蛎椒汤 zhi zhu li jiao tang

【英文名】Zhi Zhu Li Jiao Decoction

【组成】白术、枳实、牡蛎、椒仁、茯苓、半夏、茵陈、广皮、芥子。(中医方剂大辞典)

枳术黄连丸 zhi zhu huang lian wan

【英文名】Zhi Zhu Huang Lian Pill

【组成】枳实、半夏、白术、白茯苓、黄皮、黄连、南星、陈皮、青皮、黄芩、大黄。(中医方剂大辞典)

枳术散 zhi zhu san

【英文名】Zhi Zhu Powder

【组成】枳实、白术。(中医方剂大辞典)

枳皮酒 zhi pi jiu

【英文名】Zhi Pi Wine

【组成】枳树皮。(中医方剂大辞典)

枳朴二陈汤 zhi pu er chen tang

【英文名】Zhi Pu Er Chen Decoction

【组成】枳实、厚朴、半夏、白茯苓、广皮、甘草。(中医方剂大辞典)

枳朴大黄丸 zhi pu dai huang wan

【英文名】Zhi Pu Dai Huang Pill

【组成】(1)枳实、厚朴、大黄、槟榔。(中医方剂大辞典)(2)枳实、厚朴、大黄。(中医方剂大辞典)

枳朴六君子汤 zhi pu liu jun zi tang

【英文名】Zhi Pu Liu Jun Zi Decoction

【组成】党参、茯苓、枳壳、白术、陈皮、厚朴、半夏、甘草。(陕西中医 1993,14(7))

枳朴平胃散 zhi pu ping wei san

【英文名】Zhi Pu Ping Wei Powder

【组成】枳实、厚朴、苍术、陈皮、甘草。(中医方剂大辞典)

枳朴汤 zhi pu tang

【英文名】Zhi Pu Decoction

【组成】枳壳、厚朴、桔梗、柴胡、广皮、山楂、葛根、甘草。(中医方剂大辞典)

枳朴香砂汤 zhi pu xiang sha tang

【英文名】Zhi Pu Xiang Sha Decoction

【组成】枳壳、厚朴、香附、砂仁。(中医方剂大辞典)

枳朴柴陈汤 zhi pu chai chen tang

【英文名】Zhi Pu Chai Chen Decoction

【组成】柴胡、黄芩、半夏、甘草、陈皮、白茯苓、枳壳、厚朴、赤芍。(中医方剂大辞典)

枳芎散 zhi xiong san

【英文名】Zhi Xiong Powder

【组成】(1)枳壳、抚芎、郁金、甘草。(中医方剂大辞典)(2)枳实、川芎、粉草。(中医方剂大辞典)

枳壳丸 zhi ke wan

【英文名】Zhi Ke Pill

【异名】调中丸(中医方剂大辞典)

【组成】(1)京三棱、蓬莪术、白术、青皮、陈皮、白茯苓、槟榔、木香、枳壳、半夏、黑牵牛。(中医方剂大辞典)(2)皂角、枳壳、川大黄、羌活、木香、橘红、桑白皮、香白芷。(中医方剂大辞典)(3)好厚枳壳。(中医方剂大辞典)(4)半夏、枳壳。(中医方剂大辞典)(5)枳壳、诃黎勒、当归、大黄、防己、芍药、郁李仁、木香、芎藭、甘草、牵牛子。(中医方剂大辞典)(6)枳壳、防己、诃黎勒皮、大黄、当归、郁李仁、桑根白皮。(中医方剂大辞典)(7)枳壳、大黄。(中医方剂大辞典)(8)枳壳、干姜、白术、半夏。(中医方剂大辞典)(9)枳壳、防风、槐花、荆芥穗、薄荷、甘草。(中医方剂大辞典)(10)枳壳、生干地黄、防风、五加皮、羌活、黄芪。(中医方剂大辞典)(11)枳壳、厚朴、犀角、桑银白皮、槟榔、柴胡、半夏、大黄。(中医方剂大辞典)(12)枳壳、白术、人参、甘草、地骨皮、杏仁。(中医方剂大辞典)(13)枳壳、人参、甘草、石斛、牛膝、桃仁、鹿角胶、薏苡仁、当归、犀角屑、槟榔仁、诃黎勒皮。(中医方剂大辞典)(14)枳壳、木香。(中医方剂大辞典)(15)枳壳、木香、薏苡仁、黄连、大黄、人参、白茯苓、附子、蠡实、郁李仁。(中医方剂大辞典)(16)枳壳、人参、五味子、柴胡、石斛、诃黎勒皮、甘草。(中医方剂大辞典)(17)枳壳、牵牛子、陈橘皮、槟榔、木香。(中医方剂大辞典)(18)枳壳、赤茯苓、防风、人参、干姜、黄连、薏苡仁、升麻、桂、菊花、生干地黄、羌活、羚羊角。(中医方剂大辞典)(19)枳壳、羌活、防风、人参、羚羊角、白茯苓、升麻、熟干地黄、黄连、甘菊花、干姜、薏苡仁、桂。(中医方剂大辞典)(20)枳壳、防风、人参、羌活、羚羊角、升麻、甘菊花、葛根、薏苡仁、桂、黄连、熟干地黄。(中医方剂大辞典)(21)枳壳、木香、人参、赤茯苓、川大黄、柴胡、桂心。(中医方剂大辞典)(22)枳壳、川大黄、牡丹、黄柏、桂心、牵牛子、甘遂。(中医方剂大辞典)(23)枳壳、人参、肉桂、白术、干姜、麦门冬、半夏、陈橘皮、葛根、白茯苓、甘草。(中医方剂大辞典)(24)枳壳、槟榔、桂心、吴茱萸、鳖甲、当归、诃黎勒皮、川大黄、陈橘皮、芎藭、木香。(中医方剂大辞典)(25)枳壳、玄参、漏芦、川大黄、黄芪、营实、牛蒡子、露蜂房。(中医方剂大辞典)(26)枳壳、苦参。(中医方剂大辞典)(27)枳壳、黄连、芜荑仁。(中医方剂大辞典)(28)枳壳、川大黄、川芒硝。(中医方剂大辞典)(29)枳壳、石膏、牛蒡子、前胡、防风、羚羊角屑、赤茯苓、半夏、川大黄、甘草、杏仁。(中医方剂大辞典)(30)枳壳、木香、草豆蔻、赤茯苓、当归、桂心、莳萝、荜茇、人参、胡椒、白术、诃黎勒皮、桔梗、干姜、槟榔、甘草。(中医方剂大辞典)(31)枳壳、木香、槟榔、麦门冬、羚羊角屑、赤芍药、赤茯苓、前胡。(中医方剂大辞典)(32)枳壳、天门冬、独活、黄连、防风、白蒺藜、乌蛇、苦参、菌桂。(中医方剂大辞典)(33)枳壳、天门冬、独活、白蒺藜、牛蒡子、薏苡仁。(中医方剂大辞典)(34)枳壳、葳蕤、玄参、蔓荆子、防风、麦门冬、沙参、羚羊角屑、栀子仁、地骨皮、赤芍药、甘菊花、大麻仁、川大黄。(中医方剂大辞典)(35)枳壳、丹参、赤茯苓、川升麻、黄芪、防风、羌活、人参、羚羊角屑、薏苡仁、桂心、生干地黄。(中医方剂大辞典)(36)枳壳。(中医方剂大辞典)(37)吴萸、枳壳、滑石、白芍、升麻、樗根皮。(中医方剂大辞典)(38)枳壳、橘红皮、青皮、广木香。(中医方剂大辞典)(39)先穗子、皂角、枳壳。(中医方剂大辞典)(40)枳壳、芫花。(中医方剂大辞典)(41)枳壳、蓬莪术、姜黄、半夏、甘松、陈皮、大麦。(中医方剂大辞典)(42)枳壳、香附子、茴香、萝卜子。(中医方剂大辞典)(43)枳壳、好黄连。(中医方剂大辞典)(44)木香、枳壳、麻仁、大黄。(中医方剂大辞典)

枳壳大黄汤 zhi ke dai huang tang

【英文名】Zhi Ke Dai Huang Decoction

【组成】(1)枳壳、大黄、陈皮、木通、葛根、厚朴、甘草。(中医方剂大辞典)(2)大黄、枳壳、桔梗、甘草。(中医方剂大辞典)(3)枳壳、槟榔、厚朴、大黄。(中医方剂大辞典)

枳壳化滞汤 zhi ke hua zhi tang

【英文名】Zhi Ke Hua Zhi Decoction

【组成】枳壳、厚朴、神曲、广皮、莱菔子、麦芽、砂仁。(中医方剂大辞典)

枳壳木香丸 zhi ke mu xiang wan

【英文名】Zhi Ke Mu Xiang Pill

【组成】枳壳、木香、大黄、槟榔、郁李仁、芎䓖。(中医方剂大辞典)

枳壳木香散 zhi ke mu xiang san

【英文名】Zhi Ke Mu Xiang Powder

【组成】木香、神曲、京三棱、青橘皮、甘草、益智仁、白芷、桂、莪术、白术、枳壳。(中医方剂大辞典)

枳壳半夏汤 zhi ke ban xia tang

【英文名】Zhi Ke Ban Xia Decoction

【组成】(1)枳壳、半夏。(中医方剂大辞典)(2)枳壳、半夏、黄芩、桔梗、甘草。(中医方剂大辞典)

枳壳地骨皮散 zhi ke di gu pi san

【英文名】Zhi Ke Di Gu Pi Powder

【组成】地骨皮、秦艽、柴胡、枳壳、知母、当归、鳖甲、乌梅、桃柳头、生姜。(中医方剂大辞典)

枳壳汤 zhi ke tang

【英文名】Zhi Ke Decoction

【异名】枳壳散(中医方剂大辞典)

【组成】(1)枳壳、栀子仁、豉、大黄。(中医方剂大辞典)(2)枳壳、芍药、人参、黄芪、木通、当归、桂、蒺藜子、鸡骨、大黄。(中医方剂大辞典)(3)枳壳、甘草、胡椒、人参。(中医方剂大辞典)(4)枳壳、黄芪、芎䓖、丹参、当归、槟榔、芍药、黄芩。(中医方剂大辞典)(5)枳壳、甘草、大腹皮、百合、牵牛子、赤茯苓、赤芍药、桑根白皮、郁李仁。(中医方剂大辞典)(6)枳壳、甘草、厚朴、干姜、赤茯苓。(中医方剂大辞典)(7)枳壳、黄连、厚朴、甘草、阿胶。(中医方剂大辞典)(8)枳壳、桔梗、人参、前胡、桂、槟榔、鳖甲。(中医方剂大辞典)(9)枳壳、苦参、甘草、灯心。(中医方剂大辞典)(10)枳壳、京三棱、干姜、厚朴、甘草、益智仁、陈橘皮、木香、肉豆蔻、蓬莪术、槟榔、桂、青橘皮。(中医方剂大辞典)(11)枳壳、滑石、大腹皮、甘草、青橘皮、络石根、紫苏茎叶、朴硝、麦门冬、冬葵子、前胡、赤芍药。(中医方剂大辞典)(12)枳壳、厚朴、白术、人参、赤茯苓。(中医方剂大辞典)(13)枳壳、人参、赤茯苓。(中医方剂大辞典)(14)桔梗、枳壳。(中医方剂大辞典)(15)枳壳、川朴、大黄、甘草、紫草、木通、陈皮、生地、楂粉。(中医方剂大辞典)(16)枳壳。(中医方剂大辞典)(17)枳壳、陈皮、厚朴、山楂、杏仁、苏子、大腹皮。(中医方剂大辞典)(18)枳壳、大黄、甘草。(中医方剂大辞典)(19)槟榔、枳壳、防风、橘皮、木通、紫苏、赤芍药。(中医方剂大辞典)(20)枳壳、苏梗、桔梗、陈皮、甘草。(中医方剂大辞典)(21)枳壳、陈皮、厚朴、大腹皮、甘草。(中医方剂大辞典)(22)枳壳、射干、升麻、生地、黄芩、前胡、金银花、连翘、大黄、甘草节、犀角汁。(中医方剂大辞典)(23)枳壳、青皮、木香、丁香、当归、缩砂仁、陈皮。(中医方剂大辞典)(24)枳壳、滑石、甘草。(中医方剂大辞典)(25)枳壳、绵黄芪。(中医方剂大辞典)(26)枳壳、黄芩、白术。(中医方剂大辞典)(27)枳壳、黄芩。(中医方剂大辞典)(28)枳壳、桔梗、黄芩。(中医方剂大辞典)(29)枳壳、干姜、甘草、前胡、木香、半夏。(中医方剂大辞典)(30)皂角黄仁、枳壳、青皮。(中医方剂大辞典)

枳壳防风丸 zhi ke fang feng wan

【英文名】Zhi Ke Fang Feng Pill

【异名】枳壳丸(丹溪心法附余)

【组成】枳壳、防风、独活、大黄、前胡、当归、麻黄。(中医方剂大辞典)

枳壳羌活丸 zhi ke qiang huo wan

【英文名】Zhi Ke Qiang Huo Pill

【组成】枳壳、羌活、牡荆实、人参、防风、芍药、白茯苓、白芷、细辛、当归、甘草、牡丹皮、芎䓖。(中医方剂大辞典)

枳壳饮 zhi ke yin

【英文名】Zhi Ke Drink

【组成】枳壳。(中医方剂大辞典)

枳壳饮子 zhi ke yin zi

【英文名】Zhi Ke Drink

【异名】枳壳散(妇人良方)

【组成】枳壳、半夏、红芍药、柴胡、黄芩。(中医方剂大辞典)

枳壳荆芥散 zhi ke jing jie san

【英文名】Zhi Ke Jing Jie Powder

【组成】荆芥、防风、栝楼、木通、当归、皂角刺、甘草、陈皮、茯苓、枳壳。(中医方剂大辞典)

枳壳青皮饮 zhi ke qing pi yin

【英文名】Zhi Ke Qing Pi Drink

【组成】(1)枳壳、青皮、木通、苏梗。(中医方剂大辞典)(2)枳壳、青皮、大腹皮。(中医方剂大辞典)

枳壳前胡汤 zhi ke qian hu tang

【英文名】Zhi Ke Qian Hu Decoction

【组成】枳壳、前胡、防风、赤茯苓、苏梗、桔梗、甘草。(中医方剂大辞典)

枳壳栀子大黄汤 zhi ke zhi zi dai huang tang

【英文名】Zhi Ke Zhi Zi Dai Huang Decoction

【组成】枳壳、肥栀子、豉、大黄。(中医方剂大辞典)

枳壳栀子汤 zhi ke zhi zi tang

【英文名】Zhi Ke Zhi Zi Decoction

【组成】枳壳、肥栀子、豉。(中医方剂大辞典)

枳壳除痔丸 zhi ke chu zhi wan

【英文名】Zhi Ke Chu Zhi Pill

【组成】大枳壳、大草乌。(中医方剂大辞典)

枳壳桔梗汤 zhi ke ju geng tang

【英文名】Zhi Ke Ju Geng Decoction

【组成】赤茯苓、半夏、枳壳、赤芍药、桔梗、甘草、白术。(中医方剂大辞典)

枳壳浸酒 zhi ke jin jiu

【英文名】Zhi Ke Jin Wine

【组成】(1)枳壳、秦艽、独活、肉苁蓉、丹参、蒴藋、松叶。(中医方剂大辞典)(2)枳壳。(中医方剂大辞典)

枳壳酒 zhi ke jiu

【英文名】Zhi Ke Wine

【组成】枳壳、柏白皮、五叶草。(中医方剂大辞典)

枳壳理中汤 zhi ke li zhong tang

【英文名】Zhi Ke Li Zhong Decoction

【组成】炮姜、白术、枳壳、赤芍、肉桂、砂仁。(中医方剂大辞典)

枳壳黄连汤 zhi ke huang lian tang

【英文名】Zhi Ke Huang Lian Decoction

【组成】枳壳、川连、甘草。(中医方剂大辞典)

枳壳黄芪丸 zhi ke huang qi wan

【英文名】Zhi Ke Huang Qi Pill

【组成】枳壳、黄连、白鸡冠花、黄芪、荆芥。(中医方剂大辞典)

枳壳散 zhi ke san

【英文名】Zhi Ke Powder

【异名】枳壳瘦胎散(中医方剂大辞典)

【组成】(1)枳壳、槟榔、木通、大黄、诃黎勒、大腹皮。(中医方剂大辞典)(2)枳壳、芍药、人参、黄芪、鸡骨、木通、当归、桂、蒺藜子。(中医方剂大辞典)(3)枳壳、胡桃、皂荚。(中医方剂大辞典)(4)枳壳、滑石、桂、厚朴。(中医方剂大辞典)(5)枳壳、苦参、蒺藜子、蔓荆实。(中医方剂大辞典)(6)枳壳、牛黄、白芷。(中医方剂大辞典)(7)白术、芎䓖、陈橘皮、官桂、细辛、甘草、枳壳、当归、芍药、人参、茯苓、厚朴。(中医方剂大辞典)(8)枳壳、黄芪、苍耳、白术、蒴藋、白蒺藜、防风、升麻、栀子仁、漏芦、黄连、人参、天门冬、防己、干姜、芎䓖、丹参、麻黄、白芷、甘草、葛根、玄参、乌蛇。(中医方剂大辞典)(9)枳壳、甘草、黄连。(中医方剂大辞典)(10)枳壳、木香、鬼箭羽、鬼臼、槐子仁。(中医方剂大辞典)(11)枳壳、槐子、防风、羌活、黄芪、白蒺藜、甘草。(中医方剂大辞典)(12)枳壳、厚朴、甘草、臭椿根、地榆、紫草。(中医方剂大辞典)(13)枳壳、泽泻、白术、前胡、汉防己、旋覆花。(中医方剂大辞典)(14)枳壳、桔梗、鳖甲、人参、槟榔、柴胡、芎䓖、桂心、陈橘皮、赤茯苓、木香、川大黄、当归、赤芍药。(中医方剂大辞典)(15)枳壳、黄芩、前胡、半夏、赤茯苓、木香、人参、槟榔、川大黄。(中医方剂大辞典)(16)枳壳、木通、五加皮、槟榔、独活、黄芩、羚羊角屑、川大黄、赤芍药、紫苏茎叶、赤茯苓、甘草。(中医方剂大辞典)(17)枳壳、厚朴、白术、诃黎勒、桂心、人参、甘草。(中医方剂大辞典)(18)枳壳、桑根白皮、牛蒡子、石膏、川升麻、汉防己、赤茯苓、黄芩、大青、沙参、麻黄、甘草。(中医方剂大辞典)(19)枳壳、赤茯苓、黄芪、人参、甘草、当归、白术、地骨皮、酸枣仁。(中医方剂大辞典)(20)枳壳、防风、川升麻、白鲜皮、麦门冬、白蒺藜、羚羊角屑、羌活、桑根白皮、麻黄、甘草。(中医方剂大辞典)(21)枳壳、防风、甘草、汉防己、麻黄、人参、羚羊角屑、细辛、茵芋、秦艽、桂心、附子。(中医方剂大辞典)(22)枳壳、人参、栀子仁、黄芪、白术、甘草。(中医方剂大辞典)(23)枳壳、前胡、川升麻、赤茯苓、子芩、麦门冬、沙参、玄参、茅根、甘草、木通。(中医方剂大辞典)(24)枳壳、石膏、子芩、柴胡、玄参、赤茯苓、川升麻、射干、羚羊角屑、甘草、麦门冬。(中医方剂大辞典)(25)枳壳。(中医方剂大辞典)(26)枳壳、木通、生地、当归、广皮、金银花、甘草、钩藤。(中医方剂大辞典)(27)大枳壳、阿魏、杏仁。(中医方剂大辞典)(28)紫草、枳壳、生地、大黄。(中医方剂大辞典)(29)枳壳、黄连、槐花、白芍、甘草、地榆。(中医方剂大辞典)(30)枳壳、槐花、荆芥、皂角子仁、猬皮。(中医方剂大辞典)(31)商州枳壳、炙粉草、香附。(中医方剂大辞典)(32)防风、川芎、细辛、枳壳、桔梗、干葛、甘草。(中医方剂大辞典)(33)枳壳、桑白皮、人参、糯米、木香、甘草、麦蘖。(中医方剂大辞典)(34)枳壳、贯众、荆芥、大白皮、黄连、蛇床子、苍耳根、干姜、柏枝、薤头、黑豆、无名异、冬青叶、地骨皮。(中医方剂大辞典)(35)枳壳、木鳖子、防风、萆薢。(中医方剂大辞典)(36)枳壳、诃黎勒皮。(中医方剂大辞典)(37)枳壳、赤茯苓、当归、荆三棱、木香、诃黎勒。(中医方剂大辞典)(38)枳壳、槐子、荆芥穗。(中医方剂大辞典)(39)小柴胡汤、枳壳、防风。(中医方剂大辞典)(40)枳壳、甘草、杏仁、阿胶、生地黄。(中医方剂大辞典)(41)枳壳、甘草。(中医方剂大辞典)(42)枳壳、木馒头。(中医方剂大辞典)(43)枳壳、巴豆。(中医方剂大辞典)(44)枳壳、紫苏、百合、香附、葱根、黄连、甘草、杏仁、瓜篓仁、川芎、白芍、当归、熟地。(中医方剂大辞典)(45)枳壳、白术、香附子、槟榔。(中医方剂大辞典)

枳壳煮散 zhi ke zhu san

【英文名】Zhi Ke Zhu Powder

【组成】(1)枳壳、桔梗、甘草、细辛、葛根、肉桂、橘红、苏子、姜、枣。(中医方剂大辞典)(2)枳壳、细辛、桔梗、防风、川芎、葛根、甘草。(中医方剂大辞典)

枳壳疏肝散 zhi ke shu gan san

【英文名】Zhi Ke Shu Gan Powder

【组成】枳壳、枳实、川芎、柴胡、陈皮、香附、白芍、炙草。(中医方剂大辞典)

枳壳锉散 zhi ke cuo san

【英文名】Zhi Ke Cuo Powder

【组成】厚朴、枳壳、北桔梗、甘草、大黄。(中医方剂大辞典)

枳壳煎丸 zhi ke jian wan

【英文名】Zhi Ke Jian Pill

【组成】(1)枳壳、厚朴、杏仁、吴茱萸、干姜、附子、艾叶。(中医方剂大辞典)(2)枳壳、五灵脂、川大黄、蓬莪术、桂心、木香、川乌头、诃黎勒皮、当归。(中医方剂大辞典)

枳壳熨方 zhi ke yun fang

【英文名】Zhi Ke Yun Prescription

【异名】枳壳散(圣济总录)

【组成】枳壳、诃子皮。(中医方剂大辞典)

枳壳橘皮汤 zhi ke ju pi tang

【英文名】Zhi Ke Ju Pi Decoction

【组成】茯苓、白术、人参、枳壳、陈橘皮。(中医方剂大辞典)

枳杏丸 zhi xing wan

【英文名】Zhi Xing Pill

【组成】杏仁、枳壳。(中医方剂大辞典)

枳朴大黄汤 zhi pu dai huang tang

【英文名】Zhi Pu Dai Huang Decoction

【组成】陈枳实、厚朴、广皮、甘草、大黄。(中医方剂大辞典)

枳连二陈汤 zhi lian er chen tang

【英文名】Zhi Lian Er Chen Decoction

【组成】枳实、竹沥、半夏、广皮、赤苓、山楂、滑石、木通、葛根、生炙草。(中医方剂大辞典)

枳连丸 zhi lian wan

【英文名】Zhi Lian Pill

【组成】陈枳壳、川黄连、槐花。(中医方剂大辞典)

枳连导滞汤 zhi lian dao zhi tang

【英文名】Zhi Lian Dao Zhi Decoction

【组成】陈枳壳、黄连、山栀仁、赤芍、前胡、连翘、三棱、莪术、槟榔、甘草。(中医方剂大辞典)

枳实二陈汤 zhi shi er chen tang

【英文名】Zhi Shi Er Chen Decoction

【组成】枳实、陈皮、茯苓、半夏、甘草。(中医方剂大辞典)

枳实三百丸 zhi shi san bai wan

【英文名】Zhi Shi San Bai Pill

【组成】枳实、槐花、皂角刺。(中医方剂大辞典)

枳实丸 zhi shi wan

【英文名】Zhi Shi Pill

【组成】(1)陈枳实、厚朴、槟榔、木香。(症因脉治)(2)枳实、白术。(中医方剂大辞典)(3)枳实、犀角、前胡、青木香、麦门冬、赤茯苓、苦参、芍药、黄橘皮、甘草、川芎、桔梗、牵牛、羌活、茯苓、草豆蔻、大腹皮、鳖甲、吴茱萸。(普济方)(4)白术、枳实、半夏、神曲、麦芽、姜黄、陈皮、木香、山楂。(丹溪心法)(5)枳实、陈橘皮、萝卜子、人参、木香。(中医方剂大辞典)(6)枳实、槐荚、皂荚、大黄。(中医方剂大辞典)(7)枳实、皂荚刺。(中医方剂大辞典)(8)枳实、白术、槟榔、陈橘皮、甘草、生姜、赤茯苓、青木香、桂、昆布、诃黎勒皮、大黄、草豆蔻。(中医方剂大辞典)(9)枳实、天门冬、独活、蒺藜子、人参、防风、桔梗、黄连、薏苡仁、桂。(中医方剂大辞典)(10)大黄、牵牛、枳实、人参。(中医方剂大辞典)(11)枳实、防风、羌活、人参、羚羊角、甘菊花、干葛、薏苡仁、桂心、茯苓、升麻、黄连、干地黄。(中医方剂大辞典)(12)牛膝、桔梗、芍药、枳实、白术、鳖甲、茯苓、人参、厚朴、大黄、桂心、槟榔。(中医方剂大辞典)(13)枳实、犀角、前胡、青木香、麦门冬、赤茯苓、苦参、芍药。(中医方剂大辞典)(14)枳实、菊花、蛇床子、防风、白薇、浮萍、蒺藜子、天雄、麻黄、漏芦。(中医方剂大辞典)(15)枳实、蒺藜子、苦参、人参、独活、天门冬、菌桂、白术。(中医方剂大辞典)

枳实大黄汤 zhi shi dai huang tang

【英文名】Zhi Shi Dai Huang Decoction

【组成】(1)赤芍、青皮、枳实、桃仁、金银花、槐花、黄芩、大麻仁、连翘、大黄。(中医方剂大辞典)(2)枳实、大黄、槟榔、厚朴、木香、甘草。(中医方剂大辞典)

枳实分消汤 zhi shi fen xiao tang

【英文名】Zhi Shi Fen Xiao Decoction

【组成】川厚朴、枳实、大黄、官桂、甘草。(中医方剂大辞典)

枳实天麻汤 zhi shi tian ma tang

【英文名】Zhi Shi Tian Ma Decoction

【组成】白术、陈皮、半夏、天麻、人参、甘草、枳实、茯苓、川芎。(中医方剂大辞典)

枳实木香丸 zhi shi mu xiang wan

【英文名】Zhi Shi Mu Xiang Pill

【组成】枳实、木香、陈橘皮、人参、海藻、葶苈、芍药、丁香。(中医方剂大辞典)

枳实半夏丸 zhi shi ban xia wan

【英文名】Zhi Shi Ban Xia Pill

【组成】枳实、半夏、白术、蓬莪术、白茯苓。(中医方剂大辞典)

枳实半夏汤 zhi shi ban xia tang

【英文名】Zhi Shi Ban Xia Decoction

【组成】(1)枳实、半夏、木香、干姜、五味子、人参、青橘皮、甘草。(中医方剂大辞典)(2)枳实、半夏。(中医方剂大辞典)(3)枳实、法半夏、神曲、麦芽、枳椇子。(中医方剂大辞典)(4)半夏、陈橘皮、枳实。(中医方剂大辞典)

枳实平胃散 zhi shi ping wei san

【英文名】Zhi Shi Ping Wei Powder

【组成】热苍术、厚朴、广皮、甘草、枳实、石菖蒲、山楂肉、莱卜子。(中医方剂大辞典)

枳实导滞丸 zhi shi dao zhi wan

【英文名】Zhi Shi Dao Zhi Pill

【组成】大黄、枳实、神曲、茯苓、黄芩、黄连、白术、泽泻。(中医方剂大辞典)

枳实导滞化毒汤 zhi shi dao zhi hua du tang

【英文名】Zhi Shi Dao Zhi Hua Du Decoction

【组成】枳实、青皮、麦芽、木通、连翘、赤苓、牛蒡子、山楂肉、槟榔、厚朴、甘草。(中医方剂大辞典)

枳实导滞汤 zhi shi dao zhi tang

【英文名】Zhi Shi Dao Zhi Decoction

【组成】(1)小枳实、生锦纹、净楂肉、尖槟榔、薄川朴、小川连、六和曲、青连翘、老紫草、细木通、生甘草。(中医方剂大辞典)(2)枳实、白术、茯苓、黄芩、黄连、泽泻、大黄、神曲、生姜。(中医方剂大辞典)(3)枳实、山楂肉、连翘、半夏、黄连、木通、甘草、紫草茸。(中医方剂大辞典)

枳实导滞散 zhi shi dao zhi san

【英文名】Zhi Shi Dao Zhi Powder

【异名】枳实导滞汤(中医方剂大辞典)

【组成】枳实、山楂肉、连翘、半夏、酒黄连、木通、酒大黄、甘草、紫草。(中医方剂大辞典)

枳实汤 zhi shi tang

【英文名】Zhi Shi Decoction

【异名】枳实散(中医方剂大辞典)

【组成】(1)枳实、防风、秦艽、鸡舌香、熏陆香、麝香、沉香、黄芩、白蔹、升麻、大黄、木香。(中医方剂大辞典)(2)枳实、栀子、葱白、香鼓、鼠屎。(中医方剂大辞典)(3)枳实、芍药、干地黄、前胡、黄芩、通草、知母、芎藭、细辛、茯苓、黄芪、人参、甘草。(中医方剂大辞典)(4)枳实、大枣、半夏、附子、人参、甘草、白术、干姜、厚朴。(中医方剂大辞典)(5)竹叶、枳实、青葙子、白前、吴茱萸、黄芩、栝楼根、麦门冬、生姜、前胡、半夏。(中医方剂大辞典)(6)枳实、射干、升麻、干地黄、黄芩、前胡、犀角、大黄、麝香。(中医方剂大辞典)(7)枳实、半夏、生姜。(中医方剂大辞典)(8)枳实、紫厚朴、广皮、山楂、柴胡、莱菔子、炒砂仁末。(中医方剂大辞典)(9)枳实、陈神曲、莱菔子、青皮、豆豉、茵陈、广皮、山栀、黄芩、厚朴。(中医方剂大辞典)(10)厚朴、陈皮、麦芽、陈枳实。(中医方剂大辞典)(11)枳实、木香、炙草、厚朴、槟榔。(中医方剂大辞典)(12)枳实、橘皮、半夏、生姜、厚朴。(中医方剂大辞典)(13)半夏、前胡、枳实、细辛、乌梅。(中医方剂大辞典)(14)枳实、赤茯苓、甘草、半夏、桔梗。(中医方剂大辞典)(15)枳实、厚朴、大黄、甘草、桂心。(中医方剂大辞典)(16)枳实、前胡、槟榔、木通、甘草、大黄。(中医方剂大辞典)(17)枳实、赤茯苓、石膏。(中医方剂大辞典)(18)枳实、苦参、车前子、黄连。(中医方剂大辞典)(19)枳实、草豆蔻、杉木节、大腹皮、青橘皮、白术。(中医方剂大辞典)(20)枳实、升麻、甘草、桑根白皮、知母、紫菀、白术、黄芪、赤茯苓、秦艽、黄芩、麦门冬。(中医方剂大辞典)(21)枳实、厚朴。(中医方剂大辞典)(22)枳实、白术、半夏、前胡、桂、甘草、赤茯苓。(中医方剂大辞典)(23)枳实、木香、槟榔、甘草、吴茱萸、葶苈、杏仁。(中医方剂大辞典)(24)枳实、白术、桂。(中医方剂大辞典)(25)枳实、栝楼实、厚朴。(中医方剂大辞典)(26)枳实、茯神、葛根、石膏。(中医方剂大辞典)(27)枳实、柴胡、当归、芎藭、甘草。(中医方剂大辞典)(28)枳实、桂、厚朴、栝楼。(中医方剂大辞典)(29)枳实、栀子仁、豉、雄鼠粪。(中医方剂大辞典)(30)枳实、木香、朴硝、大黄、甘草。(中医方剂大辞典)(31)枳实、防风、麻黄、芎藭、杏仁、半夏、细辛。(中医方剂大辞典)(32)枳实、芍药。(中医方剂大辞典)(33)枳实。(中医方剂大辞典)

枳实芍药干姜甘草汤 zhi shi shao yao gan jiang gan cao tang

【英文名】Zhi Shi Shao Yao Gan Jiang Gan Cao Decoction

【异名】枳实芍药甘草汤(中医方剂大辞典)

【组成】芍药、甘草、枳实、干姜。(中医方剂大辞典)

枳实芍药散 zhi shi shao yao san

【英文名】Zhi Shi Shao Yao Powder

【组成】枳实、芍药。(中医方剂大辞典)

枳实注射液 zhi shi zhu she ye

【英文名】Zhi Shi Injection

【组成】枳实。(中草药 1977,(10))

枳实青皮汤 zhi shi qing pi tang

【英文名】Zhi Shi Qing Pi Decoction

【组成】白术、枳实、青皮、陈皮、黄连、麦芽、山楂肉、神曲、甘草、酒大黄。(中医方剂大辞典)

枳实厚朴汤 zhi shi hou pu tang

【英文名】Zhi Shi Hou Pu Decoction

【组成】枳实、厚朴。(中医方剂大辞典)

枳实栀子豉汤 zhi shi zhi zi chi tang

【英文名】Zhi Shi Zhi Zi Chi Decoction

【组成】枳实、栀子、豉。(中医方剂大辞典)

枳实柴胡汤 zhi shi chai hu tang

【英文名】Zhi Shi Chai Hu Decoction

【组成】枳实、柴胡、黄芩、人参、甘草。(中医方剂大辞典)

枳实桔梗汤 zhi shi ju geng tang

【英文名】Zhi Shi Ju Geng Decoction

【组成】枳实、陈橘皮、桔梗、甘草。(中医方剂大辞典)

枳实消滞汤 zhi shi xiao zhi tang

【英文名】Zhi Shi Xiao Zhi Decoction

【组成】枳实、厚朴、神曲、广陈皮、莱菔子、麦芽。(中医方剂大辞典)

枳实消痞丸 zhi shi xiao pi wan

【英文名】Zhi Shi Xiao Pi Pill

【组成】枳实、山楂肉、黄连、神曲、甘草、猪苓、泽泻、厚朴、砂仁、陈皮、人参、黄芩、干姜、姜黄、白术。(中医方剂大辞典)

枳实通降汤 zhi shi tong jiang tang

【英文名】Zhi Shi Tong Jiang Decoction

【组成】枳实、代赭石、白术、蒲公英、山楂、茯苓、两面针、党参。(中西医结合杂志 1991,11(10))

枳实酒 zhi shi jiu

【英文名】Zhi Shi Wine

【组成】枳实。(中医方剂大辞典)

枳实理中丸 zhi shi li zhong wan

【英文名】Zhi Shi Li Zhong Pill

【组成】(1)枳实、瓜蒌、牡蛎粉、白术、甘草、干姜、人参、黄连、黄芩。(中医方剂大辞典)(2)人参、白术、茯苓、甘草、干姜、枳实、黄芩。(中医方剂大辞典)(3)人参、干姜、甘草、白术、枳实、茯苓、附子。(中医方剂大辞典)

枳实理中汤 zhi shi li zhong tang

【英文名】Zhi Shi Li Zhong Decoction

【组成】(1)人参、白术、甘草、干姜、枳实、木香、茯苓。(中医方剂大辞典)(2)白术、枳实、炮姜、茯苓、炙草。(中医方剂大辞典)(3)枳实、干姜、人参、白术、甘草、砂仁、桔梗、陈皮、厚朴。(中医方剂大辞典)

枳实散 zhi shi san

【英文名】Zhi Shi Powder

【异名】白术枳实散(中医方剂大辞典)

【组成】(1)陈枳实、莱菔子、麦芽、山楂肉。(中医方剂大辞典)(2)枳实、厚朴、桂心、半夏、前胡。(中医方剂大辞典)(3)枳实、白芍药、雀脑芎、人参。(中医方剂大辞典)(4)枳实、当归、牛膝、桑根白皮、大黄、牡丹皮、甘遂、防己、人参、猪苓、青橘皮、槟榔、木香。(中医方剂大辞典)(5)枳实、槐实、木贼。(中医方剂大辞典)(6)枳实、木香、桂心、当归、槟榔、白术、牡丹、益母草。(中医方剂大辞典)(7)枳实、人参、陈橘皮、麦门冬、赤茯苓、半夏、甘草、藿香、枇杷叶。(中医方剂大辞典)(8)枳实、麦门冬、陈橘皮。(中医方剂大辞典)(9)枳实、射干、川升麻、生干地黄、犀角屑、川大黄、前胡、麝香。(中医方剂大辞典)(10)枳实、附子、紫苏茎叶、白术、人参、川大黄、大腹皮、麦门冬、半夏、甘草、吴茱萸。(中医方剂大辞典)(11)枳实、半夏、白术。(中医方剂大辞典)(12)枳实、木香、槟榔、诃黎勒皮、甜葶苈、赤茯苓、五味子、甘草、杏仁。(中医方剂大辞典)(13)枳实、人参、陈橘皮、吴茱萸。(中医方剂大辞典)(14)枳实、桂心、诃黎勒。(中医方剂大辞典)(15)枳实、青橘皮、桂心、细辛、桔梗。(中医方剂大辞典)(16)枳实、木香、前胡、陈橘皮、赤茯苓。(中医方剂大辞典)(17)枳实、半夏、桂心、青橘皮、木香、诃黎勒皮、当归、人参、白术、甘草。(中医方剂大辞典)(18)枳实、款冬花、赤茯苓、甘草、杏仁、陈橘皮、人参、干姜、半夏、麻黄、桂心。(中医方剂大辞典)(19)枳实、前胡、槟榔、水通、木香、川大黄、甘草。(中医方剂大辞典)(20)枳实、前胡、赤芍药、青橘皮、当归、白术、大腹皮。(中医方剂大辞典)(21)枳实、黄香、青葙子、白前、黄芩、栝楼根、麦门冬、柴胡、地骨皮。(中医方剂大辞典)(22)枳实、独活、石膏、蒴藋。(中医方剂大辞典)(23)枳实、人参、干姜、白术、桂心、甘草、桔梗、木香、半夏。(中医方剂大辞典)(24)枳实、栀子仁、麻黄、柴胡、桂心、豉。(中医方剂大辞典)(25)枳实、柴胡、赤茯苓、泽泻、前胡、半夏、犀角屑、甘草、桑根白皮。(中医方剂大辞典)(26)枳实、川大黄、川朴硝、郁李仁、芎䓖、牛蒡子。(中医方剂大辞典)(27)枳实、神曲、白术。(中医方剂大辞典)

枳实槟榔丸 zhi shi bin lang wan

【英文名】Zhi Shi Bin Lang Pill

【异名】枳实连槟丸(中医方剂大辞典、医略六书)

【组成】枳实、槟榔、黄连、黄柏、黄芩、当归、阿胶、木

香。(中医方剂大辞典)

枳实膏 zhi shi gao

【英文名】Zhi Shi Ointment

【组成】枳实、茺蔚子、防己、升麻、竹叶、石膏、芒硝。(中医方剂大辞典)

枳实熨方 zhi shi yun fang

【英文名】Zhi Shi Yun Hot Medicated Compress

【组成】枳实。(中医方剂大辞典)

枳实薤白桂枝汤 zhi shi xie bai gui zhi tang

【英文名】Zhi Shi Xie Bai Gui Zhi Decoction

【组成】枳实、厚朴、薤白、桂枝、瓜蒌实。(中医方剂大辞典)

枳茹酒 zhi ru jiu

【英文名】Zhi Ru Wine

【组成】枳实。(中医方剂大辞典)

枳香散 zhi xiang san

【英文名】Zhi Xiang Powder

【组成】枳壳、木香。(中医方剂大辞典)

枳桔二母汤 zhi ju er mu tang

【英文名】Zhi Ju Er Mu Decoction

【组成】枳壳、知母、川贝母、瓜蒌仁、苏子、桔梗。(中医方剂大辞典)

枳桔二陈汤 zhi ju er chen tang

【英文名】Zhi Ju Er Chen Decoction

【组成】(1)陈皮、半夏、桔梗、枳壳、白茯神、甘草、白豆蔻、黄芪、苏子、山栀。(中医方剂大辞典)(2)枳壳、桔梗、半夏、茯苓、甘草、陈皮、杏仁、苏子、生姜。(中医方剂大辞典)

枳桔二陈加曲汤 zhi ju er chen jia qu tang

【英文名】Zhi Ju Er Chen Jia Qu Decoction

【组成】半夏、陈皮、茯苓、甘草、桔梗、枳壳、神曲。(云南中医杂志 1984,5(2))

枳桔大黄汤 zhi ju dai huang tang

【英文名】Zhi Ju Dai Huang Decoction

【组成】枳实、桔梗、大黄、大腹皮、桑白皮、广皮、甘草。(中医方剂大辞典)

枳桔平胃散 zhi ju ping wei san

【英文名】Zhi Ju Ping Wei Powder

【组成】陈皮、苍术、厚朴、干草、枳实、桔梗、生姜、大枣。(中医方剂大辞典)

枳桔泻白散 zhi ju xie bai san

【英文名】Zhi Ju Xie Bai Powder

【组成】枳壳、桔梗、桑白皮、地骨皮、甘草。(中医方剂大辞典)

枳桔栀豉汤 zhi ju zhi chi tang

【英文名】Zhi Ju Zhi Chi Decoction

【组成】生枳壳、焦山栀、苏薄荷、苦桔梗、淡豆豉、青连翘、青子芩、生甘草、西茵陈、贯众、鲜竹叶。(中医方剂大辞典)

枳梗二陈汤 zhi geng er chen tang

【英文名】Zhi Geng Er Chen Decoction

【异名】枳桔二陈汤(中医方剂大辞典、医学入门)

【组成】陈皮、半夏、茯苓、甘草、枳壳、桔梗。(中医方剂大辞典)

枳梗汤 zhi geng tang

【英文名】Zhi Geng Decoction

【组成】(1)枳壳、桔梗、甘草。(中医方剂大辞典)(2)川贝母、薏苡仁、桑白皮、地骨皮、葶苈子、枳壳、桔梗、杏仁、甘草。(中医方剂大辞典)

枳椇子丸 zhi ju zi wan

【英文名】Zhi Ju Zi Pill

【组成】枳椇子、麝香。(中医方剂大辞典)

枳椇粥 zhi ju zhou

【英文名】Zhi Ju Gruel

【组成】枳椇子。(中医方剂大辞典)

枳缩二陈汤 zhi suo er chen tang

【英文名】Zhi Suo Er Chen Decoction

【组成】(1)枳壳、缩砂仁、半夏、茯苓、橘皮、甘草。(中医方剂大辞典)(2)枳实、砂仁、半夏、陈皮、香附、木香、草豆蔻、干姜、厚朴、茴香、玄胡索、甘草。(中医方剂大辞典)(3)枳实、砂仁、白茯苓、贝母、陈皮、苏子、瓜蒌仁、厚朴、香附、川芎、木香、沉香、甘草。(中医方剂大辞典)(4)砂仁、枳实、茯苓、半夏、陈皮、甘草。(中医方剂大辞典)

枳橘汤 zhi ju tang

【英文名】Zhi Ju Decoction

【异名】橘枳汤(杏苑)

【组成】橘皮、枳壳、生姜。(中医方剂大辞典)

枳橘散 zhi ju san

【英文名】Zhi Ju Powder

【组成】枳壳、橘红、姜黄、甘草。(中医方剂大辞典)

枳橘熨 zhi ju yun

【英文名】Zhi Ju Hot Medicated Compress

【组成】枳实、陈皮。(中医方剂大辞典)

枸杞丸 gou qi wan

【英文名】Gou Qi Pill

【异名】枸杞子丸(中医方剂大辞典)

【组成】(1)枸杞子、黄精。(中医方剂大辞典)(2)枸杞、熟干地黄、白茯苓、白术、甘菊花。(中医方剂大辞典)(3)木贼、枸杞子、家菊花、削皮苍术。(中医方剂大辞典)(4)苁蓉、枸杞、川椒、甘菊、巴戟。(中医方剂大辞典)(5)枸杞子、甘菊花、桂、白茯苓、茯神、熟干地黄。(中医方剂大辞典)(6)枸杞子、肉苁蓉、干枣肉、石斛、远志、菟丝子、续断、熟干地黄、天雄。(中医方剂大辞典)(7)石斛、鹿茸、地骨皮。(中医方剂大辞典)(8)枸杞子、巴戟天、旋覆花、蜀椒。(中医方剂大辞典)(9)枸杞子、干地黄、天门冬。(中医方剂大辞典)

枸杞子丸 gou qi zi wan

【英文名】Gou Qi Zi Pill

【异名】老鸦丹(中医方剂大辞典)

【组成】(1)枸杞子、南星、半夏、黄柏、苍术、山楂、白芷、神曲、滑石、昆布、吴茱萸。(中医方剂大辞典)(2)枸杞子、生地黄、熟地黄、天门冬、麦门冬、当归、白芍药、锁阳、人参、黄柏。(中医方剂大辞典)(3)枸杞、菟丝子、白茯苓、黄芪、牡蛎粉、牛膝、熟地黄、麦门冬、鸡内金、桑螵蛸、瓜蒌根、山茱萸、牡丹皮。(中医方剂大辞典)(4)枸杞子、苣胜子、菟丝子、覆盆子、当归、熟干地黄、干山药、白茯苓、白芍药、白术、白疾藜、牛膝、香白芷、延胡索、荜澄茄、破故纸。(中医方剂大辞典)(5)枸杞子、菊花、肉苁蓉、桂、黄芪、牛膝、生干地黄、远志、山芋、柏子仁、人参、白茯苓。(中医方剂大辞典)(6)枸杞子、熟干地黄、人参、茯神、附子、覆盆子、五味子、薯蓣、菟丝子、肉苁蓉、石斛、山茱萸、桂心。(中医方剂大辞典)(7)枸杞子、牛膝、熟干地黄、漏芦、当归、酸枣仁、人参、防风、羚羊角屑、桂心、白茯苓、黄芪、羌活、麦门冬、五加皮、白术、芎䓖、甘草。(中医方剂大辞典)(8)枸杞子、白茯苓、黄芪、鸡胵、栝楼根、泽泻、牡丹、山茱萸、麦门冬、牡蛎、桑螵蛸、车前子。(中医方剂大辞典)(9)枸杞子、干姜、白术、川椒、吴茱萸、陈橘皮。(中医方剂大辞典)

枸杞子酒 gou qi zi jiu

【英文名】Gou Qi Zi Wine

【异名】神仙枸杞子酒(中医方剂大辞典、圣惠)

【组成】枸杞子、生地黄、大麻子。(中医方剂大辞典)

枸杞子散 gou qi zi san

【英文名】Gou Qi Zi Powder

【组成】(1)枸杞子、黄芪、人参、桂心、当归、白芍药。(中医方剂大辞典)(2)枸杞子、薯蓣、牛膝、天麻、草薢、茯神、羚羊角屑、芎䓖、茵芋、防风、生干地黄。(中医方剂大辞典)(3)枸杞子、干姜、白术、吴茱萸、蜀椒、橘皮。(中医方剂大辞典)(4)枸杞子、白茯苓、杏仁、细辛、防风、白芷。(中医方剂大辞典)(5)枸杞子、五味子、覆盆子、白芍药、白龙骨、麦门冬。(中医方剂大辞典)

枸杞子煎 gou qi zi jian

【英文名】Gou Qi Zi Decoction

【异名】神丹煎(中医方剂大辞典)

【组成】枸杞子、杏仁、生地黄、人参、茯苓、天门冬、白蜜、牛髓、酥。(中医方剂大辞典)

枸杞叶羹 gou qi ye geng

【英文名】Gou Qi Ye Thick Soup

【组成】枸杞叶、青蒿叶、葱白、豉。(中医方剂大辞典)

枸杞汁点眼方 gou qi zhi dian yan fang

【英文名】Gou Qi Zhi Eye-drops Preparation

【异名】枸杞煎(中医方剂大辞典)

【组成】枸杞叶、车前子叶。(中医方剂大辞典)

枸杞石决明酒 gou qi shi jue ming jiu

【英文名】Gou Qi Shi Jue Ming Wine

【组成】石决明、枸杞根白皮。(中医方剂大辞典)

枸杞汤 gou qi tang

【英文名】Gou Qi Decoction

【组成】(1)枸杞叶。(中医方剂大辞典)(2)枸杞子、海桐皮、白芷、苦参、防风、甘草、麻黄、牛膝、桂、酸枣仁。(中医方剂大辞典)(3)枸杞根、东引槐枝、东引柳枝、黑豆。(中医方剂大辞典)(4)枸杞根、麦门冬、小麦。(中医方剂大辞典)(5)枸杞枝叶、栝楼根、石膏、黄连、甘草。(中医方剂大辞典)(6)枸杞根皮、石膏、白前、杏仁、橘皮、白术、赤蜜。(中医方剂大辞典)(7)枸杞叶、干姜、桂心、甘草、大麻子仁。(中医方剂大辞典)(8)枸杞根、石膏、小麦。(中医方剂大辞典)(9)枸杞子、肉苁蓉、茯苓、五味子、人参、黄芪、山栀仁、熟地、石枣肉、甘草、生姜、灯心。(中医方剂大辞典)(10)枸杞、荨麻根、枸杞根、蒴藋根。(中医方剂大辞典)(11)枸杞子、赤芍药、山芋、升麻、蒺藜子、茯神、防风。(中医方剂大辞典)(12)枸杞、黄芪、附子、芎䓖、人参、芍药、茯神、甘草、羌活、桂、防风、半夏。(中医方剂大辞典)(13)枸杞根、黄芪、甘草、麦门冬、桂、粳米。(中医方剂大辞典)(14)枸杞。(中医方剂大辞典)

枸杞羊肾粥 gou qi yang shen zhou

【英文名】Gou Qi Yang Shen Gruel

【组成】(1)枸杞叶、羊肾、葱白、羊肉。(中医方剂大辞典)(2)枸杞叶、羊肾、米、葱白。(中医方剂大辞典)

枸杞还童丸 gou qi huan tong wan

【英文名】Gou Qi Huan Tong Pill

【组成】茅山苍术、西枸杞子。(中医方剂大辞典)

枸杞饮 gou qi yin

【英文名】Gou Qi Drink

【组成】枸杞根白皮、小麦、粳米。(中医方剂大辞典)

枸杞茶 gou qi cha

【英文名】Gou Qi Tea

【组成】枸杞子。(中医方剂大辞典)

枸杞药酒 gou qi yao jiu

【英文名】Gou Qi Wine

【组成】枸杞子、熟地黄、黄精、百合、远志。(药品标准－中药成方制剂标准 1990)

枸杞根方 gou qi gen fang
【英文名】Gou Qi Gen Prescription
【组成】枸杞根、小麦。(中医方剂大辞典)
枸杞根汤 gou qi gen tang
【英文名】Gou Qi Gen Decoction
【组成】枸杞根、栝楼根、麦门冬、黄连、土瓜根、知母、车前子。(中医方剂大辞典)
枸杞根饮 gou qi gen yin
【英文名】Gou Qi Gen Drink
【组成】枸杞根、菰根、李根白皮、葛根、甘草、牡蛎、石膏。(中医方剂大辞典)
枸杞根散 gou qi gen san
【英文名】Gou Qi Gen Powder
【组成】(1)枸杞根。(中医方剂大辞典)(2)枸杞根、槐白皮、胡桐泪、细辛、川椒。(中医方剂大辞典)
枸杞根酿酒 gou qi gen niang jiu
【英文名】Gou Qi Gen Wine
【组成】枸杞根、鹿骨。(中医方剂大辞典)
枸杞浸酒 gou qi jin jiu
【英文名】Gou Qi Wine
【异名】枸杞防风酒(中医方剂大辞典、医统)
【组成】枸杞子、恶实、苍耳子、防风、大麻子、茄子根、牛膝、恶实根、桔梗、羌活、秦艽、石菖蒲。(中医方剂大辞典)
枸杞益元酒 gou qi yi yuan jiu
【英文名】Gou Qi Yi Yuan Wine
【组成】枸杞、何首乌、锁阳、补骨脂、茯苓、麦冬、当归、红花、怀牛膝、栀子、红曲。(药品标准－中药成方制剂标准 1997)
枸杞酒 gou qi jiu
【英文名】Gou Qi Wine
【组成】(1)枸杞子、酒。(中医方剂大辞典)(2)枸杞子、黄连、绿豆。(中医方剂大辞典)(3)枸杞子、生地黄汁。(中医方剂大辞典)(4)枸杞根、桃仁、大麻仁、乌麻、甘菊花、生地黄。(中医方剂大辞典)(5)米、枸杞、生地黄、秋麻子、豆豉。(中医方剂大辞典)(6)枸杞根、干地黄末、桂心、干姜、泽泻、蜀椒末、商陆末。(中医方剂大辞典)
枸杞菖蒲酒 gou qi chang pu jiu
【英文名】Gou Qi Chang Pu Wine
【组成】枸杞根、菖蒲。(中医方剂大辞典)
枸杞菟丝汤 gou qi tu si tang
【英文名】Gou Qi Tu Si Decoction
【组成】枸杞子、菟丝子、覆盆子、青葙子、熟地、防风、薄荷、玄参、密蒙花、当归、石决明、龙胆草。(中医方剂大辞典)
枸杞散 gou qi san
【英文名】Gou Qi Powder
【组成】(1)枸杞叶、盐。(中医方剂大辞典)(2)枸杞根。(中医方剂大辞典)(3)枸杞根、地龙。(中医方剂大辞典)
枸杞粥 gou qi zhou
【英文名】Gou Qi Gruel
【异名】枸杞叶粥(中医方剂大辞典)
【组成】(1)枸杞子、粳米。(中医方剂大辞典)(2)枸杞苗、葱白、薤白、粳米。(中医方剂大辞典)(3)枸杞叶、粳米。(中医方剂大辞典)
枸杞煎 gou qi jian
【英文名】Gou Qi Decoction
【组成】(1)枸杞。(中医方剂大辞典)(2)枸杞、白茯苓、白沙蜜、黄蜡。(中医方剂大辞典)(3)生枸杞根、白羊脊骨。(中医方剂大辞典)(4)枸杞根、生地黄汁。(中医方剂大辞典)(5)枸杞根、生地黄汁、鹿髓、枣膏。(中医方剂大辞典)(6)枸杞根、薯蓣、藕报、牛膝、茯苓、石斛、杜仲、茅根、芦根、枣膏、地黄煎、麦门冬煎、蜜、千岁葛汁煎、冬时苏。(中医方剂大辞典)(7)枸杞子。(中医方剂大辞典)
枸杞煎丸 gou qi jian wan
【英文名】Gou Qi Jian Pill
【组成】(1)枸杞子根。(中医方剂大辞典)(2)枸杞根叶花、肉苁蓉、附子、白术、熟干地黄、何首乌、补骨脂。(中医方剂大辞典)
枸杞膏 gou qi gao
【英文名】Gou Qi Concentrated Decoction
【组成】枸杞子。(药品标准－中药成方制剂标准 1990)
枸杞羹 gou qi geng
【英文名】Gou Qi Thick Soup
【组成】枸杞叶、羊肾、羊肉、葱白。(中医方剂大辞典)
枸苓丸 gou ling wan
【英文名】Gou Ling Pill
【组成】白茯苓、真枸杞子、当归、青盐、菟丝子。(中医方剂大辞典)
枸橘汤 gou ju tang
【英文名】Gou Ju Decoction
【组成】枸橘、川楝、秦艽、陈皮、防风、泽泻、赤芍、甘草。(中医方剂大辞典)
柏土散 bai tu san
【英文名】Bai Tu Powder
【组成】猪槽下土、黄柏末。(中医方剂大辞典)
柏子仁丸 bai zi ren wan
【英文名】Bai Zi Ren Pill
【组成】(1)柏子仁、泽兰、芎䓖、桂心、黄芪、禹余粮、人参、熟干地黄、五味子、白术、木香、厚朴、当归、续断、白茯苓、紫石英、附子、白薇、牛膝、干姜、干漆、防风、牡丹、细辛、赤石脂。(中医方剂大辞典)(2)柏子仁、五灵脂、甜葶苈、虾蟆头、杏仁。(中医方剂大辞典)(3)柏子仁、酸石榴皮、秦椒、何首乌、马齿苋、莲子草、白芷、旋覆花。(中医方剂大辞典)(4)柏子仁、白石英、钟乳、干姜、黄芪、泽兰、藁本、芜荑、芎䓖、防风、蜀椒、人参、紫石英、石斛、赤石脂、干地黄、芍药、五味子、秦艽、肉苁蓉、厚朴、龙骨、防葵、细辛、独活、杜仲、白芷、茯苓、桔梗、白术、桂心、当归、甘草。(中医方剂大辞典)(5)柏子仁、黄芪、干姜、紫石英、蜀椒、杜仲、当归、甘草、芎䓖、厚朴、桂心、桔梗、赤石脂、苁蓉、五味子、白术、细辛、独活、人参、石斛、白芷、芍药、泽兰、藁本、芜荑、干地黄、乌头、防风、钟乳、白石英。(中医方剂大辞典)(6)柏子仁、茯苓末。(中医方剂大辞典)(7)柏子仁、牛膝、薄荷、泽兰叶、川断、地黄。(中医方剂大辞典)(8)柏子仁、枸杞子、地肤子、韭子。(中医方剂大辞典)(9)山茱萸、远志、柏子仁、覆盆子、山药。(中医方剂大辞典)(10)柏子仁、当归、熟地、白茯苓、丹皮、卷柏、白芍药、石斛、巴戟、肉苁蓉、山药、杜仲、白薇、蒲黄、枳壳、肉桂、京三棱、莪术、覆盆子、枸杞子、附子。(中医方剂大辞典)(11)新柏子仁、半夏曲、牡蛎、人参、麻黄根、吴白术、五味子、净麸。(中医方剂大辞典)(12)柏子仁、人参、半夏、茯苓、牡蛎、五味子、白术、净麸、木香。(中医方剂大辞典)(13)柏子仁、干地黄、茯苓、枳实、桂、五味子、附子、石斛、鹿茸、酸枣仁、覆盆子、沉香、黄芪。(中医方剂大辞典)(14)柏子仁、巴戟天、远志、五味子、牛膝、熟干地黄、桂、肉苁蓉、鹿茸、菟丝子、补骨脂、干漆。(中医方剂大辞典)(15)柏子仁、泽兰叶、甘草、当归、芎䓖、白术、白芷、桂、细辛、防风、人参、牛膝、麦门冬、生干地黄、石斛、厚朴、藁本、芜荑、附子、干姜。(中医方剂大辞典)(16)柏子仁、薏苡仁、乌麻仁、车前子、枸杞子、菴闾子、菟丝子、牡荆子、青葙子、五味子、蛇床子、桂、菊花、山芋、熟干地黄、肉苁蓉、白茯苓。(中医方剂大辞典)(17)柏子仁、熟干地黄、肉苁蓉、牛膝、补骨脂、巴戟天、茴香子、五味子、木香、远志。(中医方剂大辞典)(18)柏子仁、防风、黑豆、白蒺藜、车前子、甘菊花、附子、羌活、黄芪(中医方剂大辞典)(19)柏子仁、远志、干地黄、桂心、茯神、芎䓖、人参、丹参、防风、沉香、菖蒲、甘草。(中医方剂大辞典)(20)柏子仁、牛膝、卷柏、泽兰叶、续断、熟地黄。(中医方剂大辞典)(21)柏子仁、熟干地黄、防风、黄芪、人参、麦门冬、当归、续断、羚羊角屑、白茯苓、泽兰、桂心、芎䓖、白术、酸枣仁、紫石英、附子、甘草。(中医方剂大辞典)(22)柏子仁、干漆、鳖甲、当归、紫石英、白术、肉苁蓉、干姜、桂心、牛膝、赤芍药、附子、芎䓖、木香、熟干地黄、桃仁、琥珀、麝香。(中医方剂大辞典)

柏子仁汤 bai zi ren tang

【英文名】Bai Zi Ren Decoction

【组成】(1)人参、半夏、白茯苓、陈皮、柏子仁、甘草、麝香。(中医方剂大辞典)(2)柏子仁、川芎、茯神、阿胶、小草、香附、当归、续断、熟地、龙齿、甘草、棕灰。(中医方剂大辞典)(3)柏子仁、白芍药、防风、茯神、当归、芎䓖、附子、细辛、桂心、甘草。(中医方剂大辞典)(4)当归、芎䓖、茯神、小草、阿胶、鹿茸、柏子仁、香附、川续断、甘草。(中医方剂大辞典)(5)新罗参、黄芪、茯神、瓜蒌根、天门冬、麦门冬、甘草、北五味、柏子仁、熟地。(中医方剂大辞典)(6)柏子仁、桂、人参、白术、干姜、甘草、防风、山芋、陈橘皮、芎䓖、芍药、黄芪、磁石、乌头、白茯苓。(中医方剂大辞典)(7)柏子仁、虎头骨、人参、茯神、犀角屑、桃仁、远志、小草。(中医方剂大辞典)

柏子仁酒 bai zi ren jiu

【英文名】Bai Zi Ren Wine

【组成】柏子仁、鸡粪白、桂、生姜。(中医方剂大辞典)

柏子仁散 bai zi ren san

【英文名】Bai Zi Ren Powder

【组成】(1)防风、柏子仁。(中医方剂大辞典)(2)柏子仁、冬瓜子、冬葵子、白茯苓。(中医方剂大辞典)(3)柏子仁、桂。(中医方剂大辞典)(4)柏子仁。(中医方剂大辞典)(5)柏子仁、远志、人参、桑寄生、防风、琥珀、当归、熟干地黄、甘草。(中医方剂大辞典)(6)柏子仁、羌活、当归、防风、赤箭、桂心、芎䓖、白附子、牛膝、桑寄生、藿香、仙灵脾、麝香。(中医方剂大辞典)(7)柏子仁、巴戟、天雄、牛膝、天门冬、川椒、菟丝子、肉桂、石南、续断、当归。(中医方剂大辞典)(8)柏子仁、附子、莽草、石斛、牛膝、草薢、赤芍药、防风、桂心、山茱萸、细辛、白术、芎䓖、羌活、天麻、麻黄、甘草。(中医方剂大辞典)(9)柏子仁、桂心、赤芍药、半夏、人参、当归、独活、甘草、犀角屑、远志、麦门冬、麻仁。(中医方剂大辞典)(10)柏子仁、人参、虎头骨、知母、茯神、犀角屑、远志、桃仁、小草。(中医方剂大辞典)(11)柏子仁、羌活、枳实、前胡、赤茯苓、甘草、五加皮、赤芍药、细辛、白蒺藜、桂心、防风。(中医方剂大辞典)

柏子仁粥 bai zi ren zhou

【英文名】Bai Zi Ren Gruel

【组成】柏子仁、蜂蜜、粳米。(中医方剂大辞典)

柏子仁膏 bai zi ren gao

【英文名】Bai Zi Ren Ointment

【组成】柏子仁、松子仁、胡桃仁。(中医方剂大辞典)

柏子安心汤 bai zi an xin tang

【英文名】Bai Zi An Xin Decoction

【组成】人参、茯神、柏子仁、远志、菖蒲、当归、生地、五味子、贝母、黄连。(中医方剂大辞典)

柏子坠痰丸 bai zi zhui tan wan

【英文名】Bai Zi Zhui Tan Pill

【组成】黄芪、云苓、栝楼仁、半夏、胆星、陈皮、麦冬、贝母、犀角、牛黄、青礞石、急性子。(中医方剂大辞典)

柏子建宫丸 bai zi jian gong wan

【英文名】Bai Zi Jian Gong Pill

【组成】熟地、当归、白芍、川芎、阿胶、艾叶。(中医方剂大辞典)

柏子养心丸 bai zi yang xin wan

【英文名】Bai Zi Yang Xin Pill

【组成】(1)柏子仁、党参、黄芪、当归、酸枣仁、远志、五味子。((88)京卫药准字第113号)(2)柏子仁、党参、黄芪、川芎、当归、茯苓、远志、酸枣仁、肉桂、五味子、半夏、甘草、朱砂。((91)苏卫药ZZ-0180准字1373-1号)(3)柏子仁、党参、川芎、当归、朱砂、五味子、黄芪。((81)川卫药准字-1333号)(4)柏子仁、党参、黄芪、川芎、当归、茯苓、远志、酸枣仁、肉桂、五味子、半夏曲、甘草、朱砂。((91)闽卫药准字44号)(5)柏子仁、党参。((92)滇卫药准字(92)3Z第535号)

柏子养心丹 bai zi yang xin dan

【英文名】Bai Zi Yang Xin Pellet

【组成】柏子仁、黄芪、茯苓、酸枣仁、川芎、当归、半夏曲、甘草、人参、肉桂、五味子、远志。(中医方剂大辞典)

柏子养心片 bai zi yang xin pian

【英文名】Bai Zi Yang Xin Tablet

【组成】柏子仁、党参、黄芪、川芎、当归、茯苓、远志、酸枣仁、肉桂、五味子、半夏曲、甘草、朱砂。(药品标准-中药成方制剂标准1993)

柏子养心汤 bai zi yang xin tang

【英文名】Bai Zi Yang Xin Decoction

【组成】(1)柏子仁、茯神、丹参、枣仁、枸杞、熟地、玉京、泽兰、夏枯草。(中医方剂大辞典)(2)生黄芪、麦冬、枣仁、人参、柏子仁、茯神、川芎、远志、当归、五味子、炙甘草。(中医方剂大辞典)

柏子散 bai zi san

【英文名】Bai Zi Powder

【组成】侧柏子。(中医方剂大辞典)

柏子滋心丸 bai zi zi xin wan

【英文名】Bai Zi Zi Xin Pill

【异名】柏子滋心浓缩丸(药品标准-中药成方制剂标准)

【组成】柏子仁、玄参、熟地黄、枸杞子、甘草、当归、石菖蒲、麦冬、茯苓。(药品标准-中药成方制剂标准1996)

柏仁散 bai ren san

【英文名】Bai Ren Powder

【组成】防风、柏子仁、白及。(中医方剂大辞典)

柏公汤 bai gong tang

【英文名】Bai Gong Decoction

【组成】柏皮、黄芩、黄连。(中医方剂大辞典)

柏叶丸 bai ye wan

【英文名】Bai Ye Pill

【组成】(1)侧柏叶。(中医方剂大辞典)(2)柏叶、乌梅肉、皂荚。(中医方剂大辞典)(3)柏叶、黄连、阿胶、地榆、当归。(中医方剂大辞典)(4)柏叶、续断、芎䓖、禹余粮、艾叶、阿胶、牡蛎、地榆、熟干地黄、当归、丹参、鮀甲、鹿茸、鳖甲、赤石脂。(中医方剂大辞典)(5)柏叶、夜明砂。(中医方剂大辞典)

柏叶汤 bai ye tang

【英文名】Bai Ye Decoction

【组成】(1)青柏叶、干姜、阿胶。(中医方剂大辞典)(2)柏叶、干姜、艾。(中医方剂大辞典)(3)侧柏叶、生地、炒蕲艾。(中医方剂大辞典)(4)侧柏叶、当归、生地黄、黄连、枳壳、槐花、地榆、荆芥、甘草。(中医方剂大辞典)(5)柏叶。(中医方剂大辞典)(6)生地黄、柏叶、黄芩、阿胶。(中医方剂大辞典)(7)柏叶、当归、禹余粮。(中医方剂大辞典)(8)柏叶、芍药。(中医方剂大辞典)(9)柏叶、甘草、阿胶、黄芩、竹茹、生干地黄。(中医方剂大辞典)

柏叶沐头丸 bai ye mu tou wan

【英文名】Bai Ye Mu Tou Pill

【组成】生柏叶、附子、猪膏。(中医方剂大辞典)

柏叶饮 bai ye yin

【英文名】Bai Ye Drink

【组成】侧柏叶、川百药煎、蔓荆子。(中医方剂大辞典)

柏叶乳 bai ye ru

【英文名】Bai Ye Emulsion

【组成】人乳、侧柏叶。(中医方剂大辞典)

柏叶洗方 bai ye xi fang

【英文名】Bai Ye Lotion

【组成】侧柏叶、苏叶、蒺藜秧。(中医方剂大辞典)

柏叶酒 bai ye jiu

【英文名】Bai Ye Wine

【组成】柏叶、黍米、细曲。(中医方剂大辞典)

柏叶鹿茸丸 bai ye lu rong wan

【英文名】Bai Ye Lu Rong Pill

【组成】柏叶、当归、干姜、阿胶、鹿茸。(中医方剂大辞典)

柏叶黄芪散 bai ye huang qi san

【英文名】Bai Ye Huang Qi Powder

【组成】生干地黄、黄芩、柏叶、甘草、阿胶、黄芪。(中医方剂大辞典)

柏叶散 bai ye san

【英文名】Bai Ye Powder

【组成】(1)青柏叶、生干地黄、阿胶。(中医方剂大辞典)(2)柏叶。(中医方剂大辞典)(3)柏叶、大黄、黄芩。(中医方剂大辞典)(4)侧柏叶、蚯蚓粪、黄柏、大黄、赤豆、轻粉。(中医方剂大辞典)(5)柏叶、地榆。(中医方剂大辞典)(6)侧柏叶、人参。(中医方剂大辞典)(7)侧柏叶、何首乌、地骨皮、白芷。(中医方剂大辞典)(8)柏叶、麻黄、山栀子、枳壳、羌活、羊肝石、白蒺藜、升麻、子芩、防风、牛蒡子、荆芥穗、茺蔚子、大黄、苦参、乌蛇。(中医方剂大辞典)(9)柏叶、阿胶、当归、熟地黄、赤芍、牡蛎。(中医方剂大辞典)(10)侧柏叶、芍药、艾、熟干地黄、禹余粮、麒麟竭、当归、牛角(角思)。(中医方剂大辞典)(11)柏叶、芎䓖、芍药、白芷、干姜、牡丹、当归。(中医方剂大辞典)(12)柏叶、蒲黄、木香、乌鱼骨、棕皮、当归、妇人油发、阿胶。(中医方剂大辞典)(13)柏叶、续断、芎䓖、禹余粮、艾叶、阿胶、赤石脂、牡蛎、地榆、生干地黄、当归、鹿茸、龟甲、鳖甲。(中医方剂大辞典)(14)柏叶、牛角(角思)、芎䓖、禹余粮、黄芪、白芍药、龙骨、白术、丹参、枳壳。(中医方剂大辞典)(15)寒食收柏叶、露蜂窠、蜣螂、密陀僧、腻粉、石灰。(中医方剂大辞典)(16)柏叶、黄芩、车前子、甘草、阿胶。(中医方剂大辞典)(17)柏叶、黄芩、桂心、阿胶、甘草、熟干地黄。(中医方剂大辞典)

柏叶膏 bai ye gao

【英文名】Bai Ye Plaster

【组成】(1)新柏叶。(中医方剂大辞典)(2)柏叶、栀子仁、胡粉。(中医方剂大辞典)(3)柏叶、杏仁、头发、盐、乳香、黄蜡、油。(中医方剂大辞典)

柏术丸 bai zhu wan

【英文名】Bai Zhu Pill

【组成】黄柏、川牛膝、苍术、木瓜。(中医方剂大辞典)

柏术四制丸 bai zhu si zhi wan

【英文名】Bai Zhu Si Zhi Pill

【组成】川黄柏、人乳、童便、盐水、茅山苍术、川椒、破故纸、五味子、当归。(中医方剂大辞典)

柏母丸 bai mu wan

【英文名】Bai Mu Pill

【组成】贝母、川柏、冰片。(中医方剂大辞典)

柏白皮汤 bai bai pi tang

【英文名】Bai Bai Pi Decoction

【组成】柏白皮、酸石榴枝。(中医方剂大辞典)

柏皮丸 bai pi wan

【英文名】Bai Pi Pill

【组成】(1)黄柏、猪脏。(中医方剂大辞典)(2)川黄柏皮。(中医方剂大辞典)(3)黄柏。(中医方剂大辞典)(4)黄连、黄柏、芍药、槐花。(中医方剂大辞典)

柏皮汤 bai pi tang

【英文名】Bai Pi Powder

【异名】黄连柏皮汤(中医方剂大辞典)

【组成】(1)生地黄、甘草、黄柏、白芍药。(中医方剂大辞典)(2)黄柏、黄连、黄芩。(中医方剂大辞典)(3)黄柏、黄连、人参、茯苓、厚朴、艾叶、地榆、榉皮、阿胶。(中医方剂大辞典)(4)黄柏、黄连、栀子仁、阿胶。(中医方剂大辞典)(5)柏皮、黄芩、黄连。(中医方剂大辞典)(6)柏白皮、黄柏、蕤仁、黄连、苦竹叶。(中医方剂大辞典)

柏皮散 bai pi san

【英文名】Bai Pi Powder

【组成】(1)黄柏皮。(中医方剂大辞典)(2)黄柏末、细瓷末、甘草末。(中医方剂大辞典)(3)黄柏、榆蛀虫、麝香。(中医方剂大辞典)(4)老相白皮、乌梅肉、细辛、地肤子。(中医方剂大辞典)(5)赤小豆、天南星、黄柏、土朱。(中医方剂大辞典)

柏皮膏 bai pi gao

【英文名】Bai Pi Plaster

【组成】(1)鸡子、轻粉、川黄连、槟榔、木香。(中医方剂大辞典)(2)柏白皮、当归、薤白、猪脂。(中医方剂大辞典)(3)柏树白皮末、猪脂、伏龙肝末。(中医方剂大辞典)(4)柏皮、槐白皮、生地汁、蛇含、栀子仁、甘草、黄柏。(中医方剂大辞典)(5)柏皮、生地黄、桑白皮、杏仁、大青、竹叶。(中医方剂大辞典)(6)柏皮。(中医方剂大辞典)

柏石散 bai shi san

【英文名】Bai Shi Powder

【组成】黄柏、石膏、枯矾。(中医方剂大辞典)

柏艾饮 bai ai yin

【英文名】Bai Ai Drink

【组成】生地、淮山药、莲仁、柏子仁、丹皮、萸肉、泽泻、生荷叶。(中医方剂大辞典)

柏汤 bai tang

【英文名】Bai Decoction

【组成】嫩柏叶。(中医方剂大辞典)

柏灰散 bai hui san

【英文名】Bai Hui Powder

【组成】侧柏叶。(中医方剂大辞典)

柏竹沥膏 bai zhu li gao

【英文名】Bai Zhu Li Ointment

【组成】慈竹、黄柏。(中医方剂大辞典)

柏花丸 bai hua wan

【英文名】Bai Hua Pill

【组成】贝母、川柏、百合、款冬花、冰片。(中医方剂大辞典)

柏连散 bai lian san

【英文名】Bai Lian Powder

【组成】(1)生黄柏、生地黄、白槟榔。(中医方剂大辞典)(2)侧柏叶、黄连。(中医方剂大辞典)(3)胡粉、黄柏、黄连。(中医方剂大辞典)

柏实散 bai shi san

【英文名】Bai Shi Powder

【组成】柏实、桂。(中医方剂大辞典)

柏枝饮 bai zhi yin

【英文名】Bai Zhi Drink

【组成】干柏枝、干藕节。(中医方剂大辞典)

柏枝油 bai zhi you

【英文名】Bai Zhi You Decoction

【组成】柏枝、椒红、半夏。(中医方剂大辞典)

柏枝散 bai zhi san

【英文名】Bai Zhi Powder

【异名】柏枝饮(幼科类萃)

【组成】柏枝、藕节。(中医方剂大辞典)

柏姜散 bai jiang san

【英文名】Bai Jiang Powder

【组成】黄柏、干姜。(中医方剂大辞典)

柏茶 bai cha

【英文名】Bai Medicinal Instant Granule

【组成】侧柏叶。(中医方剂大辞典)

柏香丸 bai xiang wan

【英文名】Bai Xiang Pill

【组成】侧柏叶、香附。(中医方剂大辞典)

柏根散 bai gen san

【英文名】Bai Gen Powder

【组成】乌蛇、黄柏皮、杏仁。(中医方剂大辞典)

柏桂汤 bai gui tang

【英文名】Bai Gui Decoction

【组成】茯苓、甘草梢、栀子、黄柏、肉桂。(中医方剂大辞典)

柏粉膏 bai fen gao

【英文名】Bai Fen Plaster

【组成】轻粉。(中医方剂大辞典)

柏胶丸 bai jiao wan

【英文名】Bai Jiao Pill

【组成】雄黄、小茴香、川黄连、侧柏叶、广胶、熊胆、槐角子。(中医方剂大辞典)

柏脂配酒 bai zhi pei jiu

【英文名】Bai Zhi Wine

【组成】炼成柏脂、糯米、细曲、石灰。(中医方剂大辞典)

柏脂膏 bai zhi gao

【英文名】Bai Zhi Plaster

【组成】柏油、黄蜡、杏仁、朴硝。(中医方剂大辞典)

柏莲汤 bai lian tang

【英文名】Bai Lian Decoction

【组成】人参、麦冬、玄参、茯苓、柏子仁、丹皮、丹参、半夏、莲子心、生枣。(中医方剂大辞典)

柏勒儿茶胶囊 bai le er cha jiao nang

【英文名】Bai Le Er Cha Capsule

【组成】柏勒、儿茶膏、延胡。(中西医结合杂志 1991,(3))

柏黄丸 bai huang wan

【英文名】Bai Huang Pill

【组成】生地黄、黄柏。(中医方剂大辞典)

柏黄散 bai huang san

【英文名】Bai Huang Powder

【组成】(1)黄芩、侧柏叶、蒲黄、伏龙肝。(中医方剂大辞典)(2)黄芩、当归、柏叶、蒲黄、生姜、艾叶、生地黄、伏龙肝。(中医方剂大辞典)

柏棉饮 bai mian yin

【英文名】Bai Mian Drink

【组成】棉花子、柏子仁。(中医方剂大辞典)

柏蛤散 bai ge san

【英文名】Bai Ge Powder

【组成】黄柏、蛤粉末。(中医方剂大辞典)

柏煎丸 bai jian wan

【英文名】Bai Jian Pill

【组成】黄柏、黄连、胡黄连、芦荟、诃黎勒皮。(中医方剂大辞典)

柏蒜丸 bai suan wan

【英文名】Bai Suan Pill

【组成】黄柏、大蒜。(中医方剂大辞典)

柏墨散 bai mo san

【英文名】Bai Mo Powder

【组成】黄柏末、釜下墨煤、乱发。(中医方剂大辞典)

柏霜散 bai shuang san

【英文名】Bai Shuang Powder

【组成】黄柏、雄黄、没药、轻粉、枯矾、粉霜、冰片、朱砂、孩儿茶、蜗牛。(中医方剂大辞典)

柏黛散 bai dai san

【英文名】Bai Dai Powder

【组成】黄柏、青黛。(中医方剂大辞典)

柑仁散 gan ren san

【英文名】Gan Ren Powder

【组成】柑子核。(中医方剂大辞典)

柑叶定痛散 gan ye ding tong san

【英文名】Gan Ye Ding Tong Powder

【组成】柑子叶、葱白根、生姜片。(中医方剂大辞典)

柑皮汤 gan pi tang

【英文名】Gan Pi Decoction

【组成】柑子皮。(中医方剂大辞典)

柑皮煮散 gan pi zhu san

【英文名】Gan Pi Zhu Powder

【组成】柑子皮。(中医方剂大辞典)

柔肝饮 rou gan yin

【英文名】Rou Gan Decoction

【组成】当归、生地、生白芍、枸杞子、女贞子、麦芽、木瓜、北沙参、豆衣、生甘草。(光明中医 1989,(4))

柔肝宣肺汤 rou gan xuan fei tang

【英文名】Rou Gan Xuan Fei Decoction

【组成】石决明、羚羊角、丹皮、白菊花、白前、杏仁、苏子、桑叶、象贝、枇杷叶。(中医方剂大辞典)

柔肝顺气丸 rou gan shun qi wan

【英文名】Rou Gan Shun Qi Pill

【组成】当归、大黄、丹参、香附、延胡索、牡丹皮、赤芍、柴胡、桃仁、红花、川芎、牛膝、木香、枳壳。(药品标准－中药成方制剂标准 1998)

柔肝息风煎 rou gan xi feng jian

【英文名】Rou Gan Xi Feng Decoction

【组成】制首乌、黄甘菊、辰茯神、归身、石斛、川断、广郁金、白蒺藜、远志肉、川芎、明矾。(中医方剂大辞典)

柔肝熄风活血汤 rou gan xi feng huo xie tang

【英文名】Rou Gan Xi Feng Huo Xie Decoction

【组成】当归、白芍、白附子、僵蚕、川芎、全虫、丹参、鸡血藤。(实用中医内科杂志 1989,3(1))

柔筋治瘫片 rou jin zhi tan pian

【英文名】Rou Jin Zhi Tan Tablet

【组成】僵蚕、白芍、甘草、生大黄等。(四川中医 1991,9(5))

柔脾汤 rou pi tang

【英文名】Rou Pi Decoction

【组成】(1)甘草、白芍药、黄芪、熟地黄。(中医方剂大辞典)(2)干地黄、黄芪、芍药、甘草。(中医方剂大辞典)

柘木糖浆 zhe mu tang jiang

【英文名】Zhe Mu Syrup

【组成】柘木。(药品标准－中药成方制剂标准 1998)

柘根煎 zhe gen jian

【英文名】Zhe Gen Decoction

【组成】柘根弓。(中医方剂大辞典)

柘黄汤 zhe huang tang

【英文名】Zhe Huang Decoction

【组成】柘黄、枳壳、白术、地丁、黄芪、人参、款冬花、桔梗。(中医方剂大辞典)

柞木化酲汤 zuo mu hua cheng tang

【英文名】Zuo Mu Hua Cheng Decoction

【组成】玄参、麦冬、柞木枝、甘草、人参、天冬、黄芩、贝母。(中医方剂大辞典)

柞木皮汤 zuo mu pi tang

【英文名】Zuo Mu Pi Decoction

【组成】柞木皮、当归、川芎、金银花、大黄、甘草。(中医方剂大辞典)

柞木汤 zuo mu tang

【英文名】Zuo Mu Decoction

【组成】竹叶、柞叶、地榆根、萱草根、干荷叶、甘草节。(中医方剂大辞典)

柞叶汤 zha ye tang

【英文名】Zha Ye Decoction

【组成】柞木叶、干荷叶、萱草根、甘草节、地榆。(中医方剂大辞典)

柞皮汤 zuo pi tang

【英文名】Zuo Pi Decoction

【组成】柞木皮、土茯苓、银花、荆芥、地黄、芍药、防风、牛膝、木瓜、黄柏。(中医方剂大辞典)

柞树成煎剂 Zha shu cheng jian ji

【英文名】Zha Shu Cheng Decoction

【组成】鲜柞树嫩皮。(吉林中医 1986,(5))

柠檬按树脂糊剂 ning meng an shu zhi hu ji

【英文名】Ning Meng An Shu Zhi Paste

【组成】(1)柠檬按树脂粉、大黄粉、冰片、蒸馏水、植物油。(2)柠檬按树脂糊剂。

查术膏 zha zhu gao

【英文名】Zha Zhu Ointment

【组成】白术、楂肉、陈皮、甘草。(中医方剂大辞典)

查苏汤 zha su tang

【英文名】Zha Su Decoction

【组成】山楂、苏木。(中医方剂大辞典)

查补二陈汤 zha bu er chen tang

【英文名】Zha Bu Er Chen Decoction

【组成】山楂、厚朴、陈皮、白茯苓、半夏、甘草。(中医方剂大辞典)

查糖散 zha tang san

【英文名】Zha Tang Powder

【组成】山楂。(中医方剂大辞典)

柱灵散 zhu ling san

【英文名】Zhu Ling Powder

【组成】良姜、厚朴、五灵脂。(中医方剂大辞典)

柳木耳饼 liu mu er bing

【英文名】Liu Mu Er Bing Drug

【组成】柳木耳、龙葵根、黄连、川芒硝、麦饭石、雄雀粪、乳香、杏仁。(中医方剂大辞典)

柳仙散 liu xian san

【英文名】Liu Xian Powder

【组成】薄荷、儿茶、青黛、川连、冰片。(中医方剂大辞典)

柳叶汤 liu ye tang

【英文名】Liu Ye Decoction

【组成】生柳叶。(中医方剂大辞典)

柳白皮汤 liu bai pi tang

【英文名】Liu Bai Pi Decoction

【组成】柳白皮。(中医方剂大辞典)

柳白散 liu bai san

【英文名】Liu Bai Powder

【组成】柳白皮、半夏。(中医方剂大辞典)

柳皮膏 liu pi gao

【英文名】Liu Pi Plaster

【异名】柳木膏(中医方剂大辞典)

【组成】柳白皮、揪皮、木通、枳壳、皂荚、木香末。(中医方剂大辞典)

柳光散 liu guang san

【英文名】Liu Guang Powder

【组成】斑蝥、大风子、川槿皮、枯矾、轻粉、白砒。(中医方剂大辞典)

柳华散 liu hua san

【英文名】Liu Hua Powder

【异名】柳花散(《医学心悟》卷六);柳叶散(《保婴撮要》卷十一)

【组成】(1)黄柏、蒲黄、青黛、人中白。(中医方剂大辞典)(2)真青黛、蒲黄、黄柏、人中白、冰片、硼砂。(中医方剂大辞典)

柳灰散 liu hui san

【英文名】Liu Hui Powder

【组成】柳枝、荆芥、滑石、生甘草。(中医方剂大辞典)

柳条膏 liu tiao gao

【英文名】Liu Tiao Plaster

【组成】生马钱子、蜈蚣、木鳖子、生川乌、生草乌、乳香、没药、蛇蜕、鲜柳条、鲜国槐条、鲜桑条。(药品标准－中药成方制剂标准 1991)

柳花丹 liu hua dan

【英文名】Liu Hua Pill

【异名】柳黄丹(中医方剂大辞典、普济方)

【组成】柳絮矾、铅霜。(中医方剂大辞典)

柳花散 liu hua san

【英文名】Liu Hua Powder

【组成】(1)柳花、紫草、升麻、当归、赤芍。(中医方剂大辞典)(2)人中白、青黛、黄柏末、蒲黄。(中医方剂大辞典)(3)黄柏、青黛、肉桂、冰片。(中医方剂大辞典)(4)柳花、紫草、升麻、归身。(中医方剂大辞典)(5)柳絮。(中医方剂大辞典)(6)玄胡索、黄柏、黄连、青黛、密陀僧。(中医方剂大辞典)(7)黄柏、淀花。(中医方剂大辞典)

柳豆散 liu dou san

【英文名】Liu Dou Powder

【组成】赤小豆、黑豆、柳枝、地骨皮、柳蠹末。(中医方剂大辞典)

柳枝当归膏 liu zhi dang gui gao

【英文名】Liu Zhi Dang Gui Ointment

【组成】当归尾、杏仁、黄丹、肥嫩柳枝、肥嫩桃枝、芝麻油(外敷)。(中医方剂大辞典)

柳枝汤 liu zhi tang

【英文名】Liu Zhi Decoction

【组成】(1)羌活、独活、地骨皮、防风、柳枝皮、小椒、苍术。(中医方剂大辞典)(2)杨柳枝。(中医方剂大辞典)(3)柳枝、槐枝、黑豆、蜀椒、盐细辛、羌活。(中医方剂大辞典)(4)柳枝、柴胡、鳖甲、大黄、青橘皮、木香、甘草。(中医方剂大辞典)(5)垂柳枝、槐白皮、桑白皮、白杨皮。(中医方剂大辞典)(6)柳枝、地骨皮、细辛、防风、杏仁、蔓荆子、盐、生地黄。(中医方剂大辞典)(7)嫩柳枝、茵陈、苦参、狼牙草、青葙叶、桃枝、槐白皮、蒴藋、麻黄。(中医方剂大辞典)

柳枝浴汤 liu zhi yu tang

【英文名】Liu Zhi Lotion

【组成】柳枝。(中医方剂大辞典)

柳枝散 liu zhi san

【英文名】Liu Zhi Powder

【组成】(1)柳枝、槐枝、盐、皂角。(中医方剂大辞典)(2)柳枝、桑枝、槐枝、丹砂、皂荚、麝香、小蓟根、凝水石、生干地黄。(中医方剂大辞典)(3)寒食杨柳枝、人参。(中医方剂大辞典)

柳枝煎防风丸 liu zhi jian fang feng wan

【英文名】Liu Zhi Jian Fang Feng Pill

【组成】倒垂柳枝、桑枝、槐枝、天寥木枝、仙灵脾叶。(中医方剂大辞典)

柳枝膏 liu zhi gao

【英文名】Liu Zhi Ointment

【组成】(1)柳枝、防风、细辛、盐花。(中医方剂大辞典)(2)垂柳枝、苦参、黄芩。(中医方剂大辞典)(3)麻油、黄丹、乳香、柳枝。(中医方剂大辞典)

柳青丸 liu qing wan

【英文名】Liu Qing Pill

【组成】川黄连。(中医方剂大辞典)

柳青散 liu qing san

【英文名】Liu Qing Powder

【组成】(1)薄荷、儿茶、黄连、青黛、冰片。(中医方剂大辞典)(2)川连、川柏、梅片、薄荷、淡芩、儿茶、白芷、甘草、青黛。(中医方剂大辞典)

柳根酒 liu gen jiu

【英文名】Liu Gen Wine

【组成】柳根。(中医方剂大辞典)

柳根熨方 liu gen yun fang

【英文名】Liu Gen Yun Prescription

【组成】柳根。(中医方剂大辞典)

柳蚛屑浴汤 liu zhong xie yu tang

【英文名】Liu Zhong Xie Yu Decoction

【组成】柳蚛屑、蒴藋根、黄栌木、盐。(中医方剂大辞典)

柳绿散 liu lv san

【英文名】Liu Lv Powder

【组成】(1)青黛、蒲黄、雄黄、枯白矾。(中医方剂大辞典)(2)人中白。(中医方剂大辞典)

柳蛀粪熨 liu zhu fen yun

【英文名】Liu Zhu Fen Hot Medicated Compress

【组成】柳蛀粪。(中医方剂大辞典)

柳黄散 liu huang san

【英文名】Liu Huang Powder

【组成】黄连、黄柏、蒲黄、青黛、硼砂、胡黄连、芒硝、冰片。(中医方剂大辞典)

柳絮矾散 liu xu fan san

【英文名】Liu Xu Fan Powder

【组成】柳絮矾、铅白霜、马牙硝、芒硝。(中医方剂大辞典)

柳絮散 liu xu san

【英文名】Liu Xu Powder

【组成】(1)柳絮、谷精草、石决明、夜明砂。(中医方剂大辞典)(2)柳絮、腻粉。(中医方剂大辞典)

柳酸乌梅膏 liu suan wu mei gao

【英文名】Liu Suan Wu Mei Emplastrum

【组成】乌梅、水杨酸(外涂)。(中医方剂大辞典)

柽叶散 cheng ye san

【英文名】Cheng Ye Powder

【异名】独圣散(中医方剂大辞典)

【组成】西河柳。(中医方剂大辞典)

柽叶葛根汤 cheng ye ge gen tang

【英文名】Cheng Ye Ge Gen Decoction

【组成】西河柳、前胡、葛根、荆芥穗、贝母、元参、知母、麦冬、甘草。(中医方剂大辞典)

柽叶煎 cheng ye jian

【英文名】Cheng Ye Jian

【组成】柽叶、荆芥。(中医方剂大辞典)

柽花散 cheng hua san

【英文名】Cheng Hua Powder

【组成】柽柳花、蛤粉、当归、甘草。(中医方剂大辞典)

柽枝煎 cheng zhi jian

【英文名】Cheng Zhi Jian

【组成】嫩柽枝、牛蒡根、石榴、生木瓜、桑根白皮、羚羊角屑、生姜、乌鸡粪、乌蛇、天麻、羌活、防风、桂心、白蒺藜、仙灵脾、附子。(中医方剂大辞典)

柿皮散 shi pi san

【英文名】Shi Pi Powder

【组成】柿木皮。(中医方剂大辞典)

柿汤 shi tang

【英文名】Shi Decoction

【组成】干柿。(中医方剂大辞典)

柿灰散 shi hui san

【英文名】Shi Hui Powder

【组成】干柿。(中医方剂大辞典)

柿灵丹 shi ling dan

【英文名】Shi Ling Pellet

【组成】黑牵牛、大黄、广木香、阿魏、丁香、槟榔、香附。(中医方剂大辞典)

柿饼 shi bing

【英文名】Shi Bing

【组成】柿饼。(中医方剂大辞典)

柿饼丸 shi bing wan

【英文名】Shi Bing Pill

【组成】棉花核、侧柏叶、槐米。(中医方剂大辞典)

柿饼饭 shi bing fan

【英文名】Shi Bing Medical Diet

【组成】柿饼。(中医方剂大辞典)

柿饼粥 shi bing zhou

【英文名】Shi Bing Gruel

【组成】柿、粳米。(中医方剂大辞典)

柿根膏 shi gen gao

【英文名】Shi Gen Ointment

【组成】紫背草、柿子根皮。(中医方剂大辞典)

柿钱散 shi qian san

【英文名】Shi Qian Powder

【组成】丁香、干柿蒂。(中医方剂大辞典)

柿蒂丁香饮 shi di ding xiang yin

【英文名】Shi Di Ding Xiang Drink

【组成】干姜、人参、甘草、白术、丁香、柿蒂。(中医方剂大辞典)

柿蒂汤 shi di tang

【英文名】Shi Di Decoction

【组成】(1)柿蒂、黄柏、黄连、生地、侧柏叶、丹皮、白芍、木通、茯苓、泽泻。(中医方剂大辞典)(2)丁香、柿蒂、山栀、人参、茯苓、陈皮、半夏、良姜、甘草、竹茹、黄连。(中医方剂大辞典)(3)干柿蒂、白梅。

(中医方剂大辞典)

柿蒂饮 shi di yin

【英文名】Shi Di Drink

【组成】柿蒂。(中医方剂大辞典)

柿蒂酒 shi di jiu

【英文名】Shi Di Wine

【组成】柿蒂。(中医方剂大辞典)

柿蒂散 shi di san

【英文名】Shi Di Powder

【组成】(1)菖蒲、枣仁、胆星、厚朴、陈皮、荜茇、杷叶、半夏、腹皮、香附、桔梗、桂心。(中医方剂大辞典)(2)干柿蒂。(中医方剂大辞典)

柿煎散 shi jian san

【英文名】Shi Jian Powder

【组成】白菊花、绿豆壳、谷精草。(中医方剂大辞典)

柿精散 shi jing san

【英文名】Shi Jing Powder

【组成】谷精草、柿饼。(中医方剂大辞典)

柿霜丸 shi shuang wan

【英文名】Shi Shuang Pill

【组成】柿霜、硼砂、天冬、麦冬、玄参、乌梅肉。(中医方剂大辞典)

柿蘸散 shi zhan san

【英文名】Shi Zhan Powder

【组成】不蛀皂角。(中医方剂大辞典)

栀子二陈汤 zhi zi er chen tang

【英文名】Zhi Zi Er Chen Decoction

【组成】炒栀子、川芎、胆星、半夏、陈皮、茯苓、甘草。(中医方剂大辞典)

栀子人参散 zhi zi ren shen san

【英文名】Zhi Zi Ren Shen Powder

【组成】赤石脂、乌梅肉、栀子仁、人参、甘草、川升麻。(中医方剂大辞典)

栀子丸 zhi zi wan

【英文名】Zhi Zi Pill

【组成】(1)栀子仁、黄连、黄柏、矾石、大枣。(中医方剂大辞典)(2)山栀子、草乌头、干姜。(中医方剂大辞典)(3)栀子仁、栝蒌子、苦参。(中医方剂大辞典)(4)栀子仁、芎䓖、大黄、豉、木兰皮、甘草。(中医方剂大辞典)

栀子大青汤 zhi zi da qing tang

【英文名】Zhi Zi Da Qing Decoction

【组成】(1)生地、升麻、栀子、黄芩、大青、葱白。(中医方剂大辞典)(2)升麻、栀子仁、大青、杏仁、黄芩。(中医方剂大辞典)

栀子大黄汤 zhi zi dai huang tang

【英文名】Zhi Zi Dai Huang Decoction

【组成】(1)栀子、豆豉、枳实、大黄、茵陈。(中医方剂大辞典)(2)栀子、大黄、枳实、豉。(中医方剂大辞典)

栀子干姜汤 zhi zi gan jiang tang

【英文名】Zhi Zi Gan Jiang Decoction

【组成】栀子、干姜。(中医方剂大辞典)

栀子乌梅汤 zhi zi wu mei tang

【英文名】Zhi Zi Wu Mei Decoction

【组成】栀子、黄芩、甘草、柴胡、乌梅肉。(中医方剂大辞典)

栀子五物汤 zhi zi wu wu tang

【英文名】Zhi Zi Wu Wu Decoction

【异名】栀子五物散(中医方剂大辞典)

【组成】(1)葛根、麦冬、知母、陈皮、焦栀、柴胡、黄芩、白术、前胡、甘草、赤苓、香薷、石膏、升麻、葱白。(中医方剂大辞典)(2)栀子、前胡、知母、黄芩、白石膏。(中医方剂大辞典)

栀子仁丸 zhi zi ren wan

【英文名】Zhi Zi Ren Pill

【组成】栀子仁。(中医方剂大辞典)

栀子仁汤 zhi zi ren tang

【英文名】Zhi Zi Ren Decoction

【异名】栀仁汤(中医方剂大辞典)

【组成】(1)郁金、枳壳、升麻、山栀仁。(中医方剂大辞典)(2)栀子仁、赤芍药、大青、知母、升麻、黄芩、石膏、杏仁、柴胡、甘草、豉。(中医方剂大辞典)(3)郁金、枳壳、升麻、栀子仁、牛蒡子、大黄。(中医方剂大辞典)(4)栀子仁、豉、薤白。(中医方剂大辞典)(5)栀子仁、甘草、人参、黄连。(中医方剂大辞典)(6)栀子仁、黄芩、大黄、豉。(中医方剂大辞典)(7)山栀子仁。(中医方剂大辞典)(8)栀子仁、芎䓖、酸枣仁、陈橘皮、人参、白茯苓、豉。(中医方剂大辞典)(9)栀子仁、柴胡、朴硝、茵陈蒿。(中医方剂大辞典)(10)栀子仁、柴胡、川升麻、黄芩、赤芍药、大青、石膏、知母、甘草、杏仁。(中医方剂大辞典)(11)石膏、栀子仁、茯苓、知母、蜜、生地黄、淡竹叶。(中医方剂大辞典)

栀子仁饮 zhi zi ren yin

【英文名】Zhi Zi Ren Drink

【异名】栀子石膏汤(中医方剂大辞典)

【组成】栀子仁、川升麻、黄芩、生地黄、大青、石膏。(中医方剂大辞典)

栀子仁涂敷方 zhi zi ren tu fu fang

【英文名】Zhi Zi Ren External Application Preparation

【组成】栀子仁、石灰、地椒、黄柏、铅丹。(中医方剂大辞典)

栀子仁散 zhi zi ren san

【英文名】Zhi Zi Ren Powder

【异名】栀子汤(中医方剂大辞典)

【组成】(1)栀子仁、黄连、枳壳、龙胆、赤芍药、甘草、川大黄。(中医方剂大辞典)(2)栀子仁、川升麻、柴胡、石膏、生干地黄、甘草、葛根。(中医方剂大辞典)(3)栀子仁、白鲜皮、赤芍药、升麻、寒水石、甘草。(中医方剂大辞典)(4)栀子仁、黄柏、当归、地榆、黄连。(中医方剂大辞典)(5)栀子仁、茅根、冬葵根、甘草。(中医方剂大辞典)(6)栀子仁、槐花。(中医方剂大辞典)(7)栀子仁、黄芩、犀角屑、龙胆、赤芍药、黄连、川大黄、甘草。(中医方剂大辞典)(8)栀子仁、甘草、黄连、黄芩。(中医方剂大辞典)(9)栀子仁、犀角屑、赤芍药、黄芩、柴胡、川大黄、甘草、木通。(中医方剂大辞典)(10)栀子仁、黄芩、柴胡、川升麻、龙胆、川大黄、栝蒌、川芒硝、甘草。(中医方剂大辞典)(11)栀子仁、葱白、豉、雄鼠粪、甘草、麻黄、枳壳。(中医方剂大辞典)

栀子仁粥 zhi zi ren zhou

【英文名】Zhi Zi Ren Gruel

【组成】(1)栀子仁、白米。(中医方剂大辞典)(2)栀子仁、豉、人参、柴胡、雄鼠粪。(中医方剂大辞典)

栀子仁煎 zhi zi ren jian

【英文名】Zhi Zi Ren Decoction

【组成】栀子仁、蕤仁、决明子、车前叶、秦皮、石膏、苦竹叶、细辛、赤蜜。(中医方剂大辞典)

栀子六合汤 zhi zi liu he tang

【英文名】Zhi Zi Liu He Decoction

【组成】四物汤、栀子、黄芩。(中医方剂大辞典)

栀子六味散 zhi zi liu wei san

【英文名】Zhi Zi Liu Wei Powder

【组成】栀子、干葛、茵陈、蜀升麻、大黄、芒硝。(中医方剂大辞典)

栀子升麻汤 zhi zi sheng ma tang

【英文名】Zhi Zi Sheng Ma Decoction

【异名】栀子升麻散(中医方剂大辞典)

【组成】(1)升麻、柴胡、栀子、生地。(中医方剂大辞典)(2)茵陈、山栀、黄芩、大黄、柴胡、升麻、龙胆。(中医方剂大辞典)(3)升麻、白芍药、干葛、山栀子、蓝叶、甘草。(中医方剂大辞典)(4)栀子、升麻、生地黄、柴胡、石膏。(中医方剂大辞典)

栀子甘草豉汤 zhi zi gan cao chi tang

【英文名】Zhi Zi Gan Cao Chi Decoction

【组成】栀子、甘草、香豉。(中医方剂大辞典)

栀子生姜豉汤 zhi zi sheng jiang chi tang

【英文名】Zhi Zi Sheng Jiang Chi Decoction

【组成】栀子、生姜、香豉。(中医方剂大辞典)

栀子石膏汤 zhi zi shi gao tang

【英文名】Zhi Zi Shi Gao Decoction

【组成】栀子仁、石膏、鼠屎、香豉。(中医方剂大辞典)

栀子石膏香豉汤 zhi zi shi gao xiang chi tang

【英文名】Zhi Zi Shi Gao Xiang Chi Decoction

【组成】栀子、石膏、香豉。(中医方剂大辞典)

栀子石膏散 zhi zi shi gao san

【英文名】Zhi Zi Shi Gao Powder

【组成】栀子仁、石膏、雄鼠粪、豉、川大黄、枳壳。(中医方剂大辞典)

栀子地黄汤 zhi zi di huang tang

【英文名】Zhi Zi Di Huang Decoction

【组成】黑栀子、生地、赤芍、丹皮、当归、黄芪。(中医急症通讯 1986,(9))

栀子汤 zhi zi tang

【英文名】Zhi Zi Decoction

【异名】栀子散(中医方剂大辞典)

【组成】(1)芍药、牡丹、虻虫、栀子。(中医方剂大辞典)(2)栀子、石膏、黄芩、泽泻、柴胡、赤芍药、萎蕤、车前草。(中医方剂大辞典)(3)栀子仁、甘草。(中医方剂大辞典)(4)栀子仁、犀角屑、水通、黄芩、大黄、瞿麦穗、黄连、车前子。(中医方剂大辞典)(5)山栀子、升麻、决明子、黄芩、黄连、干蓝叶、大黄。(中医方剂大辞典)(6)山栀子、大黄末。(中医方剂大辞典)(7)栀子仁、黄连、黄芩、枳实、龙胆、甘草、芍药、大黄。(中医方剂大辞典)(8)栀子仁、地骨皮、麦门冬、柴胡。(中医方剂大辞典)(9)山栀子仁、枳壳、大黄。(中医方剂大辞典)(10)栀子仁、升麻、黄芩、大青、茯神、甘草。(中医方剂大辞典)(11)栀子仁、豉。(中医方剂大辞典)(12)栀子、香豉、葱白、粟米、雄鼠屎。(中医方剂大辞典)(13)栀子仁、芒硝、黄芩、甘草、知母、大黄。(中医方剂大辞典)(14)栀子仁、芍药、通草、石韦、石膏、滑石、子芩、生地黄、榆白皮、淡竹叶。(中医方剂大辞典)(15)栀子、恒山、车前叶、秫米。(中医方剂大辞典)(16)栀子、当归、芍药、蜜、生姜、羊脂。(中医方剂大辞典)(17)栀子仁、黄芩、柴胡、升麻、龙胆草、大黄、栝蒌、芒硝。(中医方剂大辞典)(18)栀子、黄芩、豉、葱白、石膏、干葛。(中医方剂大辞典)(19)大青、山栀子、黄柏、白蜜。(中医方剂大辞典)(20)黄芩、栀子、豉。(中医方剂大辞典)(21)栀子仁、大黄、黄芩。(中医方剂大辞典)(22)栀子仁、甘草、芒硝、黄芩。(中医方剂大辞典)(23)栀子、豉、桂心、麻黄、大黄。(中医方剂大辞典)(24)大黄、麻黄、栀子仁、豉。(中医方剂大辞典)(25)栀子、附子。(中医方剂大辞典)(26)栀子、山楂、橘核、荔枝核、泽泻、枳实、归尾、茯苓、小茴香、柴胡。(中医方剂大辞典)(27)黑山栀、人参、麦冬、乌梅。(中医方剂大辞典)(28)甘草、柴胡、漏芦、连翘、山栀、黄芩、防

风、人参、茯苓、黄芪。(中医方剂大辞典)(29)栀子仁、木通、当归尾、白芷、防风、甘草。(中医方剂大辞典)

栀子竹茹汤 zhi zi zhu ru tang

【英文名】Zhi Zi Zhu Ru Decoction

【组成】山栀、陈皮、竹茹。(中医方剂大辞典)

栀子杏仁汤 zhi zi xing ren tang

【英文名】Zhi Zi Xing Ren Decoction

【组成】山栀、升麻、黄芩、芍药、石膏、知母、杏仁、柴胡、甘草。(中医方剂大辞典)

栀子豆豉汤 zhi zi dou chi tang

【英文名】Zhi Zi Dou Chi Decoction

【组成】枳实、山栀子、厚朴、大黄、豆豉。(中医方剂大辞典)

栀子豆豉陷胸汤 zhi zi dou chi xian xiong tang

【英文名】Zhi Zi Dou Chi Xian Xiong Decoction

【组成】栀子、豆豉、半夏、川连、瓜蒌霜。(中医方剂大辞典)

栀子饮 zhi zi yin

【英文名】Zhi Zi Drink

【组成】(1)栀子、白芍、黄芩、柴胡、陈皮、甘草、神曲、麦芽、当归。(中医方剂大辞典)(2)山栀、桃仁、枳壳、山楂。(中医方剂大辞典)

栀子饮子 zhi zi yin zi

【英文名】Zhi Zi Drink

【组成】栀子仁、瞿麦、木通、苦竹叶、黄芩、甘草、豉。(中医方剂大辞典)

栀子郁金汤 zhi zi yu jin tang

【英文名】Zhi Zi Yu Jin Decoction

【组成】栀子、郁金、贝母、丹皮、苏子、黄连、橘红、茯苓、红曲、茜根、香附。(中医方剂大辞典)

栀子金花丸 zhi zi jin hua wan

【英文名】Zhi Zi Jin Hua Pill

【组成】栀子、天花粉、知母、黄芩、大黄。((92)京卫药准字 ZZ-0181 第 347 号)

栀子金花汤 zhi zi jin hua tang

【英文名】Zhi Zi Jin Hua Decoction

【异名】金花汤(中医方剂大辞典)

【组成】(1)黄芩、黄连、黄柏、大黄、栀。(中医方剂大辞典)(2)黄连、黄芩、黄柏、栀子。(中医方剂大辞典)

栀子厚朴汤 zhi zi hou pu tang

【英文名】Zhi Zi Hou Pu Decoction

【组成】栀子、厚朴、枳实。(中医方剂大辞典)

栀子春豉淡竹叶汤 zhi zi chun chi dan zhu ye tang

【英文名】Zhi Zi Chun Chi Dan Zhu Ye Decoction

【组成】栀子、香豉、淡竹叶、甘草、蜀漆、常山、鳖甲、石膏、乌梅。(中医方剂大辞典)

栀子柏皮汤 zhi zi bo pi tang

【英文名】Zhi Zi Bo Pi Decoction

【组成】(1)肥栀子、甘草、黄柏。(中医方剂大辞典)(2)栀子、甘草、茵陈、黄柏。(中医方剂大辞典)(3)栀子、柏皮、黄连。(中医方剂大辞典)(4)大黄、柏皮、栀子。(中医方剂大辞典)

栀子胜奇汤 zhi zi sheng qi tang

【英文名】Zhi Zi Sheng Qi Decoction

【组成】(1)栀子、石膏、草决明、防风、荆芥、木贼、蒺藜、蝉蜕、羌活、黄芩、蔓荆子、谷精草、菊花、甘草、密蒙花。(中医方剂大辞典)(2)蛇蜕、草决明、川芎、荆芥穗、蒺藜、谷精草、菊花、防风、羌活、密蒙花、甘草、蔓荆子、木贼草、山栀子、黄芩。(中医方剂大辞典)

栀子茵陈汤 zhi zi yin chen tang

【英文名】Zhi Zi Yin Chen Decoction

【组成】栀子、茵陈、泽泻、黄柏、赤苓、甘草。(中医方剂大辞典)

栀子荆芥汤 zhi zi jing jie tang

【英文名】Zhi Zi Jing Jie Decoction

【组成】栀子、荆芥、黄芩、川芎、白芷、白芍药、桔梗、生地黄、升麻、枳壳、大黄、甘草。(中医方剂大辞典)

栀子套 zhi zi tao

【英文名】Zhi Zi Emplastrum

【组成】栀子壳。(中医方剂大辞典)

栀子柴胡汤 zhi zi chai hu tang

【英文名】Zhi Zi Chai Hu Decoction

【组成】栀子、柴胡、黄芩、竹茹、知母、甘草。(中医方剂大辞典)

栀子栝蒌汤 zhi zi gua lou tang

【英文名】Zhi Zi Gua Lou Decoction

【组成】栀子、栝蒌根、香豉、淡竹叶、葛根、猪苓、滑石、牡丹皮、知母、生姜。(中医方剂大辞典)

栀子酒 zhi zi jiu

【英文名】Zhi Zi Wine

【组成】栀子、茵陈。(中医方剂大辞典)

栀子清肝汤 zhi zi qing gan tang

【英文名】Zhi Zi Qing Gan Decoction

【组成】(1)山栀、菖蒲、柴胡、当归、黄芩、黄连、丹皮、甘草、牛蒡子。(中医方剂大辞典)(2)牛蒡子、柴胡、川芎、白芍、石膏、当归、山栀、牡丹皮、黄芩、黄连、甘草。(中医方剂大辞典)

栀子清肝饮 zhi zi qing gan yin

【英文名】Zhi Zi Qing Gan Drink

【组成】白芍、炒栀子、茯苓、半夏、甘草。(中医方剂大辞典)

栀子清肝散 zhi zi qing gan san

【英文名】Zhi Zi Qing Gan Powder

【组成】柴胡、栀子、牡丹皮、茯苓、川芎、芍药、当归、牛蒡子、甘草。(中医方剂大辞典)

栀子菖薄汤 zhi zi chang bo tang

【英文名】Zhi Zi Chang Bo Decoction

【组成】栀子、石菖蒲、紫草茸、山豆根、生犀、黄连、羌活、木通、白僵蚕、杏仁、韭子、鼠粘子、升麻、蝉蜕、薄荷。(中医方剂大辞典)

栀子豉加姜汁方 zhi zi chi jia jiang zhi fang

【英文名】Zhi Zi Chi Jia Jiang Zhi Prescription

【组成】栀子豉汤、姜汁。(中医方剂大辞典)

栀子豉汤 zhi zi chi tang

【英文名】Zhi Zi Chi Decoction

【组成】栀子、香豉。(中医方剂大辞典)

栀子黄芩汤 zhi zi huang qin tang

【英文名】Zhi Zi Huang Qin Decoction

【组成】漏芦、连翘、山栀子仁、黄芩、黄芪、防风、石韦、生甘草、犀角、人参、苦参、白茯苓。(中医方剂大辞典)

栀子黄柏汤 zhi zi huang bo tang

【英文名】Zhi Zi Huang Bo Decoction

【组成】生栀、茵陈、黄柏、大黄、生甘、条芩、麦冬、川连。(中医方剂大辞典)

栀子散 zhi zi san

【英文名】Zhi Zi Powder

【异名】栀子汤(圣济总录)

【组成】(1)山栀仁、萝卜子。(中医方剂大辞典)(2)栀子皮、石硫黄末。(中医方剂大辞典)(3)栀子、明矾。(中医方剂大辞典)(4)栀子仁、枳壳、北梗、北前胡、青木香、赤茯苓、车前子、甘草。(中医方剂大辞典)(5)栀子仁、白矾灰。(中医方剂大辞典)(6)栀子仁、子芩、龙齿、石膏、钩藤、吴篮、川大黄。(中医方剂大辞典)(7)栀子仁、川大黄、黄连、白及、牡蛎、白蔹、木通、川升麻、黄芩。(中医方剂大辞典)(8)栀子仁、豉、川大黄。(中医方剂大辞典)(9)栀子、豉、陈橘皮、甘草。(中医方剂大辞典)(10)栀子仁、木通、黄芩、甘草、羚羊角屑、决明子。(中医方剂大辞典)(11)栀子、黄连、枳壳、龙胆、赤芍药、甘草、川大黄、柴胡、大青。(中医方剂大辞典)(12)栀子仁、秦皮、蔓荆子、白芷、细辛、玄参、决明子、菥蓂子、防风、车前子、赤茯苓、枳壳、蕤仁、甘菊花、黄芩。(中医方剂大辞典)(13)栀子仁、葛根、茵陈、土瓜根、川升麻、川大黄、川芒硝、木通、甘草。(中医方剂大辞典)(14)栀子仁、黄芩、石膏、葛根、柴胡、麦门冬。(中医方剂大辞典)(15)栀子仁、紫草、白鲜皮、黄芩、秦艽、甘草。(中医方剂大辞典)(16)栀子仁、葳蕤、茯神、麦门冬、川升麻、知母、犀角屑、沙参、黄芩、川大黄、甘草。(中医方剂大辞典)(17)栀子、黄芩、石膏、杏仁、葛根、甘草。(中医方剂大辞典)(18)栀子仁、桂心、麻黄、川大黄、甘草、豉。(中医方剂大辞典)(19)栀子仁、黄连、黄柏、川大黄、芦根、葛根。(中医方剂大辞典)(20)栀子仁、石膏、白茅根、赤茯苓、犀角屑、木通、黄芩、甘草。(中医方剂大辞典)(21)栀子、川升麻、黄芩、大青、茯神、甘草。(中医方剂大辞典)

栀子滑石汤 zhi zi hua shi tang

【英文名】Zhi Zi Hua Shi Decoction

【组成】大黄、黄柏、栀子、滑石。(中医方剂大辞典)

栀子葱豉汤 zhi zi cong chi tang

【英文名】Zhi Zi Cong Chi Decoction

【组成】栀子、黄芩、升麻、生地、青黛、豆豉、杏仁、石膏、葱白。(中医方剂大辞典)

栀子煎 zhi zi jian

【英文名】Zhi Zi Decoction

【组成】栀子仁、枳实、大青、杏仁、柴胡、芒硝、生地黄、淡竹叶、生玄参、石膏。(中医方剂大辞典)

栀子解郁汤 zhi zi jie yu tang

【英文名】Zhi Zi Jie Yu Decoction

【组成】黑山栀、瓜蒌果、连翘、薄荷、葛根、苏梗、豆豉、郁金。(中医方剂大辞典)

栀子解毒汤 zhi zi jie du tang

【英文名】Zhi Zi Jie Du Decoction

【组成】栀子、黄芩、黄连、石膏、知母、牛子、连翘、升麻、柴胡、防风、赤芍、甘草。(中医方剂大辞典)

栀子滴眼液 zhi zi di yan ye

【英文名】Zhi Zi Eye-drops Preparation

【组成】栀子。(中国中医眼科杂志 1992,2(4))

栀子膏 zhi zi gao

【英文名】Zhi Zi Plaster

【组成】(1)栀子仁、川升麻、犀角屑、蛇衔、蓝叶、生地黄、黄芩、川大黄。(中医方剂大辞典)(2)栀子仁、川升麻、犀角屑、蛇衔、蓝叶、生地黄、黄芩。(中医方剂大辞典)(3)栀子、白蔹、黄芩。(中医方剂大辞典)

栀子薤豉汤 zhi zi xie chi tang

【英文名】Zhi Zi Xie Chi Decoction

【组成】好豉、薤白、肥栀子。(中医方剂大辞典)

栀母酒汤 zhi mu jiu tang

【英文名】Zhi Mu Jiu Decoction

【组成】炒栀子、鸡血藤、益母草、红花炭、川楝子炭、鹿角霜、生甘草、白茅根。(中医杂志 1987,(6))

栀芩汤 zhi qin tang

【英文名】Zhi Qin Decoction

【组成】山栀、黄芩、当归、元参、枳壳、苏梗、广皮、白芍、杜仲。(中医方剂大辞典)

栀芩清热液 zhi qin qing re ye

【英文名】Zhi Qin Qing Re Oral Liquid

【组成】栀子、甘草、黄芩、连翘、薄荷油、淡竹叶。(药品标准－中药成方制剂标准 1997)

栀连二陈汤 zhi lian er chen tang

【英文名】Zhi Lian Er Chen Decoction

【组成】(1)陈皮、半夏、白茯苓、甘草、葛根、山栀、川连、竹茹。(中医方剂大辞典)(2)黄连、栀子、白茯苓、制半夏、陈皮、炙甘草。(中医方剂大辞典)

栀连四物汤 zhi lian si wu tang

【英文名】Zhi Lian Si Wu Decoction

【组成】四物汤、黄连、栀子。(中医方剂大辞典)

栀连平胃散 zhi lian ping wei san

【英文名】Zhi Lian Ping Wei Powder

【组成】(1)平胃散、川连、山栀、枳壳、桔梗。(中医方剂大辞典)(2)厚朴、陈皮、甘草、山栀、葛根、熟苍术、川连、枳壳。(中医方剂大辞典)(3)山栀、川黄连、苍术、厚朴、陈皮、甘草、葛根、竹茹。(中医方剂大辞典)(4)苍术、厚朴、广皮、甘草、山栀、黄连。(中医方剂大辞典)(5)山栀、川黄连、熟苍术、厚朴、广皮、甘草、葛根、木瓜、秦艽。(中医方剂大辞典)

栀连正气散 zhi lian zheng qi san

【英文名】Zhi Lian Zheng Qi Powder

【组成】山栀、黄连、藿香、厚朴、广皮、半夏、甘草、苍术、竹茹、白茯苓。(中医方剂大辞典)

栀连泻火汤 zhi lian xie huo tang

【英文名】Zhi Lian Xie Huo Decoction

【组成】生地、当归、丹皮、炒栀子、天花粉、黄连、吴茱萸。(中医方剂大辞典)

栀连枳壳汤 zhi lian zhi ke tang

【英文名】Zhi Lian Zhi Ke Decoction

【组成】枳壳、厚朴、广皮、甘草、山栀、川黄连。(中医方剂大辞典)

栀连枳桔汤 zhi lian zhi ju tang

【英文名】Zhi Lian Zhi Ju Decoction

【组成】山栀、黄连、桔梗、甘草、青皮、木通、苏梗。(中医方剂大辞典)

栀连茵陈汤 zhi lian yin chen tang

【英文名】Zhi Lian Yin Chen Decoction

【组成】栀子、川连、茵陈。(中医方剂大辞典)

栀连柴胡汤 zhi lian chai hu tang

【英文名】Zhi Lian Chai Hu Decoction

【组成】柴胡、黄芩、广皮、甘草、竹茹、半夏、栀子、川连。(中医方剂大辞典)

栀连清肺饮 zhi lian qing fei yin

【英文名】Zhi Lian Qing Fei Drink

【组成】山栀、川连、桔梗、甘草、杏仁、天花粉、黄芩、薄荷。(中医方剂大辞典)

栀附丸 zhi fu wan

【英文名】Zhi Fu Pill

【组成】栀子、附子。(中医方剂大辞典)

栀姜饮 zhi jiang yin

【英文名】Zhi Jiang Drink

【组成】山栀仁。(中医方剂大辞典)

栀香饮 zhi xiang yin

【英文名】Zhi Xiang Drink

【组成】炒栀子、荆芥、茯苓、甘草、乳香末、丹砂末、木香末。(中医方剂大辞典)

栀桂丸 zhi gui wan

【英文名】Zhi Gui Pill

【组成】桂枝、山栀子、乌头。(中医方剂大辞典)

栀桃枳楂散 zhi tao zhi zha san

【英文名】Zhi Tao Zhi Zha Powder

【组成】山栀、桃仁、枳壳、山楂。(中医方剂大辞典)

栀萸丸 zhi yu wan

【英文名】Zhi Yu Pill

【组成】山栀仁、吴萸、香附。(中医方剂大辞典)

栀豉枳黄汤 zhi chi zhi huang tang

【英文名】Zhi Chi Zhi Huang Decoction

【组成】山栀、枳壳、柴胡、香豉、大黄。(中医方剂大辞典)

栀黄排石汤 zhi huang pai shi tang

【英文名】Zhi Huang Pai Shi Decoction

【组成】海金砂、石苇、滑石、木通、瞿麦、萹蓄、栀子、生甘草、大黄。(湖北中医杂志 1984,(2))

栀黄散 zhi huang san

【英文名】Zhi Huang Powder

【组成】大黄、升麻、黄芩、栀子仁、甘草。(中医方剂大辞典)

树舌康胃宝 shu she kang wei bao

【英文名】Shu She Kang Wei Bao Tablet

【组成】树舌、五味子、人参茎叶、人参茎叶皂甙、佛手、元胡、三仙。(吉林中医 1990,(4))

残霞膏 can xia gao

【英文名】Can Xia Ointment

【组成】乌蛇、五倍子、蛇皮、巴豆、雄黄、牙硝、麝香。(中医方剂大辞典)

毒消滤水饮 du xiao lv shui yin

【英文名】Du Xiao Lv Shui Drink

【组成】犀角、黄芩、栀子、僵蚕、青黛、黄连、木通、生大黄、知母、牛子、芒硝、龙胆草、全蝉、生石膏。(中医方剂大辞典)

毒淋汤 du lin tang

【英文名】Du Lin Decoction

【组成】金银花、海金沙、石韦、牛蒡子、甘草梢、生杭芍、三七、鸦胆子。(中医方剂大辞典)

毒腐散 du fu san

【英文名】Du Fu Powder

【组成】砒霜、蟾酥、巴豆、白丁香、轻粉、麝香、大蜘蛛、蛇含草、雄黄、糯米。(中医方剂大辞典)

毗沙门丸 pi sha men wan

【英文名】Pi Sha Men Pill

【组成】熟干地黄、阿胶、黄芪、五味子、天门冬、山药、柏子仁、茯神、百部、丹参、远志、人参、麦门冬、防风。(中医方剂大辞典)

毡矾散 zhan fan san

【英文名】Zhan Fan Powder

【组成】竹蛀屑、毡、红枣、黄丹、白矾、韶粉。(中医方剂大辞典)

毡根煎 zhan gen jian

【英文名】Zhan Gen Decoction

【组成】僵蚕、蝉壳、柴胡、天麻、皂角、牛黄、脑子。(中医方剂大辞典)

氢溴酸高乌甲素 qing xiu suan gao wu jia su

【英文名】Qing Xiu Suan Gao Wu Jia Su Tablet

【定义】从高乌头中提取总碱经化学分离获得的二萜类单体刺乌头碱的氢溴酸盐。(《甘肃药品标准》(1988年))

泉石散 quan shi san

【英文名】Quan Shi Powder

【组成】(1)井泉石、蝉壳、蛇皮、甘草。(中医方剂大辞典)(2)甘泉石、大黄、栀子仁、石决明、菊花、甘草。(中医方剂大辞典)

泉州百草曲 quan zhou bai cao qu

【英文名】Quan Zhou Bai Cao Qu Tablet

【组成】茯苓、香附、赤小豆、麦芽、栀子、香薷、大黄、白芷、稻芽、柴胡、芥子、白扁豆、黄芩、陈皮、山楂、白芍、姜半夏、独活、羌活、槟榔、泽泻、诃子肉、猪苓、葛根、苦杏仁、苍术、桔梗、防风、厚朴。(药品标准-中药成方制剂标准1994)

泉州茶饼 quan zhou cha bing

【英文名】Quan Zhou Cha Lozenge

【组成】木香、广藿香、紫苏、香薷、使君子、厚朴、柴胡、甘草、苍术、泽泻、麦芽、香附、枳壳、陈皮、山楂、白扁豆、槟榔、羌活、茯苓、姜半夏、白芷、木瓜、茯苓皮、茶叶末。(药品标准-中药成方制剂标准1994)

洁尔阴洗液 jie er yin xi ye

【英文名】Jie Er Yin Lotion

【组成】蛇床子、黄柏、艾叶、独活、石菖蒲、苍术等。((93)卫药准字Z-32号(95)、卫药准字Z-111号)

洁白丸 jie bai wan

【英文名】Jie Bai Pill

【组成】诃子、寒水石、翼首草、木瓜、五灵脂、土木香、石灰华、红花、石榴籽、沉香、丁香、肉豆蔻、草豆蔻、草果仁。((82)甘卫准字432-15号)

洁阴宁气雾剂 jie yin ning qi wu ji

【英文名】Jie Yin Ning Aerosol

【组成】马齿苋、黄柏、栀子、蛇床子、苦参、艾叶。((92)陕卫消准字第1008号)

洁阴冲洗剂 jie yin chong xi ji

【英文名】Jie Yin Lotion

【组成】野菊花、虎杖、蛇床子、黄柏、仙灵脾、肉苁蓉。(北京中医杂志1992,(5))

洋白附子通窍活血汤 yang bai fu zi tong qiao huo xue tang

【英文名】Yang Bai Fu Zi Tong Qiao Huo Xue Decoction

【组成】洋白附子、赤芍、川芎、桃仁、红花、羌活、白芷、防风、生地、蜈蚣、甘草。(中医杂志1987,(12))

洋参丸 yang shen wan

【英文名】Yang Shen Pill

【组成】西洋参。

洋参冲剂 yang shen chong ji

【英文名】Yang Shen Medicinal Instant Granule

【组成】西洋参。((90)粤卫药健字Z-07号)

洋参麦冬汤 yang shen mai dong tang

【英文名】Yang Shen Mai Dong Decoction

【组成】洋参、麦冬、当归、生地、白芍、丹参、钗石斛、犀角、甘草。(中医方剂大辞典)

洋参保肺丸 yang shen bao fei wan

【英文名】Yang Shen Bao Fei Pill

【组成】白术、党参、云茯苓、陈皮、厚朴、橘红、冬花、寸冬、天冬、紫菀、洋参、知母、杏仁、百合、麻黄、生草。(中医方剂大辞典)

洋参保肺口服液 yang shen bao fei kou fu ye

【英文名】Yang Shen Bao Fei Peroral Liquid

【组成】西洋参、川贝母、罂粟壳、陈皮、麻黄、苦杏仁、石膏、玄参。((90)京卫药准字Z-6号)

洋参胶囊 yang shen jiao nang

【英文名】Yang Shen Capsule

【组成】西洋参。((91)粤卫药准字第K15-007号)

洋金花注射液 yang jin hua zhu she ye

【英文名】Yang Jin Hua Injection

【组成】洋金花。(中医杂志1988,29(4))

洋金花酊 yang jin hua ding

【英文名】Yang Jin Hua Tincture

【组成】洋金花。(药品标准-中药成方制剂标准1996)

洋金花酊剂 yang jin hua ding ji
【英文名】Yang Jin Hua Tincture
【组成】洋金花、白酒。(成都中医学院学报 1992,(1))
洋糖百解饮 yang tang bai jie yin
【英文名】Yang Tang Bai Jie Drink
【组成】白糖。(中医方剂大辞典)
洗刀散 xi dao san
【英文名】Xi Dao Powder
【组成】防风、连翘、羌活、独活、草决明、蔓荆子、木贼、玄参、当归、荆芥、滑石、薄荷、麻黄、白术、赤芍药、大黄、黄芩、川芎、栀子、桔梗、石膏、芒硝、蝉蜕、白菊花、蒺藜、甘草、细辛。(中医方剂大辞典)
洗下疳疮药 xi xia gan chuang yao
【英文名】Xi Xia Gan Chuang Drug
【组成】黄连、黄柏、当归、白芷、独活、防风、朴硝、荆芥、铜钱、乌梅、盐。(中医方剂大辞典)
洗大风方 xi da feng fang
【英文名】Xi Da Feng Prescription
【组成】地骨皮、苦参、荆芥、细辛、防风、苍耳子。(中医方剂大辞典)
洗心汤 xi xin tang
【英文名】Xi Xin Decoction
【组成】(1)黄芪、甘草、当归、防风、升麻、荆芥、白芷。(中医方剂大辞典)(2)防风、荆芥、黄芩、木通、大黄、连翘、生地黄、归尾、赤芍、甘草。(中医方剂大辞典)(3)人参、茯神、半夏、陈皮、神曲、甘草、附子、菖蒲、生枣仁。(中医方剂大辞典)(4)黄连、生地黄、木通、炒栀仁、甘草、当归尾、菊花。(中医方剂大辞典)(5)白术、当归、大黄、赤芍、荆芥、甘草、薄荷。(中医方剂大辞典)
洗心饮子 xi xin yin zi
【英文名】Xi Xin Drink
【组成】甘草、芍药、山栀、杏仁。(中医方剂大辞典)
洗心凉血汤 xi xin liang xue tang
【英文名】Xi Xin Liang Xue Decoction
【组成】当归、赤芍、生地、黄连、菊花、木通、枯芩、栀子、甘草。(中医方剂大辞典)
洗心散 xi xin san
【英文名】Xi Xin Powder
【异名】七宝洗心散(中医方剂大辞典、局方)
【组成】(1)生地、薄荷、荆芥、防风、羌活、山栀、黄连、黄芩、北柴胡、石膏、甘草、川芎、菊花、龙胆草、淡竹叶。(中医方剂大辞典)(2)赤芍、甘草、荆芥、生地黄、木通、黄连、薄荷、当归。(中医方剂大辞典)(3)生地黄、枯黄芩、麦冬、归尾、知母、薄荷叶、甘草。(中医方剂大辞典)(4)当归、生地黄、木通、黄连、大黄、薄荷叶、麻黄茸。(中医方剂大辞典)(5)当归、防风、薄荷、荆芥、麻黄、甘草、赤芍、白术、大黄。(中医方剂大辞典)(6)大黄、赤芍药、桔梗、玄参、黄连、荆芥穗、知母、防风、黄芩、当归尾。(中医方剂大辞典)(7)白术、甘草、当归、荆芥、生地、大黄、麻黄、赤芍、薄荷叶、生姜。(中医方剂大辞典)(8)黄连、生地黄、菊花、当归、木通、栀子、甘草。(中医方剂大辞典)(9)当归、芍药、白术、防风、荆芥、麻黄、大黄、甘草。(中医方剂大辞典)(10)当归、生地黄、木通、黄连、麻黄、大黄、薄荷叶。(中医方剂大辞典)(11)大黄、黄芩、栀子、甘草、黄柏、木通、菊花、赤芍药、防风、荆芥。(中医方剂大辞典)(12)大黄、赤芍药、当归、甘草、荆芥、麻黄、栀子。(中医方剂大辞典)(13)大黄、赤芍药、荆芥、黄连、当归、连翘、薄荷、甘草。(中医方剂大辞典)(14)荆芥、薄荷、连翘、麻黄、赤芍药、栀子、黄连、大黄。(中医方剂大辞典)(15)甘草、麦门冬、皂角。(中医方剂大辞典)(16)荆芥、甘草、防风、羌活、苦梗、黄芩、赤芍药、白芷、大黄、山栀子、山药、川芎、赤茯苓、麻黄。(中医方剂大辞典)(17)白术、麻黄、当归、芍药、甘草、木香、荆芥穗、大黄。(中医方剂大辞典)(18)大黄、荆芥穗、甘草、麻黄。(中医方剂大辞典)(19)白术、麻黄、当归、荆芥穗、芍药、甘草、大黄。(中医方剂大辞典)
洗手荣筋方 xi shou rong jin fang
【英文名】Xi Shou Rong Jin Lotion
【组成】桂枝尖、赤芍、没药、乳香、宣木瓜、秦艽、丝瓜、甲珠、天仙藤。(中医方剂大辞典)
洗方汤泡散 xi fang tang pao san
【英文名】Xi Fang Tang Pao Powder
【异名】汤泡散(普济方)
【组成】当归尾、赤芍药、黄连、杏仁、铜青、薄荷叶、防风。(中医方剂大辞典)
洗方拔毒汤 xi fang ba du tang
【英文名】Xi Fang Ba Du Decoction
【组成】防风、荆芥、羌活、独活、细辛、藁本、川芎、白芷、大黄、苦参、当归、赤芍药、威灵仙、玄参、何首乌、黄柏、甘草、蜂房、甘松、藿香、苍术、石菖蒲、零陵香、枸杞子。(中医方剂大辞典)
洗风散 xi feng san
【英文名】Xi Feng Powder
【组成】(1)防风、荆芥穗、吴白芷、川芎、蔓荆子、威灵仙、何首乌、白茯苓、苦参、白牵牛。(中医方剂大辞典)(2)茺蔚草、晚蚕沙、赤小豆、黑牵牛、白芷、藁本、僵蚕、白附子、草乌头、白蔹、蔓荆子。(中医方剂大辞典)(3)荆芥、苦参、防风、川芎、当归、白蒺藜、香白芷、地榆、地骨皮、黄柏。(中医方剂大辞典)

洗发菊花散 xi fa ju hua san

【英文名】Xi Fa Ju Hua Powder

【组成】甘菊花、蔓荆子、干柏叶、川芎、桑根白皮、白芷、细辛、旱莲草。(中医方剂大辞典)

洗伤药 xi shang yao

【英文名】Xi Shang Lotion

【组成】荆芥、土当归、生葱。(中医方剂大辞典)

洗红烂眼方 xi hong lan yan fang

【英文名】Xi Hong Lan Yan Prescription

【组成】当归、黄连、杏仁、铜绿、皮硝、净碱。(中医方剂大辞典)

洗肌散 xi ji san

【英文名】Xi Ji Powder

【组成】青木香、白蔹、槟榔、贯众、荆芥。(中医方剂大辞典)

洗阴煎 xi yin jian

【英文名】Xi Yin Decoction

【组成】蛇床、五倍、明矾、花椒、葱白。(中医方剂大辞典)

洗杨梅疮方 xi yang mei chuang fang

【英文名】Xi Yang Mei Chuang Prescription

【组成】土地骨皮、荆芥、苦参、细辛。(中医方剂大辞典)

洗肝汤 xi gan tang

【英文名】Xi Gan Decoction

【异名】洗肝散(中医方剂大辞典、圣济总录)

【组成】(1)大黄、车前子、黑参、黄芩、细辛、茺蔚子。(中医方剂大辞典)(2)人参、赤茯苓、山栀子仁、黄芩、菊花、地骨皮、芎䓖、柴胡、桔梗、黄连、甘草。(中医方剂大辞典)(3)柴胡、鳖甲、赤茯苓、桔梗、槟榔、桂、甘草、五味子、陈橘皮、人参、白术、半夏。(中医方剂大辞典)

洗肝饮子 xi gan yin zi

【英文名】Xi Gan Drink

【组成】青葙子、钩藤、柴胡、山栀子、甘草、紫菀、石膏。(中医方剂大辞典)

洗肝明目散 xi gan ming mu san

【英文名】Xi Gan Ming Mu Powder

【组成】当归尾、川芎、赤芍、生地黄、黄连、黄芩、栀子、石膏、连翘、防风、荆芥、薄荷、羌活、蔓荆子、菊花、白蒺藜、草决明、桔梗、甘草。(中医方剂大辞典)

洗肝胆车前子散 xi gan dan che qian zi san

【英文名】Xi Gan Dan Che Qian Zi Powder

【组成】车前子、石决明、蕤仁、龙胆、青葙子、地肤子、前胡、菊花、甘草、栀子仁。(中医方剂大辞典)

洗肝柴胡散 xi gan chai hu san

【英文名】Xi Gan Chai Hu Powder

【组成】柴胡、川升麻、黄芩、决明子、羚羊角屑、川大黄、石膏、地骨皮、甘草。(中医方剂大辞典)

洗肝散 xi gan san

【英文名】Xi Gan Powder

【异名】洗肝饮(中医方剂大辞典、吴直阁增诸家名方)

【组成】(1)车前子、柴胡、黄芩、细辛、黑参、茺蔚子。(中医方剂大辞典)(2)当归、川芎、生地、赤芍、羌活、防风、薄荷、白芷、生大黄。(中医方剂大辞典)(3)川芎、归尾、防风、羌活、薄荷、栀子、甘草、胆草、白芍。(中医方剂大辞典)(4)川芎、归尾、羌活、防风、薄荷、栀子、赤芍、红花、菊花、胆草、甘草。(中医方剂大辞典)(5)当归、川芎、栀子、防风、羌活、薄荷、甘草、大黄、滑石。(中医方剂大辞典)(6)川芎、当归尾、赤芍药、防风、生地黄、白蒺藜、木贼、蝉蜕、羌活、薄荷、苏木、菊花、红花、甘草。(中医方剂大辞典)(7)川当归、羌活、薄荷、栀子、芎䓖、生地黄、防风、大黄、龙胆草、甘草。(中医方剂大辞典)(8)人参、荆芥穗、生地黄、当归、甘草、赤芍药、大黄、茯神、大泽草。(中医方剂大辞典)(9)川芎、木贼、石决明、甘草、地龙皮、甘菊花、川椒、苍术、谷精草、黄连、地骨皮、蝉壳、黄芩、草决明。(中医方剂大辞典)(10)大黄、甘菊、枸杞、瞿麦、槟榔、扁蓄、荆芥、茴香、麦蘖、香附子。(中医方剂大辞典)(11)当归、薄荷、羌活、防风、山栀子仁、甘草、大黄、川芎。(中医方剂大辞典)(12)黄芩、甘草、菊花、人参。(中医方剂大辞典)(13)大黄、甘草、黄芩、赤芍药、甘松、干葛、当归、熟地黄、山栀子仁。(中医方剂大辞典)(14)大黄、黄芩。(中医方剂大辞典)(15)芍药、防风、羌活、大黄、甘草。(中医方剂大辞典)(16)白蒺藜、羌活、防风、甘草、马牙硝。(中医方剂大辞典)(17)天麻、白僵蚕、天南星、川芎、黄芪、薏苡仁、白芍药、白蒺藜、甘菊、甘草、人参、木香、沉香。(中医方剂大辞典)(18)羚羊角屑、子芩、羌活、柴胡、川大黄、防风、栀子仁、甘菊花、黄连、犀角屑、甘草。(中医方剂大辞典)(19)赤芍、细辛、远志、防风、桔梗、甘草、人参、羚羊角、黄芩。(中医方剂大辞典)

洗肠犀角散 xi chang xi jiao san

【英文名】Xi Chang Xi Jiao Powder

【组成】骨碎补、川山甲、玄胡索、甘草根。(中医方剂大辞典)

洗足止泻汤 xi zu zhi xie tang

【英文名】Xi Zu Zhi Xie Decoction

【组成】白胡椒、艾叶、透骨草。(赤脚医生杂志 1978,(5))

洗足汤 xi zu tang

【英文名】Xi Zu Decoction

【组成】川椒、独活、羌活、木瓜、白芷、荆芥穗。(中医

方剂大辞典)

洗剂 xi ji

【英文名】Lotions

【定义】指药物分散在液体介质中制成的液态剂型,专供涂抹、敷于皮肤的外用液体药剂。(中药药剂学)

洗泻停 xi xie ting

【英文名】Xi Xie Ting Lotion

【组成】榨树皮、鬼针草、穿山龙、白头翁、猪苓。(中国中西医结合杂志 1993,13(6))

洗疬方 xi li fang

【英文名】Xi Li Prescription

【组成】苦参、荆芥、防风、白芷、独活、羌活、藁本、洛阳花。(中医方剂大辞典)

洗轮散 xi lun san

【英文名】Xi Lun Powder

【组成】黄连、槐花。(中医方剂大辞典)

洗毒汤 xi du tang

【英文名】Xi Du Decoction

【组成】(1)地肤子。(中医方剂大辞典)(2)苦参、防风、甘草、露蜂房。(中医方剂大辞典)

洗毒散 xi du san

【英文名】Xi Du Powder

【组成】(1)蛇床子、地骨皮、麻黄、荆芥、防风、枯矾。(中医方剂大辞典)(2)麻黄、地骨皮、蛇床子、地丁。(中医方剂大辞典)

洗疥药 xi jie yao

【英文名】Xi Jie Lotion

【组成】防风、荆芥、白矾、马鞭草、苦参、花椒、野菊花。(中医方剂大辞典)

洗药方 xi yao fang

【英文名】Xi Yao Prescription

【组成】(1)当归、独活、白芷、甘草、葱白。(中医方剂大辞典)(2)南红花、桃仁、归尾、防风、桂枝尖、菊花、银花、草梢。(中医方剂大辞典)(3)宣木瓜、杜仲、牛膝、秦艽、汉防己、钩藤、茅术、桑枝。(中医方剂大辞典)(4)宣木瓜、秦艽、防风、防己、伸筋草、白芷。(中医方剂大辞典)(5)香白芷、防风、葛根、天麻、金银花、石膏、川椒、乳香。(中医方剂大辞典)(6)霜桑叶、防风、薄荷、天麻、青连翘、银花、石膏、川椒。(中医方剂大辞典)(7)白芷、蝉衣、藁本、苦梗、薄荷、橘络。(中医方剂大辞典)(8)蔓荆子、荆芥、蒺藜、冬桑叶、秦皮。(中医方剂大辞典)

洗药外应散 xi yao wai ying san

【英文名】Xi Yao Wai Ying Powder

【组成】羌活、独活、樟叶、石楠叶、藿香、藁本、大蓼、紫荆皮、杉木、白芷、荆芥、紫苏叶、苦参、花椒。(中医方剂大辞典)

洗药神效散 xi yao shen xiao san

【英文名】Xi Yao Shen Xiao Powder

【异名】神消散(中医方剂大辞典)

【组成】蛇床子、朴硝。(中医方剂大辞典)

洗药猪蹄汤 xi yao zhu ti tang

【英文名】Xi Yao Zhu Ti Decoction

【组成】藁本、川当归、杜独活、茜草、黄连、蔷薇根、狼牙草、甘草、大黄、芍药。(中医方剂大辞典)

洗面药 xi mian yao

【英文名】Xi Mian Lotion

【异名】洗面散(中医方剂大辞典、扶寿精方)

【组成】皂角、好升麻、楮实子、白及、甘松、缩砂、白丁香、三柰子、绿豆、糯米。(中医方剂大辞典)

洗香丸 xi xiang wan

【英文名】Xi Xiang Pill

【组成】孩儿茶、上好细茶、砂仁、白豆蔻、沉香、片脑、麝香。(中医方剂大辞典)

洗涛神方 xi tao shen fang

【英文名】Xi Tao Shen Prescription

【组成】曲曲菜、小虫卧单、马齿菜、猪牙草、花椒、槐条、茄根。(中医方剂大辞典)

洗疳汤 xi gan tang

【英文名】Xi Gan Decoction

【组成】川楝、黄连、瓦松、花椒、葱根、艾叶。(中医方剂大辞典)

洗痔方 xi zhi fang

【英文名】Xi Zhi Prescription

【组成】朝东马齿苋、刘寄奴。(中医方剂大辞典)

洗痔汤 xi zhi tang

【英文名】Xi Zhi Decoction

【组成】(1)枳壳、天名精。(中医方剂大辞典)(2)枳壳、朴硝、薄荷、干莲房、荆芥。(中医方剂大辞典)

洗痔极效方 xi zhi ji xiao fang

【英文名】Xi Zhi Ji Xiao Prescription

【组成】葱白、瓦花、马牙苋、皮硝、五倍子、槐花、茄根、花椒。(中医方剂大辞典)

洗痔诃子散 xi zhi he zi san

【英文名】Xi Zhi He Zi Powder

【组成】诃子、甘草、大黄、荆芥、白芷、山柰子、藿香、防风。(中医方剂大辞典)

洗痔国老汤 xi zhi guo lao tang

【英文名】Xi Zhi Guo Lao Decoction

【组成】荆芥、甘草、藿香。(中医方剂大辞典)

洗痔肿痛方 xi zhi zhong tong fang

【英文名】Xi Zhi Zhong Tong Prescription

【组成】鱼腥草、苦楝根、朴硝、马齿苋、瓦松花。(中医方剂大辞典)

洗痔金花散 xi zhi jin hua san

【英文名】Xi Zhi Jin Hua Powder

【组成】无名异、黄柏、黄连、乌黑豆。(中医方剂大辞典)

洗痔枳壳汤 xi zhi zhi ke tang

【英文名】Xi Zhi Zhi Ke Decoction

【组成】枳壳、癞虾蟆草。(中医方剂大辞典)

洗痔黄消汤 xi zhi huang xiao tang

【英文名】Xi Zhi Huang Xiao Decoction

【组成】大黄、朴硝。(中医方剂大辞典)

洗痔漏神方 xi zhi lou shen fang

【英文名】Xi Zhi Lou Shen Prescription

【组成】花椒、艾叶、葱白、五倍子、皮硝、马齿苋、茄根。(中医方剂大辞典)

洗痔膏 xi zhi gao

【英文名】Xi Zhi Plaster

【组成】槐花、明矾。(中医方剂大辞典)

洗眼三黄汤 xi yan san huang tang

【英文名】Xi Yan San Huang Decoction

【异名】栀子汤(圣济总录)

【组成】黄柏、黄连、栀子仁。(中医方剂大辞典)

洗眼方 xi yan fang

【英文名】Xi Yan Prescription

【组成】(1)铜绿、炉甘石、黄连、黄芩、黄柏。(中医方剂大辞典)(2)秦皮、杏仁、黄连、甘草、防风、当归须、滑石。(中医方剂大辞典)(3)桑条。(中医方剂大辞典)(4)黄连、秦皮、灯心、大枣。(中医方剂大辞典)(5)归尾、黄连、赤芍、防风、杏仁、铜绿。(中医方剂大辞典)(6)蕤核仁、苦竹叶、细辛。(中医方剂大辞典)(7)皮硝、杏仁、铜绿、明矾、侧柏叶、甘菊花、桑白皮。(中医方剂大辞典)

洗眼光明汤 xi yan guang ming tang

【英文名】Xi Yan Guang Ming Decoction

【组成】桑园老桑皮。(中医方剂大辞典)

洗眼汤 xi yan tang

【英文名】Xi Yan Decoction

【异名】主眼汤(中医方剂大辞典、圣惠)

【组成】(1)甘菊、玉竹、大黄、山栀、细辛、竹叶、苏叶、甘草、青盐。(中医方剂大辞典)(2)芒硝、黄连、当归须、薄荷、白芍药、荆芥、防风。(中医方剂大辞典)(3)秦皮、甘草、细辛、黄芩、防风。(中医方剂大辞典)(4)苦竹叶、黄连、黄柏、栀子仁、蕤仁。(中医方剂大辞典)(5)当归、芍药、黄连。(中医方剂大辞典)(6)秦皮、黄柏皮、蕤仁、细辛、茺蔚子、黄连、古铜钱。(中医方剂大辞典)(7)甘竹叶、乌梅。(中医方剂大辞典)(8)秦皮、黄柏、决明子、黄连、黄芩、蕤仁、栀子仁、大枣。(中医方剂大辞典)(9)胆矾、白矾、当归、黄连、杏仁、防风、红花。(中医方剂大辞典)

洗眼红枣儿 xi yan hong zao er

【英文名】Xi Yan Hong Zao Drug

【异名】洗眼枣儿药(何氏济生论)

【组成】皮硝、红枣儿、黄连末。(中医方剂大辞典)

洗眼柏皮汤 xi yan bai pi tang

【英文名】Xi Yan Bai Pi Decoction

【组成】柏白皮、黄柏、蕤仁、黄连、苦竹叶。(中医方剂大辞典)

洗眼荆芥散 xi yan jing jie san

【英文名】Xi Yan Jing Jie Powder

【组成】荆芥、黄连、杏仁、铅山白墡土。(中医方剂大辞典)

洗眼药 xi yan yao

【英文名】Xi Yan Drug

【组成】(1)诃子、黄丹、蜜、柳枝。(中医方剂大辞典)(2)韶粉、防风、马牙硝、饼子铜青。(中医方剂大辞典)

洗眼秦皮汤 xi yan qin pi tang

【英文名】Xi Yan Qin Pi Decoction

【异名】秦皮汤洗眼方(中医方剂大辞典、圣惠)

【组成】(1)秦皮、黄连、栀子仁、大黄、细辛、蛇含草、苦竹叶、盐。(中医方剂大辞典)(2)秦皮、蕤仁、黄连、山栀子仁、黄柏、大枣。(中医方剂大辞典)(3)秦皮、竹叶、防风、菊花、葳蕤、蕤仁、甘草。(中医方剂大辞典)(4)秦皮、桑根白皮、玄参、葳蕤、川大黄、竹叶、栀子仁、青盐。(中医方剂大辞典)(5)秦皮、黄连、蕤仁、淡竹叶。(中医方剂大辞典)(6)秦皮、防风、甘菊花、竹叶白、蕤仁、栀子仁、葳蕤。(中医方剂大辞典)(7)秦皮、蕤仁、甘草、细辛、栀子仁、苦竹叶、印成盐。(中医方剂大辞典)

洗眼蚕茧 xi yan can jian

【英文名】Chan Jian Eye-drops Preparation

【组成】黄连、菊花、金银花、当归尾、防风、红花、荆芥穗、胆矾、蕤仁、蝉蜕、蜀椒、冰片。(中医方剂大辞典)

洗眼黄连汤 xi yan huang lian tang

【英文名】Xi Yan Huang Lian Decoction

【组成】(1)黄连、甘草、黄柏、秦皮、秦艽。(中医方剂大辞典)(2)黄连、秦皮、黄连、蕤仁、干枣。(中医方剂大辞典)(3)黄连、秦皮、大枣。(中医方剂大辞典)

洗眼散 xi yan san

【英文名】Xi Yan Powder

【组成】冬青叶、侧柏叶、甘草、细辛、黄芩、防风、荆芥、薄荷。(中医方剂大辞典)

洗眼紫金膏 xi yan zi jin gao
【英文名】Xi Yan Zi Jin Ointment
【异名】洗眼金丝膏(中医方剂大辞典、续添诸局经验秘方)
【组成】(1)炉甘石、硼砂、没药、章丹、朱砂、海螵蛸、乳香、硇砂、冰片、麝香。(中医方剂大辞典)(2)朱砂、乳香、硼砂、赤芍药、当归、雄黄、麝香、黄连。(中医方剂大辞典)
洗眼蕤仁汤 xi yan rui ren tang
【英文名】Xi Yan Rui Ren Decoction
【组成】蕤仁、秦皮、防风、甘菊花、竹叶、山栀子仁、萎蕤。(中医方剂大辞典)
洗痘汤 xi dou tang
【英文名】Xi Dou Decoction
【组成】羌活、茵陈、防风、白芷、荆芥、苦参。(中医方剂大辞典)
洗搨汤 xi ta tang
【英文名】Xi Ta Prescription
【组成】甘草、干漆、黄芩、干地黄、芍药、当归、鳖甲。(中医方剂大辞典)
洗腿方 xi tui fang
【英文名】Xi Tui Prescription
【组成】酒归尾、青枫藤、宣木瓜、炒赤芍、透骨草、防风。(中医方剂大辞典)
洗暴赤眼汤 xi bao chi yan tang
【英文名】Xi Bao Chi Yan Decoction
【组成】当归、黄连、赤芍、防风、杏仁。(中医方剂大辞典)
洗癣酊 xi xuan ding
【英文名】Xi Xuan Tincture
【组成】土荆皮、百部、槟榔、川椒、斑蝥、醋。(中医方剂大辞典)
洛布桑口服液 luo bu sang kou fu ye
【英文名】Luo Bu Sang Oral Liquid
【组成】红景天、冬虫夏草、手参。((98)卫药准字 Z-109号)
洛布桑胶囊 luo bu sang jiao nang
【英文名】Luo Bu Sang Capsule
【组成】红景天、冬虫夏草、手参。((98)卫药准字 Z-024号)
洛莫司汀 luo mo si ting
【英文名】Luo Mo Si Ting Injection
【组成】烷化剂。
洞天长春膏 dong tian chang chun gao
【英文名】Dong Tian Chang Chun Concentrated Decoction
【组成】党参、黄芪、熟地黄、狗脊、女贞子、覆盆子、何首乌、牛膝、当归、陈皮、南沙参、杜仲、川芎、百合、茯苓、白芍、白术、甘草、山药、泽泻。(药品标准-中药成方制剂标准 1992)
洞天酥香膏 dong tian su xiang gao
【英文名】Dong Tian Su Xiang Unguentum
【组成】酒当归、酒熟地、杜仲、制苁蓉、炙黄芪、酒天冬、麦冬、五味子、高丽参、怀牛膝、鹿茸、甜杏仁、蛇床子、酒川断、紫霄花、盐菟丝、虎胫骨、谷精草、制香附、酒生地、制远志、制山甲、木鳖子、男子头发、大蛤蚧、松香、花龙骨、母丁香、当门子、水飞黄丹、赤石脂、制乳没、摇桂、腰黄、沉香、倭硫黄、大土膏、木香、蟾酥、阳起石。(中医方剂大辞典)
洞当饮 dong dang yin
【英文名】Dong Dang Drink
【组成】柴胡、黄芩、黄连、茯苓、半夏、生姜、青皮、甘草、芍药。(中医方剂大辞典)
洞阳丹 dong yang dan
【英文名】Dong Yang Pellet
【组成】(1)附子、天雄、乌头。(中医方剂大辞典)(2)附子、钟乳粉、天雄、川乌、阳起石、火砂。(中医方剂大辞典)
洞阳金丹 dong yang jin dan
【英文名】Dong Yang Jin Pellet
【组成】朱砂。(中医方剂大辞典)
洞庭汤 dong ting tang
【英文名】Dong Ting Decoction
【组成】(1)陈皮、檀香、甘草。(中医方剂大辞典)(2)橘子、甘草、生姜盐。(中医方剂大辞典)
洞虚丹 dong xu dan
【英文名】Dong Xu Pellet
【组成】藁本、天麻、川芎、细辛、牛膝、羌活、大枫子、蝉壳、胡麻、防风、独活、僵蚕、荆芥、苏木、风藤、石膏、蒺藜、山栀、芍药、菖蒲、石蚕、黄芩、连翘、草乌、紫萍、升麻、红花、麻黄、白芷、石斛、当归、威灵仙。(中医方剂大辞典)
洞然汤 dong ran tang
【英文名】Dong Ran Decoction
【组成】归尾、川芎、赤芍、黄连、黄芩、黄柏、栀子、连翘、薄荷、防风、荆芥、独活、前胡、菊花、木通、车前子、甘草、灯草。(中医方剂大辞典)
洪宝丹 hong bao dan
【英文名】Hong Bao Pellet
【组成】(1)大黄、黄柏、姜黄、白芷、陈皮、甘草、花粉、白蔹、石膏。(中医方剂大辞典)(2)天花粉、白芷、赤芍、郁金。(中医方剂大辞典)(3)天花粉、姜黄、白芷、赤芍药。(中医方剂大辞典)
活儿丹 huo er dan
【英文名】Huo Er Pellet

【组成】人参、白术、甘草、茯苓、陈皮、巴戟天、白芍、柴胡、当归、山楂、神曲。(中医方剂大辞典)

活儿汤 huo er tang

【英文名】Huo Er Decoction

【组成】白芍、茯苓、人参、白术、栀子、麦芽、枳壳、半夏、甘草、神曲。(中医方剂大辞典)

活力生口服液 huo li sheng kou fu ye

【英文名】Huo Li Sheng Oral Liquid

【组成】首乌、黄精、枸杞子、黄芪、淫羊藿。

活力苏口服液 huo li su kou fu ye

【英文名】Huo Li Su Oral Liquid

【组成】制何首乌、淫羊藿、黄精、枸杞子、黄芪、丹参。(药品标准－中药成方制剂标准 1998)

活力宝 huo li bao

【英文名】Huo Li Bao Decoction

【组成】冬虫夏草、人参、淫羊藿、乌鸡等。(中西医结合杂志 1987,(8))

活力素 huo li su

【英文名】Huo Li Su Liquid

【组成】人参皂甙、黄芪、附子。((85)吉卫药准字43018)

活力源口服液 huo li yuan kou fu ye

【英文名】Huo Li Yuan Oral Liquid

【组成】人参茎叶总皂甙、黄芪、五味子、麦冬、附片。(药品标准－中药成方制剂标准 1998)

活力源片 huo li yuan pian

【英文名】Huo Li Yuan Tablet

【组成】人参茎叶总皂甙、黄芪、麦冬、五味子、附片。(药品标准－中药成方制剂标准 1998)

活心丸 huo xin wan

【英文名】Huo Xin Pill

【组成】人参、牛黄、熊胆、珍珠、灵芝、红花、附子、蟾酥、麝香、冰片。(中医方剂大辞典)

活心丹 huo xin dan

【英文名】Huo Xin Pellet

【组成】熊胆、人参。

活心汤 huo xin tang

【英文名】Huo Xin Decoction

【组成】黄芪、桂枝、丹参、郁金、枳实、川芎、三七粉。(实用中医内科杂志 1990,4(3))

活心膏 huo xin gao

【英文名】Huo Xin Ointment

【组成】延胡索、丹参、生蒲黄等。(甘肃中医学院学报 1991,8(2))

活圣散 huo sheng san

【英文名】Huo Sheng Powder

【组成】甜瓜蒂。(中医方剂大辞典)

活血Ⅱ号 huo xueⅡ hao

【英文名】Huo Xue Decoction NO. Ⅱ

【组成】川芎、赤芍、红花、丹参、降香。(中西医结合杂志 1985,5(2))

活血丸 huo xue wan

【英文名】Huo Xue Pill

【组成】(1)土鳖虫、血竭、西红花、乳香、没药、牛膝、白芷、儿茶、骨碎补、杜仲、续断、赤木、当归、生地、川芎、自然铜、桃仁、大黄、马前子、朱砂、冰片、蜜糖。(中医方剂大辞典)(2)生地黄、熟地黄、当归、黄连。(中医方剂大辞典)(3)桑枝、雄黑豆、栗子、乳香。(中医方剂大辞典)

活血丹 huo xue dan

【英文名】Huo Xue Pellet

【异名】活血丸(中医方剂大辞典、得效)

【组成】(1)土鳖虫、五加皮、刘寄奴花头、桃仁、山楂、大黄、延胡索、蓬莪术、牡丹皮、当归、牛膝、红花、香附、三棱、降香节、凌霄花、苏木、青皮、枳实、赤芍药、威灵仙、槟榔、川芎、乳香、没药。(中医方剂大辞典)(2)青桑炭、当归、牛膝、川芎、赤芍药、熟地、黑豆、何首乌、南星、白芷、老松节、杜仲、破故纸、羌活、独活、苍术、防风、荆芥、骨碎补、桔梗、栗间、续断、草乌、川乌、肉桂、木鳖子、角回、地龙、白蔹、白及、细辛、降真香、檀香、松香、枫香、五灵脂、京墨、血竭、乳香、没药。(中医方剂大辞典)(3)木香、乳香、麝香、皂角、大风子。(中医方剂大辞典)(4)青桑灰、大栗间、骨碎补、南星、赤芍药、白芍药、牛膝、川乌、雄黑豆、自然铜、木鳖子肉、净细辛、没药、乳香、白胶香、血竭。(中医方剂大辞典)(5)熟地黄、当归、白术、白芍药、续断、人参。(中医方剂大辞典)(6)川乌、乳香、草乌、地龙、天南星、没药、牛膝、木瓜。(中医方剂大辞典)(7)荆芥、枫香、檀香、降真节、草乌、山桂、当归、苍术、川羌活、白及、乌豆、地龙、滴青、射香、川芎、五灵脂、乳香、没药、川乌、骨碎补、川牛膝、细辛、花桑木、白芷、赤芍药、川牵牛、南星、自然铜、大栗间、木鳖。(中医方剂大辞典)(8)干地黄、当归、白芍药、续断、白术、川芎。(中医方剂大辞典)

活血化坚汤 huo xue hua jian tang

【英文名】Huo Xue Hua Jian Decoction

【组成】防风、赤芍、归尾、天花粉、金银花、贝母、川芎、皂角刺、桔梗、僵蚕、厚朴、五灵脂、陈皮、甘草、乳香、白芷梢。(中医方剂大辞典)

活血化瘀方 huo xue hua yu fang

【英文名】Huo Xue Hua Yu Prescription

【组成】(1)丹参、川芎、赤芍、红花、益母草、白茅根。(山东中医杂志 1984,(6))(2)丹参、赤芍、当归、郁金、虎杖、王不留行、黄芪、茯苓、白术、炙鳖甲、柴胡、甘草。(现代中医 1992,5(3))(3)桃仁、红花、赤芍、全虫、川芎、三棱、莪术、当归、大黄、水蛭、地龙、蜈蚣。(中医研究 1991,(3))(4)当归、川芎、赤芍、酒熟地、红花、桃仁。(实用中西医结合杂志 1991,4(3))

活血化瘀止咳汤 huo xue hua yu zhi ke tang

【英文名】Huo Xue Hua Yu Zhi Ke Decoction

【组成】当归、红花、桃仁、丹参、地龙、七叶一枝花、杏仁、五味子、化桔红。(中国中西医结合杂志 1993,13(8))

活血化瘀汤 huo xue hua yu tang

【英文名】Huo Xue Hua Yu Decoction

【组成】(1)红花、桃仁、郁金、穿山甲、透骨草、赤芍、丹参、珍珠母、蛤壳、大青叶、蜀羊泉。(中医杂志 1980,21(1))(2)当归、海藻、川贝、半夏、炒山甲、黄药子、牡蛎、桃仁、赤芍。(中西医结合杂志 1990,10(2))(3)丹参、益母草、赤芍、当归、川芎。(中医杂志 1988,29(4))(4)赤芍、丹皮、丹参、桃仁、红花、泽兰、王不留行、败酱草、蒲公英、黄柏、木香、牛膝、皂角刺、穿山甲、车前子、甘草。(山东中医杂志 1989,8(3))(5)桃仁、红花、当归、生地、钩藤、珍珠母、石决明、赤芍、草决明、川芎、牡蛎。(实用中西医结合杂志 1992,5(3))(6)黄芪、当归、川芎、良姜、枳实、乳香、没药、炙甘草。(中西医结合杂志 1986,6(5))(7)当归、赤芍、郁金、桃仁、三棱、莪术、生大黄、鸡内金、金钱草、海金砂、柴胡、青皮、陈皮。(实用中西医结合杂志 1992,5(5))

活血化瘀针剂 huo xue hua yu zhen ji

【英文名】Huo Xue Hua Yu Injection

【组成】丹参、红花、赤芍、川芎。(四川中医 1987,5(6))

活血化瘀饮 huo xue hua yu yin

【英文名】Huo Xue Hua Yu Drink

【组成】川芎、当归、赤芍、生地、延胡索、鸡血藤、益母草、月季花。(广西中医药 1982,5(1))

活血化瘀注射液 huo xue hua yu zhu she ye

【英文名】Huo Xue Hua Yu Injection

【组成】丹皮、赤芍、桃仁、红花、当归。(中草药 1993,24(3))

活血化瘀养心汤 huo xue hua yu yang xin tang

【英文名】Huo Xue Hua Yu Yang Xin Decoction

【组成】丹参、川芎、红花、松叶、五味子、黄芪、麦冬、炙甘草、桂枝。(吉林中医 1987(4))

活血化瘀凉血解毒汤 huo xue hua yu liang xue jie du tang

【英文名】Huo Xue Hua Yu Liang Xue Jie Du Decoction

【组成】丹参、鸡血藤、红花、莪术、玳瑁粉、茜草根、紫草根、白茅根、山豆根、土茯苓、丹皮、生地。(辽宁中医杂志 1985,(11))

活血化瘀散 huo xue hua yu san

【英文名】Huo Xue Hua Yu Powder

【组成】明矾、硼砂、砂仁、黄茂、全蝎、天麻、炒枣仁。(实用中医内科杂志 1987,1(2))

活血化瘀膏 huo xue hua yu gao

【英文名】Huo Xue Hua Yu Ointment

【组成】大黄、杜仲、叶上花、叶下花、五爪金龙、雷公藤、川芎、当归、红花、乳香、没药、血竭、栀子、土鳖虫、冰片等。(云南中医杂志 1992,13(6))

活血开凝汤 huo xue kai ning tang

【英文名】Huo Xue Kai Ning Decoction

【组成】酒当归、酒川芎、黄芩、桃仁、赤芍、蔷薇花、红花、制川乌、制草乌。(陕西中医 1990,11(8))

活血止疼汤 huo xue zhi teng tang

【英文名】Huo Xue Zhi Teng Decoction

【组成】当归、赤芍、生地、寸冬、知母、黄柏、软蒺藜、香附、红花、夏枯草、黄连、甘草、田三七。(中医方剂大辞典)

活血止痛汤 huo xue zhi tong tang

【英文名】Huo Xue Zhi Tong Decoction

【组成】当归、苏木末、落得打、川芎、红花、乳香、没药、三七、炒赤芍药、陈皮、地鳖虫、紫荆藤。(中医方剂大辞典)

活血止痛洗药 huo xue zhi tong xi yao

【英文名】Huo Xue Zhi Tong Lotion

【组成】川羌、骨碎补、乳香、三七、归尾、川续断、没药、牛膝、红花、马前子、血竭、防己、防风、透骨草、白芷、甘草、老葱胡、食盐、烧酒。(中医方剂大辞典)

活血止痛胶囊 huo xue zhi tong jiao nang

【英文名】Huo Xue Zhi Tong Capsule

【组成】当归、三七、乳香、冰片、土鳖虫、自然铜。(药品标准－中药成方制剂标准 1997)

活血止痛散 huo xue zhi tong san

【英文名】Huo Xue Zhi Tong Powder

【组成】土鳖虫、三七、当归、乳香。

活血止痛膏 huo xue zhi tong gao

【英文名】Huo Xue Zhi Tong Plaster

【组成】辣椒、干羌、生川乌、独活、甘松、樟脑、冰片、丁香。(中医方剂大辞典)

活血风寒膏 huo xue feng han gao

【英文名】Huo Xue Feng Han Plaster

【组成】肉桂、血竭、乳香、没药、丁香、樟脑、儿茶、川乌、草乌、附子、当归、川芎、桃仁、赤芍、杜仲、补骨脂、续断、菟丝子、威灵仙、白蔹、细辛、远志、陈皮、香附、白术、穿山甲、木香、枳壳、青皮、青风藤、大风子、僵蚕、天麻、蛇床子、小茴香、川楝子、乌药、甘草、怀牛膝、羌活、黄柏、广丹、麻油。(中医方剂大辞典)

活血四物汤 huo xue si wu tang

【英文名】Huo Xue Si Wu Decoction

【组成】(1)当归身尾、川芎、白芍、生地、桃仁、牛膝、延胡、红花、肉桂。(中医方剂大辞典)(2)当归、川芎、芍药、生地、桃仁、红花、苏木、连翘、黄连、防风、甘草。(中医方剂大辞典)

活血平疣汤 huo xue ping you tang

【英文名】Huo Xue Ping You Decoction

【组成】当归、赤芍、桃仁、川芎、薄荷、白芷、生地、薏苡仁、板蓝根、大青叶、红花、甘草。(山东中医杂志 1988,7(6))

活血生脉饮 huo xue sheng mai yin

【英文名】Huo Xue Sheng Mai Drink

【组成】炙黄芪、太子参、麦冬、五味子、丹参、川芎、瓜蒌皮、郁金。(江苏中医 1988,(8))

活血石通汤 huo xue shi tong tang

【英文名】Huo Xue Shi Tong Decoction

【组成】当归、赤芍、牛膝、桃仁、生地黄、木通、金钱草、海金砂、石苇叶、车前仁、鸡内金、瞿麦、甘草梢。(湖南中医杂志 1993,9(3))

活血壮筋丸 huo xue zhuang jin wan

【英文名】Huo Xue Zhuang Jin Pill

【组成】川乌、红花、血竭、土鳖虫、乳香、没药、地龙、全蝎、川牛膝、桂枝、人参。(药品标准－中药成方制剂标准 1998)

活血壮筋丹 huo xue zhuang jin dan

【英文名】Hou Xue Zhuang Jin Pill

【组成】川乌、川牛膝、全蝎、没药、血竭。((81)豫卫药准字 18056 号)

活血安神平冲汤 huo xue an shen ping chong tang

【英文名】Huo Xue An Sheng Ping Chong Decoction

【组成】丹参、赤芍、红花、黑枣仁、珍珠母、半夏、降香、白术。(辽宁中医杂志 1992,(7))

活血汤 huo xue tang

【英文名】Huo Xue Decoction

【组成】(1)生地、红花、当归、槐花、木通、地骨皮、陈皮、青皮、香附、乌药、白芷、甘草。(中医方剂大辞典)(2)当归尾、桃仁、红花、泽兰、益母草、丹参、白芍、柴胡、香附、广陈皮、牛膝、甘草。(中医方剂大辞典)(3)赤芍、苏木、甘草、牡丹皮、山楂、柴胡、黄芩、黄连、红花、知母、连翘。(中医方剂大辞典)(4)熟地黄、当归、川芎、白芍、生地黄、黄柏、麦冬、山栀仁、生姜、大枣。(中医方剂大辞典)(5)当归、赤芍药、丹皮、红花。(中医方剂大辞典)(6)当归、赤芍药、红花、丹皮、川芎、泽泻、郁金、木通、秦艽。(中医方剂大辞典)(7)归尾、赤芍、桃仁、官桂、玄胡索、乌药、香附、枳壳、红花、牡丹皮、川芎、木香、甘草。(中医方剂大辞典)(8)红花、蔓荆子、细辛、生地黄、熟地黄、藁本、川芎、防风、羌活、独活、甘草、柴胡、当归身、葛根、白芍药、升麻。(中医方剂大辞典)

活血行气汤 huo xue xing qi tang

【英文名】Huo Xue Xing Qi Decoction

【组成】川芎、丹参、北黄芪、当归、白芷、木香、陈皮、细辛、甘草、菊花。(实用中医内科杂志 1988,2(3))

活血利水方 huo xue li shui fang

【英文名】Huo Xue Li Shui Formule

【组成】川芎、牛膝、赤芍、白芍、当归、桃仁、红花、丹参、柴胡、香附、茯苓、泽泻、车前子。(中国中医眼科杂志 1992,2(2))

活血应痛丸 huo xue ying tong wan

【英文名】Huo Xue Ying Tong Pill

【异名】活血定痛丸(中医方剂大辞典、局方)

【组成】狗脊、苍术、香附子、陈皮、没药、威灵仙、草乌头。(中医方剂大辞典)

活血抗敏肾炎汤 huo xue kang min shen yan tang

【英文名】Huo Xue Kang Min Shen Yan Decoction

【组成】益母草、丹参、僵蚕、地龙、蝉衣、石苇、地肤子、车前子、白茅根、二花、甘草。(实用中西医结合杂志 1992,5(4))

活血补气汤 huo xue bu qi tang

【英文名】Huo Xue Bu Qi Decoction

【组成】当归、川芎、白芍、黄芪、防风、白芷、二花、寸冬、酒黄芩、菊花、甘草。(中医方剂大辞典)

活血补肾汤 huo xue bu shen tang

【英文名】Huo Xue Bu Shen Decoction

【组成】生地、当归、川芎、丹参、蜂房、川断、首乌、仙灵脾、黄芪、枸杞子、麝角胶、覆盆子、菟丝子。(江苏中医 1993,14(4))

活血驱风汤 huo xue qu feng tang

【英文名】Huo Xue Qu Feng Decoction

【组成】丹参、木瓜、桑寄生、荆芥、防风、陈皮、甘草。(辽宁中医杂志 1989,(7))

活血和气饮 huo xue he qi yin

【英文名】Huo Xue He Qi Drink

【组成】川芎、青皮、炙草、白芍、滑石、丹皮、桃仁。(中医方剂大辞典)

活血定痛汤 huo xue ding tong tang

【英文名】Huo Xue Ding Tong Decoction

【组成】红花、乳香。(中医方剂大辞典)

活血养肝汤 huo xue yang gan tang

【英文名】Huo Xue Yang Gan Decoction

【组成】知母、当归、川芎、玉竹、胡黄连、寸冬、夏枯草、菊花、香附、木贼、石斛、甘草、田三七。(中医方剂大辞典)

活血祛风汤 huo xue qu feng tang

【英文名】Huo Xue Qu Feng Decoction

【组成】归尾、赤芍、桃仁、红花、荆芥、蝉衣、白蒺藜、甘草。(中医方剂大辞典)

活血祛痰汤 huo xue qu tan tang

【英文名】Huo Xue Qu Tan Decoction

【组成】桃仁、当归、杏仁、麻黄、苏子、葶苈子、紫花、石膏、冬瓜仁、甘草。(四川中医 1989,7(5))

活血祛瘀汤 huo xue qu yu tang

【英文名】Huo Xue Qu Yu Decoction

【组成】丹参、当归、赤芍、鸡血藤、桃仁、玄胡、郁金、三七、香附、枳壳、广木香、甘草。(中医方剂大辞典)

活血祛瘀行水方 huo xue qu yu xing shui fang

【英文名】Huo Xue Qu Yu Xing Shui Prescription

【组成】生地、当归、桃红、红花、川芎、赤芍、茯苓、车前子、蛇莓、益母草。(中医杂志 1993,34(10))

活血祛瘀剂 huo xue qu yu ji

【英文名】Blood - activating Stasis - removing Agents

【定义】指以活血祛瘀药为主组方,治疗血瘀证的方剂。(方剂学)

活血祛障汤 huo xue qu zhang tang

【英文名】Huo Xue Qu Zhang Decoction

【组成】丹参、桃仁、红花、当归、川芎、熟地、白芍、杞子、菊花、白蒺藜、蝉衣、夜明砂、青葙子、草决明、磁石、神曲、桑椹子、陈皮。(中西医结合眼科 1991,9(1))

活血除风汤 huo xue chu feng tang

【英文名】Huo Xue Chu Feng Decoction

【组成】当归、川芎、赤芍、生地、寸冬、茺蔚子、羌活、银花、木贼、僵蚕、胡黄连、枳椇子、甘草、薄荷。(中医方剂大辞典)

活血除眩汤 huo xue chu xuan tang

【英文名】Huo Xue Chu Xuan Decoction

【组成】葛根、丹参、当归、红花、天麻。(云南中医杂志 1992,13(6))

活血顺气何首乌散 huo xue shun qi he shou wu san

【英文名】Huo Xue Shun Qi He Shou Wu Powder

【组成】何首乌、当归、赤芍药、白芷、乌药、枳壳、防风、甘草、川芎、陈皮、香附、紫苏、羌活、独活、肉桂。(中医方剂大辞典)

活血健脾汤 huo xue jian pi tang

【英文名】Huo Xue Jian Pi Decoction

【组成】川芎、黄芪、乌贼骨、丹参、当归、白术、肉桂、元胡、木香、黄连、甘草。(实用中西医结合杂志 1992,5(6))

活血凉血汤 huo xue liang xue tang

【英文名】Huo Xue Liang Xue Decoction

【组成】扦扦活、茜草、赤芍、益母草、丹皮、大黄、鲜生地、生草。(中医杂志 1980,21(2))

活血宽胸汤 huo xue kuan xiong tang

【英文名】Huo Xue Kuan Xiong Decoction

【组成】丹参、瓜蒌皮、葛根、白芍、桂枝、枳壳、红花。(陕西中医 1988,9(3))

活血消炎丸 huo xue xiao yan wan

【英文名】Huo Xue Xiao Yan Pill

【组成】乳香、没药、菖蒲膏、黄米。(中医方剂大辞典)

活血消息汤 huo xue xiao xi tang

【英文名】Huo Xue Xiao Xi Decoction

【组成】丹参、生地榆、凌霄花、半枝莲、桃仁、赤芍、炮山甲、皂角刺、三棱、丹皮、槐米、山慈菇、牛膝。(陕西中医 1991,12(2))

活血消症汤 huo xue xiao zheng tang

【英文名】Huo Xue Xiao Zheng Decoction

【组成】当归、赤芍、丹参、三棱、莪术、牛膝、僵蚕、土鳖虫。(辽宁中医杂志 1993,(5))

活血润肠丸 huo xue run chang wan

【英文名】Huo Xue Run Chang Pill

【组成】全归、杏仁、生地、枳壳、麻仁。(中医方剂大辞典)

活血润燥生津汤 huo xue run zao sheng jin tang

【英文名】Huo Xue Run Zao Sheng Jin Decoction

【组成】当归、白芍、熟地黄、天冬、麦冬、栝楼、桃仁、红花。(中医方剂大辞典)

活血润燥生津饮 huo xue run zao sheng jin yin

【英文名】Huo Xue Run Zao Sheng Jin Decoction

【组成】天门冬、麦门冬、五味子、瓜蒌仁、麻子仁、甘草、当归、生地黄、熟地黄、天花粉。(中医方剂大辞典)

活血眠通汤 huo xue mian tong tang

【英文名】Huo Xue Mian Tong Decoction

【组成】三棱、莪术、柴胡、炙甘草、白芍、白术、酸枣仁、当归、丹参、茯苓、夜交藤、珍珠母。(四川中医 1987,5(10))

活血破瘀汤 huo xue po yu tang

【英文名】Huo Xue Po Yu Decoction

【组成】黑玄参、丹皮、枯草、香附、当归、川芎、胡黄连、蒺藜、白芍、谷精草、木贼、甘草、田三七。(中医方剂大辞典)

活血调气汤 huo xue tiao qi tang

【英文名】Huo Xue Tiao Qi Decoction

【组成】荆芥、天花粉、防风、赤芍、陈皮、甘草、川贝母、

金银花、白芷、当归尾。(中医方剂大辞典)

活血调经丸 huo xue tiao jing wan

【英文名】Huo Xue Tiao Jing Pill

【组成】熟地黄、当归、五灵脂、延胡索、黄芩、炮姜、地黄、青皮、陈皮、川芎、枳壳、香附、赤芍、苏木、阿胶、红花、茯苓、砂仁、牡丹皮。(药品标准－中药成方制剂标准 1990)

活血调经汤 huo xue tiao jing tang

【英文名】Huo Xue Tiao Jing Decoction

【组成】当归、赤芍药、生地黄、川芎、生牛膝、广术、三棱、官桂、干漆、桃仁、红花。(中医方剂大辞典)

活血通经止痛散 huo xue tong jing zhi tong san

【英文名】Huo Xue Tong Jing Zhi Tong Powder

【组成】三棱、莪术、黄柏、黄连、青皮、赤芍、紫苏、香附、柴胡、乳香、红花、苏木、菖蒲、千里马。(中医方剂大辞典)

活血通经汤 huo xue tong jing tang

【英文名】Huo Xue Tong Jing Decoction

【组成】芍药、升麻、葛根、人参、当归身、炙甘草、酒黄柏、桂枝。(中医方剂大辞典)

活血通经散 huo xue tong jing san

【英文名】Huo Xue Tong Jing Powder

【组成】白芷、肉桂、刘寄奴、赤芍、凌霄花、苏木、红花、牛膝、甘草、香附、木通、桃仁。(中医方剂大辞典)

活血通络丸 huo xue tong luo wan

【英文名】Huo Xue Tong Luo Pill

【组成】白花蛇、血竭、威灵仙、土鳖虫、透骨草、防风。(山东中医杂志 1992,11(3))

活血通络汤 huo xue tong luo tang

【英文名】Huo Xue Tong Luo Decoction

【组成】(1)当归、葛根、赤芍、川芎、桃仁、红花、鸡血藤、川牛膝、桂枝、地龙、威灵仙、全蝎。(安徽中医学院学报 1992,10(1))(2)全当归、红花、桃仁、川芎、赤芍、苏木、香附、泽泻、甘草。(辽宁中医杂志 1991,(12))(3)羌活、桂枝、川芎、当归、赤芍、丹参、鸡血藤、威灵仙、片姜黄、黄酒。(实用中医内科杂志 1988,2(1))(4)当归、海藻、甘草、穿山甲、王不留行、路路通、牡蛎、牛膝、威灵仙、白毛藤、月季花。(中医杂志 1992,33(5))

活血通脉Ⅱ号 huo xue tong maiⅡ hao

【英文名】Huo Xue Tong Mai Decoction NO. Ⅱ

【组成】丹参、赤芍、当归、川芍、鸡血藤、川牛膝。(山东中医杂志 1986,(2))

活血通脉片 huo xue tong mai pian

【英文名】Huo Xue Tong Mai Tablet

【组成】鸡血藤、桃仁、丹参、赤芍、红花、降香、郁金、三七、川芎、陈皮、木香、石菖蒲、枸杞子、黄精、人参、麦冬、冰片。(药品标准－中药成方制剂标准 1991)

活血通脉汤 huo xue tong mai tang

【英文名】Huo Xue Tong Mai Decoction

【组成】黄芪、当归、川芎、丹参、夏枯草、葛根、麝香。(中西医结合眼科 1993,11(4))

活血通脉饮 huo xue tong mai yin

【英文名】Huo Xue Tong Mai Drink

【组成】丹参、赤芍、当归、川芎、川牛膝、双花、土茯苓。(现代中医 1990,3(2))

活血酒 huo xue jiu

【英文名】Huo Xue Wine

【组成】乳香、没药、血竭、贝母、羌活、木香、厚朴、川乌、草乌、白及、麝香、紫荆皮、香附、小茴香、甲珠、自然铜、木瓜、肉桂、当归、独活、续断、虎骨、川芎。(中医方剂大辞典)

活血排石汤 huo xue pai shi tang

【英文名】Huo Xue Pai Shi Decoction

【组成】(1)丹参、郁金、乳香、元胡、赤芍、金钱草、海金砂、王不留行、冬葵子、石苇、鸡内金、木香、枳壳、滑石粉。(内蒙古中医药 1989,(4))(2)金钱草、海金砂、鸡内金、川楝子、石苇、木香、车前子、皂角刺、丹参、三棱、元胡、大黄、红花。(中西医结合杂志 1990,10(4))

活血理伤丸 huo xue li shang wan

【英文名】Huo Xue Li Shang Pill

【组成】续断、骨碎补、红花、赤芍、延胡索、三棱、防风、甘草、苏木、当归、桃仁、枳实、甜瓜子、北刘寄奴、桔梗、关木通、乳香、自然铜、姜黄、土鳖虫。(药品标准－中药成方制剂标准 1998)

活血续命散 huo xue xu ming san

【英文名】Huo Xue Xu Ming Powder

【组成】白芍药、当归、绵黄芪、续断、芎䓖、柏子仁。(中医方剂大辞典)

活血散 huo xue san

【英文名】Huo Xue Powder

【异名】血竭活血散(中医方剂大辞典、外科启玄)

【组成】(1)赤芍药。(中医方剂大辞典)(2)乳香、没药、血竭、贝母、羌活、南木香、厚朴、川乌、草乌、白芷、麝香、紫荆皮、生香附、炒小茴、甲珠、煅自然铜、独活、续断、虎骨、川芎、木瓜、上安桂、当归。(中医方剂大辞典)(3)当归、白芍、熟地、川芎、苍术、黄柏、秦艽、木瓜。(中医方剂大辞典)(4)白芍药、茜根。(中医方剂大辞典)(5)黄芪、当归、川芎、白芷、续断、鹿茸、黄芩、细辛、干姜、附子、芍药。(中医方剂大辞典)(6)赤芍、归尾、红花、紫草、木香、血竭。(中医方剂大辞典)(7)绿豆粉。(中医方剂大辞典)(8)白芍药、紫草茸。(中医方剂大辞典)(9)当归、生干地黄、川芎、红花、赤芍药、苏木、甘草。(中医方剂大辞典)(10)苦葶苈。(中医方剂大辞典)(11)白花蛇、草乌头、川乌头、防风。(中医方剂大辞典)(12)金星草、川芎、羌活、人参、甘草。(中医方剂大辞典)(13)当归、川芎、白芍药、柴胡、肉桂。(中医方剂大辞典)(14)蝙蝠、当归、骨碎补、桂、补骨脂、大黄。(中医方剂大辞典)(15)白芍药。(中医方剂大辞典)(16)当归、川芎。(中医方剂大辞典)(17)当归、红花、桃仁、甘草、柴胡、大黄、生地、蒲黄。(中医方剂大辞典)

活血散瘀汤 huo xue san yu tang

【英文名】Huo Xue San Yu Decoction

【组成】川芎、归尾、赤芍、苏木、牡丹皮、枳壳、瓜蒌仁、桃仁、槟榔、大黄。(中医方剂大辞典)

活血散瘿汤 huo xue san ying tang

【英文名】Huo Xue San Ying Decoction

【组成】白芍、当归、陈皮、川芎、半夏、熟地、人参、茯苓、丹皮、红花、昆布、木香、甘草节、青皮、肉桂。(中医方剂大辞典)

活血滋肾方 huo xue zi shen fang

【英文名】Huo Xue Zi Shen Prescription

【组成】丹参、牛膝、当归、石决明、女贞子、旱莲草、川芎、生地、桃仁、红花、柴胡、赤芍。(中国中医眼科杂志 1992,2(1))

活血疏风汤 huo xue shu feng tang

【英文名】Huo Xue Shu Feng Decoction

【组成】当归、川芎、红花、川羌活、独活、木通、荆芥、防风、麻黄、苍术、胡麻仁、蝉蜕、苦参、白鲜皮、甘草。(吉林中医 1983,(2))

活血舒筋止痛洗药 huo xue shu jin zhi tong xi yao

【英文名】Huo Xue Shu Jin Zhi Tong Lotion

【组成】酒归尾、赤芍、丹皮、乳香、夏枯草、没药、木香、红花。(中医方剂大辞典)

活血舒筋汤 huo xue shu jin tang

【英文名】Huo Xue Shu Jin Decoction

【组成】归尾、赤芍、片姜黄、伸筋草、松节、海桐皮、落得打、路路通、羌(独)活、防风、续断、甘草。(中医方剂大辞典)

活血舒筋酊 huo xue shu jin ding

【英文名】Huo Xue Shu Jin Tincture

【组成】生川乌、生草乌、当归、川芎、红花、老鹳草、续断、香加皮、木瓜、茜草、牛膝、桂枝、威灵仙、千年健、秦艽、红曲。(药品标准－中药成方制剂标准 1997)

活血舒筋散 huo xue shu jin san

【英文名】Huo Xue Shu Jin Powder

【组成】生草乌、生川乌、生半夏、生栀子、生大黄、生南星、木瓜、羌活、独活、路路通、香樟木、生蒲黄、赤芍、红花、土鳖虫。(中西医结合杂志 1985,5(7))

活血煎 huo xue jian

【英文名】Huo Xue Jian Decoction

【组成】当归、地黄、川芎、香白芷、羌活、乳香、没药。(中医方剂大辞典)

活血解毒丸 huo xue jie du wan

【英文名】Huo Xue Jie Du Pill

【组成】乳香、没药、蜈蚣、黄米、石菖蒲清膏、雄黄粉。(药品标准－中药成方制剂标准 1991)

活血解毒汤 huo xue jie du tang

【英文名】Huo Xue Jie Du Decoction

【组成】(1)葶苈子、黄芩、大黄、黄柏、灵脂、当归、地骨皮、赤芍、银花、石膏、防风、大贝、龙胆草、白芷、牛膝、甘草。(中医方剂大辞典)(2)防风、荆芥、生地、赤芍、当归、连翘、牛子、黄连、紫草、甘草、苍术、薄荷、川芎、木通。(中医方剂大辞典)

活血解毒透肌汤 huo xue jie du tou ji tang

【英文名】Huo Xue Jie Du Tou Ji Decoction

【组成】黄芩、川芎、防风、荆芥、红花、山楂、连翘、牛蒡子。(中医方剂大辞典)

活血解热汤 huo xue jie re tang

【英文名】Huo Xue Jie Re Decoction

【组成】全当归、大生地、白苦参、京赤芍、川黄连、炒栀仁、荆芥穗、北防风、苏薄荷、石菖蒲、明雄、条甘草。(中医方剂大辞典)

活血解痛膏 huo xue jie tong gao

【英文名】Huo Xue Jie Tong Plaster

【组成】辣椒、干姜、生川乌、独活、甘松、樟脑、冰片、丁香油。(药品标准－中药成方制剂标准 1995)

活血截黄汤 huo xue jie huang tang

【英文名】Huo Xue Jie Huang Decoction

【组成】酢浆草、绵茵陈、茯苓、丹参、薏苡仁、滑石、郁金、赤芍、山楂、生甘草。(四川中医 1988,(4))

活血熄风方 huo xue xi feng fang

【英文名】Huo Xue Xi Feng Prescription

【组成】桃仁、归尾、川芎、丹参、赤芍、红花、三七、川牛膝、水蛭、地龙、蜈蚣。(成都中医学院学报 1985,(4))

活血膏 huo xue gao

【英文名】Huo Xue Plaster

【组成】轻粉、红粉、乳香面、没药面、儿茶面、血竭面、黄丹、蜂蜡、头发、蛇蜕、香油、麝香、冰片。(中医方剂大辞典)

活血潜降汤 huo xue qian jiang tang

【英文名】Huo Xue Qian Jiang Decoction

【组成】川牛膝、钩藤、丹参、益母草、桑寄生、地龙、川

贝母、生地、山药、泽泻、甘杞子、制附片、茶叶。(江苏中医 1988,(8))

活血镇痛饮 huo xue zhen tong yin

【英文名】Huo Xue Zhen Tong Drink

【组成】黄芪、鸡血藤、丝瓜络、西秦艽、威灵仙、千年健、老桑枝、伸筋草、桂枝尖、片姜黄、当归尾、川续断。(湖南中医学院学报 1985,(1))

活血镇痛膏 huo xue zhen tong gao

【英文名】Huo Xue Zhen Tong Plaster

【组成】生川乌、防己、山柰、透骨草、延胡索、干姜、辣椒、蟾酥、水杨酸甲酯、樟脑、薄荷脑、冰片、麝香草酚。(药品标准－中药成方制剂标准 1995)

活肝汤 huo gan tang

【英文名】Huo Gan Decoction

【组成】金钱草、车前子、茯苓皮、炮甲、泽兰、大腹皮、丹参、泽泻、山药、黄芪。(中成药研究 1979,(3))

活肠败毒丹 huo chang bai du dan

【英文名】Huo Chang Bai Du Pellet

【组成】当归、金银花、生甘草、地榆、牛膝。(中医方剂大辞典)

活龟丸 huo gui wan

【英文名】Huo Gui Pill

【组成】江湖大乌龟、黄连、归尾。(中医方剂大辞典)

活命汤 huo ming tang

【英文名】Huo Ming Decoction

【组成】人参、炙甘草、制附子、炮姜。(中医方剂大辞典)

活命饮 huo ming yin

【英文名】Huo Ming Drink

【异名】活命散(中医方剂大辞典、圣济总录)

【组成】(1)当归尾、红花、皂角刺、沉香、石决明、羌活、穿山甲、连翘、威灵仙、花粉、滴乳香、没药、金银花、白芷、甘草节、防风、苏木。(中医方剂大辞典)(2)当归、独活、杜仲、秦艽、细辛、白茯苓、桑寄生、上肉桂、熟地黄、北防风、川芎、黄芪、甘草、人参。(中医方剂大辞典)(3)甘草节、赤芍、白芷、天花粉、贝母、乳香、防风、归尾、皂角刺、陈皮、金银花、没药、大黄、穿山甲。(中医方剂大辞典)(4)盐、生姜、甘草、葛根、丁香。(中医方剂大辞典)

活命神丹 huo ming shen dan

【英文名】Huo Ming Shen Pellet

【组成】(1)当门子、冰片、蟾酥、巴豆、硼砂、山豆根、老姜粉。(中医方剂大辞典)(2)真正当门子、麝香、月石、真正大泥冰片头、山豆根、真道地蟾蜍、老生姜、新江子仁、大干地龙。(中医方剂大辞典)

活命神方 huo ming shen fang

【英文名】Huo Ming Shen Fang Powder

【组成】当门子、新江子仁、真大泥冰片、麻黄、细辛、山豆根、真西牛黄、月石末、老姜汁。(中医方剂大辞典)

活性龟鹿营养液 huo xing gui lu ying yang ye

【英文名】Huo Xing Gui Lu Ying Yang Liquid

【组成】全鹿肉、龟肉、花旗参、枸杞子。((93)苏防食准字第 241 号)

活性钙片 huo xing gai pian

【英文名】Tablet Of Active Calcium

【组成】活性钙。((87)黑卫药准字第 040 号)

活性钙冲剂 huo xing gai chong ji

【英文名】Huo Xing Gai Medicinal Instant Granule

【组成】牡蛎。((92)京卫药准字第 127 号)

活虎丹 huo hu dan

【英文名】Huo Hu Pellet

【组成】蝎虎、朱砂、片脑、麝香。(中医方剂大辞典)

活神丹 huo shen dan

【英文名】Huo Shen Pellet

【组成】羌活、玄参、当归、熟地。(中医方剂大辞典)

活络丸 huo luo wan

【英文名】Huo Luo Pill

【组成】(1)川牛黄、辰砂、蜈蚣、全蝎、麝香、胆矾、巴豆、僵蚕、轻粉、焰硝。(中医方剂大辞典)(2)川乌、草乌、赤小豆、地龙、大蒜。(中医方剂大辞典)

活络丹 huo luo dan

【英文名】Huo Luo Pellet

【组成】(1)川乌、草乌、地龙、天南星、乳香、没药。(中医方剂大辞典)(2)祁蛇肉、虎骨、苓块、草蔻、白蔻、羌活、毛姜、首乌、酒军、灵仙、乌蛇肉、玄参、地龙、细辛、乌药、天麻、青皮、黄连、乳香、没药、白附子、蝎子、黄芩、赤芍、麻黄、当归、元桂、葛根、酒地、僵蚕、香附子、甘草、桂枝、杜仲、川芎、白芷、防风、龟版、藿香、白术、广木香、血竭花、天竺黄、公丁香、油松节、川牛膝、梅片。(中医方剂大辞典)(3)蕲蛇肉、乌蛇肉、灵仙、制草、天麻、全蝎、制首乌、制龟版、麻黄、贯众、甘草、羌活、藿香、乌药、黄连、熟地、广木香、熟军、沉香、细辛、赤芍、制没药、公丁香、制乳香、炒僵蚕、制南星、青皮、骨碎补、白蔻、制附子、黄芩、香附、玄参、白术、防风、血竭、制松香、地龙、葛根、制虎骨、当归、肉桂、人参、竹节香附、犀。(中医方剂大辞典)(4)川乌、草乌、南星、半夏、胆星、地龙。(中医方剂大辞典)(5)何首乌、香附、当归、天麻、南星、橘红、枳壳、延胡、抚芎、羌活、独活、红花、秦艽、乳香、没药。(中医方剂大辞典)(6)川当归、川续断、川杜仲、牛蒡子。(中医方剂大辞典)(7)牛黄、片脑、麝香、人参、犀角、白花蛇、乌梢蛇、黑附子、乌药、白豆蔻、青皮、白茯苓、香附、当归、骨碎补、麻黄、川芎、两头尖、白术、羌活、防风、全蝎、天麻、玄参、威灵仙、白芷、草豆蔻、血竭、黄芩、黄连、地龙、大黄、熟地黄、木香、沉香、丁香、乳香、没药、安息香、细辛、干葛、赤芍药、姜蚕、天竹黄、龟版、虎骨。(中医方剂大辞典)(8)萆薢、川乌、金毛狗脊、苍术、破故纸、杜仲、仙灵脾、吴茱萸、续断、小茴香、独活、薏苡仁、猪牙皂角。(中医方剂大辞典)(9)胡芦巴、苍耳草、左缠藤。(中医方剂大辞典)(10)真木瓜、牛膝、肉苁蓉、天麻、黄芪、大当归、川附子、虎骨、川萆薢、毛狗脊、没药、乳香。(中医方剂大辞典)(11)五灵脂、破故纸、赤芍药、川乌头、草乌头、山栀子、黑牵牛、白牵牛、何首乌、土朱。(中医方剂大辞典)(12)穿山甲、白芷、细辛、藁本、白僵蚕、石膏、藿香、木鳖子、骨碎补、荆芥、天麻、天南星、干蝎、大赭石、羊踯躅、麻黄、草乌头。(中医方剂大辞典)

活络止痛丸 huo luo zhi tong wan

【英文名】Huo Luo Zhi Tong Pill

【组成】鸡血藤、何首乌、过岗龙、牛大力、豨莶草、豆豉姜、半枫荷、两面针、臭屎茉莉、走马胎、威灵仙、连钱草、千斤拔、独活、穿破石、薏苡仁、土五加、钩藤、山白芷、宽筋藤。(药品标准－中药成方制剂标准 1991)

活络止痛汤 huo luo zhi tong tang

【英文名】Huo Luo Zhi Tong Decoction

【组成】桑枝、川芎、川乌、草乌、地龙、防风、牛膝、羌活、透骨草、当归、黄芪。(吉林中医 1993,(5))

活络止痛膏 huo luo zhi tong gao

【英文名】Huo Luo Zhi Tong Plaster

【组成】丹参、当归、紫花地丁、乳香、没药、冰片。(甘肃中医 1993,6(4))

活络汤 huo luo tang

【英文名】Huo Luo Decoction

【组成】(1)茯苓、半夏、陈皮、甘草、苍术、白术、南星、黄芩、香附、当归、羌活、灵仙。(中医方剂大辞典)(2)陈皮、半夏、白术、苍术、香附、南星、黄芩、麻黄、当归、威灵仙、荆芥、甘草、生姜。(中医方剂大辞典)(3)白术、杜仲、牛膝、附子、甘草、人参、官桂、川姜、当归。(中医方剂大辞典)(4)白术、当归、独活、羌活、甘草、川芎。(中医方剂大辞典)(5)五加皮、续断、白芍药、当归、白术、官桂、甘草、附子。(中医方剂大辞典)

活络饮 huo luo yin

【英文名】Huo Luo Drink

【组成】(1)淮牛膝、明天麻、防风、红花、生赤首乌、制赤首乌、生黄芪、熟黄芪、制杜仲、丹参、独支当归、法半夏、桂枝。(中医方剂大辞典)(2)当归、川芎、白芍、半夏、南星、桑寄生、秦艽、生地、苍术。(中医方剂大辞典)

活络油膏 huo luo you gao

【英文名】Huo Luo You Plaster

【组成】红花、没药、白芷、当归、白附子、钩藤、紫草、栀子、黄药子、甘草、刘寄奴、丹皮、梅片、生地、制乳香、露蜂房、大黄、白药子。(中医方剂大辞典)

活络祛寒汤 huo luo qu han tang

【英文名】Huo Luo Qu Han Decoction

【组成】生黄芪、当归、丹参、桂枝尖、生杭芍、生明乳香、生明没药、生姜。(中医方剂大辞典)

活络祛痛膏 huo luo qu tong gao

【英文名】Huo Luo Qu Tong Plaster

【组成】赤芍、大黄、五倍子、没药、延胡索、樟脑。(四川中医 1989,7(3))

活络酊 huo luo ding

【英文名】Huo Luo Tincture

【组成】生川乌、防己、山柰、连钱草、延胡索、干姜、樟脑、薄荷脑、水杨酸甲酯、冰片、辣椒、蟾酥。(药品标准－中药成方制剂标准 1998)

活络健身液 huo luo jian shen ye

【英文名】Huo Luo Jian Shen Oral Liquid

【组成】豨莶草、异型南五味子、春根藤、五加皮、两面针、鸡血藤、千斤拔、狗脊、当归、牛膝。(药品标准－中药成方制剂标准 1995)

活络效灵丹 huo luo xiao ling dan

【英文名】Huo Luo Xiao Ling Pellet

【组成】当归、丹参、生明乳香、生明没药。(中医方剂大辞典)

活络流气饮 huo luo liu qi yin

【英文名】Huo Luo Liu Qi Drink

【组成】(1)白通草、白芷、桔梗、薄荷、川芎、猪牙皂、红兰花、连翘、当归、羌活、柴胡、土木鳖肉、威灵仙、升麻、生甘草。(中医方剂大辞典)(2)苍术、木瓜、羌活、附子、山楂肉、独活、怀牛膝、麻黄、黄柏、乌药、干姜、槟榔、枳壳、甘草、黑豆、生姜。(中医方剂大辞典)

活络消痛片 huo luo xiao tong pian

【英文名】Huo Luo Xiao Tong Tablet

【组成】刺五加浸膏、威灵仙、当归、制川乌、制草乌、竹节香附、丹参、乳香、没药、麻黄。(药品标准－中药成方制剂标准 1990)

活络透毒饮 huo luo tou du yin

【英文名】Huo Luo Tou Du Drink

【组成】(1)荆芥穗、小青皮、净蝉衣、青连翘、蜜银花、炒牛蒡、紫花地丁、杜红花。(中医方剂大辞典)(2)羌活、红花、荆芥、牛蒡、木通、当归、牛膝、蝉蜕、青

皮、连翘、地龙。(中医方剂大辞典)

活络通经丸 huo luo tong jing wan

【英文名】Huo Luo Tong Jing Pill

【组成】川乌头、草乌、木鳖子、斑蝥、乌蛇、白花蛇、好墨、白胶香、当归、五灵脂。(中医方剂大辞典)

活络通痹汤 huo luo tong bi tang

【英文名】Huo Luo Tong Bi Decoction

【组成】独活、熟地、丹参、黄芪、细辛、牛膝、地龙、乌药、土鳖、川续断、制川乌、桑寄生、炙甘草。(时珍国药研究 1991,2(4))

活络排石汤 huo luo pai shi tang

【英文名】Huo Luo Pai Shi Decoction

【组成】香附、木香、枳实、枳壳、牛膝、丹参、川芎、赤芍。(实用中西医结合杂志 1990,3(6))

活络膏 huo luo gao

【英文名】Huo Luo Plaster

【组成】(1)穿山甲、五倍子、防风、当归、羌活、独活、白芷、黄连、枳壳、官桂、猪牙皂、木鳖子、全蝎、细辛、黄柏、桃仁、川芎、诃子、天南星、青皮、杜仲、三棱、莪术、川乌、川附片、厚朴、香附、地龙肉、大黄、槟榔、续断、骨碎补、蜈蚣、马钱子、蛇蜕、木香、乌蛇肉、威灵仙、天麻、刘寄奴、红花、首乌藤、海风藤、土鳖虫。(中医方剂大辞典)(2)牵牛、独活、麻黄、蝉蜕、杜仲、大戟、白芷、木鳖子、桃仁、山甲、黄连、巴豆、川芎、五倍子、枳壳、大麻子、诃子、防风、甘遂、全蝎、南星、当归、官桂、细辛、青皮、羌活、皂角、黄柏、射干、三棱、莪术、芫花、川乌、附子、厚朴、香附、地龙、生地、大黄、槟榔、玄参、川断、申姜、陀僧、马钱子、蛇蜕、蜈蚣、血竭、乳香、没药、赤石脂、木香、沉香、硼砂、龙骨、轻粉、寒水石、丁香、朱砂、地龙、麝香。(中医方剂大辞典)

活络镇风丹 huo luo zhen feng dan

【英文名】Huo Luo Zhen Feng Pellet

【组成】卷柏、木瓜、马钱子、生地、白芍、当归、川芎、乌蛇。(中医方剂大辞典)

活络镇痛片 huo luo zhen tong pian

【英文名】Huo Luo Zhen Tong Tablet

【组成】天南星、红花、防风、白芷、当归。(药品标准－中药成方制剂标准 1998)

活胃胶囊 huo wei jiao nang

【英文名】Huo Wei Capsule

【组成】砂仁、小茴香、肉桂、红曲、大黄、滑石粉、薄荷脑、碳酸氢钠、酒石酸、碳酸镁。(药品标准－中药成方制剂标准 1998)

活胃散 huo wei san

【英文名】Huo Wei Powder

【组成】五灵脂、白胡椒、西红花、公丁香、广木香、枳壳、雄黄面、净巴豆霜。(中医方剂大辞典)

活脉散 huo mai san

【英文名】Huo Mai Powder

【组成】水蛭、全蝎、丹参等。(中国中药杂志 1990,15(5))

活脓散 huo nong san

【英文名】Huo Nong Powder

【组成】(1)防风、当归、人参、川芎、金星草、羌活、甘草。(中医方剂大辞典)(2)天麻、穿山甲、萆薢、羌活、甘草。(中医方剂大辞典)

活调敷散 huo tiao fu san

【英文名】Huo Tiao Fu Powder

【组成】乳香、没药、白芷、白蔹、南星、赤小豆、天花粉、芙蓉叶、黄连、贝母、寒水石、地榆、黄蜀葵叶、白及、百合。(中医方剂大辞典)

活脾散 huo pi san

【英文名】Huo Pi Powder

【组成】(1)天南星、半夏、白附子。(中医方剂大辞典)(2)羊粪、丁香、胡椒。(中医方剂大辞典)

活舒散 huo shu san

【英文名】Huo Shu Powder

【组成】红花、泽兰、香附、白兰、当归尾、川乌、没药、川断、附片、玄胡。(四川中医 1989,7(7))

活痰丸 huo tan wan

【英文名】Huo Tan Pill

【组成】半夏、白芥子、干姜、猪苓、炙甘草、陈皮。(中医方剂大辞典)

活瘀止痛洗药 huo yu zhi tong xi yao

【英文名】Huo Xue Zhi Tong Lotion

【组成】酒归尾、赤芍、丹皮、防风、酒红花、木香。(中医方剂大辞典)

活瘀四物汤 huo yu si wu tang

【英文名】Huo Yu Si Wu Decoction

【组成】酒生地、赤芍、当归、川芎、苏木、血竭、刘寄奴、枳壳。(中医方剂大辞典)

活瘀理气汤 huo yu li qi tang

【英文名】Huo Yu Li Qi Decoction

【组成】桃仁、三棱、莪术。(中医方剂大辞典)

活窦丸 huo dou wan

【英文名】Huo Dou Pill

【组成】炙麻黄、仙茅、仙灵脾、丹参、党参、黄芪。(中医杂志 1990,31(2))

活鳖煎 huo bie jian

【英文名】Huo Bie Decoction

【组成】(1)活鳖、人参、琥珀、木香、柴胡、枳实、杏仁、黄芪、恒山、安息香、附子、当归、桂、羌活、知母、茯苓、乌梅肉。(中医方剂大辞典)(2)附子、白术、当归、人参、枳壳、桃仁、杏仁、三棱、陈橘皮、白芷、茯苓、甘草、秦艽、柴胡、桑白皮、阿胶、麻黄、官桂、槟榔、豆蔻。(中医方剂大辞典)

济川饮 ji chuan yin

【英文名】Ji Chuan Drink

【组成】(1)熟地、人参、茯神、山药、杜仲、枸杞、枣仁、五味。(中医方剂大辞典)(2)焦术、附子、藁本、花椒、吴萸、肉桂。(中医方剂大辞典)

济川煎 ji chuan jian

【英文名】Ji Chuan Decoction

【组成】(1)当归、熟地黄、牛膝、乌药、肉桂、桃仁。(中医方剂大辞典)(2)当归、牛膝、肉苁蓉、泽泻、升麻、枳壳。(中医方剂大辞典)

济仁丹 ji ren dan

【英文名】Ji Ren Pellet

【组成】粉草、藿香叶、砂仁、薄荷、檀香、零零香、葛根、大丁香、蔻仁。(中医方剂大辞典)

济水汤 ji shui tang

【英文名】Ji Shui Decoction

【组成】(1)白术、肉桂、茯苓、山药、薏仁、茵陈、芡实。(中医方剂大辞典)(2)天冬、麦冬、陈皮、萆薢、泽泻、砂仁、官桂、干葛、甘草。(中医方剂大辞典)

济世丹 ji shi dan

【英文名】Ji Shi Pellet

【组成】(1)西滑石、粉甘草、丁香、儿茶、樟脑、紫蔻、砂仁、广木香、薄荷冰、朱砂、麝香。(中医方剂大辞典)(2)木香、五灵脂、肉豆蔻、胡椒、丁香、全蝎、巴豆、朱砂。(中医方剂大辞典)(3)斑蝥、全蝎、草乌、雪膏、沉香屑、木香、巴豆、蓬莪术、姜黄、丁香、粉霜、草果、京三棱、硇砂、三柰子、肉豆蔻、槟榔、香附子、甘草、乌药、雄黄、麝香。(中医方剂大辞典)(4)巴豆、丁香、胡椒。(中医方剂大辞典)

济世仙丹 ji shi xian dan

【英文名】Ji Shi Xian Pellet

【组成】明雄、火消、白芷、枯矾、牙皂、菖蒲、丁香、荜茇、北细辛、苍术、麝香、冰片、地胡椒。(中医方剂大辞典)

济世散 ji shi san

【英文名】Ji Shi Powder

【异名】双牛串(中医方剂大辞典)

【组成】黑牵牛、白牵牛。(中医方剂大辞典)

济出延嗣丹 ji chu yan si dan

【英文名】Ji Chu Yan Si Pellet

【组成】人参、黄芪、巴戟天、五味子、黄连、肉桂、当归、白术、龙骨、山茱萸、山药、柏子仁、远志、牡蛎、金樱子、芡实、鹿茸。(中医方剂大辞典)

济生万应锭 ji sheng wan ying ding

【英文名】Ji Sheng Wan Ying Troche

【组成】黄连、牛黄、麝香、熟大黄、儿茶、没药、防风、胆南星、胡黄连、天麻、乳香、香墨、天竺黄、僵蚕、建曲、冰片。(药品标准-中药成方制剂标准 1993)

济生丹 ji sheng dan

【英文名】Ji Sheng Pellet

【组成】莜麦。(中医方剂大辞典)

济生润喉清音丸 ji sheng run hou qing yin wan

【英文名】Ji Sheng Run Hou Qing Yin Pill

【组成】北沙参、麦门冬、南薄荷、白僵蚕、玉蝴蝶、紫菀、柿霜、诃子、络石藤、北杏仁、炙甘草、桔梗。(内蒙古中医药 1987,(4))

济生莲蕊散 ji sheng lian rui san

【英文名】Ji Sheng Lian Rui Powder

【组成】莲蕊、锦纹大黄、黑牵牛、当归、五倍子、矾红、黄连、乳香、没药。(中医方剂大辞典)

济生散 ji sheng san

【英文名】Ji Sheng Powder

【组成】(1)郁金、蝉蜕、牛黄、麦冬、甲珠、姜蚕、酒洗紫草、梅花蕊、凤尾草。(中医方剂大辞典)(2)紫草茸、梅蕊、凤尾草、郁金、牛黄、川山甲、蝉蜕。(中医方剂大辞典)(3)厚朴、白术、人参、陈皮、五味、紫菀、干姜、杏仁、肉桂、甘草。(中医方剂大辞典)

济生橘核丸 ji sheng ju he wan

【英文名】Ji Sheng Ju He Pill

【组成】橘核、肉桂、川楝子、桃仁、厚朴、海藻、昆布、关木通、延胡索、枳实、木香。(药品标准-中药成方制剂标准 1990)

济众酊 ji zhong ding

【英文名】Ji Zhong Tincture

【组成】樟脑、薄荷脑、桂皮、砂仁、辣椒、大黄、广藿香、姜、小茴香。(药品标准-中药成方制剂标准 1998)

济字丸 ji zi wan

【英文名】Ji Zi Pill

【组成】羌活、独活、防风、荆芥、豨莶、灵仙、桑寄生、白芷、僵蚕、细辛、首乌、龟版、枸杞、当归、川芎、白芍、玄参、丹皮、乌药、槟榔、银花、牛蒡子。(中医方剂大辞典)

济阳丸 ji yang wan

【英文名】Ji Yang Pill

【组成】人参、黄芪、鹿茸、龟膏、人胞、麦冬、北五味、炒枣仁、远志、巴戟天、肉桂、白术、菟丝子、半夏、砂仁、黄连、神曲。(中医方剂大辞典)

济阳逐火汤 ji yang zhu huo tang

【英文名】Ji Yang Zhu Huo Decoction

【组成】胆草、升麻、柴胡、甘草、生石膏。(中医方剂大辞典)

济阴丸 ji yin wan

【英文名】Ji Yin Pill

【组成】(1)香附子、乌药、川芎、生地黄、熟地黄、白芍药、当归、甘草、香白芷。(中医方剂大辞典)(2)黄柏、龟版、陈皮、当归、知母、虎骨、锁阳、牛膝、山药、白芍、砂仁、杜仲、黄芪、熟地、枸杞、故纸、菟丝子。(中医方剂大辞典)(3)益母草、香附米、熟地、当归、白术、阿胶、生地、陈皮、白茯苓、川芎、半夏、白芍、麦冬、黄芩、杜仲、丹皮、续断、延胡、没药、甘草、吴萸、小茴。(中医方剂大辞典)(4)当归、白术、生地、茯苓、陈皮、益母、香附、川芎、黄芩、麦冬。(中医方剂大辞典)(5)香附、莪术、当归。(中医方剂大辞典)(6)香附、川芎、当归、白芍、熟地、阿胶。(中医方剂大辞典)(7)香附米、益母草、艾叶、阿胶、熟地黄、川芎、当归、白芍药、陈皮、白术、半夏、白茯、甘草、条芩、丹皮、吴萸、玄胡索、小茴香、没药、续断、麦冬。(中医方剂大辞典)(8)当归、熟地黄、生地黄、川芎、芍药、香附米、人参、肉桂、黄芩。(中医方剂大辞典)

济阴丹 ji yin dan

【英文名】Ji Yin Pellet

【组成】(1)龙骨、黄柏、当归、熟地、锁阳、白芍、牛膝、虎胫骨、知母、陈皮、败龟版。(中医方剂大辞典)(2)熟地、人参、当归、川芎、肉桂、干姜、秦艽、木香、糯米。(中医方剂大辞典)(3)紫菀、麦冬、辽五味、人参、知母、青蘽、紫河车。(中医方剂大辞典)(4)益母草、白芍药、川芎、当归、香附、砂仁、熟地、条芩、白术。(中医方剂大辞典)(5)赤芍药、川芎、生干地黄、当归、好大艾叶、香附子。(中医方剂大辞典)(6)川芎、川归、川萆薢、生地、赤芍、香附、陈二艾、小茴香、南木香、刘寄奴、蓬术。(中医方剂大辞典)(7)三棱、莪术、苍术、枳壳、大艾、刘寄奴、香附子、败姜、乌头、当归身、蒲黄、生地黄、熟地黄、橘皮、白芍药、玄胡索、五灵脂、白术、牡丹皮、桂、赤芍药、片子姜黄、青皮、川芎。(中医方剂大辞典)(8)香附子、乌豆、干姜、苍术。(中医方剂大辞典)(9)木香、茯苓、京墨、桃仁、秦艽、甘草、人参、桔梗、石斛、蚕布、藁本、当归、桂心、干姜、细辛、牡丹皮、川芎、川椒、山药、泽兰、熟地黄、香附、苍术、大豆卷、糯米。(中医方剂大辞典)(10)熟地、枣皮、山药、茯苓、龟版胶、肉桂、附子、杜仲、菟丝子、五味。(中医方剂大辞典)

济阴化痰饮 ji yin hua tan yin

【英文名】Ji Yin Hua Tan Drink

【组成】小生地、银花、玄参、广皮、远志、柴胡、桔梗、川贝、赤苓、甘草。(中医方剂大辞典)

济阴汤 ji yin tang

【英文名】Ji Yin Decoction

【组成】(1)怀熟地、生龟版、生杭芍、地肤子。(中医方剂大辞典)(2)连翘、山栀、黄芩、黄连、芍药、金银花、甘草、牡丹皮。(中医方剂大辞典)

济阴百补丸 ji yin bai bu wan

【英文名】Ji Yin Bai Bu Pill

【组成】当归、熟地、香附子、白芍药、川芎、益母草、甘草、白茯苓、玄胡索、人参、木香、白术。(中医方剂大辞典)

济阴至宝丹 ji yin zhi bao dan

【英文名】Ji Yin Zhi Bao Pellet

【组成】当归、白芍、白茯苓、白术、陈皮、知母、贝母、香附、柴胡、薄荷、地骨皮、甘草、麦门冬。(中医方剂大辞典)

济阴返魂丹 ji yin fan hun dan

【英文名】Ji Yin Fan Hun Pellet

【组成】野天麻。(中医方剂大辞典)

济阴承气汤 ji yin cheng qi tang

【英文名】Ji Yin Cheng Qi Decoction

【组成】大黄、枳实、当归、厚朴、生地、白芍、丹参、陈皮、甘草。(中医方剂大辞典)

济阴保元汤 ji yin bao yuan tang

【英文名】Ji Yin Bao Yuan Decoction

【组成】滇珍参、苡米仁、怀生地、当归、白芍、川芎、丹参、茺蔚子、香附、云白术、陈土、女贞子。(中医方剂大辞典)

济阴清露 ji yin qing lu

【英文名】Ji Yin Qing Distillate

【组成】栀子、黄柏、黄连、黄芩。(中医方剂大辞典)

济阴煎 ji yin jian

【英文名】Ji Yin Decoction

【组成】川连、白术、木通、当归、川芎、白芷、升麻、生地、甘草。(中医方剂大辞典)

济肝散 ji gan san

【英文名】Ji Gan Powder

【组成】羌活、细辛、菊花、蒺藜。(中医方剂大辞典)

济坤丸 ji kun wan

【英文名】Ji Kun Pill

【组成】(1)丹参、丹皮、当归、生地、熟地、桔梗、生白芍、天冬、麦冬、延胡、木通、红花、生阿胶、炒枣仁、远志肉、川楝子、陈皮、乌药、炒稻芽、泽兰、茯苓、莲子、胆草、广木香、蝉蜕、草蔻、香附、枳壳、生于术、青皮、厚朴、炒益智仁。(中医方剂大辞典)(2)紫丹参、益智仁、木通、当归、桔梗、生地、龙胆草、远志、无冬、枣仁、麦冬、草豆蔻、川楝子、乌药、茯苓、白芍、于木、健神曲、阿胶、丹皮、青木香、藏红花、枳壳、橘皮、熟地、香附、稻芽、玄胡索、青皮。(中医方剂大辞典)

济坤大造丸 ji kun da zao wan

【英文名】Ji Kun Da Zao Pill

【组成】紫河车、人参、天冬、麦冬、当归、淮牛膝、山药、熟地、杜仲、黄柏、五味子。(中医方剂大辞典)

济艰汤 ji jian tang

【英文名】Ji Jian Decoction

【组成】熟地、当归、山药、玄参、牛膝、前仁。(中医方剂大辞典)

济艰催挽汤 ji jian cui wan tang

【英文名】Ji Jian Cui Wan Decoction

【组成】熟地、山药、当归、牛膝、玄参、车前子。(中医方剂大辞典)

济急散 ji ji san

【英文名】Ji Ji Powder

【组成】附子、丁香。(中医方剂大辞典)

济神丸 ji shen wan

【英文名】Ji Shen Pill

【组成】茯神、茯苓、桂心、干姜、菖蒲、远志、细辛、白术、人参、甘草、枣膏。(中医方剂大辞典)

济特福 ji te fu

【英文名】Ji Te Fu Powder

【组成】山药、活性酵母等。(山西中医 1993,9(3))

济腰汤 ji yao tang

【英文名】Ji Yao Decoction

【组成】破故纸、小茴、玄胡索、牛膝、当归、杜仲、黄柏、知母。(中医方剂大辞典)

浑元汁 hun yuan zhi

【英文名】Hun Yuan Zhi Decoction

【组成】紫河车。(中医方剂大辞典)

浑元散 hun yuan san

【英文名】Hun Yuan Powder

【组成】天麻、地龙、人中白、免臼、神曲、(敬马)木、辟温丹。(中医方剂大辞典)

浑身碎痛丸 hun shen sui tong wan

【英文名】Hun Shen Sui Tong Pill

【组成】虎骨、防风、芍药、秦艽、白芷、茯苓、川归、续断、白术、附子。(中医方剂大辞典)

浑金丹 hun jin dan

【英文名】Hun Jin Pellet

【组成】(1)黄丹、信砒末、飞罗面。(中医方剂大辞典)
(2)巴豆粉、砒霜末、白丁香末。(中医方剂大辞典)

浑黄散 hun huang san

【英文名】Hun Huang Powder

【组成】藿香叶、山栀子仁、石膏、甘草、防风。(中医方剂大辞典)

浓缩丸 nong suo wan

【英文名】Concentrated Pills

【异名】小丸(中药药剂学)

【定义】指药材或部分药材提取的清膏或浸膏,与处方中其余药材细粉或适宜的赋形剂,以泛制法或塑制法制成的丸剂。(中药药剂学)

浓缩六味地黄丸 nong suo liu wei di huang wan

【英文名】Nong Suo Liu Wei Di Huang Pill

【组成】熟地黄、牡丹皮、山药、山茱萸、泽泻、茯苓。((84)豫卫药准字 49040 号)

浓缩午时茶 nong suo wu shi cha

【英文名】Nong Suo Wu Shi Tea

【组成】苍术、防风、山楂、柴胡、枳实、桔梗、红茶。

浓缩水牛角片 nong suo shui niu jiao pian

【英文名】Nong Suo Shui Niu Jiao Tablet

【组成】水牛角浓缩粉。(药品标准-中药成方制剂标准 1995)

浓缩当归丸 nong suo dang gui wan

【英文名】Nong Suo Dang Gui Pill

【组成】当归。(药品标准-中药成方制剂标准 1998)

浓缩养荣丸 nong suo yang rong wan

【英文名】Nong Suo Yang Rong Pill

【组成】党参、白术、甘草、茯苓、当归、白芍、黄芪、熟地黄、肉桂、陈皮、远志、五味子、生姜、大枣。(药品标准-中药成方制剂标准 1990)

炭皮丸 tan pi wan

【英文名】Tan Pi Pill

【组成】炭皮、芎䓖、桂心、干姜、干漆、白术、蜀椒、黄芩、芍药、土瓜根、大黄、虻虫。(中医方剂大辞典)

炮天红酒 pao tian hong jiu

【英文名】Pao Tian Hong Wine

【组成】附子、熟地黄、地黄、当归、续断、党参、仙茅、杜仲、肉桂、锁阳、肉苁蓉、枸杞子、蛤蚧、鹿茸、狗肾、大枣、川牛膝、山药。(药品标准-中药成方制剂标准 1993)

炮肾散 pao shen san

【英文名】Pao Shen Powder

【组成】巴戟、甘遂、木香、苦葶苈、沉香、泽泻、腻粉、槟榔、陈皮、芫花、麦蘖。(中医方剂大辞典)

点头散 dian tou san

【英文名】Dian Tou Powder

【组成】川芎、香附子。(中医方剂大辞典)

点玄丹 dian xuan dan

【英文名】Dian Xuan Pellet

【组成】明矾、金脚信。(中医方剂大辞典)

点生丹 dian sheng dan

【英文名】Dian Sheng Pellet

【组成】真雄黄、明朱砂、明矾、麝香、冰片、真飞金、火硝、荜茇。(中医方剂大辞典)

点白还黑丹 dian bai huan hei dan

【英文名】Dian Bai Huan Hei Pellet

【组成】三汁膏、母丁香、没石子、真铅粉。(中医方剂大辞典)

点舌丸 dian she wan

【英文名】Dian She Pill

【组成】西红花、红花、雄黄、蟾酥、乳香、没药、血竭、沉香、硼砂、蒲公英、大黄、葶苈子、穿山甲、牛黄、麝香、珍珠、熊胆、蜈蚣、金银花、朱砂、冰片。(药品标准-中药成方制剂标准 1998)

点舌丹 dian she dan

【英文名】Dian She Pellet

【组成】真蟾酥、真麝、蜈蚣、川山甲、全蝎、僵蚕、蝉蜕、明雄黄、朱砂、乳香、没药。(中医方剂大辞典)

点虬丹 dian qiu dan

【英文名】Dian Qiu Pellet

【组成】水银、冰片、硼砂、雄黄、樟脑、轻粉、白芷、薄荷叶。(中医方剂大辞典)

点毒丹 dian du dan

【英文名】Dian Du Pellet

【组成】黄柏。(中医方剂大辞典)

点点金丹 dian dian jin dan

【英文名】Dian Dian Jin Pellet

【组成】虾豚。(中医方剂大辞典)

点烂弦风药 dian lan xian feng yao

【英文名】Dian Lan Xian Feng Yao

【组成】薄荷、荆芥、细辛。(中医方剂大辞典)

点药 dian yao

【英文名】Dian Yao Powder

【组成】(1)大杏仁、胆矾、轻粉。(中医方剂大辞典)(2)银朱、轻粉、杏仁、雄黄。(中医方剂大辞典)(3)杏仁、雄黄、轻粉。(中医方剂大辞典)(4)真轻粉、杏仁、冰片。(中医方剂大辞典)

点药神效膏 dian yao shen xiao gao

【英文名】Dian Yao Shen Xiao Plaster

【组成】铅丹、蜜、硇砂、青盐、马牙硝、白龙脑、白矾、大猪胆。(中医方剂大辞典)

点眼七宝散 dian yan qi bao san

【英文名】Dian Yan Qi Bao Powder

【组成】珊瑚、琥珀、玉屑、曾青、紫贝、朱砂、鸡子壳。(中医方剂大辞典)

点眼万明膏 dian yan wan ming gao

【英文名】Dian Yan Wan Ming Ointment

【组成】炉甘石、川黄连、辰砂、硼砂、胆矾、冰片。(中医方剂大辞典)

点眼小黄连膏 dian yan xiao huang lian gao

【英文名】Dian Yan Xiao Huang Lian Plaster

【组成】黄连、芦荟、龙脑。(中医方剂大辞典)

点眼丹 dian yan dan

【英文名】Dian Yan Pellet

【组成】牙硝、麝香、朱砂、雄黄。(中医方剂大辞典)

点眼丹砂散 dian yan dan sha san

【英文名】Dian Yan Dan Sha Powder

【组成】硼砂、海螵蛸、好炉甘石、朱砂。(中医方剂大辞典)

点眼丹砂膏 dian yan dan sha gao

【英文名】Dian Yan Dan Sha Plaster

【组成】(1)丹砂、干姜、越燕屎。(中医方剂大辞典)(2)丹砂、蕤仁、胡粉、龙脑。(中医方剂大辞典)

点眼止泪散 dian yan zhi lei san

【英文名】Dian Yan Zhi Lei Powder

【组成】雄黄、曾青、龙脑、白研灰、细辛、干姜灰。(中医方剂大辞典)

点眼水膏 dian yan shui gao

【英文名】Dian Yan Shui Ointment

【组成】鹅梨、鹰爪黄连。(中医方剂大辞典)

点眼仙方 dian yan xian fang

【英文名】Dian Yan Xian Prescription

【组成】蕤仁、珍珠、琥珀、熊胆、牛黄、麝香、片脑、蜂蜜。(中医方剂大辞典)

点眼古字钱煎 dian yan gu zi qian jian

【英文名】Dian Yan Gu Zi Qian Decoction

【组成】古铜钱、食盐末、酽醋。(中医方剂大辞典)

点眼圣仙方 dian yan sheng xian fang

【英文名】Dian Yan Sheng Xian Prescription

【组成】人屎、猫屎、狗屎、山茨菰、白犀角、羚羊角、火硝、黄连、血竭、没药。(中医方剂大辞典)

点眼玉屑散 dian yan yu xie san

【英文名】Dian Yan Yu Xie Powder

【组成】好净朴硝。(中医方剂大辞典)

点眼白矾粉 dian yan bai fan fen

【英文名】Dian Yan Bai Fan Powder

点眼白蜜黄连膏 dian yan bai mi huang lian gao

【英文名】Dian Yan Bai Mi Huang Lian Plaster

【组成】白蜜、黄连、大枣、淡竹叶。(中医方剂大辞典)

点眼石胆丸 dian yan shi dan wan

【英文名】Dian Yan Shi Dan Pill

【组成】石胆、铜青、硇砂、干姜、龙脑、戎盐、石决明、乌贼鱼骨、秦皮、细辛、鸡舌香、决明子、黄连。(中医方剂大辞典)

点眼石胆散 dian yan shi dan san

【英文名】Dian Yan Shi Dan Powder

【组成】石胆、黄连、黄柏、蕤仁、铜青、芒硝。(中医方剂大辞典)

点眼艾熏散 dian yan ai xun san

【英文名】Dian Yan Ai Xun Powder

【组成】蕤仁、腻粉、黄牛酥、熟艾。(中医方剂大辞典)

点眼龙脑煎 dian yan long nao jian

【英文名】Dian Yan Long Nao Decoction

【组成】龙脑、铅丹、白蜜。(中医方剂大辞典)

点眼龙脑膏 dian yan long nao gao

【英文名】Dian Yan Long Nao Plaster

【组成】山栀子、甘草、生干地黄、熟干地黄、黄连、青葙子、当归、决明子、马牙硝、青盐、密陀僧、朴硝、石决明、乳香、硇砂、蓬砂、蕤仁、灯心、铅丹、大枣、白蜜、丹砂、龙脑、麝香、腻粉。(中医方剂大辞典)

点眼光明丹 dian yan guang ming dan

【英文名】Dian Yan Guang Ming Pellet

【异名】开明银海丹(《卫生鸿宝》卷二)

【组成】白炉甘石、辰砂、硼砂、轻粉、片脑、麝香。(中医方剂大辞典)

点眼地黄膏 dian yan di huang gao

【英文名】Dian Yan Di Huang Plaster

【组成】生地、黄连、黄柏、寒水石。(中医方剂大辞典)

点眼朱砂煎 dian yan zhu sha jian

【英文名】Dian Yan Zhu Sha Decoction

【组成】朱砂、琥珀、黄丹、黄柏、黄连末、蕤仁、马牙硝。(中医方剂大辞典)

点眼杏仁膏 dian yan xing ren gao

【英文名】Dian Yan Xing Ren Plaster

【异名】杏仁膏(中医方剂大辞典)

【组成】(1)杏仁、黄连、青盐、腻粉。(中医方剂大辞典)(2)杏仁油、食盐。(中医方剂大辞典)(3)杏仁、腻粉。(中医方剂大辞典)

点眼还睛膏 dian yan huan jing gao

【英文名】Dian Yan Huan Jing Ointment

【组成】黄连、铅丹、黄柏、桃仁、杏仁、龙脑、白沙蜜。(中医方剂大辞典)

点眼金丝膏 dian yan jin si gao

【英文名】Dian Yan Jin Si Plaster

【组成】(1)硇砂、晋矾、青盐、乳香、片脑、当归、黄丹、黄连。(中医方剂大辞典)(2)黄连、大黄、龙胆黄柏、当归、山栀子仁、青竹叶、大枣、灯心、蓬砂、乳香。(中医方剂大辞典)

点眼金华水 dian yan jin hua shui

【英文名】Dian Yan Jin Hua Eye-drops Preparation

【组成】黄连、杏仁、硇砂、乳香、铜绿、腻粉、青古老钱、龙脑、滑石、艾灰。(中医方剂大辞典)

点眼枸杞煎 dian yan gou qi jian

【英文名】Dian Yan Gou Qi Decoction

【组成】枸杞叶、杏仁、黄连、腻粉、青盐。(中医方剂大辞典)

点眼砂 dian yan sha

【英文名】Dian Yan Sha Powder

【组成】冰片、麝香、雄黄、朱砂、焰硝。(中医方剂大辞典)

点眼胡粉膏 dian yan hu fen gao

【英文名】Dian Yan Hu Fen Plaster

【组成】胡粉、蕤仁。(中医方剂大辞典)

点眼药 dian yan yao

【英文名】Dian Yan Powder

【异名】保命点眼药(中医方剂大辞典)

【组成】(1)炉甘石、新珠子、硼砂、朱砂、麝香、琥珀、真蟾酥、儿茶、冰片、磁石粉。(中医方剂大辞典)(2)炉甘石、珍珠、辰砂、乳香、没药、硼砂、熊胆、胆矾、轻粉、片脑、麝香。(中医方剂大辞典)(3)当归、黄连、防风、细辛、甘草。(中医方剂大辞典)

点眼食盐膏 dian yan shi yan gao

【英文名】Dian Yan Shi Yan Plaster

【异名】石盐膏(中医方剂大辞典)

【组成】驴腊、石盐。(中医方剂大辞典)

点眼香连膏 dian yan xiang lian gao

【英文名】Dian Yan Xiang Lian Plaster

【组成】白沙蜜、硇砂、乳香、青盐、铅丹、黄连、水银、轻粉、龙脑、麝香。(中医方剂大辞典)

点眼盐绿膏 dian yan yan lv gao

【英文名】Dian Yan Yan Lv Plaster

【组成】盐绿、蜜。(中医方剂大辞典)

点眼真珠散 dian yan zhen zhu san

【英文名】Dian Yan Zhen Zhu Powder

【组成】(1)真珠末、琥珀、龙脑、丹砂、硇砂。(中医方剂大辞典)(2)真珠、水精、琥珀、石决明、丹砂、龙脑。(中医方剂大辞典)

点眼真珠煎 dian yan zhen zhu jian

【英文名】Dian Yan Zhen Zhu Decoction

【组成】真珠、鲤鱼胆、白蜜。(中医方剂大辞典)

点眼秦皮汤 dian yan qin pi tang

【英文名】Dian Yan Qin Pi Decoction

【组成】秦皮、青五铢、黄连、蕤仁、淡竹叶。(中医方剂大辞典)

点眼猪胆膏 dian yan zhu dan gao

【英文名】Dian Yan Zhu Dan Plaster

【组成】豮猪胆。(中医方剂大辞典)

点眼铜绿膏 dian yan tong lv gao

【英文名】Dian Yan Tong Lv Plaster

【组成】铜绿、龙脑、麝香、乌贼鱼骨、马牙硝、蕤仁、水银。(中医方剂大辞典)

点眼雀粪膏 dian yan que fen gao

【英文名】Dian Yan Que Fen Plaster

【异名】雀乳散(中医方剂大辞典)

【组成】雄雀粪。(中医方剂大辞典)

点眼雪花丸 dian yan xue hua wan
【英文名】Dian Yan Xue Hua Pill
【异名】雪花丸(中医方剂大辞典)
【组成】杏仁、蕤仁、青盐、砂糖。(中医方剂大辞典)
点眼黄连散 dian yan huang lian san
【英文名】Dian Yan Huang Lian Powder
【组成】黄连、蕤仁、胡粉。(中医方剂大辞典)
点眼黄连煎 dian yan huang lian jian
【英文名】Dian Yan Huang Lian Decoction
【异名】黄连煎(中医方剂大辞典)
【组成】(1)黄连、甘竹叶、乌梅、古钱。(中医方剂大辞典)(2)黄连。(中医方剂大辞典)(3)甘蔗、黄连。(中医方剂大辞典)(4)黄连、马牙硝、蜜。(中医方剂大辞典)
点眼黄连膏 dian yan huang lian gao
【英文名】Dian Yan Huang Lian Plaster
【组成】(1)黄连、黄柏、升麻、蕤仁、细辛、石胆末、龙脑、蜜。(中医方剂大辞典)(2)黄连、马牙硝。(中医方剂大辞典)
点眼雄黄散 dian yan xiong huang san
【英文名】Dian Yan Xiong Huang Powder
【组成】雄黄、细辛、黄连、干姜、黄柏、菊花。(中医方剂大辞典)
点眼雄黄膏 dian yan xiong huang gao
【英文名】Dian Yan Xiong Huang Plaster
【组成】雄黄、干姜、黄连、矾石、丹砂、麝香。(中医方剂大辞典)
点眼煎 dian yan jian
【英文名】Dian Yan Decoction
【组成】栀子仁、蕤仁、决明子、石膏、竹叶、车前叶、秦皮、白蜜。(中医方剂大辞典)
点眼蜗牛浆 dian yan wo niu jiang
【英文名】Dian Yan Wo Niu Eye-drops Preparation
【组成】生蜗牛。(中医方剂大辞典)
点眼熊胆膏 dian yan xiong dan gao
【英文名】Dian Yan Xiong Dan Plaster
【组成】古铜钱、甘菊花、黄连、郁金、黄柏、铅丹、太阴玄精石、井泉石、龙骨、不灰木、芜荑、代赭、滑石、乌贼鱼骨、蕤仁、硼砂、麒麟竭、没药、青盐、铜青、马牙硝、乳香、硇砂、麝香、龙脑、熊胆、雄雀粪、腻粉。(中医方剂大辞典)
点眼膏 dian yan gao
【英文名】Dian Yan Plaster
【异名】点眼散(中医方剂大辞典)
【组成】(1)初胎粪、雄黄、黄连、片脑。(中医方剂大辞典)(2)白蜜、朱砂、黄丹、马牙消、蕤仁、黄连、黄柏。(中医方剂大辞典)
点眼膏子 dian yan gao zi
【英文名】Dian Yan Ointment
【组成】羊胆。(中医方剂大辞典)
点眼蕤仁煎 dian yan rui ren jian
【英文名】Dian Yan Rui Ren Decoction
【组成】(1)蕤仁、秦皮、黄柏、青竹茹、栀子仁。(中医方剂大辞典)(2)蕤仁、黄连、地骨皮、曾青、青盐、古钱、蜜。(中医方剂大辞典)
点眼蕤仁膏 dian yan rui ren gao
【英文名】Dian Yan Rui Ren Plaster
【组成】(1)蕤仁、青盐、龙脑。(中医方剂大辞典)(2)蕤仁、好酥。(中医方剂大辞典)(3)蕤仁、腻粉、驴脂。(中医方剂大辞典)
点喉神效方 dian hou shen xiao fang
【英文名】Dian Hou Shen Xiao Prescription
【组成】井华水、剔牙松叶、人中白。(中医方剂大辞典)
点翳散 dian yi san
【英文名】Dian Yi Powder
【组成】心红、枯矾、麝香。(中医方剂大辞典)
炼毒丹 lian du dan
【英文名】Lian Du Pellet
【组成】熟石膏、白砒。(中医方剂大辞典)
炼盐散 lian yan san
【英文名】Lian Yan Powder
【组成】雪白盐、白茯苓、山药。(中医方剂大辞典)
炼雄丹 lian xiong dan
【英文名】Lian Xiong Pellet
【组成】(1)极明雄黄、提净牙硝。(中医方剂大辞典)(2)雄黄、菖蒲。(中医方剂大辞典)
烂耳散 lan er san
【英文名】Lan Er Powder
【组成】硼酸、枯矾、氧化锌、白矾、磺胺二甲嘧啶。(药品标准－中药成方制剂标准 1997)
烂弦散 lan xian san
【英文名】Lan Xian Powder
【组成】炉甘石、黄连、黄柏、蔓荆子、菊花。(中医方剂大辞典)
烂泥丸 lan ni wan
【英文名】Lan Ni Pill
【组成】生大蒜。(中医方剂大辞典)
烂枳丸 lan zhi wan
【英文名】Lan Zhi Pill
【组成】大黄、槟榔、三棱、牵牛子、陈皮、枳实。
烂积丸 lan ji wan
【英文名】Lan Ji Pill
【组成】(1)大黄、黑白丑、熟大黄、槟榔、青皮、三棱、莪术、甘草、山楂、麦芽、神曲、黑栀子、白术、当归。(中医方剂大辞典)(2)二丑、槟榔、大黄、三棱、莪术、五灵脂、枳实、厚朴、麦芽、山楂、神曲、干姜、广木香。(中医方剂大辞典)(3)大黄、炒二丑、三棱、枳实、莪术。(中医方剂大辞典)(4)大黄、二丑、君子肉、山甲、滑石、皂角、卜子。(中医方剂大辞典)(5)二丑、生大黄、熟大黄、青皮、山楂、三棱、莪术、莱菔子。(中医方剂大辞典)(6)芦荟、天竺黄、穿山甲、白信、巴霜、硼砂、硇砂。(中医方剂大辞典)(7)二丑、三棱、莪术、大黄、槟榔。(中医方剂大辞典)(8)三棱、莪术、山楂、槟榔、橘皮、黑牵牛、青皮、枳实、大黄。(中医方剂大辞典)

烂眼煎 lan yan jian

【英文名】Lan Yan Decoction

【组成】胆矾、防风、独活、僵蚕、桑皮。(中医方剂大辞典)

烂喉痧散 lan hou sha san

【英文名】Lan Hou Sha Powder

【组成】熟石膏、人中黄、煅月石、煅儿茶、薄荷、朱砂、冰片、麝香、濂珠、琥珀、牛黄。(中医方剂大辞典)

牵马丸 qian ma wan

【英文名】Qian Ma Pill

【组成】附子、藜芦、桂心、巴豆。(中医方剂大辞典)

牵牛丸 qian niu wan

【英文名】Qian Niu Pill

【异名】牵牛子丸(中医方剂大辞典)

【组成】(1)牵牛、大黄、槟榔、雄黄。(中医方剂大辞典)(2)木香、白茯苓、厚朴、大黄、泽泻、滑石、黑牵牛。(中医方剂大辞典)(3)黑牵牛、猪牙皂角、何首乌、香附子、草乌头。(中医方剂大辞典)(4)荆芥穗、僵蚕、斑蝥、黑牵牛。(中医方剂大辞典)(5)黑牵牛、大黄、白矾。(中医方剂大辞典)(6)黑牵牛、白牵牛、青皮、陈皮。(中医方剂大辞典)(7)牵牛、木通、青橘皮、桑白皮、木香、赤芍药。(中医方剂大辞典)(8)延胡索、破故纸、黑牵牛子。(中医方剂大辞典)(9)黑牵牛、黄芩、大黄、大椒、滑石。(中医方剂大辞典)(10)牵牛、螺青、白矾、硼砂、巴豆、杏仁。(中医方剂大辞典)(11)白牵牛、粉霜、腻粉、硇砂、黄鹰屎、白丁香、延胡索、石燕子、白滑石、没药、白面。(中医方剂大辞典)(12)牵牛子、半夏、木通、桑根白皮、青橘皮。(中医方剂大辞典)(13)大黄、朴硝、牵牛子、桃仁、干姜、人参、橘皮。(中医方剂大辞典)

牵牛大黄丸 qian niu dai huang wan

【英文名】Qian Niu Dai Huang Pill

【组成】黑牵牛、马蹄大黄、坚槟榔、陈枳实、姜汁炒厚朴、醋炒三棱、醋炒莪术。(中医方剂大辞典)

牵牛子丸 qian niu zi wan

【英文名】Qian Niu Zi Pill

【异名】大通丸(中医方剂大辞典)

【组成】(1)牵牛子、木通、青橘皮、桑根白皮。(中医方剂大辞典)(2)牵牛子、马牙消、鸡膍胵、甜葶苈、杏仁。(中医方剂大辞典)(3)牵牛子、枳壳、当归、生干地黄、芎䓖、桑根白皮、木香、防己、诃黎勒。(中医方剂大辞典)(4)牵牛子、茴香子、陈橘皮。(中医方剂大辞典)(5)牵牛子、槟榔、木香。(中医方剂大辞典)(6)牵牛子、葶苈、杏仁、大枣、芒硝、牛酥。(中医方剂大辞典)(7)牵牛子、硇砂、槟榔、木香、桃仁、附子、干姜、人参、丁香。(中医方剂大辞典)(8)牵牛子、乌桕木根皮、木香、蜚蠊、大黄、防己、枳实、陈橘皮、羌活。(中医方剂大辞典)(9)牵牛子、青橘皮、木通、陈橘皮、桑根白皮、芍药、瓜蒌根。(中医方剂大辞典)(10)牵牛子、木香、槟榔、青橘皮。(中医方剂大辞典)(11)牵牛子、桂心、枳壳、芎䓖、郁李仁、木香、青橘皮。(中医方剂大辞典)(12)牵牛子、川大黄、川升麻、郁李仁、川朴硝、滑石、海蛤。(中医方剂大辞典)(13)牵牛子、大麻仁、当归、川大黄、木通、桃仁。(中医方剂大辞典)(14)牵牛子、青橘皮、木香。(中医方剂大辞典)(15)牵牛子、川朴硝、大麻仁、川大黄、甘遂、木香。(中医方剂大辞典)(16)牵牛子、陈橘皮、京三棱、诃黎勒皮、吴茱萸、川大黄、鳖甲、甘连。(中医方剂大辞典)(17)牵牛子、汉防己、椒目、滑石、瞿麦、槟榔、甘遂、泽漆、桑根白皮、甜葶苈、郁李仁。(中医方剂大辞典)(18)牵牛子、甘遂、诃黎勒皮、木香、京三棱、青橘皮。(中医方剂大辞典)

牵牛子合剂 qian niu zi he ji

【英文名】Qian Niu Zi Mixture

【组成】锦文军、明雄黄、黑白丑、饴糖。(中医杂志 1959,(9))

牵牛子散 qian niu zi san

【英文名】Qian Niu Zi Powder

【异名】牵牛子汤(中医方剂大辞典)

【组成】(1)甘遂、川芎、黑牵牛。(中医方剂大辞典)(2)牵牛子、桂心、羌活、当归、陈橘皮。(中医方剂大辞典)(3)牵牛子、当归、槟榔、桂、木香、郁李仁、青橘皮。(中医方剂大辞典)(4)牵牛子、木香、青橘皮、陈曲。(中医方剂大辞典)(5)牛子、白术、枳壳、桑根白皮、陈橘皮、木通、独活、人参、赤茯苓。(中医方剂大辞典)(6)牵牛子、麝香。(中医方剂大辞典)(7)牵牛子、桂心、枳壳、木香、郁李仁、木通、青橘皮。(中医方剂大辞典)(8)牵牛子、青橘皮、槟榔、汉防己、赤茯苓、木通、桑根白皮。(中医方剂大辞典)(9)牵牛子、甜葶苈、陈橘皮、甘草、杏仁。(中

医方剂大辞典)(10)牵牛子、木通、陈橘皮、桑根白皮、槟榔、赤茯苓。(中医方剂大辞典)

牵牛子粥 qian niu zi zhou

【英文名】Qian Niu Zi Gruel

【异名】牵牛粥(中医方剂大辞典、圣惠)

【组成】牵牛子、粳米、生姜。(中医方剂大辞典)

牵正汤 qian zheng tang

【英文名】Qian Zheng Decoction

【组成】白附、羌、防、芥、麻黄、薄、蝎、星、芩、翘、连、桔、草、乌、芍、术、归、芎。(中医方剂大辞典)

牵牛串 qian niu chuan

【英文名】Qian Niu Chuan Drug

【组成】黑牵牛。(中医方剂大辞典)

牵牛散 qian niu san

【英文名】Qian Niu Powder

【组成】(1)牵牛。(中医方剂大辞典)(2)黑牵牛、白牵牛、大豆、白术、甘遂。(中医方剂大辞典)(3)牵牛子、杏仁、甘草、吴茱萸、陈橘皮。(中医方剂大辞典)(4)牵牛子、槟榔。(中医方剂大辞典)(5)大黄、郁金、青橘皮、甘草、牵牛子。(中医方剂大辞典)(6)牵牛子、陈橘皮、白术、木香、桑根白皮、木通、肉桂。(中医方剂大辞典)(7)牵牛子。(中医方剂大辞典)(8)牵牛子、甜葶苈、桑根白皮、槟榔、郁李仁、汉防己、猪苓、木通。(中医方剂大辞典)(9)黑牵牛。(中医方剂大辞典)(10)木通、滑石、黑丑。(中医方剂大辞典)

牵牛煎丸 qian niu jian wan

【英文名】Qian Niu Jian Pill

【组成】牵牛子末、木香、附子、鳖甲、槟榔、桃仁、吴茱萸、硼砂。(中医方剂大辞典)

牵正散 qian zheng san

【英文名】Qian Zheng Powder

【组成】(1)白附子、天麻、全蝎、僵蚕。(中医方剂大辞典)(2)白附子、白僵蚕、全蝎。(中医方剂大辞典)

牵白饮 qian bai yin

【英文名】Qian Bai Drink

【组成】牵牛。(中医方剂大辞典)

牵筋散 qian jin san

【英文名】Qian Jin Powder

【组成】桃仁、红花、血竭、芒硝、郁金。(湖北中医杂志 1986,(2))

独凡丸 du fan wan

【英文名】Du Fan Pill

【组成】好明矾。(中医方剂大辞典)

独乌膏 du wu gao

【英文名】Du Wu Ointment

【组成】川乌。(中医方剂大辞典)

独圣汤 du sheng tang

【英文名】Du Sheng Decoction.

【组成】(1)楂肉。(中医方剂大辞典)(2)麦门冬、乌梅。(中医方剂大辞典)(3)贯众。(中医方剂大辞典)(4)黄芩。(中医方剂大辞典)

独圣丸 du sheng wan

【英文名】Du Sheng Pill

【组成】(1)荆芥。(中医方剂大辞典)(2)马前子。(中医方剂大辞典)(3)黄连。(中医方剂大辞典)(4)川乌头。(中医方剂大辞典)(5)五灵脂。(中医方剂大辞典)

独圣活血片 du sheng huo xue pian

【英文名】Du Sheng Huo Xue Tablet

【组成】三七、当归、香附、甘草。((85)川卫药准字3252号)

独圣散 du sheng san

【英文名】Du Sheng Powder

【异名】必效散(中医方剂大辞典、妇人良方)

【组成】(1)蝉蜕。(中医方剂大辞典)(2)苦参。(中医方剂大辞典)(3)糯米。(中医方剂大辞典)(4)枫香脂。(中医方剂大辞典)(5)香附子。(中医方剂大辞典)(6)生白矾。(中医方剂大辞典)(7)砂仁。(中医方剂大辞典)(8)良姜。(中医方剂大辞典)(9)急性子。(中医方剂大辞典)(10)水龙骨。(中医方剂大辞典)(11)当归。(中医方剂大辞典)(12)净嫩香片。(中医方剂大辞典)(13)南山楂肉。(中医方剂大辞典)(14)白及。(中医方剂大辞典)(15)瓜蒂、郁金。(中医方剂大辞典)(16)防风。(中医方剂大辞典)(17)穿山甲。(中医方剂大辞典)(18)蓖麻子肉、黄连。(中医方剂大辞典)(19)枳壳、缩砂。(中医方剂大辞典)(20)多年壁土。(中医方剂大辞典)(21)诃子。(中医方剂大辞典)(22)大北南星。(中医方剂大辞典)(23)蔓荆子。(中医方剂大辞典)(24)乌梅。(中医方剂大辞典)(25)香橼。(中医方剂大辞典)(26)北地蒺藜。(中医方剂大辞典)(27)砒。(中医方剂大辞典)(28)盐、水。(中医方剂大辞典)(29)瓜蒂。(中医方剂大辞典)(30)醉芩、生地、川断、白芍、川芎、艾、牡蛎、伏龙肝、当归、黄芪、地榆、甘草、陈皮、熟地。(中医方剂大辞典)(31)赤芍药。(中医方剂大辞典)(32)川山甲。(中医方剂大辞典)(33)黄土。(中医方剂大辞典)(34)灵磁石。(中医方剂大辞典)(35)黄蜀葵花。(中医方剂大辞典)(36)晚桑叶。(中医方剂大辞典)(37)苏枋木。(中医方剂大辞典)(38)川乌。(中医方剂大辞典)(39)浮小麦。(中医方剂大辞典)

独圣膏 du sheng gao

【英文名】Du Sheng Ointment

【组成】(1)炉甘石。(中医方剂大辞典)(2)牛皮胶。(中医方剂大辞典)

独白散 du bai san

【英文名】Du Bai Powder

【组成】白及。(中医方剂大辞典)

独羊饭 du yang fan

【英文名】Du Yang Fan Drug

【组成】鲜羊蹄根叶。(中医方剂大辞典)

独行散 du xing san

【英文名】Du Xing Powder

【异名】独得散(中医方剂大辞典、云岐子保命集)

【组成】(1)槐花。(中医方剂大辞典)(2)五灵脂。(中医方剂大辞典)

独妙丹 du miao dan

【英文名】Du Miao Pellet

【组成】(1)毛脚芹。(中医方剂大辞典)(2)茵陈蒿。(中医方剂大辞典)

独妙散 du miao san

【英文名】Du Miao Powder

【组成】生螃蟹壳。(中医方剂大辞典)

独步散 du bu san

【英文名】Du Bu Powder

【组成】(1)紫色香附。(中医方剂大辞典)(2)香附米、高良姜。(中医方剂大辞典)

独角莲膏 du jiao lian gao

【英文名】Du Jiao Lian Plaster

【组成】独角莲、皂角刺、白芷、防己、银花、连翘、生南星、刺猬皮、山甲片、当归、海桐皮、苏木、海带、大麻仁、豨签草、干蟾、乳香、没药、血余。(中医方剂大辞典)

独角膏 du jiao gao

【英文名】Du Jiao Plaster

【组成】白附子、乳香、没药、附子、红花、阿魏、白及、五倍子、樟脑、木鳖子、血竭、紫草、穿山甲、当归。(药品标准－中药成方制剂标准 1990)

独连丸 du lian wan

【英文名】Du Lian Pill

【组成】(1)鸡爪黄连。(中医方剂大辞典)(2)黄连末。(中医方剂大辞典)

独附方 du fu fang

【英文名】Du Fu Prescription

【组成】附子。(中医方剂大辞典)

独参汤 du shen tang

【英文名】Du Shen Decoction

【异名】人参汤(中医方剂大辞典、劳证十药神书)

【组成】(1)高丽参。(中医方剂大辞典)(2)人参、炒米、煨姜、红枣。(中医方剂大辞典)(3)白花蛇。(中医方剂大辞典)(4)人参、附子。(中医方剂大辞典)(5)好人参、生姜、大枣。(中医方剂大辞典)(6)好人参、炮姜。(中医方剂大辞典)(7)大人参。(中医方剂大辞典)

独味夏枯草 du wei xia ku cao

【英文名】Du Wei Xia Ku Cao Decoction

【组成】夏枯草。(实用中医内科杂志 1993,7(4))

独枣汤 du zao tang

【英文名】Du Zao Decoction

【组成】大好枣、轻粉。(中医方剂大辞典)

独虎散 du hu san

【英文名】Du Hu Powder

【组成】五倍子。(中医方剂大辞典)

独姜汤 du jiang tang

【英文名】Du Jiang Decoction

【组成】生姜。(中医方剂大辞典)

独活丸 du huo wan

【英文名】Du Huo Pill

【异名】枳实丸(中医方剂大辞典、圣济总录)

【组成】(1)独活、防风、五加皮、白菊花、丹参、木香、槟榔、薏苡仁、黑参、大黄、生干地黄、磁石。(中医方剂大辞典)(2)独活、黄蜡、生姜。(中医方剂大辞典)(3)独活、防风、黄芩、零陵香、芎䓖、细辛、当归、沉香、鸡舌香、升麻、甘草。(中医方剂大辞典)(4)独活、旋复花、牵牛子、天南星、藁本、天麻、芎䓖、细辛、菊花。(中医方剂大辞典)(5)独活、防风、白茯苓、阿胶、石膏、玳瑁、人参、甘草、天南星、细辛、丹砂、白僵蚕、丁香、琥珀、牛黄、麝香、天麻、龙脑。(中医方剂大辞典)(6)独活、天门冬、防风、蒺藜子、桔梗、薏苡仁、黄连、桂、枳实。(中医方剂大辞典)(7)独活、川芎、甘菊、干蝎、防风、半夏。(中医方剂大辞典)(8)独活、苍耳子、羌活、五味子、菟丝子、山茱萸、防风、白花蛇肉、黄芪、白蒺藜。(中医方剂大辞典)(9)独活、防风、芎䓖、细辛、当归、沉香、生干地黄、鸡舌香、零陵香、川升麻、甘草。(中医方剂大辞典)(10)独活、黄芪、桂、巴戟天、南木香、人参、枳壳、泽泻、白茯苓、龙齿、天雄、白蒺藜、芍药。(中医方剂大辞典)

独活止痛搽剂 du huo zhi tong cha ji

【英文名】Du Huo Zhi Tong Liniment

【定义】独活挥发油。(药品标准－中药成方制剂标准 1998)

独活汤 du huo tang

【英文名】Du Huo Decoction

【组成】(1)独活、白鲜皮、羌活、人参。(中医方剂大辞典)(2)独活、当归、杏仁、藁本、生干地黄、甘草、细辛。(中医方剂大辞典)(3)独活、麻黄、细辛、丹参、牛膝、萆薢、黄芪、桂、防风、附子、赤茯苓、羚羊角、当归、芎䓖、赤芍药。(中医方剂大辞典)(4)独活、麻黄、甘草、桂、葛根、芍药、栝楼根、防风、杜仲、附子、杏仁、熟干地黄。(中医方剂大辞典)(5)独活、赤茯苓、麻黄、陈橘皮、半夏、槟榔、射干、桂、防葵。(中医方剂大辞典)(6)独活、人参、白茯苓、吴茱萸、甘草、干姜、陈橘皮、黄芪、桂、芍药、芎䓖、防风、当归。(中医方剂大辞典)(7)独活、甘菊花、蔓荆实、芎䓖。(中医方剂大辞典)(8)独活、萆薢、细辛、人参、牛膝、酸枣仁、附子、羚羊角、赤芍药、黄芩、茵芋、麻黄、防己桂、甘草。(中医方剂大辞典)(9)独活、防风、五加皮、附子、芍药、干姜、桂、牛膝、杜仲、五味子。(中医方剂大辞典)(10)独活、茯神、甘草、当归、牡蛎、白术、附子、肉苁蓉、黄芪、防风、远志、人参。(中医方剂大辞典)(11)独活、人参、白茯苓、当归、桂、远志、熟干地黄、防风、细辛、甘草。(中医方剂大辞典)(12)独活、羌活、防风、柴胡、白术、甘草、麻黄、甘菊花。(中医方剂大辞典)(13)独活、防风、赤茯苓、防己、赤芍药、桂、芎䓖、当归、白术、人参、秦艽、麻黄、细辛、甘草。(中医方剂大辞典)(14)独活、黄芪、防风、茯神、桂、白鲜皮、羚羊角、酸枣仁、桃仁。(中医方剂大辞典)(15)独活、芍药、远志、薏苡仁、甘草、麻黄、丹参、陈橘皮、熟干地黄、桂、甘菊花、人参、防风、茯神、山茱萸、天门冬、厚朴、牛膝、五加皮、羚羊角、麦门冬、山芋、白术、秦艽、黄芪、芎䓖、附子、石膏、升麻、防己、地骨皮、石斛。(中医方剂大辞典)(16)独活、生葛根、甘草、桂、芍药。(中医方剂大辞典)(17)独活、丹参、细辛、五加皮、牛膝、川芎、白僵蚕、桑白皮、炙麻黄、甘草、杏仁。(中医方剂大辞典)(18)独活、麻黄、人参、大黄。(中医方剂大辞典)(19)独活、干姜、甘草、生姜。(中医方剂大辞典)(20)独活、桂心、半夏、麻黄、芎䓖、人参、茯苓、八角附子、大枣、防风、芍药、当归、黄芪、干姜、甘草。(中医方剂大辞典)(21)独活、生石斛、白术、防风、茯苓、白前、羚羊角、芎䓖、桑根白皮、黄芩、附子、生姜、桂心、防己。(中医方剂大辞典)(22)独活、当归、防风、茯苓、芍药、黄芪、葛根、人参、甘草、大豆、附子、干姜。(中医方剂大辞典)(23)独活、当归、桂心、芍药、生姜、甘草、大枣。(中医方剂大辞典)(24)独活、防风、秦艽、桂心、白术、甘草、当归、附子、葛根、生姜、防己。(中医方剂大辞典)(25)独活、生姜、甘草、桂心、生葛根、芍药、栝楼。(中医方剂大辞典)(26)独活、生葛根、芍药、防风、半夏、桂心、当归、附子、甘草、生姜。(中医方剂大辞典)(27)羌独活、葛根、甘草、麻黄、桂心、生姜、芍药、干地黄。(中医方剂大辞典)(28)独活、防风、干姜、桂心、甘草、当归。(中医方剂大辞典)(29)独活、当归、常陆、白术。(中医方剂大辞典)(30)独活、生姜、干地黄、芍药、防风、桂心、栝楼、甘草、麻黄、干葛。(中医方剂大辞典)(31)独活、秦艽、炙没药、怀牛膝、五加皮、当归、丹参、巴戟肉、川续断、狗脊、广木香、红枣、桑枝。(中医方剂大辞典)(32)独活、防风、苍术、黄柏、当归、秦艽、防己、萆薢、赤芍、川牛膝。(中医方剂大辞典)(33)独活、防风、荆芥、赤芍、陈皮、半夏、厚朴、苏叶。(中医方剂大辞典)(34)独活、桑寄生、防风、秦艽、威灵仙、牛膝、茯苓、桂心、细辛、甘草、当归、金毛狗脊。(中医方剂大辞典)(35)独活、防风、柴胡、葛根、广皮、甘草。(中医方剂大辞典)(36)羌活、防风、荆芥、牛膝、柴胡、何首乌。(中医方剂大辞典)(37)当归、白术、黄芪、薄桂、牛膝、独活、甘草。(中医方剂大辞典)(38)独活、桑寄生、牛膝、秦艽、赤茯苓、桂心、防风、附子、当归、生干地黄、杜仲、细辛、芎䓖、赤芍药、甘草。(中医方剂大辞典)(39)独活、麻黄、川芎、大黄、天麻、防风、北细辛、甘草、荆芥穗。(中医方剂大辞典)(40)独活、葛根、桂枝、芍药、防风、甘草、干姜。(中医方剂大辞典)(41)防风、独活、旋覆花、当归。(中医方剂大辞典)(42)川独活、当归、白术、黄芪、薄桂、川牛膝、甘草。(中医方剂大辞典)(43)独活、麻黄、川芎、大黄、甘草。(中医方剂大辞典)(44)羌活、独活、槟榔、天麻、麻黄、甘草。(中医方剂大辞典)(45)独活、麻黄、熟附子、生干姜、川芎、牛膝、白芍药、白茯苓、黄芪、人参、杜仲、甘草、辣桂、当归、白术、木香。(中医方剂大辞典)(46)炙甘草、羌活、防风、独活、大黄、泽泻、肉桂、当归梢、连翘、酒汉防己、酒黄柏、桃仁。(中医方剂大辞典)(47)川独活、羌活、人参、防风、当归、北细辛、茯神、半夏、桂心、白薇、远志、菖蒲、川芎、甘草。(中医方剂大辞典)(48)独活、羌活、防风、人参、前胡、细辛、五味子、沙参、白茯苓、半夏曲、酸枣仁、甘草。(中医方剂大辞典)(49)独活、细辛、僵蚕、牡丹皮、防己、紫菀。(中医方剂大辞典)(50)独活、荆芥穗。(中医方剂大辞典)(51)独活、当归、防风、麻黄、附子、细辛。(中医方剂大辞典)(52)独活、枳壳、芎䓖、当归、竹沥、细辛、桂、防风、蔓荆实。(中医方剂大辞典)(53)独活、防风、芎䓖、白茯苓、当归、葛根、桂、麻黄、附子、细辛、甘草。(中医方剂大辞典)

独活防风汤 du huo fang feng tang

【英文名】Du Huo Fang Feng Decoction

【组成】(1)桂枝、独活、防风、芍药、甘草。(中医方剂大辞典)(2)麻黄、防风、独活、桂心、羚羊角屑、升麻、甘草、酸枣仁、秦艽、川芎、当归、杏仁。(中医方剂大辞典)

独活苍术汤 du huo cang zhu tang

【英文名】Du Huo Cang Zhu Decoction

【组成】独活、苍术、防风、细辛、川芎、甘草。(中医方剂大辞典)

独活饮 du huo yin

【英文名】Du Huo Drink

【组成】(1)独活、杜仲、牛膝、桂、细辛、芎䓖、附子、芍药、当归、秦艽、麻黄。(《圣济总录》卷一六二)(2)独活、葛根、甘草。(《圣济总录》卷六)

独活饮子 du huo yin zi

【英文名】Du Huo Drink

【组成】独活、竹沥、生地黄汁。(中医方剂大辞典)

独活贩毒散 du huo fan du san

【英文名】Du Huo Fan Du Powder

【组成】独活、木通、柴胡、黄芩、桔梗、枳壳、甘草、钩藤、广皮、苏梗。(中医方剂大辞典)

独活浸酒 du huo jin jiu

【英文名】Du Huo Jin Wine

【组成】独活、桂心、防风、附子、大麻仁、牛膝、川椒、天蓼木。(中医方剂大辞典)

独活消痰饮 du huo xiao tan yin

【英文名】Du Huo Xiao Tan Drink

【组成】(1)半夏、天南星、干葛、羌活、木通、甘草。(中医方剂大辞典)(2)独活、陈皮、桔梗、贝母、甘草、白芍、杏仁、元参、石菖蒲。(中医方剂大辞典)

独活通经汤 du huo tong jing tang

【英文名】Du Huo Tong Jing Decoction

【组成】桑寄生、秦艽、独活、川芎、香附、姜黄、焦艾、防风。(中医方剂大辞典)

独活酒 du huo jiu

【英文名】Du Huo Wine

【异名】金牙酒(中医方剂大辞典、圣济总录)

【组成】(1)独活、莽草、细辛、防风、附子。(中医方剂大辞典)(2)独活、杜仲、当归、芎䓖、熟干地黄、丹参。(中医方剂大辞典)(3)独活、山茱萸、天门冬、黄芪、甘菊花、防风、天雄、侧子、防已、白术、赤茯苓、牛膝、枸杞子、磁石、生姜、贯众、生地黄。(中医方剂大辞典)(4)独活、金牙、细辛、地肤子、莽草、熟干地黄、蒴藋根、防风、附子、续断、蜀椒。(中医方剂大辞典)(5)独活、甘草、木防已、干姜、细辛、鸱头、桂心、铁粉、人参。(中医方剂大辞典)(6)独活、石南、防风、附子、乌头、天雄、茵芋。(中医方剂大辞典)(7)独活、桂心、秦艽。(中医方剂大辞典)(8)独活、生姜、石斛、牛膝、丹参、萆薢、侧子、茯苓、防风、薏苡仁、山茱萸、桂心、白术、天雄、芎䓖、秦艽、当归、人参、甘菊花、生地黄。(中医方剂大辞典)(9)独活、附子。(中医方剂大辞典)

独活寄生丸 du huo ji sheng wan

【英文名】Du Huo Ji Sheng Pill

【组成】独活、桑寄生、熟地黄、牛膝、细辛、秦艽、茯苓、肉桂、防风、川芎、党参、甘草、当归、白芍、杜仲。(药品标准－中药成方制剂标准 1990)

独活寄生合剂 du huo ji sheng he ji

【英文名】Du Huo Ji Sheng Mixture

【组成】独活、桑寄生、秦艽、防风、细辛、当归、白芍、川芎、熟地黄、杜仲、川牛膝、党参、茯苓、甘草、桂枝。(药品标准－中药成方制剂标准 1993)

独活寄生汤 du huo ji sheng tang

【英文名】Du Huo Ji Sheng Decoction

【组成】(1)白芍、杜仲、归身、防风、白芷、人参、细辛、桂心、熟地、牛膝、川芎、寄生、甘草、独活。(中医方剂大辞典)(2)独活、真桑寄生、杜仲、北细辛、白芍药、桂心、芎䓖、防风、甘草、人参、熟地黄、大当归。(中医方剂大辞典)(3)独活、寄生、细辛、杜仲、牛膝、防风、芎、桂、熟地黄。(中医方剂大辞典)(4)独活、寄生、杜仲、牛膝、细辛、秦艽、茯苓、桂心、防风、芎䓖、人参、甘草、当归、芍药、干地黄。(中医方剂大辞典)(5)独活、桑寄生、牛膝、木瓜、薏米、秦艽、续断、当归尾、生地、茯苓、芍药、焦杜仲、甘草。(中医方剂大辞典)(6)独活、桑寄生、防风、秦艽、威灵仙、牛膝、茯苓、桂心、细辛、炙草、当归、金毛狗脊。(中医方剂大辞典)(7)熟地、独活、当归、官桂、白芍、川芎、茯苓、杜仲、牛膝、桑寄生。(中医方剂大辞典)

独活散 du huo san

【英文名】Du Huo Powder

【异名】独活酒(中医方剂大辞典、古今录验)

【组成】(1)独活、升麻、川断、地黄、桂皮。(中医方剂大辞典)(2)独活、白芍、防风、当归、远志、生地、龙齿、茯神、人参、炙草。(中医方剂大辞典)(3)独活、麻黄、川芎、天麻、防风、细辛、荆芥穗、甘草、熟大黄。(中医方剂大辞典)(4)独活、防风、藁本、蔓荆子、羌活、薄荷、生地、细辛、川芎、甘草。(中医方剂大辞典)(5)羌活、防风、川芎、独活、石膏、荆芥、升麻、干葛、生地黄、细辛、白芷、赤芍药、黄芩、甘草。(中医方剂大辞典)(6)绿豆粉。(《普济方》卷二四三)(7)独活、华细辛根。(《御药院方》卷九)(8)川芎、独活、羌活、防风、华细辛、荆芥、郓薄荷、生地黄。(中医方剂大辞典)(9)独活、川椒、草乌、麻黄、防风、杉木节、荆芥、葱。(中医方剂大辞典)(10)独活、黄芩、莽草、当归、川芎、大黄、赤芍药。(中医方剂大辞典)(11)独活、地骨皮、细辛、芎䓖、菊花、防风、甘草。(中医方剂大辞典)(12)川独活、白术、白茯苓、秦艽、葳蕤、柏子仁、甘草、犀角、川椒、熟干地黄、枳实、白芷、官桂、人参。(中医方剂大辞典)(13)独活、羌活、川升麻、酸枣仁、人参、琥珀、川大黄。(中医方剂大辞典)(14)独活、附子、牵牛子。(中医方剂大辞典)(15)独活、附子、薏苡仁、苍耳、防风、蔓荆实、芎䓖、细辛、秦艽、菖蒲。(中医方剂大辞典)(16)独活、雄黄、青黛、麻黄、水银、阿魏、雷丸、丹砂、滑石、石胆、牛黄、紫石英、斑蝥、芫青。(中医方剂大辞典)(17)独活、玄参、生犀角屑、升麻、恶实根、豉、生干地黄。(中医方剂大辞典)(18)羌活、独活、人参、细辛、白茯苓、枳壳、防风、黄芩、麻黄、甘草、蔓荆子、甘菊花、石膏。(中医方剂大辞典)(19)独活、阿魏、桂、大黄、牛膝、羌活、鳖甲、当归、干蝎、黄芪、芎䓖、赤茯苓、木香、麻黄、蔓荆子、半夏、吴茱萸、荆芥穗、虎骨、芫花、狼毒、白花蛇、麝香、牵牛子。(中医方剂大辞典)(20)独活、防风、防己、秦艽、黄芪、芍药、人参、白术、茯神、芎䓖、远志、升麻、石斛、牛膝、丹参、羚羊角屑、甘草、厚朴、天门冬、五加皮、桂心、黄芩、地骨皮、橘皮、麻黄、干地黄、槟榔、藁本、杜仲、乌犀角、薏苡仁、石膏。(中医方剂大辞典)(21)独活、甘菊花、蔓荆子、芎䓖。(中医方剂大辞典)(22)独活、黄芪、防风、白鲜皮、茯神、羚羊角屑、桂心、酸枣仁、甘草。(中医方剂大辞典)(23)独活、天麻、防风、桂心、麻黄、附子、当归、赤芍药、荆芥、羚羊角屑、芎䓖、蔓荆子。(中医方剂大辞典)(24)独活、麻黄、防风、石膏、芎䓖、蔓荆子、桂心、赤芍药、犀角屑、茯神、甘草、甘菊花、人参、羚羊角屑、枳壳。(中医方剂大辞典)(25)独活、防风、附子、桂心、甘草、当归、麻黄、细辛。(中医方剂大辞典)(26)独活、麻黄、甘草、芎䓖、桂心、天麻、当归、生干地黄、五加皮、防风、侧子。(中医方剂大辞典)(27)独活、防风、葛根、羚羊角屑、赤箭、当归、酸枣仁、芎䓖、秦艽、麻黄、五加皮、甘草。(中医方剂大辞典)(28)独活、赤箭、麻黄、乌犀角屑、羌活、防风、天蓼木、白附子、汉防己、桂心、芎䓖、白僵蚕、阿胶、龙齿。(中医方剂大辞典)(29)独活、白术、防风、细辛、人参、石膏、半夏、赤芍药、甘草、芎䓖、荆芥。(中医方剂大辞典)(30)独活、羚羊角屑、桂心、当归、黄芩、附子、麻黄、防风、细辛。(中医方剂大辞典)(31)独活、桑寄生、杜仲、牛膝、细辛、秦艽、赤茯苓、桂心、防风、芎䓖、附子、当归、甘草、赤芍药、生干地黄。(中医方剂大辞典)(32)独活、桂心、防风、当归、赤芍药、附子、麻黄、羚羊角屑、甘草。(中医方剂大辞典)(33)独活、黑豆、天南星、生姜、防风。(中医方剂大辞典)(34)独活、防风、桂心、秦艽、荆芥穗、白术、甘草、葛根、附子。(中医方剂大辞典)(35)独活、防风、五加皮、附子、赤芍药、干姜、桂心、牛膝、五味子、杜仲、石斛、沉香。(中医方剂大辞典)(36)独活、附子、防风、芎䓖、丹参、萆薢、菖蒲、天麻、桂心、黄芪、当归、细辛、山茱萸、白术、甘菊花、牛膝、枳壳、甘草。(中医方剂大辞典)(37)独活、蔓荆子、人参、黄芩、玄参、秦艽、沙参、枳壳、羚羊角屑、白鲜皮、防风、甘菊花。(中医方剂大辞典)(38)独活、细辛、附子、甘菊花、麻黄、木通、五味子、赤茯苓、紫菀、桂心、白术、芎䓖、桑根白皮、甘草、杏仁。(中医方剂大辞典)(39)独活、茯神、防风、羚羊角屑、附子、人参、前胡、沙参、旋覆花、黄芪、半夏、甘草。(中医方剂大辞典)(40)独活、羚羊角屑、麻黄、桂心、当归、五加皮、附子、甘草、荆芥。(中医方剂大辞典)(41)独活、白术、防风、细辛、人参、干姜、蜀天雄、桂心、栝楼。(中医方剂大辞典)(42)独活、木香、射干、连翘、甘草、桑寄生、川升麻、沉香、川大黄。(中医方剂大辞典)(43)独活、麻黄、犀角屑、秦艽、桑根白皮、甘草。(中医方剂大辞典)(44)独活、桂心、半夏、人参、麻黄、赤茯苓、芎䓖、枳壳、附子、防风、赤芍药、当归、酸枣仁、槟榔、甘草。(中医方剂大辞典)(45)独活、川升麻、羚羊角屑、麻黄、防风、桂心、附子。(中医方剂大辞典)(46)独活、枳壳、天门冬、黄芪、甘菊花、防风、侧子、汉防己、槟榔、赤茯苓、牛膝、天雄、生干地黄、半夏、甘草。(中医方剂大辞典)(47)独活、丹参、附子、细辛、五加皮、牛膝、芎䓖、白僵蚕、桑根白皮、麻黄、杏仁。(中医方剂大辞典)(48)独活、牛膝、附子、芎䓖、桂心、赤芍药、当归、桃仁。(中医方剂大辞典)(49)独活、麻黄、细辛、丹参、牛膝、萆薢、黄芪、桂心、防风、犀角屑、赤芍药、羚羊角屑、当归、芎䓖、赤茯苓。(中医方剂大辞典)(50)独活、附子、杜仲、细辛、熟干地黄、当归、白茯苓、桂心、牛膝、侧子、防风、白芍药。(中医方剂大辞典)(51)独活、黄芪、防风、白鲜皮、茯神、芎䓖、羚羊角屑、桂心、酸枣仁、当归、附子。(中医方剂大辞典)(52)独活、续断、杜仲、桂心、防风、芎䓖、牛膝、细辛、秦艽、赤茯苓、海桐皮、当归、赤芍药、熟干地黄。(中医方剂大辞典)(53)独活、汉防己、犀角屑、石膏、川升麻、黄芩、防风、甘草。(中医方剂大辞典)(54)独活、川升麻、沉香、桑寄生、连翘、犀角屑、汉防己、川大黄、甘草。(中医方剂大辞典)(55)独活、防风、羚羊角屑、酸枣仁、茯神、细辛、甘菊花、蔓荆子、决明子、前胡、桑根白皮、甘草。(中医方剂大辞典)(56)独活、人参、附子、薏苡仁、桂心、防风、赤芍药、当归、赤茯苓、山茱萸、汉防己、甘草、狗脊、熟干地黄、牛膝、芎䓖、石斛、枳壳。(中医方剂大辞典)(57)独活、当归、白茯苓、干姜、人参、黄芪、防风、桂心、附子、甘草、麻黄、牛膝。(中医方剂大辞典)(58)独活、枳亮、芎䓖、防风、当归、细辛、桂心、羚羊角屑、桑根白皮、薏苡仁、酸枣仁。(中医方剂大辞典)(59)独活、附子、防风、麻黄、当归、薏苡仁、桂心、赤茯苓、牛膝、茵芋、天麻、海桐皮、赤芍药、槟榔、萆薢、枳壳。(中医方剂大辞典)(60)独活、枳壳、芎藭、防风、当归、细辛、桂心、赤箭、羚羊角屑。(中医方剂大辞典)(61)独活、桂心、芎藭、麻黄、防风、白术、赤芍药、细辛、附子、枳壳、杏仁、甘草。(中医方剂大辞典)(62)独活、附子。(中医方剂大辞典)(63)独活、白芍药、白术、葛根、白茯苓、防风、茵芋、细辛、甘草、汉防己、芎藭、酸枣仁、桂心、人参、五加皮、麻黄、川乌头。(中医方剂大辞典)(64)独活、石斛、海桐皮、防风、当归、附子、羚羊角屑、芎藭、牛膝、五加皮、仙灵脾、桂心、汉防己。(中医方剂大辞典)(65)独活、白僵蚕、干蝎、附子、防风、芎藭、当归、麻黄、桂心、赤芍药、天麻、细辛。(中医方剂大辞典)(66)独活、附子、防风、麻黄、桂心、芎藭、薏苡仁、赤茯苓、牛膝、人参、白术、茵芋、海桐皮、枳壳、甘草。(中医方剂大辞典)(67)独活、赤茯苓、汉防己、芎藭、赤芍药、麻黄、牛膝、当归、附子、甘草、萆薢、桂心、茵芋、防风、羚羊角屑。(中医方剂大辞典)(68)独活、防风、桂心、汉防己、白术、麻黄、人参、羚羊角屑、细辛、茵芋、附子、秦艽、甘草。(中医方剂大辞典)(69)独活、萆薢、防风、细辛、人参、干姜、天雄、丹参、牛膝。(中医方剂大辞典)(70)独活、羌活、芎藭、桂心、赤茯苓、附子、羚羊角屑、白僵蚕、天麻、麻黄、丹参、干蝎。(中医方剂大辞典)(71)独活、汉防己、秦艽、黄芪、赤芍药、人参、茯神、白术、芎藭、远志、石膏、川升麻、防风、丹参、甘草、天门冬、薏苡仁、羚羊角屑、五加皮、生干地黄、麻黄、地骨皮。(中医方剂大辞典)(72)独活、桂心、防风、当归、赤芍药、附子、甘草。(中医方剂大辞典)

独活煮散 du huo zhu san

【英文名】Du Huo Zhu Powder

【异名】独活汤(中医方剂大辞典、千金)

【组成】(1)独活、当归、赤芍药、芎藭、秦艽、桂、生干地黄、黑豆。(中医方剂大辞典)(2)独活。(中医方剂大辞典)(3)独活、芎藭、芍药、茯苓、防风、防已、葛根、当归、人参、桂心、羚羊角、石膏、麦门冬、磁石、甘草、白术。(中医方剂大辞典)

独活紫汤 du huo zi tang

【英文名】Du Huo Zi Decoction

【组成】独活、大豆、酒。(中医方剂大辞典)

独活膏 du huo gao

【英文名】Du Huo Ointment

【组成】羌活、独活、丹参、葱白、豆蔻。(中医方剂大辞典)

独炼硫 du lian liu

【英文名】Du Lian Liu Drug

【组成】明净硫黄。(中医方剂大辞典)

独珍膏 du zhen gao

【英文名】Du Zhen Ointment

【组成】五倍子。(中医方剂大辞典)

独神丸 du shen wan

【英文名】Du Shen Pill

【异名】独圣丸(《普济方》卷二〇九)

【组成】罂粟壳。(中医方剂大辞典)

独神丹 du shen dan

【英文名】Du Shen Pellet

【组成】淮安陈曲。(中医方剂大辞典)

独神汤 du shen tang

【英文名】Du Shen Decoction

【组成】黑豆。(中医方剂大辞典)

独神饮 du shen yin

【英文名】Du Shen Drink

【组成】青艾叶。(中医方剂大辞典)

独神散 du shen san

【英文名】Du Shen Powder

【组成】(1)章漆树皮。(中医方剂大辞典)(2)全蝎。(中医方剂大辞典)(3)白及。(中医方剂大辞典)

独胜丸 du sheng wan

【英文名】Du Sheng Pill

【组成】黄柏。(中医方剂大辞典)

独胜汤 du sheng tang

【英文名】Du Sheng Decoction

【组成】附子。(中医方剂大辞典)

独胜散 du sheng san

【英文名】Du Sheng Powder

【组成】(1)绿豆粉。(中医方剂大辞典)(2)生姜。(中医方剂大辞典)(3)川芎。(中医方剂大辞典)(4)土牛膝、臭花娘根。(中医方剂大辞典)(5)芥菜花。(中医方剂大辞典)(6)天花粉。(中医方剂大辞典)(7)黄葵子。(中医方剂大辞典)(8)平胃散加紫苏梗。(中医方剂大辞典)(9)镜面草。(中医方剂大辞典)(10)川独活。(中医方剂大辞典)(11)蓬莪术。(中医方剂大辞典)(12)牛蒡子、白僵蚕。(中医方剂大辞典)(13)白丁香。(中医方剂大辞典)(14)萝卜。(中医方剂大辞典)(15)五倍子。(中医方剂大辞典)(16)缩砂仁。(中医方剂大辞典)(17)大甘草节。(中医方剂大辞典)

独胜膏 du sheng gao

【英文名】Du Sheng Ointment

【组成】(1)萆麻仁。(中医方剂大辞典)(2)独蒜。(中医方剂大辞典)

独效散 du xiao san

【英文名】Du Xiao Powder

【组成】(1)光明沥青。(中医方剂大辞典)(2)柏枝。(中医方剂大辞典)(3)人屎尖。(中医方剂大辞典)

独梅汤 du mei tang

【英文名】Du Mei Decoction

【组成】大乌梅。(中医方剂大辞典)

独脚虎 du jiao hu

【英文名】Du Jiao Hu Drug

【组成】蜀葵花子。(中医方剂大辞典)

独菊汤 du ju tang

【英文名】Du Ju Decoction

【组成】孩儿菊。(中医方剂大辞典)

独黄散 du huang san

【英文名】Du Huang Powder

【组成】(1)大黄。(中医方剂大辞典)(2)硫黄。(中医方剂大辞典)

独黝散 du you san

【英文名】Du You Powder

【组成】莲房。(中医方剂大辞典)

玳瑁丸 dai mao wan

【英文名】Dai Mao Pill

【异名】七宝丸(中医方剂大辞典)

【组成】(1)玳瑁、丹砂、雄黄、白芥子、麝香。(中医方剂大辞典)(2)玳瑁、麒麟竭、乳香、没药、须灰、续断、安息香。(中医方剂大辞典)(3)生玳瑁屑、生金屑、自然铜、不灰木、珍珠末、琥珀、犀角屑、铁粉、牛黄、朱砂、龙脑、麝香。(中医方剂大辞典)(4)生玳瑁、安息香、朱砂、雄黄、琥珀、麝香、龙脑。(中医方剂大辞典)

玳瑁汤 dai mao tang

【英文名】Dai Mao Decoction

【异名】玳瑁散(中医方剂大辞典)

【组成】生玳瑁、生犀。(中医方剂大辞典)

玳瑁郁金汤 dai mao yu jin tang

【英文名】Dai Mao Yu Jin Decoction

【组成】生玳瑁、生山栀、细木通、淡竹沥、广郁金、青连翘、粉丹皮、生姜汁、鲜石菖蒲、紫金片。(中医方剂大辞典)

玳瑁散 dai mao san

【英文名】Dai Mao Powder

【组成】(1)面末、独头蒜。(中医方剂大辞典)(2)玳瑁、蒲黄、琥珀、好墨、牡丹、赤龙鳞、芎䓖、延胡索、当归。(中医方剂大辞典)(3)生玳瑁、豮猪心。(中医方剂大辞典)(4)玳瑁屑、延胡索、当归、赤鲤鱼鳞、麝香、琥珀、水蛭、牡丹、蒲黄、益母草子、香墨。(中医方剂大辞典)

珀珠散 po zhu san

【英文名】Po Zhu Powder

【组成】琥珀末、珍珠末、朱砂末、飞滑石、甘草末。(中医方剂大辞典)

珊瑚散 shan hu san

【英文名】Shan Hu Powder

【组成】(1)珊瑚。(中医方剂大辞典)(2)珊瑚、龙脑、朱砂。(中医方剂大辞典)

珊瑚膏 shan hu gao

【英文名】Shan Hu Ointment

【组成】玄精石、桂府滑石、黄连、秦皮、龙胆草、苦楝根、五倍子、当归、赤芍药、大栀子、杏仁、蕤仁、槐枝、柳枝。(中医方剂大辞典)

珊瑚癣净 shan hu xuan jing

【英文名】Shan Hu Xuan Jing Liquid

【组成】复方珊瑚姜酊、水杨酸、甘油、醋酸。(药品标准－中药成方制剂标准 1998)

珍子王汤 zhen zi wang tang

【英文名】Zhen Zi Wang Decoction

【组成】煅瓦楞子、白及、鸡内金、佛手、云苓、砂仁、石菖蒲、元胡、广木香、大黄、珍珠层粉、三七末、樟木子、碳酸钙片。(河南中医 1987,(2))

珍合灵片 zhen he ling pian

【英文名】Zhen He Ling Tablet

【组成】珍珠层粉、灵芝、甘草。(药品标准－中药成方制剂标准 1991)

珍奇散 zhen qi san

【英文名】Zhen Qi Powder

【组成】珍珠、芦甘石、紫草茸、麝香、枯矾。(中医方剂大辞典)

珍宝三生丹 zhen bao san sheng dan

【英文名】Zhen Bao San Sheng Pellet

【组成】火麻仁、大黄、山萸肉、山药、菟丝子、枳壳、槟榔、牛膝、郁李仁、车前子、独活。(中医方剂大辞典)

珍宝饮 zhen bao yin

【英文名】Zhen Bao Drink

【组成】当归、白芍、人参、白茯苓、生地、蒲黄、香附、川芎、白术、甘草、黄连。(中医方剂大辞典)

珍宝散 zhen bao san

【英文名】Zhen Bao Powder

【组成】珍珠、硼砂、青黛、冰片、黄连、人中白。(中医方剂大辞典)

珍珀活命丹 zhen po huo ming dan

【英文名】Zhen Po Huo Ming Pellet

【组成】牛黄、琥珀、珍珠、蟾酥、朱砂、蝼蛄、地鳖虫。(中医方剂大辞典)

珍珠人牙散 zhen zhu ren ya san

【英文名】Zhen Zhu Ren Ya Powder

【组成】人牙、珍珠、血竭。(中医方剂大辞典)

珍珠八宝丹 zhen zhu ba bao dan

【英文名】Zhen Zhu Ba Bao Pellet

【组成】(1)赤石脂、制甘石、乳香、海螵蛸、血竭、没药、珠粉、冰片。(中医方剂大辞典)(2)珠粉、西牛黄、琥珀、冰片、龙骨、制甘石、黄连、煅赤石脂。(中医方剂大辞典)(3)珍珠、冰片、赤石脂、龙骨、儿茶、血竭、乳香、没药、象皮、朱砂。(中医方剂大辞典)(4)珍珠、象皮、冰片、乳香、没药、鸡内金、生龙骨、赤石脂、血竭、轻粉、铅粉、辰砂。(中医方剂大辞典)

珍珠八宝眼药 zhen zhu ba bao yan yao

【英文名】Zhen Zhu Ba Bao Eye Ointment

【组成】珍珠、冰片、炉甘石、硇砂、牛黄、硼砂、石蟹、黄连。(药品标准－中药成方制剂标准 1992)

珍珠十宝膏 zhen zhu shi bao gao

【英文名】Zhen Zhu Shi Bao Plaster

【组成】珍珠、轻粉、杭粉、潮脑、乳香、没药、白蜡、琥珀、冰片。(中医方剂大辞典)

珍珠丸 zhen zhu wan

【英文名】Zhen Zhu Pill

【异名】白丸子(中医方剂大辞典)

【组成】(1)珍珠末、朱砂、雄黄、轻粉、蝎梢。(中医方剂大辞典)(2)白附子、滑石、巴豆、轻粉、天南星。(中医方剂大辞典)(3)巴豆霜、腻粉、滑石、天南星、蝎梢、续随子、粉霜。(中医方剂大辞典)(4)脑、麝、粉霜、腻粉。(中医方剂大辞典)(5)北寒水石。(中医方剂大辞典)(6)麝香、牛黄、犀(广)角、珍珠、藏红花、紫檀香、白檀香、海金砂、白云香、沉香、石膏、丁香、诃子、栀子、川楝子、方海、肉桂、草果仁、黑苣胜、白苣胜。(中医方剂大辞典)(7)鸡内金、轻粉、巴豆霜、六神曲、枳实、珍珠、牛黄、黄连、陈胆星、天竺黄、川贝母、半夏、桔梗、僵蚕、全蝎、雄黄、玄参、夏枯草。(中医方剂大辞典)(8)珠粉、西牛黄、天竺黄、制南星、琥珀、胡黄连、广木香、雷丸、槟榔、炙鸡内金、银柴胡、飞朱砂。(中医方剂大辞典)(9)珍珠、麝香、熟地、当归、枣仁、人参、柏子仁、犀角、茯神、沉香、冰片、虎睛。(中医方剂大辞典)(10)天花粉、僵蚕、珍珠、人参、胆星、雄黄、辰砂、琥珀、礞石、犀角、麝香、牛黄、甘草、冰片。(中医方剂大辞典)(11)白附子、滑石、轻粉、巴豆、全蝎。(中医方剂大辞典)(12)生珍珠、麝香、龙脑、人参、天花粉、干葛、白茯苓、甘草、紫草、朱砂、黄连。(中医方剂大辞典)(13)枯白矾、寒水石。(中医方剂大辞典)(14)半夏、白面。(中医方剂大辞典)

珍珠子丸 zhen zhu zi wan

【英文名】Zhen Zhu Zi Pill

【组成】珍珠、胡黄连、槟榔、牛黄、天竹黄、天南星、银柴胡、白雷丸、西琥珀、广木香、鸡内金、赤金箔。(中医方剂大辞典)

珍珠丹 zhen zhu dan

【英文名】Zhen Zhu Pellet

【组成】(1)珍珠、炉甘石、琥珀、龙骨、赤石脂、钟乳石、朱砂、血竭、象皮。(中医方剂大辞典)(2)皂荚、小槟榔、黑白丑、巴豆肉。(中医方剂大辞典)

珍珠天麻丸 zhen zhu tian ma wan

【英文名】Zhen Zhu Tian Ma Pill

【异名】真珠天麻丸(中医方剂大辞典)

【组成】天南星、天麻、白附子、腻粉、巴霜、芫荑、全蝎、滑石。(中医方剂大辞典)

珍珠牛黄散 zhen zhu niu huang san

【英文名】Zhen Zhu Niu Huang Powder

【组成】珍珠、牛黄、硼砂、儿茶、薄荷、黄柏、青黛、川贝母、朱砂、灯心草、冰片。(药品标准－中药成方制剂标准 1994)

珍珠末 zhen zhu mo

【英文名】Zhen Zhu Powder

【组成】珍珠。(药品标准－中药成方制剂标准 1992)

珍珠母丸 zhen zhu mu wan

【英文名】Zhen Zhu Mu Pill

【组成】珍珠母、生地、熟地、党参、当归、柏子仁、酸枣仁、茯神、龙齿、沉香。(中医方剂大辞典)

珍珠生肌散 zhen zhu sheng ji san

【英文名】Zhen Zhu Sheng Ji Powder

【组成】珍珠、冰片、血竭、象皮、朱砂、乳香、龙骨、儿茶、没药、赤石脂。(药品标准－中药成方制剂标准 1991)

珍珠龙脑丸 zhen zhu long nao wan

【英文名】Zhen Zhu Long Nao Pill

【组成】人参、神砂、珍珠、银箔、脑子、天花粉、黄连。(中医方剂大辞典)

珍珠龙脑生肌散 zhen zhu long nao sheng ji san

【英文名】Zhen Zhu Long Nao Sheng Ji Powder

【组成】降真香、儿茶、牙末钱、枯矾、珍珠、片脑。(中医方剂大辞典)

珍珠冰片散 zhen zhu bing pian san

【英文名】Zhen Zhu Bing Pian Powder

【组成】珍珠、红绒、人中白、鸡内金、铜青、青靛、黄连、孩儿茶、细牙茶、枯矾、冰片、麝香。(中医方剂大辞典)

珍珠冰硼散 zhen zhu bing peng san

【英文名】Zhen Zhu Bing Peng Powder

【组成】珍珠、朱砂、冰片、硼砂、玄明粉。(药品标准－中药成方制剂标准 1993)

珍珠层粉 zhen zhu ceng fen

【英文名】Zhen Zhu Ceng Fen Powder

【组成】珍珠层粉。(药品标准－中药成方制剂标准 1992)

珍珠层粉胶囊 zhen zhu ceng fen jiao nang

【英文名】Zhen Zhu Ceng Fen Capsule

【组成】珍珠层粉。(药品标准－中药成方制剂标准 1990)

珍珠灵芝片 zhen zhu ling zhi pian

【英文名】Zhen Zhu Ling Zhi Tablet

【异名】复方灵芝片(药品标准－中药成方制剂标准)

【组成】灵芝浸膏、女贞子、郁金、香附、墨旱莲、陈皮、珍珠层粉。(药品标准－中药成方制剂标准 1995)

珍珠拨云散 zhen zhu bo yun san

【英文名】Zhen Zhu Bo Yun Powder

【组成】飞甘石、硼砂、珍珠、麝香、番硇砂、荸荠粉、琥珀、熊胆、正梅片、云黄连、朱砂。(中医方剂大辞典)

珍珠明目液 zhen zhu ming mu ye

【英文名】Zhen Zhu Ming Mu Eye-drops Preparation

【组成】珍珠、冰片。(中西医结合眼科 1992,10(2))

珍珠明目滴眼液 zhen zhu ming mu di yan ye

【英文名】Zhen Zhu Ming Mu Eye-drops Preparation

【组成】珍珠液、冰片。(药品标准－中药成方制剂标准 1998)

珍珠注射液 zhen zhu zhu she ye

【英文名】Zhen Zhu Injection

【组成】(1)珍珠层粉。(广东医学(祖国医学版)1984,5(60))(2)珍珠。(山西医药杂志 1981,10(1))

珍珠胃安丸 zhen zhu wei an wan

【英文名】Zhen Zhu Wei An Pill

【组成】珍珠层粉、陈皮、徐长卿、豆鼓、生姜、甘草。(中医方剂大辞典)

珍珠消积丸 zhen zhu xiao ji wan

【英文名】Zhen Zhu Xiao Ji Pill

【组成】珍珠粉、牛黄、黄连、胆南星、天竺黄、川贝母、全蝎、僵蚕、玄参、雄黄、夏枯草、鸡内金、轻粉、巴豆霜、六神曲、枳实、半夏、桔梗、朱砂。(药品标准－中药成方制剂标准 1998)

珍珠粉 zhen zhu fen

【英文名】Zhen Zhu Powder

【组成】羊肉、草果、回回豆子。(中医方剂大辞典)

珍珠粉丸 zhen zhu fen wan

【英文名】Zhen Zhu Fen Pill

【异名】珍珠母丸(中医方剂大辞典)

【组成】(1)樗皮、黄柏、青黛、蛤粉、滑石、珍珠。(中医方剂大辞典)(2)牡蛎粉、黄柏、珍珠。(中医方剂大辞典)(3)黄柏、真蛤粉、珍珠、樗根白皮。(中医方剂大辞典)(4)珍珠、蛤粉、黄柏。(中医方剂大辞典)(5)黄柏、真蛤粉。(中医方剂大辞典)

珍珠眼膏 zhen zhu yan gao

【英文名】Zhen Zhu Eye-drops Preparation

【组成】冰片、硼砂等。(中药材 1992,15(8))

珍珠象牙膏 zhen zhu xiang ya gao

【英文名】Zhen Zhu Xiang Ya Plaster

【组成】珍珠、象牙末、天花粉末、官粉末、白蜡、香油。(中医方剂大辞典)

珍珠黄金丹长药 zhen zhu huang jin dan chang yao

【英文名】Zhen Zhu Huang Jin Dan Chang Yao

【组成】五倍子、硫黄、珍珠、金箔、樟脑、枳壳、雄黄、白矾、炒樗根白皮。(中医方剂大辞典)

珍珠散 zhen zhu san

【英文名】Zhen Zhu Powder

【异名】月白珍珠散(中医方剂大辞典)

【组成】(1)珍珠、豌豆、发余。(中医方剂大辞典)(2)白石脂、龙骨、石膏、石决明。(中医方剂大辞典)(3)珍珠、石膏、西黄、冰片。(中医方剂大辞典)(4)龙骨、海螵蛸、珍珠、儿茶、朱砂、象皮、乳香、没药、冰片。(中医方剂大辞典)(5)珍珠、炉甘石、石膏。(中医方剂大辞典)(6)珍珠、血竭、儿茶、石膏、炉甘百、赤石脂、陈年丝吐头、冰片。(中医方剂大辞典)(7)硼砂、雄精、川连、儿茶、人中白、冰片、薄荷、黄柏、大破珠。(中医方剂大辞典)(8)炉甘石、防风、生地、甘草、连翘、花粉、白芷、大黄。(中医方剂大辞典)(9)珍珠、玛瑙、琥珀、珊瑚、硼砂、熊胆、龙脑、麝香、瓜竭、朱砂、黄连末、明乳香、没药、炉甘石。(中医方剂大辞典)(10)蛤粉、牡蛎。(中医方剂大辞典)(11)炉甘石、冰片。(中医方剂大辞典)(12)珍珠、绿豆、豌豆、发灰。(中医方剂大辞典)(13)炉甘石、珍珠、琥珀、龙骨、赤石脂、钟乳石、朱砂、麒麟竭、象皮。(中医方剂大辞典)(14)珍珠、牛黄。(中医方剂大辞典)(15)龙骨、珍珠、儿茶、海螵蛸、参三七、没药、乳香、降香节、象皮、朱砂、冰片。(中医方剂大辞典)(16)珍珠、石膏、赤石脂、轻粉、白龙骨、冰片、孩儿骨。(中医方剂大辞典)(17)珍珠、海螵蛸、滑石、辰砂、人参、附子、全蝎、甘草、麝、金箔、银箔、龙脑。(中医方剂大辞典)(18)人中白、铜青、珍珠、麝香、牛黄、南枣。(中医方剂大辞典)(19)炉甘石、黄连。(中医方剂大辞典)(20)朴硝、炉甘石、麝香、片脑。(中医方剂大辞典)(21)青缸花、珍珠、真轻粉。(中医方剂大辞典)(22)枯白矾、雄黄、珍珠、黄柏、官粉。(中医方剂大辞典)(23)珍珠、干漆、莪术、三棱、胡黄连、川芎、红花、白术、黄芩。(中医方剂大辞典)(24)琥珀、珍珠粉、铁粉、天花粉、朱砂、寒水石、牙硝、大黄、生甘草。(中医方剂大辞典)(25)珍珠粉、片脑、玄明粉、硼砂、人中白、槐皮。

(中医方剂大辞典)(26)黄连末、黄柏末、乳香、没药、孩儿茶、轻粉、官粉、五倍子、珍珠、象牙。(中医方剂大辞典)(27)珍珠、琥珀、黄柏末、血竭、孩儿茶、熊胆、轻粉、冰片、麝香、乳香、没药、炉甘石。(中医方剂大辞典)(28)珍珠末、马牙硝、寒水石、太阴元精、龙齿、铅霜、朱砂、牛黄、麝香。(中医方剂大辞典)(29)珍珠、水精、铅霜、人参、茯神、朱砂、雄黄、金箔、银箔、琥珀。(中医方剂大辞典)(30)米珠、桂府滑石、没药、乳香、马牙盆消、麝香、脑子。(中医方剂大辞典)(31)朱砂、珍珠末、雄黄、全蝎、蝉蜕。(中医方剂大辞典)(32)白腻滑石、乳香、盆消。(中医方剂大辞典)(33)晚蚕沙、谷精草、夜明沙、石决明。(中医方剂大辞典)

珍珠琥珀散 zhen zhu hu po san

【英文名】Zhen Zhu Hu Po Powder

【组成】珍珠、琥珀、牛黄。(中医方剂大辞典)

珍珠滚痰丸 zhen zhu gun tan wan

【英文名】Zhen Zhu Gun Tan Pill

【组成】半夏、巴豆。(中医方剂大辞典)

珍珠蜂皇浆 zhen zhu feng huang jiang

【英文名】Zhen Zhu Feng Huang Jiang Liquid

【组成】蜂皇浆、珍珠角壳蛋白水解液、蜂蜜。(《广东省药品标准》(1987年))

珍珠精母注射液 zhen zhu jing mu zhu she ye

【英文名】Zhen Zhu Jing Mu Injection

【组成】珍珠精液。(广东医学(祖国医学版)1980,1(5))

珍珠膏 zhen zhu gao

【英文名】Zhen Zhu Plaster

【组成】虎肉、虎胆、冰片、珍珠、蛇骨、炉甘石、银朱。(中医方剂大辞典)

珍菊降压片 zhen ju jiang ya pian

【英文名】Zhen Ju Jiang Ya Tablet

【组成】野菊花、珍珠、盐酸可乐定、氢氯噻嗪、芦丁。(药品标准－中药成方制剂标准 1998)

珍黄丸 zhen huang wan

【英文名】Zhen Huang Pill

【组成】珍珠、牛黄、三七、黄芩提取物、冰片、猪胆汁、薄荷油。(药品标准－中药成方制剂标准 1993)

珍黄安宫片 zhen huang an gong pian

【英文名】Zhen Huang An Gong Tablet

【组成】牛黄、珍珠、冰片、竹沥、朱砂、大黄、郁金、青黛、石菖蒲、胆南星、天竺黄、水牛角片、珍珠层粉、黄芩提取物、小檗根提取物。(药品标准－中药成方制剂标准 1993)

珍黄胃片 zhen huang wei pian

【英文名】Zhen Huang Wei Tablet

【组成】珍珠层粉、白及、樟树子、三七、大黄、瓦楞子、木香、碳酸钙、砂仁、石菖蒲。(药品标准－中药成方制剂标准 1998)

珍黄骨片 zhen huang gu pian

【英文名】Zhen Huang Gu Tablet

【组成】砂仁、田七、珍珠层粉、大黄、煅瓦楞子。(中成药研究 1988,(2))

珍黛散 zhen dai san

【英文名】Zhen Dai Powder

【组成】珍珠、牛黄、青黛、冰片、滑石。(药品标准－中药成方制剂标准 1994)

甚应膏 shen ying gao

【英文名】Shen Ying Plaster

【组成】广胶、葱、姜。(中医方剂大辞典)

疣必平 you bi ping

【英文名】You Bi Ping Paste

【组成】甲珠、木鳖子、天葵子、硇砂、明矾。(辽宁中医杂志 1987,(10))

疣灵搽剂 you ling cha ji

【英文名】You Ling Liniment

【组成】板蓝根、苦参、生香附、木贼草、露蜂房。(江苏中医 1991,(2))

疣贼方 you zei fang

【英文名】You Zei Prescription

【组成】木贼草、香附、紫草、板蓝根、生地、生苡米、赤芍、灵磁石、茵陈。(北京中医杂志 1988,(4))

疣痣净 you zhi jing

【英文名】You Zhi Jing Plaster

【组成】弱酸、海螵蛸粉、滑石粉。(陕西中医 1991,12(2))

疤痕止痒软化膏 ba hen zhi yang ruan hua gao

【英文名】Ba Hen Zhi Yang Ointment

【组成】复方五倍子浸膏、冰片、薄荷脑、樟脑、水杨酸甲酯。(药品标准－中药成方制剂标准 1992)

疤痕软化膏 ba hen ruan hua gao

【英文名】Ba Hen Ointment

【组成】氧化锌、明胶、甘油、冰片、樟脑。(新医药学杂志 1976,(8))

疥灵丹 jie ling dan

【英文名】Jie Ling Pellet

【组成】(1)硫黄、水银、油核桃肉、生猪板油。(中医方剂大辞典)(2)大风子肉、油核桃仁、杏仁、川椒、木鳖子肉、水银、樟脑、枯矾、猪脂油。(中医方剂大辞典)(3)苦参、白蒺藜子、白芷、山栀、枳壳、羌活、当归、连翘。(中医方剂大辞典)(4)花椒、枯矾、硫黄。(中医方剂大辞典)

疥疮一扫光 jie chuang yi sao guang

【英文名】Jie Chuang Yi Sao Guang

【组成】水银、乳香、没药、硫黄、樟脑、花椒、蛇床子、大风子。(中医方剂大辞典)

疥疮大风膏 jie chuang da feng gao

【英文名】Jie Chuang Da Feng Plaster

【组成】大风子、枯矾、蛇脱、樟脑、蜂窠、水银、柏油烛。(中医方剂大辞典)

疥疮宁膏 jie chuang ning gao

【英文名】Jie Chuang Ning Plaster

【组成】硫黄、花椒、蛇床子、苦参、六一散、冰片、赛庚啶、灭滴灵。(湖北中医杂志 1990,(5))

疥疮药 jie chuang yao

【英文名】Jie Chuang Drug

【组成】(1)蛇床、芥子、胡椒、三仙、樟脑、枯矾、川椒、苍术、白芷、寒水石、硫黄。(中医方剂大辞典)(2)吴茱萸、樟脑、白矾、轻粉、蛇床、寒水石、黄柏、大黄、硫黄、槟榔。(中医方剂大辞典)

疥疮酊 jie chuang ding

【英文名】Jie Chuang Wine

【组成】蛇床子、花椒、苦参、百部、夜交藤。(陕西中医 1990,11(12))

疥疮剪草散 jie chuang jian cao san

【英文名】Jie Chuang Jian Cao Powder

【组成】蛇床子、寒水石、芜荑、剪草、吴茱萸、枯矾、黄柏、苍术、厚朴、明雄黄、轻粉。(中医方剂大辞典)

疥疮搽药 jie chuang cha yao

【英文名】Jie Chuang Liniment

【组成】白薇、白芷、炒花椒、细茶叶、寒水百、大黄、明矾、蛇床子、雄黄、百部、潮脑。(中医方剂大辞典)

疥疮散 jie chuang san

【英文名】Jie Chuang Powder

【组成】白椒、樟冰、硫黄、槟榔、生明矾。(中医方剂大辞典)

疥疮膏 jie chuang gao

【英文名】Jie Chuang Plaster

【异名】疥药膏(中医方剂大辞典、全国中药成药处方集)

【组成】(1)木鳖肉、风子肉、雄黄、核桃仁、洋硇、硫黄、水银、人言、川椒、床子、猪脂油。(中医方剂大辞典)(2)麻黄、川椒、白芷、蛇床子、大风子、胡桃肉、斑蝥、升华硫黄、轻粉、信石、煅枯矾、明雄、樟脑、黄蜡。(中医方剂大辞典)(3)西麻黄、斑蝥虫、江子、麻油、猪油、黄蜡、寒水石、硫黄、樟脑、花椒、雄黄、明矾、黄丹。(中医方剂大辞典)

疥药一扫光 jie yao yi sao guang

【英文名】Jie Yao Yi Sao Guang

【组成】胡桃仁、大风子肉、水银、红砒。(中医方剂大辞典)

疥癣光 jie xuan guang

【英文名】Jie Xuan Guang

【组成】松香、水银、硫黄、枯矾、樟脑、麻油。(中医方剂大辞典)

疥癣散 jie xuan san

【英文名】Jie Xuan Powder

【组成】寒水石、密陀僧、雄黄、钟乳石、硫黄、蛤粉、川心莲、蛇床子、樟脑、苦参、羌活、轻粉、百部、细辛、枯矾、黄柏、川楝皮、苍术、生半夏。(中医方剂大辞典)

疥癣膏 jie xuan gao

【英文名】Jie Xuan Plaster

【组成】(1)硫黄、硇砂、家猪脂。(中医方剂大辞典)(2)中黄、硫黄。(中医方剂大辞典)

疬串膏 li chuan gao

【英文名】Li Chuan Plaster

【组成】雄猪胆(涂疮)。(中医方剂大辞典)

疮方通神乳香膏 chuang fang tong shen ru xiang gao

【英文名】Chuang Fang Tong Shen Ru Xiang Plaster

【组成】乳香、没药、血竭、黄丹、木鳖子、腻粉、乌鱼骨、不灰木、五灵脂、海桐皮、沥青、蜡、麝香、油(外用)。(中医方剂大辞典)

疮可愈 chuang ke yu

【英文名】Chuang Ke Yu

【组成】樟脑、贝母、松香、黄丹、轻粉、雄黄、麻油、蟾酥、冰片、珍珠粉等。(陕西中医 1993,14(10))

疮疖汤 chuang jie tang

【英文名】Chuang Jie Decoction

【组成】生地、甘草、白蔹、土茯苓、入地金牛、甘菊、苦参、土兔冬、地肤子。(中医方剂大辞典)

疮炎灵软膏 chuang yan ling ruan gao

【英文名】Chuang Yan Ling Bill Ointment

【组成】芙蓉叶。(药品标准－中药成方制剂标准 1991)

疮疡膏 chuang yang gao

【英文名】Chuang Yang Plaster

【组成】土鳖虫、血竭、川芎、红花、大黄、升麻、麻油、黄丹、当归等。(鄂卫药准字(1985)287 号)

疮肿风湿筋痛膏药 chuang zhong feng shi jin tong gao yao

【英文名】Chuang Zhong Feng Shi Jin Tong Emplastrum

【组成】桐油、嫩松香、西朱、黄丹、葱汁、姜汁、乳香、没药、百草霜。(中医方剂大辞典)

疮毒化毒散 chuang du hua du san

【英文名】Chuang Du Hua Du Powder

【组成】乳香、没药、赤芍、花粉、川军、元连、甘草、绿豆面、白芷、贝母、冰片、雄黄。(中医方剂大辞典)

疮科保安丸 chuang ke bao an wan

【英文名】Chuang Ke Bao An Pill

【组成】银花、贝母、归尾、红花、乳香、没药、生芪、熟地、麻黄、防风、花粉、赤芍、白芷、牛膝、地龙、山甲、石决明、血竭、雄黄。(中医方剂大辞典)

疮药如神膏 chuang yao ru shen gao

【英文名】Chuang Yao Ru Shen Plaster

【组成】黄芩、黄柏、黄连、当归须、川芎、白芷、玄参、僵蚕、防风、斑蝥、全蝎、紫草、荆芥、蛇床子、花椒、槟榔、巴豆。(中医方剂大辞典)

疮药消风散 chuang yao xiao feng san

【英文名】Chuang Yao Xiao Feng Powder

【组成】葱白、猪油、白矾、轻粉、水银。(中医方剂大辞典)

疮药槟榔散 chuang yao bing lang san

【英文名】Chuang Yao Bing Lang Lotion

【组成】槟榔、海桐皮、藜芦、菖蒲、闾茹、百部、鸡肠草、剪草、贯众、蛇床子、山栀子、芮草。(中医方剂大辞典)

疯气膏药 feng qi gao yao

【英文名】Feng Qi Plaster

【组成】(1)乱头发、地骨皮、寻风藤、当归、黄蜡、五加皮、防风、黄柏、独活、木鳖子、姜汁、葱汁、松香、棕、麻油、孩儿茶、樟脑、乳香、没药、龙骨、轻粉、血竭、麝香。(中医方剂大辞典)(2)川乌、闹洋花、川山甲、草乌、血余。(中医方剂大辞典)

疯油膏 feng you gao

【英文名】Feng You Plaster

【组成】轻粉、东丹、飞辰砂。(中医方剂大辞典)

疯损膏 feng sun gao

【英文名】Feng Sun Plaster

【组成】三角枫、珍珠藤、墨斗草、水胡椒草。(中医方剂大辞典)

皆效散 jie xiao san

【英文名】Jie Xiao Powder

【组成】石硫黄、干漆、文蛤。(中医方剂大辞典)

皇室秘酒 huang shi mi jiu

【英文名】Huang Shi Mi Wine

【组成】人参、鹿鞭、熟地、枸杞、淫羊藿、肉桂、附子等。(湖北中医杂志 1988,(3))

皇散 huang san

【英文名】Huang Powder

【组成】插芹。(中医方剂大辞典)

盆炎方 pen yan fang

【英文名】Pen Yan Prescription

【组成】当归、川芎、丹参、香附、云苓、桃仁、赤白芍、柴胡、川楝、路路通、甘草。(时珍国药研究 1991,2(1))

盆炎净颗粒 pen yan jing ke li

【英文名】Pen Yan Jing Granule

【组成】忍冬藤、鸡血藤、狗脊、蒲公英、益母草、车前草、赤芍、川芎。(药品标准－中药成方制剂标准 1997)

盆炎清栓 pen yan qing shuan

【英文名】Pen Yan Qing Suppository

【组成】毛冬青、吲哚美辛。(药品标准－中药成方制剂标准 1998)

盆腔炎方 pen qiang yan fang

【英文名】Pen Qiang Yan Prescription

【组成】Ⅰ号方:连翘、金银花、黄柏、苦参、生薏仁、赤芍、白芍、栀子、木通、牛膝、当归、川芎、甘草;Ⅱ号方:丹参、益母草、当归、土鳖虫、醋香附、柴胡、牛膝、泽兰、川芎、三棱、莪术、甘草、黄柏、金银花。(山东中医杂志 1993,12(1))

盆腔炎外敷方 pen qiang yan wai fu fang

【英文名】Pen Qiang Yan Wai Fu Prescription

【组成】大黄、黄柏、姜黄、白芷、陈皮、厚朴、苍术、炒艾叶、红花、透骨草、红藤、防风、乌头、泽兰、丹参、乳香、没药、天花粉、香附。(贵阳中医学院学报 1979,(1))

盆腔炎冲剂 pen qiang yan chong ji

【英文名】Peng Qiang Yan Medicinal Instant Granule

【组成】当归、赤芍、败酱草、香附。((85)京卫药准字第 294 号)

盆腔消炎片 pen qiang xiao yan pian

【英文名】Pen Qiang Xiao Yan Tablet

【组成】地稔、两面针、五指毛桃、穿破石、当归等。(中成药研究 1993,(9))

相传丸 xiang chuan wan

【英文名】Xiang Chuan Pill

【组成】天门冬、麦门冬、贝母、紫菀、百合、桔梗、人参、杏仁、生干地黄、桂、半夏、甘草、阿胶、陈橘皮。(中医方剂大辞典)

相传汤 xiang chuan tang

【英文名】Xiang Chuan Decoction

【组成】五味子、芍药、半夏、细辛、紫苑、杏仁、桂、甘草、人参。(中医方剂大辞典)

相思丸 xiang si wan

【英文名】Xiang Si Pill

【组成】相思子、蓖麻子、巴豆、朱砂末、蜡。(中医方剂大辞典)

盾叶冠心宁片 dun ye guan xin ning pian

【英文名】Dun Ye Guan Xin Ning Tablet

【组成】盾叶薯蓣的根茎。(药品标准－中药成方制剂

标准 1998)

省风化痰汤 xing feng hua tan tang

【英文名】Xing Feng Hua Tan Decoction

【组成】天麻、僵蚕、半夏、橘红、黄芩、黄连、麦冬、防风、枳实、远志、甘草、胆星、香附、茯神。(中医方剂大辞典)

省风汤 xing feng tang

【英文名】Xing Feng Decoction

【组成】(1)防风、犀角、大黄、知母、玄参、黄芩、羚羊角、桔梗。(中医方剂大辞典)(2)南星、防风、独活、附子、全蝎、甘草。(中医方剂大辞典)(3)半夏、防风、甘草、全蝎、白附子、川乌、木香、天南星。(中医方剂大辞典)(4)天南星。(中医方剂大辞典)(5)天南星、全蝎梢。(中医方剂大辞典)(6)防风、南星、半夏、黄芩、甘草。(中医方剂大辞典)(7)半夏、防风、甘草。(中医方剂大辞典)(8)防风、胆星、半夏、陈皮、赤苓、黄芩、枳壳、甘草、生姜。(中医方剂大辞典)(9)半夏、防风、炙甘草、生附子、全蝎、川芎、木香、南星。(中医方剂大辞典)

省风清痰转舌汤 xing feng qing tan zhuan she tang

【英文名】Xing Feng Qing Tan Zhuan She Decoction

【组成】陈皮、半夏、枳实、黄芩、防已、防风、全蝎、南星、甘草、白茯苓、蝉蜕、天麻。(中医方剂大辞典)

省风散 xing feng san

【英文名】Xing Feng Powder

【组成】羌活、防风、甘草、白茯苓、木香、人参、陈皮、天台乌药、白术、南星、附子。(中医方剂大辞典)

省味金花丸 xing wei jin hua wan

【英文名】Xing Wei Jin Hua Pill

【组成】(1)栀子、黄芩、黄柏、桑白皮、地骨皮、桔梗、知母、甘草。(中医方剂大辞典)(2)川黄柏、黄芩、知母、桔梗、连翘、地骨皮、薄荷。(中医方剂大辞典)

眉心膏 mei xin gao

【英文名】Mei Xin Plaster

【组成】斑蝥、巴豆霜、蟾蜍、朱砂、雄黄、麝(贴眉心)。(中医方剂大辞典)

眉毛脱落丹 mei mao tuo luo dan

【英文名】Mei Mao Tuo Luo Pellet

【组成】大皂角、鹿角、松毛。(中医方剂大辞典)

砂仁汤 sha ren tang

【英文名】Sha Ren Decoction

【组成】砂仁、黄连、木贼。(中医方剂大辞典)

砂仁驱风油 sha ren qu feng you

【英文名】Sha Ren Qu Feng Oil

【组成】砂仁叶油、冬绿油、薄荷油、桉叶油、薄荷脑、樟脑。

砂仁益黄散 sha ren yi huang san

【英文名】Sha Ren Yi Huang Powder

【组成】陈皮、青皮、诃子、丁香、木香、砂仁。(中医方剂大辞典)

砂仁散 sha ren san

【英文名】Sha Ren Powder

【异名】萝卜砂仁散(中医方剂大辞典)

【组成】(1)砂仁。(中医方剂大辞典)(2)砂仁、白豆蔻、橘红、木香、神曲、麦蘖、甘草。(中医方剂大辞典)

砂仁粥 sha ren zhou

【英文名】Sha Ren Gruel

【组成】粳米、砂仁。(中医方剂大辞典)

砂仁葱白汤 sha ren ci bai tang

【英文名】Sha Ren Ci Bai Decoction

【异名】砂仁葱汤(中医方剂大辞典、医方考)

【组成】砂仁、葱白。(中医方剂大辞典)

砂仁熟水 sha ren shu shui

【英文名】Sha Ren Medicinal Instant Granule

【组成】砂仁、甘草。(中医方剂大辞典)

砂贝散 sha bei san

【英文名】Sha Bei Powder

【组成】朱砂、贝母。(中医方剂大辞典)

砂枳二陈汤 sha zhi er chen tang

【英文名】Sha Zhi Er Chen Decoction

【组成】二陈汤加砂仁、枳壳。(中医方剂大辞典)

砂草油 sha cao you

【英文名】Sha Cao Oil

【组成】硇砂、甘草。(中医方剂大辞典)

砂香饮 sha xiang yin

【英文名】Sha Xiang Drink

【组成】砂仁、木香、桑寄生、香附、白芍、当归、槟榔。(中医方剂大辞典)

砂香散 sha xiang san

【英文名】Sha Xiang Powder

【组成】人参、木香、砂仁、黄芪、山药、柏子仁、茯神、远志、枣仁。(中医方剂大辞典)

砂淋丸 sha lin wan

【英文名】Sha Lin Pill

【组成】黄色生鸡内金、生黄芪、知母、生杭芍、硼砂、朴硝、消石。(中医方剂大辞典)

砂雪丸 sha xue wan

【英文名】Sha Xue Pill

【异名】仙传砂雪丸(中医方剂大辞典、外科全生集)

【组成】辰砂、轻粉、僵蚕、全蝎。(中医方剂大辞典)

砂锅丸 sha guo wan

【英文名】Sha Guo Pill

【组成】野党参、全当归、川芎、核桃仁、大枣、皂矾、苦杏仁、桃仁、红花。(中医方剂大辞典)

砂雄丸 sha xiong wan
【英文名】Sha Xiong Pill
【组成】朱砂、雄黄、白茯苓。(中医方剂大辞典)
砂蔻膏 sha kou gao
【英文名】Sha Kou Plaster
【组成】蔻仁、硼砂、白矾、上梅片、蜂蜜。(湖北中医杂志 1985,(6))
砂糖丸 sha tang wan
【英文名】Sha Tang Pill
【组成】(1)砂糖、白炭灰、紫苏叶、滑石。(中医方剂大辞典)(2)腻粉。(中医方剂大辞典)(3)砂糖。(中医方剂大辞典)(4)矿石灰。(中医方剂大辞典)
砂糖方 sha tang fang
【英文名】Sha Tang Prescription
【组成】琥珀糖。(中医方剂大辞典)
砂糖水 sha tang shui
【英文名】Sha Tang Drink
【组成】小青叶。(中医方剂大辞典)
砂糖散 sha tang san
【英文名】Sha Tang Powder
【组成】砂糖、面。(中医方剂大辞典)
砒石膏 pi shi gao
【英文名】Pi Shi Plaster
【组成】红砒石、水银、生明矾、硫黄、花椒、蛇床子、大风子油肉、升药底、老烟膏、樟脑(外用)。(中医方剂大辞典)
砒枣散 pi zao san
【英文名】Pi Zao Powder
【组成】红枣、人中白、冰片、芦荟。(中医方剂大辞典)
砒油方 pi you fang
【英文名】Pi You Prescription
【组成】红砒。(中医方剂大辞典)
砒矾散 pi fan san
【英文名】Pi Fan Powder
【组成】白砒、明矾、马钱子、黄连素、普鲁卡因。(广西中医药 1978,(3))
砒砂雄黄散 pi sha xiong huang san
【英文名】Pi Sha Xiong Huang Powder
【组成】白砒、朱砂、明雄黄、生白矾、鲜蟾酥、上梅片、白公丁、巴豆仁、硇砂。(中医方剂大辞典)
砒猪油膏 pi zhu you gao
【英文名】Pi Zhu You Plaster
【组成】白砒、轻粉、红升丹。(吉林中医 1992,(3))
砒黄丸 pi huang wan
【英文名】Pi Huang Pill
【组成】(1)砒黄、芫花、硇砂、香墨、釜煤、当归、干漆。(中医方剂大辞典)(2)砒黄。(中医方剂大辞典)
砒黄熏方 pi huang xun fang
【英文名】Pi Huang Xun Prescription
【组成】砒黄、雄黄、石硫黄、熟艾。(中医方剂大辞典)
砒黄敷方 pi huang fu fang
【英文名】Pi Huang Fu Prescription
【组成】砒黄、蛸虫。(中医方剂大辞典)
砒霜丸 pi shuang wan
【英文名】Pi Shuang Pill
【组成】(1)砒霜、雄黄、朱砂、麝香、干蟾灰。(中医方剂大辞典)(2)砒霜、白矾灰、干蟾、夜明砂、黄丹、朱砂。(中医方剂大辞典)(3)砒霜、朱砂、巴豆、母丁香、相思子、阿魏、恒山。(中医方剂大辞典)(4)砒霜、硇砂、腻粉、巴豆、斑蝥、芫花、狗胆。(中医方剂大辞典)(5)砒霜、阿魏、雄黄、朱砂。(中医方剂大辞典)(6)砒霜、天灵盖、猢狲头骨、朱砂、东南桃柳枝。(中医方剂大辞典)(7)砒霜、干地龙、巴豆。(中医方剂大辞典)(8)砒霜、桃仁、豉。(中医方剂大辞典)(9)砒霜、凝水石、附子、定粉。(中医方剂大辞典)(10)砒霜、淀花、铁砧上末。(中医方剂大辞典)(11)砒霜、雄黄、丹砂、玳瑁、藜芦、椿叶、阿魏。(中医方剂大辞典)
砒霜线 pi shuang xian
【英文名】Pi Shuang Medicated Thread
【组成】黄芩、黄连、黄柏、红花、银花、连翘、肉桂、广皮、川芎、薄荷、法夏、白芷、木香、龟版、甘草、藤黄、香墨。(中医方剂大辞典)
砒霜顶 pi shuang ding
【英文名】Pi Shuang Ding
【组成】精猪肉、白信。(中医方剂大辞典)
砒霜常山丸 pi shuang chang shan wan
【英文名】Pi Shuang Chang Shan Pill
【组成】生白砒霜、常山、草果、云茯苓、雄黄、绿豆。(江苏中医 1962,(6))
砒霜散 pi shuang san
【英文名】Pi Shuang Powder
【组成】(1)砒霜、硫黄、密陀僧、腻粉。(中医方剂大辞典)(2)干胆、胡桃、砒霜、荞麦面。(中医方剂大辞典)(3)砒霜、麈香、川升麻末、诃黎勒皮末、干虾蟆灰。(中医方剂大辞典)
砒霜膏 pi shuang gao
【英文名】Pi Shuang Ointment
【组成】砒霜、附子、苦参、硫黄、黄蜡。(中医方剂大辞典)
祖方分类法 zu fang fen lei fa
【英文名】Zu Fang Fen Lei Fa
【定义】指选中医经典著作以及后世医家的部分基础方剂,冠以祖方,用以归纳其他同类方剂的一种方

剂分类方法。(方剂学)

祖师麻关节止痛膏 zu shi ma guan jie zhi tong gao

【英文名】Zu Shi Ma Guan Jie Zhi Tong Plaster

【组成】祖师麻、樟脑、冰片、薄荷脑、水杨酸甲酯、苯海拉明、二甲苯、麝香。(药品标准-中药成方制剂标准 1998)

祖师麻注射液 zu shi ma zhu she ye

【英文名】Zu Shi Ma Injection

【组成】黄瑞香。(药品标准-中药成方制剂标准 1998)

祖师麻膏药 zu shi ma gao yao

【英文名】Zu Shi Ma Plaster

【组成】祖师麻。(药品标准-中药成方制剂标准 1998)

祛水饮 qu shui yin

【英文名】Qu Shui Drink

【组成】麻黄、柴胡、升麻、防风、山楂、生姜。(中医方剂大辞典)

祛火外消汤 qu huo wai xiao tang

【英文名】Qu Huo Wai Xiao Decoction

【组成】地榆、白及、柏叶、炒栀子、白芍、当归、生甘草。(中医方剂大辞典)

祛火利痰丸 qu huo li tan wan

【英文名】Qu Huo Li Tan Pill

【组成】大黄、巴戟天、萝卜子、真苏子、麦芽、枳实。(中医方剂大辞典)

祛火通关饮 qu huo tong guan yin

【英文名】Qu Huo Tong Guan Drink

【组成】黄连、玄参、山豆根、桔梗、牛蒡子、枳实、大黄、玄明粉、瓜蒌仁。(中医方剂大辞典)

祛风一醉散 qu feng yi zui san

【英文名】Qu Feng Yi Zui Powder

【组成】朱砂、曼陀罗花。(中医方剂大辞典)

祛风二乌汤 qu feng er wu tang

【英文名】Qu Feng Er Wu Decoction

【组成】乌梅、乌梢蛇、夜交藤、苏木、防风、生甘草。(江苏中医杂志 1987,8(1))

祛风丸 qu feng wan

【英文名】Qu Feng Pill

【组成】(1)天南星、白矾、草乌头。(中医方剂大辞典)(2)苦参、当归、白蒺藜、熟地、羌活、独活、灵仙、大胡麻、制首乌、蝉衣、火麻仁、天麻、紫浮萍、黑芝麻。(中医方剂大辞典)(3)防风、防己、荆芥、当归、川芎、生地黄、陈皮、白术、桑寄生、薏苡仁、栀子仁、牙皂、何首乌、川乌、白芍药、羌活、独活、黄芩、半夏、木瓜、青藤、牛膝、沉香、白豆蔻、木香、桂枝、光乌。(中医方剂大辞典)(4)木香、槟榔、青皮、陈皮、枳壳、车前子、防风、天麻、半夏、川大黄、黑牵牛、干生姜、猪牙皂角。(中医方剂大辞典)(5)车前子、赤茯苓、木香、槟榔、枳壳、青皮、陈皮、半夏、干生姜、大黄、黑牵牛、皂角。(中医方剂大辞典)(6)黄芪、枳壳、防风、芍药、甘草、熟地、地骨皮、枸杞子、生地。(中医方剂大辞典)(7)半夏、白矾、荆芥、槐龟子、陈皮、朱砂。(中医方剂大辞典)(8)绿豆粉、川乌头、草乌头、天南星、半夏、甘草、川芎、藿香叶、苓苓香、地龙、蝎梢、白僵蚕、川姜。(中医方剂大辞典)(9)槐牙、皂荚牙、苦参、防风、羌活、乌蛇、使君子。(中医方剂大辞典)(10)没药、木鳖子、防风、乳香、血竭、乌头、荆芥穗、青橘皮、五灵脂。(中医方剂大辞典)

祛风匀气散 qu feng yun qi san

【英文名】Qu Feng Yun Qi Powder

【异名】核风匀气饮(中医方剂大辞典、幼幼集成)

【组成】川芎、当归身、赤芍、麦冬、人参、防风、青皮、官桂、木香、荆芥穗、甘草。(中医方剂大辞典)

祛风化痰丸 qu feng hua tan wan

【英文名】Qu Feng Hua Tan Pill

【组成】甘草、玄明粉、郁金、硼砂、金礞石、白矾、朱砂、竹沥膏、生姜汁、冰片、薄荷脑。(药品标准-中药成方制剂标准 1992)

祛风化痰方 qu feng hua tan fang

【英文名】Qu Feng Hua Tan Prescription

【组成】制白附子、制南星、制半夏、地龙、白僵蚕、陈皮。(陕西中医 1992,13(7))

祛风止痒方 qu feng zhi yang fang

【英文名】Qu Feng Zhi Yang Prescription

【组成】荆芥、薄荷、蝉衣、贼草、焦山栀、野菊花、川芎、丹皮、赤芍、豨签草、白鲜皮、苦参。(中西医结合眼科 1993,11(3))

祛风止痛片 qu feng zhi tong pian

【英文名】Qu Feng Zhi Tong Tablet

【组成】老鹳草、槲寄生、红花、威灵仙、制草乌、续断、独活。(药品标准-中药成方制剂标准 1989)

祛风地黄丸 qu feng di huang wan

【英文名】Qu Feng Di Huang Pill

【组成】生地、熟地、白蒺藜、川牛膝、知母、黄柏、枸杞子、菟丝子、独活。(中医方剂大辞典)

祛风导痰汤 qu feng dao tan tang

【英文名】Qu Feng Dao Tan Decoction

【组成】法半夏、陈皮、胆星、钩藤、茯苓、桂枝、葛根、甘草、荆竹沥。(中医方剂大辞典)

祛风杀虫肥皂 qu feng sha chong fei zao

【英文名】Qu Feng Sha Chong Fei Zao

【组成】百部、紫背浮萍、鲜肥皂、浮皮硝。(中医方剂

大辞典)

祛风汤 qu feng tang

【英文名】Qu Feng Decoction

【组成】炒苍耳、土茯苓、汉防己、生甘草。(陕西中医 1992,13(10))

祛风至宝丹 qu feng zhi bao dan

【英文名】Qu Feng Zhi Bao Pellet

【异名】祛风至宝膏(中医方剂大辞典、法律)

【组成】防风、薄荷、荆芥、羌活、独活、连翘、黄芩、黄柏、黄连、栀子、全蝎、天麻、细辛、枳实、桔梗、大黄、芒硝、生地、石膏、甘草、盐梅、干葛、赤芍、细茶、麻黄。(中医方剂大辞典)

祛风利湿汤 qu feng li shi tang

【英文名】Qu Feng Li Shi Decoction

【组成】蝉蜕、白鲜皮、穿山龙、地龙、紫荆皮、白果、土茯苓、黑白丑、商陆、茜草、蒲黄炭。(吉林中医。1987(6))

祛风坠涎丸 qu feng zhui xian wan

【英文名】Qu Feng Zhui Xian Pill

【组成】荆芥穗、密陀僧、白矾、半夏、朱砂。(中医方剂大辞典)

祛风牢牙散 qu feng lao ya san

【英文名】Qu Feng Lao Ya Powder

【组成】防风、川芎、白蒺藜、石膏、沉香、青盐、香白芷、细辛、甘松、三柰、香附子、荆芥穗、升麻、旱莲草、荷叶灰、没石子、胆矾。(中医方剂大辞典)

祛风羌活散 qu feng qiang huo san

【英文名】Qu Feng Qiang Huo Powder

【组成】羌活、粉草、天麻、茯苓、川芎、荆芥穗、白僵蚕、白术、白附子、桔梗、防风、全蝎、朱砂、天南星。(中医方剂大辞典)

祛风定志汤 qu feng ding zhi tang

【英文名】Qu Feng Ding Zhi Decoction

【组成】防风、酸枣仁、人参、当归、远志、石菖蒲、橘红、南星、茯神、独活、甘草、生姜。(中医方剂大辞典)

祛风定痛散 qu feng ding tong san

【英文名】Qu Feng Ding Tong Powder

【组成】防风、川芎、白蒺藜、石膏、沉香、青盐、白芷、香附子、细辛、没石子、甘松、三柰、薄荷叶、旱莲子、胆矾。(中医方剂大辞典)

祛风定震汤 qu feng ding zhen tang

【英文名】Qu Feng Ding Zhen Decoction

【组成】当归、荆芥、防风、白芷、川芎、羌活、蔓荆子、槟榔、琥珀、制南香、乳香、没药。(四川中医 1988,(1))

祛风注射液 qu feng zhu she ye

【英文名】Qu Feng Injection

【组成】狗骨、甜瓜子。(中草药 1977,(12))

祛风败毒散 qu feng bai du san

【英文名】Qu Feng Bai Du Powder

【组成】枳实、赤芍、前胡、柴胡、荆芥、薄荷、牛蒡子、独活、苍术、僵蚕、连翘、川芎、羌活、蝉蜕、甘草。(中医方剂大辞典)

祛风保安丹 qu feng bao an dan

【英文名】Qu Feng Bao An Pellet

【组成】乌蛇、附子、赤箭天麻、朱砂、白附子、防风、没药、白术、细辛、羌活、独活、黄芪、白僵蚕、藁本、香白芷、五灵脂、赤芍药、乌药、川乌头、当归、木香、全蝎、川芎、干姜、乳香、石莲肉、麝香。(中医方剂大辞典)

祛风活络洗药 qu feng huo luo xi yao

【英文名】Qu Feng Huo Luo Lotion

【组成】防风、白芷、白附子、僵蚕、细辛、天麻、白菊花、南星、橘络、薄荷。(中医方剂大辞典)

祛风活络贴药 qu feng huo luo tie yao

【英文名】Qu Feng Huo Luo Emplastrum

【组成】(1)白附子、僵蚕、蝎尾、薄荷、防风、芥穗、天麻、炙草、川羌活、川芎、乌头、藿香。(中医方剂大辞典)(2)防风、白芷、白附子、僵蚕、天麻、薄荷。(中医方剂大辞典)

祛风活络膏 qu feng huo luo gao

【英文名】Qu Feng Huo Luo Plaster

【组成】白花蛇、全蝎、僵蚕、白附子、川乌、细辛、川羌、稀莶草、皂角、南星(外涂)。(中医方剂大辞典)

祛风活络熨方 qu feng huo luo yun fang

【英文名】Qu Feng Huo Luo Hot Medicated Compress

【组成】防风、白芷、川山甲、皂角、薄荷。(中医方剂大辞典)

祛风牵正汤 qu feng qian zheng tang

【英文名】Qu Feng Qian Zheng Decoction

【组成】当归、川芎、赤芍、羌活、荆芥、白附子、全虫、僵蚕、白芷、薄荷、菊花、甘草。(中医方剂大辞典)

祛风神妙散 qu feng shen miao san

【英文名】Qu Feng Shen Miao Powder

【组成】瓜蒂、赤小豆、小黄米。(中医方剂大辞典)

祛风胜湿汤 qu feng sheng shi tang

【英文名】Qu Feng Sheng Shi Decoction

【组成】(1)荆芥、防风、羌活、蝉衣、茯苓皮、陈皮、银花、甘草。(中医方剂大辞典)(2)黄柏、苦参、银花、白鲜皮、茯苓皮、羌活、防风、荆芥、陈皮。(中医方剂大辞典)

祛风胜湿剂 qu feng sheng shi ji

【英文名】Wind Expelling & Damp Eliminating Agents

【定义】指以祛风湿药为主组方,治疗风湿在表所致的

头痛身重,或风湿侵袭痹阻经络所致的腰膝顽麻痛痹等证。(方剂学)

祛风胜湿酒 qu feng sheng shi jiu

【英文名】Qu Feng Sheng Shi Wine

【组成】羌活、当归、独活、防己、威灵仙、香加皮、薏苡仁。(药品标准-中药成方制剂标准 1995)

祛风药酒 qu feng yao jiu

【英文名】Qu Feng Wine

【组成】(1)生地、当归、枸杞、丹参、熟地、茯神、地骨皮、丹皮、川芎、白芍、女贞子、米仁、杜仲、秦艽、续断、牛膝、桂枝、龙眼肉。(中医方剂大辞典)(2)防风、荆芥穗、苍术、麻黄、细辛、天麻、白芷、川芎、当归、半夏、茯苓、僵蚕、川乌、草乌、洛阳花、白花蛇。(中医方剂大辞典)

祛风退热汤 qu feng tui re tang

【英文名】Qu Feng Tui Re Decoction

【组成】防风、当归、芍药、甘草、人参、山栀子仁、大黄、柴胡。(中医方剂大辞典)

祛风除湿汤 qu feng chu shi tang

【英文名】Qu Feng Chu Shi Decoction

【组成】(1)焦白术、茯苓、炒薏仁、甘草、荆芥。(中医方剂大辞典)(2)当归、川芎、橘红、赤芍药、半夏、苍术、片术、白茯苓、乌药、枳壳、桔梗、黄连、黄芩、白芷、防风、羌活、甘草。(中医方剂大辞典)

祛风除湿药酒 qu feng chu shi yao jiu

【英文名】Qu Feng Chu Shi Wine

【组成】老鹳草、鸡血藤、寻骨风、骨碎补、狗脊、秦艽、五加皮、栀子、陈皮。(药品标准-中药成方制剂标准 1997)

祛风除湿散 qu feng chu shi san

【英文名】Qu Feng Chu Shi Powder

【组成】荆芥穗、防风、香白芷、僵蚕、白鲜皮、地肤子、穿山甲、滑石、枯白矾、黄柏、粉丹皮、冰片。(中医方剂大辞典)

祛风顺气丸 qu feng shun qi wan

【英文名】Qu Feng Shun Qi Pill

【组成】木香、槟榔、川芎、天麻、陈皮、半夏、青皮、车前子、干生姜、防风、猪牙皂角、大黄、牵牛头末。(中医方剂大辞典)

祛风顺气香枳散 qu feng shun qi xiang zhi san

【英文名】Qu Feng Shun Qi Xiang Zhi Powder

【组成】枳壳、防风、甘草。(中医方剂大辞典)

祛风健脾止痒汤 qu feng jian pi zhi yang tang

【英文名】Qu Feng Jian Pi Zhi Yang Decoction

【组成】丹参、丹皮、桑白皮、荆芥、白鲜皮、蒺藜、双花、连翘、白芷、防风、蝉蜕、生地、姜虫、全蝎、蜈蚣。(内蒙古中医药 1989,(4))

祛风换肌丸 qu feng huan ji wan

【英文名】Qu Feng Huan Ji Pill

【组成】(1)马齿苋、浮萍草、熟军、防风、蔓荆子、黄芩、连翘、荆芥、苦参、白蒺藜、大胡麻、黄柏、牛膝、白鲜皮、丹皮、白芷。(中医方剂大辞典)(2)灵仙、石菖蒲、何首乌、苦参、牛膝、苍术、大胡麻、天花粉、甘草、川芎、当归。(中医方剂大辞典)

祛风润面散 qu feng run mian san

【英文名】Qu Feng Run Mian Powder

【组成】绿豆白粉、山柰、白附子、白僵蚕、冰片、麝香。(中医方剂大辞典)

祛风润燥汤 qu feng run zao tang

【英文名】Qu Feng Run Zao Decoction

【组成】防风、荆芥、羌活、黄连、黄芩、秦艽、枳壳、当归、皂角仁、桃仁、泽泻、红花、大黄。(中医方剂大辞典)

祛风益胆汤 qu feng yi dan tang

【英文名】Qu Feng Yi Dan Decoction

【组成】柴胡、郁李仁、乌梅、当归、川芎、麦冬、沙参、竹茹、甘草、白芥子、陈皮。(中医方剂大辞典)

祛风逐湿散 qu feng zhu shi san

【英文名】Qu Feng Zhu Shi Powder

【组成】番木鳖、穿山尾甲、熟附子、桂枝、当归、延胡索。(中医方剂大辞典)

祛风通络汤 qu feng tong luo tang

【英文名】Qu Feng Tong Luo Decoction

【组成】(1)川芎、白芍、葛根、白芷、藁本、细辛、蝉衣、牛膝、甘草、蜈蚣、全蝎。(江苏中医杂志 1986,7(1))(2)丹参、川芎、蔓荆子、白芷、薄荷、血竭、甘草。(陕西中医 1990,11(7))

祛风通络散 qu feng tong luo san

【英文名】Qu Feng Tong Luo Powder

【组成】防风、羌活、当归、川芎、白附子、僵蚕、白芷、地龙、全蝎。(陕西中医 1993,14(8))

祛风清上洗药 qu feng qing shang xi yao

【英文名】Qu Feng Qing Shang Lotion

【组成】防风、川芎、白芷、薄荷、桑叶、甘菊、天麻。(中医方剂大辞典)

祛风清上散 qu feng qing shang san

【英文名】Qu Feng Qing Shang Powder

【异名】祛风清上汤(《疡医大全》卷十)

【组成】酒黄芩、白芷、羌活、防风、柴胡梢、川芎、荆芥、甘草。(中医方剂大辞典)

祛风清金散 qu feng qing jin san

【英文名】Qu Feng Qing Jin Powder

【组成】防风、栝楼根、桔梗、枳壳、旋覆花、川芎、山栀、黄芩、贝母、瓜蒌仁、茯苓、天门冬、麦门冬、橘红、五

味子、甘草。(中医方剂大辞典)

祛风清热洗药 qu feng qing re xi yao

【英文名】Qu Feng Qing Re Lotion

【组成】红花、防风、白芷、羌活、桑叶、杭菊、薄荷、僵蚕。(中医方剂大辞典)

祛风清热散 qu feng qing re san

【英文名】Qu Feng Qing Re Powder

【组成】(1)酒芩、白芷、茱萸、防风、柴胡、川乌、荆芥、甘草。(中医方剂大辞典)(2)当归尾、赤芍、川芎、生地黄、黄连、黄芩、栀子、连翘、薄荷、防风、荆芥、羌活、桔梗、枳壳、甘草、白芷梢。(中医方剂大辞典)(3)细辛、酒芩、白芷、防风、柴胡梢、川芎、荆芥、羌活、甘草、蔓荆子、天麻、石膏、菊花。(中医方剂大辞典)

祛风脱敏汤 qu feng tuo min tang

【英文名】Qu Feng Tuo Min Decoction

【组成】生黄芪、白术、防风、当归、白芍、辛夷、细辛、蝉蜕、五味子、菖蒲、甘草。(河北中医 1987,(6))

祛风散 qu feng san

【英文名】Qu Feng Powder

【组成】(1)人参、茯苓、甘草、僵蚕、羌活、防风、厚朴、藿香、蝉蜕、麻黄、薄荷、黄柏、独活。(中医方剂大辞典)(2)天南星、僵蚕、防风、白芷。(中医方剂大辞典)(3)防风、荆芥、苍术、茯苓、炒栀子、枳壳、丹皮、白芥子。(中医方剂大辞典)(4)防风、川芎、白芷、黄芩、细辛、甘草、羌活、薄荷、当归。(中医方剂大辞典)(5)虎胫骨、没药。(中医方剂大辞典)(6)郁金、大黄、白牵牛、防风、槟榔、皂刺。(中医方剂大辞典)(7)白附子、白术、白芷、薄荷叶、藁本、防风、芎脑、羌活、天麻、山药、细辛、全蝎、甘草、藿香。(中医方剂大辞典)(8)生川乌、白术、白芷、甘草。(中医方剂大辞典)(9)防风、南星、甘草、半夏、黄芩。(中医方剂大辞典)(10)大蚕砂、东行蝎虎。(中医方剂大辞典)(11)细辛、苍耳、贯芎、白芷、石膏、当归。(中医方剂大辞典)(12)大黄、黄芩、地骨皮、山栀子仁、柴胡、元参、赤芍药、荆芥、薄荷、防风、甘草、桑白皮。(中医方剂大辞典)(13)干姜、铜绿。(中医方剂大辞典)(14)天南星、生姜、防风、甘草。(中医方剂大辞典)(15)胡黄连、全蝎、犀角、天竺黄、麻黄。(中医方剂大辞典)(16)羌活、大黄、芎䓖、黄芪、朴硝、当归。(中医方剂大辞典)

祛风散热汤 qu feng san re tang

【英文名】Qu Feng San Re Decoction

【组成】连翘、菊花、桑叶、黄芩、薄荷、藁本、白芷、苦丁茶、夏枯草、茅根、荷叶。(山东中医杂志 1987,(4))

祛风湿止痛散 qu feng shi zhi tong san

【英文名】Qu Feng Shi Zhi Tong Powder

【组成】生川乌、生草乌、花椒、羌活、独活、防风、透骨草、姜石、红花、狼毒、半夏、白附子、地骨皮、蛇床子、艾叶、木贼、甘松、硫黄、栀子、胆矾、白鲜皮、川木通、猪牙皂、明矾。(药品标准－中药成方制剂标准 1998)

祛风湿洗药 qu feng shi xi yao

【英文名】Qu Feng Shi Lotion

【组成】南红花、羌活、透骨草、宣木瓜、防己、桑枝。(中医方剂大辞典)

祛风湿药酒 qu feng shi yao jiu

【英文名】Qu Feng Shi Wine

【组成】三叶青藤、九层风、红鱼眼、山风。(药品标准－中药成方制剂标准 1993)

祛风湿骨痛酒 qu feng shi gu tong jiu

【英文名】Qu Feng Shi Gu Tong Wine

【组成】海风藤、木瓜、络石藤、香加皮、鸡血藤、槲寄生。(药品标准－中药成方制剂标准 1998)

祛风湿膏 qu feng shi gao

【英文名】Qu Feng Shi Plaster

【组成】生附子、生草乌、桂枝、白芷、水菖蒲、生半夏、姜黄、紫荆皮、续断、苍术、骨碎补、生天南星、丁香、松香、冰片。(药品标准－中药成方制剂标准 1990)

祛风滋血汤 qu feng zi xue tang

【英文名】Qu Feng Zi Xue Decoction

【组成】黄芪、当归、白芍、元支、勾藤、僵虫、白术、川芎、官桂。(中医方剂大辞典)

祛风舒筋丸 qu feng shu jin wan

【英文名】Qu Fen Shu Jin Pill

【组成】防风、桂枝、麻黄、威灵仙、川乌、草乌、苍术、茯苓、木瓜、秦艽、骨碎补、牛膝、甘草、海风藤、青风藤、穿山龙、老鹳草、茄根。(中医方剂大辞典)

祛风越痹酒 qu feng yue bi jiu

【英文名】Qu Feng Yue Bi Wine

【组成】白术、当归、杜仲、牛膝、防风、苍术、川芎、羌活、红花、桂枝、威灵仙。(中医方剂大辞典)

祛风解毒汤 qu feng jie du tang

【英文名】Qu Feng Jie Du Decoction

【异名】祛风辟毒汤(《观聚方要补》卷六)

【组成】黄连、黄芩、连翘、赤芍、枳壳、大黄、苦参、黄柏、槐花。(中医方剂大辞典)

祛风膏 qu feng gao

【英文名】Qu Feng Bill Ointment

【组成】高良姜、当归、千年健、生草乌、威灵仙、地枫皮、防风、苏木、蜈蚣、桃仁、川芎、大风子、牛膝、生姜、大葱、木香、肉桂、丁香、乳香、没药、细辛。(药品标准－中药成方制剂标准 1998)

祛风镇痛汤 qu feng zhen tong tang

【英文名】Qu Feng Zhen Tong Decoction

【组成】川芎、葛根、地龙、怀牛膝、白芍、羌活、白芷、荆芥、薄荷、甘草、全蝎、细辛。(实用中西医结合杂志 1993,6(7))

祛风燥湿汤 qu feng zao shi tang

【英文名】Qu Feng Zao Shi Decoction

【组成】乌蛇、独活、白芷、藁本、黄柏、白鲜皮、银花、甘草。(中医方剂大辞典)

祛风豁痰汤 qu feng huo tan tang

【英文名】Qu Feng Huo Tan Decoction

【组成】陈皮、瓜蒌仁、半夏、紫苏子、乌药、川贝母、防风、当归。(中医方剂大辞典)

祛风蠲麻洗药 qu feng juan ma xi yao

【英文名】Qu Feng Juan Ma Lotion

【组成】明天麻、防风、白芷、僵蚕、南薄荷、藁本、全归。(中医方剂大辞典)

祛伤散 qu shang san

【英文名】Qu Shang Powder

【组成】川断、全归、羌活、独活、加皮、川芎、牛膝、肉桂、草乌、细辛、乌药、红花、川乌、甘草。(中医方剂大辞典)

祛伤醒脑汤 qu shang xing nao tang

【英文名】Qu Shang Xing Nao Decoction

【组成】木香、青皮、丹参、川芎、赤芍、乳香、归尾、防风、藁本、赤茯苓、甘草等。(广东医学(祖国医学版)1991,12(5))

祛老乌须健阳丹 qu lao wu xu jian yang dan

【英文名】Qu Lao Wu Xu Jian Yang Pellet

【组成】何首乌、牛膝、茯神、茯苓、枸杞子、当归、破故纸、菟丝子。(中医方剂大辞典)

祛虫丹 qu chong dan

【英文名】Qu Chong Pellet

【组成】大虾模、人参、白术、槟榔、使君子肉、针砂、胡黄连、山楂、麦芽。(中医方剂大辞典)

祛虫散 qu chong san

【英文名】Qu Chong Powder

【异名】胖儿丹(《外科十三方考》)

【组成】石榴根皮、二丑、槟榔、鹤虱、雷丸、使君子仁、榧子。(中医方剂大辞典)

祛邪丹 qu xie dan

【英文名】Qu Xie Pellet

【组成】黑豆、砒霜、生黄丹、朱砂。(中医方剂大辞典)

祛邪化滞煎 qu xie hua zhi jian

【英文名】Qu Xie Hua Zhi Decoction

【组成】川芎、黄芩、当归、炒白术、建曲、夏曲、藿梗、云苓、赤芍、煨木香、炙草。(中医方剂大辞典)

祛邪止痢散 qu xie zhi li san

【英文名】Qu Xie Zhi Li Powder

【组成】上川连、滑石、楂肉、煨木香、黑白丑。(中医方剂大辞典)

祛邪止嗽丸 qu xie zhi sou wan

【英文名】Qu Xie Zhi Sou Pill

【组成】紫苏叶、冬花蕊、紫菀茸、杏仁、乌梅肉、粟壳、麻黄、陈皮、桑皮、知母、甘草、官桂。(中医方剂大辞典)

祛邪立效散 qu xie li xiao san

【英文名】Qu Xie Li Xiao Powder

【组成】陈皮、半夏、茯苓、甘草、白芷、川芎、荆子、羌活、防风、桂枝、北细辛、苏叶、生姜。(中医方剂大辞典)

祛邪导滞汤 qu xie dao zhi tang

【英文名】Qu Xie Dao Zhi Decoction

【组成】枳实、猪苓、木通、泽泻、陈皮、车前、大黄。(中医方剂大辞典)

祛阴至圣丹 qu yin zhi sheng dan

【英文名】Qu Yin Zhi Sheng Pellet

【组成】人参、白术、半夏、茯苓、菖蒲、陈皮。(中医方剂大辞典)

祛劳汤 qu lao tang

【英文名】Qu Lao Decoction

【异名】柴胡散(普济方)

【组成】柴胡、常山、鳖甲、知母、青蒿、甘草、枳壳、桂、木香。(中医方剂大辞典)

祛狂至神丹 qu kuang zhi shen dan

【英文名】Qu Kuang Zhi Shen Pellet

【组成】人参、白术、半夏、天南星、附子。(中医方剂大辞典)

祛疟丹 qu nve dan

【英文名】Qu Nve Pellet

【异名】黄丹丸(中医方剂大辞典)

【组成】(1)常山、乌梅、红丹。(中医方剂大辞典)(2)人参、槟榔、茯苓、半夏、草果、常山、良姜、川芎、香白芷。(中医方剂大辞典)(3)常山、草果、槟榔、砂仁、青皮、陈皮、甘草。(中医方剂大辞典)

祛疟饮 qu nve yin

【英文名】Qu Nve Drink

【组成】(1)白术、苍术、青皮、陈皮、草果、厚朴、槟榔、茯苓、甘草、良姜、半夏、人参、乌梅。(中医方剂大辞典)(2)知母、贝母、陈皮、山楂肉、枳实、槟榔、柴胡、紫苏、甘草。(中医方剂大辞典)

祛疟神应丸 qu nve shen ying wan

【英文名】Qu Nve Shen Ying Pill

【组成】干面、青蒿。(中医方剂大辞典)

祛疟饼子 qu nve bing zi

【英文名】Qu Nve Lozenge

【组成】砒霜、白茯苓、绿豆粉、石菖蒲、甘草。(中医方剂大辞典)

祛疟散 qu nve san

【英文名】Qu Nve Powder

【组成】(1)好高良姜、好川白姜。(中医方剂大辞典)(2)黄芪、人参、白术、白茯苓、砂仁、草果、陈皮、五味子、甘草、乌梅。(中医方剂大辞典)

祛疠神效丸 qu li shen xiao wan

【英文名】Qu Li Shen Xiao Pill

【组成】丢子肉、防风、白蒺藜、荆芥、银柴胡、胡黄连、草胡麻、当归、芜荑、木鳖子、薄荷。(中医方剂大辞典)

祛毒化肿汤 qu du hua zhong tang

【英文名】Qu Du Hua Zhong Decoction

【组成】连翘、天花粉、当归、贝母、黄芩、甘草节、桔梗、柴胡、昆布、海藻、瓜蒌仁。(中医方剂大辞典)

祛毒汤 qu du tang

【英文名】Qu Du Decoction

【组成】贝母、穿山甲、僵蚕、大黄。(中医方剂大辞典)

祛毒至神汤 qu du zhi shen tang

【英文名】Qu Du Zhi Shen Decoction

【组成】金银花、人参、当归、甘草、牛皮胶、山甲、大黄。(中医方剂大辞典)

祛毒养荣汤 qu du yang rong tang

【英文名】Qu Du Yang Rong Decoction

【组成】当归、芍药、生地黄、黄连、黄芩、黄柏、知母、连翘、升麻、荆芥、槐角、皂龟子、皂角刺、天花粉、黄芪、人参、甘草节。(中医方剂大辞典)

祛毒散 qu du san

【英文名】Qu Du Powder

【组成】(1)苍术、甘草、黄芩、赤芍药、赤茯苓、麻黄。(中医方剂大辞典)(2)川升麻、漏芦、川芒硝、黄芩、栀子仁。(中医方剂大辞典)(3)射干、山栀子、当归、防己、龙胆、黄芩、芎䓖、黄连、石决明。(中医方剂大辞典)(4)贝母、白芷、赤小豆、苍耳叶。(中医方剂大辞典)(5)白芷、麦冬。(中医方剂大辞典)(6)白芷、生甘草、夏枯草、蒲公英、紫花地丁、白矾。(中医方剂大辞典)(7)白芷、五倍子、花椒、黄丹、枯矾。(中医方剂大辞典)(8)猪苓、泽泻、白术、赤茯苓、官桂、防风、羌活、牛蒡干、黄连、柴胡、甘草。(中医方剂大辞典)

祛涎散 qu xian san

【英文名】Qu Xian Powder

【组成】白矾。(中医方剂大辞典)

祛疣方 qu you fang

【英文名】Qu You Prescription

【组成】土茯苓、生苡仁、败酱草、紫草、根板蓝根、连翘、大青叶、蒲公英、蚤休。(中西医结合杂志 1990,10(9))

祛疣水晶膏 qu you shui jing gao

【英文名】Qu You Shui Jing Plaster

【组成】生石灰、氢氧化钠、糯米、蒸馏水。(中药材 1992,15(8))

祛疣汤 qu you tang

【英文名】Qu You Decoction

【组成】(1)马齿苋、白鲜皮、皮硝、细辛、鸦胆。(湖北中医杂志 1993,15(2))(2)板蓝根、大青叶、旱莲草、马齿苋、薏苡仁、紫草、红花、柴胡、香附、牡蛎。(中医函授通讯 1993,(3))

祛屑汤 qu xie tang

【英文名】Qu Xie Decoction

【组成】苦参、白鲜皮、土茯苓、大黄、龙胆草、硫黄。(北京中医杂志 1990,(2))

祛浮饮 qu fu yin

【英文名】Qu Fu Drink

【组成】川当归、郁李仁、白术、陈皮红、白茯苓、甘草、葶苈子、川木通、槟榔、益智、木香。(中医方剂大辞典)

祛烦养胃汤 qu fan yang wei tang

【英文名】Qu Fan Yang Wei Decoction

【组成】鲜石斛、熟石膏、天花粉、南沙参、麦冬、玉竹、山药、茯苓、广皮、半夏。(中医方剂大辞典)

祛热汤 qu re tang

【英文名】Qu Re Decoction

【组成】(1)大黄、黄连、厚朴、桃仁、朴硝。(玉案)(2)大黄、朴硝、甘草、龙齿、枳壳。(中医方剂大辞典)

祛热搜风饮 qu re sou feng yin

【英文名】Qu Re Sou Feng Drink

【组成】苦参、金银花、柴胡、连翘、片芩、荆芥、黄柏、黄连、生地黄、薄荷、独活、枳壳、防风、甘草。(中医方剂大辞典)

祛疳消食丸 qu gan xiao shi wan

【英文名】Qu Gan Xiao Shi Pill

【组成】黄连、青橘皮、木香、大麦芽、川楝子肉、神曲、芜荑仁。(中医方剂大辞典)

祛病解热饮 qu bing jie re yin

【英文名】Qu Bing Jie Re Decoction

【组成】荆芥穗、生石膏、柴胡、青蒿、黄芩、知母、败酱草。(新中医 1993,(11))

祛脂通脉糖浆 qu zhi tong mai tang jiang

【英文名】Qu Zhi Tong Mai Syrup

【组成】何首乌、桑椹、丹参、葛根、川芎、山楂、枣仁。(陕西中医 1987,8(1))

祛厥汤 qu jue tang

【英文名】Qu Jue Decoction

【组成】人参、白术、甘草、当归、柴胡、附子。(中医方剂大辞典)

祛寒化湿散 qu han hua shi san

【英文名】Qu Han Hua Shi Powder

【组成】麻黄、樟脑、高良姜、桂枝、红花、细辛、白芷、没药、赤芍、羌活、独活、薏苡仁、苍术、威灵仙。(江苏中医 1993,(14))

祛寒平胃散 qu han ping wei san

【英文名】Qu Han Ping Wei Powder

【组成】炮姜、广皮、茅术、厚朴、佩兰、归身、茯苓、木香、砂仁、郁金、佛手柑。(中医方剂大辞典)

祛寒安脾汤 qu han an pi tang

【英文名】Qu Han An Pi Decoction

【组成】苍术、陈皮、茯苓、扁豆、甘草、草薢、木通、泽泻、吴茱萸、厚朴、木香、生白芍、肉桂。(中医方剂大辞典)

祛寒汤 qu han tang

【英文名】Qu Han Decoction

【组成】(1)焦术、肉桂、吴萸、丁香。(中医方剂大辞典)(2)青橘皮、陈橘皮、丁香皮、甘草、干姜。(中医方剂大辞典)

祛寒建中汤 qu han jian zhong tang

【英文名】Qu Han Jian Zhong Decoction

【组成】当归、白芍、茯苓、白术、附子、广皮、厚朴、枳壳、白蔻、木香、大枣、生姜。(中医方剂大辞典)

祛寒舒胁汤 qu han shu xie tang

【英文名】Qu Han Shu Xie Decoction

【组成】人参、肉桂、白芍、当归、柴胡、白术、甘草。(中医方剂大辞典)

祛寒膏 qu han gao

【英文名】Qu Han Ointment

【组成】肉桂、白胡椒、细辛、干姜、公丁香、生川乌、生草乌、甘松。(中医方剂大辞典)

祛斑汤 qu ban tang

【英文名】Qu Ban Decoction

【组成】桔梗、白芷、白附子、白及、防风、荆芥、当归、桂核、茯苓、赤芍、丹皮、桃仁、桑寄生、丹参、川芎、陈皮、香附、红花、甘草、地龙。(辽宁中医杂志 1990,(9))

祛斑面膜 qu ban mian mo

【英文名】Qu Ban Membranae

【组成】白芷、白及、白附子、白茯苓、密陀僧、滑石粉、氧化锌。(云南中医杂志 1992,13(1))

祛斑增白面膜 qu ban zeng bai mian mo

【英文名】Qu Ban Zeng Bai Membranae

【组成】茯苓、丹参、益母草、白芷、柿叶。((93)京卫药准字 L-12 号)

祛暑丸 qu shu wan

【英文名】Qu Shu Pill

【组成】茯苓、广藿香、紫苏叶、甘草、香薷、木瓜、檀香、丁香。(药品标准-中药成方制剂标准 1993)

祛暑片 qu shu pian

【英文名】Qu Shu Tablet

【组成】广藿香、紫苏叶、香薷、檀香、木瓜、茯苓、丁香、甘草。(药品标准-中药成方制剂标准 1991)

祛暑汤 qu shu tang

【英文名】Qu Shu Decoction

【组成】香薷、厚朴、白扁豆、沉香、川黄连、陈皮、桔梗。(中医方剂大辞典)

祛暑剂 qu shu ji

【英文名】Summer Heat-dispelling Agents

【定义】指凡以祛暑药为主组成,具有祛除暑邪的作用,用以治疗暑病的方剂。(方剂学)

祛暑神秘丹 qu shu shen mi dan

【英文名】Qu Shu Shen Mi Pellet

【组成】青蒿、白梅、乌梅、生姜、生姜皮、沙糖。(中医方剂大辞典)

祛暑退热饮 qu shu tui re yin

【英文名】Qu Shu Tui Re Decoction

【组成】荷叶、西瓜翠衣、地骨皮、生地、大枣、五味子。(湖北中医杂志 1986,(2))

祛暑露 qu shu lu

【英文名】Qu Shu Lu Syrup

【组成】广藿香、紫苏叶、香薷、檀香、木瓜、茯苓、丁香、甘草。(药品标准-中药成方制剂标准 1998)

祛温汤 qu wen tang

【英文名】Qu Wen Decoction

【组成】苍术、黄柏、赤茯苓、牛膝、木瓜、木通、槟榔、甘草、黄连、乌药、防己。(中医方剂大辞典)

祛湿化痰汤 qu shi hua tan tang

【英文名】Qu Shi Hua Tan Decoction

【组成】茯苓、陈皮、防己、薄荷、南星、白术、苍术、威灵仙、香附、甘草、当归、猪苓、半夏。(中医方剂大辞典)

祛湿汤 qu shi tang

【英文名】Qu Shi Decoction

【组成】泽泻、黄柏、白茯苓、木通、防己、苍术、杜仲、破故纸。(中医方剂大辞典)

祛湿剂 qu shi ji

【英文名】Dampness-dispelling Agents

【定义】指凡以祛湿药为主组成,具有化湿利水、通淋泄浊等作用,治疗水湿病证的方剂。(方剂学)

祛湿药油 qu shi yao you

【英文名】Qu Shi Oil

【组成】苦参、薄荷、白芷、防风、芥穗、连翘、白鲜皮、鹤虱草、大黄、苍术、威灵仙、大枫子、五倍子、香油。(中医方剂大辞典)

祛湿药粉 qu shi yao fen

【英文名】Qu Shi Powder

【异名】祛湿散(中医方剂大辞典、赵炳南临床经验集)

【组成】川黄连、川黄柏、黄芩、槟榔。(中医方剂大辞典)

祛湿药膏 qu shi yao gao

【英文名】Qu Shi Ointment

【异名】祛湿软膏(中医方剂大辞典、中医皮肤病学简编)

【组成】苦参、薄荷、白芷、防风、芥穗、连翘、苍术、大黄、鹤虱草、威灵仙、白鲜皮、五倍子、大枫子、青黛面、白蜡、香油。(中医方剂大辞典)

祛湿健发汤 qu shi jian fa tang

【英文名】Qu Shi Jian Fa Decoction

【组成】炒白术、猪苓、萆薢、首乌藤、白鲜皮、车前子、川芎、泽泻、桑椹子、赤石脂、生地、熟地。(中医方剂大辞典)

祛湿清宫汤 qu shi qing gong tang

【英文名】Qu Shi Qing Gong Decoction

【组成】连翘、蝉蜕、粘子、薄荷、秦艽、银花、广郁金、石菖蒲、僵蚕、钩藤、至宝丹。(中医方剂大辞典)

祛湿散 qu shi san

【英文名】Qu Shi Powder

【组成】黄柏、白芷、轻粉、煅石膏、冰片。(中医方剂大辞典)

祛湿散风汤 qu shi san feng tang

【英文名】Qu Shi San Feng Decoction

【组成】党参、荆芥、羌活、独活、当归、川芎、全蝎、蝉衣、僵蚕、薄荷、柴胡、防风、苍术、甘草。(实用中西医结合杂志 1992,5(9))

祛湿膏 qu shi gao

【英文名】Qu Shi Ointment

【组成】祛湿散、玉黄膏。(中医方剂大辞典)

祛痛丸 qu tong wan

【英文名】Qu Tong Pill

【组成】(1)当归、熟地、白术、牛膝、川芎、苍术、白芍、茯苓、防风、羌活、独活、南星、天麻、木瓜、防己、虎胫、没药、乳香。(中医方剂大辞典)(2)破故纸、黑牵牛。(中医方剂大辞典)

祛痛汤 qu tong tang

【英文名】Qu Tong Decoction

【组成】当归、川芎、天仙藤、杜仲、炒川断、生沙苑子、延胡、肉桂、小茴。(中医方剂大辞典)

祛痛散 qu tong san

【英文名】Qu Tong Powder

【组成】(1)地榆。(中医方剂大辞典)(2)当归、人参、白术、黄芪、川膝、独活、肉桂、韭白、生姜。(中医方剂大辞典)(3)细辛、鸡肠草、旱莲子。(中医方剂大辞典)(4)细辛、鸡肠草、旱莲子、茴香、白矾、诃子、晚蚕砂、青盐、皂角、茜根、麻。(中医方剂大辞典)(5)皂荚子、薄荷。(中医方剂大辞典)

祛痛膏 qu tong gao

【英文名】Qu Tong Ointment

【组成】防风、羌活、藁本、细辛、菊花、南星、草乌、白芷。(中医方剂大辞典)

祛痢饮 qu li yin

【英文名】Qu Li Drink

【组成】当归、白芍、枳实、槟榔、莱菔子、车前子、制军、甘草、煨广木香。(中医方剂大辞典)

祛痤散 qu cuo san

【英文名】Qu Cuo Powder

【组成】大黄、雄黄、白芷。(中医药学报 1993,(5))

祛痫饮 qu xian yin

【英文名】Qu Xian Drink

【组成】天竺黄、陈皮、半夏、茯苓、甘草、胆南星、蝉蜕、僵蚕、麻黄、杏仁、天麻、葛根、远志、麦冬、羌活、防风、枳壳、竹沥。(中医方剂大辞典)

祛痫散 qu xian san

【英文名】Qu Xian Powder

【组成】白矾。(中医方剂大辞典)

祛痰丸 qu tan wan

【英文名】Qu Tan Pill

【组成】(1)姜制皂角、半夏、大黄、橘红、桔梗、天麻、片芩、薄荷、青礞石、白芷、甘草。(中医方剂大辞典)(2)半夏、白术、茯苓、黄芩、陈皮、桔梗、枳壳、石膏、僵蚕、五味子。(中医方剂大辞典)(3)半夏、生姜、白矾、荆芥穗、槐角子、陈皮、朱砂。(中医方剂大辞典)(4)防风、天麻、白僵蚕、白附子、全蝎、木香、朱砂、猪牙皂角、白矾、半夏、南星。(中医方剂大辞典)(5)木香、天麻、槐角子、人参、半夏、茯苓、青皮、白术、陈皮、牙皂角。(中医方剂大辞典)(6)天南星、半夏、赤茯苓、干姜、陈橘皮。(中医方剂大辞典)

祛痰化瘀通腑汤 qu tan hua yu tong fu tang

【英文名】Qu Tan Hua Yu Tong Fu Decoction

【组成】葶苈子、款冬花、大黄、桃仁、蚤休、百部、枳实、麻黄、杏仁、地龙。(浙江中医杂志 1993,28(3))

祛痰止咳冲剂 qu tan zhi ke chong ji

【英文名】Qu Tan Zhi Ke Medicinal Instant Granule

【组成】党参、水半夏、芫花、甘遂、紫花杜鹃、明矾。(药品标准－中药成方制剂标准 1995)

祛痰灵 qu tan ling

【英文名】Qu Tan Ling Liquid

【组成】(1)鲜竹沥、鱼腥草、枇杷叶、桔梗。((85)赣卫药准95－2)(2)鲜竹沥、鱼腥草、枇杷叶、桔梗。((92)皖卫药准字118号)

祛痰灵口服液 qu tan ling kou fu ye

【英文名】Qu Tan Ling Oral Liquid

【组成】鲜竹沥、鱼腥草。(药品标准－中药成方制剂标准1995)

祛痰灵糖浆 qu tan ling tang jiang

【英文名】Qu Tan Ling Syrup

【组成】鲜竹沥、鱼腥草、生半夏、鲜生姜、枇杷叶、桔梗、薄荷油。(《江西省药品标准》(1986年))

祛痰剂 qu tan ji

【英文名】Expectorant Agents

【定义】指凡以祛痰药为主组成,具有消除痰涎作用,治疗各种痰病的方剂。(方剂学)

祛痰定癫汤 qu tan ding dian tang

【英文名】Qu Tan Ding Dian Decoction

【异名】定癫汤(集成良方三百种)

【组成】人参、白术、白芍、茯神、甘草、附子、半夏、陈皮、菖蒲。(中医方剂大辞典)

祛痰镇惊丸 qu tan zhen jing wan

【英文名】Qu Tan Zhen Jing Pill

【组成】牛胆南星、竺黄、僵蚕、珍珠、全蝎、琥珀、朱砂、麝香、真金。(中医方剂大辞典)

祛痹Ⅰ号 qu bi yi hao

【英文名】Qu Bi Decoction NO.1

【组成】黄柏、忍冬藤、络石藤、半枝莲、威灵仙、秦艽、独活、苍术、牛膝、细辛、桂枝。(实用中西医结合杂志1993,6(1))

祛痹痛注射液 qu bi tong zhu she ye

【英文名】Qu Bi Tong Injection

【组成】杉木干馏液。(中成药研究1992,(4))

祛瘀止血汤 qu yu zhi xue tang

【英文名】Qu Yu Zhi Xue Decoction

【组成】益母草、丹皮、白茅根、蒲黄、牛膝、槐花、山楂、生地。(中医药学报1989,(6))

祛瘀止痛汤 qu yu zhi tong tang

【英文名】Qu Yu Zhi Tong Decoction

【组成】(1)当归、川芎、益母草、赤芍、丹参、牛膝、延胡索。(实用中西医结合杂志1991,4(1))(2)柴胡、枳壳、香附、丝瓜络、郁金、陈皮、桃仁、红花、玄胡索、金铃子、大黄、当归、全瓜蒌、桔梗、生甘草。(浙江中医学院学报1990,14(2))

祛瘀平肝方 qu yu ping gan fang

【英文名】Qu Yu Ping Gan Prescription

【组成】芍药、甘草、蛇含石、川芎、丹参、白芷、谷精草、粉葛、天麻。(湖南中医学院学报1992,12(2))

祛瘀驱风汤 qu yu qu feng tang

【英文名】Qu Yu Qu Feng Decoction

【组成】归尾、丹参、元胡、钩藤、川芎、白芷、天麻、防风、细辛、羌活。(陕西中医1988,9(7))

祛瘀消炎汤 qu yu xiao yan tang

【英文名】Qu Yu Xiao Yan Decoction

【组成】柴胡、焦山栀、金钱草、生蒲黄、五灵脂、郁金、半夏、木香。(现代中医1991,4(1))

祛瘀排石汤 qu yu pai shi tang

【英文名】Qu Yu Pai Shi Decoction

【组成】桃仁、石苇、玄胡索、乳香、没药、海金砂、枳壳、川楝子、鸡内金、车前草、金钱草、滑石。(湖北中医杂志1992,(1))

祛瘀清颅汤 qu yu qing lu tang

【英文名】Qu Yu Qing Lu Decoction

【组成】桃仁、红花、川芎、当归、丹皮、赤芍、羚羊角、菊花、蔓荆子、甘草。(中医药学报1984,(1))

祛瘀清瞳汤 qu yu qing tong tang

【英文名】Qu Yu Qing Tong Decoction

【组成】桃仁、泽兰、丹参、当归尾、红花、生地、菊花、僵蚕、决明子、谷精草、车前子、云苓、王不留行、蝉衣。(陕西中医1991,12(1))

祛瘀渗湿补坚硬汤 qu yu shen shi bu jian ying tang

【英文名】Qu Yu Shen Shi Bu Jian Ying Decoction

【组成】蒲黄、王不留行、穿山甲、杜仲、狗脊、泽兰、益母草、泽泻、白术。(实用中西医结合杂志1992,5(11))

祛瘀散 qu yu san

【英文名】Qu Yu Powder

【组成】红花、桃仁、杏仁、生栀子。(广西中医药1984,7(4))

祛瘀镇痛酒 qu yu zhen tong jiu

【英文名】Qu Yu Zhen Tong Wine

【组成】红花、当归、血竭、白芍、细辛、樟脑、乳香、没药。(中医正骨1993,5(1))

祛腐生肌灵 qu fu sheng ji ling

【英文名】Qu Fu Sheng Ji Ling Prescription

【组成】(1)轻粉、血竭、煅石膏、龙骨、冰片。(江苏中医1992,(8))(2)轻粉、冰片、血竭、乳香、没药、煅石膏、皮胶珠、蜈蚣、白蔹、丹参。(辽宁中医杂志1990,(7))

祛瘴散 qu zhang san

【英文名】Qu Zhang Powder

【组成】苦花子。(中医方剂大辞典)

祛癃方 qu long fang

【英文名】Qu Long Prescription

【组成】肉桂、熟地、黄芪、白术、苍术、茯苓、桃仁、金樱

子、酒大黄、泽泻、丹皮、薏苡仁、山药、王不留行、芒硝、冬瓜子、甘草。(中成药研究 1985,(3))

祛癫汤 qu dian tang

【英文名】Qu Dian Decoction

【组成】人参、白术、肉桂、干姜、白芥子、甘草、菖蒲、半夏、陈皮。(中医方剂大辞典)

神人散 shen ren san

【英文名】Shen Ren Powder

【组成】人参、白术、甘草、肉桂、白豆蔻、神曲、半夏、山楂。(中医方剂大辞典)

神力丸 shen li wan

【英文名】Shen Li Pill

【组成】(1)乳香、没药、当归、草乌、晏木、威灵仙、五灵脂。(中医方剂大辞典)(2)牛膝、肉苁蓉、何首乌、川椒、木鳖子、天南星、茴香、防风、萆薢、附子、地龙、羌活、乌药、白蒺藜、骨碎补、金毛狗脊、黄芪、赤小豆、覆盆子、白附子。(中医方剂大辞典)

神力口服液 shen li kou fu ye

【英文名】Shen Li Peroral Liquid

【组成】人参、何首乌、蜂王浆、龟龄集。(山西中医 1993,9(4))

神力回春冲剂 shen li hui chun chong ji

【英文名】Sheng Li Hui Chun Medicinal Instant Granule

【组成】人参、鹿茸、山茱萸、吴茱萸、仙茅、麻黄、补骨脂、蛇床子、仙灵脾、肉苁蓉、山楂、木瓜、阿胶、菟丝子、复盆子、龙眼肉。

神力补口服液 shen li bu kou fu ye

【英文名】Shen Li Bu Peroral Liquid

【组成】白参、鹿茸、龟板、丹参、熟地、枸杞子、牛膝、菟丝子、北芪、五味子。((83)吉卫药准字 630006 号)

神力散 shen li san

【英文名】Shen Li Powder

【组成】草乌头。(中医方剂大辞典)

神子荆芥散 shen zi jing jie san

【英文名】Shen Zi Jing Jie Powder

【组成】黄芩、栀子、羌活、细辛、车前子、升麻、防风、荆芥、桑皮、知母、连翘、川芎、甘菊花、旋覆花、甘草、柴胡、赤芍药。(中医方剂大辞典)

神丹 shen dan

【英文名】Shen Pellet

【组成】(1)天南星、硇砂、赤脚蜈蚣、全蝎、粉霜、辰砂、麝香、凌霄花、针砂。(中医方剂大辞典)(2)刺猬皮、皂角刺、硫黄、猪牙皂角、白矾、枳壳、黄芪、附子、白鸡冠花子。(中医方剂大辞典)(3)狼毒、巴豆、蓖麻、芫花、蜜、辰砂。(中医方剂大辞典)

神丹丸 shen dan wan

【英文名】Shen Dan Pill

【组成】附子、乌头、人参、茯苓、半夏、朱砂。(中医方剂大辞典)

神乌丸 shen wu wan

【英文名】Shen Wu Pill

【组成】川乌、虎胫骨、海桐皮、川萆薢、川牛膝、肉苁蓉、金毛狗脊。(中医方剂大辞典)

神乌散 shen wu san

【英文名】Shen Wu Powder

【组成】(1)浑黑老鸦、胡桃、苍耳心子。(中医方剂大辞典)(2)腊月乌鸦、朱砂。(中医方剂大辞典)

神化丸 shen hua wan

【英文名】Shen Hua Pill

【组成】苁蓉、牛膝、薯蓣、山茱萸、续断、大黄、远志、泽泻、天雄、人参、柏子仁、防风、石斛、杜仲、黄连、菟丝子、栝蒌根、白术、甘草、礜石、当归、桂心、石南、干姜、萆薢、茯苓、蛇床子、细辛、赤石脂、菖蒲、芎䓖。(中医方剂大辞典)

神化丹 shen hua dan

【英文名】Shen Hua Pellet

【异名】醉消散(中医方剂大辞典、疡医大全)

【组成】(1)硇砂、干漆、血竭、红娘、乳香、斑蝥。(中医方剂大辞典)(2)天麻、附子、牛膝、防风、地龙、蝎梢、羌活、白僵蚕、独活、肉桂、当归、干姜、虎胫骨、半夏、败龟、乌蛇肉、天南星、白附子、黑参。(中医方剂大辞典)(3)黑丑、母丁香、槟榔、何首乌、荆芥、荆三棱、熟地、蓬莪术、巴豆、五灵脂、大黄、白豆蔻、桂枝、穿山甲、当归、赤芍药、川乌、小茴香、草乌、杏仁、全蝎、连翘、麻黄、甘草、桔梗、斑蝥、雄黄、朱砂、乳香、没药、麝香、大蜈蚣。(中医方剂大辞典)(4)马兜铃、水芹菜、旋覆花、酱瓣菜、薄荷、五倍子。(中医方剂大辞典)

神化利机丸 shen hua li ji wan

【英文名】Shen Hua Li Ji Pill

【组成】泽泻、椒目、昆布、海金沙、木香、茴香、滑石、苦葶苈。(中医方剂大辞典)

神手膏 shen shou gao

【英文名】Shen Shou Plaster

【组成】石灰、斑蝥。(中医方剂大辞典)

神方夺命丹 shen fang duo ming dan

【英文名】Shen Fang Duo Ming Pellet

【组成】透明雄黄、肥巴豆、金鼎砒、黄蜡。(中医方剂大辞典)

神方脚气丸 shen fang jiao qi wan

【英文名】Shen Fang Jiao Qi Pill

【组成】橘皮、干生姜。(中医方剂大辞典)

神水丹 shen shui dan

【英文名】Shen Shui Pellet

【组成】天花粉、玄参、青黛、地骨皮、冰片、牛黄、知母、川贝母。(中医方剂大辞典)

神水方 shen shui fang

【英文名】Shen Shui Prescription

【组成】出山铅、好酒、好醋。(中医方剂大辞典)

神水膏 shen shui gao

【英文名】Shen Shui Ointment

【组成】(1)水银、家猪脂。(中医方剂大辞典)(2)密佗僧、栝蒌根、淀花、丁香、附子、麝香、莨菪子、皂荚、防风、朱砂、土花消、沙参、人参、芎䓖、龙骨、槟榔、桂心、清麻油、黄蜡。(中医方剂大辞典)

神火灵丹 shen huo ling dan

【英文名】Shen Huo Ling Pellet

【组成】石膏、三仙丹、漂净朱标。(中医方剂大辞典)

神仙一块气 shen xian yi kuai qi

【英文名】Shen Xian Yi Kuai Qi Pill

【组成】(1)巴豆、莪术、杏仁、川椒、胡椒、官桂、青皮、陈皮、大茴香、干姜、良姜、川芎、牵牛。(中医方剂大辞典)(2)川大黄、白牵牛、黑牵牛、巴豆。(中医方剂大辞典)

神仙一点散 shen xian yi dian san

【英文名】Shen Xian Yi Dian Powder

【组成】清白碱。(中医方剂大辞典)

神仙一袋烟 shen xian yi dai yan

【英文名】Shen Xian Yi Dai Yan Powder

【组成】猩红、百草霜、铅粉。(中医方剂大辞典)

神仙一醉忍冬汤 shen xian yi zui ren dong tang

【英文名】Shen Xian Yi Zui Ren Dong Decoction

【组成】银花藤、蒲公英、没药、乳香、雄黄。(中医方剂大辞典)

神仙刀箭药 shen xian dao jian yao

【英文名】Shen Xian Dao Jian Yao

【组成】桑叶。(中医方剂大辞典)

神仙万应膏 shen xian wan ying gao

【英文名】Shen Xian Wan Ying Plaster

【组成】穿山甲、当归、大黄、黄芩、黄皮、玄参、川芎、木鳖子、知母、贝母、白薇、白蔹、羌活、独活、降真、苏木、柴胡、芷梢、赤芍药、苦杖、防风、桔梗、蜀葵花、瓜蒌、椿皮、槐枝、柳枝、竹枝、野紫苏叶、天南星、续断、荆芥、黄芪、苦参、草乌、商陆、甘草、官桂、薄荷、车前草、桃仁、杏仁、槐花、苍耳、芒消、地榆、刘寄奴、葛根、通草、泽兰、桑桂、黄栀子。(中医方剂大辞典)

神仙万灵散 shen xian wan ling san

【英文名】Shen Xian Wan Ling Powder

【组成】银花、皂角针、穿山甲、白芷、天花粉、甘草节、当归尾、防风、藿香、赤芍药、乳香、没药。(中医方剂大辞典)

神仙丸 shen xian wan

【英文名】Shen Xian Pill

【组成】朱砂、人参、沉香、全蝎、白僵蚕、天麻、天南星、川芎、附子、五灵脂、乳香、蜈蚣、白花蛇头、乌蛇头、花蛇、牛黄、麝香、脑子、没药、血竭、硇砂、雄雀。(中医方剂大辞典)

神仙大验备急黑神丸 shen xian da yan bei ji hei shen wan

【英文名】Shen Xian Da Yan Bei Ji Hei Shen Pill

【组成】雄黄、硇砂、丹砂、硫黄、水银、犀角、鹿茸、天竺黄、升麻、天麻、干蝎、木香、阿胶、天南星。(中医方剂大辞典)

神仙飞步丸 shen xian fei bu wan

【英文名】Shen Xian Fei Bu Pill

【组成】当归、川芎、白芍、生地黄、黄柏、知母、苍术、牛膝、木瓜、杜仲、薏苡仁、防风、防己、威灵仙、羌活、桃仁、红花、黄连、肉桂、黄芩、陈皮、半夏、白茯苓。(中医方剂大辞典)

神仙不老丹 shen xian bu lao dan

【英文名】Shen Xian Bu Lao Pellet

【异名】不老丹(中医方剂大辞典、医方类聚)

【组成】(1)牛乳、干山药、无灰好黄酒、童子小便。(中医方剂大辞典)(2)莲子、白茯苓、藕节、枸杞子、干熟地黄、九节菖蒲。(中医方剂大辞典)

神仙乌麻酒 shen xian wu ma jiu

【英文名】Shen Xian Wu Ma Wine

【组成】乌麻子。(中医方剂大辞典)

神仙五子丸 shen xian wu zi wan

【英文名】Shen Xian Wu Zi Pill

【组成】(1)覆盆子、五味子、枸杞子、蛇床子、菟丝子、干山药、熟地黄、巴戟、白茯苓、续断、苁蓉、牛膝、肉桂槟榔、附子、木香、沉香、乳香、没药、破故纸、木鳖子、萆薢、茴香、枳实。(中医方剂大辞典)(2)覆盆子、五味子、蛇床子、菟丝子、巴戟、白茯苓、续断、肉苁蓉、牛膝、枸杞子、干山药、熟干地黄、肉桂、槟榔、黑附子、枳实、干姜。(中医方剂大辞典)

神仙六子丸 shen xian liu zi wan

【英文名】Shen Xian Liu Zi Pill

【组成】菟丝子、金铃子、枸杞子、覆盆子、五味子、蛇床子、何首乌、地骨皮、木瓜、舶上茴香、熟地黄、牛膝。(中医方剂大辞典)

神仙六甲飞伏雄黄丹 shen xian liu jia fei fu xiong huang dan

【英文名】Shen Xian Liu Jia Fei Fu Xiong Huang Pellet

【组成】上等雄黄。(中医方剂大辞典)

神仙化铁丹 shen xian hua tie dan

【英文名】Shen Xian Hua Tie Pellet

【异名】圣化仙丹(中医方剂大辞典、普济方)
【组成】香白芷、贯仲、木兰花、京墨、金星石、银星石、山豆根、水仙根、木香、乌芋、象牙屑、玳瑁屑、犀角屑、墨煤。(中医方剂大辞典)

神仙化痞膏 shen xian hua pi gao
【英文名】Shen Xian Hua Pi Plaster
【组成】(1)大黄、黄柏、当归、秦艽、三棱、醋莪术、全蝎梢、炮甲片、木鳖仁、蜈蚣。(中医方剂大辞典)(2)刘寄奴草、当归、川芎、白芷、黄柏、胡黄连、苏木、川乌、肉桂、丁香、巴豆肉、草乌、大黄、蜈蚣、穿山甲、白花蛇、桃枝、柳枝。(中医方剂大辞典)(3)当归、川芎、赤芍、黄连、黄芩、黄柏、栀子、红花、肉桂、丁香、生地黄、草乌、巴豆、大黄、苏木、川乌、穿山甲、蜈蚣、白花蛇、桃枝、柳枝、枣枝。(中医方剂大辞典)

神仙化痰丸 shen xian hua tan wan
【英文名】Shen Xian Hua Tan Pill
【组成】天南星、半夏、丁香、橘红。(中医方剂大辞典)

神仙化癖膏 shen xian hua pi gao
【英文名】Shen Xian Hua Pi Ointment
【组成】大黄、木鳖子、穿山甲、归尾、白芷、巴豆仁、栀子、莪术、蓖麻子仁、防风、三棱、官桂、胎发、槐枝、柳枝、全蝎、蜈蚣、红娘子、斑蝥、片脑、硇砂、阿魏、硼砂、血竭、芦荟、雄黄、乳香、没药、蟾酥、黄蜡、松香、麝香、轻粉、酥油。(中医方剂大辞典)

神仙太乙至宝万全膏 shen xian tai yi zhi bao wan quan gao
【英文名】Shen Xian Tai Yi Zhi Bao Wan Quan Plaster
【组成】当归、大黄、玄参、赤芍药、没药、肉桂、白芷、生干地黄、乳香。(中医方剂大辞典)

神仙太乙膏 shen xian tai yi gao
【英文名】Shen Xian Tai Yi Plaster
【组成】(1)首乌、当归、白芷、黄连、大黄、荆芥、玄参、生地、川芎、乳香、没药、乱发。(中医方剂大辞典)(2)黄柏、防风、玄参、赤芍、白芷、生地黄、大黄、血竭、当归、肉桂、槐枝、柳枝、桃枝。(中医方剂大辞典)

神仙少卧益力方 shen xian shao wo yi li fang
【英文名】Shen Xian Shao Wo Yi Li Prescription
【组成】白术、麻黄、甘草。(中医方剂大辞典)

神仙止血散 shen xian zhi xue san
【英文名】Shen Xian Zhi Xue Powder
【组成】龙骨、诃子、白石脂、苎麻叶。(中医方剂大辞典)

神仙长春散 shen xian chang chun san
【英文名】Shen Xian Chang Chun Powder
【组成】皂角、食盐、香附子、青盐、牛蒡子、莲花蕊、藿香、旱莲草、麝香、脑子。(中医方剂大辞典)

神仙风药酒 shen xian feng yao jiu
【英文名】Shen Xian Feng Yao Wine
【组成】秦归身、大川芎、片白术、白茯苓、大川乌、软防风、荆芥穗、羊角、天麻、香白芷、北细辛、何首乌、新草乌、威灵仙、金叉石斛、川牛膝、川独活、羌活、麻黄节、石楠藤、薏苡仁、川干姜、赤桂、尖槟榔、宣木瓜、真石乳、明没药、川续断、白苍术、嫩黄芪、两头尖、南木香、汉防己、桑寄生、赤茯神、骨碎补、甘草节、虎骨胫。(中医方剂大辞典)

神仙四神丹 shen xian si shen dan
【英文名】Shen Xian Si Shen Pellet
【组成】朱砂、水银、硫黄、雄黄、雌黄。(中医方剂大辞典)

神仙四倍丸 shen xian si bei wan
【英文名】Shen Xian Si Bei Pill
【组成】人参、白术、川当归、熟干地黄。(中医方剂大辞典)

神仙外应膏 shen xian wai ying gao
【英文名】Shen Xian Wai Ying Plaster
【组成】川乌。(中医方剂大辞典)

神仙失笑散 shen xian shi xiao san
【英文名】Shen Xian Shi Xiao Powder
【组成】百年陈石灰、蜂蜜。(中医方剂大辞典)

神仙巨胜子丸 shen xian ju sheng zi wan
【英文名】Shen Xian Ju Sheng Zi Pill
【异名】巨胜子丸(中医方剂大辞典);益寿丹(中医方剂大辞典)
【组成】(1)生地黄、熟地黄、何首乌、巨胜子、人参、肉苁蓉、牛膝、菟丝子、天门冬、破故纸、巴戟、干山药、五味子、楮实、覆盆子、鹿茸、柏子仁、酸枣仁、白茯苓、西枸杞、核桃。(中医方剂大辞典)(2)熟地黄、生地黄、何首乌、牛膝、官桂、枸杞子、肉苁蓉、菟丝子、人参、天门冬、茯苓、巨胜子、天雄、覆盆子、山药、楮实、川续断、柏子仁、酸枣仁、破故纸、巴戟、五味子、广木香、韭子、鸡头实、莲蕊、莲肉。(中医方剂大辞典)(3)黄精、木通、当归、黄芪、莲子、广木香、枸杞子、肉苁蓉、熟地黄、何首乌、人参、破故纸、柏子仁、巴戟、山茱萸、巨胜子、干山药、菟丝子、杜仲、酸枣仁、五味子、天雄、石菖蒲、楮实子、甘菊花、牛膝、小茴香、川乌头、白茯苓、覆盆子、远志、天门冬。(中医方剂大辞典)

神仙必效丸 shen xian bi xiao wan
【英文名】Shen Xian Bi Xiao Pill
【组成】阿胶、当归、乌贼鱼骨、白芍药、刘寄奴。(中医方剂大辞典)

神仙术煎 shen xian zhu jian
【英文名】Shen Xian Zhu Decoction

【组成】白术。(中医方剂大辞典)

神仙玉粉丹 shen xian yu fen dan

【英文名】Shen Xian Yu Fen Pellet

【组成】精明舶上硫黄。(中医方剂大辞典)

神仙立效散 shen xian li xiao san

【英文名】Shen Xian Li Xiao Powder

【组成】半两钱、自然铜。(中医方剂大辞典)

神仙训老丸 shen xian xun lao wan

【英文名】Shen Xian Xun Lao Pill

【异名】神仙补老丸(中医方剂大辞典、寿亲养老)

【组成】(1)何首乌、山茱萸、菟丝子、当归、白茯苓、地骨皮、甘州枸杞子、川芎、天门冬、麦门冬、生地黄、淮熟地黄、川牛膝、远志、甘菊花、山药、甘草、肉苁蓉、杜仲、酸枣仁、补骨脂、生黑豆、桑椹子。(中医方剂大辞典)(2)生干地黄、熟干地黄、川椒、牛膝、大黑豆、干山药、赤白何首乌、肉苁蓉、枸杞、藁本。(中医方剂大辞典)

神仙列仙散 shen xian lie xian san

【英文名】Shen Xian Lie Xian Powder

【组成】木香、沉香、茴香、槟榔、萹蓄、瞿麦、麦芽、大黄。(中医方剂大辞典)

神仙回脓散 shen xian hui nong san

【英文名】Shen Xian Hui Nong Powder

【组成】(1)蒲公英、天花粉、金银花、连翘、白芷、甘草。(中医方剂大辞典)(2)大黄、白芷、木香、沉香、没药、蛤粉、穿山甲。(中医方剂大辞典)

神仙夺命丹 shen xian duo ming dan

【英文名】Shen Xian Duo Ming Pellet

【组成】(1)南薄荷叶、天南星、姜蚕、羌活、荆芥穗、川椒、辽细辛、牙皂、石脑油、硼砂。(中医方剂大辞典)(2)乌梅、硇砂、雄黄、乳香、百草霜、绿豆、黑豆。(中医方剂大辞典)(3)石燕子、母丁香、水磨雄黄、酒蜡、鳖血、蛤蜊壳。(中医方剂大辞典)

神仙如意丸 shen xian ru yi wan

【英文名】Shen Xian Ru Yi Pill

【组成】砒、黄丹、草乌头、朱砂、巴豆、木鳖子、雄黄、黄蜡、沥青。(中医方剂大辞典)

神仙导气散 shen xian dao qi san

【英文名】Shen Xian Dao Qi Powder

【组成】甘遂、木香。(中医方剂大辞典)

神仙延寿药酒丹 shen xian yan shou yao jiu dan

【英文名】Shen Xian Yan Shou Yao Jiu Pellet

【组成】人参、白术、甘草、白茯苓、当归、川芎、白芍药、生地黄、熟地黄、枸杞子、肉苁蓉、何首乌、牛膝、天门冬、麦门冬、砂仁、川椒、川乌、草乌、乌药、五加皮、虎胫骨、枳壳、干姜、厚朴、陈皮、沉香、茴香、香附、羌活、独活、防风、白芷、麻黄、细辛、半夏、苍术、五味子、破故纸、桂、红枣、酥油、蜂蜜、胡桃肉。(中医方剂大辞典)

神仙延寿酒 shen xian yan shou jiu

【英文名】Shen Xian Yan Shou Wine

【组成】(1)生地黄、熟地黄、天门冬、麦门冬、当归、牛膝、杜仲、小茴、巴戟、枸杞子、肉苁蓉、破故纸、木香、砂仁、南芎、白芍、人参、白术、白茯苓、黄柏、知母、石菖蒲、柏子仁、远志。(中医方剂大辞典)(2)补骨脂、熟地、生地、天冬、麦冬、人参、川芎、当归、白芍、茯苓、木香、砂仁、菖蒲、远志、柏子仁。(中医方剂大辞典)

神仙延龄丹 shen xian yan ling dan

【英文名】Shen Xian Yan Ling Pellet

【组成】旱莲、破故纸、五加皮、赤茯苓、生地黄、红枣、生姜、杜仲、核桃仁、川芎、枸杞、没石子、蜂蜜、细辛。(中医方剂大辞典)

神仙汤 shen xian tang

【英文名】Shen Xian Decoction

【组成】白芷、防风、牛膝、五加皮、当归、连翘、威灵仙、白鲜皮、牙皂、木香、皂角刺、明天麻、白豆蔻、土茯苓。(中医方剂大辞典)

神仙百解散 shen xian bai jie san

【英文名】Shen Xian Bai Jie Powder

【异名】神仙截伤寒四季加减百解散(中医方剂大辞典、局方)

【组成】(1)甘草、苦梗、款冬花、麦门冬、生地黄、葱白、豉。(中医方剂大辞典)(2)山茵陈、柴胡、前胡、人参、羌活、独活、甘草、苍术、干葛、白芍药、升麻、防风、藁木、藿香、白术、半夏。(中医方剂大辞典)(3)白术、茯苓、藿香叶、橘皮、甘草、半夏、厚朴。(中医方剂大辞典)

神仙住喘汤 shen xian zhu chuan tang

【英文名】Shen Xian Zhu Chuan Decoction

【组成】黑丑、明矾、皂角、木香、人参。(中医方剂大辞典)

神仙佐经汤 shen xian zuo jing tang

【英文名】Shen Xian Zuo Jing Decoction

【组成】麻黄、干葛、北柴胡、桂心、北防风、川羌活、厚朴、北细辛、汉防己、枳壳、白茯苓、黄芩、半夏、白姜、甘草、小草、麦门冬、香白芷、川当归、川芎、白术、人参、白芍药、川独活。(中医方剂大辞典)

神仙坠痰丸 shen xian zhui tan wan

【英文名】Shen Xian Zhui Tan Pill

【组成】黑牵牛、皂角、白矾。(中医方剂大辞典)

神仙妙应丸 shen xian miao ying wan

【英文名】Shen Xian Miao Ying Pill

【组成】槟榔、黑白牵牛、大黄、使君子、芜荑、雷丸、鹤

虱、干漆。(中医方剂大辞典)

神仙快活丸 shen xian kuai huo wan

【英文名】Shen Xian Kuai Huo Pill

【组成】桂花、木香、丁香、青皮、陈皮、官桂、荜澄茄、肉果、砂仁、良姜、白果、白芷、甘松、广三棱、檀香、沉香、茯苓、香附子、麝香、益智、大椒、红豆、藿香。(中医方剂大辞典)

神仙更生散 shen xian geng sheng san

【英文名】Shen Xian Geng Sheng Powder

【组成】丁香、蓬术、木香、官桂、干麦、缩砂、诃子肉、草果、甘草、川芎、神曲、巴豆。(中医方剂大辞典)

神仙灵宝膏 shen xian ling bao gao

【英文名】Shen Xian Ling Bao Plaster

【组成】瓜蒌、乳香。(中医方剂大辞典)

神仙灵砂丹 shen xian ling sha dan

【英文名】Shen Xian Ling Sha Pellet

【组成】水银、硫黄。(中医方剂大辞典)

神仙附益丹 shen xian fu yi dan

【英文名】Shen Xian Fu Yi Pellet

【组成】香附米、益母草。(中医方剂大辞典)

神仙驱毒一扫丹 shen xian qu du yi sao dan

【英文名】Shen Xian Qu Du Yi Sao Pellet

【组成】雄黄、朱砂、牛黄、麝香。(中医方剂大辞典)

神仙鸡鸣丸 shen xian ji ming wan

【英文名】Shen Xian Ji Ming Pill

【异名】鸡鸣丸(中医方剂大辞典、齐氏医案)

【组成】知母、贝母、杏仁、款冬、甜葶苈、甘草、法子、北味、广皮、桔梗、鸡苏、天冬、粟壳、旋覆花、沙参、东阿胶。(中医方剂大辞典)

神仙固真丹 shen xian gu zhen dan

【英文名】Shen Xian Gu Zhen Pellet

【组成】(1)苍术、川乌、青盐、川楝子、当归、枸杞子、茴香、破故纸、菟丝子、地黄。(中医方剂大辞典)(2)禹余粮、石中黄、赤石脂、紫石英、石燕子、龙骨、牡蛎。(中医方剂大辞典)

神仙备急丹 shen xian bei ji dan

【英文名】Shen Xian Bei Ji Pellet

【组成】沉香、木香、槟榔、白姜、石菖蒲、朱砂、牡蛎粉、桃仁、磁石、阿魏、硫黄、茴香、缩砂仁、红豆、禹余粮石、当归、神曲、附子。(中医方剂大辞典)

神仙枣 shen xian zao

【英文名】Shen Xian Zao Agent

【组成】(1)银花、归身、甘草、乳香、五倍子、黄芪、白僵蚕、白芷。(中医方剂大辞典)(2)江子霜、白细辛、牙皂、蟾酥、真当门、麝香。(中医方剂大辞典)

神仙金不换膏 shen xian jin bu huan gao

【英文名】Shen Xian Jin Bu Huan Plaster

【组成】僵蚕、青皮、独活、川附子、防风、生草乌、何首乌、白鲜皮、秦艽皮、穿山甲、半夏、生川乌、青风藤、马钱子、桃仁、生虎骨、天麻、归尾、良姜、威灵仙、生姜、韭菜、生蒜、青葱。(中医方剂大辞典)

神仙钓骨丹 shen xian diao gu dan

【英文名】Shen Xian Diao Gu Pellet

【组成】朱砂、丁香、血竭、磁石、龙骨。(中医方剂大辞典)

神仙青娥丸 shen xian qing e wan

【英文名】Shen Xian Qing E Pill

【组成】肉苁蓉、川牛膝、川萆薢、川椒、山茱萸、舶上茴香、川楝子、破故纸、胡芦巴、白茯苓、附子。(中医方剂大辞典)

神仙保命丹 shen xian bao ming dan

【英文名】Shen Xian Bao Ming Pellet

【组成】牛黄、冰片、麝香、白芷、穿山甲、蛤粉、乳香、胡椒、自然铜、大黄、没药、归尾、桃仁、苏木、五灵脂、红花、赤芍、木香、五加皮、血竭、青皮、无名异、甜瓜皮、大戟、千金子、地鳖虫、土豆根、山茨菇、朱砂。(中医方剂大辞典)

神仙保真丸 shen xian bao zhen wan

【英文名】Shen Xian Bao Zhen Pill

【组成】川楝子、蓬莪术、肉豆蔻、木香、槟榔、当归、神曲、茴香、附子、硇砂。(中医方剂大辞典)

神仙既济丹 shen xian ji ji dan

【英文名】Shen Xian Ji Ji Pellet

【组成】(1)山药、牛膝、杜仲、巴戟、五味子、白茯苓、枸杞、小茴、苁蓉、山茱萸、石菖蒲、远志、黄柏、知母、生地、熟地、麦冬、人参、菟丝子、甘菊、山栀子、广橘红、天冬、当归、龙骨。(中医方剂大辞典)(2)人参、白茯苓、当归、干山药、山茱萸肉、川牛膝、柏子仁、生地黄、杜仲、枸杞子、龙骨、菟丝子、五味子、远志、石菖蒲、天门冬、麦门冬、熟地黄。(中医方剂大辞典)(3)人参、石菖蒲、鹿茸、柏子仁、远志、菟丝子、巴戟、鹿角胶、牛膝、白茯苓、当归、五味子、诃子、金樱子、生干地黄、鹿角霜。(中医方剂大辞典)

神仙活命汤 shen xian huo ming tang

【英文名】Shen Xian Huo Ming Decoction

【异名】神仙活命饮(喉证指南)

【组成】(1)龙胆草、金银花、黄芩、生地、土茯苓、生石膏、木通、马勃、车前子、浙贝母、蝉蜕、僵蚕。(中医方剂大辞典)(2)龙胆草、京元参、马兜铃、板蓝根、生石膏、炒白芍、川黄柏、生甘草、大生地、全瓜蒌、生栀子。(中医方剂大辞典)

神仙活命饮 shen xian huo ming yin

【英文名】Shen Xian Huo Ming Drink

【组成】(1)金银花、皂角刺、贝母、天花粉、当归尾、滴乳香、大黄、没药、木鳖子、甘草、穿山甲、赤芍药、防风、香白芷、橘皮。(中医方剂大辞典)(2)穿山甲、甘草、防风、没药、赤芍药、白芷、归梢、乳香、贝母、天花粉、角刺、金银花、陈皮。(中医方剂大辞典)

神仙济阴丹 shen xian ji yin dan

【英文名】Shen Xian Ji Yin Pellet

【组成】败姜、青皮、陈皮、三棱、蓬术、乌头、熟地黄、生地黄、赤芍药、当归、白芍药、刘寄奴、姜黄、肉桂、蒲黄。(中医方剂大辞典)

神仙药应丸 shen xian yao ying wan

【英文名】Shen Xian Yao Ying Pill

【组成】陈皮、生地黄、人参、母丁香、公丁香。(中医方剂大辞典)

神仙轻脚丸 shen xian qing jiao wan

【英文名】Shen Xian Qing Jiao Pill

【组成】远志、楮实子、巴戟、白茯苓、五味子、杜仲、舶上茴香、菟丝子、覆盆子、芡实、山茱萸、干山药、肉苁蓉、宣木瓜、萆薢、牛膝。(中医方剂大辞典)

神仙追毒丹 shen xian zhui du dan

【英文名】Shen Xian Zhui Du Pellet

【组成】大黄、芒硝、牛蒡。(中医方剂大辞典)

神仙退云丸 shen xian tui yun wan

【英文名】Shen Xian Tui Yun Pill

【组成】(1)川芎、当归、犀角、枳实、川楝、蝉壳、甘菊、薄荷叶、瓜蒌仁、蛇蜕、蜜蒙花、荆芥穗、地骨皮、白蒺藜、羌活、生地、川木贼。(中医方剂大辞典)(2)酒当归、木贼草、川芎、荆芥穗、密蒙花、地骨皮、甘菊、白蒺藜、羌活、川椒、蔓荆子、花粉、枳实、薄荷、草决明、炙甘草、蛇壳、蝉壳、黄连。(中医方剂大辞典)(3)白蒺藜、川椒、川芎、当归、楮实、黄连、蝉壳、薄荷叶、瓜蒌根、地骨皮、甘草花、荆芥、密蒙花、蛇蜕、蔓荆子、木贼。(中医方剂大辞典)

神仙退风丹 shen xian tui feng dan

【英文名】Shen Xian Tui Feng Pellet

【组成】知母、贝母、乌梅肉、海桐皮、金毛狗脊。(中医方剂大辞典)

神仙换肌丸 shen xian huan ji wan

【英文名】Shen Xian Huan Ji Pill

【组成】蝉蜕、僵蚕、防风、片芩、何首乌、栀子、白芷、荆穗、羌活、地肤子。(中医方剂大辞典)

神仙换骨丹 shen xian huan gu dan

【英文名】Shen Xian Huan Gu Pellet

【异名】神仙换骨丸(中医方剂大辞典、解围元薮)

【组成】(1)菟丝子、破故纸、金铃子、川续断、胡芦巴、远志、五味子、鹿茸、角版、甘松、杜仲、山柰、益智仁、柏子仁、防风、杏仁、木通、滑石、三棱、莪术、韭子、地骨皮、五加皮、何首乌、牡丹皮、青藤、石楠藤、紫金皮、木贼、海桐皮、红豆、白蒺藜、乳香、没药、龙骨、虎胫骨、血竭、朱砂、麝香、自然铜、黄芪、人参、白术、粟壳、川芎、赤芍、白芍、红内消、熟地黄、茯苓、茯神、苍术、陈皮、乌药、香附、当归、枳壳、枳实、白芷、厚朴、麻黄、吴茱萸、大茴、小茴、荆芥、羌活、独活、牛膝、木瓜、半夏、南星、僵蚕、全蝎、天麻、细辛、藿香、干姜、良姜、川乌、巴戟、青盐、肉桂、附子、连翘、桔梗、青皮、天雄、草果、丁香、砂仁、肉苁蓉、肉豆蔻、白豆蔻、木香、甘草。(中医方剂大辞典)(2)大黄、白芷、槐花、川芎、防己、乳香、没药、木香、沉香、苍术、细辛、苦参、紫萍、麝香、草乌。(中医方剂大辞典)(3)槐角、桑白皮、川芎、苍术、白芷、蔓荆子、人参、威灵仙、何首乌、防风、苦参、五味子、香附、麝、麻黄。(中医方剂大辞典)

神仙益寿二气丹 shen xian yi shou er qi dan

【英文名】Shen Xian Yi Shou Er Qi Pellet

【组成】丹砂、水银、百合花、夜合花、干菊花、槐花。(中医方剂大辞典)

神仙秘诀丸 shen xian mi jue wan

【英文名】Shen Xian Mi Jue Pill

【组成】酸皮、青皮、陈皮、三棱、巴豆、五灵脂、大黄、神曲、乌梅、大戟、芫花、甘遂、葶苈、杏仁、淡豆豉。(中医方剂大辞典)

神仙索金散 shen xian suo jin san

【英文名】Shen Xian Suo Jin Powder

【异名】神仙索金丹(中医方剂大辞典)

【组成】金藤、川牛膝、当归、川芎、麻黄、玄胡索、官桂、神曲、荆芥、粉草、赤芍药、熟地黄、雄墨豆。(中医方剂大辞典)

神仙紧金丸 shen xian jin jin wan

【英文名】Shen Xian Jin Jin Pill

【组成】生地黄、针砂、羌活、木香、白茯苓、牛膝、川芎、肉豆蔻、舶上茴香、蓬莪术、白术、桂、干姜、青皮、京三棱、陈皮、白蒺藜、附子、当归。(中医方剂大辞典)

神仙透空丸 shen xian tou kong wan

【英文名】Shen Xian Tou Kong Pill

【组成】天麻、香白芷、半夏、天南星、干姜、川芎、地龙、川乌、草乌、细辛、甘草、白附子。(中医方剂大辞典)

神仙透骨丹 shen xian tou gu dan

【英文名】Shen Xian Tou Gu Pellet

【组成】(1)当归、川独活、乳香、白胶、生熟地黄、自然铜、侧柏叶、肉桂、石楠藤。(中医方剂大辞典)(2)小茴香、胡椒、破故纸、杜仲、白牵牛、黑牵牛、川乌。(中医方剂大辞典)

神仙通隘散 shen xian tong ai san

【英文名】Shen Xian Tong Ai Powder

【组成】白硼砂、孩儿茶、蒲黄、青黛、牙硝、枯矾、白滑石、片脑、黄连末、黄柏末。(中医方剂大辞典)

神仙酒 shen xian jiu

【英文名】Shen Xian Wine

【异名】家常八仙酒(中医方剂大辞典、奇方类编)

【组成】(1)肥生地黄、牛膝、菊花、当归、干烧酒、甜水、红砂糖、好陈醋。(中医方剂大辞典)(2)川乌、草乌、当归、薄荷叶、淡竹叶、生甘草、良姜、陈皮、干烧酒、甜酒、红砂糖。(中医方剂大辞典)(3)闹羊花根、生姜、红枣、醇酒、酒浆。(中医方剂大辞典)

神仙鸭 shen xian ya

【英文名】Shen Xian Ya

【组成】乌嘴白鸭、白枣、白果、建莲、人参、陈甜酒、好酱油。(中医方剂大辞典)

神仙接骨丹 shen xian jie gu dan

【英文名】Shen Xian Jie Gu Plaster

【异名】接骨丹(中医方剂大辞典、朱氏集验方)

【组成】(1)自然铜、古塚铜钱。(中医方剂大辞典)(2)黄丹、密陀僧、自然铜、辰砂、血竭、乳香、没药、黄蜡、白矾、腊月猪脂。(中医方剂大辞典)

神仙救命丹 shen xian jiu ming dan

【英文名】Shen Xian Jiu Ming Pellet

【组成】(1)龙头草、人中白、珍珠、蟾酥、雄黄、寒水石、辰砂、石膏、牛黄、麝香、冰片。(中医方剂大辞典)(2)珍珠、麝香、冰片、胆星、枳实、蟾酥、蛤粉、巴豆霜、全蝎、甘草。(中医方剂大辞典)

神仙救苦丹 shen xian jiu ku dan

【英文名】Shen Xian Jiu Ku Pellet

【组成】(1)白附子、天竺黄、全蝎、胆星、僵蚕、肉豆蔻、诃子、麝香、射干、蒲公英、朱砂、雄黄、川黄连。(中医方剂大辞典)(2)川椒。(中医方剂大辞典)

神仙救苦散 shen xian jiu ku san

【英文名】Shen Xian Jiu Ku Powder

【组成】盆消、骷髅石、没药、良姜。(中医方剂大辞典)

神仙眼药 shen xian yan yao

【英文名】Shen Xian Yan Yao

【组成】秦皮、乳香、胡黄连、灯心、枣子、斑蝥、古老钱。(中医方剂大辞典)

神仙粥 shen xian zhou

【英文名】Shen Xian Gruel

【组成】(1)山药、鸡头实、粳米。(中医方剂大辞典)(2)带皮老姜。(中医方剂大辞典)(3)葱白、生姜、白糯米。(中医方剂大辞典)

神仙紫花丸 shen xian zi hua wan

【英文名】Shen Xian Zi Hua Pill

【组成】白花蛇、何首乌、荆芥穗、威灵仙、麻黄、胡麻子、蛇床子、木香、沉香、人参、当归、明天麻、猪牙皂角、麝香、乳香、没药、明雄黄、辰砂、肉豆蔻、定风草、还瞳子、防风、羌活、甘草、细辛、川芎、独活、苍术、枇杷叶、白芍药、白蒺藜、金银花、五加皮、香白芷、苦参、胡麻子、白附子、麻黄、川牛膝、草乌头、川乌、石菖蒲。(中医方剂大辞典)

神仙紫雪 shen xian zi xue

【英文名】Shen Xian Zi Xue

【组成】黄金、寒水石、石膏、犀角、羚羊角、玄参、沉香、木香、丁香、甘草、升麻。(中医方剂大辞典)

神仙紫霞丹 shen xian zi xia dan

【英文名】Shen Xian Zi Xia Pellet

【组成】朱砂、天南星、半夏、禹余粮、针头代赭石、紫石英、赤石腊、硫黄、附子、海螵蛸。(中医方剂大辞典)

神仙解毒万病丸 shen xian jie du wan bing wan

【英文名】Shen Xian Jie Du Wan Bing Pill

【组成】文蛤、红芽大戟、山茨菇、续随子、麝香。(中医方剂大辞典)

神仙解毒丸 shen xian jie du wan

【英文名】Shen Xian Jie Du Pill

【组成】(1)青黛、自然铜、野茨菇、贯众、川芎、尘粉壁土、黄连、桃根、槟榔、赤小豆、绿豆、新砖、新瓦、甘草节。(中医方剂大辞典)(2)白矾。(中医方剂大辞典)

神仙碧霞丹 shen xian bi xia dan

【英文名】Shen Xian Bi Xian Pellet

【异名】碧霞丹(中医方剂大辞典)

【组成】铜绿、当归、没药、白丁香、血竭、片脑、硼砂、麝香、马牙硝、南乳香、黄连。(中医方剂大辞典)

神仙聚宝丹 shen xian ju bao dan

【英文名】Shen Xian Ju Bao Pellet

【组成】(1)熟地、川芎、乳香、五灵脂、琥珀、当归、硫黄、花蕊石、良姜、黑龙、百草霜。(中医方剂大辞典)(2)全蝎、珍珠、朱砂、防风、天麻、蚕、白附子、半夏、南星、蝉壳、麝香、金箔。(中医方剂大辞典)(3)木香、琥珀、当归、没药、滴乳、麝香、辰砂。(中医方剂大辞典)

神仙膏 shen xian gao

【英文名】Shen Xian Ointment

【异名】膏药(中医方剂大辞典、圣济总录)

【组成】(1)南星、滑石、麝香。(中医方剂大辞典)(2)铅丹、清麻油、杏仁、当归、桃柳枝。(中医方剂大辞典)

神仙敷毒失笑饼 shen xian fu du shi xiao bing

【英文名】Shen Xian Fu Du Shi Xiao Bing

【组成】黄泥、连须葱、蜂蜜、雄黄。(中医方剂大辞典)

神功一圣膏 shen gong yi sheng gao

【英文名】Shen Gong Yi Sheng Plaster

【组成】硇砂、蓖麻子。(中医方剂大辞典)

神功丸 shen gong wan

【英文名】Shen Gong Pill

【异名】神效丸(中医方剂大辞典、兰室秘藏)

【组成】(1)兰香叶、当归身、藿香、木香、升麻、生地黄、生甘草、黄连、缩砂仁。(中医方剂大辞典)(2)阿魏、丹砂、雄黄、腊月狐肝、麝香。(中医方剂大辞典)(3)大黄、人参、诃子、麻仁。(中医方剂大辞典)

神功丹 shen gong dan

【英文名】Shen Gong Pellet

【组成】(1)枯白矾、乌头。(中医方剂大辞典)(2)人中白、黄柏、青黛、薄荷叶、儿茶、冰片。(中医方剂大辞典)

神功内托散 shen gong nei tuo san

【英文名】Shen Gong Nei Tuo Powder

【组成】人参、白术、白芍、当归、附子、陈皮、穿山甲、木香、川芎、枳壳、皂角刺、黄芪。(中医方剂大辞典)

神功异宝丸 shen gong yi bao wan

【英文名】Shen Gong Yi Bao Pill

【组成】附子、赤小豆、雄鸟豆、川独活、青盐、川楝子、破故纸、川萆薢、黑牵牛、牛膝、川乌头、草乌头、地龙、舶上茴香、蚺(虫祁)、蜈蚣、热艾、大木瓜。(中医方剂大辞典)

神功汤 shen gong tang

【英文名】Shen Gong Decoction

【组成】知母、人参、龙骨、天麻、附子、甘草。(中医方剂大辞典)

神功助化散 shen gong zhu hua san

【英文名】Shen Gong Zhu Hua Powder

【异名】太无神功散(中医方剂大辞典)

【组成】地萹蓄、瞿麦穗、大麦蘖、神曲、沉香、木香、甘草、大黄。(中医方剂大辞典)

神功妙贴散 shen gong miao tie san

【英文名】Shen Gong Miao Tie Powder

【组成】大南星、蓖麻子仁、五倍子、白芷、姜黄半夏、贝母、白及、没药、乳香、花蕊石散。(中医方剂大辞典)

神功沃雪汤 shen gong wo xue tang

【英文名】Shen Gong Wo Xue Decoction

【组成】当归、白芷、夏枯草、姜蚕。(中医方剂大辞典)

神功饮 shen gong yin

【英文名】Shen Gong Drink

【组成】(1)忍冬藤、蒲公英、甘草节、金银花、瓜蒌。(中医方剂大辞典)(2)罂粟壳、甘草、生姜、橘皮、黑豆。(中医方剂大辞典)

神功散 shen gong san

【英文名】Shen Gong Powder

【组成】(1)黄连、巴豆。(中医方剂大辞典)(2)白及。(中医方剂大辞典)(3)桃上寄生。(中医方剂大辞典)(4)谷精草、蝉蜕、绿豆皮、猪蹄壳、藜芦。(中医方剂大辞典)(5)大黄、山楂肉、石膏、甘草梢、紫草、牛蒡子。(中医方剂大辞典)(6)杜仲、橘核、黄柏。(中医方剂大辞典)(7)人参、黄芪、甘草、牛蒡子、红花、生地黄、前胡、紫草、白芍药。(中医方剂大辞典)(8)蛤粉、谷精草、绿豆皮、羌活、蝉蜕。(中医方剂大辞典)(9)川芎、当归、升麻、甘草。(中医方剂大辞典)(10)黄柏、草乌、血竭。(中医方剂大辞典)(11)五灵脂、莪术、桂心、芸薹子。(中医方剂大辞典)(12)白附子、黄芪、独活、蒺藜。(中医方剂大辞典)(13)黄柏、草乌。(中医方剂大辞典)(14)青黛、铜绿、晋矾、黄柏、藜芦、枯矾、黄连、麝香、轻粉、芒硝、人言。(中医方剂大辞典)(15)黄芩、柴胡、桔梗、防风、荆芥穗、陈皮、赤芍药、牛蒡子、枳壳、木通、紫草、赤茯苓、甘草。(中医方剂大辞典)(16)大活鲫鱼、白矾。(中医方剂大辞典)(17)雄黄、款冬花、甘草、肉桂。(中医方剂大辞典)(18)北白芍药、甘草。(中医方剂大辞典)(19)五倍子、百药煎、干姜。(中医方剂大辞典)

神功紫霞丹 shen gong zi xia dan

【英文名】Shen Gong Zi Xia Pellet

【组成】大蜈蚣、麝香。(中医方剂大辞典)

神功辟邪散 shen gong pi xie san

【英文名】Shen Gong Pi Xie Powder

【组成】粉葛、生地、木通、连翘、僵蚕、浙贝、黄芩、牛子、麦冬、银花、蝉蜕、马勃。(中医方剂大辞典)

神圣丸 shen sheng wan

【英文名】Shen Sheng Pill

【组成】(1)人参、茯苓、大附子、鹿茸、干姜、粉甘草。(中医方剂大辞典)(2)无椒盐蒸饼。(中医方剂大辞典)(3)川当归、枳壳、黄芪、陈皮、甘草、干姜、御米壳。(中医方剂大辞典)(4)乌蛇肉、直僵蚕、防风、天麻、南星、五灵脂、代赭石、全蝎、朱砂。(中医方剂大辞典)(5)乌蛇头、蛇黄、白僵蚕、防风、天麻、五灵脂、代赭石、全蝎、麝香、朱砂。(中医方剂大辞典)(6)胡黄连、宣连、白芜荑、木香、芦荟、使君子。(中医方剂大辞典)(7)黑豆、砒霜、大枣。(中医方剂大辞典)(8)雌黄、铅丹。(中医方剂大辞典)

神圣大易膏 shen sheng da yi gao

【英文名】Shen Sheng Da Yi Plaster

【组成】小油、生地黄、当归、川芎、赤芍药、香白芷、黄丹。(中医方剂大辞典)

神圣丹 shen sheng dan

【英文名】Shen Sheng Pellet

【组成】(1)砒霜、黑豆面。(中医方剂大辞典)(2)大

蒜。(中医方剂大辞典)

神圣内托散 shen sheng nei tuo san

【英文名】Shen Sheng Nei Tuo Powder

【组成】没药、大黄、甘草、牡蛎、山栀子、乳香。(中医方剂大辞典)

神圣化脾丸 shen sheng hua pi wan

【英文名】Shen Sheng Hua Pi Pill

【组成】京三棱、广茂、青皮、陈皮、沉香、木香、檀香、槟榔、脑子、全蝎。(中医方剂大辞典)

神圣牛黄夺命散 shen sheng niu huang duo ming san

【英文名】Shen Sheng Niu Huang Duo Ming Powder

【组成】槟榔、木香、大黄、白牵牛、黑牵牛。(中医方剂大辞典)

神圣光生散 shen sheng guang sheng san

【英文名】Shen Sheng Guang Sheng Powder

【组成】蒙花、木贼、白芷、细辛、干姜、麻实、川芎、羌活、苍术、甘菊花、荆芥、黄芩、甘草、藁本、石膏。(中医方剂大辞典)

神圣光明饼 shen sheng guang ming bing

【英文名】Shen Sheng Guang Ming Lozenge

【组成】羚羊角、白犀角、密蒙花、生地、熟地、独活、藁本、草决明、栀子、川芎、细辛、蔓荆子、苍术、木贼、甘草、白蒺藜、槐花、黄连、荆芥、青葙子、羌活、芒硝、白附子、赤石脂、夜明砂、大麻子、大黄。(中医方剂大辞典)

神圣药师饼 shen sheng yao shi bing

【英文名】Shen Sheng Yao Shi Bing

【组成】人言、雄黄、白面、干胭脂。(中医方剂大辞典)

神圣饼子 shen sheng bing zi

【英文名】Shen Sheng Lozenge

【组成】(1)玄胡索、青黛、肥牙皂。(中医方剂大辞典)(2)乌鱼骨、莴苣菜、青蓟草、石灰。(中医方剂大辞典)

神圣香姜散 shen sheng xiang jiang san

【英文名】Shen Sheng Xiang Jiang Powder

【组成】宣连、生姜。(中医方剂大辞典)

神圣香茸散 shen sheng xiang rong san

【英文名】Shen Sheng Xiang Rong Powder

【组成】香薷穗、新厚朴、川黄连、白扁豆。(中医方剂大辞典)

神圣换肌散 shen sheng huan ji san

【英文名】Shen Sheng Huan Ji Powder

【组成】白僵蚕、白矾、砒、斑蝥、草乌头、青黛、麝。(中医方剂大辞典)

神圣接骨丹 shen sheng jie gu dan

【英文名】Shen Sheng Jie Gu Pellet

【组成】水蛭、菟丝子、发灰、好绵灰、没药、乳香、血竭、麝香。(中医方剂大辞典)

神圣眼药 shen sheng yan yao

【英文名】Shen Sheng Eye-drops Preparation

【组成】蕤仁、金精石、银精石、炉甘石、赤石脂、滑石、密陀僧、高良姜、秦皮、黄丹、铜绿、硇砂、硼砂、乳香、盆消、青盐、脑子、麝香。(中医方剂大辞典)

神圣散 shen sheng san

【英文名】Shen Sheng Pill

【异名】神金散(中医方剂大辞典、圣惠)

【组成】(1)枯白矾、石硫黄、黄丹、朱砂、胡桐泪、轻粉、麝香。(中医方剂大辞典)(2)杏仁、出衣粉子、牛粪。(中医方剂大辞典)(3)罂粟壳、乌梅肉、干姜、肉豆蔻。(中医方剂大辞典)(4)蛇皮。(中医方剂大辞典)(5)黄橘皮、白矾、甘草、川芎、黄丹、朱砂、木香、米囊子。(中医方剂大辞典)(6)干猪胎、鲤鱼皮、女人乱发、铛墨、伏龙肝、墨、当归、桂、芍药、白僵蚕、白芷、白附子、芎䓖。(中医方剂大辞典)(7)干蛤蟆、独颗蒜、川椒、麝香、龙脑、芦荟、朱砂、雄黄。(中医方剂大辞典)(8)麻黄、细辛、干蝎、藿香。(中医方剂大辞典)

神圣膏 shen sheng gao

【英文名】Shen Sheng Ointment

【异名】茱萸膏(中医方剂大辞典、圣济总录)

【组成】(1)赤小豆、木鳖子、蓖麻子、羌活、姜黄、草乌、血竭、大黄、知母、白芷、川乌、白及、白蔹、防风。(中医方剂大辞典)(2)当归、杏仁、沥青、木鳖子、黄丹、乳香、麝香、鹰条、轻粉、桃枝、柳枝。(中医方剂大辞典)(3)车脂。(中医方剂大辞典)(4)当归、没药、白及、乳香、藁本、琥珀、黄丹、木鳖子、胆矾、粉霜、黄蜡、白胶、巴豆、槐柳枝、清油。(中医方剂大辞典)(5)蛇蜕皮、乌蛇、五倍子、巴豆、雄黄、牙硝。(中医方剂大辞典)(6)木香、雄黄、桂心、赤芍药、当归、人参、附子、丁香、白芷、黄芪、没药、芎䓖、防风、甘草、沉香、细辛、乳香、白檀香、甘松香、蜡、松脂、垂柳枝、柏枝、黄丹、清麻油。(中医方剂大辞典)(7)吴茱萸。(中医方剂大辞典)

神失散 shen shi san

【英文名】Shen Shi Powder

【组成】赤小豆、槐花、麝。(中医方剂大辞典)

神归汤 shen gui tang

【英文名】Shen Gui Decoction

【组成】人参、麦门冬、茯神、当归、甘草。(中医方剂大辞典)

神术平胃散 shen zhu ping wei san

【英文名】Shen Zhu Ping Wei Powder

【组成】苍术、防风、甘草、石膏、知母、厚朴、广皮。(中医方剂大辞典)

神术汤 shen zhu tang

【英文名】Shen Zhu Decoction

【异名】神术散(中医方剂大辞典、阴证略例)

【组成】(1)防风、熟苍术、石膏、甘草。(中医方剂大辞典)(2)苍术、石膏、防风、干葛。(中医方剂大辞典)(3)杜藿香、制苍术、新会皮、炒楂肉、春砂仁、薄川朴、清炙草、焦六曲。(中医方剂大辞典)(4)苍术、石膏。(中医方剂大辞典)(5)九味羌活汤加石膏、知母。(中医方剂大辞典)(6)苍术、防风、甘草。(中医方剂大辞典)(7)苍术、甘草、麻黄、猪牙皂荚。(中医方剂大辞典)

神术泻肺汤 shen zhu xie fei tang

【英文名】Shen Zhu Xie Fei Decoction

【组成】苍术、石膏、桑皮、地骨皮、桔梗、甘草。(中医方剂大辞典)

神术散 shen zhu san

【英文名】Shen Zhu Powder

【组成】(1)苍术、陈皮、厚朴、甘草、藿香、砂仁。(中医方剂大辞典)(2)前胡、桔梗、干葛、荆芥、台芎、白芷、苍术、甘草。(中医方剂大辞典)(3)苍术、川芎、藁本、荆芥。(中医方剂大辞典)(4)白术、天麻、白附子、蝎梢。(中医方剂大辞典)(5)苍术、夜明砂。(中医方剂大辞典)(6)陈皮、苍术、厚朴、甘草、藿香、石菖蒲。(中医方剂大辞典)(7)苍术、荆芥穗、藁本、干葛、麻黄、甘草。(中医方剂大辞典)(8)苍术、藁本、香白芷、羌活、细辛、甘草、川芎。(中医方剂大辞典)(9)白术、人参、白茯苓、石莲肉、罂粟米、白扁豆、藿香叶、甘草。(中医方剂大辞典)

神术煮散 shen zhu zhu san

【英文名】Shen Zhu Zhu Powder

【组成】(1)甘草、苍术、厚朴、石菖蒲、藿香、陈皮。(中医方剂大辞典)(2)苍术、当归、厚朴、人参、白芍药、川芎、陈皮。(中医方剂大辞典)

神白散 shen bai san

【英文名】Shen Bai Powder

【组成】(1)苍术、麻黄、甘草、防风、石膏、干葛、川芎、香白芷、瓜蒌根。(中医方剂大辞典)(2)益元散加麻黄。(中医方剂大辞典)(3)槐花、蛤粉。(中医方剂大辞典)(4)神曲、人参、茯苓、藿香叶、甘草、黄芪、白附子、大附子。(中医方剂大辞典)(5)石膏、白附子、天南星、白芷、甘菊花、京芎、天麻。(中医方剂大辞典)(6)半夏。(中医方剂大辞典)(7)人中白。(中医方剂大辞典)(8)白芷、甘草。(中医方剂大辞典)

神龙丹 shen long dan

【英文名】Shen Long Pellet

【组成】文蛤、白龙骨、白茯神。(中医方剂大辞典)

神龙春口服液 shen long chun kou fu ye

【英文名】Shen Long Chun Peroral Liquid

【组成】西洋参、鹿茸、蛤蚧、何首乌、龟版、枣皮。

神龙散 shen long san

【英文名】Shen Long Powder

【组成】胡桐律、雄黄。(中医方剂大辞典)

神交汤 shen jiao tang

【英文名】Shen Jiao Decoction

【组成】人参、麦冬、巴戟天、柏子仁、山药、芡实、玄参、丹参、茯神、菟丝子。(中医方剂大辞典)

神众散 shen zhong san

【英文名】Shen Zhong Powder

【组成】细辛、白芷、防风、羌活、当归、半夏、川芎、桔梗、陈皮、茯苓。(中医方剂大辞典)

神农茶颗粒 shen nong cha ke li

【英文名】Shen Nong Cha Granule

【异名】神农茶冲剂(药品标准－中药成方制剂标准)

【组成】忍冬藤、地胆草、金沙藤、岗梅、布渣叶、水翁花、桑枝、滇竹叶、广金钱草、扭肚藤、狗肝菜、鸭脚木皮。(药品标准－中药成方制剂标准 1996)

神农药酒 shen nong yao jiu

【英文名】Shen Nong Wine

【组成】寻骨风、川芎、丹参、当归、防风、杜仲、五加皮、老鹳草、大血藤、木香、络石藤、红花、牛藤、路路通、柴胡、草乌、射干、独活、鸡血藤、苍术、爬岩香、威灵仙、徐长卿、钩藤、老虎蔸、三百棒、伸筋草、三七、莲蓬草、八角莲、八棱麻、香茶菜、虎杖、金荞麦、拳参、山姜、蜘蛛抱蛋、菊叶三七、木梳、雄黄连、搜山虎、八角枫、算盘子根。(药品标准－中药成方制剂标准 1998)

神农镇痛膏 shen nong zhen tong gao

【英文名】Shen Nong Zhen Tong Plaster

【组成】三七、胆南星、白芷、狗脊、羌活、石菖蒲、防风、升麻、红花、土鳖虫、川芎、当归、血竭、马钱子、没药、樟脑、重楼、薄荷脑、乳香、水杨酸甲酯、冰片、丁香罗勒油、麝香、颠茄流浸膏、熊胆粉。(药品标准－中药成方制剂标准 1995)

神州三蛇汤 shen zhou san she tang

【英文名】Shen Zhou San She Decoction

【组成】乌梢蛇、王锦蛇、银环蛇、丹参、独活、羌活、乳香、没药、粮白酒。(湖南中医学院学报 1988,8(3))

神州跌打丸 shen zhou die da wan

【英文名】Shen Zhou Die Da Pill

【组成】红茴香、大血藤、山橿根、蛇葡萄、刘寄奴、紫金牛、络石藤、制川乌、制草乌、地耳草、一支黄花、半边莲、南藤、牛尾菜、藜芦、山药。(药品标准－中药成方制剂标准 1997)

神异红药丹 shen yi hong yao dan

【英文名】Shen Yi Hong Yao Pellet

【组成】山羊血、金花石、琥珀、人参、五铢钱、兔骨、没药、麝香。(中医方剂大辞典)

神异透骨膏 shen yi tou gu gao

【英文名】Shen Yi Tou Gu Plaster

【组成】露蜂房、杏仁、清油、穿山甲、当归、木鳖子、白胶香、蛇蜕、虢丹、乳香、没药、男子乱发。(中医方剂大辞典)

神异温风丹 shen yi wen feng dan

【英文名】Shen Yi Wen Feng Pellet

【组成】麻黄、人参、白术、干姜、茯神、附子、白胶香、甘草、乳香、全蝎。(中医方剂大辞典)

神异膏 shen yi gao

【英文名】Shen Yi Ointment

【组成】(1)木香、川芎、牛膝、生地黄、细辛、白芷、秦艽、归尾、枳壳、独活、防风、大枫子、羌活、黄芩、南星、蓖麻子、半夏、苍术、贝母、赤芍、杏仁、白敛、茅根、两头尖、艾叶、连翘、甘草节、川乌、肉桂、良姜、续断、威灵仙、荆芥、藁本、丁香、金银花、丁皮、藿香、红花、青风藤、乌药、苏木、玄参、白鲜皮、僵蚕、草乌、桃仁、五加皮、山栀子、牙皂、苦参、穿山甲、五倍子、降真香、骨碎补、苍耳头、蝉退、蜂房、鳖甲、全蝎、麻黄、白及、大黄、蜈蚣、蛇蜕。(中医方剂大辞典)(2)归尾、川芎、赤芍、生地黄、防风、羌活、白芷、玄参、黄芪、官桂、桃仁、杏仁、木鳖子、何首乌、牛子、川山甲、蜂房、蛇蜕、大黄、黄柏、乱发、槐柳皮。(中医方剂大辞典)(3)雄黄、滑石。(中医方剂大辞典)(4)桂花、苏合油、木鳖子、乳香、没药、白及、白敛、当归、杏仁、官桂、丹参、香油、槐柳条。(中医方剂大辞典)(5)鬼面乌头、木鳖子、当归、贝母、南星、半夏、白芷、白术。(中医方剂大辞典)(6)铅锡、黄丹、百草霜、韶粉、石灰、蛤粉、轻粉、赤缴脚。(中医方剂大辞典)(7)黑参、白芷实、露蜂房、杏仁、木鳖仁、男生发、蛇蜕、肥白巴豆。(中医方剂大辞典)(8)全蝎、皂角、巴豆、蛇床末、麻油、黄蜡、轻粉、雄黄。(中医方剂大辞典)

神曲 shen qu

【英文名】Shen Qu

【异名】六神曲(唐·《药性论》、《福建省药品标准》(1977年))

【组成】麦粉、麸皮、杏仁、赤小豆、鲜青蒿、鲜苍耳、鲜辣蓼。(唐·《药性论》、《福建省药品标准》(1977年))

神曲丸 shen qu wan

【英文名】Shen Qu Pill

【异名】小神曲丸(中医方剂大辞典、全生指迷方)

【组成】(1)神曲末、白术、附子、枳壳、甘草、干姜、人参、食茱萸、桔梗。(中医方剂大辞典)(2)神曲、芜荑、吴茱萸。(中医方剂大辞典)(3)神曲、干姜、官桂、白术、当归、厚朴、人参、甘草。(中医方剂大辞典)(4)神曲、干姜、白术、人参、枳壳、甘草、大麦蘖、厚朴、杏仁、桂。(中医方剂大辞典)(5)神曲、木香、厚朴、甘草、槟榔、青橘皮、白术、枳壳、京三棱、桂、干姜。(中医方剂大辞典)(6)神曲、荜茇、白豆蔻仁、白术、人参、附子、诃子、厚朴、丁香、沉香、草澄茄、陈橘皮。(中医方剂大辞典)(7)五灵脂、神曲。(中医方剂大辞典)(8)神曲、大麦蘖、生地黄、牛膝、桑耳、白术、姜黄、当归、桃仁、杏仁、生姜、橘皮。(中医方剂大辞典)(9)神曲、橘皮。(中医方剂大辞典)(10)神曲、白术、附子、枳实、诃黎勒皮、桂心、食茱萸、木香、人参、陈橘皮、桔梗、干姜。(中医方剂大辞典)(11)神曲、肉苁蓉、虎胫骨、海桐皮、白僵蚕、芎䓖、半夏、红蓝花。(中医方剂大辞典)(12)神曲、麦蘖、厚朴、桂心、陈橘皮、诃黎勒皮、干姜、槟榔。(中医方剂大辞典)(13)神曲、白术、附子、枳壳、高良姜、人参、吴茱萸、诃黎勒、草豆蔻。(中医方剂大辞典)(14)神曲、胡椒、陈橘皮、桂心、诃黎勒、厚朴、干姜、白术、附子、甘草、当归、白豆蔻。(中医方剂大辞典)(15)神曲、干姜、槟榔、甘草、陈橘皮、桂心、附子、人参、当归。(中医方剂大辞典)(16)神曲、磁石、光明砂。(中医方剂大辞典)(17)神曲、苍术、陈皮。(中医方剂大辞典)

神曲半夏汤 shen qu ban xia tang

【英文名】Shen Qu Ban Xia Decoction

【组成】党参、白术、半夏、神曲、山楂、茯苓、陈皮、炙草、生姜。(中医方剂大辞典)

神曲汤 shen qu tang

【英文名】Shen Qu Decoction

【组成】(1)神曲、木香、半夏、芜荑、青皮、甘草、白茯苓。(中医方剂大辞典)(2)神曲、麦蘖子、半夏曲、五味子、木香、甘草。(中医方剂大辞典)(3)神曲、山楂、连翘、陈皮、半夏、茯苓、麦芽、萝卜子。(中医方剂大辞典)(4)神曲、莱菔子。(中医方剂大辞典)

神曲补中丸 shen qu bu zhong wan

【英文名】Shen Qu Bu Zhong Pill

【组成】神曲、干姜、川椒。(中医方剂大辞典)

神曲豆蔻丸 shen qu dou kou wan

【英文名】Shen Qu Dou Kou Pill

【组成】神曲、肉豆蔻、麦蘖、宣连、史君子、芜荑仁、芦荟。(中医方剂大辞典)

神曲胃痛片 shen qu wei tong pian

【英文名】Shen Qu Wei Tong Tablet

【组成】神曲茶、颠茄浸膏、氢氧化铝、大黄、碳酸氢钠、

姜。(药品标准-中药成方制剂标准1998)

神曲胃痛胶囊 shen qu wei tong jiao nang

【英文名】Shen Qu Wei Tong Capsule

【组成】神曲茶、大黄、颠茄、姜粉、氢氧化铝、碳酸氢钠。(药品标准-中药成方制剂标准1998)

神曲茶 shen qu cha

【英文名】Shen Qu Tea

【异名】六曲茶(药品标准-中药成方制剂标准)

【组成】六神曲、麦芽、山楂、广藿香、香附、陈皮、苍术、紫苏叶、槟榔、桔梗、厚朴、白芷、姜半夏、茯苓、砂仁、肉豆蔻、甘草。(药品标准-中药成方制剂标准1990)

神曲酒 shen qu jiu

【英文名】Shen Qu Wine

【组成】神曲。(中医方剂大辞典)

神曲散 shen qu san

【英文名】Shen Qu Powder

【组成】(1)神曲、陈橘皮、大黄、芍药、桔梗、芎、厚朴、枳壳、白茯苓、人参、甘草。(中医方剂大辞典)(2)神曲、熟干地黄、白术。(中医方剂大辞典)(3)神曲、桂心、甘草、大麦糵、干姜、陈橘皮。(中医方剂大辞典)(4)神曲、木香、陈橘皮、麦糵、草豆蔻。(中医方剂大辞典)(5)神曲、干姜、细辛、椒目、附子、桂心。(中医方剂大辞典)(6)附子、神曲、干姜。(中医方剂大辞典)

神曲煎 shen qu jian

【英文名】Shen Qu Decoction

【组成】神曲、青皮、葛根、枳实、红曲、芫荽根。(中医方剂大辞典)

神朱石膏丸 shen zhu shi gao wan

【英文名】Shen Zhu Shi Gao Pill

【组成】石膏、芎䓖、龙脑。(中医方剂大辞典)

神机万应秘传膏 shen ji wan ying mi chuan gao

【英文名】Shen Ji Wan Ying Mi Chuan Plaster

【组成】香白芷、两头尖、赤芍药、白芍药、生地黄、熟地黄、当归、蓖麻子、木鳖子、巴豆、乳香、没药、五灵脂、阿魏、穿山甲、黄丹、槐枝、柳枝、香油。(中医方剂大辞典)

神灯 shen deng

【英文名】Shen Deng Medicated Thread Drainage

【组成】雄黄、没药、朱砂、血竭、麝香。(中医方剂大辞典)

神灰散 shen hui san

【英文名】Shen Hui Powder

【组成】苘麻。(中医方剂大辞典)

神芎上清丸 shen xiong shang qing wan

【英文名】Shen Xiong Shang Qing Pill

【组成】大黄、黄芩、滑石、薄荷叶、川芎、桔梗、黄连、甘草。(中医方剂大辞典)

神芎丸 shen xiong wan

【英文名】Shen Xiong Pill

【组成】(1)藿香、木香、当归、升麻、生地黄、生甘草、黄连、砂仁。(中医方剂大辞典)(2)大黄、黄芩、牵牛、滑石、黄连、薄荷、川芎。(中医方剂大辞典)

神芎汤 shen xiong tang

【英文名】Shen Xiong Decoction

【组成】升麻、川芎、人参、枸杞子、甘草、远志、黄芪、当归、地骨皮、破故纸、杜仲、白术、生姜、莲肉。(中医方剂大辞典)

神芎散 shen xiong san

【英文名】Shen Xiong Powder

【组成】(1)青黛、蔓荆子、川芎、郁金、芒硝、石膏、细辛根、薄荷叶、红豆。(中医方剂大辞典)(2)川芎、郁金、荆芥穗、薄荷叶、红豆。(中医方剂大辞典)

神助丸 shen zhu wan

【英文名】Shen Zhu Pill

【异名】葶苈丸(中医方剂大辞典、奇效良方)

【组成】(1)大戟、葶苈、甘遂、桑白皮、连翘、芫花、泽泻、藁本、巴豆、赤小豆。(中医方剂大辞典)(2)三棱、草果子仁、川楝子、茴香、萝卜子、栗子内皮。(中医方剂大辞典)

神助散 shen zhu san

【英文名】Shen Zhu Powder

【组成】槟榔、黄连。(中医方剂大辞典)

神医七液丹 shen yi qi ye dan

【英文名】Shen Yi Qi Ye Pellet

【组成】滑石、鲜萝卜汁、鲜佩兰叶、鲜紫苏叶、鲜藿香叶、鲜侧柏叶、荷叶、生大黄片。(中医方剂大辞典)

神吸散 shen xi san

【英文名】Shen Xi Powder

【组成】鹅管石、余粮石、粉草、枯白矾、石膏、款冬花。(中医方剂大辞典)

神妙丸 shen miao wan

【英文名】Shen Miao Pill

【异名】金龙丸(中医方剂大辞典、普济方)

【组成】(1)真沉香、阿魏、槟榔、穿山甲、云术、朱砂、雄黄。(中医方剂大辞典)(2)雄黄、蟾酥、胆矾、半夏、麝香。(中医方剂大辞典)(3)硫黄、荔枝核、川芎、吴茱萸、大茴香、木香、沉香、乳香、橘核。(中医方剂大辞典)(4)赤脚蜈蚣、全蝎、黑豆、地龙、草乌。(中医方剂大辞典)(5)威灵仙根。(中医方剂大辞典)(6)盐、硫黄。(中医方剂大辞典)(7)蛇蜕、人参、麝、天南星。(中医方剂大辞典)

神妙五枝膏 shen miao wu zhi gao

【英文名】Shen Miao Wu Zhi Ointment

【组成】川乌、草乌、防风、白芷、当归、熟地黄、木鳖子、穿山甲、大黄、甘草、槐枝、桃枝、柳枝、椿枝、楮枝、血余。(中医方剂大辞典)

神妙生肌散 shen miao sheng ji san

【英文名】Shen Miao Sheng Ji Powder

【组成】乳香、没药、孩儿茶、血竭、赤石脂、海螵蛸、轻粉、龟版、鳖甲、硼砂、水银、黑铅。(中医方剂大辞典)

神妙夺命丹 shen miao duo ming dan

【英文名】Shen Miao Duo Ming Pellet

【组成】青蒿节。(中医方剂大辞典)

神妙汤 shen miao tang

【英文名】Shen Miao Decoction

【组成】(1)萆薢、栝蒌根、甘草、五倍子、豉、葱白。(中医方剂大辞典)(2)茴香子、乌药、青橘皮、高良姜。(中医方剂大辞典)

神妙观音散 shen miao guan yin san

【英文名】Shen Miao Guan Yin Powder

【组成】白扁豆、石莲肉、人参、茯苓、甘草、香白芷、绵黄芪、木香、神曲。(中医方剂大辞典)

神妙防风散 shen miao fang feng san

【英文名】Shen Miao Fang Feng Powder

【组成】防风、细辛、僵蚕、白附子、朱砂、地龙、荆芥、木香、全蝎、蝉壳、蜈蚣、天麻、麝香、甘草、白芷、辰砂、人参、金箔、轻粉。(中医方剂大辞典)

神妙饮 shen miao yin

【英文名】Shen Miao Drink

【组成】生地、当归、细辛、骨碎补、防风、赤芍、川芎、槐花、升麻、知母。(中医方剂大辞典)

神妙奇效丹 shen miao qi xiao dan

【英文名】Shen Miao Qi Xiao Pellet

【组成】云苓、白术、泽泻、黄连、木香、川朴、米壳、粉草、白石脂、滑石、椿皮、黄芪、江米、干姜、禹余粮。(中医方剂大辞典)

神妙松金散 shen miao song jin san

【英文名】Shen Miao Song Jin Powder

【组成】松香。(中医方剂大辞典)

神妙绝疟汤 shen miao jue nue tang

【英文名】Shen Miao Jue Nue Decoction

【组成】木通、秦艽、穿山甲、常山、辰砂、乌梅、大枣。(中医方剂大辞典)

神妙起痾散 shen miao qi ke san

【英文名】Shen Miao Qi Ke Powder

【组成】土萆薢、金银花、皂角刺、川椒、牛蒡子、郁金、当归、黑铅。(中医方剂大辞典)

神妙散 shen miao san

【英文名】Shen Miao Powder

【组成】(1)牵牛子、青橘皮、栀子仁、地骨皮、玄参。(中医方剂大辞典)(2)当归、生地、母丁香、子丁香、青盐、旱莲草、细辛、没食子、茯神。(中医方剂大辞典)(3)大黄、人参、枳壳、火麻子。(中医方剂大辞典)(4)朴硝、辰砂、乳香、玄明粉、脑子、麝香、胆矾、硇砂、南硼砂。(中医方剂大辞典)(5)石灰。(中医方剂大辞典)(6)豆豉、白矾、腻粉。(中医方剂大辞典)

神妙痧药 shen miao sha yao

【英文名】Shen Miao Sha Yao

【组成】北细辛、荆芥、降香末、郁金。(中医方剂大辞典)

神妙痧药方 shen miao sha yao fang

【英文名】Shen Miao Sha Yao Prescription

【组成】北细辛、荆芥、降香末、郁金。(中医方剂大辞典)

神妙膏 shen miao gao

【英文名】Shen Miao Ointment

【组成】(1)甘草、羌活、细辛、黄连、贝母、菊花、当归、枳壳、大黄、白芷、生地、防风、荆芥、木贼、黄芩、川芎、苍术、猪苓、泽泻、白术、薄荷、桔梗、石斛、赤芍药、蔓荆子、草决明、牛蒡子、青葙子、菟丝子、车前子、夏枯草、地骨皮。(中医方剂大辞典)(2)乳香、没药、头发、大黄、肉桂、当归、玄参、续断、莪术、生地黄、赤芍药、白芷、射干、巴豆、明矾、黄芩、柳枝、香油、黄丹、麝香。(中医方剂大辞典)

神应七宝丹 shen ying qi bao dan

【英文名】Shen Ying Qi Bao Pellet

【组成】常山、陈皮、青皮、槟榔、厚朴、甘草、草果。(中医方剂大辞典)

神应八宝丹 shen ying ba bao dan

【英文名】Shen Ying Ba Bao Pellet

【异名】八宝丹(中医方剂大辞典、医学入门)

【组成】芦甘石、黄丹、珍珠、朱砂、麝香、明矾、冰片、乳香。(中医方剂大辞典)

神应万验膏 shen ying wan yan gao

【英文名】Shen Ying Wan Yan Emplastrum

【组成】桃枝、柳枝、杏枝、桑枝、槐枝。(中医方剂大辞典)

神应丸 shen ying wan

【英文名】Shen Ying Pill

【异名】神应丹(中医方剂大辞典、济生拔粹)

【组成】(1)大黄、鳖甲、桃仁、当归、生地黄、人参、甘草、黄芩。(中医方剂大辞典)(2)王不留行、川山甲、白药子。(中医方剂大辞典)(3)水牛角鳃、耳头、干漆、槐耳。(中医方剂大辞典)(4)大黄连、生姜。(中医方剂大辞典)(5)罂粟壳、乳香、木香、肉豆蔻。(中医方剂大辞典)(6)黄连、吴茱萸、罂粟壳、木香。(中医方剂大辞典)(7)大黄、黄连、血竭、犀角末、仙人盖、九肋鳖甲、牛黄、灵矾。(中医方剂大辞典)(8)麻黄、甘松、苍术、桑白皮、吴白芷、浮萍草、川芎、苦参。(中医方剂大辞典)(9)当归、柴胡、知母、川山甲。(中医方剂大辞典)(10)厚朴汁、川当归、枳壳、矾、干姜、缩砂、赤石脂、黄连、龙骨、附子、诃子、五味子、茯苓、人参。(中医方剂大辞典)(11)黄蜡、巴豆、杏仁、百草霜、干姜、丁香、木香。(中医方剂大辞典)(12)新柏叶、槐花、鸡冠花。(中医方剂大辞典)(13)好腊茶、白矾。(中医方剂大辞典)(14)真牛黄、麝香、轻粉、金银箔、磁石、石绿、朱砂、蛇含石、粉霜、雄黄、石燕。(中医方剂大辞典)(15)朱砂、大半夏、石脑油。(中医方剂大辞典)(16)预知子、茯神、远志、桂。(中医方剂大辞典)(17)槐花、巴豆。(中医方剂大辞典)(18)石灰、干姜。(中医方剂大辞典)(19)狐肝、乌鸦、天麻、白附子、桑螵蛸、蒺藜子、干蝎、白僵蚕、银箔、金箔、麝香、犀角、天南星、蝉蜕、丹砂、牛黄、龙脑、乌蛇。(中医方剂大辞典)(20)威灵仙、当归、肉桂。(中医方剂大辞典)

神应丹 shen ying dan

【英文名】Shen Ying Pellet

【异名】万全膏(中医方剂大辞典、胎产心法)

【组成】(1)大黄、血竭、桃仁、红花。(中医方剂大辞典)(2)生草乌头、生天麻。(中医方剂大辞典)(3)绵纹大黄、血竭。(中医方剂大辞典)(4)砒石、绿豆。(中医方剂大辞典)(5)狐肝、乌鸦、鸱枭、白矾、生犀角、野狸。(中医方剂大辞典)(6)麻黄、贝母、桑白皮、紫苏子、款冬花、桔梗、知母、栝蒌、皂角、白茯苓、紫菀、天麻、人参、阿胶。(中医方剂大辞典)(7)辰砂。(中医方剂大辞典)(8)薄荷叶、甘草、巴豆、盆消、轻粉、豆豉、五灵脂。(中医方剂大辞典)(9)大附子。(中医方剂大辞典)(10)蓖麻子。(中医方剂大辞典)

神应白玉膏 shen ying bai yu gao

【英文名】Shen Ying Bai Yu Emplastrum

【组成】老蟾蜍、大鲫鱼、巴豆、蓖麻仁。(中医方剂大辞典)

神应回光散 shen ying hui guang san

【英文名】Shen Ying Hui Guang Powder

【组成】木贼、白芷、甘草、青葙子、楮实子、草决明、羌活、石决明、川乌、白蒺藜、蝉蜕。(中医方剂大辞典)

神应夺命丹 shen ying duo ming dan

【英文名】Shen Ying Duo Ming Pellet

【组成】辰砂、紫草、红花子、穿山甲、真蟾酥。(中医方剂大辞典)

神应汤 shen ying tang

【英文名】Shen Ying Decoction

【组成】草豆蔻、枣、乌梅、半夏、橘皮、青橘皮、生姜。(中医方剂大辞典)

神应妙方 shen ying miao fang

【英文名】Shen Ying Miao Prescription

【组成】鲜鲫鱼、阳春砂仁、洋糖。(中医方剂大辞典)

神应参丹 shen ying shen dan

【英文名】Shen Ying Shen Pellet

【组成】炼朱砂、灵砂末、代赭石。(中医方剂大辞典)

神应酒 shen ying jiu

【英文名】Shen Ying Wine

【组成】茵芋、附子、天雄、丹参、蜀椒、踯躅花、甘草、石菖蒲、桂、干姜、乌头、独活、地骨皮、秦艽、防风、芎䓖、人参、当归、白芷、藁本、生地黄、干地黄、白鲜皮、栾荆。(中医方剂大辞典)

神应散 shen ying san

【英文名】Shen Ying Powder

【异名】神验散(中医方剂大辞典、儒门事亲)

【组成】(1)吴茱萸。(中医方剂大辞典)(2)肥皂核、荆芥穗、北防风、何首乌、天花粉、嫩苦参、白当归、白鲜皮、金银花、薄荷叶、白蒺藜、净连翘、粉甘草。(中医方剂大辞典)(3)生蜂蜜、甜酒酿、麻油。(中医方剂大辞典)(4)雄黄、枯矾、藜芦、牙皂。(中医方剂大辞典)(5)肥皂核、荆芥、何首乌、天花粉、防风、苦参、薄荷叶。(中医方剂大辞典)(6)轻粉、鸡内黄、麝香、冰片、黄柏末、韶粉、五倍末、黄连。(中医方剂大辞典)(7)玄胡索、胡椒、小茴香。(中医方剂大辞典)(8)光草乌、细辛、好茶。(中医方剂大辞典)(9)杜仲、破故纸、木香。(中医方剂大辞典)(10)桂心。(中医方剂大辞典)(11)广木香、泽泻、槟榔、椒目、大黄、黑牵牛、黑附子。(中医方剂大辞典)(12)大黄、桃仁、红花、当归、瓜蒌根、炮穿山甲、柴胡、麝。(中医方剂大辞典)(13)金樱草梗、肉豆蔻、诃子、罂粟壳、地榆、甘草、当归、茯苓、白术、枳壳、乌梅、丁皮、木香、陈皮。(中医方剂大辞典)(14)川芎、防风、升麻、细辛、茯苓、白芷、香附子、荜茇、甘松、石膏。(中医方剂大辞典)(15)罂粟壳、杏仁、白胶香、人参、阿胶、麻黄、乌梅、桑白皮、款冬花、甘草。(中医方剂大辞典)(16)明矾、黄丹。(中医方剂大辞典)(17)玄明粉、炉甘石。(中医方剂大辞典)(18)茯苓、甘草、黄芩、地骨皮。(中医方剂大辞典)(19)牛头角腮、猪牙皂角、穿山甲、猬皮、蛇蜕皮。(中医方剂大辞典)(20)罂粟壳、川干姜、甘草、人参、当归。(中医方剂大辞典)(21)玄胡索、胡椒。(中医方剂大辞典)(22)硫黄、硼砂、诃子、密陀僧。

(中医方剂大辞典)(23)胆矾、铅丹。(中医方剂大辞典)(24)滑石、寒水石。(中医方剂大辞典)(25)丹砂、石硫黄、土消、蛤粉、人参、白茯苓。(中医方剂大辞典)(26)雄黄、朱砂、全蝎、蜈蚣、僵蚕。(中医方剂大辞典)(27)矾石。(中医方剂大辞典)

神应黑散 shen ying hei san

【英文名】Shen Ying Hei Powder

【组成】百草霜、白芷。(中医方剂大辞典)

神应膏 shen ying gao

【英文名】Shen Ying Ointment

【异名】碧霞膏(中医方剂大辞典、经验秘方)

【组成】(1)当归、赤芍药、大黄、香白芷、官桂、玄参、川续断、莪术、生地。(中医方剂大辞典)(2)全蝎、五倍子、土狗、地龙。(中医方剂大辞典)(3)黄柏、真绿豆粉、甘草、红花。(中医方剂大辞典)(4)大肥皂角、乳香、天南星、草乌头、木鳖子、官桂、没药、血竭、轻粉。(中医方剂大辞典)(5)沥青、松香、黄蜡、没药、乳香、黄丹、五灵脂、降真末、无名异、麝香、蜂窝、巴豆、马庇勃、大黄、黄柏、黄芩、白及、贝母、知母、威灵仙、赤蔹、独行草、草乌、地骨皮、黄连、寒水石、天花粉、香白芷、香油、葱汁、姜汁、米醋。(中医方剂大辞典)(6)香油、巴豆、篦麻、黄蜡、沥青、乳香、没药、轻粉、铜青。(中医方剂大辞典)(7)麻油、巴豆、木鳖、妇人头发。(中医方剂大辞典)(8)龙泉好光粉、真麻油。(中医方剂大辞典)(9)牛皮胶、生姜、肉桂。(中医方剂大辞典)(10)栝蒌、零陵香、藿香、芍药、甘草、黄芪、杏仁、白芷、龙脑、麝香、黄蜡、清油。(中医方剂大辞典)(11)白及、白蔹、当归、桂、附子、乳香缠、东南槐枝、柳枝、铅丹、巴豆、清油。(中医方剂大辞典)(12)雄黄。(中医方剂大辞典)(13)真阿魏、麝香、朱砂、雄黄、五灵脂、甘草、川乌、草乌。(中医方剂大辞典)(14)乳香、没药、皮胶、生姜。(中医方剂大辞典)(15)香油。(中医方剂大辞典)(16)腊月猪板油、黄蜡、铅丹、自然铜、密陀僧、朱砂。(中医方剂大辞典)(17)皂荚、蓖麻。(中医方剂大辞典)(18)清油、桃枝、柳枝、槐枝、木鳖子仁、当归、黄丹、乳香、没药。(中医方剂大辞典)

神应膏药 shen ying gao yao

【英文名】Shen Ying Unguentum

【组成】川乌、马蔺子、官桂、干姜、杜仲、木鳖子、没药、乳香、破故纸。(中医方剂大辞典)

神护膏 shen hu gao

【英文名】Shen Hu Ointment

【组成】赤小豆、黄皮、白敛、白芷、天花粉、南星。(中医方剂大辞典)

神灵丹 shen ling dan

【英文名】Shen Ling Pellet

【组成】(1)汉防己、五灵脂、蒲黄、良姜、斑蝥。(中医方剂大辞典)(2)杏仁、半夏、巴豆、防风、滑石、草乌头、雄黄、木香、朱砂、百草霜。(中医方剂大辞典)

神灵枯药膏 shen ling ku yao gao

【英文名】Shen Ling Ku Plaster

【组成】白脑子、白矾、朱砂、樟脑。(中医方剂大辞典)

神灵散 shen ling san

【英文名】Shen Ling Powder

【组成】(1)铅白砂、硇砂精。(中医方剂大辞典)(2)焰消、黄丹、雄黄、没药、乳香。(中医方剂大辞典)(3)粉霜、丹砂、硼砂、牛黄、龙脑。(中医方剂大辞典)

神灵膏 shen ling gao

【英文名】Shen Ling Plaster

【组成】绿豆粉、川黄连、麝香、冰片。(中医方剂大辞典)

神运丸 shen yun wan

【英文名】Shen Yun Pill

【组成】白茯苓、荆芥、白术、天门冬、地黄、人参、川断、草龙胆。(中医方剂大辞典)

神龟散 shen gui san

【英文名】Shen Gui Powder

【组成】大龟、远志、麦冬、山萸肉、肉桂、白术、苍术、熟地、玄参、茯神、何首乌、桑椹、紫花丁、夏枯草。(中医方剂大辞典)

神和散 shen he san

【英文名】Shen He Powder

【组成】草豆蔻、肉豆蔻、陈橘皮、白术、厚朴、丁香、木香、大芎、蓬莪术、吴茱萸、诃黎勒、芍药。(中医方剂大辞典)

神奇散 shen qi san

【英文名】Shen Qi Powder

【组成】(1)当归、川芎、白芍药、生地黄、陈皮、砂仁、半夏、白茯苓、白术、香附、枳实、乌梅、藿香、赤茯苓、槟榔、木通、猪苓、黄芩、黄柏、知母、赤芍药、天门冬、麦门冬、甘草。(中医方剂大辞典)(2)麒麟竭、没药、自然铜、天南星、干姜、铅丹、腻粉、瓦藓、麝香。(中医方剂大辞典)(3)穿山甲、木鳖子、牡蛎、大黄、黄连、黄芩、黄柏、金银花、连翘、黄蜡。(中医方剂大辞典)

神宝丹 shen bao dan

【英文名】Shen Bao Pellet

【组成】(1)附子、羌活、朱砂、蝎尾、南星、麝香、乳香。(中医方剂大辞典)(2)自然银、金星矾石、禹余粮石、石膏、蔓荆子、威灵仙、茯苓、天竺黄、天仙藤、白僵蚕、铅白霜、蚰、白蒺藜、旋覆花、莽草、犀角、半夏、藿香、桑螵蛸、瓜蒂、赤小豆、人参、槟榔、剑脊乌蛇、真虎骨、白龙砂、好朱砂、牛黄、龙脑、麝香、腻

粉、乳香。(中医方剂大辞典)

神拨还光丸 shen bo huan guang wan

【英文名】Shen Bo Huan Guang Pill

【组成】龙胆、汉防己、砂仁、胡麻子、黄芩、川芎、枳实、木贼、甘草、车前子、甘菊、薄荷。(中医方剂大辞典)

神明白膏 shen ming bai gao

【英文名】Shen Ming Bai Plaster

【异名】白膏(中医方剂大辞典、千金)

【组成】(1)吴茱萸、蜀椒、芎䓖、白术、白芷、前胡、附子、桂心、当归、细辛。(中医方剂大辞典)(2)当归、细辛、吴茱萸、芎䓖、蜀椒、白术、前胡、白芷、附子。(中医方剂大辞典)

神明补心丹 shen ming bu xin dan

【英文名】Shen Ming Bu Xin Pellet

【组成】远志、紫石英、石菖蒲、熟地黄、白茯苓、麦门冬、卷柏、人参、丹参、黄芪、白术、泽泻、山茱萸、防风、秦艽、桔梗、柏子仁、川姜、干山药、白蔹、芍药、石膏、铁粉、神曲、当归、半夏、牡丹皮、朱砂。(中医方剂大辞典)

神明还命牛黄丸 shen ming huan ming niu huang wan

【英文名】Shen Ming Huan Ming Niu Huang Pill

【组成】牛黄、白石脂、龙骨、桂心、寒水石、大黄、牡蛎、栝蒌、石膏、消石。(中医方剂大辞典)

神明椒菊丸 shen ming jiao ju wan

【英文名】Shen Ming Jiao Ju Pill

【组成】川椒、甘菊、生地黄。(中医方剂大辞典)

神明膏 shen ming gao

【英文名】Shen Ming Ointment

【组成】(1)五灵脂。(中医方剂大辞典)(2)栝蒌、赤芍药、甘草、黄芪、杏仁、香白芷、当归、桃仁、人参、川芎、苍术、桑白皮、沉香、零陵香、藿香叶。(中医方剂大辞典)(3)前胡、白术、白芷、芎䓖、椒、吴茱萸、附子、当归、细辛、桂心。(中医方剂大辞典)(4)蜀椒、吴茱萸、前胡、芎䓖、白芷、白术、当归、细辛、附子。(中医方剂大辞典)(5)附子、吴茱萸、蜀椒、白芷、前胡、芎䓖、白术、桂心、当归、汉防己、细辛。(中医方剂大辞典)(6)蜀椒、吴茱萸、术、芎䓖、当归、附子、白芷、桂、苦酒、猪肪。(中医方剂大辞典)

神枣散 shen zao san

【英文名】Shen Zao Powder

【组成】顶大南枣、真铜绿、鳖头。(中医方剂大辞典)

神经性皮炎药水 shen jing xing pi yan yao shui

【英文名】Shen Jing Xing Pi Yan Liniment

【组成】羊蹄根、生半夏、生南星、生川乌、生草乌、闹洋花、荜茇、细辛、蟾酥、土槿皮。(中医方剂大辞典)

神经衰弱丸 shen jing shuai ruo wan

【英文名】Shen Jing Shuai Ruo Pill

【组成】五味子、首乌藤、黄精、酸枣仁、远志、磁石。((80)京卫药准字第1159号)

神茄汤 shen qie tang

【英文名】Shen Qie Decoction

【组成】老茄子。(中医方剂大辞典)

神金散 shen jin san

【英文名】Shen Jin Powder

【组成】(1)川草乌、白芷、赤芍、芙蓉叶、枇杷叶。(中医方剂大辞典)(2)黑牵牛、延胡索、黄丹、甘草。(中医方剂大辞典)

神金膏 shen jin gao

【英文名】Shen Jin Plaster

【组成】白及、密陀僧、甘草、黄柏、黄连、腻粉、麝香。(中医方剂大辞典)

神保丸 shen bao wan

【英文名】Shen Bao Pill

【异名】遇仙丹(中医方剂大辞典、灵苑方)

【组成】木香、胡椒、巴豆、干蝎。(中医方剂大辞典)

神保既济丹 shen bao ji ji dan

【英文名】Shen Bao Ji Ji Pellet

【组成】硫黄、焰硝、五灵脂、青皮、陈皮、半夏曲。(中医方剂大辞典)

神品散 shen pin san

【英文名】Shen Pin Powder

【组成】白矾、牙皂、黄连。(中医方剂大辞典)

神品膏 shen pin gao

【英文名】Shen Pin Emplastrum

【组成】香油、官粉、黄蜡、乳香、没药、孩儿茶、血竭、胡椒。(中医方剂大辞典)

神威丸 shen wei wan

【英文名】Shen Wei Pill

【组成】鹿茸、鹿鞭、人参、五味子。(中成药研究 1992 (3))

神威玉楼胶囊 shen wei yu lou jiao nang

【英文名】Shen Wei Yu Lou Capsule

【组成】郁金、人工牛黄、冰片。

神屋散 shen wu san

【英文名】Shen Wu Powder

【组成】龟壳。(中医方剂大辞典)

神柏散 shen bai san

【英文名】Shen Bai Powder

【组成】(1)柏叶、葱白。(中医方剂大辞典)(2)庙社中西南柏树东南枝。(中医方剂大辞典)

神柞饮 shen zuo yin

【英文名】Shen Zuo Drink

【组成】(1)生柞枝、益母草、川芎、当归、人参。(中医方剂大辞典)(2)生柞树刺枝、甘草、新汲水。(中医

方剂大辞典)

神砂一粒丹 shen sha yi li dan

【英文名】Shen Sha Yi Li Pellet

【组成】附子、郁金、橘红。(中医方剂大辞典)

神砂丸 shen sha wan

【英文名】Shen Sha Pill

【组成】辰砂、腻粉、定粉、粉霜、白丁香、麝香。(中医方剂大辞典)

神砂抱龙丸 shen sha bao long wan

【英文名】Shen Sha Bao Long Pill

【组成】胆星、朱砂、麝香、雄黄、天竺黄。(中医方剂大辞典)

神砂散 shen sha san

【英文名】Shen Sha Powder

【组成】神砂、胡连、儿茶、明雄、轻粉、上片。(中医方剂大辞典)

神禹疏凿丸 shen yu shu zao wan

【英文名】Shen Yu Shu Zao Pill

【组成】吴茱萸、茴香、苍术、陈橘皮、青盐、川椒、厚朴、干姜、附子、枳实、木瓜、川乌、赤茯苓、木香、天雄、椒目、木通、石硫黄、阳起石。(中医方剂大辞典)

神茧散 shen jian san

【英文名】Shen Jian Powder

【组成】蚕茧。(中医方剂大辞典)

神草膏 shen cao gao

【英文名】Shen Cao Plaster

【组成】蜈蚣节草、盐。(中医方剂大辞典)

神药治枣儿 shen yao zhi zao er

【英文名】Shen Yao Zhi Zao Er Decoction

【组成】皂角、麻黄、肥枣、好京墨。(中医方剂大辞典)

神香圣术煎 shen xiang sheng zhu jian

【英文名】Shen Xiang Sheng Zhu Decoction

【组成】冬白术、紫桂、公丁香、川姜、广陈皮、白蔻仁。(中医方剂大辞典)

神香苏合丸 shen xiang su he wan

【英文名】Shen Xiang Su He Pill

【异名】庆余救心丸(药品标准 - 中药成方制剂标准)

【组成】麝香、冰片、水牛角浓缩粉、乳香、安息香、白术、香附、木香、沉香、丁香、苏合香。(药品标准 - 中药成方制剂标准 1998)

神香散 shen xiang san

【英文名】Shen Xiang Powder

【异名】神妙散(中医方剂大辞典、景岳全书)

【组成】(1)丁香、白豆蔻。(中医方剂大辞典)(2)丁香、木香。(中医方剂大辞典)

神鬼丹 shen gui dan

【英文名】Shen Gui Pellet

【组成】雄黄、桑寄生、天竺黄、钓藤钩、全蝎、牛胆、南星、梧桐泪、僵蚕、朱砂、珍珠、牛黄、琥珀、冰片。(中医方剂大辞典)

神健散 shen jian san

【英文名】Shen Jian Powder

【组成】(1)人参、白术、牡丹、桑白皮、当归、柴胡、枳壳、桔梗、甘草、杏仁、旋覆花、泽泻、茯苓、半夏、川芎。(中医方剂大辞典)(2)菖蒲、赤石脂、干姜。(中医方剂大辞典)

神效七宝膏 shen xiao qi bao gao

【英文名】Shen Xiao Qi Bao Eye-drops Preparation

【组成】蕤仁、白硼砂、朱砂、片脑。(中医方剂大辞典)

神效七厘散 shen xiao qi li san

【英文名】Shen Xiao Qi Li Powder

【组成】乳香、没药、红花、儿茶、朱砂、血竭、冰片、麝香。(中医方剂大辞典)

神效九分散 shen xiao jiu fen san

【英文名】Shen Xiao Jiu Fen Powder

【异名】九分散(中医方剂大辞典、理瀹)

【组成】马钱子、麻黄、乳香、没药。(中医方剂大辞典)

神效二仙散 shen xiao er xian san

【英文名】Shen Xiao Er Xian Powder

【组成】决明子、水银轻粉。(中医方剂大辞典)

神效八厘散 shen xiao ba li san

【英文名】Shen Xiao Ba Li Powder

【组成】硼砂、辰砂、当归、沉香、木香、丁香、甘草、生军、巴豆霜。(中医方剂大辞典)

神效八珍散 shen xiao ba zhen san

【英文名】Shen Xiao Ba Zhen Powder

【组成】牛黄、珍珠、象牙、血竭、儿茶、冰片、人中白、红绒、枯矾、马蹄。(中医方剂大辞典)

神效万应剪金丹 shen xiao wan ying jian jin dan

【英文名】Shen Xiao Wan Ying Jian Jin Pellet

【异名】万应剪金丹(中医方剂大辞典、寿世保元)

【组成】老阳子、老阴子、陈皮金、青皮木、半夏、乌梅、丹火、黄蜡、枳壳、黄连、乳香、没药、木香、槟榔、粟米。(中医方剂大辞典)

神效万灵膏 shen xiao wan ling gao

【英文名】Shen Xiao Wan Ling Plaster

【组成】当归、川芎、赤芍、生地黄、熟地黄、防风、羌活、独活、连翘、山栀、黄连、大黄、玄参、苦参、白芷、两头尖、皂角、桔梗、白及、白蔹、红牙大戟、五倍子、山茨菇、天花粉、官桂、蓖麻子、木鳖子、杏仁、巴豆肉、穿山甲。(中医方剂大辞典)

神效丸 shen xiao wan

【英文名】Shen Xiao Pill

【异名】小槟榔丸(中医方剂大辞典、瑞竹堂方)

【组成】(1)当归、川连、象牙末、净槐花、小川芎、滴乳香、露蜂房。(中医方剂大辞典)(2)密陀僧。(中医方剂大辞典)(3)藿香、砂仁、白茯苓、赤茯苓、煨甘草、生甘草。(中医方剂大辞典)(4)皂矾、苍术、厚朴、陈皮、甘草、川椒。(中医方剂大辞典)(5)使君子肉、胆南星、槟榔。(中医方剂大辞典)(6)大戟、芫花、甘遂、泽泻、葶苈子、连翘、桑白皮、木香、赤小豆、黑牵牛。(中医方剂大辞典)(7)砒霜、朱砂、乳香、麝香、阿魏、安息香、绿豆末、猢狲头骨、虎粪中骨。(中医方剂大辞典)(8)牡蛎、香白芷、甘草节。(中医方剂大辞典)(9)芫花、木香、槟榔、三棱、茯苓、青皮、全蝎、附子、硇砂、桂。(中医方剂大辞典)(10)莲子心、江米。(中医方剂大辞典)(11)羌活、白术、陈皮、木香、木通、黄芪、桑白皮、黑牵牛。(中医方剂大辞典)(12)原蚕蛾。(中医方剂大辞典)(13)川乌、草乌、地龙、全蝎、黑豆、蜈蚣。(中医方剂大辞典)(14)黄栀子、大黄、甘草。(中医方剂大辞典)(15)芎藭、羌活、猪牙皂荚、何首乌、杏仁。(中医方剂大辞典)

神效千捶膏 shen xiao qian chui gao

【英文名】Shen Xiao Qian Chui Ointment

【组成】(1)土木鳖、白嫩松香、铜绿、乳香、没药、蓖麻子、巴豆肉、杏仁。(中医方剂大辞典)(2)松香、蓖麻子、大枫子、铜绿、蛇床子、穿山甲、樟脑、胆南星、白芷、面粉、半夏、川乌、甘草节、草乌、五倍子、闹羊花、红芽大戟、金线重楼、乳香、没药、孩儿茶、血竭、轻粉、雄黄、龙骨、青竹蛇、山慈菇、甘遂、白花蛇、僵蚕、麝香、蜈蚣、癞虾蟆、全蝎、阿魏、莪术、三棱。(中医方剂大辞典)

神效大红朱砂千捶膏 shen xiao da hong zhu sha qian chui gao

【英文名】Shen Xiao Da Hong Zhu Sha Qian Chui Plaster

【组成】白嫩松香、铜绿、土木鳖、杏仁、巴豆肉、没药、蓖麻仁、乳香、漂朱砂、铅粉、樟冰。(中医方剂大辞典)

神效大通丸 shen xiao da tong wan

【英文名】Shen Xiao Da Tong Pill

【组成】川乌头、砒黄、巴豆、芫花、杏仁、麝香、黄丹、猪牙皂荚、自然铜。(中医方剂大辞典)

神效马金丸 shen xiao ma jin wan

【英文名】Shen Xiao Ma Jin Pill

【组成】天麻、没药、归尾、赤芍、木香、草霜、京墨、益母膏、川芎。(中医方剂大辞典)

神效丹 shen xiao dan

【英文名】Shen Xiao Pellet

【异名】黑舌丹(中医方剂大辞典、回春)

【组成】(1)朱砂、雄黄、片脑、乳香、没药、轻粉、血竭、真蟾酥、麝香。(中医方剂大辞典)(2)绿矾。(中医方剂大辞典)(3)猪牙皂角、半夏、天南星、白矾、黑牵牛。(中医方剂大辞典)

神效乌头煎 shen xiao wu tou jian

【英文名】Shen Xiao Wu Tou Decoction

【组成】生乌头、黑豆、生姜。(中医方剂大辞典)

神效乌金膏 shen xiao wu jin gao

【英文名】Shen Xiao Wu Jin Plaster

【组成】巴豆仁。(中医方剂大辞典)

神效乌膏 shen xiao wu gao

【英文名】Shen Xiao Wu Unguentum

【组成】清油、黄芪、木通、杏仁、皂荚、乱发。(中医方剂大辞典)

神效六宝散 shen xiao liu bao san

【英文名】Shen Xiao Liu Bao Powder

【组成】炉甘石、乳香、没药、血竭、黄连、轻粉、冰片。(中医方剂大辞典)

神效内托散 shen xiao nei tuo san

【英文名】Shen Xiao Nei Tuo Powder

【组成】当归、白术、黄芪、人参、白芍、茯苓、陈皮、附子、穿山甲、木香、甘草、川芎、大枣、金银花。(吉林中医 1990,(6))

神效化痈散 shen xiao hua yong san

【英文名】Shen Xiao Hua Yong Powder

【组成】当归、炒白芍、炒青皮、柴胡、茯苓、夏枯草、鹿角霜、菊花、青橘叶。(中医方剂大辞典)

神效天麻汤 shen xiao tian ma tang

【英文名】Shen Xiao Tian Ma Decoction

【异名】天麻汤(中医方剂大辞典、杏苑)

【组成】胡麻、天麻、乳香。(中医方剂大辞典)

神效太乙膏 shen xiao tai yi gao

【英文名】Shen Xiao Tai Yi Plaster

【组成】(1)熟地黄、大黄、白芷、黄芪、甘草、当归、防风、白芍药、桂、玄参。(中医方剂大辞典)(2)白砒、轻粉、乳香、没药、麝香、黄丹、麻油、葱。(中医方剂大辞典)

神效开结散 shen xiao kai jie san

【英文名】Shen Xiao Kai Jie Powder

【异名】开结散(本草纲目)

【组成】沉香、木香、橘红、珍珠、猪靥肉子。(中医方剂大辞典)

神效方 shen xiao fang

【英文名】Shen Xiao Prescription

【组成】(1)大天南星。(中医方剂大辞典)(2)海螵蛸、生干地黄、赤茯苓。(中医方剂大辞典)(3)朱砂、白芥子、阿魏、香墨、砒霜。(中医方剂大辞典)(4)水银、甘草、黄柏、黄连、松脂、腻粉、土蜂窠。(中医方

剂大辞典)(5)浮萍草、土瓜根。(中医方剂大辞典)(6)人胆、朱砂、雄黄、麝香。(中医方剂大辞典)

神效无比牛黄丸 shen xiao wu bi niu huang wan

【英文名】Shen Xiao Wu Bi Niu Huang Pill

【组成】牛黄、朱砂、麝香、龙脑、附子、羌活、白僵蚕、白附子、干蝎、芎劳、天南星、当归、桂心、木香、天麻、防风、槟榔、独活。(中医方剂大辞典)

神效木瓜汤 shen xiao mu gua tang

【英文名】Shen Xiao Mu Gua Decoction

【组成】吴茱萸、干木瓜、橘叶、大腹子。(中医方剂大辞典)

神效火龙膏 shen xiao huo long gao

【英文名】Shen Xiao Huo Long Plaster

【组成】生姜自然汁、牛皮胶、麝香。(中医方剂大辞典)

神效东风散 shen xiao dong feng san

【英文名】Shen Xiao Dong Feng Powder

【组成】川连、黄芩、白芍、楂肉、枳壳、槟榔、厚朴、青皮、归尾、地榆、甘草、红花、木香、桃仁。(中医方剂大辞典)

神效四仙汤 shen xiao si xian tang

【英文名】Shen Xiao Si Xian Decoction

【组成】陈麻黄、甘草、细茶、生白果。(中医方剂大辞典)

神效四时加减养肺汤 shen xiao si shi jia jian yang fei tang

【英文名】Shen Xiao Si Shi Jia Jian Yang Fei Decoction

【组成】紫菀、五味子、干姜、款冬花、半夏、人参、糯米、杜仲、白术、桂、柴胡、茯苓、甘草、陈皮、丁香、细辛、射干、山药、独活、防风、钟乳。(中医方剂大辞典)

神效左经丸 shen xiao zuo jing wan

【英文名】Shen Xiao Zuo Jing Pill

【组成】苍术、草乌、葱白、干姜、金毛狗脊、藁本、白芷、破故纸、抚芎、小茴香、穿山甲、牛膝、川乌、木瓜、白附子、虎胫骨、乳香、没药。(中医方剂大辞典)

神效未沤麻散 shen xiao wei ou ma san

【英文名】Shen Xiao Wei Ou Ma Powder

【组成】未沤麻、赤芍药、芎劳、当归、甘草、茯神、乱发、陈橘皮。(中医方剂大辞典)

神效瓜蒌散 shen xiao gua lou san

【英文名】Shen Xiao Gua Lou Powder

【组成】(1)当归、贝母、白芷梢、花粉、香附、瓜蒌、甘草节、青皮、乳香、没药、山甲、川芎。(中医方剂大辞典)(2)大瓜蒌、白芷、玄参、升麻、归尾、桔梗、连翘、柴胡、青皮、天花粉、穿山甲、川芎、知母、木通、木鳖子、元胡索。(中医方剂大辞典)

神效生肌散 shen xiao sheng ji san

【英文名】Shen Xiao Sheng Ji Powder

【异名】生肌散(中医方剂大辞典)

【组成】(1)乳香、没药、血竭、儿茶、珍珠、龙骨、冰片、象皮。(中医方剂大辞典)(2)煅石膏、赤石脂、乳香、没药、轻粉、煅龙骨、血竭、儿茶、冰片、红升丹。(中医方剂大辞典)

神效白膏 shen xiao bai gao

【英文名】Shen Xiao Bai Plaster

【组成】白蜡、麻油、当归。(中医方剂大辞典)

神效伤膏 shen xiao shang gao

【英文名】Shen Xiao Shang Emplastrum

【组成】片松香、乳香、没药、儿茶、血竭、阿魏、洋樟、龙骨、轻粉、黄白占、降香。(中医方剂大辞典)

神效光明眼药 shen xiao guang ming yan yao

【英文名】Shen Xiao Guang Ming Eye-drops Preparation

【组成】麝香、冰片、制甘石、地栗粉。(中医方剂大辞典)

神效决明散 shen xiao jue ming san

【英文名】Shen Xiao Jue Ming Powder

【组成】决明子、蔓荆子。(中医方剂大辞典)

神效回疔丸 shen xiao hui ding wan

【英文名】Shen Xiao Hui Ding Pill

【组成】百草霜、没药、白蜡、松香、真乳香、黄蜡、云绿、麻油。(中医方剂大辞典)

神效回疔膏 shen xiao hui ding gao

【英文名】Shen Xiao Hui Ding Plaster

【组成】桑柴、枣、柳柴、谷捍草、施风草、荞麦稽、鸡粪、石灰。(中医方剂大辞典)

神效地黄散 shen xiao di huang san

【英文名】Shen Xiao Di Huang Powder

【组成】地黄、丁香、苁蓉、蛇床子、枣子、黄精、菟丝子、木香、远志、白茯苓、蛤纷、人参、川楝子、青盐、茴香。(中医方剂大辞典)

神效夺命丹 shen xiao duo ming dan

【英文名】Shen Xiao Duo Ming Pellet

【组成】朱砂、枯矾、蜗牛、血竭、轻粉、蟾酥、铜绿。(中医方剂大辞典)

神效托里散 shen xiao tuo li san

【英文名】Shen Xiao Tuo Li Powder

【组成】忍冬草、黄芪、当归、甘草。(中医方剂大辞典)

神效汤 shen xiao tang

【英文名】Shen Xiao Decoction

【异名】神效散(中医方剂大辞典、百一)

【组成】(1)当归、黄芪、人参、金银花、白芍、肉桂、荆芥。(中医方剂大辞典)(2)木香、吴茱萸、茴香、玄胡索、益智仁、苍术、香附、当归、川乌、山栀、砂仁、甘草。(中医方剂大辞典)(3)海螵蛸、生地、茯苓、侧柏炭、车前子。(中医方剂大辞典)(4)人参、防

风、白术、黄芪、甘草、熟地、当归、白芍、羌活、附子、牛膝、杜仲。(中医方剂大辞典)(5)不蛀皂角。(中医方剂大辞典)

神效灰煎 shen xiao hui jian

【英文名】Shen Xiao Hui Decoction

【组成】炭灰。(中医方剂大辞典)

神效百子丸 shen xiao bai zi wan

【英文名】Shen Xiao Bai Zi Pill

【组成】明净硫黄。(中医方剂大辞典)

神效血竭膏 shen xiao xue jie gao

【英文名】Shen Xiao Xue Jie Plaster

【组成】香白芷、白蔹、川芎、黄蜡、甘草、当归、丁香、干蟾、木鳖子、鼠头、绯绢、黄丹、室女发、杏仁、没药、乳香、血竭。(中医方剂大辞典)

神效达生散 shen xiao da sheng san

【英文名】Shen Xiao Da Sheng Powder

【组成】苏梗、当归、白芍、甘草、川芎、大腹皮、枳壳、白术、陈皮、川贝、葱头。(中医方剂大辞典)

神效吹喉散 shen xiao chui hou san

【英文名】Shen Xiao Chui Hou Powder

【组成】薄荷、僵蚕、青黛、朴硝、白矾、火消、黄连、硼砂。(中医方剂大辞典)

神效灸饼 shen xiao jiu bing

【英文名】Shen Xiao Lozenge

【组成】广木香、白芷、麝香、蓖麻子。(中医方剂大辞典)

神效疔毒丸 shen xiao ding du wan

【英文名】Shen Xiao Ding Du Pill

【组成】雄黄、大黄、巴豆。(中医方剂大辞典)

神效肚痛丸 shen xiao du tong wan

【英文名】Shen Xiao Du Tong Pill

【组成】黄蜡、飞丹、巴豆仁、杏仁。(中医方剂大辞典)

神效补天丹 shen xiao bu tian dan

【英文名】Shen Xiao Bu Tian Pellet

【组成】制耆、巴戟、枸杞、熟地、杜仲、白术、白芍、人参、故纸、菟丝饼、块苓、远志、边桂、枣仁、萸肉、龙骨、当归、柏仁、五味、附子、覆盆子、鹿胶、黑驴肾、砂仁。(中医方剂大辞典)

神效赤金锭 shen xiao chi jin ding

【英文名】Shen Xiao Chi Jin Lozenge

【组成】焰消、黄丹、白矾、雄黄、朱砂。(中医方剂大辞典)

神效阿魏散 shen xiao a wei san

【英文名】Shen Xiao A Wei Powder

【组成】天竺黄、阿魏、芦荟、番木鳖、白僵蚕、孩儿茶、甘草、大黄、穿山甲。(中医方剂大辞典)

神效附子丸 shen xiao fu zi wan

【英文名】Shen Xiao Fu Zi Pill

【组成】黑附子。(中医方剂大辞典)

神效驱风散 shen xiao qu feng san

【英文名】Shen Xiao Qu Feng Powder

【组成】五倍子、蔓荆子。(中医方剂大辞典)

神效鸡清丸 shen xiao ji qing wan

【英文名】Shen Xiao Ji Qing Pill

【组成】木香、黄连、肉豆蔻。(中医方剂大辞典)

神效麦面汤 shen xiao mai mian tang

【英文名】Shen Xiao Mai Mian Decoction

【组成】麦面、防风、白术、牡蛎、黄芪。(中医方剂大辞典)

神效乳砂丹 shen xiao ru sha dan

【英文名】Shen Xiao Ru Sha Pellet

【组成】明乳香。(中医方剂大辞典)

神效乳香膏 shen xiao ru xiang gao

【英文名】Shen Xiao Ru Xiang Plaster

【异名】金露(中医方剂大辞典)

【组成】芝麻油、黄丹、乳香、羊同骨髓、麝香。(中医方剂大辞典)

神效使君子丸 shen xiao shi jun zi wan

【英文名】Shen Xiao Shi Jun Zi Pill

【组成】使君子、没石子、木香、胡黄连、黄连、天灵盖、熊胆、芦荟、诃黎勒皮、阿胶、仙灵脾、麝香。(中医方剂大辞典)

神效定痛丸 shen xiao ding tong wan

【英文名】Shen Xiao Ding Tong Pill

【组成】破故纸、茴香、延胡索、黑牵牛。(中医方剂大辞典)

神效明目汤 shen xiao ming mu tang

【英文名】Shen Xiao Ming Mu Decoction

【组成】(1)干葛、黄连、黄芩、蔓荆子、防风、甘草、细辛。(中医方剂大辞典)(2)细辛、蔓荆子、防风、葛根、甘草。(中医方剂大辞典)

神效金珠丸 shen xiao jin zhu wan

【英文名】Shen Xiao Jin Zhu Pill

【组成】丹砂、金箔、蚯蚓。(中医方剂大辞典)

神效复元通气散 shen xiao fu yuan tong qi san

【英文名】Shen Xiao Fu Yuan Tong Qi Powder

【组成】当归、甘草、生地黄、黄芪、白芍、天花粉、熟地黄、金银花。(中医方剂大辞典)

神效宣脑散 shen xiao xuan nao san

【英文名】Shen Xiao Xuan Nao Powder

【组成】川郁金、川芎、青黛、薄荷、小黄米。(中医方剂大辞典)

神效活络丸 shen xiao huo luo wan

【英文名】Shen Xiao Huo Luo Pill

【组成】蕲蛇、甘草、大黄、草豆蔻、黄芩、白芷、川芎、藿香、白附子、麻黄、香附、羌活、何首乌、沉香、熟地黄、威灵仙、天麻、当归、僵蚕、葛根、青皮、玄参、白术、天竺黄、虎骨、茯苓、赤芍、细辛、龟版、骨碎补、豆蔻、木香、黄连、全蝎、地龙肉、秦艽、防风、肉桂、桑寄生、朱砂、没药、血竭、乳香、安息香、松香、冰片、牛黄、丁香、犀角、麝香。(中医方剂大辞典)

神效活络丹 shen xiao huo luo dan

【英文名】Shen Xiao Huo Luo Pellet

【组成】(1)乌蛇、麻黄、木香、白芷、细辛、全蝎、赤芍药、当归、两头尖、防风、川芎、干葛、没药、血竭、朱砂、乌犀、地龙、甘草、丁香、僵蚕、乳香、麝香、片脑、官桂、草豆蔻、羌活、天麻、香附子、玄参、人参、牛黄、藿香、威灵仙、何首乌、沉香、天竺黄、川附子。(中医方剂大辞典)(2)虎胫骨、胆星、防风、半夏、羌活、川芎、全蝎、广红、苍术、川贝、白附子、独活、桂枝、当归、乌药、香附、茯神、石菖蒲、麻黄、牛黄、沉香、川附子、钩藤、白芷、牛膝、天麻、麝香、冰片、苏合油、僵蚕。(中医方剂大辞典)(3)官桂、羌活、麻黄、贯众、白花蛇、甘草、草豆蔻、天麻、白芷、两头尖、零陵香、黄连、熟地黄、黄芩、何首乌、大黄、木香、赤芍药、细辛、天竹叶、没药、朱砂、乳香、丁香、白僵蚕、虎骨、玄参、龟版、人参、黑附子、乌药、青皮、香附子、茯苓、安息香、白豆蔻、白术、骨碎补、沉香、威灵仙、全蝎、葛根、当归、麝香、乌梢。(中医方剂大辞典)

神效济生散 shen xiao ji sheng san

【英文名】Shen Xiao Ji Sheng Powder

【组成】北细辛、广木香、香薷、广郁金、降香。(中医方剂大辞典)

神效点金丹 shen xiao dian jin dan

【英文名】Shen Xiao Dian Jin Pellet

【组成】苍术、红曲末、香附子、白芷、草乌。(中医方剂大辞典)

神效种子鱼肚丸 shen xiao zhong zi yu du wan

【英文名】Shen Xiao Zhong Zi Yu Du Pill

【异名】鱼肚丸(中医方剂大辞典、蕙怡堂方)

【组成】鱼肚、菟丝子、真北沙苑、真白莲须、归身。(中医方剂大辞典)

神效种子丸 shen xiao zhong zi wan

【英文名】Shen Xiao Zhong Zi Pill

【组成】大熟地、肉苁灰蓉、萆薢、灯草、木香、山萸肉、荜澄茄、大茴香、马蔺实、干漆、巴戟肉、蛇床子、龙骨、全当归、牡蛎粉、母丁香、桑螵蛸、全蝎、茯苓、蜘蛛、威灵仙、菟丝子、沉香、车前子、木通、远志肉。(中医方剂大辞典)

神效胜金丹 shen xiao sheng jin dan

【英文名】Shen Xiao Sheng Jin Pellet

【异名】琥珀胜金丹(中医方剂大辞典、全国中药成药处方集哈尔滨方)

【组成】香附、川芎、丹皮、当归、玄胡、牛膝、远志、熟地、赤芍、白术、白薇、白芍、炙草、白石脂、藁本、茯苓、乳香、没药、赤石脂、白芷、贡桂、山参、琥珀、朱砂、鹿茸。(中医方剂大辞典)

神效胜金膏 shen xiao sheng jin gao

【英文名】Shen Xiao Sheng Jin Plaster

【组成】清油、黄丹、当归、白及、黑牵牛、木鳖子、独活、川牛膝、川楝子、清藤、牙皂荚、松枝、桃枝、槐枝、柳枝、石榴枝。(中医方剂大辞典)

神效胡粉丸 shen xiao hu fen wan

【英文名】Shen Xiao Hu Fen Pill

【异名】胡粉丸(中医方剂大辞典)

【组成】胡粉、乌贼鱼骨、阿胶、白矾、龙骨、密陀僧。(中医方剂大辞典)

神效贴灸膏 shen xiao tie jiu gao

【英文名】Shen Xiao Tie Jiu Plaster

【组成】白芷、黄芪、细辛、防风、芎䓖、芍药、没药、乳香、零陵香、血余、黄丹、黄蜡、真油。(中医方剂大辞典)

神效追命散 shen xiao zhui ming san

【英文名】Shen Xiao Zhui Ming Powder

【组成】川大黄、皂角刺、川郁金。(中医方剂大辞典)

神效退管丸 shen xiao tui guan wan

【英文名】Shen Xiao Tui Guan Pill

【组成】槐角、地龙、白丁香、珍珠、象牙屑、管仲、蝉蜕、良姜。(中医方剂大辞典)

神效桑鸡丸 shen xiao sang ji wan

【英文名】Shen Xiao Sang Ji Pill

【组成】桑鸡、槐鸡、猬皮、乱发灰、黄牛角、白矾、枳壳。(中医方剂大辞典)

神效桑枝灸 shen xiao sang zhi jiu

【英文名】Shen Xiao Sang Zhi Moxa-preparation

【组成】桑枝。(中医方剂大辞典)

神效桔梗汤 shen xiao ju geng tang

【英文名】Shen Xiao Ju Geng Decoction

【组成】桔梗、贝母、知母、桑白皮、瓜蒌仁、当归、百合、杏仁、地骨皮、苡仁、枳壳、玄参、青黛、紫菀、麦冬、甘草。(中医方剂大辞典)

神效消疬丸 shen xiao xiao li wan

【英文名】Shen Xiao Xiao Li Pill

【组成】大熟地、泽泻、白茯苓、山药、山萸肉、玄胡索、牡丹皮、牡蛎。(中医方剂大辞典)

神效酒煎散 shen xiao jiu jian san

【英文名】Shen Xiao Jiu Jian Powder

【组成】人参、没药、当归尾、甘草、栝蒌。(中医方剂大

辞典)

神效接骨丹 shen xiao jie gu dan

【英文名】Shen Xiao Jie Gu Pellet

【组成】南乳香、没药、南白胶、密陀僧、香白芷、红豆、大豆、赤芍药、当归、水蛭、瓜子仁、自然铜。(中医方剂大辞典)

神效接骨奇方 shen xiao jie gu qi fang

【英文名】Shen Xiao Jie Gu Qi Prescription

【组成】当归、白芷、草乌、乳香、没药、当归、白芍、川椒、自然铜。(中医方剂大辞典)

神效救命丹 shen xiao jiu ming dan

【英文名】Shen Xiao Jiu Ming Pellet

【组成】朱砂、麝香、雄黄、黄丹、巴豆、斑蝥、蜈蚣、苦药子、山豆根、续随子。(中医方剂大辞典)

神效清目饮 shen xiao qing mu yin

【英文名】Shen Xiao Qing Mu Drink

【组成】白菊花、白蒺藜、蔓荆子、荆芥穗、绿升麻、麻黄、灵仙、石菖蒲、何首乌、苦参、黑栀仁、枯黄芩、小川连、肥知母、条甘草。(中医方剂大辞典)

神效清震汤 shen xiao qing zhen tang

【英文名】Shen Xiao Qing Zhen Decoction

【组成】羌活、荆芥、牛蒡子、防风、葛根、柴胡、赤芍、独活、白芷、前胡、川芎、升麻、甘草、薄荷。(中医方剂大辞典)

神效眼药 shen xiao yan yao

【英文名】Shen Xiao Yan Yao

【组成】蕤仁、冰片、硼砂、真牛黄、麝香。(中医方剂大辞典)

神效硇砂丸 shen xiao nao sha wan

【英文名】Shen Xiao Nao Sha Pill

【组成】(1)硇砂、消石、青盐、白矾、黄丹。(中医方剂大辞典)(2)硇砂、水银、琥珀、朱砂、麝香、硫黄。(中医方剂大辞典)(3)硇砂、雄黄、朱砂、黄丹、麝香、巴豆。(中医方剂大辞典)

神效鹿胎丸 shen xiao lu tai wan

【英文名】Shen Xiao Lu Tai Pill

【异名】百补鹿胎丸(中医方剂大辞典、全国中药成药处方集哈尔滨方)

【组成】萸肉、萆薢、熟地、生地、寸冬、五味子、小茴、故纸、盆子、鹿胶、杜仲、怀牛膝、青盐、柏仁、归身、巴戟、远志、锁阳、苁蓉、菟丝饼、巨胜、酒母、酒柏、川椒、仙茅、枸杞、黄精、云苓、人参、山药、首乌、鹿胎。(中医方剂大辞典)

神效黄芪汤 shen xiao huang qi tang

【英文名】Shen Xiao Huang Qi Decoction

【异名】黄芪汤(中医方剂大辞典)

【组成】蔓荆子、陈皮、人参、炙甘草、白芍药、黄芪。(中医方剂大辞典)

神效喝起散 shen xiao he qi san

【英文名】Shen Xiao He Qi Powder

【组成】鳖甲、柴胡、秦艽、牡丹皮、附子。(中医方剂大辞典)

神效散 shen xiao san

【英文名】Shen Xiao Powder

【异名】神效方(中医方剂大辞典、杏苑)

【组成】(1)胆矾。(中医方剂大辞典)(2)川贝母、黑元参、皂角、射干、西河柳。(中医方剂大辞典)(3)肉桂、红花、川乌、草乌。(中医方剂大辞典)(4)沉香、芫花、月季花。(中医方剂大辞典)(5)猪牙皂角、霜梅。(中医方剂大辞典)(6)硼砂、硇砂、皂矾、盐。(中医方剂大辞典)(7)槟榔、蛇床子、全蝎、倭硫黄。(中医方剂大辞典)(8)金银花、归尾、紫草、木通、苦参、蝉蜕、白芷、皂角刺、川牛膝、红花、甘草、川乌。(中医方剂大辞典)(9)伏龙肝。(中医方剂大辞典)(10)麦门冬、黄芪、天花粉、白扁豆、枇杷叶、天门冬、乌梅、甘草。(中医方剂大辞典)(11)川乌、川黄柏。(中医方剂大辞典)(12)肥皂子、何首乌、荆芥、苦参、花粉。(中医方剂大辞典)(13)透明雄黄、松县黄丹、马牙硝。(中医方剂大辞典)(14)黄连、郁金、黄柏、轻粉、白矾。(中医方剂大辞典)(15)苦参、川椒、苦葫芦、芜荽子、槐花、枳壳、荆芥、金银花、小茴香、白芷、连翘、独活、麻黄、牡蛎、威灵仙、椿树皮。(中医方剂大辞典)(16)霜盐梅。(中医方剂大辞典)(17)赤石脂、白龙骨、阿胶、诃子肉、木香、黄连、干姜、甘草。(中医方剂大辞典)(18)丁香、蝎、辰砂、人血。(中医方剂大辞典)(19)南木香、青皮、陈皮、麦蘖、大枳壳、京三棱、蓬莪术、神曲、甘草、北白芍药、川白芷、肉桂、玄胡索、破故纸、荜澄茄、丁香。(中医方剂大辞典)(20)川芎、牡丹皮、滑石、御米壳。(中医方剂大辞典)(21)罂粟壳、白芷、乌梅、乳香、抚芎。(中医方剂大辞典)(22)江茶、香白芷。(中医方剂大辞典)(23)谷精草、滑石。(中医方剂大辞典)(24)黄柏、皂角刺灰。(中医方剂大辞典)(25)白芍药、甘草。(中医方剂大辞典)(26)缩砂仁。(中医方剂大辞典)(27)苍术、麻黄、甘草。(中医方剂大辞典)(28)江茶、生面。(中医方剂大辞典)(29)荆芥穗、蓖麻。(中医方剂大辞典)(30)杏仁、甘草、旋覆花、白术、莲肉、射干、前胡、御米、百合、白扁豆、川芎、人参、白茯苓、神曲、桑白皮、干葛、桔梗。(中医方剂大辞典)(31)白浮石、蛤粉、蝉壳。(中医方剂大辞典)(32)芍药、地榆、甘草、陈皮、黄连、干葛。(中医方剂大辞典)(33)白茯苓、猪苓。(中医方剂大辞典)(34)抱鸡子壳内白皮。(中医方剂大辞典)(35)槐实、皂荚子。

(中医方剂大辞典)(36)猪羊靥、陈橘皮。(中医方剂大辞典)(37)草乌头、青盐、皂荚。(中医方剂大辞典)(38)石决明、黄连、密蒙花。(中医方剂大辞典)(39)鹿角胶、黄柏、杏仁。(中医方剂大辞典)(40)槐鹅、皂荚子仁、丁香。(中医方剂大辞典)(41)桃上寄生。(中医方剂大辞典)

神效滋肾丸 shen xiao zi shen wan

【英文名】Shen Xiao Zi Shen Pill

【组成】龟版、知母、黄柏、枸杞、五味子、炮姜。(中医方剂大辞典)

神效煮兔方 shen xiao zhu tu fang

【英文名】Shen Xiao Zhu Tu Prescription

【异名】煮兔方(中医方剂大辞典)

【组成】兔、新桑根白皮。(中医方剂大辞典)

神效煮酒方 shen xiao zhu jiu fang

【英文名】Shen Xiao Zhu Jiu Prescription

【组成】五加皮、宣木瓜。(中医方剂大辞典)

神效琥珀散 shen xiao hu po san

【英文名】Shen Xiao Hu Po Powder

【组成】琥珀、磁石、桂心、滑石、葵子、川大黄、腻粉、木通、木香。(中医方剂大辞典)

神效紫金丹 shen xiao zi jin dan

【英文名】Shen Xiao Zi Jin Pellet

【组成】硼砂、轻粉、雄黄、干漆、信豆粉霜。(中医方剂大辞典)

神效葶苈散 shen xiao ting li san

【英文名】Shen Xiao Ting Li Powder

【组成】甜葶苈、牵牛子、猪苓、泽泻、椒目。(中医方剂大辞典)

神效黑神丸 shen xiao hei shen wan

【英文名】Shen Xiao Hei Shen Pill

【组成】(1)雄黄、硫黄、水银、朱砂、金星礜石、太阴玄精、白石英、紫石英、悉蔺脂、阳起石、曾青、定粉、黄丹、滑石、乌蛇肉、天麻、天南星、麻黄、犀角屑、桂心、白附子、干蝎、牛黄、麝香、白龙脑。(中医方剂大辞典)(2)好虢丹。(中医方剂大辞典)

神效感应丸 shen xiao gan ying wan

【英文名】Shen Xiao Gan Ying Pill

【组成】黑角沉、木香、檀香、全丁香、陈皮、青皮、黄连、砂仁、香附子、制半夏、三棱、莪术、肥乌梅、巴豆。(中医方剂大辞典)

神效楸叶煎 shen xiao qiu ye jian

【英文名】Shen Xiao Qiu Ye Decoction

【组成】楸叶。(中医方剂大辞典)

神效槐鸡丸 shen xiao huai ji wan

【英文名】Shen Xiao Huai Ji Pill

【组成】槐鸡、猬皮、乱发、白矾灰、黄牛腮、枳壳。(中医方剂大辞典)

神效煎 shen xiao jian

【英文名】Shen Xiao Decoction

【组成】薏苡仁、柴胡。(中医方剂大辞典)

神效解毒丸 shen xiao jie du wan

【英文名】Shen Xiao Jie Du Pill

【异名】神仙解毒丸(中医方剂大辞典)

【组成】青靛花、大黄、山豆根、朴硝、黄药子、白药、自然铜、贯众、山栀子、宣连、楮实子、山茨菇、白滑石、铅光石、芭蕉自然汁。(中医方剂大辞典)

神效解毒散 shen xiao jie du san

【英文名】Shen Xiao Jie Du Powder

【组成】(1)老人齿、紫河车、穿山甲、蜈蚣、真玄明粉。(中医方剂大辞典)(2)金银花、甘草节、黄芪、皂角刺、当归、乳香、没药。(中医方剂大辞典)

神效截疟散 shen xiao jie nve san

【英文名】Shen Xiao Jie Nve Powder

【组成】槟榔、青皮、柴胡、川朴、常山、陈皮、草果、生甘草、苍术。(中医方剂大辞典)

神效截药 shen xiao jie yao

【英文名】Shen Xiao Jie Yao Pill

【组成】川常山、飞罗面。(中医方剂大辞典)

神效暖脐膏 shen xiao nuan qi gao

【英文名】Shen Xiao Nuan Qi Emplastrum

【组成】肉桂、丹皮、黄芪、党参、归身、生地、白芍、茯苓、附子、木鳖子、荆芥、防风、麻黄、桂枝、柴胡、前胡、升麻、葛根、苏叶、薄荷、羌活、独活、白芷、藁本、川芎、细辛。(中医方剂大辞典)

神效槟苏散 shen xiao bin su san

【英文名】Shen Xiao Bin Su Powder

【组成】槟榔、苏叶梗、防风、羌活、当归、木瓜、乳香、没药。(中医方剂大辞典)

神效膏 shen xiao gao

【英文名】Shen Xiao Plaster

【异名】皂角膏(中医方剂大辞典、普济方)

【组成】(1)真川白芥子、穿山甲。(中医方剂大辞典)(2)真麻油、藤黄、白蜡。(中医方剂大辞典)(3)当归、生地、白术、川断、子黄芩、益母草、白芍、黄芪、党参、生甘草。(中医方剂大辞典)(4)松香、炒黄丹。(中医方剂大辞典)(5)好香油、花椒、槐枝、黄蜡、轻粉、枯矾。(中医方剂大辞典)(6)虢丹、杏仁、黄连、清麻油。(中医方剂大辞典)(7)不蛀皂角、平胃散。(中医方剂大辞典)(8)皂角、乳香。(中医方剂大辞典)(9)小椒、乳香。(中医方剂大辞典)(10)灶灰汁、蛎壳灰、糯米。(中医方剂大辞典)(11)马鞭草、地松。(中医方剂大辞典)(12)木通、甘草、当归、白芷、防风、细辛、栀子仁、黄连、黄芩、垂柳枝、铅丹、蜡、清油。(中医方剂大辞典)(13)当归、白芷、乳香、松脂、芎䓖、白蔹、绯帛灰、乱发灰、甘草、黄丹、木鳖子、杏仁、木香、黄蜡、麻油。(中医方剂大辞典)(14)芫花、芸薹子、安息香、附子、桂心、川椒。(中医方剂大辞典)(15)牛皮胶、芸薹子、安息香、附子、汉椒。(中医方剂大辞典)

神效墨附丸 shen xiao mo fu wan

【英文名】Shen Xiao Mo Fu Pill

【异名】墨附丸(中医方剂大辞典)

【组成】香附子、艾绵、白茯苓、当归、人参、川芎、熟地、上等微墨、木香。(中医方剂大辞典)

神效瘰疬方 shen xiao luo li fang

【英文名】Shen Xiao Luo Li Prescription

【组成】白胶香、海螵蛸、降真香。(中医方剂大辞典)

神效瘰疬膏 shen xiao luo li gao

【英文名】Shen Xiao Luo Li Plaster

【组成】生半夏、生甘遂、生马钱子、生穿山甲、生牙皂、血竭花。(中医方剂大辞典)

神效癣药 shen xiao xuan yao

【英文名】Shen Xiao Xuan Liniment

【组成】(1)硫黄、樟脑、陀僧。(中医方剂大辞典)(2)斑蝥、百部、槟榔、土荆皮、枫子肉、白及、川椒。(中医方剂大辞典)

神消散 shen xiao san

【英文名】Shen Xiao Powder

【组成】(1)大黄、倍子、乳香、没药、牛皮胶。(中医方剂大辞典)(2)莱菔子、牙皂、沉香、枳壳、大黄、琥珀。(中医方剂大辞典)(3)黄芩、蝉蜕、甘草、木贼、谷精草、苍术、龙退。(中医方剂大辞典)(4)山栀子、益智仁、橘核、青皮、槟榔、荔枝核、小茴香。(中医方剂大辞典)

神秘七星散 shen mi qi xing san

【英文名】Shen Mi Qi Xing Powder

【组成】防风、皂角刺、天门冬、黄芩、瓜蒌仁、金银花、当归、熟地黄、薏苡仁、木瓜、紫花地丁、白鲜皮、木通、土茯苓、甘草。(中医方剂大辞典)

神秘万灵丹 shen mi wan ling dan

【英文名】Shen Mi Wan Ling Pellet

【组成】何首乌、川当归、两头尖、川乌、草乌、大茴香、川芎、人参、防风、白芷、荆芥穗、桔梗、麻黄、炙甘草、天麻、白术、木香、辽细辛、血竭、苍术。(中医方剂大辞典)

神秘万金膏 shen mi wan jin gao

【英文名】Shen Mi Wan Jin Plaster

【组成】草乌、川芎、大黄、当归、赤芍、白芷、连翘、白及、白敛、乌药、官桂、木鳖子、杨柳、桃、桑枣。(中医方剂大辞典)

神秘丸 shen mi wan

【英文名】Shen Mi Pill

【组成】(1)斑蝥、薄荷。(中医方剂大辞典)(2)大黄、消石、巴豆、雄黄。(中医方剂大辞典)

神秘方 shen mi fang

【英文名】Shen Mi Prescription

【组成】(1)橘皮、生姜、紫苏、人参、五味子。(中医方剂大辞典)(2)千年矮。(中医方剂大辞典)(3)地黄汁、松脂、熏陆香、羊肾脂、牛酥。(中医方剂大辞典)(4)猪爪甲、麝香、当门子。(中医方剂大辞典)

神秘汤 shen mi tang

【英文名】Shen Mi Decoction

【异名】神授汤(中医方剂大辞典、三因)

【组成】(1)橘皮、生姜、紫苏叶、人参、桑白皮、木香、白茯苓。(中医方剂大辞典)(2)橘皮、桔梗、紫苏、人参、五味子。(中医方剂大辞典)(3)黄橘皮、桑白皮、人参、紫苏、生姜。(中医方剂大辞典)(4)人参、紫苏子、五味子、陈皮、半夏。(中医方剂大辞典)(5)橘皮、紫苏、人参、桔梗、桑皮、生姜、五味子。(中医方剂大辞典)(6)陈皮、桔梗、紫苏、人参、五味子、槟榔、桑白皮、半夏、甘草。(中医方剂大辞典)

神秘陷脉散 shen mi xian mai san

【英文名】Shen Mi Xian Mai Powder

【组成】黄芪、人参、川芎、当归、赤芍药、粉草、地骨皮、五加皮、忍冬叶、橘红、乳香、没药。(中医方剂大辞典)

神秘散 shen mi san

【英文名】Shen Mi Powder

【异名】神秘汤(中医方剂大辞典、三因)

【组成】(1)斑蝥、荆芥穗、黑牵牛、白僵蚕。(中医方剂大辞典)(2)阿胶、鸡膍胵、白仙茅、团参。(中医方剂大辞典)

神衰汤 shen shuai tang

【英文名】Shen Shuai Decoction

【组成】石决明、珍珠母、钩藤、菊花、丹参、赤芍、夜交藤、合欢皮、淮小麦、炙甘草、鲜竹叶。(中医方剂大辞典)

神衰果素片 shen shuai guo su pian

【英文名】Shen Shuai Guo Su Tablet

【组成】神衰果素。(滇卫药准字(92)IX第339号)

神衰康胶囊 shen shuai kang jiao nang

【英文名】Shen Shuai Kang Capsule

【组成】倒卵叶五。(药品标准－中药成方制剂标准 1997)

神衰康颗粒 shen shuai kang ke li

【英文名】Shen Shuai Kang Granule

【组成】倒卵叶五加。(药品标准－中药成方制剂标准

1997)

神通散 shen tong san

【英文名】Shen Tong Powder

【组成】(1)出过蚕蛾、大黄、穿山甲、牙皂。(中医方剂大辞典)(2)儿茶。(中医方剂大辞典)(3)朱砂、雄黄、沉香、木香、巴豆、郁金。(中医方剂大辞典)(4)地龙、朱砂、生干地黄。(中医方剂大辞典)

神验丹 shen yan dan

【英文名】Shen Yan Pellet

【组成】(1)乳香、没药、木香、朱砂。(中医方剂大辞典)(2)白矾、砒、自然铜、乳香、没药、朱砂、雄黄、轻粉、冰片。(中医方剂大辞典)

神验白散 shen yan bai san

【英文名】Shen Yan Bai Powder

【组成】白附子、附子、半夏、干姜、天南星、皂荚子仁。(中医方剂大辞典)

神验金丝膏 shen yan jin si gao

【英文名】Shen Yan Jin Si Plaster

【组成】清油、白胶香、韶粉、腻粉。(中医方剂大辞典)

神验胎动方 shen yan tai dong fang

【英文名】Shen Yan Tai Dong Prescription

【组成】当归、芎劳。(中医方剂大辞典)

神验散 shen yan san

【英文名】Shen Yan Powder

【组成】(1)玄胡素、小茴香、干葛、炒盐。(中医方剂大辞典)(2)寒食面、消石。(中医方剂大辞典)(3)鲮鲤甲、地龙、紫草。(中医方剂大辞典)(4)当归、白矾、桑蛾、木耳。(中医方剂大辞典)(5)雄黄、楂子。(中医方剂大辞典)

神验熏药方 shen yan xun yao fang

【英文名】Shen Yan Xun Yao Prescription

【组成】(1)如意草、金银花、桑叶、三角峰。(中医方剂大辞典)(2)鳗鲡鱼、蜣螂。(中医方剂大辞典)

神验膏 shen yan gao

【英文名】Shen Yan Plaster

【异名】神效膏(中医方剂大辞典、医方类聚)

【组成】(1)大黄、白蜡、败龟版、当归、松香、乳香、骨碎补、没药、川续断、麝香。(中医方剂大辞典)(2)糯米粉、飞罗面、马屁孛。(中医方剂大辞典)(3)腊月猪脂、葱白。(中医方剂大辞典)(4)背阴臭椿根、黑豆、槐花。(中医方剂大辞典)(5)头醋、不蛀皂荚、芫花、白矾。(中医方剂大辞典)

神验摩风麝香膏 shen yan mo feng she xiang gao

【英文名】Shen Yan Mo Feng She Xiang Plaster

【组成】麝香、虎胫骨、细辛、防风、独活、桂心、当归、芎劳、白芷、白僵蚕、生干地黄、白及、白术、川椒、附子、旋覆花、赤芍药、连翘、甘菊花、木鳖子、天南星、栝蒌根、乌蛇、牛膝、踯躅花、甘松香、石斛、野驼脂、棘针、蜡、腊月猪脂、醋、好酒。(中医方剂大辞典)

神康片 shen kang pian

【英文名】Shen Kang Tablet

【组成】乙酰天麻素。((92)滇卫药准字 1X 第 340 号。)

神康宁丸 shen kang ning wan

【英文名】Shen Kang Ning Pill

【组成】地黄、酸枣仁、山药、远志、当归、丹参、珍珠母、五味子、首乌藤、合欢皮、合欢花、大枣。(药品标准-中药成方制剂标准 1998)

神捷散 shen jie san

【英文名】Shen Jie Powder

【组成】(1)鸭嘴胆矾、明矾、铜青、轻粉。(中医方剂大辞典)(2)大枣、栀子仁、干姜。(中医方剂大辞典)(3)菖蒲、赤石脂、干生姜。(中医方剂大辞典)(4)吴茱萸、赤小豆、白蒺藜、白芜荑仁、轻粉、石硫黄。(中医方剂大辞典)

神授丸 shen shou wan

【英文名】Shen Shou Pill

【异名】面饼丸(中医方剂大辞典、杨氏家藏方)

【组成】(1)大黄、皂角、桃仁、槟榔、雷丸、安息香。(中医方剂大辞典)(2)南木香、肉豆蔻。(中医方剂大辞典)(3)密陀僧、黄连。(中医方剂大辞典)

神授卫生汤 shen shou wei sheng tang

【英文名】Shen Shou Wei Sheng Decoction

【组成】(1)白芷、天花粉、连翘、牛蒡子、荆芥、甘草节、防风、金银花、归尾、川贝母、乳香、没药。(中医方剂大辞典)(2)川羌活、象牙。(中医方剂大辞典)(3)羌活、防风、白芷、穿山甲、沉香、红花、连翘、石决明、金银花、皂角刺、归尾、甘草节、花粉、乳香、大黄。(中医方剂大辞典)

神授太乙散 shen shou tai yi san

【英文名】Shen Shou Tai Yi Powder

【组成】(1)青皮、川芎、白芷、桔梗、枳壳、柴胡、陈皮、香附子、苍术、防风、藁本、甘草、细辛、藿香叶、赤芍药、羌活、干葛、升麻、紫苏叶。(中医方剂大辞典)(2)川升麻、白芍药、紫苏叶、香附子、干葛、香白芷、陈皮、川劳、青皮、甘草。(中医方剂大辞典)

神授至圣保命丹 shen shou zhi sheng bao ming dan

【英文名】Shen Shou Zhi Sheng Bao Ming Pellet

【组成】全蝎、朱砂、麝香、防风、金箔、天麻、白僵蚕、白附子、天南星、蝉壳。(中医方剂大辞典)

神授散 shen shou san

【英文名】Shen Shou Powder

【异名】青囊神授散(中医方剂大辞典、三因)

【组成】(1)红花、没药、当归、儿茶、雄黄、白芷、肉桂、乳香、朱砂、川军、血竭、梅片、麝香。(中医方剂大辞典)(2)人牙、苦参、紫草、生地黄、犀角、麦门冬、黄芩、烧人矢。(中医方剂大辞典)(3)陈石榴。(中医方剂大辞典)(4)青皮、桂心、牡丹皮、陈橘皮、白芍药、红花、百合、干姜、甘草、当归、川芎、神曲、人参、麦蘖。(中医方剂大辞典)(5)当归、芍药、蓬莪术、神曲、麦蘖、青橘皮、三棱。(中医方剂大辞典)(6)白鸡冠花、生姜。(中医方剂大辞典)(7)川椒。(中医方剂大辞典)(8)草乌。(中医方剂大辞典)

神清散 shen qing san

【英文名】Shen Qing Powder

【组成】(1)川芎、薄荷、羌活、附米、藁本、防风、荆芥、川乌、枳壳、石膏、白芷、甘草、细辛、麻黄。(中医方剂大辞典)(2)檀香、人参、羌活、防风、薄荷、荆芥穗、甘草、石膏、细辛。(中医方剂大辞典)

神黄散 shen huang san

【英文名】Shen Huang Plaster

【组成】(1)神黄、雄黄、净硫黄。(中医方剂大辞典)(2)大黄、姜黄、黄柏、白及、赤芍、花粉、红花、肉桂。(中医方剂大辞典)(3)黄柏、黄丹、雄黄。(中医方剂大辞典)

神散汤 shen san tang

【英文名】Shen San Decoction

【组成】金银花、当归。(中医方剂大辞典)

神散阳痈汤 shen san yang yong tang

【英文名】Shen San Yang Yong Decoction

【组成】天花粉、生甘草、茯苓、车前子、贯仲、羌活、黄芩、紫菀、生地、柴胡。(中医方剂大辞典)

神犀丹 shen xi dan

【英文名】Shen Xi Pellet

【异名】神犀丸(中医方剂大辞典、医效秘传)

【组成】犀尖、生地、香豉、连翘、黄芩、板蓝根、银花、金汁、元参、花粉、石菖蒲、紫草。(中医方剂大辞典)

神寝丸 shen qin wan

【英文名】Shen Qin Pill

【组成】通明乳香、枳壳。(中医方剂大辞典)

神解散 shen jie san

【英文名】Shen Jie Powder

【组成】白僵蚕、蝉蜕、神曲、金银花、生地、木通、车前子、黄芩、黄连、黄柏、桔梗。(中医方剂大辞典)

神膏 shen gao

【英文名】Shen Ointment

【组成】(1)乳香、没药、血竭、儿茶、三七、冰片、麝香。(中医方剂大辞典)(2)金银花、蒲公英、木连藤、真麻油、黄丹、乳香、没药、松香。(中医方剂大辞典)(3)唐魏、麝香、甘草、川乌、草乌、甘松、山柰、雄黄、朱砂、桐油、胡椒、密陀僧。(中医方剂大辞典)

神髓膏 shen sui gao

【英文名】Shen Sui Ointment

【组成】无病牛髓、胡桃。(中医方剂大辞典)

禹水汤 yu shui tang

【英文名】Yu Shui Decoction

【异名】敦阜剂(中医方剂大辞典)

【组成】(1)赤小豆、大麦、地肤子、猪苓、泽泻、茯苓、牵牛子。(中医方剂大辞典)(2)赤小豆、槟榔、泽泻、猪苓、麦蘖、神曲、木瓜、木通。(中医方剂大辞典)

禹功散 yu gong san

【英文名】Yu Gong Powder

【组成】(1)黑牵牛、茴香。(中医方剂大辞典)(2)黑牵牛、茴香、荔枝核。(中医方剂大辞典)(3)陈皮、半夏、赤茯苓、猪苓、泽泻、白术、木通、条芩、升麻、甘草、山栀子。(中医方剂大辞典)

禹余粮丸 yu yu liang wan

【英文名】Yu Yu Liang Pill

【异名】白石脂丸(中医方剂大辞典、圣惠)

【组成】(1)禹余粮。(中医方剂大辞典)(2)桑寄生、柏叶、当归、厚朴、干姜、白术、鳖甲、附子、禹余粮、扁豆。(中医方剂大辞典)(3)禹余粮石、赤石脂、龙骨、荜茇、诃子、干姜、肉豆蔻、附子。(中医方剂大辞典)(4)蛇黄、禹余粮、真针砂、羌活、木香、茯苓、川芎、牛膝、白豆蔻、土茴香、蓬术、桂心、干姜、青皮、京三棱、白蒺藜、附子、当归。(中医方剂大辞典)(5)禹余粮、石脂、干姜、附子。(中医方剂大辞典)(6)禹余粮、木贼、干姜、龙骨、附子、白芷、当归、芎䓖。(中医方剂大辞典)(7)禹余粮、白龙骨、赤石脂、牡蛎、艾叶、乌头、防风、芎䓖、熟干地黄、白茯苓、人参。(中医方剂大辞典)(8)禹余粮、赤石脂、干姜。(中医方剂大辞典)(9)禹余粮、龙骨、紫石英、人参、桂心、川乌头、泽泻、桑寄生、川椒、石斛、当归、杜仲、肉苁蓉、远志、五味子、牡蛎、甘草。(中医方剂大辞典)(10)禹余粮、白石脂、龙骨、芎䓖、当归、桂心、附子、黄芪、白芷、熟干地黄。(中医方剂大辞典)(11)禹余粮、白石脂、鳖甲、当归、狗脊、白芍药、白术、附子、桑寄生、柏叶、干姜、厚朴、吴茱萸。(中医方剂大辞典)(12)禹余粮、白芍药、桑鹅、黄连、艾叶、芎䓖、当归、川大黄、生干地黄、白龙骨、阿胶。(中医方剂大辞典)(13)禹余粮、鹿角胶、紫石英、续断、熟干地黄、赤石脂、芎䓖、干姜、黄芪、艾叶、柏叶、当归、人参、白茯苓。(中医方剂大辞典)(14)禹余粮、川乌头、莨菪子。(中医方剂大辞典)(15)禹余粮、乌贼、鱼骨、龙骨、釜底墨、伏龙肝、附子。(中医方剂大辞典)(16)禹余粮、白马蹄、龙骨、鹿茸、乌贼鱼骨。(中医方剂大辞典)(17)禹余粮、乌贼骨、吴茱萸、桂心、蜀椒、当归、白术、细辛、干地黄、人参、芍药、芎䓖、前胡、干姜、矾石、白薇、紫菀、黄芩、蛰虫。(中医方剂大辞典)(18)生地黄、禹余粮、白术、芍药、当归、续断。(中医方剂大辞典)

禹余粮汤 yu yu liang tang

【英文名】Yu Yu Liang Decoction

【组成】(1)禹余粮、白术、干姜、党参、茯苓、陈皮、川芎䓖、炙甘草、木香。(中医方剂大辞典)(2)禹余粮、白僵蚕、乌贼鱼骨、龙骨、桂、灶下黄土、石韦、干姜、滑石、赤芍药、半夏、代赭。(中医方剂大辞典)(3)禹余粮、大麻仁、干姜、黄连、白术、枣、桑根白皮。(中医方剂大辞典)

禹余粮散 yu yu liang san

【英文名】Yu Yu Liang Powder

【组成】(1)禹余粮、地榆、阿胶、赤石脂、紫金皮、茴香、侧柏。(中医方剂大辞典)(2)禹余粮、防风、官桂、白芍药、远志、独活、人参、石膏、牡蛎、秦艽、防已、石菖蒲、雄黄、茯神、蛇蜕、白术。(中医方剂大辞典)(3)禹余粮、伏龙肝、赤石脂、白龙骨、牡蛎、乌鱼骨、桂、浮石。(中医方剂大辞典)(4)禹余粮、甘草、赤石脂、龙骨、附子、芎䓖、熟干地黄、白芍药、干姜、当归、桂心。(中医方剂大辞典)(5)禹余粮、桂心、芎䓖、当归、乌贼鱼骨、附子、白矾。(中医方剂大辞典)(6)禹余粮、赤石脂、牡蛎、桂心、乌贼鱼骨、伏龙肝。(中医方剂大辞典)(7)禹余粮、白芍药、石膏、牡蛎、秦艽、桂心、防风、远志、独活、甘草、人参、麦门冬、菖蒲、茯神、铁粉、朱砂、雄黄、蛇蜕皮。(中医方剂大辞典)

禹治汤 yu zhi tang

【英文名】Yu Zhi Decoction

【组成】白术、茯苓、薏仁、车前子。(中医方剂大辞典)

秋水丸 qiu shui wan

【英文名】Qiu Shui Pill

【组成】(1)大黄。(中医方剂大辞典)(2)生军、煮酒。(中医方剂大辞典)

秋水健脾散 qiu shui jian pi san

【英文名】Qiu Shui Jian Pi Powder

【组成】党参、茯苓、姜半夏、芡实、莲子、白扁豆、陈皮、麦芽、山药、山楂、白术、六神曲、稻芽、枳实、薏苡仁、甘草。(药品标准-中药成方制剂标准 1994)

秋用接骨散 qiu yong jie gu san

【英文名】Qiu Yong Jie Gu Powder

【组成】姜黄、蒲黄、骨碎补、无名异、生地黄、生姜。(中医方剂大辞典)

秋石丸 qiu shi wan

【英文名】Qiu Shi Pill

【组成】(1)肥膏油、白茯苓、桑螵蛸、秋石、鹿角胶。(中医方剂大辞典)(2)秋石、白茯苓、南参、山药、川当归、血茸、龙骨、大附子、沉香、辰砂。(中医方剂大辞典)

秋石丹 qiu shi dan

【英文名】Qiu Shi Pellet

【组成】(1)真秋石、白茯苓、莲肉、山药、小茴香。(中医方剂大辞典)(2)秋石、干山药。(中医方剂大辞典)

秋石五精丸 qiu shi wu jing wan

【英文名】Qiu Shi Wu Jing Pill

【组成】秋石、莲肉、真川椒、小茴香、白茯苓。(中医方剂大辞典)

秋石四精丸 qiu shi si jing wan

【英文名】Qiu Shi Si Jing Pill

【异名】秋石固真丸(《医学入门》卷七)

【组成】秋石、莲肉、茯苓、芡实。(中医方剂大辞典)

秋石交感丹 qiu shi jiao gan dan

【英文名】Qiu Shi Jiao Gan Pellet

【组成】秋石、白茯苓、菟丝子。(中医方剂大辞典)

秋石还元丹 qiu shi huan yuan dan

【英文名】Qiu Shi Huan Yuan Pellet

【组成】男子小便十石。(中医方剂大辞典)

秋季补肾肾沥汤 qiu ji bu shen shen li tang

【英文名】Qiu Ji Bu Shen Shen Li Decoction

【组成】黄芪、牛膝、五味子、桂心、白茯苓、白芍药、人参、五加皮、甘草、当归、磁石。(中医方剂大辞典)

秋泻合剂 qiu xie he ji

【英文名】Qiu Xie Mixture

【组成】银花、鸡内金、地榆、车前子、泽泻、葛根、白术、甘草。(广西中医药 1983,6(4))

秋泻汤 qiu xie tang

【英文名】Qiu Xie Decoction

【组成】苍术、防风、藿香、升麻、猪苓、茯苓、炒白术、炒扁豆、车前子、诃子、莲子肉、肉豆蔻。(辽宁中医杂志 1991,(8))

秋泻灵合剂 qiu xie ling he ji

【英文名】Qiu Xie Ling Mixture

【组成】马蹄香。(药品标准-中药成方制剂标准 1998)

秋茄散 qiu qie san

【英文名】Qiu Qie Powder

【组成】茄子。(中医方剂大辞典)

秋梨润肺膏 qiu li run fei gao

【英文名】Qiu Li Run Fei Concentrated Decoction

【组成】梨、百合、麦冬、川贝母、款冬花。(药品标准-中药成方制剂标准 1997)

秋梨膏 qiu li gao

【英文名】Qiu Li Ointment

【组成】秋梨、浙贝母、冬花、麦冬。

秋莲丸 qiu lian wan

【英文名】Qiu Lian Pill

【组成】莲肉、苍术、木香、五味子、枸杞子、熟地黄、牛膝、肉苁蓉、鹿茸。(中医方剂大辞典)

秋葵油 qiu kui you

【英文名】Qiu Kui Oil

【组成】秋葵花。(中医方剂大辞典)

秋燥下痢汤 qiu zao xia li tang

【英文名】Qiu Zao Xia Li Decoction

【组成】生地、阿胶、姜仁、桔梗、薤白、甘草。(中医方剂大辞典)

秋燥感冒颗粒 qiu zao gan mao ke li

【英文名】Qiu Zao Gan Mao Granule

【组成】桑叶、北沙参、竹叶、前胡、伊贝母、桔梗、麦冬、苦杏仁、甘草、菊花、山豆根。(药品标准－中药成方制剂标准 1998)

秋霜丹 qiu shuang dan

【英文名】Qiu Shuang Pellet

【组成】真秋石。(中医方剂大辞典)

秋霜白 qiu shuang bai

【英文名】Qiu Shuang Bai Liniment

【组成】陈年石灰、冰片。(中医方剂大辞典)

秋霜散 qiu shuang san

【英文名】Qiu Shuang Powder

【组成】(1)胆矾、白矾、麝香、腻粉。(中医方剂大辞典)(2)粉霜、砒霜、白矾。(中医方剂大辞典)(3)好砒、白矾。(中医方剂大辞典)(4)信砒、粉霜、腻粉、麝香。(中医方剂大辞典)

种子三达丸 zhong zi san da wan

【英文名】Zhong Zi San Da Pill

【组成】益母草、芦子、丹参、白芍、白眉、茯苓、甘草、熟地黄、山药、肉桂、香附、黄芪、当归、延胡索、砂仁、川芎、阿胶、续断、黄芩、白术、木香、党参、鹿角霜。(药品标准－中药成方制剂标准 1991)

种子丸 zhong zi wan

【英文名】Zhong Zi Pill

【组成】白茯苓、白芍、白术、当归、枸杞、薄荷。(中医方剂大辞典)

种子大补丸 zhong zi da bu wan

【英文名】Zhong Zi Da Bu Pill

【组成】人参、麦门冬、生地黄、熟地黄、杜仲、巴戟天、沙苑白蒺藜、天门冬、枸杞子、黄柏、白茯神、白茯苓、白术、白芍药、牛膝、当归、黑桑堪、芡实、圆眼肉、鹿角胶。(中医方剂大辞典)

种子丹 zhong zi dan

【英文名】Zhong Zi Pellet

【组成】何首乌、仙茅、牛膝、白茯苓、赤茯苓、生地黄、枸杞、人参、当归身、杜仲、远志、柏子仁、山茱萸肉、菟丝子、破故纸、大胡麻、核桃仁、松子仁。(中医方剂大辞典)

种子延龄酒 zhong zi yan ling jiu

【英文名】Zhong Zi Yan Ling Wine

【组成】生地黄、熟地黄、天门冬、麦门冬、当归、南芎、白芍药、人参、白术、白茯苓、何首乌、牛膝、杜仲、枸杞子、巴戟、肉苁蓉、远志肉、石菖蒲、破故纸、山茱萸、石斛、甘菊花、砂仁、木香、虎胫骨、龟版、陈皮、柏子仁、酸枣仁、小茴香、大枣肉、圆眼肉、青盐、胡桃肉、生姜、灯心。(中医方剂大辞典)

种子金丹 zhong zi jin dan

【英文名】Zhong Zi Jin Pellet

【组成】川附子、草乌、川乌、母丁香、紫梢花、官桂、雄黄、蟾酥、良姜、五倍子、倭硫、黄柏、牡蛎、蛇床子、苏合油。(中医方剂大辞典)

种子药酒 zhong zi yao jiu

【英文名】Zhong Zi Wine

【组成】淫羊藿、淮生地、当归、枸杞子、胡桃肉、五加皮。(中医方剂大辞典)

种子兜肚丸 zhong zi dou du wan

【英文名】Zhong Zi Dou Du Pill

【组成】附子、大茴、小茴、丁香、五味子、升麻、木香、甘草、甘遂、沉香。(中医方剂大辞典)

种玉酒 zhong yu jiu

【英文名】Zhong Yu Wine

【组成】全当归、远志肉。(中医方剂大辞典)

穿山甲骨贴熁膏 chuan shan jia gu tie xie gao

【英文名】Chuan Shan Jia Gu Tie Xie Plaster

【组成】穿山甲骨、桂心、当归、生地黄汁、飞曲面、附子、生姜汁。(中医方剂大辞典)

穿山龙注射液 chuan shan long zhu she ye

【英文名】Chuan Shan Long Injection

【组成】穿山龙。(药品标准－中药成方制剂标准 1998)

穿心莲丸 chuan xin lian wan

【英文名】Chuan Xin Lian Pill

【组成】穿心莲。(药品标准－中药成方制剂标准 1992)

穿心莲内酯片 chuan xin lian nei zhi pian

【英文名】Chuan Xin Lian Nei Zhi Tablet

【组成】穿心莲内酯。(药品标准－中药成方制剂标准 1998)

穿心莲片 chuan xin lian pian

【英文名】Chuan Xin Lian Pellet

【组成】(1)穿心莲。((82)浙卫药准字 0188－5 号)

(2)穿心莲。((89)京卫药准字(89)第 075 号)(3)穿心莲。((81)豫卫药准字 ZZ－0201－48011 号)·(4)穿心莲。((84)粤卫药准字第 K1－004 号)

穿心莲抗炎片 chuan xin lian kang yan pian

【英文名】Chuan Xian Lian Kang Yan Tablet

【组成】蒲公英、板蓝根、穿心莲。

穿心莲注射液 chuan xin lian zhu shei ye

【英文名】Chuan Xin Lian Injection

【组成】穿心莲。(药品标准－中药成方制剂标准 1998)

穿心莲总内酯胶囊 chuan xin lian zong nei zhi jiao nang

【英文名】Chuan Xin Lian Zong Nei Zhi Capsule

【组成】穿心莲总内酯。((84)粤卫药准字第 I1－228 号)

穿心莲胶囊 chuan xin lian jiao nang

【英文名】Chuan Xin Lian Capsule

【组成】穿心莲。(药品标准－中药成方制剂标准 1998)

穿心莲糖衣片 chuan xin lian tang yi pian

【英文名】Chuan Xin Lian Tang Yi Tablet

【组成】穿心莲。((92)滇卫药准字 27Z 第 969 号)

穿牙如圣散 chuan ya ru sheng san

【英文名】Chuan Ya Ru Sheng Powder

【组成】石燕子、乳香、青盐、细辛。(中医方剂大辞典)

穿牙散 chuan ya san

【英文名】Chuan Ya Powder

【组成】全蝎、细辛、草乌、乳香。(中医方剂大辞典)

穿石通痹汤 chuan shi tong bi tang

【英文名】Chuan Shi Tong Bi Decoction

【组成】穿山、龙丹参、薏苡仁、石钻风、延胡索、黄芪、熟地、当归、地龙、川牛膝、炙甘草、赤芍、白芍。(江苏中医 1988,(12))

穿龙骨刺片 chuan long gu ci pian

【英文名】Chuan Long Gu Ci Tablet

【组成】穿山龙、淫羊藿、狗脊、川牛膝、熟地黄、枸杞子。(药品标准－中药成方制剂标准 1997)

穿针散 chuan zhen san

【英文名】Chuan Zhen Powder

【组成】木贼、香附子、细辛、菊花、羌活。(中医方剂大辞典)

穿粉散 chuan fen san

【英文名】Chuan Fen Powder

【组成】轻粉、穿山甲、铅粉、黄丹。(中医方剂大辞典)

穿琥宁注射液 chuan hu ning zhu she ye

【英文名】Chuan Hu Ning Injection

【组成】脱水穿心莲内酯琥珀酸半酯单甲盐。(湘卫药标字(1987)92 号)

穿瘿丸 chuan ying wan

【英文名】Chuan Ying Pill

【组成】通草、杏仁、牛蒡子、射干、昆布、诃黎勒、海藻。(中医方剂大辞典)

突门散 tu men san

【英文名】Tu Men Powder

【组成】黄芪、牛膝、川芎、附子。(中医方剂大辞典)

类从散 lei cong san

【英文名】Lei Cong Powder

【组成】白马毛、龟甲、鳖甲、牡蛎。(中医方剂大辞典)

类风方 lei feng fang

【英文名】Nei Feng Prescription

【组成】人参、生黄芪、当归、川芎、独活、豨莶草、木瓜、丹参、防己、川牛膝、羌活、秦艽、川乌、草乌、天麻、桑枝。(实用中西医结合杂志 1992,5(1))

类圣散 lei sheng san

【英文名】Lei Sheng Power

【组成】川乌、草乌、苍术、细辛、白芷、薄荷、防风、甘草。(中医方剂大辞典)

结子油 jie zi you

【英文名】Jie Zi Oil

【组成】白明矾、制松香。(中医方剂大辞典)

结石通片 jie shi tong pian

【英文名】Jie Shi Tong Tablet

【组成】广金钱草、鸡骨草、石韦、车前草、茯苓、玉米须等。(《卫生部药品标准》(1995 年))

结石通茶 jie shi tong cha

【英文名】Jie Shi Tong Tea

【组成】广金钱草、玉米须、鸡骨草、茯苓、石韦、白茅根、车前草、金沙藤。(药品标准－中药成方制剂标准 1995)

结杀膏 jie sha gao

【英文名】Jie Sha Plaster

【组成】结杀、胡桃仁、香油。(中医方剂大辞典)

结阴丸 jie yin wan

【英文名】Jie Yin Pill

【组成】生地、白芍、山药、槐米、川黄连、黑荆芥、茜草、地榆、乌梅肉、升麻、扁柏、罗汉松叶。(中医方剂大辞典)

结阴丹 jie yin dan

【英文名】Jie Yin Pellet

【组成】枳壳、威灵仙、黄芪、椿根白皮、陈皮、何首乌、荆芥穗。(中医方剂大辞典)

结肠宁 jie chang ning

【英文名】Jie Chang Ning Decoction

【组成】蒲黄、丁香蓼等。(《卫生部药品标准》1988 年卫药准字 Z－24 号)

结肠平 jie chang ping
【英文名】Jie Chang Ping Prescription
【异名】结肠平(云南中医杂志。1991,12(6))
【组成】Ⅰ:黄芪、党参、白术、茯苓、山药、诃子、黄连、防风、白芷、枳壳、杭白芍、罂粟壳、赤石脂;Ⅱ:天浆衣、红苏苏、万两金、回头望母、万年扒、钻地风、杨梅枝、赤阳子、苦金盆、赤石脂、防风、白芷。(云南中医杂志 1991,12(6))
结乳膏 jie ru gao
【英文名】Jie Ru Plaster
【组成】香油、章丹。(中医方剂大辞典)
结毒丸 jie du wan
【英文名】Jie Du Pill
【组成】钟乳石、真牛黄、珍珠、猪牙皂角、桦皮灰、百草霜。(中医方剂大辞典)
结毒牛黄丸 jie du niu huang wan
【英文名】Jie Du Niu Huang Pill
【组成】透明雄黄。(中医方剂大辞典)
结毒生肌散 jie du sheng ji san
【英文名】Jie Du Sheng Ji Powder
【组成】赤石脂、龙骨、乳香、没药、枯矾、文蛤、白芷、轻粉、血竭、朱砂、象皮。(中医方剂大辞典)
结毒灵药 jie du ling yao
【英文名】Jie Du Ling Yao
【组成】水银、朱砂、雄黄、硫黄。(中医方剂大辞典)
结毒紧金丹 jie du jin jin dan
【英文名】Jie Du Jin Jin Pellet
【异名】治毒紫霞丹(中医方剂大辞典)
【组成】龟版、石决明、朱砂。(中医方剂大辞典)
结毒清烂丸 jie du qing lan wan
【英文名】Jie Du Qing Lan Pill
【组成】乳香、没药、辰砂、雄黄、硫黄、白砒。(中医方剂大辞典)
结毒紫金膏 jie du zi jin gao
【英文名】Jie Du Zi Jin Plaster
【组成】明净松香、皂矾。(中医方剂大辞典)
结核丸 jie he wan
【英文名】Jie He Pill
【组成】龟甲、牡蛎、鳖甲、地黄、熟地黄、天冬、百部、阿胶、北沙参、龙骨、紫石英、麦冬、熟大黄、白及、川贝母、蜂蜡。(药品标准-中药成方制剂标准 1995)
结核灵 jie he ling
【英文名】Jie He Ling Lotion
【组成】连翘、金银花、蒲公英、黄柏、川贝母、蜈蚣。(中国医药学报 1991,6(2))
结核灵片 jie he ling pian
【英文名】Jie He Ling Tablet
【组成】狼毒。(药品标准-中药成方制剂标准 1997)
结核消解散 jie he xiao jie san
【英文名】Jie He Xiao Jie Powder
【组成】南星、半夏、枳实、桔梗、柴胡、连翘、黄连、赤芍、防风、独活、白附子、苏子、莪术、蔓荆子、木通、甘草。(中医方剂大辞典)
结核散 jie he san
【英文名】Jie He Powder
【组成】(1)炮山甲、蜈蚣、僵蚕、火硝、守宫、全蝎、白附子。(江苏中医杂志 1980,(5))(2)Ⅰ号方:珍珠、三七、全蝎、乌梢蛇、穿山甲、白及;Ⅱ号方:蛤阶、黄芪、鳖甲、知母、黄芩、夺部、夏枯草、鱼腥草。(黑龙江中医药 1991,(5))(3)蜈蚣、全蝎、蛰虫。(中医杂志 1958,(11))
绛矾丸 jiang fan wan
【英文名】Jiang Fan Pill
【异名】黄病绛矾丸(中医方剂大辞典、重订广温热论)
【组成】(1)绛矾、厚朴、橘皮、三棱、莪术、黄连、苦辛、术、甘草、水莎。(中医方剂大辞典)(2)绛矾、厚朴、白术、茯苓、枳壳、茅术、广皮。(中医方剂大辞典)(3)皂矾、杜苍术、真川朴、广皮、炒焦甘草。(中医方剂大辞典)
绛宫丸 jiang gong wan
【英文名】Jiang Gong Pill
【组成】大黄、山楂、连翘、川芎、当归、麦芽、桃仁、芦荟、甘草、芸苔子、黄连、南星、海藻、升麻、羌活、桔梗、防风、白术、黄芩。(中医方剂大辞典)
绛珠膏 jiang zhu gao
【英文名】Jiang Zhu Plaster
【组成】麻油、鸡子黄、血余、天麻子肉、白蜜蜡、黄丹、乳香、没药、轻粉、珍珠、血竭、儿茶、朱砂、冰片、麝香。(中医方剂大辞典)
绛雪 jiang xue
【英文名】Jiang Xue Powder
【异名】绛雪丹(中医方剂大辞典、玉钥)
【组成】(1)寒水石、蓬砂、辰砂、大梅片、孩儿茶。(中医方剂大辞典)(2)龙脑、硼砂、珍珠。(中医方剂大辞典)(3)软石膏、玄明粉、朱砂、硼砂、冰片。(中医方剂大辞典)
绛雪丸 jiang xue wan
【英文名】Jiang Xue Pill
【组成】硝石、丹砂。(中医方剂大辞典)
绛雪丹 jiang xue dan
【英文名】Jiang Xue Pellet
【组成】(1)飞硝、朱砂、冰片、麝香。(中医方剂大辞典)(2)芒硝、朱砂。(中医方剂大辞典)(3)朱砂、硝石、龙脑。(中医方剂大辞典)(4)丹砂、焰硝。(中

医方剂大辞典)

绛雪散 jiang xue san

【英文名】Jiang Xue Powder

【组成】(1)木通、桔梗、槟榔、枳壳、犀角、柴胡、升麻、木香、赤茯苓、桑根白皮、山栀子仁、桂、人参、苏枋木、朴硝、丹砂、麝香、诃黎勒。(中医方剂大辞典)(2)红雪、生麦门冬、萎蕤、秦皮、赤茯苓、升麻、淡竹叶。(中医方剂大辞典)(3)硼砂、生石膏、熟石膏、牙硝、朱砂、冰片。(中医方剂大辞典)(4)石膏、薄荷、硼砂、血竭、朱砂、明矾、冰片。(中医方剂大辞典)(5)石膏、枯矾、硼砂、皂荚、文蛤、青盐、薄荷、青黛、白盐梅、人中白、雄黄、冰片、血余。(中医方剂大辞典)(6)朱砂、金箔、明矾。(中医方剂大辞典)(7)白矾、朱砂、生姜。(中医方剂大辞典)(8)黄芩、黄丹、汉防己、栝楼实。(中医方剂大辞典)(9)硇砂、白矾、硝石、铅丹、马牙硝、巴豆。(中医方剂大辞典)

络石汤 luo shi tang

【英文名】Luo Shi Decoction

【组成】(1)络石。(中医方剂大辞典)(2)络石、紫菀、升麻、射干、桔梗、木通、赤茯苓。(中医方剂大辞典)

络石射干汤 luo shi she gan tang

【英文名】Luo Shi She Gan Decoction

【组成】络石、射干、芍药、升麻、露蜂房、蒺藜子。(中医方剂大辞典)

络石散 luo shi san

【英文名】Luo Shi Powder

【组成】(1)络石、细辛、玄参、黄药、甘草、赤芍药、川大黄。(中医方剂大辞典)(2)络石、木通、川升麻、射干、犀角屑、玄参、栀子仁、桔梗、赤芍药、马牙硝。(中医方剂大辞典)(3)络石、玄参、川升麻、射干、子芩、木通、甘草。(中医方剂大辞典)

绝杀两菌汤 jue sha liang jun tang

【英文名】Jue Sha Liang Jun Decoction

【组成】苦参、蒲公英、明矾、丁香、百部、黄柏、黄芩、败酱草、地肤子、川椒、防风。(中医杂志 1984,25(6))

绝疟丹 jue nue dan

【英文名】Jue Nue Pellet

【组成】常山、槟榔、草果、朱砂、雄黄。(中医方剂大辞典)

绝疟药枣 jue nue yao zao

【英文名】Jue Nue Yao Zao

【组成】白术、黄芩、槟榔、常山、半夏、柴胡、茯苓、橘红、炙甘草、白姜蚕、乌梅、生姜、红枣。(中医方剂大辞典)

绝疟煎 jue nue jian

【英文名】Jue Nue Decoction

【组成】常山、知母、贝母、草果。(中医方剂大辞典)

绝疟膏 jue nue gao

【英文名】Jue Nue Ointment

【组成】斑蝥、红枣。(中医方剂大辞典)

绝痧方 jue sha fang

【英文名】Jue Sha Prescription

【组成】甘草、明矾、食盐、川乌、干姜。(中医方剂大辞典)

绞股蓝冲剂 jiao gu lan chong ji

【英文名】Jiao Gu Lan Medicinal Instant Granule

【组成】绞股蓝。(新中医 1992,(1))

绞股蓝总皂甙 jiao gu lan zong zao dai

【英文名】Jiao Gu Lan Zong Zao Dai Capsule

【组成】绞股蓝皂甙、甘茶蔓糖甙。

绞股蓝总甙片 jiao gu lan zong dai pian

【英文名】Jiao Gu Lan Zong Dai Tablet

【组成】绞股蓝。((90)卫药准字 Z-04 号)

绞股蓝总甙胶囊 jiao gu lan zong dai jiao nang

【英文名】Jiao Gu Lan Zong Dai Capsule

【组成】胶股蓝总甙。((91)卫药准字第 Z-80 号)

绞股蓝茶 jiao gu lan cha

【英文名】Jiao Gu Lan Tea

【组成】绞股蓝。

美人蕉合剂 mei ren jiao he ji

【英文名】Mei Ren Jiao Mixture

【组成】美人蕉、茜草根、铁马鞭。(中草药 1972,(4))

美容汤 mei rong tang

【英文名】Mei Rong Decoction

【组成】鲜猪胆、鲜樱桃枝叶、鲜桃树枝叶、鲜槐树枝叶、柳树枝叶。(陕西中医 1989,10(10))

美容煎 mei rong jian

【英文名】Mei Rong Decoction

【组成】生枇杷叶、霜桑叶、麦冬、天冬、黄芩、杭菊花、细生地、白茅根、地肤子、白鲜皮、大力子、白芷、桔梗、茵陈、丹皮、苍耳子。(贵阳中医学院学报 1987,(3))

美容膏 mei rong gao

【英文名】Mei Rong Ointment

【组成】(1)防风、零陵香、藁本、白及、白附子、白蔹、天花粉、绿豆粉、僵蚕、白芷、甘松、三奈、茅香、肥皂。(中医方剂大辞典)(2)料炭灰、桑柴灰、荞麦秸灰、独角仙、红娘子、糯米、石灰。(中医方剂大辞典)

胃乃安胶囊 wei nai an jiao nang

【英文名】Wei Nai An Capsule

【组成】黄芪、合成牛黄、珍珠层粉等。(粤卫药准字(85)第 A11-150 号)

胃九散 wei jiu san

【英文名】Wei Jiu Powder

【组成】党参、白术、茯苓、甘草、元寸、鸡内金、黄连、黄芪、丹参。(辽宁中医杂志 1989,(3))

胃力片 wei li pian

【英文名】Wei Li Tablet

【组成】半夏、龙胆、木香、大黄、枳实。(药品标准－中药成方制剂标准 1998)

胃力宝胶囊 wei li bao jiao nang

【英文名】Wei Li Bao Capsule

【组成】元胡粉、鸡蛋壳炭粉、广木香粉、痢特灵粉、阿托品粉、维生素 B_2 粉、维生素 B_1 粉、维生素 B_6 粉。(中西医结合杂志 1986,6(10))

胃丹 wei dan

【英文名】Wei Pellet

【组成】朱砂、新罗人参、肉豆蔻、缩砂仁、荜澄茄、白豆蔻仁、红豆、高良姜、附子、白术、厚朴、丁香、藿香叶、五味子、干姜、胡椒、益智仁、麦门冬、草果仁、橘红。(中医方剂大辞典)

胃元丹 wei yuan dan

【英文名】Wei Yuan Pill

【组成】当归、白芍、川芎、黄连、蒲公英、三七、枳实。(山东中医学院学报 1993,17(5))

胃元汤 wei yuan tang

【英文名】Wei Yuan Decoction

【组成】当归、白芍、川芍、云苓、瓜蒌、郁金、仙鹤草、麦冬、荔枝核、三七。(山东中医学院学报 1992,16(2))

胃升液 wei sheng ye

【英文名】Wei Sheng Decoction

【组成】黄芪、升麻。(湖北中医杂志。1985,(2))

胃友 wei you

【英文名】Wei You Decoction

【组成】黄芪、肉桂、吴茱萸、片姜黄、川芎、红花、桃仁、丹参、三棱、莪术、甘草。(中医杂志 1989,(9))

胃友汤 wei you tang

【英文名】Wei You Decoction

【组成】黄芪、肉桂、吴茱萸、枳壳、片姜黄、川芎、红花、丹参、莪术。(山东中医杂志 1992,11(3))

胃太平胶囊 wei tai ping jiao nang

【英文名】Wei Tai Ping Capsule

【组成】鱼鳔、浙贝母、海螵蛸、延胡索。(药品标准－中药成方制剂标准 1998)

胃气丸 wei qi wan

【英文名】Wei Qi Pill

【组成】(1)硫黄、半夏、白茯苓、人参、石膏。(中医方剂大辞典)(2)丁香、厚朴、硫黄、附子、干姜、桂、豆蔻仁、半夏曲。(中医方剂大辞典)

胃气止痛丸 wei qi zhi tong wan

【英文名】Wei Qi Zhi Tong Pill

【组成】高良姜、香附。((80)京卫药准字第 1498 号)

胃气痛丸 wei qi tong wan

【英文名】Wei Qi Tong Pill

【组成】黑沉香、金铃子、制于术、九香虫、制香附、延胡索、法半夏、当归身、炒白芍、炙鸡金、吴茱萸、川郁金、炙甘草、广木香、陈佛手、杜仲、广陈皮、春砂仁、上安桂、香橼皮。(中医方剂大辞典)

胃气痛片 wei qi tong pian

【英文名】Wei Qi Tong Tablet

【组成】乌药、没药、香附、高良姜、乳香、白芍、五灵脂、公丁香、大茴香、郁金、木香、青皮、肉桂。(中医方剂大辞典)

胃火牙痛验方 wei huo ya tong yan fang

【英文名】Wei Huo Ya Tong Prescription

【组成】生石膏、苦参、葛根、丹皮、升麻。(山东中医杂志 1988,7(6))

胃风丸 wei feng wan

【英文名】Wei Feng Pill

【组成】(1)荆芥、蒺藜、天麻、白及、独活、柴胡、羌活、木瓜、风藤、皂荚、厚朴、前胡、象贝母、苍耳子、金银花、麝香、乳香、檀香、紫背浮萍。(中医方剂大辞典)(2)人参、白茯苓、白术、天麻、防风、干蝎。(中医方剂大辞典)

胃风煮散 wei feng zhu san

【英文名】Wei Feng Zhu Powder

【组成】茅山术、生芍药、甘草、厚朴、姜。(中医方剂大辞典)

胃风煎 wei feng jian

【英文名】Wei Feng Decoction

【组成】羌活、泽兰、藿香、蒺藜、柴胡、防风、细辛、白芷、薄荷、荆芥、独活、木瓜、牛膝、连翘、黄芩、生地、山楂、菖蒲、枳实、陈皮、麻黄。(中医方剂大辞典)

胃乐片 wei le pian

【英文名】Wei Le Tablet

【组成】乌贼骨、甘草、乳香、没药。(中医方剂大辞典)

胃乐宁片 wei le ning pian

【英文名】Wei Le Ning Tablet

【组成】猴头菌丝体。(药品标准－中药成方制剂标准 1998)

胃乐胶囊 wei le jiao nang

【英文名】Wei Le Capsule

【组成】甘草提取物、白及等。(桂卫药准字(1988)42017 号)

胃乐舒口服液 wei le shu kou fu ye

【英文名】Wei Le Shu Oral Liquid

【组成】猴头菌浓缩液、蜂王浆。(药品标准－中药成方制剂标准 1997)

胃乐新颗粒 wei le xin ke li
【英文名】Wei Le Xin Granule
【异名】胃乐新冲剂(药品标准－中药成方制剂标准)
【组成】猴头菌浸膏。(药品标准－中药成方制剂标准 1996)

胃可宁 wei ke ning
【英文名】Wei Ke Ning Tablet
【异名】胃可宁片(药品标准－中药成方制剂标准)
【组成】珍珠层粉、浙贝母。(药品标准－中药成方制剂标准 1993)

胃宁 wei ning
【英文名】Wei Ning Tablet
【组成】甘草、白芍、元胡、三七、白及、茯苓、海螵蛸。(中成药研究 1985,(10))

胃宁Ⅱ号 wei ning er hao
【英文名】Wei Ning NO.2 Prescription
【组成】白芍、白及、氢氧化铝、氧化镁。(湖北中医杂志 1981,(4))

胃宁汤 wei ning tang
【英文名】Wei Ning Decoction
【组成】煅瓦楞子、炒乌贼骨、广陈皮、焦麦芽、焦神曲、沉香、广木香、制玄胡、砂仁、制香附、炒杭芍、丹参、甘草。(中医方剂大辞典)

胃宁散 wei ning san
【英文名】Wei Ning Powder
【异名】心口痛药(药品标准－中药成方制剂标准)
【组成】麦芽、龙胆、碳酸氢钠、三硅酸镁、颠茄流浸膏、薄荷脑。(药品标准－中药成方制剂标准 1991)

胃立康片 wei li kang pian
【英文名】Wei Li Kang Tablet
【组成】广藿香、麦芽、茯苓、六神曲、苍术、厚朴、白术、木香、泽泻、猪苓、陈皮、清半夏、豆蔻、甘草、人参、吴茱萸。(药品标准－中药成方制剂标准 1995)

胃关散 wei guan san
【英文名】Wei Guan Powder
【组成】熟附子、炮姜、肉桂、花椒、藿香、砂仁。(中医方剂大辞典)

胃关煎 wei guan jian
【英文名】Wei Guan Decoction
【组成】熟地、山药、白扁豆、炙甘草、焦干姜、吴茱萸、白术。(中医方剂大辞典)

胃安丸 wei an wan
【英文名】Wei An Pill
【组成】(1)白芍、甘草、石斛、北沙参、黄精、山楂、枳壳、黄连。(中医杂志 1982,23(2))(2)石斛、白芍、黄连、南沙参、山楂、枳壳、甘草、黄精。(江苏中医杂志 1982,(1))

胃安宁片 wei an ning pian
【英文名】Wei An Ning Tablet
【组成】海螵蛸、白矾、白及、延胡索、救必应、薄荷脑。(药品标准－中药成方制剂标准 1997)

胃安汤 wei an tang
【英文名】Wei An Decoction
【组成】(1)黄芪、白及、白芍、丹参、珍珠母、蒲公英、干姜、炙甘草、乌药、制乳香、制没药。(湖北中医杂志 1989,(1))(2)蒲公英、白花蛇舌草、薏苡仁、郁金、白术、半夏、茯苓、佛手、谷麦芽、砂仁、吴茱萸、黄连。(安徽中医学院学报 1992,11(1))

胃安胶囊 wei an jiao nang
【英文名】Wei An Capsule
【组成】石斛、黄柏、南沙参、山楂、枳壳、黄精、甘草、白芍。(药品标准－中药成方制剂标准 1993)

胃安膏 wei an gao
【英文名】Wei An Plaster
【组成】生姜粉、薄荷脑、冰片等。(《山东省药品标准》(1986 年))

胃约汤 wei yue tang
【英文名】Wei Yue Decoction
【组成】枳壳、紫苏、橘皮、甘草、生姜。(中医方剂大辞典)

胃血宁合剂 wei xue ning he ji
【英文名】Wei Xue Ning Mixture
【组成】虎杖、姜炭、白及、神曲。(福建中医药 1988,19(5))

胃血散 wei xue san
【英文名】Wei Xue Powder
【组成】生大黄、白及、乌贼骨、生地。(湖北中医杂志 1992,(1))

胃灵 wei ling
【英文名】Wei Ling Capsule
【组成】阿魏、海螵蛸、鸡内金、草决明。((82)桂卫药准字第 27010 号)

胃灵丹 wei ling dan
【英文名】Wei Ling Pellet
【异名】延香散(中医方剂大辞典、青囊秘传)
【组成】广木香、延胡。(中医方剂大辞典)

胃灵冲剂 wei ling chong ji
【英文名】Wei Ling Granule
【组成】甘草、海螵蛸、白芍、白术、延胡索、党参。(药品标准－中药成方制剂标准 1992)

胃灵合剂 wei ling he ji
【英文名】Wei Ling Mixture
【组成】甘草、海螵蛸、白芍、白术、延胡索、党参。(药品标准－中药成方制剂标准 1992)

胃灵散 wei ling san

【英文名】Wei Ning Powder

【组成】党参、生白术、炙甘草、砂仁。(湖北中医杂志 1993,15(5))

胃肠宁 wei chang ning

【英文名】Wei Chang Ning Capsule

【组成】(1)黄芪、葛根、党参、白术、当归、延胡索、防风、砂仁、木香、炮姜炭、赤石脂、柏勒儿茶、补骨脂、粟壳、炙甘草。(实用中西医结合杂志 1991,4(8))(2)黄芪、葛根、党参、白术、当归、砂仁、木香、炮姜炭、赤石脂、柏勒儿茶、补骨脂、粟壳、炙甘草。(实用中医内科杂志 1990,4(3))

胃肠宁片 wei chang ning pian

【英文名】Wei Chang Ning Tablet

【组成】布渣叶、辣蓼、番石榴叶、火炭母、功劳木。(药品标准－中药成方制剂标准 1990)

胃肠宁冲剂 wei chang ning chong ji

【英文名】Wei Chang Ning Medicinal Instant Granule

【组成】布渣叶、辣蓼、番石榴叶、火炭母、功劳木。(药品标准－中药成方制剂标准 1990)

胃肠安丸 wei chang an wan

【英文名】Wei Chang An Pill

【组成】沉香、木香、枳壳、厚朴、檀香、川芎、大黄。((88)卫药准字第 Z－12 号)

胃肠安片 wei chang an pian

【英文名】Wei Chang An Tablet

【组成】蒲公英粉、仙鹤草粉、鱼胆草粉、野菊花轻粉、面粉、葡萄糖粉。(中草药 1976,(6))

胃肠灵胶囊 wei chang ling jiao nang

【英文名】Wei Chang Ling Capsule

【组成】钻地风、白及、海螵蛸、砂仁、干姜、胡椒、党参、山楂、白芍、甘草。(药品标准－中药成方制剂标准 1998)

胃肠复元膏 wei chang fu yuan gao

【英文名】Wei Chang Fu Yuan Concentrated Decoction

【组成】枳壳、太子参、大黄、蒲公英、木香、莱菔子、赤芍、紫苏梗、黄芪、桃仁。(药品标准－中药成方制剂标准 1992)

胃苏冲剂 wei su chong ji

【英文名】Wei Su Medicinal Instant Granule

【组成】紫苏梗、香附、陈皮、佛手。((93)卫药准字 Z－12 号)

胃苏饮 wei su yin

【英文名】Wei Su Drink

【组成】柴苏梗、香附、香橼、佛手、枳壳、槟榔、鸡内金。(中成药研究 1991,(9))

胃宝 wei bao

【英文名】Wei Bao Decoction

【组成】苡米、黄芩、滑石、枳壳、白术、蒲公英、莪术、茵陈、鸡内金、香附、麦芽、生大黄。(上海中医药杂志 1993,(4))

胃炎Ⅰ号 wei yan yi hao

【英文名】Wei Yan NO.1 Prescription

【组成】(1)石斛、南沙参、玉竹、丹参、香附、苦参、蒲公英、白芍、甘草。(北京中医学院学报 1989,12(5))(2)黄芪、蒲公英、百合、乌药、白芍、甘草、丹参、焦三仙。(云南中医杂志 1986,7(1))

胃炎Ⅱ号 wei yan er hao

【英文名】Wei Yan NO.2 Prescription

【组成】北沙参、黄精、花粉、生山药、枸杞、丹皮、白芍、佛手、干五味子。(中医杂志 1988,29(10))

胃炎丸 wei yan wan

【英文名】Wei Yan Pill

【组成】党参、丹参、川楝子、黄芪、红花、川芎、元胡、没药、乌药、砂仁、吴茱萸、黄连。(中西医结合杂志 1985,5(5))

胃炎片 wei yan pian

【英文名】Wei Yan Tablet

【组成】柴胡、白芍、枳实、甘草、甘松、连翘、丹参、白芷、儿茶、延胡。(新中医 1984,(4))

胃炎宁 wei yan ning

【英文名】Wei Yan Ning Liquid

【组成】蒲公英、地锦草、徐长卿、蓬莪术、广木香、吴茱萸、生甘草。(中西医结合杂志 1989,9(10))

胃炎宁冲剂 wei yan ning chong ji

【英文名】Wei Yan Ning Medicinal Instant Granule

【组成】檀香、木香、细辛、肉桂、赤小豆、鸡内金、甘草、山楂、乌梅、薏苡仁。(药品标准－中药成方制剂标准 1991)

胃炎宁胶囊 wei yan ning jiao nang

【英文名】Wei Yan Ning Capsule

【组成】水飞滑石、醋制延胡、白芍、甘草。(云南中医杂志 1988,9(6))

胃炎冲剂 wei yan chong ji

【英文名】Wei Yan Medicinal Instant Granule

【组成】(1)檀香、肉桂、细辛、山楂、鸡内金、薏苡仁、木香、乌梅。(中医杂志 1985,26(7))(2)水菖蒲、丹参、没药、元胡、砂仁、广木香、麦冬、鸡内金。(中西医结合杂志 1989,9(12))

胃炎合剂 3 号 wei yan he ji san hao

【英文名】Wei Yan NO.3 Mixture

【组成】柴胡、延胡索、木香、浙贝母、白芍、乌贼骨、法半夏、降香、黄连、大黄、甘草、砂仁。(安徽中医学院学报 1987,6(4))

胃炎合剂 4 号 wei yan he ji si hao

【英文名】Wei Yan NO.4 Mixture

【组成】党参、白术、吴萸、延胡、干姜、姜半夏、黄连、大黄、代赭石、降香、乌药、甘草。(安徽中医学院学报 1987,6(4))

胃炎灵 wei yan ling

【英文名】Wei Yan Ling Decoction

【组成】潞党参、炙黄芪、炒白术、炙桂枝、炒白芍、广木香、广陈皮、佛手片、炙甘草、生姜、大枣。(江苏中医杂志 1985,(11))

胃炎灵冲剂 wei yan ling chong ji

【英文名】Wei Yan Ling Medicinal Instant Granule

【组成】炙黄芪、潞党参、炒白术、炙桂枝、炒白芍、广木香、广陈皮、佛手片、炙甘草、生姜、大枣。(江苏中医 1992,(7))

胃炎灵胶囊 wei yan ling jiao nang

【英文名】Wei Yan Ling Capsule

【组成】云南白药、元胡粉、维生素 B、维生素 E。(内蒙古中医药 1993,12(1))

胃炎康 wei yan kang

【英文名】Wei Yan Kang Capsule

【组成】甘草、白芍、桂枝、高良姜、黄连、柴胡。(中西医结合杂志 1987,7(11))

胃炎康胶囊 wei yan kang jiao nang

【英文名】Wei Yan Kang Capsule

【组成】白芍、甘草、桂枝、高良姜、黄连、柴胡。(药品标准－中药成方制剂标准 1997)

胃炎煎剂 wei yan jian ji

【英文名】Wei Yan Jian Decoction

【组成】(1)党参、白术、茯苓、丹参、香附、良姜、甘草、青黛。(北京中医杂志 1982,(3))(2)白术、茯苓、丹参、香附、良姜、甘草、青黛。(中医杂志 1984,25(5))

胃疡宁丸 wei yang ning wan

【英文名】Wei Yang Ning Pill

【组成】白术、乌药、山药、白及、青皮、高良姜、赤芍、仙鹤草、甘草、珍珠层粉、香附、五指毛桃。(药品标准－中药成方制剂标准 1998)

胃疡平散 wei yang ping san

【英文名】Wei Yang Ping Powder

【组成】鹿角霜、瓦楞子、海螵蛸、浙贝母、白芍、炒黄鸡蛋壳、砂仁、甘草、三七、青木香、蒲公英、鸡内金。(湖北中医杂志 1993,15(2))

胃疡生肌散 wei yang sheng ji san

【英文名】Wei Yang Sheng Ji Powder

【组成】血竭、孩儿茶、参三七、生石膏、白及、川黄连、白芍、甘草。(辽宁中医杂志 1987,(8))

胃疡安 wei yang an

【英文名】Wei Yang An Capsule

【组成】黄连、沉香、白及、川贝、三七。(中医杂志 1988,29(12))

胃疡安胶囊 wei yang an jiao nang

【英文名】Wei Yang An Capsule

【组成】白及、黄连、浙贝母、沉香、三七。(药品标准－中药成方制剂标准 1998)

胃疡灵 wei yang ling

【英文名】Wei Yang Ling Decoction

【组成】白术、陈皮、姜半夏、白芍、煅瓦楞、茯苓、丹参、甘草。(浙江中医杂志 1993,28(10))

胃疡灵冲剂 wei yang ling chong ji

【英文名】Wei Yang Ling Medicinal Instant Granule

【组成】黄芪、甘草、白芍、大枣。((85)湘卫药准字 10－092)

胃疡灵颗粒 wei yang ling ke li

【英文名】Wei Yang Ling Granule

【组成】黄芪、甘草、白芍、大枣、桂枝、生姜。(药品标准－中药成方制剂标准 1997)

胃疡散 wei yang san

【英文名】Wei Yang Powder

【组成】密佗僧、熟石膏、乌贼骨、白及、大黄。(江西中医药 1992,(6))

胃胀汤 wei zhang tang

【英文名】Wei Zhang Decoction

【组成】人参、茯苓、橘皮、干姜、炙甘草。(中医方剂大辞典)

胃苓丸 wei ling wan

【英文名】Wei Ling Pill

【组成】苍术、厚朴、陈皮、白术、茯苓、泽泻、猪苓、甘草、肉桂。(药品标准－中药成方制剂标准 1994)

胃苓五皮汤 wei ling wu pi tang

【英文名】Wei Ling Wu Pi Decoction

【组成】胃苓丸、五皮汤。(中医方剂大辞典)

胃苓止泻散 wei ling zhi xie san

【英文名】Wei Ling Zhi Xie Powder

【组成】苍术、广陈皮、川厚朴、猪苓、茯苓、泽泻、白术、肉桂、黄连、山药、升麻、防风、甘草。(内蒙古中医药 1992,11(4))

胃苓汤 wei ling tang

【英文名】Wei Ling Decoction

【异名】胃苓散(中医方剂大辞典、普济方)

【组成】(1)五苓散、平胃散。(中医方剂大辞典)(2)苍术、陈皮、厚朴、甘草、泽泻、猪苓、赤茯苓、白术、肉桂。(中医方剂大辞典)

胃苓羌活紫苏汤 wei ling qiang huo zi su tang

【英文名】Wei Ling Qiang Huo Zi Su Decoction

【组成】甜白术、茅苍术、云苓、泽泻、羌活、紫苏、柴胡、

青皮、草蔻仁、甘草。(中医方剂大辞典)

胃苓和中汤 wei ling he zhong tang

【英文名】Wei Ling He Zhong Decoction

【异名】胃苓和中饮(中医方剂大辞典)

【组成】猪苓、泽泻、白术、白茯苓、诃子肉、陈皮、甘草、黄连、木香、藿香、升麻。(中医方剂大辞典)

胃金丹 wei jin dan

【英文名】Wei Jin Pellet

【组成】龙珠油、紫兰、元胡、蜂蜜。(河北中医学院学报 1987,2(3))

胃复宁胶囊 wei fu ning jiao nang

【英文名】Wei Fu Ning Capsule

【组成】麦芽、六神曲、颠茄浸膏、鸡蛋壳。(药品标准-中药成方制剂标准 1990)

胃复春 wei fu chun

【英文名】Wei Fu Chun Tablet

【组成】菱角、三七、枳壳。((93)浙卫药准字 0025-1号)

胃复春片 wei fu chun pian

【英文名】Wei Fu Chun Tablet

【组成】人参、菱角三七、枳壳。(浙卫药准字(1993)8825-1号)

胃活灵片 wei huo ling pian

【英文名】Wei Huo Ling Tablet

【组成】砂仁、枳实、陈皮、莪术、五灵脂、青皮、香附、木香、丁香、厚朴、白胡椒、猪牙皂、肉桂、沉香、巴豆霜。(药品标准-中药成方制剂标准 1997)

胃疣汤 wei you tang

【英文名】Wei You Decoction

【组成】制南星、皂刺、泽兰叶、双花、党参、连翘、蒲公英地丁、菊花。(实用中医内科杂志 1993,7(1))

204 胃药 er ling si wei yao

【英文名】Er Ling Si Wei Yao Tablet

【组成】乌贼骨粉、枯明矾粉、玄胡粉、炼蜜。(中草药 1970,(3))

205 胃药片 er ling wu wei yao pian

【英文名】Er Ling Wu Wei Yao Tablet

【组成】海螵蛸、枯矾、元胡、陈皮、曼陀罗叶。(中国中药杂志 1989,14(1))

胃药Ⅰ号 wei yao yi hao

【英文名】Wei Yao NO.1 Decoction

【组成】柴胡、白芍、云茯苓、黄连、陈皮、玄胡、海螵蛸、白术、丹参、枳实、甘草。(湖北中医杂志 1991,(4))

胃药3号 wei yao san hao

【英文名】Wei Yao NO.3 Honeyed Pill

【组成】延朗索、牡蛎、香附、丹参、枯矾、海螵蛸、乌药。(中医方剂大辞典)

胃药胶囊 wei yao jiao nang

【英文名】Wei Yao Capsule

【组成】延胡索、海螵蛸、青木香、枯矾、鸡蛋壳、珍珠母。(药品标准-中药成方制剂标准 1992)

胃泰康 wei tai kang

【英文名】Wei Tai Kang Tablet

【组成】甘草、白及、胆粉。(中成药研究 1991,(3))

胃海Ⅱ号 wei hai er hao

【英文名】Wei Hai Er Hao Prescription

【组成】海螵蛸、甘草、浙贝、儿茶、延胡索、罂粟壳、白及。(山东中医杂志 1993,12(3))

胃爱丸 wei ai wan

【英文名】Wei Ai Pill

【组成】白术、山药、白茯苓、人参、白豆蔻、陈皮、小紫苏、莲肉、炙甘草。(中医方剂大辞典)

胃爱汤 wei ai tang

【英文名】Wei Ai Decoction

【组成】白豆蔻、丁香、白扁豆、木香、藿香叶、神曲、麦蘖、人参、白术、茯苓。(中医方剂大辞典)

胃爱散 wei ai san

【英文名】Wei Ai Powder

【组成】(1)丁香、人参、白术、茯苓、甘草、肉豆蔻、黄芪、干姜。(中医方剂大辞典)(2)糯米、干淡木瓜、甘草、丁香、藿香叶、紫苏叶。(中医方剂大辞典)

胃特灵胶囊 wei te ling jiao nang

【英文名】Wei Te Ling Capsule

【组成】延胡索、海螵蛸、青木香、珍珠母等。(中成药 1992,14(12))

胃疸汤 wei dan tang

【英文名】Wei Dan Decoction

【组成】茵陈、苍术、陈皮、白术、茯苓、猪苓、泽泻、黄连、栀子、防己、葛根、秦皮。(中医方剂大辞典)

胃疼宁片 wei teng ning pian

【英文名】Wei Teng Ning Tablet

【组成】山橿、鸡蛋壳粉、蜂蜜。(药品标准-中药成方制剂标准 1995)

胃病丸 wei bing wan

【英文名】Wei Bing Pill

【异名】胃病丹(药品标准-中药成方制剂标准)

【组成】槟榔、香附、枳壳、陈皮、砂仁、六神曲、山楂、谷芽、麦芽、桔梗、白扁豆、厚朴、黄连、瓜蒌、鸡内金、莱菔子、枳实、吴茱萸、茯苓、郁金、赭石、甘草、泽泻、檀香、木香、豆蔻、苏合香、白术、黄芩、法半夏、高良姜、刀豆、薤。(药品标准-中药成方制剂标准 1992)

胃病安 wei bing an

【英文名】Wei Bing An Capsule

【组成】枳实、白及、地榆炭、元胡、香附、乌贼骨。(甘肃中医 1992,5(4))

胃病汤 wei bing tang

【英文名】Wei Bing Decoction

【组成】白术、木通、酒连、炙草、茯苓、人参、神曲、陈皮、砂仁、山药、麦芽、山楂、肉果。(中医方剂大辞典)

胃病灵冲剂 wei bing ling chong ji

【英文名】Wei Bing Ling Medicinal Instant Granule

【组成】黄芪、当归、白芍、海螵蛸、川楝子、蒲公英、石斛、元胡、陈皮、莱菔子、白及、白芷、甘草。(中西医结合杂志 1990,10(8))

胃益乐合剂 wei yi le he ji

【英文名】Wei Yi Le Mixture

【组成】菝葜、白花蛇舌草、僵蚕、壁虎。(中医杂志 1984,(4))

胃益胶囊 wei yi jiao nang

【英文名】Wei Yi Capsule

【组成】佛手、砂仁、黄柏、川楝子、延胡索、山楂。(药品标准－中药成方制剂标准 1993)

胃祥宁颗粒 wei xiang ning ke li

【英文名】Wei Xiang Ning Granule

【组成】女贞子。(药品标准－中药成方制剂标准 1997)

胃速康 wei su kang

【英文名】Wei Su Kang Powder

【组成】肉桂、香附、丁香、甘草、连翘、痢特灵、胃舒平、阿托品、安定。(中西医结合杂志 1989,9(4))

胃康Ⅲ号 wei kang San hao

【英文名】Wei Kang San Hao Tablet

【组成】柴胡、元胡、川楝、党参、焦白术、茯苓、陈皮、丹参、甘草。(贵阳中医学院学报 1993,(4))

胃康丸 wei kang wan

【英文名】Wei Kang Pill

【组成】黄芪、白术、沉香、砂仁、白及、三角青、广木香、穿山甲、乳香、没药、三七粉、当归、山药、石斛、玉竹、元胡、大贝母、生抗芍、乌贼骨、煅瓦楞、陈皮、生甘草。(陕西中医 1992,13(8))

胃康灵 wei kang ling

【英文名】Wei Kang Ling Pill

【组成】(1)白花蛇舌草、猫人参、黄芪、丹参、蒲公英、全当归、杭白芍、九香虫、炙甘草、乌梅。(浙江中医杂志 1993,28(9))(2)人参茎叶皂甙、蜂胶。(中国医药学报 1990,5(4))

胃康灵胶囊 wei kang ling jiao nang

【英文名】Wei Kang Ling Capsule

【组成】白芍、白及、三七、甘草、茯苓、延胡索、海螵蛸、颠茄浸膏。(药品标准－中药成方制剂标准 1994)

胃康胶囊 wei kang jiao nang

【英文名】Wei Kang Capsule

【组成】白及、海螵蛸、香附、黄芪、白芍、三七、鸡内金、鸡蛋壳、乳香、没药、百草霜。(药品标准－中药成方制剂标准 1998)

胃康散 wei kang san

【英文名】Wei Kang Powder

【组成】(1)元胡、乌贼骨、浙贝母、鸡内金、建曲、砂仁、白豆蔻、丁香。(陕西中医 1993,14(1))(2)煅钟乳石、白及、枯矾、延胡、乌贼骨、入地金牛、甘草。(广东医学 1992,13(3))

胃得安片 wei de an pian

【英文名】Wei De An Tablet

【组成】白术、香附、黄芩、茯苓、半夏、泽泻、厚朴、砂仁、川芎等。(闽卫药准字(93)01－245 号)

胃得安胶囊 wei de an jiao nang

【英文名】Wei De An Capsule

【组成】白术、苍术、神曲、泽泻、川芎、海螵蛸、草豆蔻、莱菔子、陈皮、瓜蒌、槟榔、甘草、马兰草、绿衣枳实、麦芽、姜半夏、茯苓、黄柏、山姜子、黄芩、干姜、香附、厚朴、木香、紫河车。(药品标准－中药成方制剂标准 1998)

胃清洗剂 wei qing xi ji

【英文名】Wei Lotion

【组成】鸡内金、枳实、白蔻、甘草。(山东中医杂志 1993,12(5))

胃虚饼子 wei xu bing zi

【英文名】Wei Xu Lozenge

【组成】丁香、藿香叶、木香韶粉、大附子。(中医方剂大辞典)

胃寒冲剂 wei han chong ji

【英文名】Wei Han Medicinal Instant Granule

【组成】黄芪、丹参、桂枝、白芍、香附、制半夏、砂仁、高良姜、甘草。(陕西中医 1992,13(8))

胃溃疡片 wei kui yang pian

【英文名】Wei Kui Yang Tablet

【组成】海螵蛸、蒲公英、山药、白及、姜半夏、洋金花。(中医方剂大辞典)

胃痛Ⅰ号 wei tong yi hao

【英文名】Wei Tong Yi Hao Powder

【组成】佛手、鸡内金、荜茇、木香、肉桂、干姜、白豆蔻。(山西医药杂志 1982,11(6))

胃痛丸 wei tong wan

【英文名】Wei Tong Pill

【组成】沉香、木香、丁香、乳香、姜半夏、香附、枳壳、延胡索、五灵脂、当归、红花、六神曲、砂仁、豆蔻、猪牙

皂、乌药、高良姜、肉桂。(药品标准－中药成方制剂标准 1992)

胃痛止Ⅱ号 wei tong zhi er hao

【英文名】Wei Tong Zhi NO.2 Decoction

【组成】小茴香、香附、广木香、厚朴、元胡索等。(中国医药学报 1993,8(1))

胃痛片 wei tong pian

【英文名】Wei Tong Tablet

【组成】鸡蛋壳、天花粉、川贝母。(中医方剂大辞典)

胃痛宁 wei tong ning

【英文名】Wei Tong Ning Tablet

【组成】枯矾、海螵蛸、延朗索、炼蜂蜜、橘皮油。(中医方剂大辞典)

胃痛宁片 wei tong ning pian

【英文名】Wei Tong Ning Tablet

【组成】蒲公英提取物、氢氧化铝、甘草干浸膏、天仙子浸膏、龙胆粉、小茴香油。(药品标准－中药成方制剂标准 1998)

胃痛平胶囊 wei tong ping jiao nang

【英文名】Wei Tong Ping Capsule

【组成】白屈菜。(药品标准－中药成方制剂标准 1998)

胃痛合剂 wei tong he ji

【英文名】Wei Tong Mixture

【组成】丹参、白芍、赤芍、川楝子、当归、荜茇、木瓜、檀香、延胡、玫瑰花、黄连。(实用中医内科杂志 1992,6(2))

胃痛安 wei tong an

【英文名】Wei Tong An Capsule

【组成】胃痛安Ⅰ号方:生黄芪、生甘草、乌贼骨、元胡、当、川朴、川军、天仙子;胃痛安Ⅱ号方:生黄芪、生甘草、乌贼骨、元胡、白芍、当归、川朴、桂枝。(山东中医杂志 1986,(1))

胃痛汤 wei tong tang

【英文名】Wei Tong Decoction

【组成】元胡、香附、川楝、米壳、陈皮、乌贼骨。(云南中医杂志 1982,3(6))

胃痛灵 wei tong ling

【英文名】Wei Tong Ling Powder

【组成】(1)元胡、白及、木香、砂仁、莪术、乌贼骨。(陕西中医 1993,14(7))(2)白术、陈皮、姜半夏、白芍、煅瓦楞、茯苓、丹参、甘草。(浙江中医杂志 1993,28)(3)柴胡、蒲公英。(实用中西医结合杂志 1992,5(1))

胃痛灵胶囊 wei tong ling jiao nang

【英文名】Wei Tong Ling Capsule

【组成】炙黄芪、白术、山药、茯苓、白及、乌药、砂仁、海螵蛸、黄连。(湖北中医杂志 1991,(3))

胃痛灵糖浆 wei tong ling tang jiang

【英文名】Wei Tong Ling Syrup

【组成】白头翁、生黄芪、蜂蜜。(江苏中医杂志 1982,3(3))

胃痛定 wei tong ding

【英文名】Wei Tong Ding Tablet

【组成】肉桂、红花、沉香、五灵脂、豆蔻、雄黄、人参、白胡椒、枳壳、巴豆霜、高良姜、丁香、木香。(药品标准－中药成方制剂标准 1993)

胃痛散 wei tong san

【英文名】Wei Tong Powder

【组成】(1)公丁香、鹅不食草、木香、肉桂、白芍、甘草、朱砂莲。(陕西中医 1987,8(7))(2)煅牡蛎、炒玄胡、制香附、炒九香虫。(浙江中医学院学报 1987,11(4))(3)白节、延胡索、海螵蛸、党参、甘草、白及、花蕊石、焦麦芽、合欢皮、陈皮。(广西中医药 1981,(3))

胃痛舒片 wei tong shu pian

【英文名】Wei Tong Shu Tablet

【异名】溃疡灵片(药品标准－中药成方制剂标准)

【组成】猪胃粘膜、厚扑、海螵峭、颠茄浸膏、甘草。(药品标准－中药成方制剂标准 1997)

胃祺饮 wei qi yin

【英文名】Wei Qi Drink

【组成】黄芪、党参、当归、莪术等。(上海中医药杂志 1993,(10))

胃脾汤 wei pi tang

【英文名】Wei Pi Decoction

【组成】白术、茯神、陈皮、远志、麦冬、沙参、五味子、甘草。(中医方剂大辞典)

胃舒片 wei shu pian

【英文名】Wei Shu Tablet

【组成】鸡蛋壳、天花粉、浙贝母。(药品标准－中药成方制剂标准 1998)

胃舒安汤 wei shu an tang

【英文名】Wei Shu An Decoction

【组成】柴胡、炒枳壳、制香附、白芍、陈皮、茯苓、制半夏、桂枝、炒白术、丹参、甘草。(内蒙古中医药 1991,10(4))

胃新Ⅰ号 wei xin yi hao

【英文名】Wei Xin Yi Hao Powder

【组成】黄芪、党参、白芍、良姜、百合、制香附、元胡、川楝子、五灵脂、砂仁、丹参、白及、乌贼骨、甘松、炙甘草、鸡内金、乌药。(中医药研究 1992,(3))

胃福颗粒 wei fu ke li

【英文名】Wei Fu Granule

【组成】白及、黄芪、蚕砂、延胡索、沉香、威灵仙、地榆、没药、陈皮、马兜铃、木香、马齿苋。(药品标准-中药成方制剂标准 1998 年)

胃窦煎 wei dou jian

【英文名】Wei Dou Decoction

【组成】柴胡、白术、白芍、茯苓、枳实、党参、黄连、半夏、鸡内金、桂枝、八月扎、生麦芽、甘草。(山东中医杂志 1991,10(5))

胆贝散 dan bei san

【英文名】Dan Bei Powder

【组成】川贝母、生石膏、花粉、芒硝。(中医方剂大辞典)

胆乐片 dan le pian

【英文名】Dan Le Tablet

【组成】柴胡、蒲公英、大黄、茵陈、牛黄、栀子、郁金、薄荷油。(药品标准-中药成方制剂标准 1992)

胆乐胶囊 dan le jiao nang

【英文名】Dan Le Capsule

【组成】猪胆汁酸、连钱草、山楂、郁金、陈皮。(浙卫药标(85)135 号)

胆宁片 dan ning pian

【英文名】Dan Ning Tablet

【组成】虎杖、大黄、郁金、青皮、陈皮、山楂、白茅根。((91)卫药准字 Z-05 号)

胆归糖煎散 dan gui tang jian san

【英文名】Dan Gui Tang Jian Powder

【组成】龙胆草、细辛、当归、防风。(中医方剂大辞典)

胆汁二连膏 dan zhi er lian gao

【英文名】Dan Zhi Er Lian Ointment

【组成】川连、胡黄连、牛胆汁、精制蜂蜜。(中医方剂大辞典)

胆汁百部丸 dan zhi bai bu wan

【英文名】Dan Zhi Bai Bu Pill

【组成】鲜猪胆汁、百部、白糖。(山东中医杂志 1984,(4))

胆石通消精浆 dan shi tong xiao jing jiang

【英文名】Dan Shi Tong Xiao Jing Syrup

【组成】郁金、广木香、黄芩、茵陈、川楝子、虎杖、玉米须。(上海中医药杂志 1989,(1))

胆石通胶囊 dan shi tong jiao nang

【英文名】Dan Shi Tong Capsule

【组成】茵陈、黄芩、广金钱草、大黄、溪黄草、柴胡、枳壳等。(粤卫药准字(1985)01-195 号)

胆石清片 dan shi qing pian

【英文名】Dan Shi Qing Tablet

【组成】消石、绿矾、牛羊胆汁、大黄等。(东汉·《金匮要略》、(92)卫药准字 Z-59-1 号)

胆龙散 dan long san

【英文名】Dan Long Powder

【组成】熊胆、地龙、龙葵、葶苈子、浙贝母、蟾蜍炭、炙麻黄、甘草。(陕西中医 1990,11(7))

胆豆胶囊 dan dou jiao nang

【英文名】Dan Dou Capsule

【组成】健猪胆、鲜绿豆、大黄。(陕西中医 1991,12(9))

胆连丸 dan lian wan

【英文名】Dan Lian Pill

【组成】干绿豆粉、黄连。(中医方剂大辞典)

胆宝方 dan bao fang

【英文名】Dan Bao Prescription

【组成】柴胡、白芍、木香、元胡、陈皮、茵陈、大黄、三棱、当归、郁金、枳实。(实用中医内科杂志 1991,5(3))

胆宝合剂 dan bao he ji

【英文名】Dan Bao Mixture

【组成】柴胡、半夏、青皮、陈皮、木香、大黄、白芍、枳实、三棱、莪术、鸡内金、元胡、茵陈、金钱草。(四川中医 1993,11(2))

胆矾丸 dan fan wan

【英文名】Dan Fan Pill

【组成】(1)土马鬃、石马鬃、半夏、生姜、胡桃、真胆矾、川五倍子。(中医方剂大辞典)(2)胆矾、皂子、白鸡冠花、京三棱。(中医方剂大辞典)(3)胆矾、绿矾、大枣、好醋、使君子、枳实、黄连、诃黎勒、巴豆、夜明砂、虾。(《小儿药证直诀》卷下)(4)石胆矾、芦荟、龙脑、麝香、丹砂、胡黄连末、黄连末。(《圣济总录》卷一七六)

胆矾散 dan fan san

【英文名】Dan Fan Powder

【组成】(1)生肌散、芦甘石、胆矾。(中医方剂大辞典)(2)胆矾、硇砂。(中医方剂大辞典)(3)鸭嘴胆矾、全蝎。(中医方剂大辞典)(4)胆矾、麝香。(中医方剂大辞典)(5)胆矾、龙骨、白石脂、黄丹、蛇蜕、麝香。(中医方剂大辞典)(6)胆矾、乳香、铅丹。(中医方剂大辞典)(7)胡黄连、胆矾、儿茶。(中医方剂大辞典)(8)雄鹅胆、黄柏末、百草霜、青鱼胆、刺毛窠。(中医方剂大辞典)(9)鸭嘴胆矾、米醋。(中医方剂大辞典)

胆苓汤 dan ling tang

【英文名】Dan Ling Decoction

【组成】龙胆草、车前子、泽泻、猪苓、茯苓、生地、山栀、黄芩、生白术、当归、生柴胡、木通、桂枝、生甘草。(陕西中医 1992,13(1))

胆青丹 dan qing dan

【英文名】Dan Qing Powder

【组成】牛苦胆、青黛、青藤香、冰片、麝香、滑石、月石、炉甘石。(重庆中医药杂志 1988,(4))

胆复散 dan fu san

【英文名】Dan Fu Powder

【组成】白术、川桂枝、吴茱萸、生甘草、延胡索、生龙骨。(浙江中医杂志 1991,(10))

胆星丸 dan xing wan

【英文名】Dan Xing Pill

【组成】(1)陈胆星、犀角、羚角、生龙齿、白芥子、辰砂。(中医方剂大辞典)(2)牛胆南星、朱砂、防风、麝。(中医方剂大辞典)

胆星汤 dan xing tang

【英文名】Dan Xing Decoction

【组成】(1)陈胆星、柴胡、黄芩、陈皮、甘草、青黛、海石。(中医方剂大辞典)(2)陈胆星、广橘红、苏子、钩藤、甘草、菖蒲。(中医方剂大辞典)

胆胃方 dan wei fang

【英文名】Dan Wei Formule

【组成】柴胡、白芍、香附、枳实、大黄、茯苓、竹茹、半夏、青皮、陈皮、金钱草、蒲公英。(陕西中医 1992,13(8))

胆荚片 dan jia pian

【英文名】Dan Jia Tablet

【组成】猪胆汁干膏、大皂角、拳参混合干膏。(药品标准-中药成方制剂标准 1993)

胆香鼻炎片 dan xiang bi yan pian

【英文名】Dan Xiang Bi Yan Tablet

【组成】猪胆汁、广藿香、白芷、苍耳子、鹅不食草、荆芥、金银花、野菊花、薄荷脑。(药品标准-中药成方制剂标准 1991)

胆益宁片 dan yi ning pian

【英文名】Dan Yi Ning Tablet

【组成】梅根、胆酸钠。(药品标准-中药成方制剂标准 1998)

胆胰汤 dan yi tang

【英文名】Dan Yi Decoction

【组成】柴胡、大黄、乌梅、川楝子、车前子、黄芩、枳实、花椒、槟榔、苦楝根皮、白芍、使君子。(陕西中医 1988,9(4))

胆黄散 dan huang san

【英文名】Dan Huang Powder

【组成】健猪胆、鲜绿豆、大黄、甘草。(江西中医药 1992,(4))

胆蛔方 dan hui fang

【英文名】Dan Hui Formule

【组成】全当归、赤芍、白芍、桃仁泥、桔梗、姜半夏、冬瓜子、炒莱菔子、乌梅、炒川椒、生大黄、芒硝、炙甘草。(中医杂志 1966,(3))

胆蛔冲剂 dan hui chong ji

【英文名】Dan Hui Medicinal Instant Granule

【组成】乌梅、川椒、黄芩、木香、陈皮、使君子、蒲黄、槟榔、川楝子、鹤虱、甘草、芜荑。(浙卫药标(85) 103号)

胆蛔汤 dan hui tang

【英文名】Dan Hui Decoction

【组成】槟榔、苦楝根皮、使君子、炒榧子、乌梅、木香、炒枳实。(中医方剂大辞典)

胆道驱蛔方 dan dao qu hui fang

【英文名】Dan Dao Qu Hui Prescription

【组成】乌梅、川椒、槟榔、大黄、左旋米唑。(北京中医杂志 1991,(4))

胆道驱蛔汤 dan dao qu hui tang

【英文名】Dan Dao Qu Hui Decoction

【组成】槟榔、使君子、苦楝皮、川朴、元胡、木香、大黄。(中医方剂大辞典)

胆道排石汤 dan dao pai shi tang

【英文名】Dan Dao Pai Shi Decoction

【组成】(1)金钱草、虎杖、木香、延胡索、栀子、枳壳、大黄。(中草药 1980,11(10))(2)金钱草、枳实、香附、木香、五金、鸡内金、海藻、大黄、芒硝。(内蒙古中医药 1987,(4))

胆道排石汤Ⅰ号 dan dao pai shi tang yi hao

【英文名】Dan Dao Pai Shi Decoction NO. Ⅰ

【组成】(1)枳壳、木香、大黄、枳实、茵陈、黄芩、银花、芒硝。(中医方剂大辞典)(2)柴胡、郁金、香附、金线草、木香、枳壳、大黄。(中医方剂大辞典)

胆道排石汤Ⅱ号 dan dao pai shi tang er hao

【英文名】Dan Dao Pai Shi Decoction NO. Ⅱ

【组成】(1)黄连、黄芩、枳壳、木香、大黄。(中医方剂大辞典)(2)双花、连翘、金钱草、茵陈、郁金、木香、黄芩、枳实、大黄、芒硝。(中医方剂大辞典)

胆道排石汤Ⅲ号 dan dao pai shi tang san hao

【英文名】Dan Dao Pai Shi Tang Prescription NO. Ⅲ

【组成】枳壳、青皮、木香、黄芩、柴胡、茵陈、陈皮、白术。(中医方剂大辞典)

胆道排石汤Ⅳ号 dan dao pai shi tang si hao

【英文名】Dan Dao Pai Shi Tang Prescription NO. Ⅳ

【组成】枳壳、木香、黄芩、虎杖。(中医方剂大辞典)

胆道排石汤Ⅴ号 dan dao pai shi tang wu hao

【英文名】Dan Dao Pai Shi Tang Prescription NO. Ⅴ

【组成】枳壳、木香、川楝子、黄芩、金钱草、大黄。(中医方剂大辞典)

胆道排石汤Ⅵ号 dan dao pai shi tang liu hao

【英文名】Dan Dao Pai Shi Tang Prescription NO. Ⅵ

【组成】枳壳、木香、延胡、栀子、虎杖、金钱草、大黄。（中医方剂大辞典）

胆酸止咳片 dan suan zhi ke pian

【英文名】Dan Suan Zhi Ke Tablet

【组成】粗胆酸、前胡、陈皮、甘草。（药品标准－中药成方制剂标准 1993）

胆酸降压片 dan suan jiang ya pian

【英文名】Dan Suan Jiang Ya Tablet

【组成】去氧猪胆酸。

胆麝散 dan she san

【英文名】Dan She Powder

【组成】熊胆、麝香、黄连。（中医方剂大辞典）

胆囊Ⅰ号 dan nang yi hao

【英文名】Dan Nang Decoction NO. Ⅰ

【组成】茵陈、郁金、龙胆草、皂角刺、柴胡、生大黄、天花粉、黄芩、银花、七叶一枝花、生乳香、生没药、青皮、青木香。（中国医药学报 1987,2(4)）

胆囊定痛汤 dan nang ding tong tang

【英文名】Dan Nang Ding Tong Decoction

【组成】柴胡、青皮、砂仁、香附、元胡、枳壳、郁金、川楝子、金钱草、生白芍、琥珀、甘草。（四川中医 1990,8(11)）

胆囊消炎方 dan nang xiao yan fang

【英文名】Dan Nang Xiao Yan Prescription

【组成】金钱草、黄芩、槟榔、大黄、青皮、陈皮、枳壳、木香、苏梗、川芎、郁金、川楝子、元胡、炒薏苡仁、罂粟壳、炒白芍、炙甘草。（实用中西医结合杂志 1992,5(10)）

背疽掺药 bei ju chan Powder

【英文名】Bei Ju Chan Yao

【组成】鲫鱼。（中医方剂大辞典）

背疽照火方 bei ju zhao huo fang

【英文名】Bei Ju Zhao Huo Prescription

【组成】麝香、雄黄、朱砂、血竭、没药。（中医方剂大辞典）

胎乌灵 tai wu ling

【英文名】Tai Wu Ling Liquid

【组成】人胎盘、乌贼骨、白及、三七。（湖南中医杂志 1993,9(2)）

胎元七味丸 tai yuan qi wei wan

【英文名】Tai Yuan Qi Wei Pill

【组成】胎元、陈棕、京牛黄、槐角子、刺猬皮、象皮、地榆。（中医方剂大辞典）

胎元饮 tai yuan yin

【英文名】Tai Yuan Decoction

【组成】人参、当归、杜仲、芍药、熟地、白术、炙甘草、陈皮。（中医方剂大辞典）

胎元散 tai yuan san

【英文名】Tai Yuan Powder

【组成】(1)胎元。（中医方剂大辞典）(2)将出小鸡蛋、山甲、蝉蜕、僵蚕、人牙、连翘、牛蒡。（中医方剂大辞典）

胎发散 tai fa san

【英文名】Tai Fa Powder

【组成】胎发、硼砂、胆矾。（中医方剂大辞典）

胎产四物汤 tai chan si wu tang

【英文名】Tai Chan Si Wu Decoction

【组成】白芍、川芎、枳壳、陈皮、莪术、香附、大腹皮、当归、紫苏、甘草。（中医方剂大辞典）

胎产金丸 tai chan jin wan

【英文名】Tai Chan Jin Pill

【异名】胎产金丹(药品标准－中药成方制剂标准)

【组成】紫河车、五味子、人参、茯苓、甘草、当归、鳖甲、香附、延胡索、没药、赤石脂、黄柏、白薇、艾叶炭、白术、藁本、沉香、肉桂、川芎、牡丹皮、益母草、地黄、青蒿。（药品标准－中药成方制剂标准 1993）

胎动汤 tai dong tang

【英文名】Tai Dong Decoction

【组成】生地、当归、白芍、黄芩、白术、木通、杜仲、续断。（中医方剂大辞典）

胎宝胶囊 tai bao jiao nang

【英文名】Tai Bao Capsule

【组成】胎盘粉、胎盘组织粉。（药品标准－中药成方制剂标准 1992）

胎盘内金羊肝散 tai pan nei jin yang gan san

【英文名】Tai Ban Nei Jin Yang Gan Powder

【组成】胎盘、内金、羊肝。（山东中医杂志 1986,(6)）

胎盘片 tai pan pian

【英文名】Tai Pan Tablet

【组成】胎盘。（药品标准－中药成方制剂标准 1993）

胚宝胶囊 pei bao jiao nang

【英文名】Pei Bao Capsule

【组成】羊胎盘。（浙卫药(1996)第 071501 号）

胚矾散 pei fan san

【英文名】Pei Fan Powder

【组成】白矾胚、乌贼骨、麝香。（中医方剂大辞典）

胜三七散 sheng san qi san

【英文名】Sheng San Qi Powder

【组成】五倍子、白矾。（中医方剂大辞典）

胜水汤 sheng shui tang

【英文名】Sheng Shui Decoction

【组成】茯苓、车前子、人参、远志、甘草、菖蒲、柴胡、白术、陈皮、半夏。（中医方剂大辞典）

胜火神丹 sheng huo shen dan

【英文名】Sheng Huo Shen Pellet

【组成】熟地、麦冬、玄参、山茱萸。(中医方剂大辞典)

胜风汤 sheng feng tang

【英文名】Sheng Feng Decoction

【组成】白术、柴胡、枳壳、羌活、白芷、川芎、独活、防风、前胡、薄荷、桔梗、荆芥、甘草、黄芩、杏仁。(中医方剂大辞典)

胜玉散 sheng yu san

【英文名】Sheng Yu Powder

【组成】角蒿、胡麻。(中医方剂大辞典)

胜甘汤 sheng gan tang

【英文名】Sheng Gan Decoction

【组成】萸肉、五味子、乌梅、苍术。(山东中医杂志 1988,7(2))

胜冰散 sheng bing san

【英文名】Sheng Bing Powder

【组成】茵陈、防风、滑石、当归、地龙、乳香、螺青、马牙硝。(中医方剂大辞典)

胜压汤加味 sheng ya tang jia wei

【英文名】Sheng Ya Tang Jia Wei Decoction

【组成】何首乌、枸杞子、菟丝子、女贞子、益母草、昆布、龙胆草、丹皮、夏枯草、青木香、沙参、红花、寄生、山楂、泽泻、炒枣仁。(山东中医杂志 1986,(2))

胜红丸 sheng hong wan

【英文名】Sheng Hong Pill

【组成】(1)三棱、蓬术、青皮、陈皮、干姜、良姜、香附、木香、槟榔、枳壳。(中医方剂大辞典)(2)红花子、百草霜。(中医方剂大辞典)(3)陈皮、青皮、莪术、三棱、炮姜、良姜、香附、枳实、姜连。(中医方剂大辞典)(4)三棱、蓬术、良姜、青皮、陈皮、香附、山楂、神曲、干姜。(中医方剂大辞典)(5)三棱、广术、青皮、陈皮、干姜、良姜、枳实、白术、萝卜干、香附子。(中医方剂大辞典)(6)陈皮、青皮、三棱、莪术、干姜、良姜、香附子。(中医方剂大辞典)

胜邪汤 sheng xie tang

【英文名】Sheng Xie Decoction

【组成】甘草、柴胡、当归、白芍、枳壳、白术、附子、人参。(中医方剂大辞典)

胜利丹 sheng li dan

【英文名】Sheng Li Pellet

【组成】小茴、川厚朴、桂子、砂仁、广陈皮、粉甘草、马槟榔、薄荷冰、正梅片、广藿香、西锦纹。(中医方剂大辞典)

胜妙散 sheng miao san

【英文名】Sheng Miao Powder

【组成】苍术、草乌、白芍药、何首乌、川芎、白芷、羌活、防风、独活、藿香、地龙。(中医方剂大辞典)

胜灵丹 sheng ling dan

【英文名】Sheng Ling Pellet

【组成】(1)黄芪、人参、升麻、真漏芦、葛根、甘草、连翘、当归身、牡丹皮、生地黄、熟地黄、白芍药、肉桂、柴胡、黍粘子、昆布、广术、京三棱、羌活、独活、防风、麦芽、益智仁、黄连、神曲、厚朴、黄柏。(中医方剂大辞典)(2)太阳丹、香白芷。(中医方剂大辞典)

胜灸丹 sheng jiu dan

【英文名】Sheng Jiu Pellet

【组成】艾叶、吴茱萸、苍术、陈皮。(中医方剂大辞典)

胜疟饮 sheng nve yin

【英文名】Sheng Nve Drink

【组成】平胃散、藿香叶、枣子、槟榔。(中医方剂大辞典)

胜金丸 sheng jin wan

【英文名】Sheng Jin Pill

【异名】胜金黄连丸(中医方剂大辞典、本事)

【组成】(1)龙骨、远志、牡蛎灰、川大黄。(中医方剂大辞典)(2)泽兰、当归、芍药、芜荑、甘草、芎䓖、干姜、桂心、石膏、桔梗、细辛、茱萸、柏子仁、防风、厚朴、乌头、白薇、枳壳、南椒、金钗石斛、石颔、蒲黄、茯苓、白术、白芷、人参、藁本、青木香。(中医方剂大辞典)(3)熟地、人参、白术、茯苓、当归、白芍、川芎、桂心、香附、白薇、延胡、炙草。(中医方剂大辞典)(4)三棱、莪术、高良姜、人参、陈皮、黄连。(中医方剂大辞典)(5)大黄、皮硝、甘草。(中医方剂大辞典)(6)常山、槟榔、苍术、草果。(中医方剂大辞典)(7)砒霜、黄丹。(中医方剂大辞典)(8)当归、黄连。(中医方剂大辞典)(9)当归、白芍药、鹿茸、鳖甲、川芎、白术、大艾、侧柏叶、赤石脂、川白芷、乌贼鱼骨。(中医方剂大辞典)(10)白芍药、藁本、石脂、川芎、牡丹皮、当归、白茯苓、人参、白薇、白芷、桂心、延胡索、白术、没药、甘草。(中医方剂大辞典)(11)补骨脂、杜仲、延胡索、牛膝、当归。(中医方剂大辞典)(12)鹿茸、白茯苓、桑螵蛸、龙骨、川当归、熟干地黄、附子。(中医方剂大辞典)(13)胡椒。(中医方剂大辞典)(14)槟榔、常山。(中医方剂大辞典)(15)贯众、草薢。(中医方剂大辞典)(16)白僵蚕、细辛、天南星、皂角、川乌头、乌蛇、白矾、桔梗、威灵仙、何首乌、草乌头、荆芥穗、川芎。(中医方剂大辞典)(17)鸡子、去皮巴豆、腻粉、麝香。(中医方剂大辞典)(18)猪牙皂角、生薄荷、瓜蒂末、黎芦末、朱砂。(中医方剂大辞典)(19)肥皂角、马屁勃、干枇杷叶、厚朴、半夏、葶苈子、甘草、百部、人参、吴术、紫菀、青皮、鬲蜂窠、白茅、茯苓、石菖蒲、木通、贝母、百合、杏仁、熟地黄、甘松、麦门冬。(中医方剂大辞典)(20)川楝子、续随子肉、轻粉。(中医方剂大辞典)(21)黄柏、赤芍药。(中医方剂大辞典)(22)龙胆、定粉、黄连、乌梅肉。(中医方剂大辞典)

(23)干漆、乌头、狼毒、京三棱、紫葳、没药、麒麟竭、槟榔、硇砂、巴豆、大黄、芫花。(中医方剂大辞典)(24)雌黄、白矾、麝香。(中医方剂大辞典)(25)黄连、龙骨、草豆蔻、赤芍药、当归、干姜、地榆、橡实、干桑叶、木香、赤石脂、代赭。(中医方剂大辞典)(26)贯众、白僵蚕、芜荑、干漆、槟榔、桂、厚朴、雷丸。(中医方剂大辞典)(27)干漆、桂、京三棱。(中医方剂大辞典)(28)小栀子、川乌头。(中医方剂大辞典)(29)芫花、大戟、甘遂、牵牛、荆三棱、干漆、青皮、陈皮、巴豆、硇砂、胆矾。(中医方剂大辞典)(30)水银、硫黄、棕榈皮、干漆、鲤鱼鳞、自然铜、狗胆、麒麟竭、当归、延胡索、水蛭、虻虫、乌蛇、桂心、乱发、没药。(中医方剂大辞典)(31)寒水石、砒霜。(中医方剂大辞典)(32)铜绿、白矾。(中医方剂大辞典)

胜金丹 sheng jin dan

【英文名】Sheng Jin Pellet

【组成】(1)香附、熟地、赤石脂、白术、赤芍、琥珀、白薇、甘草、海沉、乳香、朱砂、玄胡、藁本、广边桂、云苓、白芍、当归、川牛膝、没药、白石脂、红人参、远志、川芎、丹皮、白芷。(中医方剂大辞典)(2)香附、当归、赤芍、白芷、川芎、人参、延胡索、远志、白术、桂心、丹皮、茯苓、川牛膝、熟地黄、白薇、甘草、藁本、盔沉香、乳香、没药、赤石脂、白石脂、琥珀、朱砂。(中医方剂大辞典)(3)人参、白芍、赤芍、川芎、丹皮、肉桂、茯苓、牛膝、当归、白薇、藁本、四制香附末、熟地、赤石脂、白石脂、乳香、没药、琥珀、朱砂。(中医方剂大辞典)(4)川乌、草乌、当归、生熟地、白芍、大茴、苍术、粉甘草、血竭、香附、木香、何首乌、白术、桔梗、防风、天麻、荆芥穗、白芷、两头尖、金毛狗脊、川芎、细辛、人参。(中医方剂大辞典)(5)黑豆、香附子末、干姜、生干地黄。(中医方剂大辞典)(6)血竭、乳香、没药、地龙、自然铜、无名异、木鳖子。(中医方剂大辞典)(7)香附、人参、白薇、赤芍、白芍、当归、白芷、川芎、熟地、藁本、白茯苓、丹皮、牛膝、杜仲、甘草。(中医方剂大辞典)(8)白砒、绿豆、肥栀子、雄黄、雌黄、急性子。(中医方剂大辞典)(9)麝香、血竭、古石灰、海螵蛸、自然铜、乳香、没药、花蕊石、冰片、樟脑、土狗子、地虱、土鳖、人参、象皮、琥珀、儿茶、紫石英、三七根、木耳炭、生甘草。(中医方剂大辞典)(10)麝香、白砒、蟾酥、雄黄、辰砂、乳香、没药、血竭、全蝎、天龙、穿山甲、僵蚕。(中医方剂大辞典)(11)败兔毫笔头。(中医方剂大辞典)(12)朱砂、雌黄、硫黄。(中医方剂大辞典)(13)干姜、黄蜡。(中医方剂大辞典)(14)茄子。(中医方剂大辞典)(15)百齿霜。(中医方剂大辞典)(16)青薄荷、猪牙皂角、瓜蒂末、朱砂、粉霜、洛粉。(中医方剂大辞典)(17)牡丹皮、川藁本、人参、川当归、白茯苓、赤石脂、香白芷、官桂、白薇、京䓖、玄胡索、白芍药、白术、甘草、沉香、没药。(中医方剂大辞典)(18)大黄、地龙、芫花、蓬莪术、川芎、当归、蒲黄、延胡索、杜牛膝、官桂、赤芍药、干地黄、刘寄奴。(中医方剂大辞典)(19)雌黄、黄丹。(中医方剂大辞典)

胜金元散 sheng jin yuan san

【英文名】Sheng Jin Yuan Powder

【组成】白薇、人参、藁本、蒲黄、川乌头、丹参、吴茱萸、柏子仁、防风、厚朴、细辛、桂心、干姜、当归、芎䓖、生干地黄、泽兰、延胡索、五味子、白芷、白术、石菖蒲、茯苓、桔梗、卷柏、川椒、黄芪、白芜荑、甘草、白芍药、石膏。(中医方剂大辞典)

胜金饼子 sheng jin bing zi

【英文名】Sheng Jin Lozenge

【组成】(1)大黄、枳壳。(中医方剂大辞典)(2)粉霜、延胡索、巴豆霜、轻粉、朱砂、石燕。(中医方剂大辞典)

胜金透关散 sheng jin tou guan san

【英文名】Sheng Jin Tou Guan Powder

【组成】川乌头、华阴细辛、胆矾、活鼠。(中医方剂大辞典)

胜金黄连丸 sheng jin huang lian wan

【英文名】Sheng Jin Huang Lian Pill

【组成】宣连。(中医方剂大辞典)

胜金散 sheng jin san

【英文名】Sheng Jin Powder

【异名】麝香散(中医方剂大辞典、产育宝庆集)

【组成】(1)黄连、郁金、天南星、紫钩藤、白蔹、白及、腻粉。(中医方剂大辞典)(2)斑蝥、豆黄末、糯米末、甘草、腻粉。(中医方剂大辞典)(3)戎盐、青黛。(中医方剂大辞典)(4)甘草、滑石、郁金。(中医方剂大辞典)(5)荆芥穗、薄荷叶、木贼、蛇蜕。(中医方剂大辞典)(6)郁金、牛黄、荚子。(中医方剂大辞典)(7)西红花、琥珀、青皮、朱砂、赤芍、川芎、连翘、地丁、豨莶草、白芷、乳香、没药、全当归、汉三七、双花、川断、公英、血竭花。(中医方剂大辞典)(8)防风、荆芥、薄荷、归尾、杏仁、川连、明矾、朴硝。(中医方剂大辞典)(9)青黛、明矾、雄黄、文蛤、皂荚、栀子、血余、冰片。(中医方剂大辞典)(10)降香、归须、地鳖虫。(中医方剂大辞典)(11)陈皮、吴茱萸、骨碎补、砂仁、甘草。(中医方剂大辞典)(12)人参、三七。(中医方剂大辞典)(13)夏枯草、香附、半夏、桑叶。(中医方剂大辞典)(14)五灵脂、玄胡索、桂枝、当归、香附、没药、草果。(中医方剂大辞典)(15)牡蛎。(中医方剂大辞典)(16)铁锈。(中医方剂大辞典)(17)桂心、玄胡索、五灵脂、蒲黄。(中医方剂大辞典)(18)黄连、黄柏、轻粉、银朱、孩儿茶、冰片。(中医方剂大辞典)(19)天台乌药、茴香、青皮、良姜。(中医方剂大辞典)(20)天南星、白附子、雄黄。(中医方剂大辞典)(21)黄柏、甘草、密陀僧、青黛。(中医方剂大辞典)(22)草乌、白姜。(中医方剂大辞典)(23)甘草、大黄、石膏。(中医方剂大辞典)(24)斑蝥头、蝎梢尾、草乌头、黑附子。(中医方剂大辞典)(25)铜青、炉甘石、青盐、金脚蜈蚣、全蝎、轻粉、麝香。(中医方剂大辞典)(26)郁金、大朱砂、南雄黄、麝香、干胭脂、绿豆粉、白矾、光粉。(中医方剂大辞典)(27)石膏、黄芩。(中医方剂大辞典)(28)王不留行、酸浆、茺蔚子、白蒺藜、五灵脂。(中医方剂大辞典)(29)桂枝、延胡索、五灵脂、当归。(中医方剂大辞典)(30)老生姜、荜拨、全蝎、细辛、胡椒。(中医方剂大辞典)(31)当归、延胡索、五灵脂。(中医方剂大辞典)(32)吴茱萸、净陈皮、川芎、干姜、生姜、甘草、厚朴。(中医方剂大辞典)(33)雄黄、白附子、甘草、芍药、南星、荆芥穗。(中医方剂大辞典)(34)麝香、盐豉。(中医方剂大辞典)(35)丁香、生犀、川楝子、芫荑、芦荟。(中医方剂大辞典)

胜金膏 sheng jin gao

【英文名】Sheng Jin Ointment

【组成】(1)黄连、芦甘石、滑石、轻粉、麝、白丁香。(中医方剂大辞典)(2)阿胶、冰片、麝香。(中医方剂大辞典)(3)艾、当归须、白芷、牛膝、黄芪、木鳖子、皂荚刺、蓖麻、防风、桑白皮、白僵蚕、川续断、延胡索、官桂、黄连、降真、独活、赤芍药、川芎、细辛、南星、巴豆、桔梗、蓬莪术、牡丹皮、白鲜皮、狗脊、天麻、蔓荆子、接骨木、蛇床、木香、威灵仙、白及、白蔹、杜仲、骨碎补、羌活、萆薢、破故纸、漏芦、海桐皮、五加皮、薏苡仁。(中医方剂大辞典)(4)穿山甲、白胶香、当归、没药、乳香、血竭、南星、黄柏、黄丹、清油、木鳖、赤芍药、青柳枝。(中医方剂大辞典)(5)巴豆皮、楮实叶。(中医方剂大辞典)(6)黄连、蛀栗子、甘草根、黄蜀葵花、龙骨、白及。(中医方剂大辞典)

胜夏丹 sheng xia dan

【英文名】Sheng Xia Pellet

【组成】白术、茯苓、陈皮、人参、北五味子、熟地、山茱萸、神曲、白芥子、山药、芡实、炒枣仁。(中医方剂大辞典)

胜疳散 sheng gan san

【英文名】Sheng Gan Powder

【组成】黄柏、黄连、诃子、密陀僧、轻粉、人中白、麝香。(中医方剂大辞典)

胜骏丸 sheng jun wan

【英文名】Sheng Jun Pill

【组成】附子、当归、天麻、牛膝、酸枣仁、熟地黄、防风、木瓜、乳香、麝香、全蝎、木香、没药、羌活、炙甘草。(中医方剂大辞典)

胜寒延嗣丹 sheng han yan si dan

【英文名】Sheng Han Yan Si Pellet

【组成】人参、白术、黄芪、菟丝子、巴戟天、鹿角胶、淫羊藿、附子、茯苓、炒枣仁、山药、远志、肉桂、炙甘草、广木香、肉苁蓉。(中医方剂大辞典)

胜湿丸 sheng shi wan

【英文名】Sheng Shi Pill

【组成】苍术、白芍药、滑石、椿根皮、干姜、地榆、枳壳、甘草。(中医方剂大辞典)

胜湿丹 sheng shi dan

【英文名】Sheng Shi Pellet

【组成】(1)煅甘石、川连、生石膏。(中医方剂大辞典)(2)苍术、羌活、防风、川芎、厚朴、陈皮、藁本、独活、桂枝、甘草。(中医方剂大辞典)

胜湿汤 sheng shi tang

【英文名】Sheng Shi Decoction

【组成】(1)苍术、厚朴、半夏、藿香、陈皮、甘草、生姜、大枣。(中医方剂大辞典)(2)羌活、苍术、防风、猪苓、泽泻、黄柏、黄连、甘草。(中医方剂大辞典)

胜湿饼子 sheng shi bing zi

【英文名】Sheng Shi Lozenge

【组成】黑丑、白丑、甘遂。(中医方剂大辞典)

胡木星饮子 hu mu xing yin zi

【英文名】Hu Mu Xing Yin Zi Plaster

【组成】朱砂、郁金。(中医方剂大辞典)

胡氏六神丸 hu shi liu shen wan

【英文名】Hu Shi Liu Shen Pill

【组成】牛黄、冰片、朱砂、薄荷、麝香、熊胆、板蓝根、雄黄、甘草、金银花、蟾酥。(药品标准-中药成方制剂标准 1994)

胡氏牡丹散 hu shi mu dan san

【英文名】Hu Shi Mu Dan Powder

【组成】白芍药、当归、五加皮、地骨皮、人参、没药、桂心、牡丹皮。(中医方剂大辞典)

胡氏孤凤散 hu shi gu feng san

【英文名】Hu Shi Gu Feng Powder

【组成】生白矾。(中医方剂大辞典)

胡芦丸 hu lu wan

【英文名】Hu Lu Pill

【组成】苍耳、左缠藤、胡芦巴。(中医方剂大辞典)

胡芦巴丸 hu lu ba wan

【英文名】Hu Lu Ba Pill

【组成】(1)附子、川乌、沉香、酸枣仁、当归、川芎、柏子仁、胡芦巴、巴戟、破故纸、龙骨、牡蛎、天雄、赤石脂、鹿茸、茴香、泽泻、生硫黄。(中医方剂大辞典)(2)胡芦巴、吴茱萸、川楝子、大巴戟、川乌、茴香。(中医方剂大辞典)(3)胡芦巴、川楝子、川乌、大巴戟、茴香、吴茱萸、牵牛。(中医方剂大辞典)(4)胡芦巴、破故纸、川楝子、茴香、川椒、青盐、山药、青橘皮、陈橘皮、附子。(中医方剂大辞典)(5)胡芦巴、破故纸。(中医方剂大辞典)(6)胡芦巴、巴戟天、天麻、桂、附子、硇砂、茴香子、楮实、没药、天雄、陈橘皮、益智、京三棱、木香。(中医方剂大辞典)(7)胡芦巴、茴香子、王瓜、巴戟天、苍术。(中医方剂大辞典)(8)胡芦巴、补骨脂、白豆蔻、萆薢、青橘皮、茴香子、附子、肉苁蓉、牛膝、桂、防风、菟丝子。(中医方剂大辞典)(9)胡芦巴、补骨脂、肉苁蓉、巴戟天、附子、白豆蔻、荜茇、茴香子、丁香、木香、硫黄、沉香、蓬莪术、桂、当归、桃仁、阿魏、肉豆蔻、槟榔。(中医方剂大辞典)(10)胡芦巴、补骨脂、木香、茴香子、楝实、硇砂、铜绿、五灵脂、腻粉、巴豆、草乌头。(中医方剂大辞典)(11)胡芦巴、附子、硫黄。(中医方剂大辞典)(12)胡芦巴、山芋、泽泻、吴茱萸、干姜、牡蛎粉、当归、附子。(中医方剂大辞典)(13)胡芦巴、巴戟天、肉苁蓉、楝实、桂、补骨脂、蛇床子、牛膝、蓬莪术、附子、茴香子。(中医方剂大辞典)(14)胡芦巴、沉香、桂心、硫黄、附子、茴香子、槟榔、青橘皮、麋茸、干姜、补骨脂、木香。(中医方剂大辞典)(15)胡芦巴、茴香子、木香、桂心、当归、附子、阿魏、硫黄、青橘皮、沉香、白豆蔻、桃仁。(中医方剂大辞典)(16)胡芦巴、茴香、巴戟、吴茱萸、川楝子肉。(中医方剂大辞典)(17)胡芦巴、大巴戟。(中医方剂大辞典)(18)茴香、破故纸、吴茱萸、胡芦巴、木香。(中医方剂大辞典)

胡芦巴汤 hu lu ba tang

【英文名】Hu Lu Ba Decoction

【组成】(1)胡芦巴、沉香、芎䓖、陈橘皮、茴香子、人参、白茯苓、附子、木香、益智、桂、干姜、甘草、白术。(中医方剂大辞典)(2)胡芦巴、川芎、木香、京三棱、白术、官桂、白蒺藜、当归、益智、陈橘皮、沉香、附子、舶上茴香、干姜、甘草、苦楝子。(中医方剂大辞典)

胡芦巴饮 hu lu ba yin

【英文名】Hu Lu Ba Drink

【组成】胡芦巴、白茯苓、舶上茴香、肉豆蔻、木香、附子、沉香。(中医方剂大辞典)

胡芦巴散 hu lu ba san

【英文名】Hu Lu Ba Powder

【组成】(1)胡芦巴、杜仲、胡椒。(中医方剂大辞典)(2)胡芦巴、破故纸、巴戟、荜澄茄、川楝子、沉香、茴香、桂心、附子、桃仁、乌头。(中医方剂大辞典)(3)胡芦巴、茴香、破故纸、川楝子、巴戟、青橘皮、桂、良姜、干姜、斑蝥。(中医方剂大辞典)(4)胡芦巴、补骨脂、草茇、荜澄茄、茴香子、木香、丁香、楝实、桂、槟榔、巴戟天、京三棱、青橘皮、附子、枳壳。(中医方剂大辞典)(5)胡芦巴、三棱、干姜。(中医方剂大辞典)(7)胡芦巴、丁香、舶上茴香、沉香、肉豆蔻。(中医方剂大辞典)(8)胡芦巴、益智仁、大茴、蓬术、牵牛子、山萸肉、酒牛膝、川断、川芎、防风、甘草。(中医方剂大辞典)(9)胡芦巴。(中医方剂大辞典)

胡豆汁 hu dou zhi

【英文名】Hu Dou Zhi Drink

【组成】胡豆。(中医方剂大辞典)

胡连丸 hu lian wan

【英文名】Hu Lian Pill

【组成】(1)柴胡、胡黄连。(中医方剂大辞典)(2)条芩、白术、莲肉、砂仁、炙草。(中医方剂大辞典)(3)胡黄连、丁香、密陀僧、肉豆蔻。(中医方剂大辞典)

胡连芎归汤 hu lian xiong gui tang

【英文名】Hu Lian Xiong Gui Decoction

【组成】胡黄连、川黄柏、黄芩、当归、川芎、小生地、白芍药、胆草、人参、鳖甲、知母、陈皮、柴胡、麦冬、甘草。(中医方剂大辞典)

胡连追毒丸 hu lian zhui du wan

【英文名】Hu Lian Zhui Du Pill

【组成】胡黄连、麝香、刺猬皮。(中医方剂大辞典)

胡连散 hu lian san

【英文名】Hu Lian Powder

【组成】胡粉、黄连、五倍子。(中医方剂大辞典)

胡尚书壮阳丹 hu shang shu zhuang yang dan

【英文名】Hu Shang Shu Zhuang Yang Pellet

【组成】莲肉、甘枸杞、芡实、干山药、白茯苓、山茱萸。(中医方剂大辞典)

胡桃丸 hu tao wan

【英文名】Hu Tao Pill

【组成】(1)乳香、沉香、木香、母丁香、大茴香、干姜、杜仲、没药、菟丝子、破故纸、胡桃。(中医方剂大辞典)(2)胡桃肉、破故纸、大枣。(中医方剂大辞典)(3)破故纸、杜仲、萆薢、胡桃仁。(中医方剂大辞典)(4)白茯苓、胡桃肉、附子。(中医方剂大辞典)

胡桃汤 hu tao tang

【英文名】Hu Tao Decoction

【组成】(1)胡桃肉、生姜。(中医方剂大辞典)(2)胡桃肉、补骨脂、杜仲。(中医方剂大辞典)

胡桃饮 hu tao yin

【英文名】Hu Tao Drink

【组成】胡桃肉、橄榄核、雄黄、甘草、生蜜。(中医方剂大辞典)

胡桃涂方 hu tao tu fang

【英文名】Hu Tao Tu Fang Powder

【组成】青胡桃、石硫黄。(中医方剂大辞典)

胡桃酒 hu tao jiu

【英文名】Hu Tao Wine

【组成】胡桃。(中医方剂大辞典)

胡桃散 hu tao san

【英文名】Hu Tao Powder

【组成】(1)胡桃肉、破故纸、大枣。(中医方剂大辞典)(2)大胡桃、全蝎。(中医方剂大辞典)(3)核桃仁、穿山甲。(中医方剂大辞典)(4)胡桃仁、皂角刺、故纸、槐花。(中医方剂大辞典)(5)胡芦巴、桃仁。(中医方剂大辞典)(6)生姜、人参、胡桃。(中医方剂大辞典)(7)莴苣子、胡桃肉。(中医方剂大辞典)

胡桃粥 hu tao zhou

【英文名】Hu Tao Gruel

【组成】胡桃肉。(中医方剂大辞典)

胡桃膏 hu tao gao

【英文名】Hu Tao Ointment

【异名】还春膏(中医方剂大辞典)

【组成】新小胡桃。(中医方剂大辞典)

胡桐泪汤 hu tong lei tang

【英文名】Hu Tong Lei Decoction

【组成】白芷、麦冬、当归、生地、花粉、石膏、细辛、升麻、干葛、胡桐泪。(中医方剂大辞典)

胡桐泪散 hu tong lei san

【英文名】Hu Tong Lei Powder

【组成】(1)胡桐泪、铜绿、麝香。(《圣济总录》卷一七二)(2)生地黄、白矾、麝香、胡桐泪。(《圣济总录》卷一二〇)(3)松节、细辛、胡桐泪、蜀椒。(《圣济总录》卷一二〇)(4)胡桐泪、丹砂、麝香。(《圣济总录》卷一一九)(5)胡桐泪、川升麻、白矾灰、细辛、独活、麝香、当归、附子、白芷。(《圣惠》卷三十四)(6)胡桐泪、槐树根、白蔷薇根、垂柳梢、李树根。(《圣惠》卷三十四)(7)胡桐泪、波斯盐绿、石胆、丁香、生干地黄。(《圣惠》卷三十四)(8)胡桐泪、石胆、黄矾、芦荟、光明砂、麝香、川升麻、细辛、乱发灰、当归、牛膝、芎䓖。(《圣惠》卷三十四)

胡桐律散 hu tong lv san

【英文名】Hu Tong Lv Powder

【异名】胡桐泪散(中医方剂大辞典)

【组成】(1)胡桐律、川芎、细辛、白芷、生地黄、青盐、寒水石。(中医方剂大辞典)(2)胡桐律、生地黄、升麻、川芎、白芷、细辛、烧寒水石、青盐、麝香。(中医方剂大辞典)(3)胡桐津、麒麟竭、白矾灰、黄丹。(中医方剂大辞典)

胡粉丸 hu fen wan

【英文名】Hu Fen Pill

【组成】(1)胡粉、黄连末、青黛、麝香。(中医方剂大辞典)(2)胡麻、胡粉。(中医方剂大辞典)(3)豉、黄丹、胡粉、砒霜。(中医方剂大辞典)(4)胡粉、鸡子。(中医方剂大辞典)(5)胡粉、雄黄、雌黄。(中医方剂大辞典)(6)胡粉、砒霜、寒水石。(中医方剂大辞典)(7)胡粉、豮猪胆、麝香、牛黄。(中医方剂大辞典)

胡粉丹 hu fen dan

【英文名】Hu Fen Pellet

【组成】(1)胡粉、密陀僧、白芷、白附子、白茯苓。(中医方剂大辞典)(2)青州大枣、水银、胡粉、雄黄。(中医方剂大辞典)

胡粉牛黄丸 hu fen niu huang wan

【英文名】Hu Fen Niu Huang Pill

【组成】胡粉、牛黄、麝香。(中医方剂大辞典)

胡粉涂方 hu fen tu fang

【英文名】Hu Fen Tu Prescription

【组成】胡粉、石灰。(中医方剂大辞典)

胡粉涂敷方 hu fen tu fu fang

【英文名】Hu Fen Tu Fu Prescription

【组成】胡粉、赤小豆、糯米、山茱萸、黄连、水银。(中医方剂大辞典)

胡粉散 hu fen san

【英文名】Hu Fen Powder

【组成】(1)胡粉、砒、硫黄、斑蝥、麝香、蝎梢、雄黄、大草乌。(中医方剂大辞典)(2)龙骨、胡粉、白矾、黄连。(中医方剂大辞典)(3)胡粉、干姜、白石脂。(中医方剂大辞典)(4)胡粉、枣。(中医方剂大辞典)(5)胡粉、龙骨粉。(中医方剂大辞典)(6)胡粉、麝香。(中医方剂大辞典)(7)胡粉、黄连、糯米、赤小豆、吴茱萸、水银。(中医方剂大辞典)(8)胡粉、黄柏、黄连。(中医方剂大辞典)(9)胡粉、干姜、生栗子。(中医方剂大辞典)(10)胡粉、黄连、蛇床子、白蔹。(中医方剂大辞典)(11)胡粉、黄连、水银、糯米、赤小豆。(中医方剂大辞典)(12)胡粉、牛黄。(中医方剂大辞典)(13)胡粉、雄黄。(中医方剂大辞典)(14)乌麻油、胡粉。(中医方剂大辞典)(15)大蒜、胡粉。(中医方剂大辞典)(16)胡粉、黄连、甘草、闾茹。(中医方剂大辞典)(17)胡粉、甑带灰、干姜、白石脂、棉灰、麝香。(中医方剂大辞典)(18)松脂、大黄、白敛、赤小豆、胡粉。(中医方剂大辞典)(19)杭粉、轻粉、石膏、蛤粉。(中医方剂大辞典)(20)胡粉、白矾、虢丹、黄连、轻粉、胭脂、麝香。(中医方剂大辞典)(21)胡粉、白龙骨、胡黄连。(中医方剂大辞典)(22)胡粉、黄连。(中医方剂大辞典)(23)胡粉。(中医方剂大辞典)

胡粉膏 hu fen gao

【英文名】Hu Fen Plaster

【组成】(1)胡粉。(中医方剂大辞典)(2)胡粉、炭灰。(中医方剂大辞典)(3)胡粉、水银、皂荚。(中医方剂大辞典)(4)胡粉、白矾。(中医方剂大辞典)(5)胡粉、油、蜡、乳香、麝香、没药。(中医方剂大辞典)(6)胡粉、黄连、甘草、麝香。(中医方剂大辞典)(7)水银、胡粉。(中医方剂大辞典)

胡荽子散 hu sui zi san

【英文名】Hu Sui Zi Powder

【组成】胡荽子、补骨脂。(中医方剂大辞典)

胡荽丹 hu sui dan

【英文名】Hu Sui Pellet

【组成】乌鸡、胡荽子。(中医方剂大辞典)

胡荽汤 hu sui tang

【英文名】Hu Sui Decoction

【组成】胡荽、车前干、木通、防己、瞿麦穗、犀角、黄连。(中医方剂大辞典)

胡荽饮 hu sui yin

【英文名】Hu Sui Drink

【异名】胡荽煎(中医方剂大辞典)

【组成】胡荽。(中医方剂大辞典)

胡荽饼 hu sui bing

【英文名】Hu Sui Lozenge

【组成】胡饼、胡荽。(中医方剂大辞典)

胡荽根汁 hu sui gen zhi

【英文名】Hu Sui Gen Juice

【组成】胡荽根。(中医方剂大辞典)

胡荽酒 hu sui jiu

【英文名】Hu Sui Wine

【异名】胡荽散(中医方剂大辞典)

【组成】胡荽。(中医方剂大辞典)

胡荽散 hu sui san

【英文名】Hu Sui Powder

【组成】胡荽子、小茴香、桂、肉豆蔻。(中医方剂大辞典)

胡堇草方 hu jin cao fang

【英文名】Hu Jin Cao Decoction

【组成】胡堇草。(中医方剂大辞典)

胡萝卜十籽生精汤 hu luo bo shi zi sheng jing tang

【英文名】Hu Luo Bo Shi Zi Sheng Jing Decoction

【组成】胡萝卜、菟丝子、女贞子、枸杞子、覆盆子、五味子、补骨脂、韭菜子、车前子、山萸肉、桑椹子、甘草。(辽宁中医杂志 1993,(10))

胡萝卜粥 hu luo bo zhou

【英文名】Hu Luo Bo Gruel

【组成】胡萝卜、粳米。(中医方剂大辞典)

胡麻丸 hu ma wan

【英文名】Hu Ma Pill

【组成】(1)大胡麻、防风、威灵仙、石菖蒲、苦参、白附子、独活、甘草。(中医方剂大辞典)(2)胡麻。(中医方剂大辞典)(3)苦参、何首乌、胡麻仁、蔓荆子、威灵仙、荆芥穗、白蒺藜、牛蒡子、石菖蒲、干菊花。(中医方剂大辞典)(4)胡麻、苦参、荆芥穗、豨莶草叶、苍耳草叶、紫背浮萍。(中医方剂大辞典)(5)胡麻仁、苦参、甘菊花、大力子、石菖蒲、何首乌、威灵仙、蔓荆子、乌梢蛇。(中医方剂大辞典)(6)天麻、升麻、白附子、人参、细辛、川芎、木贼、定风草、穿山甲、丹参、玄参、何首乌、紫参、蔓荆子、防风、威灵仙、全蜈蚣。(中医方剂大辞典)(7)胡麻、羊踯躅。(中医方剂大辞典)(8)胡麻仁、杏仁、黑豆黄、桂、生地黄。(中医方剂大辞典)

胡麻延寿丹 hu ma yan shou dan

【英文名】Hu Ma Yan Shou Pellet

【组成】胡麻、秋石、何首乌、生地黄、粉甘草、熟地黄、甘草。(中医方剂大辞典)

胡麻汤 hu ma tang

【英文名】Hu Ma Decoction

【组成】胡麻、熟干地黄、人参、甘草、麦门冬、藁本。(中医方剂大辞典)

胡麻饭 hu ma fan

【英文名】Hu Ma Fan

【组成】大枣。(中医方剂大辞典)

胡麻饮 hu ma yin

【英文名】Hu Ma Drink

【组成】(1)金银花、赤茯苓、明天麻、胡麻、防风、荆芥、羌活、独活、僵蚕、连翘、五加皮、地骨皮、当归、黄芩、黄连、杜仲、牛膝、黑牵牛、苡仁、角刺、土茯苓。(中医方剂大辞典)(2)人参、胡麻仁、橘皮、枇杷叶。(中医方剂大辞典)

胡麻枕耳方 hu ma zhen er fang

【英文名】Hu Ma Zhen Er Prescription

【组成】熬胡麻。(中医方剂大辞典)

胡麻油 hu ma you

【英文名】Hu Ma You Ointment

【组成】胡麻油、木香。(中医方剂大辞典)

胡麻将军散 hu ma jiang jun san

【英文名】Hu Ma Jiang Jun Powder

【组成】二花、当归、穿山甲、牛子、山栀、黄芩、黄柏、黄连、大黄、芒硝、大胡麻、小胡麻、甘草。(中医方剂大辞典)

胡麻茯苓面 hu ma fu ling mian

【英文名】Hu Ma Fu Ling Mian

【组成】胡麻、白茯苓。(中医方剂大辞典)

胡麻浸酒 hu ma jin jiu

【英文名】Hu Ma Jin Wine

【组成】胡麻。(中医方剂大辞典)

胡麻续肌散 hu ma xu ji san

【英文名】Hu Ma Xu Ji Powder

【组成】胡麻、天麻、乳香。(中医方剂大辞典)

胡麻散 hu ma san

【英文名】Hu Ma Powder

【组成】(1)薄荷叶、胡麻子、甘菊花、白蒺藜、威灵仙、苦参、白芷、荆齐穗、川芎、防风、黄芩、牛蒡子。(中医方剂大辞典)(2)胡麻子、白芷、何首乌、防风、蔓荆子、甘菊花、升麻、威灵仙、苦参、川当归、川芎、牛蒡子、白蒺藜、荆芥穗、薄荷叶、片黄芩、白芍、黄连。(中医方剂大辞典)(3)胡麻、苦参、荆芥、甘草、威灵仙、何首乌。(中医方剂大辞典)(4)胡麻子、苦参、荆芥穗、何首乌、威灵仙、防风、石菖蒲、牛蒡子、菊花、蔓荆子、蒺藜、甘草。(中医方剂大辞典)(5)紫背浮萍、黑芝麻、薄荷、牛蒡子、甘草。(中医方剂大辞典)(6)苦胡麻、天麻、乳香。(中医方剂大辞典)(7)胡麻子、白茯苓、生干地黄、天门冬。(中医方剂大辞典)(8)胡麻、天麻、乳香、何首乌、苍耳、松花、角蒿、款冬花、克颇草、菖蒲、人参、苦参、玄参、沙参、丹参、威灵仙、甘菊花、蔓荆实、紫参。(中医方剂大辞典)(9)胡麻、枳壳、防风、蔓荆实、威灵仙、苦参、何首乌、芎䓖、荆芥穗、甘草、薄荷。(中医方剂大辞典)(10)胡麻子、何首乌、蔓荆子、威灵仙、九节菖蒲、苦参、荆芥穗、菊花、沙苑白蒺藜、鼠粘子。(中医方剂大辞典)(11)胡麻。(中医方剂大辞典)(12)胡麻、桂心、甘草、人参、泽泻、黄芪、白茯苓、五味子、麦门冬、地骨皮、天门冬、熟干地黄。(中医方剂大辞典)

胡麻粥 hu ma zhou

【英文名】Hu Ma Gruel

【组成】(1)乌油麻、白杭米、胡麻。(中医方剂大辞典)(2)胡麻、巨胜。(中医方剂大辞典)

胡麻膏 hu ma gao

【英文名】Hu Ma Ointment

【组成】(1)胡麻膏、熏陆香。(中医方剂大辞典)(2)胡麻膏、韭头。(中医方剂大辞典)(3)胡麻油、腊月猪脂、乌鸡脂、丁香、甘松香、零陵香、芎䓖、竹叶、细辛、川椒、苜宿香、白芷、泽兰、大麻仁、桑根白皮、辛荑、桑寄生、牡荆子、防风、杏仁、莽草、柏叶。(中医方剂大辞典)

胡黄连丸 hu huang lian wan

【英文名】Hu Huang Lian Pill

【异名】大胡黄连丸(中医方剂大辞典)

【组成】(1)胡黄连、黄连、柴胡、乌犀、赤茯苓、使君子、黄芩、鳖甲。(中医方剂大辞典)(2)胡黄连、诃子肉、朱砂。(中医方剂大辞典)(3)胡黄连、黄连、丁香、芦荟、五灵脂、干姜、槟榔、木香、麝香。(中医方剂大辞典)(4)胡黄连、夜明砂、五灵脂、柴胡、麝香、鳖甲、人参。(中医方剂大辞典)(5)胡黄连、蛤蚧、牛黄、犀角屑、天麻、人参、肉豆蔻仁、大黄、雄黄。(中医方剂大辞典)(6)胡黄连末、白芜荑仁末、芦荟、麝香、巴豆。(中医方剂大辞典)(7)胡黄连、芎䓖、蓬莪术、青橘皮、陈橘皮、干姜、京三棱。(中医方剂大辞典)(8)胡黄连、蛇蜕、虾蟆、青黛、蜗牛、木香、诃黎勒皮、麝香。(中医方剂大辞典)(9)胡黄连、黄连、白芜荑仁、木香。(中医方剂大辞典)(10)胡黄连、黄连、丹砂、木香。(中医方剂大辞典)(11)胡黄连、木香、蛤蚧、蜗牛子、人参、雄黄、牛黄、丹砂、干地龙、青黛、干蟾、黄连、槟榔、当归、天麻、犀角、干蝎、蝉蜕、芦荟、羌活、独活、芜荑仁、麝香、驴胎耳、蜣螂、赤石脂、代赭、猪牙皂荚。(中医方剂大辞典)(12)胡黄连、犀角、鳖甲、诃黎勒皮、桔梗、升麻、地骨皮、知母、黄芩、甘草、白茯苓、人参、栝楼、柴胡。(中医方剂大辞典)(13)川黄连、胡黄连、朱砂。(中医方剂大辞典)(14)胡黄连、熊胆、青黛、地黄、羚羊角屑、青葙子。(中医方剂大辞典)(15)胡黄连、肉豆蔻、槟榔、诃子、丁香、红雪、密陀僧。(中医方剂大辞典)(16)胡黄连、木香。(中医方剂大辞典)(17)胡黄连、干蟾、麝香。(中医方剂大辞典)(18)胡黄连、人参、柴胡、羚羊角屑、麦门冬、鳖甲、地骨皮、秦艽、黄芪、木香、犀角屑、甘草、葳蕤。(中医方剂大辞典)(19)胡黄连、旱莲子、乌梅肉、知母、龙胆、牛黄、青黛。(中医方剂大辞典)(20)胡黄连、青黛、麝香、金箔、银箔、雄黄、朱砂。(中医方剂大辞典)(21)胡黄连、银柴胡、人参、地骨皮、犀角、知母、秦艽、鳖甲、牛黄、当归、茯神、半夏、杏仁、紫菀。(中医方剂大辞典)(22)胡黄连、鳖甲、犀角、诃黎勒、赤茯苓、甘草、黄芩、地骨皮、知母、桔梗、升麻、柴胡、人参、栝楼。(中医方剂大辞典)(23)胡黄连、青黛、木香、蜗牛、地龙、蟾酥、黄连、槟榔、蜣螂、朱砂、麝香、当归、犀角屑、干蝎、蛇蜕皮、芦荟、独活、牛黄、猪牙皂荚。(中医方剂大辞典)(24)胡黄连末、朱砂、麝香、蛇蜕皮、波斯青黛、蟾酥、芦荟。(中医方剂大辞典)(25)胡黄连、虾蟆、蛇蜕皮灰、麝香、牛黄、使君子。(中医方剂大辞典)(26)胡黄连、天竹黄、芦荟、熊胆、腻粉、麝香、牛黄、雄黄、朱砂、龙脑。(中医方剂大辞典)(27)胡黄连、芦荟、天竺黄、犀角屑、胭脂、羚羊角屑、麝香、干蝎、白僵蚕、天浆子、牛黄、朱砂、雄黄、蟾酥。(中医方剂大辞典)(28)胡黄连、人参、地龙、代赭、赤石脂、蜗牛肉、大蜣螂、猪牙皂荚、青黛、木香、蟾酥、黄连、槟榔、朱砂、麝香、天麻、当归、犀角屑、干蝎、蝉壳、芦荟、羌活、使君子、白芜荑、驴胎耳、牛黄、蛤蚧。(中医方剂大辞典）(29)胡黄连、芦荟、麒麟竭、地龙、熊胆、蟾酥。（中医方剂大辞典）(30)胡黄连、母丁香、黄连、芦荟、熊胆、蟾头、麝香。（中医方剂大辞典）(31)胡黄连、柴胡、赤芍药、鳖甲、知母、犀角屑、川升麻、玄参、人参、地骨皮、当归、杏仁、茯神、枳壳、麦门冬、紫菀、川大黄、甘草、秦艽、槟榔、桔梗。（中医方剂大辞典）(32)胡黄连、天灵盖、赤茯苓、川开麻、川大黄、地骨皮、知母、犀角屑、人参、麦门冬、鳖甲、黄芩、前胡、桔梗、赤芍药、当归、木通、防风、甘草、柴胡。（中医方剂大辞典）(33)胡黄连、苦楝子、青黛、芦荟。（中医方剂大辞典）(34)胡黄连、芦荟、金箔、黄连、银箔、青黛、丹砂、牛黄、麝香、真珠、犀角、龙脑。（中医方剂大辞典）(35)芦荟、茴香、使君子、芜荑、胡黄连、黄连、川楝子、陈皮、木香、青黛、龙胆草、轻粉、夜明砂、巴豆、脑麝。（中医方剂大辞典）(36)陈皮、川楝肉、宣连、神曲、青皮、使君子、麦芽、龙胆草、胡黄连、夜明砂、白芜荑、干姜、乌梅。（中医方剂大辞典）(37)胡黄连、阿魏、神曲、麝香、炒黄连。（中医方剂大辞典）(38)胡黄连、芦荟、草黄连、肉豆蔻、桂、人参、朱砂、麝、使君子、木香、钩藤、龙齿、白茯苓。（中医方剂大辞典）(39)使君子仁、丁香、木香、厚朴、胡黄连、肉豆蔻、没石子、芦荟。（中医方剂大辞典）(40)胡黄连、芜荑、夜明砂。（中医方剂大辞典）(41)胡连、没药、木香。（中医方剂大辞典）(42)胡黄连、牛黄、朱砂、麝香、芦荟、青黛、钩藤、贯众、腻粉、鹤虱、雷丸、天竺黄。（中医方剂大辞典）(43)胡黄连、青羊角屑、熊胆、蛇黄、青黛。（中医方剂大辞典）(44)胡黄连、蟾酥。（中医方剂大辞典）(45)胡黄连、当归、诃黎勒皮、木香、青橘皮、紫苏子、杏仁、麝香。（中医方剂大辞典）

胡黄连汤 hu huang lian tang

【英文名】Hu Huang Lian Decoction

【组成】(1)胡黄连、柴胡、鳖甲、甘草、白蒺藜、黄芪、附子、威灵仙。（中医方剂大辞典）(2)胡黄连、皂荚、白槟榔、郁李仁。（中医方剂大辞典）

胡黄连饮 hu huang lian yin

【英文名】Hu Huang Lian Drink

【组成】胡黄连、黄药子、人参、甘草、白术、秦艽、柴胡。（中医方剂大辞典）

胡黄连点眼方 hu huang lian dian yan fang

【英文名】Hu Huang Lian Dian Yan Fang Eye-drops Preparation

【组成】胡黄连、蜜陀僧、蜜。（中医方剂大辞典）

胡黄连散 hu huang lian san

【英文名】Hu Huang Lian Powder

【组成】(1)胡黄连、升麻、铅霜。（中医方剂大辞典）(2)胡黄连、獭肝、芜荑仁、秦艽、白术、柴胡、鳖甲。（中医方剂大辞典）(3)胡黄连、母丁香、桂心、木香、犀角屑、肉豆蔻、当归、麝香。（中医方剂大辞典）(4)胡黄连末、白龙骨末、白矾、胡粉。（中医方剂大辞典）(5)胡黄连、知母、鳖甲、柴胡、地骨皮、黄芩、栀子仁、川升麻、犀角屑、甘草、杏仁。（中医方剂大辞典）(6)胡黄连、犀角屑、生地黄汁、羊子肝、麝香、蜜。（中医方剂大辞典）(7)胡黄连、牛黄、麝香、犀角屑、朱砂。（中医方剂大辞典）(8)胡黄连、犀角屑、牛黄、龙胆、川大黄、麦门冬、甘草、知母。（中医方剂大辞典）(9)胡黄连、天灵盖、鳖甲、柴胡、赤芍药、生干地黄、当归、地骨皮、黄芪、麝香、大黄、木香、青蒿、黄芩、犀角。（中医方剂大辞典）(10)胡黄连、人参、赤茯苓、柴胡、栀子仁、麦门冬、犀角屑、青橘皮、桔梗、槟榔、鳖甲。（中医方剂大辞典）(11)胡黄连、人参、赤茯苓、柴胡、鳖甲、栀子仁、麦门、赤芍药、甘草、桔梗、槟榔。（中医方剂大辞典）(12)胡黄连、五倍子、孩儿茶、麝。（中医方剂大辞典）(13)人参、胡黄连、草果、槟榔、甘草、柴胡。（中医方剂大辞典）(14)胡黄连、栀子仁、牛黄、甘草、子芩。（中医方剂大辞典）(15)生地黄、胡黄连。（中医方剂大辞典）(16)胡黄连、细辛、宣黄连、藿香。（中医方剂大辞典）(17)胡黄连、槟榔、麝香。（中医方剂大辞典）(18)胡黄连、旱莲子、龙胆、青黛、乌梅肉、知母、牛黄。（中医方剂大辞典）(19)胡黄连、麦门、干葛、玄参、甘草、枇杷叶。（中医方剂大辞典）(20)胡黄连、胡粉、白矾灰。（中医方剂大辞典）(21)胡黄连、葛根、玄参、枇杷叶、甘草、麦门冬。（中医方剂大辞典）(22)胡黄连、犀角屑、白羊肝、麝香。（中医方剂大辞典）(23)胡黄连、菊花、黄芩、大黄、井泉石。（中医方剂大辞典）(24)胡黄连、黄连、龙胆、桑螵蛸、知母、秦艽、柴胡、枳壳、人参、桔梗、射干、白术。（中医方剂大辞典）(25)胡黄连、珍珠末、栀子仁、甘草。（中医方剂大辞典）

胡黄连煎 hu huang lian jian

【英文名】Hu Huang Lian Decoction

【异名】点眼黄连煎（中医方剂大辞典）

【组成】胡黄连、黑豆、黄柏、龙脑、麝香、熊胆、牛黄、鹅梨汁。（中医方剂大辞典）

胡黄连麝香丸 hu huang lian she xiang wan

【英文名】Hu Huang Lian She Xiang Pill

【异名】麝香黄连丸（中医方剂大辞典）

【组成】胡黄连、白芜荑、木香、黄连、辰砂、麝香。（中医方剂大辞典）

胡椒丸 hu jiao wan

【英文名】Hu Jiao Pill

【异名】干姜丸（中医方剂大辞典）

【组成】(1)胡椒、槟榔、斑蝥。（中医方剂大辞典）(2)

胡椒、乌头、干姜、赤石脂。(中医方剂大辞典)(3)胡椒、桂心、芎䓖、当归、高良姜、附子、木香、白术、草豆蔻。(中医方剂大辞典)(4)胡椒、荜茇、干姜、白术、桂心、诃黎勒皮、人参、款冬花、紫菀、甘草、赤茯苓、陈橘皮。(中医方剂大辞典)(5)胡椒末、蟾酥。(中医方剂大辞典)(6)胡椒、木香、沉香、桂心、蛜(虫祁)、阿魏。(中医方剂大辞典)(7)胡椒、荜茇、干姜、白术、桂心、高良姜、人参、款冬花、紫菀、甘草。(中医方剂大辞典)(8)胡椒末、木瓜汁、硇砂。(中医方剂大辞典)(9)巴豆、胡椒。(中医方剂大辞典)(10)陈茱萸、胡椒、蚌粉。(中医方剂大辞典)(11)胡椒、丁香、半夏。(中医方剂大辞典)(12)胡椒、斑蝥、川楝子、淡豆、茴香、香附子。(中医方剂大辞典)(13)胡椒、麝香。(中医方剂大辞典)(14)胡椒、蝎梢、甘遂。(中医方剂大辞典)(15)胡椒。(中医方剂大辞典)(16)胡椒、高良姜、乌头。(中医方剂大辞典)

胡椒加味汤 hu jiao jia wei tang

【英文名】Hu Jiao Jia Wei Decoction

【组成】胡椒、肉桂、干姜、丁香。(中西医结合杂志 1991,(4))

胡椒半夏丸 hu jiao ban xia wan

【英文名】Hu Jiao Ban Xia Pill

【组成】半夏、干姜、胡椒、丁香。(中医方剂大辞典)

胡椒汤 hu jiao tang

【英文名】Hu Jiao Decoction

【组成】(1)红豆、肉桂、胡椒、干姜、桔梗、甘草。(中医方剂大辞典)(2)胡椒、绿豆。(中医方剂大辞典)(3)胡椒、干姜、诃黎勒皮、甘草。(中医方剂大辞典)(4)胡椒、木香、糯米。(中医方剂大辞典)(5)胡椒、吴茱萸、肉豆蔻、人参、桂、干姜。(中医方剂大辞典)(6)鸡屎白、胡椒、高良姜、桂心、木瓜、麦门冬。(中医方剂大辞典)

胡椒红丸子 hu jiao hong wan zi

【英文名】Hu Jiao Hong Pill

【组成】三棱、陈皮、青皮、莪术、胡椒、干姜。(中医方剂大辞典)

胡椒青盐丸 hu jiao qing yan wan

【英文名】Hu Jiao Qing Yan Pill

【组成】附子、青盐、厚朴、人参、木香、白术、沉香、丁香、茴香、破故纸、川楝子、肉豆蔻、黄芪、杜仲、胡椒。(中医方剂大辞典)

胡椒宣气丸 hu jiao xuan qi wan

【英文名】Hu Jiao Xuan Qi Pill

【组成】厚朴、菌头萝子、羌活、藿香、木香。(中医方剂大辞典)

胡椒饼 hu jiao bing

【英文名】Hu Jiao Bing

【组成】胡椒。(中医方剂大辞典)

胡椒根汤 hu jiao gen tang

【英文名】Hu Jiao Gen Decoction

【组成】胡椒根。(中药材 1992,15(10))

胡椒理中丸 hu jiao li zhong wan

【英文名】Hu Jiao Li Zhong Pill

【组成】胡椒、荜茇、干姜、款冬花、甘草、橘皮、高良姜、细辛、白术。(中医方剂大辞典)

胡椒馄饨 hu jiao hun tun

【英文名】Hu Jiao Hun Tun Decoction

【组成】胡椒、干姜、诃梨勒皮。(中医方剂大辞典)

胡蜂酒 hu feng jiu

【英文名】Hu Feng Wine

【组成】胡蜂、白酒。(中医方剂大辞典)

胡蜣螂散 hu qiang lang san

【英文名】Hu Qiang Lang Powder

【组成】胡蜣螂、赤芍药、柴胡、熊胆、鳖甲、川大黄、枳壳、赤茯苓、紫菀、甘草、人参、生姜、麝香、蛇黄、牛黄。(中医方剂大辞典)

胡燕窠涂缴方 hu yan ke tu jiao fang

【英文名】Hu Yan Ke Tu Jiao Fang Powder

【组成】胡燕窠。(中医方剂大辞典)

脉安冲剂 mai an chong ji

【英文名】Mai An Medicinal Instant Granule

【组成】山楂、麦芽。(江苏省药品标准(1982 年))

脉君安 mai jun an

【英文名】Mai Jun An Tablet

【组成】葛根、钩藤等。(鄂卫药准字(81)1157 号)

脉君安片 mai jun an pian

【英文名】Mai Jun An Tablet

【组成】钩藤、氢氯噻嗪、葛根。(药品标准－中药成方制剂标准 1997)

脉络宁注射液 mai luo ning zhu shei ye

【英文名】Mai Luo Ning Injection

【组成】玄参、石斛、牛膝、金银花、党参等。(《江苏省药品标准》(1985 年))

脉络通 mai luo tong

【英文名】Mai Luo Tong Tablet

【组成】川芎、当归、赤芍、地黄、红花、桃仁、黄芪、牛膝、枳壳、桔梗。(中国中西医结合杂志 1993,13(1))

脉络通冲剂 mai luo tong chong ji

【英文名】Mai Luo Tong Medicinal Instant Granule

【组成】党参、当归、地龙、丹参、川芎等。(《江苏省药品标准》(1987 年))

脉络通颗粒 mai luo tong ke li

【英文名】Mai Luo Tong Granule

【组成】党参、当归、地龙、丹参、红花、木贼、葛根、槐米、山楂、川芎、维生素C、柠檬酸碳酸氢钠。(药品标准-中药成方制剂标准 1998)

脉络舒通颗粒 mai luo shu tong ke li

【英文名】Mai Luo Shu Tong Granule

【组成】黄芪、金银花、苍术、薏苡仁、水蛭、全蝎、蜈蚣等。((98)Z-163号)

脉脉溃疡方 mai mai kui yang fang

【英文名】Mai Mai Kui Yang Decoction

【组成】香附、白藓皮、土茯苓、萆解、银花藤。(光明中医 1992,(2))

脉通灵Ⅰ、Ⅱ号 mai tong ling yi、er hao

【英文名】Mai Tong Ling Hao Decoction NO.Ⅰ、NO.Ⅱ

【组成】I号方:银花、赤芍、元参、生地、当归;Ⅱ号方:当归、赤芍、红花、生地、生黄芪等。(中国中西医结合杂志 1993,13(1))

脉舒胶囊 mai shu jiao nang

【英文名】Mai Shu Capsule

【组成】落花生。(药品标准-中药成方制剂标准 1997)

脉管炎片 mai guan yan pian

【英文名】Mai Guan Yan Tablet

【组成】丹参、红花、乳香、郁金、川芎、生地黄、降香、没药。(《天津市药品标准》(1990年))

脉管复康片 mai guan fu kang pian

【英文名】Mai Guan Fu Kang Tablet

【组成】丹参、鸡血藤、郁金、乳香、没药。(药品标准-中药成方制剂标准 1998)

茖葱丸 ge cong wan

【英文名】Ge Cong Pill

【组成】川乌头、盐豉、黑牵牛、乳香、没药。(中医方剂大辞典)

茜茵糖浆 qian yin tang jiang

【英文名】Qian Yin Syrup

【组成】茜草、茵陈、淮山药、甘草。(福建中医药 1986,17(4))

茜草丸 qian cao wan

【英文名】Qian Cao Pill

【组成】茜草、雄黑豆、甘草。(中医方剂大辞典)

茜草汤 qian cao tang

【英文名】Qian Cao Decoction

【组成】茜草、当归、银花、山甲、皂角刺、甘草、白蒺藜、小木通、黄明胶。(中医方剂大辞典)

茜草饮 qian cao yin

【英文名】Qian Cao Drink

【组成】茜草。(中医方剂大辞典)

茜草厚皮软膏 qian cao hou pi ruan gao

【英文名】Qian Cao Hou Pi Plaster

【组成】五倍子粉、轻粉、茜草软膏。(中医杂志 1959,(7))

茜草散 qian cao san

【英文名】Qian Cao Powder

【组成】茜草。(中医方剂大辞典)

茜根丸 qian gen wan

【英文名】Qian Gen Pill

【组成】(1)茜根、犀角、丹皮、当归、黑地榆、黄连、枳壳、白芍。(中医方剂大辞典)(2)茜根、川升麻、犀角、地榆、当归、黄连、枳壳、白芍药。(中医方剂大辞典)

茜根汁 qian gen zhi

【英文名】Qian Gen Juice

【组成】茜根汁。(中医方剂大辞典)

茜根汤 qian gen tang

【英文名】Qian Gen Decoction

【组成】(1)茜根、地榆、黄连、赤石脂、阿胶、甘草、黄柏。(中医方剂大辞典(2)茜草、黄连、地榆、山栀子仁、犀角屑。(中医方剂大辞典)(3)茜草根、蘘荷根。(中医方剂大辞典)(4)四物汤、童便浸香附、茜草根。(中医方剂大辞典)

茜根黄连汤 qian gen huang lian tang

【英文名】Qian Gen Huang Lian Decoction

【组成】茜根、黄连、地榆、栀子、薤白、香豉、犀角。(中医方剂大辞典)

茜根散 qian gen san

【英文名】Qian Gen Powder

【异名】茜根煎(中医方剂大辞典)

【组成】(1)茜根。(中医方剂大辞典)(2)茜根、白芍药、麦门冬、鸡苏叶、小蓟根、青竹茹。(中医方剂大辞典)(3)茜根草、黄芩、侧柏叶、阿胶、甘草。(中医方剂大辞典)(4)茜根、羚羊角屑、柏叶、刺蓟、阿胶、白芍药、白术、黄芪、当归、黄芩、生干地黄、甘草、伏龙肝、乱发灰。(中医方剂大辞典)(5)茜根、黄芩、栀子仁、阿胶。(中医方剂大辞典)(6)茜根、龙骨、黄连、犀角屑、黄柏、黄芩、赤地利、赤鼠尾花。(中医方剂大辞典)(7)茜根、黄芩、阿胶、侧柏叶、生地黄、甘草。(中医方剂大辞典)(8)茜根、升麻、甘松、牛膝、细辛、羌活、硫黄、槐白皮、皂荚、盐花、地骨皮、芎䓖。(中医方剂大辞典)(9)茜根、贯众、槐花、椿根、甘草。(中医方剂大辞典)(10)茜根、地榆、马蔺子、黄连、黄柏、黄芩、当归。(中医方剂大辞典)(11)茜根、犀角屑、川升麻、川大黄、黄芩、甘草。(中医方剂大辞典)(12)茜根、石韦、木通、子芩、滑石、生干地黄。(中医方剂大辞典)(13)茜根、当归、甘草、贝母、牡丹、瓜蒂、羚羊角屑、柏叶、红蓝花、生干地黄。(中医方剂大辞典)(14)茜根、川升麻、犀角屑、地榆、黄芩、黄连。(中医方剂大辞典)(15)茜根、黄连、地榆、栀子仁、生干地黄、当归、犀角屑、黄芩。(中医方剂大辞典)(16)茜根、百合、桑根白皮、款冬花、贝母、鸡苏茎叶、阿胶、麦门冬、川升麻、熟干地黄、黄芩、甘草、杏仁。(中医方剂大辞典)

茜梅丸 qian mei wan

【英文名】Qian Mei Pill

【组成】茜草根、艾叶、乌梅肉。(中医方剂大辞典)

茜蓟汤 qian ji tang

【英文名】Qian Ji Decoction

【组成】茜根、小蓟、滑石、甘草、桃仁、贝母、归尾、香附、栀子、枳壳、桑皮。(中医方剂大辞典)

茧丝汤 jian si tang

【英文名】Jian Si Decoction

【组成】茧搔丝。(中医方剂大辞典)

茧灰散 jian hui san

【英文名】Jian Hui Powder

【组成】陈茧子炭、人中白、芦荟、冰片、犀黄、生五倍子、青黛。(中医方剂大辞典)

茧卤点眼煎 jian lu dian yan jian

【英文名】Jian Lu Dian Yan Decoction

【组成】茧卤、青梅、古文钱。(中医方剂大辞典)

茧黄散 jian huang san

【英文名】Jian Huang Powder

【组成】茧黄、蝉蜕纸、晚蚕沙、白僵蚕。(中医方剂大辞典)

茯归煎 fu gui jian

【英文名】Fu Gui Decoction

【组成】茯苓、当归、麦门冬、黄芩、淡竹叶。(中医方剂大辞典)

茯苓二陈汤 fu ling er chen tang

【英文名】Fu Ling Er Chen Decoction

【组成】半夏、陈皮、白茯苓、生甘草。(中医方剂大辞典)

茯苓人参散 fu ling ren shen san

【英文名】Fu Ling Ren Shen Powder

【组成】茯苓、人参、甘草、牛乳、白沙蜜。(中医方剂大辞典)

茯苓丸 fu ling wan

【英文名】Fu Ling Pill

【异名】茯苓煎(中医方剂大辞典)

【组成】(1)赤茯苓、人参、桂心、干姜、半夏、橘红、白术、甘草、枳壳。(中医方剂大辞典)(2)茯苓、山药、肉桂、山茱萸、巴戟、白术、牛膝、菟丝子、干姜、细辛、防风、柏子仁、泽泻、牡丹皮、附子。(中医方剂大辞典)(3)茯神、芦荟、琥珀、川黄连、赤茯苓、钩藤皮、远志肉、虾蟆灰、石菖蒲、麝香。(中医方剂大辞典)(4)赤茯苓、杏仁、陈橘皮、汉防己、紫苏子、甜葶苈。(中医方剂大辞典)(5)青黛、茯苓、芦荟、琥珀、川大黄、赤茯苓、钩藤皮、远志肉、虾蟆灰、九节菖蒲、麝香。(中医方剂大辞典)(6)白茯苓、地骨皮、铁精、天灵盖。(中医方剂大辞典)(7)牛膝、当归、白术、黄芪、肉桂、独活。(中医方剂大辞典)(8)五倍子、莲肉、龙骨、左顾牡蛎、茯苓。(中医方剂大辞典)(9)赤茯苓、川黄连、枳壳。(中医方剂大辞典)(10)白茯苓。(中医方剂大辞典)(11)京三棱、蓬莪术、青皮、陈皮、白术、槟榔、木香、枳壳、白茯苓、半夏、牵牛。(中医方剂大辞典)(12)白茯苓、木猪苓。(中医方剂大辞典)(13)猪苓、茯苓、半夏。(中医方剂大辞典)(14)白茯苓、菟丝子、龙齿、益智、破故纸、远志、人参、石菖蒲。(中医方剂大辞典)(15)辰砂、石菖蒲、人参、远志、茯神、白茯苓、真铁粉、半夏曲、南星。(中医方剂大辞典)(16)远志、甘草、茯苓、麦门冬、人参、当归、白术、泽泻、独活、菖蒲、薯蓣、阿胶、干姜、干地黄、桂。(中医方剂大辞典)(17)茯苓、吴茱萸。(中医方剂大辞典)(18)白茯苓、黄连、阿胶。(中医方剂大辞典)(19)茯苓、黄芩、五味子、半夏、橘皮、桔梗。(中医方剂大辞典)(20)白茯苓、肉苁蓉、熟干地黄、羚羊角、当归、枳壳、桑上寄生、延胡索。(中医方剂大辞典)(21)白茯苓、泽泻、人参、桂、菖蒲、麦门冬、当归、熟干地黄、远志。(中医方剂大辞典)(22)白茯苓、当归、防风、山芋、黄芪、复盆子、牛膝、人参、独活、山茱萸、芎䓖、蜀椒、芜荑、厚朴、藁本、桂、泽兰、熟干地黄。(中医方剂大辞典)(23)白茯苓、半夏、生姜、昆布、海藻、桂、陈橘皮。(中医方剂大辞典)(24)赤茯苓、芍药、当归、枳壳、白术、人参、大麻仁、大黄。(中医方剂大辞典)(25)白茯苓、附子、山茱萸、杜仲、泽泻、山芋、桂、细辛、石斛、肉苁蓉、黄芪、熟干地黄。(中医方剂大辞典)(26)白茯苓、远志、防风、人参、柏子仁、牡蛎、甘草、龙骨。(中医方剂大辞典)(27)赤茯苓、木瓜、桂、木香、诃黎勒皮、吴茱萸、陈橘皮、白术、干姜、高良姜、人参、枳壳。(中医方剂大辞典)(28)白茯苓、陈曲、赤石脂、黄连、附子、黄柏、干姜、当归、龙骨、甘草、人参。(中医方剂大辞典)(29)赤茯苓、当归、黄连、黄柏。(中医方剂大辞典)(30)白茯苓、肉豆蔻仁、人参、白术、干姜、桂、诃黎勒、甘草。(中医方剂大辞典)(31)茯神、远志、茯苓、朱砂。(中医方剂大辞典)(32)茯苓、黄连、花粉、熟地、覆盆子、萆薢、人参、玄参、石斛、蛇床子、鸡肶皮。(中医方剂大辞典)(33)赤茯苓、细辛、泽泻、肉桂、紫菀茸、附子、生地黄、牛膝、山茱萸肉、干山药。(中医方剂大辞典)(34)赤茯苓、防风、细辛、白术、附子、桂、紫菀、栝楼根、泽泻、山茱萸、生干地黄、芍药、牛膝、山芋、黄芪、甘草、半夏、独活。(中医方剂大辞典)(35)白茯苓、石斛、人参、蒺藜子、羚羊角、枳壳、五加皮、酸枣仁、五味子、菟丝子、云母粉、黄芪、防风、细辛、独活、杜仲、鹿角胶、槟榔、天雄、续断、泽泻、当归、熟干地黄、甘草、肉苁蓉。(中医方剂大辞典)(36)白茯苓、赤芍药、柴胡、百合、诃黎勒皮、羚羊角、陈橘皮、防风、菊花、郁李仁、大麻仁、生干地黄。(中医方剂大辞典)(37)赤茯苓、黄芩。(中医方剂大辞典)(38)白茯苓、牡荆子、天雄、黄芪、肉苁蓉、薯蓣、巴戟、长生、桂心、菟丝子、杜仲、牡蛎、山茱萸、熟干地黄、泽泻、石斛、附子、天门冬、人参、防风、羌活、当归、甘草。(中医方剂大辞典)(39)茯苓、黄连。(中医方剂大辞典)(40)茯苓、菖蒲、远志、肉苁蓉、蛇床子、车前子。(中医方剂大辞典)(41)贝母、栝楼根、茯苓、铅丹、鸡膍胵中黄皮。(中医方剂大辞典)(42)茯苓、茵陈、干姜、白术、枳实、半夏、杏仁、甘遂、蜀椒、当归。(中医方剂大辞典)(43)茯苓、白术、椒目、木防己、葶苈、泽泻、甘遂、赤小豆、前胡、芫花、桂心、芒硝。(中医方剂大辞典)(44)茯苓、甘草、杏仁、人参、厚朴、干姜、黄芪、桂心、当归、芎䓖、干地黄。(中医方剂大辞典)(45)茯苓、人参、桂肉、干姜、半夏、橘皮、白术、枳实、葛根屑、甘草。(中医方剂大辞典)(46)茯苓、人参、桂心、甘草、枳实。(中医方剂大辞典)

茯苓大黄汤 fu ling dai huang tang

【英文名】Fu Ling Dai Huang Decoction

【组成】赤茯苓、大黄、羚羊角、黄芩、甘草、枳壳、前胡。(中医方剂大辞典)

茯苓小泽泻汤 fu ling xiao ze xie tang

【英文名】Fu Ling Xiao Ze Xie Decoction

【组成】茯苓、泽泻、半夏、桂心、甘草。(中医方剂大辞典)

茯苓川芎汤 fu ling chuan xiong tang

【英文名】Fu Ling Chuan Xiong Decoction

【组成】(1)赤茯苓、桑白皮、防风、官桂、川芎、麻黄、芍药、当归、甘草。(中医方剂大辞典)(2)赤茯苓、桑白皮、防风、苍术、麻黄、芍药、当归、官桂、川芎、甘草。(中医方剂大辞典)

茯苓丹 fu ling dan

【英文名】Fu Ling Pellet

【组成】白茯苓、头面、人参、青盐。(中医方剂大辞典)

茯苓五皮散 fu ling wu pi san

【英文名】Fu Ling Wu Pi Powder

【组成】赤苓、猪苓、泽泻、腹皮、陈皮、桑皮、姜皮。(中医方剂大辞典)

茯苓五味丸 fu ling wu wei wan

【英文名】Fu Ling Wu Wei Pill

【组成】茯苓、人参、麦门冬、生姜、青竹茹。(中医方剂大辞典)

茯苓六合汤 fu ling liu he tang

【英文名】Fu Ling Liu He Decoction

【组成】当归、川芎、芍药、地黄、茯苓、泽泻。(中医方剂大辞典)

茯苓内托散 fu ling nei tuo san

【英文名】Fu Ling Nei Tuo Powder

【组成】归身、黄芪、川芎、白芍药、陈皮、白术、山药、熟地、白茯苓、人参、熟附子、甘草、肉桂、牡丹皮、地骨皮。(中医方剂大辞典)

茯苓分气饮 fu ling fen qi yin

【英文名】Fu Ling Fen Qi Drink

【组成】五味子、桔梗、茯苓、甘草、陈皮、桑白皮、草果、大腹皮、紫苏叶。(中医方剂大辞典)

茯苓升麻汤 fu ling sheng ma tang

【英文名】Fu Ling Sheng Ma Decoction

【组成】茯苓、升麻、当归、川芎、苎根。(中医方剂大辞典)

茯苓天麻汤 fu ling tian ma tang

【英文名】Fu Ling Tian Ma Decoction

【组成】白术、苍术、人参、黄芪、明天麻、泽泻、茯苓、生姜、半夏、橘皮、焦山楂、神曲、炮干姜、黄柏、麦芽。(中医方剂大辞典)

茯苓开胃散 fu ling kai wei san

【英文名】Fu Ling Kai Wei Powder

【组成】茯苓、粉草、枳壳。(中医方剂大辞典)

茯苓木通汤 fu ling mu tong tang

【英文名】Fu Ling Mu Tong Decoction

【组成】赤茯苓、木通、车前子叶、滑石。(中医方剂大辞典)

茯苓贝母汤 fu ling bei mu tang

【英文名】Fu Ling Bei Mu Decoction

【组成】白茯苓、泽泻、贝母、桑根白皮。(中医方剂大辞典)

茯苓车前子饮 fu ling che qian zi yin

【英文名】Fu Ling Che Qian Zi Drink

【组成】茯苓、车前子。(中医方剂大辞典)

茯苓半夏丸 fu ling ban xia wan

【英文名】Fu Ling Ban Xia Pill

【组成】牵牛子、青橘皮、紫苏子、半夏、五灵脂、木香、槟榔、川芎、郁李仁。(中医方剂大辞典)

茯苓半夏汤 fu ling ban xia tang

【英文名】Fu Ling Ban Xia Decoction

【组成】(1)茯苓、半夏、厚朴、干姜、丁香、官桂、砂仁、陈皮、藿香、柿蒂、茴香、沉香、木香、甘草。(中医方剂大辞典)(2)茯苓、半夏、生姜、陈皮、厚朴。(中医方剂大辞典)(3)茯苓、半夏、枳实、桔梗、厚朴、大腹皮、木通、苍术、陈皮。(中医方剂大辞典)(4)茯苓、半夏、生姜、黄芩、甘草、红皮。(中医方剂大辞典)(5)茯苓、半夏、旋覆花、甘遂。(中医方剂大辞典)(6)赤茯苓、半夏、陈橘皮。(中医方剂大辞典)(7)制半夏、茯苓、甘草。(中医方剂大辞典)(8)赤苓、半夏、陈皮、苍术、厚朴。(中医方剂大辞典)(9)半夏、白术、白茯苓、甘草、陈皮、缩砂仁。(中医方剂大辞典)(10)茯苓、半夏、陈皮、苍术、厚朴、砂仁、藿香、乌梅、干姜、甘草。(中医方剂大辞典)

茯苓四逆加半夏汤 fu ling si ni jia ban xia tang

【英文名】Fu Ling Si Ni Jia Ban Xia Decoction

【组成】人参、茯苓、甘草、干姜、附子、半夏。(中医方剂大辞典)

茯苓四逆加石脂汤 fu ling si ni jia shi zhi tang

【英文名】Fu Ling Si Ni Jia Shi Zhi Decoction

【组成】人参、甘草、干姜、茯苓、附子、石脂。(中医方剂大辞典)

茯苓四逆汤 fu ling si ni tang

【英文名】Fu Ling Si Ni Decoction

【组成】茯苓、人参、附子、甘草、干姜。(中医方剂大辞典)

茯苓术散 fu ling zhu san

【英文名】Fu Ling Zhu Powder

【组成】白术、茯苓、泽泻、猪苓、桂心。(中医方剂大辞典)

茯苓正气散 fu ling zheng qi san

【英文名】Fu Ling Zheng Qi Powder

【组成】茯苓、苍术、枸杞子、川椒、干熟地黄。(中医方剂大辞典)

茯苓甘草汤 fu ling gan cao tang

【英文名】Fu Ling Gan Cao Decoction

【组成】(1)半夏、生姜、茯苓、甘草、陈皮、白术。(中医方剂大辞典)(2)茯苓、桂枝、炙甘草、生姜。(中医方剂大辞典)

茯苓甘露饮 fu ling gan lu yin

【英文名】Fu Ling Gan Lu Drink

【组成】白术、茯苓、猪苓、泽泻、滑石、寒水石、炙草、肉桂。(中医方剂大辞典)

茯苓生化汤 fu ling sheng hua tang

【英文名】Fu Ling Sheng Hua Decoction

【组成】川芎、当归、姜炭、炙甘草、茯苓、陈皮、白术、人参、肉果、诃子、莲子、糯米。(中医方剂大辞典)

茯苓白术丸 fu ling bai zhu wan

【英文名】Fu Ling Bai Zhu Pill

【组成】党参、白术、白扁豆、山药、莲子、砂仁、薏苡仁、陈皮、茯苓、甘草、桔梗。(药品标准－中药成方制剂标准 1992)

茯苓白术汤 fu ling bai zhu tang

【英文名】Fu Ling Bai Zhu Decoction

【组成】(1)茯苓、干姜、甘草、白术、辣桂、苍术。(中医方剂大辞典)(2)白术、附子、甘草、茯苓、官桂。(中医方剂大辞典)(3)茯苓、干姜、甘草、白术、桂心。(中医方剂大辞典)(4)赤茯苓、白术、桂、甘草、芎䓖。(中医方剂大辞典)(5)茯苓、白术。(中医方剂大辞典)

茯苓白术散 fu ling bai zhu san

【英文名】Fu Ling Bai Zhu Powder

【组成】(1)滑石、寒水石、石膏、泽泻、甘草、白术、茯苓、人参、桂枝。(中医方剂大辞典)(2)茯苓、白术、人参、木通、肉豆蔻、肉桂、诃肉、枳壳、甘草。(中医方剂大辞典)

茯苓皮汤 fu ling pi tang

【英文名】Fu Ling Pi Decoction

【组成】茯苓皮、生薏仁、猪苓、大腹皮、白通草、淡竹叶。(中医方剂大辞典)

茯苓石脂汤 fu ling shi zhi tang

【英文名】Fu Ling Shi Zhi Decoction

【组成】茯苓、丹皮、桂枝、芍药、干姜、甘草、赤石脂、升麻。(中医方剂大辞典)

茯苓石膏汤 fu ling shi gao tang

【英文名】Fu Ling Shi Gao Decoction

【组成】茯苓、泽泻、栀子、甘草、半夏、石膏。(中医方剂大辞典)

茯苓地黄汤 fu ling di huang tang

【英文名】Fu Ling Di Huang Decoction

【组成】赤茯苓、生干地黄、栝楼根、知母、麦门。(中医方剂大辞典)

茯苓安心汤 fu ling an xin tang

【英文名】Fu Ling An Xin Decoction

【组成】茯苓、人参、干姜、桂心、远志皮、甘草。(中医方剂大辞典)

茯苓安肝定精神丸 fu ling an gan ding jing shen wan

【英文名】Fu Ling An Gan Ding Jing Shen Pill

【异名】茯苓丸(中医方剂大辞典)

【组成】茯苓、远志、防风、人参、柏子仁、龙骨、牡蛎、大枣肉、甘草。(中医方剂大辞典)

茯苓导水汤 fu ling dao shui tang

【英文名】Fu Ling Dao Shui Decoction

【组成】茯苓、槟榔、猪苓、缩砂、木香、陈皮、泽泻、白术、木瓜、大腹皮、桑白皮、苏梗。(中医方剂大辞典)

茯苓戎盐汤 fu ling rong yan tang

【英文名】Fu Ling Rong Yan Decoction

【组成】茯苓、白术、戎盐。(中医方剂大辞典)

茯苓汤 fu ling tang

【英文名】Fu Ling Decoction

【异名】六味茯苓汤(中医方剂大辞典)

【组成】(1)赤茯苓、厚朴、甘草、人参、黄芩、桂、半夏。(中医方剂大辞典)(2)赤茯苓、厚朴、吴茱萸、人参、陈橘皮、白术。(中医方剂大辞典)(3)白茯苓、人参、甘草、白术、干姜。(中医方剂大辞典)(4)赤茯苓、桂、黄芩、升麻、常山、蜀漆、甘草。(中医方剂大辞典)(5)赤茯苓、鳖甲、木通、郁李仁。(中医方剂大辞典)(6)白茯苓、人参、白术、麻黄根、肉苁蓉、五味子、甘草、牡蛎、芍药。(中医方剂大辞典)(7)赤茯苓、柴胡、枳壳、桑根白皮、麦门冬、葛根、甘草、桂、人参。(中医方剂大辞典)(8)赤茯苓、人参、甘草。(中医方剂大辞典)(9)白茯苓、柴胡、桔梗、细辛、芍药、大腹皮、枳壳、陈橘皮、杏仁、甘草。(中医方剂大辞典)(10)赤茯苓、木通、升麻、羚羊角、前胡、桑根白皮、大黄、马蔺根、朴硝。(中医方剂大辞典)(11)赤茯苓、五味子、麦门冬、柴胡、桂、槟榔、细辛。(中医方剂大辞典)(12)赤茯苓、陈橘皮、人参、白术、厚朴、木香、五味子、干姜。(中医方剂大辞典)(13)赤茯苓、木香、桂、木通、甘草。(中医方剂大辞典)(14)赤茯苓、桔梗、陈橘皮、人参、高良姜、槟榔。(中医方剂大辞典)(15)赤茯苓、枳实、桂、桑根白皮、人参、大腹皮、陈橘皮、甘草、木香。(中医方剂大辞典)(16)茯苓、白芍药、瞿麦穗、白术。(中医方剂大辞典)(17)白茯苓、陈橘皮、枳实、人参、白术、五味子、半夏。(中医方剂大辞典)(18)白茯苓、人参、半夏、麦门冬、粳米、甘草。(中医方剂大辞典)(19)赤茯苓、石膏、半芍药、半夏、细辛、桂、五味子、麻黄、桑根白皮。(中医方剂大辞典)(20)赤茯苓、桑根白皮、防己、桂、芎䓖、甘草、芍药、当归、麻黄。(中医方剂大辞典)(21)白茯苓。(中医方剂大辞典)(22)赤茯苓、桑根白皮、防己、桂、芎䓖、芍药、麻黄。(中医方剂大辞典)(23)赤茯苓、沉香、甘菊花、诃黎勒皮、藿香、木香、槟榔、白术、枇杷叶、枳壳、甘草。(中医方剂大辞典)(24)白茯苓、熟干地黄、人参、桂、半夏、甘草、麦门冬。(中医方剂大辞典)(25)赤茯苓、防风、当归、白前、干姜、甘草、独活、远志、附子、人参。(中医方剂大辞典)(26)赤茯苓、桂枝、甘草。(中医方剂大辞典)(27)赤茯苓、芦根、黄芩、知母、栝楼根、瞿麦穗、麦门冬、甘草、木通。(中医方剂大辞典)(28)茯苓、当归、甘草、黄芩、术、石膏、杏仁、芍药、芒硝。(中医方剂大辞典)(29)茯苓、栝楼、知母、小麦、麦门冬、大枣、生地黄、萎蕤、淡竹叶。(中医方剂大辞典)(30)茯苓、防己、橘皮、玄参、黄芩、泽泻、杏仁、白术、大豆、郁李仁、桑白皮、泽漆叶、猪苓。(中医方剂大辞典)(31)茯苓、厚朴、橘皮、白术、生姜。(中医方剂大辞典)(32)茯苓、橘皮、白术、人参、桂心、甘草、紫苏、生姜、槟榔。(中医方剂大辞典)(33)茯苓、半夏、生姜、桂心。(中医方剂大辞典)(34)茯苓、黄柏、黄连、龙骨、人参、干姜、黄芩、桂心、芍药、当归、栀子仁、甘草、赤石脂、大枣。(中医方剂大辞典)(35)茯苓、甘草、芍药、桂心、生姜、当归、麦门冬、大枣。(中医方剂大辞典)(36)茯苓、人参、生姜、橘皮、白术。(中医方剂大辞典)(37)茯苓、黄芩、栀子仁、芒硝、赤石脂、升麻、紫菀、生麦门冬、竹叶、香豉、石膏、生地黄。(中医方剂大辞典)(38)茯苓、甘草、芍药、桂。(中医方剂大辞典)(39)饴胶、白术、茯苓、干姜、甘草。(中医方剂大辞典)(40)茯苓、芎䓖、干姜、芍药、白术、当归、人参、枳实、甘草。(中医方剂大辞典)(41)茯苓、干地黄、人参、桂、甘草、麦门冬、半夏、生姜。(中医方剂大辞典)(42)茯苓、远志、菖蒲、竹黄、姜汁、竹沥。(中医方剂大辞典)(43)白术、茯苓、郁李仁。(中医方剂大辞典)(44)茯苓、川芎、苏叶、前胡、半夏、桔梗、枳壳、干姜、陈皮、当归、生地、白芍、台党、桑白皮、甘草。(中医方剂大辞典)(45)赤茯苓、沉香。(中医方剂大辞典)(46)茯苓、麦门冬、黄芩、秦艽、柴胡、杏仁。(中医方剂大辞典)(47)赤茯苓、淡竹叶、白术、甘草、枳实、人参、栀子仁、大黄、黄芩。(中医方剂大辞典)(48)白茯苓、泽泻、白术、干姜、桂、甘草、小麦。(中医方剂大辞典)(49)赤茯苓、冬葵子、木通、车前子。(中医方剂大辞典)(50)赤茯苓、人参、黄芩、大黄。(中医方剂大辞典)(51)白茯苓、乌梅肉、干木瓜。(中医方剂大辞典)(52)白茯苓、甘草、芍药、桂、当归、麦门冬、黄芪。(中医方剂大辞典)(53)白茯苓、羌活、当归、人参、附子、芎䓖、石膏、黄芪。(中医方剂大辞典)(54)白茯苓、甘草、远志、白薇、龙齿、熟干地黄、人参、防风、独活。(中医方剂大辞典)(55)赤茯苓、熟地黄、半夏、旋覆花、人参、白芍、川芎、桔梗、甘草、橘红。(中医方剂大辞典)(56)人参、甘草、山药、当归、茯苓、桂心、麦冬、远志、大枣、生姜。(中医方剂大辞典)(57)茯苓、陈皮、附子、白术、半夏、吴茱萸。(中医方剂大辞典)(58)半夏、陈皮、茯苓、甘草、香附、益智仁、人参、乌梅、竹沥、生姜汁。(中医方剂大辞典)(59)茯苓、川芎、鳖甲、枳壳、芍药、柴胡。(中医方剂大辞典)(60)土茯苓、猪胰子。(中医方剂大辞典)(61)冬桑叶、谷精草、望月砂、苡仁、通草、绿豆皮、茯苓。(中医方剂大辞典)(62)茯苓、白术。(中医方剂大辞典)(63)柴胡、麦门冬、人参、赤茯苓、甘草、黄芩。(中医方剂大辞典)(64)麦冬、茯苓、半夏、陈皮、白术、人参、甘草、乌梅。(中医方剂大辞典)(65)赤茯苓、防风、人参、白术、枳壳、甘草。(中医方剂大辞典)(66)白茯苓、旋覆花、生干地黄、陈橘皮、细辛、芎䓖、人参、芍药、桔梗、甘草。(中医方剂大辞典)(67)赤茯苓、芎䓖、当归、甘草、桂、栀子仁、吴茱萸、细辛、干姜、生干地黄。(中医方剂大辞典)(68)白茯苓、黄芪、芎䓖、桂、麦门冬、五味子。(中医方剂大辞典)(69)白茯苓、人参、海藻、海蛤、半夏、甘草、蓄闾子。(中医方剂大辞典)(70)赤茯苓、前胡、生干地黄、人参、桂、芍药、甘草、麦门冬。(中医方剂大辞典)(71)白茯苓、大黄、升麻、麦门冬、远志、人参、葛根、甘草。(中医方剂大辞典)(72)赤茯苓、桂、芍药、当归、生干地黄、木香、芎䓖、鬼箭羽、桃仁。(中医方剂大辞典)(73)白茯苓、人参、麦门冬、独活、槟榔、桂、防风、防己、桔梗、甘草、防葵、枳壳、地骨皮。(中医方剂大辞典)(74)白茯苓、麦门冬、款冬花、独活、槟榔、桂、防风、防己、甘草、枳壳、地骨皮。(中医方剂大辞典)(75)茯苓、阿胶、吴茱萸、麦冬、人参、芍药、白术、甘草、生姜。(中医方剂大辞典)(76)土茯苓、桔梗、防风、乳香、没药。(中医方剂大辞典)(77)薏苡仁、皂角刺、木瓜、白芷、当归尾、生地黄、川牛膝、白芍药、黄柏、防风、大皂角、川椒、红花、甘草节、羌活、金银花。(中医方剂大辞典)(78)当归、川芎、白芍药、熟地黄、白术、茯苓、泽泻、黄芩、栀子、甘草、厚朴、麦门冬。(中医方剂大辞典)(79)白茯苓、白术、陈皮、香附、乌药、炙草、紫苏茎叶、木瓜。(中医方剂大辞典)(80)赤茯苓、桃仁、甜瓜子、芒硝、大黄、牡丹皮。(中医方剂大辞典)(81)白茯苓、桔梗、天花粉、半夏、甘草。(中医方剂大辞典)(82)茯苓、黄芩、钩藤、大黄。(中医方剂大辞典)(83)茯苓、蚱蝉、雀瓮、蛇蜕皮、铁精、芍药、麻黄、黄芪、柴胡、当归、人参。(中医方剂大辞典)(84)赤茯苓、黄芩、栀子仁、赤石脂、升麻、紫菀、麦门冬、豉、石膏。(中医方剂大辞典)(85)白茯苓、桂、干姜、甘草、芍药、食茱萸、熟干地黄。(中医方剂大辞典)(86)白茯苓、人参、麦门冬、陈橘皮、杏仁、紫苏、酸枣仁。(中医方剂大辞典)(87)赤茯苓、前胡、人参、附子、黄芪、鳖甲、半夏、陈橘皮、木香。(中医方剂大辞典)(88)赤茯苓、大腹皮、枳壳、陈橘皮、半夏、杏干、槟榔、诃黎勒皮、桑根白皮、甘草、人参。(中医方剂大辞典)(89)白茯苓、薏苡仁、丹参、独活、防风、牛膝、防己、五加皮、黄芪、枳壳、升麻、麻黄、羚羊角、桂、石膏。(中医方剂大辞典)(90)赤茯苓、桑根白皮、防己、木香、黄芩、郁李仁、木通、大腹。(中医方剂大辞典)(91)白茯苓、紫苏叶、杏仁、升麻、陈橘皮、柴胡、槟榔、犀角、栀子仁。(中医方剂大辞典)(92)赤茯苓、木香、半夏、独活、犀角、羚羊角、吴茱萸、人参、陈橘皮、龙齿、贝母。(中医方剂大辞典)(93)赤茯苓、干姜、泽泻、桂。(中医方剂大辞典)(94)赤茯苓、白术、郁李仁、杏仁、旋覆花、槟榔。(中医方剂大辞典)(95)茯苓、厚朴、槟榔、白术、生姜。(中医方剂大辞典)(96)半夏、茯苓、熟地黄、橘皮、细辛、人参、芍药、川芎。(中医方剂大辞典)(97)半夏、赤茯苓、橘红、枳实、桔梗、甘草。(中医方剂大辞典)(98)生黄芩、当归身、肉桂、炙甘草、猪苓、茯苓、泽泻、芍药、苍术、生姜、升麻、柴胡。(中医方剂大辞典)(99)白术、茯苓。(中医方剂大辞典)(100)白茯苓、泽泻、香附子、橘红、大腹皮、干生姜、桑白皮。(中医方剂大辞典)(101)半夏、茯苓、熟地黄、橘皮、细辛、人参、芍药、川芎、旋覆花、桔梗、甘草。(中医方剂大辞典)(102)赤茯苓、桑白皮、防风、官桂、川芎、芍药、麻黄。(中医方剂大辞典)(103)茯苓、麦门冬、黄芩、秦艽、柴胡、五味子、杏仁。(中医方剂大辞典)(104)赤茯苓、桑根白皮、防己、陈橘皮、旋覆花、杏仁、麻黄、白术、紫苏茎叶。(中医方剂大辞典)(105)赤茯苓、桑根白皮、白术、陈橘皮、防己、旋覆花、槟榔、大黄、杏仁。(中医方剂大辞典)(106)赤茯苓、白术、防己、黄芩、射干、泽泻、桑根白皮、泽漆叶。(中医方剂大辞典)(107)赤茯苓、厚朴、黄连、干姜。(中医方剂大辞典)(108)赤茯苓、黄连、生干地黄、栀子仁、桂、栝楼根、大黄、黄芩、杏仁。(中医方剂大辞典)(109)赤茯苓、人参。(中医方剂大辞典)(110)茯苓、知母、白术、枳壳、人参、芦根、甘草、半夏。(中医方剂大辞典)(111)赤茯苓、人参、麦蘖、陈橘皮、陈曲、半夏、草豆蔻、青橘皮。(中医方剂大辞典)(112)赤茯苓、陈橘皮、泽泻、桑根白皮、芍药、白术、人参、桂、石膏、半夏。(中医方剂大辞典)(113)赤茯苓、泽泻、麦门冬、杜仲、桑白皮、桂、磁石。(中医方剂大辞典)(114)赤茯苓、泽泻、白术、黄连、桂、甘草、大黄。(中医方剂大辞典)(115)白茯苓、麦门冬、石膏、茅根。(中医方剂大辞典)(116)赤茯苓、木通、芍药、吴茱萸、郁李仁、槟榔、紫菀。(中医方剂大辞典)(117)白茯苓、陈橘皮、人参、白术、厚朴、五味子、黄芪、桂。(中医方剂大辞典)(118)赤茯苓、人参、陈橘皮、桔梗。(中医方剂大辞典)(119)赤茯苓、桔梗、厚朴、白术、人参、陈橘皮。(中医方剂大辞典)(120)白茯苓、人参、麦门冬。(中医方剂大辞典)(121)赤茯苓、当归、牛膝、羌活、枳壳、荆芥穗、槟榔、木香。(中医方剂大辞典)(122)白茯苓、半夏、人参、陈橘皮、丁香、木香、白术、草豆蔻、槟榔、桂、厚朴、枳壳。(中医方剂大辞典)

茯苓佐经汤 fu ling zuo jing tang

【英文名】Fu Ling Zuo Jing Decoction

【组成】茯苓、陈皮、半夏、白术、苍术、藿香、泽泻、甘草、葛根、柴胡、厚朴、木瓜。(中医方剂大辞典)

茯苓利膈汤 fu ling li ge tang

【英文名】Fu Ling Li Ge Decoction

【组成】茯苓、牛蒡子、荆芥穗、桔梗、甘草。(中医方剂大辞典)

茯苓杏仁甘草汤 fu ling xing ren gan cao tang

【英文名】Fu Ling Xing Ren Gan Cao Decoction

【组成】茯苓、杏仁、甘草。(中医方剂大辞典)

茯苓杏仁煎 fu ling xing ren jian

【英文名】Fu Ling Xing Ren Jian

【组成】茯苓、杏仁、橘皮、苏子、甘草、芍药、白前、五味子、生姜汁、蜜、竹沥。(中医方剂大辞典)

茯苓苏 fu ling su

【英文名】Fu Ling Su Pill

【组成】茯苓、松脂、生天门冬、牛酥、白蜜、蜡。(中医方剂大辞典)

茯苓苏子丸 fu ling su zi wan

【英文名】Fu Ling Su Zi Pill

【组成】茯苓、苏子、杏仁、橘皮、防已、葶苈。(中医方剂大辞典)

茯苓补心汤 fu ling bu xin tang

【英文名】Fu Ling Bu Xin Decoction

【组成】(1)茯苓、川芎、当归、白芍、生地、苏叶、人参、前胡、陈皮、甘葛、甘草、半夏、桑皮、桔梗、枳实、姜。(中医方剂大辞典)(2)茯苓、紫苏、当归、熟地、川芎、白芍。(中医方剂大辞典)(3)茯苓、人参、白术、当归、生地黄、酸枣仁、白芍、麦门冬、陈皮、黄连、辰砂、甘草。(中医方剂大辞典)(4)原书参苏饮、局方四物汤。(中医方剂大辞典)(5)白茯苓、人参、前胡、半夏、川芎、橘皮、枳壳、紫苏、桔梗、甘草、干姜、当归、白芍药、熟地黄。(中医方剂大辞典)(6)白茯苓、白茯神、麦门冬、生地黄、陈皮、半夏曲、当归、甘草。(中医方剂大辞典)(7)茯苓、桂心、大枣、紫石英、甘草、人参、赤小豆、麦门冬。(中医方剂大辞典)

茯苓饮 fu ling yin

【英文名】Fu Ling Drink

【组成】(1)茯苓、紫苏叶、杏仁、橘皮、升麻、柴胡、生姜、犀角、槟榔。(中医方剂大辞典)(2)茯苓、人参、白术、生姜、枳实、橘皮。(中医方剂大辞典)(3)赤茯苓、白术、甘草、栝楼根、人参、桂、黄芩、枳壳。(中医方剂大辞典)(4)白茯苓、人参、厚朴、桔梗、榉皮。(中医方剂大辞典)(5)赤茯苓、白术、杏仁、旋覆花、黄芩。(中医方剂大辞典)(6)白茯苓、防风、人参、白术、枳壳、生姜、甘草。(中医方剂大辞典)(7)白茯苓、当归、芍药、甘草、桂。(中医方剂大辞典)(8)赤茯苓、桑根白皮、防已、羚羊角、郁李仁、木香、槟榔、红雪。(中医方剂大辞典)(9)赤茯苓、泽泻、干姜、白术、桂、甘草。(中医方剂大辞典)(10)赤茯苓、鳖甲、地骨皮、柴胡、知母、枳壳。(中医方剂大辞典)(11)白茯苓、远志、芍药、防风、桂、甘草。(中医方剂大辞典)

茯苓饮子 fu ling yin zi

【英文名】Fu Ling Drink

【组成】(1)艾叶、参、苓、术、草、芎、归、陈皮、香附、黄芩、杜仲、大枣。(中医方剂大辞典)(2)赤茯苓、半夏、茯神、橘皮、麦门冬、沉香、甘草、槟榔。(中医方剂大辞典)(3)茯苓、杏仁、橘皮。(中医方剂大辞典)

茯苓参甘厚朴汤 fu ling shen gan hou po tang

【英文名】Fu Ling Shen Gan Hou Po Decoction

【组成】人参、甘草、干姜、茯苓、桂枝、厚朴。(中医方剂大辞典)

茯苓建中汤 fu ling jian zhong tang

【英文名】Fu Ling Jian Zhong Decoction

【组成】小建中汤、茯苓。(中医方剂大辞典)

茯苓泽泻汤 fu ling ze xie tang

【英文名】Fu Ling Ze Xie Decoction

【组成】茯苓、泽泻、甘草、桂枝、白术、生姜。(中医方剂大辞典)

茯苓前胡汤 fu ling qian hu tang

【英文名】Fu Ling Qian Hu Decoction

【组成】(1)赤茯苓、前胡、枳实、木香、杏仁、甘草。(中医方剂大辞典)(2)白茯苓、前胡、菊花、白术、附子、细辛、芎䓖、麻黄。(中医方剂大辞典)

茯苓厚朴汤 fu ling hou po tang

【英文名】Fu Ling Hou Po Decoction

【组成】(1)当归、川芎、茯苓、厚朴。(中医方剂大辞典)(2)白茯苓、半夏、甘草、厚朴。(中医方剂大辞典)(3)茯苓、厚朴、白术、半夏、枳壳、陈皮、甘草。(中医方剂大辞典)

茯苓栀子茵陈汤 fu ling zhi zi yin chen tang

【英文名】Fu Ling Zhi Zi Yin Chen Decoction

【组成】茵陈叶、茯苓、栀子仁、苍术、白术、黄芩、黄连、枳实、猪苓、泽泻、陈皮、汉防已、青皮。(中医方剂大辞典)

茯苓栀子散 fu ling zhi zi san

【英文名】Fu Ling Zhi Zi Powder

【组成】白茯苓、山栀子、甘草、当归、白芍药。(中医方剂大辞典)

茯苓茱萸丸 fu ling zhu yu wan

【英文名】Fu Ling Zhu Yu Pill

【组成】茯苓、吴茱萸、芍药、黄连。(中医方剂大辞典)

茯苓钟乳丸 fu ling zhong ru wan
【英文名】Fu Ling Zhong Ru Pill
【组成】白茯苓、黄芪、枳壳、蛇床子、炼成钟乳粉、牛膝、肉苁蓉、人参、石斛、五味子、熟干地黄、菟丝子。(中医方剂大辞典)

茯苓钩藤汤 fu ling gou teng tang
【英文名】Fu Ling Gou Teng Decoction
【组成】钩藤、茯苓、甘草、大黄。(中医方剂大辞典)

茯苓面 fu ling mian
【英文名】Fu Ling Mian
【组成】白茯苓、甘草。(中医方剂大辞典)

茯苓饼 fu ling bing
【英文名】Fu Ling Bing
【组成】防风、人参、五加皮、白鲜皮、当归、川芎、丁皮、木瓜、皂角刺、海桐皮、乳香、没药、金银花、甘草、土茯苓。(中医方剂大辞典)

茯苓饼子 fu ling bing zi
【英文名】Fu Ling Bing Zi
【组成】白茯苓、头白面。(中医方剂大辞典)

茯苓桂枝甘草大枣汤 fu ling gui zhi gan cao da zao tang
【英文名】Fu Lin Gui Zhi Gan Cao Da Zao Decoction
【组成】茯苓、桂枝、炙甘草、大枣。(中医方剂大辞典)

茯苓桂枝甘草生姜浮萍汤 fu ling gui zhi gan cao sheng jiang fu ping tang
【英文名】Fu Ling Gui Zhi Gan Cao Sheng Jiang Fu Ping Decoction
【组成】茯苓、桂枝、甘草、生姜、浮萍。(中医方剂大辞典)

茯苓桂枝白术甘草汤 fu ling gui zhi bai zhu gan cao tang
【英文名】Fu Lin Gui Zhi Bai Zhu Gan Cao Decoction
【组成】茯苓、桂枝、白术、炙甘草。(中医方剂大辞典)

茯苓桂枝汤 fu ling gui zhi tang
【英文名】Fu Ling Gui Zhi Decoction
【组成】赤茯苓、桂、半夏、甘草。(中医方剂大辞典)

茯苓桂枝参甘芪附麻黄汤 fu ling gui zhi shen gan qi fu ma huang tang
【英文名】Fu Ling Gui Zhi Shen Gan Qi Fu Ma Huang Decoction
【组成】人参、茯苓、黄芪、紫苏、桂枝、附子、甘草、升麻。(中医方剂大辞典)

茯苓消气丸 fu ling xiao qi wan
【英文名】Fu Ling Xiao Qi Pill
【组成】汉防己、茯神、茯苓、胡连、麝香。(中医方剂大辞典)

茯苓粉 fu ling fen
【英文名】Fu Ling Powder
【组成】茯苓。(中医方剂大辞典)

茯苓调中散 fu ling tiao zhong san
【英文名】Fu Ling Tiao Zhong Powder
【组成】前胡、细辛、人参、核心、陈皮、当归、白芍、茯苓、麦冬、炙草、半夏。(中医方剂大辞典)

茯苓调血汤 fu ling tiao xue tang
【英文名】Fu Ling Tiao Xue Decoction
【组成】半赤茯苓、赤芍药、川芎、半夏曲、前胡、柴胡、青皮、枳壳、北梗、桑白皮、白茅根、灯心、甘草。(中医方剂大辞典)

茯苓造化糕 fu ling zao hua gao
【英文名】Fu Ling Zao Hua Gao
【组成】白茯苓、莲肉、山药、芡仁、白晚粳米、砂糖。(中医方剂大辞典)

茯苓酒 fu ling jiu
【英文名】Fu Ling Wine
【组成】茯苓粉。(中医方剂大辞典)

茯苓陷胸汤 fu ling xian xiong tang
【英文名】Fu Ling Xian Xiong Decoction
【组成】茯苓、黄连、冬葵子、续随子、大黄、杏仁、半夏。(中医方剂大辞典)

茯苓渗湿汤 fu ling shen shi tang
【英文名】Fu Ling Shen Shi Decoction
【组成】(1)猪苓、泽泻、苍术、白茯苓、陈皮、枳实、黄连、黄芩、栀子、防己、茵陈、木通。(中医方剂大辞典)(2)四苓散、平胃散、黄连、山栀仁、茵陈、山楂、麦芽、枳壳。(中医方剂大辞典)(3)白茯苓、泽泻、茵陈、猪苓、陈皮、黄连、栀子、防己、白术、苍术、枳实。(中医方剂大辞典)(4)茵陈、白茯苓、木猪苓、泽泻、黄连、黄芩、栀子、汉防己、白术、苍术、陈皮、青皮。(中医方剂大辞典)(5)黄芩、黄连、栀子、防己、白术、苍术、陈皮、青皮、枳实、赤茯苓、泽泻、茵陈、猪苓。(中医方剂大辞典)(6)白茯苓、泽泻、茵陈、青皮、陈皮、防己、栀子、黄芩、黄连、枳实、苍术、白术。(中医方剂大辞典)(7)茯苓、泽泻、木通、防风、猪苓、银花、连翘、苍术、黄柏、川芎。(中医方剂大辞典)(8)茵陈、白茯苓、木猪苓、泽泻、白术、陈皮、苍术、黄连、山栀、秦艽、防己、葛根。(中医方剂大辞典)

茯苓猪肾汤 fu ling zhu shen tang
【英文名】Fu Ling Zhu Shen Decoction
【组成】白茯苓、桑寄生、干姜、熟干地黄、白术、芎䓖、人参、麦门冬。(中医方剂大辞典)

茯苓理中汤 fu ling li zhong tang
【英文名】Fu Ling Li Zhong Decoction
【组成】茯苓、甘草、干姜、人参、木瓜。(中医方剂大辞典)

茯苓菊花浸酒 fu ling ju hua jin jiu

【英文名】Fu Ling Ju Hua Jin Wine

【异名】茯苓浸酒(中医方剂大辞典)

【组成】白茯苓、甘菊花、山茱萸、菟丝子、肉苁蓉、栝楼根、防风、熟干地黄、天雄、牡丹、人参、白术、牡蛎、黄芪、紫菀、菖蒲、石斛、柏子仁、杜仲、蛇床仁、远志、附子、干姜、赤芍药、牛膝、萆薢、狗脊、苍耳子、虎胫骨、鼠粘子、桔梗、羌活、牛蒡根、枸杞子、晚蚕沙、续断。(中医方剂大辞典)

茯苓菖蒲丸 fu ling chang pu wan

【英文名】Fu Ling Chang Pu Pill

【组成】茯苓、菖蒲、远志、茯神、赤小豆。(中医方剂大辞典)

茯苓菟丝丸 fu ling tu si wan

【英文名】Fu Ling Tu Si Pill

【组成】白茯苓、白术、莲肉、五味子、山药、杜仲、炙草、菟丝子。(中医方剂大辞典)

茯苓麻黄汤 fu ling ma huang tang

【英文名】Fu Ling Ma Huang Decoction

【组成】白茯苓、麻黄、黄芪、大青、桂、细辛、杏仁、石膏、丹参、五味子、甘草、贝母、陈橘皮、芎䓖、枳实。(中医方剂大辞典)

茯苓黄芪汤 fu ling huang qi tang

【英文名】Fu Ling Huang Qi Decoction

【组成】白茯苓、黄芪、菊花、独活、枳壳、当归、生干地黄、人参、乌头。(中医方剂大辞典)

茯苓黄连丸 fu ling huang lian wan

【英文名】Fu Ling Huang Lian Pill

【组成】黄连末、茯苓、木香、诃子皮。(中医方剂大辞典)

茯苓散 fu ling san

【英文名】Fu Ling Powder

【异名】槟榔散(中医方剂大辞典)

【组成】(1)白茯苓、缩砂仁。(中医方剂大辞典)(2)芫花、泽泻、郁李仁、甜葶苈、汉防己、藁本、陈皮、白茯苓、白槟榔、瞿麦、滑石、大戟。(中医方剂大辞典)(3)郁李仁、槟榔、赤茯苓、白术、甘遂、橘皮。(中医方剂大辞典)(4)五味子、阿胶、茯苓、黄芪。(中医方剂大辞典)(5)赤茯苓、菊花、钟乳、云母、菖蒲、栝楼根、赤石脂、山茱萸、防风、牛膝、菟丝子、熟干地黄、续断、杜仲、山芋、蛇床子、柏子仁、天雄、桂、肉苁蓉、牡丹皮、人参、天门冬、石斛、白术、石长生、牡蒙、附子、苦参、玄参、独活、牡荆子、狗脊、紫菀、干姜、黄芪、泽泻、甘草、芍药、巴戟天、沙参、远志、石南叶、牡蛎。(中医方剂大辞典)(6)白茯苓、人参、黄芪、酸石榴皮、陈橘皮、甘草。(中医方剂大辞典)(7)白茯苓、木香、杜仲、菖蒲、熟干地黄、柏子仁、秦艽、菟丝子、青橘皮、诃黎勒皮、赤石脂、当归、五加皮、牛角、乌贼鱼骨、艾叶灰。(中医方剂大辞典)(8)赤茯苓、郁李仁、赤芍药、大腹、百合、柴胡、桑根白皮、陈橘皮、枳壳、知母。(中医方剂大辞典)(9)赤茯苓、贯众、缩砂仁、甘草。(中医方剂大辞典)(10)赤茯苓。(中医方剂大辞典)(11)赤茯苓、葶苈、人参、防风、泽泻、甘草、桂、白术、狼毒、蜀椒、干姜、赤小豆、大戟、肉苁蓉、猪苓、女萎。(中医方剂大辞典)(12)白茯苓、远志、人参、麦门冬、白僵蚕、羚羊角、菊花、甘草、牛黄、铁粉。(中医方剂大辞典)(13)赤茯苓、桂、麻黄、甘草。(中医方剂大辞典)(14)赤茯苓、茯神、人参、远志、海金沙。(中医方剂大辞典)(15)坚白茯苓。(中医方剂大辞典)(16)赤苓、桂心、甘草。(中医方剂大辞典)(17)白茯苓、栀子仁、黄芩、人参、甘草。(中医方剂大辞典)(18)白茯苓、桔梗、生干地黄、人参、桂心、当归、钩藤、独活、桑寄生、赤芍药、石膏。(中医方剂大辞典)(19)赤茯苓、白术、葵子、赤芍药、木通、榆皮、白茅根。(中医方剂大辞典)(20)赤茯苓、枳壳、木香、木通、大黄、诃黎勒皮、槟榔、桔梗、茎叶、鳖甲、桂心。(中医方剂大辞典)(21)茯苓、当归、川芎、桂心、白芍、黄芪、人参、熟地。(中医方剂大辞典)(22)人参、甘草、山药、当归、白茯苓、桂心、麦冬、远志、大枣、生姜。(中医方剂大辞典)(23)茯苓、麦门冬、通草、升麻、紫菀、知母、桂心、赤石脂、淡竹叶、大枣。(中医方剂大辞典)(24)藿香、甘草、人参、半夏、白茯苓、丁香、陈皮。(中医方剂大辞典)(25)茯苓、远志、人参、麦门冬、桂心、生地黄、当归、龙齿、白芍药、羚羊角。(中医方剂大辞典)(26)茯苓、人参、当归、甘草、生姜、陈皮、厚朴。(中医方剂大辞典)(27)茯苓、干姜、黄连。(中医方剂大辞典)(28)茯苓、猪苓、木馒头。(中医方剂大辞典)(29)赤茯苓、半夏、枳壳、前胡、羚羊角屑、人参、槟榔、木香、桂心。(中医方剂大辞典)(30)赤茯苓、麦门、生干地黄、人参、前胡、枳实、赤芍药、甘草、射干。(中医方剂大辞典)(31)酸枣仁、白茯苓、麦门冬、白芍药、紫苏茎叶、黄芪、人参、陈橘皮、甘草。(中医方剂大辞典)(32)白茯苓、黄芪、牛膝、附子、人参、白芍药、白术、石斛、当归、沉香、桂心、芎䓖。(中医方剂大辞典)(33)白茯苓、人参、白芍药、甘草、羚羊角屑、防风、黄芪、桂心、芎䓖、麦门冬、地骨皮、磁石、当归、牛膝、五味子。(中医方剂大辞典)(34)赤茯苓、半夏、陈橘皮、芎䓖、白术、人参。(中医方剂大辞典)(35)茯苓、钟乳、云母粉、石斛、菖蒲、柏子仁、菟丝子、续断、杜仲、天门冬、牛膝、五味子、泽泻、远志、甘菊花、蛇床子、薯蓣、山茱萸、天雄、石韦、干地黄、苁蓉。(中医方剂大辞典)(36)茯苓、茯神、人参、远志、甘草、龙骨、防风、麦门冬、生地黄、犀角。(中医方剂大辞典)(37)茯苓、牙消、雄黄、朱砂。(中医方剂大辞典)(38)白附子、玄参、白茯苓、川续断、白僵蚕。(中医方剂大辞典)(39)茯苓、人参、芍药、山栀子、甘草、紫苏、麦门冬、瞿麦、连翘。(中医方剂大辞典)(40)赤茯苓、槟榔、桂心、大腹皮、川茴香、良姜。(中医方剂大辞典)(41)白茯苓、细辛、香白芷、寒水石。(中医方剂大辞典)(42)京三棱、蓬莪术、缩砂仁、赤茯苓、青皮、陈皮、滑石、甘草。(中医方剂大辞典)(43)人参、甘草、芍药、当归、生姜、远志、茯苓、桂心、麦门冬、大枣。(中医方剂大辞典)(44)茯苓、生地黄、远志、白薇、龙齿、防风、人参、独活。(中医方剂大辞典)(45)赤茯苓、陈皮、桔梗、甘草。(中医方剂大辞典)

茯苓椒目丸 fu ling jiao mu wan

【英文名】Fu Ling Jiao Mu Pill

【组成】葶苈子、椒目、茯苓、吴茱萸。(中医方剂大辞典)

茯苓煮散 fu ling zhu san

【英文名】Fu Ling Zhu Powder

【组成】(1)赤茯苓、厚朴、麦蘖、芎藭、甘草、人参、干姜。(中医方剂大辞典)(2)白茯苓、柴胡、陈橘皮、诃黎勒、桔梗、人参、甘草、半夏、枇杷叶、枳壳。(中医方剂大辞典)

茯苓琥珀丸 fu ling hu po wan

【英文名】Fu Ling Hu Po Pill

【组成】赤茯苓、防己、苦葶苈、紫苏子、琥珀、郁李仁、陈皮、杏仁。(中医方剂大辞典)

茯苓琥珀汤 fu ling hu po tang

【英文名】Fu Ling Hu Po Decoction

【异名】茯苓琥珀散(中医方剂大辞典)

【组成】(1)川楝子、甘草、人参、茯苓、琥珀、当归梢、泽泻、柴胡、元胡索。(中医方剂大辞典)(2)茯苓、琥珀、白术、泽泻、滑石、木猪苓、甘草、桂。(中医方剂大辞典)

茯苓琥珀散 fu ling hu po san

【英文名】Fu Ling Hu Po Powder

【组成】人参、琥珀、川楝、泽泻、延胡、丹皮、归梢、茯苓、甘草。(中医方剂大辞典)

茯苓粥 fu ling zhou

【英文名】Fu Ling Gruel

【异名】白茯苓粥(中医方剂大辞典、长寿药粥谱)

【组成】(1)白茯苓、粳米。(中医方剂大辞典)(2)赤茯苓、麦门冬、粟米。(中医方剂大辞典)

茯苓酥 fu ling su

【英文名】Fu Ling Su

【组成】茯苓。(中医方剂大辞典)

茯苓煎 fu ling jian

【英文名】Fu Ling Decoction

【组成】(1)茯苓、白蜜。(中医方剂大辞典)(2)白茯苓。(中医方剂大辞典)

茯苓膏 fu ling gao

【英文名】Fu Ling Ointment

【组成】(1)猪蹄、白粱米、白茯苓、商陆、葳蕤、白芷、藁本。(中医方剂大辞典)(2)当归、白蒺藜、羌活、生地、熟地、甘草、连翘、木通、土茯苓。(中医方剂大辞典)

茯苓橘皮杏仁汤 fu ling ju pi xing ren tang

【英文名】Fu Ling Ju Pi Xing Ren Decoction

【组成】茯苓、半夏、杏仁、百合、橘皮、生姜。(中医方剂大辞典)

茯苓糕 fu ling gao

【英文名】Fu Ling Gao

【组成】土茯苓、白蜜、糯米粉。(中医方剂大辞典)

茯苓燥湿汤 fu ling zao shi tang

【英文名】Fu Ling Zao Shi Decoction

【组成】白术、人参、甘草、枳壳、茯苓、蔓荆子、薄荷、苍术、前胡、独活、川芎、羌活、柴胡、泽泻。(中医方剂大辞典)

茯苓蠲暑饮 fu ling juan shu yin

【英文名】Fu Ling Juan Shu Drink

【组成】茯苓、川连、生甘草、青蒿、条芩、麦冬、钗斛、竹茹、滑石、泽泻、半夏、大黄、陈皮。(中医方剂大辞典)

茯神丸 fu shen wan

【英文名】Fu Shen Pill

【异名】茯苓丸(中医方剂大辞典)

【组成】(1)茯神、茯苓、远志、砂仁。(中医方剂大辞典)(2)茯神、铁粉、人参、龙齿、栀子仁、子芩、升麻、门冬子。(中医方剂大辞典)(3)茯神、白茯苓、姜黄、白术、黄芪、羌活、五加皮、川乌、薏苡仁、木瓜、半夏曲、神曲、天雄、白芍药、乳香、没药、防风、独活、当归、玄胡索、桑寄生、海桐皮、木香、陈皮、枳壳、南星、地龙、荆芥穗、麝香。(中医方剂大辞典)(4)茯神、芦荟、琥珀、川黄连、赤茯苓、钩藤皮、远志肉、虾蟆灰、细节石菖蒲、麝香。(中医方剂大辞典)(5)附子。(中医方剂大辞典)(6)南星、胡黄连、天麻、茯神、青黛、牙消、朱砂、麝香。(中医方剂大辞典)(7)茯神、人参、枳壳、麦冬、生干地黄、牡蛎粉、黄连、黄芪、石莲肉、知母、瓜蒌根。(中医方剂大辞典)(8)人参、茯神、黄芪、熟干地黄、当归、酸枣仁、朱砂。(中医方剂大辞典)(9)茯神、当归、白芷桑耳、芎藭、赤石脂、卷柏、干姜、牡蛎粉、白龙骨、地榆。(中医方剂大辞典)(10)茯神、白术、旋覆花、缩砂蜜、大黄、芍药、桂、郁李仁、大麻仁、人参、枳壳、诃黎勒、厚朴、白槟榔、陈橘皮、白鲜皮、地骨白皮。(中医方剂大辞典)(11)茯神、生干地黄、鳖甲、桔梗、人参、升麻、大腹、防风、黄芩、白前、枳壳、赤芍药、柴胡、黄芪。(中医方剂大辞典)(12)茯神、人参、麦门冬、龙齿、防风、云母粉、犀角、黄芩、薏苡仁。(中医方剂大辞典)(13)茯神、麦门冬、熟干地黄、牡丹皮、人参、黄芪、桂、甘草、牛膝、泽泻。(中医方剂大辞典)(14)茯神、龙骨、龙齿、龙角、龙胆、铁精、蔓荆实、干姜、人参、远志、黄连、大黄、芎䓖、白芷、当归、黄芩、桂。(中医方剂大辞典)(15)茯神、人参、远志、麦门冬、熟干地黄、青橘皮、甘草、五味子、山芋、桔梗、枳壳、槟榔、白术、桂、芍药。(中医方剂大辞典)(16)茯神、五加皮、防风、桂、五味子、蛇床子、羌活、鹿茸、牛膝、菟丝子、酸枣仁、山茱萸、巴戟天、熟干地黄。(中医方剂大辞典)(17)茯神、鳖甲、茂香、川大黄、川乌头、芫花、京三棱、桂心、远志、干漆、硇砂、蓬莪术。(中医方剂大辞典)(18)茯神、远志、人参、白僵蚕、白附子、当归、乳香。(中医方剂大辞典)(19)茯神、柴胡、黄芪、生干地黄、桔梗、鳖甲、人参、白前、枳壳、赤芍药。(中医方剂大辞典)(20)茯神、麦门冬、犀角屑、栀子仁、白鲜皮、川升麻、玄参、车前子、铁粉、朱砂。(中医方剂大辞典)(21)知母、栝楼根、麦门冬、黄连、茯神。(中医方剂大辞典)(22)茯神、地骨皮、黄芪、知母、牡蛎、栝楼根、黄连、麦门冬、熟干地黄。(中医方剂大辞典)(23)茯神、白龙骨、龙角、龙胆、铁粉、蔓菁子、人参、远志、黄连、川大黄、芎䓖、当归、黄芩。(中医方剂大辞典)(24)茯神、牛黄、虎肢、石膏、川升麻、麦门冬、玄参、铁粉、生干地黄、龙齿、金箔、银箔。(中医方剂大辞典)(25)茯神、麦门冬、羚羊角屑、栀子仁、白鲜皮、川升麻、玄参、车前子、铁粉、朱砂。(中医方剂大辞典)(26)茯神、人参、麦门冬、熟干地黄、龙齿、黄芩、防风、黄芪、云母粉、犀角屑、薏苡仁、柏子仁。(中医方剂大辞典)(27)人参、麦门冬、赤石脂、远志、续断、鹿茸、茯苓、龙齿、磁石、苁蓉、丹参、韭子、柏子仁、干地黄。(中医方剂大辞典)

茯神丹 fu shen dan

【英文名】Fu Shen Pellet

【异名】茯神丸(中医方剂大辞典)

【组成】(1)朱砂、豮猪心。(中医方剂大辞典)(2)茯神、当归、麦门冬、人参、黄芩、草龙胆、桃仁。(中医方剂大辞典)

茯神四逆汤 fu shen si ni tang

【英文名】Fu Shen Si Ni Decoction

【组成】茯神、附子、干姜、人参、甘草、木香、砂仁。(中医方剂大辞典)

茯神汤 fu shen tang

【英文名】Fu Shen Decoction

【异名】茯神饮子(中医方剂大辞典)

【组成】(1)茯神、甘草、桂心、龙骨、麦门冬、防风、牡蛎、远志、大枣。(中医方剂大辞典)(2)茯神、人参、甘草、当归。(中医方剂大辞典)(3)人参、麦门冬、山药、前胡、熟地黄、枳壳、远志、白茯苓、茯神、半夏、黄芪、甘草。(中医方剂大辞典)(4)人参、白茯神、石菖蒲、当归、川芎、辰砂、远志、黄连、丹皮。(中医方剂大辞典)(5)茯神、人参、远志、通草、麦门冬、黄芪、桔梗、甘草。(中医方剂大辞典)(6)茯神、酸枣仁、黄芪、白芍药、五味子、柏子仁、桂心、熟地黄、人参、甘草。(中医方剂大辞典)(7)茯神、栝楼根、麦门冬、黄芪、生干地黄、酸枣仁、羌活、葛根、羚羊角。(中医方剂大辞典)(8)茯神、龙齿、寒水石、升麻、石膏、麦门冬。(中医方剂大辞典)(9)茯神、人参、白茯苓、芍药、甘草、当归、桂。(中医方剂大辞典)(10)茯神、人参、龙齿、琥珀、赤芍药、黄芪、牛膝、生干地黄、桂。(中医方剂大辞典)(11)茯神、人参、芍药、甘草、当归、桂。(中医方剂大辞典)(12)茯神、黄芪、人参、白术、藿香叶、甘草。(中医方剂大辞典)(13)茯神、熟干地黄、甘草、钩藤、桔梗、人参、当归、芍药。(中医方剂大辞典)(14)茯神、赤芍药、地榆、熟干地黄、地骨皮、白术、甘菊花、柴胡。(中医方剂大辞典)(15)茯神、麦门冬、人参、龙齿、升麻、石膏、枳壳、沙参、赤芍药、甘草、羌活、防己。(中医方剂大辞典)(16)茯神、蔓荆实、赤茯苓、枳壳、麻黄、防风、黄芩、芎䓖、石膏、羌活、独活、甘草。(中医方剂大辞典)(17)茯神、山芋、远志、肉苁蓉、地骨皮、蔓荆实、青葙子、羚羊角、甘草、人参、甘菊花。(中医方剂大辞典)(18)茯神、赤芍药、葛根、升麻、地骨皮、黄芩、大黄。(中医方剂大辞典)(19)茯神、人参、远志、甘草、当归、陈橘皮、龙齿、熟干地黄、五味子、麦门冬、桂、黄芪。(中医方剂大辞典)(20)茯神、人参、酸枣仁。(中医方剂大辞典)(21)茯神、麦门冬、柴胡、黄连、贝母、秦艽、槟榔、甘草。(中医方剂大辞典)(22)茯神、酸枣仁、人参、附子、干姜。(中医方剂大辞典)(23)茯神、黄芪、麦门冬、栝楼根、生干地黄、酸枣仁、羌活、葛根、羚羊角。(中医方剂大辞典)(24)茯神、犀角屑、龙齿、升麻、麦门冬、玄参、竹茹、芍药、马牙消。(中医方剂大辞典)(25)茯神、羌活、龙齿、麦门冬、麻黄、蔓荆实、人参、薏苡仁、防风、远志、犀角屑、赤芍药、甘草。(中医方剂大辞典)(26)茯神、羌活、木通、防风、细辛、蔓荆实、生干地黄、白术、当归、芍药、陈橘皮、芎䓖。(中医方剂大辞典)(27)茯神、龙齿、防风、杏仁、羌活、芎䓖、人参、麦门冬、大黄、钩藤、甘草。(中医方剂大辞典)(28)茯神、杏仁、龙齿、凝水石、升麻、石膏、沙参、白鲜皮、生麦门冬。(中医方剂大辞典)(29)茯神、人参、白鲜、麦门冬、枳实、羚羊角屑、甘草、龙齿、防风、黄芩。(中医方剂大辞典)(30)茯神、防风、牛膝、枳壳、防己、秦艽、玄参、芍药、黄芪、白鲜皮、泽泻、独活、桂、五味子、人参、薏苡仁、麦门冬、羚羊角、石膏、甘草、磁石。(中医方剂大辞典)(31)竹叶、地骨皮、生地黄、石膏、茯神、葳蕤、知母、生姜、生麦门冬、栝楼根。(中医方剂大辞典)(32)茯神、栝楼根、生麦门冬、生地黄、葳蕤、小麦、淡竹叶、大枣、知母。(中医方剂大辞典)(33)茯神、麦门冬、人参、羌活、远志、当归、甘草、紫石、五味子、半夏、防风、黄芪、生姜、酸枣。(中医方剂大辞典)(34)茯神、独活、黄芪、远志、防风、生姜、甘草、人参、当归、牡蛎、白术、苁蓉、附子。(中医方剂大辞典)(35)茯神、人参、茯苓、芍药、甘草、当归、桂心、生姜、大枣。(中医方剂大辞典)(36)茯神、丹参、龙骨、阿胶、当归、甘草、人参、赤小豆、大枣。(中医方剂大辞典)(37)龙骨、干姜、细辛、白术、茯神、人参、远志、甘草、桂心、独活、酸枣仁、防风。(中医方剂大辞典)(38)茯神、人参、菖蒲、茯苓、赤小豆。(中医方剂大辞典)(39)茯神、枣仁、芍药、绵芪、人参、半夏、广皮、生姜。(中医方剂大辞典)(40)茯神、丹参、龙骨、阿胶、当归、甘草、党参、大枣、赤小豆。(中医方剂大辞典)(41)茯神、远志、枣仁、石菖蒲、人参、茯苓、黄连、生地、当归、甘草、莲子。(中医方剂大辞典)(42)党参、茯神、生地、当归、菖蒲、远志、黄连、炙草。(中医方剂大辞典)(43)茯神、羚羊角、北沙参、枣仁、玉竹、五味子、远志、龙骨。(中医方剂大辞典)(44)石菖蒲、山药、茯神、远志、枣仁、茯苓、生地、当归、甘草、莲子、黄连。(中医方剂大辞典)(45)茯神、当归、炙甘草、人参。(中医方剂大辞典)(46)生地、当归、甘草、白芍药、茯神、远志、桔梗。(中医方剂大辞典)(47)茯神、远志、酸枣仁、石菖蒲、人参、白茯苓、黄连、生地黄、当归、甘草。(中医方剂大辞典)(48)茯神、酸枣仁、人参、当归、麦门冬、五味子、芍药、生地黄、川芎、陈皮、山栀仁、甘草。(中医方剂大辞典)(49)茯神、白术、当归、酸枣仁、人参、黄芪、黄柏、甘草。(中医方剂大辞典)(50)茯神、绵黄芪、独活、羚羊角、防风、肉桂、桔梗、甘草、麻黄。(中医方剂大辞典)

茯神补心汤 fu shen bu xin tang

【英文名】Fu Shen Bu Xin Decoction

【组成】茯神、桂心、甘草、紫石英、人参、大枣、麦门冬、赤小豆。(中医方剂大辞典)

茯神远志丸 fu shen yuan zhi wan

【英文名】Fu Shen Yuan Zhi Pill

【组成】人参、龙齿、茯神、远志、菖蒲、知母、黄柏。(中医方剂大辞典)

茯神饮 fu shen yin

【英文名】Fu Shen Drink

【组成】茯神、人参、橘皮、炙甘草、生姜、酸枣仁。(中医方剂大辞典)

茯神麦冬汤 fu shen mai dong tang

【英文名】Fu Shen Mai Dong Decoction

【组成】茯神、麦门冬、地骨皮、茯苓、黄芩、酸枣仁、沙参、白鲜皮、羚羊角、甘草。(中医方剂大辞典)

茯神黄芪汤 fu shen huang qi tang

【英文名】Fu Shen Huang Qi Decoction

【组成】茯神、羌活、蔓荆子、防风、薏苡仁、黄芪、五味子、麦门冬、石菖蒲、黄芩、甘草。(中医方剂大辞典)

茯神散 fu shen san

【英文名】Fu Shen Powder

【异名】茯神饮(中医方剂大辞典)

【组成】(1)茯神、远志、人参、麦门冬、甘草、当归、桂心、羚羊角屑、龙齿、熟干地黄、白芍药。(中医方剂大辞典)(2)茯神、黄芩、麦门冬、栀子仁、石膏、甘草、秦艽。(中医方剂大辞典)(3)茯神、麦门冬、人参、独活、防风、龙齿、生干地黄、桑寄生、犀角屑、钩藤、白鲜皮、远志、石膏、甘草。(中医方剂大辞典)(4)茯神、茯苓、人参、菖蒲、赤小豆。(中医方剂大辞典)(5)茯神、羚羊角屑、石膏、防风、赤芍药、人参、柴胡、天门冬、桃仁、独活、郁李仁、生干地黄、枳壳、甘草。(中医方剂大辞典)(6)茯神、黄芪、赤芍药、麦门冬、石膏、蔓荆子、人参、防风、酸枣仁、羚羊角屑、柴胡、甘草。(中医方剂大辞典)(7)茯神、防风、人参、远志、甘草、龙骨、桂心、独活、细辛、干姜、白术、酸枣仁。(中医方剂大辞典)(8)茯神、黄芪、甘草、白芍药、干姜、远志、人参、桂心。(中医方剂大辞典)(9)茯神、羌活、蔓荆子、薏苡仁、黄芪、防风、菖蒲、麦门冬、五味子、甘草。(中医方剂大辞典)(10)茯神、黄芪、人参、桂心、牡蛎、龙骨、甘草、麝香。(中医方剂大辞典)(11)茯神、人参、熟干地黄、牡蛎、麦门冬、黄芪、酸枣仁、龙骨、五味子、苍术、甘草。(中医方剂大辞典)(12)茯神、石斛、栝楼根、肉苁蓉、知母、人参、白茯苓、五味子、黄连、丹参、当归、麦蘖、葳蕤、甘草。(中医方剂大辞典)(13)茯神、柴胡、黄芪、远志、天门冬、人参、泽泻、生干地黄、甘草。(中医方剂大辞典)(14)茯神、木通、川升麻、犀角屑、赤石脂、远志、麦门冬、桂心、甘草。(中医方剂大辞典)(15)茯神、防风、黄芩、葳蕤、人参、羚羊角屑、酸枣仁、白鲜皮、甘草。(中医方剂大辞典)(16)茯神、防风、当归、天雄、麻黄、甘草、芎劳、独活、远志、丹参、桂心、酸枣仁。(中医方剂大辞典)(17)茯神、甘菊花、蔓荆子、白蒺藜、地骨皮、石膏、防风、甘草、枳壳。(中医方剂大辞典)(18)茯神、麦门冬、龙齿、黄芪、甘草、石菖蒲、人参、防风、远志、熟干地黄、石膏、羚羊角屑。(中医方剂大辞典)(19)茯神、人参、防风、远志、天麻、羚羊角屑、白鲜皮、龙骨、酸枣仁、桂心、独活、甘草。(中医方剂大辞典)(20)茯神、生干地黄、人参、石菖蒲、沙参、天门冬、犀角屑、远志、甘草。(中医方剂大辞典)(21)茯神、犀角屑、龙齿、川升麻、麦门、玄参、甜甘根、黄芩、黄连。(中医方剂大辞典)(22)茯神、白芍药、黄芪、人参、远志、菖蒲。(中医方剂大辞典)(23)茯神、半夏、黄芩、人参、麦门冬、黄连、甘草、知母。(中医方剂大辞典)(24)茯神、龙齿、川升麻、人参、白鲜皮、麦门冬、杏仁、防风、黄芩、羚羊角屑、甘草、铁粉。(中医方剂大辞典)(25)茯神、人参、赤小豆、菖蒲、龙骨、犀角屑、铁粉、金箔。(中医方剂大辞典)(26)茯神、杏仁、川升麻、白鲜皮、沙参、龙齿、石膏、远志、犀角屑。(中医方剂大辞典)(27)茯神、人参、菖蒲、羚羊角屑、赤小豆、远志、黄连、沙参、甘草。(中医方剂大辞典)(28)茯神、独活、当归、桂心、杏仁、沙参、羚羊角屑、甘草、黄芩、防风、赤芍药、秦艽。(中医方剂大辞典)(29)茯神、羌活、蔓荆子、龙齿、人参、薏苡仁、防风、赤芍药、麦门冬、远志、犀角屑、麻黄、甘草。(中医方剂大辞典)(30)茯神、木通、黄连、麦门冬、川升麻、知母、子芩、川芒硝、羚羊角屑。(中医方剂大辞典)(31)茯神、麦门冬、白鲜皮、地骨皮、黄芩、酸枣仁、沙参、羚羊角屑、甘草。(中医方剂大辞典)(32)茯神、柏子仁、酸枣仁、黄芪、人参、熟干地黄、远志、五味子。(中医方剂大辞典)(33)茯神、远志、防风、细辛、白术、前胡、人参、熟干地黄、桂心、甘菊花、枳壳。(中医方剂大辞典)(34)钩藤、独活、黄芩、麻黄、桂心、石膏、甘草、防风、茯神、大黄、蚱蝉、蛇蜕皮。(中医方剂大辞典)(35)茯神、人参、黄芪、赤芍药、牛膝、琥珀、龙齿、生地黄、桂心。(中医方剂大辞典)(36)人参、茯神、甘草、山药、当归、肉桂、远志肉、生姜、大枣。(中医方剂大辞典)(37)茯神。(中医方剂大辞典)(38)茯神、人参、黄芪、赤芍、牛膝、琥珀、龙齿、生地、桂心、当归。(中医方剂大辞典)(39)茯神、人参、龙脑、琥珀、赤芍、黄芪、牛膝、生地、桂心。(中医方剂大辞典)(40)茯神、茯苓、人参、远志、龙骨、肉桂、甘草、陈皮、当归、五味子、黄芪、大枣。(中医方剂大辞典)(41)茯神、柏子仁、远志、人参、当归、生地、炙草、桂心、豮猪心。(中医方剂大辞典)(42)茯神、山药、全蝎、远志、甘草、白附子、荆芥、蝉蜕、朱砂、金箔、麝香。(中医方剂大辞典)(43)茯神、川升麻、犀角屑、代赭、钩藤、川大黄。(中医方剂大辞典)(44)茯神、当归、黄芩、麦门冬、甘草、人参、芍药、酸枣仁、白鲜皮、大枣。(中医方剂大辞典)(45)茯神、麦门冬、地骨皮、茯苓、白鲜皮、酸枣仁、沙参、甘草。(中医方剂大辞典)(46)茯神、龙齿、牛黄、犀角屑、寒水石、石膏、川大黄。(中医方剂大辞典)(47)茯神、熟干地黄、白芍药、川芎、当归、白茯苓、桔梗、远志、人参。(中医方剂大辞典)(48)茯神、人参、天竺黄、钩藤、牛黄、郁金、甘草。(中医方剂大辞典)(49)茯神、芍药、桑根白皮、当归、芎䓖、人参。(中医方剂大辞典)(50)茯神、白茯苓、松脂、青葙子、白矾、丹砂、麝香、乳香。(中医方剂大辞典)(51)茯神、山芋、人参、赤茯苓、防风、防己、蜀椒、山茱萸、甘菊花、桂、细辛、芎䓖、贯众、白术、干姜、甘草。(中医方剂大辞典)(52)茯神、柴胡、陈橘皮、甘草。(中医方剂大辞典)(53)茯神、酸枣仁、黄芪、人参、熟干地黄、远志、五味子、白茯苓、丹砂。(中医方剂大辞典)(54)茯神、牡丹皮、地骨皮、官桂、山茵陈、人参、芍药、甘草、丹参、玄胡、黄连、石斛、柴胡、麦冬、犀角末、羚羊角末。(中医方剂大辞典)(55)茯神、川升麻、玄参、秦艽、寒水石、龙胆、川芒硝、川大黄。(中医方剂大辞典)(56)茯神、龙齿、寒水石、川升麻、石膏、犀角屑、牛黄。(中医方剂大辞典)(57)茯神、白鲜皮、羚羊角屑、钩藤、甘草、川升麻、石膏、龙齿、犀角屑、炸蝉。(中医方剂大辞典)(58)茯神、木通、人参、川升麻、子芩、龙齿、犀角屑、铁粉、蜣螂。(中医方剂大辞典)(59)茯神、龙胆、犀角屑、子芩、麦门冬、人参、甘草。(中医方剂大辞典)(60)茯神、龙齿、寒水石、川升麻、石膏、麦门冬、甘草。(中医方剂大辞典)(61)茯神、甘菊、羌活、当归、生干地黄、白芍药、前胡、桂心、甘草、葛根、石膏、蔓荆子、麦门冬。(中医方剂大辞典)(62)茯神、远志、白薇、人参、龙头、防风、独活、熟干地黄、荆芥、甘草、银。(中医方剂大辞典)

茯神煮散 fu shen zhu san

【英文名】Fu Shen Zhu Powder

【异名】茯神汤(中医方剂大辞典、圣济总录)

【组成】茯神、麦门冬、通草、升麻、紫菀、桂心、知母、赤石脂、大枣、淡竹茹。(中医方剂大辞典)

茯神粥 fu shen zhou

【英文名】Fu Shen Gruel

【组成】茯神、羚羊角、粳米。(中医方剂大辞典)

茯神膏 fu shen gao

【英文名】Fu Shen Ointment

【组成】蝎梢、茯神、白僵蚕、朱砂。(中医方剂大辞典)

茯神酸枣仁汤 fu shen suan zao ren tang

【英文名】Fu Shen Suan Zao Ren Decoction

【组成】酸枣仁、茯神、人参、白术、黄芪、山药、朱砂、木香、远志。(中医方剂大辞典)

茯神镇惊汤 fu shen zhen jing tang

【英文名】Fu Shen Zhen Jing Pill

【组成】人参、黄芪、当归、茯神、远志、龙齿、白芍、麦冬、琥珀、炙甘草、龙眼、灯芯。(中医方剂大辞典)

茯莲散 fu lian san

【英文名】Fu Lian Powder

【组成】白茯苓、莲肉、干山药、糯米。(中医方剂大辞典)

茯莲煎 fu lian jian

【英文名】Fu Lian Jian

【组成】莲肉、白茯苓。(中医方剂大辞典)

茯菟丸 fu tu wan

【英文名】Fu Tu Pill

【异名】茯苓丸(中医方剂大辞典、医学纲目)

【组成】菟丝子、白茯苓、石莲子。(中医方剂大辞典)

茯菟散 fu tu san

【英文名】Fu Tu Powder

【组成】茯菟、桂、蕗草。(中医方剂大辞典)

茯瘰汤 fu luo tang

【英文名】Fu Luo Decoction

【组成】桂枝、茯苓、丹皮、赤芍、鳖甲、桃仁、玄参、瓜蒌、山慈菇、炮山甲、当归。(陕西中医 1992,13(12))

茱连丸 zhu lian wan

【英文名】Zhu Lian Pill

【异名】固肠丸(中医方剂大辞典)

【组成】(1)苍术、陈皮、白茯苓、半夏、黄连、吴茱萸。(中医方剂大辞典)(2)吴茱萸、黄连。(中医方剂大辞典)(3)黄连、吴茱萸、陈皮、苍术、黄芩、桔梗、茯苓。(中医方剂大辞典)(4)土黄连、吴茱萸、陈皮。(中医方剂大辞典)(5)黄连、吴茱萸、罂粟壳。(中医方剂大辞典)

茱连汤 zhu lian tang

【英文名】Zhu Lian Decoction

【组成】橘红、半夏、神曲、苍术、黄连、萝卜子、茯苓、香附子、山楂子、生姜、吴茱萸。(中医方剂大辞典)

茱连散 zhu lian san

【英文名】Zhu Lian Powder

【异名】茱连汤(中医方剂大辞典)

【组成】(1)黄连、吴茱萸、青竹茹。(中医方剂大辞典)(2)黄连、吴茱萸。(中医方剂大辞典)

茱枳丸 zhu zhi wan

【英文名】Zhu Zhi Pill

【组成】茯苓、枳实、吴茱萸。(中医方剂大辞典)

茱萸人参丸 zhu yu ren shen wan

【英文名】Zhu Yu Ren Shen Pill

【组成】吴茱萸、人参、芎䓖、桔梗、枳实、甘草、干姜、陈曲、附子。(中医方剂大辞典)

茱萸丸 zhu yu wan

【英文名】Zhu Yu Pill

【组成】(1)吴茱萸、夜明砂。(中医方剂大辞典)(2)六一散、吴茱萸。(中医方剂大辞典)(3)吴茱萸、陈皮、黄芩、黄连、苍术。(中医方剂大辞典)(4)苁蓉、五味子、山茱萸、干山药。(中医方剂大辞典)(5)吴茱萸、硇砑、木香、京三棱、青橘皮、干姜、附子、半夏、巴戟天、茴香子、硫黄。(中医方剂大辞典)(6)食茱萸、干姜、大黄、甘草、附子、麦曲、厚朴、人参、枳实。(中医方剂大辞典)(7)吴茱萸、干姜、诃梨勒皮、胡粉、白矾灰。(中医方剂大辞典)(8)吴茱萸、干姜、赤石脂、陈曲、当归、厚朴。(中医方剂大辞典)(9)茱萸、麝香、当归。(中医方剂大辞典)(10)吴茱萸、诃梨勒皮、丁香、草豆蔻、芎䓖、防风、石硫黄。(中医方剂大辞典)(11)茱萸、胡椒、人参、当归、甘草、半夏、白矾。(中医方剂大辞典)(12)食茱萸、干姜、川椒、桂心、人参、细辛、赤茯苓、白术、附子、陈橘皮。(中医方剂大辞典)(13)白附子、吴茱萸、草乌头。(中医方剂大辞典)(14)吴茱萸、桂心、当归。(中医方剂大辞典)(15)吴茱萸、干姜、桂心、白术、人参、橘皮、附子、蜀椒、甘草、黄芩、当归。(中医方剂大辞典)(16)吴茱萸、蜀椒。(中医方剂大辞典)(17)吴茱萸、椒、黄芩、前胡、细辛、皂角、人参、茯苓、附子、干姜、半夏。(中医方剂大辞典)(18)吴茱萸、苍术、陈皮、麦芽、肉桂、神曲。(中医方剂大辞典)(19)吴茱萸、黄连。(中医方剂大辞典)

茱萸子丸 zhu yu zi wan

【英文名】Zhu Yu Zi Pill

【异名】细辛茱萸丸(中医方剂大辞典、元和纪用经)

【组成】细辛、吴茱萸、干姜、当归、防风、芍药、桂心。(中医方剂大辞典)

茱萸已寒丸 zhu yu ji han wan

【英文名】Zhu Yu Ji Han Pill

【组成】青橘皮、陈橘皮、附子、川乌头、干姜、高良姜、吴茱萸、肉桂。(中医方剂大辞典)

茱萸乌头汤 zhu yu wu tou tang

【英文名】Zhu Yu Wu Tou Decoction

【组成】吴茱萸、川乌、细辛、当归、良姜、官桂、干姜。(中医方剂大辞典)

茱萸六一散 zhu yu liu yi san

【英文名】Zhu Yu Liu Yi Powder

【异名】吴萸六一散(中医方剂大辞典、成方切用)

【组成】(1)辰砂、桂府滑石、甘草、吴茱萸。(中医方剂大辞典)(2)滑石、吴茱萸。(中医方剂大辞典)

茱萸内消丸 zhu yu nei xiao wan

【英文名】Zhu Yu Nei Xiao Pill

【组成】(1)吴茱萸、陈皮、山药、川楝、山茱萸、青皮、茴香、马蔺花、肉桂、木香。(中医方剂大辞典)(2)山茱萸肉、川乌、桔梗、小茴、白蒺藜、陈皮、青皮、川楝、木香、枳实、桃仁、吴茱萸、玄胡索、五味子。(中医方剂大辞典)(3)吴茱萸、青化桂、净枣皮、玄胡索、大茴香、化橘红、杭青皮、桃仁、白蒺藜、南木香屑。(中医方剂大辞典)(4)山茱萸、食茱萸、吴茱萸、橘红、马蔺花、山药、肉桂、川楝肉、青皮、木香、茴香、橘核。(中医方剂大辞典)(5)山茱萸、食茱萸、吴茱萸、茴香、川楝子、青皮、马蔺花、黑牵牛。(中医方剂大辞典)(6)川楝、大腹皮、五味子、海藻、玄胡索、茴香、桂心、川乌、吴茱萸、食茱萸、桃仁、木香、桔梗、青皮、山茱萸。(中医方剂大辞典)(7)川楝子、山茱萸、吴茱萸、石茱萸、胡芦巴、破故纸、舶上茴香、乌药。(中医方剂大辞典)(8)山茱萸、桔梗、白蒺藜、川乌、肉桂、茴香、食茱萸、吴茱萸、青皮、海藻、五味子、大腹皮、玄胡索、桃仁、枳实、陈皮、川楝子、木香。(中医方剂大辞典)

茱萸木瓜丸 zhu yu mu gua wan

【英文名】Zhu Yu Mu Gua Pill

【组成】大宣木瓜、吴茱萸。(中医方剂大辞典)

茱萸木瓜汤 zhu yu mu gua tang

【英文名】Zhu Yu Mu Gua Decoction

【组成】吴茱萸、干木瓜、槟榔。(中医方剂大辞典)

茱萸半夏丸 zhu yu ban xia wan

【英文名】Zhu Yu Ban Xia Pill

【组成】天南星、白术、白茯苓、吴茱萸、五味子、诃子肉、木香。(中医方剂大辞典)

茱萸半夏汤 zhu yu ban xia tang

【英文名】Zhu Yu Ban Xia Decoction

【组成】吴茱萸、半夏、附子、橘红、木香、五味子、甘草。(中医方剂大辞典)

茱萸四物汤 zhu yu si wu tang

【英文名】Zhu Yu Si Wu Decoction

【组成】吴茱萸、当归、川芎、芍药、生地黄。(中医方剂大辞典)

茱萸四逆汤 zhu yu si ni tang

【英文名】Zhu Yu Si Ni Decoction

【异名】逆加吴茱萸汤(中医方剂大辞典)

【组成】(1)茱萸、附子、干姜、炙甘草。(中医方剂大辞典)(2)吴茱萸、当归、芍药、桂心、细辛、生姜、通草、甘草。(中医方剂大辞典)

茱萸生姜汤 zhu yu sheng jiang tang

【英文名】Zhu Yu Sheng Jiang Decoction

【组成】吴茱萸、生姜、人参。(中医方剂大辞典)

茱萸如圣丸 zhu yu ru sheng wan

【英文名】Zhu Yu Ru Sheng Pill

【组成】吴茱萸、黄连、罂粟壳、诃子、川厚朴、白芍药、肉豆蔻。(中医方剂大辞典)

茱萸当归汤 zhu yu dang gui tang

【英文名】Zhu Yu Dang Gui Decoction

【组成】当归、吴茱萸、人参、川芎、茯苓、桔梗、芍药、厚朴。(中医方剂大辞典)

茱萸汤 zhu yu tang

【英文名】Zhu Yu Decoction

【异名】吴茱萸汤(中医方剂大辞典)

【组成】(1)吴茱萸、小麦、半夏、生姜、大枣、桂心、人参、黄芩、甘草。(中医方剂大辞典)(2)吴茱萸、干姜、大黄、当归、桂心、芍药、甘草、芎劳、人参、细辛、桃白皮、真朱、雄黄。(中医方剂大辞典)(3)吴茱萸、木瓜。(中医方剂大辞典)(4)茱萸、黄连、附子、甘草、生姜。(中医方剂大辞典)(5)生姜、半夏、桂心、吴茱萸、人参、大枣、甘草。(中医方剂大辞典)(6)吴茱萸、甘草、人参、桂心、生姜、半夏、小麦、当归。(中医方剂大辞典)(7)熟地黄、当归、白芍、川芎、吴茱萸、人参。(中医方剂大辞典)(8)吴茱萸、川椒、甘草、苍术、橘核、大茴香。(中医方剂大辞典)(9)椒叶、橙叶、茱萸叶。(中医方剂大辞典)(10)吴茱萸、桂、细辛、当归、杏仁。(中医方剂大辞典)(11)槟榔、橘红、茱萸、木瓜、紫苏。(中医方剂大辞典)(12)当归、干姜、肉桂、附子、吴茱萸。(中医方剂大辞典)(13)生茱萸茎叶。(中医方剂大辞典)(14)吴茱萸。(中医方剂大辞典)(15)吴茱萸、乌梅、犀角屑、升麻、陈橘皮。(中医方剂大辞典)(16)茱萸根、地榆根、蔷薇根。(中医方剂大辞典)(17)吴茱萸、细辛、附子、人参、白茯苓、桂、半夏、当归。(中医方剂大辞典)(18)吴茱萸、生姜、豉、桂。(中医方剂大辞典)(19)诃梨勒皮、当归、黄连、干姜、吴茱萸。(中医方剂大辞典)(20)食茱萸、白术、干姜。(中医方剂大辞典)(21)吴茱萸、桂、厚朴、白术、芍药、陈橘皮、五味子。(中医方剂大辞典)(22)山茱萸、当归、五味子、山芋、黄芪、芎劳、生干地黄、白术、独活、酸枣仁、木瓜。(中医方剂大辞典)(23)吴茱萸、甘草、干姜、蓼子、乱发、桂心。(中医方剂大辞典)(24)吴茱萸、半夏、生姜、芍药、桂心、大枣、人参、黄芩、甘草。(中医方剂大辞典)

茱萸附桂汤 zhu yu fu gui tang

【英文名】Zhu Yu Fu Gui Decoction

【组成】吴茱萸、附子、肉桂、当归、白芍、白术、木香、乌药、大枣、生姜。(中医方剂大辞典)

茱萸陈皮丸 zhu yu chen pi wan

【英文名】Zhu Yu Chen Pi Pill

【组成】苍术、吴茱萸、陈皮、黄连、黄芩。(中医方剂大辞典)

茱萸饮 zhu yu yin

【英文名】Zhu Yu Drink

【异名】茱萸粥(中医方剂大辞典)

【组成】(1)半楂叶。(中医方剂大辞典)(2)吴茱萸、人参、赤茯苓、桑根白皮、陈橘皮、大腹、大黄、细辛、槟榔、羌活、杏仁、蜀椒。(中医方剂大辞典)(3)茱萸末、青粱米。(中医方剂大辞典)

茱萸泽泻乌头桂枝汤 zhu yu ze xie wu tou gui zhi tang

【英文名】Zhu Yu Ze Xie Wu Tou Gui Zhi Decoction

【异名】乌头桂枝加味汤(中医方剂大辞典)

【组成】吴茱萸、泽泻、乌头、桂枝、白芍、生姜、甘草、大枣。(中医方剂大辞典)

茱萸虻虫汤 zhu yu meng chong tang

【英文名】Zhu Yu Meng Chong Decoction

【异名】吴茱萸汤(中医方剂大辞典)

【组成】吴茱萸、虻虫、水蛭、蛰虫、牡丹、生姜、小麦、半夏、大枣、桃仁、人参、牛膝、桂心、甘草、芍药。(中医方剂大辞典)

茱萸健脾丸 zhu yu jian pi wan

【英文名】Zhu Yu Jian Pi Pill

【组成】吴茱萸、川厚朴、神曲、白术、干姜、麦蘖、附子、肉豆蔻。(中医方剂大辞典)

茱萸根下虫方 zhu yu gen xia chong fang

【英文名】Zhu Yu Gen Xia Chong Prescription

【组成】东引吴茱萸根、大麻子、橘皮。(中医方剂大辞典)

茱萸根下虫酒 zhu yu gen xia chong jiu

【英文名】Zhu Yu Gen Xia Chong Wine

【组成】东行茱萸根、大麻子、橘皮。(中医方剂大辞典)

茱萸根丸 zhu yu gen wan

【英文名】Zhu Yu Gen Pill

【组成】东行吴茱萸根、蜡、鸡子、粳米。(中医方剂大辞典)

茱萸根散 zhu yu gen san

【英文名】Zhu Yu Gen Powder

【组成】茱萸根、蔷薇根。(中医方剂大辞典)

茱萸浴汤 zhu yu yu tang

【英文名】Zhu Yu Yu Decoction

【异名】吴茱浴汤(中医方剂大辞典)

【组成】杜仲、吴茱萸、蛇床子、丁香皮、五味子、木香、丁香。(中医方剂大辞典)

茱萸消石汤 zhu yu xiao shi tang

【英文名】Zhu Yu Xiao Shi Decoction

【组成】吴茱萸、消石、生姜。(中医方剂大辞典)

茱萸断下丸 zhu yu duan xia wan

【英文名】Zhu Yu Duan Xia Pill

【组成】(1)艾叶、缩砂仁、附子、肉豆蔻、吴茱萸、赤石脂、川姜。(中医方剂大辞典)(2)吴茱萸、诃子、赤石脂、缩砂仁、肉豆蔻、干姜、龙骨、人参。(中医方剂大辞典)

茱萸猪肚丸 zhu yu zhu du wan

【英文名】Zhu Yu Zhu Du Pill

【组成】吴茱萸、食茱萸、山茱萸、附子、干姜、硫黄、陈橘皮、青橘皮、禹余粮。(中医方剂大辞典)

茱萸鹿茸丸 zhu yu lu rong wan

【英文名】Zhu Yu Lu Rong Pill

【组成】吴茱萸、附子、干姜、肉豆蔻、白茯苓、黑龙骨、杜仲、五味子、苁蓉、鹿茸、赤石脂、熟干地黄。(中医方剂大辞典)

茱萸黄芪丸 zhu yu huang qi wan

【英文名】Zhu Yu Huang Qi Pill

【组成】黄芪、山茱萸、人参、五味子、熟干地黄、鸡膍胵、肉苁蓉、牛膝、补骨脂、鹿茸、麦门冬、地骨皮、白茯苓、玄参。(中医方剂大辞典)

茱萸散 zhu yu san

【英文名】Zhu Yu Powder

【组成】(1)茱萸。(中医方剂大辞典)(2)山茱萸、天雄、麻黄、川椒、草薢、桂心、川乌头、防风、甘草、牛膝、狗脊、莽草、踯躅花、石南。(中医方剂大辞典)(3)吴茱萸、川芎、木通、半夏。(中医方剂大辞典)(4)硫黄、茱萸。(中医方剂大辞典)(5)茱萸、地龙。(中医方剂大辞典)(6)吴茱萸、甘草、陈皮。(中医方剂大辞典)(7)吴茱萸、乌贼鱼骨、芍药、桑寄生、柏叶、禹余粮、桑耳、生干地黄。(中医方剂大辞典)(8)吴茱萸、干姜。(中医方剂大辞典)(9)炼成朴硝、茱萸。(中医方剂大辞典)(10)吴茱萸、干姜、白蔹、牡荆、附子、天雄、狗脊、干漆、薯蓣、秦艽、防风。(中医方剂大辞典)

茱萸煎 zhu yu jian

【英文名】Zhu Yu Decoction

【组成】(1)吴茱萸、干姜、桂、白术、人参、陈皮、川椒、甘草、当归、桔梗。(中医方剂大辞典)(2)吴茱萸、蜀椒、甘草、干地黄。(中医方剂大辞典)

茱萸膏 zhu yu gao

【英文名】Zhu Yu Ointment

【组成】(1)吴茱萸、白术、猪膏、宿姜汁。(中医方剂大辞典)(2)茱萸东行根。(中医方剂大辞典)

茴姜汤 hui jiang tang

【英文名】Hui Jiang Decoction

【组成】茴香、青皮、良姜、天台乌药。(中医方剂大辞典)

茴春丸 hui chun wan

【英文名】Hui Chun Pill

【组成】茴香、良姜、官桂、苍术。(中医方剂大辞典)

茴香丸 hui xiang wan

【英文名】Hui Xiang Pill

【异名】茴香子丸(中医方剂大辞典、圣惠)

【组成】(1)茴香、荜澄茄、槟榔、木香、苦楝子、硇砂、吴茱萸、桃仁、阿魏。(中医方剂大辞典)(2)茴香、香附、菟丝子、桑螵蛸、盐。(中医方剂大辞典)(3)茴香、附子、补骨脂、胡桃仁。(中医方剂大辞典)(4)茴香子、附子、天南星、硫黄、丁香、木香、吴茱萸、预知子、桂心。(中医方剂大辞典)(5)茴香子、木香、萝卜子、桃仁、厚朴、桂心、蓬莪茂、青橘皮、槟榔。(中医方剂大辞典)(6)茴香子、附子、硇砂、天麻、木香、白附子、白矾、阿魏、自然铜、干蝎、桃仁。(中医方剂大辞典)(7)鹿角霜、茴香、胡椒。(中医方剂大辞典)(8)胡芦巴、茴香、巴戟、川乌、川楝肉、吴萸。(中医方剂大辞典)(9)白术、白茯苓、八角、吴茱萸、荔枝核、山楂核、橘核、枳实。(中医方剂大辞典)(10)陈皮、茱萸、三棱、莪术、丁香、枳壳、茴香、槟榔、神曲、麦芽、使君子。(中医方剂大辞典)(11)八角茴香、川楝子、川独活、甘草、谷精草、末茶、苍术。(中医方剂大辞典)(12)苍术、杜仲、破故纸、川椒、茴香、厚朴。(中医方剂大辞典)(13)茴香、川楝子、川乌、威灵仙、防风、陈皮、地龙、乌药、赤小豆。(中医方剂大辞典)(14)茴香、川乌头、川楝子、陈橘皮、萆薢、地龙、旋覆花、蜀椒。(中医方剂大辞典)(15)茴香子、吴茱萸、桂、胡椒、楝实、延胡索、木香、虻虫、海蛤、芫花、硇砂、木通。(中医方剂大辞典)(16)茴香、生姜。(中医方剂大辞典)(17)威灵仙、川乌头、陈皮、防风、川楝子、萆薢、乌药、川椒、赤小豆、茴香、地龙。(中医方剂大辞典)(18)舶上茴香、地龙、赤小豆、川苦楝、川乌头、乌药、牵牛。(中医方剂大辞典)

茴香子丸 hui xiang zi wan

【英文名】Hui Xiang Zi Pill

【组成】(1)茴香子、桂心、巴戟、附子、补骨脂、干姜。(中医方剂大辞典)(2)茴香子、古文钱青、硇砂、桃仁。(中医方剂大辞典)(3)茴香子、木香、桃仁、附子、桂心、安息香、胡芦巴、青橘皮。(中医方剂大辞典)(4)茴香子、蜀椒、附子、巴戟天、木香、青橘皮、青盐、肉苁蓉、阿魏、楝实、干蝎、荜澄茄、补骨脂、葫芦巴、大戟、肉豆蔻、硫黄。(中医方剂大辞典)(5)茴香子、胡椒、附子、阿魏、青橘皮、硫黄、菖蒲、牛膝、五味子。(中医方剂大辞典)(6)茴香子、附子、巴戟天、蜀椒、牛膝、肉苁蓉、青盐。(中医方剂大辞典)(7)茴香子、附子、青橘皮、木香、狼毒、当归、阿魏、硇砂、自然铜。(中医方剂大辞典)(8)茴香子、蓬莪茂、楝实、白术、诃黎勒皮、丁香、吴茱萸、桃仁。(中医方剂大辞典)(9)茴香子、肉苁蓉、附子、五味子。(中医方剂大辞典)(10)茴香子、木香、莱菔子、厚朴、桂、干姜、蓬莪茂、青橘皮、桃仁。(中医方剂大辞典)(11)茴香子、桂、附子、当归、荜澄茄、木香、赤石脂、蜀椒。(中医方剂大辞典)

茴香子汤 hui xiang zi tang

【英文名】Hui Xiang Zi Decoction

【组成】茴香子、草乌头。(中医方剂大辞典)

茴香子散 hui xiang zi san

【英文名】Hui Xiang Zi Powder

【组成】(1)茴香子、马蔺花、葶苈。(中医方剂大辞典)(2)茴香子、荜澄茄、楝实、木香、葫芦巴、青橘皮、槟榔。(中医方剂大辞典)(3)茴香子、京三棱、姜黄、马蔺花、没药、干姜。(中医方剂大辞典)(4)茴香子、桃仁、干姜、甘草、桂、熟干地黄、石斛、杜仲。(中医方剂大辞典)(5)茴香子、木香、陈橘皮、人参、菖蒲、甘草。(中医方剂大辞典)

茴香乌药汤 hui xiang wu yao tang

【英文名】Hui Xiang Wu Yao Decoction

【组成】茴香、乌药、吴茱萸、破故纸、川萆薢、木瓜、木香、砂仁、荔枝核。(中医方剂大辞典)

茴香化气散 hui xiang hua qi san

【英文名】Hui Xiang Hua Qi Powder

【组成】小茴、白术、枳壳、青皮、大茴、香附、乌药、吴茱萸、白葱、丁母香。(中医方剂大辞典)

茴香四神散 hui xiang si shen san

【英文名】Hui Xiang Si Shen Powder

【组成】小茴香、南木香、川山甲、全蝎。(中医方剂大辞典)

茴香四逆汤 hui xiang si ni tang

【英文名】Hui Xiang Si Ni Decoction

【组成】小茴香、附子、干姜、破故纸、杜仲、茯苓、甘草、大枣。(中医方剂大辞典)

茴香安肾汤 hui xiang an shen tang

【英文名】Hui Xiang An Shen Decoction

【组成】人参、白术、白茯苓、泽泻、茴香、破故纸、黄柏、木香、槟榔、乌药、香附、砂仁、玄胡索、升麻、甘草、荔枝核。(中医方剂大辞典)

茴香汤 hui xiang tang

【英文名】Hui Xiang Decoction

【组成】茴香、川楝子、陈皮、甘草、盐。(中医方剂大辞典)

茴香苍术丸 hui xiang cang zhu wan

【英文名】Hui Xiang Cang Zhu Pill

【组成】苍术、破故纸、茴香、巴戟、黑牵牛。(中医方剂

大辞典）

茴香角子 hui xiang jiao zi

【英文名】Hui Xiang Jiao Zi

【组成】茴香子、木香、巴戟、附子、汉椒、山茱萸、豮猪肾。（中医方剂大辞典）

茴香附子丸 hui xiang fu zi wan

【英文名】Hui Xiang Fu Zi Pill

【组成】附子、桂、葫芦巴、马蔺花、青橘皮、茴香子、楝实、干姜、巴戟天、补骨脂。（中医方剂大辞典）

茴香饮 hui xiang yin

【英文名】Hui Xiang Drink

【组成】八角茴香、白牵牛。（中医方剂大辞典）

茴香金铃丸 hui xiang jin ling wan

【英文名】Hui Xiang Jin Ling Pill

【组成】金铃子、茴香、马蔺花、吴茱萸、石茱萸、山茱萸、青皮、陈皮。（中医方剂大辞典）

茴香枳壳丸 hui xiang zhi ke wan

【英文名】Hui Xiang Zhi Ke Pill

【组成】枳壳、茴香。（中医方剂大辞典）

茴香草饮 hui xiang cao yin

【英文名】Hui Xiang Cao Drink

【组成】生茴香草。（中医方剂大辞典）

茴香草散 hui xiang cao san

【英文名】Hui Xiang Cao Powder

【组成】茴香草、高良姜。（中医方剂大辞典）

茴香桔核丸 hui xiang ju he wan

【英文名】Huo Xiang Ju He Pill

【组成】小茴香、桔核、川楝子、香附、木香、元胡。（(80)京卫药准字第1496号）

茴香益元散 hui xiang yi yuan san

【英文名】Hui Xiang Yi Yuan Powder

【组成】茴香、滑石、甘草、青黛。（中医方剂大辞典）

茴香益智丸 hui xiang yi zhi wan

【英文名】Hui Xiang Yi Zhi Pill

【组成】川乌、小茴香、破故纸、益智仁、乌药。（中医方剂大辞典）

茴香酒 hui xiang jiu

【英文名】Hui Xiang Wine

【异名】茴香散(中医方剂大辞典)

【组成】(1)茴香、丁香、樟脑、红花、白酒。（中医方剂大辞典）(2)茴香、樟脑、红花。（中医方剂大辞典）(3)破故纸、茴香、辣桂。（中医方剂大辞典）(4)茴香。（中医方剂大辞典）

茴香理中丸 hui xiang li zhong wan

【英文名】Hui Xiang Li Zhong Pill

【组成】白术、人参、干姜、甘草、茴香。（中医方剂大辞典）

茴香雀酒 hui xiang que jiu

【英文名】Hui Xiang Que Wine

【组成】舶上茴香、胡椒、砂仁、辣桂。（中医方剂大辞典）

茴香散 hui xiang san

【英文名】Hui Xiang Powder

【异名】茴香子散(中医方剂大辞典)

【组成】(1)广木香、茶、八角茴香、乳香、人参、川楝子、甘草、知母、小茴香、贝母、沉香、安息香。（中医方剂大辞典）(2)茴香、川楝肉、破故纸、香附子、猴楂子。（中医方剂大辞典）(3)茴香、苦楝、五味。（中医方剂大辞典）(4)京三棱、茴香、甘草、没药。（中医方剂大辞典）(5)芸苔子、蓬莪术、茴香、青皮、甘草、辣桂、木香。（中医方剂大辞典）(6)茴香、苦楝。（中医方剂大辞典）(7)京三棱、蓬莪术、金铃子、茴香、青橘皮、甘草、木香、当归。（中医方剂大辞典）(8)茴香、川楝子、牵牛、巴戟。（中医方剂大辞典）(9)茴香、木香、黑附子、金铃子、萝卜子、槟榔、破故纸、白豆蔻。（中医方剂大辞典）(10)茴香、蓬莪术、京三棱、金铃子肉、甘草。（中医方剂大辞典）(11)茴香、紫苏、槟榔、木通、巴戟、人参、赤茯苓、当归、桃仁。（中医方剂大辞典）(12)舶上茴香、金毛狗脊、黑牵牛。（中医方剂大辞典）(13)茴香子、苦楝子、木香、槟榔、青橘皮。（中医方剂大辞典）(14)茴香、芸苔子、田螺壳、甘草、川楝子。（中医方剂大辞典）(15)茴香、冬青胆、生甘草。（中医方剂大辞典）(16)白蒺藜、附子、茴香子。（中医方剂大辞典）(17)香附子、茴香。（中医方剂大辞典）

茴香煮散 hui xiang zhu san

【英文名】Hui Xiang Zhu Powder

【组成】茴香子、木香、芍药、陈曲、厚朴、枳壳、桂、青橘皮、干姜、人参、白茯苓、京三棱、生干地黄。（中医方剂大辞典）

茴香粥 hui xiang zhou

【英文名】Hui Xiang Gruel

【组成】小茴香。（中医方剂大辞典）

茴香楝子丸 hui xiang lian zi wan

【英文名】Hui Xiang Lian Zi Pill

【异名】茴香楝实丸(中医方剂大辞典、普济方)

【组成】川楝子、小茴香、吴茱萸、海藻、木香、泽泻、青盐、蓬莪术、三棱、青皮、黑牵牛。（中医方剂大辞典）

茴香楝实丸 hui xiang lian shi wan

【英文名】Hui Xiang Lian Shi Pill

【组成】茴香、楝实、石茱萸、马蔺花、陈皮、芫花。（中医方剂大辞典）

茴香煎丸 hui xiang jian wan

【英文名】Hui Xiang Jian Pill

【组成】川椒、老生姜、厚朴、茴香、青盐、大川乌、附子、益智仁、川楝子、肉桂、破故纸、陈皮、苍术。(中医方剂大辞典)

茴香槟榔散 hui xiang bing lang san

【英文名】Hui Xiang Bing Lang Powder

【组成】茴香子、槟榔、京三棱、青橘皮、木香。(中医方剂大辞典)

茴香橘皮酒 hui xiang ju pi jiu

【英文名】Hui Xiang Ju Pi Wine

【组成】八角茴香、红橘皮、白豆蔻。(中医方剂大辞典)

茴香橘核丸 hui xiang ju he wan

【英文名】Hui Xiang Ju He Pill

【组成】小茴香、橘核、昆布、延胡索、木香、川楝子。

茴香鳖甲丸 hui xiang bie jia wan

【英文名】Hui Xiang Bie Jia Pill

【组成】茴香子、鳖甲、附子、胡芦巴、柴胡、黄连、楝实。(中医方剂大辞典)

茴消散 hui xiao san

【英文名】Hui Xiao Powder

【组成】朴硝、茴香。(中医方剂大辞典)

茴楝五苓散 hui lian wu ling san

【英文名】Hui Lian Wu Ling Powder

【组成】五苓散、茴香、川楝、葱、盐。(中医方剂大辞典)

茵山莲冲剂 yin shan lian chong ji

【英文名】Yin Shan Lian Medicinal Instant Granule

【组成】(1)半枝莲、茵陈、甘草、板蓝根、五味子、山栀子。((93)粤卫药准字第 K17－036 号)(2)茵陈、栀子、半枝莲、板蓝根、五味子、甘草。((82)辽卫药准字(82)1219－22 号)

茵山莲颗粒 yin shan lian ke li

【英文名】Yin Shan Lian Granule

【组成】茵陈、半枝莲、五味子、栀子、甘草、板兰根。(药品标准－中药成方制剂标准 1998)

茵术汤 yin zhu tang

【英文名】Yin Zhu Decoction

【组成】茵陈、苍术、莪术、鸡血藤。(浙江中医学院通讯 1977,3(6))

茵白冲剂 yin bai chong ji

【英文名】Yin Bai Medicinal Instant Granule

【组成】(1)土茵陈、蒲公英、白茅根、六一散、泽兰。(福建中医药 1984,15(2))(2)茵陈、白花蛇舌草、虎杖、田基黄、陈皮。(中成药研究 1979,(1))

茵白肝炎冲剂 yin bai gan yan chong ji

【英文名】Yin Bai Gan Yan Granule

【组成】茵陈、泽兰、滑石、白茅根、蒲公英、甘草。(药品标准－中药成方制剂标准 1994)

茵芋丸 yin yu wan

【英文名】Yin Yu Pill

【组成】(1)茵芋、朱砂、薏苡仁、牵牛子、郁李仁。(中医方剂大辞典)(2)茵芋、细辛、黄芩、甘草、龙齿、石膏、松萝、杜蘅、铅丹。(中医方剂大辞典)(3)茵芋、狗脊、麻黄、丹参、五加皮、杜仲、朱砂、甘草、附子。(中医方剂大辞典)(4)茵芋叶、铅丹、秦艽、钩藤皮、石膏、杜蘅、防葵、菖蒲、黄芩、松萝、蜣螂、甘草。(中医方剂大辞典)(5)茵芋叶、薏苡仁、郁李仁、牵牛子。(中医方剂大辞典)

茵芋汤 yin yu tang

【英文名】Yin Yu Decoction

【组成】(1)茵芋、甘草、苦参、细辛、黄连、蕤仁。(中医方剂大辞典)(2)茵芋、防风、附子、牡蛎、莽草。(中医方剂大辞典)(3)茵芋、人参、甘草、苁蓉、黄芪、茯苓、秦艽、厚朴、防风、乌喙、松实、山茱萸。(中医方剂大辞典)

茵芋饮 yin yu yin

【英文名】Yin Yu Drink

【组成】茵芋、乌头、干姜、细辛、黄芩、桂、天雄、防己、白茯苓、秦艽、防风、当归、甘草。(中医方剂大辞典)

茵芋酒 yin yu jiu

【英文名】Yin Yu Wine

【组成】(1)茵芋、附子、天雄、乌头、秦艽、女萎、防风、羊踯躅、防己、石南、细辛、桂心。(中医方剂大辞典)(2)茵芋、乌头、天雄、附子、川椒、踯躅花、干姜、桂心、防风、石南叶、甘草、莽草。(中医方剂大辞典)(3)茵芋、乌头、石南、防风、蜀椒、女萎、附子、细辛、独活、卷柏、桂心、天雄、秦艽、防己、踯躅。(中医方剂大辞典)(4)茵芋、狗脊、踯躅花、乌头、附子、天雄。(中医方剂大辞典)

茵芋淋浸方 yin yu lin jin fang

【英文名】Yin Yu Lin Jin Prescription

【组成】茵芋、独活、防己、蒺藜子、椒。(中医方剂大辞典)

茵芋散 yin yu san

【英文名】Yin Yu Powder

【异名】人参汤(中医方剂大辞典)

【组成】(1)茵芋、黄芩、附子、人参、芎䓖、防风、麻黄、汉防己、甘草。(中医方剂大辞典)(2)茵芋、川乌头、干姜、细辛、黄芩、桂心、天雄、汉防己、秦艽、赤茯苓、防风、当归、甘草。(中医方剂大辞典)(3)茵芋、川乌头、天雄、石南、附子、桂心、秦艽、防风、踯躅花。(中医方剂大辞典)(4)茵芋、枳壳、当归、荆芥、细辛、桂心、独活、天麻、羚羊角屑。(中医方剂大辞典)(5)茵芋、桂心、天雄、附子、菖蒲、茜根、干姜、细辛、桑寄生、白术。(中医方剂大辞典)(6)茵芋、杜仲、石南、石龙芮、羊踯躅、麝香、狗脊、当归、干蝎、桑螵蛸、菖蒲、赤箭、独活、附子、天雄、甘菊花、牛膝、木香、麻黄、芎䓖、萆薢。(中医方剂大辞典)(7)茵芋、肉桂、海桐皮、芎䓖、狗脊、防风、牛膝、附子、松节、苍耳子、当归、羌活、木香、麝香。(中医方剂大辞典)(8)茵芋、桂心、汉防己、附子、侧子、芎䓖、人参、麻黄、当归、赤芍药、秦艽、茯神、五加皮、防风、白术、黄芪、细辛、甘菊花、甘草。(中医方剂大辞典)

茵芋浸酒 yin yu man jiu

【英文名】Yin Yu Man Wine

【组成】(1)茵芋、白及、薏苡仁、赤芍药、桂心、牛膝、酸枣仁、干姜、附子、甘草。(中医方剂大辞典)(2)茵芋、细辛、天雄、汉防己、川乌头、石斛、踯躅、山茱萸、柏子仁、甘草、木通、桂心、秦艽、黄芪、干姜、熟干地黄、莽草、附子、杜仲、芎䓖、王孙、泽泻、石南、防风、远志、牛膝。(中医方剂大辞典)

茵贞丹 yin zhen dan

【英文名】Yin Zhen Decoction

【组成】绵茵陈、女贞子、紫丹参、黑山栀、六一散、生大黄、云茯苓、醋柴胡。(江苏中医杂志 1983,4(2))

茵陈二花汤 yin chen er hua tang

【英文名】Yin Chen Er Hua Decoction

【组成】茵陈、凌霄花、野菊花、山楂、黄芩、丹皮、丹参、栀子、乌梅、大黄。(湖北中医杂志 1989,(1))

茵陈二苓汤 yin chen er ling tang

【英文名】Yin Chen Er Ling Decoction

【组成】茵陈、栀子、大黄、茯苓、猪苓。(中医方剂大辞典)

茵陈丸 yin chen wan

【英文名】Yin Chen Pill

【异名】茵陈蒿丸(中医方剂大辞典)

【组成】(1)茵陈、黄芩、枳壳、川大黄、川升麻。(中医方剂大辞典)(2)茵陈、大麻仁、豉、恒山、栀子仁、鳖甲、川芒硝、杏仁、巴豆。(中医方剂大辞典)(3)茵陈、恒山、栀子仁、鳖甲、川朴硝、川大黄、木香、犀角屑、川升麻、巴豆、杏仁。(中医方剂大辞典)(4)茵陈、川大黄、豉、栀子仁、鳖甲、川芒硝、杏仁。(中医方剂大辞典)(5)茵陈、黄芩、枳实、大黄。(中医方剂大辞典)(6)茵陈、大黄、黄芩、栀子。(中医方剂大辞典)(7)茵陈、甘遂、当归、蜀椒、杏仁、大黄、半夏、葶苈、茯苓、干姜、枳实、白术。(中医方剂大辞典)(8)茵陈、栀子、天门冬、大黄、桂心、通草、石膏、半夏。(中医方剂大辞典)(9)茵陈、栀子、芒硝、杏仁、巴豆、恒山、鳖甲、大黄、豉。(中医方剂大辞典)(10)茵陈、大黄、栀子仁、黄芩、鳖甲、常山、芒硝、巴豆、升麻、鼓。(中医方剂大辞典)(11)茵陈、大黄、豉心、恒山、桃核仁、芒硝、杏仁、鳖甲、巴豆。(中医方剂大辞典)(12)茵陈蒿、柴胡、栀子仁、龙胆、枳壳、黄芩、升麻、大黄。(中医方剂大辞典)(13)茵陈蒿、常山、大黄、朴硝、豉。(中医方剂大辞典)(14)茵陈蒿、大黄、黄连、黄芩。(中医方剂大辞典)(15)茵陈蒿、大黄、鳖甲、常山、杏仁、栀子仁、巴豆、芒硝。(中医方剂大辞典)(16)茵陈、栀子仁、川大黄、秦艽、川朴硝、甘草。(中医方剂大辞典)(17)茵陈、枳壳、白术、半夏、赤茯苓、甘遂、当归、杏仁、木通、川椒、川大黄、甜葶苈。(中医方剂大辞典)

茵陈大黄汤 yin chen dai huang tang

【英文名】Yin Chen Dai Huang Decoction

【组成】(1)大黄、茵陈、栀子、黄芩、枳实、厚朴、甘草。(中医方剂大辞典)(2)茵陈、大黄、枳实、山栀、厚朴、滑石、甘草。(中医方剂大辞典)

茵陈丹参汤 yin chen dan shen tang

【英文名】Yin Chen Dan Shen Decoction

【组成】茵陈、丹参、车前子、甘草。(陕西中医 1993,14(12))

茵陈乌梅汤 yin chen wu mei tang

【英文名】Yin Chen Wu Mei Decoction

【组成】茵陈、乌梅。(中医方剂大辞典)

茵陈五苓丸 yin chen wu ling wan

【英文名】Yin Chen Wu Ling Pill

【组成】茵陈、泽泻、茯苓、猪苓、白术、肉桂。(药品标准－中药成方制剂标准 1991)

茵陈五苓汤 yin chen wu ling tang

【英文名】Yin Chen Wu Ling Decoction

【组成】(1)茵陈、泽泻、猪苓、茯苓、山栀、木通、白术、山楂、枳实、甘草、陈皮、滑石、姜、枣、灯心。(中医方剂大辞典)(2)苍术、赤苓、猪苓、泽泻、官桂、茵陈、车前、木通、柴胡。(中医方剂大辞典)

茵陈五苓散 yin chen wu ling san

【英文名】Yin Chen Wu Ling Powder

【异名】茵陈四苓散(中医方剂大辞典)

【组成】(1)粉猪苓、泽泻、焦白术、茯苓、川连、黑山栀、茵陈、大黄。(中医方剂大辞典)(2)茵陈、泽泻、茯苓、猪苓、白术、官桂、枳实。(中医方剂大辞典)(3)黄芩、黄连、山栀仁、茵陈、猪苓、泽泻、苍术、青皮、龙胆草。(中医方剂大辞典)(4)茵陈、白术、赤茯苓、猪苓、桂、泽泻、苍术、山栀、滑石、甘草。(中医方剂大辞典)(5)茵陈、白术、猪苓、桂、泽泻。(中医方剂大辞典)(6)赤苓、猪苓、泽泻、白术、茵陈。(中医方剂大辞典)(7)生料五苓散、茵陈、车前子、木通、柴胡。(中医方剂大辞典)(8)茵陈蒿末、五苓

散。(中医方剂大辞典)

茵陈五苓糖浆 yin chen wu ling tang jiang

【英文名】Yin Chen Wu Ling Syrup

【组成】茵陈、茯苓、猪苓、桂枝、泽泻、苍术。(药品标准－中药成方制剂标准 1997)

茵陈五虎汤 yin chen wu hu tang

【英文名】Yin Chen Wu Hu Decoction

【组成】茵陈、栀子、大黄、五味子、虎杖。(中医急症通讯 1990,(11－12))

茵陈五疸丸 yin chen wu ju wan

【英文名】Yin Chen Wu Ju Pill

【组成】茵陈、茯苓、黄芩、苍术、泽泻、厚朴、白术、猪苓、山楂、甘草、陈皮、六神曲、枳椇子。(药品标准－中药成方制剂标准 1998)

茵陈分湿汤 yin chen fen shi tang

【英文名】Yin Chen Fen Shi Decoction

【组成】白术、茵陈、肉桂、猪苓、半夏。(中医方剂大辞典)

茵陈四苓合剂 yin chen si ling he ji

【英文名】Yin Chen Si Ling Mixture

【组成】茵陈、金钱草、郁金、茯苓、白芍、白术、党参、丹参、焦山楂、平地木。(上海中医药杂志 1987,(3))

茵陈四苓汤 yin chen si ling tang

【英文名】Yin Chen Si Ling Decoction

【组成】茵陈、泽泻、白术、茯苓、枳实、猪苓、山栀仁。(中医方剂大辞典)

茵陈四逆汤 yin chen si ni tang

【英文名】Yin Chen Si Ni Decoction

【组成】甘草、茵陈蒿、干姜、附子。(中医方剂大辞典)

茵陈平胃汤 yin chen ping wei tang

【英文名】Yin Chen Ping Wei Decoction

【组成】茵陈、栀子、黄柏、白术、陈皮、川朴、枳壳、炒神曲、麦芽、生甘草。(黑龙江中医药 1984,(1))

茵陈平胃散 yin chen ping wei san

【英文名】Yin Chen Ping Wei Powder

【组成】熟苍术、厚朴、广皮、山栀、茵陈、淡豆豉。(中医方剂大辞典)

茵陈术附汤 yin chen zhu fu tang

【英文名】Yin Chen Zhu Fu Decoction

【异名】茵陈姜附汤(中医方剂大辞典、医学心悟)

【组成】(1)茵陈、白术、附子、干姜、甘草、肉桂。(中医方剂大辞典)(2)茵陈、白术、附子、茯苓、当归、广皮、半夏、砂仁、苡仁、姜皮。(中医方剂大辞典)

茵陈汁 yin chen zhi

【英文名】Yin Chen Zhi Syrup

【组成】茵陈、大黄。((95)QLSY002－199)

茵陈玉露饮 yin chen yu lu yin

【英文名】Yin Chen Yu Lu Drink

【组成】茵陈、玉竹、石斛、花粉、葛根、山栀、广皮、半夏、茯苓、萆薢、苡仁。(中医方剂大辞典)

茵陈白术汤 yin chen bai zhu tang

【英文名】Yin Chen Bai Zhu Decoction

【组成】白术、白茯苓、泽泻、茵陈、猪苓、枳实、木通、木香、官桂、缩砂仁。(中医方剂大辞典)

茵陈白芷汤 yin chen bai zhi tang

【英文名】Yin Chen Bai Zhi Decoction

【组成】绵茵陈、白芷、北秦皮、茯苓皮、黄柏、藿香。(中医方剂大辞典)

茵陈石膏汤 yin chen shi gao tang

【英文名】Yin Chen Shi Gao Decoction

【组成】石膏、茵陈、赤芍药、黄芪、麦冬、豆豉、甘草。(中医方剂大辞典)

茵陈合剂 yin chen he ji

【英文名】Yin Chen Mixture

【组成】(1)茵陈蒿、板蓝根。(陕西中医 1990,11(2))(2)茵陈、板蓝根、大枣。(四川中医 1988,(6))

茵陈地黄汤 yin chen di huang tang

【英文名】Yin Chen Di Huang Decoction

【组成】怀生地、京赤芍、正川芎、大当归、天花粉、赤茯苓、结猪苓、茵陈蒿、宣泽泻。(中医方剂大辞典)

茵陈佛手煎 yin chen fo shou jian

【英文名】Yin Chen Fo Shou Decoction

【组成】郁金、栀子、连翘、茵陈、佛手、败酱草。(实用中医内科杂志 1991,5(2))

茵陈吴茱萸汤 yin chen wu zhu yu tang

【英文名】Yin Chen Wu Zhu Yu Decoction

【组成】茵陈、栀子仁、赤茯苓、葶苈、枳实、甘草、吴茱萸。(中医方剂大辞典)

茵陈苏叶汤 yin chen su ye tang

【英文名】Yin Chen Su Ye Decoction

【组成】紫苏、茵陈。(中医方剂大辞典)

茵陈赤虎汤 yin chen chi hu tang

【英文名】Yin Chen Chi Hu Decoction

【组成】茵陈、赤芍、山楂、板蓝根、紫草、夏枯草、金钱草、虎杖、垂盆草、白茅根。(陕西中医 1987,8(5))

茵陈连梅汤 yin chen lian mei tang

【英文名】Yin Chen Lian Mei Decoction

【组成】茵陈、乌海、川椒、雷丸、黄柏、胡黄连。(福建中医药 1991,22(6))

茵陈附子干姜汤 yin chen fu zi gan jiang tang

【英文名】Yin Chen Fu Zi Gan Jiang Decoction

【组成】附子、干姜、茵陈、白术、草豆蔻、白茯苓、枳实、半夏、泽泻、陈皮。(中医方剂大辞典)

茵陈附子汤 yin chen fu zi tang

【英文名】Yin Chen Fu Zi Decoction

【组成】(1)附子、干姜、茵陈蒿。(中医方剂大辞典)(2)茵陈、附子、甘草。(中医方剂大辞典)

茵陈饮 yin chen yin

【英文名】Yin Chen Drink

【异名】六味回阳饮(中医方剂大辞典)

【组成】(1)茵陈蒿、黑山栀、赤茯苓、甜葶苈、小枳实、生甘草、灯芯。(中医方剂大辞典)(2)茵陈、焦栀子、泽泻、青皮、甘草、甘菊花。(中医方剂大辞典)

茵陈承气汤 yin chen cheng qi tang

【英文名】Yin Chen Cheng Qi Decoction

【组成】茵陈、大黄、芒硝、生山栀、生甘草。(中医急症通讯 1988,(6))

茵陈枇杷清肺饮 yin chen pi pa qing fei yin

【英文名】Yin Chen Pi Pa Qing Fei Drink

【组成】茵陈、生地、枇杷叶、丹皮、赤芍、桑白皮、知母、黄芩。(内蒙古中医药 1990,9(3))

茵陈治疸汤 yin chen zhi dan tang

【英文名】Yin Chen Zhi Dan Decoction

【组成】茵陈、黄芩、黑山栀、滑石、茯苓、车前、橘红。(中医方剂大辞典)

茵陈泻黄汤 yin chen xie huang tang

【英文名】Yin Chen Xie Huang Decoction

【异名】茵陈泻黄散(中医方剂大辞典)

【组成】葛根、茵陈、黄连、山栀、白术、赤茯苓、白芍药、人参、木通、厚朴、木香。(中医方剂大辞典)

茵陈苓术汤 yin chen ling zhu tang

【英文名】Yin Chen Ling Zhu Decoction

【组成】茵陈、茯苓、白术、薏仁、知母。(中医方剂大辞典)

茵陈苓术黄连汤 yin chen ling zhu huang lian tang

【英文名】Yin Chen Ling Zhu Huang Lian Decoction

【组成】茵陈、茯苓、白术、黄连。(中医方剂大辞典)

茵陈降脂方 yin chen jiang zhi fang

【英文名】Yin Chen Jiang Zhi Syrup

【组成】茵陈、生山楂、生麦芽。(上海中医药杂志 1982,(5))

茵陈姜附汤 yin chen jiang fu tang

【英文名】Yin Chen Jiang Fu Decoction

【异名】茵陈附子汤(玉机微义)

【组成】茵陈、附子、干姜。(中医方剂大辞典)

茵陈将军汤 yin chen jiang jun tang

【英文名】Yin Chen Jiang Jun Decoction

【组成】(1)茵陈、大黄、栀子、黄连、枳实、甘草梢、滑石末。(中医方剂大辞典)(2)大黄、茵陈、山栀、甘草、厚朴、黄芩、枳实。(中医方剂大辞典)

茵陈枳壳汤 yin chen zhi ke tang

【英文名】Yin Chen Zhi Ke Decoction

【组成】茵陈蒿、枳壳、桔梗、大黄、甘草。(中医方剂大辞典)

茵陈栀子汤 yin chen zhi zi tang

【英文名】Yin Chen Zhi Zi Decoction

【组成】(1)茵陈、栀子、黄连、车前子、泽泻、枳壳、广陈皮、干葛。(中医方剂大辞典)(2)茵陈、黄连、栀子、白茯苓、厚朴、木通、白术、人参、木香、白芍药、干葛。(中医方剂大辞典)(3)茵陈、大黄、栀子、枳壳。(中医方剂大辞典)(4)茵陈、茯苓、山栀、苍术、白术、黄芩、黄连、枳实、猪苓、泽泻、陈皮、防己、青皮。(中医方剂大辞典)

茵陈栀子豆豉汤 yin chen zhi zi dou chi tang

【英文名】Yin Chen Zhi Zi Dou Chi Decoction

【组成】茵陈、栀子、豆豉。(中医方剂大辞典)

茵陈栀子黄连三物汤 yin chen zhi zi huang lian san wu tang

【英文名】Yin Chen Zhi Zi Huang Lian San Wu Decoction

【组成】茵陈蒿、栀子、黄连。(中医方剂大辞典)

茵陈栀柏汤 yin chen zhi bo tang

【英文名】Yin Chen Zhi Bo Decoction

【组成】茵陈、栀子、黄柏。(中医方剂大辞典)

茵陈胃苓丸 yin chen wei ling wan

【英文名】Yin Chen Wei Ling Pill

【组成】胃苓丸、茵陈。(中医方剂大辞典)

茵陈胃苓汤 yin chen wei ling tang

【英文名】Yin Chen Wei Ling Decoction

【组成】杜苍术、真川朴、炒广皮、浙苓、生晒术、川桂枝、建泽泻、猪苓、炙甘草。(中医方剂大辞典)

茵陈胆道汤 yin chen dan dao tang

【英文名】Yin Chen Dan Dao Decoction

【组成】茵陈、栀子、柴胡、黄芩、枳壳、木香、大黄、金钱草。(中草药 1980,11(11))

茵陈茯苓汤 yin chen fu ling tang

【英文名】Yin Chen Fu Ling Decoction

【组成】(1)茵陈、半夏、赤茯苓、陈皮、枳实、桔梗、甘草。(中医方剂大辞典)(2)茯苓、官桂、猪苓、滑石、茵陈、当归。(中医方剂大辞典)(3)茯苓、桂枝、猪苓、滑石、茵陈蒿。(中医方剂大辞典)

茵陈茱萸汤 yin chen zhu yu tang

【英文名】Yin Chen Zhu Yu Decoction

【组成】(1)吴茱萸、当归、附子、木通、干姜、茵陈、人参。(中医方剂大辞典)(2)吴茱萸、木通、干姜、茵陈、当归、附子。(中医方剂大辞典)

茵陈退疸汤 yin chen tui dan tang

【英文名】Yin Chen Tui Dan Decoction

【组成】胆草、黄芩、车前、当归、茵陈、生地、栀子、熟地、白茯苓、腹皮、杜仲、怀牛膝、木通。(中医方剂

大辞典）

茵陈柴苓汤 yin chen chai ling tang

【英文名】Yin Chen Chai Ling Decoction

【组成】柴胡、黄芩、半夏、甘草、猪苓、泽泻、赤茯苓、茵陈、麦冬、赤芍。（中医方剂大辞典）

茵陈栝蒌散 yin chen gua lou san

【英文名】Yin Chen Gua Lou Powder

【组成】茵陈、木通、山栀、大黄、石膏、栝蒌壳。（中医方剂大辞典）

茵陈酒 yin chen jiu

【英文名】Yin Chen Wine

【组成】茵陈蒿、秫米、石曲。（中医方剂大辞典）

茵陈清湿汤 yin chen qing shi tang

【英文名】Yin Chen Qing Shi Decoction

【组成】茯苓、茵陈、麦芽、山栀、苍术、白术、黄芩、黄连、枳实、猪苓、陈皮、防己。（中医方剂大辞典）

茵陈理中汤 yin chen li zhong tang

【英文名】Yin Chen Li Zhong Decoction

【组成】(1)茵陈、白术、人参、干姜。（中医方剂大辞典）(2)人参、白术、干姜、甘草、茵陈。（中医方剂大辞典）

茵陈银翘汤 yin chen yin qiao tang

【英文名】Yin Chen Yin Qiao Decoction

【组成】茵陈、银花、连翘、板蓝根、栀子、虎杖、大黄、滑石、车前子、五味子、甘草。（时珍国药研究 1993，4(3)）

茵陈麻黄汤 yin chen ma huang tang

【英文名】Yin Chen Ma Huang Decoction

【组成】茵陈蒿、麻黄。（中医方剂大辞典）

茵陈麻黄散 yin chen ma huang san

【英文名】Yin Chen Ma Huang Powder

【组成】山茵陈、麻黄、石膏、蜀椒、苍术。（中医方剂大辞典）

茵陈黄芩汤 yin chen huang qin tang

【英文名】Yin Chen Huang Qin Decoction

【组成】茵陈蒿、大黄、生麦门冬、栀子仁、青黛、升麻、黄芩。（中医方剂大辞典）

茵陈黄连汤 yin chen huang lian tang

【英文名】Yin Chen Huang Lian Decoction

【组成】茵陈蒿、黄连、黄芩、大黄、甘草、人参。（中医方剂大辞典）

茵陈散 yin chen san

【英文名】Yin Chen Powder

【异名】石膏茵陈散(中医方剂大辞典)

【组成】(1)茵陈、木通、栀子仁、甘草、栝蒌根、麦门冬、柴胡、秦艽。（中医方剂大辞典）(2)茵陈、川大黄、玄参、栀子、甘草。（中医方剂大辞典）(3)茵陈、柴胡、栀子仁、猪苓、川大黄、秦艽、桑根白皮、木通、甘草。（中医方剂大辞典）(4)茵陈、栀子仁、黄芩、柴胡、木通、川升麻、赤芍药、栝蒌根、川大黄。（中医方剂大辞典）(5)子芩、秦艽、知母、大青、赤芍药、川芒硝、土瓜根、川大黄、茵陈、黄连、栀子仁。（中医方剂大辞典）(6)茵陈、犀角屑、柴胡、茯神、赤芍药、麦门冬、黄芩、栀子仁、甘草。（中医方剂大辞典）(7)茵陈、犀角屑、麦门冬、栀子仁、茯神、赤芍、生干地黄、甘草。（中医方剂大辞典）(8)茵陈、栀子仁、川大黄、滑石、木通、甘草。（中医方剂大辞典）(9)茵陈、茯神、栀子仁、赤芍药、麦门冬、黄芩、犀角屑、生干地黄。（中医方剂大辞典）(10)茵陈、柴胡、甘草、赤芍药、防风、附子。（中医方剂大辞典）(11)茵陈、白鲜皮、栝蒌、黄芩、栀子、芍药、青木香、柴胡、枳实、黄连、紫雪、土豆根、大青、大黄。（中医方剂大辞典）(12)茵陈、连翘、荆芥、麻黄、升麻、羌活、薄荷、僵蚕、细辛、大黄、牵牛。（中医方剂大辞典）(13)茵陈、栀子、赤苓、猪苓、泽泻、苍术、枳实、黄连、厚朴、滑石。（中医方剂大辞典）(14)大田螺、茵陈、薤头、山栀。（中医方剂大辞典）(15)茵陈蒿、犀角屑、石斛、人参、芍药、桔梗、防风、柴胡、细辛、桂、吴茱萸、当归、白术。（中医方剂大辞典）(16)麻黄、荆芥穗、升麻、黄芩、羌活、独活、牡丹皮、薄荷、连翘、茵陈、射干、大黄、僵蚕、半夏、细辛、牵牛。（中医方剂大辞典）(17)北细辛、茵陈穗、石膏、川芎。（中医方剂大辞典）(18)香薷散、茵陈。（中医方剂大辞典）(19)茵陈、白术、甘草。（中医方剂大辞典）(20)茵陈蒿、当归、厚朴、陈橘皮、牛膝、紫菀、人参、白茯苓、附子、枳壳、白芷、干姜、赤芍药、芜荑、藁本、木香、柴胡、桔梗、桂、石斛、青橘皮。（中医方剂大辞典）(21)茵陈蒿、犀角屑、石斛、紫参、人参、白术、柴胡、桂、芍药、防风、吴茱萸、桔梗、白芜荑仁。（中医方剂大辞典）(22)山茵陈、桔梗、枳壳、川大黄、甘草。（中医方剂大辞典）(23)山茵陈、麻黄、荆芥、细辛、川芎、川大黄、干薄荷、官桂。（中医方剂大辞典）(24)茵陈、栀子仁、川大黄、黄芩、犀角屑、木通、寒水石、川芒硝。（中医方剂大辞典）(25)茵陈、麻黄、赤芍药、甘草、黄芩、葛根。（中医方剂大辞典）(26)茵陈、川大黄、栀子仁。（中医方剂大辞典）(27)栀子仁、石膏、川大黄、栝蒌、甘草、木通、茵陈。（中医方剂大辞典）(28)茵陈、犀角屑、川升麻、栀子仁、甘草、黄芩、川朴硝。（中医方剂大辞典）(29)茵陈、前胡、木通、赤茯苓、椒目、赤芍药。（中医方剂大辞典）(30)茵陈、黄芩、栀子仁、川升麻、川大黄、龙胆、枳壳、秦艽。（中医方剂大辞典）(31)茵陈、栝蒌根、川升麻、龙胆、寒水石、甘草。（中医方剂大辞典）

茵陈滑郁汤 yin chen hua yu tang
【英文名】Yin Chen Hua Yu Decoction
【组成】茵陈、蒲公英、苦参、滑石、大黄、郁金、栀子、砂仁、泽泻、白术、茯苓、甘草。(湖北中医杂志 1993,15(2))

茵陈粥 yin chen zhou
【英文名】Yin Chen Gruel
【组成】绵茵陈、粳米、白糖。(中医方剂大辞典)

茵陈煎丸 yin chen jian wan
【英文名】Yin Chen Jian Pill
【组成】茵陈蒿、鳖甲、京三棱、干姜、附子、枳壳、桂、青橘皮、柴胡、白术、厚朴、吴茱萸。(中医方剂大辞典)

茵陈蒿丸 yin chen hao wan
【英文名】Yin Chen Hao Pill
【组成】(1)茵陈蒿、赤茯苓、葶苈子、枳壳、白术、半夏、大黄、杏仁、蜀椒、当归、干姜、甘遂。(中医方剂大辞典)(2)茵陈蒿、闾茹、威灵仙、太一余粮、柴胡、黄芩、蒲黄、赤茯苓、枳壳。(中医方剂大辞典)

茵陈蒿大黄汤 yin chen hao dai huang tang
【英文名】Yin Chen Hao Dai Huang Decoction
【异名】茵陈大黄汤(玉机微义)
【组成】茵陈蒿、栀子仁、柴胡、柏皮、黄芩、升麻、大黄、龙胆。(中医方剂大辞典)

茵陈蒿汤 yin chen hao tang
【英文名】Yin Chen Hao Decoction
【组成】(1)茵陈蒿、赤芍药、甘草、木通、赤茯苓、黄芪、大黄。(中医方剂大辞典)(2)茵陈、栀子、大黄。(中医方剂大辞典)

茵陈蒿酒 yin chen hao jiu
【英文名】Yin Chen Hao Wine
【组成】茵陈蒿、山栀、大田螺。(中医方剂大辞典)

茵陈蒿散 yin chen hao san
【英文名】Yin Chen Hao Powder
【组成】(1)茵陈蒿、荆芥穗、羌活、木贼、旋覆花、蔓荆实、甘草、芎䓖、苍术、蒺藜子、石决明、草决明。(中医方剂大辞典)(2)茵陈蒿、黄芩、栀子仁、大青、大黄、朴硝、白鲜皮、葛根、升麻。(中医方剂大辞典)(3)茵陈蒿、荷叶。(中医方剂大辞典)

茵陈解酲汤 yin chen jie cheng tang
【英文名】Yin Chen Jie Cheng Decoction
【组成】葛花解酲汤、茵陈。(中医方剂大辞典)

茵陈橘皮汤 yin chen ju pi tang
【英文名】Yin Chen Ju Pi Decoction
【异名】茵陈陈皮汤(类证治裁)
【组成】橘皮、生姜、茵陈蒿、白术、半夏、茯苓。(中医方剂大辞典)

茵陈羹 yin chen geng
【英文名】Yin Chen Thick Soup
【异名】茵陈菜(中医方剂大辞典、绛囊撮要)
【组成】茵陈。(中医方剂大辞典)

茵岩清肝汤 yin yan qing gan tang
【英文名】Yin Yan Qing Gan Decoction
【组成】茵陈、垂盆草、岩柏、山楂、虎杖、炙内金、黄芩、焦山栀、制大黄、炙甘草、手术、制川朴、枳壳。(上海中医药杂志 1984,(8))

茵泽降脂片 yin ze jiang zhi pian
【英文名】Yin Ze Jiang Zhi Tablet
【组成】(1)茵陈、泽泻。(贵州医药 1988,12(2))(2)茵陈、山栀。(内蒙古中医药 1992,11(1))

茵苓柴金汤 yin ling chai jin tang
【英文名】Yin Ling Chai Jin Decoction
【组成】茵陈、白花蛇舌草、柴胡、茯苓、猪苓、郁金、厚朴。(陕西中医 1990,11(5))

茵虎金蒲汤 yin hu jin pu tang
【英文名】Yin Hu Jin Pu Decoction
【组成】茵陈、虎杖根、蒲公英、六月雪、虎刺、郁金、白芍、陈皮、薏苡仁、山楂、生甘草。(浙江中医学院学报 1985,9(1))

茵虎黄片 yin hu huang pian
【英文名】Yin Hu Huang Tablet
【组成】茵陈。(上海中医药杂志 1981,(8))

茵栀黄口服液 yin zhi huang kou fu ye
【英文名】Yin Zhi Huang Oral Liquid
【组成】茵陈提取物、栀子提取物、黄芩甙、金银花提取物。(药品标准－中药成方制剂标准 1998)

茵栀黄汤 yin zhi huang tang
【英文名】Yin Zhi Huang Decoction
【组成】茵陈、栀子、黄芩、大黄。(江苏中医杂志 1993,(8))

茵栀黄注射液 yin zhi huang zhu she ye
【英文名】Yin Zhi Huang Injection
【异名】茵陈蒿汤加减(《上海市药品标准》(1980 年))
【组成】(1)茵陈、栀子、黄芩等。(伤寒论)(2)茵陈蒿汤加减。(《上海市药品标准》(1980 年))

茵胆平肝胶囊 yin dan ping gan jiao nang
【英文名】Yin Dan Ping Gan Capsule
【组成】茵陈、龙胆、黄芩、猪胆膏、栀子、白芍、当归、甘草。(中成药研究 1993,(1))

茵柴汤 yin chai tang
【英文名】Yin Chai Decoction
【组成】茵陈、板蓝根、柴胡、云苓、山药、神曲、甘草、白术、大枣。(陕西中医 1987,8(2))

茵莲清肝合剂 yin lian qing gan he ji
【英文名】Yin Lian Qing Gan Mixture

【组成】茵陈、板蓝根、绵马贯众、茯苓、郁金、当归、红花、琥珀、白芍、白花蛇舌草、半枝莲、广藿香、佩兰、砂仁、虎杖、丹参、泽兰、柴胡、重楼。(药品标准-中药成方制剂标准 1997)

茵梅汤 yin mei tang

【英文名】Yin Mei Decoction

【组成】茵陈、乌梅、苦楝皮、槟榔。(湖北中医杂志 1980,(4))

茵黄汤 yin huang tang

【英文名】Yin Huang Decoction

【组成】茵陈、黄毛草、板蓝根、败酱草、栀子、茯苓。(湖北中医杂志 1983,(2))

茵蒲黄汤 yin pu huang tang

【英文名】Yin Pu Huang Decoction

【组成】绵茵陈、蒲公英、黄芩、萹蓄、茯苓皮、生苡仁、陈皮。(江苏中医杂志 1981,2(6))

茶牙汤 cha ya tang

【英文名】Cha Ya Decoction

【组成】细茶牙、生草乌、细辛。(中医方剂大辞典)

茶叶方 cha ye fang

【英文名】Cha Ye Prescription

【组成】茶叶。(中医方剂大辞典)

茶叶顶 cha ye ding

【英文名】Cha Ye Ding

【组成】茶叶、青盐、洋糖、三棱、雷丸。(中医方剂大辞典)

茶叶煎剂 cha ye jian ji

【英文名】Cha Ye Decoction

【组成】普通粗红绿茶叶。(上海中医药杂志 1963,(6))

茶末敷方 cha mo fu fang

【英文名】Cha Mo Fu Prescription

【组成】草茶或蜡茶。(中医方剂大辞典)

茶色素胶囊 cha se su jiao nang

【英文名】Cha Se Su Capsule

【组成】茶叶。(药品标准-中药成方制剂标准 1997)

茶芪散 cha qi san

【英文名】Cha Qi Powder

【组成】儿茶、川楝子、黄芪、倍子、白及、海螵蛸、木香、砂仁。(吉林中医 1983,(1))

茶连液 cha lian ye

【英文名】Cha Lian Decoction

【组成】春茶叶、黄连末。(福建中医药 1989,20(4))

茶实丸 cha shi wan

【英文名】Cha Shi Pill

【组成】茶实、百合根、矾石。(中医方剂大辞典)

茶柏散 cha bai san

【英文名】Cha Bai Powder

【组成】细茶、黄柏、薄荷叶、硼砂。(中医方剂大辞典)

茶积丸 cha ji wan

【英文名】Cha Ji Pill

【组成】陈仓米、青皮、陈皮。(中医方剂大辞典)

茶调香附散 cha tiao xiang fu san

【英文名】Cha Tiao Xiang Fu Powder

【组成】香附子。(中医方剂大辞典)

茶梅丸 cha mei wan

【英文名】Cha Mei Pill

【组成】蜡茶。(中医方剂大辞典)

茶清散 cha qing san

【英文名】Cha Qing Powder

【组成】人言、黑豆、河水。(中医方剂大辞典)

茶黄丸 cha huang wan

【英文名】Cha Huang Pill

【组成】白术、苍术、石膏、白芍药、黄芩、南星、陈皮、薄荷。(中医方剂大辞典)

茶煎汤 cha jian tang

【英文名】Cha Jian Decoction

【组成】细茶、生姜。(中医方剂大辞典)

茶煎散 cha jian san

【英文名】Cha Jian Powder

【组成】川芎、甘草、薄荷、白芷、防风、细辛、羌活、荆芥、藁本、辛夷。,(中医方剂大辞典)

茶蒻散 cha ruo san

【英文名】Cha Ruo Powder

【组成】黄牛角腮、蛇蜕、猪牙皂角、刺猬皮、棕榈皮、黄鼠狼皮、茶蒻叶、穿山甲、贯众、乱发。(中医方剂大辞典)

茶箬胭脂散 cha ruo yan zhi san

【英文名】Cha Ruo Yan Zhi Powder

【组成】茶箬、绵胭脂、白梅。(中医方剂大辞典)

茶蜡丸 cha la wan

【英文名】Cha La Pill

【组成】蜡、好茶。(中医方剂大辞典)

茶癖散 cha pi san

【英文名】Cha Pi Powder

【组成】石膏、黄芩、升麻。(中医方剂大辞典)

茸归丸 rong gui wan

【英文名】Rong Gui Pill

【组成】嫩鹿茸、川芎、人参、肉苁蓉、乌梅肉、肉桂、柏子仁、牡丹皮、京芍药、当归、黄芪、紫石、大熟地黄。(中医方剂大辞典)

茸朱丹 rong zhu dan

【英文名】Rong Zhu Pellet

【组成】鹿茸、朱砂。(中医方剂大辞典)

茸血补心丸 rong xue bu xin wan

【英文名】Rong Xue Bu Xin Pill

【组成】鹿茸血、川芎、茯苓、首乌藤、酸枣仁、龙齿、当归、谷芽、麦冬、九香虫、人参、石菖蒲、柏子仁、远志、龙眼肉、合欢花、地黄、朱砂、肉桂。(药品标准-中药成方制剂标准1991)

茸血补脑液 rong xue bu nao ye

【英文名】Rong Xue Bu Nao Oral Liquid

【组成】浓茸血液、枸杞子、红参、蜂蜜。(药品标准-中药成方制剂标准1998)

茸角丸 rong jiao wan

【英文名】Rong Jiao Pill

【组成】鹿角、鹿茸。(普济方)

茸附丸 rong fu wan

【英文名】Rong Fu Pill

【组成】黄狗脊、硇砂、肉桂、附子、菟丝子、杜仲、干姜、鹿角胶、肉苁蓉、蛇床子、葫芦巴、阳起石、鹿茸、黄狗内外肾。(中医方剂大辞典)

茸附汤 rong fu tang

【英文名】Rong Fu Decoction

【组成】(1)鹿茸、附子。(中医方剂大辞典)(2)鹿茸、肉苁蓉、人参、远志、当归、白芍药、熟干地黄、肉桂、附子。(中医方剂大辞典)(3)鹿茸、肉豆蔻、附子、当归、白术。(中医方剂大辞典)(4)鹿茸、制附子、桂枝、干姜、杜仲、胡芦巴、狗脊、补骨脂、川牛膝、小茴。(中医方剂大辞典)

茸附养气丹 rong fu yang qi dan

【英文名】Rong Fu Yang Qi Pellet

【组成】代赭石、紫石英、禹余粮石、赤石脂、天雄、附子、干姜、鹿茸、当归、沉香、木香、丁香、肉桂、阳起石、肉苁蓉、磁石、石燕、胡芦巴、破故纸、肉豆蔻、舶上茴香、胡椒、荜澄茄、牡蛎、乳香、安息香、血竭、朱砂、没药、钟乳粉。(中医方剂大辞典)

茸附养真汤 rong fu yang zhen tang

【英文名】Rong Fu Yang Zhen Decoction

【异名】茸附汤(准绳·女科)

【组成】干姜、肉桂、当归、附子、鹿茸、牡蛎、防风、龙骨。(中医方剂大辞典)

茸附益肾丸 rong fu yi shen wan

【英文名】Rong Fu Yi Shen Pill

【组成】鹿茸、沉香、天雄、鹿角霜、家韭子、青盐、茴香、桑螵蛸、牡蛎粉、白石脂、鹿角胶。(中医方剂大辞典)

茸附煎丸 rong fu jian wan

【英文名】Rong Fu Jian Pill

【组成】鹿茸、苁蓉、牛膝、熟地黄、当归、巴戟、川续断、菟丝子、大附子、破故纸、茯神、茴香、川楝子、五味子、沉香、官桂、台椒红、木香、杜仲、苍术。(中医方剂大辞典)

茸坤丸 rong kun wan

【英文名】Rong Kun Pill

【组成】鹿茸、白术、香附、白芍、黄芩、熟地黄、紫苏、地黄、阿胶、沉香、化橘红、益母草、琥珀、川牛膝、木香、党参、乌药、川芎、当归、茯苓、砂仁、甘草。(药品标准-中药成方制剂标准1989)

茸砂丹 rong sha dan

【英文名】Rong Sha Pellet

【组成】辰砂、草乌、瞿麦、黄药子。(中医方剂大辞典)

茸香丸 rong xiang wan

【英文名】Rong Xiang Pill

【组成】鹿茸、肉苁蓉、当归、鸡内金、龙骨、牡蛎灰、赤石脂、禹余粮、川白姜、益智仁、巴戟、乳香。(中医方剂大辞典)

茸桂百补丸 rong gui bai bu wan

【英文名】Rong Gui Bai Bu Pill

【组成】(1)鹿茸、肉桂、菟丝子、枸杞子、杜仲、当归、巴戟天、白芍药、肉苁蓉、熟地黄、山茱萸肉、冬术、茯神、牛膝、人参、炙甘草。(中医方剂大辞典)(2)鹿茸、肉桂、党参、首乌、丝子、杜仲、熟地、川断、於术、茯苓、萸肉、泽泻、牛膝、归身、白芍、楮实子、戟肉、苁蓉、杞子、淡附子、甘草。(中医方剂大辞典)

茸珠丹 rong zhu dan

【英文名】Rong Zhu Pellet

【组成】鹿角胶、鹿茸、鹿角霜、阳起石、大附子、当归、地黄、辰砂、肉苁蓉、酸枣仁、柏子仁、黄芪。(中医方剂大辞典)

茸菟丸 rong tu wan

【英文名】Rong Tu Pill

【异名】茸菟丹(中医方剂大辞典、经验方)

【组成】鹿茸、肉苁蓉、干地黄、萆薢、杜仲、五味子、白茯苓、木瓜、巴戟、枸杞子、川牛膝、补骨脂、青盐、菟丝子、金铃子、莲肉。(中医方剂大辞典)

茹连散 ru lian san

【英文名】Ru Lian Powder

【组成】黄连、吴茱萸、竹茹。(中医方剂大辞典)

茹橘饮 ru ju yin

【英文名】Ru Ju Drink

【组成】竹茹、橘红、干柿。(中医方剂大辞典)

茺蔚丸 chong wei wan

【英文名】Chong Wei Pill

【异名】茺蔚子丸(中医方剂大辞典)

【组成】茺蔚子、人参、干山药、茯苓、石决明、大黄、黑参、黄芩、干地黄。(中医方剂大辞典)

茺蔚子丸 chong wei zi wan

【英文名】Chong Wei Zi Pill

【组成】(1)茺蔚子、泽泻、枸杞、青葙子、生干地黄、枳壳、石决明、细辛、麦门冬、车前子、黄连。(中医方剂大辞典)(2)茺蔚子、荜澄茄、石决明、青葙子、人参、白术、茯苓、甘草、枸杞子、羌活。(中医方剂大辞典)(3)茺蔚子、泽泻、枸杞子、石决明、青葙子、枳壳、地黄、细辛、宣莲、吴麦门冬。(中医方剂大辞典)

茺蔚子散 chong wei zi san

【英文名】Chong Wei Zi Powder

【异名】退热茺蔚子散(中医方剂大辞典)

【组成】茺蔚子、防风、芎䓖、桔梗、知母、藁本、白芷、人参。(中医方剂大辞典)

茺蔚汤 chong wei tang

【英文名】Chong Wei Decoction

【组成】益母草。(中医方剂大辞典)

茺蔚老姜汤 chong wei lao jiang tang

【英文名】Chong Wei Lao Jiang Decoction

【组成】茺蔚子、煨老生姜、红糖。(中医方剂大辞典)

茺蔚浴汤 chong wei yu tang

【英文名】Chong Wei Yu Tang

【组成】茺蔚、蒺藜、羊桃、蒴藋根、漏芦蒿、盐。(中医方剂大辞典)

茺蔚散 chong wei san

【英文名】Chong Wei Powder

【组成】(1)茺蔚子、防风、黑参、细辛、大黄、枳壳、知母、芒硝、芍药。(中医方剂大辞典)(2)茺蔚子、防风、羚羊角屑、川大黄、黄芩、杏仁、车前子、赤茯苓。(中医方剂大辞典)(3)茺蔚子、防风、羌活、蔓荆子、甘菊花、玄参、细辛、车前子、黄芩、川大黄、甘草。(中医方剂大辞典)(4)益母草。(中医方剂大辞典)

茺蔚粥 chong wei zhou

【英文名】Chong Wei Gruel

【组成】茺蔚叶。(中医方剂大辞典)

荆三棱散 jing san ling san

【英文名】Jing San Ling Powder

【组成】(1)荆三棱、蓬莪术、益智、缩砂仁、槟榔、青橘皮、丁香、姜黄。(中医方剂大辞典)(2)荆三棱、斑猫。(中医方剂大辞典)(3)荆三棱、熟地黄、鳖甲、桂心、当归、桃仁、川芎、牡丹皮、刘寄奴、赤芍药、大黄、牛膝。(中医方剂大辞典)(4)荆三棱、桂心、丁香、益智、木香、大腹皮、前胡、白术、厚朴、干姜、蓬莪术、郁李仁、青橘皮、赤茯苓、川大黄。(中医方剂大辞典)

荆三棱煎丸 jing san ling jian wan

【英文名】Jing San Ling Jian Pill

【组成】荆三棱、蓬莪术、芫花、半夏、青橘皮、硇砂、附子、桂、延胡索、大戟、干漆、猪牙皂、五灵脂。(中医方剂大辞典)

荆门上清丸 jing men shang qing wan

【英文名】Jing Men Shang Qing Pill

【组成】黄连、豆根、梅片、麝香、儿茶、薄荷、硼砂、甘草等。

荆公散 jing gong san

【英文名】Jing Gong Powder

【组成】黄芪、山药、远志、茯苓、茯神、桔梗、炙甘草、麝香、木香、砂仁。(中医方剂大辞典)

荆兰汤 jing lan tang

【英文名】Jing Lan Decoction

【组成】荆芥穗、贯众、甘草、蜀椒、泽兰、芍药。(中医方剂大辞典)

荆叶蒸 jing ye zheng

【英文名】Jing Ye Zheng

【组成】荆叶。(中医方剂大辞典)

荆术散 jing zhu san

【英文名】Jing Zhu Powder

【异名】冲和散(中医方剂大辞典、永类钤方)

【组成】荆芥穗、赤芍、制苍术、甘草。(中医方剂大辞典)

荆防马钱子散 jing fang ma qian zi san

【英文名】Jing Fang Ma Qian Zi Powder

【组成】荆芥、防风、马钱子、土茯苓、芒硝、使君子。(山东中医杂志 1987,(1))

荆防五苓饮 jing fang wu ling yin

【英文名】Jing Fang Wu Ling Drink

【组成】荆芥、防风、泽泻、柴胡、木通、甘草、赤茯苓、猪苓。(中医方剂大辞典)

荆防五积散 jing fang wu ji san

【英文名】Jing Fang Wu Ji Powder

【组成】苍术、荆芥、防风、陈皮、厚朴、桔梗、枳壳、当归、干姜、白芍、茯苓、白芷、川芎、半夏、肉桂、甘草。(中医方剂大辞典)

荆防化疹汤 jing fang hua zhen tang

【英文名】Jing Fang Hua Zhen Decoction

【组成】荆芥、防风、白芷、白鲜皮、炒牛蒡子、苦参、蝉蜕、地肤子、茯苓、甘草。(中医方剂大辞典)

荆防方 jing fang fang

【英文名】Jing Fang Prescription

【组成】荆芥穗、防风、僵蚕、金银花、牛蒡子、丹皮、紫背浮萍、干地黄、薄荷、黄芩、蝉蜕、生甘草。(中医方剂大辞典)

荆防牛蒡汤 jing fang niu bang tang

【英文名】Jing Fang Niu Bang Decoction

【组成】荆芥、防风、牛蒡子、金银花、陈皮、花粉、黄芩、蒲公英、连翘、皂刺、柴胡、香附子、甘草。(中医方剂大辞典)

荆防四物汤 jing fang si wu tang
【英文名】Jian Fang Si Wu Decoction
【组成】荆芥、防风、酒生地、当归、酒白芍、川芎。(中医方剂大辞典)

荆防平胃散 jing fang ping wei san
【英文名】Jing Fang Ping Wei Powder
【异名】荆芥防风汤(中医方剂大辞典)
【组成】荆芥、防风、苍术、厚朴、陈皮、甘草。(中医方剂大辞典)

荆防甘桔汤 jing fang gan ju tang
【英文名】Jing Fang Gan Ju Decoction
【组成】荆芥、防风、桔梗、甘草、薄荷。(中医方剂大辞典)

荆防生地汤 jing fang sheng di tang
【英文名】Jing Fang Sheng Di Decoction
【组成】防风、荆芥、赤芍、生地、银花、木通、甘草。(中医方剂大辞典)

荆防白菊散 jing fang bai ju san
【英文名】Jing Fang Bai Ju Powder
【组成】荆芥、防风、白菊、西羌、姜虫、归尾、赤芍、谷精、粉草、蛇蜕。(中医方剂大辞典)

荆防冲剂 jing fang chong ji
【英文名】Jing Fang Granule
【组成】荆芥、防风、羌活、独活、柴胡、前胡、川芎、枳壳、茯苓、桔梗、甘草。(药品标准-中药成方制剂标准 1990)

荆防合剂 jing fang he ji
【英文名】Jing Fang Mixture
【组成】荆芥、防风、羌活、独活、柴胡、前胡、川芎、枳壳、茯苓、桔梗、甘草。(药品标准-中药成方制剂标准 1993)

荆防地黄汤 jing fang di huang tang
【英文名】Jing Fang Di Huang Decoction
【组成】荆芥、熟地、山药、丹皮、防风、云苓、山萸、生甘草。(中医方剂大辞典)

荆防安胎散 jing fang an tai san
【英文名】Jing Fang An Tai Powder
【组成】人参、当归、白术、生地、天麻、麦冬、条芩、荆芥、防风、陈皮、甘草。(中医方剂大辞典)

荆防汤 jing fang tang
【英文名】Jing Fang Decoction
【组成】(1)防风、荆芥、生地、枳壳、葛根、细辛、蔓荆子、黄柏。(中医方剂大辞典)(2)防风、荆芥、前胡、桔梗、广皮、枳壳、甘草。(中医方剂大辞典)(3)荆芥、蔓荆子、赤芍、川芎、防风、车前子、蝉蜕、菊花、生地、青葙子、甘草。(中医方剂大辞典)

荆防灵仙散 jing fang ling xian san
【英文名】Jing Fang Ling Xian Powder
【组成】荆芥、防风、灵仙、川芎、当归、藁本、薄荷、羌活、陈皮、白芷、乳没、僵虫、粉草。(中医方剂大辞典)

荆防针 jing fang zhen
【英文名】Jing Fang Injection
【组成】荆芥、防风、羌活、独活。(中医杂志 1985,26(10))

荆防饮 jing fang yin
【英文名】Jing Fang Drink
【异名】荆防散(中医方剂大辞典)
【组成】(1)荆齐、防风、丹皮、天花粉、橘红、连翘、甘草、粘子、元参、赤芍、羌活、金银花。(中医方剂大辞典)(2)防风、荆芥、鼠粘子、前胡、桔梗、苏薄荷、陈皮、葛根、甘草、山楂肉。(中医方剂大辞典)(3)荆芥、防风、桔梗、甘草、桑白皮、杏仁。(中医方剂大辞典)

荆防泻白散 jing fang xie bai san
【英文名】Jing Fang Xie Bai Powder
【组成】(1)荆芥、防风、连翘、桔梗、金银花、元参、赤芍、甘草、生地、黄芩、桑皮、青黛、葛花。(中医方剂大辞典)(2)荆芥、防风、桑白皮、地骨皮、甘草。(中医方剂大辞典)

荆防败事散 jing fang bai shi san
【英文名】Jing Fang Bai Shi Powder
【组成】荆芥、防风、薄荷、连翘、甘草、桔梗、蝉蜕、前胡、花粉。(中医方剂大辞典)

荆防败毒丸 jing fang bai du wan
【英文名】Jing Fang Bai Du Pill
【组成】荆芥、防风、党参、甘草、桔梗、川芎、薄荷、前胡、柴胡、枳壳、独活、羌活、土茯苓。(药品标准-中药成方制剂标准 1989)

荆防透疹汤 jing fang tou zhen tang
【英文名】Jing Fang Tou Zhen Decoction
【组成】芥穗、防风、当归、白芍、川芎、杏仁、甘草。(中医方剂大辞典)

荆防排毒剂 jing fang pai du ji
【英文名】Jing Fang Pai Du Decoction
【组成】荆芥、防风、茯苓、独活、桔梗、川芎、甘草、枳实、生姜、柴胡。(中医方剂大辞典)

荆防清表汤 jing fang qing biao tang
【英文名】Jing Fang Qing Biao Decoction
【组成】荆芥、羌活、银花、紫草、桔梗、川芎、防风、连翘、酒栀、薄荷、滑石、白芷。(中医方剂大辞典)

荆防渗湿散 jing fang shen shi san
【英文名】Jing Fang Shen Shi Powder
【组成】人参、荆芥、防风、白芷、云茯苓、漂术、苍术、甘草。(中医方剂大辞典)

荆防散 jing fang san
【英文名】Jing Fang Powder
【组成】(1)荆芥、防风、川芎、葛根、羌活、桔梗、甘草、薄荷、广郁金、老姜。(中医方剂大辞典)(2)荆芥、防风、苏梗、川芎、陈皮、杏仁、甘草、姜皮。(中医方剂大辞典)(3)荆芥、防风、米仁、通草、川芎、茯苓、陈皮、香附、紫苏。(中医方剂大辞典)

荆防葛根汤 jing fang ge gen tang
【英文名】Jing Fang Ge Gen Decoction
【组成】(1)荆芥穗、青防风、粉葛根、冬桑叶、鲜菖蒲、薄荷叶、大力子、大贝母、淡竹叶、净蝉衣。(中医方剂大辞典)(2)葛根、牛蒡子、桔梗、炒荆芥、枳壳、白杏仁、生甘草、土贝、炒防风、浮萍草。(中医方剂大辞典)

荆防解毒汤 jing fang jie du tang
【英文名】Jing Fang Jie Du Decoction
【组成】(1)薄荷叶、连翘、荆芥穗、防风、黄芩、黄连、牛蒡子、大青叶、犀角、人中黄。(中医方剂大辞典)(2)荆芥、防风、赤芍药、生地黄、甘草、金银花、木通、桔梗、地骨皮、连翘。(中医方剂大辞典)(3)荆芥、防风、薄荷、连翘、枳壳、桔梗、木通、甘草、淡竹叶。(中医方剂大辞典)(4)荆芥、防风、黄芩、黄柏、元参、牛蒡子、升麻。(中医方剂大辞典)(5)荆芥穗、防风、黄芩、牛蒡子、酒柏、小甘草、玄参、升麻、知母、人参、石膏、连翘。(中医方剂大辞典)

荆防解毒散 jing fang jie du san
【英文名】Jing Fang Jie Du Powder
【组成】荆芥、薄荷、连翘、人中黄、灯芯、防风、桑叶、牛蒡、黄芩、大青、银花、芦根。(中医方剂大辞典)

荆沥方 jing li fang
【英文名】Jing Li Prescription
【异名】竹沥汤(中医方剂大辞典)
【组成】(1)荆沥、白鲜皮、茯神、人参、白银。(中医方剂大辞典)(2)荆沥、竹沥、生姜汁。(中医方剂大辞典)

荆沥汤 jing li tang
【英文名】Jing Li Decoction
【组成】(1)荆沥、麦门冬、地骨皮、人参、白茯苓、栀子仁、甘草、黄芩、芎䓖、桂、细辛、杏仁、豉、防风、海桐皮、石膏、竹沥。(中医方剂大辞典)(2)荆沥、竹沥、生葛汁、生姜汁。(中医方剂大辞典)(3)牛黄、人参、麦门冬、升麻、铁精、龙齿、茯苓、天门冬、栀子仁。(中医方剂大辞典)(4)荆沥、麻黄、白术、芎䓖、防风、桂心、升麻、茯苓、远志、人参、羌活、当归、母姜、防己、甘草。(中医方剂大辞典)

荆沥饮子 jing li yin zi
【英文名】Jing Li Drink
【组成】(1)荆沥、生葛根汁、蜜、竹沥、生地黄汁。(中医方剂大辞典)(2)荆沥、竹沥、梨汁。(中医方剂大辞典)(3)荆沥、生葛根汁、蜜、竹沥。(中医方剂大辞典)

荆沥涂洗方 jing li tu xi fang
【英文名】Jing Li Tu Xi Prescription
【组成】荆条。(中医方剂大辞典)

荆芥丸 jing jie wan
【英文名】Jing Jie Pill
【组成】(1)荆芥穗、细辛、芎䓖、白僵蚕、天麻、羌活、防风、蒺藜子。(中医方剂大辞典)(2)荆芥穗。(中医方剂大辞典)(3)荆芥末。(中医方剂大辞典)(4)浮萍、荆芥子。(中医方剂大辞典)(5)荆芥穗、天麻、附子、白附子、乌药、当归、川芎。(中医方剂大辞典)

荆芥丹 jing jie dan
【英文名】Jing Jie Pellet
【组成】水银、青黛、铅、天南星、荆芥、蝎、朱砂、乳香。(中医方剂大辞典)

荆芥四物汤 jing jie si wu tang
【英文名】Jing Jie Si Wu Decoction
【组成】(1)生地、荆芥、白芍、当归、条芩、川芎、香附、地榆。(中医方剂大辞典)(2)荆芥、条芩、当归、川芎、白芍、生地、香附。(中医方剂大辞典)

荆芥甘草防风汤 jing jie gan cao fang feng tang
【英文名】Jing Jie Gan Cao Fang Feng Decoction
【异名】荆芥防风甘草汤(《景岳全书》卷六十三)
【组成】(1)荆芥、薄荷、牛蒡子、防风、甘草。(中医方剂大辞典)(2)荆芥、防风、甘草。(中医方剂大辞典)

荆芥地黄汤 jing jie di huang tang
【英文名】Jing Jie Di Huang Decoction
【组成】荆芥。(中医方剂大辞典)

荆芥汤 jing jie tang
【英文名】Jing Jie Decoction
【异名】独活汤(中医方剂大辞典)
【组成】(1)荆芥、防风、川芎、乌药、薄荷、藁本、桔梗、黄芩、苍耳子、石菖蒲。(中医方剂大辞典)(2)荆芥、麻黄。(中医方剂大辞典)(3)荆芥、防风、朴硝。(中医方剂大辞典)(4)荆芥、陈皮、香附、枳壳、薄荷、红花、郁金。(中医方剂大辞典)(5)荆芥、防风、川芎、陈皮、青皮、连翘。(中医方剂大辞典)(6)荆芥、防风、薄荷、地肤子。(中医方剂大辞典)(7)荆芥、川椒、盐。(中医方剂大辞典)(8)荆芥、独活、防风。(中医方剂大辞典)(9)荆芥、黄柏。(中医方剂大辞典)(10)荆芥连根。(中医方剂大辞典)(11)荆芥、楮树皮。(中医方剂大辞典)(12)荆芥、脑荷、升麻、细辛。(中医方剂大辞典)(13)地骨皮、何首乌、荆芥穗、苦参、海桐皮、草乌头。(中医方剂大辞典)(14)荆芥穗、桔梗、甘草。(中医方剂大辞典)(15)薄荷叶、荆芥穗、牛蒡子、甘草。(中医方剂大辞典)(16)荆芥穗、麻黄、干姜、五味子、石膏、甘草、人参、芍药。(中医方剂大辞典)(17)荆芥穗、芎䓖、细辛、威灵仙、甘草、皂荚。(中医方剂大辞典)(18)荆芥穗、人参、木香、芍药、生干地黄、秦艽、柴胡、当归、半夏、乌药、芎䓖、甘草。(中医方剂大辞典)(19)荆芥穗、臭橘、厚朴。(中医方剂大辞典)(20)荆芥穗、防风、甘菊、旋覆花、芎䓖、枳壳、甘草、石膏、黄芩。(中医方剂大辞典)(21)荆芥穗、木通、羌活、芎䓖、甘草、麻黄、独活。(中医方剂大辞典)(22)荆芥穗、前胡、旋覆花、甘草、白术、半夏、麻黄、芍药。(中医方剂大辞典)(23)荆芥穗、旋覆花、前胡、甘草、麻黄、芍药、芎䓖、半夏。(中医方剂大辞典)(24)荆芥穗、牡丹皮、川芎、蔓荆子、柴胡、羌活、鳖甲、天灵盖、沉香、甘草、当归、连翘子、秦艽。(中医方剂大辞典)(25)荆芥穗。(中医方剂大辞典)(26)荆芥。(中医方剂大辞典)

荆芥豆淋酒 jing jie dou lin jiu

【英文名】Jing Jie Dou Lin Wine

【组成】荆芥穗、大豆。(中医方剂大辞典)

荆芥连翘汤 jing jie lian qiao tang

【英文名】Jing Jie Lian Qiao Decoction

【组成】(1)荆芥、柴胡、川芎、当归、生地黄、芍药、白芷、防风、薄荷、山栀、黄芩、桔梗、连翘、甘草。(中医方剂大辞典)(2)荆芥、连翘、防风、当归、川芎、白芍、柴胡、枳壳、黄芩、山栀、白芷、桔梗、甘草。(中医方剂大辞典)

荆芥饮 jing jie yin

【英文名】Jing Jie Drink

【组成】(1)荆芥、茅花、当归、生地、白芍、辛夷、木通。(中医方剂大辞典)(2)荆芥穗、旋覆花、前胡、芍药、半夏、甘草、麻黄。(中医方剂大辞典)(3)荆芥穗、栀子仁、黄芩、蒲黄。(中医方剂大辞典)

荆芥饮子 jing jie yin zi

【英文名】Jing Jie Drink

【组成】荆芥、川大黄、芎䓖、蒲黄、当归、桂心、甘草、蛰虫、桃仁。(中医方剂大辞典)

荆芥败毒散 jing jie bai du san

【英文名】Jing Jie Bai Du Powder

【组成】荆芥、防风、桔梗、赤芍、牛蒡子、金银花、浙贝母、连翘、薄荷、生甘草、青果。(中医方剂大辞典)

荆芥洗剂 jing jie xi ji

【英文名】Jing Jie Lotion

【组成】荆芥、防风、枫子仁、土槿皮、五骨皮、地骨皮、皂角、陈醋。(中医方剂大辞典)

荆芥祛风汤 jing jie qu feng tang

【英文名】Jing Jie Qu Feng Decoction

【组成】荆芥、甘草、半夏、麦冬、当归、白芍。(中医方剂大辞典)

荆芥首乌散 jing jie shou wu san

【英文名】Jing Jie Shou Wu Powder

【组成】胡麻、荆芥、苦参、何首乌、甘草、威灵仙。(中医方剂大辞典)

荆芥柴胡散 jing jie chai hu san

【英文名】Jing Jie Chai Hu Powder

【组成】鳖甲、柴胡、荆芥穗、人参、白术、绵黄芪、延胡索、赤芍药、当归、熟干地黄、木香、青橘皮、黄橘皮、桑白皮、地骨皮、甘草。(中医方剂大辞典)

荆芥桔梗汤 jing jie ju geng tang

【英文名】Jing Jie Ju Geng Decoction

【组成】荆芥穗、桔梗、甘草、牛蒡子。(中医方剂大辞典)

荆芥银花汤 jing jie yin hua tang

【英文名】Jing Jie Yin Hua Decoction

【组成】荆芥、红花、茜草、丹皮、金银花、赤芍、香附、乌药、白蒺藜。(中医方剂大辞典)

荆芥散 jing jie san

【英文名】Jing Jie Powder

【异名】荆芥汤(中医方剂大辞典)

【组成】(1)荆芥穗。(中医方剂大辞典)(2)荆芥穗、防风、芍药、诃子皮、羌活、甘草、白蒺藜、厚朴、木香。(中医方剂大辞典)(3)荆芥、黄芪、熟干地黄、当归、桑耳、地榆、樗白皮、皂荚刺、干姜、槐豆、牛蒡子、甘草。(中医方剂大辞典)(4)荆芥、芎䓖、人参、当归、白术、桂心、防风、生干地黄、柴胡、鳖甲、牡丹、赤芍药、枳壳、羚羊角屑、酸枣仁、甘草。(中医方剂大辞典)(5)荆芥、淡竹茹、当归、地黄汁。(中医方剂大辞典)(6)荆芥、细辛、石膏、前胡、枳壳、半夏、槟榔、赤茯苓、甘草。(中医方剂大辞典)(7)荆芥、牛蒡子、蔓荆子、天麻、人参、黄芩、防风、乌蛇肉、独活、赤茯苓、苦参、枳壳。(中医方剂大辞典)(8)荆芥、鸡膍胵、桑螵蛸、葱白、鼠、薤白。(中医方剂大辞典)(9)荆芥、附子、前胡、麻黄、甘草、白术、人参、陈橘皮。(《圣惠》卷九)(10)荆芥。(中医方剂大辞典)(11)荆芥、蔓荆子、白菊、白芍、香附、苍术、草决明、甘草。(中医方剂大辞典)(12)生地、荆芥、白芍、白术、当归、木香、茯苓、血余灰、败棕灰、荷叶。(中医方剂大辞典)(13)木鳖仁、当归头、甘草节、大黄、荆芥穗。(中医方剂大辞典)(14)荆芥穗、朴硝。(中医方剂大辞典)(15)防风、荆芥、升麻、甘菊、木通、黄芩、羌活、甘草、蔓荆子。(中医方剂大辞典)

(16)防风、天花粉、羌活、生地黄、当归、蝉蜕。(中医方剂大辞典)(17)陈皮、麻黄、香附子、甘草、荆芥穗、厚朴、草果仁、白芷、桂心。(中医方剂大辞典)(18)荆芥、熟艾、木鳖子、寒水石。(中医方剂大辞典)(19)荆芥根、茴香。(中医方剂大辞典)(20)荆芥、雀脑芎、当归、人参、桂心、牡丹皮、羌活、防风、苦梗、大腹子、甘草、蒲黄、白茯苓、枳壳、厚朴、半夏、杏仁、款冬花、附子、干地黄、鳖甲、白芍药、北柴胡、黄芪、干姜、木香、沉香。(中医方剂大辞典)(21)荆芥穗、缩砂仁。(中医方剂大辞典)(22)荆芥穗、桃仁。(中医方剂大辞典)(23)小柴胡汤、荆芥穗、枳壳。(中医方剂大辞典)(24)荆芥穗、薄荷叶、细辛、甘草。(中医方剂大辞典)(25)荆芥、防风、白蒺藜、白僵蚕、杏仁、甘草。(中医方剂大辞典)(26)荆芥穗、槐花、石菖蒲。(中医方剂大辞典)(27)荆芥、石膏。(中医方剂大辞典)(28)荆芥穗、人参、白术、当归、黄芪、芍药、桂、柴胡、甘草。(中医方剂大辞典)(29)荆芥穗、当归、续断、芎劳。(中医方剂大辞典)(30)荆芥、枳壳。(中医方剂大辞典)(31)荆芥穗、狗脊。(中医方剂大辞典)(32)干荆芥穗、干薄荷叶、木贼、蝉壳、蛇蜕皮。(中医方剂大辞典)(33)荆芥穗、当归、赤芍药、黄连。(中医方剂大辞典)(34)荆芥穗、大黄。(中医方剂大辞典)(35)荆芥穗、乌头尖、雄黄、白僵蚕。(中医方剂大辞典)(36)荆芥穗、麻黄、羌活、独活。(中医方剂大辞典)(37)天南星、草乌头、荆芥穗、石膏。(中医方剂大辞典)(38)荆芥穗、防风、桑寄生、羌活、独活、芍药、干蝎、白花蛇、天麻、附子、半夏、麻黄、木香、蔓荆实、芎劳、白僵蚕、龙脑、沉香、麝香、丹砂、牡丹皮、桂。(中医方剂大辞典)(39)荆芥穗、连翘、羌活、牡丹皮、黄芩、杏仁、当归、芍药、山栀子、大黄、蔓荆子。(中医方剂大辞典)(40) 荆芥穗、藿香叶、芎劳、莎草根、石膏、龙脑。(中医方剂大辞典)

荆芥煮散 jing jie zhu san

【英文名】Jing Jie Zhu Powder

【组成】荆芥、旋覆花、前胡、甘草、麻黄、芍药、川芎、半夏。(中医方剂大辞典)

荆芥粥 jing jie zhou

【英文名】Jing Jie Gruel

【组成】荆芥、青粱米、薄荷叶、豉。(中医方剂大辞典)

荆芥解毒汤 jing jie jie du tang

【英文名】Jing Jie Jie Du Decoction

【组成】(1)土茯苓、当归、黄芩、川芎、地黄、荆芥、芍药、甘草。(中医方剂大辞典)(2)荆芥、赤芍、牛蒡、连翘、元参、桔梗、防风、前胡、木通、归尾、甘草稍、天花粉。(中医方剂大辞典)(3)防风、荆芥、炒芩、炒柏、玄参、升麻、牛蒡。(中医方剂大辞典)

荆芥蝉蜕汤 jing jie chan tui tang

【英文名】Jing Jie Chan Tui Decoction

【组成】荆芥、蝉蜕、银花、川柏、茯苓、丹皮、白薇、赤芍。(中医方剂大辞典)

荆芥薄荷汤 jing jie bo he tang

【英文名】Jing Jie Bo He Powder

【组成】白蒺藜、荆芥、赤芍、薄荷、青皮、陈皮。(中医方剂大辞典)

荆芥穗汤 jing jie sui tang

【英文名】Jing Jie Sui Decoction

【组成】川黄连、荆芥穗、生地黄、生甘草。(中医方剂大辞典)

荆芥穗散 jing jie sui san

【英文名】Jing Jie Sui Powder

【组成】(1)荆芥穗、熟干地黄。(中医方剂大辞典)(2)荆芥穗、黄芪、熟地黄、当归、桑耳、地榆、樗白皮、皂角刺、干姜、槐豆、牛蒡子、甘草。(中医方剂大辞典)

荆花化斑汤 jing hua hua ban tang

【英文名】Jing Hua Hua Ban Decoction

【组成】紫荆花、茅草根。(中医方剂大辞典)

荆芷治崩汤 jing zhi zhi beng tang

【英文名】Jing Zhi Zhi Beng Decoction

【组成】川芎、当归身、干姜、荆芥穗、炙草、白芷。(中医方剂大辞典)

荆苏汤 jing su tang

【英文名】Jing Su Decoction

【异名】荆芥汤(中医方剂大辞典、直指)

【组成】荆芥、苏叶、木通、橘红、当归、桂、石菖蒲。(中医方剂大辞典)

荆实汤 jing shi tang

【英文名】Jing Shi Decoction

【组成】荆实、芎劳、防风、酸枣仁、薏苡仁、犀角、桑根白皮。(中医方剂大辞典)

荆枳汤 jing zhi tang

【英文名】Jing Zhi Decoction

【组成】荆芥穗、枳壳、槐花、香附、紫苏茎叶、甘草。(中医方剂大辞典)

荆神饮 jing shen yin

【英文名】Jing Shen Drink

【组成】荆芥穗。(中医方剂大辞典)

荆荷散 jing he san

【英文名】Jing He Powder

【组成】荆芥、薄荷。(中医方剂大辞典)

荆蚕千金四叶汤 jing can qian jin si ye tang

【英文名】Jing Can Qian Jin Si Ye Decoction

【组成】荆芥穗、炙僵蚕、千里光、金荞麦、生侧柏叶、炙

枇杷叶、桑叶、陈艾叶、黛蛤散、平地木。(江苏中医 1993,(增刊))

荆菊酒 jing ju jiu

【英文名】Jing Ju Wine

【组成】蔓荆实、甘菊、地骨皮、术。(中医方剂大辞典)

荆菊散 jing ju san

【英文名】Jing Ju Powder

【组成】蔓荆实、甘菊、地骨皮、术。(中医方剂大辞典)

荆菊感冒片 jing ju gan mao pian

【英文名】Jing Ju Gan Mao Tablet

【组成】荆芥、菊花、桔梗、甘草、淡豆豉、牛蒡子、桑叶、淡竹叶、薄荷、钩藤、金银花、薄荷油、连翘。(药品标准－中药成方制剂标准 1996)

荆菖启闭散 jing chang qi bi san

【英文名】Jing Chang Qi Bi Powder

【组成】荆芥、菖蒲、路路通、木香、柴胡、香附、升麻、川芎、甘草。(陕西中医 1993,14(2))

荆黄汤 jing huang tang

【英文名】Jing Huang Decoction

【异名】荆黄汤(中医方剂大辞典、袖珍)

【组成】(1)荆芥穗、人参、甘草、大黄。(中医方剂大辞典)(2)荆芥、大黄。(中医方剂大辞典)(3)荆芥穗、人参、大黄、甘草、槟榔、木香、轻粉。(中医方剂大辞典)(4)枳壳、大黄、荆芥、朴硝、栀子、甘草。(中医方剂大辞典)(5)大黄、荆芥穗、防风。(中医方剂大辞典)

荆黄散 jing huang san

【英文名】Jing Huang Powder

【组成】(1)荆芥、人参、甘草、大黄。(中医方剂大辞典)(2)麻黄、细辛、全蝎、藿香叶。(中医方剂大辞典)

荆槐散 jing huai san

【英文名】Jing Huai Powder

【组成】(1)荆芥穗、槐花、枳壳、黄芪。(中医方剂大辞典)(2)槐花、荆芥穗。(中医方剂大辞典)

荆蓬煎丸 jing peng jian wan

【英文名】Jing Peng Jian Pill

【组成】荆三棱、蓬莪术、木香、枳壳、青皮、川茴香、槟榔。(中医方剂大辞典)

荆穗四物汤 jing sui si wu tang

【英文名】Jing Sui Si Wu Decoction

【组成】当归、川芎、白芍、熟地黄、荆芥穗。(中医方剂大辞典)

草丹散 cao dan san

【英文名】Cao Dan Powder

【组成】黄虢丹、硇砂、巴豆肉、饼药。(中医方剂大辞典)

草乌丸 cao wu wan

【英文名】Cao Wu Pill

【组成】草乌、全蝎。(中医方剂大辞典)

草乌头丸 cao wu tou wan

【英文名】Cao Wu Tou Pill

【组成】(1)草乌头、踯躅花。(中医方剂大辞典)(2)乌头、大黄、干姜、厚朴、吴茱萸、芍药、前胡、芎䓖、当归、细辛、桂心、蜀椒、白薇、黄芩、白术、人参、紫菀、甘草。(中医方剂大辞典)

草乌头方 cao wu tou fang

【英文名】Cao Wu Tou Prescription

【组成】草乌头尖、矾石。(中医方剂大辞典)

草乌头汤 cao wu tou tang

【英文名】Cao Wu Tou Decoction

【组成】草乌头、细辛、茶芽。(中医方剂大辞典)

草乌头膏 cao wu tou gao

【英文名】Cao Wu Tou Ointment

【异名】乌头膏(中医方剂大辞典、圣济总录)

【组成】草乌头、细辛、蛇床子、独活、吴茱萸、葱、生姜。(中医方剂大辞典)

草乌甲素注射液 cao wu jia su zhu she ye

【英文名】Cao Wu Jia Su Injection

【组成】草乌甲素。((94)滇卫药准字 IZ 第 2176 号)

草乌复方洗剂 cao wu fu fang xi ji

【英文名】Cao Wu Fu Fang Lotion

【组成】生草乌、百部、土槿皮、白鲜皮、猪牙皂、威灵仙。(中医方剂大辞典)

草乌洗剂 cao wu xi ji

【英文名】Cao Wu Lotion

【组成】川乌、草乌、当归、透骨草、红花。(中医方剂大辞典)

草乌酒精液 cao wu jiu jing ye

【英文名】Cao Wu Drink

【组成】生草乌。(中西医结合杂志 1991,(1))

草乌揭毒散 cao wu jie du san

【英文名】Cao Wu Jie Du Powder

【组成】草乌、贝母、天花粉、南星、芙蓉叶。(中医方剂大辞典)

草乌散 cao wu san

【英文名】Cao Wu Powder

【异名】麻药草乌散(中医方剂大辞典)

【组成】(1)川乌、草乌、骨碎补、陈皮、乳香、没药、杉木节。(中医方剂大辞典)(2)草乌、全蝎、胡椒。(中医方剂大辞典)(3)猪牙皂角、木鳖子、紫金皮、白芷、半夏、乌药、川芎、杜当归、川乌、船上茴香、坐拿草、草乌、木香。(中医方剂大辞典)

草乌煎 cao wu jian

【英文名】Cao Wu Decoction

【组成】草乌。(中医方剂大辞典)

草乌膏 cao wu gao

【英文名】Cao Wu Ointment

【组成】草乌、甘遂。(中医方剂大辞典)

草乌敷贴药 cao wu fu tie yao

【英文名】Cao Wu Medicated Hot Compress

【组成】草乌、绿豆粉、白胶香。(中医方剂大辞典)

草牛散 cao niu san

【英文名】Cao Niu Powder

【组成】蜗牛、生甘草末。(中医方剂大辞典)

草仙丸 cao xian wan

【英文名】Cao Xian Pill

【组成】沙苑蒺藜、枣皮、芡实、莲须、枸杞、菟丝、续断、覆盆子、金樱子。(中医方剂大辞典)

草圣丸 cao sheng wan

【英文名】Cao Sheng Pill

【组成】干木瓜、白僵蚕、荆芥穗、草乌头。(中医方剂大辞典)

草头方 cao tou fang

【英文名】Cao Tou Formula

【组成】牛膝、馒头草、夏枯草、蛇梦草、马鞭草、乌鸦眼睛草、婆婆针线草。(中医方剂大辞典)

草节丸 cao jie wan

【英文名】Cao Jie Pill

【组成】(1)无食子、肉豆蔻、吴茱萸、黄连、干姜、诃黎勒。(中医方剂大辞典)(2)乌头、黄连、吴茱萸、干姜。(中医方剂大辞典)

草节汤 cao jie tang

【英文名】Cao Jie Decoction

【组成】胡黄连、绵姜。(中医方剂大辞典)

草节散 cao jie san

【英文名】Cao Jie Powder

【组成】赤马粪中草节。(中医方剂大辞典)

草龙胆散 cao long dan san

【英文名】Cao Long Dan Powder

【组成】(1)蒺藜子、草龙胆、赤芍药、甘草、羌活、防风、菊花、茯苓。(中医方剂大辞典)(2)龙胆草、菊花、木贼、草决明、甘草、香附子、川芎。(中医方剂大辞典)(3)草龙胆、钩藤、枳壳、升麻。(中医方剂大辞典)(4)草龙胆、木贼、荆芥、菊花、防风、草决明、甘草。(中医方剂大辞典)

草决明合剂 cao jue ming he ji

【英文名】Cao Jie Ming Mixture

【组成】草决明根、磨盘草、马缨丹根、苦参、川连。(中医方剂大辞典)

草决明汤 cao jue ming tang

【英文名】Cao Jue Ming Decoction

【组成】草决明、冬桑叶、夏枯草、小胡麻、谷精草、丹皮。(中医方剂大辞典)

草灰散 cao hui san

【英文名】Cao Hui Powder

【组成】荔枝壳、草纸、多年陈茅草。(中医方剂大辞典)

草灵丹 cao ling dan

【英文名】Cao Ling Pellet

【异名】天然透邪丹(中医方剂大辞典)

【组成】(1)茴香、川椒、甘草、熟地、山药、川乌、枸杞子、苍术。(中医方剂大辞典)(2)五灵脂、甘草。(中医方剂大辞典)(3)紫背浮萍。(中医方剂大辞典)(4)川椒、白茯苓、川乌、苍术、粉草、北茴香。(中医方剂大辞典)(5)川乌、甘草、人参、白豆蔻、苍术、白术、破故纸、茴香、柏子仁、茯苓、熟地黄、沉香、川椒、枸杞。(中医方剂大辞典)(6)生地黄、鹿茸、肉苁蓉、牛膝、桂心、蛇床子、菟丝子、远志、大枣。(中医方剂大辞典)(7)黄牛粪。(中医方剂大辞典)(8)鹅儿不食草。(中医方剂大辞典)(9)丝瓜子、当归、生地、荆芥、木通、山甲、漏芦、僵蚕、蝉退、红花、灯心。(中医方剂大辞典)(10)真川椒、白茯苓、川乌、茴香、苍术、甘草、熟地、山药。(中医方剂大辞典)

草灵宝丹 cao ling bao dan

【英文名】Cao Ling Bao Pellet

【组成】川芎、天麻、当归、白芍药、细辛、荆芥穗、川楝子肉、麻黄、五加皮、白鲜皮、何首乌、自然铜、菊花、枳壳、白术、薄荷叶、石斛、威灵仙、枸杞子、木香、川乌头、甘草、附子、草乌头、香附子、车前子、金毛狗脊、没药、人参、地骨皮、防风、羌活、香白芷、柴胡、升麻、白牵牛、乌药、地龙、乌梢蛇、槐角子、大黄、风梢蛇。(中医方剂大辞典)

草花汤 cao hua tang

【英文名】Cao Hua Decoction

【组成】甘草、赤石脂、糯米。(中医方剂大辞典)

草花膏 cao hua gao

【英文名】Cao Hua Ointment

【组成】羊胆、蜂蜜。(中医方剂大辞典)

草豆汤 cao dou tang

【英文名】Cao Dou Decoction

【异名】草豆饮(中医方剂大辞典、普济方)

【组成】黑豆、甘草。(中医方剂大辞典)

草豆饮 cao dou yin

【英文名】Cao Dou Drink

【组成】黑豆、生草梢、秋石。(中医方剂大辞典)

草豆蔻丸 cao dou kou wan

【英文名】Cao Dou Kou Pill

【异名】草蔻丸(中医方剂大辞典)
【组成】(1)草豆蔻、陈皮、泽泻、半夏、桃仁、麦芽、神曲、柴胡、姜黄。(中医方剂大辞典)(2)白豆蔻、白术、三棱、草豆蔻、半夏、砂仁、片姜黄、枳实、青皮、良姜、陈皮、桂皮、丁香、蓬术、木香、藿香、小草。(中医方剂大辞典)(3)泽泻、柴胡、神曲、姜黄、当归身、生甘草、熟甘草、青皮、桃仁、白僵蚕、吴茱萸、益智仁、黄耆、陈皮、人参、半夏、草豆蔻仁、麦蘖面。(中医方剂大辞典)(4)草豆蔻、枳实、白术、大麦芽、半夏、黄芩、神曲、干生姜、橘皮、青皮、炒盐。(中医方剂大辞典)(5)草豆蔻仁、丁香、麝香、藿香叶、桂、零陵香、莎草根、木香、白芷、当归、槟榔。(中医方剂大辞典)(6)草豆蔻、干姜、桂、诃黎勒皮、甘草、白茯苓、人参。(中医方剂大辞典)(7)草豆蔻、附子、缩砂、陈橘皮、干姜、枳实、吴茱萸、桂心、鸡舌香、槟榔、木香、当归。(中医方剂大辞典)(8)草豆蔻、附子、远志、桂心、细辛、干姜、川椒。(中医方剂大辞典)(9)草豆蔻、附子、茴香子、厚朴、白术、桂心、干姜、青橘皮、芎䓖、川乌头、木香、吴茱萸。(中医方剂大辞典)(10)草豆蔻、木瓜、当归、前胡、人参、赤茯苓、桂心、陈橘皮、白术、槟榔、诃黎勒。(中医方剂大辞典)(11)草豆蔻、桂心、丁香、高良姜、附子、半夏、人参、白茯苓、诃黎勒、厚朴、白豆蔻、陈橘皮。(中医方剂大辞典)(12)草豆蔻、白术、当归、陈橘、黄耆、甘草、吴茱萸、高良姜、厚朴。(中医方剂大辞典)

草豆蔻汤 cao dou kou tang
【英文名】Cao Dou Kou Decoction
【异名】豆蔻散(中医方剂大辞典)
【组成】(1)草豆蔻、高良姜、广皮、陈神曲、吴茱萸、茯苓、半夏、炙甘草。(中医方剂大辞典)(2)草豆蔻、肉豆蔻、人参、甘草、白檀香、茯苓。(中医方剂大辞典)(3)泽泻、木香、神曲、半夏、枳实、草豆蔻仁、黄耆、益智仁、甘草、青皮、陈皮、茯苓、当归。(中医方剂大辞典)(4)草豆蔻、高良姜、人参、甘草、干木瓜、白茯苓、桔梗。(中医方剂大辞典)(5)草豆蔻、当归、厚朴、甘草、芍药、枳壳、白茯苓、人参。(中医方剂大辞典)(6)草豆蔻、藿香、丁香、白术、桂、枳壳、陈橘皮、山芋。(中医方剂大辞典)(7)草豆蔻、木香、桂、芎䓖、赤芍药、白术、槟榔、陈橘皮、当归。(中医方剂大辞典)(8)草豆蔻。(中医方剂大辞典)(9)草豆蔻、厚朴、桂、高良姜、当归。(中医方剂大辞典)(10)草豆蔻、人参、白茯苓、陈橘皮、麦蘖、白术、肉豆蔻、附子、甘草。(中医方剂大辞典)(11)草豆蔻、黄连。(中医方剂大辞典)

草豆蔻饮 cao dou kou yin
【英文名】Cao Dou Kou Drink
【组成】(1)草豆蔻、高良姜、甘草。(中医方剂大辞典)(2)草豆蔻、高良姜、常山、青橘皮、陈橘皮、生姜、淡竹叶、黑豆。(中医方剂大辞典)

草豆蔻拔刀 cao dou kou ba dao
【英文名】Cao Dou Kou Ba Dao
【组成】草豆蔻、高良姜、生姜汁。(中医方剂大辞典)

草豆蔻酊 cao dou kou ding
【英文名】Cao Dou Kou Tincture
【组成】草豆蔻。(药品标准－中药成方制剂标准 1998)

草豆蔻散 cao dou kou san
【英文名】Cao Dou Kou Powder
【异名】常山饮子(中医方剂大辞典)
【组成】(1)草豆蔻、益智仁、干柿蒂。(中医方剂大辞典)(2)草豆蔻、槟榔、罂粟壳。(中医方剂大辞典)(3)草豆蔻、茴香子、木香、陈曲、麦蘖、厚朴、干姜、陈橘皮。(中医方剂大辞典)(4)草豆蔻、当归、杏仁、厚朴、木香、麻黄、猪苓、半夏、良姜、藿香、甘草、吴茱萸。(中医方剂大辞典)(5)细辛叶、防风、羊胫骨灰、熟地黄、当归、草豆蔻仁、黄连、升麻。(中医方剂大辞典)(6)厚朴、陈皮、草豆蔻、干姜、白术、诃子、甘草、五味子。(中医方剂大辞典)(7)草豆蔻仁、生姜、甘草、木香、人参。(中医方剂大辞典)(8)知母、常山、乌药、草果、甘草、高良姜。(中医方剂大辞典)(9)香薷茎、木瓜、干姜、草豆蔻、藿香、陈橘皮。(中医方剂大辞典)(10)草豆蔻、人参、白茯苓、防风、藿香、陈橘皮。(中医方剂大辞典)(11)草豆蔻、附子、五味子、陈橘皮、白术、枳实、桂、干姜、鳖甲、芍药、木香。(中医方剂大辞典)(12)草豆蔻、高良姜、陈曲、麦蘖、木香、诃黎勒、陈橘皮、桂、乌梅肉、甘草。(中医方剂大辞典)(13)草豆蔻、甘草。(中医方剂大辞典)(14)草豆蔻、生姜、甘草、陈橘皮。(中医方剂大辞典)(15)草豆蔻、高良姜、桂、丁香、木香、五味子、白豆蔻、陈橘皮、肉豆蔻、白术。(中医方剂大辞典)(16)草豆蔻、青橘皮、高良姜、诃黎勒皮、白术、甘草。(中医方剂大辞典)(17)草豆蔻、甘草、肉桂、陈皮、蛮姜。(中医方剂大辞典)(18)草豆蔻、龙骨、酸石榴皮、高良姜、当归、干姜、子芩。(中医方剂大辞典)(19)草豆蔻、木香、五味子、人参、白茯苓、诃黎勒皮、陈橘皮、甘草。(中医方剂大辞典)(20)草豆蔻、甘草、人参。(中医方剂大辞典)(21)草豆蔻、槟榔、诃黎勒、人参、前胡、甘草。(中医方剂大辞典)(22)草豆蔻、桃仁、桂心、甘草。(中医方剂大辞典)(23)草豆蔻、陈橘皮、当归、白术、前胡、附子、人参、木香、桂心、半夏、甘草。(中医方剂大辞典)(24)草豆蔻、当归、陈橘皮、桂心、干姜、白术、熟干地黄、木香、芎䓖。(中医方剂大辞典)(25)草豆蔻、人参、柴胡、白术、陈橘皮、甘草。(中医方剂大辞典)(26)草豆蔻、桂心、芎䓖、当归、厚朴、干姜、桔梗、槟榔、诃黎勒皮、甘草。(中医方剂大辞典)(27)草豆蔻、沉香、白豆蔻、诃黎勒皮、白术、桂心、丁香母、甘草。(中医方剂大辞典)(28)草豆蔻、高良姜、人参、白茯苓、白术、枇杷叶、缩砂、桂心、木香、半夏、青橘皮、甘草。(中医方剂大辞典)(29)草豆蔻、白石脂、当归、干姜。(中医方剂大辞典)(30)草豆蔻、泽泻、人参、桂心、白术、赤茯苓、半夏、陈橘皮、细辛、附子、厚朴、甘草。(中医方剂大辞典)(31)草豆蔻、青橘皮、诃黎勒皮、益智子、人参、细辛、赤茯苓、厚朴、半夏、丁香、甘草、槟榔。(中医方剂大辞典)(32)草豆蔻、人参、陈橘皮、白术、桂心、木通、槟榔、鸡舌香、赤茯苓、半夏。(中医方剂大辞典)(33)草豆蔻、高良姜、丁香、白术、人参、陈橘皮、缩砂、甘草、木瓜。(中医方剂大辞典)(34)草豆蔻、木香、桂心、人参、甘草、白术、干姜、陈橘皮。(中医方剂大辞典)(35)草豆蔻、黄连、丁香。(中医方剂大辞典)(36)草豆蔻、吴茱萸、紫苏茎叶、半夏、枳实、赤茯苓、前胡、木通、槟榔。(中医方剂大辞典)(37)草豆蔻、丁香、缩砂、桃仁、青橘皮、白术、萝卜子、桂心、木瓜、木香、枳壳、槟榔。(中医方剂大辞典)(38)草豆蔻、当归、白术、附子、桂心、高良姜、赤茯苓、吴茱萸、桔梗、厚朴、甘草。(中医方剂大辞典)(39)草豆蔻、高良姜、人参、白茯苓、青橘皮。(中医方剂大辞典)(40)草豆蔻、前胡、桔梗、木香、赤茯苓、大腹皮、槟榔、紫苏茎叶、陈橘皮。(中医方剂大辞典)(41)草豆蔻、人参、桂心、白术、半夏、甘草、陈橘皮、厚朴。(中医方剂大辞典)(42)草豆蔻、藿香、桂心、白术、人参、半夏、黄耆、甘草、陈橘皮。(中医方剂大辞典)(43)草豆蔻、吴茱萸、青橘皮、川大黄、槟榔、当归。(中医方剂大辞典)(44)草豆蔻、高良姜、桂心、丁香、木香、白术、当归、白豆蔻、陈橘皮、肉豆蔻、甘草。(中医方剂大辞典)(45)草豆蔻、青橘皮、人参、桂心、附子、白茯苓、白术、当归、枳实、厚朴、芎䓖、柴胡、桔梗、白芍药、黄耆。(中医方剂大辞典)(46)草豆蔻、半夏、肉桂、人参、木香、前胡、高良姜、白茯苓、附子、陈橘皮、厚朴、白术、甘草。(中医方剂大辞典)(47)草豆蔻、陈橘皮、桂心、附子、白术、干姜、木香、甘草、厚朴。(中医方剂大辞典)(48)草豆蔻、赤茯苓、甘草、人参、白术、陈橘皮、桂心、枳壳、半夏、厚朴。(中医方剂大辞典)

草果饮 cao guo yin

【英文名】Cao Guo Drink

【异名】草果汤(中医方剂大辞典)

【组成】(1)厚朴、青果、藿香、甘草、丁皮、神曲、半夏。(中医方剂大辞典)(2)草果、陈皮、知母、三棱、良姜、马梅、莪术、苏叶、人参、川芎、白芷、甘草。(中医方剂大辞典)(3)草果、厚朴、甘草、枣子、生姜。(中医方剂大辞典)(4)草果、常山、槟榔、甘草、黑豆。(中医方剂大辞典)(5)厚朴、肉豆蔻。(中医方剂大辞典)(6)草果、常山、知母、乌梅、槟榔、草果、穿山甲。(中医方剂大辞典)(7)常山、柴胡、甘草、槟榔、白姜、乌梅。(中医方剂大辞典)(8)厚朴、青皮、草果、藿香、甘草、丁皮、神曲、良姜、半夏曲。(中医方剂大辞典)(9)草果子、甘草、地榆、枳壳。(中医方剂大辞典)(10)草果仁、青皮、白芷、甘草、紫苏、白豆蔻、山楂、莱菔子。(中医方剂大辞典)(11)草果、青皮、陈皮、厚朴、半夏、白茯苓、苏叶、柴胡、槟榔、乌梅、常山、黄芩、枳实、甘草。(中医方剂大辞典)(12)草果、苍术、厚朴、陈皮、半夏、甘草、乌梅。(中医方剂大辞典)

草果厚朴丸 cao guo hou pu wan

【英文名】Cao Guo Hou Pu Pill

【组成】厚朴、陈皮、干姜、草果子、白术、诃黎勒、桂、缩砂仁。(中医方剂大辞典)

草果散 cao guo san

【英文名】Cao Guo Powder

【组成】草果、青皮、柴胡、黄芩、甘草。(中医方剂大辞典)

草矾膏 cao fan gao

【英文名】Cao Fan Ointment

【组成】粉草、皂矾。(中医方剂大辞典)

草神丹 cao shen dan

【英文名】Cao Shen Pellet

【组成】川附子、吴茱萸、肉桂、琥珀、辰砂、麝香。(中医方剂大辞典)

草香胃康胶囊 cao xiang wei kang jiao nang

【英文名】Cao Xiang Wei Kang Capsule

【组成】鸡内金、决明子、海螵蛸、牡蛎、木香、阿魏。(药品标准－中药成方制剂标准 1998)

草粉散 cao fen san

【英文名】Cao Fen Powder

【组成】雄雀粪、腻粉。(中医方剂大辞典)

草寒食散 cao han shi san

【英文名】Cao Han Shi Powder

【组成】钟乳、附子、栝蒌根、茯苓、牡蛎、桔梗、干姜、人参、防风、细辛、桂心、白术。(中医方剂大辞典)

草罂饮 cao ying yin

【英文名】Cao Ying Drink

【组成】木瓜草、罂粟壳、甘草。(中医方剂大辞典)

草蔻丸 cao kou wan

【英文名】Cao Kou Pill

【组成】草豆蔻、乌头、益智、青橘皮。(中医方剂大辞典)

草霜散 cao shuang san

【英文名】Cao Shuang Powder

【组成】灯草、壁钱。(中医方剂大辞典)

荏子桔梗丸 ren zi ju geng wan

【英文名】Ren Zi Ju Geng Pill

【组成】荏子、龙骨、附子、蜀椒、桂心、干姜、桔梗、矾石、独活、芎䓖。(中医方剂大辞典)

荔奴丹 li nu dan

【英文名】Li Nu Pellet

【组成】人言、水银、火硝、皂矾、明矾、雄黄、铜绿、食盐。(中医方剂大辞典)

荔奴散 li nu san

【英文名】Li Nu Powder

【组成】龙眼核。(中医方剂大辞典)

荔壳汤 li ke tang

【英文名】Li Ke Decoction

【组成】荔壳、木香、丁香、甘草、白芍、人参、当归、陈皮、茯苓、厚朴。(中医方剂大辞典)

荔花鼻窦炎片 li hua bi dou yan pian

【英文名】Li Hua Bi Dou Yan Tablet

【组成】角花胡颓子、薜荔。(药品标准－中药成方制剂标准 1997)

荔枝汤 li zhi tang

【英文名】Li Zhi Decoction

【组成】乌梅肉、甘草、百药煎、白芷、白檀。(中医方剂大辞典)

荔枝草注射液 li zhi cao zhu she ye

【英文名】Li Zhi Cao Injection

【组成】荔枝草。(中草药 1976,(8))

荔枝核片 li zhi he pian

【英文名】Li Zhi He Tablet

【组成】荔枝核。(中成药研究 1991,(11))

荔枝散 li zhi san

【英文名】Li Zhi Powder

【组成】荔枝。(中医方剂大辞典)

荔枝粥 li zhi zhou

【英文名】Li Zhi Gruel

【组成】干荔枝、梗米、糯米。(中医方剂大辞典)

荔枝膏 li zhi gao

【英文名】Li Zhi Ointment

【组成】(1)荔枝肉、轻粉、麝香、川芎、白豆蔻、砂仁、朱砂、龙骨、血竭、乳香、全蝎。(中医方剂大辞典)(2)乌梅、桂、乳糖、生姜、麝香、熟蜜。(中医方剂大辞典)

荔枝橘核汤 li zhi ju he tang

【英文名】Li Zhi Ju He Decoction

【组成】荔枝、橘核、桃仁、甘草、茯苓、白术、枳壳、山楂、延胡索。(中医方剂大辞典)

荔香散 li xiang san

【英文名】Li Xiang Powder

【异名】神香散(中医方剂大辞典、景岳全书)

【组成】荔枝核、大茴香。(中医方剂大辞典)

荔核散 li he san

【英文名】Li He Powder

【组成】(1)荔枝核、沉香、木香、青盐、食盐、八角茴、小茴香、川楝子肉。(中医方剂大辞典)(2)舶上茴香、青皮、荔枝核。(中医方剂大辞典)

荜芫汤 bi yuan tang

【英文名】Bi Yuan Decoction

【组成】荜茇、芫花。(中医方剂大辞典)

荜茇丸 bi ba wan

【英文名】Bi Ba Pill

【组成】(1)荜茇、槟榔、干姜、附子、诃黎勒皮、芜荑仁、白术、黄连、阿魏、枳壳。(中医方剂大辞典)(2)荜茇、附子、干姜、厚朴、肉豆蔻仁、龙骨、诃黎勒皮、缩砂仁。(中医方剂大辞典)(3)荜茇、昆布、吴茱萸、葶苈、杏仁。(中医方剂大辞典)(4)荜茇、诃黎勒、干姜。(中医方剂大辞典)(5)荜茇、木香、干姜、枳壳、大黄、槟榔、缩砂仁、诃黎勒、白茯苓、人参。(中医方剂大辞典)(6)荜茇、高良姜、肉豆蔻、桂、缩沙蜜、附子、白术、胡椒、诃黎勒。(中医方剂大辞典)(7)荜茇、木香、附子、胡椒、桂、干姜、诃黎勒皮、厚朴。(中医方剂大辞典)(8)荜茇、诃黎勒皮、桂心、胡椒、附子、沉香、木香、人参、草豆蔻、槟榔。(中医方剂大辞典)(9)荜茇、胡桃仁、干姜、人参、白茯苓、诃黎勒、桂心。(中医方剂大辞典)(10)荜茇、诃黎勒、桂心、胡椒、厚朴、白术、龙骨、干姜、陈橘皮、白石脂、缩砂、当归。(中医方剂大辞典)(11)荜茇、干姜、胡椒、桂心、人参、陈橘皮、诃黎勒、赤茯苓、槟榔。(中医方剂大辞典)(12)荜茇、白术、肉豆蔻、丁香、诃黎勒、附子、桂心、胡椒、干姜、厚朴、陈橘皮、木香。(中医方剂大辞典)(13)荜茇、木香、诃黎勒、肉豆蔻、槟榔、白术、阿魏、陈橘皮、干姜、厚朴、人参、桂心、胡椒、甘草。(中医方剂大辞典)(14)荜茇、人参、桂心、干姜、诃黎勒、白茯苓、胡椒、陈橘皮。(中医方剂大辞典)(15)荜茇、木香、桂心、白茯苓、槟榔、附子、胡椒、厚朴、当归、干姜、诃黎勒、人参。(中医方剂大辞典)(16)荜茇、胡椒、槟榔、诃黎勒、白茯苓、肉桂、人参、干姜、陈橘皮。(中医方剂大辞典)(17)荜茇、蒲黄。(中医方剂大辞典)(18)荜茇、人参、白茯苓、干姜、胡椒、大附子、官桂、荜澄茄、诃子。(中医方剂大辞典)(19)荜茇、干姜、白茯苓、胡椒、桂、槟榔、人参、诃黎勒。(中医方剂大辞典)(20)荜茇、麻黄、独活、升麻、吴茱萸、木香、陈橘皮、射干、白茯苓、干姜、昆布、羚羊角、杏仁。(中医方剂大辞典)(21)荜茇、川姜、丁香、附子、吴茱萸、良姜、胡椒、山茱萸、草豆蔻。(中医方剂大辞典)

荜茇饮 bi ba yin

【英文名】Bi Ba Drink

【组成】荜茇、沉香、草豆蔻、青橘皮、丁香、桃仁、大腹、生姜、诃黎勒皮、甘草、枳壳。(中医方剂大辞典)

荜茇茄丸 bi ba Qie wan

【英文名】Bi Ba Qie Pill

【异名】澄茄丸(中医方剂大辞典)

【组成】(1)荜澄茄、薄荷叶、荆芥穗。(中医方剂大辞典)(2)京三棱、陈皮、蓬莪茂、枳实、槟榔、黑牵牛。(中医方剂大辞典)(3)荜澄茄。(中医方剂大辞典)(4)五味子、木香、官桂、丁香、阿魏、全蝎、茴香、青皮、良姜、草果子、胡芦巴、白术、荜澄茄、神曲、甘草、沉香。(中医方剂大辞典)(5)荜澄茄、藿香叶、人参、蓬莪茂、甘草、丁香、茴香、木香、肉豆蔻、麝香、安息香。(中医方剂大辞典)(6)荜澄茄、良姜、神曲、青皮、官桂、阿魏。(中医方剂大辞典)(7)荜澄茄、藿香叶、茴香子、人参、槟榔、丁香、木香、甘草、蓬莪茂。(中医方剂大辞典)(8)荜澄茄、白豆蔻、肉豆蔻、木香、草豆蔻、丁香、白术、缩砂仁、红豆蔻、桂、益智、诃黎勒、人参、白茯苓、附子、茴香子、槟榔、胡椒、干姜、阿魏、青橘皮、陈橘皮、甘草。(中医方剂大辞典)(9)荜澄茄、补骨脂、附子、羌活、芎䓖、远志、萆薢、肉苁蓉、山芋、石斛、人参。(中医方剂大辞典)(10)荜澄茄、干姜、陈橘皮、厚朴、桂、阿魏、肉豆蔻、缩砂、草豆蔻、甘草、附子、荜茇、白术。(中医方剂大辞典)(11)沉香、丁香、木香、舶上茴香、乌药、白芷、胡芦巴、荜澄茄。(中医方剂大辞典)(12)荜澄茄、白豆蔻、附子、沉香、缩砂、当归、诃黎勒皮、吴茱萸、青橘皮、白术、木香、厚朴、桂心、槟榔、芎䓖、人参、枳实。(中医方剂大辞典)(13)荜澄茄、安息香、木香、肉桂、附子、当归、补骨脂、茴香子、沉香、槟榔、肉豆蔻、青橘皮、吴茱萸、桃仁。(中医方剂大辞典)(14)荜澄茄、木香、桂心、茴香子、诃黎勒、沉香、干蝎、槟榔、蓬莪茂、白术、青橘皮、当归、高良姜。(中医方剂大辞典)(15)铜绿、荜澄茄、木香。(中医方剂大辞典)

荜茇散 bi ba san

【英文名】Bi Ba Powder

【异名】当面可(中医方剂大辞典)

【组成】(1)荜茇、蟾酥、烧盐、川椒。(中医方剂大辞典)(2)荜茇、当归、白芍、车前子。(中医方剂大辞典)(3)荜茇、良姜、细辛。(中医方剂大辞典)(4)荜茇、厚黄柏。(中医方剂大辞典)(5)荜茇、真阿魏、冰片、麝香。(中医方剂大辞典)(6)荜茇、细辛、白芷、荆芥穗、升麻、郁金、当归。(中医方剂大辞典)(7)荜茇、腻粉、蕤仁、木鳖子。(中医方剂大辞典)(8)细辛、荜茇、良姜、草乌头。(中医方剂大辞典)(9)荜茇、良姜、草乌。(中医方剂大辞典)(10)良姜、胡椒、荜茇、细辛。(中医方剂大辞典)(11)荜茇、蝎梢、良姜、草乌头尖。(中医方剂大辞典)(12)鹤虱、良姜、荜茇、草乌。(中医方剂大辞典)(13)良姜、荜茇、白芷、细辛、蜂窠鹤虱。(中医方剂大辞典)(14)木鳖子、荜茇。(中医方剂大辞典)(15)良姜、草乌头、荜茇。(中医方剂大辞典)(16)荜茇、苦参、防风、升麻、藁本。(中医方剂大辞典)(17)荜茇、肉豆蔻、干姜、诃黎勒、白术、甘草、木香。(中医方剂大辞典)(18)荜茇、桂、麻仁、高良姜、人参、白术、甘草、干地黄、厚朴。(中医方剂大辞典)(19)荜茇、木香、芎䓖、桂、高良姜、青橘皮、丁香、半夏、芍药、人参、大腹。(中医方剂大辞典)(20)荜茇。(中医方剂大辞典)(21)虎头王字骨、荜茇、人参、羚角屑。(中医方剂大辞典)(22)荜茇、干姜、甘草、陈橘皮、厚朴、附子、当归、赤石脂、诃黎勒、吴茱萸、肉豆蔻。(中医方剂大辞典)(23)荜茇、胡椒、桂心、桃仁、木香、当归。(中医方剂大辞典)(24)荜茇、肉豆蔻、赤石脂、诃黎勒、丁香、白茯苓、阿胶、白龙骨、当归、桂心、缩砂、人参、厚朴、陈橘皮、甘草。(中医方剂大辞典)

荜茇煮散 bi ba zhu san

【英文名】Bi Ba Zhu Powder

【组成】荜茇、丁香、诃黎勒皮、干姜、甘草、大腹、草豆蔻、陈橘皮、白术、桂。(中医方剂大辞典)

荜茇粥 bi ba zhou

【英文名】Bi Ba Gruel

【组成】(1)荜茇、胡椒、干姜、槟榔、桂心、粟米。(中医方剂大辞典)(2)荜茇、胡椒、桂心、米。(中医方剂大辞典)

荜铃胃痛冲剂 bi ling wei tong chong ji

【英文名】Bi Ling Wei Tong Medicinal Instant Granule

【组成】荜澄茄、川楝子、黄连等。((94)卫药准字 Z-82 号)

荜澄茄汤 bi cheng qie tang

【英文名】Bi Cheng Qie Decoction

【组成】(1)荜澄茄、沉香、石斛、人参、赤茯苓、五味子、巴戟天、桂、白术、芎䓖、木香、肉豆蔻、附子、没药、陈曲。(中医方剂大辞典)(2)荜澄茄、厚朴、桂、桔梗、当归、赤芍药、赤茯苓、陈橘皮、草豆蔻、诃黎勒、槟榔、白术。(中医方剂大辞典)(3)荜澄茄、高良姜。(中医方剂大辞典)(4)荜澄茄、石斛、附子、桂、巴戟天、白术、五味子、芎䓖、人参、白茯苓、木香、槟

榔、白豆蔻。(中医方剂大辞典)

荜澄茄饮 bi cheng qie yin

【英文名】Bi Cheng Qie Drink

【组成】荜澄茄、附子、楝实、山茱萸、茴香子、青橘皮、干姜、益智、天雄、沉香。(中医方剂大辞典)

荜澄茄散 bi cheng qie san

【英文名】Bi Cheng Qie Powder

【异名】荜澄茄煮散(中医方剂大辞典)

【组成】(1)荜澄茄、延胡索、白茯苓、人参、蓬莪术、附子、木香。(中医方剂大辞典)(2)荜澄茄、高良姜、肉桂、丁香、厚朴、桔梗、陈皮、三棱、甘草、香附。(中医方剂大辞典)(3)荜澄茄、木香、沉香、桂、茴香子、菟丝子、白茯苓。(中医方剂大辞典)(4)荜澄茄、荆三棱、陈皮、香附子、甘草、丁香、舶上茴香、厚朴、蛮姜、官桂、桔梗、白盐、阿魏。(中医方剂大辞典)(5)荜澄茄、人参、草豆蔻、细辛、木香、白术、大腹皮、京三棱、五味子、半夏、高良姜、甘草、诃黎勒皮、青橘皮。(中医方剂大辞典)(6)荜澄茄、白术、桂心、人参、黄耆、当归、陈橘皮、甘草、半夏、厚朴、川椒、干姜。(中医方剂大辞典)(7)荜澄茄、白术、黄耆、附子、草豆蔻、桂心、蓬莪茂、当归、木香、芎䓖、柴胡、牛膝、吴茱萸、甘草。(中医方剂大辞典)(8)荜澄茄、附子、木香、京三棱、白茯苓、肉豆蔻、沉香、人参、白术、桂心、丁香、甘草、桃仁、陈橘皮、吴茱萸、诃黎勒、厚朴、鳖甲。(中医方剂大辞典)(9)荜澄茄、槟榔、木香、苦楝子、茴香子、干蝎、硇砂、阿魏、吴茱萸、桃仁。(中医方剂大辞典)(10)荜澄茄、木香、人参、肉桂、肉豆蔻、陈橘皮、槟榔、诃黎勒皮、丁香、附子、缩砂、干姜、京三棱、赤茯苓、白术、赤芍药、甘草。(中医方剂大辞典)(11)荜澄茄、白豆蔻、丁香、沉香、木香、高良姜、核心、白术、人参、陈橘皮、干姜、半夏、厚朴、诃黎勒。(中医方剂大辞典)(12)荜澄茄、木香、白豆蔻、白术、槟榔、草豆蔻、诃黎勒皮、肉豆蔻、枳壳、白茯苓、干姜、桂心、丁香、陈橘皮、甘草、厚朴。(中医方剂大辞典)

荜澄茄煮散 bi cheng qie zhu san

【英文名】Bi Cheng Qie Zhu Powder

【组成】荜澄茄、甘草、人参、芍药、茴香子、槟榔、干姜、诃黎勒皮、桂。(中医方剂大 辞典、圣济总录)

荞麦粉 qiao mai fen

【英文名】Qiao Mai Powder

【异名】荞麦散(中医方剂大辞典、景岳全书)

【组成】荞麦。(中医方剂大辞典)

荞脂丸 qiao zhi wan

【英文名】Qiao Zhi Pill

【组成】荞麦、画边胭脂。(中医方剂大辞典)

荟黄二仁丸 hui huang er ren wan

【英文名】Hui Huang Er Ren Pill

【组成】老色芦荟、其净轻粉、关西牛黄、桃仁、杏仁、明净腰雄黄。(中医方剂大辞典)

荠叶涂方 ji ye tu fang

【英文名】Ji Ye Tu Prescription

【组成】干荠叶、香薷、赤小豆、生蒴藋叶茎。(中医方剂大辞典)

荠苨饮 ji ni yin

【英文名】Ji Ni Drink

【异名】荠苨汁(中医方剂大辞典、圣济总录)

【组成】荠苨、厚朴、知母、栝楼实、枳壳、葛根、犀角、桔梗、陈橘皮、白茯苓、甘草、人参、蓝实、黄芩。(中医方剂大辞典)

荠苨汤 ji ni tang

【英文名】Ji Ni Decoction

【组成】(1)荠苨、防风、人参、独活、细辛、赤箭、芎䓖、羚羊角、麻黄、桔梗、前胡、甘草、石膏、蔓荆子、白鲜皮。(中医方剂大辞典)(2)荠苨、麦门冬、干姜、麻黄、人参、黄芩、桔梗、甘草。(中医方剂大辞典)(3)荠苨、人参、厚朴、知母、栝楼、葛根、枳实、犀屑、蓝子、桔梗、橘皮、茯苓、黄芩、甘草。(中医方剂大辞典)(4)荠苨、茯苓、蔓青子、芍药、人参、蓝子、黄芩、甘草。(中医方剂大辞典)(5)大豆、甘草。(中医方剂大辞典)(6)荠苨、大豆、人参、白茯苓、磁石、葛根、石膏、黄芩、栝楼根、甘草、知母。(中医方剂大辞典)

荠苨丸 ji ni wan

【英文名】Ji Ni Pill

【组成】(1)荠苨、大豆、茯神、磁石、玄参、钗斛、沉香、人参。(中医方剂大辞典)(2)荠苨、大豆、茯神、磁石、玄参、栝楼根、石斛、地骨皮、熟地黄、鹿角、沉香、人参。(中医方剂大辞典)

荠苨散 ji ni san

【英文名】Ji Ni Powder

【组成】(1)干荠叶、香薷、赤小豆、生蒴藋叶茎。(中医方剂大辞典)(2)荠苨、白花蛇、天麻、槐子、独活、防风、晚蚕沙、蔓荆子、人参、威灵仙、枳壳、甘草、赤箭、牡荆子、白鲜皮、沙参。(中医方剂大辞典)(3)荠苨、人参、茯神、葛根、石膏、黄芩、栝楼根、知母、甘草。(中医方剂大辞典)(4)荠苨、犀角屑、茯神、地骨皮、子芩、木通、玄参、石膏、麦门冬、川芒硝、枳壳、甘草。(中医方剂大辞典)(5)荠苨、甘草、蓝子、赤茯苓、赤芍药、黄芩、蔓菁子、石膏、玄参。(中医方剂大辞典)(6)荠苨、蓝。(中医方剂大辞典)

荠苨煎 ji ni jian

【英文名】Ji Ni Decoction

【组成】荠苨。(中医方剂大辞典)

荠菜粥 ji cai zhou

【英文名】Qi Cai Gruel

【组成】鲜荠菜、粳米。(中医方剂大辞典)

荡皮丸 dang pi wan

【英文名】Dang Pi Pill

【组成】参苏饮、秘传降气汤、五味子、乌梅、桑白皮、红枣。(中医方剂大辞典)

荡石片 dang shi pian

【英文名】Dang Shi Tablet

【组成】苘麻子、石韦、海浮石、蛤壳、茯苓、小蓟、玄明粉、牛膝、甘草。(药品标准－中药成方制剂标准1995)

荡邪散 dang xie san

【英文名】Dang Xie Powder

【组成】雷丸、桃仁、当归、丹皮、甘草。(中医方剂大辞典)

荡阴救命汤 dang yin jiu ming tang

【英文名】Dang Yin Jiu Ming Decoction

【组成】人参、白术、熟地、肉桂、附子、山茱萸、茯神。(中医方剂大辞典)

荡疝丹 dang shan dan

【英文名】Dang Shan Pellet

【组成】黑牵牛、破故纸、小茴香、川楝子、青皮、陈皮、莪术、木香。(中医方剂大辞典)

荡疝汤 dang shan tang

【英文名】Dang Shan Decoction

【组成】川楝子、小茴香、木香、破故纸、莪术、黑丑、青皮。(中医方剂大辞典)

荡涎散 dang xian san

【英文名】Dang Xian Powder

【组成】粉霜、腻粉、芫花。(中医方剂大辞典)

荡胞汤 dang bao tang

【英文名】Dang Bao Decoction

【组成】朴硝、桃仁、茯苓、牡丹皮、大黄、人参、桂心、芍药、厚朴、细辛、牛膝、当归、橘皮、附子、虻虫、水蛭。(中医方剂大辞典)

荡胞煎 dang bao jian

【英文名】Dang Bao Decoction

【组成】大黄、附子、厚朴、桂心、朴硝、当归、赤芍、人参、桃仁。(中医方剂大辞典)

荡鬼汤 dang gui tang

【英文名】Dang Gui Decoction

【组成】人参、当归、大黄、雷丸、川牛膝、红花、丹皮、枳壳、厚朴、小桃仁。(中医方剂大辞典)

荡涤灵 dang di ling

【英文名】Dang Di Ling Granule

【组成】黄连、地黄、甘草、虎杖、赤芍、石韦、琥珀、黄芪、知母、猪苓、车前子、当归、地龙。(药品标准－中药成方制剂标准1990)

荡涤饮 dang di yin

【英文名】Dang Di Drink

【组成】生地、麦冬、知母、僵蚕、黄芩、浙贝、花粉、天冬、黄柏、甘草、玉竹、云苓。(中医方剂大辞典)

荡胸汤 dang xiong tang

【英文名】Dang Xiong Decoction

【组成】蒌仁、生赭石、苏子、芒硝。(中医方剂大辞典)

荡寇解痰汤 dang kou jie tan tang

【英文名】Dang Kou Jie Tan Decoction

【组成】羊藿、当归、胆星、熟地、志肉、柏仁、白术、陈皮、茯神、干葛、姜炭、甘草。(中医方剂大辞典)

荡秽散 dang hui san

【英文名】Dang Hui Powder

【组成】没药。(中医方剂大辞典)

荡寒汤 dang han tang

【英文名】Dang Han Decoction

【组成】(1)焦术、人参、附子、良姜。(中医方剂大辞典)(2)白术、肉桂、丁香、吴茱萸。(中医方剂大辞典)

荡痰加甘遂汤 dang tan jia gan sui tang

【英文名】Dang Tan Jia Gan Sui Decoction

【组成】生赭石、大黄、朴硝、清半夏、郁金、甘遂末。(中医方剂大辞典)

荣卫返魂汤 rong wei fan hun tang

【英文名】Rong Wei Fan Hun Decoction

【组成】何首乌、当归、木通、赤芍药、白芷、茴香、土乌药、陈枳壳、甘草。(中医方剂大辞典)

荣卫饮子 rong wei yin zi

【英文名】Rong Wei Drink

【组成】川当归、熟干地黄、人参、白茯苓、川芎、白术、甘草、白芍药、枳壳、黄芪、陈皮。(中医方剂大辞典)

荣芝丸 rong zhi wan

【英文名】Rong Zhi Pill

【组成】鹿角霜、鹿茸、麝香、沉香、白术、当归、熟干地黄、茯蓉、牛膝、菟丝子、萆薢、川芎、五味子。(中医方剂大辞典)

荣顺散 rong shun san

【英文名】Rong Shun Powder

【组成】枳壳、荆芥穗、槐鹅。(中医方剂大辞典)

荣润汤 rong run tang

【英文名】Rong Run Decoction

【组成】四物汤、桃仁、红花、麻仁、枳壳。(中医方剂大辞典)

荣筋汤 rong jin tang

【英文名】Rong Jin Decoction

【组成】人参、白茯苓、当归、甘草、官桂、黑附子、厚朴、

龙骨、黄芪、麦门冬、白芍药、生地黄、饴糖、生姜。(中医方剂大辞典)

荣筋拈痛洗腿方 rong jin nian tong xi tui fang

【英文名】Rong Jin Nian Tong Xi Tui Prescription

【组成】宣木瓜、赤芍、橘络、乳香、全当归、没药、红花、防风、透骨草。(中医方剂大辞典)

荣筋活络洗药方 rong jin huo luo xi yao fang

【英文名】Rong Jin Huo Luo Xi Yao Prescription

【组成】宣木瓜、松节、赤芍、透骨草、清风藤、乳香、红花、全当归、天仙藤。(中医方剂大辞典)

荤素羹 hun su geng

【英文名】Hun Su Thick Soup

【组成】羊肉、草果、回回豆子。(中医方剂大辞典)

荨麻疹丸 qian ma zhen wan

【英文名】Qian Ma Zhen Pill

【组成】白芷、防风、白蘚皮、薄荷、川芎、三棵针、赤芍、威灵仙、土茯苓、荆芥、亚麻子、黄芩、升麻、苦参、红花、何首乌、蒺藜、菊花、当归。(药品标准－中药成方制剂标准 1995)

荨麻疹汤 qian ma zhen tang

【英文名】Qian Ma Zhen Decoction

【组成】生地、丹皮、白茅根、赤芍、金银花、连翘、当归尾、山栀、苍耳子、薏苡仁、谷芽、麦芽、白鲜皮。(中医方剂大辞典)

荨麻疹煎剂 qian ma zhen jian ji

【英文名】Qian Ma Zhen Decoction

【组成】荆芥、防风、当归、川芎、蒺藜、苍术、大腹皮、陈皮、柴胡、秦艽。(中医药学报 1991,(3))

荨麻疹糖浆 qian ma zhen tang jiang

【英文名】Qian Ma Zhen Syrup

【组成】荆芥、薄荷、牛蒡子、皂刺、白蒺藜、赤芍、桃仁、青皮、益母草。(湖北中医杂志 1973,(1))

药力消炎胶囊 yao li xiao yan jiao nang

【英文名】Yao Li Xiao Yan Capsule

【组成】三七、南星、白附子、防风、白芷。(中成药研究 1986,(6))

药乌鱼 yao wu yu

【英文名】Yao Wu Yu

【组成】乌鱼。(中医方剂大辞典)

药王五补口服液 yao wang wu bu kou fu ye

【英文名】Yao Wang Wu Bu Liquid

【组成】人参、五加皮、五味子、枸杞子、杜仲、石斛、肉苁蓉、桑椹子、茯苓、白术。(中草药 1993,24(1))

药丝线 yao si xian

【英文名】Yao Si Xian

【组成】芫花、壁钱、草乌、白扣线。(中医方剂大辞典)

药母鸡 yao mu ji

【英文名】Yao Mu Ji

【组成】母鸡。(中医方剂大辞典)

药用溶液 yao yong rong ye

【英文名】Pharmaceutical Solutions

【定义】指药物以分子或离子状态溶解在液体分散媒中,所制成的单相溶液型制剂。(中药药剂学)

药艾条 yao ai tiao

【英文名】Yao Ai Medicated Thread Drainage

【组成】艾叶、桂枝、高良姜、广藿香、降香、香附、白芷、陈皮、丹参、生川乌、雄黄。(中医方剂大辞典)

药米健脾粉 yao mi jian pi fen

【英文名】Yao Mi Jian Pi Powder

【组成】淮山药、苡仁米、芡实米、大米。(湖北中医杂志 1986,(2))

药肉粥 yao rou zhou

【英文名】Yao Rou Gruel

【组成】羊肉、当归、白芍药、熟干地黄、黄芪、生姜、粳米。(中医方剂大辞典)

药灵砂丹 yao ling sha dan

【英文名】Yao Ling Sha Pellet

【组成】灵砂、丁香、木香、胡椒。(中医方剂大辞典)

药纸 yao zhi

【英文名】Yao Zhi

【组成】杭州高白油纸、生甘草。(中医方剂大辞典)

药肝 yao gan

【英文名】Yao Gan

【异名】药饼(中医方剂大辞典、圣济总录)

【组成】羊子肝、腻粉、麝香。(中医方剂大辞典)

药肝汤 yao gan tang

【英文名】Yao Gan Decoction

【组成】黑羊肝、兔粪、木贼、当归身、蝉蜕。(中医方剂大辞典)

药赤豆 yao chi dou

【英文名】Yao Chi Dou

【组成】赤小豆、大蒜头、生姜、商陆根。(中医方剂大辞典)

药针 yao zhen

【英文名】Yao Zhen Medicated Thread

【组成】官桂、干姜、丁香、虾蟆。(中医方剂大辞典)

药鸡蛋 yao ji dan

【英文名】Yao Ji Dan

【组成】(1)破故纸、鸡子。(中医方剂大辞典)(2)鸡蛋、白矾末、辰砂末。(中医方剂大辞典)(3)鸡蛋、硫黄末。(中医方剂大辞典)(4)鸡蛋、熟大黄末。(中医方剂大辞典)

药制苍耳子虫 yao zhi cang er zi chong

【英文名】Yao Zhi Cang Er Zi Chong

【组成】苍耳子虫。(中医方剂大辞典)

药制龟苓膏 yao zhi gui ling gao

【英文名】Yao Zhi Gui Ling Concentrated Decoction

【组成】龟甲、土茯苓、广金钱草、地黄、防风、川木通、金银花、槐花、茵陈、甘草。(药品标准－中药成方制剂标准 1998)

药制肺露 yao zhi fei lou

【英文名】Yao Zhi Fei Distillate

【组成】鲜猪肺、南沙参、麦冬、玉竹、桑皮、桑叶、款冬花、枇杷叶、前胡、桔梗、象贝、甘草、广皮、枳壳、姜半夏、青蒿子、百部。(中医方剂大辞典)

药制柑橘饼 yao zhi gan ju bing

【英文名】Yao Zhi Gan Ju Bing

【组成】玄明粉、半夏、青盐、百药草、天花粉、白茯苓、诃子、甘草、乌梅、硼砂、桔梗。(中医方剂大辞典)

药制橄榄盐 yao zhi gan lan yan

【英文名】Yao Zhi Gan Lan Yan

【异名】青果豉(药品标准－中药成方制剂标准)

【组成】甘草、薄荷、紫苏叶、枳椇子、苦杏仁、小茴香、山楂、桔梗、陈皮、豆蔻、花椒、甘松、八角茴香、丁香、木香、香薷、排草、肉桂、厚朴、砂仁、鲜青果、食盐。(药品标准－中药成方制剂标准 1994)

药味加减 yao wei jia jian

【英文名】Modification Of Drugs

【异名】随证加减(方剂学)

【定义】指在主病、主证、基本病机以及君药不变的前提下,改变方中的次要药物,以适应变化了的病情需要的过程。(方剂学)

药枕 yao zhen

【英文名】Yao Zhen

【组成】蔓荆子、甘菊花、通草、防风、羚羊角、犀角、石菖蒲、细辛、白芷、芎䓖、藁本、白术、黑豆。(中医方剂大辞典)

药枣 yao zao

【英文名】Yao Zao

【组成】莨菪、酥、大枣。(中医方剂大辞典)

药油 yao you

【英文名】Yao Oil

【组成】(1)松香、枯矾、槐树皮。(中医方剂大辞典)(2)黄连、黄柏、连翘、当归、芍药、生地。(中医方剂大辞典)

药线 yao xian

【英文名】Yao Xian

【组成】(1)白砒、明矾。(中医方剂大辞典)(2)芫花、壁钱。(中医方剂大辞典)(3)芫花入土根。(中医方剂大辞典)

药肺 yao fei

【英文名】Yao Fei

【组成】猪肺、萝卜子、白芥子。(中医方剂大辞典)

药垫 yao dian

【英文名】Yao Powder

【组成】紫苏子、白芥子、细辛、秦艽。(中医杂志 1993,(1))

药茶 yao cha

【英文名】Yao Tea

【组成】(1)羌活、独活、荆芥、防风、柴胡、前胡、藿香、香茹、紫苏、葛根、苍术、白术、枳实、槟榔、藁本、滁菊、青皮、桔梗、甘草、半夏、白芥子、大腹皮、木通、莱菔子、杜苏子、车前子、泽泻、猪苓、薄荷、生姜、川芎、白芷、秦艽、草果、陈建曲、南楂炭、茯苓皮、麦芽、杏仁、厚朴、广陈皮。(中医方剂大辞典)(2)乌药、枳壳、干葛、紫苏、神曲、前胡、雄黄、香附、槟榔、苍术、厚朴、桔梗、菖蒲、甘草、麦芽、山楂、陈皮、藿香、砂仁。(中医方剂大辞典)(3)新会皮、青皮、柴胡、槟榔、厚朴、麦芽、葛根、秦艽、白芷、甘草、甘葛、枳壳、薄荷、神曲、苍术、半夏曲、山楂、莱菔子、紫苏、独活、羌活、升麻、麻黄、川芎。(中医方剂大辞典)

药饼 yao bing

【英文名】Yao Bing Agent

【组成】附子、神曲、干姜、肉苁蓉、桂心、五味子、菟丝子、羊髓、大枣、汉椒、酥、蜜、白面、黄牛乳。(中医方剂大辞典)

药核桃 yao he tao

【英文名】Yao He Tao

【组成】核桃、芝麻、马齿苋。(中医方剂大辞典)

药浴剂 yao yu ji

【英文名】Medicinal Bath Dosage Forms

【定义】指药物分散在液体介质中制成的液态剂型,专供洗浴的外用液体药剂。(中药药剂学)

药烧饼 yao shao bing

【英文名】Yao Shao Bing

【组成】羊肉、肉苁蓉、附子、干姜、胡椒、时萝、荜茇、诃黎勒、芜荑、白面。(中医方剂大辞典)

药烧酒 yao shao jiu

【英文名】Yao Shao Wine

【组成】胡桃肉、小红枣、白蜜、酥油、苍术、陈皮、厚朴、白术、香附、当归、砂仁、生地、乌药、赤白何首乌、白茯苓、苏子、破故纸、白芍、牛膝、枳壳、半夏、川芎、五加皮、杏仁、川椒、虎骨、甘草、小茴香、独活、羌活、防风、荆芥、木香、白芷、沉香。(中医方剂大辞典)

药盐煎 yao yan jian

【英文名】Yao Yan Decoction

【组成】木香、厚朴、苍术、大腹皮、枳壳、芍药、诃黎勒

皮、白槟榔、陈橘皮。(中医方剂大辞典)

药粉 yao fen

【英文名】Yao Fen Powder

【组成】党参、山药、百合、茯苓、白术、生耆、玉竹、当归、莲子。(中医方剂大辞典)

药酒 yao jiu

【英文名】Yao Wine

【组成】(1)当归、生地、乌药、三七、肉桂、乳香、没药、牛膝、丹皮、红花、胡索、防风、独活、杜仲、加皮、落得草、川芎、虎骨、干姜、姜黄、紫荆皮、海桐皮。(中医方剂大辞典)(2)虎骨、附块、牛膝、五加皮、杜仲、黄芪、潞党、枸杞、炙草。(中医方剂大辞典)(3)虎胫骨、苍术、薏仁、黄芩、茯苓、威灵仙、当归、牛膝、川断、萆薢、川芎、知母、秦艽、天麻、黄柏。(中医方剂大辞典)(4)摩罗藤。(中医方剂大辞典)(5)白梅花肉、红花、苍术、生地、当归、核桃白肉。(中医方剂大辞典)(6)生地、海桐皮、米仁、川芎、骨皮、五加皮、羌活、牛膝、甘草。(中医方剂大辞典)(7)紫荆皮、丹皮、五加皮、郁金、乌药、官桂、川芎、胡索、木香、羊踯躅、乳香、羌活。(中医方剂大辞典)(8)生地、熟地、枸杞、木通、牛膝、川芎、薏苡仁、当归、金银花、五加皮、苍术、川乌、草乌、甘草、黄柏、松节。(中医方剂大辞典)(9)桑椹子、龙眼肉。(中医方剂大辞典)(10)松节、青风藤、虎胫骨、草乌、威灵仙、薏苡仁、杜仲、五加皮、当归、牛膝、川芎、金银花、红花、木瓜、白芷、川山甲、独活、没药、乳香、肥皂子仁、核桃仁。(中医方剂大辞典)(11)淫羊藿、当归、仙茅、鹿茸。(中医方剂大辞典)(12)石六轴子、乌蛇、当归、甘草。(中医方剂大辞典)(13)冷饭团、五加皮、当归、生地黄、赤芍药、白茯苓、白术、牛膝、杜仲、木瓜、地骨皮、荆芥、防风、大风藤、白鲜皮、金银花、威灵仙、川芎、白芷、甘草。(中医方剂大辞典)

药酒丸 yao jiu wan

【英文名】Yao Jiu Pill

【组成】高良姜、干姜、丁香、官桂、红豆蔻、山柰、甘松、细辛、白芷、川乌、草乌、羌活、独活、檀香、砂仁、香附、木香、川芎、当归、陈皮、青皮、红曲、薄荷、菊花、广藿香、苦杏仁、甘草、栀子。(药品标准－中药成方制剂标准 1993)

药酒奇方 yao jiu qi fang

【英文名】Yao Jiu Qi Fang Wine

【组成】十大功劳、八棱麻根、淫羊藿、千年健、红花、当归、五加皮、陈皮。(中医方剂大辞典)

药钱 yao qian

【英文名】Yao Qian

【组成】鲜芫花根、雷丸、蟾酥、草乌。(中医方剂大辞典)

药兜肚 yao dou du

【英文名】Yao Dou Du

【组成】干姜、官桂、白芥子、枳实、阿魏、半夏、水仙子、麝香。(中医方剂大辞典)

药梅 yao mei

【英文名】Yao Mei

【组成】(1)木香、木通、黄芩、紫苏、砂仁、薄荷、青梅、火酒。(中医方剂大辞典)(2)青梅、砂仁、甘草、川木通、紫苏、黄芩、防风。(中医方剂大辞典)

药猪肚 yao zhu du

【英文名】Yao Zhu Du

【组成】雄猪肚。(中医方剂大辞典)

药猪肠 yao zhu chang

【英文名】Yao Zhu Chang

【组成】土茯苓、花椒。(仙拈集)

药猪胞 yao zhu bao

【英文名】Yao Zhu Bao

【组成】药猪胞。(中医方剂大辞典)

药绵 yao mian

【英文名】Yao Mian

【组成】麝香、砒霜、莽草末、蛤粉、蟾酥、螺字青黛。(中医方剂大辞典)

药馄饨 yao hun tun

【英文名】Yao Hun Tun

【组成】良姜、吴茱萸、胡椒。(中医方剂大辞典)

药棋子 yao qi zi

【英文名】Yao Qi Zi

【异名】通经丸(中医方剂大辞典、本事)

【组成】牵牛、硫黄。(中医方剂大辞典)

药葶荠 yao ting ji

【英文名】Yao Ting Ji

【组成】桑椹、雄黄、赤糖、白糖、砂仁。(中医方剂大辞典)

药量增减 yao liang zeng jian

【英文名】Modification Of Dosage

【定义】指通过对药物用量的增加或减少,改变单纯药力的大小,或随着组成配伍关系的改变而功用、主治发生改变的过程。(方剂学)

药墨 yao mo

【英文名】Yao Mo

【异名】八宝药墨(药品标准－中药成方制剂标准)

【组成】香墨粉、熊胆、冰片、麝香。(药品标准－中药成方制剂标准 1993)

药熨方 yao yun fang

【英文名】Yao Yun Powder

【组成】制川乌、制草乌、制附子、马钱子、乳香、没药、当归、片姜黄、雄黄、血竭、土鳖虫、川芎、延胡索、防

风、红花、桂枝、三七参、透骨草、甘草。(辽宁中医杂志 1990,(6))

药磨汤 yao mo tang

【英文名】Yao Mo Decoction

【组成】川厚朴、白茯苓、大半夏、紫苏叶。(中医方剂大辞典)

药髓饼子 yao sui bing zi

【英文名】Yao Sui Lozenge

【组成】干姜、汉椒、桂心、附子、诃黎勒、缩砂、蜜、大枣、羊筒骨髓、白面、黄牛酥。(中医方剂大辞典)

虻虫丸 meng chong wan

【英文名】Meng Chong Pill

【组成】虻虫、桃仁、桑螵蛸、脐螬、代赭、水蛭、川大黄。(中医方剂大辞典)

虻虫散 meng chong san

【英文名】Meng Chong Powder

【异名】桃仁散(中医方剂大辞典)

【组成】(1)虻虫、水蛭、延胡索、棕榈皮、赤鲤鱼鳞、干荷叶、干藕节。(中医方剂大辞典)(2)虻虫、川大黄、乱发灰、蒲黄、麒麟竭、延胡索、伏龙肝、当归、赤芍药、狗胆、蛰虫、水蛭、麝香、朱砂。(中医方剂大辞典)(3)虻虫、水蛭、当归、人参、木香、红蓝花、童子头发、井内倒悬草、干姜、赤芍药、姜黄、荷叶。(中医方剂大辞典)(4)虻虫、水蛭、桃仁、乌贼鱼骨、牛膝、鲤鱼鳞、桂心、芫花、枳壳、当归、赤芍药、硇砂。(中医方剂大辞典)(5)虻虫、桃仁、桂心、川大黄、水蛭。(中医方剂大辞典)(6)虻虫、牡丹、生干地黄。(中医方剂大辞典)(7)丹皮、牛虻虫。(中医方剂大辞典)(8)虻虫。(中医方剂大辞典)

虻虎汤 meng hu tang

【英文名】Meng Hu Decoction

【组成】西河柳、玄参、知母、贝母、麦门冬、石膏、竹叶。(中医方剂大辞典)

虾汁汤 xia zhi tang

【英文名】Xia Zhi Decoction

【组成】虾。(中医方剂大辞典)

虾米酒 xia mi jiu

【英文名】Xia Mi Wine

【组成】鲜虾米。(中医方剂大辞典)

虾米散 xia mi san

【英文名】Xia Mi Powder

【组成】虾米、真蛤蚧、茴香、净川椒。(中医方剂大辞典)

虾蟆丸 xia ma wan

【英文名】Xia Ma Pill

【异名】虾蟆杀疳虫丸(中医方剂大辞典)

【组成】(1)蟾蜍、粪蛆、黄连、胡连、神曲、麦芽、槟榔、肉果。(中医方剂大辞典)(2)虾蟆、使君子、皂角、青黛、龙胆草、雄黄。(中医方剂大辞典)(3)大虾蟆干、木香、鸡心槟榔、桃仁、苦楝根、酸石榴根皮、贯众、芜荑、鹤虱、巴豆肉。(中医方剂大辞典)(4)芦荟、黄连、谷精草、桂心、朱砂、缩砂仁、熊胆、麝香。(中医方剂大辞典)(5)虾蟆、芦荟、鹤虱、宣连、胡黄连。(中医方剂大辞典)(6)绿矾、枣。(中医方剂大辞典)(7)干虾蟆、陈皮、胡黄连、郁金、芜荑仁。(中医方剂大辞典)(8)虾蟆、熊胆、麝香、猪牙皂角、白芜荑。(中医方剂大辞典)

虾蟆灰散 xia ma hui san

【英文名】Xia Ma Hui Powder

【组成】虾蟆灰、青黛、柑子皮、细辛、白鸡粪、麝香、干姜、熏陆香。(中医方剂大辞典)

虾蟆猪肚丸 xia ma zhu du wan

【英文名】Xia Ma Zhu Du Pill

【组成】虾蟆。(中医方剂大辞典)

虾蟆散 xia ma san

【英文名】Xia Ma Powder

【组成】(1)癞虾蟆。(中医方剂大辞典)(2)虾蟆、金银土锅、人粪灰、麝香、银末。(中医方剂大辞典)(3)虾蟆、朱砂。(中医方剂大辞典)(4)干虾蟆、芜荑、干姜、葵茎灰、莨菪子、白矾。(中医方剂大辞典)(5)干虾蟆、青黛、柑子皮、细辛、白鸡粪、熏黄、麝香、干姜。(中医方剂大辞典)(6)硫黄、胡椒。(中医方剂大辞典)(7)虾蟆灰、杏仁、黄连、雄黄、白矾灰、腻粉、鹿角、麝香、蚺蛇胆。(中医方剂大辞典)(8)兔粪、虾蟆。(中医方剂大辞典)(9)赤背虾蟆、地龙、麝香。(中医方剂大辞典)(10)干虾蟆、青黛、柑子皮、细辛、白鸡粪、麝香、干姜、芦荟。(中医方剂大辞典)(11)虾蟆、青黛、柑子皮、干姜、麝香、熏黄。(中医方剂大辞典)(12)虾蟆、胡黄连、麝香、龙脑。(中医方剂大辞典)(13)烧虾蟆。(中医方剂大辞典)

虾蟆煎丸 xia ma jian wan

【英文名】Xia Ma Jian Pill

【组成】虾蟆、胡黄连、地龙、木香、肉豆蔻、麝香、黄连、夜明砂、白芜荑、丹砂。(中医方剂大辞典)

虾蟆膏 xia ma gao

【英文名】Xia Ma Plaster

【组成】(1)干蟾皮、黄丹。(中医方剂大辞典)(2)真小磨麻油、槐树枝、铅粉、大癞虾蟆。(中医方剂大辞典)

蚂蚁乙肝宁 ma yi yi gan ning

【英文名】Ma Yi Yi Gan Ning Powder

【组成】蚂蚁、生芪、茵陈、三七、五味子、鳖甲、仙灵脾。(中医杂志 1993,34(1))

蚂蚁丸 ma yi wan
【英文名】Ma Yi Pill
【组成】蚂蚁、人参、黄芪、当归、鸡血藤、淫羊藿、巴戟天、薏苡仁、丹参、制川乌、威灵仙、蜈蚣、牛膝。(中西医结合杂志 1990,10(2))

蚤休七物汤 zao xiu qi wu tang
【英文名】Zao Xiu Qi Wu Decoction
【组成】蚤休、蜈蚣、赤芍药、蔓荆子、野菊花、川芎、孩儿参。(湖南中医杂志 1988(5))

蚤休连翘汤 zao xiu lian qiao tang
【英文名】Zao Xiu Lian Qiao Decoction
【组成】白蚤休、大青叶、板蓝根、射干、连翘、黄芩。(安徽中医学院学报 1988,7(3))

蚤休散 zao xiu san
【英文名】Zao Xiu Powder
【组成】(1)蚤休。(中医方剂大辞典)(2)蚤休、飞天蜈蚣、鲜水晶花苗、并。(中医方剂大辞典)

衍庆丸 yan qing wan
【英文名】Yan Qing Pill
【组成】当归、肉苁蓉、山药、枸杞、鱼胶、核桃肉、补骨脂、菟丝子、熟地、吴茱萸、覆盆子、人参。(中医方剂大辞典)

语言散胶囊 yu yan san jiao nang
【英文名】Yu Yan San Capsule
【组成】水蛭、三七、牛黄、麝香、胆星、天竺黄、僵蚕等。(中国医药学报 1990,5(4))

误消健脾汤 wu xiao jian pi tang
【英文名】Wu Xiao Jian Pi Decoction
【组成】人参、白术、茯苓、甘草、川芎、当归、腹皮、陈皮、白芍、神曲、砂仁。(中医方剂大辞典)

诰敕丸 gao chi wan
【英文名】Gao Chi Pill
【组成】连翘、附子、桂、槐荚、白矾、杜仲、枳壳、黄芪、当归、藁本。(中医方剂大辞典)

诱敌出营汤 you di chu ying tang
【英文名】You Di Chu Ying Decoction
【组成】苏梗、葱白、石菖蒲。(中医方剂大辞典)

贴凹散 tie ao san
【英文名】Tie Ao Powder
【组成】石燕、艾心叶、朱砂皂子、蓖麻子。(中医方剂大辞典)

贴头起项膏 tie tou qi xiang gao
【英文名】Tie Tou Qi Xiang Plaster
【组成】川乌末、肉桂末、芸苔子、天南星、蓖麻子、黄丹。(中医方剂大辞典)

贴囟通关膏 tie xin tong guan gao
【英文名】Tie Xin Tong Guan Plaster
【组成】荆芥、香附子、白僵蚕、猪牙皂角、川芎、细辛。(中医方剂大辞典)

贴胁乌头散 tie xie wu tou san
【英文名】Tie Xie Wu Tou Powder
【组成】乌头。(中医方剂大辞典)

贴胁膏 tie xie gao
【英文名】Tie Xie Plaster
【组成】川大黄、玄参、川朴硝。(中医方剂大辞典)

贴顶升肠散 tie ding sheng chang san
【英文名】Tie Ding Sheng Chang Powder
【组成】蓖麻、麝香。(中医方剂大辞典)

贴顶膏 tie ding gao
【英文名】Tie Ding Plaster
【组成】(1)蓖麻子、杏仁、食盐、芎䓖、松脂。(中医方剂大辞典)(2)蓖麻、杏仁、石盐、芎䓖、松脂、防风。(中医方剂大辞典)

贴疮蜂房散 tie chuang feng fang san
【英文名】Tie Chuang Feng Fang Powder
【组成】露蜂房、羊屎、皂荚。(中医方剂大辞典)

贴背膏 tie bei gao
【英文名】Tie Bei Plaster
【组成】京三棱。(中医方剂大辞典)

贴药 tie yao
【英文名】Tie Yao Plaster
【组成】(1)大生地、大黑豆。(中医方剂大辞典)(2)黄芩、黄连、黄柏、大黄、蒲黄、血竭、乳香、没药、麝香。(中医方剂大辞典)(3)蜀葵子、蝉蜕、槟榔。(中医方剂大辞典)

贴药乌龙角 tie yao wu long jiao
【英文名】Tie Yao Wu Long Jiao Plaster
【组成】白僵蚕、赤小豆、川牛膝、山桂、桔梗、百草霜、白及、枇杷叶、骨碎补、当归尾、北细辛、白芷、南星、赤芍药、何首乌、白蔹、知母、草乌。(中医方剂大辞典)

贴药芫花散 tie yao yuan hua san
【英文名】Tie Yao Yuan Hua Powder
【组成】芫花根。(中医方剂大辞典)

贴项散 tie xiang san
【英文名】Tie Xiang Powder
【组成】(1)附子、南星。(中医方剂大辞典)(2)地胆草、芒硝、地龙粪、黄柏。(中医方剂大辞典)

贴恶核散 tie e he san
【英文名】Tie E He Powder
【组成】赤小豆、猪牙皂角、硝石、黄柏、木鳖子。(中医方剂大辞典)

贴积膏 tie ji gao
【英文名】Tie Ji Plaster

【组成】鸡内金、牵牛子、阿魏。(药品标准－中药成方制剂标准 1991)

贴脐饼子 tie qi bing zi

【英文名】Tie Qi Lozenge

【组成】穿山甲、五灵脂、巴豆、大蒜。(中医方剂大辞典)

贴脐散 tie qi san

【英文名】Tie Qi Powder

【异名】贴脐膏(中医方剂大辞典)

【组成】吴茱萸、干姜、木鳖子。(中医方剂大辞典)

贴脐截疟丸 tie qi jie nve wan

【英文名】Tie Qi Jie Nve Pill

【组成】胡椒、雄精。(中医方剂大辞典)

贴脐膏 tie qi gao

【英文名】Tie Qi Plaster

【组成】(1)大川芎、当归、白芍、地黄、人参、牡丹皮、白术、白苓、黄芪、厚桂、泽泻、大附子、知母、黄柏、干姜、北细辛、胡芦巴、白芷、远志、巴戟、菟丝子、蛇床子、故纸、苁蓉、锁阳、木鳖子、蓖麻子、龙骨、石枣、山药、杏仁。(中医方剂大辞典)(2)木鳖子、赤石脂、诃子肉、粟壳、干姜、麻油。(中医方剂大辞典)(3)木鳖仁、母丁香、麝。(中医方剂大辞典)(4)甘遂。(中医方剂大辞典)

贴敛药 tie lian yao

【英文名】Tie Lian Yao

【组成】麦饭石、鹿角根、贝母。(中医方剂大辞典)

贴敛药方 tie lian yao fang

【英文名】Tie Lian Yao Prescription

【组成】麦饭石、鹿角根、贝母。(中医方剂大辞典)

贴痔乳香膏 tie zhi ru xiang gao

【英文名】Tie Zhi Ru Xiang Plaster

【组成】茱萸、白及、白蔹、黄连、黄柏、当归。(中医方剂大辞典)

贴眼大黄饼子 tie yan da huang bing zi

【英文名】Tie Yan Da Huang Lozenge

【组成】大黄、大麦面、鸡子。(中医方剂大辞典)

贴喉异功散 tie hou yi gong san

【英文名】Tie Hou Yi Gong Powder

【组成】斑蝥、血竭、乳香、没药、玄参、全蝎、牛黄、麝香、冰片。(中医方剂大辞典)

贴喉膏 tie hou gao

【英文名】Tie Hou Plaster

【组成】蜜、甘草、猪膏。(中医方剂大辞典)

贴散膏 tie san gao

【英文名】Tie San Plaster

【组成】升麻、甘遂、白芷、贯众、苦参、昆布、羌活、全蝎、蜂房、商陆、海藻、白及、赤芍、瞿麦、竹箸、白蔹、大蓟、蛇蜕、花粉、苍术、防风、荆芥、姜黄、细辛、泽兰、香附、远志、官桂、延胡、河车、角针、防己、川椒、归尾、紫草、僵蚕、斑蝥、川草乌、三棱、莪术、蓖麻子、金星草、蒲公英、地丁草、牛蒡、夏枯草、巴豆肉、野菊。(中医方剂大辞典)

贴痛汤 tie tong tang

【英文名】Tie Tong Decoction

【组成】生姜。(中医方剂大辞典)

贴痞膏 tie pi gao

【英文名】Tie Pi Plaster

【组成】(1)水红花子、大黄、朴硝、山栀、石灰、酒酵。(中医方剂大辞典)(2)三棱、陈皮、地骨皮、黄芩、黄连、五灵脂、苦参、玄参、赤芍药、两头尖、草乌、香附子、当归、香白芷、大黄、木鳖子、巴豆、乳香、没药、轻粉、血竭、阿魏、麝香、香油、铅丹。(中医方剂大辞典)

贴腰膏 tie yao gao

【英文名】Tie Yao Plaster

【组成】生姜、水胶。(中医方剂大辞典)

贴熁灵龟膏 tie xie ling gui gao

【英文名】Tie Xie Ling Gui Plaster

【组成】龟甲、川大黄、木鼈子、当归、桂心。(中医方剂大辞典)

贴熁败龟膏 tie xie bai gui gao

【英文名】Tie Xie Bai Gui Plaster

【组成】败龟、百草霜、木鳖子仁、当归、桂心、没药、芎䓖、川大黄。(中医方剂大辞典)

贴熁膏 tie xie gao

【英文名】Tie Xie Plaster

【组成】田中鼢鼠土、木香、川大黄、白蔹、寒水石。(中医方剂大辞典)

贴癖神应膏 tie pi shen ying gao

【英文名】Tie Pi Shen Ying Plaster

【组成】皮砂、山栀子、蜂蜜、酒糟、猪脂、水萝卜皮、硇砂、鸡子清、大葱、水红花子、阿魏。(中医方剂大辞典)

贴癖膏 tie pi gao

【英文名】Tie Pi Plaster

【组成】穿山甲、木鳖仁、全蝎、斑蝥、川乌、巴豆仁、胆矾、阿魏、蟾酥、轻粉、番硇、芦荟、血竭、蜈蚣、古石灰、糊盐、真麝。(中医方剂大辞典)

费氏代参丸 fei shi dai shen wan

【英文名】Fei Shi Dai Shen Pill

【组成】全当归、川牛膝、白术、党参、秦艽、青陈皮、云苓、白芍、丹参、金毛脊、川断、独活、砂仁。(中医方剂大辞典)

贺兰先生解毒丸 he lan xian sheng jie du wan

【英文名】He Lan Xian Sheng Jie Du Pill

【组成】贯仲、茯苓、黄药子、篮根、干葛、地黄、雄大豆、甘草、滑石、缩砂仁、阴地厥、薄荷、土马鬃、绿豆粉、益智、寒水石、山豆根、紫河车、马譬孛、草龙胆、白僵蚕、百药煎、山栀子、大黄。(中医方剂大辞典)

赴晏散 fu yan san

【英文名】Fu Yan Powder

【异名】赴筵散(中医方剂大辞典)

【组成】(1)黄连、川黄柏、生硼砂、寒水石、北细辛、青黛、胆矾、人中白、生栀子、五倍子。(中医方剂大辞典)(2)黄连、黄柏、黄芩、栀子、细辛、干姜。(中医方剂大辞典)(3)麸仁。(中医方剂大辞典)

赴筵散 fu yan san

【英文名】Fu Yan Powder

【异名】晋矾散(中医方剂大辞典)

【组成】(1)北细辛、荜茇、良姜、草乌、红椒、硼砂、猪牙皂角、白芷。(中医方剂大辞典)(2)五倍子、蜜陀僧。(中医方剂大辞典)(3)良姜、草乌、细辛、荆芥。(中医方剂大辞典)(4)细辛、黄柏。(中医方剂大辞典)(5)五倍子、黄柏、滑石。(中医方剂大辞典)(6)密陀僧、黄柏、青黛。(中医方剂大辞典)(7)老生姜、白矾。(中医方剂大辞典)(8)五倍子、黄柏、蜜陀僧、铜青。(中医方剂大辞典)(9)广土(即赤土)、荆芥、朴硝。(中医方剂大辞典)(10)铜绿、白矾。(中医方剂大辞典)(11)五倍子、青黛、枯矾、黄柏、硼砂、人中白、褐子灰。(中医方剂大辞典)(12)薄荷、黄柏、黄连。(中医方剂大辞典)(13)薄荷、黄柏。(中医方剂大辞典)(14)细辛、荜茇、附子皮、川乌皮。(中医方剂大辞典)(15)朴硝、沙糖、腻粉、杏仁。(中医方剂大辞典)(16)黄柏、青黛、白矾、朴硝。(中医方剂大辞典)(17)芝麻花。(中医方剂大辞典)(18)铜绿、枯白矾、白芷末、姜黄、芒硝。(中医方剂大辞典)(19)铜绿、香白芷。(中医方剂大辞典)

赴筵微 fu yan wei

【英文名】Fu Yan Wei

【组成】黄连、黄柏、细辛。(中医方剂大辞典)

赵氏加味六子丸 zhao shi jia wei liu zi wan

【英文名】Zhao Shi Jia Wei Liu Zi Pill

【组成】菟丝子、川牛膝、麦门冬、山茱萸、原蚕蛾、五味子、蛇床子、车前子、大甘草、沙苑蒺藜、覆盆子、破故纸、肉苁蓉。(中医方剂大辞典)

赵氏苁蓉菟丝子丸 zhao shi cong rong tu si zi wan

【英文名】Zhao Shi Cong Rong Tu Si Zi Pill

【组成】肉苁蓉、覆盆子、蛇床子、川芎、当归、菟丝子、白芍药、牡蛎、乌贼鱼骨、五味子、防风、条芩、艾叶。(中医方剂大辞典)

赵府小灵丹 zhao fu xiao ling dan

【英文名】Zhao Fu Xiao Ling Pellet

【组成】乳香、没药、轻粉、血竭、朱砂、川乌尖、草乌尖、巴豆霜、细辛、蟾酥、麝香。(中医方剂大辞典)

赵府神应比天膏 zhao fu shen ying bi tian gao

【英文名】Zhao Fu Shen Ying Bi Tian Plaster

【异名】比天膏(中医方剂大辞典)

【组成】当归、红花、生地、川芎、芍药、苏木、羌活、独活、蓬术、防风、荆芥、野菊花、骨碎补、牙皂、苦参、牛膝、三棱、白蔹、山甲、续断、蝉蜕、全蝎、山豆根、地龙、甘松、三奈、槐枝、柳枝、桃枝、榆枝、夏枯草、露蜂房、白果、南星、半夏、男血余、胎发、白花蛇、桑白皮、连翘、金银花、川贝、山茨菇、木别仁、甘草、大黄、桃仁、杏仁、川连、首乌、五味子、黄芪、合欢花、象皮、昆布、凤凰退、川附子、黄芩、射干、黄柏、乌药、玄参、五加皮、天麻、人参、大力子、肉桂、豨莶草、雄黄、银朱、朱砂、花蕊石、石膏、赤石脂、自然铜、云母石、乳香、龙骨、阿魏、没药、血竭、儿茶、安息香、珍珠、丹珠、牛黄、麝香、冰片、蛹蛇胆、沉香、檀香、丁香、木香、降香、三七、苏合香、黄蜡、白蜡、苏合油、淘鹅油。(中医方剂大辞典)

赵府膏 zhao fu gao

【英文名】Zhao Ointment

【组成】干虾蟆、全蝎、僵蚕、蜈蚣、斑蝥、商陆根、花椒、童子发、鸡内金、槐枝。(中医方剂大辞典)

赵娆方 zhao rao fang

【英文名】Zhao Rao Prescription

【组成】姜石、牡蛎、枸杞根皮、茯苓。(中医方剂大辞典)

赵泉黄膏 zhao quan huang gao

【英文名】Zhao Quan Huang Ointment

【组成】大黄、附子、细辛、干姜、椒、桂、巴豆、猪膏。(中医方剂大辞典)

赵候须散 zhao hou xu san

【英文名】Zhao Hou Xu Powder

【组成】赵候须、苦辣回根、甘草节、乳香、穿山荷根。(中医方剂大辞典)

轻号散 qing hao san

【英文名】Qing Hao Powder

【组成】轻粉、蜜。(中医方剂大辞典)

轻冰散 qing bing san

【英文名】Qing Bing Powder

【组成】轻粉、冰片、乳香、没药。(吉林中医 1988,(6))

轻肌散 qing ji san

【英文名】Qing Ji Powder

【组成】慈姑、何首乌、甘草、独行、地黄、虾啾唧。(中医方剂大辞典)

轻体丸 qing ti wan

【英文名】Qing Ti Pill

【组成】乳香、没药、草乌、山栀子、芍药。(中医方剂大辞典)

轻身一号 qing shen yi hao

【英文名】Qing Shen NO.1

【组成】黄芪、防己、白术、川芎、制首乌、泽泻、生山楂、丹参、茵陈、水牛角、仙灵脾、生大黄。(中医方剂大辞典)

轻身饮 qing shen yin

【英文名】Qing Shen Drink

【组成】茵陈、首乌、金樱子、葛根、泽泻、大黄、三七粉。(实用中医内科杂志 1991,5(4))

轻身饮Ⅱ号 qing shen yin er hao

【英文名】Qing Shen Drink NO. Ⅱ

【组成】番泻叶、泽泻、山楂、草决明。(中医杂志 1987,(12))

轻身降脂乐 qing shen jiang zhi le

【英文名】Qing Shen Jiang Zhi Le Medicinal Instant Granule

【组成】何首乌、夏枯草、冬瓜皮、黄芪等。(皖卫药准字(1996)第201961号)

轻身降脂乐冲剂 qing shen jiang zhi le chong ji

【英文名】Qing Shen Jiang Zhi Le Medicinal Instant Granule

【组成】党参、熟地、麦冬。(上海中医药杂志 1987(10))

轻身消胖丸 qing shen xiao pang wan

【英文名】Qing Shen Xiao Pang Pill

【组成】罗布麻叶、泽泻、白术、薏苡仁、芒硝、防己、海藻、当归、川芎、荷叶、大黄、麻黄、玫瑰花、茯苓、滑石、山楂、黄芪、荷梗、木香。(药品标准－中药成方制剂标准 1993)

轻身调脂片 qing shen tiao zhi pian

【英文名】Qing Shen Tiao Zhi Tablet

【组成】大黄、泽泻、柴胡。(中国中西医结合杂志 1993,13(11))

轻身减肥片 qing shen jian fei pian

【英文名】Qing Shen Jian Fei Tablet

【组成】大黄、防己、丹参、茵陈、泽泻、山楂、水牛角、淫羊藿、黄芪、白术、川芎。(药品标准－中药成方制剂标准 1998)

轻身散 qing shen san

【英文名】Qing Shen Powder

【组成】黄芪。(中医方剂大辞典)

轻乳生肌散 qing ru sheng ji san

【英文名】Qing Ru Sheng Ji Powder

【组成】石膏、血竭、乳香、轻粉、冰片。(中医方剂大辞典)

轻乳散 qing ru san

【英文名】Qing Ru Powder

【组成】轻粉、甘草、黄柏、铜绿、乳香、黄丹、没药、冰片。(中医方剂大辞典)

轻剂排石汤 qing ji pai shi tang

【英文名】Qing Ji Pai Shi Decoction

【组成】车前子、泽泻、石韦、滑石、冬葵子、牛膝、枳壳、王不留行、金钱草、莱菔子、大黄。(中医方剂大辞典)

轻松开塞汤 qing song kai sai tang

【英文名】Qing Song Kai Sai Decoction

【组成】熟地、当归、火麻仁、玄明粉、白蜂蜜。(安徽中医学院学报 1989,8(2))

轻矾散 qing fan san

【英文名】Qing Fan Powder

【组成】轻粉、生矾。(中医方剂大辞典)

轻金散 qing jin san

【英文名】Qing Jin Powder

【组成】甘菊花、川芎、白芷、旋复花、川乌头、藿香、天南星。(中医方剂大辞典)

轻宣外燥剂 qing xuan wai zao ji

【英文名】Moist Agents Open Lung Qi

【定义】指以苦辛温润药或辛凉甘润药为主组方,治疗外感凉燥或温燥之证的方剂。(方剂学)

轻宣利肺汤 qing xuan li fei tang

【英文名】Qing Xuan Li Fei Decoction

【组成】双黄、鱼腥草、连翘、百部、桔梗、紫菀、杏仁、薄荷、蚤休、甘草、桔红、车前子。(辽宁中医杂志 1989,(2))

轻骨丹 qing gu dan

【英文名】Qing Gu Pellet

【组成】(1)苦参、桑白皮、白芷、苍术、甘松、川芎、麻黄。(中医方剂大辞典)(2)独活、牛膝、菟丝子、苁蓉、萆薢、金毛狗脊、川心巴戟、骨碎补、破故纸、胡芦巴、大附子、熟地黄、当归、天麻、防风、羌活、白芥子、川芎、五味子、川乌头、木香、木鳖子、甜瓜子、地龙、全蝎、乳香、没药、续断。(中医方剂大辞典)(3)狗脊、木鳖子、五灵脂、草乌头。(中医方剂大辞典)

轻骨汤 qing gu tang

【英文名】Qing Gu Decoction

【组成】知母、人参、天仙藤、白术、秦艽、柴胡、鳖甲、黄芪、常山、当归、前胡、芎䓖、紫菀、白茯苓、甘草。(中医方剂大辞典)

轻骨散 qing gu san

【英文名】Qing Gu Powder

【组成】(1)乌梅、龙胆草、胡黄连、贝母、知母、鳖甲、桔梗、秦艽、柴胡、甘草、栀子、人参、青蒿、阿胶、杏仁。

（中医方剂大辞典）(2)麻黄、乌头、附子、白附子、秦艽、柴胡、鳖甲、桂、人参、山茵陈。（中医方剂大辞典）

轻健胶囊 qing jian jiao nang

【英文名】Qing Jian Capsule

【组成】荷叶、生蒲黄、防己、冬瓜皮、黄芪、生大黄、香附、白芥子、白术、泽泻、黄精。（中医杂志 1993,34(4)）

轻桃丸 qing tao wan

【英文名】Qing Tao Pill

【组成】轻粉、白薇、防风、苏叶。（中医方剂大辞典）

轻珠散 qing zhu san

【英文名】Qing Zhu Powder

【组成】轻粉、濂珠、冰片、白蔹。（中医方剂大辞典）

轻粉丸 qing fen wan

【英文名】Qing Fen Pill

【组成】(1)牵牛子、竹茹、轻粉、梅肉。（中医方剂大辞典）(2)乌鸡子。（中医方剂大辞典）(3)水银粉、滑石、凝水石、海金沙。（中医方剂大辞典）

轻粉串 qing fen chuan

【英文名】Qing Fen Chuan Pill

【组成】轻粉。（中医方剂大辞典）

轻粉剂 qing fen ji

【英文名】Qing Fen Ji Pill

【组成】轻粉、大黄、赤小豆、鼹鼠霜。（中医方剂大辞典）

轻粉顶 qing fen ding

【英文名】Qing Fen Ding

【组成】无雄鸡子、轻粉。（中医方剂大辞典）

轻粉毒膏 qing fen du gao

【英文名】Qing Fen Du Plaster

【组成】轻粉、炉甘石、牡蛎、真绿豆粉。（中医方剂大辞典）

轻粉散 qing fen san

【英文名】Qing Fen Powder

【组成】(1)轻粉、黄丹、黄柏、儿茶、乳香、麝香、冰片。（中医方剂大辞典）(2)轻粉、萝卜子、桃仁。（中医方剂大辞典）(3)寒水石、硫黄、朴硝、松香、枯矾、轻粉。（中医方剂大辞典）(4)黄柏、密陀僧、黄丹、高末茶、乳香、轻粉、麝。（中医方剂大辞典）(5)天南星、半夏、滑石、巴豆霜。（中医方剂大辞典）(6)旧墨、轻粉、乱毛。（中医方剂大辞典）(7)轻粉、没药、乳香、密陀僧。（中医方剂大辞典）(8)轻粉、斑蝥。（中医方剂大辞典）(9)轻粉。（中医方剂大辞典）(10)马鸣蜕、轻粉、乳香。（中医方剂大辞典）(11)大枣、真轻粉。（中医方剂大辞典）(12)真轻粉、黄丹。（中医方剂大辞典）

轻粉滴耳液 qing fen di er ye

【英文名】Qing Fen Drop Pill

【组成】轻粉、羧甲基纤维素钠。（中草药 1990,21(8)）

轻脚丸 qing jiao wan

【英文名】Qing Jiao Pill

【组成】(1)木鳖子、白胶香、白芍药、草乌、赤小豆。（中医方剂大辞典）(2)地肤子、白术、赤茯苓、木猪苓、舶上茴香、泽泻、赤芍药、紫苏叶、胡芦巴、槟榔、枳实、桃仁。（中医方剂大辞典）(3)宣州木瓜、肉苁蓉、牛膝、萆薢、金毛狗脊、防风、海桐皮、天麻、全蝎、青盐、川续断、甘草、乳香、没药。（中医方剂大辞典）(4)川乌头、木瓜、牛膝、巴戟、青盐、肉苁蓉、天麻、海桐皮、防风、甘草、金毛狗脊、萆薢。（中医方剂大辞典）

轻脚散 qing jiao san

【英文名】Qing Jiao Powder

【组成】天灯心、紫背草、赤牛膝、钩藤根、山苏木、酒坛根、白马骨、马蹄金、铁马鞭、穿山蜈蚣。（中医方剂大辞典）

轻黄散 qing huang san

【英文名】Qing Huang Powder

【组成】(1)大黄、黄柏、轻粉、久年壁土。（中医方剂大辞典）(2)轻粉、雄黄、杏仁、麝香。（中医方剂大辞典）(3)龙骨、黄丹、轻粉、白矾、生田螺。（中医方剂大辞典）

轻黄膏 qing huang gao

【英文名】Qing Huang Plaster

【组成】轻粉、川黄连。（中医方剂大辞典）

轻斑散 qing ban san

【英文名】Qing Ban Powder

【组成】丝瓜近蒂、朱砂。（中医方剂大辞典）

轻硫酒 qing liu jiu

【英文名】Qing Liu Wine

【组成】轻粉、硫黄、生大黄、百部。（陕西中医 1992,13(2)）

轻硫散 qing liu san

【英文名】Qing Liu Powder

【组成】硫黄、轻粉、杏仁。（中医方剂大辞典）

轻蛤散 qing ge san

【英文名】Qing Ge Powder

【组成】五倍子、车米。（中医方剂大辞典）

轻腰汤 qing yao tang

【英文名】Qing Yao Decoction

【组成】白术、薏仁、茯苓、防己。（中医方剂大辞典）

轻解散 qing jie san

【英文名】Qing Jie Powder

【组成】防风、麦冬、生地、桑白皮、黄芩、柴胡、白芍、天

花粉。(中医方剂大辞典)

轻雷丸 qing lei wan

【英文名】Qing Lei Pill

【异名】轻雷丹(中医方剂大辞典)

【组成】雷丸。(中医方剂大辞典)

追气丸 zhui qi wan

【英文名】Zhui Qi Pill

【组成】芸苔子、桂心、良姜。(中医方剂大辞典)

追风丸 zhui feng wan

【英文名】Zhui Feng Pill

【组成】荆芥、防风、白芷、桂枝、川乌、草乌、续断、白芍、白附子、僵蚕、胆南星、法半夏、地龙、雄黄、石膏、甘草、川芎、当归。(药品标准－中药成方制剂标准 1989)

追风丹 zhui feng dan

【英文名】Zhui Feng Pellet

【异名】追风丸(中医方剂大辞典、瑞竹堂方·补遗)

【组成】(1)苍术、草乌、白芷、羌活、当归、赤芍、虎胫骨。(中医方剂大辞典)(2)川芎、细辛、半夏、桔梗、附子、薄荷叶、川乌、白附子、鱼鳔、人参、朱砂、白花蛇、麝香、南星、蜈蚣、大蝎尾。(中医方剂大辞典)(3)何首乌、荆芥穗、苍术、苦参。(中医方剂大辞典)

追风片 zhui feng pian

【英文名】Zhui Feng Tablet

【组成】石膏、雄黄、制草乌、制川乌、白附子、甘草、半夏、当归、桂枝、续断、白芍、川芎、白芷、防风、胆南星、僵蚕、地龙、荆芥油。(药品标准－中药成方制剂标准 1998)

追风白丸子 zhui feng bai wan zi

【英文名】Zhui Feng Bai Pill

【组成】蜈蚣、白花蛇项肉、乳香、麝香、附子。(中医方剂大辞典)

追风壮骨膏 zhui feng zhuang gu gao

【英文名】Zhui Feng Zhuang Gu Plaster

【组成】川芎、大黄、天麻、地黄、栀子、生川乌、熟地黄、薄荷、白芷、关木通、铁丝威灵仙、当归、玄参、香加皮、白术、杜仲、青风藤、五味子、陈皮、山药、穿山甲、香附、远志、枳壳、乌药、猪苓、甘草、生半夏、青皮、前胡、麻黄、细辛、藁本、连翘、知母。(药品标准－中药成方制剂标准 1997)

追风如圣散 zhui feng ru sheng san

【英文名】Zhui Feng Ru Sheng Powder

【组成】(1)细辛、防风、川乌、薄荷、草乌、川芎、白芷、苍术、雄黄。(中医方剂大辞典)(2)川乌、草乌、苍术、金钗、石斛、川芎、白芷、细辛、当归、防风、麻黄、荆芥、何首乌、全蝎、天麻、藁本、甘草、人参、两头尖。(中医方剂大辞典)

追风应痛丸 zhui feng ying tong wan

【英文名】Zhui Feng Ying Tong Pill

【组成】威灵仙、狗脊、何首乌、川乌、乳香、五灵脂。(中医方剂大辞典)

追风补肾十漏大金丹 zhui feng bu shen shi lou da jin dan

【英文名】Zhui Feng Bu Shen Shi Lou Da Jin Pellet

【组成】当归、麦门冬、破故纸、肉苁蓉、山药、白茯苓、枳壳、白芷、杏仁、人参、生地黄、小茴香、鹿茸、大附子、川乌、木香、青木香、砂仁、厚朴、青皮、陈皮、乌药、肉豆蔻、天麻、乳香、没药、熟地黄、大茴香、枳实、香附、松节、丁香、硇砂。(中医方剂大辞典)

追风虎骨膏 zhui feng hu gu gao

【英文名】Zhui Feng Hu Gu Ointment

【组成】虎骨、蜈蚣、麝香、川乌、杜仲、灵芝。

追风败毒汤 zhui feng bai du tang

【英文名】Zhui Feng Bai Du Decoction

【组成】全蝎、白僵蚕、防风、地龙、穿山甲、钩藤、羌活、川草乌、川芎、桑枝。(中医方剂大辞典)

追风毒锉散 zhui feng du cuo san

【英文名】Zhui Feng Du Cuo Powder

【组成】羌活、鸡心槟榔、防风、桑白皮、郁李仁、大黄。(中医方剂大辞典)

追风活血膏 zhui feng huo xue gao

【英文名】Zhui Feng Huo Xue Plaster

【组成】骨碎补、川乌、牛膝、肉桂、海龙、秦艽、乳香、没药、香附、马钱子、防风、当归、红花、赤芍、草乌、木香、桃仁。(药品标准－中药成方制剂标准 1990)

追风活络丸 zhui feng huo luo wan

【英文名】Zhui Feng Huo Luo Pill

【组成】川乌、草乌、祁蛇、地龙、灵芝、羌活。

追风活络酒 zhui feng huo luo jiu

【英文名】Zhui Feng Huo Luo Wine

【组成】红曲、独活、当归、木瓜、红花、麻黄、杜仲、天麻、补骨脂、制草乌、血竭、续断、紫草、没药、羌活、牛膝、川芎、防风、北刘寄奴、乳香、秦艽、土鳖虫、白芷。(药品标准－中药成方制剂标准 1991)

追风药酒 zhui feng yao jiu

【英文名】Zhui Feng Wine

【组成】制川乌、防风、炮姜、陈皮、甘草、当归、制草乌。(药品标准－中药成方制剂标准 1991)

追风除湿围药 zhui feng chu shi wei yao

【英文名】Zhui Feng Chu Shi Lozenge

【组成】多年陈小粉、干姜、官桂、五倍、白芷、龟版、当归、防风、白及、乌药、乳香。(中医方剂大辞典)

追风饼 zhui feng bing

【英文名】Zhui Feng Bing

【组成】防风、羌活、海桐皮、威灵仙、石膏、抚芎、细辛、苍术、草乌头、天花粉、藁本、蔓荆子、萆薢、藿香叶、白芷、官桂。(中医方剂大辞典)

追风饼子 zhui feng bing zi

【英文名】Zhui Feng Lozenge

【异名】二生散(中医方剂大辞典)

【组成】附子、天南星。(中医方剂大辞典)

追风消毒饮 zhui feng xiao du yin

【英文名】Zhui Feng Xiao Du Drink

【组成】防风、银花、草节、桔梗、射干、苦参、蚤休、羚羊角、犀角、虎骨、羌活、白芷、黄芩。(中医方剂大辞典)

追风消毒散 zhui feng xiao du san

【英文名】Zhui Feng Xiao Du Powder

【组成】附子、石硫黄、天南星。(中医方剂大辞典)

追风透骨丸 zhui feng tou gu wan

【英文名】Zhui Feng Tou Gu Pill

【组成】制川乌、白芷、制草乌、香附、甘草、白术、没药、麻黄、川芎、乳香、秦艽、地龙、当归、茯苓、赤小豆、羌活、天麻、赤芍、细辛、防风、天南星、桂枝、甘松、朱砂。(药品标准－中药成方制剂标准 1998)

追风透骨片 zhui feng tou gu pian

【英文名】Zhui Feng Tou Gu Tablet

【组成】制川乌、香附、川芎、麻黄、制草乌、秦艽、当归、赤小豆、羌活、赤芍、细辛、制天南星、白芷、甘草、白术、没药、乳香、地龙、茯苓、桂枝、天麻、甘松、防风、朱砂。(药品标准－中药成方制剂标准 1996)

追风逐湿膏 zhui feng zhu shi gao

【英文名】Zhui Feng Zhu Shi Ointment

【组成】(1)两圣膏、木香、胡椒、白芥子。(中医方剂大辞典)(2)豨签草、麻黄、川乌、草乌、风藤、半夏、南星、羌活、蓖麻子、桂枝、独活、细辛、当归、白芷、苍术、大黄。(中医方剂大辞典)

追风通气散 zhui feng tong qi san

【英文名】Zhui Feng Tong Qi Powder

【异名】追风通圣散(中医方剂大辞典、古今医鉴)

【组成】赤芍、木通、白芷、何首乌、枳壳、茴香、乌药、当归、甘草。(中医方剂大辞典)

追风强肾酒 zhui feng qiang shen jiu

【英文名】Zhui Feng Qiang Shen Wine

【组成】五加皮、女贞子。(药品标准－中药成方制剂标准 1997)

追风散 zhui feng san

【英文名】Zhui Feng Powder

【异名】大追风散(中医方剂大辞典、宝庆新增方)

【组成】(1)藜芦。(中医方剂大辞典)(2)蝉蜕。(中医方剂大辞典)(3)草乌头、椒。(中医方剂大辞典)(4)乌头、附子、天南星、白附子、白花蛇、丹砂、蝎梢、麝香、腻粉。(中医方剂大辞典)(5)天雄、桂心、半夏、川乌头、天南星、密陀。(中医方剂大辞典)(6)天南星、白附子、干蝎、羌活、防风、半夏、乌蛇肉、蛇床子、藁本、白芷、天麻、蔓荆子、牛黄、附子、威灵仙、麝香、麻黄、白僵蚕、犀角屑。(中医方剂大辞典)(7)大力子、胡麻、杞子、蔓荆子、苦参、天花粉、蒺藜、防风、蝉蜕、全蝎、僵蚕、蜈蚣。(中医方剂大辞典)(8)葶苈、胡麻、苦参、蒺藜、防风、花粉、全蝎、僵蚕、蝉蜕、甘草。(中医方剂大辞典)(9)北细辛、川乌、草乌、防风、白芷、川芎、薄荷、苍术、南星、雄黄。(中医方剂大辞典)(10)川乌、麝香、细辛、良姜、草乌。(中医方剂大辞典)(11)淮乌、川乌、草乌、牛膝、麝。(中医方剂大辞典)(12)淮乌、川乌、牛膝、麝香、草乌、良姜、细辛。(中医方剂大辞典)(13)人参、茯苓、防风、川芎、柴胡、羌活、枳壳、桔梗、甘草。(中医方剂大辞典)(14)川乌、防风、细辛、甘草、川芎、白芷、荆芥、苍术、草乌、薄荷、全蝎。(中医方剂大辞典)(15)藜芦、雄黄、川芎、白芷、石菖蒲、全蝎、藿香、薄荷、鹅不食草、苦丁香、麝香。(中医方剂大辞典)(16)大黄、川蝉肚、皂角刺。(中医方剂大辞典)(17)黄丹、朴硝、猪牙皂角、缩砂壳。(中医方剂大辞典)(18)贯众、鹤虱、荆芥穗。(中医方剂大辞典)(19)白僵蚕、全蝎、甘草、荆芥、川乌、防风、石膏、川芎、麝香。(中医方剂大辞典)(20)川姜、川椒。(中医方剂大辞典)(21)川乌、防风、川芎、白僵蚕、荆芥、石膏、甘草、白附子、羌活、全蝎、白芷、天南星、天麻、地龙、乳香、草乌、没药、雄黄。(中医方剂大辞典)(22)全蝎、母丁香、瓜蒂、赤小豆。(中医方剂大辞典)

追风舒经活血片 zhui feng shu jing huo xue pian

【英文名】Zhui Feng Shu Jing Huo Xue Tablet

【组成】马钱子、麻黄膏、桂枝、乳香、木瓜、羌活、地枫皮、没药、独活、千年健、防风、自然铜、杜仲、川牛膝、甘草。(药品标准－中药成方制剂标准 1991)

追风膏 zhui feng gao

【英文名】Zhui Feng Plaster

【组成】(1)牛膝、桃仁、麻黄、当归、生草乌、良姜、独活、肉桂、赤芍、海风藤、红花、威灵仙、大戟、天麻、羌活、生山甲、细辛、乌药、蛇蜕、苏木、蜈蚣、生地、熟地、生川乌、川断、白芷、五加皮。(中医方剂大辞典)(2)生黄花椒子、苍耳子、生五月艾、豨签草叶、老姜、生薄荷、生耳艾、老千樟木、紫苏叶、葱头、丁香、木香、胡椒、苍术、砂仁、白及、半夏、豆蔻、南星、石菖蒲、蛇床子、蓖麻子、羌活、萆薢。(中医方剂大辞典)

追龙丸 zhui long wan

【英文名】Zhui Long Pill

【组成】斑蝥。(中医方剂大辞典)

追虫丸 zhui chong wan

【英文名】Zhui Chong Pill

【组成】(1)大黄、续随子、槟榔、牵牛、大戟、芫花、麝香。(中医方剂大辞典)(2)大黄、木香、槟榔、芜荑、白雷丸、白术、陈皮、神曲、枳实。(中医方剂大辞典)(3)苦楝根皮、贯众、木香、桃仁、芜荑、槟榔、当归、鹤虱、轻粉、干蟾、黄连、使君子。(中医方剂大辞典)(4)黑丑、槟榔、雷丸、南木香、使君子、苦楝根皮。(中医方剂大辞典)(5)木香、槟榔、芜荑、锡灰、使君子、大黄、牵牛。(中医方剂大辞典)(6)干漆、雄黄、巴豆霜。(中医方剂大辞典)(7)大黄、黑丑、山楂、莪术、槟榔、大腹子、雷丸、沙糖、木香、皂角。(中医方剂大辞典)(8)雷丸、白芜荑、槟榔、使君子、白术、黑牵牛、大黄、当归。(中医方剂大辞典)

追虫丹 zhui chong dan

【英文名】Zhui Chong Pellet

【组成】甘草、枳壳、雷丸、黄连、百部、槟榔、人参、使君子肉、白术。(中医方剂大辞典)

追虫串 zhui chong chuan

【英文名】Zhui Chong Chuan

【组成】黑白丑、槟榔、广木香、枳壳、生军、蓝布灰。(中医方剂大辞典)

追虫利积丸 zhui chong li ji wan

【英文名】Zhui Chong Li Ji Pill

【组成】使君子肉、牵牛、槟榔、芜荑仁、雷丸、乌梅肉、木香。(中医方剂大辞典)

追虫取积丸 zhui chong qu ji wan

【英文名】Zhui Chong Qu Ji Pill

【组成】(1)广木香、鸡心槟榔、芜荑、锅灰、生大黄、生黑丑头末、使君子肉。(中医方剂大辞典)(2)黑牵牛、槟榔、巴豆、大皂角。(中医方剂大辞典)

追虫散 zhui chong san

【英文名】Zhui Chong Powder

【组成】(1)黑丑、白丑、槟榔、鹤虱、雷丸、使君子。(中医方剂大辞典)(2)鹤虱、雷丸、黑牵牛、大黄、木香。(中医方剂大辞典)(3)苦楝根皮、川楝子、槟榔、黑丑、使君子肉、蓬术、牙皂、秦艽、三棱、芜荑。(中医方剂大辞典)(4)槟榔。(中医方剂大辞典)(5)使君子、槟榔。(中医方剂大辞典)

追疔飞龙夺命丹 zhui ding fei long duo ming dan

【英文名】Zhui Ding Fei Long Duo Ming Pellet

【组成】辰砂、雄黄、蟾酥、蜈蚣、枯矾、轻粉、麝香、冰片。(中医方剂大辞典)

追疔夺命汤 zhui ding duo ming tang

【英文名】Zhui Ding Duo Ming Decoction

【异名】追疔夺命丹(中医方剂大辞典、急救仙方)

【组成】(1)蝉蜕、青皮、泽兰叶、防风、黄连、细辛、何首乌、羌活、僵蚕、藕节、紫河车。(中医方剂大辞典)(2)羌活、独活、青皮、防风、黄连、天花粉、赤芍、细辛、蝉蜕、僵蚕、桔梗、金银花、归梢、川芎、白芷、连翘、山栀仁、甘草节。(中医方剂大辞典)(3)羌活、独活、青皮、防风、黄连、赤芍药、细辛、甘草节、蝉蜕、僵蚕脚连、加河车、泽兰、金银花。(中医方剂大辞典)

追命散 zhui ming san

【英文名】Zhui Ming Powder

【组成】(1)巴豆、大黄、羊胫炭。(中医方剂大辞典)(2)川大黄、皂角刺、川郁金。(中医方剂大辞典)

追疟饮 zhui nve yin

【英文名】Zhui Nve Drink

【组成】何首乌、当归、甘草、半夏、青皮、陈皮、柴胡。(中医方剂大辞典)

追毒丸 zhui du wan

【英文名】Zhui Du Pill

【组成】(1)青竹蛇、防风、穿山甲、羌活、猪牙皂、全蝎、当门子、蟾酥、瓜儿竭、乳香、孩儿茶、没药、明雄黄、白砒、大朱砂、茜草、雷公藤、甘草、当归尾、蜈蚣、金银花。(中医方剂大辞典)(2)虾蟆粪、蔴虫、雄黄、黄丹。(中医方剂大辞典)(3)海浮石、乳香、没药、巴豆、川乌。(中医方剂大辞典)(4)巴豆、白丁香、豆豉、屁盘虫。(中医方剂大辞典)

追毒丹 zhui du dan

【英文名】Zhui Du Pellet

【组成】(1)明雄精、马牙硝、当门子、麝香、白龙脑。(中医方剂大辞典)(2)蟾酥、蜈蚣、硇砂、白丁香、巴豆、雄黄、轻粉、朱砂。(中医方剂大辞典)

追毒乌金散 zhui du wu jin san

【英文名】Zhui Du Wu Jin Powder

【组成】巴豆、寒食面。(中医方剂大辞典)

追毒五香丸 zhui du wu xiang wan

【英文名】Zhui Du Wu Xiang Pill

【组成】丁香、木香、沉香、乳香、没药、血竭、巴豆。(中医方剂大辞典)

追毒饮 zhui du yin

【英文名】Zhui Du Drink

【组成】(1)归尾、川芎、荆芥、干葛、乌药、独活、赤芍、白芷、升麻、羌活、甘草节、防风、枳壳、红花、苏木。(中医方剂大辞典)(2)狗脊、白芥子、甘草。(中医方剂大辞典)

追毒信效丸 zhui du xin xiao wan

【英文名】Zhui Du Xin Xiao Pill

【组成】明信砒、铅丹、绿豆粉。(中医方剂大辞典)

追毒散 zhui du san

【英文名】Zhui Du Powder

【异名】四调膏(中医方剂大辞典、普济方)

【组成】(1)五灵脂、川乌头、僵蚕、全蝎。(中医方剂大辞典)(2)黄芪、半夏、炙草、当归、陈皮、熟地、白芍、枳实、麻黄、桂心。(中医方剂大辞典)(3)雄黄、人言、硼砂、轻粉、寒水石、龙骨。(中医方剂大辞典)(4)当归尾、赤芍、白芷、金银花、天花粉、白僵蚕、木别子、川山甲、大黄、芒硝。(中医方剂大辞典)(5)人参、黄芪、厚朴、甘草、防风、柴胡、川芎、羌活、桔梗、枳壳、乌药、归身、芍药、白芷。(中医方剂大辞典)(6)贯众、鹤虱、荆芥、细辛、蜂房。(中医方剂大辞典)(7)川山甲、川归、大黄、玄明粉、僵蚕、乳香、没药、白芷。(中医方剂大辞典)(8)滑石、寒水石、黄连、大黄。(中医方剂大辞典)(9)草乌头、蚌粉。(中医方剂大辞典)(10)巴豆、雄黄、豆粉。(中医方剂大辞典)(11)五灵脂、川乌头、白干姜、全蝎。(中医方剂大辞典)(12)五灵脂、川乌头、白干姜、井盐、全蝎、吊灵根、无心草。(中医方剂大辞典)(13)螺儿青、拣甘草、白矾。(中医方剂大辞典)

追毒斑蝥膏 zhui du ban mao gao

【英文名】Zhui Du Ban Mao Plaster

【组成】斑蝥、巴豆、松脂。(中医方剂大辞典)

追毒溃脓散 zhui du kui nong san

【英文名】Zhui Du Kui Nong Powder

【组成】白芷、川山甲、石乳香、没药、白僵蚕、甘草、大黄、皂角刺。(中医方剂大辞典)

追毒膏 zhui du gao

【英文名】Zhui Du Plaster

【异名】神妙追毒煎(中医方剂大辞典、博济)

【组成】(1)乳香、没药、儿茶、血竭、青木香、广木香、芙蓉叶、白及。(中医方剂大辞典)(2)白矾、雄黄。(中医方剂大辞典)(3)丁香、麝香、莨菪、雄鼠粪、斑蝥、槲皮。(中医方剂大辞典)

追疮散 zhui chuang san

【英文名】Zhui Chuang Powder

【组成】大黄、石膏、黄柏、蛇床子、硫黄、明矾、樟冰、金炉底、椒目。(中医方剂大辞典)

追脓化毒散 zhui nong hua du san

【英文名】Zhui Nong Hua Du Powder

【组成】穿山甲、当归、大黄、玄明粉、僵蚕、乳香、没药、白芷。(中医方剂大辞典)

追脓散 zhui nong san

【英文名】Zhui Nong Powder

【组成】(1)湿生虫、小麦、麝香。(中医方剂大辞典)(2)乳香、巴豆、雄黄。(中医方剂大辞典)

追脓锭子 zhui nong ding zi

【英文名】Zhui Nong Lozenges

【组成】雄黄、巴豆、轻粉。(中医方剂大辞典)

追崇丹 zhui chong dan

【英文名】Zhui Chong Pellet

【组成】大黄、枳实、丹皮、红花、附子、当归尾、人参、牛膝、麝香、龟甲、半夏、南星、桃仁。(中医方剂大辞典)

追黄合剂 zhui huang he ji

【英文名】Zhui Huang Mixture

【组成】当归、川芎、白芍、羌活、桂枝、香附、川膝、杜仲、枸杞、熟地、独活、木瓜、地龙、云苓、大枣、荜茇、红花、三七、蝉蜕、蜈蚣。(湖北中医杂志 1989,(6))

追痛丸 zhui tong wan

【英文名】Zhui Tong Pill

【组成】川苦楝、茴香。(中医方剂大辞典)

追痛散 zhui tong san

【英文名】Zhui Tong Powder

【组成】芸苔子、菴闾子、橘核。(中医方剂大辞典)

追魂丹 zhui hun dan

【英文名】Zhui Hun Pellet

【组成】(1)蟾酥、轻粉、枯白矾、铜绿、寒水石、血竭、麝香、朱砂、蜗牛。(中医方剂大辞典)(2)乳香、粉霜、没药、蝎梢、蟾酥、花蕊石、轻粉、蜈蚣、白矾、铜绿、寒水石、血竭、脑子、麝香、朱砂、蜗牛。(中医方剂大辞典)(3)人参、茯神、山药、附子、甘草、生枣仁。(中医方剂大辞典)(4)南硼砂、砒霜、荜澄茄、轻粉、朱砂、粉霜、芒硝、蜈蚣、飞廉、水马、片脑。(中医方剂大辞典)

追魂复还夺命丹 zhui hun fu huan duo ming dan

【英文名】Zhui Hun Fu Huan Duo Ming Pellet

【组成】山羊血、丹参、红花、生地、三棱、田三七、莪术、丹皮、桃仁、(火帚)尖、茜根、乌臼。(中医方剂大辞典)

追魂散 zhui hun san

【英文名】Zhui Hun Powder

【组成】(1)五灵脂。(中医方剂大辞典)(2)白丁香、轻粉、官桂。(中医方剂大辞典)

退云散 tui yun san

【英文名】Tui Yun Powder

【组成】(1)红珊瑚、珍珠、辰砂、硼砂。(中医方剂大辞典)(2)当归、生地、白菊花、谷精草、木贼、羌活、石决明、大黄、蔓荆子、白芷、黄柏、连翘、龙胆草、蝉蜕。(中医方剂大辞典)(3)草决明、土瓜根、大黄、玄参、甘草、宣连、砱砱石。(中医方剂大辞典)

退云散眼药 tui yun san yan yao

【英文名】Tui Yun Powder

【组成】甲:制甘石。乙:黄柏、黄连、黄芩、黑山栀、连翘、大黄、白菊花、当归、赤芍、川芎、羌活、白芷、薄荷、荆芥、防风、蝉蜕、木贼草。丙:海螵蛸、荸芥粉、

冰片、西黄、珠粉、熊胆、淡硇砂、朱砂、蕤仁霜。(上海中医药杂志 1980,(5))

退气散血饮 tui qi san xue yin

【英文名】Tui Qi San Xue Drink

【组成】大黄、当归身、乳香、没药、连翘、穿山甲、白芷。(中医方剂大辞典)

退火丹 tui huo dan

【英文名】Tui Huo Pellet

【组成】(1)滑石、辰砂、人中白、犀角末、羚角末、胭脂胚、甘草。(中医方剂大辞典)(2)六一散、雄黄、缠豆藤。(中医方剂大辞典)

退火回生丹 tui huo hui sheng dan

【英文名】Tui Huo Hui Sheng Pellet

【组成】(1)滑石、朱砂、冰片、人中黄。(中医方剂大辞典)(2)滑石、辰砂、冰片。(中医方剂大辞典)

退风汤 tui feng tang

【英文名】Tui Feng Decoction

【组成】猪胆、苦参、防己、黄连、甘草、白及、藁本、杉叶、柏叶、枫叶。(中医方剂大辞典)

退风散 tui feng san

【英文名】Tui Feng Powder

【组成】防风、荆芥、薄荷、僵蚕、天麻、白芷、麻黄、茯苓、当归身、甘草。(中医方剂大辞典)

退血散 tui xue san

【英文名】Tui Xue Powder

【组成】当归、赤芍药、木贼、防风、细辛、龙胆草。(中医方剂大辞典)

退邪汤 tui xie tang

【英文名】Tui Xie Decoction

【组成】熟地、何首乌、当归、鳖甲、茯神、山药、白芥子、柴胡、人参。(中医方剂大辞典)

退疔夺命丹 tui ding duo ming dan

【英文名】Tui Ding Duo Ming Pellet

【组成】防风、青皮、羌活、独活、黄连、赤芍、细辛、僵蚕、蝉蜕、泽兰叶、金银花、甘草节、独脚莲、紫河车。(中医方剂大辞典)

退赤丸 tui chi wan

【英文名】Tui Chi Pill

【组成】生地黄、草决明、黄芩、当归、白术、木通、连翘、甘草。(中医方剂大辞典)

退赤汤 tui chi tang

【英文名】Tui Chi Decoction

【组成】干艾叶、宣连、古铜钱。(中医方剂大辞典)

退肿消核散 tui zhong xiao he san

【英文名】Tui Zhong Xiao He Powder

【组成】艮脚根、紫金皮、樟柳根。(中医方剂大辞典)

退肿散 tui zhong san

【英文名】Tui Zhong Powder

【组成】大南星、半夏、赤小豆、五倍子、白芷、贝母。(中医方剂大辞典)

退肿膏 tui zhong gao

【英文名】Tui Zhong Plaster

【组成】芙蓉叶、地薄荷、耳草叶、泽兰叶、金桐叶、赤牛膝、大黄。(中医方剂大辞典)

退毒定痛散 tui du ding tong san

【英文名】Tui Du Ding Tong Powder

【组成】连翘、花粉、防风、荆芥、羌活、独活、川芎、银花、当归、川断、乳香、没药、甘草。(接骨入骱全书)

退毒散 tui du san

【英文名】Tui Du Powder

【组成】(1)黄连、银花、连翘、甘草、赤芍、当归、牛膝、桔梗、黑山栀、薄荷、木通。(中医方剂大辞典)(2)鹳鸟嘴、水龙骨。(中医方剂大辞典)(3)木鳖子、大南星、半夏、赤小豆、白芷、草乌。(中医方剂大辞典)

退热方 tui re fang

【英文名】Tui Re Prescription

【组成】大青叶、薄荷、蝉衣、甘草、荆芥、白僵蚕。(陕西中医 1989,10(1))

退热合剂 tui re he ji

【英文名】Tui Re Mixture

【组成】(1)金银花、蒲公英、大青叶、板蓝根、莱菔子、桔梗、赤芍、柴胡、秦艽、杏仁、竹叶、僵蚕。(山东中医杂志 1993,12(2))(2)生大黄、厚朴、柴胡、粉葛根、僵蚕、钩藤。(中医急症通讯 1987,(14-15))

退热汤 tui re tang

【英文名】Tui Re Decoction

【组成】(1)黄芩、黄连、知母、黄柏、丹皮、甘草、木通、生地、白芍、当归。(中医方剂大辞典)(2)黄芪、柴胡、生甘草、黄连、黄芩、芍药、地骨皮、生地黄、苍术、当归身、升麻。(中医方剂大辞典)(3)人参、甘草、黄芩、当归、芍药、栀子仁、防风、柴胡。(中医方剂大辞典)(4)柴胡、青蒿、甘草、知母、龙胆、麦门冬。(中医方剂大辞典)

退热饮子 tui re yin zi

【英文名】Tui Re Drink

【组成】(1)茺蔚子、知母、大黄、茯苓、五味子、人参、芒硝、车前子。(中医方剂大辞典)(2)防风、黄芩、茺蔚子、桔梗、大黄、黑参、五味子、细辛。(中医方剂大辞典)(3)人参、地骨皮、羚羊角、升麻、玄参、防风、黄芩、决明子、茯苓。(中医方剂大辞典)

退热明目方 tui re ming mu fang

【英文名】Tui Re Ming Mu Prescription

【组成】千里光、甘草。(中医方剂大辞典)

退热消炎冲剂 tui re xiao yan chong ji

【英文名】Tui Re Xiao Yan Medicinal Instant Granule

【组成】地丁草、大青叶、鱼腥草、鸭跖草、贯众。(中药材 1992,15(9))

退热消毒散 tui re xiao du san

【英文名】Tui Re Xiao Du Powder

【组成】鸡屎子、鸡距根、水圹根、臭木待、白根子、山乌豆、苦花子、紫金藤、金脑香、吉面消、连义大青、落鸦爪藤、大叶小青、过山龙梗、大叶金凉伞。(中医方剂大辞典)

退热液 tui re ye

【英文名】Tui Re Decoction

【组成】青蒿、柴胡、石膏、知母、黄芩、生大黄。(陕西中医 1991,12(8))

退热清气汤 tui re qing qi tang

【英文名】Tui Re Qing Qi Decoction

【异名】退热补中汤(中医方剂大辞典、杏苑)

【组成】(1)黄芪、人参、甘草、橘皮、当归、白术、升麻、柴胡、干葛、黄柏、黄芩、白芍药、红花。(中医方剂大辞典)(2)柴胡、陈皮、茯苓、半夏、枳壳、香附、川芎、砂仁、木香、甘草。(中医方剂大辞典)

退热清暑饮 tui re qing shu yin

【英文名】Tui Re Qing Shu Decoction

【组成】香薷、生石膏、银花、连翘、板蓝根、薄荷、滑石、甘草。(中西医结合杂志 1988,8(12))

退热解毒注射液 tui re jie du zhu she ye

【英文名】Tui Re Jie Du Injection

【组成】金银花、连翘、牡丹皮、蒲公英、金钱草、柴胡、夏枯草、石膏。(药品标准－中药成方制剂标准.1998)

退热滴鼻剂 tui re di bi ji

【英文名】Tui Re Nose Drop

【组成】柴胡、防风、连翘、人工牛黄、甘草、丙二醇、吐温、尼泊金乙酯。(中药材 1992,15(3))

退热膏 tui re gao

【英文名】Tui Re Ointment

【组成】生石膏、生大黄、生栀子。(陕西中医 1993,14(6))

退衄汤 tui nu tang

【英文名】Tui Nu Decoction

【组成】桑叶、菊花、白芷、薄荷、生地、当归、川芎、甘草、车前草、谷精草、石决明、决明子、白蒺藜。(辽宁中医杂志 1992,(4))

退黄丸 tui huang wan

【英文名】Tui Huang Pill

【组成】(1)青矾、苍术、厚扑、陈皮、甘草。(中医方剂大辞典)(2)香附末、苍术、厚扑、陈皮、甘草、针砂。(中医方剂大辞典)

退黄汤 tui huang tang

【英文名】Tui Huang Decoction

【组成】山药、芡实、黄柏、车前子、白果。(中医方剂大辞典)

退黄复肝汤 tui huang fu gan tang

【英文名】Tui Huang Fu Gan Decoction

【组成】茵陈、金钱草、垂盆草、虎杖、板蓝根、半边莲、白花蛇舌草、丹参、黄芪。(国医论坛 1990,(4))

退黄散 tui huang san

【英文名】Tui Huang Powder

【异名】茵陈退黄散(中医方剂大辞典、回春)

【组成】(1)柴胡、升麻、茵陈、龙胆草、黄连、黄芩、栀子、黄柏、木通、滑石、甘草。(中医方剂大辞典)(2)石膏、牙硝、川大黄、山栀子、红雪、甘草。(中医方剂大辞典)

退斑饼 tui ban bing

【英文名】Tui Ban Bing Drug

【组成】黑母牛粪。(中医方剂大辞典)

退痰丸 tui tan wan

【英文名】Tui Tan Pill

【组成】人参、赤茯苓、干姜、半夏。(中医方剂大辞典)

退障明目丸 tui zhang ming mu wan

【英文名】Tui Zhang Ming Mu Pill

【组成】黑豆、枸杞子、沙苑子、菟丝子、何首乌、煅石决、夏枯草、茺蔚子、决明子、楮实子、旱莲草。(中医药学报 1986,(1))

退障眼膏 tui zhang yan gao

【英文名】Tui Zhang Eye Ointment

【组成】决明子、木贼、谷精草、蛇蜕、羌活、海藻、莪术、苍术、黄精、枸杞子、密蒙花、白蒺藜、蝉蜕、石决明、昆布、威灵仙、细辛、当归、何首乌。(药品标准－中药成方制剂标准 1997)

退管丸 tui guan wan

【英文名】Tui Guan Pill

【组成】(1)辰砂、人指甲、蝉蜕、象牙屑、制乳香、制没药、枯矾、油角灯。(中医方剂大辞典)(2)炙蜂房、真象皮、粉儿茶、猪脚、明乳香、刺猬皮、生人脱、胡连、黑没药、生矾、象牙屑、瓜血竭。(中医方剂大辞典)(3)当归、黄连、象牙、川芎、槐花、乳香、露蜂房。(中医方剂大辞典)(4)露蜂房、鳖、野猪尾、茧退、人指甲、凤凰衣、蝉蜕、牛黄。(中医方剂大辞典)

退管收功丸 tui guan shou gong wan

【英文名】Tui Guan Shou Gong Pill

【组成】胡黄连、穿山甲、石决明、槐花。(中医方剂大辞典)

退管神方 tui guan shen fang

【英文名】Tui Guan Shen Prescription

【组成】块藤黄、白及、象皮、乳香、没药。(中医方剂大辞典)

退管验方 tui guan yan fang

【英文名】Tui Guan Yan Prescription

【组成】白砒、白矾、水银。(中医方剂大辞典)

退管散 tui guan san

【英文名】Tui Guan Powder

【组成】(1)雄鸡足胫、蛤蟆。(中医方剂大辞典)(2)猪肺管、鹅管石、白砒、枪硝。(中医方剂大辞典)(3)黄荆条上子。(中医方剂大辞典)

退翳丸 tui yi wan

【英文名】Tui Yi Pill

【组成】(1)蝉蜕、白菊花、夜明砂、车前子、连翘、黄连、蛇蜕。(中医方剂大辞典)(2)黑参、防风、人参、茯苓、石决明、细辛、黄芩、桔梗、车前子。(中医方剂大辞典)(3)黑参、防风、细辛、石决明、车前子、桔梗、黄芩。(中医方剂大辞典)(4)当归、香附、防风、草决明、蝉蜕、玄参、青皮、连翘、菊花、蛇蜕、白芷、川芎、枳壳、密蒙花、柴胡、薄荷、黄芩、郁金、蒺藜、木贼草、赤芍、橘皮、谷精草。(中医方剂大辞典)(5)青葙子、蒺藜、木贼草、谷精草、草决明、蝉蜕、密蒙花、牛蒡子、防风、归尾、龙胆草、赤芍、夏枯草、陈皮、夜明砂、犀角、石决明。(中医方剂大辞典)(6)当归、川芎、白蒺藜、地骨皮、川椒、菊花、羌活、密蒙花、蔓荆子、荆芥、薄荷、蛇蜕、瓜蒌根、楮实子、黄连、甘草、木贼。(中医方剂大辞典)

退翳汤 tui yi tang

【英文名】Tui Yi Decoction

【组成】(1)柴胡、甘草、黄芪、羌活、黄连、升麻、五味子、归身、防风、黄芩、黄柏、芍药、龙胆草、石膏。(中医方剂大辞典)(2)防风、谷精草、木贼、蝉蜕、当归、车前子、枸杞子。(中医方剂大辞典)

退翳神方 tui yi shen fang

【英文名】Tui Yi Shen Prescription

【组成】(1)白果外青皮、核桃外青皮。(中医方剂大辞典)(2)木贼草、石决明、谷精草、黑羊肝。(中医方剂大辞典)

退翳散 tui yi san

【英文名】Tui Yi Powder

【异名】猪肝散(中医方剂大辞典、银海精微)

【组成】(1)人参、牛蒡子。(中医方剂大辞典)(2)蛇蜕、海螵蛸、粉草。(中医方剂大辞典)(3)石决明、大黄、细辛、黄芩、车前子、防风、芍药。(中医方剂大辞典)(4)真蛤粉、谷精草。(中医方剂大辞典)(5)人参、玄参、白茯、黄芪、五味子、羌活、细辛、车前子。(中医方剂大辞典)(6)真蛤粉、谷精草、夜明砂。(中医方剂大辞典)(7)人蜕、蝉蜕、蛇蜕、凤蜕、木通、木贼、麝香。(中医方剂大辞典)

送子丹 song zi dan

【英文名】Song Zi Pellet

【组成】生黄芪、当归、麦冬、熟地、川芎。(中医方剂大辞典)

送胞汤 song bao tang

【英文名】Song Bao Decoction

【异名】送胎汤(中医方剂大辞典、辨证录)

【组成】当归、川芎、益母草、乳香、没药、芥穗、麝香。(中医方剂大辞典)

适兴丸 shi xing wan

【英文名】Shi Xing Pill

【组成】白芍、当归、熟地、白术、巴戟天、远志、炒枣仁、神曲、柴胡、茯神、陈皮、香附、天花粉。(中医方剂大辞典)

适志汤 shi zhi tang

【英文名】Shi Zhi Decoction

【组成】白芍、茯苓、甘草、枳壳、半夏、砂仁、神曲、香附、人参、苏子。(中医方剂大辞典)

选奇汤 xuan qi tang

【英文名】Xuan Qi Decoction

【异名】羌活选奇汤(中医方剂大辞典、兰室秘藏)

【组成】炙甘草、羌活、防风、酒黄芩。(中医方剂大辞典)

酊剂 ding ji

【英文名】Tinctures

【定义】指药品用规定浓度的乙醇浸出或溶解而制得的澄清液体剂型,亦可用流浸膏稀释制成。(中药药剂学)

重汤丸 zhong tang wan

【英文名】Zhong Tang Pill

【组成】(1)胡黄连、柴胡。(中医方剂大辞典)(2)藿香叶、胡椒、白术、当归、桂、青皮、良姜、茯苓、肉豆蔻、神曲、大麦蘖、缩砂仁、诃子、木香、半夏曲、丁香、厚朴、甘草、干姜、草豆蔻、附子、荜茇、红豆。(中医方剂大辞典)

重苍平渊汤 zhong cang ping yuan tang

【英文名】Zhong Cang Ping Yuan Decoction

【组成】炒苍耳子、霍香、白芷、辛夷、荆芥、炙麻黄、桔梗、丹皮、生石膏、连翘、元参、桑皮、甘草。(北京中医学院学报 1987,10(2))

重剂甘草泻心汤 zhong ji gan cao xie xin tang

【英文名】Zhong Ji Gan Cao Xie Xin Decoction

【组成】甘草、干姜、大枣、黄连、半夏、黄芩。(山东中医杂志 1986,(3))

重剂排石汤 zhong ji pai shi tang

【英文名】Zhong Ji Pai Shi Decoction

【组成】三棱、莪术、穿山甲、皂角刺、桃仁、赤芍、乳香、没药、牛膝、青皮、白芷、薏苡仁、枳壳、厚朴、金钱草、车前子。(中医方剂大辞典)

重明散 chong ming san

【英文名】Chong Ming Powder

【组成】(1)黄鹰条、白丁香、乳香、炉甘石、白矾、麝香。(中医方剂大辞典)(2)炉甘石、川椒、黄连、铜绿、硇砂、蒲黄、雄黄、绿豆粉。(中医方剂大辞典)(3)川独活、川羌活、川芎、吴射干、仙灵脾、防风、甘草、井泉石、苍术、丹参、白术、石决明、草决明。(中医方剂大辞典)

重明膏 chong ming gao

【英文名】Chong Ming Plaster

【组成】诃子、黄连、黄丹。(中医方剂大辞典)

重型消黄汤 zhong xing xiao huang tang

【英文名】Zhong Xing Xiao Huang Decoction

【组成】茵陈、生石膏、炒知母、炒黄柏、藿香、佩兰、鲜茅根、杏仁、赤芍、丹皮、泽兰、酒胆草、滑石、甘草。(中医方剂大辞典)

重校定香茸丸 chong xiao ding xiang rong wan

【英文名】Chong Xiao Ding Xiang Rong Pill

【组成】麝香、鹿茸、熟地黄、肉苁蓉、牛膝、沉香。(中医方剂大辞典)

重感灵 zhong gan ling

【英文名】Zhong Gan Ling Pill

【组成】青蒿、羌活、板兰根、葛根、毛冬青、马鞭草、石膏。((85)粤卫药准字第 D1－062 号)

重感灵片 zhong gan ling pian

【英文名】Zhong Gan Ling Tablet

【组成】毛冬青、羌活、葛根、石膏、马鞭草、板蓝根、青蒿、马来酸氯苯那敏、安乃近。(药品标准－中药成方制剂标准 1998)

重楼排草冲剂 chong lou pai cao chong ji

【英文名】Chong Lou Pai Cao Medicinal Instant Granule

【组成】重楼、排草。(中医杂志 1987,(3))

重镇安神剂 zhong zhen an shen ji

【英文名】Prescriptions With Heavy Sedatives

【定义】指以重镇安神药为主组方,治疗心肝阳亢、热扰心神证的方剂。(方剂学)

钟乳丸 zhong ru wan

【英文名】Zhong Ru Pill

【异名】小钟乳丸(中医方剂大辞典)

【组成】(1)钟乳粉、沉香、桑螵蛸、龙骨、白茯苓。(中医方剂大辞典)(2)生钟乳、黄蜡。(中医方剂大辞典)(3)钟乳、五味子、白石英、款冬花、麦门各、干姜、桂、桑根白皮。(中医方剂大辞典)(4)钟乳粉、吴茱萸、石斛、菟丝子、附子、肉苁蓉。(中医方剂大辞典)(5)钟乳粉、鹿茸、附子、石斛、蛇床子、菟丝子、桂心、干漆。(中医方剂大辞典)(6)钟乳粉、巴戟、牛膝、甘菊花、石斛、续断、防风、枸杞子、羌活、桂心、覆盆子、云母粉、熟干地黄、磁石。(中医方剂大辞典)(7)钟乳粉、防风、熟干地黄、牛黄、甘草、漆花。(中医方剂大辞典)(8)钟乳粉、泽兰、防风、人参、柏子仁、石膏、芎䓖、附子、续断、白芷、牛膝、当归、木香、干姜、藁本、细辛、桂心、艾叶、麦门冬、白芜荑、熟干地黄。(中医方剂大辞典)(9)钟乳粉、薯蓣、续断、桂心、肉苁蓉、附子、牛膝、萆薢、槟榔、石斛、覆盆子、五味子、菟丝子、山茱萸、蛇床子、狗脊、杜仲、巴戟、熟干地黄。(中医方剂大辞典)(10)钟乳、吴茱萸、石斛、菟丝子、附子、肉桂。(中医方剂大辞典)(11)钟乳粉、金屑、银屑、珍珠、珊瑚、水精、琥珀、密陀僧、白檀香、千岁枣、乳香、零陵香、人参、木香、诃黎勒皮、白附子、桃仁、胡粉、黄鹰粪、丁香、光明砂、牛黄、辛夷、杏仁。(中医方剂大辞典)(12)钟乳粉、蛇床子、石斛、菟丝子、桂心、肉苁蓉。(中医方剂大辞典)(13)钟乳粉、熟干地黄、续断、白茯苓、黄芪、覆盆子、甘草、石斛、五味子、桂心、肉苁蓉、菖蒲、人参、山茱萸、薯蓣。(中医方剂大辞典)(14)钟乳粉、石斛、甘草、牛膝、蛇床子、细辛、山茱萸、熟干地黄、桂心、菟丝子、防风、杜仲、枳壳、五味子、川椒。(中医方剂大辞典)(15)钟乳粉、肉苁蓉、干漆、甘草、桂心、熟干地黄、菟丝子、柏子仁、酸枣仁。(中医方剂大辞典)(16)钟乳粉、五味子、桂心、石菖蒲、鹿角胶、白术、诃黎勒、木香、人参、天门冬、白茯苓、黄芪、熟干地黄、川椒。(中医方剂大辞典)(17)炼成钟乳、石斛、蛇床子、人参、桂心、干姜、椒。(中医方剂大辞典)(18)钟乳、干姜、款冬花、细辛、桑白皮、半夏、贝母、附子、蜀椒、芎䓖、紫菀、杏仁。(中医方剂大辞典)(19)钟乳、人参、桂心、干姜、附子、款冬花、细辛、紫菀、杏仁。(中医方剂大辞典)(20)滴乳石、麻黄、杏仁、甘草。(中医方剂大辞典)(21)钟乳粉、桂心、紫菀、款冬花、黄芪、桑白皮。(中医方剂大辞典)(22)滑石、钟乳粉、南星。(中医方剂大辞典)(23)团参、细辛、干姜、当归、附子、钟乳粉、吴茱萸。(中医方剂大辞典)(24)钟乳粉、赤石脂、石斛、肉豆蔻、干姜、附子、当归、人参、白茯苓、龙骨、川椒、桂、诃子皮、神曲末。(中医方剂大辞典)(25)钟乳粉、硫黄末、干山药。(中医方剂大辞典)(26)钟乳粉、人参、白术、干姜、甘草、紫菀、款冬。(中医方剂大辞典)(27)钟乳、紫菀、桑白皮、款冬花、黄芪。(中医方剂大辞典)(28)钟乳、白矾、阿胶、紫石英、蜀椒、生干地黄、五味子、蛇床子、原蚕蛾、石亭脂。(中医方剂大辞典)(29)炼成钟乳粉、续断、熟干地黄、石韦、杜仲、天雄、山茱萸、蛇床子、远志、肉苁蓉、防风、山芋、石斛、赤石脂、甘草、牛膝。(中医方剂大辞典)

钟乳云母散 zhong ru yun mu san

【英文名】Zhong Ru Yun Mu Powder

【组成】钟乳、茯苓、远志、细辛、云母。(中医方剂大辞典)

钟乳生附汤 zhong ru sheng fu tang

【英文名】Zhong Ru Sheng Fu Decoction

【组成】钟乳粉、附子、天南星。(中医方剂大辞典)

钟乳白石英丸 zhong ru bai shi ying wan

【英文名】Zhong Ru Bai Shi Ying Pill

【组成】钟乳粉、白石英、鹿角胶、五味子、山药、麦门冬、黄芪、干姜、熟地黄、人参、桂、甘草。(中医方剂大辞典)

钟乳白泽丸 zhong ru bai ze wan

【英文名】Zhong Ru Bai Ze Pill

【组成】白檀香、滴乳香、阳起石、附子、钟乳粉、麝香。(中医方剂大辞典)

钟乳石丸 zhong ru shi wan

【英文名】Zhong Ru Shi Pill

【组成】成炼钟乳粉、硫黄、白矾、阳起石。(中医方剂大辞典)

钟乳汤 zhong ru tang

【英文名】Zhong Ru Decoction

【异名】石钟乳汤(中医方剂大辞典)

【组成】(1)钟乳粉、半夏、天南星、滑石。(中医方剂大辞典)(2)钟乳粉、白石英、麻黄、五味子、桂、赤茯苓、紫苏子、杏仁、人参、麦门冬、款冬花。(中医方剂大辞典)(3)钟乳。(中医方剂大辞典)(4)石钟乳、甘草、漏芦、通草、栝蒌根。(中医方剂大辞典)(5)石钟乳、白石脂、通草、桔梗、消石。(中医方剂大辞典)

钟乳补肺汤 zhong ru bu fei tang

【英文名】Zhong Ru Bu Fei Decoction

【异名】补肺汤(中医方剂大辞典)

【组成】钟乳、桑白皮、麦门冬、白石英、人参、五味子、款冬花、肉桂、紫菀。(中医方剂大辞典)

钟乳泽兰丸 zhong ru ze lan wan

【英文名】Zhong Ru Ze Lan Pill

【组成】钟乳、泽兰、防风、人参、柏子仁、麦门冬、干地黄、石膏、石斛、芎䓖、甘草、白芷、牛膝、山茱萸、薯蓣、当归、藁本、细辛、桂心、芜荑、艾叶。(中医方剂大辞典)

钟乳泽兰煎 zhong ru ze lan jian

【英文名】Zhong Ru Ze Lan Decoction

【组成】钟乳粉、泽兰叶、防风、人参、柏子仁、麦门冬、熟干地黄、石膏、石斛、芎、甘草、牛膝、山茱萸、干山药、当归、白芷。(中医方剂大辞典)

钟乳养肺丸 zhong ru yang fei wan

【英文名】Zhong Ru Yang Fei Pill

【组成】钟乳粉、人参、紫菀、黄芪、款冬花、桑白皮。(中医方剂大辞典)

钟乳姜蓣汤 zhong ru jiang yu tang

【英文名】Zhong Ru Jiang Yu Decoction

【组成】苁蓉、钟乳、蛇床子、远志、续断、薯蓣、鹿茸。(中医方剂大辞典)

钟乳健脾丸 zhong ru jian pi wan

【英文名】Zhong Ru Jian Pi Pill

【组成】肉桂、人参、黄连、干姜、龙骨、当归、石斛、大麦糵、茯苓、细辛、神曲、赤石脂、蜀椒、附子、钟乳粉。(中医方剂大辞典)

钟乳健脾散 zhong ru jian pi san

【英文名】Zhong Ru Jian Pi Powder

【组成】成炼钟乳粉、人参、肉豆蔻、诃子、高良姜、厚朴、白茯苓、甘草、陈皮、神曲、草果仁、麦糵、干姜。(中医方剂大辞典)

钟乳浸酒方 zhong ru jin jiu fang

【英文名】Zhong Ru Wine

【组成】钟乳粉、石斛、牛膝、黄芪、防风、熟干地黄。(中医方剂大辞典)

钟乳益黄丸 zhong ru yi huang wan

【英文名】Zhong Ru Yi Huang Pill

【异名】钟乳益黄丹(中医方剂大辞典)

【组成】定粉、黄丹、巴豆、丁香、石榴皮、益智子仁、人参、朱砂、木香、白豆蔻仁、诃子、黄连、乌梅。(中医方剂大辞典)

钟乳粉 zhong ru fen

【英文名】Zhong Ru Powder

【组成】石钟乳。(中医方剂大辞典)

钟乳粉散 zhong ru fen san

【英文名】Zhong Ru Fen Powder

【组成】(1)钟乳粉、桑白皮、紫苏、麦门冬。(中医方剂大辞典)(2)玉女粉、白附子、白及、白蔹、轻粉、钟乳粉、密陀僧、细辛末。(中医方剂大辞典)

钟乳酒 zhong ru jiu

【英文名】Zhong Ru Wine

【组成】(1)钟乳、附子、甘草、当归、石斛、前胡、薯蓣、五味子、人参、生姜屑、牡蛎、桂心、菟丝子、枳实、干地黄。(中医方剂大辞典)(2)钟乳、附于、甘菊、石斛、苁蓉。(中医方剂大辞典)(3)钟乳、丹参、石斛、杜仲、天门冬、牛膝、防风、黄芪、芎䓖、当归、附子、桂心、秦艽、干姜、山茱萸、薏苡仁。(中医方剂大辞典)

钟乳黄香汤 zhong ru huang xiang tang

【英文名】Zhong Ru Huang Xiang Decoction

【组成】黄芪、甘草、钟乳、人参、桂心、干地黄、茯苓、白石英、厚朴、桑白皮、干姜、紫菀、橘皮、当归、五味子、远志、麦门冬、大枣。(中医方剂大辞典)

钟乳粥 zhong ru zhou

【英文名】Zhong Ru Gruel

【组成】钟乳粉。(中医方剂大辞典)

钟乳煎 zhong ru jian

【英文名】Zhong Ru Decoction

【组成】钟乳粉。(中医方剂大辞典)

钟乳震灵丹 zhong ru zhen ling dan

【英文名】Zhong Ru Zhen Ling Pellet

【组成】震灵丹、钟乳粉、破故纸、生肉豆蔻、大枣。(中医方剂大辞典)

钩虫丸 gou chong wan

【英文名】Gou Chong Pill

【组成】栀子、黄柏、甘松、白矾、甘草、茵陈、茅苍术、青矾。(中医方剂大辞典)

钩蝎煎 gou xie jian

【英文名】Gou Xie Decoction

【组成】柴胡、薄荷、钩藤、全蝎、当归、芍药、广皮、甘草、木通、黄芩。(中医方剂大辞典)

钩藤丸 gou teng wan

【英文名】Gou Teng Pill

【组成】(1)钩藤、白茯苓、天麻、防风、朱砂、蝉蜕、羌活、独活、青皮、炙甘草。(中医方剂大辞典)(2)钩藤、铅丹、茵芋叶、石膏、杜蘅、防葵、秦艽、甘草、菖蒲、黄芩、松萝、蜣螂。(中医方剂大辞典)(3)钩藤、天竹黄、牛黄、胡黄连、天麻、白附子、干蝎、朱砂、米粉、麝香。(中医方剂大辞典)

钩藤大黄汤 gou teng dai huang tang

【英文名】Gou Teng Dai Huang Decoction

【组成】钩藤皮、当归、甘草、芍药、大黄。(中医方剂大辞典)

钩藤子芩汤 gou teng zi qin tang

【英文名】Gou Teng Zi Qin Decoction

【组成】钩藤、黄芩、沙参、知母、升麻、犀角、蚱蝉、蛇蜕皮、柴胡、甘草、白术。(中医方剂大辞典)

钩藤生地竹沥饮 gou teng sheng di zhu li yin

【英文名】Gou Teng Sheng Di Zhu Li Drink

【组成】钩藤、大生地、炒当归、炒白芍、明天麻、川芎、川贝母、制半夏、苏梗、陈皮、川朴、桔梗。(中医方剂大辞典)

钩藤皮汤 gou teng pi tang

【英文名】Gou Teng Pi Decoction

【异名】钩藤饮(中医方剂大辞典、普济方)

【组成】钩藤皮、麻黄、龙齿、银、寒水石、栀子、知母、石膏、杏仁、升麻、子芩、蛇蜕皮、蚱蝉、柴胡、芍药、沙参、生葛汁、蜜、牡牛黄。(中医方剂大辞典)

钩藤汤 gou teng tang

【英文名】Gou Teng Decoction

【异名】钩藤饮(中医方剂大辞典)

【组成】(1)钩藤、枳壳、延胡、甘草。(中医方剂大辞典)(2)钩藤、茯神、当归、川芎、木香、甘草。(中医方剂大辞典)(3)钩藤钩、当归、茯神、人参、苦梗、桑寄生。(中医方剂大辞典)(4)橘红、钩藤、胆星、天麻、僵蚕、人参、远志、石菖蒲、犀角。(中医方剂大辞典)(5)荆芥、牛蒡、紫草、川芎、白术、白芍、当归、人参、官桂、钩藤、甘草、木香、青皮、黄连。(中医方剂大辞典)(6)钩藤、红花、木香、川芎、当归、白芍、甘草、白术、青皮、黄连、官桂、生姜。(中医方剂大辞典)(7)钩藤、使君子、干蝎、人参、子芩、川大黄、犀角屑、蚱蝉、甘草、川升麻、石膏。(中医方剂大辞典)(8)钩藤、黄芩、升麻、甘草、鳖甲、丁香、大黄。(中医方剂大辞典)(9)钩藤、桑根白皮、马牙硝、栀子仁、甘草、大黄、黄芩。(中医方剂大辞典)

钩藤饮 gou teng yin

【英文名】Gou Teng Drink

【异名】钩藤散(中医方剂大辞典)

【组成】(1)党参、防风、蝉蜕、钩藤、荆芥、竹叶、陈皮、甘草。(中医方剂大辞典)(2)钩藤、天麻、柴胡、当归、茯神、甘草、桑寄生。(中医方剂大辞典)(3)钩藤、陈皮、半夏、麦冬、茯苓、石膏、人参、菊花、防风、甘草。(中医方剂大辞典)(4)全蝎、蝉蜕、僵蚕、明天麻、犀角、胆星、青黛、辰砂。(中医方剂大辞典)(5)钩藤、白茯苓、大黄、防风、朱砂、蝉壳、羌活、独活、青皮、甘草。(中医方剂大辞典)(6)钩藤、蚱蝉、麦门冬、升麻、石膏、柴胡、甘草。(中医方剂大辞典)(7)钩藤、升麻、甘草、人参。(中医方剂大辞典)

钩藤饮子 gou teng yin zi

【英文名】Gou Teng Drink

【组成】(1)钩藤、蝉壳、黄连、甘草、川大黄、天竺黄。(中医方剂大辞典)(2)钩藤、防风、独活、天麻、天竺黄、羌活、川芎、升麻、甘草、龙胆草、麻黄、蝉蜕。(中医方剂大辞典)(3)钩藤、蝉壳、防风、人参、麻黄、白僵蚕、天麻、蝎尾、甘草、川芎、麝香。(中医方剂大辞典)(4)钩藤、蚱蝉、人参、子芩、川大黄、牛黄。(中医方剂大辞典)

钩藤茶 gou teng cha

【英文名】Gou Teng Tea

【异名】天龙饮((93)赣卫药健 Z-02 号)

【组成】钩藤、蝉蜕、槟榔、黄连等。((93)赣卫药健 Z-02 号)

钩藤浸液 gou teng jin ye

【英文名】Gou Teng Lotion

【组成】钩藤。(辽宁中医杂志 1989,(8))

钩藤散 gou teng san

【英文名】Gou Teng Powder

【异名】钩藤汤(中医方剂大辞典)
【组成】(1)生地、川贝、池菊、薄荷、茯神、羚羊角、甘草、金斛、钩藤。(中医方剂大辞典)(2)钩藤、陈皮、麦门冬、石膏、家菊花、人参、明天麻、防风、白茯苓、鹿茸、制半夏、甘草。(中医方剂大辞典)(3)连翘、瞿麦、车前子、牛蒡子、赤芍药、滑石、栀子、木通、当归、防风、荆芥、黄芩、柴胡、甘草、蝉壳。(中医方剂大辞典)(4)钩藤、玄参、升麻、黄芩、赤茯苓、苦梗、甘草、山栀子。(中医方剂大辞典)(5)钩藤、龙齿、石膏、栀子仁、子芩、川大黄、麦门冬。(中医方剂大辞典)(6)钩藤、白茯苓、黄芩、川升麻、白鲜皮、龙齿、玄参、石膏、寒水石。(中医方剂大辞典)(7)钩藤、蚱蝉、人参、子芩、牛黄、川大黄。(中医方剂大辞典)(8)钩藤、蚱蝉、川升麻、子芩、麦门冬、蛇蜕皮、川大黄、石膏、甘草。(中医方剂大辞典)(9)钩藤、犀角屑、牛黄、虎睛、防风、栀子仁、石膏、蚱蝉、独活、人参。(中医方剂大辞典)(10)钩藤、人参、子芩、蚱蝉、犀角屑、甘草、川升麻、石膏、川大黄。(中医方剂大辞典)(11)钩藤、蝉壳、马牙消、黄连、甘草、川大黄、天竹黄。(中医方剂大辞典)(12)钩藤、龙胆、犀角屑、茯神、黄芩、甘草。(中医方剂大辞典)(13)钩藤、犀角屑、赤茯苓、天竹黄、龙胆、川大黄、地骨皮、川芒硝、甘草。(中医方剂大辞典)(14)钩藤、川升麻、蜣螂、黄芩。(中医方剂大辞典)(15)钩藤、茯神、人参、当归、桔梗、寄生。(中医方剂大辞典)

钩藤紫草汤 gou teng zi cao tang
【英文名】Gou Teng Zi Cao Decoction
【组成】钩藤、紫草茸、牛蒡子。(中医方剂大辞典)

钩藤紫草散 gou teng zi cao san
【英文名】Gou Teng Zi Cao Powder
【异名】钩藤紫草饮(中医方剂大辞典)
【组成】钩藤钩子、紫草茸。(中医方剂大辞典)

钩藤煎 gou teng jian
【英文名】Gou Teng Decoction
【组成】钩藤、子芩、知母、寒水石、川升麻、沙参、蚱蝉、蜣螂、甘草。(中医方剂大辞典)

钩藤膏 gou teng gao
【英文名】Gou Teng Ointment
【组成】(1)没药、乳香、木香、僵蚕。(中医方剂大辞典)(2)乳香、五灵脂、没药、当归、麝香。(中医方剂大辞典)(3)钩藤、玄胡索、当归、粉草、乳香、肉桂、麝香。(中医方剂大辞典)(4)没药、好乳香、木香、姜黄、木鳖仁。(中医方剂大辞典)(5)钩藤、木香、槟榔、姜黄片子、五灵脂、乳香、没药、缩砂仁。(中医方剂大辞典)(6)钩藤、当归、川芎、生地、白芍药。(中医方剂大辞典)

闻香散 wen xiang san
【英文名】Wen Xiang Powder
【组成】硫黄、蛇床子、黄连、黄柏、轻粉、大椒。(中医方剂大辞典)

闽东建曲 min dong jian qu
【英文名】Min Dong Jian Qu Tablet
【组成】山姜子、高良姜、丁香、荆芥、青蒿、木香、羌活、佛手、甘松、白芷、甘草、艾叶、紫苏、草豆蔻、吴茱萸、稻芽、麦芽、半夏、苍术、徐长卿、广藿香、槟榔、山柰、香附、枳实、厚朴。(药品标准-中药成方制剂标准 1998)

闾茹散 lv ru san
【英文名】Lv Ru Powder
【组成】(1)水银、好茶、闾茹、轻粉。(中医方剂大辞典)(2)闾茹、甘草、硝石。(中医方剂大辞典)(3)闾茹、桑螵蛸、地龙、乳香、黄丹、黄柏、麝香、糯米粉、腻粉。(中医方剂大辞典)(4)闾茹、藜芦、真珠、硫黄、雄黄、白矾、干姜、麝香。(中医方剂大辞典)(5)闾茹、杏仁。(中医方剂大辞典)(6)漆头闾茹、矾石、硫黄、雄黄。(中医方剂大辞典)

闾茹膏 lv ru gao
【英文名】Lv Ru Plaster
【异名】摩膏(中医方剂大辞典、千金)
【组成】(1)黄连、闾茹、胡粉、黄柏。(中医方剂大辞典)(2)闾茹、狼牙、青葙、地榆、藜芦、当归、羊蹄根、萹蓄、蛇床子、白蔹、漏芦、雄黄、雌黄、硫黄、矾石、胡粉、松脂、水银。(中医方剂大辞典)(3)蜀椒、莽草、桂心、闾茹、附子、细辛、半夏、干姜。(中医方剂大辞典)(4)闾茹、雄黄、雌黄、丹砂、乱发。(中医方剂大辞典)(5)闾茹、黄连、蛇床子、枯矾、水银、黄蜡。(中医方剂大辞典)

除风丸 chu feng wan
【英文名】Chu Feng Pill
【组成】天南星、川芎、白附子、半夏、天麻、白僵蚕、防风、石膏、白花蛇、蝎梢。(中医方剂大辞典)

除风导赤散 chu feng dao chi san
【英文名】Chu Feng Dao Chi Powder
【组成】茅根、木通、地肤子、荆芥、甘草。(中医方剂大辞典)

除风汤 chu feng tang
【英文名】Chu Feng Decoction
【异名】防风汤(中医方剂大辞典、圣济总录)
【组成】(1)羚羊角、山犀角、防风、知母、黄芩、玄参、荆芥、桔梗、大黄、朴硝、黄连。(中医方剂大辞典)(2)防风、细辛、桔梗、茺蔚子、黄芩、大黄、五味子、薄荷、石膏、黄柏、草决明。(中医方剂大辞典)(3)防风、犀角、大黄、知母、黄芩、黑参、桔梗、羚羊角。

(中医方剂大辞典)(4)羚羊角、车前子、芍药、人参、茯苓、大黄、黄芩、芒硝。(中医方剂大辞典)(5)防风、黄芪、茺蔚子、桔梗、五味子、细辛、大黄。(中医方剂大辞典)(6)细辛、僵蚕、白芷、藁本、羌活、独活、细茶、花粉、葱头。(中医方剂大辞典)

除风散 chu feng san

【英文名】Chu Feng Powder

【组成】(1)白矾、川椒、艾叶、青盐。(中医方剂大辞典)(2)防风、车前子、藁本、细辛、五味子、芎䓖、桔梗。(中医方剂大辞典)(3)防风、蝎梢、白花蛇头。(中医方剂大辞典)

除风湿羌活汤 chu feng shi qiang huo tang

【英文名】Chu Feng Shi Qiang Huo Decoction

【组成】(1)羌活、防风、苍术、黄芪、独活、柴胡、升麻、甘草、川芎、黄柏、橘皮、藁本。(中医方剂大辞典)(2)羌活、防风、苍术、黄芪、升麻、炙甘草、独活、柴胡、川芎、黄柏、橘皮、藁本、泽泻、猪苓、茯苓、黄连。(中医方剂大辞典)(3)羌活、防风、升麻、柴胡、藁本、苍术。(中医方剂大辞典)

除饮汤 chu yin tang

【英文名】Chu Yin Decoction

【组成】附子、白附子、天南星、白术、白茯苓。(中医方剂大辞典)

除疟汤 chu nve tang

【英文名】Chu Nve Decoction

【组成】柴胡、茯苓、白术、陈皮、半夏、黄芩、甘草、干葛、苍术、川芎。(中医方剂大辞典)

除疟胜金丸 chu nve sheng jin wan

【英文名】Chu Nve Sheng Jin Pill

【组成】酒炒透常山、草果、槟榔、制苍术。(中医方剂大辞典)

除毒丸 chu du wan

【英文名】Chu Du Pill

【组成】巴豆、大黄末。(中医方剂大辞典)

除毒保肝汤 chu du bao gan tang

【英文名】Chu Du Bao Gan Decoction

【组成】半枝莲、白花舌蛇草、土茯苓、金钱草、米仁、岗稔根、平地木、虎杖根、郁金、石见穿、炙甲片、白术、甘草。(上海中医药杂志 1992,(10))

除毒散 chu du san

【英文名】Chu Du Powder

【组成】香白芷。(中医方剂大辞典)

除疣方 chu you fang

【英文名】Chu You Prescription

【组成】麻黄、杏仁、重楼、薏苡仁、板蓝根、甘草。(云南中医杂志 1989,10(6))

除根散 chu gen san

【英文名】Chu Gen Powder

【组成】(1)当归、蝉蜕、僵蚕、天龙、大黄、石(虫葛)(虫八)(此草叶)、老蜘蛛。(中医方剂大辞典)(2)川楝子、槟榔、轻粉、芫荑、黄丹。(中医方剂大辞典)

除消气瘰丸 chu xiao qi luo wan

【英文名】Chu Xiao Qi Luo Pill

【组成】金果榄、昆布、海藻、海胆、海燕。(中医方剂大辞典)

除烦四物汤 chu fan si wu tang

【英文名】Chu Fan Si Wu Decoction

【组成】当归、川芎、赤芍、生地、天花粉、五味子、麦门冬、前胡、干葛、淡竹叶、人参、石膏。(中医方剂大辞典)

除烦汤 chu fan tang

【英文名】Chu Fan Decoction

【组成】当归、白芍、生地、川芎、胡黄连。(中医方剂大辞典)

除烦清心丸 chu fan qing xin wan

【英文名】Chu Fan Qing Xin Pill

【组成】知母、黄连、天冬、麦冬、朱砂。(中医方剂大辞典)

除热饮 chu re yin

【英文名】Chu Re Drink

【异名】除热饮子(中医方剂大辞典、圣济总录)

【组成】(1)黄芩、玄参、桔梗、知母、芒硝、防风、茺蔚子、大黄。(中医方剂大辞典)(2)黄连、黄柏、黄芩、玄参、防风、知母、连翘、柴胡、龙胆草、蔓荆子、桔梗、茺蔚子。(中医方剂大辞典)(3)大黄、知母、防风、黄芩、黑参、茺蔚子、菊花、木贼。(中医方剂大辞典)

除热清肺汤 chu re qing fei tang

【英文名】Chu Re Qing Fei Decoction

【组成】(1)川贝、杷叶、尖生、瓜蒌、桑皮、麦冬、元参、赤芍、花粉、甘草。(中医方剂大辞典)(2)麦冬、黄芩、石膏、玄参、生地黄、贝母、赤茯苓。(中医方剂大辞典)(3)石膏、黑参、生地黄、赤芍、贝母、栝楼根、麦门冬、甘草。(中医方剂大辞典)

除疳散 chu gan san

【英文名】Chu Gan Powder

【组成】(1)煅人中白、煅文蛤、烧蝉蜕纸、铜青。(中医方剂大辞典)(2)丁香、生犀角、苦楝根、鹤虱、密陀僧、白槟榔。(中医方剂大辞典)

除症汤 chu zheng tang

【英文名】Chu Zheng Decoction

【组成】丹参、丹皮、赤芍、桃仁、鳖甲、海藻、三棱、莪术、桂枝、猫爪草。(中医杂志 1992,33(10))

除眩四物汤 chu xuan si wu tang

【英文名】Chu Xuan Si Wu Decoction

【组成】当归身、川芎、赤芍、生地黄、羌活、细辛、藁本、蔓荆子、白芷、甘草。(中医方剂大辞典)

除脂生发片 chu zhi sheng fa pian

【英文名】Chu Zhi Sheng Fa Tablet

【组成】当归、牡丹皮、川芎、白鲜皮、蝉蜕、地黄、苦参、地肤子、防风、何首乌、荆芥、僵蚕、蜈蚣。(药品标准－中药成方制剂标准 1995)

除痔丸 chu zhi wan

【英文名】Chu Zhi Pill

【组成】(1)夏枯草、槐花、连翘、粉甘草、西红花、金银花。(中医方剂大辞典)(2)没药、血竭、蜂房、蝉蜕、木香、麝香。(中医方剂大辞典)

除秽四物汤 chu hui si wu tang

【英文名】Chu Hui Si Wu Decoction

【组成】当归身、南芎、白芍、槟榔、半夏、干姜、桔梗、枳壳、青皮、金沸草、陈皮、青木香。(中医方剂大辞典)

除秽靖瘟丹 chu hui jing wen dan

【英文名】Chu Hui Jing Wen Pill

【组成】苍术、降真香、川芎、大黄、虎头骨、细辛、斧头木、鬼箭羽、桃枭、白檀香、羊踯躅、羌活、甘草、草乌、藁本、白芷、荆芥、干葛、猬皮、山甲、羚羊角、红枣、干姜、桂枝、附子、煅灶灰、川椒、三柰、甘松、排草、桂皮、明雄、朱砂、乳香、没药。(中医方剂大辞典)

除湿丸 chu shi wan

【英文名】Chu Shi Pill

【组成】(1)当归、防风、川芎、川萆薢、威灵仙、肉桂、杜仲、大川乌头、藁本、神曲、白术、附子、乳香、没药。(中医方剂大辞典)(2)甘遂、大戟、威灵仙、赤芍药、防风、白面、干胭脂。(中医方剂大辞典)(3)威灵仙、猪苓、栀仁、黄芩、黄连、连翘、归尾、泽泻、紫草、茜草根、赤苓皮、白鲜皮、粉丹皮、干生地。(中医方剂大辞典)(4)枳实、白术、茯苓、神曲、红花、莱菔。(中医方剂大辞典)(5)黑牵牛、破故纸、赤芍药、钱子地龙、白胶香。(中医方剂大辞典)

除湿丹 chu shi dan

【英文名】Chu Shi Pellet

【组成】(1)神佑丸、乳香、没药。(中医方剂大辞典)(2)槟榔、甘遂、威灵仙、赤芍药、泽泻、葶苈、乳香、没药、黑牵牛、大戟、陈皮。(中医方剂大辞典)

除湿止痒洗剂 chu shi zhi yang xi ji

【英文名】Chu Shi Zhi Yang Lotion

【组成】土茯苓、苡仁、白鲜皮、黄柏、地肤子、苦参、五倍子、白矾。(贵阳中医学院学报 1992,(3))

除湿白带丸 chu shi bai dai wan

【英文名】Chu Shi Bai Dai Pill

【组成】党参、白术、山药、白芍、芡实、车前子、白果仁、苍术、陈皮、当归、荆芥、柴胡、黄柏、茜草、海螵蛸、牡蛎。(药品标准－中药成方制剂标准 1993)

除湿巡经丸 chu shi xun jing wan

【英文名】Chu Shi Xun Jing Pill

【组成】好川椒。(中医方剂大辞典)

除湿汤 chu shi tang

【英文名】Chu Shi Decoction

【组成】(1)苍术、白术、白苓、甘草、干姜、橘红、丁香。(中医方剂大辞典)(2)茯苓、泽泻、茵陈、猪苓、黄芩、黄连、知母、天花粉、白术、防己、陈皮、青皮、苍术。(中医方剂大辞典)(3)茯苓、桔梗、枳壳、半夏、桑白皮、杏仁、甘草。(中医方剂大辞典)(4)厚朴、苍术、半夏、藿香叶、陈皮、茯苓、白术。(中医方剂大辞典)(5)人言。(中医方剂大辞典)(6)羌活、苍术、防风、木通、猪苓、泽泻、白术、赤芍、官桂。(中医方剂大辞典)(7)人参、白术、苍术、茯苓、半夏、厚朴、陈皮、藿香、大腹皮、甘草。(中医方剂大辞典)(8)平胃散、半夏曲、藿香、白茯苓、白术。(中医方剂大辞典)(9)槟榔、甘遂、威灵仙、赤芍药、葶苈、半夏、厚朴、苍术、藿香、陈皮、白茯苓、白术。(中医方剂大辞典)(10)连翘、滑石、车前、枳壳、黄芩、川连、木通、粉甘草、陈皮、白茯苓、荆芥、防风。(中医方剂大辞典)(11)半夏、苍术、厚朴、藿香、陈皮、甘草、白术、茯苓、木瓜、槟榔、白芷、生姜、大枣。(中医方剂大辞典)(12)白术、白茯苓、苍术、藿香叶、甘草、橘红、厚朴、半夏、附子、生姜。(中医方剂大辞典)

除湿补气汤 chu shi bu qi tang

【英文名】Chu Shi Bu Qi Decoction

【组成】(1)黄芪、黄柏、陈皮、泽泻、升麻、白芍、生甘草、生芩、炙草、五味子。(中医方剂大辞典)(2)升麻、苍术、酒黄柏、柴胡、黄芪、酒知母、藁本、生甘草、当归、五味子、陈皮。(中医方剂大辞典)

除湿养荣汤 chu shi yang rong tang

【英文名】Chu Shi Yang Rong Decoction

【组成】(1)当归、川芎、白芍、熟地、黄芩、知母、木瓜、苡仁、续断、五加皮、牛膝、杜仲、车前子、独活、防风、秦艽。(中医方剂大辞典)(2)当归、川芎、白芎、熟地、牛膝、杜仲、木瓜、苡仁、续断、黄芩、石斛、五加皮。(中医方剂大辞典)

除湿酒 chu shi jiu

【英文名】Chu Shi Wine

【组成】虎胫骨、防己、独活、云苓、杜仲、萆薢、晚蚕砂、松节、茄根、木瓜、苍耳子、枸杞子、秦艽、桑枝、牛膝、狗脊、续断、伸筋草、豨签草、白酒。(中医方剂大辞典)

除湿清火汤 chu shi qing huo tang

【英文名】Chu Shi Qing Huo Decoction

【组成】(1)当归、赤芍、黄芩、栀子、苍术、茵陈、夏枯草、胡黄连、地肤子、连翘、甘草。(中医方剂大辞典)(2)广皮、半夏、枳壳、厚朴、大黄、黄连、赤芍、丹皮。(中医方剂大辞典)

除湿散 chu shi san

【英文名】Chu Shi Powder

【组成】(1)苦参、何首乌、荆芥穗、蔓荆子、薄荷、白芷、天麻、川芎、防风、乌蛇。(中医方剂大辞典)(2)神曲、茯苓、车前子、泽泻、半夏、干生姜、甘草、红花。(中医方剂大辞典)

除湿解毒汤 chu shi jie du tang

【英文名】Chu Shi Jie Du Decoction

【组成】(1)白鲜皮、大豆黄卷、生苡米、土茯苓、山栀子、丹皮、金银花、连翘、地丁、木通、滑石块、生甘草。(中医方剂大辞典)(2)白术、山药、薏仁、金银花、肉桂、泽泻、乌梅根。(中医方剂大辞典)(3)土茯苓、薏苡仁、萆薢、车前子、大豆黄卷、泽泻、板蓝根、赤芍。(中医方剂大辞典)

除湿膏 chu shi gao

【英文名】Chu Shi Plaster

【组成】(1)香油、白蜡、生地、黄柏、川椒、防风、甘草、大黄、当归、生马钱子、冰片面、铜绿面、轻粉面、红粉面、青黛面、煅蛤粉。(中医方剂大辞典)(2)羌活、草乌、苍术、防风、黄柏、灵仙、甘遂、大戟、葶苈、半夏、川芎、厚朴、槟榔、泽泻、白芥子、赤苓、黑丑、白术、蓖麻仁、赤芍、乳香、没药、黄芩、陈皮、皂角、栀子、生姜、大黄、黄连。(中医方剂大辞典)(3)广胶、生姜、乳香、没药。(中医方剂大辞典)

除湿蠲痛汤 chu shi juan tong tang

【英文名】Chu Shi Juan Tong Decoction

【组成】(1)羌活、苍术、当归、川芎、白芷、防己、黄柏、南星、威灵仙、红花、桂枝。(中医方剂大辞典)(2)苍术、羌活、茯苓、泽泻、白术、陈皮、甘草。(中医方剂大辞典)(3)苍术、羌活、茯苓、泽泻、白术、陈皮、防己、木通、黄柏、牛膝、槟榔、大腹皮、甘草。(中医方剂大辞典)

除痛丸 chu tong wan

【英文名】Chu Tong Pill

【组成】(1)盔沉、青皮、莱菔炭、台乌、木香、川楝子、香橼、油朴、当归、香附、油桂、十开蔻、明没药、紫苏、白檀香、砂仁、内金、苏合油。(中医方剂大辞典)(2)木香、乳香、沉香、藿香叶、肉桂、青橘皮、枳实、吴茱萸、京三棱、蓬莪茂、黑牵牛、麝香、陈橘皮。(中医方剂大辞典)

除痰止嗽丸 chu tan zhi sou wan

【英文名】Chu Tan Zhi Sou Pill

【组成】枳实、白术、陈皮、法半夏、桔梗、浮海石、前胡、六神曲、防风、黄芩、栀子、黄柏、熟大黄、知母、天花粉、甘草、冰片、薄荷脑。(药品标准－中药成方制剂标准 1990)

除痰降火丸 chu tan jiang huo wan

【英文名】Chu Tan Jiang Huo Pill

【组成】前胡、花粉、黄芩、大黄、栀子、连翘、枳壳、橘皮、枳实、桔梗。(中医方剂大辞典)

除痹汤 chu bi tang

【英文名】Chu Bi Decoction

【组成】党参、黄芪、当归、川芎、附子、淫羊霍、五加皮、秦艽、桂枝、枳壳。(新中医 1987,(11))

除瘟化毒汤 chu wen hua du tang

【英文名】Chu Wen Hua Du Decoction

【异名】桑葛汤(中医方剂大辞典、中医喉科学讲义)

【组成】(1)桑叶、葛根、薄荷、川贝母、甘草、木通、竹叶、银花、瓜蒌皮、土牛膝根。(中医方剂大辞典)(2)粉葛根、忍冬花、霜桑叶、薄荷叶、生甘草、川尖贝、小生地、童木通、枇杷叶、淡竹叶。(中医方剂大辞典)

除瘟化痰汤 chu wen hua tan tang

【英文名】Chu Wen Hua Tan Decoction

【组成】粉葛根、金银花、枇杷叶、竹叶、大生地、冬桑叶、小木通、川贝母、生甘草、薄荷。(中医方剂大辞典)

除瘟救苦丹 chu wen jiu ku dan

【英文名】Chu Wen Jiu Ku Pill

【异名】除疫救苦丹(中医方剂大辞典、验方新编)

【组成】(1)薄荷、玄参、花粉、银花、连翘、葛根、川芎、黄芩、桔梗、白芷、赤芍、淡竹叶、生地、甘草。(中医方剂大辞典)(2)天麻、麻黄、松萝茶、绿豆粉、雄黄、朱砂、甘草、生大黄。(中医方剂大辞典)

除癣酊 chu xuan ding

【英文名】Chu Xuan Tincture

【组成】蜈蚣、斑蝥、白花蛇、土槿皮、苦参、蛇床子、冰片、水杨酸、二甲基亚砜。(中药材 1992,15(10))

面色白瘦散 mian se bai shou san

【英文名】Mian Se Bai Shou Powder

【组成】小米锅巴、蔻米、砂仁、莲肉、扁豆。(中医方剂大辞典)

面色黄瘦散 mian se huang shou san

【英文名】Mian Se Huang Shou Powder

【组成】扁豆、青皮、蔻仁、鸡内金、槟榔、谷芽、神曲、茵陈、木香。(中医方剂大辞典)

面油摩风膏 mian you mo feng gao

【英文名】Mian You Mo Feng Plaster

【组成】麻黄、升麻、防风、羌活、当归身、白及、白檀。(中医方剂大辞典)

面药 mian yao

【英文名】Mian Yao

【组成】(1)夏枯草、僵蚕、羌活、海藻、白芷。(中医方剂大辞典)(2)朱砂、雄黄、水银霜、胡粉、黄鹰屎。(中医方剂大辞典)

面药捣膏 mian yao dao gao

【英文名】Mian Yao Dao Plaster

【组成】(1)大风子、枯研、青黛、雄黄、樟脑、蛤粉。(中医方剂大辞典)(2)大风子、雄黄、樟脑、风化硝、枯研、蛤粉、密陀僧、食盐。(中医方剂大辞典)

面消散 mian xiao san

【英文名】Mian Xiao Powder

【组成】面。(中医方剂大辞典)

面粉化毒散 mian fen hua du san

【英文名】Mian Fen Hua Du Powder

【组成】白面、大黄、雄黄、反鼻、蜈蚣、血竭、乳香、没药。(中医方剂大辞典)

面粉散 mian fen san

【英文名】Mian Fen Powder

【组成】面粉、白芥子。(中医方剂大辞典)

面脂 mian zhi

【英文名】Mian Zhi Liniment

【组成】(1)防风、萎蕤、芎䓖、白芷、藁本、桃仁、白附子、白茯苓、细辛、甘松香、零陵香、当归、栝楼瓤、川椒、鸬鹚粪、冬瓜子仁、麝香。(中医方剂大辞典)(2)细辛、萎蕤、黄芪、白附子、薯蓣、辛夷、芎䓖、白芷、栝楼、木兰皮、猪脂。(中医方剂大辞典)(3)防风、芎䓖、白芷、白僵蚕、藁本、萎蕤、茯苓、白蔹、细辛、土瓜根、栝楼仁、桃仁、蜀水花、青木香、当归、辛夷、鹅脂、羊肾脂、猪脂。(中医方剂大辞典)(4)白芷、冬瓜仁、萎蕤、细辛、防风、商陆、芎䓖、当归、藁本、靡芜、土瓜根、桃仁、木兰皮、辛黄、甘松香、麝香、白僵蚕、白附子、栀子花、零陵香、猪胰。(中医方剂大辞典)(5)丁香、零陵香、桃仁、土瓜根、白蔹、防风、沉香、辛夷、栀子花、当归、麝香、藁本、商陆、芎䓖、萎蕤、藿香、白芷、甘松香、菟丝子、白僵蚕、木兰、蜀水花、青木香、冬瓜仁、茯苓、鹅脂、羊肾脂、羊髓、生猪脂。(中医方剂大辞典)(6)白术、茯苓、杜蘅、萎蕤、藁本、芎䓖、土瓜根、栝楼、木兰皮、白僵蚕、蜀水花、辛夷仁、零陵香、藿香、菟丝子、栀子花、麝香、鹰屎白、冬瓜仁、桃仁、白蜡、羊脂、猪脂、猪胰、白附子。(中医方剂大辞典)

面痛一号方 mian tong yi hao fang

【英文名】Mian Tong Yi Hao Decoction

【组成】川芎、菊花、荆芥、半夏、陈皮、蝉蜕、赤芍、丹皮、丹参、地龙、当归、甘草。(中医方剂大辞典)

面痛二号方 mian tong er hao fang

【英文名】Mian Tong Er Hao Decoction

【组成】川芎、白附子、桂枝、半夏、防风、白芷、羌活、细辛、当归、丹参、地龙、甘草。(中医方剂大辞典)

面痛三号方 mian tong san hao fang

【英文名】Mian Tong San Hao Decoction

【组成】柴胡、郁金、山栀、青黛、丹参、地龙、当归、赤芍、川芎、陈皮、丹皮、甘草。(中医方剂大辞典)

面痛化解汤 mian tong hua jie tang

【英文名】Mian Tong Hua Jie Decoction

【组成】丹参、川芎、红花、当归、赤芍、秦艽、钩藤、珍珠母、僵蚕、白芷、甘草。(福建中医药 1993,24(6))

面痛四号方 mian tong si hao fang

【英文名】Mian Tong Si Hao Decoction

【组成】黄芪、川芎、赤芍、当归、天麻、甘草、丹参、鸡血藤、牛膝、红花、茯苓、姜黄。(中医方剂大辞典)

面粥 mian zhou

【英文名】Mian Gruel

【组成】面。(中医方剂大辞典)

面膏 mian gao

【英文名】Mian Gao Liniment

【组成】(1)白芷、藁本、白蜡、萎蕤、辛夷、芎䓖、木兰皮、当归、白术、白及、白附子、白僵蚕、桃仁脂。(中医方剂大辞典)(2)防风、藁本、辛夷、芍药、当归、白芷、牛膝、商陆、细辛、密佗僧、芎䓖、独活、鸡舌香、零陵香、萎蕤、木兰皮、麝香、丁香、未穿真珠、蕤仁、杏仁、牛髓、油、腊月猪脂、麝鹿脑。(中医方剂大辞典)(3)杜蘅、牡蛎、防风、藁本、细辛、白附子、白芷、当归、木兰皮、白术、独活、萎蕤、天雄、茯苓、玉屑、菟丝子、防己、商陆、栀子花、橘皮、白蔹、人参、甘松香、青木香、藿香、零陵香、丁香、麝香、白犬脂、白鹅脂、牛髓、羊胰。(中医方剂大辞典)(4)青木香、白附子、芎䓖、白蜡、零陵香、香附子、白芷、茯苓、甘松、羊髓。(中医方剂大辞典)

面瘫丸 mian tan wan

【英文名】Mian Tan Pill

【组成】白附子、僵蚕、钩藤、蝉蜕、海风藤、防风、川芎、制马钱子。(陕西中医 1984,5(10))

面瘫汤 mian tan tang

【英文名】Mian Tan Decoction

【组成】制白附子、香白芷、三棱、莪术、僵蚕、炮穿山甲片、乌梢蛇、石见穿、板蓝根、生黄芪、蜈蚣末、全蝎。(新中医 1990,(10))

面瘫散 mian tan san

【英文名】Mian Tan Powder

【组成】白芷、僵蚕、草乌、鲜姜。(时珍国药研究 1992,3(2))

革七 ge qi

【英文名】Ge Qi Decoction

【异名】五十五号需象方(中医方剂大辞典)
【组成】独活、细辛、柴胡、金银花、丹参、益母草、牛膝、石斛、乌药、山楂、陈皮。(中医方剂大辞典)

革二 ge er

【英文名】Ge Er Decoction
【组成】金银花、茜草、连翘、黑山栀、枳壳、丹皮、赤芍、牛膝、石斛、草决明、童便。(中医方剂大辞典)

革八 ge ba

【英文名】Ge Ba Decoction
【异名】五十六号比象方(中医方剂大辞典)
【组成】山楂、银花、丹参、益母、独活、柴胡、牛膝、桃仁、艾叶、苏木、姜黄、香附。(中医方剂大辞典)

革五 ge wu

【英文名】Ge Wu Decoction
【异名】五十三号大壮方(中医方剂大辞典)
【组成】桃仁、红花、独活、细辛、山楂、香附、青皮。(中医方剂大辞典)

革六 ge liu

【英文名】Ge Liu Decoction
【异名】五十怀四号夬象方(中医方剂大辞典)
【组成】桑寄生、红花、香附、益母草、荆芥、细辛、卜子、神曲。(中医方剂大辞典)

韭子一物丸 jiu zi yi wu wan

【英文名】Jiu Zi Yi Wu Pill
【组成】韭子。(中医方剂大辞典)

韭子丸 jiu zi wan

【英文名】Jiu Zi Pill
【组成】(1)韭子、肉苁蓉、龙骨、厚朴、附子、鹿角屑、山茱萸、桂心、车前子、天雄、补骨脂、槐子。(中医方剂大辞典)(2)韭子、乳香、臭黄、干蝎。(中医方剂大辞典)(3)韭子、鹿茸、桑螵蛸、龙骨、车前子、天雄、干姜、菟丝子。(中医方剂大辞典)(4)韭子、鹿茸、杜仲、干姜、桑螵蛸、白龙骨、天雄、菟丝子、五味子、山茱萸。(中医方剂大辞典)(5)韭子、鹿茸、杜仲、干姜、桑螵蛸、白龙骨、菟丝子、天雄。(中医方剂大辞典)(6)韭子、甘草、桂心、紫石英、禹余粮、远志、山茱萸、当归、天雄、紫菀、薯蓣、天门冬、细辛、茯苓、菖蒲、僵蚕、人参、杜仲、白术、干姜、芎䓖、附子、石斛、苁蓉、黄芪、菟丝子、干地黄、蛇床子、干漆、牛髓、大枣。(中医方剂大辞典)(7)韭子、大枣、黄芪、人参、甘草、干姜、当归、龙骨、半夏、芍药。(中医方剂大辞典)(8)鸡膍胵、螵蛸、龙骨、覆盆子、附子、牛膝、沉香、肉苁蓉、赤石脂、牡蛎粉。(中医方剂大辞典)(9)韭子、车前子、菟丝子、天雄、龙骨、鹿茸、桑螵蛸、干姜。(中医方剂大辞典)(10)赤石脂、韭子、川牛膝、牡蛎、覆盆子、附子、桑螵蛸、鹿茸、肉苁蓉、龙骨、鸡膍胵、沉香。(中医方剂大辞典)(11)家韭子、巴戟、益智子、白茯苓。(中医方剂大辞典)(12)鹿茸、茴香、补骨脂、远志、龙骨、葫芦巴、附子、韭子、金铃子、麝香。(中医方剂大辞典)(13)韭子。(中医方剂大辞典)(14)韭子、巴戟天、桑螵蛸、菟丝子、牛膝、牡蛎、熟干地黄、干姜。(中医方剂大辞典)(15)韭子、附子、狐阴。(中医方剂大辞典)(16)韭子、牛膝、当归、桂、干姜、人参、芎䓖、大黄、巴豆。(中医方剂大辞典)(17)韭子、鹿茸、石斛、柏子仁、肉苁蓉、桂心、牛膝、泽泻、川椒、远志、附子、蛇床子、芎䓖、五味子、枳壳、白术、薯蓣、巴戟、干姜、黄芪、楮实、狗脊、杜仲、覆盆子。(中医方剂大辞典)

韭子汤 jiu zi tang

【英文名】Jiu Zi Decoction
【组成】(1)韭菜子。(中医方剂大辞典)(2)韭子、龙骨、赤石腊。(中医方剂大辞典)

韭子鹿茸丸 jiu zi lu rong wan

【英文名】Jiu Zi Lu Rong Pill
【组成】鹿茸、韭子、柏子仁、菟丝子、黄芪、巴戟、附子、泽泻、茯神、石斛、石龙芮、麝香、天门冬、龙骨、露蜂窠。(中医方剂大辞典)

韭子散 jiu zi san

【英文名】Jiu Zi Powder
【组成】(1)韭子。(中医方剂大辞典)(2)韭子、附子、桑螵蛸、泽泻、蜀椒、赤石脂、龙骨、甘草。(中医方剂大辞典)(3)韭子、麦门冬、龙骨、车前子、菟丝子、人参、泽泻、石龙骨。(中医方剂大辞典)(4)韭子、麦门冬、鹿茸、龙骨、菟丝子、车前子。(中医方剂大辞典)(5)韭子、赤石脂、土瓜根、狗脊、牛膝、牡蛎、黄芪、附子、鹿茸、肉苁蓉。(中医方剂大辞典)(6)韭子、麦门冬、菟丝子、车前子、芎䓖、白龙骨。(中医方剂大辞典)(7)韭子、菟丝子、车前子、附子、当归、芎䓖、矾石、桂心。(中医方剂大辞典)

韭子煎 jiu zi jian

【英文名】Jiu Zi Decoction
【组成】家韭子、破故纸。(中医方剂大辞典)

韭叶散 jiu ye san

【英文名】Jiu Ye Powder
【异名】韭菜散(中医方剂大辞典)
【组成】石灰、韭菜叶。(中医方剂大辞典)

韭叶膏 jiu ye gao

【英文名】Jiu Ye Ointment
【组成】韭叶。(中医方剂大辞典)

韭汁牛乳饮 jiu zhi niu ru yin

【英文名】Jiu Zhi Niu Ru Drink
【组成】(1)韭汁、牛乳。(中医方剂大辞典)(2)韭菜汁、鲜牛乳、藕汁、姜汁、梨汁、莱菔汁。(中医方剂

大辞典）

韭汁生地饮 jiu zhi sheng di yin

【英文名】Jiu Zhi Sheng Di Drink

【组成】生地、当归、郁金、降香。（中医方剂大辞典）

韭汁饮 jiu zhi yin

【英文名】Jiu Zhi Drink

【组成】(1)生韭汁、醇酒。（中医方剂大辞典）(2)韭。（中医方剂大辞典）

韭汁酒 jiu zhi jiu

【英文名】Jiu Zhi Wine

【异名】韭汁饮（中医方剂大辞典）

【组成】韭菜汁、清酒。（中医方剂大辞典）

韭龙散 jiu long san

【英文名】Jiu Long Powder

【组成】韭菜子、白龙骨。（中医方剂大辞典）

韭附丸 jiu fu wan

【英文名】Jiu Fu Pill

【组成】大附子。（中医方剂大辞典）

韭根丸 jiu gen wan

【英文名】Jiu Gen Pill

【组成】全蝎、大川乌。（中医方剂大辞典）

韭根汁 jiu gen zhi

【英文名】Jiu Gen Juice

【组成】(1)韭根汁。（中医方剂大辞典）(2)韭根汁、猪脂。（中医方剂大辞典）

韭根汤 jiu gen tang

【英文名】Jiu Gen Decoction

【组成】韭根、蜀椒、野李根、蛇床子、续断、芜荑仁、皂荚白皮、松脂、白矾。（中医方剂大辞典）

韭根散 jiu gen san

【英文名】Jiu Gen Powder

【异名】丰本汤（中医方剂大辞典）

【组成】(1)韭根、栝楼根、青竹茹、干姜。（中医方剂大辞典）(2)韭根、乌梅、吴茱萸。（中医方剂大辞典）(3)韭根、麝香。（中医方剂大辞典）(4)豉、雄鼠粪、杏仁、韭根。（中医方剂大辞典）

韭菜丸 jiu cai wan

【英文名】Jiu Cai Pill

【组成】当归、川芎、人参、牡丹皮、桃仁、大黄、黄芩、姜黄、三棱、莪术、桔梗、枳壳、半夏、防风、羌活。（中医方剂大辞典）

韭菜汁 jiu cai zhi

【英文名】Jiu Cai Juice

【组成】韭菜。（中医方剂大辞典）

韭菜消瘀散 jiu cai xiao yu san

【英文名】Jiu Cai Xiao Yu Powder

【组成】韭菜、生大黄、泽兰、红花、樟脑粉、黄栀子、白酒。（陕西中医 1989,10(10)）

韭鹅汤 jiu e tang

【英文名】Jiu E Decoction

【组成】韭菜根、鹅不食草、柴胡、乌药、赤芍、甘草。（辽宁中医杂志 1992,(7)）

顺中散 shun zhong san

【英文名】Shun Zhong Powder

【组成】槟榔、大黄、甘遂、木香、茴香、白牵牛子、青皮。（中医方剂大辞典）

顺元汤 shun yuan tang

【英文名】Shun Yuan Decoction

【组成】香附子、甘草。（中医方剂大辞典）

顺元散 shun yuan san

【英文名】Shun Yuan Powder

【组成】(1)乌头、附子、天南星。（中医方剂大辞典）(2)乌头、附子、天南星、木香。（中医方剂大辞典）(3)当归、厚朴、干姜、人参、茯苓、半夏、川芎、枳壳、陈橘皮、桔梗、甘草、白芷、桂、白术、白芍。（中医方剂大辞典）

顺气人参散 shun qi ren shen san

【英文名】Shun Qi Ren Shen Powder

【组成】人参、桔梗、干葛、白芷、白术、干姜、甘草。（中医方剂大辞典）

顺气化滞汤 shun qi hua zhi tang

【英文名】Shun Qi Hua Zhi Decoction

【组成】厚朴、陈皮、藿香、香附、乌药、砂仁、广香、白芥子、山楂、麦芽、神曲、苍术。（中医方剂大辞典）

顺气术香散 shun qi zhu xiang san

【英文名】Shun Qi Zhu Xiang Powder

【组成】丁香、缩砂仁、良姜、肉桂、干姜、甘草、陈皮、厚朴、苍术、桔梗、茴香。（中医方剂大辞典）

顺气导痰汤 shun qi dao tan tang

【英文名】Shun Qi Dao Tan Decoction

【组成】(1)橘红、茯苓、半夏、甘草、胆星、木香、香附、枳实。（中医方剂大辞典）(2)导痰汤加香附、乌药、沉香、木香、磨刺。（中医方剂大辞典）

顺气汤 shun qi tang

【英文名】Shun Qi Decoction

【组成】(1)当归、杜仲、香附、沉香、茴香、元胡、肉桂、生姜。（中医方剂大辞典）(2)桔梗、槟榔、当归、枳壳、枳实、紫苏、青皮、陈皮、乌药、香附、防风、木通、大腹皮、赤芍、赤苓、甘草。（中医方剂大辞典）(3)广木香、乌药、甘草、枳壳、白芍、炒栀子、车前子。（中医方剂大辞典）(4)苏叶、半夏、甘草、桔梗、百部。（中医方剂大辞典）(5)柿蒂、丁香。（中医方剂大辞典）(6)白术、白茯苓、人参、甘草。（中医方剂大辞典）(7)厚朴、陈橘皮、白术、半夏、干姜、柴胡、

甘草。(中医方剂大辞典)

顺气利咽汤 shun qi li yan tang

【英文名】Shun Qi Li Yan Decoction

【异名】顺气利膈汤(中医方剂大辞典、喉科紫珍集)

【组成】(1)川芎、枳壳、乌药、白芷、陈皮、桔梗、栀子、花粉、防风、黄芩、粘子、元参、甘草。(中医方剂大辞典)(2)枳壳、花粉、黄芩、乌药、陈皮。(中医方剂大辞典)

顺气沉附汤 shun qi chen fu tang

【英文名】Shun Qi Chen Fu Decoction

【组成】大附子。(中医方剂大辞典)

顺气饮 shun qi yin

【英文名】Shen Qi Drink

【组成】木香、乌药、陈皮、枳壳、茯苓、甘草、柴胡、桔梗、香附、熟砂仁、姜。(中医方剂大辞典)

顺气饮子 shun qi yin zi

【英文名】Shun Qi Drink

【组成】紫苏叶、木香、人参、草豆蔻、茯苓、甘草、大腹子。(中医方剂大辞典)

顺气和中汤 shun qi he zhong tang

【英文名】Shun Qi He Zhong Decoction

【组成】(1)半夏、白茯苓、白术、广皮、枳实、甘草、香附、山栀、神曲、砂仁、黄连。(古今医鉴)(2)黄芪、人参、甘草、白术、陈皮、当归、白芍、升麻、柴胡、细辛、蔓荆子、川芎。(中医方剂大辞典)

顺气和血汤 shun qi he xue tang

【英文名】Shun Qi He Xue Decoction

【组成】当归、白术、黄芪、人参、附子、天麻、南星、羌活、独活、半夏。(中医方剂大辞典)

顺气枳壳丸 shun qi zhi ke wan

【英文名】Shun Qi Zhi Ke Pill

【组成】枳壳、益智仁、玄胡、雷丸、白豆蔻仁、木香、当归、白术、半夏、缩砂仁、青皮、牵牛、京三棱、蓬莪术。(中医方剂大辞典)

顺气活血汤 shun qi huo xue tang

【英文名】Shun Qi Huo Xue Decoction

【组成】苏梗、厚朴、枳壳、砂仁、归尾、红花、木香、炒赤芍、桃仁、苏木末、香附。(中医方剂大辞典)

顺气活痰汤 shun qi huo tan tang

【英文名】Shun Qi Huo Tan Decoction

【组成】人参、白术、茯苓、陈皮、天花粉、白芥子、六曲、苏子、豆蔻。(中医方剂大辞典)

顺气祛瘀汤 shun qi qu yu tang

【英文名】Shun Qi Qu Yu Decoction

【组成】当归、川芎、乳香、没药、沉香、枳壳、柴胡、郁金、槟榔、广木香、桃仁、田七、土鳖。(新疆中医药 1988,(2))

顺气宽中散 shun qi kuan zhong san

【英文名】Shun Qi Kuan Zhong Powder

【组成】枳实、槟榔、京三棱、蓬莪术、大麦蘖、人参、桑白皮、甘草。(中医方剂大辞典)

顺气消食化痰丸 shun qi xiao shi hua tan wan

【英文名】Shun Qi Xiao Shi Hua Tan Pill

【组成】半夏、青皮、紫苏子、胆南星、陈皮、莱菔子、沉香、麦芽、漳州神曲、生姜、山楂、葛根、苦杏仁、香附。(药品标准－中药成方制剂标准 1994)

顺气消食化痰汤 shun qi xiao shi hua tan tang

【英文名】Shun Qi Xiao Shi Hua Tan Decoction

【组成】陈皮、青皮、胆南星、半夏、苏子、莱菔子、柴胡、升麻、桔梗、香附。(吉林中医 1993,(4))

顺气消滞汤 shun qi xiao zhi tang

【英文名】Shun Qi Xiao Zhi Decoction

【组成】陈皮、半夏、白茯苓、炒神曲、丁香、柿蒂、黄连、香附、白术、竹茹、甘草。(中医方剂大辞典)

顺气消痞丸 shun qi xiao pi wan

【英文名】Shun Qi Xiao Pi Pill

【组成】木香、益智仁、厚朴、草豆蔻、陈皮、青皮、苍术、茯苓、泽泻、干姜、枳实、甘草、半夏、人参、当归、黄连。(中医方剂大辞典)

顺气消痰饮 shun qi xiao tan yin

【英文名】Shun Qi Xiao Tan Drink

【组成】石燕、陈皮、半夏、茯苓、广香、海藻、海带、昆布、槟榔、防风、川芎、枳实、白芷、夏枯草、黄连、黄芩、栀子、赤芍、桔梗。(中医方剂大辞典)

顺气调经汤 shun qi tiao jing tang

【英文名】Shun Qi Tiao Jing Decoction

【组成】木香、延胡索、香附米、柴胡、郁金、棕榈炭、黄芩、万年灰、枳壳。(中医方剂大辞典)

顺气逍遥散 shun qi xiao yao san

【英文名】Shun Qi Xiao Yao Powder

【组成】柴胡、白芍、陈皮、当归、瓜蒌、半夏、白术、茯神、人参、甘草、川芎。(中医方剂大辞典)

顺气搜风接命丹 shun qi sou feng jie ming dan

【英文名】Shun Qi Sou Feng Jie Ming Pellet

【组成】滑石、牛膝、大枫肉、荆芥、防风、川芎、当归、赤芍药、麻黄、黑山栀、黄芩、连翘、白术、甘草、薄荷、桔梗、全蝎、蝉蜕、羌活、独活、胡麻、葛根、石膏、人参、雄黄、木香、麝香。(中医方剂大辞典)

顺气散 shun qi san

【英文名】Shun Qi Powder

【组成】白芍药、甘草、厚朴、干姜、桔梗。(中医方剂大辞典)

顺气散瘀汤 shun qi san yu tang

【英文名】Shun Qi San Yu Decoction

【组成】当归、川芎、白芍、生地、桃仁、红花、青皮、莪术、玄胡索。(中医方剂大辞典)

顺气滑胎饮 shun qi hua tai yin

【英文名】Shun Qi Hua Tai Drink

【组成】车前子、川芎、当归、茯苓、芍药、枳壳、滑石、花粉、香附、乌药、大腹皮、陈皮、甘草、黄杨木梳。(中医方剂大辞典)

顺气聪耳汤 shun qi cong er tang

【英文名】Shun Qi Cong Er Decoction

【组成】枳壳、柴胡、乌药、木通、青皮、川芎、石菖蒲、甘草。(中医方剂大辞典)

顺风匀气散 shun feng yun qi san

【英文名】Shun Feng Yun Qi Powder

【组成】白术、人参、天麻、炙甘草、沉香、青皮、紫苏叶、白芷、木瓜、乌药。(新中医 1989,(7))

顺风散 shun feng san

【英文名】Shun Feng Powder

【组成】(1)大黄、生地、熟地、川芎。(中医方剂大辞典)(2)桔梗、川芎、白芷、新会皮、枳壳、乌药、白僵蚕、白附子、麻黄、天南星、百部、国老。(中医方剂大辞典)

顺正汤 shun zheng tang

【英文名】Shun Zheng Decoction

【组成】白豆蔻、高良姜、藿香叶、当归、草豆蔻、陈皮、丁香。(中医方剂大辞典)

顺生丹 shun sheng dan

【英文名】Shun Sheng Pellet

【组成】朱砂、乳香。(中医方剂大辞典)

顺生散 shun sheng san

【英文名】Shun Sheng Powder

【组成】山茵陈叶、仙灵脾叶。(中医方剂大辞典)

顺导冲剂 shun dao chong ji

【英文名】Shun Dao Medicinal Instant Granule

【组成】旋覆花、白芍、降香、枳实、柿蒂等。(中成药研究 1993,(12))

顺导汤 shun dao tang

【英文名】Shun Dao Decoction

【组成】茯苓、泽泻、肉桂、木瓜、龙胆草、车前子。(中医方剂大辞典)

顺血散 shun xue san

【英文名】Shun Xue Powder

【组成】当归、芎䓖、芍药、蒲黄、泽泻、枳壳、人参、大黄、沉香、茯苓、甘草、接骨木。(中医方剂大辞典)

顺肝丸 shun gan wan

【英文名】Shun Gan Pill

【组成】黄连、黄芩、当归、蕤仁。(中医方剂大辞典)

顺肠粥 shun chang zhou

【英文名】Shun Chang Gruel

【组成】芝麻、米。(中医方剂大辞典)

顺性汤 shun xing tang

【英文名】Shun Xing Decoction

【组成】黄连、柴胡、茯苓、白芍、白芥子、木瓜、甘草。(中医方剂大辞典)

顺经丸 shun jing wan

【英文名】Shun Jing Pill

【组成】当归、石膏、蜀椒、甘草、蝉蜕、马鸣退、柏子仁、白薇、藁本、干姜、白术、白芜荑、苍耳、人参、白芍药、芎、附子、食茱萸、厚朴、防风、白芷、桔梗、泽兰、生犀。(中医方剂大辞典)

顺经汤 shun jing tang

【英文名】Shun Jing Decoction

【组成】当归身、川芎、柴胡、桃仁、香附子、乌药、青皮、红花、广陈皮、苏木、赤芍、玄参。(中医方剂大辞典)

顺经散 shun jing san

【英文名】Shun Jing Powder

【组成】(1)韭子、益智子、琥珀、石苇、白茯苓、狗脊、石燕子。(中医方剂大辞典)(2)吴茱萸、麦门冬、半夏、当归、芎䓖、人参、芍药、牡丹皮、桂、阿胶、甘草。(中医方剂大辞典)

顺胃丹 shun wei dan

【英文名】Shun Wei Pellet

【组成】高良姜、干漆、肉桂、白术、肉豆蔻仁。(幼幼新书)

顺胃散 shun wei san

【英文名】Shun Wei Powder

【组成】大附子、生姜。(中医方剂大辞典)

顺胎和气饮 shun tai he qi yin

【英文名】Shun Tai He Qi Drink

【组成】(1)当归、白术、大腹皮。(中医方剂大辞典)(2)当归、白术、条芩、滑石、苏梗、芍药、大腹皮。(中医方剂大辞典)

顺逆丸 shun ni wan

【英文名】Shun Ni Pill

【组成】大黄、黄芩、厚朴、干地黄、桂心、滑石、杏子、黄连、麦门冬。(中医方剂大辞典)

顺逆丹 shun ni dan

【英文名】Shun Ni Pill

【组成】白术、白茯苓、陈皮、厚朴、泽泻、猪苓、苍术、神曲、麦芽、砂仁、木香、甘草。(中医方剂大辞典)

顺流紫丸 shun liu zi wan

【英文名】Shun Liu Zi Pill

【组成】(1)石膏、代赭、乌贼骨、半夏、桂心、巴豆。(中医方剂大辞典)(2)当归、代赭、茯苓、乌贼鱼骨、桂心、肉苁蓉、藜芦、巴豆。(中医方剂大辞典)

顺解散 shun jie san
【英文名】Shun Jie Powder
【组成】(1)苍术、藁本、桔梗、甘草、防风、独活、厚朴、陈皮。(中医方剂大辞典)(2)苍术、麻黄。(中医方剂大辞典)

须问汤 xu wen tang
【英文名】Xu Wen Decoction
【组成】(1)白豆蔻仁、缩砂仁、丁香、甘草、白盐。(中医方剂大辞典)(2)拔云、王姜、枣、白盐、甘草、丁香、木香、陈皮。(中医方剂大辞典)

食肉青龙膏 shi rou qing long gao
【英文名】Shi Rou Qing Long Plaster
【组成】白矾、熟梅、盐、大钱。(中医方剂大辞典)

食郁越鞠丸 shi yu yue ju wan
【英文名】Shi Yu Yue Ju Pill
【组成】山楂、神曲、砂仁、香附、苍术、抚芎、栀子。(中医方剂大辞典)

食复散 shi fu san
【英文名】Shi Fu Powder
【组成】生瓦楞子、生甘草、胃复安。(湖北中医杂志 1991,(1))

食恶肉散 shi e rou san
【英文名】Shi E Rou Powder
【组成】(1)硫黄、马齿苋、白矾、闾茹、丹参。(中医方剂大辞典)(2)硫黄、马齿矾、漆头闾茹、丹砂、麝香、雄黄、雌黄、白矾。(中医方剂大辞典)(3)藜芦、真珠、石硫黄、雄黄、麝香、马齿矾石、漆头芦茹。(中医方剂大辞典)

食恶肉膏 shi e rou gao
【英文名】Shi E Rou Plaster
【组成】大黄、芎䓖、莽草、真珠、雌黄、附子、白蔹、矾石、黄芩、闾茹、雄黄。(千金)

食消饮 shi xiao yin
【英文名】Shi Xiao Yin
【组成】山楂、麦芽、六神曲、陈皮、瓜蒌、莱菔子、香橼、槟榔、紫苏叶、薄荷油。(药品标准－中药成方制剂标准 1998)

食盐丸 shi yan wan
【英文名】Shi Yan Pill
【异名】羊粪膏(中医方剂大辞典、圣济总录)
【组成】(1)食盐、杏仁、当归、干姜、皂荚、附子。(中医方剂大辞典)(2)食盐、杏仁。(中医方剂大辞典)

食积万应散 shi ji wan ying san
【英文名】Shi Ji Wan Ying Powder
【组成】黑丑炭、粉甘草、白丑炭、贡朱砂、川黄连、血琥珀、大黄炭、槟榔、梅片、黄芩。(中医方剂大辞典)

食积痞胀散 shi ji pi zhang san
【英文名】Shi Ji Pi Zhang Powder
【组成】槟榔、川朴、山楂、胡索、莱菔子、建曲、麦芽、归尾、三棱、干姜、莪术、鸡内金。(中医方剂大辞典)

食积腹胀丸 shi ji fu zhang wan
【英文名】Shi Ji Fu Zhang Pill
【组成】槟榔、枳实、川朴、元胡索、山楂、莱菔子、归尾、麦芽、建曲、木香、青皮、三棱、莪术、干姜、鸡内金。(中医方剂大辞典)

食道合剂 shi dao he ji
【英文名】Shi Dao Mixture
【组成】生半夏、炙天龙、急性子、石打穿、紫降香、参三七。(南京中医学院学报 1991,(4))

食道通 shi dao tong
【英文名】Shi Dao Tong Liquid
【组成】菝葜、血竭、乌梅、一文钱、天萝水、盐胆水。(新中医 1990,22(8))

食膏 shi gao
【英文名】Shi Ointment
【组成】井盐、诃子、黄连、乌贼鱼骨、黄丹。(中医方剂大辞典)

首乌三子汤 shou wu san zi tang
【英文名】Shou Wu San Zi Decoction
【组成】首乌、枸杞子、菟丝子、女贞子、当归尾、熟地、黄芪、防风。(内蒙古中医药 1985,(2))

首乌丸 shou wu wan
【英文名】Shou Wu Pill
【异名】何首乌丸(中医方剂大辞典)
【组成】(1)何首乌、牵牛子、牛膝、薄荷、川乌、青木香、皂角。(中医方剂大辞典)(2)首乌、当归、女贞子、旱莲草、菟丝子。(中医方剂大辞典)(3)何首乌、地黄、牛膝、桑椹清膏、女贞子、墨旱莲清膏、桑叶、黑脂麻、菟丝子、金樱子清膏、补骨脂、豨莶草、金银花。(中医方剂大辞典)

首乌片 shou wu pian
【英文名】Shou Wu Tablet
【组成】(1)何首乌。((82)豫卫药准字 37006 号)(2)制何首乌。((82)川卫药准字 1847 号)(3)何首乌。((82)豫卫药准字 49018 号)(4)何首乌。((92)滇卫药准字(92)3Z 第 552 号)(5)何首乌。((81)川卫药准字－1402 号)

首乌冲剂 shou wu chong ji
【英文名】Shou Wu Medicinal Instant Granule
【组成】何首乌。((85)粤卫药准字第 F1－131 号)

首乌合剂 shou wu he ji
【英文名】Shou Wu Mixure
【组成】何首乌、黑脂麻、赤芍、白芍、合欢皮、红花、远志、夏枯草、当归、沙苑子、生地、熟地、丹参、龙胆草。

首乌地黄丸 shou wu di huang wan

【英文名】Shou Wu Di Huang Pill

【组成】制何首乌、熟地黄。(药品标准－中药成方制剂标准1998)

首乌延寿片 shou wu yan shou pian

【英文名】Shou Wu Yan Shou Tablet

【组成】何首乌。(药品标准－中药成方制剂标准1998)

首乌汤 shou wu tang

【英文名】Shou Wu Decoction

【组成】(1)何首乌、郁李仁、当归、火麻仁、枳实。(中医方剂大辞典)(2)首乌、牛膝、萆薢、泽泻、甘草。(中医方剂大辞典)(3)首乌、生地、丹皮、赤芍、当归、旱莲草、女贞子。(中医方剂大辞典)

首乌汤1号 shou wu tang yi hao

【英文名】Shou Wu Tang NO.1 Prescription

【组成】生地、熟地、白芍、当归身、何首乌、枸杞子、菊花、女贞子、旱莲草、黑豆、鹿角胶、甘草。(中医方剂大辞典)

首乌汤2号 shou wu tang er hao

【英文名】Shou Wu Tang NO.2 Prescription

【组成】何首乌、生地黄、白芍、当归身、夏枯草、菊花、连翘、霜桑叶、黑脂麻、白茅根、丹皮、黑豆。(中医方剂大辞典)

首乌芝麻散 shou wu zhi ma san

【英文名】Shou Wu Zhi Ma Powder

【组成】制首乌、杞果、黑芝麻、胡桃仁。(云南中医杂志1990,11(1))

首乌补肾胶囊 shou wu bu shen jiao nang

【英文名】Shou Wu Bu Shen Capsule

【组成】首乌。(中国医药学报1989,4(2))

首乌补肾酒 shou wu bu shen jiu

【英文名】Shou Wu Bu Shen Wine

【组成】何首乌、白芍、当归、龙眼肉、地黄、牛膝、黄芪、枸杞子、金樱子提取液。(药品标准－中药成方制剂标准1996)

首乌和疟汤 shou wu he nve tang

【英文名】Shou Wu He Nve Decoction

【组成】赤色鲜首乌、当归、鳖甲、青蒿、柴胡、青皮、草蔻仁、甘草、煨老姜、大枣。(中医方剂大辞典)

首乌降脂汤 shou wu jiang zhi tang

【英文名】Shou Wu Jiang Zhi Decoction

【组成】何首乌、代赭石、牛膝、泽泻、山楂根、丹参、石决明。(四川中医1990,8(11))

首乌枳壳汤 shou wu zhi ke tang

【英文名】Shou Wu Zhi Ke Decoction

【组成】生何首乌、枳壳。(中国中西医结合杂志1992,12(8))

首乌枸杞汤 shou wu gou qi tang

【英文名】Shou Wu Gou Qi Decoction

【组成】首乌、枸杞、菟丝子、桑螵蛸、赤石脂、狗脊、杜仲、熟地、藿香、砂仁。(中医方剂大辞典)

首乌药酒 shou wu yao jiu

【英文名】Shou Wu Wine

【组成】何首乌、金樱子肉、黑豆、黄精、大枣。((82)粤卫药准字第A19－085号)

首乌酒剂 shou wu jiu ji

【英文名】Shou Wu Wine

【组成】制首乌、熟地、当归。(山东中医杂志1983,(4))

首乌强身片 shou wu qiang shen pian

【英文名】Shou Wu Qiang Shen Tablet

【组成】制何首乌、墨旱莲、杜仲叶、豨莶草、牛膝、桑叶、女贞子、桑椹、金樱子、覆盆子、地黄。(药品标准－中药成方制剂标准1993)

首乌散 shou wu san

【英文名】Shou Wu Powder

【组成】(1)赤色鲜首乌、当归、青皮、柴胡、草蔻仁、半夏、炙甘草。(中医方剂大辞典)(2)蒸首乌、当归、川芎、土茯苓、土贝母、防风、连翘、人中黄。(中医方剂大辞典)(3)蒸首乌、当归、川芎、生地、防风、土茯苓、土贝母、连翘、上元桂、附子、乌梅。(中医方剂大辞典)

首乌粥 shou wu zhou

【英文名】Shou Wu Gruel

【组成】制首乌。(中医方剂大辞典)

首乌鳖甲汤 shou wu bie jia tang

【英文名】Shou Wu Bie Jia Decoction

【组成】生首乌、炙鳖甲、乌梅肉、冰糖。(中医方剂大辞典)

首明山胶囊 shou ming shan jiao nang

【英文名】Shou Ming Shan Capsule

【组成】何首乌、山楂、决明子等。((98)卫药准字Z－077号)

首都人丹 shou du ren dan

【英文名】Shou Du Ren Pellet

【组成】丁香、砂仁、甘草、薄荷冰。

香儿粉 xiang er fen

【英文名】Xiang Er Powder

【组成】麝香、儿茶、轻粉、冰片。(中医方剂大辞典)

香儿散 xiang er san

【英文名】Xiang Er Powder

【组成】真麝、葱白、孩儿茶、琥珀。(中医方剂大辞典)

香中丸 xiang zhong wan

【英文名】Xiang Zhong Pill

【组成】陈香橼、真人中白。(中医方剂大辞典)

香丹注射液 xiang dan zhu she ye

【英文名】Xiang Dan Injection

【组成】丹参、降香。(药品标准－中药成方制剂标准 1998)

香乌丸 xiang wu wan

【英文名】Xiang Wu Pill

【组成】透明乳香、川乌头。(中医方剂大辞典)

香云肝泰片 xiang yun gan tai pian

【英文名】Xiang Yun Gan Tai Tablet

【组成】香菇、云芝。(药品标准－中药成方制剂标准 1991)

香云肝泰冲剂 xiang yun gan tai chong ji

【英文名】Xiang Yun Gan Tai Medicinal Instant Granule

【组成】香菇、云芝。(药品标准－中药成方制剂标准 1991)

香云肝素片 xiang yun gan su pian

【英文名】Xiang Yun Gan Su Tablet

【异名】老山香云片(苏卫药准字(1981)139号)

【组成】香菇、云芝。(苏卫药准字(1981)139号)

香木洗剂 xiang mu xi ji

【英文名】Xiang Mu Lotion

【组成】香附、木贼、板兰根。(中医方剂大辞典)

香牛饮 xiang niu yin

【英文名】Xiang Niu Drink

【组成】牛涎、麝香。(中医方剂大辞典)

香贝养荣汤 xiang bei yang rong tang

【英文名】Xiang Bei Yang Rong Decoction

【组成】白术、人参、茯苓、陈皮、熟地黄、川芎、当归、贝母、香附、白芍、桔梗、甘草。(中医方剂大辞典)

香发散 xiang fa san

【英文名】Xiang Fa Powder

【组成】零陵草、辛夷、玫瑰花、檀香、川锦纹、甘草、粉丹皮、山奈、公丁香、细辛、苏合油、白芷。(中医方剂大辞典)

香平丸 xiang ping wan

【英文名】Xiang Ping Pill

【组成】香附、黑牵牛、三棱、莪术、干生姜、平胃散。(中医方剂大辞典)

香归丸 xiang gui wan

【英文名】Xiang Gui Pill

【组成】人参、沉香、当归、白芍、熟地、川芎、蒲黄、香附、乌药、白茯苓。(中医方剂大辞典)

香归饮 xiang gui yin

【英文名】Xiang Gui Drink

【组成】(1)藿香、青皮、陈皮、莪术、益智仁、赤芍、桔梗、官桂、甘草、香附、半夏、乌药、归尾。(中医方剂大辞典)(2)木香、人参、牡丹皮、白芍药、干姜、官桂、熟地黄、丁香、香附子、藿香、厚朴、茯苓、缩砂仁、莪术、白芷、当归、沉香、青皮、白擅。(中医方剂大辞典)

香归愈痛汤 xiang gui yu tong tang

【英文名】Xiang Gui Yu Tong Decoction

【组成】青皮、陈皮、枳壳、桔梗、香附、甘草、官桂、三棱、莪术。(中医方剂大辞典)

香扑散 xiang pu san

【英文名】Xiang Pu Powder

【组成】厚朴、木香、麦蘖、神曲、青皮、陈皮。(中医方剂大辞典)

香术丸 xiang zhu wan

【英文名】Xiang Zhu Pill

【异名】苍术丸(中医方剂大辞典)

【组成】(1)白术。(中医方剂大辞典)(2)香附、苍术、陈皮、当归、川芎、白芍、熟地黄。(中医方剂大辞典)(3)苍术、茴香、吴茱萸。(中医方剂大辞典)(4)苍术、厚朴、陈皮、生好硫黄。(中医方剂大辞典)(5)苍术、芎䓖、防风、五味子、黄芪、当归、硫黄。(中医方剂大辞典)(6)白术、丁香、半夏、木香、蓬莪术、防风、麦蘖、神曲、茯苓、甘草。(中医方剂大辞典)

香术汤 xiang zhu tang

【英文名】Xiang Zhu Decoction

【组成】苍术、陈橘皮、防风、麻黄、当归、桂、甘草、白茯苓、吴茱萸、人参、厚朴、羌活。(中医方剂大辞典)

香术散 xiang zhu san

【英文名】Xiang Zhu Powder

【异名】香莪散(中医方剂大辞典)

【组成】(1)广中莪术、丁香、粉草。(中医方剂大辞典)(2)木香、人参、白术、白茯苓、草豆蔻仁、陈橘皮、肉桂、枳壳、细辛、神曲。(中医方剂大辞典)

香瓜丸 xiang gua wan

【英文名】Xiang Gua Pill

【组成】大黄瓜、川大黄、胡黄连、柴胡、鳖甲、芦荟、青皮、黄柏。(中医方剂大辞典)

香瓜汤 xiang gua tang

【英文名】Xiang Gua Decoction

【组成】干木瓜、藿香叶、良姜。(中医方剂大辞典)

香甘散 xiang gan san

【英文名】Xiang Gan Powder

【组成】香附、甘草。(中医方剂大辞典)

香甲丸 xiang jia wan

【英文名】Xiang Jia Pill

【组成】(1)鳖甲、荆三棱、干漆、没药、木香、肉桂、补骨脂、干姜、槟榔、细松烟墨、硇砂。(中医方剂大辞典)(2)木香、鳖甲、槟榔、使君子、柴胡、黄连。(中医方剂大辞典)(3)柴胡、生干地黄、荆三棱、鳖甲、神曲、杏仁、熟干地黄、麦蘖、牛膝、木香、姜黄、当归、白术、芎。(中医方剂大辞典)(4)川楝子、葫芦巴、上茴香、附子、柴胡、宣连、鳖甲。(中医方剂大辞典)

香甲汤 xiang jia tang

【英文名】Xiang Jia Decoction

【异名】香甲煮散(中医方剂大辞典)

【组成】(1)沉香、鳖甲、牛蒡子、安息香、诃黎勒皮、乳香、漏芦。(中医方剂大辞典)(2)沉香、青木香、人参、白茯苓、柴胡、槟榔、桂、黄芪、赤芍药、山芋、甘草、干姜、熟干地黄、厚朴、白术、鳖甲。(中医方剂大辞典)

香甲散 xiang jia san

【英文名】Xiang Jia Powder

【异名】香甲汤(中医方剂大辞典)

【组成】(1)甘菊花、芎䓖、甘草、青橘皮、檀香。(中医方剂大辞典)(2)青橘皮、甘草、芎䓖、甘菊花。(中医方剂大辞典)(3)木香、鳖甲、牡丹皮、赤芍药、陈橘皮、官桂、人参、茯苓、熟干地黄、秦艽、柴胡、白术、当归、黑附子、干姜、甘草。(中医方剂大辞典)(4)鳖甲、当归、木香、人参、羌活、川芎、沉香、肉豆蔻、酸枣仁、附子、槟榔、大腹子、北柴胡、厚朴、川牛膝、白茯苓、秦艽、桂心。(中医方剂大辞典)(5)鳖甲、常山、柴胡、麦蘖、神曲、枳实、荆三棱、人参、藿香叶、甘松、黄橘皮、厚朴、甘草、槟榔、茯苓、半夏、桔梗、大腹皮、木香、乌梅。(中医方剂大辞典)(6)鳖甲、木香、川大黄、陈橘皮、当归、柴胡、知母、甘草、槟榔。(中医方剂大辞典)

香白丸 xiang bai wan

【英文名】Xiang Bai Pill

【异名】白香丸(中医方剂大辞典)

【组成】青州白丸子、青木香丸。(中医方剂大辞典)

香白芷散 xiang bai zhi san

【英文名】Xiang Bai Zhi Powder

【组成】(1)白芷、郁金、滑石。(中医方剂大辞典)(2)麻黄、草豆蔻皮、草豆蔻仁、黄芪、吴茱萸、藁本、羌活、香白芷、当归身、熟地黄、升麻、桂枝。(中医方剂大辞典)(3)香白芷、盐绿、五倍子、麝香。(中医方剂大辞典)(4)当归、香白芷、茯苓、枳壳、木香。(中医方剂大辞典)

香石清解袋泡剂 xiang shi qing jie dai pao ji

【英文名】Xiang Shi Qing Jie Bagged Steeping Drug

【组成】香蕉、金银花、连翘、薄荷、荆芥、生石膏、知母、射干、板蓝根、藿香、滑石、熟大黄、甘草。(中医杂志 1992,33(8))

香石散 xiang shi san

【英文名】Xiang Shi Powder

【组成】丁香、滑石、舶上硫黄、白芍药、甘草。(中医方剂大辞典)

香艾丸 xiang ai wan

【英文名】Xiang Ai Pill

【组成】(1)净香附、干艾叶。(中医方剂大辞典)(2)艾叶、陈橘皮。(中医方剂大辞典)

香艾芎归饮 xiang ai xiong gui yin

【英文名】Xiang Ai Xiong Gui Drink

【组成】香附、焦艾、延胡、当归、川芎。(中医方剂大辞典)

香龙散 xiang long san

【英文名】Xiang Long Powder

【组成】蝮蛇、鸡舌香。(中医方剂大辞典)

香地膏 xiang di gao

【英文名】Xiang Di Ointment

【组成】生地黄、木香。(中医方剂大辞典)

香曲散 xiang qu san

【英文名】Xiang Qu Powder

【组成】麦曲。(中医方剂大辞典)

香朱散 xiang zhu san

【英文名】Xiang Zhu Powder

【组成】(1)木香、朱砂、车米、赤石脂、东丹。(中医方剂大辞典)(2)香白芷、朱砂。(中医方剂大辞典)

香朴丸 xiang pu wan

【英文名】Xiang Pu Pill

【组成】(1)厚朴、白术、茴香、陈皮、诃子、赤石脂。(中医方剂大辞典)(2)厚朴、生姜、大枣、半夏、陈皮、人参、白术、白茯苓。(中医方剂大辞典)(3)沉香、茴香子、厚朴、附子、蜀椒。(中医方剂大辞典)

香朴四君子汤 xiang pu si jun zi tang

【英文名】Xiang Pu Si Jun Zi Decoction

【组成】人参、白术、白茯苓、甘草、香附、厚朴。(中医方剂大辞典)

香朴汤 xiang pu tang

【英文名】Xiang Pu Decoction

【组成】(1)厚朴、大附子、木香。(中医方剂大辞典)(2)草果、厚朴、陈皮、良姜、甘草、川姜、白术。(中医方剂大辞典)

香朴补虚汤 xiang pu bu xu tang

【英文名】Xiang Pu Bu Xu Decoction

【组成】厚朴、苍术、茴香、附子、干姜、陈皮、甘草。(中医方剂大辞典)

香朴散 xiang pu san

【英文名】Xiang Pu Powder

【组成】(1)藿香叶、陈皮、厚朴、半夏、甘草。(中医方剂大辞典)(2)丁香、当归、厚朴、草豆蔻、人参、白术、甘草、白石脂。(中医方剂大辞典)(3)丁香、麦门冬、厚朴、人参。(中医方剂大辞典)(4)厚朴、陈橘皮、人参、白术、干木瓜、干姜、甘草。(中医方剂大辞典)

香汗丸 xiang han wan

【英文名】Xiang Han Pill

【组成】牛黄、麝香、朱砂、龙脑、干蝎、鹿角胶、白僵蚕、白花蛇肉、白附子、白蒺藜、天麻、赤茯苓、白芷、羌活、独活、蔓荆子、麻黄、汉防己、木香、乌蛇肉、槟榔、藁本、防风、芎藭、当归。(中医方剂大辞典)

香汗散 xiang han san

【英文名】Xiang Han Powder

【组成】马蹄香。(中医方剂大辞典)

香红饮 xiang hong yin

【英文名】Xiang Hong Drink

【组成】人参、炙甘草、当归、香附、红花、生姜。(中医方剂大辞典)

香肉丸 xiang rou wan

【英文名】Xiang Rou Pill

【组成】木香、肉豆蔻。(中医方剂大辞典)

香芎二陈汤 xiang xiong er chen tang

【英文名】Xiang Xiong Er Chen Decoction

【组成】半夏、白茯苓、广皮、甘草、香附、川芎、白芥子。(中医方剂大辞典)

香芎丸 xiang xiong wan

【英文名】Xiang Xiong Pill

【组成】(1)净香附、川芎、赤茯苓、海金砂、滑石、枳壳、泽泻、石苇、槟榔。(中医方剂大辞典)(2)川芎、天麻、细辛、荜茇、甘草。(中医方剂大辞典)(3)芎藭、苍术、枸杞子、荆芥穗、莎草根、细辛、蝉壳、菊花、决明子、旋覆花、石膏、甘草。(中医方剂大辞典)

香芎汤 xiang xiong tang

【英文名】Xiang Xiong Decoction

【异名】香芎散(中医方剂大辞典)

【组成】(1)香附子、白芍药、当归、芎。(中医方剂大辞典)(2)芎藭、羌活、细辛、防风、莽草、郁李仁。(中医方剂大辞典)(3)川芎、石膏、升麻、甘草、厚朴。(中医方剂大辞典)

香芎油 xiang xiong you

【英文名】Xiang Xiong Oil

【组成】秦椒、香白芷、川芎、蔓荆子、附子、零陵香。(中医方剂大辞典)

香芎散 xiang xiong san

【英文名】Xiang Xiong Powder

【异名】香芎汤(中医方剂大辞典)

【组成】(1)贯芎、香附子、石膏、白芷、甘草、薄荷。(中医方剂大辞典)(2)香白芷、菖蒲、川芎、甘草、川乌头、香附子。(中医方剂大辞典)(3)香附子、川芎、香白芷、甘草、藿香叶、石膏。(中医方剂大辞典)(4)香附子、川芎、甘草、石膏。(中医方剂大辞典)(5)芎藭、独活、旋覆花、藁本、细辛、蔓荆子、石膏、甘草、荆芥穗。(中医方剂大辞典)(6)芎藭、荆芥穗、白芷、槐蛾、莎草根、甘草。(中医方剂大辞典)(7)旋覆花、细辛、川芎、甘草、独活、羌活、皂角。(中医方剂大辞典)(8)香附、川芎、甘草、石膏、细辛、防风、草乌、川乌、白芷、荆芥、羌活。(中医方剂大辞典)

香虫散 xiang chong san

【英文名】Xiang Chong Powder

【组成】九香虫、白术、党参、良姜、藿香、厚朴、砂仁、檀香、焦楂、茯苓。(陕西中医 1989,10(7))

香壳丸 xiang ke wan

【英文名】Xiang Ke Pill

【组成】(1)青皮、陈皮、萝卜子、木香、三棱、莪术、神曲、麦芽、枳壳、半夏、香附、槟榔、山楂、草果、枳实、巴豆。(中医方剂大辞典)(2)木香、黄柏、枳壳、厚朴、黄连、猬皮、当归、荆芥穗。(中医方剂大辞典)

香壳汤 xiang ke tang

【英文名】Xiang Ke Decoction

【异名】香壳散(中医方剂大辞典)

【组成】香附、枳壳。(中医方剂大辞典)

香壳黄连丸 xiang ke huang lian wan

【英文名】Xiang Ke Huang Lian Pill

【组成】木香、荆芥穗、黄柏、枳壳、厚朴、黄连、猬皮、当归。(杏苑)

香壳散 xiang ke san

【英文名】Xiang Ke Powder

【异名】香牛散(中医方剂大辞典)

【组成】(1)橘皮。(中医方剂大辞典)(2)枳壳、红花、白芍、青皮、陈皮、甘草、乌梅、当归、莪术、香附。(中医方剂大辞典)(3)香附、枳壳、青皮、陈皮、乌药、赤芍药、莪术、归尾、红花、甘草。(中医方剂大辞典)(4)黑牵牛、茴香、延胡索、枳壳。(中医方剂大辞典)(5)舶上茴香、枳壳、没药。(中医方剂大辞典)

香沙丸 xiang sha wan

【英文名】Xiang Sha Pill

【组成】茴香、新蚕沙。(中医方剂大辞典)

香沥 xiang li

【英文名】Xiang Li Oil

【异名】沉香沥(中医方剂大辞典)

【组成】(1)沉香、松节。(中医方剂大辞典)(2)柏节、杉节、沉香节、松节。(中医方剂大辞典)

香灵丸 xiang ling wan
【英文名】Xiang Ling Pill
【组成】(1)香附、灵脂、黑白丑。(中医方剂大辞典)(2)丁香、好辰砂、五灵脂。(中医方剂大辞典)

香灵散 xiang ling san
【英文名】Xiang Ling Powder
【组成】(1)五灵脂、茅山玄胡索、广木香、乳香、没药、陈皮、荜茇、沉香、香附、吴萸、青木香。(中医方剂大辞典)(2)辣桂、木香、芍药、北五灵脂。(中医方剂大辞典)

香肚丸 xiang du wan
【英文名】Xiang Du Pill
【组成】龟甲、柴胡、杏仁、青蒿、青橘皮。(中医方剂大辞典)

香芥散 xiang jie san
【英文名】Xiang Jie Powder
【组成】荆芥穗、香附子。(中医方剂大辞典)

香芩四物汤 xiang qin si wu tang
【英文名】Xiang Qin Si Wu Decoction
【组成】生地、当归、白芍、川芎、条芩、木香、茯苓、甘草。(中医方剂大辞典)

香芷汤 xiang zhi tang
【英文名】Xiang Zhi Decoction
【组成】香附、白芷、当归、川芎、防风、桑叶、菊花、蝉衣、蔓荆子、桔梗、黑脂麻。(中医方剂大辞典)

香芷散 xiang zhi san
【英文名】Xiang Zhi Powder
【组成】新白芷。(中医方剂大辞典)

香苏二陈汤 xiang su er chen tang
【英文名】Xiang Su Er Chen Decoction
【组成】沉香、苏子、橘红、半夏、茯苓、枳壳、厚朴、杏仁、郁金、苡仁。(中医方剂大辞典)

香苏五皮饮 xiang su wu pi yin
【英文名】Xiang Su Wu Pi Drink
【组成】制香附、紫苏叶、广皮、浙苓皮、大腹皮、五加皮、桑白皮、炙甘草。(中医方剂大辞典)

香苏平胃散 xiang su ping wei san
【英文名】Xiang Su Ping Wei Powder
【组成】平胃散、藿香、紫苏。(中医方剂大辞典)

香苏正胃丸 xiang su zheng wei wan
【英文名】Xiang Su Zheng Wei Pill
【异名】香苏正胃丹(中医方剂大辞典、全国中药成药处方集)
【组成】橘皮、厚朴、藿香、紫苏叶、茯苓、山楂、六神曲、麦芽、枳壳、砂仁、扁豆、香薷、滑石、甘草。(中医方剂大辞典)

香苏汤 xiang su tang
【英文名】Xiang Su Decoction
【组成】香豉、生苏。(中医方剂大辞典)

香苏饮 xiang su yin
【英文名】Xiang Su Drink
【组成】(1)制香附、苏叶、防风、杏仁泥、甘草、陈皮。(中医方剂大辞典)(2)藿香、苏叶、厚朴、陈皮、枳壳、茯苓、木香、炙甘草。(中医方剂大辞典)(3)香附、苏叶、陈皮、甘草、砂仁。(中医方剂大辞典)

香苏败毒散 xiang su bai du san
【英文名】Xiang Su Bai Du Powder
【组成】(1)紫苏、香附、白术、山楂、陈皮、川朴。(中医方剂大辞典)(2)香附子、紫苏叶、苍术、厚朴、青皮、甘草、山楂肉。(中医方剂大辞典)

香苏调胃片 xiang su tiao wei pian
【英文名】Xiang Su Tiao Wei Tablet
【组成】广藿香、香薷、木香、紫苏叶、厚朴、砂仁、枳壳、陈皮、茯苓、山楂、麦芽、白扁豆、葛根、甘草、六神曲、生姜。(药品标准－中药成方制剂标准 1991)

香苏散 xiang su san
【英文名】Xiang Su Powder
【异名】香苏饮(中医方剂大辞典)
【组成】(1)香附、紫苏、陈皮、藿香叶、缩砂、炙草。(中医方剂大辞典)(2)香附、苏叶、陈皮、甘草、柴胡、桂枝、防风、羌活。(中医方剂大辞典)(3)香附子、陈皮、紫苏、川芎、甘草、白芷。(中医方剂大辞典)(4)紫苏、香附、陈皮、甘草、槟榔、木瓜。(中医方剂大辞典)(5)陈皮、防己、木通、紫苏叶。(中医方剂大辞典)(6)香附子、紫苏叶、甘草、陈皮。(中医方剂大辞典)(7)紫苏叶、肉豆蔻、天雄、青皮、蛮姜、白术、缩砂仁、川芎、甘草。(中医方剂大辞典)

香苏葱豉汤 xiang su cong chi tang
【英文名】Xiang Su Cong Chi Decoction
【组成】制香附、新会皮、鲜葱白、紫苏、清炙草、淡香豉。(中医方剂大辞典)

香豆散 xiang dou san
【英文名】Xiang Dou Powder
【异名】人参豆蔻散(传信适用方)
【组成】藿香叶、肉豆蔻、白扁豆、人参、甘草。(中医方剂大辞典)

香身丸 xiang shen wan
【英文名】Xiang Shen Pill
【组成】(1)白豆蔻、木香、檀香、甘松、广陵零香、丁香、白芷、当归、附子、槟榔、三奈、甘草、益智、桂心、麝香。(中医方剂大辞典)(2)丁香、藿香叶、零陵香、甘松、香附子、白芷、当归、桂心、槟榔、益智、麝香、白豆蔻。(中医方剂大辞典)

香连八物汤 xiang lian ba wu tang
【英文名】Xiang Lian Ba Wu Decoction

【组成】藿香梗、川连、淡吴萸、茯神、苍术、厚朴、天仙藤、炒车前。(中医方剂大辞典)

香连丸 xiang lian wan

【英文名】Xiang Lian Pill

【异名】香连丹(中医方剂大辞典)

【组成】(1)黄连、使君子肉、白芍、木香。(中医方剂大辞典)(2)川黄连、广木香、山楂肉、川厚朴、小青皮、生甘草、红花、大黄、黄芩、大白芍、陈枳壳、尖槟榔、油当归、地榆、桃仁、橘红。(中医方剂大辞典)(3)黄连、莲肉。(中医方剂大辞典)(4)川黄连、白芍药、广木香、陈神曲。(中医方剂大辞典)(5)川黄连、白芍药、黄芩、当归、地榆、广木香、乌梅肉、陈神曲。(中医方剂大辞典)(6)川黄连、广木香、白芍药、平胃散。(中医方剂大辞典)(7)川黄连、广木香。(中医方剂大辞典)(8)苍术、明矾、木香、黄连、乌梅。(中医方剂大辞典)(9)木香、黄连、广陈皮、槐角子、地榆、枳壳、枳实、槟榔、益元散。(中医方剂大辞典)(10)黄连、木香、石莲子、陈皮。(中医方剂大辞典)(11)黄连、吴茱萸、木香、石莲子肉。(中医方剂大辞典)(12)川连、香附子。(中医方剂大辞典)(13)黄连、木香、诃肉。(中医方剂大辞典)(14)黄连、粉草、木香。(中医方剂大辞典)(15)硫黄、硇砂、生木瓜、槟榔、当归、石斛、牛膝、附子、巴戟、苁蓉、茴香子、木香、沉香、白茯苓、丁香、京三棱、麝香、乳香、人参、桂、毕澄茄、阿魏、干姜。(中医方剂大辞典)(16)南木香、净黄连、乌梅肉。(中医方剂大辞典)(17)木香、诃子肉、黄连、龙骨。(中医方剂大辞典)(18)木香、黄连、吴茱萸、白芍。(中医方剂大辞典)(19)黄连、木香、诃子、肉豆蔻。(中医方剂大辞典)(20)黄连、地榆、赤石脂、龙骨、阿胶、木香、艾叶、黄芩、肉豆蔻、使君子、赤芍药。(中医方剂大辞典)(21)木香、宣连、胡黄连。(中医方剂大辞典)(22)黄连、木香、诃子皮、豆蔻、子芩。(中医方剂大辞典)(23)木香、黄连、肉豆蔻、诃子、阿胶、朱砂。(中医方剂大辞典)(24)木香、川黄连、没石子、肉豆蔻、诃皮、胡椒。(中医方剂大辞典)(25)黄连、干姜、吴茱萸、肉豆蔻、草豆蔻。(中医方剂大辞典)(26)黄连、地榆、赤石脂、龙骨、阿胶、木香、赤芍药、艾叶、黄芩、肉豆蔻、无食子。(中医方剂大辞典)(27)木香、黄连、甘草、肉豆蔻。(中医方剂大辞典)(28)木香、黄连、诃黎勒、肉豆蔻、丁香。(中医方剂大辞典)(29)木香、黄连、地榆、诃黎勒、厚朴、当归。(中医方剂大辞典)(30)宣连、青木香。(中医方剂大辞典)(31)黄连、广木香、川朴、槟榔、白芍、枳壳。(中医方剂大辞典)(32)广木香、甘草、陈皮、槟榔、泽泻、黄连、苍术、枳壳、厚朴、吴萸、杭芍、茯苓。(中医方剂大辞典)

香连化毒汤 xiang lian hua du tang

【英文名】Xiang Lian Hua Du Decoction

【组成】木通、黄连、猪苓、甘草、白术。(中医方剂大辞典)

香连化滞丸 xiang lian hua zhi wan

【英文名】Xiang Lian Hua Zhi Pill

【组成】黄连、木香、黄芩、枳实、陈皮、青皮、厚朴、槟榔、滑石、白芍、当归、甘草。(药品标准－中药成方制剂标准 1993)

香连化滞片 xiang lian hua zhi pian

【英文名】Xiang Lian Hua Zhi Tablet

【组成】白芍、黄芩、滑石、木香、陈皮、槟榔、薤白、甘草、当归、青皮、枳实、黄连。(药品标准－中药成方制剂标准 1998)

香连化滞汤 xiang lian hua zhi tang

【英文名】Xiang Lian Hua Zhi Decoction

【组成】(1)青皮、陈皮、厚朴、枳实、黄芩、黄连、当归、白芍药、滑石、槟榔、木香、甘草。(中医方剂大辞典)(2)当归尾、白芍、黄连、黄芩、黄柏、枳壳、槟榔、木香、大黄、滑石、甘草。(中医方剂大辞典)

香连止泻片 xiang lian zhi xie pian

【英文名】Xiang Lian Zhi Xie Tablet

【组成】木香、黄连、厚朴、枳实、槟榔、白芍。(药品标准－中药成方制剂标准 1994)

香连止泻胶囊 xiang lian zhi xie jiao nang

【英文名】Xiang Lian Zhi Xie Capsule

【组成】木香、黄连、枳实、白芍、厚朴、槟榔。(《卫生部药品标准》(1994 年))

香连平胃散 xiang lian ping wei san

【英文名】Xiang Lian Ping Wei Powder

【组成】川黄连、木香、熟苍术、厚朴、陈皮、甘草。(中医方剂大辞典)

香连术苓汤 xiang lian zhu ling tang

【英文名】Xiang Lian Zhu Ling Decoction

【组成】白术、茯苓、猪苓、泽泻、桂枝、苍术、厚朴、陈皮、甘草、木香、黄连。(中医方剂大辞典)

香连导滞汤 xiang lian dao zhi tang

【英文名】Xiang Lian Dao Zhi Powder

【组成】青皮、陈皮、厚朴、川黄连、生甘草、山楂、神曲、木香、槟榔、大黄。(中医方剂大辞典)

香连抗淋方 xiang lian kang lin fang

【英文名】Xiang Lian Kang Lin Prescription

【组成】丁香、藿香、黄连、龙胆草、大黄等。(中华儿科杂志 1993,8(增刊))

香连和胃汤 xiang lian he wei tang

【英文名】Xiang Lian He Wei Decoction

【组成】黄芩、芍药、木香、黄连、甘草、陈皮、白术、缩

砂、当归。(中医方剂大辞典)

香连固本丸 xiang lian gu ben wan

【英文名】Xiang Lian Gu Ben Pill

【组成】白术、人参、肉果、粟壳、诃子肉、肉桂、附子、黄连、白芍。(中医方剂大辞典)

香连治中汤 xiang lian zhi zhong tang

【英文名】Xiang Lian Zhi Zhong Decoction

【组成】广木香、潞党参、黑炮姜、炒广皮、小川连、生冬术、清炙草、小青皮。(中医方剂大辞典)

香连茱萸丸 xiang lian zhu yu wan

【英文名】Xiang Lian Zhu Yu Pill

【组成】黄连、吴茱萸。(中医方剂大辞典)

香连健脾丸 xiang lian jian pi wan

【英文名】Xiang Lian Jian Pi Pill

【组成】乌梅炭、生姜、制半夏、麦芽粉、神曲、山楂、槟榔、三棱、莪术、青皮、陈皮、枳壳、木香。(中医方剂大辞典)

香连素片 xiang lian su pian

【英文名】Xiang Lian Su Tablet

【组成】木香、盐酸小檗碱。(药品标准－中药成方制剂标准 1997)

香连断下丸 xiang lian duan xia wan

【英文名】Xiang Lian Duan Xia Pill

【组成】黄连、南木香。(永类钤方)

香连散 xiang lian san

【英文名】Xiang Lian Powder

【组成】(1)黄连、木香、白术、白芍药、滑石、甘草。(中医方剂大辞典)(2)龙胆草、胡黄连、五灵脂、丁香、赤剪子、麝香、芦荟、龙骨。(中医方剂大辞典)(3)木香、黄连、诃子、肉豆蔻、甘草。(中医方剂大辞典)

香连膏 xiang lian gao

【英文名】Xiang Lian Ointment

【组成】白沙蜜、硇砂、乳香、青盐、铅丹、黄连、水银、轻粉、龙脑、麝香。(中医方剂大辞典)

香附一物丸 xiang fu yi wu wan

【英文名】Xiang Fu Yi Wu Pill

【组成】香附子。(中医方剂大辞典)

香附八物汤 xiang fu ba wu tang

【英文名】Xiang Fu Ba Wu Decoction

【组成】人参、白术、茯苓、香附、当归、甘草、白芍、熟地、川芎。(中医方剂大辞典)

香附八珍汤 xiang fu ba zhen tang

【英文名】Xiang Fu Ba Zhen Decoction

【组成】香附子、人参、白术、茯苓、当归、白芍药、熟地黄、川芎、甘草。(中医方剂大辞典)

香附丸 xiang fu wan

【英文名】Xiang Fu Pill

【组成】(1)白人参、当归、生地、川芎、酒芍、贡术、橘红、元胡、坤草、黄芩、广砂仁、阿胶、艾炭、香附、茯苓、枣仁、炙草、天冬、山萸、熟地。(中医方剂大辞典)(2)当归、川芎、白芍、白术、熟地、香附、砂仁、橘皮、黄芩。(中医方剂大辞典)(3)鲜橘叶、童便、制香附、夏枯草花、青皮、川贝母、蒲公英。(中医方剂大辞典)(4)苍术、香附、萝卜子、杏仁、瓜蒌仁、半夏、黄芩、茯苓、川芎。(中医方剂大辞典)(5)香附子、吴茱萸、白薇。(中医方剂大辞典)

香附子丸 xiang fu zi wan

【英文名】Xiang Fu Zi Pill

【组成】(1)净香附。(中医方剂大辞典)(2)香附子、巴豆、枳壳。(中医方剂大辞典)(3)香附子。(中医方剂大辞典)

香附子饮 xiang fu zi yin

【英文名】Xiang Fu Zi Drink

【组成】良姜、苍术、香附子。(中医方剂大辞典)

香附子散 xiang fu zi san

【英文名】Xiang Fu Zi Powder

【组成】(1)百草霜、当归、香附子、紫金皮、乌药、伏龙肝。(中医方剂大辞典)(2)香附子。(中医方剂大辞典)(3)草香附子、细辛。(中医方剂大辞典)

香附六一汤 xiang fu liu yi tang

【英文名】Xiang Fu Liu Yi Decoction

【组成】香附子、甘草。(中医方剂大辞典)

香附六君子汤 xiang fu liu jun zi tang

【英文名】Xiang Fu Liu Jun Zi Decoction

【组成】香附、砂仁、厚朴、陈皮、人参、白术、芍药、苍术、山药、甘草。(中医方剂大辞典)

香附四物汤 xiang fu si wu tang

【英文名】Xiang Fu Si Wu Decoction

【组成】熟地、川芎、香附、元胡索、白芍、当归、木香。(中医方剂大辞典)

香附瓜蒌青黛丸 xiang fu gua lou qing dai wan

【英文名】Xiang Fu Gua Lou Qing Dai Pill

【组成】香附、瓜蒌、青黛。(中医方剂大辞典)

香附地榆汤 xiang fu di yu tang

【英文名】Xiang Fu Di Yu Decoction

【组成】香附子、新地榆。(中医方剂大辞典)

香附汤 xiang fu tang

【英文名】Xiang Fu Decoction

【组成】(1)香附。(中医方剂大辞典)(2)香附、川芎、当归、柴胡、青皮。(中医方剂大辞典)(3)大附子、木香、甘草。(中医方剂大辞典)

香附芎归汤 xiang fu xiong gui tang

【英文名】Xiang Fu Xiong Gui Decoction

【组成】川芎、当归、香附、白芍、蕲艾、熟地、麦冬、杜

仲、橘红、甘草、青蒿。(中医方剂大辞典)

香附助阴丸 xiang fu zhu yin wan

【英文名】Xiang Fu Zhu Yin Pill

【组成】香附子、茹叶艾、晚蚕砂、莪术、当归。(中医方剂大辞典)

香附饼 xiang fu bing

【英文名】Xiang Fu Lozenge

【异名】五香饼(医统)

【组成】(1)香附。(中医方剂大辞典)(2)香附、麝香。(中医方剂大辞典)

香附胶艾丸 xiang fu jiao ai wan

【英文名】Xiang Fu Jiao Ai Pill

【组成】香附米、元胡索、川芎、当归、白芍药、蕲艾叶、生地、阿胶。(中医方剂大辞典)

香附散 xiang fu san

【英文名】Xiang Fu Powder

【异名】天仙藤散(中医方剂大辞典、陈景初方)

【组成】(1)香附、白及。(中医方剂大辞典)(2)夏枯草、香附、甘草。(中医方剂大辞典)(3)香附米。(中医方剂大辞典)(4)香附、乌药。(中医方剂大辞典)(5)香附子。(中医方剂大辞典)(6)香附、枳壳、当归、川芎、槐花。(中医方剂大辞典)(7)香附子末、干胭脂、密陀僧、轻粉。(中医方剂大辞典)(8)香附子、槐花、大黄。(中医方剂大辞典)(9)天仙藤、香附子、陈皮、甘草、乌药。(中医方剂大辞典)(10)香附子、生姜。(中医方剂大辞典)

香陆胃苓丸 xiang lu wei ling wan

【英文名】Xiang Lu Wei Ling Pill

【组成】丁香、商陆、赤小豆、陈皮、炙甘草、苍术、泽泻、赤茯苓、猪苓、白术、肉桂、厚朴。(中医方剂大辞典)

香饮子 xiang yin zi

【英文名】Xiang Yin Zi

【组成】干柿蒂。(中医方剂大辞典)

香麦汤 xiang mai tang

【英文名】Xiang Mai Decoction

【组成】丁香、广皮、麦芽。(中医方剂大辞典)

香乳散 xiang ru san

【英文名】Xiang Ru Powder

【组成】乳香、荆芥穗。(中医方剂大辞典)

香参丸 xiang shen wan

【英文名】Xiang Shen Pill

【组成】(1)木香、苦参。(中医方剂大辞典)(2)人参、生蒲黄、麦门冬、当归、甘草、生干地黄。(中医方剂大辞典)

香参止泻方 xiang shen zhi xie fang

【英文名】Xiang Shen Zhi Xie Prescription

【组成】苦参、广木香。(湖北中医杂志 1992,14(6))

香参散 xiang shen san

【英文名】Xiang Shen Powder

【组成】(1)人参、沉香。(中医方剂大辞典)(2)人参、茯苓、橘红、沉香、熟附。(中医方剂大辞典)(3)人参、白术、白茯、白芍、白扁豆、陈皮、肉果、乌梅、木香、甘草、陈米。(中医方剂大辞典)(4)陈皮、木香、人参、当归、诃子皮、乌梅、地榆、香茸、甘草。(中医方剂大辞典)(5)新罗人参、大北枣、生姜。(中医方剂大辞典)

香参膏 xiang shen gao

【英文名】Xiang Shen Ointment

【组成】人参、丁香、藿香、糯米。(幼幼新书)

香味人参蛤蚧散 xiang wei ren shen ge jie san

【英文名】Xiang Wei Ren Shen Ge Jie Powder

【组成】红参、茯苓、贝母、知母、桑皮、蛤蚧、杏仁、甘草、沉香、五味子。(安徽中医学院学报 1991,10(1))

香果健消片 xiang guo jian xiao pian

【英文名】Xiang Guo Jian Xiao Tablet

【组成】蜘蛛香、草果、木香、糯米。(药品标准－中药成方制剂标准 1993)

香枣丸 xiang zao wan

【英文名】Xiang Zao Pill

【组成】苦丁香。(中医方剂大辞典)

香枨汤 xiang cheng tang

【英文名】Xiang Cheng Decoction

【组成】绵枨、生甘草、盐、白檀。(中医方剂大辞典)

香油 xiang you

【英文名】Xiang Oil

【组成】蔓荆子、香附子、附子、零陵香、羊踯躅花、旱莲子、葶苈子、故铧铁。(中医方剂大辞典)

香矾丸 xiang fan wan

【英文名】Xiang Fan Pill

【组成】白矾、香附子、黄狗头骨灰。(中医方剂大辞典)

香矾散 xiang fan san

【英文名】Xiang Fan Powder

【组成】(1)香附子、白矾末。(中医方剂大辞典)(2)白矾、蛇床子、麝香。(中医方剂大辞典)(3)白矾、胆矾、红花、麝香、蛇蜕。(中医方剂大辞典)(4)白矾、乳香、麝香、轻粉。(中医方剂大辞典)(5)枯矾、龙骨、黄丹、麝香。(中医方剂大辞典)

香肥皂 xiang fei zao

【英文名】Xiang Fei Zao Agent

【组成】(1)藿香、甘松、朝脑、细辛、猪胰、白芷、肥皂。(中医方剂大辞典)(2)肥皂、檀香、真排草、甘松、三

奈、白芷、细辛、辛夷、蒿本、独活、丁香、广零陵。(中医方剂大辞典)

香苓汤 xiang ling tang

【英文名】Xiang Ling Decoction

【组成】香薷、茯苓、陈皮、干姜、甘草、厚朴。(中医方剂大辞典)

香苓散 xiang ling san

【英文名】Xiang Ling Powder

【组成】(1)香薷、黄连、白扁豆、厚朴、甘草、猪苓、泽泻、赤茯苓、白术、官桂。(中医方剂大辞典)(2)五苓散、辰砂妙香散。(中医方剂大辞典)

香郁散 xiang yu san

【英文名】Xiang Yu Powder

【组成】青皮橘子、香附、郁金。(中医方剂大辞典)

香金丸 xiang jin wan

【英文名】Xiang Jin Pill

【组成】天麻、雄黄、蝎、白附子、大川乌、铁粉、青黛、南星、麝、石燕、朱砂。(中医方剂大辞典)

香枳散 xiang zhi san

【英文名】Xiang Zhi Powder

【异名】蛤粉散(普济方)

【组成】藿香、枳壳、蚌粉。(中医方剂大辞典)

香柿理中汤 xiang shi li zhong tang

【英文名】Xiang Shi Li Zhong Decoction

【组成】人参、白术、炙草、干姜、陈皮、丁香、柿蒂。(中医方剂大辞典)

香津膏 xiang jin gao

【英文名】Xiang Jin Plaster

【组成】齿垢。(中医方剂大辞典)

香疥药 xiang jie yao

【英文名】Xiang Jie Yao

【组成】(1)轻粉、水银、樟脑、大风子、川椒、杏仁、柏油烛。(中医方剂大辞典)(2)大风子、木鳖子、蛇床子、白蒺藜、杏仁、川椒、枯矾、朝脑、轻粉、人言。(中医方剂大辞典)

香砂七气汤 xiang sha qi qi tang

【英文名】Xiang Sha Qi Qi Decoction

【组成】陈皮、青皮、厚朴、半夏、三棱、莪术、香附子、砂仁、甘草、木香、槟榔。(中医方剂大辞典)

香砂二陈汤 xiang sha er chen tang

【英文名】Xiang Sha Er Chen Decoction

【组成】(1)木香、砂仁、制半夏、陈皮、茯苓、炙草。(中医方剂大辞典)(2)白檀香、姜半夏、浙茯苓、春砂仁、炒广皮、清炙草。(中医方剂大辞典)

香砂万安丸 xiang sha wan an wan

【英文名】Xiang Sha Wan An Pill

【组成】香附、莪术、山楂、广藿香叶、甘松、益智仁、厚朴、甘草、丁皮、木香、砂仁、干姜。(中医方剂大辞典)

香砂丸 xiang sha wan

【英文名】Xiang Sha Pill

【组成】(1)香附、白术、砂仁。(中医方剂大辞典)(2)香附子、缩砂、三棱、莪术、陈皮、麦糵、芦荟。(中医方剂大辞典)(3)三棱、莪术、香附、槟榔、青皮、山楂、麦芽、神曲、陈皮、砂仁、木香、白蔻仁。(中医方剂大辞典)(4)黄连、木香、厚朴、夜明砂、砂仁、诃子。(中医方剂大辞典)(5)乳香、朱砂、半夏。(中医方剂大辞典)

香砂六君丸 xiang sha liu jun wan

【英文名】Xiang Sha Liu Jun Pill

【组成】党参、于术、茯苓、制香附、姜半夏、广皮、炙甘草、春砂仁。(中医方剂大辞典)

香砂六君子汤 xiang sha liu jun zi tang

【英文名】Xiang Sha Liu Jun Zi Decoction

【异名】参砂和胃散(中医方剂大辞典、口齿类要)

【组成】(1)六君子汤加木香、砂仁、乌梅。(中医方剂大辞典)(2)香附子、缩砂仁、橘皮、白术、半夏、茯苓、人参、甘草。(中医方剂大辞典)(3)香附、砂仁、人参、白术、茯苓、半夏、陈皮、木香、白豆蔻、厚朴、益智仁、甘草。(中医方剂大辞典)(4)人参、白术、茯苓、半夏、陈皮、藿香、甘草、缩砂仁。(中医方剂大辞典)(5)六君子加香附、藿香、砂仁。(中医方剂大辞典)

香砂六君片 xiang sha liu jun pian

【英文名】Xiang Sha Liu Jun Tablet

【组成】木香、砂仁、党参、白术、茯苓、甘草、陈皮、半夏、生姜、大枣。(药品标准-中药成方制剂标准1991)

香砂六君合剂 xiang sha liu jun he ji

【英文名】Xiang Sha Liu Jun Mixture

【组成】木香、砂仁、党参、白术、茯苓、甘草、陈皮、半夏、生姜、大枣。(药品标准-中药成方制剂标准1993)

香砂四君子汤 xiang sha si jun zi tang

【英文名】Xiang Sha Si Jun Zi Decoction

【组成】(1)人参、白术、茯苓、麦冬、当归、陈皮、制香附、砂仁、红花、炙草。(中医方剂大辞典)(2)四君子汤加砂仁、木香。(中医方剂大辞典)

香砂四物汤 xiang sha si wu tang

【英文名】Xiang Sha Si Wu Decoction

【组成】熟地黄、当归、白芍、川芎、阿胶、条芩、砂仁、香附、艾叶。(中医方剂大辞典)

香砂平胃丸 xiang sha ping wei wan

【英文名】Xiang Sha Ping Wei Pill

【组成】(1)橘皮、苍术、砂仁、木香、甘草。(中医方剂大辞典)(2)苍术、厚朴、陈皮、甘草、香附子、神曲、砂仁。(中医方剂大辞典)

香砂平胃冲剂 xiang sha ping wei chong ji

【英文名】Xiang Sha Ping Wei Medicinal Instant Granule

【组成】苍术、厚朴。((92)滇卫药准字(92)3Z 第 2402 号)

香砂平胃散 xiang sha ping wei san

【英文名】Xiang Sha Ping Wei Powder

【组成】(1)苍术、厚朴、陈皮、木香、砂仁、甘草、生姜。(中医方剂大辞典)(2)苍术、陈皮、厚朴、甘草、缩砂、香附、南山楂、神曲、麦芽、枳壳、白芍。(中医方剂大辞典)(3)藿香、苍术、厚朴、甘草、熟砂仁。(中医方剂大辞典)(4)香附、陈皮、枳实、山楂、麦芽、砂仁、木香、干姜、槟榔、甘草、青皮。(中医方剂大辞典)(5)苍术、厚朴、陈皮、甘草、香附、砂仁、黄连、山栀、川芎、白芍药、辰砂。(中医方剂大辞典)(6)苍术、陈皮、厚朴、白术、白茯苓、半夏、砂仁、香附、神曲、白芍、甘草。(中医方剂大辞典)(7)苍术、厚朴、陈皮、香附、砂仁、枳壳、山楂、麦芽、神曲、干姜、木香、甘草。(中医方剂大辞典)(8)香附、砂仁、苍术、陈皮、甘草、枳实、木香、藿香。(中医方剂大辞典)(9)木香、砂仁、苍术、厚朴、白茯苓、山楂肉、陈皮、炙草、麦芽、人参、白术。(中医方剂大辞典)(10)木香、砂仁、苍术、厚朴、陈皮、黄芩、甘草、山楂、麦冬、香附、神曲、黄连、白芍、藿香叶。(中医方剂大辞典)

香砂平胃颗粒 xiang sha ping wei ke li

【英文名】Xiang Sha Ping Wei Granule

【组成】苍术、陈皮、甘草、厚朴、香附、砂仁。(药品标准－中药成方制剂标准 1997)

香砂正胃丹 xiang sha zheng wei dan

【英文名】Xiang Sha Zheng Wei Pellet

【组成】藿香、甘草、香附、橘红、苏叶、厚朴、桔梗、神曲炭、山楂、砂仁、赤茯苓、半夏、扁豆、枳壳、苍术。(中医方剂大辞典)

香砂安胃汤 xiang sha an wei tang

【英文名】Xiang Sha An Wei Decoction

【组成】香附子、枇杷叶、砂仁、橘红、茯苓、半夏曲、甘草、桔梗、藿香、生姜。(中医方剂大辞典)

香砂达郁汤 xiang sha da yu tang

【英文名】Xiang Sha Da Yu Decoction

【组成】广木香、春砂仁、制香附、焦山栀、广郁金、川芎、制苍术、六神曲。(中医方剂大辞典)

香砂和中丸 xiang sha he zhong wan

【英文名】Xiang Sha He Zhong Pill

【组成】陈皮、厚朴、苍术、枳壳、青皮、山楂、砂仁、甘草、广藿香、清半夏、白术、茯苓、六神曲。(药品标准－中药成方制剂标准 1990)

香砂和中汤 xiang sha he zhong tang

【英文名】Xiang Sha He Zhong Decoction

【异名】香砂调中汤(准绳·类方)

【组成】(1)藿香、砂仁、苍术、厚朴、陈皮、半夏、茯苓、青皮、枳实、甘草。(中医方剂大辞典)(2)藿香、苍术、砂仁、厚朴、陈皮、茯苓、半夏、香附、青皮、甘草、木香。(中医方剂大辞典)

香砂和胃丸 xiang sha he wei wan

【英文名】Xiang Sha He Wei Pill

【组成】木香、砂仁、陈皮、厚朴、香附、枳壳、广藿香、山楂、六神曲、麦芽、莱菔子、苍术、白术、茯苓、半夏曲、甘草党参。(药品标准－中药成方制剂标准 1996)

香砂苓术散 xiang sha ling zhu san

【英文名】Xiang Sha Ling Zhu Powder

【组成】香附、缩砂仁、白茯苓、三棱、莪术、青皮、小木通、神曲、广皮、泽泻、滑石、甘草。(中医方剂大辞典)

香砂保安丸 xiang sha bao an wan

【英文名】Xiang Sha Bao An Pill

【组成】香附子、砂仁、白术、神曲、麦芽、糖球、益智、陈皮、甘草、木香、槟榔、使君子。(中医方剂大辞典)

香砂养胃丸 xiang sha yang wei wan

【英文名】Xiang Sha Yang Wei Pill

【异名】香砂平胃丸(中药成方配本)

【组成】(1)人参、木香、砂仁、香附、白术、甘草、白茯苓、白蔻仁、陈皮、干姜、官桂、厚朴、苍术。(中医方剂大辞典)(2)制香附、西砂仁、制川朴、炒茅术、广皮、炙甘草。(中医方剂大辞典)(3)广皮、香附、神曲、麦芽、白术、枳实、半夏、苍术、茯苓、厚朴、桔梗、川连、砂仁、木香、山楂、甘草、炒栀子、藿香、抚芎。(中医方剂大辞典)

香砂养胃口服液 xiang sha yang wei kou fu ye

【英文名】Xiang Sha Yang Wei Oral Liquid

【组成】香附、砂仁、广藿香、茯苓、厚朴、半夏、白术、枳实、甘草、白豆蔻、陈皮、木香、大枣、生姜。(药品标准－中药成方制剂标准 1998)

香砂养胃汤 xiang sha yang wei tang

【英文名】Xiang Sha Yang Wei Decoction

【组成】(1)白术、陈皮、茯苓、半夏、香附、砂仁、木香、枳实、蔻仁、厚朴、藿香、甘草、姜、枣。(中医方剂大辞典)(2)香附、砂仁、苍术、厚朴、陈皮、人参、白术、茯苓、木香、白豆蔻、甘草。(回春)(3)陈皮、半夏、茯苓、苍术、厚朴、香附子、藿香、枳实、砂仁、甘草。(中医方剂大辞典)(4)藿香、陈皮、砂仁、苍术、甘

草、茯苓、厚朴、半夏、人参、神曲。(中医方剂大辞典)

香砂养胃软胶囊 xiang sha yang wei ruan jiao nang

【英文名】Xiang Sha Yang Wei Ruan Capsule

【组成】木香、砂仁、白术、陈皮、茯苓、半夏、香附、枳实、豆蔻、厚朴、广藿香、甘草、生姜、大枣。(药品标准-中药成方制剂标准 1998)

香砂养胃颗粒 xiang sha yang wei ke li

【英文名】Xiang Sha Yang Wei Granule

【异名】香砂养胃冲剂(药品标准-中药成方制剂标准)

【组成】木香、砂仁、白术、陈皮、茯苓、半夏、香附、枳实、豆蔻、厚朴、广藿香、甘草。(药品标准-中药成方制剂标准 1996)

香砂枳术丸 xiang sha zhi zhu wan

【英文名】Xiang Sha Zhi Zhu Pill

【组成】(1)白术、枳实、香附、橘皮、山楂、神曲、麦芽、木香、砂仁。(中医方剂大辞典)(2)白术、枳实、制半夏、陈皮、木香、砂仁。(中医方剂大辞典)(3)白术、枳实、陈黄米、姜制香附、神曲、麦芽粉、木香、砂仁。(中医方剂大辞典)(4)木香、砂仁、枳实、白术。(中医方剂大辞典)

香砂胃苓丸 xiang sha wei ling wan

【英文名】Xiang Sha Wei Ling Pill

【组成】木香、砂仁、苍术、厚朴、白术、陈皮、茯苓、泽泻、猪苓、肉桂、甘草。(药品标准-中药成方制剂标准 1991)

香砂胃苓汤 xiang sha wei ling tang

【英文名】Xiang Sha Wei Ling Decoction

【组成】陈皮、厚朴、泽泻、藿香、砂仁、苍术、茯苓、猪苓、甘草、官桂、白术。(中医方剂大辞典)

香砂顺气汤 xiang sha shun qi tang

【英文名】Xiang Sha Shun Qi Decoction

【组成】橘皮、半夏、茯苓、香附子、枳壳、乌药、甘草、木香、缩砂仁。(中医方剂大辞典)

香砂健脾丸 xiang sha jian pi wan

【英文名】Xiang Sha Jian Pi Pill

【组成】(1)白术、陈皮、香附、陈黄米、神曲、麦芽粉、木香、砂仁。(中医方剂大辞典)(2)白术、陈皮、茯苓、陈冬米、神曲、麦芽粉、肉蔻、砂仁、木香、香附。(中医方剂大辞典)

香砂宽中汤 xiang sha kuan zhong tang

【英文名】Xiang Sha Kuan Zhong Decoction

【异名】香砂宽中散(中医方剂大辞典、医学统旨)

【组成】(1)木香、白术、陈皮、香附、白豆蔻、砂仁、青皮、槟榔、半夏曲、茯苓、厚朴、甘草。(中医方剂大辞典)(2)香附子、厚朴、枳壳、缩砂仁、半夏、茯苓、橘皮、甘草。(中医方剂大辞典)

香砂理中丸 xiang sha li zhong wan

【英文名】Xiang Sha Li Zhong Pill

【组成】人参、白术、干姜、甘草、木香、砂仁。(中医方剂大辞典)

香砂理中汤 xiang sha li zhong tang

【英文名】Xiang Sha Li Zhong Decoction

【异名】香砂理气汤(中医方剂大辞典、赤水玄珠)

【组成】(1)人参、白术、炮姜、甘草、砂仁、香附、藿香。(中医方剂大辞典)(2)理中汤加藿香、砂仁。(中医方剂大辞典)

香砂散 xiang sha san

【英文名】Xiang Sha Powder

【异名】朱麝散(中医方剂大辞典、十便良方)

【组成】(1)朱砂、真麝香。(中医方剂大辞典)(2)制苍术、木香、砂仁、陈皮、半夏、甘草、防风。(中医方剂大辞典)(3)香附、砂仁、陈皮、贝母、厚朴、茯神、白术、大腹皮、草果、苏梗、桔梗、枳壳、甘草、姜。(中医方剂大辞典)

香胆丸 xiang dan wan

【英文名】Xiang Dan Pill

【组成】(1)干蟾、麝香、牛黄、蛇蜕、雄黄、天竺黄、熊胆、蝉蜕、天仙子、肉豆蔻。(中医方剂大辞典)(2)九犍牛儿胆、胃、腻粉、麝香。(中医方剂大辞典)(3)干蚵蚾、青黛、使君子、定粉、天竺黄、青皮、麝香。(中医方剂大辞典)

香茶 xiang cha

【英文名】Xiang Medicinal Instant Granule

【组成】芽茶、麝香、硼砂、儿茶末、诃子肉。(中医方剂大辞典)

香茶饼 xiang cha bing

【英文名】Xiang Cha Bing Agent

【组成】(1)细辛、葛花、沉香、白檀、石膏、硼砂、薄荷、孩茶、乌梅、百药煎、白豆蔻、片脑。(中医方剂大辞典)(2)孩儿茶、桂花、南薄荷叶、硼砂。(中医方剂大辞典)

香茸丸 xiang rong wan

【英文名】Xiang Rong Pill

【异名】麝香丸(普济方)

【组成】(1)麝香、破故纸、牛膝、鹿茸、附子、苁蓉。(中医方剂大辞典)(2)鹿茸、麝香、山茱萸、沉香。(中医方剂大辞典)(3)麝香、鹿茸、当归身、生川乌。(中医方剂大辞典)(4)麝香、鹿茸。(中医方剂大辞典)(5)乳香、鹿茸、肉豆蔻。(中医方剂大辞典)(6)鹿茸、麋茸、沉香、五味子、白茯苓、白龙骨、肉苁蓉、麝香。(中医方剂大辞典)(7)鹿茸、熟干地黄、苁蓉、破故纸、附子、当归、麝香、沉香。(中医方剂大

辞典)

香荆散 xiang jing san

【英文名】Xiang Jing Powder

【组成】(1)大香附、荆芥穗、缩砂。(中医方剂大辞典)(2)香附子、荆芥穗。(中医方剂大辞典)

香草散 xiang cao san

【英文名】Xiang Cao Powder

【组成】香薷、桔梗、白芷、当归、地榆、芍药、槟榔、白豆蔻、麝香。(中医方剂大辞典)

香荚散 xiang jia san

【英文名】Xiang Jia Powder

【组成】猪牙皂角、细辛、川乌头、升麻、荜茇、香附子、乳香。(中医方剂大辞典)

香药丸 xiang yao wan

【英文名】Xiang Yao Pill

【组成】硇砂、乳香、没药、半夏、轻粉、赤石脂。(中医方剂大辞典)

香药胃安胶囊 xiang yao wei an jiao nang

【英文名】Xiang Yao Wei An Capsule

【组成】乳香、没药、红花等。((98)卫药准字 Z-115号)

香饼子 xiang bing zi

【英文名】Xiang Lozenge

【组成】全蝎、麻黄、花蛇肉、乌蛇肉、直僵蚕、白附子、人参、天麻、防风、乳香、麝。(中医方剂大辞典)

香饼金锁丹 xiang bing jin suo dan

【英文名】Xiang Bing Jin Suo Pellet

【组成】磁石、脑子、麝香、温肭脐、沉香、麝香脐壳、花蜘蛛。(中医方剂大辞典)

香格散 xiang ge san

【英文名】Xiang Ge Powder

【组成】消石。(中医方剂大辞典)

香桂丸 xiang gui wan

【英文名】Xiang Gui Pill

【组成】(1)当归、川芎、桂心、木香。(中医方剂大辞典)(2)桂、芎䓖、肉豆蔻、人参、赤茯苓、附子、木香、白芷、当归、槟榔、黄芪、山芋、泽泻、京三棱、枳壳、干漆、楮实、牛膝、牡丹皮、陈橘皮、独活、防风、芍药、吴茱萸。(中医方剂大辞典)(3)丁香、干姜、芎䓖、桂、当归、枳壳、槟榔、厚朴、桃仁。(中医方剂大辞典)(4)木香、桂、大黄、郁李仁、羌活、槟榔、黑牵牛子。(中医方剂大辞典)

香桂活血膏 xiang gui huo xue gao

【英文名】Xiang Gui Huo Xue Plaster

【组成】大黄、片姜黄、白芷、干姜、山柰、徐长卿、甘松、杜衡、猪牙皂、香加皮、独活、川芎、木香、檀香、丁香、冰片、薄荷脑、桂皮油、樟脑、芸香浸膏、水杨酸甲酯、二甲基亚砜、颠茄流浸膏。(药品标准-中药成方制剂标准 1991)

香积汤 xiang ji tang

【英文名】Xiang Ji Decoction

【组成】枳壳、防风、槟榔、甘草。(中医方剂大辞典)

香积散 xiang ji san

【英文名】Xiang Ji Powder

【组成】枳壳、防风、甘草。(中医方剂大辞典)

香粉 xiang fen

【英文名】Xiang Powder

【组成】白附子、茯苓、白术、白芷、白敛、白檀、沉香、青木香、鸡舌香、零陵香、丁香、藿香、麝香、粉英。(中医方剂大辞典)

香粉散 xiang fen san

【英文名】Xiang Fen Powder

【组成】(1)藁本、牡蛎粉、川芎、白芷、蚌粉、麻黄根。(中医方剂大辞典)(2)白矾、巴豆、轻粉、麝香。(中医方剂大辞典)(3)香粉。(中医方剂大辞典)(4)白胶香、腻粉。(中医方剂大辞典)

香胶散 xiang jiao san

【英文名】Xiang Jiao Powder

【组成】(1)鱼胶。(中医方剂大辞典)(2)鹿角胶、阿胶、槐实、人参、黄药、荷叶、蒲黄。(中医方剂大辞典)

香脐散 xiang qi san

【英文名】Xiang Qi Powder

【异名】麝脐散(圣济总录)

【组成】香脐、牛膝、木律、郁李仁、秋熟出子黄茄子。(中医方剂大辞典)

香莲散 xiang lian san

【英文名】Xiang Lian Powder

【组成】(1)白芷、黄柏、防风、细辛、乌药、甘松。(中医方剂大辞典)(2)石莲、丁香。(中医方剂大辞典)

香铃丸 xiang ling wan

【英文名】Xiang Ling Pill

【组成】茴香、金铃子、芸苔子、大附子、桑螵蛸、马蔺花。(中医方剂大辞典)

香脯 xiang pu

【英文名】Xiang Pu Medicated Diet

【异名】香脯散(中医方剂大辞典)

【组成】精猪肉、腻粉。(中医方剂大辞典)

香菊片 xiang ju pian

【英文名】Xiang Ju Tablet

【组成】化香树果、夏枯草、生黄芪、野菊花、甘草等。(陕西中医 1988,9(8))

香菊冲剂 xiang ju chong ji

【英文名】Xiang Ju Medicinal Instant Granule

【组成】藿香、香需、野菊花、青蒿。(江苏中医杂志 1987,8(7))

香菊流浸膏 xiang ju liu jin gao

【英文名】Xiang Ju Liquid Extract

【组成】坏香树果、夏枯草、野菊花、白芷、甘草等。(现代中医 1992,5(1))

香菊感冒冲剂 xiang ju gan mao chong ji

【英文名】Xiang Ju Gan Mao Medicinal Instant Granule

【组成】香薷、野菊花、藿香、青蒿。((85)苏卫药准字 1767-1号)

香菊感冒颗粒 xiang ju gan mao ke li

【英文名】Xiang Ju Gan Mao Granule

【组成】藿香、香薷、野菊花、青蒿。(药品标准-中药成方制剂标准 1998)

香豉丸 xiang chi wan

【英文名】Xiang Chi Pill

【组成】(1)香美烂豉、小芥。(中医方剂大辞典)(2)香豉、杏仁、紫菀、桂心、甘草、干姜、细辛、吴茱萸。(中医方剂大辞典)(3)香豉、常山、蜀漆、附子、大黄。(中医方剂大辞典)(4)食茱萸、甘草、香豉、细辛、杏仁、紫菀。(中医方剂大辞典)

香豉汤 xiang chi tang

【英文名】Xiang Chi Decoction

【异名】香豉散(中医方剂大辞典、圣济总录)

【组成】(1)香豉、川椒、干姜、猪肪。(中医方剂大辞典)(2)豉、栀子仁、葱白、黄芩。(中医方剂大辞典)(3)豉、葳蕤、甘草、黄柏、麦门冬。(中医方剂大辞典)(4)豉、猪肾、当归、葱白、人参、桂、白粳米。(中医方剂大辞典)(5)豉、苏枋木。(中医方剂大辞典)(6)香豉、栀子仁、黄柏、地榆、白术、茜根。(中医方剂大辞典)(7)豉、栀子仁、厚朴。(中医方剂大辞典)(8)豉、芒硝。(中医方剂大辞典)(9)豉、山栀子仁、乌梅肉、甘草、薤白。(中医方剂大辞典)(10)香豉、栀子仁、川升麻。(中医方剂大辞典)(11)香豉、薤白、栀子、黄芩、地榆、黄连、黄柏、白术、茜根。(中医方剂大辞典)(12)香豉。(中医方剂大辞典)(13)香豉、白术、薤白、升麻。(中医方剂大辞典)(14)香豉、生地黄、白术、甘草、竹叶、石膏、茯苓、葱白。(中医方剂大辞典)(15)香豉、葱须、石膏、栀子仁、生姜、大青、升麻、芒硝。(中医方剂大辞典)(16)豉。(中医方剂大辞典)

香豉饮 xiang chi yin

【英文名】Xiang Chi Drink

【组成】(1)香豉、栀子、黄连。(中医方剂大辞典)(2)香豉、生地黄、葱白。(中医方剂大辞典)(3)香豉、葱白。(中医方剂大辞典)

香豉酒 xiang chi jiu

【英文名】Xiang Chi Wine

【组成】香豉。(中医方剂大辞典)

香豉散 xiang chi san

【英文名】Xiang Chi Powder

【组成】(1)香豉、牛蒡、荆芥、桔梗、连翘、黑栀、马勃、大贝母、甘中黄。(中医方剂大辞典)(2)香豉、伏龙肝。(中医方剂大辞典)(3)豉、甘草、白术、槟榔、川大黄、川芒硝。(中医方剂大辞典)(4)生地黄、香豉。(中医方剂大辞典)

香豉粥 xiang chi zhou

【英文名】Xiang Chi Gruel

【组成】麻黄、葛根、栀子仁、石膏、荆芥、生姜、豆豉、糯米。(中医方剂大辞典)

香银丸 xiang yin wan

【英文名】Xiang Yin Pill

【组成】(1)藿香叶、丁香、草豆蔻仁、附子、生硫黄、水银。(中医方剂大辞典)(2)丁香、干葛、半夏、水银。(中医方剂大辞典)

香鹿消疬汤 xiang lu xiao li tang

【英文名】Xiang Lu Xiao Li Decoction

【组成】香附、鹿角粉、橘核、大贝母、郁金、柴胡、白芍、茯苓、炒麦芽、法半夏、甘草。(辽宁中医杂志 1992,(1))

香黄丸 xiang huang wan

【英文名】Xiang Huang Pill

【组成】(1)黄连、木香、肉豆蔻、青皮、陈皮、使君子、蚵蚾、芦荟。(中医方剂大辞典)(2)硫黄、硇砂、生木瓜、肉豆蔻、槟榔、当归、石斛、牛膝、附子、巴戟天、肉苁蓉、茴香子、木香、沉香、白茯苓、京三棱、干姜、丁香、麝香、乳香、人参、桂、荜澄茄、阿魏。(中医方剂大辞典)

香棱丸 xiang leng wan

【英文名】Xiang Leng Pill

【异名】香积丸(中医方剂大辞典、丹溪心法)

【组成】(1)木香、丁香、大茴香、枳壳、青皮、三棱、蓬莪。(中医方剂大辞典)(2)三棱、青皮、陈皮、蓬术、枳实、萝卜子、香附子、厚朴、黄连、肉桂、神曲、麦芽、山楂肉、槟榔、益智、干漆、木香、砂仁、桃仁。(中医方剂大辞典)(3)香附、三棱、蓬术、陈橘皮、青皮、良姜、干姜、唐球。(中医方剂大辞典)(4)川楝子、茴香、蓬术、木香、三棱。(中医方剂大辞典)(5)木香、丁香、槟榔、枳壳、甘松、使君子、神曲、麦蘖、京三棱、蓬莪术、青皮、陈皮、香附子、胡黄连。(中医方剂大辞典)(6)三棱、青皮、陈皮、莪术、枳壳、枳实、萝卜子、香附子、黄连、神曲、麦芽、鳖甲、干漆、桃仁、硇砂、砂仁、归梢、木香、甘草、槟榔、山楂。(中医方剂大辞典)(7)木香、丁香、京三棱、枳壳、青皮、川楝子、茴香、蓬术。(中医方剂大辞典)

香椒散 xiang jiao san

【英文名】Xiang Jiao Powder

【组成】(1)香附、红川椒、故纸、荜茇。(中医方剂大辞典)(2)草乌头、胡椒、乳香、蝎梢。(中医方剂大辞典)(3)川椒、细辛、莨菪子、白芷、海桐子。(中医方剂大辞典)

香犀丸 xiang xi wan

【英文名】Xiang Xi Pill

【组成】(1)金银箔、羌活、远志、使君子、京墨、全蝎、白附子、麻黄、犀角、青黛、滴乳、熊胆、芦荟、朱砂、陈腊茶、天竺黄、真麝香。(中医方剂大辞典)(2)犀角屑、羚羊角屑、玳瑁屑、琥珀末、地骨皮、大黄、威灵仙、黄芩、牵牛子、芍药。(中医方剂大辞典)

香葛汤 xiang ge tang

【英文名】Xiang Ge Decoction

【组成】(1)藿香叶、白茯苓、甘草、丁香、干葛根、人参。(中医方剂大辞典)(2)干葛、川升麻、羌活、桔梗、白芍药、川芎、白茯苓、白芷、甘草。(永类钤方)(3)香薷、葛根、厚朴、扁豆。(中医方剂大辞典)(4)香薷散、升麻葛根汤。(中医方剂大辞典)(5)紫苏、白芍药、香附子、川升麻、白干葛、薄陈皮、白芷、大川芎、苍术、大甘草。(中医方剂大辞典)

香葛散 xiang ge san

【英文名】Xiang Ge Powder

【异名】香葛饮(中医方剂大辞典、永类钤方)

【组成】(1)香附子、陈紫苏叶、陈皮、甘草、粉葛。(中医方剂大辞典)(2)藿香、干葛、甘草、白梅肉。(中医方剂大辞典)

香橼甘蔗汤 xiang yuan gan zhe tang

【英文名】Xiang Yuan Gan Zhe Decoction

【组成】干香橼、甘蔗汁、生姜汁。(中医方剂大辞典)

香椿芫荽合剂 xiang chun yuan sui he ji

【英文名】Xiang Chun Yuan Sui Mixture

【组成】香椿树皮、芫荽。(赤脚医生杂志 1978,(3))

香蓉散 xiang rong san

【英文名】Xiang Rong Powder

【组成】木芙蓉花叶、天仙子、连钱草。(湖北中医杂志 1989,6(5))

香槟散 xiang bin san

【英文名】Xiang Bin Powder

【组成】(1)木香、槟榔。(中医方剂大辞典)(2)木香、槟榔、黑牵牛、青皮、商陆。(中医方剂大辞典)

香膏 xiang gao

【英文名】Xiang Plaster

【异名】当归膏(中医方剂大辞典)

【组成】(1)当归、薰草、通草、细辛、蕤仁、芎䓖、白芷、羊髓。(中医方剂大辞典)(2)当归、芎䓖、青木香、细辛、通草、蕤核仁、白芷。(中医方剂大辞典)(3)白芷、当归、芎䓖、细辛、辛夷、通草、桂心、薰草。(中医方剂大辞典)

香蜡生肌膏 xiang la sheng ji gao

【英文名】Xiang La Sheng Ji Plaster

【组成】白丁香、麻油、黄蜡。(中医方剂大辞典)

香墨丸 xiang mo wan

【英文名】Xiang Mo Pill

【组成】(1)香墨、肉豆蔻、槟榔、甘遂、续随子、朱砂、麝香、巴豆、木香、猪牙皂荚。(中医方剂大辞典)(2)细香墨、甘遂、甜葶苈、前胡、川大黄、巴豆。(中医方剂大辞典)(3)好细墨。(中医方剂大辞典)(4)香墨、麝香。(中医方剂大辞典)(5)香墨、芫花、京三棱、硇砂、巴豆、桃仁、狗胆。(中医方剂大辞典)(6)香墨、芫花、川大黄、青礞石、巴豆、硇砂。(中医方剂大辞典)(7)香墨、硫黄、硇砂、朱砂、麝香、巴豆。(中医方剂大辞典)

香墨汁 xiang mo zhi

【英文名】Xiang Mo Juice

【组成】香墨、葱汁。(中医方剂大辞典)

香墨散 xiang mo san

【英文名】Xiang Mo Powder

【组成】(1)香墨、露蜂房、龙骨。(中医方剂大辞典)(2)香墨、枳实、黄芪、代赭、当归、麝香、白芍药。(中医方剂大辞典)

香澄散 xiang cheng san

【英文名】Xiang Cheng Powder

【组成】荜澄茄、丁香、肉桂。(中医杂志 1993,34(3))

香蝎丸 xiang xie wan

【英文名】Xiang Xie Pill

【组成】(1)檀香、麝香、川乌、没药、穿山甲、全蝎、红曲、白胶香。(中医方剂大辞典)(2)川乌头、全蝎、黑豆、地龙。(中医方剂大辞典)

香橘丸 xiang ju wan

【英文名】Xiang Ju Pill

【组成】茯苓、山楂、陈皮、麦芽、法半夏、砂仁、薏苡仁、白术、枳实、山药、厚朴、莲子、六神曲、泽泻、苍术、木香、香附、甘草、白扁豆。(药品标准－中药成方制剂标准 1990)

香橘丹 xiang ju dan

【英文名】Xiang Ju Pellet

【异名】小儿香橘丹(中医方剂大辞典、中药制剂手册)

【组成】茯苓、苍术、白术、橘皮、香附、山药、法半夏、白扁豆、薏米、莲肉、枳实、厚朴、山楂、神曲、麦芽、砂仁、泽泻、甘草、木香。(中医方剂大辞典)

香橘皮丹 xiang ju pi dan

【英文名】Xiang Ju Pi Pellet

【组成】陈橘皮、木香、白术、草豆蔻、牵牛子、姜黄。(中医方剂大辞典)

香橘汤 xiang ju tang

【英文名】Xiang Ju Decoction

【组成】(1)香附子、陈皮、枳实、白术、甘草。(中医方剂大辞典)(2)香附、半夏、橘红、甘草。(中医方剂大辞典)(3)青橘皮、乌头、干姜、白豆蔻、益智、甘草、沉香、茴香子。(中医方剂大辞典)

香橘饮 xiang ju yin

【英文名】Xiang Ju Drink

【组成】(1)白茯苓、香附、石斛、橘红、人参、砂仁。(中医方剂大辞典)(2)木香、白术、半夏曲、橘皮、白茯苓、缩砂、丁香、甘草。(中医方剂大辞典)

香橘顺气愈胃汤 xiang ju shun qi yu wei tang

【英文名】Xiang Ju Shun Qi Yu Wei Decoction

【组成】陈皮、茯苓、枳壳、青皮、半夏、桔梗、香附、川芎、苍术、厚朴、神曲、甘草、茴香。(中医方剂大辞典)

香橘饼 xiang ju bing

【英文名】Xiang Ju Bing Agent

【组成】(1)木香、橘皮、青皮、半夏、厚朴、神曲、麦芽、砂仁。(中医方剂大辞典)(2)丁香、橘红。(中医方剂大辞典)(3)橘红、青皮、厚朴、青木香、山楂肉、茯神、神曲、麦芽、白术、香附、三棱、砂仁、蓬术、广木香、甘草、人参。(中医方剂大辞典)(4)南木香、陈橘皮、青皮、厚朴、缩砂仁、神曲、麦芽、三棱。(中医方剂大辞典)

香橘饼子 xiang ju bing zi

【英文名】Xiang Ju Lozenge

【组成】木香、青皮、陈皮、厚朴、神曲、麦蘖。(中医方剂大辞典)

香橘散 xiang ju san

【英文名】Xiang Ju Powder

【组成】(1)小茴香、橘核、糖球、八角茴香。(中医方剂大辞典)(2)茴香、青橘皮、京三棱、槟榔、木香。(中医方剂大辞典)(3)香附、橘核。(中医方剂大辞典)

香橼丸 xiang yuan wan

【英文名】Xiang Yuan Pill

【组成】陈极香橼皮、真川贝、炒黑当归、白通草、甜桔梗、陈西瓜皮。(中医方剂大辞典)

香橼汤 xiang yuan tang

【英文名】Xiang Yuan Decoction

【组成】大香橼。(中医方剂大辞典)

香橼散 xiang yuan san

【英文名】Xiang Yuan Powder

【组成】香橼、真人中黄。(中医方剂大辞典)

香橼雄黄散 xiang yuan xiong huang san

【英文名】Xiang Yuan Xiong Huang Powder

【组成】陈香橼、透明雄黄。(中医方剂大辞典)

香糖丸 xiang tang wan

【英文名】Xiang Tang Pill

【组成】轻粉。(中医方剂大辞典)

香薷丸 xiang ru wan

【英文名】Xiang Ru Pill

【异名】小香薷丸(中医方剂大辞典、鸡峰)

【组成】(1)香薷、白扁豆、木香、丁香皮、藿香、零陵香、益智仁。(中医方剂大辞典)(2)香薷、紫苏、干木瓜、丁香、茯神、檀香、藿香叶、甘草。(中医方剂大辞典)

香薷六君子汤 xiang ru liu jun zi tang

【英文名】Xiang Ru Liu Jun Zi Decoction

【组成】人参、白术、白茯、甘草、陈皮、半夏、香薷、山栀、黄连、赤芍。(中医方剂大辞典)

香薷四苓散 xiang ru si ling san

【英文名】Xiang Ru Si Ling Powder

【组成】香薷、厚朴、茅术、木通、白扁豆、滑石、茯苓。(中医方剂大辞典)

香薷术丸 xiang ru zhu wan

【英文名】Xiang Ru Zhu Pill

【异名】香薷丸(中医方剂大辞典、鸡峰)

【组成】干香薷、白术。(中医方剂大辞典)

香薷汤 xiang ru tang

【英文名】Xiang Ru Decoction

【异名】香薷散(圣济总录)

【组成】(1)香薷、蓼子。(中医方剂大辞典)(2)香薷、木瓜、荆芥穗、熟艾、陈廪米、黑豆。(中医方剂大辞典)(3)香薷、藿香叶、白豆蔻、甘草、白术、麦门冬、陈橘皮。(中医方剂大辞典)

香薷补气饮 xiang ru bu qi yin

【英文名】Xiang Ru Bu Qi Drink

【组成】香薷、天花粉、生黄芪、白术、炙甘草、黄芩、茯苓、人参、厚朴、麦冬、陈皮、桔梗。(中医方剂大辞典)

香薷饮 xiang ru yin

【英文名】Xiang Ru Drink

【组成】(1)香薷、厚朴、扁豆、茯苓、木香、藿香、甘草。(中医方剂大辞典)(2)香薷、厚朴、扁豆。(中医方剂大辞典)(3)香薷、厚朴、白扁豆、甘草。(中医方剂大辞典)(4)香薷、草乌头、藿香、黄连。(中医方剂大辞典)(5)香薷、生姜、木瓜。(中医方剂大辞典)(6)香薷汁。(中医方剂大辞典)

香薷保安汤 xiang ru bao an tang

【英文名】Xiang Ru Bao An Decoction

【组成】香薷、柴胡、羌活、陈皮、白术、黄芩、炙甘草、当归、生姜、枣。(中医方剂大辞典)

香薷散 xiang ru san
【英文名】Xiang Ru Powder
【异名】香薷汤(中医方剂大辞典、局方)
【组成】(1)香薷、陈皮、白扁豆、茯苓、厚朴、黄连、甘草。(中医方剂大辞典)(2)香薷、白扁豆、厚朴、茯苓。(中医方剂大辞典)(3)白扁豆、厚朴、香薷。(中医方剂大辞典)(4)香薷、前胡、麦门冬、人参、白术、甘草、半夏、陈橘皮、诃黎勒皮。(中医方剂大辞典)(5)香薷。(中医方剂大辞典)

香薷散暑汤 xiang ru san shu tang
【英文名】Xiang Ru San Shu Decoction
【组成】香薷、厚朴、甘草、藿香、柴胡、陈皮、杏仁、半夏。(中医方剂大辞典)

香薷锉散 xiang ru cuo san
【英文名】Xiang Ru Cuo Powder
【组成】香薷、厚朴、茯苓、陈皮、甘草、良姜。(中医方剂大辞典)

香薷煎 xiang ru jian
【英文名】Xiang Ru Decoction
【组成】(1)陈香薷、胡粉、猪脂。(中医方剂大辞典)(2)干香薷。(中医方剂大辞典)

香薷解毒汤 xiang ru jie du tang
【英文名】Xiang Ru Jie Du Decoction
【组成】旧香薷、厚朴、白扁豆、山栀、黄连、黄柏、黄芩。(中医方剂大辞典)

香薷缩脾饮 xiang ru suo pi yin
【英文名】Xiang Ru Suo Pi Drink
【组成】缩砂仁、草果仁、乌梅肉、香薷、甘草、白扁豆、白干葛。(中医方剂大辞典)

香薷膏 xiang ru gao
【英文名】Xiang Ru Ointment
【组成】香薷。(中医方剂大辞典)

香藤散 xiang teng san
【英文名】Xiang Teng Powder
【组成】香藤、甘草、陈皮、羌活、厚朴、当归、木罂皮。(中医方剂大辞典)

香䓖散 xiang qiong san
【英文名】Xiang Qiong Powder
【组成】香附子、藁本、川芎、橘皮、甘草。(中医方剂大辞典)

香瓣散 xiang ban san
【英文名】Xiang Ban Powder
【组成】荆芥、小枣儿、羖羝羊须、枯白矾。(中医方剂大辞典)

香藿鸡苏散 xiang huo ji su san
【英文名】Xiang Huo Ji Su Powder
【组成】香薷、厚朴、扁豆、六一散、薄荷。(中西医结合杂志 1985,5(1))

香蟾散 xiang chan san
【英文名】Xiang Chan Powder
【组成】(1)干蟾、蜣螂、麦蘖、神曲。(中医方剂大辞典)(2)蟾。(中医方剂大辞典)

香鳔汤 xiang biao tang
【英文名】Xiang Biao Decoction
【组成】茜草、麻黄、乌药、细茶、鱼鳔、槐子、花椒、乳香、生姜、葱白。(中医方剂大辞典)

香鳗 xiang man
【英文名】Xiang Man Medicated Diet
【组成】肥鳗、白薇、小茴香、甘草、薏仁、榧子。(中医方剂大辞典)

骨友灵贴膏 gu you ling tie gao
【英文名】Gu You Ling Tie Plaster
【组成】红花、威灵仙、防风、延胡索、续断、鸡血藤、蝉蜕、何首乌、川乌、樟脑、薄荷脑、马来酸氯苯那敏、冰片、水杨酸甲酯、颠茄流浸膏。(药品标准－中药成方制剂标准 1997)

骨友灵擦剂 gu you ling ca ji
【英文名】Gu You Ling Liniment
【组成】红花、川乌、制何首乌、续断、威灵仙、延胡索、防风、鸡血藤、蝉蜕、二甲基亚砜。(药品标准－中药成方制剂标准 1993)

骨仙片 gu xian pian
【英文名】Gu Xian Tablet
【组成】骨碎补、广防已、熟地黄、黑豆、金樱子。(中医方剂大辞典)

骨汁煮索饼方 gu zhi zhu suo bing fang
【英文名】Gu Zhi Zhu Suo Bing Prescription
【组成】大羊尾骨、葱白、陈橘皮、荆芥、面、羊肉。(中医方剂大辞典)

骨皮清膈散 gu pi qing ge san
【英文名】Gu Pi Qing Ge Powder
【组成】黄芩、石膏、滑石、地骨皮、当归、知母、桑白皮、紫菀茸、白茯苓、桔梗、甘草。(中医方剂大辞典)

骨龙胶囊 gu long jiao nang
【英文名】Gu Long Capsule
【组成】狗腿骨、穿山龙。(唐·《蜀本草》、《卫生部药品标准》(1993 年版))

骨伤酒 gu shang jiu
【英文名】Gu Shang Wine
【组成】无名异、地骨皮、红花、乳香、没药。(中成药研究 1991,(5))

骨折挫伤胶囊 gu zhe cuo shang jiao nang
【英文名】Gu Zhe Cuo Shang Capsule
【组成】猪骨、黄瓜子、自然铜、红花、大黄、当归、乳香、

没药、血竭、土鳖虫。(药品标准－中药成方制剂标准 1998)

骨补丸 gu bu wan

【英文名】Gu Bu Pill

【组成】黄狗脊骨、肉苁蓉、桂、附子、干姜、蛇床子、牛膝、鹿茸、阳起石、五味子、胡椒。(中医方剂大辞典)

骨刺丸 gu ci wan

【英文名】Gu Ci Pill

【组成】制川乌、制草乌、细辛、白芷、当归、萆薢、红花。(中医方剂大辞典)

骨刺止痛消炎囊 gu ci zhi tong xiao yan nang

【英文名】Gu Ci Zhi Tong Xiao Yan Nang Ointment

【组成】威灵仙、狗脊、秦艽、桑枝、木瓜、防己、桑寄生、牛膝、川芎、红花、穿山甲、皂角刺、土元、乳香、没药、透骨草、桂枝、豨莶草、川椒、当归、黄芪、鸡血藤、熟地。(河北中医学院学报 1989,4(1))

骨刺止痛膏 gu ci zhi tong gao

【英文名】Gu Ci Zhi Tong Ointment

【组成】生川乌、生草马、羌活、独活、紫荆皮、铁丝、威灵仙、五加皮、赤芍、当归、乳香、沉香、芥子、细辛、花椒。(中成药研究 1991,(4))

骨刺片 gu ci pian

【英文名】Gu Ci Tablet

【组成】昆布、骨碎补、党参、桂枝、威灵仙、牡蛎、杜仲叶、鸡血藤、附片、制川乌、制草乌、延胡索、白芍、三七、马钱子粉。(药品标准－中药成方制剂标准 1998)

骨刺宁酒 gu ci ning jiu

【英文名】Gu Ci Ning Wine

【组成】威灵仙、急性子、山楂、砂仁、白芷、红花、乌梅。(药品标准－中药成方制剂标准 1998)

骨刺平片 gu ci ping pian

【英文名】Gu Ci Ping Tablet

【组成】骨刺平干浸膏。(药品标准－中药成方制剂标准 1996)

骨刺克 gu ci ke

【英文名】Gu Ci Ke Medicinal Instant Granule

【组成】白花蛇、血竭、三七、太子参、威灵仙。(新中医 1984,(10))

骨刺浸剂 gu ci jin ji

【英文名】Gu Ci Lotion

【组成】地鳖虫、五灵脂、白芥子、制草乌、三棱、威灵仙、楮实子、马鞭草、苏木、海带、皂角刺、蒲公英、延胡索、汉防己、食醋、鲜葱。(新中医 1984,(10))

骨刺消痛片 gu ci xiao tong pian

【英文名】Gu Ci Xiao Tong Tablet

【组成】川乌、草乌、秦艽、白芷、甘草、萆薢、穿山龙、薏苡仁、天南星、红花、当归、徐长卿。(药品标准－中药成方制剂标准 1997)

骨刺消痛涂膜剂 gu ci xiao tong chu mo ji

【英文名】Gu Ci Xiao Tong Membranae

【组成】制川乌、木瓜、铁丝威灵仙、乌梅、牛膝、桂枝等。((89)卫药准字 Z－24 号)

骨刺消痛胶囊 gu ci xiao tong jiao nang

【英文名】Gu Ci Xiao Tong Capsule

【组成】制川乌、制草乌、秦艽、白芷、甘草、粉萆薢、穿山龙、薏苡仁、天南星、红花、当归、徐长卿。(药品标准－中药成方制剂标准 1998)

骨刺消痛液 gu ci xiao tong ye

【英文名】Gu Ci Xiao Tong Oral Liquid

【组成】乌梅、川芎、桂枝、独活、当归、草乌、红花、川乌、木瓜、麻黄、牛膝、铁丝威灵仙。(药品标准－中药成方制剂标准 1998)

骨刺散 gu ci san

【英文名】Gu Ci Powder

【组成】(1)乌稍蛇、透骨草、当归、防风、土鳖、威灵仙、没药、降香。(湖南中医杂志 1987,(2))(2)独活、桃仁、地鳖虫、生乳香、生没药、生大黄、当归、牛膝、巴戟天、骨碎补、透骨草、生川乌、生草乌、生半夏、细辛、三七、红花、冰片、樟脑。(四川中医 1993,11(4))

骨刺痛宁汤 gu ci tong ning tang

【英文名】Gu Ci Tong Ning Decoction

【组成】鹿角胶、熟地黄、骨碎补、白芥子、制草乌、制川乌、乳香、没药、蜈蚣、土鳖虫、广木香、补骨脂、杜仲。(江苏中医 1991,(7))

骨刺膏 gu ci gao

【英文名】Gu Ci Ointment

【组成】(1)姜黄、栀子、赤芍、白芷、穿山甲、冰片、麝香。(国医论坛 1992,(1))(2)川乌、独活、细辛、乳香、没药、威灵仙、透骨草、蜈蚣、姜虫、马钱子、苏木、骨碎补、食盐、白酒、老葱白根须。(北京中医杂志 1990,(5))(3)青风藤、海风藤、羌活、独活、藤黄、木瓜、麻黄、当归、川芎、生川乌、生草乌、地龙、土元、补骨脂、杜仲、牛膝等。(中级医刊 1988,23(12))

骨松宝颗粒 gu song bao ke li

【英文名】Gu Song Bao Granule

【组成】淫羊藿、续断、赤芍、川芎、知母、茯苓、三棱、地黄、牡蛎。(药品标准－中药成方制剂标准 1998)

骨炎灵片 gu yan ling pian

【英文名】Gu Yan Ling Tablet

【组成】当归、黄芪、地黄、川芎、菟丝子、枸杞子、玄参、甘草、白芷、骨碎补、延胡索、川楝子、蒲公英、紫花地丁。(药品标准－中药成方制剂标准 1991)

骨苓通痹丸 gu ling tong bi wan
【英文名】Gu Ling Tong Bi Decoction
【组成】麻黄、淫羊藿、羌活、当归、黄芪等。((95)卫药准字 Z-19号)

骨质宁搽剂 gu zhi ning cha ji
【英文名】Gu Zhi Ning Liniment
【组成】云母石、黄连、枯矾。(药品标准-中药成方制剂标准 1998)

骨质增生Ⅰ号 gu zhi zeng sheng yi hao
【英文名】Gu Zhi Zeng Sheng NO. Ⅰ Decoction
【组成】透骨草、威灵仙、黄草根、川芎、川牛膝、紫草、三棱、泰艽、乳香、川木瓜、红花,大伸筋、没药、莪术、羌活、川乌、草乌、独活、狗脊、当归、姜黄、续断。(湖南中医杂志 1993,9(6))

骨质增生丸 gu zhi zeng sheng wan
【英文名】Gu Zhi Zeng Sheng Pill
【组成】熟地黄、鸡血藤、骨碎补、肉苁蓉、鹿衔草、淫羊藿、莱菔子。(中医方剂大辞典)

骨质增生止痛片 gu zhi zeng sheng zhi tong pian
【英文名】Gu Zhi Zeng Sheng Zhi Tong Tablet
【组成】熟地黄、肉苁蓉、骨碎补、莱菔子、鸡血藤。((82)吉卫药准字 230206 号)

骨质增生汤 gu zhi zeng sheng tang
【英文名】Gu Zhi Zeng Sheng Decoction
【组成】当归、川断、杜仲、羌活、炒乳香、炒没药、蜈蚣、细辛、甘草、熟地、桑寄生、乌梢蛇、丹参、川牛膝。(四川中医 1987,(3))

骨质增生液 gu zhi zeng sheng ye
【英文名】Gu Zhi Zeng Sheng Solution
【组成】卷柏、伸筋草、当归、川芎、元胡、木香、乳香、没药、土鳖虫。(四川中医 1993,11(1))

骨质增生熏洗方 gu zhi zeng sheng xun xi fang
【英文名】Gu Zhi Zeng Sheng Lotion
【组成】全虫、蜈蚣、透骨草、桂枝、虎杖、红花、没药。(辽宁中医杂志 1989,(12))

骨质增生膏 gu zhi zeng sheng gao
【英文名】Gu Zhi Zeng Sheng Ointment
【组成】鹿角胶、龟板胶、黄芪、象牙屑、乳香、没药、地龙、穿山甲、血蝎、冰片、蟾酥、麝香。(山东中医杂志 1991,10(1))

骨科外洗一方 gu ke wai xi yi fang
【英文名】Gu Ke Wai Xi NO.1 Lotion
【组成】宽筋藤、钩藤、金银花藤、王不留行、刘寄奴、防风、大黄、荆芥。(中医方剂大辞典)

骨科外洗二方 gu ke wai xi er fang
【英文名】Gu Ke Wai Xi NO.2 Lotion
【组成】桂枝、威灵仙、防风、五加皮、细辛、荆芥、乳香、没药。(中医方剂大辞典)

骨科合剂 gu ke he ji
【英文名】Gu Ke Mixture
【组成】苍术、炒白芍、川芎、桔梗、干姜、茯苓、厚朴、甘草。(北京中医学院学报 1986,9(6))

骨结核丸 gu jie he wan
【英文名】Gu Jie He Pill
【组成】熟地、当归、鹿角胶、人参、白术、山药、甘草、百部、肉桂、生龙骨、丹参、麦芽等。(中国医药学报 1987,2(4))

骨健灵膏 gu jian ling gao
【英文名】Gu Jian Ling Plaster
【组成】红花、颠茄、延胡索、薄荷、防风、续断、苯海拉明、蝉蜕、鸡血藤、威灵仙、樟脑、生川乌、冰片、水杨酸甲酯、二甲基亚砜、陈醋、何首乌。(药品标准-中药成方制剂标准 1998)

骨疽胶囊 gu ju jiao nang
【英文名】Gu Ju Capsule
【组成】人参、黄芪、当归、金银花、蒲公英、鹿角胶、穿山甲、补骨脂等。(中成药研究 1988,(4))

骨病痳灵 gu bing qiu ling
【英文名】Gu Bing Qiu Ling Decoction
【组成】白毛草、金银花、比茎藤、五月红、臭梧桐、鸡血藤、乌麻根、苏木子、三白草、白鱼鲰、白木槿。(中医方剂大辞典)

骨通灵膏 gu tong ling gao
【英文名】Gu Tong Ling Ointment
【组成】天麻、血竭、白芍、干姜、附子、大黄、樟脑醋等。(山西中医 1989,5(1))

骨通贴片 gu tong tie pian
【英文名】Gu Tong Plaster
【组成】麻黄、当归、薄荷脑等。(桂卫药准字(1993)015801 号)

骨康膏 gu kang gao
【英文名】Gu Kang Ointment
【组成】活公鸡、乳香、没药、血竭、骨碎补、五加皮。(中医杂志 1985,26(4))

骨疏康颗粒 gu shu kang ke li
【英文名】Gu Shu Kang Granule
【组成】淫羊藿、熟地、黄芪、丹参。((95)卫药准字 Z-08 号)

骨痛丸 gu tong wan
【英文名】Gu Tong Pill
【组成】木瓜、牛膝、杜仲、甘草、红花、地枫皮、防风、蒺藜、乳香、没药、麻黄、桂枝、独活、当归、羌活、千年健、浙贝母、川贝母、鹿角胶、三七、虎骨。(药品标准-中药成方制剂标准 1990)

骨痛灵 gu tong ling
【英文名】Gu Tong Ling Capsule
【组成】穿山甲、全蝎、蜈蚣、川楝子、川牛膝、桃仁、红花、甘草。(山东中医杂志 1991,10(3))

骨痛灵酊 gu tong ling ding
【英文名】Gu Tong Ling Tincture
【组成】雪上一枝蒿、干姜、国产血竭、乳香、没药、冰片。(药品标准－中药成方制剂标准 1998)

骨痛药酒 gu tong yao jiu
【英文名】Gu Tong Wine
【组成】制草乌、桑寄生、七叶莲、威灵仙、虎杖、络石藤、菝葜、苍术、油松节、制何首乌、红藤、丹参、接骨木、伸筋草、木瓜、川芎、牛膝、麻黄、香加皮、红花、续断、干姜。(药品标准－中药成方制剂标准 1991)

骨痛贴膏 gu tong tie gao
【英文名】Gu Tong Emplastrum
【组成】丁公藤、麻黄、乳香、辣椒等。((98)卫药准字 Z－082 号)

骨痨复元汤 gu lao fu yuan tang
【英文名】Gu Lao Fu Yuan Decoction
【组成】当归、黄芪、生地、熟地、丹皮、金银花、土鳖虫、龟板、川断、女贞子、骨碎补、枸杞子。(山东中医杂志 1992,11(6))

骨痨敌注射液 gu lao di zhu she ye
【英文名】Gu Lao Di Injection
【组成】三七、黄芪、骨碎补、乳香、没药。(药品标准－中药成方制剂标准 1998)

骨筋丸 gu jin wan
【英文名】Gu Jin Pill
【异名】骨筋大蜜丸(药品标准－中药成方制剂标准)
【组成】乳香、没药、白芍、延胡索、三七、木香、红花、郁金、独活、牛膝、秦艽、桂枝、血竭、马钱子。(药品标准－中药成方制剂标准 1997)

骨筋丸片 gu jin wan pian
【英文名】Gu Jin Wan Tablet
【组成】乳香、没药、白芍、延胡索、三七、木香、红花、郁金、独活、牛膝、秦艽、桂枝、血竭、马钱子。(药品标准－中药成方制剂标准 1997)

骨筋丸胶囊 gu jin wan jiao nang
【英文名】Gu Jin Wan Capsule
【组成】乳香、没药、白芍、延胡索、三七、木香、红花、郁金、独活、牛膝、秦艽、桂枝、血竭、马钱子。(药品标准－中药成方制剂标准 1997)

骨筋丹胶囊 gu jin dan jiao nang
【英文名】Gu Jin Dan Capsule
【组成】乳香、没药、三七、红花、血竭、元胡、桂枝、秦艽、木香。

骨填煎 gu tian jian
【英文名】Gu Tian Decoction
【异名】骨填煎(中医方剂大辞典、千金)
【组成】茯苓、菟丝子、山茱萸、当归、牛膝、附子、五味子、巴戟天、麦门冬、石膏、石韦、人参、桂心、苁蓉、大豆卷、天门冬。(中医方剂大辞典)

骨痹丸 gu bi wan
【英文名】Gu Bi Pill
【组成】熟地、肉苁蓉、乳香、马钱子、麻黄等。(中国医药学报 1991,6(5))

骨痹四虫散 gu bi si chong san
【英文名】Gu Bi Si Chong Powder
【组成】乌梢蛇、秦艽、全蝎、土鳖虫、穿山甲、当归、丹参、狗脊、木瓜、补骨脂、苏木、威灵仙、蜈蚣。(山东中医杂志 1993,12(3))

骨痹汤 gu bi tang
【英文名】Gu Bi Decoction
【组成】骨碎补、狗脊、肉苁蓉、熟地、破故纸、怀牛膝、鹿含草、鹿角霜、鸡血藤肉、千年健。(新疆中医药 1993,(2))

骨痹鸡汤 gu bi ji tang
【英文名】Gu Bi Ji Decoction
【组成】党参、黄芪、牛膝、巴戟天、熟地、川续断、桂枝、防风、防己、威灵仙、狗脊、制乳香、没药、麻黄、细辛、白芥子、丝瓜、生川乌、生草乌、生南星、鲜生姜。(江苏中医 1993,(14))

骨碎补丸 gu sui bu wan
【英文名】Gu Sui Bu Pill
【组成】(1)骨碎补、补骨脂、熟地黄、川当归、续断、石楠叶、黄芪、石斛、牛膝、杜仲、萆薢、附子、白芍药、川芎、菟丝子、沙参、羌活、防风、独活、天麻。(中医方剂大辞典)(2)骨碎补、木鳖子、乳香、青橘皮、陈橘皮、木香、没药、甜瓜子、自然铜、干漆、苍术、芫花、干姜、血竭。(中医方剂大辞典)(3)骨碎补、败龟、虎骨、泽兰叶、山芋、白薇、自然铜、山茱萸、桂、当归、熟干地黄、五味子、干姜、肉苁蓉、白槟榔、附子、肉豆蔻。(中医方剂大辞典)(4)骨碎补、附子、肉豆蔻、蒺藜子、杜仲、山芋、五味子、牛膝、山茱萸、独活、芎䓖、黄芪。(中医方剂大辞典)(5)骨碎补、威灵仙、草乌头、天南星、地龙、自然铜、木鳖子、枫香脂、没药、乳香。(中医方剂大辞典)(6)荆芥穗、白附子、牛膝、肉苁蓉、骨碎补、威灵仙、缩砂仁、地龙、没药、自然铜、草乌头、半夏。(中医方剂大辞典)(7)威灵仙、草乌头、白附子、荆芥、仙茅、川羌活、紫花白术、防风、金毛狗脊、茯苓、九节石菖蒲、干姜、白牵牛、威灵仙、何首乌、苍术。(中医方剂大辞典)(8)骨碎补、桂心、狗脊、木香、仙灵脾、附子、川乌头、威灵仙、山茄子、当归、甜瓜子、补骨脂、麻黄、白附子、虎胫骨、干蝎、天南星、自然铜、芎䓖、没药、赤芍药、朱砂、白花蛇肉、羌活、白芷、甘草。(中医方剂大辞典)

骨碎补注射液 gu sui bu zhu she ye

【英文名】Gu Cui Bu Injection

【组成】骨碎补。(中医正骨 1989,1(1))

骨碎补散 gu sui bu san

【英文名】Gu Sui Bu Powder

【组成】(1)骨碎补、萆薢、牛膝、桃仁、海桐皮、当归、桂心、槟榔、赤芍、附子、川芎、枳壳。(中医方剂大辞典)(2)乳香、没药、骨碎补。(中医方剂大辞典)(3)骨碎补、当归、芎䓖、桂、蒲黄、蜀椒、泽兰叶、没药。(中医方剂大辞典)(4)骨碎补。(中医方剂大辞典)(5)骨碎补、萆薢、牛膝、赤芍药、海桐皮、当归、芎䓖、附子、桂心、槟榔、桃仁、枳实。(中医方剂大辞典)(6)骨碎补、当归、白蒺藜、羌活、海桐皮、芎䓖、桂心、仙灵脾、侧子、木香、桃仁、枳壳。(中医方剂大辞典)(7)骨碎补、自然铜、虎胫骨、败龟、没药。(中医方剂大辞典)(8)骨碎补、当归、牡丹、虎胫骨、白芷、芎䓖、赤芍药、败蒲。(中医方剂大辞典)(9)骨碎补、蒲黄、木香、延胡索、当归、桂心、芎䓖、槟榔。(中医方剂大辞典)

骨增生镇痛膏 gu zeng sheng zhen tong gao

【英文名】Gu Zeng Sheng Zhen Tong Plaster

【组成】红花、骨碎补、川芎、猪牙皂、当归尾、生川乌、细辛、生草乌、羌活、白芥子、独活、生天南星、栀子、生半夏、干姜、桉油、姜黄、樟脑、雄黄。(药品标准－中药成方制剂标准 1997)

骨增康膏药 gu zeng kang gao yao

【英文名】Gu Zeng Kang Emplastrum

【组成】当归、红花、乳香、没药、三仙丹。(山东中医杂志 1989,8(5))

骨槽风丸 gu cao feng wan

【英文名】Gu Cao Feng Pill

【组成】好肉桂、炮姜、麻黄。(中医方剂大辞典)

骨槽风汤 gu cao feng tang

【英文名】Gu Cao Feng Decoction

【组成】熟地、鹿角胶、好肉桂、白芥子、甘草、炮姜、麻黄。(中医方剂大辞典)

骨镇风丹 gu zhen feng dan

【英文名】Gu Zhen Feng Pellet

【组成】(1)人参、凤仙花、当归、白芍、丹皮、紫荆皮、五加皮、川芎、羌活、乌药、首乌、乳香、没药、黄芩、熟军、青皮、香附、防风、独活、朱砂、赤芍、申姜、白术、茯苓、玄参、鲜皮、草蔻、白蔻、全蝎、红花、甘草节、茴香、牛膝、大黄、细辛、木瓜、僵蚕、秦艽、天麻、白芷、生地、麻黄、虎胫骨、沉香、丁香、官桂、祁蛇、菊花。(中医方剂大辞典)(2)人参、羌活、没药、凤仙草、五加皮、乌药、丹皮、首乌、生地、麻黄、白芍、紫荆皮、黄芩、独活、青皮、防风、川军、赤芍、玄参、灵仙、申姜、茯苓、香附、砂、草乌、川乌、木香、沉香、红花、牛膝、甘草、小茴香、葱仁、川连、白芷、全蝎、细辛、木瓜、天麻、僵蚕、当归、丁香、官桂、秦艽、鲜皮、炙虎胫。(中医方剂大辞典)

骨鲠千捶膏 gu geng qian chui gao

【英文名】Gu Geng Qian Chui Ointment

【组成】寒食面、大乌梅、陈米醋。(中医方剂大辞典)

骨髓丸 gu sui wan

【英文名】Gu Sui Pill

【组成】牛骨髓、人参、熟地、龙骨、鹿角胶、冬虫夏草、制首乌、北沙参。(中医方剂大辞典)

骨髓炎糊剂 gu sui yan hu ji

【英文名】Gu Sui Yan Paste

【组成】黄连、细辛、冰片、制乳香、制没药、儿茶、血竭、白及、绿豆粉。(山东中医杂志 1993,12(2))

鬼代丹 gui dai dan

【英文名】Gui Dai Pellet

【异名】神让散(中医方剂大辞典、宣明论)

【组成】(1)乳香、没药、自然铜、无名异、骨碎补、地龙、土鳖虫。(中医方剂大辞典)(2)无名异、没药、乳香、自然铜、地龙、木鳖子。(中医方剂大辞典)

鬼臼丸 gui jiu wan

【英文名】Gui Jiu Pill

【组成】(1)鬼臼、川升麻、麝香、柴胡。(中医方剂大辞典)(2)鬼臼、雄黄、龙脑、麝香、朱砂、甘草。(中医方剂大辞典)

鬼哭丹 gui ku dan

【英文名】Gui Ku Pellet

【异名】豉破丸(中医方剂大辞典、经验良方)

【组成】(1)白信石、寒水石。(中医方剂大辞典)(2)川乌、朱砂、乳香。(中医方剂大辞典)(3)常山、槟榔、半夏、贝母。(中医方剂大辞典)(4)人言、新绿豆。(中医方剂大辞典)

鬼哭饮子 gui ku yin zi

【英文名】Gui Ku Drink

【组成】(1)天灵盖、鳖甲、柴胡、木香、桃仁、鼓心、青蒿、阿魏、贯众、安息香、甘草。(中医方剂大辞典)(2)阿魏、东引桃枝、甘草、青蒿、槟榔、葱白。(中医方剂大辞典)(3)槟榔、鳖甲、甘草、桃仁、杏仁、青蒿、阿魏、东南桃柳枝。(中医方剂大辞典)

鬼哭散 gui ku san

【英文名】Gui Ku Pill

【异名】鬼哭饮(中医方剂大辞典、医方大成)

【组成】(1)人参、常山、茯苓、甘草、肉桂。(中医方剂大辞典)(2)常山、大腹皮、白茯苓、鳖甲、甘草。(中医方剂大辞典)(3)黄丹。(中医方剂大辞典)

鬼箭丸 gui jian wan

【英文名】Gui Jian Pill

【组成】(1)鬼箭羽、赤芍药、乌梅肉、牛膝、白薇、白术、当归、桂心、甘草、牡丹皮、干地黄、人参、川大黄、虻虫、蒲黄、朴硝。(中医方剂大辞典)(2)鬼箭羽、芍药、白术、当归、桂心、甘草、牡丹皮、川大黄、干地黄、虻虫、蒲黄、乌梅肉、人参。(中医方剂大辞典)(3)鬼箭羽、川芒硝、柴胡、水蛭、虻虫、川大黄、赤茯苓、干漆、川椒、甜葶苈、杏仁、桃仁、牡丹。(中医方剂大辞典)

鬼箭汤 gui jian tang

【英文名】Gui Jian Decoction

【组成】(1)鬼箭羽。(中医方剂大辞典)(2)鬼箭羽、甘草、麻黄、石膏。(中医方剂大辞典)(3)鬼箭、白蔹、白术、矾石、甘草、防风。(中医方剂大辞典)

鬼箭羽丸 gui jian yu wan

【英文名】Gui Jian Yu Pill

【组成】(1)鬼箭羽、水蛭、细辛、桃仁、当归、芎穹、大黄、牛膝。(中医方剂大辞典)(2)鬼箭羽、鬼臼、赤小豆、朱砂、雄黄。(中医方剂大辞典)

鬼箭羽汤 gui jian yu tang

【英文名】Gui Jian Yu Decoction

【组成】(1)鬼箭羽、当归、白术、桂、细辛、生干地黄。(中医方剂大辞典)(2)鬼箭羽、木香、当归、黄芩、桂、芎䓖、白术、芍药、大黄、桃仁、土瓜根、刘寄奴、虻虫。(中医方剂大辞典)(3)鬼箭羽、桃仁、芍药、鬼臼、陈橘皮、当归、桂、柴胡、大黄。(中医方剂大辞典)(4)鬼箭羽、桃仁、干姜、甘草、厚朴、当归、桂、芎䓖。(中医方剂大辞典)

鬼箭散 gui jian san

【英文名】Gui Jian Powder

【异名】鬼箭羽散(中医方剂大辞典、圣惠)

【组成】(1)鬼箭羽、白蒺藜、桂心、麻黄、赤箭、独活、芎䓖、薏苡仁、蛇床子、枳壳、甘草。(中医方剂大辞典)(2)鬼箭羽、瞿麦、葵子、石韦、滑石、木通、榆白皮。(中医方剂大辞典)(3)鬼箭羽、赤芍药、川大黄、桂心、鳖甲、当归、牛膝、琥珀、土瓜根、水蛭、川朴硝、虎杖、桃仁、虻虫。(中医方剂大辞典)(4)鬼箭羽、琥珀、牛李子、当归、穿山甲、桂心、桃仁、川大黄。(中医方剂大辞典)

鸥脂膏 ou zhi gao

【英文名】Ou Zhi Plaster

【组成】松脂、芍药、当归、芎䓖、黄芩、鸥脂、白蜡。(中医方剂大辞典)

鸦片马疳散 ya pian ma gan san

【英文名】Ya Pian Ma Gan Powder

【组成】儿茶、雄黄、轻粉、鸦片梅脑、牛黄、熊胆、血竭、乳香、没药。(中医方剂大辞典)

鸦片散 ya pian san

【英文名】Ya Pian Powder

【组成】真鸦片、莲肉。(中医方剂大辞典)

鸦赤散 ya chi san

【英文名】Ya Chi Powder

【组成】鸦胆子、赤石脂。(湖北中医杂志 1992,(1))

鸦胆七味汤 ya dan qi wei tang

【英文名】Ya Dan Qi Wei Decoction

【组成】鸦胆子、黄连、厚朴、木香、白芍、陈皮、甘草。(实用中医内科杂志 1991,5(3))

鸦胆丸 ya dan wan

【英文名】Ya Dan Pill

【组成】(1)鸦胆霜、黄丹、木香。(中医方剂大辞典)(2)鸦胆、文蛤、枯矾、川连。(中医方剂大辞典)

鸦胆子仁软膏 ya dan zi ren ruan gao

【英文名】Ya Dan Zi Ren Ointment

【组成】鸦胆子仁。(中医方剂大辞典)

鸦胆子油 ya dan zi you

【英文名】Yan Dan Zi Oil

【组成】鸦胆子。(中医方剂大辞典)

鸦胆子油口服乳液 ya dan zi you kou fu ru ye

【英文名】Ya Dan Zi Oil Oral Liquid

【组成】鸦胆子油、豆磷脂。(药品标准 – 中药成方制剂标准 1998)

鸦胆子油乳注射液 ya dan zi you ru zhu she ye

【英文名】Ya Dan Zi You Ru Injection

【组成】精制鸦胆子油、精制豆磷脂甘油。(药品标准 – 中药成方制剂标准 1997)

鸦胆子粉 ya dan zi fen

【英文名】Ya Dan Zi Powder

【组成】鸦胆子。(中医方剂大辞典)

鸦珠丸 ya zhu wan

【英文名】Ya Zhu Pill

【组成】沉香、伽南香、母丁香、真珠。(中医方剂大辞典)

鸦啖散 ya dan san

【英文名】Ya Dan Powder

【组成】老鸦毛、大红绒、珍珠、冰片、枯矾、轻粉、黄丹、麝香。(中医方剂大辞典)

鸦鸽散 ya qian san

【英文名】Ya Qian Powder

【组成】老鸦头、轻粉、黄丹、枯矾、麝香。(中医方剂大辞典)

十画

乘山丸 cheng shan wan
【英文名】Cheng Shan Pill
【组成】大嘴乌、苦参、藜芦、木香、马钱、杨梅皮、黄柏。(中医方剂大辞典)
倍子散 bei zi san
【英文名】Bei Zi Powder
【组成】五倍子。(中医方剂大辞典)
倍术二陈汤 bei zhu er chen tang
【英文名】Bei Zhu Er Chen Decoction
【组成】白术、陈皮、半夏、白茯苓、甘草。(中医方剂大辞典)
倍术丸 bei zhu wan
【英文名】Bei Zhu Pill
【组成】白术、桂心、干姜。(中医方剂大辞典)
倍术散 bei zhu san
【英文名】Bei Zhu Powder
【组成】白术、附子。(中医方剂大辞典)
倍灵丸 bei ling wan
【英文名】Bei Ling Pill
【异名】倍槐丸(中医方剂大辞典、魏氏家藏方)
【组成】槐花、五倍子、五灵脂。(中医方剂大辞典)
倍陈汤 bei chen tang
【英文名】Bei Chen Decoction
【组成】陈皮、人参、甘草。(中医方剂大辞典)
倍参生化汤 bei shen sheng hua tang
【英文名】Bei Shen Sheng Hua Decoction
【组成】川芎、当归、荆芥、桃仁、人参、肉桂、炙甘草、枣。(中医方剂大辞典)
倍金散 bei jin san
【英文名】Bei Jin Powder
【组成】恶实干、神曲、虎杖花、山果子。(中医方剂大辞典)
倍枯散 bei ku san
【英文名】Bei Ku Powder
【组成】五倍子、枯矾、冰片。(陕西中医 1988,9(3))
倍轻散 bei qing san
【英文名】Bei Qing Powder
【组成】猪腰子、五倍子、轻粉。(中医方剂大辞典)
倍黄散 bei huang san
【英文名】Bei Huang Powder
【组成】五倍子、白芷、石灰、堇泥。(中医方剂大辞典)
倒行油 dao xing you
【英文名】Dao Xing Oil
【组成】汞、水蛭。(中医方剂大辞典)
倒阳汤 dao yang tang
【英文名】Dao Yang Medicinal Instant Granule
【组成】元参、肉桂、麦冬。(中医方剂大辞典)
倒换散 dao huan san
【英文名】Dao Huan Powder
【异名】荆黄汤(中医方剂大辞典)
【组成】大黄、荆芥穗。(中医方剂大辞典)
倒流油乌髭三圣膏 dao liu you wu zi san sheng gao
【英文名】Dao Liu You Wu Zi San Sheng Ointment
【异名】三青膏(中医方剂大辞典)
【组成】酸石榴、新胡桃、新柿子。(中医方剂大辞典)
倒痰汤 dao tan tang
【英文名】Dao Tan Decoction
【组成】参芦、瓜蒂、白芍、白芥子、竹沥。(中医方剂大辞典)
倚金丹 yi jin dan
【英文名】Yi Jin Pill
【组成】丹砂、水银、黄丹。(中医方剂大辞典)
健儿口服液 jian er kou fu ye
【英文名】Jian Er Oral Liquid
【组成】黄芪、黄精、茯苓。((92)京卫药准字 Z－04号)
健儿止泻颗粒 jian er zhi xie ke li
【英文名】Jian Er Zhi Xie Granule
【组成】芋头。(药品标准－中药成方制剂标准 1998)
健儿片 jian er pian
【英文名】Jian Er Tablet
【组成】人参、川贝、五味子。(内蒙古中医药 1991,10(2))
健儿乐冲剂 jian er le chong ji
【英文名】Jian Er Le Granule
【组成】山楂、竹叶卷心、钩藤、白芍、甜叶菊、鸡内金。(药品标准－中药成方制剂标准 1995)
健儿冲剂 jian er chong ji
【英文名】Jian Er Medicinal Instant Granule
【组成】党参、白术、薏仁米、谷芽。((90)鄂卫药准字第 1078 号)
健儿药片 jian er yao pian
【英文名】Jian Er Yao Tablet
【组成】雄黄、甘草、使君子仁、蜂蜡、郁金、苦杏仁、巴豆霜。(药品标准－中药成方制剂标准 1995)
健儿消食口服液 jian er xiao shi kou fu ye
【英文名】Jian Er Xiao Shi Liquid
【组成】(1)黄芪、白术、陈皮、麦冬、黄芩、山楂、莱菔子。((94)豫卫药准字 ZZ－2983－49078 号)(2)黄芪、白术、陈皮、山楂、莱菔子。((94)京卫药准字 ZZ－2987－349 号)(3)黄芪、白术、山楂、麦冬。((92)

京卫药准字第 292 号)(4)黄芪、白术、陈皮、麦冬、黄芩、山楂、莱菔子。(药品标准－中药成方制剂标准 1991)

健儿疳积散 jian er gan ji san

【英文名】Jian Er Gan Ji Powder

【组成】使君子、雷丸、苦楝皮、榧子、海螵蛸、小茴香、莲子、徐长卿、炉甘石、鸡内金。(药品标准－中药成方制剂标准 1991)

健儿益气方 jian er yi qi fang

【英文名】Jian Er Yi Qi Prescription

【组成】黄芪、化橘红、茯苓、黄精、鸡内金、青黛。(中国中西医结合杂志 1993,13(10))

健儿素冲剂 jian er su chong ji

【英文名】Jian Er Su Granule

【组成】党参、白芍、麦冬、诃子、薏苡仁、白术、稻芽、南沙参。(药品标准－中药成方制剂标准 1994)

健儿清解液 jian er qing jie ye

【英文名】Jian Er Qing Jie Oral Liquid

【组成】金银花、菊花、连翘、山楂、苦杏仁、陈皮。(药品标准－中药成方制剂标准 1995)

健儿散 jian er san

【英文名】Jian Er Powder

【组成】明党参、鸡内金等。(《四川省药品标准》(1984年))

健儿膏 jian er gao

【英文名】Jian Er Concentrated Decoction

【组成】党参、白术、白扁豆、山药、甘草、黄芪、茯苓、陈皮、麦芽、大枣。(药品标准－中药成方制剂标准 1995)

健儿糖浆 jian er tang jiang

【英文名】Jian Er Syrup

【组成】鸡内金、焦山楂、党参、茯苓、陈皮、神曲。(南京中医学院学报 1991,(4))

健土杀虫汤 jian tu sha chong tang

【英文名】Jian Tu Sha Chong Decoction

【组成】(1)白术、人参、白薇、万年青、熟地、麦冬、山茱萸、生枣仁、车前子、贝母。(中医方剂大辞典)(2)人参、茯苓、白芍、炒栀子、白薇。(中医方剂大辞典)

健中丸 jian zhong wan

【英文名】Jian Zhong Pill

【组成】白术、厚朴、木香、诃黎勒、肉豆蔻、芎䓖。(中医方剂大辞典)

健中汤 jian zhong tang

【英文名】Jian Zhong Decoction

【组成】甘草、大枣、黄芪、干姜、肉桂、川芎、白芍。(中医方剂大辞典)

健中散 jian zhong san

【英文名】Jian Zhong Powder

【组成】白术、枳实、人参、白芍药、干姜、桂、高良姜、丹参、大腹皮、槟榔、吴茱萸、陈橘皮、厚朴、桔梗、干木瓜、艾枝、草豆蔻。(中医方剂大辞典)

健中温胃汤 jian zhong wen wei tang

【英文名】Jian Zhong Wen Wei Decoction

【组成】黄芪、桂枝、白芍、香附、良姜、乌药、甘松、甘草等。(中草药 1993,24(9))

健心片 jian xin pian

【英文名】Jian Xin Tablet

【组成】毛冬青、三七、红花、丹参、冰片、降香、豨莶草。(药品标准－中药成方制剂标准 1990)

健心汤 jian xin tang

【英文名】Jian Xin Decoction

【组成】(1)生黄芪、丹参、川芎、桂枝。(山东中医学院学报 1981,5(3))(2)孩儿参、当归、川芎、生地、赤芍、桃仁、红花、茯苓、木香、陈皮、炙甘草、瓜蒌皮、草决明。(四川中医 1991,9(3))(3)生地、麦冬、桂枝、炙甘草、党参、苦参、甘松、丹参、紫石英、板蓝根。(中医杂志 1988,29(10))

健心复脉灵 jian xin fu mai ling

【英文名】Jian Xin Fu Mai Ling Decoction

【组成】黄芪、丹参、川芎、桂枝、甘松。(北京中医杂志 1982,(3))

健幼液 jian you ye

【英文名】Jian You Decoction

【组成】麻黄、杏仁、甘草。(中国医药学报 1991,6(2))

健母丹 jian mu dan

【英文名】Jian Mu Pellet

【组成】麦冬、天冬、生甘草、黄芩、茯苓、青蒿、白芍、桔梗、丹参、陈皮、天花粉。(中医方剂大辞典)

健母固脱丸 jian mu gu tuo wan

【英文名】Jian Mu Gu Tuo Pill

【组成】当归、杭芍、寸冬、玄参、五味、甘草、仲炭、寄生、川断、蔻仁、山药、胶珠、枳壳、广皮、元芩、远志、京母、川贝、均青、柴胡、艾炭、焦术。(中医方剂大辞典)

健民丹 jian min dan

【英文名】Jian Min Pellet

【组成】粉甘草、西滑石、朱砂、紫蔻仁、丁香、薄荷冰。(中医方剂大辞典)

健民咽喉片 jian min yan hou pian

【英文名】Jian Min Yan Hou Tablet

【组成】玄参、麦冬、蝉蜕、诃子、桔梗、板蓝根、胖大海、地黄、西青果、甜叶菊、甘草、薄荷油。(药品标准－中药成方制剂标准 1998)

健民薄荷油 jian min bo he you
【英文名】Jian Min Bo He Oil
【组成】薄荷油、樟脑、香油、薄荷冰、黄蜡。(中医方剂大辞典)

健延龄 jian yan ling
【英文名】Jian Yan Ling Syrup
【组成】西洋参、黄芪、珍珠、黄精、熟地黄、琥珀、制何首乌。

健而欣口服液 jian er xin kou fu ye
【英文名】Jian Er Xin Liquid
【组成】党参、枸杞子、地黄、麦冬。((92)吉卫药准字 Z-2)

健血冲剂 jian xue chong ji
【英文名】Jian Xue Medicinal Instant Granule
【组成】黄芪、棉花根、丹参、川芎、炒枳壳、炙甘草、太子参、红枣、炒白术、茯苓、山茱萸。(浙卫药标(1984)147号)

健阳丹 jian yang dan
【英文名】Jian Yang Pellet
【异名】回春丹(中医方剂大辞典)
【组成】(1)胡椒、母丁香、黄丹、生矾。(中医方剂大辞典)(2)胡椒、枯矾、火消、黄丹、丁香。(中医方剂大辞典)

健阳片 jian yang pian
【英文名】Jian Yang Tablet
【组成】蜈蚣等。(中医杂志 1987,(9))

健阳酒 jian yang jiu
【英文名】Jian Yang Wine
【组成】当归、枸杞子、破故纸。(中医方剂大辞典)

健体宁 jian ti ning
【英文名】Jian Ti Ning Liquid
【组成】人参、黄芪等。(湖北中医杂志 1987,(1))

健志丸 jian zhi wan
【英文名】Jian Zhi Pill
【组成】天门冬、远志、白茯苓、熟地黄。(中医方剂大辞典)

健忘丹 jian wang dan
【英文名】Jian Wang Pellet
【组成】远志、石菖蒲、黄连、归身、枸杞、酸枣仁、麦冬、甘菊花、生地黄、人参。(中医方剂大辞典)

健忘预知散 jian wang yu zhi san
【英文名】Jian Wan Yu Zhi Powder
【组成】虎骨、白龙骨、远志肉。(中医方剂大辞典)

健步四物汤 jian bu si wu tang
【英文名】Jian Bu Si Wu Decoction
【组成】当归、川芎、白芍、熟地黄、牛膝、木瓜、川续断。(中医方剂大辞典)

健步壮骨丸 jian bu zhuang gu wan
【英文名】Jian Bu Zhuang Gu Pill
【组成】木瓜、枸杞子、牛膝、豹骨、补骨脂、人参、续断、黄芪、白芍、龟申、熟地黄、独活、秦艽、黄柏、当归、菟丝子、防风、茯苓、锁阳、杜仲、羌活、远志、知母、酸枣仁、石菖蒲、附子。(药品标准-中药成方制剂标准 1998)

健步虎潜丸 jian bu hu qian wan
【英文名】Jian Bu Hu Qian Pill
【组成】(1)人参、虎骨、木爪、怀牛膝、当归、秦艽。(2)木瓜、牛膝、虎骨、杜仲、附子、枸杞子、黄芪、龟甲、人参。((85)津卫药准字第 114 号)

健步强身丸 jian bu qiang shen wan
【英文名】Jian Bu Qiang Shen Pill
【组成】知母、黄柏、龟甲、熟地黄、白芍、当归、黄芪、人参、白术、茯苓、枸杞子、菟丝子、锁阳、补骨脂、杜仲炭、续断、附子、羌活、独活、秦艽、防风、木瓜、牛膝、豹骨。(药品标准-中药成方制剂标准 1998)

健肝Ⅱ号 jian gan er hao
【英文名】Jian Gan Prescription NO. Ⅱ
【组成】太子参、云苓、淮山药、生地、桑椹、木瓜、鸡骨草、砂仁、僵蚕、射干、鳖甲、白芍。(湖南中医杂志 1989,(5))

健肝片 jian gan pian
【英文名】Jian Gan Tablet
【组成】萱草根、板蓝根、茵陈、丹参、大枣。(药品标准-中药成方制剂标准 1990)

健肝乐冲剂 jian gan le chong ji
【英文名】Jian Gan Le Medicinal Instant Granule
【组成】芍药、甘草。(中医杂志 1987,(4))

健肝乐颗粒 jian gan le ke li
【英文名】Jian Gan Le Granule
【组成】甘草、白芍。(药品标准-中药成方制剂标准 1998)

健肝汤 jian gan tang
【英文名】Jian Gan Decoction
【组成】党参、生黄芪、白芍、郁金、茵陈、鸡血藤、丹参、山楂、当归、黄芩、白术、枸杞子、菟丝子。(山东中医杂志 1989,8(4))

健肝灵 jian gan ling
【英文名】Jian Gan Ling Capsule
【组成】五味子、灵芝、丹参。(新中医 1986,(7))

健肝灵胶囊 jian gan ling jiao nang
【英文名】Jian Gan Ling Capsule
【组成】五味子、灵芝、丹参。(吉卫药字(1985)3号)

健肝软坚方 jian gan ruan jian fang
【英文名】Jian Gan Ruan Jian Prescription

【组成】黄芪、党参、白术、茯苓、当归、郁金、山药、赤芍、丹参、柴胡、生熟地、杞子、鳖甲。(实用中西医结合杂志 1989,2(1))

健身长春冲剂 jian shen chang chun chong ji

【英文名】Jian Shen Chang Chun Medicinal Instant Granule

【组成】人参、熟地黄、桑椹子、白术。

健身长春膏 jian shen chang chun gao

【英文名】Jian Shen Chang Chun Concentrated Decoction

【组成】红参、黄芪、茯苓、白术、白芍、甘草、熟地黄、当归、川芎、枸杞子、制何首乌、女贞子、桑椹、陈皮、半夏。(药品标准－中药成方制剂标准 1991)

健身宁 jian shen ning

【英文名】Jian Shen Ning Tablet

【组成】鹿茸、熟地、黄精、何首乌、桑椹子、女贞子、旱莲草等。(中国医药学报 1988,3(4))

健身宁片 jian shen ning pian

【英文名】Jian Shen Ning Tablet

【组成】何首乌、黄精、熟地黄、当归、党参、女贞子、桑椹、墨旱莲、乌梅、鹿茸。(药品标准－中药成方制剂标准 1990)

健身先天宝胶囊 jian shen xian tian bao jiao nang

【英文名】Jian Shen Xian Tian Bao Capsule

【组成】人参、鹿茸、冬虫夏草、龟胶、淫羊藿、怀牛膝。

健身全鹿丸 jian shen quan lu wan

【英文名】Jian Shen Quan Lu Pill

【组成】黄芪、人参、五味子、鹿角、马鹿茸、淫羊藿、鲜鹿肉、肉苁蓉、锁阳、菟丝子、胡芦巴、覆盆子、楮实子、花椒、小茴香、熟地黄、怀牛膝、桑寄生、当归、天冬、麦冬、秋石、茯苓、甘草、陈皮、大青盐、山药、白术、芡实、补骨脂、续断。(药品标准－中药成方制剂标准 1991)

健身如意胶丸 jian shen ru yi jiao wan

【英文名】Jian Shen Ru Yi Jiao Pill

【组成】鹿茸、鹿鞭、蚕蛾、锁阳、九香虫、紫稍花、菟丝子、巴戟天。((88)吉卫药准字 330078 号)

健身安胎丸 jian shen an tai wan

【英文名】Jian Shen An Tai Pill

【组成】香附、白术、陈皮、当归、枳壳、党参、荆芥、白芍、厚朴、菟丝子、黄芪、羌活、艾叶、甘草、川贝母、川芎、砂仁。(药品标准－中药成方制剂标准 1996)

健身药酒 jian shen yao jiu

【英文名】Jian Shen Wine

【组成】女贞子、菟丝子、金樱子、肉苁蓉、黄精、熟地黄、当归、锁阳、淫羊藿、远志、甘草、附子、黄芪、蚕蛾、鸡睾丸。(药品标准－中药成方制剂标准 1990)

健身消导冲剂 jian shen xiao dao chong ji

【英文名】Jian Shen Xiao Dao Medicinal Instant Granule

【组成】神曲、鸡内金、山楂、党参、焦麦芽、苍术、诃子、槟榔、枳壳、陈皮、大黄等。(辽宁中医杂志 1986,(10))

健身糖浆 jian shen tang jiang

【英文名】Jian Shen Syrup

【组成】黄花稔、狗脊、鸡血藤、沙氏鹿茸草。(药品标准－中药成方制剂标准 1994)

健运汤 jian yun tang

【英文名】Jian Yun Decoction

【组成】生黄芪、野台参、当归、麦冬、知母、乳香、没药、莪术、三棱。(中医方剂大辞典)

健固汤 jian gu tang

【英文名】Jian Gu Decoction

【组成】人参、茯苓、白术、巴戟、薏仁。(中医方剂大辞典)

健宝灵片 jian bao ling pian

【英文名】Jian Bao Ling Tablet

【组成】银耳、山药、茯苓、山楂清膏、赖氨酸。(药品标准－中药成方制剂标准 1997)

健肤乐 jian fu le

【英文名】Jian Fu Le Tincture

【组成】苯佑卡因。((85)皖卫药准字 451 号)

健肺丸 jian fei wan

【英文名】Jian Fei Pill

【组成】百部、白及、黄精、玉竹、穿心莲、葎草。(中医方剂大辞典)

健肾片 jian shen pian

【英文名】Jian Shen Tablet

【组成】党参、生黄芪、白术、山药、生薏苡仁、桑寄生、菟丝子等。(辽宁中医杂志 1993,(9))

健肾生发丸 jian shen sheng fa wan

【英文名】Jian Shen Sheng Fa Pill

【组成】制何首乌、熟地黄、枸杞子、黄精、五味子、大枣、女贞子、菟丝子、苣胜子、桑椹、当归、柏子仁、山药、山茱萸、茯苓、泽泻、桑叶、地黄、牡丹皮、黄连、黄柏、杜仲、牛膝、续断、木瓜、羌活、川芎、白芍、甘草。(药品标准－中药成方制剂标准 1990)

健肾生精液 jian shen sheng jing ye

【英文名】Jian Shen Sheng Jing Powder

【组成】黄芪、韭子、当归、鱼鳔胶、生地、熟地、车前子、紫河车、巴戟天、肉苁蓉、桑椹子、淫羊藿、黄精、白芍、益母草、炙蜂房、蛇床子、菟丝子、蜈蚣、川椒、肉桂、鹿角霜、黄柏。(陕西中医 1990,11(5))

健肾地黄丸 jian shen di huang wan

【英文名】Jian Shen Di Huang Pill

【组成】地黄、熟地黄、茯苓、山药、泽泻、覆盆子、枸杞子、五味子、沙苑子、菟丝子。(药品标准－中药成

方制剂标准 1998)

健肾壮腰丸 jian shen zhuang yao wan

【英文名】Jien Shen Zhuang Yao Pill

【组成】女贞子、黄精、狗脊、金樱子、千斤拔、何首乌、熟地黄。(药品标准－中药成方制剂标准 1998)

健肾汤 jian shen tang

【英文名】Jian Shen Decoction

【组成】熟地、茯苓、麦冬、莲子、芡实、山药。(中医方剂大辞典)

健肾宝 jian shen bao

【英文名】Jian Shen Bao Pill

【组成】熟地、枸杞子、紫河车、鹿茸、红参等。(新中医 1992,(5))

健神片 jian shen pian

【英文名】Jian Shen Tablet

【组成】墨旱莲、鸡血藤、金樱子、艾叶、桑椹、菟丝子、仙鹤草、牡蛎、狗脊、女贞子、甘草、合欢皮、首乌藤、五味子。(药品标准－中药成方制剂标准 1990)

健胃丁香散 jian wei ding xiang san

【英文名】Jian Wei Ding Xiang Powder

【组成】广木香、净全丁香。(中医方剂大辞典)

健胃丸 jian wei wan

【英文名】Jian Wei Pill

【组成】香附、良姜、百合、香橼、木香、贡桂、白豆蔻、广砂仁、黄连、内金炭、莱菔炭。(中医方剂大辞典)

健胃丹 jian wei dan

【英文名】Jian Wei Pellet

【组成】豆蔻、陈皮、砂仁、香附、厚朴、公丁香、白术、白芍、龙胆草、黄芩、茯苓、三仙、当归。(中医方剂大辞典)

健胃开涎散 jian wei kai xian san

【英文名】Jian Wei Kai Xian Powder

【组成】茯苓、白术、苡仁、人参、花粉、陈皮、干姜、砂仁。(中医方剂大辞典)

健胃止痛片 jian wei zhi tong pian

【英文名】Jian Wei Zhi Tong Tablet

【组成】曼陀罗浸膏、草豆蔻、干姜、乌药。(药品标准－中药成方制剂标准 1990)

健胃片 jian wei pian

【英文名】Jian Wei Tablet

【组成】山楂、六神曲、麦芽、槟榔、鸡内金、苍术、草豆蔻、陈皮、生姜、柴胡、白芍、川楝子、延胡索、甘草。(药品标准－中药成方制剂标准 1991)

健胃灵 jian wei ling

【英文名】Jian Wei Ling Tablet

【组成】(1)山药、丁香、陈皮、二芽、乌梅、山楂等。(江苏中医杂志 1992,14(4))(2)陈皮、木香、藿香、神曲、黄连等。(中国中西医结合杂志 1992,12(1))

健胃驱风散 jian wei qu feng san

【英文名】Jian Wei Qu Feng Powder

【组成】良姜、小茴香、桂、芦荟、胡椒。(中医方剂大辞典)

健胃固肠散 jian wei gu chang san

【英文名】Jian Wei Gu Chang Powder

【组成】白术、茯苓、党参、诃子肉、车前子、莲子肉、白扁豆、鸡内金、山药、薏苡仁、石榴皮、木香。(药品标准－中药成方制剂标准 1995)

健胃保和丸 jian wei bao he wan

【英文名】Jian Wei Bao He Pill

【组成】白术、枳实、山楂肉、橘红、麦芽、神曲、白豆蔻、木香。(中医方剂大辞典)

健胃茶 jian wei cha

【英文名】Jian Wei Medicinal Instant Granule

【组成】党参、陈皮、生白术、生甘草、降香、沉香曲、海螵蛸、白芷等。(上海中医药杂志 1990,(9))

健胃除痞汤 jian wei chu pi tang

【英文名】Jian Wei Chu Pi Decoction

【组成】太子参、黄芪、白术、柴胡、木香、半夏、陈皮、郁金、麦芽、鸡内金、枳壳、参三七、莪术。(江苏中医 1983,(14))

健胃宽胸丸 jian wei kuan xiong wan

【英文名】Jian Wei Kuan Xiong Pill

【组成】白术、香附、黄芩、苍术、茯苓、山楂、厚朴、莱菔子、生姜、六神曲、清半夏、枳实、陈皮、连翘。(药品标准－中药成方制剂标准 1994)

健胃消炎颗粒 jian wei xiao yan ke li

【英文名】Jian Wei Xiao Yan Granule

【组成】党参、茯苓、白术、白芍、丹参、赤芍、白及、大黄、木香、川楝子、乌梅、青黛。(药品标准－中药成方制剂标准 1998)

健胃消食片 jian wei xiao shi pian

【英文名】Jian Wei Xiao Shi Tablet

【组成】太子参、陈皮、山药、麦芽、山楂。(《卫生部药品标准》(1990 年版)、ZZ－2366 赣卫药准字第 073002)

健胃消症汤 jian wei xiao zheng tang

【英文名】Jian Wei Xiao Zheng Decoction

【组成】党参、茯苓、白术、生黄芪、生苡米、白花蛇舌草、佛手、陈皮、清半夏、半枝莲、甘草、昆布、桃仁、红花。(山东中医杂志 1993,12(2))

健胃散 jian wei san

【英文名】Jian Wei Powder

【组成】人参、油朴、茯苓、砂仁、苍术、麦芽、清夏、草果、藿香、石榴皮、紫蔻、血琥珀、川芎、朱砂、白术、

甘草。(中医方剂大辞典)

健胃散湿丹 jian wei san shi dan

【英文名】Jian Wei San Shi Pellet

【组成】白术、薏仁、芡实、山药、人参、甘草、陈皮、车前子、白芍、白芥子。(中医方剂大辞典)

健胃愈疡片 jian wei yu yang pian

【英文名】Jian Wei Yu Yang Tablet

【组成】柴胡、元胡、白芍、党参、白及、青黛、珍珠层粉、甘草。(中西医结合杂志 1987,7(3))

健骨丸 jian gu wan

【英文名】Jian Gu Pill

【组成】生龙骨、生牡蛎、生黄芪、当归、川芎、赤芍、熟地、炒桃仁、红花、苏土元、骨碎补、补骨脂、炒川断、制乳香、制没药、木香、鸡蛋壳。(北京中医学院学报 1992,15(5))

健骨汤 jian gu tang

【英文名】Jian Gu Decoction

【组成】丹参、松节、玄胡、补骨脂、鹿角片、炮山甲、猴骨、鸡内金、黄芪、骨碎补。(中医正骨 1992,4(3))

健骨注射液 jian gu zhu she ye

【英文名】Jian Gu Injection

【组成】战骨。(药品标准－中药成方制剂标准 1997)

健骨复血汤 jian gu fu xue tang

【英文名】Jian Gu Fu Xue Decoction

【组成】枸杞子、何首乌、菟丝子、杜仲、黄芪、鸡血藤、鹿角胶、紫河车、太子参、补骨脂、巴戟天、冬虫夏草、黑木耳、当归。(吉林中医 1991,(6))

健骨散 jian gu san

【英文名】Jian Gu Powder

【组成】白僵蚕。(中医方剂大辞典)

健脑丸 jian nao wan

【英文名】Jian Nao Pill

【组成】当归、天竺黄、肉苁蓉、龙齿、山药、琉璃、五味子、天麻、柏子仁、丹参、益智仁、人参、远志、菊花、九节菖蒲、赭石、胆南星、酸枣仁、枸杞子。(药品标准－中药成方制剂标准 1998)

健脑安神片 jian nao an shen pian

【英文名】Jian Nao An Shen Tablet

【组成】黄精、淫羊藿、枸杞子、鹿茸、鹿角胶、鹿角霜、红参、大枣、茯苓、麦冬、龟甲、酸枣仁、五味子、远志、熟地黄、苍耳子。(药品标准－中药成方制剂标准 1997)

健脑安神膏 jian nao an shen gao

【英文名】Jian Nao An Shen Plaster

【组成】生熟地、泽泻、当归、杭芍、枸杞、百合、合欢皮、炒沙枣仁、炒柏子仁、炙远志、龙眼肉、菊花、黄精、西洋参、琥珀粉。(山东中医杂志 1990,9(6))

健脑灵 jian nao ling

【英文名】Jian Nao Ling Decoction

【组成】党参、川芎、当归、丹参、桃仁、细辛、白芷、附片。(云南中医杂志 1991,(5))

健脑灵片 jian nao ling pian

【英文名】Jian Nao Ling Tablet

【组成】五味子、甘草、柏子仁、鹿茸、白芍、酸枣仁、地黄、当归、肉苁蓉、熟地黄、茯苓、川芎、红参。(药品标准－中药成方制剂标准 1997)

健脑灵糖浆 jian nao ling tang jiang

【英文名】Jiao Nao Ling Syrup

【组成】何首乌、淫羊藿、大枣。((83)赣卫药准字 43－5 号)

健脑补肾丸 jian nao bu shen wan

【英文名】Jian Nao Bu Shen Pill

【组成】人参、鹿茸、狗肾、肉桂、金樱子、杜仲炭、川牛膝、金银花、连翘、当归、龙骨、牡蛎、茯苓、白术、桂枝、甘草、白芍、朱砂、豆蔻。(中草药 1990,21(5))

健脑补肾口服液 jian nao bu shen kou fu ye

【英文名】Jian Nao Bu Shen Oral Liquid

【组成】人参、鹿茸、狗肾、肉桂、金牛草、牛蒡子、金樱子、杜仲、川牛膝、金银花、连翘、蝉蜕、山药、远志、酸枣仁、砂仁、当归、龙骨、牡蛎、茯苓、白术、桂枝、甘草、白芍、豆蔻。(药品标准－中药成方制剂标准 1996)

健脑胶囊 jian nao jiao nang

【英文名】Jian Nao Capsule

【组成】当归、天竺黄、肉苁蓉、龙齿、山药、琥珀、五味子、天麻、柏子仁、丹参、益智仁、人参、远志、菊花、九节菖蒲、赭石、胆南星、酸枣仁、枸杞子。(药品标准－中药成方制剂标准 1995)

健康补肾酒 jian kang bu shen jiu

【英文名】Jian Kang Bu Shen Wine

【组成】熟地黄、沙苑子、龙眼肉、杜仲、地骨皮、巴戟天、枸杞子、菟丝子、当归、楮实子、牛膝、韭菜子、山药、补骨脂。(药品标准－中药成方制剂标准 1991)

健康补脾丸 jian kang bu pi wan

【英文名】Jian Kang Bu Pi Pill

【组成】黄芪、龙骨、党参、牡蛎、白术、肉豆蔻、茯苓、黄柏、车前子、茵陈、苍术。(药品标准－中药成方制剂标准 1991)

健捷散 jian jie san

【英文名】Jian Jie Powder

【组成】香白芷、干姜、桂枝、云母。(中医方剂大辞典)

健猪肚 jian zhu du

【英文名】Jian Zhu Du

【组成】猪肚。(中医方剂大辞典)

健猪肺 jian zhu fei
【英文名】Jian Zhu Fei
【组成】猪肺。(中医方剂大辞典)

健脚煎 jian jiao jian
【英文名】Jian Jiao Decoction
【组成】鹿茸、续断、当归、芎䓖、芍药、熟地黄、牛膝、杜仲。(中医方剂大辞典)

健童散 jian tong san
【英文名】Jian Tong Powder
【组成】(1)淡干姜、鸡爪连、五味子、紫油桂、吴茱萸、瑞龙脑等。(北京中医杂志 1991,(1))(2)党参、山药、莱菔子、胡黄连、地骨皮、五谷虫、槟榔片、白术、砂仁、炒扁豆、莪术、木香、芦荟、青黛。(辽宁中医杂志 1986,(6))

健脾Ⅰ号 jian pi yi hao
【英文名】Jian Pi Liquid NO.1
【组成】党参、白术、陈皮、黄芪、甘草。(上海中医药杂志 1983,(10))

健脾人参丸 jian pi ren shen wan
【英文名】Jian Pi Ren Shen Pill
【组成】钟乳粉、人参、石斛、大麦糵、干生姜、陈橘皮。(中医方剂大辞典)

健脾八珍糕 jian pi ba zhen gao
【英文名】Jian Pi Ba Zhen Gao
【组成】人参、白术、茯苓、陈皮、扁豆、薏苡仁、淮山药、芡实、莲子肉、米粉、白糖、麻油。(山西中医 1989,5(2))

健脾丸 jian pi wan
【英文名】Jian Pi Pill
【异名】健脾浓缩丸(药品标准－中药成方制剂标准)
【组成】党参、枳实、陈皮、麦芽、白术、山楂。(药品标准－中药成方制剂标准 1993)

健脾分水汤 jian pi fen shui tang
【英文名】Jian Pi Fen Shui Decoction
【组成】人参、茯苓、薏仁、山药、芡实、陈皮、白芥子。(中医方剂大辞典)

健脾化气饮 jian pi hua qi yin
【英文名】Jian Pi Hua Qi Drink
【组成】人参、白术、当归、川芎、姜炭、炙甘草。(中医方剂大辞典)

健脾化食散气汤 jian pi hua shi san qi tang
【英文名】Jian Pi Hua Shi San Qi Decoction
【组成】白术、当归、川芎、黑姜、人参、陈皮。(中医方剂大辞典)

健脾化痰丸 jian pi hua tan wan
【英文名】Jian Pi Hua Tan Pill
【组成】(1)生白术、生鸡内金。(中医方剂大辞典)(2)半夏、南星、瓜蒌仁、黄连、陈皮、白茯苓、枳实、山楂子肉、萝卜子、生甘草、白术、紫苏子、香附子、黄芩、干姜。(中医方剂大辞典)

健脾化痰开郁行气丸 jian pi hua tan kai yu xing qi wan
【英文名】Jian Pi Hua Tan Kai Yu Xing Qi Pill
【组成】南星、半夏、陈皮、苍术、白术、芍药、香附米、栀子、栝楼仁、茯苓、贝母、枳实、神曲、山楂、地黄、归身、川芎、黄连、甘草、黄芩。(中医方剂大辞典)

健脾化痰汤 jian pi hua tan tang
【英文名】Jian Pi Hua Tan Decoction
【组成】白术、陈皮、当归、鳖甲、茯苓、人参、贝母、知母、黄芪、半夏、黄芩、甘草、白芍。(中医方剂大辞典)

健脾止汗汤 jian pi zhi han tang
【英文名】Jian Pi Zhi Han Decoction
【组成】炙芪、潞党参、白术、茯神、枣仁、龙骨、五味子、归身、白芍、元肉。(中医方剂大辞典)

健脾止血汤 jian pi zhi xue tang
【英文名】Jian Pi Zhi Xue Decoction
【组成】党参、茯苓、白术、山药、生地、牛膝、藕节炭、焦三仙、白茅根、甘草。(北京中医杂志 1985,(5))

健脾止泻汤 jian pi zhi xie tang
【英文名】Jian Pi Zhi Xie Decoction
【组成】茯苓、芡实、建曲、楂肉、扁豆、泽泻、谷芽、甘草。(中医方剂大辞典)

健脾止泻灵 jian pi zhi xie ling
【英文名】Jian Pi Zhi Xie Ling Decoction
【组成】党参、黄连、干姜、黄芩、银花、莲米、生扁豆、楂曲、车前子。(中药药理与临床 1987,3(1))

健脾止泻膏 jian pi zhi xie gao
【英文名】Jian Pi Zhi Xie Plaster
【组成】苍术、吴茱萸、丁香、肉桂、枳壳、白胡椒、冰片。(陕西中医 1993,14(6))

健脾止遗片 jian pi zhi yi pian
【英文名】Jian Pi Zhi Yi Tablet
【组成】家鸡肠、鸡内金。(《中国药典》(1995 年版))

健脾片 jian pi pian
【英文名】Jian Pi Tablet
【组成】党参、白术、陈皮、枳实、山楂、麦芽。(药品标准－中药成方制剂标准 1993)

健脾生化汤 jian pi sheng hua tang
【英文名】Jian Pi Sheng Hua Decoction
【组成】(1)川芎、当归、人参、白术、甘草。(中医方剂大辞典)(2)白术、茯苓、熟地、北五味、麦冬、当归、白芍、陈皮、山楂、枳壳、人参。(中医方剂大辞典)

健脾生血丸 jian pi sheng xue wan
【英文名】Jian Pi Sheng Xue Pill

【组成】党参、白术、茯苓、陈皮、煅碌矾。(中医杂志 1987,(8))

健脾生血片 jian pi sheng xue pian

【英文名】Jian Pi Sheng Xue Tablet

【组成】党参、白术、茯苓、甘草、枣肉、碌矾。(中医杂志 1989,(11))

健脾生血冲剂 jian pi sheng xue chong ji

【英文名】Jian Pi Shen Xue Medicinal Instant Granule

【组成】党参、茯苓、白术、鸡内金、硫酸亚铁等。((94)卫药准字 Z-37 号)

健脾冲剂 jian pi chong ji

【英文名】Jian Pi Granule

【组成】党参、白术、陈皮、枳实、山楂、麦芽。(药品标准-中药成方制剂标准 1990)

健脾回肠散 jian pi hui chang san

【英文名】Jian Pi Hui Chang Powder

【组成】山药、莲子、扁豆、芡实、薏苡仁肉、豆蔻、砂仁、肉桂、炙米壳、炮姜。(黑龙江中医药 1992,(3))

健脾壮腰药酒 jian pi zhuang yao yao jiu

【英文名】Jian Pi Zhuang Yao Wine

【组成】甘草、红花、山药、地黄、龙眼肉、黄芪、大枣、制何首乌、当归、牛膝、续断、党参、茯苓、杜仲。(药品标准-中药成方制剂标准 1992)

健脾安神合剂 jian pi an shen he ji

【英文名】Jian Pian An Shen Mixture

【组成】茯苓。(药品标准-中药成方制剂标准 1998)

健脾导功丸 jian pi dao gong wan

【英文名】Ji Pi Dao Gong Pill

【组成】人参、白术、白茯苓、甘草、陈皮、制半夏、神曲、薏苡仁、枳壳、泽泻、五谷虫、怀山药、谷芽、菟丝饼、鸡肫皮。(中医方剂大辞典)

健健脾汤 jian pi tang

【英文名】Jian Pi Decoction

【组成】(1)党参、白术、茯苓、半夏、陈皮、黄连、吴茱萸、白芍、甘草、瓦楞子。(中医方剂大辞典)(2)人参、茯神、龙眼肉、黄芪、枣仁、白术、木香、炙甘草。(中医方剂大辞典)(3)广藿香、白芍、白术、白茯苓、苡仁、陈皮、甘草、车前子。(中医方剂大辞典)(4)人参、白术、当归、茯苓、白芍、神曲、川芎、陈皮、炙甘草、砂仁、腹皮。(中医方剂大辞典)(5)人参、白术、当归、白茯苓、白芍、神曲、吴萸、大腹皮、陈皮、砂仁、麦芽。(中医方剂大辞典)(6)条参、北芪、焦术、茯苓、枣仁、砂仁、白蔻、桂圆、煨姜。(中医方剂大辞典)(7)乌头、厚朴、甘草、干姜。(中医方剂大辞典)

健脾阳和膏 jian pi yang he gao

【英文名】Jian Pi Yang He Ointment

【组成】党参、于术、茯苓、枇杷叶、枳壳、桔梗、木香、草豆蔻、三仙、于辛夷、陈皮、紫苏叶、羌活。(中医方剂大辞典)

健脾利水生化汤 jian pi li shui sheng hua tang

【英文名】Jian Pi Li Shui Sheng Hua Decoction

【组成】(1)川芎、茯苓、归身、黑姜、陈皮、炙草、人参、肉果、白术、泽泻。(中医方剂大辞典)(2)川芎、茯苓、当归、姜炭、炙甘草、桃仁、莲子。(中医方剂大辞典)

健脾利水汤 jian pi li shui tang

【英文名】Jian Pi Li Shui Decoction

【组成】(1)白术、茯苓、泽泻、肉果、陈皮、甘草、川芎、当归。(中医方剂大辞典)(2)人参、茯苓、白术、当归、川芎、大腹皮、紫苏、陈皮、炙草。(中医方剂大辞典)

健脾利水补中汤 jian pi li shui bu zhong tang

【英文名】Jian Pi Li Shui Bu Zhong Decoction

【组成】人参、白术、茯苓、白芍、陈皮、木瓜、紫苏、苍术、厚朴、大腹皮。(中医方剂大辞典)

健脾灵 jian pi ling

【英文名】Jian Pi Ling Tablet

【组成】炙黄芪、党参、白芍、白术、玄胡、儿茶、乌梅、炮姜、当归、广木香、甘草。(上海中医药杂志 1987,(5))

健脾补血片 jian pi bu xue pian

【英文名】Jian Pi Bu Xue Tablet

【组成】党参、茯苓、皂矾、神曲茶、黑豆、白术、陈皮、甘草。(药品标准-中药成方制剂标准 1995)

健脾补血冲剂 jian pi bu xue chong ji

【英文名】Jian Pi Bu Xue Granule

【组成】党参、茯苓、皂矾、神曲茶、黑豆、白术、陈皮、甘草。(药品标准-中药成方制剂标准 1995)

健脾补肾汤 jian pi bu shen tang

【英文名】Jian Pi Bu Shen Decoction

【组成】党参、川续断、白术、茯苓、白芍、当归、五味子、菟丝子、川厚朴、香附。(中医方剂大辞典)

健脾补肾固精汤 jian pi bu shen gu jing tang

【英文名】Jian Pi Bu Shen Gu Jing Decoction

【组成】黄芪、党参、白术、山药、菟丝子、熟地黄、白芍、山茱萸、车前子、芡实、金樱子、甘草。(山东中医杂志 1992,11(3))

健脾补胃丸 jian pi bu wei wan

【英文名】Jian Pi Bu Wei Pill

【组成】山楂、白芍药、白术、陈皮、贝母。(中医方剂大辞典)

健脾豆蔻丸 jian pi dou kou wan

【英文名】Jian Pi Dou Kou Pill

【组成】白豆蔻仁、枳壳、陈皮、诃黎勒、桂、当归、干姜、丹砂。(中医方剂大辞典)

健脾运化汤 jian pi yun hua tang

【英文名】Jian Pi Yun Hua Decoction

【组成】生黄芪、白术、党参、泽泻、茯苓、生薏苡仁、陈皮、干姜、桂枝、当归、炙甘草。(陕西中医 1989,10(9))

健脾运水汤 jian pi yun shui tang

【英文名】Jian Pi Yun Shui Decoction

【组成】黄芪、麦芽、山楂、丹参、车前子、车前草、白术、茵陈、枳壳、制香附、赤芍、白芍、柴胡、猪苓、泽泻、茯苓。(浙江中医杂志 1993,28(9))

健脾饮 jian pi yin

【英文名】Jian Pi Drink

【组成】(1)白术、茯苓、白芍、六神曲、麦芽、香附、当归、枳实、半夏、陈皮、黄连、吴萸、山楂、白蔻仁、益智、黄芪、山药、甘草;党参、广木香。(中医方剂大辞典)(2)白术、葳蕤、茯苓、山茱萸、白芍、人参、甘草、当归、牛膝、麦冬、北五味、肉桂。(中医方剂大辞典)

健脾和胃汤 jian pi he wei tang

【英文名】Jian Pi He Wei Decoction

【组成】条参、白术、茯苓、六曲、砂仁、陈皮、怀药、枣皮、芡实、车前、青皮、建泻、甘草。(中医方剂大辞典)

健脾固本药酒 jian pi gu ben yao jiu

【英文名】Jian Pi Gu Ben Wine

【异名】福寿药酒(中医方剂大辞典)

【组成】当归、川芎、白芍、酒地、党参、白术、广皮、佛手、红花、桃仁、玄胡、吴萸、丁香、紫蔻、良姜、檀香、香附、小茴香、川牛膝、杜仲、续断、秦艽、独活、北细辛、麻黄、寄生、虎骨、枸杞、大云、玉竹、远志、枣仁、天冬、麦冬、杏仁、五味子、广木香、藿香、台乌、白芷、乳香、没药、川朴、加皮、官桂、花椒、甘草、砂仁、木瓜。(中医方剂大辞典)

健脾固精汤 jian pi gu jing tang

【英文名】Jian Pi Gu Jing Decoction

【组成】黄芪、党参、淮山药、龙骨、牡蛎、白术、茯苓、陈皮、柴胡、升麻、甘草、大枣。(云南中医杂志 1992,(6))

健脾肥儿丸 jian pi fei er wan

【英文名】Jian Pi Fei Er Pill

【组成】(1)人参、于术、云苓、炙草、广皮、薏仁、建莲、扁豆、山药、山楂、神曲、麦芽、泽泻、芡实、藿香、桔梗、炮姜、糯米、白糖。(中医方剂大辞典)(2)人参、黄芪、神曲、山楂肉、白扁豆、白术、白茯苓、山药、甘草、白芍、地骨皮、川黄连、当归、百合、橘红、陈皮。(中医方剂大辞典)(3)人参、白术、茯苓、山药、芡实、莲肉、扁豆、山楂、麦芽、神曲、黄连、连翘、泽泻、甘草、砂仁。(中医方剂大辞典)

健脾金丹 jian pi jin dan

【英文名】Jian Pi Jin Dan Decoction

【组成】党参、白术、柴胡、枳实、白芍、甘草、五味子等。(中国中西医结合杂志 1993,13(4))

健脾降肺调中汤 jian pi jiang fei tiao zhong tang

【英文名】Jian Pi Jiang Fei Tiao Zhong Decotion

【组成】茯苓、陈皮、天花粉、鸡内金、桑皮、黄芩、苏子、连翘。(贵阳中医学院学报 1992,(2))

健脾降脂汤 jian pi jiang zhi tang

【英文名】Jian Pi Jiang Zhi Decoction

【组成】党参、茯苓、茵陈、白术、苍术、僵蚕、虎杖、生山楂、大黄。(江西中医药 1989,(2))

健脾养胃丸 jian pi yang wei wan

【英文名】Jian Pi Yang Wei Pill

【组成】人参、白术、白茯苓、广陈皮、当归、白芍药、麦芽、木香、半夏曲、山药、枳实。(中医方剂大辞典)

健脾养胃汤 jian pi yang wei tang

【英文名】Jian Pi Yang Wei Decoction

【组成】大参、白术、黄芪、归身、白芍、陈皮、小茴、山药、云苓、泽泻。(中医方剂大辞典)

健脾养胃颗粒 jian pi yang wei ke li

【英文名】Jian Pi Yang Wei Granule

【组成】砂仁、陈皮、厚朴、青皮、猪苓、白术、甘草、党参、茯苓、酵母粉、淀粉酶。(药品标准－中药成方制剂标准 1998)

健脾活血汤 jian pi huo xue tang

【英文名】Jian Pi Huo Xue Decoction

【组成】黄芪、党参、炒白术、炒苡仁、茯苓、丹参、当归、赤芍、益母草、萹蓄、赤小、石苇、大腹皮。(内蒙古中医药 1983,(2))

健脾祛风方 jian pi qu feng fang

【英文名】Jian Pi Qu Feng Prescription

【组成】山药、赤小豆、炒白术、炒枳壳、炒扁豆、银花、荆芥、防风、蝉衣、砂仁。(辽宁中医杂志 1991,(8))

健脾祛风汤 jian pi qu feng tang

【英文名】Jian Pi Qu Feng Decoction

【组成】苍术、陈皮、茯苓、泽泻、荆芥、防风、羌活、木香、乌药、生姜、大枣。(中医方剂大辞典)

健脾胜湿汤 jian pi sheng shi tang

【英文名】Jian Pi Sheng Shi Decoction

【组成】当归、黄芪、地肤子、茵陈、黄柏、蒺藜、荆子、防风、生石膏、大贝、苍术、白芷、五加皮、甘草。(中医方剂大辞典)

健脾除湿汤 jian pi chu shi tang

【英文名】Jian Pi Chu Shi Decoction

【组成】生薏米、生扁豆、山药、芡实、枳壳、萆薢、黄柏、白术、茯苓、大豆黄卷。(中医方剂大辞典)

健脾消导煎 jian pi xiao dao jian

【英文名】Jian Pi Xiao Dao Decoction

【组成】党参、山楂、谷麦芽、白芍、白术、陈皮、甘草。(中西医结合杂志 1987,7(1))

健脾消食丸 jian pi xiao shi wan

【英文名】Jian Pi Xiao Shi Pill

【组成】白术、枳实、鸡内金、木香、草豆蔻、焦槟榔、荸荠粉。(中国医药学报 1990,5(3))

健脾消食生化汤 jian pi xiao shi sheng hua tang

【英文名】Jian Pi Xiao Shi Sheng Hua Decoction

【组成】川芎、人参、当归、白术、炙草。(中医方剂大辞典)

健脾消食汤 jian pi xiao shi tang

【英文名】Jian Pi Xiao Shi Decoction

【组成】(1)人参、当归、川芎、神曲、白术、山楂、砂仁、麦芽、炙草。(中医方剂大辞典)(2)川芎、当归、神曲、麦芽、炮姜、炙草、桃仁、山楂、砂仁。(中医方剂大辞典)

健脾消食剂 jian pi xiao shi ji

【英文名】Prescriptions For Promoting Digestion By Activating The Spleen

【定义】指以消食药配伍益气健脾药为主组方,治疗脾胃虚弱,食积内停之证的方剂。(方剂学)

健脾消食散 jian pi xiao shi san

【英文名】Jian Pi Xiao Shi Powder

【组成】土炒山药、焦神曲、微炒鸡内金。(赤脚医生杂志 1976,(11))

健脾润肤汤 jian pi run fu tang

【英文名】Jian Pi Run Fu Decoction

【组成】党参、茯苓、苍白术、当归、丹参、鸡血藤、赤白芍、陈皮。(中医方剂大辞典)

健脾益心汤 jian pi yi xin tang

【英文名】Jian Pi Yi Xin Decoction

【组成】太子参、丹参、茯苓、白术、陈皮、麦冬、赤芍、制半夏、五味子、炙甘草。(陕西中医 1986,7(2))

健脾益气方 jian pi yi qi fang

【英文名】Jian Pi Yi Qi Prescription

【组成】(1)人参、黄芪、炙甘草、白术、山药、大枣、生姜、桂枝、五味子、砂仁。(中医杂志 1985,26(1))(2)黄芪、化橘红、茯苓、黄精、鸡内金、青黛。(中国中西医结合杂志 1993,13(10))(3)党参、白术、茯苓、甘草、陈皮、黄芪。(北京中医杂志 1989,(6))(4)黄芪、党参、白术。(陕西中医 1987,8(2))

健脾益气汤 jian pi yi qi tang

【英文名】Jian Pi Yi Qi Decoction

【组成】(1)黄芪、党参、茯苓、白术、陈皮、甘草。(中西医结合杂志 1989,9(2))(2)黄芪、党参、白术、茯苓、陈皮、黄精、甘草。(中医杂志 1989,(3))(3)生黄芪、太子参、炒白术、防风、陈皮、红枣。(安徽中医学院学报 1990,9(1))

健脾益气利水汤 jian pi yi qi li shui tang

【英文名】Jian Pi Yi Qi Li Shui Decoction

【组成】黄芪、白术、茯苓、泽泻、猪苓等。(中国中西医结合杂志 1992,12(10))

健脾益气糖浆 jian pi yi qi tang jiang

【英文名】Jian Pi Yi Qi Syrup

【组成】生芪、党参、白术、炙草、黄精、茯苓、陈皮、黄芩。(北京中医杂志 1989,(3))

健脾益肠汤 jian pi yi chang tang

【英文名】Jian Pi Yi Chang Decoction

【组成】党参、黄芪、当归、陈皮、白芍、厚朴、木香、白术、泽泻、茯苓、炙甘草。(实用中医内科杂志 1993,7(4))

健脾益肾方 jian pi yi shen fang

【英文名】Jian Pi Yi Shen Prescription

【组成】红参、枸杞、大枣、胡桃。(中国医药学报 1993,8(3))

健脾益肾生精汤 jian pi yi shen sheng jing tang

【英文名】Jian Pi Yi Shen Sheng Jing Decoction

【组成】红参、白术、茯苓、熟地、菟丝子、枸杞子、锁阳、破故纸、蜈蚣、巴戟天、山萸肉、熟附片、覆盆子、仙灵脾、肉苁蓉、露蜂房、蛇床子、甘草。(时珍国药研究 1992,3(1))

健脾益肾冲剂 jian pi yi shen chong ji

【英文名】Jian Pi Yi Shen Medicinal Instant Granule

【组成】党参、白术、枸杞子、女贞子、菟丝子、破故纸等。(中西医结合杂志 1987,7(9))

健脾益肾汤 jian pi yi shen tang

【英文名】Jian Pi Yi Shen Decoction

【组成】潞党参、黄芪、薏苡仁、芡实、蛇床子、杜仲、萆薢、败酱草、白头翁。(云南中医杂志 1991,12(1))

健脾益肾补气方 jian pi yi shen bu qi fang

【英文名】Jian Pi Yi Shen Bu Qi Decoction

【组成】潞党参、生黄芪、河车粉、生白术、淮山药、生苡仁、大芡实、益母草、桑寄生、全当归。(南京中医学院学报 1989,(3))

健脾粉 jian pi fen

【英文名】Jian Pi Powder

【组成】党参、陈曲、砂仁、陈皮、麦芽、炒白术、木香、黄连、甘草、白茯苓、山楂、山药、肉豆蔻。(中医方剂大辞典)

健脾资生丸 jian pi zi sheng wan

【英文名】Jian Pi Zi Sheng Pill

【组成】潞党参、炒白扁豆、豆蔻仁、川黄连、炒冬术、莲子肉、六神曲、白茯苓、广橘红、山楂肉、炙甘草、芡实、广藿香、炒麦芽、怀山药、春砂仁、桔梗、炒薏仁米。(中医方剂大辞典)

健脾康儿片 jian pi kang er pian

【英文名】Jian Pi Kang Er Tablet

【组成】人参、白术、茯苓、甘草、使君子、鸡内金、山楂、山药、陈皮、黄连、木香。(药品标准－中药成方制剂标准 1991)

健脾敛溃散 jian pi lian kui san

【英文名】Jian Pi Lian Kui Powder

【组成】党参、焦白术、生黄芪、煅石膏、白及、白芍、川黄连、血竭、甘草、炮姜、枳壳、石榴皮、乌梅。(浙江中医杂志 1988,(3))

健脾清利汤 jian pi qing li tang

【英文名】Jian Pi Qing Li Decoction

【组成】党参、白术、茯苓、薏苡仁、泽泻、茵陈、丹参、山楂、甘草。(新中医 1993,(2))

健脾渗湿汤 jian pi shen shi tang

【英文名】Jian Pi Shen Shi Decoction

【组成】生黄芪、青防风、防己、白术、茯苓皮、大腹皮、陈广皮、生姜皮、炙桂枝、淡附片。(中医方剂大辞典)

健脾渗湿饮 jian pi shen shi yin

【英文名】Jian Pi Shen Shi Drink

【组成】人参、白术、苍术、防己、黄柏、川芎、陈皮、当归、茯苓、木瓜、柴胡梢、甘草。(中医方剂大辞典)

健脾理中汤 jian pi li zhong tang

【英文名】Jian Pi Li Zhong Decoction

【组成】人参、白术、白苓、白芍、陈皮、苍术、炮姜、升麻、甘草、肉蔻、诃子。(中医方剂大辞典)

健脾理气合剂 jian pi li qi he ji

【英文名】Jian Pi Li Qi Mixture

【组成】原缺组成。(上海中医药杂志 1985,(5))

健脾理气煎 jian pi li qi jian

【英文名】Jian Pi Li Qi Decoction

【组成】党参、黄芪、炒白术、茯苓、甘草、木香、陈皮、桂枝。(中西医结合杂志 1989,9(10))

健脾理肠片 jian pi li chang pian

【英文名】Jian Pi Li Chang Tablet

【组成】黄芩、党参、当归、炮姜、白芍、白术、元胡、赤石脂、儿茶、肉桂、乌梅、茅莓、升麻。((89)卫药证字 Z－10号)

健脾温中丸 jian pi wen zhong wan

【英文名】Jian Pi Wen Zhong Pill

【组成】潞参、白术、云苓、炮姜、附子、橘红、杏仁、法夏、归身、川芎、炙草、紫菀、上元桂。(中医方剂大辞典)

健脾温肾汤 jian pi wen shen tang

【英文名】Jian Pi Wen Shen Decoction

【组成】益母草、党参、黄芪、生山药、补骨脂、肉桂、白术、茯苓。(中医药学报 1978,(3))

健脾温肾利尿汤 jian pi wen shen li niao tang

【英文名】Jian Pi Wen Shen Li Niao Decoction

【组成】太子参、白茅根、车前子、大腹皮、白术、仙茅、生姜皮、附片、干姜、桂枝、茯苓、砂仁、甘草。(陕西中医 1991,12(3))

健脾疏肝化瘀汤 jian pi shu gan hua yu tang

【英文名】Jian Pi Shu Gan Hua Yu Decoction

【组成】潞党参、黄芪、白术、炙甘草、升麻、柴胡、枳壳、佛手、玄胡、红花、香附。(国医论坛 1992,(3))

健脾疏肝方 jian pi shu gan fang

【英文名】Jian Pi Shu Gan Prescription

【组成】炒党参、炒白术、云茯苓、炒苡仁、山药、陈皮、制香附、炒枳壳、炒柴胡、郁金。(江苏中医 1991,12(9))

健脾疏肝汤 jian pi shu gan tang

【英文名】Jian Pi Shu Gan Decoction

【组成】党参、黄芪、苍术、白术、陈皮、厚朴、赤芍、白芍、川芎、柴胡、桂枝、甘草、生大黄。(实用中西医结合杂志 1991,4(7))

健脾解郁汤 jian pi jie yu tang

【英文名】Jian Pi Jie Yu Decoction

【组成】党参、板蓝根、白术、丹参、白芍、柴胡、郁金、陈皮、黄芪、茵陈、半夏曲。(陕西中医 1986,7(7))

健脾解毒汤 jian pi jie du tang

【英文名】Jian Pi Jie Du Decoction

【组成】(1)炒黄连、泽泻、山药、甘草、炒扁豆、白芍、茯苓、木香、山楂肉、丹皮、白术、陈皮。(中医方剂大辞典)(2)白术、苡仁、扁豆、银花、连翘、丹皮、当归、陈皮、川贝母、甘草。(中医方剂大辞典)

健脾膏 jian pi gao

【英文名】Jian Pi Ointment

【组成】(1)土粉沙参、冬瓜仁、芡实、橘皮、莲米、榧子肉、云茯苓、山楂、雷丸、百合、山药、苡仁、建神曲、麦芽、谷芽、鸡内金。(中医方剂大辞典)(2)党参、淮山药、芡实、云苓、扁豆、莲子、广陈皮、使君子、糯米、粳米、苡米、白术。(中医方剂大辞典)(3)牛精肉、牛肚、苍术、白术、川乌、益智仁、姜半夏、南星、当归、厚朴、陈皮、乌药、姜黄、甘草、枳实、黄芪、党参、川乌、白芍、赤芍、羌活、香白芷、细辛、防风、香附、灵脂、苏梗、苏子、延胡索、山楂、麦芽、神曲、木瓜、青皮、槟榔、枳壳、桔梗、灵仙、腹皮、醋三棱、醋莪术、杏仁、柴胡、升麻、远志肉、吴萸、五味、草蔻仁、肉蔻仁、巴戟天、补骨脂、良姜、荜茇、大茴、红花、黄连、黄芩、大黄、甘遂、苦葶苈、红芽大戟、巴仁、黑丑头、茵陈、木通、泽泻、车前子、皂角、木鳖仁、蓖麻仁、全蝎、炮山甲、白附子、附子、滑石、生姜、薤白、韭白、葱白、大蒜、鲜槐枝、柳枝、桑枝、莱菔子、干姜、川椒、石菖蒲、艾、白芥子、胡椒、佛手干、凤仙草。(中医方剂大辞典)(4)白术、茯苓、白芍、六神曲、麦芽、香附、当归、枳实、半夏、陈皮、黄连、吴萸、山楂、白蔻仁、益智、黄芪、山药、甘草、党参、广木香。(中医方剂大辞典)

健脾增力丸 jian pi zeng li wan

【英文名】Jian Pi Zeng Li Pill

【组成】麦芽、陈皮、六神曲、芡实、茯苓、苍术、山药、甘草、山楂。(药品标准－中药成方制剂标准 1994)

健脾增力丹 jian pi zeng li dan

【英文名】Jian Pi Zeng Li Pellet

【组成】陈皮、厚朴、苍术、神曲、麦芽、山楂、甘草、黑豆。(中医方剂大辞典)

健脾糕片 jian pi gao pian

【英文名】Jian Pi Gao Tablet

【组成】党参、白术、陈皮、白扁豆、茯苓、莲子、山药、薏苡仁、芡实、冬爪子、鸡内金、甘草。(药品标准－中药成方制剂标准 1990)

健脾糖浆 jian pi tang jiang

【英文名】Jian Pi Syrup

【组成】太子参、苡仁、苍术、青皮、陈皮、茯苓、山药、山楂、六曲、鸡内金、肉豆蔻。(上海中医药杂志 1987,(6))

健腰丹 jian yao dan

【英文名】Jian Yao Pellet

【组成】熟地、山茱萸、北五味、麦冬、白术、杜仲。(中医方剂大辞典)

健腰蠲痹汤 jian yao juan bi tang

【英文名】Jian Yao Juan Bi Decoction

【组成】山甲片、泽兰叶、威灵仙、五加皮、千年健、狗脊、川断、沙蒺藜、木瓜、寄生、徐长卿、炒杜仲、寻骨风、鸡血藤、川牛膝、炙甘草、地鳖虫、祁蛇、伸筋草、乳香、没药、血竭、儿茶、落得打、青皮、枳壳、生山楂、红花。(浙江中医学院学报 1992,16(2))

党参五灵脂合剂 dang shen wu ling zhi he ji

【英文名】Dang Shen Wu Ling Zhi Mixture

【组成】党参、五灵脂、生姜、苍术。(中西医结合杂志 1985,5(2))

党参方生脉饮口服液 dang shen fang sheng mai yin kou fu ye

【英文名】Dang Shen Fang Sheng Mai Yin Liquid

【组成】党参。((86)吉卫药准字 31003)

党参片 dang shen pian

【英文名】Dang Shen Tablet

【组成】党参。(中医方剂大辞典)

党参生脉饮 dang shen sheng mai yin

【英文名】Dang Shen Sheng Mai Yin Liquid

【组成】党参、麦冬、五味子。((91)京卫药准字第 152 号)

党参固本丸 dang shen gu ben wan

【英文名】Dang Shen Gu Ben Pill

【组成】党参、天冬、麦冬、地黄、熟地黄。(药品标准－中药成方制剂标准 1997)

党参养荣丸 dang shen yang rong wan

【英文名】Dang Shen Yang Rong Pill

【组成】党参、白术、甘草、肉桂、陈皮、五味子、白芍、熟地黄、黄芪、当归、远志、茯苓、大枣、生姜。(药品标准－中药成方制剂标准 1995)

党参复方 dang shen fu fang

【英文名】Dang Shen Decoction

【组成】党参、茯苓、大枣、炙甘草等。(中药药理与临床 1989,5(2))

兼气散 jian qi san

【英文名】Jian Qi Powder

【组成】栝楼、石膏、甘草、甘皮。(中医方剂大辞典)

兼攻汤 jian gong tang

【英文名】Jian Gong Decoction

【组成】石膏、人参、白术、厚朴、天南星、半夏、陈皮、麦冬。(中医方剂大辞典)

准提膏 zhun ti gao

【英文名】Zhun Ti Ointment

【组成】囫囵升麻、方八、囫囵川芎、全当归、白芷、羌活。(中医方剂大辞典)

凉七味汤 liang qi wei tang

【英文名】Liang Qi Wei Decoction

【组成】生地、萸肉、泽泻、丹皮、茯神、山药、知母。(中医方剂大辞典)

凉开剂 liang kai ji

【英文名】Prescriptions For Inducing Resuscitation With Cold Drugs

【定义】指以芳香开窍药配伍清热药为主组方,治疗温热邪毒内陷心包的热闭证的方剂。(方剂学)

凉心丸 liang xin wan

【英文名】Liang Xin Pill

【组成】紫河车、人参、白茯苓、远志、麦门冬、丹砂、龙脑、金箔。(中医方剂大辞典)

凉心丹 liang xin dan

【英文名】Liang Xin Pellet

【组成】人参、茯苓、丹参、黄连、半夏、吴茱萸、菖蒲、生

姜、麦冬。(中医方剂大辞典)

凉心利水汤 liang xin li shui tang

【英文名】Liang Xin Li Shui Decoction

【组成】麦冬、茯神、莲子心、车前子。(中医方剂大辞典)

凉心清肝汤 liang xin qing gan tang

【英文名】Liang Xin Qing Gan Decoction

【组成】生地、当归、白芍、炒山栀、丹皮、丹参、扁柏叶、川连、生甘草。(中医方剂大辞典)

凉心散 liang xin san

【英文名】Liang Xin Powder

【组成】青黛、硼砂、黄连、人中白、风化硝、黄柏、冰片。(中医方剂大辞典)

凉心煮散 liang xin zhu san

【英文名】Liang Xin Zhu Powder

【组成】连翘、防风、甘草、山栀子仁、鸡苏、恶实。(中医方剂大辞典)

凉水丹 liang shui dan

【英文名】Liang Shui Pellet

【组成】陈石灰、白麦面。(中医方剂大辞典)

凉水金丹 liang shui jin dan

【英文名】Liang Shui Jin Pellet

【组成】沉香、公丁香、甜瓜子仁、木香、儿茶、京牛黄、巴豆霜、乳香、天南星、没药、轻粉、冰片、雄黄、血竭、朱砂、牙皂、鸦片、白花蛇。(中医方剂大辞典)

凉风化痰丸 liang feng hua tan wan

【英文名】Liang Feng Hua Tan Pill

【组成】半夏、南星、白附子、明矾。(中医方剂大辞典)

凉肌丸 liang ji wan

【英文名】Liang Ji Pill

【组成】龙胆草、玄参、当归。(中医方剂大辞典)

凉肌粉 liang ji fen

【英文名】Liang Ji Powder

【组成】白芷、枫叶、藁本、苦参、黄连。(中医方剂大辞典)

凉肌散 liang ji san

【英文名】Liang Ji Powder

【组成】蜜陀僧。(中医方剂大辞典)

凉血二黄汤 liang xue er huang tang

【英文名】Liang Xue Er Huang Decoction

【组成】生地、丹皮、白芍、桃仁、延胡、黄芩、栀子、姜黄、通草。(中医方剂大辞典)

凉血丸 liang xue wan

【英文名】Liang Xue Pill

【组成】枇杷叶、白芍、五味子、生地、青蒿、甘草、山萸、黄柏、川断、杜仲、阿胶。(中医方剂大辞典)

凉血五花片 liang xue wu hua pian

【英文名】Liang Xue Wu Hua Tablet

【组成】红花、凌霄花、鸡冠花、玫瑰花、野菊花、青蒿。(湖北中医杂志 1990,(5))

凉血五花汤 liang xue wu hua tang

【英文名】Liang Xue Wu Hua Decoction

【组成】红花、鸡冠花、凌霄花、玫瑰花、野菊花。(中医方剂大辞典)

凉血五根汤 liang xue wu gen tang

【英文名】Liang Xue Wu Gen Decoction

【组成】白茅根、瓜蒌根、茜草根、紫草根、板蓝根。(中医方剂大辞典)

凉血化毒汤 liang xue hua du tang

【英文名】Liang Xue Hua Du Decoction

【异名】凉血化毒饮(中医方剂大辞典)

【组成】归尾、赤芍药、生地黄、木通、连翘、牛蒡子、红花、紫草、桔梗、山豆根。(中医方剂大辞典)

凉血化瘀方 liang xue hua yu fang

【英文名】Liang Xue Hua Yu Prescription

【组成】紫草、生地、赤芍、茜草、丹皮、丹参、甘草。(辽宁中医杂志 1983,(3))

凉血化瘀汤 liang xue hua yu tang

【英文名】Liang Xue Hua Yu Decoction

【组成】青黛、紫草、丹皮、侧柏炭、生地、黄柏、炒栀子、仙鹤草、丹参、阿胶、木香、甘草。(中医杂志 1986,27(10))

凉血止血方 liang xue zhi xue fang

【英文名】Liang Xue Zhi Xue Prescription

【组成】生地、麦冬、侧柏炭、白茅根、大蓟、小蓟、黄芩、栀子、大黄、石膏。(中医函授通讯 1992,(4))

凉血止衄汤 liang xue zhi niu tang

【英文名】Liang Xue Zhi Niu Decoction

【组成】龙胆草、黄芩、栀子、丹皮、生地、藕节、白茅根、大黄、牛膝。(中医方剂大辞典)

凉血去湿补阴益气丸 liang xue qu shi bu yin yi qi wan

【英文名】Liang Xue Qu Shi Bu Yin Yi Qi Pill

【组成】真茅山苍术、怀生地、甘菊花、车前子、人参、牛膝、白茯苓。(中医方剂大辞典)

凉血四物汤 liang xue si wu tang

【英文名】Liang Xue Si Wu Decoction

【组成】(1)白芍、当归梢、生地黄、升麻、条黄芩、酒红花、连翘、牛蒡子。(中医方剂大辞典)(2)当归、生地、川芎、赤芍、黄芩、赤茯苓、陈皮、红花、甘草。(中医方剂大辞典)(3)当归、川芎、赤芍、生地、苏木、连翘、黄连、防风、甘草。(中医方剂大辞典)(4)当归、黄连、山栀、香附、槐花、川芎、白芍、生地。(中医方剂大辞典)

凉血四神煎 liang xue si shen jian

【英文名】Liang Xue Si Shen Decoction

【组成】槐花、生地、丹皮、茯苓。(中医方剂大辞典)

凉血生地饮 liang xue sheng di yin

【英文名】Liang Xue Sheng Di Drink

【组成】生地、丹参、侧柏、黄芩、阿胶、甘草、槐花、百草霜。(中医方剂大辞典)

凉血地黄丸 liang xue di huang wan

【英文名】Liang Xue Di Huang Decoction

【异名】凉血地黄散(中医方剂大辞典)

【组成】(1)小生地黄、牡丹、生栀子、黄芩、归尾、丹参、槐花、生地榆、辛夷。(中医方剂大辞典)(2)犀角、赤芍、丹皮、玄参、扁柏叶、天门冬、黄连、黄芩、黄柏、知母、茅根。(中医方剂大辞典)(3)归尾、生地、赤芍、黄连、枳壳、黄芩、槐角、地榆、荆芥、升麻、天花粉、甘草、生侧柏。(中医方剂大辞典)(4)当归、川芎、白芍、生地、白术、升麻、甘草、黄连、人参、山栀、玄参。(中医方剂大辞典)(5)川芎、当归、白芍、生地、白术、茯苓、黄连、地榆、人参、山栀、天花粉、甘草。(中医方剂大辞典)(6)犀角、生地黄、牡丹皮、赤芍、黄连、黄芩、黄柏、知母、玄参、天门冬、扁柏叶、茅根。(中医方剂大辞典)(7)生地黄、赤芍药、当归、川芎。(中医方剂大辞典)(8)黄芩、荆芥穗、蔓荆子、黄柏、知母、藁本、细辛、川芎、黄连、羌活、柴胡、升麻、防风、生地黄、当归、甘草、红花。(中医方剂大辞典)(9)黄柏、知母、青皮、槐子、熟地黄、当归。(中医方剂大辞典)(10)升麻、白芍药、生地黄、条黄芩、连翘、当归梢、牛蒡子、红花、甘草、通草、黄连。(中医方剂大辞典)(11)生地、白芍、丹皮、犀角、黄芩、甘草、栀子、黄连、川柏。(中医方剂大辞典)(12)黄连、生地、玄参、归尾、甘草、山栀仁。(中医方剂大辞典)

凉血地黄加人参汤 liang xue di huang jia ren shen tang

【英文名】Liang Xue Di Huang Jia Ren Shen Decoction

【组成】当归、川芎、白芍、生地黄、人参、升麻、白术、黄芩、甘草。(中医方剂大辞典)

凉血当归饮 liang xue dang gui yin

【英文名】Liang Xue Dang Gui Drink

【组成】当归、川芎、生地黄、芍药、黄芩、黄连、犀角、牡丹皮、防风、荆芥、甘草。(中医方剂大辞典)

凉血汤 liang xue tang

【英文名】Liang Xue Decoction

【组成】(1)当归、生地黄、黄连、黄芩、黄柏、知母、防风、荆芥、细辛、蔓荆子、羌活、藁本、甘草、升麻。(中医方剂大辞典)(2)栀子仁、黄芩、白茅、知母、桔梗、甘草、侧柏叶、赤芍。(中医方剂大辞典)

凉血芍药汤 liang xue shao yao tang

【英文名】Liang Xue Shao Yao Decoction

【组成】白芍、归梢、牛地黄、酒红花、地骨皮。(中医方剂大辞典)

凉血快斑汤 liang xue kuai ban tang

【英文名】Liang Xue Kuai Ban Decoction

【组成】连翘、生地、归梢、升麻、牛蒡子、甘草、酒红花。(中医方剂大辞典)

凉血抑火汤 liang xue yi huo tang

【英文名】Liang Xue Yi Huo Decoction

【组成】当归、赤芍、大黄、黄芩、黄连、丹皮、生地、川芎。(中医方剂大辞典)

凉血护肌膏 liang xue hu ji gao

【英文名】Liang Xue Hu Ji Ointment

【组成】南星、雄黄、白矾。(中医方剂大辞典)

凉血攻毒饮 liang xue gong du yin

【英文名】Liang Xue Gong Du Drink

【组成】大黄、荆芥穗、木通、牛蒡、丹皮、紫草、赤芍、葛根、蝉蜕、青皮、生地、红花。(中医方剂大辞典)

凉血饮 liang xue yin

【英文名】Liang Xue Drink

【组成】(1)人参、黄芪、黄连、生地、川芎、当归、槐角、黄芩、升麻、枳壳。(中医方剂大辞典)(2)生地、麦门冬、连翘、天花粉、木通、赤芍、荆芥、车前子、瞿麦、白芷、甘草、薄荷、山栀。(中医方剂大辞典)(3)花粉、麦冬、天冬、甘草、桔梗、当归、白芍、黄芩、丹皮、知母。(中医方剂大辞典)(4)赤芍药、黄芩、川芎、甘草、荆芥、生干地黄、麦门冬、土瓜根。(中医方剂大辞典)(5)生地、川连、力子、玄参、赤芍、红花、丹皮、黄芩、连翘、荆芥、木通。(中医方剂大辞典)

凉血饮子 liang xue yin zi

【英文名】Liang Xue Drink

【组成】生地黄、黄连、黄芩、荆芥、黑参、红花、赤芍、丹皮、木通。(中医方剂大辞典)

凉血固真汤 liang xue gu zhen tang

【英文名】Liang Xue Gu Zhen Decoction

【组成】当归身、川芎、白芍药、生熟地黄、条实黄芩、香附子、续断、柴胡、丹参、白术、荆芥穗、黄柏。(中医方剂大辞典)

凉血明目汤 liang xue ming mu tang

【英文名】Liang Xue Ming Mu Decoction

【组成】熟地黄、羌活、防风、甘菊花、山栀子、谷精草、柴胡、木贼、甘草、川芎、当归、白芍。(中医方剂大辞典)

凉血狗宝丹 liang xue gou bao dan

【英文名】Lian Xue Gou Bao Pellet

【组成】芭蕉头、苦楝根皮、新桑根皮、绿豆子、白云苓、猪后腿精肉、小狗子。(中医方剂大辞典)

凉血养营煎 liang xue yang ying jian
【英文名】Liang Xue Yang Ying Decoction
【组成】生地黄、当归、芍药、生甘草、地骨皮、紫草、黄芩、红花。(中医方剂大辞典)

凉血洗心汤 liang xue xi xin tang
【英文名】Liang Xue Xi Xin Decoction
【组成】当归、生地、知母、防风、小蓟、麦冬、黄柏、白术。(中医方剂大辞典)

凉血活血方 liang xue huo xue fang
【英文名】Liang Xue Huo Xue Prescription
【组成】白术、黄芩、赤芍、生地、丹皮、郁金、枳壳、益母草、柴胡、茯苓、大黄。(江苏中医 1988,(9))

凉血活血汤 liang xue huo xue tang
【英文名】Liang Xue Huo Xue Decoction
【组成】槐花、紫草根、赤芍、白茅根、生地、丹参、鸡血藤。(中医方剂大辞典)

凉血省风药酒 liang xue xing feng yao jiu
【英文名】Liang Xue Xing Feng Yao Wine
【组成】生地、熟地、归身、川芎、杜仲、白蒺藜、羌活、金银花、苏叶、荆芥、防风、白芷、蝉壳、陈皮、枳壳、蛇壳、连翘、川连、黄芩、黄柏、粉甘草、白菊花、白鲜皮、制首乌。(中医方剂大辞典)

凉血祛风糖浆 liang xue qu feng tang jiang
【英文名】Liang Xue Qu Feng Syrup
【组成】地黄、牛蒡子、升麻、石膏、白芍、甘草、金银花、知母、玄参、白茅根、防风、荆芥。(药品标准-中药成方制剂标准 1998)

凉血宽肠汤 liang xue kuan chang tang
【英文名】Liang Xue Kuan Chang Decoction
【组成】当归、生地黄、黄芩、黄柏、枳壳、荆芥、甘草、防风、桃仁、大黄。(中医方剂大辞典)

凉血消风散 liang xue xiao feng san
【英文名】Liang Xue Xiao Feng Powder
【组成】生地、当归、荆芥、蝉衣、苦参、白蒺藜、知母、生石膏、生甘草。(中医方剂大辞典)

凉血润燥饮 liang xue run zao yin
【英文名】Liang Xue Run Zao Drink
【组成】生地、丹皮、紫草、茜草、黄芩、大青叶、玄参、麦冬、石斛、花粉、白蒺藜。(中医方剂大辞典)

凉血益气汤 liang xue yi qi tang
【英文名】Liang Xue Yi Qi Decoction
【组成】人参、黄芪、生地黄、川芎、升麻、黄芩、枳壳、槐角、当归、黄连。(中医方剂大辞典)

凉血调经丸 liang xue tiao jing wan
【英文名】Liang Xue Tiao Jing Pill
【组成】黄芩、黄柏、白芍、鳖甲、杞子、归身、樗皮。(中医方剂大辞典)

凉血清肠散 liang xue qing chang san
【英文名】Liang Xue Qing Chang Powder
【组成】生地黄、当归、芍药、防风、升麻、荆芥、黄芩、黄连、香附、川芎、甘草。(中医方剂大辞典)

凉血清肺饮 liang xue qing fei yin
【英文名】Liang Xue Qing Fei Drink
【组成】生地、丹皮、赤芍、黄芩、知母、生石膏、桑白皮、枇杷叶、生甘草。(中医方剂大辞典)

凉血清脾饮 liang xue qing pi yin
【英文名】Liang Xue Qing Pi Drink
【组成】生地、当归、黄芩、白芍、连翘、防风、薄荷、石膏、甘草。(中医方剂大辞典)

凉血清燥汤 liang xue qing zao tang
【英文名】Liang Xue Qing Zao Decoction
【组成】熟地、阿胶、白芍、川柏、当归、丹皮、茵陈、鹿衔草、元武版、女贞子。(中医方剂大辞典)

凉血散 liang xue san
【英文名】Liang Xue Powder
【组成】(1)熟石膏、黄丹。(中医方剂大辞典)(2)犀角、生地、知母、丹皮、荆芥、黄芩、秦艽、赤芍、甘草、焦栀、竹叶。(中医方剂大辞典)(3)蛤粉、朱砂。(中医方剂大辞典)(4)黄芩、当归、陈皮、甘草、地榆、白茯苓、柴胡、神曲、白芍。(中医方剂大辞典)

凉血散火汤 liang xue san huo tang
【英文名】Liang Xue San Huo Decoction
【组成】生地、丹皮、赤芍、黄芩、防风、荆芥、归尾、蝉蜕、柴胡、车前子。(中医方剂大辞典)

凉血猬皮丸 liang xue wei pi wan
【英文名】Liang Xue Wei Pi Pill
【组成】黄柏、枳壳、厚朴、川归、荆芥穗、槐角、槐花、木香、地榆、猬皮、黄连。(中医方剂大辞典)

凉血解仓散 liang xue jie cang san
【英文名】Liang Xue Jie Cang Powder
【组成】解仓、赤白、当归、甘草。(中医方剂大辞典)

凉血解毒丸 liang xue jie du wan
【英文名】Liang Xue Jie Du Pill
【组成】苦参、黄连、连翘、牛蒡子、生地黄、白芷、防风、石膏、大黄。(中医方剂大辞典)

凉血解毒汤 liang xue jie du tang
【英文名】Liang Xue Jie Du Decoction
【异名】凉血化毒汤(中医方剂大辞典)
【组成】(1)当归、生地黄、紫草、丹皮、红花、连翘、白芷、川黄连、甘草、桔梗。(中医方剂大辞典)(2)当归、白芷、升麻、紫草、红花、赤芍、桔梗、连翘。(中医方剂大辞典)(3)当归、麦冬、白芷、紫草、升麻、生地、桔梗、人参、连翘、红花、甘草、牛蒡子。(中医方剂大辞典)(4)当归、生地黄、牛蒡子、红花、木通、赤芍、牡丹皮、连翘、桔梗。(中医方剂大辞典)(5)紫草、生地、柴胡、牡丹皮、赤芍、苏木、防风、荆芥、黄连、木通、牛子、天麻、红花、甘草。(中医方剂大辞典)(6)赤芍、归尾、甘草、生地、木通、牛蒡子、连翘、紫草、桔梗、山豆根、酒红花。(中医方剂大辞典)(7)广角粉、生地、玄参、麦冬、丹皮、白芍、银花、黄芩、栀子、白鲜皮、土茯苓。(中医方剂大辞典)

凉血解囊汤 liang xue jie nang tang

【英文名】Liang Xue Jie Nang Decoction

【组成】生地、丹皮、赤芍、丹参、紫草、连翘、白茅根、大青叶、甘草、黄芩。(北京中医杂志 1990,(2))

凉肝八宝丹 liang gan ba bao dan

【英文名】Liang Gan Ba Bao Pellet

【组成】生犀角、羚羊角、真阿胶、好京墨、大生地、全当归、大川芎、杭白芍、威灵仙。(中医方剂大辞典)

凉肝丸 liang gan wan

【英文名】Liang Gan Pill

【组成】防风、黄芩、茺蔚子、黑参、大黄、知母、人参、茯苓。(中医方剂大辞典)

凉肝导赤汤 liang gan dao chi tang

【英文名】Liang Gan Dao Chi Decoction

【组成】生地、丹皮、泽泻、赤茯苓、炒山栀、人中黄、赤芍、木通。(中医方剂大辞典)

凉肝明目散 liang gan ming mu san

【英文名】Liang Gan Ming Mu Powder

【组成】草决明、菊花、生地、连翘、山栀、川芎、羚羊角、防风、白芍、当归、石膏、薄荷、黄连、白芷。(中医方剂大辞典)

凉肝通络汤 liang gan tong luo tang

【英文名】Liang Gan Tong Luo Decoction

【组成】丹皮、地龙、栀子、白芍、石决明、牛膝。(北京中医学院学报 1990,13(2))

凉肝散 liang gan san

【英文名】Liang Gan Powder

【异名】凉肝明目散(中医方剂大辞典)

【组成】(1)当归、赤芍、龙胆草、羌活、细辛、玄参、草决明、防风、荆芥、薄荷、川芎、青葙子、蒺藜、木贼。(中医方剂大辞典)(2)川大黄、桔梗、黄芩、羚羊角、黑参、人参、茯苓。(中医方剂大辞典)(3)草决明、天花粉、甘草、赤芍药、绿豆皮、谷精草。(中医方剂大辞典)(4)龙胆草、蜜蒙花、黄连、当归、防风、柴胡、川芎。(中医方剂大辞典)(5)芎䓖、栀子仁、槐蛾、荆芥穗、甘草。(中医方剂大辞典)(6)大黄、赤芍药、蝉蜕、当归、黄连、甘草。(中医方剂大辞典)(7)石膏、贝母、胆星、天麻、陈皮、甘草、枳壳、桔梗、红花、花粉。(中医方剂大辞典)

凉补风 liang bu feng

【英文名】Liang Bu Feng Prescription

【组成】肉苁蓉、泽泻、石菖蒲、菟丝子、黄芪、川楝子、山茱萸、熟干地黄。(中医方剂大辞典)

凉明饮 liang ming yin

【英文名】Liang Ming Drink

【组成】黄连、柴胡、黄芩、防风、芍药、生地、当归、羌活、升麻、白芷、山栀子、川芎、甘草。(中医方剂大辞典)

凉肢散 liang zhi san

【英文名】Liang Zhi Powder

【组成】茯苓、薏仁、玄参、甘草、升麻、炒荆齐、甘菊、麦冬、天花粉。(中医方剂大辞典)

凉肺汤 liang fei tang

【英文名】Liang Fei Decoction

【组成】(1)知母、贝母、天门冬、麦门冬、黄芩、橘红、甘草、桑皮。(中医方剂大辞典)(2)黄芩、贝母、天花粉、枳壳、橘红、山栀、桔梗、麦门冬、甘草。(中医方剂大辞典)

凉肺散 liang fei san

【英文名】Liang Fei Powder

【组成】桑白皮、桔梗、天花粉、干葛、麻黄、薄荷、黄芩、杏仁、知母、贝母、木通、款冬花、麦冬、甘草。(中医方剂大辞典)

凉肾汤 liang shen tang

【英文名】Liang Shen Decoction

【组成】生地黄、赤茯苓、玄参、远志、知母、黄柏。(中医方剂大辞典)

凉金丸 liang jin wan

【英文名】Liang Jin Pill

【异名】凉水金丹(中医方剂大辞典)

【组成】沉香、皂角、豆霜、木香、丁香、三棱、葶苈、乳香、莪术。(中医方剂大辞典)

凉顶散 liang ding san

【英文名】Liang Ding Powder

【组成】川芎、薄荷、郁金、盆硝、乳香。(中医方剂大辞典)

凉结攻毒饮 liang jie gong du yin

【英文名】Liang Jie Gong Du Drink

【组成】大黄、黄连、石膏、荆芥、地丁、玄参、黑山栀、赤芍、生地、桔梗、木通、甘草、牛蒡、薄荷、枳壳。(中医方剂大辞典)

凉胃汤 liang wei tang

【英文名】Liang Wei Decoction

【组成】(1)川黄连、甘草、藿香、丹皮、桔梗、升麻、连翘、生地黄、石膏、黑山栀、白芍药、条芩。(中医方剂大辞典)(2)黄连、生甘草、陈皮、茯苓。(中医方剂大辞典)

凉胃散 liang wei san

【英文名】Liang Wei Powder

【组成】青黛、马牙硝、大黄、甘草。(中医方剂大辞典)

凉胆丸 liang dan wan

【英文名】Liang Dan Pill

【异名】凉膈丸(中医方剂大辞典)

【组成】(1)黄连、僵蚕、防风、地黄、黄柏、荆芥、黄芩、龙胆、菊花、赤芍药、芦荟。(中医方剂大辞典)(2)黄连、黄柏、地肤子、龙胆草、防风、荆芥、僵蚕。(中医方剂大辞典)(3)黄连、荆芥、黄芩、草龙胆、芦荟、防风、黄柏、地肤子。(中医方剂大辞典)

凉胎饮 liang tai yin

【英文名】Liang Tai Drink

【组成】生地、芍药、黄芩、当归、甘草、枳壳、石斛、茯苓。(中医方剂大辞典)

凉荣汤 liang rong tang

【英文名】Liang Rong Decoction

【组成】生地黄、川归尾、扁柏叶、蒲黄、白芍药、甘草、麦门冬、知母、黄柏。(中医方剂大辞典)

凉荣泻火汤 liang rong xie huo tang

【英文名】Liang Rong Xie Huo Decoction

【组成】川芎、当归、白芍、生地、黄芩、黄连、山栀、木通、柴胡、茵陈、胆草、知母、麦门冬、甘草、大黄。(中医方剂大辞典)

凉药子丸 liang yao zi wan

【英文名】Liang Yao Zi Pill

【组成】连翘、牙消、甘草、大黄、石膏、薄荷叶、栀子、绿豆粉。(中医方剂大辞典)

凉惊丸 liang jing wan

【英文名】Liang Jing Pill

【异名】梨汁饼子(中医方剂大辞典)

【组成】(1)草龙胆、防风、青黛、钩藤、黄连、牛黄、麝香、龙脑。(中医方剂大辞典)(2)黄柏、大黄、黄连、栀子、胆草、黄芩、生地、菊花、雄黄。(中医方剂大辞典)(3)川芎、大黄、羌活、防风、钩藤、薄荷、朱砂。(中医方剂大辞典)(4)川黄连、黄芩、山栀、黄柏、郁金、大黄、胆草、雄黄、辰砂。(中医方剂大辞典)(5)黄柏、黄连、黄芩、山栀仁、朱砂。(中医方剂大辞典)(6)大黄、黄连、龙胆、防风、川芎、薄荷叶。(中医方剂大辞典)(7)硼砂、粉霜、郁李仁、轻粉、铁粉、白牵牛末、好腊茶。(中医方剂大辞典)

凉营化瘀方 liang ying hua yu fang

【英文名】Liang Ying Hua Yu Decoction

【组成】水牛角、生地、玄参、麦冬、丹参、赤芍、丹皮。(甘肃中医学院学报 1991,8(2))

凉营清气汤 liang ying qing qi tang

【英文名】Liang Ying Qing Qi Decoction

【组成】犀角尖、鲜石斛、黑山栀、牡丹皮、鲜生地、薄荷叶、川雅连、京赤芍、京玄参、生石膏、生甘草、连翘壳、鲜竹叶、茅芦根、金汁。(中医方剂大辞典)

凉解汤 liang jie tang

【英文名】Liang Jie Decoction

【组成】(1)薄荷叶、蝉蜕、生石膏、甘草。(中医方剂大辞典)(2)茯神、麦冬、玄参、柴胡、甘草、炒枣仁。(中医方剂大辞典)

凉膈丸 liang ge wan

【英文名】Liang Ge Pill

【组成】甘草。(中医方剂大辞典)

凉膈天门冬汤 liang ge tian men dong tang

【英文名】Liang Ge Tian Men Dong Decoction

【异名】天门冬汤(中医方剂大辞典)

【组成】天门冬、大黄、车前子、茺蔚子、黄芩。(中医方剂大辞典)

凉膈加羚羊汤 liang ge jia ling yang tang

【英文名】Liang Ge Jia Ling Yang Decoction

【组成】薄荷、连翘、生锦纹、焦山栀、青子芩、生甘草、羚羊角、玄明粉、淡竹叶、白蜜。(中医方剂大辞典)

凉膈甘露丸 liang ge gan lu wan

【英文名】Liang Ge Gan Lu Pill

【组成】蓬砂、丹砂、龙脑、甘草、百药煎。(中医方剂大辞典)

凉膈白虎汤 liang ge bai hu tang

【英文名】Liang Ge Bai Hu Decoction

【组成】凉膈散、白虎汤。(中医方剂大辞典)

凉膈攻毒散 liang ge gong du san

【英文名】Liang Ge Gong Du Powder

【组成】大黄、黄连、石膏、荆芥、地丁、玄参、当归、甘草。(中医方剂大辞典)

凉膈连翘散 liang ge lian qiao san

【英文名】Liang Ge Lian Qiao Powder

【组成】连翘、大黄、黄连、薄荷、栀子、甘草、黄芩、朴硝。(中医方剂大辞典)

凉膈消毒饮 liang ge xiao du yin

【英文名】Liang Ge Xiao Du Drink

【组成】荆芥穗、防风、连翘、薄荷叶、黄芩、生栀子、生甘草、牛蒡子、芒硝、大黄。(中医方剂大辞典)

凉膈清脾饮 liang ge qing pi yin

【英文名】Liang Ge Qing Pi Drink

【组成】防风、荆芥、黄芩、石膏、山栀、薄荷、赤芍、连翘、生地、甘草。(中医方剂大辞典)

凉膈散 liang ge san

【英文名】Liang Ge Powder

【组成】(1)连翘、栀炭、苏荷、甘草、黄芩、竹叶、枳壳、力子。(中医方剂大辞典)(2)当归、川芎、赤芍、防风、荆芥、玄参、栀子、黄连、石膏、花粉、连翘、桔梗、薄荷。(中医方剂大辞典)(3)连翘、生栀子、黄芩、薄荷、桔梗、甘草、生石膏、竹叶。(中医方剂大辞典)(4)桔梗、黄芩、防风、荆芥、花粉、山楂、枳壳、赤芍、甘草。(中医方剂大辞典)(5)连翘、山栀、白芍、黄芩、大黄、芒硝、葱白、炙草、大枣。(中医方剂大辞典)(6)川大黄、朴硝、甘草、山栀子仁、薄荷叶、黄芩、连翘。(中医方剂大辞典)(7)连翘、生大黄、玄明粉、生山栀、薄荷、荆芥穗、甘草、桔梗。(中医方剂大辞典)(8)芒硝、大黄、车前子、黑参、黄芩、知母、栀子、茺蔚子。(中医方剂大辞典)(9)桔梗、天花粉、连翘、薄荷、黄芩、大黄、芒硝、山栀。(中医方剂大辞典)(10)黄芩、山栀、桔梗、连翘、天花粉、黄连、薄荷。(中医方剂大辞典)(11)当归、川芎、柴胡、黄连、龙胆草、防风、蝉蜕、蜜蒙花。(中医方剂大辞典)(12)防风、荆芥、桔梗、山栀、玄参、石膏、薄荷、黄连、天花粉、牛蒡子、贝母、大黄。(中医方剂大辞典)(13)连翘、栀子、大黄、芒硝、黄芩、薄荷、知母、升麻、石膏、黄连、甘草。(中医方剂大辞典)(14)黄芩、黄连、栀仁、连翘、桔梗、甘草、薄荷叶。(中医方剂大辞典)(15)山栀子仁、连翘、黄芩、大黄、薄荷。(中医方剂大辞典)(16)芍药、连翘、薄荷、大黄、桔梗、山栀仁、葛根。(中医方剂大辞典)

凉髓丹 liang sui dan

【英文名】Liang Sui Pellet

【组成】地骨皮、丹皮、麦冬、金钗石斛、牛膝、茯苓。(中医方剂大辞典)

凌阳子木香丸 ling yang zi mu xiang wan

【英文名】Ling Yang Zi Mu Xiang Pill

【组成】山茱萸、莲花蕊、破故纸、白茯苓、木香、胡桃仁、菟丝子。(中医方剂大辞典)

凌花散 ling hua san

【英文名】Ling Hua Powder

【异名】凌霄花散(中医方剂大辞典)

【组成】当归、凌霄花、刘寄奴、红花、官桂、牡丹皮、川白芷、赤芍药、延胡索。(中医方剂大辞典)

凌骨花糖浆 ling gu hua tang jiang

【英文名】Ling Gu Hua Syrup

【组成】凌霄花根、干姜、白糖。(赤脚医生杂志 1978,(7))

凌霄花丸 ling xiao hua wan

【英文名】Ling Xiao Hua Pill

【组成】(1)凌霄花、芫青、虻虫、水蛭、桃仁、大黄、没药。(中医方剂大辞典)(2)凌霄花、没药、桃仁、水蛭、滑石、硇砂、斑蝥、狗胆。(中医方剂大辞典)(3)凌霄花、芫花、京三棱、木香、姜黄、水蛭、硇砂、斑蝥、雄雀粪。(中医方剂大辞典)

凌霄花汤 ling xiao hua tang

【英文名】Ling Xiao Hua Decoction

【组成】凌霄花、芫花、红蓝花、没药。(中医方剂大辞典)

凌霄花根丸 ling xiao hua gen wan

【英文名】Ling Xiao Hua Gen Pill

【组成】凌霄花根、乌药、人参、皂荚子。(中医方剂大辞典)

凌霄花散 ling xiao hua san

【英文名】Ling Xiao Hua Powder

【组成】(1)凌霄花、白矾、雄黄、天南星、黄连、羊蹄根。(中医方剂大辞典)(2)凌霄花、当归、木香、没药、桂心、赤芍药。(中医方剂大辞典)(3)凌霄花、牡丹皮、山栀子仁、赤芍药、紫河车、血竭、没药、硇砂、地骨皮、五加皮、甘草、红娘子、桃仁、红花、桂心、延胡索、当归。(中医方剂大辞典)(4)凌霄花、山栀子。(中医方剂大辞典)

凌霄散 ling xiao san

【英文名】Ling Xiao Powder

【组成】蝉壳、地龙、白僵蚕、全蝎、凌霄花。(中医方剂大辞典)

剔疣汤 ti you tang

【英文名】Ti You Decoction

【组成】板蓝根、土茯苓、马齿苋、红花、桃仁、当归、生地、赤芍、双花、山栀、山药、薏苡仁。(陕西中医 1990,11(3))

原蚕蛾散 yuan can e san

【英文名】Yuan Can E Powder

【组成】原蚕蛾、白僵蚕、蝉蜕、地龙。(中医方剂大辞典)

哭风散 ku feng san

【英文名】Ku Feng Powder

【组成】赤脚金头蜈蚣、蝎梢、僵蚕、瞿麦。(中医方剂大辞典)

哭来笑去散 ku lai xiao qu san

【英文名】Ku Lai Xiao Qu Powder

【组成】(1)雄黄、乳香、胡椒、麝香、荜茇、良姜、细辛。(中医方剂大辞典)(2)樟脑、川椒。(中医方剂大辞典)

哮吼丸 xiao hou wan

【英文名】Xiao Hou Pill

【组成】杏仁、马兜铃、蝉衣、桑皮、白果肉、白矾、白信。(中医方剂大辞典)

哮吼灵秘丹 xiao hou ling mi dan

【英文名】Xiao Hou Ling Mi Pellet

【组成】胆南星、大半夏、赤茯苓、苦葶苈、大贝母、沉香、青礞石、天竺黄、珍珠、羚羊角、乌犀角、白矾、硼砂、风化消、花蕊石、孩儿茶、款冬花、铅白霜。(中医方剂大辞典)

哮病丸 xiao bing wan
【英文名】Xiao Bing Pill
【组成】生南星、生半夏、生川乌、生甘草。(中医方剂大辞典)

哮积丹 xiao ji dan
【英文名】Xiao Ji Pellet
【组成】鸡子。(中医方剂大辞典)

哮喘万灵膏 xiao chuan wan ling gao
【英文名】Xiao Chuan Wan Ling Ointment
【组成】川乌、草乌、连翅、当归、白芷、木鳖、白及、官桂、茯苓、白蔹、牙皂、乌药、桑枝、枣枝、桃枝、柳枝、槐枝。(中医方剂大辞典)

哮喘丸 xiao chuan wan
【英文名】Xiao Chuan Pill
【异名】哮喘金丹(药品标准－中药成方制剂标准)
【组成】白果仁、枳壳、瓜蒌、麦冬、松花粉、竹茹、橘红、知母、石膏、苦杏仁、诃子肉、罂粟壳、海浮石、槟榔、川贝母、前胡、乌梅肉、麻黄、五味子、紫苏叶。(药品标准－中药成方制剂标准 1991)

哮喘片 xiao chuan pian
【英文名】Xiao Chuan Tablet
【组成】罂粟壳、桔梗、麻黄、甘草。(药品标准－中药成方制剂标准 1998)

哮喘宁片 xiao chuan ning pian
【英文名】Xiao Chuan Ning Tablet
【组成】胆南星、石膏、甘草、洋金花、五味子、远志、太子参、麻黄。(药品标准－中药成方制剂标准 1991)

哮喘宁冲剂 xiao chuan ning chong ji
【英文名】Xiao Chuan Ning Medicinal Instant Granule
【组成】黄芩、桂枝、牡丹皮、甘草。(浙卫药标(85)403号)

哮喘宁颗粒 xiao chuan ning ke li
【英文名】Xiao Chuan Ning Granule
【异名】哮喘宁冲剂(药品标准－中药成方制剂标准)
【组成】黄芩、牡丹皮、桂枝、甘草。(药品标准－中药成方制剂标准 1998)

哮喘奇方 xiao chuan qi fang
【英文名】Xiao Chuan Qi Prescription
【组成】川乌、草乌、桑枝、桃枝、枣枝、槐枝、柳枝、官桂、白芷、当归、白及、白薇、赤芍、乌药、牙皂、连翘、茯苓、木鳖子、乳香、没药。(浙江中医学院学报 1988,12(6))

哮喘金丹 xiao chuan jin dan
【英文名】Xiao Chuan Jin Pellet
【组成】松花粉、川贝、橘红、瓜蒌、炙麻黄、京知母、海石、杏仁、米壳、寸冬、白果仁、五味子、生石膏、槟榔、乌梅肉、枳壳、竹茹、苏叶、诃子肉、前胡。(中医方剂大辞典)

哮喘脱敏方 xiao chuan tuo min fang
【英文名】Xiao Chuan Tuo Min Prescription
【组成】人参、蛤蚧、鹅管石、徐长卿、黄芪、炒白术、甘草。(山东中医学院学报 1992,16(1))

哮喘滚痰丸 xiao chuan gun tan wan
【英文名】Xiao Chuan Gun Tan Pill
【组成】朱砂、枯矾。(中医方剂大辞典)

哮喘糖浆 xiao chuan tang jiang
【英文名】Xiao Chuan Syrup
【组成】蕃瓜、饴糖、生姜汁。(浙江中医杂志 1959,(12))

哽生散 geng sheng san
【英文名】Geng Sheng Powder
【组成】丁香、木香、官桂心、人参、神曲、川芎、诃子、巴豆、草果仁、广术。(中医方剂大辞典)

晗化丹 han hua dan
【英文名】Han Hua Pellet
【组成】(1)石膏、寒水石、蜜。(中医方剂大辞典)(2)胆矾、硼砂、明矾、牙皂、雄黄。(中医方剂大辞典)

唇齿清胃丸 chun chi qing wei wan
【英文名】Chun Chi Qing Wei Pill
【组成】大黄、黄芩、龙胆、黄柏、栀子、知母、升麻、防风、陈皮、白芷、冰片、薄荷脑、地黄、石膏。(药品标准－中药成方制剂标准 1991)

唐侍中散 tang shi zhong san
【英文名】Tang Shi Zhong Powder
【组成】槟榔、生姜、橘皮、吴茱萸、紫苏、木瓜。(中医方剂大辞典)

唐栖平痧丸 tang xi ping sha wan
【英文名】Tang Xi Ping Sha Pill
【组成】茅术、大黄、丁香、麻黄。(中医方剂大辞典)

唤肠散 huan chang san
【英文名】Huan Chang Powder
【组成】草乌、白姜、白矾。(中医方剂大辞典)

唤痔散 huan zhi san
【英文名】Huan Zhi Powder
【异名】翻肛散(中医方剂大辞典)
【组成】(1)灵磁石、枯矾、干姜、草乌尖。(中医方剂大辞典)(2)草乌、制猬皮、枯矾、食盐、麝香、冰片。(中医方剂大辞典)(3)生胡椒。(中医方剂大辞典)

圃参散 pu shen san
【英文名】Pu Shen Powder
【组成】人参、白术、白扁豆、罂粟米、山药、陈粟米、白茯苓、木香、川芎、乌药、甘草、厚朴、白芷。(中医方剂大辞典)

圆红散 yuan hong san
【英文名】Yuan Hong Powder

【组成】没药、细辛、桃仁、玄胡索、降香、白蒺藜。(中医方剂大辞典)

圆灵丸 yuan ling wan

【英文名】Yuan Ling Pill

【异名】圆灵丹(中医方剂大辞典)

【组成】苍术、甘草、荆芥穗、牵牛子、黄柏。(中医方剂大辞典)

圆明拨云锭子 yuan ming bo yun ding zi

【英文名】Yuan Ming Bo Yun Lozenge

【组成】炉甘石、硼砂、片脑、麝香、海螵蛸、珍珠、血竭、乳香、没药。(中医方剂大辞典)

圆明膏 yuan ming gao

【英文名】Yuan Ming Ointment

【组成】柴胡、麻黄、当归身、生地黄、黄连、甘草、诃子皮。(中医方剂大辞典)

圆椹酒 yuan shen jiu

【英文名】Yuan Shen Wine

【组成】桑椹、圆眼肉。(中医方剂大辞典)

壶公妙剂散 hu gong miao ji san

【英文名】Hu Gong Miao Ji Powder

【组成】穿山甲、葫芦巴、槐花、黑丑、当归。(中医方剂大辞典)

壶隐子双鹿丸 hu yin zi shuang lu wan

【英文名】Hu Yin Zi Shuang Lu Pill

【组成】雄麋、雌鹿、枸杞子、当归、川芎、白芍、生地、人参、白术、白茯苓、甘草。(中医方剂大辞典)

夏天无片 xia tian wu pian

【英文名】Xia Tian Wu Tablet

【组成】夏天无。(药品标准－中药成方制剂标准 1998)

夏天无注射液 xia tian wu zhu she ye

【英文名】Xia Tian Wu Injection

【组成】夏天无。(药品标准－中药成方制剂标准 1998)

夏天无眼药水 xia tian wu yan yao shui

【英文名】Xia Tian Wu Eye-drop Preparation

【组成】夏天无。(药品标准－中药成方制剂标准 1998)

夏令清热汤 xia ling qing re tang

【英文名】Xia Ling Qing Re Decoction

【组成】滑石、甘草、泽泻、茯苓、猪苓、白术、白茅根、芦根、西洋参。(中级医刊 1990,25(5))

夏师验方 xia shi yan fang

【英文名】Xia Shi Proved Recipe

【组成】黄芪、夏枯草、白芥子、泽漆、杞子、麦冬、车前草、元参、仙灵脾、苁蓉。(杏苑中医文献杂志 1993,4)

夏陈六君汤 xia chen liu jun tang

【英文名】Xia Chen Liu Jun Decoction

【组成】西潞党、江西术、白茯苓、仙半夏、橘红、炙甘草、怀山药、炒枣、生苡仁、老姜、大枣。(中医方剂大辞典)

夏季补肾肾沥汤 xia ji bu shen shen li tang

【英文名】Xia Ji Bu Shen Shen Li Decoction

【组成】附子、桂心、白茯苓、石南、山茱萸、石斛、人参、杜仲、当归、五味子、熟干地黄、泽泻、肉苁蓉、磁石。(中医方剂大辞典)

夏季度炎洗方 xia ji du yan xi fang

【英文名】Xia Ji Du Yan Lotion

【组成】银花、蒲公英、防风、牛蒡子、薄荷、白鲜皮、地肤子、苦参、紫草、丹皮、甘草。(中国中西医结合杂志 1993,13(11))

夏英公酒浸饮子 xia ying gong jiu jin yin zi

【英文名】Xia Ying Gong Jiu Jin Drink

【组成】防风、萆薢、羌活、秦艽、牛膝、败龟、虎骨、桔梗、晚蚕沙、枸杞子、苍耳、干茄根。(中医方剂大辞典)

夏枯扶桑丸 xia ku fu sang wan

【英文名】Xia Ku Fu Sang Pill

【组成】金银钝花、百合、真阿胶、川贝母。(中医方剂大辞典)

夏枯草汤 xia ku cao tang

【英文名】Xia Ku Cao Decoction

【异名】夏枯草散(中医方剂大辞典)

【组成】(1)夏枯草、防风、荆芥、苍术、甘菊、川芎、蔓荆子、白芷。(中医方剂大辞典)(2)夏枯草、玄参、黄芩、土贝母、金银花、连翘、天花粉、薄荷、桔梗、甘草节。(中医方剂大辞典)(3)夏枯草、大黄、甘草。(中医方剂大辞典)(4)桑叶、夏枯草、连翘、草决明、赤芍。(中医方剂大辞典)(5)金银花、夏枯草、柴胡、贝母、土茯苓、鼠粘子、鳖虱、胡麻仁、酸枣仁、栝蒌仁、陈皮、皂角子、白芍药、当归身、粉甘草、荆芥穗、连翘、何首乌、漏芦。(中医方剂大辞典)(6)夏枯草、当归、白术、茯苓、桔梗、陈皮、生地、柴胡、甘草、贝母、香附、白芍、白芷、红花。(中医方剂大辞典)

夏枯草煎 xia ku cao jian

【英文名】Xia Ku Cao Decoction

【组成】夏枯草、生牡蛎、玄参、白芍、生地、麦冬、浙贝母、甘草。(实用中西医结合杂志 1992,5(1))

夏枯草煎剂 xia ku cao jian ji

【英文名】Xia Ku Cao Decoction

【组成】方 1:夏枯草、换香树果荚、白糖。方 2:夏枯草、换香树果荚、苍耳子、白芷、辛夷、白糖。(陕西

新医药 1973,(1－2))

夏枯草膏 xia ku cao gao

【英文名】Xia Ku Cao Ointment

【组成】(1)夏枯草。((92)京卫药准字第 192 号)(2)京夏枯草、当归、白芍、黑参、乌药、浙贝母、僵蚕、昆布、桔梗、陈皮、抚芎、甘草、香附、红花。(金鉴)

夏姬杏仁方 xia ji xing ren fang

【英文名】Xia Ji Xing Ren Prescription

【组成】杏仁。(中医方剂大辞典)

夏桑菊冲剂 xia sang ju chong ji

【英文名】Xia Sang Ju Medicinal Instant Granule

【组成】(1)夏枯草、野菊花、桑叶。((93)粤卫药准字第 A22－154 号)(2)菊花、桑叶、夏枯草。((87)粤卫药准字第 K1－049 号)

夏桑菊颗粒 xia sang ju ke li

【英文名】Xia Sang Ju Granule

【组成】夏枯草、野菊花、桑叶。(药品标准－中药成方制剂标准 1998)

家方黄膏 jia fang huang gao

【英文名】Jia Fang Huang Plaster

【组成】胡麻油、蜜蜡、牛脂、椰子油、猪脂、乳香、郁金、烟草叶茎。(中医方剂大辞典)

家传升阳固脱汤 jia chuan sheng yang gu tuo tang

【英文名】Jia Chuan Sheng Yang Gu Tuo Decoction

【组成】人参、白术、茯苓、甘草、当归、白芍、地黄、升麻、猪苓、泽泻、葛根、陈皮、乌梅、诃子肉。(中医方剂大辞典)

家传木通散 jia chuan mu tong san

【英文名】Jia Chuan Mu Tong Powder

【组成】木通、牵牛子、滑石。(中医方剂大辞典)

家传加味枳术丸 jia chuan jia wei zhi zhu wan

【英文名】Jia Chuan Jia Wei Zhi Zhu Pill

【组成】白术、枳实、陈皮、苍术、香附、神曲、砂仁。(中医方剂大辞典)

家传异功丸 jia chuan yi gong wan

【英文名】Jia Chuan Yi Gong Pill

【组成】泽泻、猪苓、官桂、茯苓、白术、人参、辰砂。(中医方剂大辞典)

家传芎归汤 jia chuan xiong gui tang

【英文名】Jia Chuan Xiong Gui Decoction

【组成】川芎、当归尾、青皮、木香、山楂、山栀仁、木通、川楝子、小茴香、猪苓、泽泻。(中医方剂大辞典)

家传养肝丸 jia chuan yang gan wan

【英文名】Jia Chuan Yang Gan Pill

【组成】羚羊角、生地黄、熟地黄、肉苁蓉、甘枸杞子、防风、草决明、菊花、羌活、当归、沙苑蒺藜、楮实子、羊子肝。(中医方剂大辞典)

家传养脾消积丸 jia chuan yang pi xiao ji wan

【英文名】Jia Chuan Yang Pi Xiao Ji Pill

【组成】白术、陈皮、苍术、厚朴、枳壳、半夏曲、青皮、神曲、麦芽、山楂、甘草。(中医方剂大辞典)

家传枳术越鞠丸 jia chuan zhi zhu yue ju wan

【英文名】Jia Chuan Zhi Zhu Yue Ju Pill

【组成】白术、枳实、苍术、香附、抚芎、神曲、陈皮。(中医方剂大辞典)

家传神异散 jia chuan shen yi san

【英文名】Jia Chuan Shen Yi Powder

【组成】乳香、没药、牛黄、冰片、熊胆、朴硝霜、青鱼胆、黄连、黄柏、赤石脂、孩儿茶、轻粉、白占。(中医方剂大辞典)

家传胎产金丹 jia chuan tai chan jin dan

【英文名】Jia Chuan Tai Chan Jin Pellet

【组成】当归、丹皮、蕲艾、延胡索、川芎、益母草、青蒿、白薇、人参、赤石脂、白茯苓、川藁本、白术、生地、鳖甲、香附、没药、粉草、北五味、沉香。(中医方剂大辞典)

家传凉惊丸 jia chuan liang jing wan

【英文名】Jia Chuan Liang Jing Pill

【组成】黄连、黄芩、山栀仁、黄柏、朱砂、雄黄。(中医方剂大辞典)

家传消疬丸 jia chuan xiao li wan

【英文名】Jia Chuan Xiao Li Pill

【组成】天花粉、绿豆粉、香附米、贝母、茯苓、白术、柿霜、牛皮胶、牡蛎、百合、山茨菇、杏仁、细茶、粉草、青黛、硼砂、白矾。(中医方剂大辞典)

家传秘捶红膏药 jia chuan mi chui hong gao yao

【英文名】Jia Chuan Mi Chui Hong Emplastrum

【组成】千金子肉、蓖麻子肉、桃仁、杏仁、老木鳖子肉。(中医方剂大辞典)

家传清气化痰丸 jia chuan qing qi hua tan wan

【英文名】Jia Chuan Qing Qi Hua Tan Pill

【异名】家传清气化痰丸(中医方剂大辞典、寿世保元)

【组成】天南星、大半夏、青皮、枳壳、枳实、白术、白茯苓、苏子、白芥子、萝卜子、香附、瓜蒌仁、干葛、桔梗、苦杏仁、黄芩、神曲、麦芽、山楂、白豆蔻、前胡、甘草。(中医方剂大辞典)

家传滑胎饮 jia chuan hua tai yin

【英文名】Jia Chuan Hua Tai Drink

【组成】大腹皮、人参、当归、白芍、川芎、广皮。(中医方剂大辞典)

家宝丹 jia bao dan

【英文名】Jia Bao Pellet

【组成】(1)薄荷头、枪硝、灯心灰、雄精、大梅片。(中医方剂大辞典)(2)何首乌、川乌、草乌、苍术、大当归、白附子、麻黄、桔梗、粉草、防风、白芷、川芎、人参、天麻、大茴香、荆芥、白术、木香、血竭、细辛。(中医方剂大辞典)(3)川乌、南星、五灵脂、草乌、白附子、全蝎、没药、辰砂、羌活、乳香、白僵蚕、片脑、天麻、麝香、地龙、雄黄、轻粉。(中医方剂大辞典)

家韭子丸 jia jiu zi wan

【英文名】Jia Jiu Zi Pill

【组成】(1)家韭子、鹿茸、苁蓉、牛膝、熟地黄、当归、巴戟、菟丝子、杜仲、石斛、桂心、干姜。(中医方剂大辞典)(2)韭子、鹿茸、苁蓉、熟地、当归、菟丝、黄肉、巴戟、杜仲、肉桂、干姜。(中医方剂大辞典)

家秘川连枳壳汤 jia mi chuan lian zhi ke tang

【英文名】Jia Mi Chuan Lian Zhi Ke Decoction

【组成】黄连、枳壳、木通、厚朴、甘草。(中医方剂大辞典)

家秘天地煎 jia mi tian di jian

【英文名】Jia Mi Tian Di Decoction

【异名】家秘知柏天地煎(中医方剂大辞典、症因脉治)

【组成】(1)黄柏、知母、天门冬、地黄、广皮。(中医方剂大辞典)(2)天冬、地黄、黄柏、知母、川贝母、甘草、麦冬、桑白皮、地骨皮。(中医方剂大辞典)

家秘加味枳术丸 jia mi jia wei zhi zhu wan

【英文名】Jia Mi Jia Wei Zhi Zhu Pill

【组成】白术、枳实、神曲、麦芽、陈皮、山楂肉、香附、砂仁。(中医方剂大辞典)

家秘归经汤 jia mi gui jing tang

【英文名】Jia Mi Gui Jing Decoction

【组成】当归、白芍药、黄芩、黄柏、丹皮、生地、甘草。(中医方剂大辞典)

家秘戊己汤 jia mi wu ji tang

【英文名】Jia Mi Wu Ji Decoction

【组成】白芍、甘草、陈皮。(中医方剂大辞典)

家秘冲和汤 jia mi chong he tang

【英文名】Jia Mi Chong He Decoction

【组成】羌活、黄芩、防风、生地、白芷、白芍、甘草。(中医方剂大辞典)

家秘芎归汤 jia mi xiong gui tang

【英文名】Jia Mi Xiong Gui Decoction

【组成】当归、川芎、生地、连翘、细辛、蔓荆子。(中医方剂大辞典)

家秘羌活汤 jia mi qiang huo tang

【英文名】Jia Mi Qiang Huo Decoction

【组成】羌活、防风、秦艽、柴胡、葛根、独活、川芎、苏梗、木通、钩藤。(中医方剂大辞典)

家秘补阳丸 jia mi bu yang wan

【英文名】Jia Mi Bu Yang Pill

【组成】当归、白芍药、肉桂、附子、天门冬、生地。(中医方剂大辞典)

家秘补阴丸 jia mi bu yin wan

【英文名】Jia Mi Bu Yin Pill

【组成】当归、白芍药、黄柏、知母、天门冬、生地。(中医方剂大辞典)

家秘补肝汤 jia mi bu gan tang

【英文名】Jia Mi Bu Gan Decoction

【组成】当归、白芍药、生地、川芎、青皮、香附、木通、苏梗、钩藤。(中医方剂大辞典)

家秘和中汤 jia mi he zhong tang

【英文名】Jia Mi He Zhong Decoction

【组成】人参、当归、黄芪、白术、广皮、甘草、升麻、柴胡、川芎、细辛。(中医方剂大辞典)

家秘泻黄散 jia mi xie huang san

【英文名】Jia Mi Xie Huang Powder

【组成】苍术、厚朴、广皮、甘草、枳壳、川黄连。(中医方剂大辞典)

家秘保和散 jia mi bao he san

【英文名】Jia Mi Bao He Powder

【组成】(1)半夏、熟苍术、厚朴、香附、神曲、麦芽、干葛、白豆蔻、广皮、连翘、莱菔子。(中医方剂大辞典)(2)苍术、厚朴、半夏、陈皮、枳壳、鲜麦芽、楂肉、香附、槟榔、干葛、莱菔子。(中医方剂大辞典)(3)半夏、厚朴、枳壳、香附、楂肉、莱菔子、麦芽、川连、豆蔻、石菖蒲。(中医方剂大辞典)

家秘烂口神效散 jia mi lan kou shen xiao san

【英文名】Jia Mi Lan Kou Shen Xiao Powder

【组成】顶上人中白、上孩儿茶、洋青黛、苏薄荷、关黄柏、明雄黄、大梅片、青果核、制铜绿、枯白矾、鸡内金、白硼砂。(中医方剂大辞典)

家秘独圣散 jia mi du sheng san

【英文名】Jia Mi Du Sheng Powder

【组成】山楂肉。(中医方剂大辞典)

家秘神术汤 jia mi shen zhu tang

【英文名】Jia Mi Shen Zhu Decoction

【组成】(1)苍术、防风、石膏。(中医方剂大辞典)(2)熟苍术、防风、葛根、广皮、厚朴。(中医方剂大辞典)

家秘胆星丸 jia mi dan xing wan

【英文名】Jia Mi Dan Xing Pill

【组成】陈胆星、青黛、海石、龙胆草、甘草。(中医方剂大辞典)

家秘胆星汤 jia mi dan xing tang

【英文名】Jia Mi Dan Xing Decoction

【组成】陈胆星、柴胡、黄芩、广皮、甘草、青黛、海石。(中医方剂大辞典)

家秘荆防甘桔汤 jia mi jing fang gan ju tang

【英文名】Jia Mi Jing Fang Gan Ju Decoction

【组成】荆芥、防风、甘草、桔梗、薄荷、大力子。(中医方剂大辞典)

家秘香薷饮 jia mi xiang ru yin

【英文名】Jia Mi Xiang Ru Drink

【组成】川连、厚朴、香薷、甘草、人参、广皮。(中医方剂大辞典)

家秘消坚散 jia mi xiao jian san

【英文名】Jia Mi Xiao Jian Powder

【组成】三棱、莪术、槟榔、枳实、香附、海石。(中医方剂大辞典)

家秘消胀散 jia mi xiao zhang san

【英文名】Jia Mi Xiao Zhang Powder

【组成】半夏、厚朴、枳实、香附、麦芽、山楂、苍术、槟榔、广皮、干葛、神曲、莱菔子。(中医方剂大辞典)

家秘消滞汤 jia mi xiao zhi tang

【英文名】Jia Mi Xiao Zhi Decoction

【组成】平胃散、莱菔子、枳实、山楂、麦芽。(中医方剂大辞典)

家秘清胃汤 jia mi qing wei tang

【英文名】Jia Mi Qing Wei Decoction

【组成】(1)升麻、川连、山栀、丹皮、生地、木通、甘草。(中医方剂大辞典)(2)升麻、生地、川连、山栀、甘草、干葛、石膏。(中医方剂大辞典)

家秘清胆汤 jia mi qing dan tang

【英文名】Jia Mi Qing Dan Decoction

【组成】柴胡、黄芩、半夏、陈皮、竹茹、甘草、厚朴、生姜。(中医方剂大辞典)

家秘理中汤 jia mi li zhong tang

【英文名】Jia Mi Li Zhong Decoction

【组成】人参、白术、干姜、甘草、附子。(中医方剂大辞典)

家秘黄芩汤 jia mi huang qin tang

【英文名】Jia Mi Huang Qin Decoction

【组成】黄芩、山栀、柴胡、甘草。(中医方剂大辞典)

家秘温肺汤 jia mi wen fei tang

【英文名】Jia Mi Wen Fei Decoction

【组成】款冬花、生姜、陈皮、百部、苏子、桔梗。(中医方剂大辞典)

家秘舒筋丸 jia mi shu jin wan

【英文名】Jia Mi Shu Jin Pill

【组成】当归、白芍药、知母、黄柏、秦艽、木瓜、金银藤、钩藤、天门冬、怀生地、威灵仙、何首乌。(中医方剂大辞典)

家秘煎 jia mi jian

【英文名】Jia Mi Decoction

【组成】防风、甘菊花、独活、荆芥穗、甘枸杞、羌活、山栀子。(中医方剂大辞典)

家莲散 jia lian san

【英文名】Jia Lian Powder

【组成】莲肉、厚朴、干姜。(中医方剂大辞典)

家菊散 jia ju san

【英文名】Jia Ju Powder

【组成】家菊花、石膏、牛蒡子。(中医方剂大辞典)

家藏神验血竭膏 jia cang shen yan xue jie gao

【英文名】Jia Cang Shen Yan Xue Jie Plaster

【组成】当归、白芷、大黄、黄连、黄柏、木鳖子、皂角、杏仁、露蜂房、乳香、没药、血竭、血余、飞丹、麻油。(中医方剂大辞典)

宽中丸 kuan zhong wan

【英文名】Kuan Zhong Pill

【异名】指迷宽中丸(中医方剂大辞典、鸡峰)

【组成】(1)山楂。(中医方剂大辞典)(2)大腹子、青皮、大黄。(中医方剂大辞典)(3)香附、陈皮、青皮、枳壳、枳实、三棱、莪术、神曲、麦芽、糖球子、牵牛。(中医方剂大辞典)(4)苍术、乌药、香附子、三棱、广茂、青皮、陈皮、干姜、良姜、小茴香、神曲、麦芽。(中医方剂大辞典)(5)槟榔、木香、半夏、陈橘皮、青橘皮、京三棱、牵牛。(中医方剂大辞典)(6)枳壳。(中医方剂大辞典)(7)三棱、莪术、缩砂仁、青皮、沉香、陈皮、香附子、胡椒。(中医方剂大辞典)(8)大附子、木香、青皮、大黄。(中医方剂大辞典)(9)黄橘皮、白术。(中医方剂大辞典)(10)乌头、吴茱萸、高良姜、甘遂、大黄、栀子仁、巴豆。(中医方剂大辞典)

宽中安虫丸 kuan zhong an chong wan

【英文名】Kuan Zhong An Chong Pill

【组成】使君子、陈皮、干姜、槟榔、乌海、木香、南星。(中医方剂大辞典)

宽中汤 kuan zhong tang

【英文名】Kuan Zhong Decoction

【组成】(1)蚕豆、糖霜、鸡子黄。(中医方剂大辞典)(2)山楂、厚朴、陈皮、半夏、桔梗、麦芽、神曲、木通、木香。(中医方剂大辞典)(3)枳壳、当归、赤茯苓、生地黄、甘草、赤芍。(中医方剂大辞典)(4)青皮、厚朴、陈皮、香附、白豆蔻、丁香、砂仁、木香。(中医方剂大辞典)(5)高良姜、木香、丁香、青橘皮、桔梗、甘草。(中医方剂大辞典)

宽中快斑汤 kuan zhong kuai ban tang

【英文名】Kuan Zhong Kuai Ban Decoction

【组成】陈皮、半夏、白术、枳实、木香、神曲、砂仁、黄连、甘草、厚朴、青皮、连翘、山楂肉。(中医方剂大辞典)

宽中快瘢汤 kuan zhong kuai ban tang

【英文名】Kuan Zhong Kuai Ban Decoction

【组成】青皮、陈皮、枳壳、南山楂、麦芽、木香、黄连、连翘、厚朴、甘草。(中医方剂大辞典)

宽中和气散 kuan zhong he qi san

【英文名】Kuan Zhong He Qi Powder

【组成】藿香、青皮、蓬术、归尾、牛膝、枳壳、半夏、陈皮、白豆蔻、木香、卜子、茯苓、腹子。(中医方剂大辞典)

宽中降逆汤 kuan zhong jiang ni tang

【英文名】Kuan Zhong Jiang Ni Decoction

【组成】莱菔子、焦山楂、麦芽、焦曲、厚朴、酒大黄、枳实。(中医方剂大辞典)

宽中养胃汤 kuan zhong yang wei tang

【英文名】Kuan Zhong Yang Wei Decoction

【组成】苍术、香附、枳壳、厚朴、藿香、山楂、陈皮、砂仁、神曲、槟榔、麦芽、枳实、半夏、茯苓、青皮、甘草。(中医方剂大辞典)

宽中祛痰丸 kuan zhong qu tan wan

【英文名】Kuan Zhong Qu Tan Pill

【异名】祛风化痰丸(中医方剂大辞典、瑞竹堂方)

【组成】半夏、荆芥穗、麻黄、槐角子、陈皮、朱砂。(中医方剂大辞典)

宽中顺气丸 kuan zhong shun qi wan

【英文名】Kuan Zhong Shun Qi Pill

【组成】木香、陈皮、香附、三棱、莪术、五灵脂、猪牙皂、黄芩、牵牛子、大黄、滑石。(药品标准－中药成方制剂标准 1997)

宽中健脾丸 kuan zhong jian pi wan

【英文名】Kuan Zhong Jian Pi Pill

【组成】白术、人参、黄芪、苍术、茯苓、五加皮、黄连、白芍、泽泻、陈皮、半夏、香附、薏苡仁、山楂、草豆蔻、苏子、萝卜子、沉香、大瓜蒌。(中医方剂大辞典)

宽中透毒饮 kuan zhong tou du yin

【英文名】Kuang Zhong Tou Du Drink

【组成】葛根、桔梗、前胡、青皮、厚朴、枳壳、山楂、麦芽、蝉蜕、连翘、牛蒡子、黄连、荆芥穗、甘草。(中医方剂大辞典)

宽中透露饮 kuan zhong tou lu yin

【英文名】Kuan Zhong Tou Lu Drink

【组成】山楂、青皮、葛根、陈皮、前胡、莱菔子、麦芽、桔梗、蝉蜕。(中医方剂大辞典)

宽中理气丸 kuan zhong li qi wan

【英文名】Kuan Zhong Li Qi Pill

【组成】枳实、槟榔、青木香、丁皮、神曲、苍术、香附子、葛根、荜澄茄。(中医方剂大辞典)

宽中愈胀汤 kuan zhong yu zhang tang

【英文名】Kuan Zhong Yu Zhang Decoction

【组成】人参、白术、茯苓、甘草、黄连、枳实、半夏、姜黄、陈皮、知母、黄芩、厚朴、猪苓、泽泻、砂仁、干姜。(中医方剂大辞典)

宽心片 kuan xin pian

【英文名】Kuan Xin Tablet

【组成】党参、白芍、山楂、川芎、红花、乌药。(中医杂志 1989,(12))

宽气化痰丸 kuan qi hua tan wan

【英文名】Kuan Qi Hua Tan Pill

【组成】大黄、杏仁、百合、木通、桑皮、甜葶苈、天门冬、石膏。(中医方剂大辞典)

宽气汤 kuan qi tang

【英文名】Kuan Qi Decoction

【异名】缩砂香附汤(中医方剂大辞典)

【组成】(1)柴胡、乌药、秦艽、甘草、大黄、白芍、茯苓、当归、天麻、防风、天花粉。(中医方剂大辞典)(2)香附子、乌药、缩砂仁、甘草。(中医方剂大辞典)

宽气饮 kuan qi yin

【英文名】Kuan Qi Drink

【组成】(1)枳壳、人参、天麻、僵蚕、羌活、甘草。(《奇效良方》卷六十四)(2)枳壳、枳实、人参、甘草。(中医方剂大辞典)(3)杏仁、桑白皮、橘红、苏子、枳壳、枇杷叶、麦冬、生甘草、苦葶苈。(《金鉴》卷五十五)

宽肠丸 kuan chang wan

【英文名】Kuan Chang Pill

【组成】(1)黄连、枳壳、百药煎。(中医方剂大辞典)(2)黄连、枳壳。(中医方剂大辞典)(3)枳壳、麻仁、木通、大黄、槟榔、大腹皮。(中医方剂大辞典)

宽肠丸散 kuan chang wan san

【英文名】Kuan Chang Wan Powder

【组成】当归、荆芥、枳壳、香附、甘草。(中医方剂大辞典)

宽带汤 kuan dai tang

【英文名】Kuan Dai Decoction

【组成】(1)白术、巴戟天、补骨脂、肉苁蓉、人参、麦冬、五味子、杜仲、莲肉、熟地、当归、白芍。(中医方剂大辞典)(2)白术、杜仲、甘草。(中医方剂大辞典)

宽热散 kuan re san

【英文名】Kuan Re Powder

【组成】(1)石膏、黄芩、甘草、赤芍药、葛根、麻黄、柴胡。(中医方剂大辞典)(2)枳壳、大黄、朴硝、甘草。(中医方剂大辞典)

宽胸丸 kuan xiong wan

【英文名】Kuan Xiong Pill

【组成】荜拨、高良姜、延胡索、檀香、细辛、冰片。(中医方剂大辞典)

宽胸气雾剂 kuan xiong qi wu ji

【英文名】Kuan Xiong Aerosol

【组成】细辛、良姜、荜拨、檀香、冰片。(中西医结合杂志 1981,1(1))

宽胸利膈丸 kuan xiong li ge wan

【英文名】Kuan Xiong Li Ge Pill

【组成】大黄、槟榔、木香、苍术、陈皮、草果仁、厚朴、广藿香、砂仁、山楂、六神曲、麦芽、桔梗、青皮、甘草、枳壳、莱菔子。(药品标准－中药成方制剂标准 1993)

宽胸饮 kuan xiong yin

【英文名】Kuan Xiong Drink

【组成】柴胡、郁金、川芎、当归、降香、香附、陈皮、砂仁、甘草、延胡索。(中医方剂大辞典)

宽胸舒气化滞丸 kuan xiong shu qi hua zhi wan

【英文名】Kuan Xiong Shu Qi Hua Zhi Pill

【组成】沉香、木香、青皮、陈皮、牵牛子。(药品标准－中药成方制剂标准 1991)

宽筋活血散 kuan jin huo xue san

【英文名】Kuan Jin Huo Xue Powder

【组成】泽兰、秦艽、羌活、独活、香附、归身、苏木、木瓜、续断、加皮、乌药、荆芥、红花、杜仲、枳壳、甘草。(《跌打损伤方》)

宽筋散 kuan jin san

【英文名】Kuan Jin Powder

【组成】羌活、防风、续断、桂枝、当归、芍药、甘草。(中医方剂大辞典)

宽缓汤 kuan huan tang

【英文名】Kuan Huan Decoction

【组成】柴胡、茯苓、当归、白芍、甘草、苏叶、黄芩、竹叶。(中医方剂大辞典)

宽腰汤 kuan yao tang

【英文名】Kuan Yao Decoction

【组成】车前子、薏仁、白术、茯苓、肉桂。(中医方剂大辞典)

宽腹丸 kuan fu wan

【英文名】Kuan Fu Pill

【组成】牵牛、萝卜子、陈皮、青皮、木香、槟榔、紫苏子、木瓜。(中医方剂大辞典)

宽膈丸 kuan ge wan

【英文名】Kuan Ge Pill

【组成】(1)麦门冬、甘草、人参、川椒、远志、细辛、桂心、干姜、附子。(中医方剂大辞典)(2)木香、京三棱、青皮、半夏、大腹子。(中医方剂大辞典)

宽膈散 kuan ge san

【英文名】Kuan Ge Powder

【组成】山栀仁、川芎、枳实、桔梗、甘草。(中医方剂大辞典)

宽膜汤 kuan mo tang

【英文名】Kuan Mo Decoction

【组成】白芍、枳壳、甘草、神曲、白芥子、郁金。(中医方剂大辞典)

射干丸 she gan wan

【英文名】She Gan Pill

【组成】(1)射干、杏仁、玄参、附子、桂心。(中医方剂大辞典)(2)射干、昆布、海藻、木香、黄芩、犀角、芍药、连翘、白蔹、大黄、乌蛇、玄参。(中医方剂大辞典)(3)射干、半夏、干姜、款冬花、皂荚、陈橘皮、百部、五味子、细辛、贝母、白茯苓、郁李仁。(中医方剂大辞典)(4)射干、山柑皮、山豆根、黄药、川升麻、消石、甘草。(中医方剂大辞典)(5)射干、川升麻、硼砂、甘草、豉心、杏仁。(中医方剂大辞典)(6)射干、昆布、通草、犀角、杏仁、汉防己、茯苓、青木香、旋覆花、白头翁、独活、葶苈子。(中医方剂大辞典)(7)射干、豉、芎䓖、杏仁、犀角、升麻、甘草。(中医方剂大辞典)(8)射干、甘草、杏仁、木鳖子、川升麻、川大黄。(中医方剂大辞典)

射干牛蒡汤 she gan niu bang tang

【英文名】She Gan Niu Bang Decoction

【异名】射干鼠粘子汤(中医方剂大辞典)

【组成】射干、山豆根、牛蒡、紫草、紫菀、桔梗、木通、石膏、升麻、蝉蜕、甘草。(中医方剂大辞典)

射干汤 she gan tang

【英文名】She Gan Decoction

【异名】大射干汤(中医方剂大辞典)

【组成】(1)射干、桂心、麻黄、生姜、甘草、杏仁。(中医方剂大辞典)(2)射干、半夏、杏仁、干姜、甘草、紫菀、肉桂、吴茱萸、当归、橘皮、麻黄、独活。(中医方剂大辞典)(3)射干、豆根、连翘、大力、玄参、荆芥、防风、桔梗、甘草、竹心。(中医方剂大辞典)(4)射干、防风、荆芥、桔梗、薄荷、大力子、广皮、甘草。(中医方剂大辞典)(5)射干、豆根、玄参、犀角、银花。(中医方剂大辞典)(6)射干、芍药、薏苡仁、桂心、牡蛎、石膏。(中医方剂大辞典)(7)射干、川升麻、马牙硝、马勃。(中医方剂大辞典)(8)射干、升麻、百合、木通、桔梗、甘草。(中医方剂大辞典)(9)射干、半夏、桂心。(中医方剂大辞典)(10)射干、玄参、连翘、犀角、紫檀香、沉香、升麻。(中医方剂大辞典)(11)射干、犀角、升麻、玄参、黄芩、麦门冬、大黄、山栀子仁。(中医方剂大辞典)(12)射干、栀子仁、赤茯苓、升麻、赤芍药、白术。(中医方剂大辞典)(13)射干、升麻、紫菀、百合、木通、桔梗、赤茯苓。(中医方剂大辞典)(14)射干、升麻、大黄、恶实、马蔺子、木通。(中医方剂大辞典)(15)射干、升麻、桔梗、玄参、木通、甘草。(中医方剂大辞典)(16)射干、木通、大黄、马蔺子、漏芦、升麻、当归、桂心、甘草。(中医方剂大辞典)(17)射子、升麻、枳壳、大黄、羚羊角、柴胡、木通、玄参、甘草、龙胆、马牙硝。(中医方剂大辞典)(18)射干、大青、石膏。(中医方剂大辞典)(19)射干、木通、升麻、桔梗、玄参、黄芩、甘草。(中医方剂大辞典)(20)射干、杏仁、半夏、甘草、桔梗、桑根白皮、麻黄、陈橘皮、紫菀。(中医方剂大辞典)(21)射干、黄芩、麦门冬、大黄、知母、木通。(中医方剂大辞典)(22)射干、麻黄、五味子、半夏、款冬花、甘草。(中医方剂大辞典)(23)射干、半夏、桂心、麻黄、紫菀、甘草、生姜、大枣。(中医方剂大辞典)(24)当归、升麻、白芷、射干、甘草、犀角、杏仁。(中医方剂大辞典)

射干抗病毒注射液 she gan kang bing du zhu she ye

【英文名】She Gan Kang Bing Du Injection

【组成】射干、金银花、佩兰、茵陈、柴胡、蒲公英、板蓝根、大青叶。(药品标准－中药成方制剂标准 1998)

射干豆根汤 she gan dou gen tang

【英文名】She Gan Dou Gen Decoction

【组成】射干、山豆根、柴胡、辛夷、栀子、薄荷、细辛、甘草。(安徽中医学院学报 1986,5(2))

射干饮 she gan yin

【英文名】She Gan Drink

【组成】(1)射干、木香、赤茯苓、人参、陈橘皮。(中医方剂大辞典)(2)升麻、乌(羽妾)。(中医方剂大辞典)

射干消毒饮 she gan xiao du yin

【英文名】She Gan Xiao Du Drink

【组成】射干、黑参、连翘、荆芥、鼠粘子、甘草。(中医方剂大辞典)

射干兜铃汤 she gan dou ling tang

【英文名】She Gan Dou Ling Decoction

【组成】射干、桑皮、兜铃、桔梗、薄荷、玄参、花粉、贝母、枳壳、甘菊、金银花。(中医方剂大辞典)

射干麻黄汤 she gan ma huang tang

【英文名】She Gan Ma Huang Decoction

【组成】射干、麻黄、生姜、细辛、紫菀、款冬花、五味子、大枣、半夏。(中医方剂大辞典)

射干散 she gan san

【英文名】She Gan Powder

【异名】射干汤(中医方剂大辞典)

【组成】(1)射干、玄参、牛蒡子、升麻、桔梗、甘草。(中医方剂大辞典)(2)升麻、桔梗、射干、昆布、连翘、甘草。(中医方剂大辞典)(3)射干、天竺黄、马牙硝、犀角屑、玄参、川升麻、白矾、白药、黄药、甘草。(中医方剂大辞典)(4)射干、桂、牛膝、牡丹皮、鳖甲、牵牛子、大黄、荆芥穗、细辛、半夏、狼毒、芫花。(中医方剂大辞典)(5)射干、杏仁、麻黄、紫苏子、羌活、甘草、桔梗、牡丹皮、柴胡、枇杷叶。(中医方剂大辞典)(6)射干、川升麻、麦门冬、黄连、犀角屑、子芩、甘草、柴胡。(中医方剂大辞典)(7)射干、川升麻、百合、木通、桔梗、甘草、马牙硝。(中医方剂大辞典)(8)射干、麻黄、桂心、甘草、杏仁、川升麻、赤芍药、石膏。(中医方剂大辞典)(9)射干、麻黄、紫菀、桂心、半夏、甘草。(中医方剂大辞典)(10)射干、木通、麻黄、桂心、川大黄。(中医方剂大辞典)(11)射干、川升麻、人参、甘草、陈橘皮。(中医方剂大辞典)(12)射干、商陆、附子、赤小豆、麻子。(中医方剂大辞典)(13)射干、川升麻、枳实、川大黄、麝香、前胡、犀角屑、羚羊角屑、甘草。(中医方剂大辞典)(14)射干、川升麻、犀角屑、蓝叶、黄芩、栝蒌根、沉香、地榆、川大黄、川朴硝。(中医方剂大辞典)(15)射干、半夏、甘草、诃黎勒皮、木通、枳实、桂心、鸡舌香、紫苏子。(中医方剂大辞典)(16)射干、前胡、桔梗、款冬花、人参、赤茯苓、半夏、黄芩、甘草、玄参、麦门冬。(中医方剂大辞典)(17)射干、半夏、赤茯苓、桔梗、青橘皮、桂心、枳壳、甘草、大腹皮、前胡、桑根白皮。(中医方剂大辞典)(18)射干、犀角屑、玄参、川升麻、黄芩、甘草、枳壳、川芒硝、川大黄。(中医方剂大辞典)(19)射干、漏芦、川升麻、当归、桂心、川大黄、木通、马蔺子、甘草。(中医方剂大辞典)(20)射干、桂心、枳实、半夏、诃黎勒皮、川升麻、木通、前胡、大腹皮。(中医方剂大辞典)(21)射干、川升麻、羚羊角屑、木香、赤芍药、络石、川大黄。(中医方剂大辞典)(22)射干、赤芍药、川升麻、杏仁、牛蒡子、枫香、葛根、麻黄、甘草。(中医方剂大辞典)(23)射干、川升麻、络石叶、前胡、百合、枳壳、黄药、甘草、杏仁。(中医方剂大辞典)(24)射干、川升麻、麦门冬、甘草、犀角屑、马蔺根。(中医方剂大辞典)(25)射干、杏仁、麻黄、麦门冬、贝母、百合、甘草、赤茯苓、枳壳。(中医方剂大辞典)(26)射干、枳壳、川升麻、马牙硝、木通、川大黄、玄参、犀角屑、甘草。(中医方剂大辞典)(27)射干、石膏、大青、葳蕤、赤茯苓、川升麻、黄芩、独活、甘草、络石、杏仁。(中医方剂大辞典)

射干煎 she gan jian

【英文名】She Gan Decoction

【组成】(1)生射干、猪脂。(中医方剂大辞典)(2)射干、川升麻、犀角屑、当归、杏仁、甘草。(中医方剂大辞典)(3)射干、大青、石膏、赤蜜。(中医方剂大辞典)(4)射干、紫菀、胶饴、细辛、干姜、生竹沥、芫花根、桑根白皮、款冬花、附子、甘草、白蜜。(中医方剂大辞典)

射干鼠粘子汤 she gan shu nian zi tang

【英文名】She Gan Shu Nian Zi Decoction

【组成】(1)鼠粘子、荆芥、防风、甘草、射干。(中医方

剂大辞典)(2)鼠粘子、甘草、升麻、射干。(中医方剂大辞典)(3)射干、牛蒡子、桔梗、甘草。(中医方剂大辞典)

射干鼠粘汤 she gan shu nian tang

【英文名】She Gan Shu Nian Decoction

【组成】生地、白芍、玄参、牛蒡、射干、山豆根。(中医方剂大辞典)

射干膏 she gan gao

【英文名】She Gan Ointment

【组成】射干、升麻、栀子仁、玄参、小豆卷、黄柏、赤蜜、地黄汁、大枣。(中医方剂大辞典)

射老丸 she lao wan

【英文名】She Lao Pill

【组成】蝉壳、当归、柴胡、荆芥、苦参、防风、全蝎、川芎、独活、羌活。(中医方剂大辞典)

射罔散 she wang san

【英文名】She Wang Powder

【组成】射罔。(中医方剂大辞典)

射疮坏脓丸 she chuang huai nong wan

【英文名】She Chuang Huai Nong Pill

【异名】射脓丸(中医方剂大辞典、外科精义)

【组成】砒霜、白矾、铅丹。(中医方剂大辞典)

射影丸 she ying wan

【英文名】She Ying Pill

【组成】香白芷、大贝母、生甘草、大蒜头、青黛、明雄黄、犀角、山慈姑、苍耳子、厚朴、紫背萍、射干、白知母、枯矾末、朱砂、紫菀茸、槟榔、雷丸、琥珀、龙齿、鬼箭羽、羚羊角、草果仁、麝香。(中医方剂大辞典)

展轮四维饮 zhan lun si wei yin

【英文名】Zhan Lun Si Wei Drink

【组成】金银花、紫花地丁、丹皮、鲜石菖蒲根、川连、晚蚕沙、五灵脂、连翘、飞滑石、白茯苓、生苡仁、丝瓜藤、嫩桑枝。(中医方剂大辞典)

展筋丹 zhan jin dan

【英文名】Zhan Jin Pellet

【组成】人参、珍珠、璨珀、当归、冰片、乳香、没药、三七、血竭、麝香、牛黄。(中医方剂大辞典)

展筋活血散 zhan jin huo xue san

【英文名】Zhan Jin Huo Xue Powder

【组成】人参、琥珀、没药、乳香、血竭、珍珠粉、当归、三七、麝香、牛黄。(药品标准－中药成方制剂标准 1997)

徐氏硫苓丸 xu shi liu ling wan

【英文名】Xu Shi Liu Ling Pill

【组成】矾制硫黄、白茯苓、知母、黄柏。(中医方剂大辞典)

徐王煮散 xu wang zhu san

【英文名】Xu Wang Zhu Powder

【组成】防己、羌活、人参、丹参、牛膝、牛角鳃、升麻、防风、秦艽、谷皮、紫菀、杏仁、生姜屑、附子、石斛、橘皮、桑白皮、白术、泽泻、茯苓、猪苓、黄连、郁李仁。(中医方剂大辞典)

徐长卿汤 xu chang qing tang

【英文名】Xu Chang Qing Decoction

【组成】徐长卿、茅根、木通、冬葵子、滑石、槟榔、瞿麦穗。(中医方剂大辞典)

徐长卿洗剂 xu chang qing xi ji

【英文名】Xu Chang Qing Lotion

【组成】徐长卿。(中医方剂大辞典)

徐长卿散 xu chang qing san

【英文名】Xu Chang Qing Powder

【组成】徐长卿、苦参、附子、吴茱萸、旱莲子、细辛、石硫黄、菖蒲、半夏。(中医方剂大辞典)

徐国公仙酒 xu guo gong xian jiu

【英文名】Xu Guo Gong Xian Wine

【组成】头酽好烧酒、龙眼。(中医方剂大辞典)

徐神翁神效地仙方 xu shen weng shen xiao di xian fang

【英文名】Xu Shen Weng Shen Xiao Di Xian Prescription

【异名】徐神翁神效地仙丹(普济方)

【组成】川乌、草乌、荆芥、苍术、自然铜、白芷、地龙、没药、乳香、莴苣种、黄瓜种、木鳖子、稍瓜种。(中医方剂大辞典)

徐豉酒 xu chi jiu

【英文名】Xu Chi Wine

【组成】好豉。(中医方剂大辞典)

徒都子补气丸 tu du zi bu qi wan

【英文名】Tu Du Zi Bu Qi Pill

【组成】海蛤、牵牛子、赤茯苓、防己、犀角、诃黎勒、苦葶苈、芎藭、木通、大戟、防风、木香、大黄、生干地黄、桑根白皮、陈橘皮、郁李仁。(中医方剂大辞典)

恩袍散 en pao san

【英文名】En Pao Powder

【异名】秋莲散(中医方剂大辞典、普济方)

【组成】(1)生蒲黄、干荷叶。(中医方剂大辞典)(2)生蒲黄、干荷叶、茅根。(中医方剂大辞典)

息风止痒散 xi feng zhi yang san

【英文名】Xi Feng Zhi Yang Powder

【组成】天麻、僵蚕、全蝎、柴胡、荆芥、防风、枳实、蝉蜕、白鲜皮、当归、川芎、甘草。(甘肃中医学院学报 1992,9(4))

息争汤 xi zheng tang

【英文名】Xi Zheng Decoction

【组成】柴胡、神曲、甘草、炒栀子、天花粉、茯苓、生地。(中医方剂大辞典)

息伤乐酊 xi shang le ding

【英文名】Xi Shang Le Tincture

【组成】草乌、防风、白芷、三七、肉桂、大黄、血竭、鸡血藤、艾叶、透骨草、地黄、辣椒、红花、冰片、薄荷脑、樟脑、紫草、雄黄。(药品标准－中药成方制剂标准1993)

息伤乐搽剂 xi shang le cha ji

【英文名】Xi Shang Le Liniment

【组成】血竭、三七、红花、草乌、透骨草、白芷、大黄、冰片等。(中医杂志 1987,(3))

息肉消化散 xi rou xiao hua san

【英文名】Xi Rou Xiao Hua Powder

【组成】狗头骨灰、乌梅肉炭、人指甲炭、硼砂。(辽宁中医杂志 1987,(8))

息乳丸 xi ru wan

【英文名】Xi Ru Pill

【组成】香附、陈皮、砂仁、神曲、麦芽、姜汁。(中医方剂大辞典)

息氛汤 xi fen tang

【英文名】Xi Fen Decoction

【组成】柴胡、当归、白芍、天花粉、白蒺藜、蔓荆子、甘菊花、草决明、炒栀子、白茯苓。(中医方剂大辞典)

息沸饮 xi fei yin

【英文名】Xi Fei Drink

【组成】麦冬、款冬花、茯神、甘草、桔梗、黄芩、天花粉、竹叶。(中医方剂大辞典)

息炎汤 xi yan tang

【英文名】Xi Yan Decoction

【组成】黄连、甘草、黄芩、麦冬、天冬、生地、玄参、紫菀、天花粉、石膏、竹叶、陈皮。(中医方剂大辞典)

息咳糖浆 xi ke tang jiang

【英文名】Xi Ke Syrup

【组成】枇杷叶、薄荷、百部、陈皮、麻黄、甘草、杏仁。(药品标准－中药成方制剂标准 1991)

息怒汤 xi nu tang

【英文名】Xi Nu Decoction

【组成】白芍、柴胡、丹皮、炒栀子、天花粉。(中医方剂大辞典)

息怒养妊汤 xi nu yang ren tang

【英文名】Xi Nu Yang Ren Decoction

【组成】白芍、茯苓、人参、陈皮、甘草、熟地、生地、白术、神曲。(中医方剂大辞典)

息贲丸 xi ben wan

【英文名】Xi Ben Pill

【组成】厚朴、黄连、干姜、桂、巴豆霜、白茯苓、川乌头、人参、川椒、桔梗、紫菀、白豆蔻、陈皮、青皮、京三棱、天门冬。(中医方剂大辞典)

息贲汤 xi ben tang

【英文名】Xi Bèn Decoction

【组成】半夏、吴茱萸、桂心、人参、甘草、桑白皮、葶苈。(中医方剂大辞典)

息涕汤 xi ti tang

【英文名】Xi Ti Decoction

【组成】熟地、山茱萸、麦冬、北五味、菖蒲、远志、丹参。(中医方剂大辞典)

息喘丸 xi chuan wan

【英文名】Xi Chuan Pill

【组成】无患子根、墨旱莲、苦杏仁、五指柑、陈皮、五指毛桃、白前、穿破石、桑白皮、枇杷叶、白花鬼灯笼、甘草、胡颓子叶、盐酸麻黄碱、党参。(药品标准－中药成方制剂标准 1998)

息喘平胶丸 xi chuan ping jiao wan

【英文名】Xi Chuan Ping Pill

【组成】椒目油、半边蓬、鬼箭羽。(北京中医杂志 1987,(6))

息焚安胎汤 xi fen an tai tang

【英文名】Xi Fen An Tai Decoction

【组成】生地、青蒿、白术、茯苓、人参、知母、花粉。(中医方剂大辞典)

息焚救液汤 xi fen jiu ye tang

【英文名】Xi Fen Jiu Ye Decoction

【组成】犀角、羚羊、生地、玄参、银花、紫草、菖蒲、丹皮、连翘、薄荷、石斛、麦冬、金汁。(中医方剂大辞典)

恶实丸 wu shi wan

【英文名】Wu Shi Pill

【组成】(1)恶实、山栀子。(中医方剂大辞典)(2)恶实、麝香、牵牛子、漏芦、大黄、薄荷叶。(中医方剂大辞典)(3)恶实。(中医方剂大辞典)

恶实叶菹 wu shi ye zu

【英文名】Wu Shi Ye Zu

【组成】恶实叶、酥。(中医方剂大辞典)

恶实根涂敷方 wu shi gen tu fu fang

【英文名】Wu Shi Gen Tu Fu Prescription

【组成】恶实根、猪脂。(中医方剂大辞典)

恶实根酒 wu shi gen jiu

【英文名】Wu Shi Gen Wine

【组成】恶实根、生蒴藋根。(中医方剂大辞典)

恶实散 wu shi san

【英文名】Wu Shi Powder

【组成】(1)恶实、乌梅、甘草。(中医方剂大辞典)(2)牛蒡子、荆芥穗、甘草。(中医方剂大辞典)(3)恶实。(中医方剂大辞典)(4)恶实、木通、蒺藜子。(中医方剂大辞典)

恶实膏 wu shi gao

【英文名】Wu Shi Plaster

【组成】恶实干。(中医方剂大辞典)

恶疮死肉锭子 e chuang si rou ding zi

【英文名】E Chuang Si Rou Lozenges

【组成】巴豆、五灵脂、黄丹、枯白矾。(中医方剂大辞典)

恶疮锭子 e chuang ding zi

【英文名】E Chuang Lozenges

【组成】信、麝香、归尾、恶味、蟾酥、草乌、轻粉、川乌、硼砂、血竭、全蝎、硇砂、铜绿、银朱、雄黄。(中医方剂大辞典)

悖散汤 bei san tang

【英文名】Bei San Decoction

【组成】牛乳、荜拨。(中医方剂大辞典)

悦脾汤 yue pi tang

【英文名】Yue Pi Decoction

【组成】白术、茅术、茯苓、附子、砂仁、木香、乌药、苡仁、青皮、神曲、姜。(中医方剂大辞典)

拳参片 quan shen pian

【英文名】Quan Shen Tablet

【异名】紫参片(药品标准-中药成方制剂标准)

【组成】拳参。(药品标准-中药成方制剂标准 1991)

挨癖丸 ai pi wan

【英文名】Ai Pi Pill

【异名】挨痞丸(中医方剂大辞典)

【组成】代赭石、青皮、木香、蓬术、五灵脂、北大黄、巴豆。(中医方剂大辞典)

挫气丹 cuo qi dan

【英文名】Cuo Qi Decoction

【组成】山楂子、北茴香。(中医方剂大辞典)

振中丸 zhen zhong wan

【英文名】Zhen Zhong Pill

【组成】黄连、黄芩、五灵脂、干姜、吴茱萸、炙甘草、白芍、党参、法半夏、麦冬、砂仁、广木香、薤白。(时珍国药研究 1992,3(1))

振中汤 zhen zhong tang

【英文名】Zhen Zhong Decoction

【组成】于白术、当归身、陈皮、厚朴、生明乳香、生明没药。(中医方剂大辞典)

振阳丹 zhen yang dan

【英文名】Zhen Yang Pellet

【组成】鹿角霜、淡苁蓉、怀牛膝、枸杞子、远志肉、菟丝子、茯神、破故纸、杜仲、豨签草、大枣、海狗肾。(中医方剂大辞典)

振阳汤 zhen yang tang

【英文名】Zhen Yang Decoction

【组成】鹿角霜、淡苁蓉、怀牛膝、枸杞子、远志肉、菟丝子、茯神、破故纸、杜仲、豨签草、大枣。(中医方剂大辞典)

振栀散 zhen zhi san

【英文名】Zhen Zhi Powder

【组成】栀子、川黄连、冰片。(陕西中医 1991,12(11))

振源口服液 zhen yuan kou fu ye

【英文名】Zhen Yuan Peroral Liquid

【组成】人参果。((91)吉卫药准字 43011)

振源片 zhen yuan pian

【英文名】Zhen Yuan Pill

【组成】人参果总皂甙。(药品标准-中药成方制剂标准 1998)

振源胶囊 zhen yuan jiao nang

【英文名】Zhen Yuan Capsule

【组成】人参总皂甙。(药品标准-中药成方制剂标准 1997)

振痿灵 zhen wei ling

【英文名】Zhen Wei Ling Powder

【组成】蜈蚣、仙灵脾、仙茅、柴胡、枳壳、香附、白蒺藜、当归、白芍、甘草、熟地、枸杞子。(湖北中医杂志 1990,(4))

振痿举阳汤 zhen wei ju yang tang

【英文名】Zhen Wei Ju Yang Decoction

【组成】熟地、山萸肉、远志、巴戟天、肉苁蓉、杜仲、肉桂、茯神、人参、黄芪、枸杞、白术、仙灵脾、蛇床子、人胞粉。(山西中医 1990,6(3))

振颓丸 zhen tui wan

【英文名】Zhen Tui Pill

【组成】人参、于术、当归、马钱子、乳香、没药、全蜈蚣、穿山甲。(中医方剂大辞典)

振颓汤 zhen tui tang

【英文名】Zhen Tui Decoction

【组成】生黄芪、知母、野台参、于术、当归、生明乳香、生明没药、威灵仙、干姜、牛膝。(中医方剂大辞典)

挽流汤 wan liu tang

【英文名】Wan Liu Decoction

【组成】熟地、山药、白术、泽泻、玄参、北五味、山茱萸。(中医方剂大辞典)

捉虎膏 zhuo hu gao

【英文名】Zhuo Hu Plaster

【组成】独蒜汁、韭汁、艾汁、姜汁、葱汁、滴花烧酒。(中医方剂大辞典)

捉疳丸 zhuo gan wan

【英文名】Zhuo Gan Pill

【组成】(1)虾蟆、芦荟、胡连、香附、地骨皮、枳壳、黄芩、青皮、胆草、黄连、陈皮、人参、芜荑、柴胡、砂仁、广木香、甘草、神曲、鸡心槟榔。(中医方剂大辞典)(2)蛆蜕。(中医方剂大辞典)

捉痛散 zhuo tong san
【英文名】Zhuo Tong Powder
【组成】晋矾、生姜。(中医方剂大辞典)

捍齿牢牙方 han chi lao ya fang
【英文名】Han Chi Lao Ya Prescription
【异名】捍齿膏(中医方剂大辞典)
【组成】腊月猪脂、朱砂、青矾、绿矾、白矾、马牙硝、防风、细辛、蜡、松脂、黄芪、当归、麻油。(中医方剂大辞典)

损伤止痛膏 sun shang zhi tong gao
【英文名】Sun Shang Zhi Tong Plaster
【组成】独活、桑寄生、豨莶草、当归、红花、老鹳草、地骨皮、牛膝、续断、五加皮、洋金花、延胡索、闹羊花、功劳叶、川乌、草乌、樟脑、冰片、薄荷脑、水杨酸甲酯、白芷粉。(药品标准-中药成方制剂标准 1991)

损伤风湿膏 sun shang feng shi gao
【英文名】Sun Shang Feng Shi Plaster
【组成】生川乌、生草乌、生南星、生半夏、细辛、当归、黄金子、紫荆皮、生地、红花、丹皮、落得打、白芥子、苏木、桃仁、桂枝、僵蚕、青皮、甘松、木瓜、山奈、地龙、乳香、没药、羌活、独活、川芎、白芷、苍术、木鳖子、山甲片、川断、山栀、地鳖虫、骨碎补、赤石脂。(中医方剂大辞典)

损伤回生散 sun shang hui sheng san
【英文名】Sun Shang Hui Sheng Powder
【组成】蛰虫、自然铜、乳香、没药、辰砂、箬竭巴霜、原麝。(中医方剂大辞典)

损伤药酒 sun shang yao jiu
【英文名】Sun Shang Wine
【组成】红花、黄芩、乌药、茯苓、生地、五加皮、杜仲、牛膝、远志、麦冬、秦艽、丹皮、松节、泽泻、玄胡索、当归、枸杞子、虎骨、桃仁、阿胶、续断、补骨脂、枳壳、桂枝、香附。(中医方剂大辞典)

损伤调经汤 sun shang tiao jing tang
【英文名】Sun Shang Tiao Jing Decoction
【组成】当归、川芎、赤芍、青皮、陈皮、乌药、小茴香、甘草。(中医正骨 1990,2(3))

损伤速效止痛气雾剂 sun shang su xiao zhi tong qi wu ji
【英文名】Sun Shang Su Xiao Zhi Tong Aerosol
【组成】血竭、红花、樟脑、乳香、冰片、麝香。(药品标准-中药成方制剂标准 1998)

损伤接骨方 sun shang jie gu fang
【英文名】Sun Shang Jie Gu Prescription
【组成】无名异、甜瓜子、乳香、没药。(中医方剂大辞典)

损伤接骨药膏 sun shang jie gu yao gao
【英文名】Sun Shang Jie Gu Bill Ointment
【组成】白附子、白芷、川乌、羌活、地骨皮、防风、杜衡、红花、天南星、大黄、芙蓉叶、紫荆皮、草乌、薄荷脑、冰片、樟脑、冰片、土鳖虫。

损伤膏 sun shang gao
【英文名】Sun Shang Ointment
【组成】当归、生地、白杨皮、香附、红花、桑寄生、牛膝、合欢皮、川芎、草乌、茜草、续断、刘寄奴、地榆、木瓜、小蓟、川乌、苏木、骨碎补、乌药、羌活、泽兰。(中医方剂大辞典)

损余汤 sun yu tang
【英文名】Sun Yu Decoction
【组成】地骨皮、茯苓、黄柏、生地、炒黑荆芥、玄参。(中医方剂大辞典)

损益草散 sun yi cao san
【英文名】Sun Yi Cao Powder
【组成】人参、附子、干姜、桂心、防风、牡蛎、黄芩、细辛、桔梗、椒、茯苓、秦艽、白术。(中医方剂大辞典)

换皮麻药 huan pi ma yao
【英文名】Huan Pi Ma Yao Decoction
【组成】羊踯躅、茉莉花根、当归、菖蒲。(中医方剂大辞典)

换肌消毒散 huan ji xiao du san
【英文名】Huan Ji Xiao Du Powder
【组成】(1)土茯苓、当归、白芷、甘草、皂角刺、薏苡仁、白鲜皮、木瓜、金银花、木通、连翘、防风、黄芪、川芎、生地、芍药。(中医方剂大辞典)(2)当归、生地黄、赤芍药、川芎、皂刺、土茯苓、金银花、连翘、甘草、白芷、苦参、白鲜皮、防风。(中医方剂大辞典)

换肌散 huan ji san
【英文名】Huan Ji Powder
【组成】(1)密陀僧、腻粉、黄柏皮。(中医方剂大辞典)(2)胡麻子、蔓荆子、枸杞子、牛蒡子、防风、苦参、白蒺藜、栝楼根、轻粉。(中医方剂大辞典)(3)土茯苓、银花、荆芥、熟地、制首乌。(中医方剂大辞典)(4)白花蛇、黑乌蛇、地龙、蔓荆子、威灵仙、荆芥、甘菊花、沙苑蒺藜、苦参、紫参、沙参、甘草、不灰木、木贼、九节菖蒲、天门冬、赤芍药、定风草、何首乌、胡麻子、木鳖子、草乌、苍术、川芎、天麻、细辛、当归、白芷。(中医方剂大辞典)(5)洗麸脚、柏叶。(中医方剂大辞典)

换形散 huan xing san
【英文名】Huan Xing Powder
【组成】青黛、黄柏、枯矾、雄黄、百药煎、硫黄。(中医方剂大辞典)

换肠丸 huan chang wan
【英文名】Huan Chang Pill
【组成】(1)当归、青皮、木香、陈皮、诃子皮、豆蔻、御米

壳。(中医方剂大辞典)(2)御米壳、木香、诃子皮、白芍药、甘草、当归、人参、白术、白茯苓。(中医方剂大辞典)

换金丹 huan jin dan

【英文名】Huan Jin Pellet

【组成】(1)广木香、青皮、芦荟、肉豆蔻、麦芽、神曲、山楂肉、千金子、白术、黄连、槟榔、沉香。(中医方剂大辞典)(2)荆芥穗、白僵蚕、甘草、防风、天麻、川乌头、白附子、蝎稍、羌活、细辛、川芎、藿香、薄荷。(中医方剂大辞典)

换金散 huan jin san

【英文名】Huan Jin Powder

【组成】黄连、干姜。(中医方剂大辞典)

换金煮散 huan jin zhu san

【英文名】Huan Jin Zhu Powder

【组成】延胡索、蓬莪术、威灵仙、鬼箭羽、姜黄、苦楝根。(中医方剂大辞典)

换神丹 huan shen dan

【英文名】Huan Shen Pellet

【组成】黑牵牛、葛根、缩砂。(中医方剂大辞典)

换骨丸 huan gu wan

【英文名】Huan Gu Pill

【组成】苦参、浮萍、大黄、槐花、白芷、川芎、苍术、乳香、没药、沉香、木香、麝香。(中医方剂大辞典)

换骨丹 huan gu dan

【英文名】Huan Gu Pellet

【组成】麻黄、威灵仙、白芷、川芎、人参、何首乌。((90)京卫药准字第 ZZ-2126 第71号)

换骨酒 huan gu jiu

【英文名】Huan Gu Wine

【组成】白茯苓、晚蚕沙、虎胫骨、甘草、槟榔、郁李仁、附子、何首乌、防风、瓜蒌、牛蒡子根、牛膝、干菊花、杜仲、黄芪、白附子、益智仁、石菖蒲、天麻、山茱萸、牡蛎、牡丹皮、枸杞子、蛇床子、肉苁蓉、羌活、鼠粘子、狗脊、天雄、干姜、苍耳子、菟丝子、紫菀、白术、桔梗、白花蛇。(中医方剂大辞典)

换骨散 huan gu san

【英文名】Huan Gu Powder

【组成】(1)乌蛇、白花蛇、石菖蒲、荆芥穗、蔓荆子、天麻、胡首乌、白杨树皮、甘草、地骨皮、枳壳、杜仲、当归、川芎、牛膝。(中医方剂大辞典)(2)川归、荆芥、麻黄、栀子、连翘、花粉、角刺、乳香、没药、土茯苓。(中医方剂大辞典)

换骨膏 huan gu gao

【英文名】Huan Gu Plaster

【组成】槟榔、没药、盐、麝香、当归、干蝎、芎䓖、黄丹、清油、垂柳枝。(中医方剂大辞典)

换容散 huan rong san

【英文名】Huan Rong Powder

【组成】蝉蜕、广胶。(中医方剂大辞典)

换痘丹 huan dou dan

【英文名】Huan Dou Pellet

【组成】犀角、朱砂、红梅瓣、雄黄、滑石、霜打丝瓜、射干。(中医方剂大辞典)

换睛散 huan jing san

【英文名】Huan Jing Powder

【组成】荆齐穗、蝉壳、草龙胆、川芎、甘草。(中医方剂大辞典)

换腿丸 huan tui wan

【英文名】Huan Tui Pill

【组成】石楠、天南星、石搬、牛膝、羌活、薏苡仁、防风、萆薢、黄芪、天麻、当归、续断、木瓜、槟榔。(中医方剂大辞典)

捣关救肾汤 dao guan jiu shen tang

【英文名】Dao Guan Jiu Shen Decoction

【组成】人参、白术、山药、芡实、薏仁、白芥子、泽泻、半夏、玄参、知母、厚朴。(中医方剂大辞典)

捣姜饼 dao jiang bing

【英文名】Dao Jiang Bing

【组成】丁香、水银、胡椒、硫黄、藿香、桂木香、半夏、甘锅子。(中医方剂大辞典)

捣薤膏 dao xie gao

【英文名】Dao Xie Ointment

【组成】薤。(中医方剂大辞典)

效妙散 xiao miao san

【英文名】Xiao Miao Powder

【组成】密陀僧、雄黄、白砒、枯矾、硫黄。(中医方剂大辞典)

效验汤 xiao yan tang

【英文名】Xiao Yan Decoction

【组成】陈皮、麦门冬、桔梗、玄明粉、木通、黄柏、山栀、连翘、生地。(中医方剂大辞典)

敌金丸 di jin wan

【英文名】Di Jin Pill

【组成】京三棱、蓬莪术、木猪苓、白附子、萝卜子、赤芍药、黑牵牛、川楝子、山茵陈、青木香、陈橘皮、五灵脂、姜黄、茴香、南木香、丁香、泽泻、海藻、海浮石、穿山甲、青皮、香附。(中医方剂大辞典)

敌痰丸 di tan wan

【英文名】Di Tan Pill

【组成】黑牵牛、皂角、白研、半夏曲、陈皮。(中医方剂大辞典)

敖东壮肾丸 ao dong zhuang shen wan

【英文名】Ao Dong Zhuang Shen Pill

【组成】鹿角胶、枸杞子、鹿鞭、黄芪、狗肾、狗脊、驴肾、熟地黄、海马、肉苁蓉、牡蛎、韭菜子、大海米、锁阳、红参、补骨脂、淫羊藿、杜仲、肉桂、牛膝、菟丝子。(药品标准－中药成方制剂标准 1994)

料物丸 liao wu wan

【英文名】Liao Wu Pill

【组成】荜茇、红豆、台椒、白姜、良姜、胡椒、茴香、附子。(中医方剂大辞典)

晋福散 jin fu san

【英文名】Jin Fu Powder

【组成】晋矾、福建茶。(中医方剂大辞典)

晕可平冲剂 yun ke ping chong ji

【英文名】Yun Ke Ping Medicinal Instant Granule

【组成】赭石、夏枯草、法半夏、车前草。(药品标准－中药成方制剂标准 1990)

晕可平糖浆 yun ke ping tang jiang

【英文名】Yun Ke Ping Syrup

【组成】生代赭石、夏枯草、法半夏、车前草。(新医药学杂志 1975,(10))

晕宁丸 yun ning wan

【英文名】Yun Ning Pill

【组成】生黄芪、丹参、仙鹤草、葛根、当归、菟丝子、五味子、女贞子、枸杞子、酒大黄。(陕西中医 1993,14(8))

晕平汤 yun ping tang

【英文名】Yun Ping Decoction

【组成】桑叶、白菊花、防风、白芷、车前子、泽泻、白术、丹皮、焦栀子、钩藤、代赭石、丹参、路路通、炙甘草。(中国医药学报 1992,7(4))

晕平煎 yun ping jian

【英文名】Yun Ping Decoction

【组成】天麻、钩藤、僵蚕、竹茹、泽泻。(中医杂志 1993,34(7))

晕复静 yun fu jing

【英文名】Yun Fu Jing Tablet

【组成】马钱子等。(中国中药杂志 1990,15(4))

晕得宁 yun de ning

【英文名】Yun De Ning Tablet

【组成】白术、苍术、陈皮、半夏、泽泻、陈曲、茯苓、女贞子、甘草。(中西医结合杂志 1990,10(1))

晕痛定 yun tong ding

【英文名】Yun Tong Ding Tablet

【组成】天麻、密环菌培养物、川芎。((90)吉卫药准字420153)

晕痛定片 yun tong ding pian

【英文名】Yun Tong Ding Tablet

【组成】天麻蜜环菌培养物、川芎等。((88)卫药准字 Z－11号)

晚蚕蛾散 wan can e san

【英文名】Wan Can E Powder

【组成】(1)晚蚕蛾末、干蟾、益母草、人中白、白矾灰。(中医方剂大辞典)(2)晚蚕蛾、麝香。(中医方剂大辞典)

晞露丸 xi lu wan

【英文名】Xi Lu Pill

【组成】广茂、京三棱、干漆、川乌、硇砂、青皮、雄黄、茴香、穿山甲、轻粉、麝香、巴豆。(中医方剂大辞典)

朗明汤 lang ming tang

【英文名】Lang Ming Decoction

【组成】枳实、厚朴、牡蛎、白术、栀子、黄连、竹茹、石膏、甘草。(中医方剂大辞典)

柴丹茵陈汤 chai dan yin chen tang

【英文名】Chai Dan Yin Chen Decoction

【组成】柴胡、丹参、茵陈、大黄、栀子、神曲、甘草、五味子、木通。(内蒙古中医药 1991,10(2))

柴木紫青汤 chai mu zi qing tang

【英文名】Chai Mu Zi Qing Decoction

【组成】柴胡、木通、紫草、大青叶、白菊花、川芎、赤芍、荆芥、薄荷、甘草、石膏、大黄。(江苏中医 1989,10(1))

柴平散 chai ping san

【英文名】Chai Ping Powder

【组成】柴胡、白术、人参、半夏、甘草、苍术。(中医方剂大辞典)

柴归饮 chai gui yin

【英文名】Chai Gui Drink

【组成】当归、芍药、柴胡、荆芥穗、炙甘草。(中医方剂大辞典)

柴术六君汤 chai zhu liu jun tang

【英文名】Chai Zhu Liu Jun Decoction

【组成】人参、白术、茯苓、甘草、陈皮、半夏、苍术、柴胡、升麻、生姜。(中医方剂大辞典)

柴术参苓汤 chai zhu shen ling tang

【英文名】Chai Zhu Shen Ling Decoction

【组成】白术、人参、茯苓、柴胡、川芎、山栀、芍药、甘草、熟地、当归。(中医方剂大辞典)

柴朴汤 chai Po tang

【英文名】Chai Po Decoction

【组成】(1)柴胡、独活、前胡、黄芩、苍术、厚朴、半夏曲。(中医方剂大辞典)(2)柴胡、独活、前胡、黄芩、苍术、厚朴、陈皮、半夏曲、白茯苓、藿香、甘草。(中医方剂大辞典)

柴芍六君丸 chai shao liu jun wan

【英文名】Chai Shao Liu Jun Pill

【组成】党参、柴胡、白芍、法半夏、陈皮、茯苓、白术、甘草。(药品标准－中药成方制剂标准1994)

柴芍地黄丸 chai shao di huang wan

【英文名】Chai Shao Di Huang Pill

【异名】柴芍六味丸(中医方剂大辞典、全国中药成药处方集沈阳方)

【组成】柴胡、白芍、熟地、山药、吴茱萸、泽泻、丹皮、茯苓。(中医方剂大辞典)

柴芍苓术汤 chai shao ling zhu tang

【英文名】Chai Shao Ling Zhu Decoction

【组成】柴胡、白芍、茯苓、白术、党参、延胡索、陈皮、甘草。(云南中医杂志1992,13(5))

柴防二陈汤 chai fang er chen tang

【英文名】Chai Fang Er Chen Decoction

【组成】柴胡、防风、桔梗、枳壳、陈皮、半夏、茯苓、甘草。(中医方剂大辞典)

柴防煎 chai fang jian

【英文名】Chai Fang Decoction

【组成】柴胡、防风、桔梗、甘草。(中医方剂大辞典)

柴芩七物汤 chai qin qi wu tang

【英文名】Chai Qin Qi Wu Decoction

【组成】柴胡、黄芩、法夏、厚朴、茯苓、紫苏。(中医方剂大辞典)

柴芩九味汤 chai qin jiu wei tang

【英文名】Chai Qin Jiu Wei Decoction

【组成】柴胡、黄芩、生大黄、丹皮、川楝子、玄胡、桃仁、木香、金银花。(湖南中医杂志1988,(1))

柴芩双解汤 chai qin shuang jie tang

【英文名】Chai Qin Shuang Jie Decoction

【组成】柴胡、生葛根、羌活、知母、炙草、青子芩、生石膏、防风、猪苓、白蔻末。(中医方剂大辞典)

柴芩四物汤 chai qin si wu tang

【英文名】Chai Qin Si Wu Decoction

【组成】柴胡、黄芩、生地、当归、白芍药、牡丹皮。(中医方剂大辞典)

柴芩汤 chai qin tang

【英文名】Chai Qin Decoction

【组成】柴胡、黄芩、猪苓、泽泻、茯苓、白术。(中医方剂大辞典)

柴芩两解汤 chai qin liang jie tang

【英文名】Chai Qin Liang Jie Decoction

【组成】柴胡、黄芩、栀子。(中医方剂大辞典)

柴芩承气汤 chai qin cheng qi tang

【英文名】Chai Qin Cheng Qi Decoction

【组成】金银藤、蒲公英、柴胡、黄芩、青香藤、金铃子、陈皮、大黄、芒硝。(中医方剂大辞典)

柴芩退热汤 chai qin tui re tang

【英文名】Chai Qin Tui Re Decoction

【组成】柴胡、黄芩、紫苏、陈皮、川芎、当归、杜仲、茯苓、川断、甘草、前胡、荆芥、生姜、大枣。(中医方剂大辞典)

柴芩栝楼芍药汤 chai qin gua lou shao yao tang

【英文名】Chai Qin Gua Lou Shao Yao Decoction

【组成】柴胡、黄芩、半夏、甘草、生姜、大枣、栝楼根、芍药。(中医方剂大辞典)

柴芩清化汤 chai qin qing hua tang

【英文名】Chai Qin Qing Hua Decoction

【组成】柴胡、滑石、黄芩、半夏、枳实、陈皮、竹茹、青蒿、荷叶、生甘草、生姜。(四川中医1988,(11))

柴芩清膈煎 chai qin qing ge jian

【英文名】Chai Qin Qing Ge Decoction

【组成】川柴胡、生锦纹、生枳壳、焦山栀、青子芩、苏薄荷、苦桔梗、青连翘、生甘草、鲜淡竹叶。(中医方剂大辞典)

柴芩煎 chai qin jian

【英文名】Chai Qin Decoction

【组成】(1)柴胡、黄芩、栀子、泽泻、木通、枳壳。(中医方剂大辞典)(2)柴胡、栀子、黄芩、泽泻、木通、甘草、白芍、枳壳。(中医方剂大辞典)

柴芩蒿石汤 chai qin hao shi tang

【英文名】Chai Qin Hao Shi Decoction

【组成】柴胡、黄芩、青蒿、生石膏。(江苏中医杂志1986,7(3))

柴芩解托汤 chai qin jie tuo tang

【英文名】Chai Qin Jie Tuo Decoction

【组成】柴胡、黄芩、干葛、陈皮、山楂、泽泻、甘草、赤苓。(中医方剂大辞典)

柴赤汤 chai chi tang

【英文名】Chai Chi Decoction

【组成】柴胡、赤芍、蒲公英、当归、陈皮、甘草、银花、杏仁、川芎。(河南中医1991,(6))

柴连解毒汤 chai lian jie du tang

【英文名】Chai Lian Jie Du Decoction

【组成】柴胡、黄芩、黄连、玄参、知母、贝母、防风、赤芍、连翘、牛蒡子、陈皮、甘草。(中医方剂大辞典)

柴陈五苓散 chai chen wu ling san

【英文名】Chai Chen Wu Ling Powder

【组成】白术、茯苓、猪苓、泽泻、肉桂、茵陈、车前子、木通、柴胡。(中医方剂大辞典)

柴陈化滞汤 chai chen hua zhi tang

【英文名】Chai Chen Hua Zhi Decoction

【组成】柴胡、黄芩、半夏、甘草、陈皮、白茯、枳壳、厚朴、山楂、赤芍。(中医方剂大辞典)

柴陈四妙汤 chai chen si miao tang

【英文名】Chai Chen Si Miao Decoction

【组成】柴胡、黄芩、半夏、甘草、陈皮、白茯苓、苍术、黄柏、防风、金银花、贝母、花粉、山栀。(中医方剂大辞典)

柴陈汤 chai chen tang

【英文名】Chai Chen Decoction

【组成】(1)柴胡、黄芩、人参、半夏、陈皮、茯苓、草果、甘草。(中医方剂大辞典)(2)柴胡、半夏、人参、干草、黄芩、生姜、大枣、陈皮、茯苓。(中医方剂大辞典)

柴陈拈涌汤 chai chen nian yong tang

【英文名】Chai Chen Nian Yong Decoction

【组成】柴胡、黄芩、半夏、甘草、陈皮、白茯、枳壳、厚朴、玄明粉、香附、鳖甲、归尾、赤芍。(中医方剂大辞典)

柴苓二妙汤 chai ling er miao tang

【英文名】Chai Ling Er Miao Decoction

【组成】柴胡、黄芩、半夏、甘草、赤苓、赤芍、泽泻、苍术、黄柏、木瓜、续断、牛膝、杜仲。(中医方剂大辞典)

柴苓八正汤 chai ling ba zheng tang

【英文名】Chai Ling Ba Zheng Decoction

【组成】柴胡、黄芩、木通、瞿麦、车前草、滑石、蒲公英、香附、甘草。(广西中医药 1992,15(2))

柴苓四物汤 chai ling si wu tang

【英文名】Chai Ling Si Wu Decoction

【组成】四物汤、茯苓、黄芩、陈皮、甘草、柴胡、黑山栀、木通。(中医方剂大辞典)

柴苓汤 chai ling tang

【英文名】Chai Ling Decoction

【组成】(1)半夏、黄芩、赤芍药、人参、柴胡、泽泻、猪苓、羌活、木通。(中医方剂大辞典)(2)柴胡、黄芩、猪苓、泽泻、茯苓、白术、官桂、半夏、甘草。(中医方剂大辞典)(3)小柴胡汤、五苓散。(中医方剂大辞典)(4)柴胡、黄芩、广皮、半夏、甘草、茯苓、猪苓。(中医方剂大辞典)(5)柴胡、白术、黄芩、茯苓、猪苓、泽泻、厚朴、甘草、人参、香薷。(中医方剂大辞典)(6)小柴胡汤、四苓汤。(中医方剂大辞典)

柴苓饮 chai ling yin

【英文名】Chai Ling Drink

【组成】柴胡、猪苓、获苓、泽泻、白术、肉桂。(中医方剂大辞典)

柴苓清热汤 chai ling qing re tang

【英文名】Chai Ling Qing Re Decoction

【组成】茯苓、柴胡、知母、人参、天花粉、甘草、白芍、黄芩。(中医方剂大辞典)

柴青泻肝汤 chai qing xie gan tang

【英文名】Chai Qing Xie Gan Decoction

【组成】柴胡、黄芩、人参、半夏、黄连、青皮、甘草。(中医方剂大辞典)

柴青贯芩液 chai qing guan qin ye

【英文名】Chai Qing Guan Qin Decoction

【组成】柴胡、大青叶、贯众、黄芩。(湖北中医杂志,1992,(3))

柴枳四逆散 chai zhi si ni san

【英文名】Chai Zhi Si Ni Powder

【组成】柴胡、白芍、枳壳、甘草。(药品标准－中药成方制剂标准 1997)

柴胡丁香汤 chai hu ding xiang tang

【英文名】Chai Hu Ding Xiang Decoction

【组成】生地黄、丁香、当归身、防风、羌活、柴胡、全蝎。(中医方剂大辞典)

柴胡二连丸 chai hu er lian wan

【英文名】Chai Hu Er Lian Pill

【组成】柴胡、宣黄连、胡黄连。(中医方剂大辞典)

柴胡二桂枝一汤 chai hu er gui zhi yi tang

【英文名】Chai Hu Er Gui Zhi Yi Decoction

【组成】柴胡、焦白芍、青蒿、桂枝、藿香梗、生姜、半夏、广橘皮、大枣、黄芩、炙甘草。(中医方剂大辞典)

柴胡人参汤 chai hu ren shen tang

【英文名】Chai Hu Ren Shen Decoction

【组成】(1)柴胡、人参、麦冬、白芍、鲜生地、阿胶、炙甘草。(中医方剂大辞典)(2)柴胡、人参、芍药、茯苓、甘草。(中医方剂大辞典)(3)柴胡、人参、生干地黄、桔梗、知母、紫菀、桑根白皮、枳壳、赤芍药、桂、当归、附子。(中医方剂大辞典)(4)柴胡、人参、知母、石膏、葛根、赤茯苓、甘草。(中医方剂大辞典)

柴胡人参散 chai hu ren shen san

【英文名】Chai Hu Ren Shen Powder

【组成】柴胡、人参、白术、白茯苓、青皮、桔梗、麦门冬、川芎、白芍药、甘草、桑白皮、升麻。(中医方剂大辞典)

柴胡三仁汤 chai hu san ren tang

【英文名】Chai Hu San Ren Decoction

【组成】柴胡、黄芩、半夏、西洋参、滑石、白蔻仁、生薏仁、厚朴、杏仁、金银花、蒲公英、黄连。(中医研究 1992,(3))

柴胡三金汤 chai hu san jin tang

【英文名】Chai Hu San Jin Decoction

【组成】柴胡、金钱草、郁金、鸡内金、威灵仙、木香、丹参、白芍、枳实、大黄、黄芩。(辽宁中医杂志 1993,(6))

柴胡下热汤 chai hu xia re tang

【英文名】Chai Hu Xia Re Decoction

【组成】柴胡、黄芩、泽泻、升麻、芒硝、玄参、淡竹叶、生

地黄、干姜。(中医方剂大辞典)

柴胡丸 chai hu wan

【英文名】Chai Hu Pill

【组成】(1)柴胡、黄连、知母、赤芍药、龙胆、黄芩、地骨皮、麦门冬、茯神、甘草、槟榔。(中医方剂大辞典)(2)柴胡、胡黄连、龙胆、桃胶、升麻、茯神、黄芩、地骨皮、生干地黄、芍药、大黄、知母、麦门冬、甘草、龙齿、犀角、玄参、山栀子、桔梗、丹砂。(中医方剂大辞典)(3)柴胡、贝母、知母、麦门冬、茑蒡、款冬花、黄芪。(中医方剂大辞典)(4)柴胡、鳖甲、厚朴、山栀子仁、常山、知母、秦艽、黄芩、白术、槟榔、桔梗、芍药、枳壳、白茯苓、贝母、人参、熟干地黄、前胡、防风、紫菀、麻黄、黄芪、陈橘皮、桂、京三棱。(中医方剂大辞典)(5)柴胡、紫菀、白茯苓、雄黄、人参、黄芩、牛膝、丹砂、马兜铃。(中医方剂大辞典)(6)柴胡、枳壳、白术、白茯苓、丹参、黄芪。(中医方剂大辞典)(7)柴胡、赤茯苓、人参、木香、桂心、川大黄、枳壳、甘草、鳖甲。(中医方剂大辞典)(8)柴胡、鳖甲、麦门冬、葳蕤、枳壳、人参、天门冬、地骨皮、川大黄、黄连、知母、羚羊角屑、大麻仁、生干地黄。(中医方剂大辞典)(9)柴胡、桔梗、子芩、赤芍药、黄芪、枳壳、鳖甲、人参、甘草。(中医方剂大辞典)

柴胡口服液 chai hu kou fu ye

【英文名】Chai Fu Liquid

【组成】柴胡。((93)豫卫药准字 49067 号)

柴胡大黄汤 chai hu dai huang tang

【英文名】Chai Hu Dai Huang Decoction

【组成】柴胡、大黄、朴硝、枳壳、甘草。(中医方剂大辞典)

柴胡山栀散 chai hu shan zhi san

【英文名】Chai Hu Shan Zhi Powder

【组成】丹皮、柴胡、山栀、川芎、当归、芍药、甘草、牛蒡子、白术。(中医方剂大辞典)

柴胡五味汤 chai hu wu wei tang

【英文名】Chai Hu Wu Wei Decoction

【组成】柴胡、五味子、橘皮、紫菀、贝母、杏仁、麻黄、甘草、黄芩。(中医方剂大辞典)

柴胡六合汤 chai hu liu he tang

【英文名】Chai Hu Liu He Decoction

【组成】当归、芍药、川芎、熟地、柴胡、黄芩。(中医方剂大辞典)

柴胡六君子汤 chai hu liu jun zi tang

【英文名】Chai Hu Liu Jun Zi Decoction

【组成】柴胡、黄芩、半夏、茯苓、甘草、人参、白术、陈皮、枳壳。(中医方剂大辞典)

柴胡化滞汤 chai hu hua zhi tang

【英文名】Chai Hu Hua Zhi Decoction

【组成】(1)柴胡、黄芩、半夏、甘草、枳壳、厚朴、山楂、苏子、桔梗。(中医方剂大辞典)(2)柴胡、黄芩、甘草、丹参、当归、枳壳、厚朴、山楂、木香、槟榔。(中医方剂大辞典)(3)柴胡、黄芩、半夏、甘草、枳实、厚朴、山楂、杏仁、赤芍、陈皮。(中医方剂大辞典)

柴胡木香汤 chai hu mu xiang tang

【英文名】Chai Hu Mu Xiang Decoction

【组成】柴胡、木香、半夏、人参、黄芩、甘草。(中医方剂大辞典)

柴胡加大黄芒硝桑螵蛸汤 chai hu jia dai huang mang xiao sang piao xiao tang

【英文名】Chai Hu Jia Dai Huang Mang Xiao Sang Piao Xiao Decoction

【组成】柴胡、黄芩、人参、甘草、生姜、半夏、大枣、芒硝。(中医方剂大辞典)

柴胡加山栀子汤 chai hu jia shan zhi zi tang

【英文名】Chai Hu Jia Shan Zhi Zi Decoction

【组成】柴胡、半夏、人参、黄芩、生姜、甘草、大枣、山栀子、茵陈蒿。(中医方剂大辞典)

柴胡加龙骨牡蛎汤 chai hu jia long gu mu li tang

【英文名】Chai Hu Jia Long Gu Mu Li Decoction

【异名】柴胡龙骨牡蛎汤(中国中医药学主题词表、伤寒总病论)

【组成】柴胡、龙骨、黄芩、生姜、铅丹、人参、茯苓、半夏、大黄、牡蛎、大枣。(中医方剂大辞典)

柴胡加芒硝汤 chai hu jia mang xiao tang

【英文名】Chai Hu Jia Mang Xiao Decoction

【组成】柴胡、黄芩、人参、甘草、生姜、半夏、大枣、芒硝。(中医方剂大辞典)

柴胡加细辛汤 chai hu jia xi xin tang

【英文名】Chai Hu Jia Xi Xin Decoction

【组成】柴胡、黄芩、人参、甘草、生姜、半夏、大枣、细辛。(中医方剂大辞典)

柴胡半夏汤 chai hu ban xia tang

【英文名】Chai Hu Ban Xia Decoction

【异名】柴胡饮子(中医方剂大辞典、御药院方)

【组成】(1)柴胡、人参、半夏、甘草、黄芩、白术、麦门冬。(中医方剂大辞典)(2)柴胡、半夏、黄芩、白术、陈皮、麦门冬、甘草。(中医方剂大辞典)

柴胡发泄汤 chai hu fa xie tang

【英文名】Chai Hu Fa Xie Decoction

【异名】柴胡汤(中医方剂大辞典)

【组成】柴胡、升麻、黄芩、泽泻、细辛、枳实、淡竹叶、栀子仁、生地黄、芒硝。(中医方剂大辞典)

柴胡四物汤 chai hu si wu tang

【英文名】Chai Hu Si Wu Decoction

【组成】(1)生地、当归、川芎、柴胡、芍药。(中医方剂大辞典)(2)柴胡、仙半夏、归身、生白芍、条芩、清炙草、生地、川芎。(中医方剂大辞典)(3)柴胡、人参、黄芩、当归身、川芎、生地黄、白芍药、地骨皮、麦门冬、知母、淡竹叶。(中医方剂大辞典)(4)川芎、熟地黄、当归、芍药、柴胡、人参、黄芩、甘草、半夏、曲。(中医方剂大辞典)

柴胡平肝汤 chai hu ping gan tang

【英文名】Chai Hu Ping Gan Decoction

【组成】柴胡、黄芩、半夏、甘草、白芍、川芎、香附。(中医方剂大辞典)

柴胡归芍汤 chai hu gui shao tang

【英文名】Chai Hu Gui Shao Decoction

【组成】柴胡、黄芩、山栀、甘草、当归、白芍药、生地、丹皮。(中医方剂大辞典)

柴胡生化汤 chai hu sheng hua tang

【英文名】Chai Hu Sheng Hua Decoction

【组成】柴胡、川芎、当归、桃仁、炙甘草、炮姜、荆芥、酒炒黄芩。(中医方剂大辞典)

柴胡白虎汤 chai hu bai hu tang

【英文名】Chai Hu Bai Hu Decoction

【组成】(1)官拣参、熟石膏、净知母、北柴胡、炙甘草。(中医方剂大辞典)(2)川柴胡、生石膏、天花粉、生粳米、青子芩、知母、生甘草、鲜荷叶。(中医方剂大辞典)(3)小柴胡汤、石膏、知母。(中医方剂大辞典)(4)柴胡、人参、黄芩、知母、甘草、石膏。(中医方剂大辞典)

柴胡石膏汤 chai hu shi gao tang

【英文名】Chai Hu Shi Gao Decoction

【组成】(1)柴胡、石膏、黄芩、荆芥、前胡、茯苓、升麻、桑皮、甘草。(中医方剂大辞典)(2)白虎汤、柴胡、黄芩、半夏。(中医方剂大辞典)(3)柴胡、石膏、赤茯苓、白术、萎蕤、羚羊角、栀子仁、桑根白皮。(中医方剂大辞典)(4)柴胡、甘草、石膏。(中医方剂大辞典)

柴胡后生汤 chai hu hou sheng tang

【英文名】Chai Hu Hou Sheng Decoction

【组成】羌活、独活、柴胡、白茯苓、桔梗、五味、黄芩、薄荷、藁本、甘草、白芷、川芎、芍药、蔓荆。(中医方剂大辞典)

柴胡地骨皮汤 chai hu di gu pi tang

【英文名】Chai Hu Di Gu Pi Decoction

【组成】(1)柴胡、地骨皮、桔梗、甘草。(中医方剂大辞典)(2)柴胡、地骨皮、赤茯苓、芎䓖、大黄、葛根、芍药、茵陈蒿、甘草、当归、升麻。(中医方剂大辞典)

柴胡地骨皮散 chai hu di gu pi san

【英文名】Chai Hu Di Gu Pi Powder

【组成】柴胡、地骨皮、知母、甘草、紫苏、广皮、干葛。(中医方剂大辞典)

柴胡地黄汤 chai hu di huang tang

【英文名】Chai Hu Di Huang Decoction

【组成】(1)柴胡、黄芩、甘草、芍药、丹皮、地黄。(中医方剂大辞典)(2)柴胡、人参、黄芩、甘草、地黄、半夏。(中医方剂大辞典)(3)柴胡、黄芩、川芎、归须、生地、人参、甘草、香附、陈皮、黄耆、半夏、丹皮、童便、大枣、赤芍。(中医方剂大辞典)

柴胡当归汤 chai hu dang gui tang

【英文名】Chai Hu Dang Gui Decoction

【异名】当归汤(中医方剂大辞典、杏苑)

【组成】(1)柴胡、黄芩、半夏、人参、甘草、生姜、枣子、生地黄。(中医方剂大辞典)(2)柴胡、当归、防风、白芷、附子、白术、牡丹皮、桂、天仙藤、秦艽、桔梗、芍药、人参、麻黄、木香、知母、甘草。(中医方剂大辞典)(3)柴胡、当归、细辛、防风、麻黄、桂、半夏、人参、黄芪、黄芩、杏仁。(中医方剂大辞典)(4)柴胡、白术、人参、甘草、当归、赤芍药、五味子、木通。(中医方剂大辞典)

柴胡汤 chai hu tang

【英文名】Chai Hu Decoction

【异名】柴胡饮(中医方剂大辞典)

【组成】(1)柴胡、升麻、芍药、黄芩、甘草、石膏、生麦门冬、葱白、香豉、生姜、竹叶。(中医方剂大辞典)(2)麻黄、柴胡、黄芩、甘草、干葛、石膏、葱白根、豉。(中医方剂大辞典)(3)柴胡、桃仁、当归、黄芪、芍药、生姜、吴茱萸。(中医方剂大辞典)(4)柴胡、白术、芍药、甘草、苁蓉、芎䓖、麦门冬、干地黄、大枣、生姜。(中医方剂大辞典)(5)柴胡、枳实、栝楼、黄芩、栀子仁、茵陈、龙胆、大黄。(中医方剂大辞典)(6)知母、生姜、萎蕤、柴胡、大黄、黄芩、甘草、人参、半夏、桑螵蛸。(中医方剂大辞典)(7)甘草、柴胡、麻黄、大枣、食茱萸。(中医方剂大辞典)(8)人参、甘草、麦门冬、龙胆草、防风、柴胡。(中医方剂大辞典)(9)柴胡、当归、细辛、黄芩、大黄、升麻、五味子、紫菀、牛黄、杏仁。(中医方剂大辞典)(10)柴胡、黄芩、甘草、茯苓、麦门冬、枳实、生地黄、竹叶。(中医方剂大辞典)(11)柴胡、胡黄连、紫菀、知母、鳖甲、天灵盖、秦艽、甘草、杏仁、地骨皮。(中医方剂大辞典)(12)前胡、柴胡、桔梗、羌活、独活、人参、枳壳、鳖甲、旋覆花、甘草、石膏。(中医方剂大辞典)(13)柴胡、杏仁、秦艽、青蒿子、犀角、知母、桔梗、人参、桑根白皮、葳蕤、甘草、鳖甲、山栀子、赤茯苓。(中医方剂大辞典)(14)柴胡、大枣、黄芩、人参、甘草、半夏、桂、芍药。(中医方剂大辞典)(15)柴胡、贝母、葛根、赤芍药、黄芩、栀子仁、石膏、知母、杏仁。(中医方剂大辞典)(16)柴胡、当归、赤茯苓、大黄、甘草。(中医方剂大辞典)(17)柴胡、枳壳、诃黎勒、黄芩、甘草、芍药、知母。(中医方剂大辞典)(18)柴胡、升麻、黄芩、甘草、大黄、石膏、钩藤、蚱蝉、蛇蜕皮。(中医方剂大辞典)(19)柴胡、黄芩、陈橘皮、泽泻、羚羊角、栀子仁、赤茯苓、石膏、芒硝。(中医方剂大辞典)(20)柴胡、甘草、人参、白茯苓、当归、赤芍药、枳壳、厚朴、黄芪。(中医方剂大辞典)(21)柴胡、附子、黄芪、秦艽、鳖甲、芎䓖、桂、丹皮、白茯苓、知母、归、桃仁、芍药。(中医方剂大辞典)(22)柴胡、麻黄、紫苏茎叶、陈橘皮、杏仁。(中医方剂大辞典)(23)柴胡、生干地黄、附子、当归、人参、白茯苓、芎䓖、黄芪、芍药、肉苁蓉、石斛。(中医方剂大辞典)(24)柴胡、黄芩、人参、当归、生干地黄、甘草、猪苓。(中医方剂大辞典)(25)柴胡、芍药、黄芩、枳壳、人参、当归、半夏。(中医方剂大辞典)(26)柴胡、白术、芎䓖、当归、芍药、防风、赤茯苓、黄芪、生干地黄。(中医方剂大辞典)(27)柴胡、桃仁、天门冬、麦门冬、甘草、白茯苓、山芋、黄芪、阿胶、人参。(中医方剂大辞典)(28)柴胡、枳壳、厚朴、黄连。(中医方剂大辞典)(29)当归、白芍、柴胡、黄芩、熟地、甘草、半夏、川芎、人参、麦冬、生姜。(中医方剂大辞典)(30)黄芩、柴胡、白芍、丹皮、陈皮、甘草、山楂、神曲。(中医方剂大辞典)(31)柴胡、人参、甘草、龙胆草。(中医方剂大辞典)(32)柴胡、地骨皮。(中医方剂大辞典)(33)柴胡、大黄、决明子、泽泻、升麻、芍药、白茯苓、枳壳、栀子仁、黄芩、黄连、细辛、杏仁、甘草。(中医方剂大辞典)(34)柴胡、黄芩、芎䓖、芍药、大黄、石膏、羚羊角、茯神。(中医方剂大辞典)(35)柴胡、升麻、车前子、决明子、栀子仁、黄芩、黄连、甘草、防风、羚羊角、马牙消。(中医方剂大辞典)(36)柴胡、当归、食茱萸、芍药、厚朴、槟榔、郁李仁。(中医方剂大辞典)(37)柴胡、赤茯苓、枳壳、白术、地骨皮、葛根、甘草、木通、麦门冬。(中医方剂大辞典)(38)柴胡、芪管、厚朴、半夏、人参、白茯苓、防风、细辛、当归、麦门冬、陈橘皮、甘草、杏仁、槟榔。(中医方剂大辞典)(39)柴胡、鳖甲、秦艽、知母、桂、人参、白茯苓、附子、黄芪、五味子、羌活、木香、沉香、枳壳、枸杞子、槟榔。(中医方剂大辞典)(40)柴胡、枳壳、白茯苓、白术、人参、麦门冬。(中医方剂大辞典)(41)柴胡、黄芪、赤苓、白术、人参、地骨、枳壳、桑皮、赤芍、生地、麦冬、甘草。(中医方剂大辞典)(42)柴胡、黄芩、陈皮、甘草、生姜、大枣。(中医方剂大辞典)(43)柴胡、黄芩、广皮、甘草、青皮、山栀、枳壳、木通、苏梗。(中医方剂大辞典)(44)柴胡、防风、荆芥。(中医方剂大辞典)(45)柴胡、黄芩、半夏、人参、紫草、黄连、茯苓、甘草。(中医方剂大辞典)(46)柴胡、黄芩、半夏、苍术、厚朴、陈皮、青皮、枳壳、神曲、山楂肉、三棱、莪术、甘草。(中医方剂大辞典)(47)柴胡、芍药、龙胆草、当归、青皮、山栀、连翘、甘草。(中医方剂大辞典)(48)柴胡、半夏、黄芩、甘草、常山、白茯苓、苍术、乌梅、干姜、草果、槟榔、苏叶、青皮、陈皮。(中医方剂大辞典)(49)柴胡、赤茯苓、麦冬、条芩、人参、橘皮、甘草。(中医方剂大辞典)(50)柴胡、鳖甲、枳壳、人参、乌梅肉、白茯苓、桂、白术、款冬花、紫菀、桔梗、甘草、槟榔。(中医方剂大辞典)(51)柴胡、麻黄。(中医方剂大辞典)(52)柴胡、当归、麦门冬、半夏、人参、白茯苓、防风、细辛、厚朴、陈橘皮、甘草、杏仁、大腹、黄芪。(中医方剂大辞典)(53)柴胡、白术、牡蛎、桑根白皮、知母、木通、甘草、鳖甲。(中医方剂大辞典)(54)柴胡、黄芩、泽泻、葛根、升麻、玄参、生干地黄。(中医方剂大辞典)(55)柴胡、葛根、白茯苓、麦门冬、麻黄、桂、萎蕤、黄芩。(中医方剂大辞典)(56)柴胡、赤芍药、旋覆花、紫苏茎叶、桑白皮、大腹。(中医方剂大辞典)(57)柴胡、赤茯苓、桔梗、木通、芍药、鳖甲、郁李仁。(中医方剂大辞典)(58)柴胡、延胡索、百合、枳壳、麻黄、款冬花、天雄、代赭、黄连、桂、地榆、贝母、黄芩、旋覆花、杏仁。(中医方剂大辞典)(59)柴胡、枳壳、升麻、黄连、麻黄、甘草、知母、栀子仁。(中医方剂大辞典)(60)柴胡、甘草。(中医方剂大辞典)(61)柴胡、茵陈蒿、升麻、龙胆。(中医方剂大辞典)(62)柴胡、鳖甲、郁李仁、芍药、大黄、桃仁、诃黎勒皮、半桂。(中医方剂大辞典)(63)柴胡、黄芩、陈橘皮、栀子仁、石膏、羚羊角、生干地黄、芒硝。(中医方剂大辞典)(64)柴胡、甘草、芎䓖、独活、羌活、贝母、款冬花、麻黄、桑根白皮。(中医方剂大辞典)(65)柴胡、竹茹、桔梗、紫菀、知母、贝母、诃黎勒皮。(中医方剂大辞典)(66)柴胡、地骨皮、犀角、麦门冬、葛根、黄连、赤芍药、黄芩、升麻、甘草。(中医方剂大辞典)(67)柴胡、厚朴、白茯苓、陈橘皮、人参、诃黎勒、桔梗、紫苏茎叶、甘草。(中医方剂大辞典)(68)柴胡、五味子、桔梗、熟干地黄、白茯苓、麦门冬、紫菀、人参、地骨皮、黄芪、白术、桂、牡蛎、半夏、甘草。(中医方剂大辞典)(69)柴胡、甘草、知母、人参、麦门冬、杏仁。(中医方剂大辞典)(70)柴胡、常山、鳖甲、知母、青蒿、甘草、枳壳、桂。(中医方剂大辞典)(71)柴胡、秦艽、麦门冬、芦根、淡竹叶。(中医方剂大辞典)(72)柴胡、葛根、枣肉、甘草、槟榔、常山、乌海、草豆蔻、厚朴。(中医方剂大辞典)(73)柴胡、人参、栝楼根、黄芩、甘草、黄芪。(中医方剂大辞典)(74)柴胡、酸枣仁、远志、当归、防风、甘草、茯神、猪苓、桂、黄芪、人参、生干地黄、芎䓖、麦门冬。(中医方剂大辞典)(75)柴胡、茵陈蒿、甘草、人参、大黄。(中医方剂大辞典）(76)柴胡、芍药、知母、桃仁、木香、山栀子仁、升麻、大青、白芷、黄芩、细辛、甘草、石膏。(中医方剂大辞典)(77)柴胡、黄芪、赤茯苓、秦艽、地骨皮、黄芩、葛根、枳壳、人参、甘草、鳖甲。(中医方剂大辞典)(78)柴胡、升麻、芍药、麦门冬、甘草、黄芩、知母、黄连。(中医方剂大辞典)(79)柴胡、桑根白皮、天雄、芎䓖、赤石脂、五味子、桂、厚朴、黄连、百合、地榆。(中医方剂大辞典)(80)柴胡、桑根白皮、羌活、百合、当归、半石膏、麻黄、天雄、黄连、贝母、五味子、桂、白石脂、款冬花、黄芩、杏仁。(中医方剂大辞典)(81)柴胡、人参、黄芩、犀角、朴硝、茯神、甘草。(中医方剂大辞典)(82)柴胡、大黄、黄芩、芍药、半夏、枳壳。(中医方剂大辞典)(83)柴胡、麻黄、升麻、桂、大黄、甘草、鳖甲、枳实、知母、栀子仁。(中医方剂大辞典)(84)柴胡、桂、黄芩、牡蛎、甘草、栝楼根、木通。(中医方剂大辞典)(85)柴胡、黄芩、犀角、芍药、山栀子仁、大黄、木通、朴硝。(中医方剂大辞典)(86)柴胡、麻黄、石膏、甘草。(中医方剂大辞典)(87)柴胡、前胡、桔梗、贝母、牡丹皮、黄芩、麻黄、甘草、枳壳、升麻。(中医方剂大辞典)(88)柴胡、射干、防葵、牡丹皮、大黄、杏仁、紫菀、葶苈子、紫苏子。(中医方剂大辞典)(89)柴胡、前胡、防风、杏仁、羌活、茯苓、甘草、芍药、麦门冬、干地黄、半夏。(中医方剂大辞典)(90)柴胡、荆芥穗、秦艽、知母、当归、官桂、藿香、甘松、败龟、川乌头、地骨皮、白胶香、芍药、京芎、苎根。(中医方剂大辞典)(91)柴胡、枳实、知母、黄芩、栀子仁、麦门冬、龙胆、川大黄、甘草。(中医方剂大辞典)(92)柴胡、枳实、赤芍药、半夏、黄芩、甘草、桔梗。(中医方剂大辞典)(93)柴胡、犀角屑、赤芍药、黄芩、栀子仁、川大黄、川朴硝。(中医方剂大辞典)(94)柴胡、枳实、生姜、白术、甘草、槟榔。(中医方剂大辞典)(95)柴胡、当归、青木香、犀角、槟榔、甘草。(中医方剂大辞典)(96)柴胡、茯苓、枳实、白术、生姜、麦门冬、甘草。(中医方剂大辞典)(97)柴胡、茯苓、橘皮、人参、厚朴、桔梗、紫苏、生姜、诃梨勒、甘草。(中医方剂大辞典)(98)柴胡、茵陈、大黄、升麻、栀子、芒硝、芍药、黄芩。(中医方剂大辞典)(99)生地、白芷、天冬、青蒿、柴胡、玄参、生芪、连翘、百合、知母。(中医方剂大辞典)(100)柴胡、黄芩、栀子仁、赤芍药、升麻、麦门冬、甘草。(中医方剂大辞典)

柴胡百合汤 chai hu bai he tang

【英文名】Chai Hu Bai He Decoction

【组成】(1)柴胡、人参、黄芩、百合、知母、茯苓、芍药、鳖甲、甘草。(中医方剂大辞典)(2)柴胡、人参、黄芩、甘草、知母、百合、生地黄、陈皮。(中医方剂大辞典)

柴胡芍药汤 chai hu shao yao tang

【英文名】Chai Hu Shao Yao Decoction

【异名】柴胡去芩加芍汤(中医方剂大辞典)

【组成】(1)柴胡、黄芩、花粉、甘草、白芍、麦冬、知母。(中医方剂大辞典)(2)柴胡、白芍药、青皮、钩藤、香附、山栀、乌药、独活。(中医方剂大辞典)(3)柴胡、赤芍药、人参、甘草、半夏。(中医方剂大辞典)(4)柴胡、芍药、地骨皮、石膏。(中医方剂大辞典)(5)柴胡、芍药、黄芩、半夏、大腹皮、枳壳、槟榔。(中医方剂大辞典)

柴胡芍药茯苓汤 chai hu shao yao fu ling tang

【英文名】Chai Hu Shao Yao Fu Ling Decoction

【组成】芍药、柴胡、茯苓、半夏、甘草、桔梗。(中医方剂大辞典)

柴胡芎归汤 chai hu xiong gui tang

【英文名】Chai Hu Xiong Gui Decoction

【组成】(1)柴胡、川芎、白芍、青皮、枳壳、香附、当归、龙胆草、木香、砂仁、甘草。(中医方剂大辞典)(2)柴胡、桔梗、当归、川芎、芍药、人参、厚朴、白术、干葛、茯苓、陈皮、红花、甘草。(中医方剂大辞典)

柴胡芒硝汤 chai hu mang xiao tang

【英文名】Chai Hu Mang Xiao Decoction

【组成】柴胡、黄芩、甘草、赤茯苓、半夏。(中医方剂大辞典)

柴胡防风汤 chai hu fang feng tang

【英文名】Chai Hu Fang Feng Decoction

【组成】(1)柴胡、防风、荆芥、前胡。(中医方剂大辞典)(2)柴胡、防风、荆芥、甘草。(中医方剂大辞典)(3)柴胡、防风、干葛、甘草。(中医方剂大辞典)(4)柴胡、防风、羌活。(中医方剂大辞典)(5)柴胡、防风、羌活、甘草、荆芥、川芎、干葛、广皮。(中医方剂大辞典)(6)柴胡、防风、羌活、川芎、青皮、甘草。(中医方剂大辞典)(7)柴胡、防风、栀子、甘草、桔梗、薄荷。(中医方剂大辞典)

柴胡防归汤 chai hu fang gui tang

【英文名】Chai Hu Fang Gui Decoction

【组成】柴胡、人参、当归、川芎、半夏、陈皮、防风、甘草。(中医方剂大辞典)

柴胡抑肝汤 chai hu yi gan tang

【英文名】Chai Hu Yi Gan Decoction

【组成】柴胡、赤芍、牡丹皮、青皮、连翘、生地、地骨皮、香附、苍术、山栀、川芎、甘草、神曲。(中医方剂大辞典)

柴胡抑肝散 chai hu yi gan san

【英文名】Chai Hu Yi Gan Powder

【组成】柴胡、青皮、香附、丹皮、焦栀、当归、川芎、白

芍、生地、蒲黄、荆芥、棕榈灰。(中医方剂大辞典)

柴胡牡蛎汤 chai hu mu li tang

【英文名】Chai Hu Mu Li Decoction

【组成】柴胡、牡蛎、甘草、瓜蒌、半夏、芍药、生姜。(中医方剂大辞典)

柴胡连翘汤 chai hu lian qiao tang

【英文名】Chai Hu Lian Qiao Decoction

【组成】(1)柴胡、黄芩、枳壳、赤芍药、桔梗、连翘、山栀、瓜蒌仁、黄连、黄柏、甘草。(中医方剂大辞典)(2)中桂、当归梢、鼠粘子、炙甘草、酒黄柏、生地黄、柴胡、黄芩、酒知母、连翘、瞿麦穗。(中医方剂大辞典)

柴胡饮 chai hu yin

【英文名】Chai Hu Drink

【组成】(1)柴胡、桑根白皮、防风、芍药、玄参、黄芩、甘草。(中医方剂大辞典)(2)柴胡、常山、甘草、附子、干姜。(中医方剂大辞典)(3)柴胡、升麻、茯神、芍药、犀角、百合、地骨皮、麦门冬、黄芩、人参、鳖甲、石膏、甘草。(中医方剂大辞典)(4)柴胡、赤茯苓、槟榔、五味子、桂、高良姜、羌活。(中医方剂大辞典)(5)柴胡、芎䓖、桑根白皮、白槟榔、羚羊角、人参、黄连、天雄、旋覆花、桂、枳壳。(中医方剂大辞典)(6)柴胡、羌活、法夏、僵蚕、桔梗、银花、蝉蜕、厚朴、陈皮、粉草、生姜。(中医方剂大辞典)(7)柴胡、生地、赤芍、羌活、防风、荆芥、桔梗、甘草。(中医方剂大辞典)(8)柴胡、红花、大桃仁。(中医方剂大辞典)(9)赤芍药、柴胡、黄连、半夏、桔梗、夏枯草、龙胆草、浙贝母、黄芩、甘草。(中医方剂大辞典)(10)柴胡、广皮、细辛、厚朴、半夏、甘草。(中医方剂大辞典)(11)柴胡、防风、荆芥、黑参、大黄、黄芩、滑石、甘草。(中医方剂大辞典)(12)北柴胡、人参、当归、黄芩、赤芍药、甘草、大黄、桔梗、北五味子、半夏。(中医方剂大辞典)(13)柴胡、青蒿、嫩桃核、嫩柳枝、地骨皮、甘草。(中医方剂大辞典)(14)柴胡、人参、知母、羚羊角、甘草、陈橘皮、赤茯苓、半夏、木通、芍药。(中医方剂大辞典)(15)柴胡、桑上寄生、知母、百合、麦门冬、升麻、甜竹茹。(中医方剂大辞典)(16)柴胡、赤芍药、麦门冬、人参、黄芪、甘草、生地黄。(中医方剂大辞典)(17)柴胡、牛膝、枳壳、菴闾子、大黄、土瓜根、牡丹皮、桂、桃仁、朴硝。(中医方剂大辞典)(18)柴胡、半夏、牡丹皮、当归、白茯苓、桃仁、吴茱萸、大黄、白术、桑寄生、桂、芎䓖。(中医方剂大辞典)(19)柴胡、枳壳、白茯苓、京三棱、厚朴、白术。(中医方剂大辞典)(20)柴胡、白术、赤茯苓、鳖甲、知母、犀角屑、枳壳。(中医方剂大辞典)(21)柴胡、葛根、芦根、地骨皮、百合、桑根白皮、知母、萎蕤、贝母、茅根、犀角、甘草、木通。(中医方剂大辞典)

柴胡饮子 chai hu yin zi

【英文名】Chai Hu Yin Zi Decoction

【组成】(1)柴胡、人参、黄芩、甘草、大黄、当归、芍药。(中医方剂大辞典)(2)柴胡、川升麻、赤芍药、黄芩、甘草、枳壳、麦门冬、竹叶、栀子仁。(中医方剂大辞典)(3)柴胡、木通、赤芍药、豉、石膏、甘草。(中医方剂大辞典)(4)柴胡、酒芩、防风、甘草、白芍、黑荆芥。(中医方剂大辞典)(5)柴胡、黄芩、广皮、半夏、甘草、人参、大黄。(中医方剂大辞典)(6)柴胡、黄芩、人参、大黄、广皮、甘草、当归、白芍药。(中医方剂大辞典)(7)柴胡、常山、青蒿、甘草、秦艽、人参、茯苓、枳壳、半夏。(中医方剂大辞典)(8)柴胡、黄芩、人参、甘草、升麻、地骨皮、赤茯苓、赤芍药、草龙胆。(中医方剂大辞典)(9)软柴胡、紫苏叶、薄荷叶、陈皮、黄芩、炙甘草、桔梗、芍药。(中医方剂大辞典)

柴胡麦冬散 chai hu mai dong san

【英文名】Chai Hu Mai Dong Powder

【组成】(1)官拣参、软柴胡、北沙参、大拣冬、润玄参、草龙胆、炙甘草。(中医方剂大辞典)(2)柴胡、麦冬、甘草、人参、玄参。(中医方剂大辞典)

柴胡参归汤 chai hu shen gui tang

【英文名】Chai Hu Shen Gui Decoction

【组成】党参、半夏、归身、紫苏、柴胡、陈皮、炙草。(中医方剂大辞典)

柴胡参术汤 chai hu shen zhu tang

【英文名】Chai Hu Shen Zhu Decoction

【组成】人参、白术、熟地黄、白芍、甘草、川芎、当归身、青皮、柴胡。(中医方剂大辞典)

柴胡和胎饮 chai hu he tai yin

【英文名】Chai Hu He Tai Drink

【组成】柴胡、黄芩、白术、当归身、白芍、陈皮、甘草、紫苏。(中医方剂大辞典)

柴胡注射液 chai hu zhu she ye

【英文名】Chai Hu Injection

【组成】柴胡。((82)赣卫药准字 76－11 号)

柴胡泻肝汤 chai hu xie gan tang

【英文名】Chai Hu Xie Gan Decoction

【组成】(1)柴胡、甘草、当归、川芎、青皮、山栀、连翘、龙胆草。(中医方剂大辞典)(2)柴胡、甘草、青皮、黄连、山栀、当归、芍药、龙胆草。(中医方剂大辞典)(3)柴胡、川芎、赤芍、胆草、决明、归尾、密蒙、荆芥、尖生、蝉蜕、甘草。(中医方剂大辞典)

柴胡泽泻汤 chai hu ze xie tang

【英文名】Chai Hu Ze Xie Decoction

【组成】柴胡、泽泻、橘皮、黄芩、枳实、旋覆花、升麻、芒

硝、生地黄。(中医方剂大辞典)

柴胡知母汤 chai hu zhi mu tang

【英文名】Chai Hu Zhi Mu Decoction

【组成】(1)柴胡、知母、苍术、黄芩、干葛、陈皮、半夏、川芎、甘草。(中医方剂大辞典)(2)柴胡、人参、黄芩、知母、白术、甘草、归身。(中医方剂大辞典)(3)柴胡、知母、桔梗、厚朴、熟干地黄、白茯苓、山芋、黄芪、紫菀、地骨皮、黄芩、甘草、桂、半夏。(中医方剂大辞典)(4)柴胡、知母、鳖甲、石膏、雄鼠粪、秦艽。(中医方剂大辞典)

柴胡细辛汤 chai hu xi xin tang

【英文名】Chai Hu Xi Xin Decoction

【组成】柴胡、细辛、薄荷、归尾、地鳖虫、丹参、制半夏、川芎、泽兰叶、黄连。(中医方剂大辞典)

柴胡郁金排石汤 chai hu yu jin pai shi tang

【英文名】Chai Hu Yu Jin Pai Shi Decoction

【组成】柴胡、郁金、姜黄、杭芍、茵陈、黄芩、木香、枳壳、大黄、芒硝。(山东中医杂志 1984,(4))

柴胡青黛汤 chai hu qing dai tang

【英文名】Chai Hu Qing Dai Decoction

【组成】柴胡、青黛、香附、川芎、青皮、黄连、栀子、甘草。(中医方剂大辞典)

柴胡养阴汤 chai hu yang yin tang

【英文名】Chai Hu Yang Yin Decoction

【组成】柴胡、当归、陈皮、知母。(中医方剂大辞典)

柴胡养荣汤 chai hu yang rong tang

【英文名】Chai Hu Yang Rong Decoction

【组成】(1)柴胡、黄芩、陈皮、甘草、当归、白芍、生地、知母、花粉、蝉蜕、白僵蚕、大枣。(中医方剂大辞典)(2)柴胡、黄芩、陈皮、甘草、生地、当归、白芍、厚朴、大黄、枳实、姜。(中医方剂大辞典)(3)柴胡、黄芩、陈皮、甘草、当归、白芍、生地、知母、天花粉。(中医方剂大辞典)

柴胡厚朴汤 chai hu hou pu tang

【英文名】Chai Hu Hou Pu Decoction

【组成】(1)柴胡、厚朴、青皮、陈皮、常山、草果、乌梅、甘草、缩砂、槟榔。(中医方剂大辞典)(2)柴胡、厚朴、朴硝、大黄、枳壳。(中医方剂大辞典)(3)柴胡、厚朴、茯苓、橘皮、紫苏、生姜、槟榔。(中医方剂大辞典)

柴胡复生汤 chai hu fu sheng tang

【英文名】Chai Hu Fu Sheng Decoction

【组成】藁本、川芎、白芍药、蔓荆子、羌活、独活、白芷、柴胡、炙草、薄荷、桔梗、五味子、苍术、茯苓、黄芩。(中医方剂大辞典)

柴胡姜桂汤 chai hu jiang gui tang

【英文名】Chai Hu Jiang Gui Decoction

【组成】(1)柴胡、黄芩、干姜、桂枝、甘草。(中医方剂大辞典)(2)柴胡、黄芩、半夏、甘草、干姜、桂枝、厚朴、山楂、陈皮。(中医方剂大辞典)(3)柴胡、半夏、人参、黄芩、桂枝、甘草。(中医方剂大辞典)

柴胡枳壳汤 chai hu zhi qiao tang

【英文名】Chai Hu Zhi Qiao Decoction

【组成】(1)柴胡、枳壳、升麻、麦门冬、鳖甲、甘草、桃仁。(中医方剂大辞典)(2)柴胡、枳壳、黄芩、栀子仁、茵陈蒿、龙胆、大黄、甘草。(中医方剂大辞典)(3)柴胡、枳壳、大黄、甘草。(中医方剂大辞典)(4)柴胡、枳壳、黄芩、山栀、知母、麦门冬、干葛、大青、生地、石膏、升麻、甘草。(中医方剂大辞典)

柴胡枳桔汤 chai hu zhi ju tang

【英文名】Chai Hu Zhi Ju Decoction

【异名】枳核柴胡汤(中医方剂大辞典)

【组成】(1)川柴胡、枳壳、姜半夏、鲜生姜、青子芩、桔梗、新会皮、雨前茶。(中医方剂大辞典)(2)小柴胡汤加枳壳、桔梗。(中医方剂大辞典)(3)麻黄、杏仁、桔梗、枳壳、柴胡、黄芩、半夏、知母、石膏、干葛、甘草。(中医方剂大辞典)(4)柴胡、黄芩、半夏、甘草、枳壳、桔梗、瓜蒌仁。(中医方剂大辞典)

柴胡栀子饮 chai hu zhi zi yin

【英文名】Chai Hu Zhi Zi Drink

【组成】柴胡、栀子、桔梗、生地黄、地骨皮、人参、茯苓、白术、甘草、当归、薄荷、滑石、草参。(中医方剂大辞典)

柴胡栀子豉汤 chai hu zhi zi chi tang

【英文名】Chai Hu Zhi Zi Chi Decoction

【组成】柴胡、半夏、黄芩、人参、甘草、栀子、豆豉。(中医方剂大辞典)

柴胡洗眼汤 chai hu xi yan tang

【英文名】Chai Hu Xi Yan Decoction

【组成】柴胡、蕤仁、黄连、川升麻、玄参。(中医方剂大辞典)

柴胡独活汤 chai hu du huo tang

【英文名】Chai Hu Du Huo Decoction

【组成】柴胡、独活、防风、川芎、苍术、青皮、甘草。(中医方剂大辞典)

柴胡茯苓汤 chai hu fu ling tang

【英文名】Chai Hu Fu Ling Decoction

【组成】(1)柴胡、白茯苓、白术、枳壳。(中医方剂大辞典)(2)柴胡、茯苓、枳实、白术、人参、麦门冬、生姜。(中医方剂大辞典)

柴胡茵陈五苓散 chai hu yin chen wu ling san

【英文名】Chai Hu Yin Chen Wu Ling Powder

【组成】五苓散、茵陈、车前子、木通、柴胡。(中医方剂大辞典)

柴胡退热止咳冲剂 chai hu tui re zhi ke chong ji

【英文名】Chai Hu Tui Re Zhi Ke Medicinal Instant Granule

【组成】柴胡、葛根、黄芩、连翘、麻黄、杏仁、石膏、鱼腥草、生甘草、大枣。(陕西中医 1990,11(8))

柴胡栝蒌汤 chai hu gua lou tang

【英文名】Chai Hu Gua Lou Decoction

【组成】柴胡、芍药、人参、半夏、甘草、栝蒌。(中医方剂大辞典)

柴胡桂枝干姜汤 chai hu gui zhi gan jiang tang

【英文名】Chai Hu Gui Zhi Gan Jiang Decoction

【组成】(1)柴胡、甘草、人参、茯苓、桂枝、干姜。(中医方剂大辞典)(2)柴胡、桂枝、干姜、栝蒌根、黄芩、牡蛎、甘草。(中医方剂大辞典)

柴胡桂枝鳖甲汤 chai hu gui zhi bie jia tang

【英文名】Chai Hu Gui Zhi Bie Jia Decoction

【组成】柴胡、鳖甲、甘草、桂枝、半夏、芍药、茯苓。(中医方剂大辞典)

柴胡桂姜半夏汤 chai hu gui jiang ban xia tang

【英文名】Chai Hu Gui Jiang Ban Xia Decoction

【组成】柴胡、黄芩、干姜、桂枝、甘草、牡蛎、瓜蒌、半夏、生姜。(中医方剂大辞典)

柴胡桂姜汤 chai hu gui jiang tang

【英文名】Chai Hu Gui Jiang Decoction

【组成】柴胡、黄芩、半夏、人参、甘草、酒芍、桂枝、瓜蒌、牡蛎、干姜。(中医方剂大辞典)

柴胡桔梗汤 chai hu jie geng tang

【英文名】Chai Hu Jie Geng Decoction

【组成】柴胡、黄芩、半夏、人参、甘草、生姜、大枣、桔梗。(中医方剂大辞典)

柴胡消肿汤 chai hu xiao zhong tang

【英文名】Chai Hu Xiao Zhong Decoction

【组成】黍粘子、黄连、归尾、甘草、花粉、黄芪、黄芩、柴胡、连翘、红花、玄参。(中医方剂大辞典)

柴胡消痈汤 chai hu xiao yong tang

【英文名】Chai Hu Xiao Yong Decoction

【组成】柴胡、夏枯草、紫地丁、三颗针、黄芩、白芍、芒硝、野菊花、郁金、大黄、法半夏、甘草。(中医方剂大辞典)

柴胡调肝汤 chai hu tiao gan tang

【英文名】Chai Hu Tiao Gan Decoction

【组成】柴胡、当归、白芍、陈皮、半夏、黄芩、甘草、枳实、赭石。(实用中西医结合杂志 1992,5(11))

柴胡调经汤 chai hu tiao jing tang

【英文名】Chai Hu Tiao Jing Decoction

【异名】升阳调经汤(中医方剂大辞典、医略六书)

【组成】炙甘草、当归身、葛根、独活、藁本、升麻、柴胡、羌活、苍术、红花。(中医方剂大辞典)

柴胡通任合剂 chai hu tong ren he ji

【英文名】Chai Hu Tong Ren Mixture

【组成】柴胡、皂刺、王不留行、丹参、赤芍、香附、乌药、莪术、穿山甲、鹿角霜、山萸肉、元胡。(江苏中医 1993,(14))

柴胡通经汤 chai hu tong jing tang

【英文名】Chai Hu Tong Jing Decoction

【组成】柴胡、连翘、当归梢、生甘草、黄芩、鼠粘子、京三棱、桔梗、黄连、红花。(中医方剂大辞典)

柴胡陷胸汤 chai hu xian xiong tang

【英文名】Chai Hu Xian Xiong Decoction

【组成】(1)柴胡、瓜蒌、半夏、黄连、甘草、青皮、枳壳。(中医方剂大辞典)(2)柴胡、姜半夏、小川连、苦桔梗、黄芩、栝楼仁、小枳实、生姜汁。(中医方剂大辞典)

柴胡梅连散 chai hu mei lian san

【英文名】Chai Hu Mei Lian Powder

【组成】柴胡、人参、黄芩、甘草、胡黄连、当归、芍药。(中医方剂大辞典)

柴胡清中汤 chai hu qing zhong tang

【英文名】Chai Hu Qing Zhong Decoction

【组成】柴胡、黄芩、半夏、甘草、枳实、杏仁、石菖蒲、黄连、赤芍。(中医方剂大辞典)

柴胡清肌散 chai hu qing ji san

【英文名】Chai Hu Qing Ji Powder

【组成】柴胡、黄芩、甘草、荆芥、丹皮、生地、元参、桔梗、赤芍、苏叶、薄荷、前胡。(中医方剂大辞典)

柴胡清肝汤 chai hu qing gan tang

【英文名】Chai Hu Qing Gan Decoction

【组成】(1)柴胡、黄芩、甘草、南沙参、川草、黑栀。(中医方剂大辞典)(2)北柴胡、小生地、炒白芍、西当归、川贝母、牡蛎粉、北连翘、玄参、炒山甲、金银花、甘草。(中医方剂大辞典)(3)川芎、当归、白芍、生地黄、柴胡、黄芩、山栀、天花粉、防风、牛蒡子、连翘、甘草节。(中医方剂大辞典)

柴胡清肝饮 chai hu qing gan yin

【英文名】Chai Hu Qing Gan Drink

【组成】(1)柴胡、青皮、山栀、川芎、钩藤、香附、木通、枳壳、木香、独活、乌药。(中医方剂大辞典)(2)柴胡、白芍药、山栀、黄芩、丹皮、当归、青皮、钩藤、甘草。(中医方剂大辞典)(3)柴胡、丹皮、茯苓、山栀子、川芎、白芍、当归、牛蒡子、甘草、连翘。(中医方剂大辞典)(4)柴胡、白芍、黑栀、连翘、黄芩、甘草。(中医方剂大辞典)(5)柴胡、黄芩、山栀、青皮、荆芥、甘草。(中医方剂大辞典)(6)柴胡、青皮、枳壳、山栀、木通、钩藤、苏梗、黄芩、知母、甘草。(中医方

剂大辞典)(7)柴胡、山栀、丹皮、青皮、苏梗、白芍药、钩藤。(中医方剂大辞典)

柴胡清肝散 chai hu qing gan san

【英文名】Chai Hu Qing Gan Powder

【异名】柴胡清肝饮(中医方剂大辞典)

【组成】(1)银柴胡、栀子、连翘、胡黄连、生地黄、赤芍、龙胆草、青皮、甘草。(中医方剂大辞典)(2)柴胡、黄芩、人参、山栀、川芎、连翘、桔梗、甘草。(中医方剂大辞典)(3)柴胡、黄芩、黄连、山栀、当归、川芎、生地黄、牡丹皮、升麻、甘草。(中医方剂大辞典)(4)柴胡、龙胆草、当归、川芎、黄芩、白芍、知母、生地、桔梗、甘草、黄连。(中医方剂大辞典)

柴胡清骨散 chai hu qing gu san

【英文名】Chai Hu Qing Gu Powder

【组成】(1)柴胡、青蒿、秦艽、白芍、丹皮、地骨皮、鳖甲、知母、黄芩、甘草、童便、胡黄连。(中医方剂大辞典)(2)秦艽、知母、炙草、胡连、鳖甲、青蒿、柴胡、地骨皮、韭白、猪脊髓、猪胆汁、童便。(中医方剂大辞典)

柴胡清热饮 chai hu qing re yin

【英文名】Chai Hu Qing Re Drink

【组成】柴胡、黄芩、赤芍、生地、麦冬、地骨皮、生知母、生甘草。(中医方剂大辞典)

柴胡清燥汤 chai hu qing zao tang

【英文名】Chai Hu Qing Zao Decoction

【组成】(1)柴胡、黄芩、陈皮、甘草、知母、花粉、蝉蜕、白僵蚕、大枣。(中医方剂大辞典)(2)白芍药、当归、生地黄、陈皮、甘草、竹心、灯心、栝蒌根、知母、柴胡。(中医方剂大辞典)(3)柴胡、黄芩、陈皮、甘草、花粉、知母。(中医方剂大辞典)

柴胡猪苓汤 chai hu zhu ling tang

【英文名】Chai Hu Zhu Ling Decoction

【异名】柴胡汤(中医方剂大辞典)

【组成】柴胡、猪苓、紫苏茎叶、陈橘皮、防已、大麻仁、郁李仁、桑根白皮。(中医方剂大辞典)

柴胡羚角汤 chai hu ling jiao tang

【英文名】Chai Hu Ling Jiao Decoction

【组成】鳖血、柴胡、归尾、杜红花、碧玉散、羚角片、桃仁、小青皮、炒川甲、吉林大参、醋炒生锦纹。(中医方剂大辞典)

柴胡脱敏汤 chai hu tuo min tang

【英文名】Chai Hu Tuo Min Decoction

【组成】柴胡、黄芩、白芍、乌梅、五味子、防风、甘草、炙麻黄、杏仁、广地龙。(中国医药学报 1991,6(4))

柴胡麻芍汤 chai hu ma shao tang

【英文名】Chai Hu Ma Shao Decoction

【组成】柴胡、麻黄、赤芍、白蒺藜、吴茱萸。(中医杂志 1987,(7))

柴胡黄芩汤 chai hu huang qin tang

【英文名】Chai Hu Huang Qin Decoction

【组成】柴胡、黄芩、土瓜根、白鲜皮、木香、茵陈蒿、山栀子仁、大黄。(中医方剂大辞典)

柴胡散 chai hu san

【英文名】Chai Hu Powder

【异名】柴苓汤(中医方剂大辞典)

【组成】(1)柴胡、黄芩、赤芍药、黄柏、甘草。(中医方剂大辞典)(2)黄芩、甘草、大黄、芍药、柴胡、当归、人参。(中医方剂大辞典)(3)柴胡、羌活、防风、赤芍药、桔梗、荆芥、生地黄、甘草。(中医方剂大辞典)(4)柴胡、人参、茯苓、桔梗、芍药、当归、麦门冬、青皮、桑白皮、川芎、白术、升麻、甘草。(中医方剂大辞典)(5)柴胡、人参、茯苓、桔梗、芍药、川归、青皮、麦门冬、甘草。(中医方剂大辞典)(6)柴胡、生大黄、黄芩、甘草。(中医方剂大辞典)(7)北柴胡、地骨皮、黄芩、桂、甘草、京芥。(中医方剂大辞典)(8)柴胡、地骨皮、甘草。(中医方剂大辞典)(9)柴胡、石膏、麻黄。(中医方剂大辞典)(10)柴胡、大黄、秦艽、常山、干漆、鳖甲。(中医方剂大辞典)(11)地骨皮、柴胡、鳖甲、知母、五味子。(中医方剂大辞典)(12)柴胡、黄芩、芍药、甘草。(中医方剂大辞典)(13)柴胡、人参、甘草、黄芩、半夏、麻黄。(中医方剂大辞典)(14)柴胡、前胡、川芎、当归、人参、芍药、粉草、生地黄。(中医方剂大辞典)(15)柴胡、半夏、桂心、白芍药、甘草。(中医方剂大辞典)(16)柴胡、苍术、甘草。(中医方剂大辞典)(17)柴胡、地骨皮、宫参、羚羊角、甘菊花、赤芍药、黄芩、甘草。(中医方剂大辞典)(18)柴胡、羌活、防风、生地黄、芍药、甘草。(中医方剂大辞典)(19)柴胡根、半夏。(中医方剂大辞典)(20)柴胡、黄芩、升麻、知母、陈皮、前胡、白术、云苓、麦冬、贝母、甘草、苍术、川芎、当归、紫苏、葱白。(中医方剂大辞典)(21)柴胡、知母、贝母、茯苓、茯神、干葛、甘草。(中医方剂大辞典)(22)柴胡、升麻、栀子仁。(中医方剂大辞典)(23)柴胡、地骨皮、赤茯苓、枳壳、旋覆花。(中医方剂大辞典)(24)柴胡、蛇衔、黄连、芒硝、细辛、竹叶。(中医方剂大辞典)(25)柴胡、大黄、赤芍药、槟榔、枳实、半夏。(中医方剂大辞典)(26)柴胡、黄芩、栝蒌根、山栀子仁、大黄、芒硝、木青、白鲜皮、茵陈蒿。(中医方剂大辞典)(27)柴胡、人参、甘草、白术、半夏、黄芩、防风。(中医方剂大辞典)(28)柴胡、子芩、甘草、干葛、黄连、牛黄。(中医方剂大辞典)(29)柴胡、川芎、独活、羌活、甘草、桑白皮、贝母、冬花。(中医方剂大辞典)(30)鳖甲、柴胡、川大黄、干漆、秦艽、甘草、常山。(中医方剂大辞典)(31)柴胡、葛根、赤茯苓、麦门冬、石膏、葳蕤、甘草、玄参、川升麻、黄芩、犀角屑、川芒硝。(中医方剂大辞典)(32)柴胡、赤芍药、知母、子芩、荠苊、秦艽、甘草。(中医方剂大辞典)(33)柴胡、川升麻、栀子仁、赤芍药、木通、黄芩、大青、杏仁、石膏。(中医方剂大辞典)(34)柴胡、黄芩、栀子仁、赤芍药、川升麻、麦门冬、甘草、玄参。(中医方剂大辞典)(35)柴胡、川升麻、黄芩、黄连、栀子仁、车前子、决明子、防风、羚羊角屑、马牙消、甘草、玄参。(中医方剂大辞典)(36)柴胡、赤茯苓、甘草、白术、枳壳、川大黄、芎䓖、桂心、京三棱。(中医方剂大辞典)(37)柴胡、甘草、贝母、人参、桃仁、鳖甲。(中医方剂大辞典)(38)柴胡、麦门冬、黄芩、陈橘皮、人参、甘草、半夏、桔梗、赤茯苓。(中医方剂大辞典)(39)柴胡、秦艽、犀角屑、知母、桔梗、人参、杏仁、鳖甲、葳蕤、生干地黄、甘草、赤茯苓、桑根白皮、栀子仁、紫菀。(中医方剂大辞典)(40)柴胡、黄耆、枳壳、麦门冬、鳖甲、地骨皮、生干地黄、人参、萎蕤、赤茯苓、赤芍药、甘草。(中医方剂大辞典)(41)柴胡、枳壳、黄芩、赤芍药、半夏、人参。(中医方剂大辞典)(42)柴胡、石膏、黄芩、赤芍药、甘草。(中医方剂大辞典)(43)柴胡、鳖甲、甘草、知母、秦艽。(中医方剂大辞典)(44)柴胡、大黄、朴硝、甘草、枳壳。(中医方剂大辞典)(45)柴胡、赤茯苓、芎䓖、鳖甲、枳壳、赤芍药、槟榔、甘草、桃仁。(中医方剂大辞典)(46)柴胡、人参、赤芍药、桔梗、鳖甲、诃黎勒皮、地骨皮、杏仁、前胡、陈橘皮、甘草。(中医方剂大辞典)(47)柴胡、石膏、川大黄、麻黄、秦艽、常山。(中医方剂大辞典)(48)柴胡、当归、赤茯苓、川大黄、甘草、赤芍药。(中医方剂大辞典)(49)柴胡、赤芍药、麻黄、黄芩、石膏、葛根、甘草。(中医方剂大辞典)(50)柴胡、五味子、桔梗、熟干黄、白茯苓、麦门冬、紫菀、人参、地骨皮、黄耆、甘草、桂心、牡蛎粉、半夏、白术。(中医方剂大辞典)(51)柴胡、白术、木香、紫菀、赤茯苓、赤芍药、鳖甲、半夏、杏仁、人参、前胡、诃黎勒、枳壳、枇杷叶、甘草。(中医方剂大辞典)(52)柴胡、赤茯苓、羚羊角屑、细辛、麦门冬、决明子、栀子仁、子芩、车前子、石膏、甘草。(中医方剂大辞典)(53)柴胡、生干地黄、黄连、地骨皮、枳壳、赤茯苓、甘草、知母、鳖甲。(中医方剂大辞典)(54)柴胡、白术、枳壳、黄芩、赤芍药、诃黎勒皮、槟榔、桔梗、甘草。(中医方剂大辞典)(55)柴胡、麻黄、川升麻、人参、麦门冬、甘草、枳实、知母、栀子、鳖甲。(中医方剂大辞典)(56)柴胡、川大黄、黄芩、赤芍药、枳壳、半夏。(中医方剂大辞典)(57)柴胡、葛根、川大黄、石膏、赤芍药、黄芩、栀子仁、川朴硝、前胡、甘草、鳖甲。(中医方剂大辞典)(58)柴胡、人参、甘草、黄芩、赤茯苓、半夏。(中医方剂大辞典)(59)柴胡、赤芍药、栀子仁、黄芩、石膏、葛根。(中医方剂大辞典)(60)柴胡、龙胆、麦门冬、玄参、甘草、人参。(中医方剂大辞典)(61)柴胡、黄芩、人参、甘草、赤茯苓、麦门冬。(中医方剂大辞典)(62)柴胡、紫葳、白术、甘草、麦门冬、熟干地黄、芎䓖、肉苁蓉。(中医方剂大辞典)(63)柴胡、人参、甘草、紫苏茎叶、木通、大腹皮、陈橘皮。(中医方剂大辞典)(64)柴胡、赤芍药、麦门冬、人参、黄耆、甘草。(中医方剂大辞典)(65)柴胡、赤茯苓、麦门冬、人参、枇杷叶、陈橘皮、甘草。(中医方剂大辞典)(66)柴胡、大青、葛根、石膏、知母、栀子仁、川升麻、黄芩、甘草。(中医方剂大辞典)(67)柴胡、黄芩、石膏、阿胶、麦门冬、甘草。(中医方剂大辞典)(68)柴胡、续断、芎䓖、当归、白术、赤芍药、厚朴、枳壳、甘草。(中医方剂大辞典)(69)柴胡、黄芩、人参、赤芍药、甘草、犀角屑、半夏、麦门冬。(中医方剂大辞典)(70)柴胡、茵陈、川大黄、黄芩、木通、川升麻、栀子仁、川芒硝、茅根。(中医方剂大辞典)(71)柴胡、茵陈、木通、土瓜根、白鲜皮、栀子、川芒硝、川大黄。(中医方剂大辞典)(72)柴胡、枳实、栝蒌根、黄芩、栀子仁、茵陈、龙胆、川大黄、甘草。(中医方剂大辞典)(73)柴胡、川升麻、黄芩、石膏、麦门冬、犀角屑、葛根、甘草。(中医方剂大辞典)(74)柴胡、黄芩、桔梗、玄参、地骨皮、麦门冬、赤茯苓、人参、紫菀、甘草。(中医方剂大辞典)(75)柴胡、黄耆、赤茯苓、秦艽、地骨皮、黄连、葛根、枳壳、川大黄、甘草、鳖甲。(中医方剂大辞典)(76)柴胡、枳实、栝蒌根、黄芩、栀子仁、茵陈、白鲜皮、川大黄、甘草。(中医方剂大辞典)(77)柴胡、枳壳、栀子仁、黄芩、石膏、大青、川芒硝、川大黄、麦门冬、甘草。(中医方剂大辞典)(78)柴胡、人参、犀角屑、黄芩、麦门冬、甘草、半夏。(中医方剂大辞典)(79)柴胡、麻黄、葛根、桂心、甘草。(中医方剂大辞典)(80)柴胡、半夏、川大黄、枳壳、百合、桑根白皮、麦门冬、赤茯苓、秦艽、紫菀、黄芩、赤芍药、甘草、鳖甲、知母、木通。(中医方剂大辞典)(81)柴胡、人参、黄耆、赤茯苓、地骨皮、鳖甲、麦门冬、白术、枳壳、生干地黄、桔梗、桑根白皮、赤芍药、甘草。(中医方剂大辞典)(82)柴胡、葵根、甘草、当归、白茅根、石韦、木香、榆白皮、木通。(中医方剂大辞典)(83)柴胡、茵陈、犀角屑、麦门冬、鳖甲、甘草。(中医方剂大辞典)(84)柴胡、甘草、决明子、车前子、羚羊角屑。(中医方剂大辞典)(85)柴胡、乌梅肉、甘草、麦门冬。(中医方剂大辞典)(86)柴胡、枳壳、白术、甘草、赤茯苓、槟榔、陈橘皮、赤芍药、诃黎勒皮。(中医方剂大辞典)(87)柴胡、桔梗、槟榔、半夏、诃黎勒皮、赤茯苓、陈橘皮、桂心。(中医方剂大辞典)

(88)柴胡、黄芩、陈橘皮、泽泻、栀子仁、石膏、羚羊角屑、生干地黄、芒硝。(中医方剂大辞典)(89)柴胡、甘草、桑根白皮、鳖甲、槟榔、旋覆花、川黄、桔梗。(中医方剂大辞典)(90)柴胡、木香、当归、木通、紫苏茎叶、竹茹、黄芪。(中医方剂大辞典)(91)柴胡、木香、茯神、赤芍药、犀角屑、石膏、葛根、麻黄、甘草、生干地黄、黄芩。(中医方剂大辞典)(92)柴胡、旋覆花、青橘皮、大腹子、半夏、桑根白皮、紫苏茎叶、马牙硝、甘草。(中医方剂大辞典)(93)柴胡、桔梗、紫菀、知母、贝母、诃黎勒皮、乌梅肉、百合。(中医方剂大辞典)(94)柴胡、鳖甲、知母、桑根白皮、旋覆花、甘草、天灵盖。(中医方剂大辞典)(95)柴胡、鳖甲、白术、人参、天门冬、桑根白皮、枳壳、桂心、当归、百合、紫菀、桔梗、款冬花、麦门冬、陈橘皮、黄芩、枇杷叶、甘草。(中医方剂大辞典)(96)柴胡、贝母、知母、人参、赤芍药、石膏、黄芩、白术、杏仁、栀子仁、鳖甲。(中医方剂大辞典)(97)柴胡、茵陈、木通、黄芩、土瓜根、白鲜皮、川朴硝、栀子仁、川大黄。(中医方剂大辞典)(98)柴胡、白茯苓、陈橘皮、知母、桔梗、黄芪、百合。(中医方剂大辞典)(99)柴胡、知母、黄连、甘草、百合、秦艽、栝蒌根。(中医方剂大辞典)(100)柴胡、枳壳、黄芩、赤芍药、半夏、大腹皮、槟榔、木香。(中医方剂大辞典)(101)柴胡、枳实、黄芩、赤芍药、半夏。(中医方剂大辞典)(102)柴胡、川大黄、枳壳、鳖甲、槟榔、人参、木香、子芩、赤芍药、赤茯苓、紫菀、犀角屑、甘草、桑根白皮。(中医方剂大辞典)(103)柴胡、贝母、杏仁、葛根、赤芍药、石膏、玄参、知母、栀子仁。(中医方剂大辞典)(104)柴胡、黄芩、麦门冬、半夏、枳壳、枇杷叶、甘草、人参。(中医方剂大辞典)(105)柴胡、桂心、黄芩、栝蒌根、牡蛎、甘草。(中医方剂大辞典)(106)柴胡、地骨皮、玄参、黄芩、石膏、甘菊花、甘草、羌活、防风、川朴硝。(中医方剂大辞典)(107)柴胡、赤芍药、知母、栀子仁、川升麻、黄芩、大青、杏仁、甘草、石膏、川大黄。(中医方剂大辞典)(108)柴胡、赤芍药、黄芩、栀子仁、枳壳、麦门冬、人参、赤茯苓、石膏、葛根、甘草。(中医方剂大辞典)(109)柴胡、白术、白茯苓、甘草、五味子、干姜、附子、防风、桂心。(中医方剂大辞典)(110)柴胡、石膏、人参、茯神、枳实、桑根白皮、麦门冬、桂心、白术、防风、地骨皮、甘草。(中医方剂大辞典)(111)柴胡、赤芍药、知母、人参、川大黄、甘草、半夏、葳蕤、黄芩。(中医方剂大辞典)(112)柴胡、半夏、赤芍药、甘草、知母、黄芩、川大黄、陈橘皮、人参。(中医方剂大辞典)(113)柴胡、川升麻、黄芩、知母、赤芍药、大青、石膏、栀子仁、川大黄、杏仁。(中医方剂大辞典)(114)柴胡、川大黄、常山、茵陈、知母、赤芍药、甘草、鳖甲。(中医方剂大辞典)(115)柴胡、人参、甘草、麻黄、黄芩、赤芍药、桂心、石膏、葛根。(中医方剂大辞典)(116)柴胡、赤芍药、枳实、杏仁、黄芩、川大黄、槟榔、汉防己、甘草。(中医方剂大辞典)(117)柴胡、桔梗、枳壳、麦门冬、鳖甲、地骨皮、生干地黄、人参、葳蕤、赤茯苓、木通、赤芍药、甘草。(中医方剂大辞典)(118)柴胡、赤茯苓、玄参、大青、龙胆、杏仁、川芒硝、络石、川升麻。(中医方剂大辞典)(119)柴胡、茵陈、青木香、黄芩、土瓜根、白鲜皮、栀子仁、大黄、芒硝。(中医方剂大辞典)(120)柴胡、决明子。(中医方剂大辞典)(121)柴胡、紫苏茎叶、陈橘皮、桑根白皮、石膏、麻黄、杏仁。(中医方剂大辞典)

柴胡温胆汤 chai hu wen dan tang

【英文名】Chai Hu Wen Dan Decoction

【组成】柴胡、陈皮、半夏、茯苓、甘草、竹茹、枳实。(中医方剂大辞典)

柴胡疏肝散 chai hu shu gan san

【英文名】Chai Hu Shu Gan Powder

【组成】(1)柴胡、陈皮、川芎、赤芍、枳壳、醋炒香附、炙草。(中医方剂大辞典)(2)柴胡、黄芩、半夏、甘草、陈皮、白茯、白芍、香附、枳壳、玄胡。(中医方剂大辞典)(3)柴胡、橘皮、川芎、芍药、枳壳、甘草、香附、山栀、煨姜。(中医方剂大辞典)(4)柴胡、陈皮、川芎、芍药、枳壳、甘草、香附。(中医方剂大辞典)

柴胡疏厥煎 chai hu shu jue jian

【英文名】Chai Hu Shu Jue Decoction

【组成】柴胡、前胡、当归、赤芍、琥珀、左牡蛎、砂仁、枳壳。(中医方剂大辞典)

柴胡紫苏饮 chai hu zi su yin

【英文名】Chai Hu Zi Su Drink

【组成】柴胡、连翘、苏子、川楝、青皮、苍术、玄胡索、泽泻、猪苓、赤芍药、木香。(中医方剂大辞典)

柴胡舒肝丸 chai hu shu gan wan

【英文名】Chai Hu Shu Gan Pill

【组成】茯苓、枳壳、豆蔻、白芍、甘草、香附、陈皮、桔梗、厚朴、山楂、防风、六神曲、柴胡、黄芩、薄荷、紫苏梗、木香、槟榔、三棱、大黄、青皮、当归、姜半夏、乌药、莪术。(药品标准－中药成方制剂标准 1990)

柴胡煎 chai hu jian

【英文名】Chai Hu Decoction

【组成】(1)柴胡、麻黄、甘草、木通、紫菀、五味子、大青干、百合、款冬花、蓝叶、人参、赤茯苓、大黄、酥、蜜。(中医方剂大辞典)(2)柴胡、升麻、栀子仁、芍药、钓藤、凝水石、黄芩、知母、生葛汁、甘草、蜜、淡竹叶、杏仁。(中医方剂大辞典)(3)柴胡、知母、木通、淡竹叶、瞿麦穗、连翘、防己、大黄、生麦门冬汁、生藕

汁、甜硝。(中医方剂大辞典)

柴胡煎丸 chai hu jian wan

【英文名】Chai Hu Jian Pill

【组成】(1)童便、甘草、雄鼠粪、桃柳枝、豉心、糯米、葱、薤白。(中医方剂大辞典)(2)柴胡、犀角屑、知母、胡黄连、桔梗、川升麻、地骨皮、黄芩、诃黎勒皮、栝蒌、鳖甲、甘草、赤茯苓、人参。(中医方剂大辞典)

柴胡解毒汤 chai hu jie du tang

【英文名】Chai Hu Jie Du Decoction

【组成】(1)柴胡、黄芩、半夏、人参、甘草、黄连、栀子、黄柏。(中医方剂大辞典)(2)柴胡、黄芩、白芍、芒硝、黄连、郁金、广木香、姜半夏、大黄、栀子、甘草、夏枯草、茵陈。(中医方剂大辞典)

柴胡截疟饮 chai hu jie nve yin

【英文名】Chai Hu Jie Nve Drink

【组成】柴胡、黄芩、半夏、人参、甘草、大枣、生姜、常山、槟榔、乌梅、桃仁。(中医方剂大辞典)

柴胡膏 chai hu gao

【英文名】Chai Hu Ointment

【组成】柴胡、红芍药、蒺藜根、青橘皮、川附子、吴茱萸、陈橘皮、青木香、乌鸡。(中医方剂大辞典)

柴胡镇咳片 chai hu zhen ke pian

【英文名】Chai Hu Zhen Ke Tablet

【组成】柴胡浸膏。(药品标准－中药成方制剂标准 1996)

柴胡橘皮汤 chai hu ju pi tang

【英文名】Chai Hu Ju Pi Decoction

【组成】柴胡、橘皮、黄芩、半夏、人参、白茯苓。(中医方剂大辞典)

柴胡鳖甲丸 chai hu bie jia wan

【英文名】Chai Hu Bie Jia Pill

【组成】柴胡、鳖甲、地骨皮、枸杞子、白茯苓、白芍药、知母、贝母、麦门冬、黄芪、山栀子仁。(中医方剂大辞典)

柴胡鳖甲汤 chai hu bie jia tang

【英文名】Chai Hu Bie Jia Decoction

【组成】柴胡、鳖甲、地骨皮、知母。(中医方剂大辞典)

柴胡鳖甲饮 chai hu bie jia yin

【英文名】Chai Hu Bie Jia Drink

【组成】鳖甲、柴胡、青蒿、地骨皮、丹皮、生地、知母、麦冬、茯神、乌梅。(中医方剂大辞典)

柴荆饮 chai jing yin

【英文名】Chai Jing Drink

【组成】柴胡、薄荷、荆芥、甘菊、甘草、茯苓、白芍、白蒺藜、草决明、炒栀子、密蒙花、半夏。(中医方剂大辞典)

柴香散 chai xiang san

【英文名】Chai Xiang Powder

【组成】柴胡、黄芩、赤芍药、枳实、厚朴、香薷、黄连、地骨皮、三棱、莪术、玄胡索、甘草。(中医方剂大辞典)

柴桂地黄汤 chai gui di huang tang

【英文名】Chai Gui Di Huang Decoction

【组成】熟地、山药、山茱萸、泽泻、丹皮、茯苓、柴胡、肉桂。(中医方剂大辞典)

柴桂汤 chai gui tang

【英文名】Chai Gui Decoction

【组成】柴胡、桂枝、花粉、牡蛎、炮姜、炙草。(中医方剂大辞典)

柴桂草果汤 chai gui cao guo tang

【英文名】Chai Gui Cao Guo Decoction

【组成】柴胡、桂枝、麻黄、黄芩、法半夏、草果仁、白芍、羌活、独活、薄荷、白芷、板蓝根、防风、甘草。(浙江中医杂志 1993,28(2))

柴桔汤 chai jie tang

【英文名】Chai Jie Decoction

【组成】柴胡、黄芩、枳壳、半夏、桔梗、人参、甘草、生姜、大枣。(中医方剂大辞典)

柴常汤 chai chang tang

【英文名】Chai Chang Decoction

【组成】柴胡、黄芩、人参、甘草、草果、槟榔、青皮、厚朴、常山、何首乌。(中医方剂大辞典)

柴梗半夏汤 chai geng ban xia tang

【英文名】Chai Geng Ban Xia Decoction

【组成】柴胡、黄芩、半夏、枳壳、桔梗、瓜蒌仁、青皮、杏仁、甘草。(中医方剂大辞典)

柴黄片 chai huang pian

【英文名】Chai Huang Tablet

【组成】柴胡、黄芩。(药品标准－中药成方制剂标准 1991)

柴黄冲剂 chai huang chong ji

【英文名】Chai Huang Granule

【组成】柴胡、黄芩提取物。(药品标准－中药成方制剂标准 1995)

柴黄合剂 chai huang he ji

【英文名】Chai Huang Mixture

【组成】柴胡、大黄、氯灭酸。(中西医结合杂志 1990,10(1))

柴黄汤 chai huang tang

【英文名】Chai Huang Decoction

【组成】柴胡、郁金、佛手、大黄、甘草、木香、白芍、黄芩、佩兰、浙贝母、枳壳、川朴、蒲公英。(湖北中医杂志 1989,(3))

柴黄清热冲剂 chai huang qing re chong ji

【英文名】Chai Huang Qing Re Granule

【组成】石膏、柴胡、知母、黄芩、大青叶、薄荷、连翘、牛黄、板蓝根、水牛角、芦根。(药品标准－中药成方制剂标准 1992)

柴葛二妙汤 chai ge er miao tang

【英文名】Chai Ge Er Miao Decoction

【组成】(1)柴胡、黄芩、半夏、甘草、赤芍、干葛、苍术、黄柏、厚朴、山楂、木瓜、槟榔。(中医方剂大辞典)(2)柴胡、黄芩、半夏、甘草、干葛、赤芍、苍术、黄柏、枳壳、厚朴、川芎、香附。(中医方剂大辞典)(3)柴胡、黄芩、半夏、甘草、干葛、赤芍、苍术、黄柏。(中医方剂大辞典)

柴葛五苓散 chai ge wu ling san

【英文名】Chai Ge Wu Ling Powder

【组成】柴胡、葛根、茯苓、泽泻、猪苓、白术、桂枝。(中医方剂大辞典)

柴葛白虎汤 chai ge bai hu tang

【英文名】Chai Ge Bai Hu Decoction

【组成】柴胡、葛根、黄芩、石膏、知母、金银花、秦艽、防风、甘草。(江西中医药 1990,(3))

柴葛安胎饮 chai ge an tai yin

【英文名】Chai Ge An Tai Drink

【组成】柴胡、葛根、青黛、石膏、升麻、栀子、知母、葱白。(中医方剂大辞典)

柴葛芩连汤 chai ge qin lian tang

【英文名】Chai Ge Qin Lian Decoction

【组成】柴胡、干葛、黄芩、川连。(中医方剂大辞典)

柴葛败毒散 chai ge bai du san

【英文名】Chai Ge Bai Du Powder

【组成】(1)柴胡、葛根、前胡、防风、苏叶、荆芥、桔梗、羌活、甘草、人参、生姜。(中医方剂大辞典)(2)柴胡、干葛、人参、羌活、防风、荆芥、桔梗、苏叶、甘草。(中医方剂大辞典)

柴葛桂枝汤 chai ge gui zhi tang

【英文名】Chai Ge Gui Zhi Decoction

【组成】(1)嫩桂枝、杭芍药、北柴胡、粉干葛、炙甘草、老生姜、大红枣。(中医方剂大辞典)(2)柴胡、葛根、甘草、桂枝、防风、人参、白芍药。(中医方剂大辞典)(3)柴胡、葛根、羌活、防风、人参、甘草、桂枝、牛蒡子。(中医方剂大辞典)

柴葛蓝草汤 chai ge lan cao tang

【英文名】Chai Ge Lan Cao Decoction

【组成】板蓝根、葛根、白花蛇舌草、柴胡、连翘、浙贝母、射干、荆芥。(中医杂志 1983,24(11))

柴葛解肌汤 chai ge jie ji tang

【英文名】Chai Ge Jie Ji Decoction

【组成】(1)柴胡、葛根、赤芍、甘草、黄芩、知母、贝母、生地、丹皮。(中医方剂大辞典)(2)柴胡、干葛、黄芩、桂枝、赤芍、人参、甘草、竹叶。(中医方剂大辞典)(3)柴胡、干葛、甘草、黄芩、芍药、羌活、白芷、桔梗。(中医方剂大辞典)

柴蒿鳖甲汤 chai hao bie jia tang

【英文名】Chai Hao Bie Jia Decoction

【组成】柴胡、青蒿、生鳖甲、黄芩、白芍、丹皮、鲜生地、麦冬、栀子、生甘草。(中医方剂大辞典)

柴酮片 chai tong pian

【英文名】Chai Tong Tablet

【组成】烟台柴胡。(药品标准－中药成方制剂标准 1998)

柴薄饮 chai bo yin

【英文名】Chai Bo Drink

【组成】柴胡、蒲公英、橘核、青皮、丝瓜络、全瓜蒌。(湖北中医杂志 1985,(1))

栓剂 shuan ji

【英文名】Suppositories

【定义】指药物和基质混合制成,专供塞入肛门、阴道等腔道的一种固体剂型。(中药药剂学)

栗子粥 li zi zhou

【英文名】Li Zi Gruel

【组成】栗子、粳米。(中医方剂大辞典)

栗皮丸 li pi wan

【英文名】Li Pi Pill

【组成】栗子肉上皮、乳香、鲇鱼肝。(中医方剂大辞典)

栗灰散 li hui san

【英文名】Li Hui Powder

【组成】生栗。(中医方剂大辞典)

栗树叶洗剂 li shu ye xi ji

【英文名】Li Shu Ye Lotion

【组成】鲜板栗树叶、生甘草、雄黄粉、铁锈粉。(中医方剂大辞典)

栝楼丸 gua lou wan

【英文名】Gua Lou Pill

【组成】(1)栝楼、天南星、半夏、细辛、防风、当归、寒水石、白矾。(中医方剂大辞典)(2)栝楼、枳壳。(中医方剂大辞典)(3)栝楼根、黄连、浮萍草。(中医方剂大辞典)(4)栝楼、硫黄、附子、干姜、猪牙皂荚。(中医方剂大辞典)(5)栝楼根、麦门冬、知母、人参、黄芩、苦参、土瓜根、赤茯苓。(中医方剂大辞典)(6)栝楼根、麦门冬、苦参、人参、知母。(中医方剂大辞典)(7)栝楼根、黄连、桑根白皮、犀角屑、人参、地骨皮、铁粉、黄芩、茯神、麦门冬、甘草。(中医方剂大辞典)(8)栝楼根、铅丹、葛根、附子。(中医方

剂大辞典)(9)栝楼根。(中医方剂大辞典)(10)栝楼根、黄连、铁粉。(中医方剂大辞典)

栝楼子散 gua lou zi san

【英文名】Kuo Lou Zi Powder

【异名】瓜蒌子散(中医方剂大辞典)

【组成】(1)栝楼子、黄芪、枳壳、人参、甘草、石膏。(中医方剂大辞典)(2)栝楼子、皂荚子仁、连翘、牛蒂子、牵牛子、何首乌、大黄、栀子仁、甘草、白螺壳、漏芦。(中医方剂大辞典)

栝楼子膏 gua lou zi gao

【英文名】Gua Lou Zi Ointment

【组成】栝楼子、白石脂、麝香、雄雀粪。(中医方剂大辞典)

栝楼方 gua lou fang

【英文名】Kuo Lou Prescription

【异名】栝楼丸(中医方剂大辞典)

【组成】大栝楼。(中医方剂大辞典)

栝楼牛蒡汤 gua lou niu bang tang

【英文名】Gua Lou Niu Bang Decoction

【组成】栝楼仁、牛蒡子、花粉、黄芩、生栀子、连翘、皂刺、金银花、甘草、陈皮、青皮、柴胡。(中医方剂大辞典)

栝楼汤 gua lou tang

【英文名】Gua Lou Decoction

【异名】栝楼根汤(中医方剂大辞典)

【组成】(1)栝楼、马兜铃、防已、葛根、贝母、甘草、杏仁、阿胶。(中医方剂大辞典)(2)大栝楼、杏仁、山芋、甘草。(中医方剂大辞典)(3)栝楼根、麦门冬、茅根、芦根、小麦、石膏。(中医方剂大辞典)(4)枳实、厚朴、桂心、栝楼。(中医方剂大辞典)(5)栝楼。(中医方剂大辞典)(6)栝楼根、知母、茯苓、甘草、黄柏、人参、黄芩、榉皮。(中医方剂大辞典)(7)栝楼、黄芩、知母、芦根、生米、麦门冬。(中医方剂大辞典)(8)栝楼根、大麦奴、甘草、葱白、豉。(中医方剂大辞典)(9)栝楼根、生姜、生麦门冬、芦根、茅根。(中医方剂大辞典)(10)栝楼实、薤白、半夏、生姜、枳实。(中医方剂大辞典)(11)栝楼实、黄芩、甘草、生姜、大枣、柴胡。(中医方剂大辞典)(12)栝楼、麦门冬、人参、干地黄、甘草、干枣、土瓜根。(中医方剂大辞典)(13)桑螵蛸、甘草、黄连、生姜、栝楼、人参、干枣。(中医方剂大辞典)(14)栝楼、黄连、甘草。(中医方剂大辞典)(15)栝楼根。(中医方剂大辞典)(16)瓜蒌、生栀、大力、连翘、柴胡、黄芩、陈皮、青皮、花粉、银花、甘草、皂角、甜酒。(中医方剂大辞典)(17)栝楼根、牡蛎、甘草、连翘、羌活、反鼻。(中医方剂大辞典)(18)栝楼、甘草、红蓝花。(中医方剂大辞典)(19)栝楼根、白甘遂。(中医方剂大辞典)(20)栝楼根、柴胡、人参、黄芩、甘草。(中医方剂大辞典)(21)栝楼根、冬瓜、白茯苓、麦门冬、知母、粟米。(中医方剂大辞典)(22)栝楼根、桑根白皮、麦门冬、葛根。(中医方剂大辞典)(23)栝楼、陈橘皮、当归、半夏。(中医方剂大辞典)

栝楼牡蛎散 gua lou mu li san

【英文名】Gua Lou Mu Li Powder

【异名】瓜蒌牡蛎散(中医方剂大辞典)

【组成】栝楼根、牡蛎。(中医方剂大辞典)

栝楼饮 gua lou yin

【英文名】Gua Lou Drink

【组成】栝楼、冬瓜。(中医方剂大辞典)

栝楼乳香散 gua lou ru xiang san

【英文名】Gua Lou Ru Xiang Powder

【组成】栝楼、当归、净银花、白芷、青皮、乳香、没药、甘草、蒲公英。(中医方剂大辞典)

栝楼实丸 gua lou shi wan

【英文名】Gua Lou Shi Pill

【组成】栝楼实、枳壳、半夏、桔梗。(中医方剂大辞典)

栝楼枇饮 gua lou pi yin

【英文名】Gua Lou Pi Decoction

【组成】瓜蒌、枇杷叶、杏仁、黄芩、石膏、麦冬、沙参、甘草、荆芥穗、蜂蜜。(陕西中医 1988,9(3))

栝楼根丸 gua lou gen wan

【英文名】Gua Lou Gen Pill

【异名】铅黄丸(中医方剂大辞典)

【组成】(1)栝楼根、黄丹、葛根、黄连。(中医方剂大辞典)(2)栝楼根、甘草、黄连、泽泻、赤石脂、熟干地黄、石膏、黄芪、黄丹、桑螵蛸、子芩、龙骨、牡蛎、菟丝子。(中医方剂大辞典)(3)栝楼根、麦门冬、甘草、黄连、赤石脂、泽泻、石膏。(中医方剂大辞典)(4)栝楼根、甘草、杏仁、乌梅肉。(中医方剂大辞典)(5)栝楼根。(中医方剂大辞典)(6)栝楼根、甘草、黄连、泽泻、赤石脂、熟干地黄、牡蛎、菟丝子。(中医方剂大辞典)(7)栝楼根、铅丹、干葛粉、附子。(中医方剂大辞典)(8)栝楼根、黄连、知母、麦门冬。(中医方剂大辞典)(9)栝楼根、王瓜根、铁粉、苦参、黄连、朴硝、芒硝、白石英、泽泻、龙胆、白英、水萍、菰根。(中医方剂大辞典)

栝楼根汤 gua lou gen tang

【英文名】Gua Lou Gen Decoction

【组成】(1)栝楼根、石膏、人参、防风、甘草、葛根。(中医方剂大辞典)(2)人参、甘草、栝楼根、麦门冬、黄芩、芦根、半夏、前胡。(中医方剂大辞典)(3)栝楼根、甘草、大黄、栀子仁。(中医方剂大辞典)(4)黄芩、人参、桂心、大黄、栝楼根、芒硝、甘草。(中医方剂大辞典)(5)蒌根、人参、麦冬、生地、阿胶。(中医方剂大辞典)(6)栝楼根、半夏、竹茹、枳壳、桔梗。(中医方剂大辞典)(7)天花粉、麦冬、知母、石膏、甘草。(中医方剂大辞典)(8)栝楼根、石膏、铅丹、赤石脂、白石脂、泽泻。(中医方剂大辞典)(9)栝楼根、茅根、麦门冬、黄连、石膏、知母、甘草。(中医方剂大辞典)(10)栝楼根、知母、甘草、人参。(中医方剂大辞典)

栝楼根饮 gua lou gen yin

【英文名】Gua Lou Gen Drink

【异名】栝楼根汁(中医方剂大辞典)

【组成】生栝楼根。(中医方剂大辞典)

栝楼根散 gua lou gen san

【英文名】Gua Lou Gen Powder

【组成】(1)栝楼根、生人参、生牡蛎、桑螵蛸、川黄连、白芍药、炙甘草。(中医方剂大辞典)(2)熟干地黄、生干地黄、葛根、栝楼根。(中医方剂大辞典)(3)栝楼根、白茯苓、知母、黄芩、地榆、甘草、人参、黄柏、赤石脂。(中医方剂大辞典)(4)栝楼根、苦参、人参、寒水石、甘草、石膏。(中医方剂大辞典)(5)栝楼根、黄芩、知母。(中医方剂大辞典)(6)栝楼根、甘草、人参、麦门冬、生干地黄、芦根、赤茯苓、益母草。(中医方剂大辞典)(7)栝楼根、榆白皮、胡燕巢、鼢壤土。(中医方剂大辞典)(8)栝楼根、赤茯苓、玄参、枳壳、苦参、甘草。(中医方剂大辞典)(9)栝楼根、芦根、麦门冬、知母、人参、地骨皮、黄芩、甘草。(中医方剂大辞典)(10)栝楼根、牛黄、白僵蚕、白藓皮、子芩、滑石、胡黄连、川大黄。(中医方剂大辞典)(11)栝楼根、柴胡、地骨皮、枳壳、赤茯苓、鳖甲。(中医方剂大辞典)(12)栝楼根、犀角屑、川升麻、麦门冬、葛根、甘草、栀子仁。(中医方剂大辞典)(13)栝楼根、黄芩、人参、桂心、川大黄、栀子仁、川芒硝、甘草。(中医方剂大辞典)

栝楼根煎 gua lou gen jian

【英文名】Gua Lou Gen Decoction

【组成】生栝楼根、黄牛脂。(中医方剂大辞典)

栝楼根羹 gua lou gen geng

【英文名】Gua Lou Gen Thick Soup

【组成】栝楼根、冬瓜。(中医方剂大辞典)

栝楼桂枝汤 gua lou gui zhi tang

【英文名】Kuo Lou Gui Zhi Decoction

【组成】栝楼根、桂枝、芍药、甘草、生姜、大枣。(中医方剂大辞典)

栝楼涂方 gua lou tu fang

【英文名】Kuo Lou Tu Prescription

【组成】生栝楼根。(中医方剂大辞典)

栝楼粉 gua lou fen

【英文名】Gua Lou Powder

【异名】栝楼根散(中医方剂大辞典)

【组成】大栝楼根。(中医方剂大辞典)

栝楼粉粥 gua lou fen zhou

【英文名】Kuo Lou Powder Gruel

【组成】栝楼根。(中医方剂大辞典)

栝楼酒 gua lou jiu

【英文名】Gua Lou Wine

【异名】栝楼散(中医方剂大辞典、圣济总录)

【组成】(1)栝楼、甘草。(中医方剂大辞典)(2)栝楼。(中医方剂大辞典)

栝楼散 gua lou san

【英文名】Gua Lou Powder

【异名】香墨散(中医方剂大辞典)

【组成】(1)栝楼、柴胡、甘草、款冬花、芦根、贝母。(中医方剂大辞典)(2)栝楼瓤、神曲。(中医方剂大辞典)(3)栝楼子、柴胡、知母、黄芩、甘草。(中医方剂大辞典)(4)栝楼根、葶苈子。(中医方剂大辞典)(5)栝楼、枸杞根、赤石脂、茯苓、天门冬、牛膝、干地黄、桂心、菊花、麦门冬、菖蒲、云母粉、泽泻、卷柏、山茱萸、远志、五加皮、杜仲、瞿麦、续断、石斛、黄连、柏仁、石韦、忍冬、菟丝、车前子、蛇床子、巴戟天、钟乳、薯蓣、甘草。(中医方剂大辞典)(6)栝楼根、麦门冬、铅丹、茯神、甘草。(中医方剂大辞典)(7)石韦、通草、栝楼、葵子。(中医方剂大辞典)(8)栝楼、贝母、荆芥。(中医方剂大辞典)(9)栝楼、桂心。(中医方剂大辞典)(10)栝楼、明矾。(中医方剂大辞典)(11)栝楼、生姜、甘草、金银花、牛蒡子。(中医方剂大辞典)(12)栝楼、当归、甘草、通明没药、乳香。(中医方剂大辞典)(13)小团栝楼、槐花、赤芍药。(中医方剂大辞典)(14)栝楼、盐豉、灶下黄土、腻粉。(中医方剂大辞典)(15)栝楼根、麦门冬、甘草、柴胡、葛根、枇杷叶。(中医方剂大辞典)(16)栝楼。(中医方剂大辞典)(17)栝楼实、败酱、细辛、干姜、厚朴、桔梗、人参、防风。(中医方剂大辞典)(18)大栝楼、猪牙皂荚、白矾、鲤鱼皮、鳖甲、刺猬针。(中医方剂大辞典)(19)栝楼实、乌梅肉。(中医方剂大辞典)(20)栝楼实、青盐、杏仁。(中医方剂大辞典)(21)栝楼根、墨、铅丹。(中医方剂大辞典)(22)栝楼、芦根、柴胡、黄芩、川大黄、甘草、川芒硝、石膏、麦门冬。(中医方剂大辞典)(23)栝楼根、漏芦、枳壳、赤芍药、甘草、桑根白皮、黄芩、木通。(中医方剂大辞典)(24)栝楼、白矾、硝石、硫黄、禹余粮、狗脊、麝香。(中医方剂大辞典)(25)栝楼、白矾、白石英。(中医方剂大辞典)(26)栝楼根、郁金、甘草。(中医方剂大辞典)

栝楼葛根汤 gua lou ge gen tang

【英文名】Gua Lou Ge Gen Decoction

【组成】石膏、甘草、人参、栝楼根、葛根、防风。(中医方剂大辞典)

栝楼煎 gua lou jian

【英文名】Gua Lou Decoction

【异名】栝楼煎(中医方剂大辞典、圣惠)

【组成】(1)栝楼、酥、甘草、蜜。(中医方剂大辞典)(2)栝楼根、茯神、石斛、肉苁蓉、甘草、知母、黄连、当归、五味子、人参、丹参、地骨皮、葳蕤、胡麻、蜜、生地黄汁、牛髓、淡竹叶、生麦门冬汁、生姜汁。(中医方剂大辞典)

栝楼煎水 gua lou jian shui

【英文名】Gua Lou Lotion

【组成】全瓜蒌。(国医论坛 1992,(4))

栝楼敷方 gua lou fu fang

【英文名】Gua Lou Fu Prescription

【组成】生栝楼根、豉。(中医方剂大辞典)

栝楼薤白半夏汤 gua lou xie bai ban xia tang

【英文名】Gua Lou Xie Bai Ban Xia Decoction

【组成】栝楼实、薤白、半夏、白酒。(中医方剂大辞典)

栝楼薤白白酒汤 gua lou xie bai bai jiu tang

【英文名】Gua Lou Xie Bai Bai Jiu Decoction

【异名】瓜蒌薤白白酒汤(中医方剂大辞典)

【组成】栝楼实、薤白、白酒。(中医方剂大辞典)

栝楼瞿麦丸 gua lou qu mai wan

【英文名】Kuo Lou Qu Mai Pill

【异名】瓜蒌瞿麦丸(中医方剂大辞典、金匮)

【组成】栝楼根、茯苓、薯蓣、附子、瞿麦。(中医方剂大辞典)

栝楼麝香散 gua lou she xiang san

【英文名】Gua Lou She Xiang Powder

【组成】栝楼。(中医方剂大辞典)

核桃丸 he tao wan

【英文名】He Tao Pill

【组成】破故纸、杜仲、核桃仁。(中医方剂大辞典)

核桃散 he tao san

【英文名】He Tao Powder

【组成】炙全蝎、核桃肉。(中医方剂大辞典)

根痛平片 gen tong ping pian

【英文名】Gen Tong Ping Tablet

【组成】牛膝、伸筋草、红花、没药、乳香、白芍。((85)京卫药准字第 258 号)

格根饮 ge gen yin

【英文名】Ge Gen Decoction

【组成】荜拨。(内蒙古中医药 1991,10(2))

格楞藤饮 ge leng teng yin

【英文名】Ge Leng Teng Drink

【组成】格楞藤。(中医方剂大辞典)

桂丁定痛散 gui ding ding tong san

【英文名】Gui Ding Ding Tong Powder

【组成】肉桂、丁香、澄茄、磁石。(中医方剂大辞典)

桂丸 gui wan

【英文名】Gui Pill

【组成】硇砂、肉桂、甘遂、巴豆、丁香、木香、芫花。(中医方剂大辞典)

桂心三物汤 gui xin san wu tang

【英文名】Gui Xin San Wu Decoction

【组成】桂心、胶饴、生姜。(中医方剂大辞典)

桂心丸 gui xin wan

【英文名】Gui Xin Pill

【组成】(1)熟地黄、干漆、桂心。(中医方剂大辞典)(2)桂、旱莲子草、香白芷、菊花、旋覆花、巨胜子、荜澄茄、牛膝。(中医方剂大辞典)(3)桂、吴茱萸、白薇、干姜、乌头、蜀椒、芎䓖、防葵、白芷。(中医方剂大辞典)(4)桂心、川乌头、柴胡、赤芍药、槟榔、木香、桃仁、当归。(中医方剂大辞典)(5)桂、赤茯苓、赤石脂、黄连、麦芽、陈曲、石斛、干姜、当归、人参、附子、蜀椒、龙骨。(中医方剂大辞典)(6)桂心、不蛀皂荚、栝楼、甜葶苈。(中医方剂大辞典)(7)桂、当归、赤白芍、延胡索、芎䓖、生干地黄、硇砂、芫花根、米醋。(中医方剂大辞典)(8)桂心、杏仁、甘草、干姜、百合、麦门冬。(中医方剂大辞典)(9)桂、诃黎勒、厚朴、干姜、草豆蔻、陈橘皮、木香、阿魏、槟榔、郁李仁、朴硝。(中医方剂大辞典)(10)桂心、干姜、丹参、杜仲、牛膝、附子、续断。(中医方剂大辞典)(11)桂、赤石脂、干姜、蜀椒、乌头。(中医方剂大辞典)(12)桂心、干姜、丹参、杜仲、牛膝、续断。(中医方剂大辞典)(13)桂心、芫花、香墨、木香。(中医方剂大辞典)(14)桂心、没药、槟榔、干漆、当归、赤芍药、川大黄、桃仁、鳖甲、延胡索、厚朴、京三棱、牡丹、青橘皮。(中医方剂大辞典)(15)桂心、川椒、甘草、当归、半夏、附子。(中医方剂大辞典)(16)桂心、白石英、麦门冬、枳实、白鲜皮、贝母、茯神、槟榔仁、天门冬、车前子、人参、前胡、橘皮、白薇、杏仁、郁李仁、桃仁。(中医方剂大辞典)(17)桂心、乌头。(中医方剂大辞典)(18)桂心、赤芍药、土瓜根、黄芩、汉椒、干漆、当归、川大黄。(中医方剂大辞典)(19)桂心、夜明砂、砒霜、斑蝥、硇砂、甘草、皂荚。(中医方剂大辞典)(20)桂心、黄芪、礜石、独活、芎䓖、川大黄、乌喙、川椒、虎胫骨。(中医方剂大辞典)(21)桂。(中医方剂大辞典)(22)桂心、石膏、人参、川大黄、半夏、干姜、巴豆、附子。(中医方剂大辞典)(23)桂心、桃仁、诃黎勒皮、木香、昆布、琥珀、陈橘皮、白术、干木瓜、沉香、鸡舌香。(中医方剂大辞典)(24)桂心、诃黎勒皮、白术、厚朴、橘皮、附子、干姜、防葵、吴茱萸、鳖甲、木香。(中医方剂大辞典)(25)桂心、人参、熟地、茯神、柏仁、远志、辰砂。(中医方剂大辞典)(26)桂、细辛、白芷、防风、干姜、甘草、芎䓖。(中医方剂大辞典)

桂心半夏汤 gui xin ban xia tang

【英文名】Gui Xin Ban Xia Decoction

【组成】桂心、半夏。(中医方剂大辞典)

桂心白术散 gui xin bai zhu san

【英文名】Gui Xin Bai Zhu Powder

【组成】桂心、白术、附子、川芎、甘草。(中医方剂大辞典)

桂心汤 gui xin tang

【英文名】Gui Xin Decoction

【异名】磁石散(中医方剂大辞典)

【组成】(1)桂、牛膝、滑石、当归、瞿麦穗、葵子、甘草。(中医方剂大辞典)(2)桂、乌头。(中医方剂大辞典)(3)桂、瞿麦、木通、牛膝、榆白皮。(中医方剂大辞典)(4)桂、当归、蒲黄、大黄。(中医方剂大辞典)(5)桂、羌活、黄芪、防风、芍药、人参、木通、磁石。(中医方剂大辞典)(6)桂、大黄、桔梗、附子、木香、白术、当归、槟榔、赤芍药、高良姜、芎䓖、枳实。(中医方剂大辞典)(7)桂、黄芪、芍药、甘草、人参。(中医方剂大辞典)(8)桂、牛膝、芍药、当归、威灵仙、杜仲、芎䓖、大黄。(中医方剂大辞典)(9)桂、麻黄、当归、防风、槟榔、黄芩、升麻、生犀角、赤茯苓。(中医方剂大辞典)(10)桂、干姜、半夏。(中医方剂大辞典)(11)桂、麻黄、甘草、款冬花、杏仁。(中医方剂大辞典)(12)桂、厚朴、枳实。(中医方剂大辞典)(13)桂、菖蒲。(中医方剂大辞典)(14)桂、人参、黄芪、牛膝、甘草、白茯苓。(中医方剂大辞典)(15)桂心、小草、吴萸、干姜、独活、熟地、当归、白芍、甘草、细辛。(中医方剂大辞典)(16)人参、桂、白茯苓、麻黄、贝母、甘草、远志。(中医方剂大辞典)(17)桂心。(中医方剂大辞典)(18)桂、槟榔、半夏。(中医方剂大辞典)(19)桂、芍药、麻黄、杏仁、黄芩、甘草。(中医方剂大辞典)(20)桂、芍药、附子、麻黄、甘草、杏仁、半夏、干姜。(中医方剂大辞典)(21)桂、厚朴、芍药、干姜、槟榔。(中医方剂大辞典)(22)桂、麻黄、甘草、人参、白术、杏仁、附子。(中医方剂大辞典)(23)桂、芍药、甘草、葛根。(中医方剂大辞典)(24)桂心、木瓜、乌梅肉。(中医方剂大辞典)(25)桂心、麦门冬、人参、甘草、葱白、豉。(中医方剂大辞典)(26)甘草、桂心、龙骨、麦门冬、防风、牡蛎、远志、茯神、大枣。(中医方剂大辞典)(27)桂心、茱萸、芍药、当归、生姜。(中医方剂大辞典)(28)桂心、生姜、吴茱萸。(中医方剂大辞典)(29)桂心、牡蛎、芍药、龙骨、甘草、大枣、生姜。(中医方剂大辞典)(30)紫苏叶、桂、黄橘皮、桔梗、甘草、细辛、附子、半夏、人参。(中医方剂大辞典)(31)桂、五味子、当归、枳壳、甘草。(中医方剂大辞典)(32)桂、黄芪、芎䓖、当归、赤芍药、甘草、人参、附子。(中医方剂大辞典)(33)桂、升麻、防风、麻黄、芎䓖、羚羊角。(中医方剂大辞典)

桂心羌活丸 gui xin qiang huo wan

【英文名】Gui Xin Qiang Huo Pill

【组成】桂、白茯苓、麻黄、白僵蚕、防风、枳壳、乌蛇、苦参、酸枣仁、乌头、犀角、羌活、独活、龙骨、郁李仁、人参。(中医方剂大辞典)

桂心饮 gui xin yin

【英文名】Gui Xin Drink

【组成】桂、芍药、虻虫、水蛭、消石、土瓜根、面尘、大豆、续断、当归、野狐肝、桃仁。(中医方剂大辞典)

桂心消积丸 gui xin xiao ji wan

【英文名】Gui Xin Xiao Ji Pill

【组成】桂心、当归、赤芍、桃仁、厚朴、三棱、槟榔、蓬术、大黄、鳖甲。(中医方剂大辞典)

桂心胶饴汤 gui xin jiao yi tang

【英文名】Gui Xin Jiao Yi Decoction

【组成】桂。(中医方剂大辞典)

桂心酒 gui xin jiu

【英文名】Gui Xin Wine

【异名】单行桂酒(中医方剂大辞典)

【组成】(1)桂心、牡丹、芍药、牛膝、干膝、土瓜根、牡蒙、吴茱萸、大黄、黄芩、干姜、虻虫、蛰虫、蛴螬、水蛭、乱发灰、细辛、僵蚕、大麻仁、灶突墨、干地黄、虎杖根、鳖甲、菴蕳子。(中医方剂大辞典)(2)桂心。(中医方剂大辞典)

桂心酒粥 gui xin jiu zhou

【英文名】Gui Xin Jiu Gruel

【组成】桂心、好酒。(中医方剂大辞典)

桂心釜墨散 gui xin fu mo san

【英文名】Gui Xin Fu Mo Powder

【组成】桂心、釜底墨。(中医方剂大辞典)

桂心菴闾子丸 gui xin an lv zi wan

【英文名】Gui Xin An Lv Zi Pill

【组成】桂、芎䓖、土瓜根、桑耳、牛膝、大黄、菴闾子、赤茯苓、熟干地黄、甘草、赤芍药。(中医方剂大辞典)

桂心散 gui xin san

【英文名】Gui Xin Powder

【异名】桂芎汤(中医方剂大辞典)

【组成】(1)桂心、人参、黄芪、甘草、白茯苓、肉苁蓉。(中医方剂大辞典)(2)桂心、前胡、甘草、皂荚灰、厚朴。(中医方剂大辞典)(3)桂心、甘草、人参、白术、赤茯苓、枳实。(中医方剂大辞典)(4)桂心、当归、大腹皮、诃黎勒、川大黄、木香、枳壳、甘草。(中医方剂大辞典)(5)桂心、麻黄、附子、甘草、赤芍药、干姜、枳壳、柴胡、杏仁。(中医方剂大辞典)(6)桂心、柴胡、赤茯苓、五味子、麦门冬、槟榔、甘草、细辛。(中医方剂大辞典)(7)桂心、赤芍药、独活、甘草、杏仁、黄芩。(中医方剂大辞典)(8)桂心、白术、厚朴、人参、陈橘皮、半夏、附子、赤茯苓、五味子、麻黄、干姜、杏仁、细辛、甘草。(中医方剂大辞典)(9)桂心、草豆蔻、附子、丁香、槟榔、木瓜。(中医方剂大辞典)(10)黄芪、芍药、桂心。(中医方剂大辞典)(11)茯苓、黄芩、甘草、大黄、蔷薇根、枳实、杏仁、黄连、桂心、栝楼根。(中医方剂大辞典)(12)桂心、地肤子、白术。(中医方剂大辞典)(13)桂心、蛴螬、栝楼根、牡丹、豉。(中医方剂大辞典)(14)桂心、漏芦、威灵仙、芎䓖、白芷、木香、当归、白僵蚕、地龙。(中医方剂大辞典)(15)桂心、蒲黄、延胡。(中医方剂大辞典)(16)枳实、桂心。(中医方剂大辞典)(17)桂心、伏龙肝。(中医方剂大辞典)(18)吴茱萸、桂。(中医方剂大辞典)(19)桂心、当归、干姜、芫花、木香。(中医方剂大辞典)(20)桂心、当归、栀子。(中医方剂大辞典)(21)桂、荜茇、细辛。(中医方剂大辞典)(22)桂、厚朴、柴胡、桔梗、紫菀、芍药、高良姜、干姜、白芜荑、陈橘皮、鳖甲、草豆蔻。(中医方剂大辞典)(23)桂、姜黄。(中医方剂大辞典)(24)桂、昆布、海藻、甘草、白面、龙胆、海蛤、土瓜根、半夏、吴茱萸、牡蛎。(中医方剂大辞典)(25)桂、柴胡、青橘皮、桃仁、紫葛、山茱萸、益智、知母、芎䓖、当归、五味子、豮猪肚。(中医方剂大辞典)(26)桂心、甘草、白术、人参、干姜。(中医方剂大辞典)(27)桂心、乱发灰、干姜。(中医方剂大辞典)(28)桂心、甘草、紫菀、麦门冬。(中医方剂大辞典)(29)桂心、水蛭、牡丹、延胡索、硫黄。(中医方剂大辞典)(30)桂心、赤芍药、琥珀、白芷、当归。(中医方剂大辞典)(31)桂心、陈橘皮、人参、当归、紫苏子、五味子。(中医方剂大辞典)(32)桂心、麻黄、荆芥、石膏、赤芍药、柴胡、葛根、芎䓖、人参、细辛、甘草。(中医方剂大辞典)(33)桂心、栝楼、牛膝、瞿麦、当归。(中医方剂大辞典)(34)桂心、防风、汉防己、麻黄、白术、人参、黄芩、细辛、茵芋、秦艽、附子、甘草。(中医方剂大辞典)(35)桂心、人参、白茯苓、诃黎勒皮、大腹皮、甘草、枳壳、厚朴、白术、前胡。(中医方剂大辞典)(36)桂心、旋覆花、白术、细辛、半夏、桔梗、赤芍药、陈橘皮、泽泻、附子、前胡、枳壳。(中医方剂大辞典)(37)桂心。(中医方剂大辞典)(38)桂心、白术、细辛、附子、枳壳、槟榔。(中医方剂大辞典)(39)桂心、吴茱萸、射干、赤茯苓、木香。(中医方剂大辞典)(40)桂心、前胡、人参、牛李根、诃黎勒皮、青橘皮。(中医方剂大辞典)(41)桂心、川大黄、桔梗、附子、木香、白术、高良姜、芎䓖、当归、槟榔、赤芍药、枳实。(中医方剂大辞典)(42)桂心、人参、香薷、木瓜、陈橘皮、甘草、干姜、槟榔。(中医方剂大辞典)(43)桂心、人参、阿胶、紫菀、熟干地黄、桑根白皮。(中医方剂大辞典)(44)桂心、诃黎勒皮、干姜、人参、赤茯苓、甘草、杏仁。(中医方剂大辞典)(45)桂心、牛膝、杜仲、五加皮、独活、防风、赤芍药、五味子、附子。(中医方剂大辞典)(46)桂心、诃黎勒、附子、白术、枳壳、桔梗、木香、赤芍药、槟榔、当归。(中医方剂大辞典)(47)桂心、吴茱萸、赤芍药、当归、木香、槟榔。(中医方剂大辞典)(48)桂心、高良姜、当归、草豆蔻、厚朴、人参。(中医方剂大辞典)(49)桂心、当归、食茱萸、赤芍药、厚朴、槟榔、郁李仁。(中医方剂大辞典)(50)桂心、赤芍药、芎䓖、当归、黄芩、甘草。(中医方剂大辞典)(51)桂心、白芍药、龙骨、牡蛎粉、甘草。(中医方剂大辞典)(52)桂心、甘草、皂荚、白术、陈橘皮、前胡。(中医方剂大辞典)(53)桂心、续断、虎掌、枳壳、牛膝、海桐皮、萆薢、犀角屑、木香、槟榔、当归、羌活。(中医方剂大辞典)(54)桂心、赤芍药、防风、细辛、人参、芎䓖、枳壳、附子、木香、桔梗、麻黄、甘草。(中医方剂大辞典)(55)桂心、吴茱萸、防风、生干地黄、赤芍药、当归、细辛、干姜。(中医方剂大辞典)(56)桂心、防风、芎䓖、干姜、吴茱萸、秦艽、甘草、槟榔、枳壳。(中医方剂大辞典)(57)桂心、独活、葛根、防风、当归、赤芍药、附子、半夏、甘草。(中医方剂大辞典)(58)桂心、防风、前胡、枳壳、羚羊角屑、射干、甘草、独活、细辛。(中医方剂大辞典)(59)桂心、羌活、防风、附子、赤箭、羚羊角屑、酸枣仁、甘草。(中医方剂大辞典)(60)桂心、柴胡、甘草、葛根、赤茯苓、泽泻、赤芍药、麻黄。(中医方剂大辞典)(61)桂心、甘遂、人参、栝楼。(中医方剂大辞典)(62)桂心、甘草、人参、赤茯苓、赤芍药、麻黄、芎䓖、厚朴。(中医方剂大辞典)(63)桂心、陈橘皮、白术、附子、当归、木香、厚朴、槟榔。(中医方剂大辞典)(64)桂心、丹桂、牛膝、附子、当归、赤芍药、木香、萆薢、麻黄。(中医方剂大辞典)

桂心粥 gui xin zhou

【英文名】Gui Xin Gruel

【组成】(1)桂心、粳米。(中医方剂大辞典)(2)桂心、茯苓、桑白皮。(中医方剂大辞典)

桂心煎 gui xin jian

【英文名】Gui Xin Decoction

【异名】桂心膏(中医方剂大辞典、永乐大典)

【组成】桂心、生姜汁、白蜜、生地黄汁。(中医方剂大辞典)

桂心蜂房散 gui xin feng fang san
【英文名】Gui Xin Feng Fang Powder
【组成】桂、蜂房。(中医方剂大辞典)

桂心膏 gui xin gao
【英文名】Gui Xin Ointment
【组成】鸡脂、桂心、野葛。(中医方剂大辞典)

桂心橘皮汤 gui xin ju pi tang
【英文名】Gui Xin Ju Pi Decoction
【组成】桂心、橘皮、成择蓰、黍米、人参。(中医方剂大辞典)

桂车汤 gui che tang
【英文名】Gui Che Decoction
【组成】车前子、肉桂、知母、王不留行。(中医方剂大辞典)

桂末吹鼻方 gui mo chui bi fang
【英文名】Gui Mo Chui Bi Prescription
【组成】桂。(中医方剂大辞典)

桂术二陈汤 gui zhu er chen tang
【英文名】Gui Zhu Er Chen Decoction
【组成】桂枝、白术、广皮、半夏、茯苓、枳实、泽泻、牛膝、车前、生姜。(中医方剂大辞典)

桂术加葱汤 gui zhu jia cong tang
【英文名】Gui Zhu Jia Cong Decoction
【组成】白术、肉桂、葱。(中医方剂大辞典)

桂术汤 gui zhu tang
【英文名】Gui Zhu Decoction
【组成】(1)白术、肉桂。(中医方剂大辞典)(2)辣桂、白术、麻黄、细辛、甘草、枳壳、干姜。(中医方剂大辞典)(3)桂心、白术、枳实、京豉、干葛、杏仁、甘草。(中医方剂大辞典)(4)肉桂、人参、茯苓、甘草、陈皮、五味、白术、香附、苍术、罂粟壳、杜仲、补骨脂。(中医方剂大辞典)(5)桂、白术、人参、附子、防风、干姜、甘草。(中医方剂大辞典)

桂术散 gui zhu san
【英文名】Gui Zhu Powder
【组成】桂枝、甘草、大附子、白术、芎䓖、防风。(中医方剂大辞典)

桂皮酊 gui pi ding
【英文名】Gui Pi Tincture
【组成】肉桂。(药品标准－中药成方制剂标准 1995)

桂皮散 gui pi san
【英文名】Gui Pi Powder
【异名】桂皮数(中医方剂大辞典、圣济总录)
【组成】(1)桂、陈橘皮、白槟榔、牵牛子。(中医方剂大辞典)(2)桂皮、栝楼根、白茯苓、人参。(中医方剂大辞典)

桂龙咳喘宁 gui long ke chuan ning
【英文名】Gui Long Ke Chuan Ning Capsule
【组成】桂枝、龙骨、牡蛎、瓜蒌皮、黄连、半夏等。(北京中医学院学报 1990,13(1))

桂龙咳喘宁胶囊 gui long ke chuan ning jiao nang
【英文名】Gui Long Ke Chuan Ning Capsule
【组成】桂枝、龙骨、半夏、黄连。((89)晋卫药准字第 Z－11 号)

桂龙药酒 gui long yao jiu
【英文名】Gui Long Wine
【组成】肉桂叶、土茯苓、红药、过岗龙、红杜仲、玉郎伞、土生地、三爪龙、白芷、老鸦嘴、千斤拔、砂仁、黄精、牛大力、高山龙、川芎䓖、大芦、土甘草、青藤、五爪龙、万筋藤、首乌藤、当归藤、四方藤、温姜、狮子尾、九牛力、黑老虎根。(药品标准－中药成方制剂标准 1997)

桂龙药膏 gui long yao gao
【英文名】Gui Long Yao Plaster
【组成】肉桂叶、土茯苓、红药、过岗龙、红杜仲、玉郎伞、土生地、三爪龙、白芷、老鸦嘴、千斤拔、砂仁、黄精、牛大力、高山龙、川芎、大芦、土甘草、四方藤、温姜、狮子尾、九牛力、黑老虎极。(药品标准-中药成方制剂标准 1993 年)

桂曲丸 gui qu wan
【英文名】Gui Qu Pill
【组成】人参、荜茇、白术、干姜、高良姜、缩砂仁、肉豆蔻、陈皮、桂枝、甘草、丁香、神曲。(中医方剂大辞典)

桂朴当归散 gui po dang gui san
【英文名】Gui Po Dang Gui Powder
【组成】桂、川芎、当归、芍药、桔梗、茴香、五灵脂、良姜、厚朴、干姜、橘皮、甘草、黄芪、白茯苓。(中医方剂大辞典)

桂朴汤 gui po tang
【英文名】Gui Po Decoction
【组成】肉桂、厚朴、当归、茯苓、白术、丁香、砂仁、白芍、广皮、郁金、大枣、生姜。(中医方剂大辞典)

桂朴散 gui po san
【英文名】Gui Po Powder
【组成】(1)桂、厚朴、吴茱萸。(中医方剂大辞典)(2)肉桂、当归、厚朴、白术、干姜、甘草。(中医方剂大辞典)

桂红丸 gui hong wan
【英文名】Gui Hong Pill
【组成】官桂、红花、桃仁、当归梢、阿魏、广木香、白豆寇、蓬术、血见愁、穿山甲。(中医方剂大辞典)

桂芍镇痫片 gui shao zhen xian pian
【英文名】Gui Shao Zhen Xian Tablet
【组成】桂枝、白芍、党参、半夏、柴胡、黄芩、甘草、鲜

姜、大枣。(药品标准－中药成方制剂标准 1997)

桂芎当归散 gui xiong dang gui san

【英文名】Gui Xiong Dang Gui Powder

【组成】当归、川芎、芍药、地黄、桂枝、牛膝。(中医方剂大辞典)

桂杏丸 gui xing wan

【英文名】Gui Xing Pill

【组成】桂、杏仁。(中医方剂大辞典)

桂沉浆 gui chen jiang

【英文名】Gui Chen Jiang Syrup

【组成】紫苏叶、沉香、乌梅、砂糖。(中医方剂大辞典)

桂灵丸 gui ling wan

【英文名】Gui Ling Pill

【组成】麻黄、罂粟壳、苦杏仁、核桃仁、五味子、豆蔻。(药品标准－中药成方制剂标准 1990)

桂灵片 gui ling pian

【英文名】Gui Ling Tablet

【组成】麻黄、苦杏仁、罂粟壳、五味子、豆蔻。((89)卫药准字 Z－02－2 号)

桂灵散 gui ling san

【英文名】Gui Ling Powder

【组成】桂心、良姜、厚朴、五灵脂。(中医方剂大辞典)

桂肝丸 gui gan wan

【英文名】Gui Gan Pill

【组成】官桂、雄鸡肝。(中医方剂大辞典)

桂花汤 gui hua tang

【英文名】Gui Hua Decoction

【组成】干姜、桂心、甘草、缩砂仁、炒盐。(中医方剂大辞典)

桂花饼 gui hua bing

【英文名】Gui Hua Bing

【组成】桂花、儿茶、诃子、甘草。(中医方剂大辞典)

桂花散 gui hua san

【英文名】Gui Hua Powder

【组成】香附、蓬术、良姜、甘草、桂花。(中医方剂大辞典)

桂芸膏 gui yun gao

【英文名】Gui Yun Plaster

【组成】桂、芸薹子、白芥子、木鳖子、大黄、败龟甲、虎脑骨、赤狗脑骨。(中医方剂大辞典)

桂芽饮子 gui ya yin zi

【英文名】Gui Ya Drink

【组成】桂枝、猪苓、知母、泽泻、黄柏、甘草梢、滑石。(中医方剂大辞典)

桂苏酒 gui su jiu

【英文名】Gui Su Wine

【组成】桂枝、苏木、细辛、艾叶、生姜、当归、花椒、辣椒、樟脑粉、75%酒精。(陕西中医 1988,9(12))

桂辛丸 gui xin wan

【英文名】Gui Xin Pill

【组成】桂、细辛、白芷、防风、干姜、甘草、芎䓖。(中医方剂大辞典)

桂辛汤 gui xin tang

【英文名】Gui Xin Decoction

【异名】桂心汤(中医方剂大辞典)

【组成】桂、细辛、干姜、人参、白茯苓、甘草、五味子、陈皮、白术、半夏。(中医方剂大辞典)

桂连丸 gui lian wan

【英文名】Gui Lian Pill

【组成】桂心、黄连。(中医方剂大辞典)

桂附二陈汤 gui fu er chen tang

【英文名】Gui Fu Er Chen Decoction

【组成】(1)半夏、陈皮、茯苓、甘草、附子、肉桂、甘草。(中医方剂大辞典)(2)肉桂、丁香、陈皮、半夏、柴胡、黄芩。(中医方剂大辞典)

桂附八珍汤 gui fu ba zhen tang

【英文名】Gui Fu Ba Zhen Decoction

【组成】肉桂、大附子、人参、白术、白茯苓、当归、川芎、白芍、熟地、木香、甘草。(中医方剂大辞典)

桂附丸 gui fu wan

【英文名】Gui Fu Pill

【组成】(1)桂、干姜、茴香子、附子、硫黄。(中医方剂大辞典)(2)桂、附子、黄连、黄柏、陈曲、干姜、麦芽、吴茱萸、蜀椒、乌梅肉。(中医方剂大辞典)(3)桂、附子、干姜、赤石脂。(中医方剂大辞典)(4)桂心、附子、人参、黄芪、陈皮、粉草、白术、木香、乳香。(中医方剂大辞典)(5)破故纸、附子、肉桂。(中医方剂大辞典)(6)川乌头、附子、干姜、赤石脂、桂、蜀椒。(中医方剂大辞典)(7)桂心、附子、厚朴、甘草、白术、木香、乳香。(中医方剂大辞典)(8)肉桂、香附、延胡、熟艾、当归、熟地、红花。(中医方剂大辞典)(9)香附子、厚朴、陈皮、甘草、苍术、桂心、三棱、阿魏、肉豆蔻。(中医方剂大辞典)

桂附乌梅四物汤 gui fu wu mei si wu tang

【英文名】Gui Fu Wu Mei Si Wu Decoction

【组成】白芍、熟地、乌梅、桂心、附片、当归身。(中医方剂大辞典)

桂附止带汤 gui fu zhi dai tang

【英文名】Gui Fu Zhi Dai Decoction

【组成】附片、肉桂、续断、焦艾、茯苓、芡实、盐小茴、乌鲗骨、金樱子。(中医方剂大辞典)

桂附地黄丸 gui fu di huang wan

【英文名】Gui Fu Di Huang Pill

【组成】(1)肉桂、川附片、山药、山茱萸。(2)肉桂、附子、熟地黄、山茱萸、牡丹皮、山药、茯苓、泽泻。((95)甘卫药准字第196(3)-4号ZZ-358)(3)肉桂、附子、地黄。((82)粤卫药准字第F1-026号)(4)肉桂、附子、熟地黄、山茱萸、牡丹皮、山药、茯苓、泽泻。((91)闽卫药准字49号)(5)肉桂、附子、熟地黄、山茱萸、牡丹皮、山药、茯苓、泽泻。((93)豫卫药准字ZZ-0205-49072号)

桂附地黄口服液 gui fu di huang kou fu ye

【英文名】Gui Fu Di Huang Liquid

【组成】肉桂、附子、熟地黄、山茱萸、牡丹皮。((91)卫药准字Z-90号)

桂附地黄片 gui fu di huang pian

【英文名】Gui Fu Di Huang Tablet

【组成】熟地黄、山药、山茱萸、牡丹皮、茯苓、泽泻、肉桂、附子。(药品标准-中药成方制剂标准1993)

桂附汤 gui fu tang

【英文名】Gui Fu Decoction

【组成】(1)桂、芍药、麻黄、甘草、附子。(中医方剂大辞典)(2)大附子、肉桂、川芎、白芍、生地、当归、木瓜。(中医方剂大辞典)(3)官桂、大附子、防风、黄芩、川芎、防已、甘草、玄参。(中医方剂大辞典)(4)桂枝、附子、青皮、甘草、柴胡。(中医方剂大辞典)(5)交趾桂、绵附子。(中医方剂大辞典)(6)黄柏、知母、肉桂、附子。(中医方剂大辞典)(7)附子、桂心、干姜、芍药、甘草、茯苓、桃仁。(中医方剂大辞典)(8)桂、附子、当归、人参、茯神、防风、细辛、萆薢、牛膝、赤芍药、麻黄、羌活。(中医方剂大辞典)(9)桂、附子、当归、槟榔、赤茯苓、防风、柏子仁、细辛、白术、芎䓖、枳壳。(中医方剂大辞典)(10)桂、附子、丁香、吴茱萸。(中医方剂大辞典)

桂附杜仲汤 gui fu du zhong tang

【英文名】Gui Fu Du Zhong Decoction

【组成】肉桂、附子、杜仲。(中医方剂大辞典)

桂附苓乌汤 gui fu ling wu tang

【英文名】Gui Fu Ling Wu Decoction

【组成】茯苓、泽泻、桂枝、干姜、附子、龙骨、牡蛎、首乌。(中医方剂大辞典)

桂附苓术饮 gui fu ling zhu yin

【英文名】Gui Fu Ling Zhu Drink

【组成】厚附片、肉桂、茯苓、茅术、炒远志、生姜皮、制台乌。(中医方剂大辞典)

桂附贴熁膏 gui fu tie xie gao

【英文名】Gui Fu Tie Xie Plaster

【组成】桂心、附子、乳香、川椒、白矾、吴茱萸、生姜汁、酒。(中医方剂大辞典)

桂附逍遥散 gui fu xiao yao san

【英文名】Gui Fu Xiao Yao Powder

【组成】炙附子、炮姜、吴茱萸、升麻、泽泻、桂心、地榆炭、罂粟壳、沉香、甘草。(中医方剂大辞典)

桂附理中丸 gui fu li zhong wan

【英文名】Gui Fu Li Zhong Pill

【组成】肉桂、附片、党参、白术、炮姜、甘草。((91)闽卫药准字61号)

桂附理中汤 gui fu li zhong tang

【英文名】Gui Fu Li Zhong Decoction

【组成】(1)苏党参、白术、附片、干姜、油桂。(中医方剂大辞典)(2)人参、白术、干姜、甘草、桂、附。(中医方剂大辞典)

桂附散 gui fu san

【英文名】Gui Fu Powder

【组成】(1)上肉桂、制附子、干姜、白豆蔻肉。(中医方剂大辞典)(2)桂心、附子、白僵蚕、蒲黄、茅根、古铜末、当归。(中医方剂大辞典)(3)桂心、附子、甘草。(中医方剂大辞典)(4)川草乌、丁香、肉桂、生南星、干姜、牙皂、白芥子、唐阿魏、吴萸、细辛、火硝、附子、银朱、毛菇、原寸。(中医方剂大辞典)

桂附膏 gui fu gao

【英文名】Gui Fu Ointment

【组成】鲜侧柏叶、鲜松毛、生天雄、麻油、炒黄丹、肉桂。(中医方剂大辞典)

桂附醒风汤 gui fu xing feng tang

【英文名】Gui Fu Xing Feng Decoction

【组成】附子、天雄、南星、蝎梢。(中医方剂大辞典)

桂参丸 gui shen wan

【英文名】Gui Shen Pill

【组成】(1)桂、肉灰蓉、豉、麝香、桃仁、乌梅肉、常山、人参。(中医方剂大辞典)(2)乌头、人参、桂心、附子、干姜、赤石脂、朱砂。(中医方剂大辞典)

桂参汤 gui shen tang

【英文名】Gui Shen Decoction

【组成】(1)桂、人参。(中医方剂大辞典)(2)桂、人参、厚朴、缩砂仁、白术、陈橘皮、干姜、甘草。(中医方剂大辞典)

桂林西瓜霜 gui lin xi gua shuang

【英文名】Gui Lin Xi Gua Shuang Powder

【组成】西瓜霜、硼砂、黄柏、黄连、黄芩、山豆根、射干、浙贝母、青黛、冰片、大黄、木汉果、甘草、薄荷脑。(药品标准-中药成方制剂标准1998)

桂林西瓜霜含片 gui lin xi gua shuang han pian

【英文名】Gui Lin Xi Gua Shuang Han Tablet

【组成】西瓜霜、硼砂、黄芩、黄连等。((98)卫药准字Z-113号)

桂林西瓜霜胶囊 gui lin xi gua shuang jiao nang

【英文名】Gui Lin Xi Gua Shuang Capsule

【组成】西瓜霜、硼砂、黄芩、黄连、大黄、黄柏、山豆根、射干、青黛、浙贝母、木汉果、冰片、薄荷脑、甘草。(药品标准-中药成方制剂标准1998)

桂枝一白虎二汤 gui zhi yi bai hu er tang

【英文名】Gui Zhi Yi Bai Hu Er Decoction

【组成】桂枝、芍药、生姜、大枣、秔米、甘草、石膏、知母。(中医方剂大辞典)

桂枝二白虎一加芍药黄芩牡桂方 gui zhi er bai hu yi jia shao yao huang qin mu gui fang

【英文名】Gui Zhi Er Bai Hu Yi Jia Shao Yao Huang Qin Mu Gui Prescription

【组成】桂枝、芍药、生姜、甘草、大枣、秔米、石膏、知母、黄芩、牡桂。(中医方剂大辞典)

桂枝二麻黄一汤 gui zhi er ma huang yi tang

【英文名】Gui Zhi Er Ma Huang Yi Decoction

【组成】桂枝、芍药、麻黄、生姜、杏仁、甘草、大枣。(中医方剂大辞典)

桂枝二越婢一汤 gui zhi er yue bi yi tang

【英文名】Gui Zhi Er Yue Bi Yi Decoction

【组成】桂枝、芍药、麻黄、甘草、大枣、生姜、石膏。(中医方剂大辞典)

桂枝人参汤 gui zhi ren shen tang

【英文名】Gui Zhi Ren Shen Decoction

【异名】桂枝加人参汤(中医方剂大辞典)

【组成】桂枝、甘草、白术、人参、干姜。(中医方剂大辞典)

桂枝人参黄芪汤 gui zhi ren shen huang qi tang

【英文名】Gui Zhi Ren Shen Huang Qi Decoction

【组成】人参、黄芪、桂枝、甘草、当归、茯苓、丹皮。(中医方剂大辞典)

桂枝丸 gui zhi wan

【英文名】Gui Zhi Pill

【组成】槟榔、牵牛、官桂、青皮、陈皮、干姜。(中医方剂大辞典)

桂枝大黄汤 gui zhi dai huang tang

【英文名】Gui Zhi Dai Huang Decoction

【组成】(1)生军、桂枝、槟榔、厚朴、白芍、炙甘草、老姜、大枣。(中医方剂大辞典)(2)桂枝、赤芍药、甘草、大黄、枳实、柴胡。(中医方剂大辞典)

桂枝丹皮地黄汤 gui zhi dan pi di huang tang

【英文名】Gui Zhi Dan Pi Di Huang Decoction

【组成】桂枝、芍药、甘草、丹皮、地黄、当归。(中医方剂大辞典)

桂枝丹皮首乌汤 gui zhi dan pi shou wu tang

【英文名】Gui Zhi Dan Pi Shou Wu Decoction

【组成】桂枝、丹皮、首乌、甘草、茯苓、半夏、干姜、龙眼。(中医方剂大辞典)

桂枝丹皮桃仁汤 gui zhi dan pi tao ren tang

【英文名】Gui Zhi Dan Pi Tao Ren Decoction

【组成】桂枝、芍药、丹皮、桃仁、茯苓、丹参。(中医方剂大辞典)

桂枝丹皮紫苏汤 gui zhi dan pi zi su tang

【英文名】Gui Zhi Dan Pi Zi Su Decoction

【组成】桂枝、芍药、甘草、丹皮、苏叶、生姜。(中医方剂大辞典)

桂枝乌苓汤 gui zhi wu ling tang

【英文名】Gui Zhi Wu Ling Decoction

【组成】桂枝、芍药、甘草、首乌、茯苓、砂仁。(中医方剂大辞典)

桂枝加人参附子汤 gui zhi jia ren shen fu zi tang

【英文名】Gui Zhi Jia Ren Shen Fu Zi Decoction

【组成】桂枝、白芍、甘草、附子、人参。(中医方剂大辞典)

桂枝加大黄汤 gui zhi jia dai huang tang

【英文名】Gui Zhi Jia Dai Huang Decoction

【组成】桂枝、大黄、芍药、生姜、甘草、大枣。(中医方剂大辞典)

桂枝加川芎防风汤 gui zhi jia chuan xiong fang feng tang

【英文名】Gui Zhi Jia Chuan Xiong Fang Feng Decoction

【组成】桂枝、芍药、生姜、甘草、防风、川芎、大枣。(中医方剂大辞典)

桂枝加术附汤 gui zhi jia zhu fu tang

【英文名】Gui Zhi Jia Zhu Fu Decoction

【组成】桂皮、芍药、干姜、大枣、甘草、白术。(国外医学中医中药分册1982,4(3))

桂枝加龙骨牡蛎汤 gui zhi jia long gu mu li tang

【英文名】Gui Zhi Jia Long Gu Mu Li Decoction

【组成】桂枝、芍药、生姜、甘草、大枣、龙骨、牡蛎。(中医方剂大辞典)

桂枝加当归汤 gui zhi jia dang gui tang

【英文名】Gui Zhi Jia Dang Gui Decoction

【组成】桂枝、赤芍、当归、甘草、生姜、红枣。(中医方剂大辞典)

桂枝加当归芍药汤 gui zhi jia dang gui shao yao tang

【英文名】Gui Zhi Jia Dang Gui Shao Yao Decoction

【异名】桂枝加归芍汤(中医方剂大辞典)

【组成】桂枝、芍药、甘草、生姜、大枣、当归。(中医方剂大辞典)

桂枝加当归茯苓汤 gui zhi jia dang gui fu ling tang

【英文名】Gui Zhi Jia Dang Gui Fu Ling Decoction

【组成】桂枝、白芍、甘草、当归、茯苓、生姜、大枣。(中医方剂大辞典)

桂枝加芍药生姜各一两人参三两新加汤 gui zhi jia

shao yao sheng jiang ge yi liang ren shen san liang xin jia tang

【英文名】Gui Zhi Jia Shao Yao Sheng Jiang Ge Yi Liang Ren Shen San Liang Xin Jia Decoction

【组成】桂枝、芍药、甘草、人参、大枣、生姜。(中医方剂大辞典)

桂枝加芍药汤 gui zhi jia shao yao tang

【英文名】Gui Zhi Jia Shao Yao Decoction

【组成】桂枝、芍药、甘草、大枣、生姜。(中医方剂大辞典)

桂枝加芍药防风防己汤 gui zhi jia shao yao fang feng fang ji tang

【英文名】Gui Zhi Jia Shao Yao Fang Feng Fang Ji Decoction

【组成】桂枝、防风、防己、芍药、生姜、大枣。(中医方剂大辞典)

桂枝加芪术汤 gui zhi jia qi zhu tang

【英文名】Gui Zhi Jia Qi Zhu Decoction

【组成】黄芪、桂枝、白术、白芍、甘草、生姜、大枣。(中医方剂大辞典)

桂枝加附子汤 gui zhi jia fu zi tang

【英文名】Gui Zhi Jia Fu Zi Decoction

【组成】桂枝、芍药、甘草、生姜、大枣、附子。(中医方剂大辞典)

桂枝加附子红花汤 gui zhi jia fu zi hong hua tang

【英文名】Gui Zhi Jia Fu Zi Hong Hua Decoction

【组成】桂枝、芍药、生姜、甘草、附子、红花。(中医方剂大辞典)

桂枝加附桂汤 gui zhi jia fu gui tang

【英文名】Gui Zhi Jia Fu Gui Decoction

【组成】桂枝、白芍、甘草、附子、肉桂、生姜、大枣。(中医方剂大辞典)

桂枝加参汤 gui zhi jia shen tang

【英文名】Gui Zhi Jia Shen Decoction

【组成】桂枝、芍药、人参、甘草、姜、枣。(中医方剂大辞典)

桂枝加味汤 gui zhi jia wei tang

【英文名】Gui Zhi Jia Wei Decoction

【组成】桂枝、芍药、甘草、生姜、大枣、泽泻、川乌、青盐茴香。(中医方剂大辞典)

桂枝加知母石膏升麻汤 gui zhi jia zhi mu shi gao sheng ma tang

【英文名】Gui Zhi Jia Zhi Mu Shi Gao Sheng Ma Decoction

【组成】桂枝、芍药、甘草、生姜、大枣、知母、石膏、升麻。(中医方剂大辞典)

桂枝加厚朴杏子汤 gui zhi jia hou po xing zi tang

【英文名】Gui Zhi Jia Hou Po Xing Zi Decoction

【组成】桂枝、甘草、生姜、芍药、大枣、厚朴、杏仁。(中医方剂大辞典)

桂枝加桂汤 gui zhi jia gui tang

【英文名】Gui Zhi Jia Gui Decoction

【异名】桂枝加桂枝汤(中医方剂大辞典)

【组成】桂枝、芍药、生姜、甘草、大枣。(中医方剂大辞典)

桂枝加黄芪汤 gui zhi jia huang qi tang

【英文名】Gui Zhi Jia Huang Qi Decoction

【异名】桂枝加黄芪五两汤(中医方剂大辞典)

【组成】桂枝、芍药、甘草、生姜、大枣、黄芪。(中医方剂大辞典)

桂枝加黄芪知母石膏汤 gui zhi jia huang qi zhi mu shi gao tang

【英文名】Gui Zhi Jia Huang Qi Zhi Mu Shi Gao Decoction

【组成】桂枝、芍药、甘草、生姜、大枣、黄芪、知母、石膏。(中医方剂大辞典)

桂枝加葛根瓜蒌汤 gui zhi jia ge gen gua lou tang

【英文名】Gui Zhi Jia Ge Gen Gua Lou Decoction

【异名】桂枝加葛根瓜蒌根汤(中医方剂大辞典)

【组成】桂枝、芍药、葛根、栝楼根。(中医方剂大辞典)

桂枝加葛根汤 gui zhi jia ge gen tang

【英文名】Gui Zhi Jia Ge Gen Decoction

【组成】葛根、麻黄、芍药、生姜、甘草、大枣、桂枝。(中医方剂大辞典)

桂枝半夏汤 gui zhi ban xia tang

【英文名】Gui Zhi Ban Xia Decoction

【组成】桂枝、半夏、茯苓、广皮、白术、芥子、厚朴、紫苏、贝母、甘草、生姜。(中医方剂大辞典)

桂枝去芍药加皂荚汤 gui zhi qu shao yao jia zao jia tang

【英文名】Gui Zhi Qu Shao Yao Jia Zao Jia Decoction

【组成】桂枝、生姜、甘草、皂荚、大枣。(中医方剂大辞典)

桂枝去芍药加附子汤 gui zhi qu shao yao jia fu zi tang

【英文名】Gui Zhi Qu Shao Yao Jia Fu Zi Decoction

【组成】桂枝、甘草、生姜、大枣、附子。(中医方剂大辞典)

桂枝去芍药加茯苓白术汤 gui zhi qu shao yao jia fu ling bai zhu tang

【英文名】Gui Zhi Qu Shao Yao Jia Fu Ling Bai Zhu Decoction

【组成】桂枝、茯苓、白术、甘草、生姜、大枣。(中医方剂大辞典)

桂枝去芍药加麻黄细辛附子汤 gui zhi qu shao yao jia ma huang xi xin fu zi tang

【英文名】Gui Zhi Qu Shao Yao Jia Ma Huang Xi Xin Fu Zi Decoction

【组成】桂枝、生姜、甘草、大枣、麻黄、细辛、附子。(中医方剂大辞典)

桂枝去芍药加蜀漆牡蛎龙骨救逆汤 gui zhi qu shao yao jia shu qi mu li long gu jiu ni tang

【英文名】Gui Zhi Qu Shao Yao Jia Shu Qi Mu Li Long Gu Jiu Ni Decoction

【组成】桂枝、甘草、生姜、大枣、牡蛎、蜀漆、龙骨。(中医方剂大辞典)

桂枝去芍药汤 gui zhi qu shao yao tang

【英文名】Gui Zhi Qu Shao Yao Decoction

【组成】桂枝、甘草、生姜、大枣。(中医方剂大辞典)

桂枝去桂加茯苓白术汤 gui zhi qu gui jia fu ling bai zhu tang

【英文名】Gui Zhi Qu Gui Jia Fu Ling Bai Zhu Decoction

【组成】芍药、甘草、生姜、白术、茯苓、大枣。(中医方剂大辞典)

桂枝四七汤 gui zhi si qi tang

【英文名】Gui Zhi Si Qi Decoction

【组成】桂枝、白芍药、半夏、白茯苓、厚朴、枳壳、甘草、人参、紫苏。(中医方剂大辞典)

桂枝四物汤 gui zhi si wu tang

【英文名】Gui Zhi Si Wu Decoction

【组成】当归、川穹、白芍、熟地、桂枝。(中医方剂大辞典)

桂枝归苓汤 gui zhi gui ling tang

【英文名】Gui Zhi Gui Ling Decoction

【组成】桂枝、芍药、甘草、当归、茯苓、川芎、生姜。(中医方剂大辞典)

桂枝瓜蒌首乌汤 gui zhi gua lou shou wu tang

【英文名】Gui Zhi Gua Lou Shou Wu Decoction

【组成】桂枝、芍药、甘草、瓜蒌根、首乌、生姜、大枣。(中医方剂大辞典)

桂枝甘草龙骨牡蛎汤 gui zhi gan cao long gu mu li tang

【英文名】Gui Zhi Gan Cao Long Gu Mu Li Decoction

【组成】桂枝、甘草、牡蛎、龙骨。(中医方剂大辞典)

桂枝甘草汤 gui zhi gan cao tang

【英文名】Gui Zhi Gan Cao Decoction

【异名】桂心汤(中医方剂大辞典、圣济总录)

【组成】桂枝、甘草。(中医方剂大辞典)

桂枝生化汤 gui zhi sheng hua tang

【英文名】Gui Zhi Sheng Hua Decoction

【组成】桂枝、白芍、川芎、当归、桃仁泥、炮姜、炙甘草、煨天麻、琥珀、泽兰、益母草。(中医方剂大辞典)

桂枝生姜枳实汤 gui zhi sheng jiang zhi shi tang

【英文名】Gui Zhi Sheng Jiang Zhi Shi Decoction

【组成】桂枝、生姜、枳实。(中医方剂大辞典)

桂枝白术汤 gui zhi bai zhu tang

【英文名】Gui Zhi Bai Zhu Decoction

【组成】(1)嫩桂枝、杭青皮、真广皮、白云苓、正川芎、香白芷、芽桔梗、尖槟榔、法半夏、漂白术、家苏叶。(中医方剂大辞典)(2)桂枝、白芍、甘草、白术、木瓜、续断、陈皮。(中医方剂大辞典)

桂枝白芍汤 gui zhi bai shao tang

【英文名】Gui Zhi Bai Shao Decoction

【组成】桂枝、白芍、甘草、人参、黄芪。(中医方剂大辞典)

桂枝石膏汤 gui zhi shi gao tang

【英文名】Gui Zhi Shi Gao Decoction

【组成】(1)桂枝汤、石膏。(中医方剂大辞典)(2)桂枝、石膏、知母、黄芩。(中医方剂大辞典)

桂枝合白虎汤 gui zhi he bai hu tang

【英文名】Gui Zhi He Bai Hu Decoction

【组成】桂枝、芍药、石膏、知母、甘草、粳米。(中医方剂大辞典)

桂枝合补血汤 gui zhi he bu xue tang

【英文名】Gui Zhi He Bu Xue Decoction

【组成】桂枝、芍药、甘草、当归、黄芪。(中医方剂大辞典)

桂枝合剂 gui zhi he ji

【英文名】Gui Zhi Mixture

【组成】桂枝、白芍、生姜、甘草、大枣。(药品标准－中药成方制剂标准 1991)

桂枝地黄汤 gui zhi di huang tang

【英文名】Gui Zhi Di Huang Decoction

【组成】桂枝、芍药、生地、阿胶、当归、甘草。(中医方剂大辞典)

桂枝地黄阿胶汤 gui zhi di huang e jiao tang

【英文名】Gui Zhi Di Huang E Jiao Decoction

【组成】甘草、地黄、阿胶、当归、桂枝、芍药、茯苓、丹皮。(中医方剂大辞典)

桂枝如圣饮 gui zhi ru sheng yin

【英文名】Gui Zhi Ru Sheng Drink

【组成】白术、桂枝、防风、川芎、白芷、柴胡、白芍、人参、当归、甘草、半夏、黄芩、乌药。(中医方剂大辞典)

桂枝当归桃仁汤 gui zhi dang gui tao ren tang

【英文名】Gui Zhi Dang gui Tao Ren Decoction

【组成】桂枝、芍药、当归、桃仁、甘草、茯苓、川芎、红花。(中医方剂大辞典)

桂枝汤 gui zhi tang

【英文名】Gui Zhi Decoction

【异名】桂苓汤(中医方剂大辞典)

【组成】(1)酒芍、桂枝、炙草。(中医方剂大辞典)(2)桂枝、枳壳、陈皮、红花、香附、生地、归尾、胡索、防风、赤芍、独活。(中医方剂大辞典)(3)防风、羌活、茯苓、陈皮、苏叶、桂枝、甘草、生姜。(中医方剂大辞典)(4)桂枝、芍药、生姜。(中医方剂大辞典)(5)桂枝、防风、神曲、使君子、肉厚朴、木香、白芍、陈皮。(中医方剂大辞典)(6)桂枝、厚朴、陈皮、甘草、桔梗、红花、柴胡、麦芽、神曲、木香。(中医方剂大辞典)(7)桂枝、当归、白芍、白术、白茯苓、柴胡、熟半夏、陈皮、甘草。(中医方剂大辞典)(8)桂枝、白芍、甘草、大枣、浮麦。(中医方剂大辞典)(9)桂枝、白芍药、麻黄、甘草。(中医方剂大辞典)(10)桂枝、芍药、防风、羌活、川芎、白术、甘草。(中医方剂大辞典)(11)官桂、麻黄。(中医方剂大辞典)(12)大续命汤去白术加桂。(中医方剂大辞典)(13)桂枝、白芍药、甘草。(中医方剂大辞典)(14)桂枝、茯苓、芍药、甘草。(中医方剂大辞典)(15)桂枝、白术、芍药、甘草。(中医方剂大辞典)(16)桂、麻黄、前胡、芍药、柴胡、人参、当归、甘草、芎䓖、石膏。(中医方剂大辞典)(17)桂、赤茯苓、白术、甘草、陈橘皮。(中医方剂大辞典)(18)桂、甘草、芍药、干姜、杏仁、麻黄。(中医方剂大辞典)(19)桂、芎䓖、半夏、附子、菖蒲、麻黄、羌活、细辛、白芷。(中医方剂大辞典)(20)桂、干姜、黄芩、芎䓖、远志、独活、防风、紫石英、甘草、麻黄、杏仁、石膏。(中医方剂大辞典)(21)桂枝、赤芍药、甘草、麻黄、芎䓖、柴胡、厚朴。(中医方剂大辞典)(22)桂枝、附子、干姜、甘草、麻黄。(中医方剂大辞典)(23)桂心、芍药、生姜、大枣。(中医方剂大辞典)(24)桂枝、甘草、紫菀、麦门冬。(中医方剂大辞典)(25)桂心、甘草、大枣。(中医方剂大辞典)(26)桂心、小蓝。(中医方剂大辞典)(27)辣桂。(中医方剂大辞典)(28)桂枝、芎䓖、独活、牛膝、薯蓣、甘草、附子、防风、茯苓、天雄、茵芋、杜仲、白术、蒴藋根、干姜、大枣、踯躅、猪椒叶根皮。(中医方剂大辞典)(29)桂。(中医方剂大辞典)

桂枝红花汤 gui zhi hong hua tang

【英文名】Gui Zhi Hong Hua Decoction

【组成】桂心、芍药、甘草、红花。(中医方剂大辞典)

桂枝芍药汤 gui zhi shao yao tang

【英文名】Gui Zhi Shao Yao Decoction

【组成】(1)桂枝、陈皮、甘草、生姜、白芍药。(中医方剂大辞典)(2)桂枝、白芍药、防风、黄芪、甘草。(中医方剂大辞典)(3)桂、芍药、炙甘草。(中医方剂大辞典)(4)桂枝、黄芪、知母、石膏、芍药。(中医方剂大辞典)(5)桂心、白芍药。(中医方剂大辞典)(6)桂枝、赤芍药、人参、甘草。(中医方剂大辞典)(7)桂枝、赤芍、柴胡、防风、独活、羌活、川芎、当归、钩藤、牛蒡、白芷。(中医方剂大辞典)(8)桂枝、芍药、当归、生姜、葱头。(中医方剂大辞典)

桂枝芍药知母汤 gui zhi shao yao zhi mu tang

【英文名】Gui Zhi Shao Yao Zhi Mu Decoction

【组成】桂枝、芍药、甘草、麻黄、生姜、白术、知母、防风、附子。(中医方剂大辞典)

桂枝芍药黄土汤 gui zhi shao yao huang tu tang

【英文名】Gui Zhi Shao Yao Huang Tu Decoction

【组成】甘草、白术、附子、阿胶、桂枝、芍药、灶中黄土。(中医方剂大辞典)

桂枝防风汤 gui zhi fang feng tang

【英文名】Gui Zhi Fang Feng Decoction

【组成】(1)嫩桂枝、杭白芍、北防风、炙甘草。(中医方剂大辞典)(2)桂枝、防风、桔梗、厚朴、苍术、甘草。(中医方剂大辞典)

桂枝皂角汤 gui zhi zao jiao tang

【英文名】Gui Zhi Zao Jiao Decoction

【组成】桂枝、甘草、大枣、皂角。(中医方剂大辞典)

桂枝羌活汤 gui zhi qiang huo tang

【英文名】Gui Zhi Qiang Huo Decoction

【组成】桂枝、羌活、防风、甘草。(中医方剂大辞典)

桂枝苁蓉汤 gui zhi cong rong tang

【英文名】Gui Zhi Cong Rong Decoction

【组成】甘草、桂枝、芍药、丹皮、茯苓、泽泻、橘皮、肉苁蓉。(中医方剂大辞典)

桂枝附子汤 gui zhi fu zi tang

【英文名】Gui Zhi Fu Zi Decoction

【组成】桂枝、附子、生姜、大枣、甘草。(中医方剂大辞典)

桂枝附子汤去桂加白术汤 gui zhi fu zi tang qu gui jia bai zhu tang

【英文名】Gui Zhi Fu Zi Decoction Qu Gui Jia Bai Zhu Decoction

【组成】附子、白术、生姜、甘草、大枣。(中医方剂大辞典)

桂枝参芪煎 gui zhi shen qi jian

【英文名】Gui Zhi Shen Qi Jian

【组成】桂枝、太子参、生芪、白芍、白术、新会皮、炙甘草、浮小麦、麻黄根。(中医方剂大辞典)

桂枝参苓汤 gui zhi shen ling tang

【英文名】Gui zhi Shen Ling Decoction

【组成】桂枝、芍药、人参、茯苓、甘草。(中医方剂大辞典)

桂枝和营汤 gui zhi he ying tang

【英文名】Gui Zhi He Ying Decoction

【组成】桂枝、当归、秦艽、茯苓、川断、广皮、牛膝。(中

医方剂大辞典）

桂枝苓泽汤 gui zhi ling ze tang

【英文名】Gui Zhi Ling Ze Decoction

【组成】(1)茯苓、泽泻、猪苓、桂枝、阿胶。(中医方剂大辞典)(2)桂枝、茯苓、泽泻、杏仁、法夏、甘草、防己、桑叶、生姜。(中医方剂大辞典)

桂枝姜附汤 gui zhi jiang fu tang

【英文名】Gui Zhi Jiang Fu Decoction

【组成】桂枝、干姜、白术、熟附子。(中医方剂大辞典)

桂枝姜附阿胶汤 gui zhi jiang fu e jiao tang

【英文名】Gui Zhi Jiang Fu E Jiao Decoction

【组成】茯苓、桂枝、甘草、干姜、附子、阿胶。(中医方剂大辞典)

桂枝姜苓汤 gui zhi jiang ling tang

【英文名】Gui Zhi Jiang Ling Decoction

【组成】(1)甘草、茯苓、桂枝、芍药、干姜、丹皮、首乌。(中医方剂大辞典)(2)芍药、桂枝、干姜、甘草、玄参、茯苓。(中医方剂大辞典)

桂枝姜苓牡蛎汤 gui zhi jiang ling mu li tang

【英文名】Gui Zhi Jiang Ling Mu Li Decoction

【组成】甘草、茯苓、桂枝、芍药、干姜、丹皮、牡蛎。(中医方剂大辞典)

桂枝姜苓阿胶汤 gui zhi jiang ling e jiao tang

【英文名】Gui Zhi Jiang Ling E Jiao Decoction

【组成】茯苓、桂枝、甘草、生姜、阿胶、白芍、当归、川芎。(中医方剂大辞典)

桂枝姜砂汤 gui zhi jiang sha tang

【英文名】Gui Zhi Jiang Sha Decoction

【组成】茯苓、泽泻、桂枝、芍药、甘草、砂仁、干姜。(中医方剂大辞典)

桂枝柏叶汤 gui zhi bai ye tang

【英文名】Gui Zhi Bai Ye Decoction

【组成】首乌、桂枝、丹皮、生地、柏叶、生姜、人参、阿胶。(中医方剂大辞典)

桂枝栀子汤 gui zhi zhi zi tang

【英文名】Gui Zhi Zhi Zi Decoction

【组成】栀子、豉、桂枝、麻黄。(中医方剂大辞典)

桂枝茯苓人参汤 gui zhi fu ling ren shen tang

【英文名】Gui Zhi Fu Ling Ren Shen Decoction

【组成】人参、甘草、茯苓、桂枝、生姜、大枣。(中医方剂大辞典)

桂枝茯苓丸 gui zhi fu ling wan

【英文名】Gui Zhi Fu Ling Pill

【组成】桂枝、茯苓、牡丹、桃仁、芍药。(中医方剂大辞典)

桂枝茯苓当归汤 gui zhi fu ling dang gui tang

【英文名】Gui Zhi Fu Ling Dang Gui Decoction

【组成】桂枝、茯苓、牡丹、桃仁、芍药、当归。(中医方剂大辞典)

桂枝茯苓汤 gui zhi fu ling tang

【英文名】Gui Zhi Fu Ling Decoction

【组成】(1)桂枝、茯苓、甘草、丹皮、芍药、桃仁。(中医方剂大辞典)(2)陈皮、半夏、白茯、甘草、香附、桂枝、细辛、独活。(中医方剂大辞典)

桂枝茯苓鳖甲汤 gui zhi fu ling bie jia tang

【英文名】Gui Zhi Fu Ling Bie Jia Decoction

【组成】桂枝、茯苓、鳖甲、桃仁、红花、柴胡、白芍、香附、当归、白术、麦芽、六曲、山楂、大腹皮、青皮、陈皮、丹参。(国医论坛 1990,(4))

桂枝柴胡各半汤加吴萸楝子茴香木香汤 gui zhi chai hu ge ban tang jia wu yu lian zi hui xiang mu xiang tang

【英文名】Gui Zhi Chai Hu Ge Ban Tang Jia Wu Yu Lian Zi Hui Xiang Mu Xiang Decoction

【组成】桂枝、吴茱萸、黄芩、柴胡、人参、广木香、生姜、白芍、大枣、川楝子、小茴香、半夏、炙甘草。(中医方剂大辞典)

桂枝柴胡汤 gui zhi chai hu tang

【英文名】Gui Zhi Chai Hu Decoction

【组成】桂枝、柴胡。(中医方剂大辞典)

桂枝栝楼干葛汤 gui zhi gua lou gan ge tang

【英文名】Gui Zhi Gua Lou Gan Ge Decoction

【组成】桂枝、芍药、栝楼根、甘草、干葛。(中医方剂大辞典)

桂枝栝楼根汤 gui zhi gua lou gen tang

【英文名】Gui Zhi Gua Lou Gen Decoction

【组成】桂心、白芍药、栝楼根、甘草、川芎。(中医方剂大辞典)

桂枝桂心甘草饮 gui zhi gui xin gan cao yin

【英文名】Gui Zhi Gui Xin Gan Cao Decoction

【组成】桂枝、桂心、甘草。(山东中医杂志 1986,(1))

桂枝桃仁汤 gui zhi tao ren tang

【英文名】Gui Zhi Tao Ren Decoction

【组成】(1)桂枝、槟榔、白芍、生地、枳壳、桃仁、炙草。(中医方剂大辞典)(2)桂枝、赤芍药、熟干地黄、桃仁、甘草。(中医方剂大辞典)

桂枝调血饮 gui zhi tiao xue yin

【英文名】Gui Zhi Tiao Xue Drink

【组成】桂枝、当归、川芎、芍药、白术、茯苓、陈皮、香附、丹皮、干姜、益母草、甘草。(中医方剂大辞典)

桂枝酒 gui zhi jiu

【英文名】Gui Zhi Wine

【组成】桂枝、好酒。(中医方剂大辞典)

桂枝菖蒲汤 gui zhi chang pu tang

【英文名】Gui Zhi Chang Pu Decoction

【异名】桂枝柴胡汤(中医方剂大辞典、医学摘粹)
【组成】柴胡、桂枝、丹皮、生姜、甘草、菖蒲。(中医方剂大辞典)

桂枝麻黄各半汤 gui zhi ma huang ge ban tang
【英文名】Gui Zhi Ma Huang Ge Ban Decoction
【组成】桂枝、芍药、生姜、甘草、麻黄、大枣、杏仁。(中医方剂大辞典)

桂枝麻黄汤 gui zhi ma huang tang
【英文名】Gui Zhi Ma Huang Decoction
【组成】桂枝、麻黄、赤芍药、杏仁。(中医方剂大辞典)

桂枝麻黄附子汤 gui zhi ma huang fu zi tang
【英文名】Gui Zhi Ma Huang Fu Zi Decoction
【组成】桂枝、麻黄、附子、南星、茯苓、细辛、神曲、生甘草。(中医杂志 1988,29(12))

桂枝麻黄柴胡四物去杏仁加桃仁汤 gui zhi ma huang chai hu si wu qu xing ren jia tao ren tang
【英文名】Gui Zhi Ma Huang Chai Hu Si Wu Qu Xing Ren Jia Tao Ren Decoction
【组成】桂枝、芍药、生姜、大枣、甘草、麻黄、柴胡、黄芩、半夏、人参、当归、川芎、熟地、桃仁。(中医方剂大辞典)

桂枝麻黄散 gui zhi ma huang san
【英文名】Gui Zhi Ma Huang Powder
【组成】桂枝、麻黄、甘草、赤芍药、葛根、杏仁。(中医方剂大辞典)

桂枝黄土汤 gui zhi huang tu tang
【英文名】Gui Zhi Huang Tu Decoction
【组成】甘草、白术、附子、阿胶、地黄、黄芩、桂枝、灶中黄土。(中医方剂大辞典)

桂枝黄芩汤 gui zhi huang qin tang
【英文名】Gui Zhi Huang Qin Decoction
【组成】(1)柴胡、黄芩、人参、甘草、半夏、石膏、知母、桂枝。(中医方剂大辞典)(2)桂枝、芍药、黄芩、甘草。(中医方剂大辞典)

桂枝黄芪白薇款冬花散 gui zhi huang qi bai wei kuan dong hua san
【英文名】Gui Zhi Huang Qi Bai Wei Kuan Dong Hua Powder
【组成】桂枝、黄芪、白薇、款冬花、芍药、石膏、知母。(中医方剂大辞典)

桂枝黄芪汤 gui zhi huang qi tang
【英文名】Gui Zhi Huang Qi Decoction
【组成】白芍药、辣桂、甘草、黄芪、黄芩。(中医方剂大辞典)

桂枝黄芪鳖甲汤 gui zhi huang qi bie jia tang
【英文名】Gui Zhi Huang Qi Bie Jia Decoction
【组成】桂枝、白芍、黄芪、防风、秦艽、当归、鳖甲、浮小麦、炙草、生姜、大枣。(中医方剂大辞典)

桂枝散 gui zhi san
【英文名】Gui Zhi Powder
【组成】(1)官桂、甘草、青橘皮、干姜、牵牛子。(中医方剂大辞典)(2)枳壳、桂枝。(中医方剂大辞典)(3)赤芍药、桂心、藿香、白术。(中医方剂大辞典)(4)桂枝、赤芍药、甘草。(中医方剂大辞典)(5)桂枝、独活、麻黄、赤芍药、川大黄、防风、细辛。(中医方剂大辞典)(6)桂枝、葛根、麻黄、石膏、赤芍药、甘草、杏仁。(中医方剂大辞典)(7)桂枝、黄芩、麻黄、石膏。(中医方剂大辞典)

桂枝葛根汤 gui zhi ge gen tang
【英文名】Gui Zhi Ge Gen Decoction
【组成】(1)桂枝、葛根、赤芍药、升麻、防风、甘草。(中医方剂大辞典)(2)桂枝、芍药、干葛、甘草、防风。(中医方剂大辞典)(3)桂枝、芍药、甘草、葛根。(中医方剂大辞典)

桂枝新加汤 gui zhi xin jia tang
【英文名】Gui Zhi Xin Jia Decoction
【组成】桂枝、芍药、甘草、人参、大枣、生姜。(伤寒论 206 年前)

桂枝解肌汤 gui zhi jie ji tang
【英文名】Gui Zhi Jie Ji Decoction
【组成】桂枝、赤芍、黄芩、甘草、人参、干葛、柴胡。(中医方剂大辞典)

桂枝解毒汤 gui zhi jie du tang
【英文名】Gui Zhi Jie Du Decoction
【组成】(1)猪苓、泽泻、麦冬、地骨皮、木通、黄芩、甘草、连翘、薄桂。(中医方剂大辞典)(2)桂枝、麻黄、赤芍、防风、荆芥、羌活、甘草、桔梗、人参、川芎、牛蒡、生姜。(中医方剂大辞典)(3)官桂、赤芍、大力子、防风、蝉蜕。(中医方剂大辞典)

桂枝赭石汤 gui zhi zhe shi tang
【英文名】Gui Zhi Zhe Shi Decoction
【组成】桂枝、茯苓、丹皮、桃仁、赤芍、代赭石。(江苏中医 1989,10(1))

桂枝橘皮汤 gui zhi ju pi tang
【英文名】Gui Zhi Ju Pi Decoction
【组成】桂枝、生白芍、鲜生姜、广陈皮、清炙草、大红枣。(中医方剂大辞典)

桂枝藿香汤 gui zhi huo xiang tang
【英文名】Gui Zhi Huo Xiang Decoction
【组成】桂枝、藿香、槟榔、木香、缩砂、茱萸、莪术、甘草。(中医方剂大辞典)

桂矾敷方 gui fan fu fang
【英文名】Gui Fan Fu Prescription
【组成】桂心、白矾。(中医方剂大辞典)

桂苓丸 gui ling wan
【英文名】Gui Ling Pill
【组成】(1)桂心、白术、赤茯苓、乌梅肉、干生姜、甘草。(中医方剂大辞典)(2)肉桂、茯苓。(中医方剂大辞典)

桂苓五味甘草去桂加干姜细辛半夏汤 gui ling wu wei gan cao qu gui jia gan jiang xi xin ban xia tang
【英文名】Gui Ling Wu Wei Gan Cao Qu Gui Jia Gan Jiang Xi Xin Ban Xia Decoction
【组成】茯苓、甘草、细辛、干姜、五味子、半夏。(中医方剂大辞典)

桂苓五味甘草汤 gui ling wu wei gan cao tang
【英文名】Gui Ling Wu Wei Gan Cao Decoction
【组成】茯苓、桂枝、甘草、五味子。(中医方剂大辞典)

桂苓木通散 gui ling mu tong san
【英文名】Gui Ling Mu Tong Powder
【组成】赤茯苓、猪苓、桂枝、半夏、桔梗、枳壳、山栀、甘草梢、木通。(中医方剂大辞典)

桂苓术附汤 gui ling zhu fu tang
【英文名】Gui Ling Zhu Fu Decoction
【组成】白术、茯苓、肉桂、附子。(中医方剂大辞典)

桂苓甘味合附子都气丸 gui ling gan wei he fu zi du qi wan
【英文名】Gui Ling Gan Wei He Fu Zi Du Qi Pill
【组成】桂枝、云苓、炙甘草、五味子、生白术、制半夏、炙远志、炒补骨脂、熟附块、怀山药、大熟地、核桃肉。(中医方剂大辞典)

桂苓甘草汤 gui ling gan cao tang
【英文名】Gui Ling Gan Cao Decoction
【组成】桂枝、茯苓、甘草。(中医方剂大辞典)

桂苓甘露汤 gui ling gan lu tang
【英文名】Gui Ling Gan Lu Decoction
【组成】生地、熟地、天冬、麦冬、石斛、茵陈、黄芩、枳壳、甘草、肉桂、茯苓、枇杷叶。(中医方剂大辞典)

桂苓甘露饮 gui ling gan lu yin
【英文名】Gui Ling Gan Lu Drink
【异名】桂苓甘露散(中医方剂大辞典、御药院方)
【组成】(1)泽泻、猪苓、寒水石、桂枝、苍术、滑石、甘草。(中医方剂大辞典)(2)白茯苓、白术、猪苓、炙甘草、泽泻、寒水石、桂、滑石。(中医方剂大辞典)(3)桂心、人参、黄芪、茯苓、白术、甘草、葛根、泽泻、石膏、寒水石、滑石、木香。(中医方剂大辞典)

桂苓甘露散 gui ling gan lu san
【英文名】Gui Ling Gan Lu Powder
【组成】茯苓、甘草、白术、泽泻、桂、石膏、寒水石、滑石、猪苓。(中医方剂大辞典)

桂苓白术丸 gui ling bai zhu wan
【英文名】Gui Ling Bai Zhu Pill
【组成】拣桂、干生姜、茯苓、半夏、白术、红皮、泽泻。(中医方剂大辞典)

桂苓白术散 gui ling bai zhu san
【英文名】Gui Ling Bai Zhu Powder
【组成】木香、桂枝、藿香、人参、茯苓、甘草、白术、葛根、泽泻、寒水石、滑石、石膏。(中医方剂大辞典)

桂苓汤 gui ling tang
【英文名】Gui Ling Decoction
【组成】(1)辣桂、赤茯苓、当归、川芎、赤芍药、蓬莪术、京三棱、槟榔、苍术、桑白皮、大腹皮、瞿麦穗、青皮、陈皮、甘草、葶苈、大黄。(中医方剂大辞典)(2)桂、泽泻、赤茯苓、干姜。(中医方剂大辞典)(3)桂心、赤茯苓、半夏、细辛、麻黄、五味子。(中医方剂大辞典)

桂苓饮 gui ling yin
【英文名】Gui Ling Drink
【组成】猪苓、泽泻、桂枝、甘草、白术、知母、黄柏、山栀、蕨叶。(中医方剂大辞典)

桂苓神术汤 gui ling shen zhu tang
【英文名】Gui Ling Shen Zhu Decoction
【组成】桂枝、茯苓、白术、茅术、苡仁、广皮、半夏、厚朴、砂仁、生姜。(中医方剂大辞典)

桂苓消痛丸 gui ling xiao tong wan
【英文名】Gui Ling Xiao Tong Pill
【组成】桂枝、茯苓、丹皮、桃仁、赤芍、鳖甲、穿山甲。(北京中医杂志 1989,(6))

桂苓理中汤 gui ling li zhong tang
【英文名】Gui Ling Li Zhong Decoction
【组成】人参、茯苓、甘草、干姜、桂枝、白术、砂仁、生姜。(中医方剂大辞典)

桂苓散 gui ling san
【英文名】Gui Ling Powder
【组成】(1)芍药、茯苓、当归、干姜、桂心、甘草。(中医方剂大辞典)(2)半夏、桂心、甘草、赤茯苓、泽泻。(中医方剂大辞典)(3)茯苓、桂。(中医方剂大辞典)

桂苓薏羌汤 gui ling yi qiang tang
【英文名】Gui Ling Yi Qiang Decoction
【组成】茯苓、羌活、薏仁、桂枝。(中医方剂大辞典)

桂姜丸 gui jiang wan
【英文名】Gui Jiang Pill
【组成】(1)桂、乌喙、干姜、人参、细辛、茱萸、贝母。(中医方剂大辞典)(2)桂、干姜、乌头、人参。(中医方剂大辞典)

桂姜汤 gui jiang tang
【英文名】Gui Jiang Decoction
【组成】(1)肉桂、炮姜、甘草。(中医方剂大辞典)(2)

吴茱萸、川白姜、辣桂、良姜、毕澄茄、茴香、缩砂仁、益智仁、木香、茯苓、甘草。(中医方剂大辞典)

桂姜饮 gui jiang yin

【英文名】Gui Jiang Drink

【组成】乌梅肉、生姜。(中医方剂大辞典)

桂姜散 gui jiang san

【英文名】Gui Jiang Powder

【组成】(1)桂、生姜。(中医方剂大辞典)(2)桂、阿胶。(中医方剂大辞典)

桂扁猪脏饮 gui bian zhu zang yin

【英文名】Gui Bian Zhu Zang Drink

【组成】雄猪大脏、桂圆肉、新鲜扁豆花。(中医方剂大辞典)

桂星散 gui xing san

【英文名】Gui Xing Powder

【组成】辣桂、川芎、当归、细辛、净石、菖蒲、白蒺藜、木通、木香、麻黄、甘草、大南星、白芷梢。(中医方剂大辞典)

桂荔汤 gui li tang

【英文名】Gui Li Decoction

【组成】白术、肉桂、山药、小茴香、荔枝核。(中医方剂大辞典)

桂药散 gui yao san

【英文名】Gui Yao Powder

【组成】没药、官桂、当归。(中医方剂大辞典)

桂香丸 gui xiang wan

【英文名】Gui Xiang Pill

【组成】(1)当归须、川芎、赤芍药、牡丹皮、南木香、细辛、辣桂、玄胡索、乳香、没药。(中医方剂大辞典)(2)桂心、干姜、茯苓、槟榔、甘草、人参、细辛、诃子、枳壳、白芍、白术。(中医方剂大辞典)(3)肉桂、麝香。(中医方剂大辞典)

桂香匀气丸 gui xiang yun qi wan

【英文名】Gui Xiang Yun Qi Pill

【组成】桂、丁香皮、缩砂仁、益智、陈橘皮、青橘皮、槟榔、木香、蓬莪术、乌梅、巴豆。(中医方剂大辞典)

桂香白姜膏 gui xiang bai jiang gao

【英文名】Gui Xiang Bai Jiang Plaster

【组成】肉桂、丁香、葱白根、鲜生姜。(辽宁中医杂志 1981,(12))

桂香汤 gui xiang tang

【英文名】Gui Xiang Decoction

【组成】(1)当归、川芎、桂心。(中医方剂大辞典)(2)桂、芍药、木香、柴胡、芎䓖、鳖甲、干姜、吴茱萸、常山。(中医方剂大辞典)

桂香散 gui xiang san

【英文名】Gui Xiang Powder

【组成】(1)桂、陈橘皮。(中医方剂大辞典)(2)高良姜、草豆蔻、甘草、白术、缩砂肉、厚朴、青橘皮、诃子肉、肉桂、生姜、枣肉。(中医方剂大辞典)(3)桂心、琥珀、当归、川芎、没药、香附、茴香、川楝子、木香、吴萸。(中医方剂大辞典)(4)桂心、乳香。(中医方剂大辞典)(5)水银、黑锡、硫黄。(中医方剂大辞典)(6)桂、栝楼根。(中医方剂大辞典)

桂香膏 gui xiang gao

【英文名】Gui Xiang Ointment

【组成】桂、牡蛎、蛇床子、细辛、零陵香、胡椒、麝香。(中医方剂大辞典)

桂骨散 gui gu san

【英文名】Gui Gu Powder

【组成】桂、鱼骨。(中医方剂大辞典)

桂圆补膏 gui yuan bu gao

【英文名】Gui Yuan Bu Ointment

【组成】桂圆肉、党参、银耳、木香。((87)皖卫药准字095号)

桂圆琼玉冲剂 gui yuan qiong yu chong ji

【英文名】Gui Yuan Qiong Yu Medicinal Instant Granule

【组成】桂圆、地黄、何首乌、茯苓、党参、女贞子、陈皮。(药品标准 - 中药成方制剂标准 1991)

桂桃汤 gui tao tang

【英文名】Gui Tao Decoction

【组成】桂枝、芍药、甘草、桃仁、生地、生姜、大枣。(中医方剂大辞典)

桂浆粥 gui jiang zhou

【英文名】Gui Jiang Gruel

【组成】肉桂、粳米、红糖。(中医方剂大辞典)

桂浆 gui jiang

【英文名】Gui Jiang Decoction

【组成】生蜜、熟水、赤茯苓、大麦芽、细曲、桂、杏仁。(中医方剂大辞典)

桂铁散 gui tie san

【英文名】Gui Tie Powder

【组成】铁粉、桂。(中医方剂大辞典)

桂菖散 gui chang san

【英文名】Gui Chang Powder

【组成】桂心、石菖蒲。(中医方剂大辞典)

桂萸汤 gui yu tang

【英文名】Gui Yu Decoction

【组成】半夏、生姜、陈皮、桂、吴茱萸。(中医方剂大辞典)

桂黄丸 gui huang wan

【英文名】Gui Huang Pill

【组成】硫黄、桂、白术、赤茯苓、泽泻、猪苓、黄橘皮。(中医方剂大辞典)

桂椒丸 gui jiao wan
【英文名】Gui Jiao Pill
【组成】桂、胡椒、巴豆、斑蝥。(中医方剂大辞典)

桂椒锭 gui jiao ding
【英文名】Gui Jiao Lozenge
【组成】橘皮、天门冬、桂皮、干姜、胡椒、丁香。(中医方剂大辞典)

桂粟饮 gui su yin
【英文名】Gui Su Drink
【组成】粟米、桂皮。(中医方剂大辞典)

桂膏 gui gao
【英文名】Gui Ointment
【组成】(1)桂。(中医方剂大辞典)(2)桂心、细辛、干姜、川椒、皂荚。(中医方剂大辞典)

桂膏贴足方 gui gao tie zu fang
【英文名】Gui Gao Tie Zu External Application Pulver
【组成】桂、雄黄末。(中医方剂大辞典)

桂蜜汤 gui mi tang
【英文名】Gui Mi Decoction
【异名】桂心汤(中医方剂大辞典)
【组成】桂心、蜜、附子、干姜、甘草、当归、赤石脂。(中医方剂大辞典)

桂蜡丸 gui la wan
【英文名】Gui La Pill
【组成】桂。(中医方剂大辞典)

桂麝散 gui she san
【英文名】Gui She Powder
【组成】麻黄、细辛、肉桂、牙皂、生半夏、丁香、南星、麝香、冰片。(中医方剂大辞典)

桂麝椒雄膏 gui she jiao xiong gao
【英文名】Gui She Jiao Xiong Ointment
【组成】桂心、麝香、雄黄、川椒。(中医方剂大辞典)

桃仁丸 tao ren wan
【英文名】Tao Ren Pill
【组成】(1)毛桃仁。(中医方剂大辞典)(2)桃仁、鳖甲、枳实、白术、桔梗、吴茱萸、乌头、槟榔、防葵、芍药、干姜、紫菀、细辛、皂荚、人参、橘皮、甘草。(中医方剂大辞典)(3)桃仁、芎䓖、白术、赤茯苓、枳壳、赤芍药、柴胡、诃黎勒、人参、酸枣、生干地黄。(中医方剂大辞典)(4)桃仁、虻虫、大黄、朱砂、水蛭、穿山甲。(中医方剂大辞典)(5)桃仁、辣桂、牵牛、白蒺藜、牡丹皮、北大黄。(中医方剂大辞典)(6)桃仁、石菖蒲、茴香、苍术、胡芦巴、陈皮。(中医方剂大辞典)(7)桃仁、泽泻、白茯苓、芍药、瞿麦、干姜、生干地黄、甜葶苈、当归、甘草、芎䓖、大黄。(中医方剂大辞典)(8)桃仁、牡丹皮、当归、芎䓖、土瓜根、芍药、桂、牛膝、防风、甘草。(中医方剂大辞典)(9)桃仁、安息香、木香、诃黎勒。(中医方剂大辞典)(10)桃仁、木香、桂、青橘皮、茴香子、干姜、槟榔。(中医方剂大辞典)(11)桃仁、杏仁、款冬花、贝母。(中医方剂大辞典)(12)桃仁、牡丹、黄柏、白蒺藜、桂心、郁李仁。(中医方剂大辞典)(13)桃仁、川大黄、赤芍药、防葵、半夏、桂心、赤茯苓、川椒。(中医方剂大辞典)(14)桃仁、琥珀末、甜葶苈。(中医方剂大辞典)(15)桃仁、牛膝、当归、桂心、瞿麦、川大黄。(中医方剂大辞典)(16)桃仁、虻虫、水蛭、川大黄。(中医方剂大辞典)(17)桃仁、麝香、朱砂、水银、槟榔、阿魏、沉香、当归。(中医方剂大辞典)(18)草乌头、五灵脂、桃仁。(中医方剂大辞典)(19)桃仁、芎䓖、白术、赤茯苓、枳壳、赤芍药、诃黎勒皮、槟榔、鳖甲、羚羊角屑、柴胡、人参、酸枣仁、生干地黄。(中医方剂大辞典)(20)桃仁、豉、川椒、干姜。(中医方剂大辞典)(21)桃仁、没药、安息香、乳香、麝香、木香、吴茱萸、桂心。(中医方剂大辞典)(22)桃仁、海藻、泽泻、防风、防葵、桂心、青橘皮、五味子、赤芍药、白蒺藜、地肤子、赤茯苓、细辛、牡丹、狐阴。(中医方剂大辞典)(23)桃仁、当归、赤芍药、诃黎勒、桂心、蓬莪术、青橘皮、槟榔。(中医方剂大辞典)(24)桃仁、猪牙皂荚、紫菀、鳖甲、芫花根、甜葶苈、白矾、蛤蚧、麝香。(中医方剂大辞典)(25)桃仁、鳖甲、柴胡、甘草、天灵盖、麝香、龙胆、青蒿子。(中医方剂大辞典)(26)桃仁、乌梅肉、芜荑仁、黄连。(中医方剂大辞典)(27)桃仁、阿魏、木香、干蝎、槟榔、苦楝子、桂心、芫花。(中医方剂大辞典)(28)桃仁、附子、硫黄、茴香子、木香、高良姜。(中医方剂大辞典)(29)桃仁、当归、芍药、诃黎勒、甘草、延胡索、人参、槟榔。(中医方剂大辞典)

桃仁大黄汤 tao ren dai huang tang
【英文名】Tao Ren Dai Huang Decoction
【组成】大黄、朴消、丹皮、瓜蒌仁、桃仁。(中医方剂大辞典)

桃仁方 tao ren fang
【英文名】Tao Ren Prescription
【组成】桃仁。(中医方剂大辞典)

桃仁四物汤 tao ren si wu tang
【英文名】Tao Ren Si Wu Decoction
【组成】归尾、川芎、赤芍、丹皮、香附、玄胡索、生地、红花、桃仁。(中医方剂大辞典)

桃仁石膏汤 tao ren shi gao tang
【英文名】Tao Ren Shi Gao Decoction
【组成】桃仁、石膏、陈皮、枳壳、大黄、归尾、黄芩、甘草。(中医方剂大辞典)

桃仁延胡汤 tao ren yan hu tang
【英文名】Tao Ren Yan Hu Decoction

【组成】桃仁、木香、炮姜、炙甘草、香附、延胡索、广皮、钩藤、泽兰、砂仁。(中医方剂大辞典)

桃仁当归汤 tao ren dang gui tang

【英文名】Tao Ren Dang Gui Decoction

【组成】(1)桃仁、当归、丹皮、郁金、泽兰叶、楂肉、红花、山栀、赤曲、赤芍药。(中医方剂大辞典)(2)桃仁、当归尾、去胡索、川芎、生地黄、赤芍药、吴茱萸、青皮、牡丹皮。(中医方剂大辞典)

桃仁汤 tao ren tang

【英文名】Tao Ren Decoction

【异名】桃仁散(中医方剂大辞典)

【组成】(1)桃仁、大黄、芒硝、桂心、当归、甘草、虻虫、水蛭。(中医方剂大辞典)(2)桃仁、大黄、硝石、甘草、蒲黄、大枣。(中医方剂大辞典)(3)荆芥、蛰虫、大黄、芎䓖、蒲黄、当归、桂心、甘草、桃仁。(中医方剂大辞典)(4)桃仁、泽兰、甘草、芎䓖、人参、牛膝、桂心、牡丹皮、当归、芍药、生姜、半夏、地黄、蒲黄。(中医方剂大辞典)(5)桃仁、当归、土瓜根、大黄、水蛭、虻虫、芒硝、牛膝、麻子仁、桂心。(中医方剂大辞典)(6)桃仁、朴消、牡丹皮、射干、土瓜根、黄芩、芍药、大黄、柴胡、牛膝、桂心、水蛭、虻虫。(中医方剂大辞典)(7)桃仁、吴茱萸、黄芪、当归、芍药、生姜、醍醐、柴胡。(中医方剂大辞典)(8)桃仁、吴茱萸、橘皮、海藻、生姜、茯苓、羌活、蒺藜子。(中医方剂大辞典)(9)桃仁、归尾、赤芍、大黄、牙皂。(中医方剂大辞典)(10)当归尾、赤芍、生地黄、香附、牡丹皮、红花、玄胡索、桃仁。(中医方剂大辞典)(11)桃仁、当归、牛膝、泽兰、苏木。(中医方剂大辞典)(12)桃仁、大黄、牡丹皮、芒硝、犀角、冬瓜仁。(中医方剂大辞典)(13)茴香、紫苏、槟榔、木通、当归、人参、巴戟、赤茯苓、桃仁。(中医方剂大辞典)(14)大桃仁、茱萸、桂枝、蒺藜、青皮、白茯苓、槟榔、木香、海藻、三棱、莪术。(中医方剂大辞典)(15)木馒头、桃仁。(中医方剂大辞典)(16)桃仁、杏仁、当归、贝母、茯苓、干姜、人参。(中医方剂大辞典)(17)桃仁、鳖甲、桂心、黄芩、赤茯苓、川升麻。(中医方剂大辞典)(18)苏木、地黄、桃仁、虻虫、水蛭。(中医方剂大辞典)(19)桃仁、干姜、木香、芍药、吴茱萸、当归、甘草、桂、大黄。(中医方剂大辞典)(20)桃仁、干姜、芍药、当归、芒硝、吴茱萸、大黄、甘草、桂。(中医方剂大辞典)(21)桃仁、白术、芎䓖、附子、荜澄茄。(中医方剂大辞典)(22)桃仁、槐子、艾。(中医方剂大辞典)(23)桃仁、陈曲、大麦蘖、桑耳、白术、桂。(中医方剂大辞典)(24)桃仁。(中医方剂大辞典)(25)桃仁、丹皮、当归、赤芍、阿胶、滑石。(中医方剂大辞典)

桃仁红花汤 tao ren hong hua tang

【英文名】Tao Ren Hong Hua Decoction

【组成】(1)桃仁、红花、玄胡、川芎、白芍、连翘、丹皮、牛膝、柴胡、黄芩、青皮、银花。(中医方剂大辞典)(2)桃仁、红花、苍术、生玄胡、生蒲黄、泽兰、芍药、楂肉、枳壳。(中医方剂大辞典)

桃仁芍药汤 tao ren shao yao tang

【英文名】Tao Ren Shao Yao Decoction

【异名】桃仁散(中医方剂大辞典、圣惠)

【组成】桃仁、芍药、芎䓖、当归、干漆、桂心、甘草。(中医方剂大辞典)

桃仁苏木汤 tao ren su mu tang

【英文名】Tao Ren Su Mu Decoction

【组成】地黄、芍药、当归、川芎、苏木、桃仁、水蛭。(中医方剂大辞典)

桃仁饮 tao ren yin

【英文名】Tao Ren Drink

【组成】桃仁、酸枣仁、人参、赤茯苓、桂、丁香、甘草。(中医方剂大辞典)

桃仁承气汤 tao ren cheng qi tang

【英文名】Tao Ren Cheng Qi Decoction

【组成】(1)桃仁、大黄、芒硝、甘草、桂枝、丹皮、枳实。(中医方剂大辞典)(2)枳实、厚朴、桃仁、大黄。(中医方剂大辞典)(3)桃仁、官桂、甘草、芒硝。(中医方剂大辞典)(4)桃仁、大黄、枳壳。(中医方剂大辞典)(5)光桃仁、五灵脂、生蒲黄、鲜生地、生川军、元明粉、生甘草、犀角汁。(中医方剂大辞典)(6)大黄、芒硝、桃仁、当归、芍药、丹皮。(中医方剂大辞典)(7)桃仁、大黄、甘草、桂枝、芒硝、枳壳、归尾。(中医方剂大辞典)(8)桃仁、红花、当归、生地、甘草、青皮、白芍、大黄。(中医方剂大辞典)(9)桃仁、大黄、官桂、红花、甘草。(中医方剂大辞典)(10)桃仁、大黄、桂枝、芒硝、甘草、当归、苏木、红花。(中医方剂大辞典)(11)桃仁、大黄、甘草、肉桂。(中医方剂大辞典)(12)桃仁、芒硝、甘草、大黄。(中医方剂大辞典)(13)桃仁、大黄、甘草、肉桂、生姜。(中医方剂大辞典)

桃仁承气饮子 tao ren cheng qi yin zi

【英文名】Tao Ren Cheng Qi Decoction

【异名】桃仁承气汤(中医方剂大辞典、寿世保元)

【组成】桃仁、桂枝、芒硝、大黄、芍药、柴胡、青皮、当归、甘草、枳实。(中医方剂大辞典)

桃仁苦酒汤 tao ren ku jiu tang

【英文名】Tao Ren Ku Jiu Decoction

【组成】桃仁、苦酒、盐。(中医方剂大辞典)

桃仁青蒿煎丸 tao ren qing hao jian wan

【英文名】Tao Ren Qing Hao Jian Pill

【组成】桃仁、麝香、柴胡、丹砂、紫菀、鳖甲。(中医方剂大辞典)

桃仁恒山丸 tao ren heng shan wan

【英文名】Tao Ren Heng Shan Pill

【组成】恒山、桃仁、黄芪、香豉。(中医方剂大辞典)

桃仁洗面方 tao ren xi mian fang

【英文名】Tao Ren Xi Mian Prescription

【组成】桃仁。(中医方剂大辞典)

桃仁桂心汤 tao ren gui xin tang

【英文名】Tao Ren Gui Xin Decoction

【组成】桃仁、桂心、菴闾子、川大黄、荷叶蒂。(中医方剂大辞典)

桃仁涂方 tao ren tu fang

【英文名】Tao Ren Ointment

【组成】桃仁、杏仁、胡麻、凝水石。(中医方剂大辞典)

桃仁酒 tao ren jiu

【英文名】Tao Ren Wine

【组成】桃仁。(中医方剂大辞典)

桃仁散 tao ren san

【英文名】Tao Ren Powder

【异名】桃仁汤(中医方剂大辞典)

【组成】(1)桃仁、诃黎勒皮、白术、当归、京三棱、赤芍药、鳖甲、陈橘皮。(中医方剂大辞典)(2)桃仁、鳖甲、桂心、枳壳、桑寄生、芎䓖、槟榔、郁李仁。(中医方剂大辞典)(3)桃仁、柴胡、鳖甲、厚朴、槟榔、枳壳、乌梅肉、赤芍药、白术、甘草、川大黄。(中医方剂大辞典)(4)桃仁、鳖甲、琥珀、肉桂、赤芍药、当归、白术、木香、诃黎勒皮、干姜、人参、延胡索、赤茯苓、陈橘皮、牛膝。(中医方剂大辞典)(5)桃仁、桂心、柴胡、鳖甲、琥珀、延胡索、牛膝、紫菀、细辛、羌活、芎䓖、木香、川大黄、羚羊角屑、当归、虎杖、白术、赤芍药。(中医方剂大辞典)(6)桃仁、桂心、当归、延胡索、川大黄、阿胶、乱发、生干地黄、芎䓖、川椒。(中医方剂大辞典)(7)桃仁、当归、牵牛子、琥珀末、腻粉。(中医方剂大辞典)(8)桃仁、陈橘皮、桂心、厚朴、肉豆蔻、木香、皂荚仁、白芍药。(中医方剂大辞典)(9)桑根白皮、桃仁、木香。(中医方剂大辞典)(10)桃仁。(中医方剂大辞典)(11)桃仁、防葵、枳壳、赤茯苓、白术、赤芍药、京三棱、桂心、甘草、鳖甲、川大黄、槟榔、芎䓖、当归。(中医方剂大辞典)(12)桃仁、鳖甲、京三棱、当归、肉桂、木香、枳实、槟榔、川大黄。(中医方剂大辞典)(13)桃仁、吴茱萸、川乌头、槟榔、木香、当归。(中医方剂大辞典)(14)桃仁、牵牛子、槟榔、青橘皮、木香、茴香子、郁李仁。(中医方剂大辞典)(15)桃仁、桑根白皮、赤茯苓、槟榔、陈橘皮、紫苏茎叶。(中医方剂大辞典)(16)桃仁、厚朴、人参、陈橘皮、麦蘖、槟榔、附子、桂心、当归。(中医方剂大辞典)(17)桃仁、赤茯苓、鬼箭羽、赤芍药、人参、陈橘皮、槟榔、麝香。(中医方剂大辞典)(18)桃仁、吴茱萸、木香、京三棱、芎䓖、桂心、白术、青橘皮、柴胡、诃黎勒、高良姜、当归、槟榔、赤芍药、甘草。(中医方剂大辞典)(19)桃仁、川大黄、鳖甲、吴茱萸、诃黎勒、京三棱、木香、桂心、当归。(中医方剂大辞典)(20)桃仁、鳖甲、白术、附子、诃黎勒、芎䓖、丁香、桂心、毕澄茄、当归、枳壳。(中医方剂大辞典)(21)桃仁、诃黎勒、桂心、半夏、五味子、槟榔、木香、赤芍药、鳖甲、人参、陈橘皮、白术、柴胡、京三棱、郁李仁。(中医方剂大辞典)(22)桃仁、槐子、熟艾、黄连。(中医方剂大辞典)(23)桃仁、枳壳、桂心、白术、神曲、麦蘖。(中医方剂大辞典)(24)桃仁、蛰虫、桂心、茯苓、薏苡仁、牛膝、代赭、大黄。(中医方剂大辞典)(25)桃仁、雄黄末、白薇末、炙甘草。(中医方剂大辞典)(26)桃仁、生地、人参、甘草、桂心、蒲黄、半夏、当归、川芎、赤芍、牛膝、丹皮。(中医方剂大辞典)(27)桃仁、葵子、滑石、槟榔。(中医方剂大辞典)(28)桃仁、赤茯苓、芍药、人参、槟榔、陈皮、犀角、安息香、麝香。(中医方剂大辞典)(29)桃仁、厚朴、芍药、当归。(中医方剂大辞典)(30)桃仁、芎䓖、槟榔。(中医方剂大辞典)(31)荆芥、大黄、蒲黄、芎䓖、桂、木通、当归、桃仁。(中医方剂大辞典)(32)红花、当归、杜牛膝、桃仁。(中医方剂大辞典)(33)桃仁、大腹子、白术、赤茯苓、茯苓、紫苏子、木香、甘草。(中医方剂大辞典)(34)白茯苓、五灵脂、马兜铃、杏仁、桃仁。(中医方剂大辞典)(35)桃仁、当归、干姜、白芷、芎。(中医方剂大辞典)(36)好大黄、桃仁。(中医方剂大辞典)(37)桃仁、刘寄奴、蓬莪术、当归、茴香子、乌药、陈橘皮、桂、干姜、木香、附子、芎䓖、白术、桑黄、高良姜。(中医方剂大辞典)(38)桃仁、赤茯苓、赤芍药、人参、陈皮、槟榔、麝香。(中医方剂大辞典)(39)桃仁、大黄、桂心、甘草、牙硝。(中医方剂大辞典)(40)桃仁、木香、狗脊、白芜荑、狼牙草、苦楝根皮、鹤虱、槟榔。(中医方剂大辞典)(41)桃仁、木香、人参、虎头骨、槟榔、京三棱、白芥子、款冬花、朱砂、麝香、干桃叶、柳叶、桂心。(中医方剂大辞典)(42)桃仁、知母、鳖甲、赤茯苓、川升麻、黄芩、甘草。(中医方剂大辞典)(43)桃仁、蓬莪术、桂心、当归。(中医方剂大辞典)(44)桃仁、当归、木香、芎䓖、干姜。(中医方剂大辞典)(45)桃仁、赤芍药、芎䓖、当归、菴闾子、桂心、琥珀、鬼箭羽、甘草。(中医方剂大辞典)(46)桃仁、生干地黄、蓬莪术、槟榔、牛膝、桂心、牡丹、当归。(中医方剂大辞典)(47)桃仁、葵子、川大黄、甜瓜子、青橘皮、槟榔、当归、甘草。(中医方剂大辞典)(48)桃仁、当归、赤芍药、琥珀、延胡索、芎䓖、鬼箭羽、川大黄、桂心、鳖甲。(中医方剂大辞典)(49)桃仁、茜根、虻虫、水蛭、赤芍药、木通、川芒硝、川大黄。(中医方剂大辞典)(50)桃仁、泽兰、牛膝、当归、桂心、牡丹、赤芍药、生干地黄、甘草、半夏、人参、蒲黄、芎䓖。(中医方剂大辞典)

桃仁滑石汤 tao ren hua shi tang

【英文名】Tao Ren Hua Shi Decoction

【组成】栀子、丹皮、归尾、赤芍、五灵脂、滑石、桃仁。(中医方剂大辞典)

桃仁粥 tao ren zhou

【英文名】Tao Ren Gruel

【组成】(1)桃仁、生地黄、桂心、粳米、生姜。(中医方剂大辞典)(2)桃仁。(中医方剂大辞典)

桃仁雄黄膏 tao ren xiong huang gao

【英文名】Tao Ren Xiong Huang Plaster

【组成】桃仁、雄黄。(中医方剂大辞典)

桃仁煎 tao ren jian

【英文名】Tao Ren Decoction

【异名】桃仁酒(中医方剂大辞典)

【组成】(1)桃仁。(中医方剂大辞典)(2)桃仁、当归、赤芍、桂心、砂糖。(中医方剂大辞典)(3)大川椒、生犀角、当归、续断、桃仁、鳖甲、蛤蚧、木香、白矾、猪牙皂角、安息香、苏合香、雄黄、麝香。(中医方剂大辞典)(4)桃仁、茴香、木香、硇砂、阿魏、蝎梢。(中医方剂大辞典)(5)桃仁、赤饧。(中医方剂大辞典)(6)桃仁、胡麻、酥、牛乳、地黄。(中医方剂大辞典)(7)桃仁、虻虫、朴硝、大黄。(中医方剂大辞典)

桃仁煎丸 tao ren jian wan

【英文名】Tao Ren Jian Pill

【组成】(1)桃仁、硼砂、鳖甲、川乌头、紫菀、猪牙皂荚、防葵、木香、槟榔、干姜。(中医方剂大辞典)(2)桃仁、生地黄汁、生牛膝汁、白蜜、鳖甲、京三棱、当归、延胡索、干漆、芫花、水蛭、虻虫、槟榔、川大黄、桂心、琥珀。(中医方剂大辞典)

桃仁膏 tao ren gao

【英文名】Tao Ren Ointment

【组成】(1)桃仁、杏仁、巴豆、朱砂。(中医方剂大辞典)(2)桃仁、大茴香。(中医方剂大辞典)(3)桃仁、枯矾、五倍子。(中医方剂大辞典)(4)桃仁。(中医方剂大辞典)

桃仁澡豆 tao ren zao dou

【英文名】Tao Ren Zao Dou Lotion

【组成】桃仁、芜菁子、白术、土瓜根、毕豆面。(中医方剂大辞典)

桃仁鳖甲汤 tao ren bie jia tang

【英文名】Tao Ren Bie Jia Decoction

【组成】桃仁、鳖甲、丹皮、丹参、桂枝、甘草。(中医方剂大辞典)

桃心塞耳方 tao xin sai er fang

【英文名】Tao Xin Sai Er Prescription

【组成】桃叶。(中医方剂大辞典)

桃叶汁涂方 tao ye zhi tu fang

【英文名】Tao Ye Zhi Liniment

【组成】桃叶。(中医方剂大辞典)

桃叶朱砂煎酒 tao ye zhu sha jian jiu

【英文名】Tao Ye Zhu Sha Jian Wine

【组成】桃仁、朱砂。(中医方剂大辞典)

桃叶汤 tao ye tang

【英文名】Tao Ye Decoction

【组成】桃叶。(中医方剂大辞典)

桃叶饮 tao ye yin

【英文名】Tao Ye Drink

【组成】桃叶。(中医方剂大辞典)

桃叶蒸痔方 tao ye zheng zhi fang

【英文名】Tao Ye Zheng Zhi Prescription

【组成】桃叶、细糠、胡麻。(中医方剂大辞典)

桃奴丸 tao nu wan

【英文名】Tao Nu Pill

【组成】(1)猢狲头骨、巴豆、砒霜、野桃仁花、斑蝥、桃奴。(中医方剂大辞典)(2)桃奴。(中医方剂大辞典)(3)桃果、桃仁、安息香、生玳瑁、琥珀、雄黄、辰砂、黑犀、脑、麝。(中医方剂大辞典)(4)桃奴、桃胶、乳香、苦瓠子、山柏荔子。(中医方剂大辞典)

桃奴汤 tao nu tang

【英文名】Tao Nu Decoction

【组成】(1)桃奴、茯苓、鬼箭羽、芍药、人参、橘皮、生姜、槟榔、麝香。(中医方剂大辞典)(2)桃奴、当归、人参、干姜、芎䓖、甘草、丹砂、麝香、茯苓、犀角、鬼箭羽、桂心。(中医方剂大辞典)

桃奴散 tao nu san

【英文名】Tao Nu Powder

【组成】(1)桃奴、玄胡索、豭鼠粪、香附子、官桂、五灵脂、砂仁、桃仁。(中医方剂大辞典)(2)桃奴、甘草、杏仁、麝香、桔梗、赤芍药、黄芩、柴胡、川升麻、川大黄、鬼臼。(中医方剂大辞典)(3)干桃、舶上硫黄、木香。(中医方剂大辞典)

桃术汤 tao zhu tang

【英文名】Tao Zhu Decoction

【组成】桃仁、柴胡、半夏、槟榔、鳖甲、干姜、白术。(中医方剂大辞典)

桃白皮汤 tao bai pi tang

【英文名】Tao Bai Pi Decoction

【组成】(1)桃白皮、李白皮、槐白皮。(中医方剂大辞典)(2)桃白皮。(中医方剂大辞典)

桃白皮散 tao bai pi san

【英文名】Tao Bai Pi Powder

【组成】(1)斑蝥虫、桃皮、大戟。(中医方剂大辞典)(2)桃白皮、黄连、龙骨、木香。(中医方剂大辞典)(3)桃白皮、川大黄、知母、生干地黄、雌黄、猬皮、独活、青黛、川椒、白芷、松脂、赤芍药、海苔、当归、斑蝥。(中医方剂大辞典)

桃白散 tao bai san

【英文名】Tao Bai Powder

【组成】桃木白皮、黄柏、黄连、蛇蜕皮、干蜗牛、青州枣。(中医方剂大辞典)

桃皮汤 tao pi tang

【英文名】Tao Pi Decoction

【组成】(1)桃皮、面、豉、白米。(中医方剂大辞典)(2)桃皮、槐子、榧实、石榴根皮。(中医方剂大辞典)(3)桃皮、艾叶、槐子、大枣。(中医方剂大辞典)(4)桃白皮、真珠、附子、栀子仁、当归、豉、桂心、吴茱萸。(中医方剂大辞典)

桃皮酒 tao pi jiu

【英文名】Tao Pi Wine

【组成】桃皮、麦曲、秫米。(中医方剂大辞典)

桃皮散 tao pi san

【英文名】Tao Pi Powder

【异名】丁香散(中医方剂大辞典、普济方)

【组成】桃白皮、黄连、胡粉、赤茯苓、黄柏、丁香。(中医方剂大辞典)

桃皮膏 tao pi gao

【英文名】Tao Pi Plaster

【组成】桃皮、豉、白面。(中医方剂大辞典)

桃红丸 tao hong wan

【英文名】Tao Hong Pill

【组成】(1)天南星、白附子、川乌、石膏、地龙、白矾。(中医方剂大辞典)(2)石燕、燕白粪、白附子、朱砂、轻粉、黄连、巴豆。(中医方剂大辞典)(3)丹砂、麝香、白附子、白僵蚕、干蝎、腻粉、金箔、银箔。(中医方剂大辞典)(4)绿矾、赤脚乌。(中医方剂大辞典)

桃红四物汤 tao hong si wu tang

【英文名】Tao Hong Si Wu Decoction

【组成】(1)生地、归尾、赤芍、川芎、桃仁、红花、丹皮、五灵脂。(中医方剂大辞典)(2)桃仁、红花、全当归、川芎、生地、乳香、生白芍、怀牛膝。(中医方剂大辞典)(3)川芎、酒芍、熟地、桂心、附片、桃仁、红花、当归身。(中医方剂大辞典)

桃红合剂 tao hong he ji

【英文名】Tao Hong Mixture

【组成】桃仁、红花、枳实、三棱、莪术、泽兰、牛膝。(中西医结合杂志 1989,9(2))

桃红饮子 tao hong yin zi

【英文名】Tao Hong Drink

【异名】桃红饮(中医方剂大辞典、类证治裁)

【组成】桃仁、红花、川芎、当归、麝。(中医方剂大辞典)

桃红洗剂 tao hong xi ji

【英文名】Tao Hong Lotion

【组成】桃仁、桂枝、红花、川芎。(中医方剂大辞典)

桃红消瘀汤 tao hong xiao yu tang

【英文名】Tao Hong Xiao Yu Decoction

【组成】丹参、土牛膝、归尾、桃仁、红花、乳香、葳菜。(中医方剂大辞典)

桃红散 tao hong san

【英文名】Tao Hong Powder

【异名】桃花散(《丹溪心法》卷四);红绵散(《百一》卷十);红玉散(保婴集);红白散、通云散(《普济方》卷三六四)

【组成】(1)轻粉、赤石脂、石膏、铅粉、瓜儿血竭、冰片。(中医方剂大辞典)(2)干胭脂、白矾。(中医方剂大辞典)(3)蟾酥、信石、蝉蜕、蜈蚣头、斑蝥、国丹、风化石灰。(中医方剂大辞典)(4)明矾、嫩松香、黄丹。(中医方剂大辞典)(5)辰砂、羌活、防风、人参、白术、茯苓、蝉蜕、甘草。(中医方剂大辞典)(6)石灰、大黄、当归、海桐皮。(中医方剂大辞典)(7)朱砂、乳香、干胭脂、水银、麝香。(中医方剂大辞典)(8)白及、石膏、黄丹。(中医方剂大辞典)(9)巴豆、磁石。(中医方剂大辞典)(10)草乌、飞罗面、国丹、天南星。(中医方剂大辞典)(11)滑石、赤石脂、黄丹。(中医方剂大辞典)(12)粟米粉、铅丹。(中医方剂大辞典)(13)定粉、乳香、龙骨、白石脂、乌鱼骨、寒水石、黄丹。(中医方剂大辞典)(14)滑石、乳香、轻粉、小豆粉、寒水石。(中医方剂大辞典)(15)川乌、草乌、天南星、麝香、脑子、朱砂。(中医方剂大辞典)(16)龙骨、白矾、黄丹。(中医方剂大辞典)(17)上等虢丹、软石膏。(中医方剂大辞典)(18)寒水石、五倍子、坯子胭脂、麝香。(中医方剂大辞典)(19)黄丹、硫黄、茱萸、轻粉。(中医方剂大辞典)(20)朱砂、绿豆粉、硼砂、脑、麝。(中医方剂大辞典)(21)天南星、甘草、紫河车、白附子、白僵蚕、蝉壳。(中医方剂大辞典)(22)人参、藿香、曲。(中医方剂大辞典)(23)马牙硝、朱砂、茯苓、人参。(中医方剂大辞典)(24)大天南星、蝎、蜈蚣。(中医方剂大辞典)(25)天南星末、白附子末、朱砂、全蝎、麝香。(中医方剂大辞典)(26)白矾、麝香、坯子胭脂。(中医方剂大辞典)(27)白附子、黄丹。(中医方剂大辞典)(28)天南星、乌头、白附子、天麻、干蝎、丹砂。(中医方剂大辞典)(29)干葛粉、染胭脂。(中医方剂大辞典)(30)铅丹、白薇、胡粉。(中医方剂大辞典)(31)龙脑、丹砂、硼砂、马牙硝、寒水石。

(中医方剂大辞典)(32)赤石脂、石膏、栝楼根、白石脂、铅丹、甘草。(中医方剂大辞典)(33)半夏、龙脑、朱砂、石膏。(中医方剂大辞典)(34)金箔、银箔、丹砂、马牙硝、甘草、铅白霜、凝水石、太阴玄精石。(中医方剂大辞典)(35)石膏、白矾、血竭、黄丹、松糖、五倍子、粉霜、龙骨。(中医方剂大辞典)(36)麒麟竭。(中医方剂大辞典)(37)苏方木。(中医方剂大辞典)

桃红解毒承气汤 tao hong jie du cheng qi tang

【英文名】Tao Hong Jie Du Cheng Qi Decoction

【组成】大黄、川朴、枳壳、桃仁、红花、赤芍、银花、连翘、木香、槟榔。(中医杂志 1984,25(7))

桃红膏 tao hong gao

【英文名】Tao Hong Ointment

【组成】风化石灰。(中医方剂大辞典)

桃耳煎 tao er jian

【英文名】Tao Er Jian Decoction

【组成】大木耳、核桃仁。(中医方剂大辞典)

桃杏膏 tao xing gao

【英文名】Tao Xing Ointment

【组成】杏仁、核桃仁、生姜。(中医方剂大辞典)

桃灵丸 tao ling wan

【英文名】Tao Ling Pill

【组成】五灵脂、川乌、玄胡索、桃仁、防风、乳香、没药。(中医方剂大辞典)

桃灵丹 tao ling dan

【英文名】Tao Ling Pellet

【组成】(1)桃仁、五灵脂。(中医方剂大辞典)(2)玄胡索、桃仁、五灵脂、乳香、没药。(中医方剂大辞典)

桃灵散 tao ling san

【英文名】Tao Ling Powder

【组成】(1)白矾、五灵脂、乳香。(中医方剂大辞典)(2)桃仁、五灵脂、延胡索、广木香、广陈皮、滴乳香、陈香圆、没药。(中医方剂大辞典)

桃花丸 tao hua wan

【英文名】Tao Hua Pill

【组成】(1)良姜、赤石脂、干姜、五灵脂。(中医方剂大辞典)(2)信砒、粉霜、定粉、黄丹、巴豆。(中医方剂大辞典)(3)寒水石、朱砂。(中医方剂大辞典)(4)桃花、苏合香、安息香、木香、槟榔、川芒硝、水蛭、虻虫、鳖甲、麒麟竭、附子、柴胡、卷柏、当归、辛夷、白芷、紫石英、禹余粮、芎䓖、牡丹、细辛、麦门冬、羌活、桂心、肉豆蔻。(中医方剂大辞典)(5)赤石脂、干姜。(中医方剂大辞典)(6)桃花、桂心、乌喙、甘草、白附子、甜瓜子、杏仁。(中医方剂大辞典)(7)赤石脂、干姜、胡椒。(中医方剂大辞典)

桃花丹 tao hua dan

【英文名】Tao Hua Pellet

【组成】(1)章丹、生石膏。(中医方剂大辞典)(2)羌活、当归、甘草、陈皮、黄柏、大黄、急性子、南星、白芷、赤芍、马牙硝、银朱、绿豆粉。(中医方剂大辞典)(3)大黄、代赭、桃花。(中医方剂大辞典)

桃花化浊汤 tao hua hua zhuo tang

【英文名】Tao Hua Hua Zhuo Decoction

【异名】桃花化浊汤(中医方剂大辞典、医醇剩义)

【组成】桃仁、红花、牛膝、延胡索、归尾、赤芍、丹参、茵陈、泽泻、车前、降香、血余炭。(中医方剂大辞典)

桃花水 tao hua shui

【英文名】Tao Hua Shui

【组成】桃花、大黄、硝石。(中医方剂大辞典)

桃花汁 tao hua zhi

【英文名】Tao Hua Juice

【组成】桃花。(中医方剂大辞典)

桃花生肌散 tao hua sheng ji san

【英文名】Tao Hua Sheng Ji Powder

【组成】风化石灰、大黄、栀子。(中医方剂大辞典)

桃花汤 tao hua tang

【英文名】Tao Hua Decoction

【异名】三物桃花汤(《杏苑》卷三)

【组成】(1)桃花、甘遂、郁李仁、海蛤、枳实、大黄、木香、陈橘皮。(中医方剂大辞典)(2)赤石脂、干姜、附子。(中医方剂大辞典)(3)赤石脂、干姜、粳米。(中医方剂大辞典)(4)桃花、大黄。(中医方剂大辞典)

桃花行气丸 tao hua xing qi wan

【英文名】Tao Hua Xing Qi Pill

【组成】桃花、染胭脂、白附子、甘遂、天南星、大麦面、威灵仙、大戟。(中医方剂大辞典)

桃花面 tao hua mian

【英文名】Tao Hua Medicated Diet

【组成】新桃叶、白面。(中医方剂大辞典)

桃花散 tao hua san

【英文名】Tao Hua Powder

【异名】桃红散(中医方剂大辞典)

【组成】(1)石灰、大黄。(中医方剂大辞典)(2)天南星、黄丹。(中医方剂大辞典)(3)朱砂、蝎梢、腻粉、天竺黄、马牙硝、片脑、麝香。(中医方剂大辞典)(4)蛤蚧、蛤粉、芎䓖、丹砂。(中医方剂大辞典)(5)桃花、苦参。(中医方剂大辞典)(6)麻黄、天南星、白附子、附子、乌头、丹砂、麝香、干蝎。(中医方剂大辞典)(7)桃花、干蟾、青黛、赤芍药、肉豆蔻、紫笋茶。(中医方剂大辞典)(8)桃花、槟榔、缩砂、马牙硝、吴茱萸。(中医方剂大辞典)(9)桃花、葵子、滑石、槟榔。(中医方剂大辞典)(10)桃花、半夏、厚朴、桂、干姜、牙硝、江豆、当门子。(中医方剂大辞典)(11)石南、薯蓣、黄芪、山茱萸、桃花、菊花、珍珠、天雄。(中医方剂大辞典)(12)桃花末。(中医方剂大辞典)(13)石膏、川贝母、朱砂。(中医方剂大辞典)(14)黄柏、松香、黄丹、枯研、轻粉。(中医方剂大辞典)(15)松香、枯矾、黄丹、梅片。(中医方剂大辞典)(16)乳香、没药、血竭。(中医方剂大辞典)(17)石膏、轻粉、桃丹、冰片。(中医方剂大辞典)(18)冰片、铜绿、白占、樟脑、浮甘石。(中医方剂大辞典)(19)炉甘石、熟石膏、漂东丹、龙骨、轻粉、铅粉、白蜡、寒水石、冰片、红升丹。(中医方剂大辞典)(20)乌贼鱼骨、朱砂。(中医方剂大辞典)(21)滑石、龙骨、白及、赤石脂。(中医方剂大辞典)(22)露桃花、红花、紫草、白芍、木通、生地、茯苓、甘草、橘皮、灯心。(中医方剂大辞典)(23)黄柏、青黛、肉桂、冰片。(中医方剂大辞典)(24)玄胡索、黄柏、黄连、青黛、密佗僧。(中医方剂大辞典)(25)桃花信。(中医方剂大辞典)(26)风化石灰、将军末子。(中医方剂大辞典)(27)信、千年石。(中医方剂大辞典)(28)寒水石、龙骨、虎骨、乌鱼骨、白蔹、白石脂、赤石脂、黄丹、白及。(中医方剂大辞典)(29)赤蔹、白蔹、黄柏、轻粉。(中医方剂大辞典)(30)好石灰、清油、大黄。(中医方剂大辞典)(31)青蛤粉、黄丹。(中医方剂大辞典)(32)腻滑石、赤石脂。(中医方剂大辞典)(33)干地黄、桃木、刘寄奴、枯桐皮、生姜、左缠藤叶、国丹。(中医方剂大辞典)(34)天竺黄、白茯苓、朱砂、脑、麝。(中医方剂大辞典)(35)白矾、上色坯子。(中医方剂大辞典)(36)新石灰、黄丹。(中医方剂大辞典)(37)白及、白蔹、黄柏、黄连、乳香、麝香、黄丹。(中医方剂大辞典)(38)川贝、法夏、月石、生石膏、朱砂。(中医方剂大辞典)

桃花粥 tao hua zhou

【英文名】Tao Hua Gruel

【组成】人参、炙甘草、赤石脂、白粳米。(中医方剂大辞典)

桃花隔纸膏 tao hua ge zhi gao

【英文名】Tao Hua Ge Zhi Plaster

【组成】上好透明松香。(中医方剂大辞典)

桃花膏 tao hua gao

【英文名】Tao Hua Plaster

【组成】麻油、白蜡、赤降汞。(中医方剂大辞典)

桃枝丸 tao zhi wan

【英文名】Tao Zhi Pill

【异名】桃符丸(《小儿药证直诀》)

【组成】巴豆霜、川大黄、黄柏、轻粉、硇砂。(中医方剂大辞典)

桃枝当归膏 tao zhi dang gui gao

【英文名】Tao Zhi Dang Gui Plaster

【组成】当归身、杏仁、肥嫩柳枝、肥嫩桃枝、黄丹、脂麻油。(中医方剂大辞典)

桃枝汤 tao zhi tang

【英文名】Tao Zhi Decoction

【异名】桃仁汤(中医方剂大辞典)

【组成】(1)桃东行枝白皮、官桂、当归、栀子仁、丹砂、附子、吴茱萸、豆豉。(中医方剂大辞典)(2)雄黄。(中医方剂大辞典)(3)桃枝、芒硝、大黄、当归、甘草、桂心、虻虫、水蛭、桃仁。(中医方剂大辞典)(4)桃东行嫩枝、栀子、豆豉、吴茱萸、桃仁、麝香、当归、官桂。(中医方剂大辞典)

桃枝饮 tao zhi yin

【英文名】Tao Zhi Drink

【组成】桃枝、柳枝、豉、葱白、童便、地胆、蜀椒、生姜。(中医方剂大辞典)

桃枝饮子 tao zhi yin zi

【英文名】Tao Zhi Decoction

【组成】(1)嫩桃枝、柳枝、豉心、甘草、生姜、葱白、薤白、青蒿。(中医方剂大辞典)(2)桃嫩枝、柳嫩枝、柴胡、白术、乌梅肉、甘草、鳖甲、木香、赤芍药。(中医方剂大辞典)

桃枝浸浴方 tao zhi jin yu fang

【英文名】Tao Zhi Jin Yu Prescription

【组成】桃枝、枫枝、槐枝、柳枝、杉枝、松枝、桑枝、苦参、蒴藋、牛蒡根、枸杞根、秦艽、丹参、莽草。(中医方剂大辞典)

桃枝散 tao zhi san

【英文名】Tao Zhi Powder

【组成】桃枝。(中医方剂大辞典)

桃枭汤 tao xiao tang

【英文名】Tao Xiao Decoction

【组成】桃枭、鬼箭羽、木香、丁香、桔梗、陈橘皮、紫苏、当归、槟榔。(中医方剂大辞典)

桃姜散 tao jiang san

【英文名】Tao Jiang Powder

【组成】桃仁、干姜。(中医方剂大辞典)

桃姜煎 tao jiang jian

【英文名】Tao Jiang Decoction

【组成】桃仁、干姜、当归、川芎、黑荆芥、红花、泽兰、炒黑豆、童便。(中医方剂大辞典)

桃柳心汤 tao liu xin tang

【英文名】Tao Liu Xin Decoction

【组成】桃心、柳心、甘草、乌梅、栀子仁。(中医方剂大辞典)

桃柳汤 tao liu tang

【英文名】Tao Liu Decoction

【组成】桃枝并叶、柳枝并叶。(中医方剂大辞典)

桃树皮枇杷树皮浸泡液 tao shu pi pi pa shu pi jin pao ye
【英文名】Tao Shu Pi Pi Pa Shu Pi Tincture
【组成】桃树皮、枇杷树皮。(中国中西医结合杂志 1992,12(2))

桃核汤 tao he tang
【英文名】Tao He Decoction
【组成】蛰虫、虻虫、水蛭、桂心、大黄、桃核。(中医方剂大辞典)

桃核承气汤 tao he cheng qi tang
【英文名】Tao He Cheng Qi Decoction
【异名】桃仁承气汤(中医方剂大辞典、伤寒括要)
【组成】桃仁、桂枝、大黄、芒硝、甘草。(中医方剂大辞典)

桃根汤 tao gen tang
【英文名】Tao Gen Decoction
【组成】(1)东引桃根。(中医方剂大辞典)(2)桃根、李根、梅根。(中医方剂大辞典)

桃根煎 tao gen jian
【英文名】Tao Gen Jian Decoction
【组成】桃树根、牛蒡子根、马鞭草根、牛膝、蓬蕠根。(中医方剂大辞典)

桃胶汤 tao jiao tang
【英文名】Tao Jiao Decoction
【组成】桃胶枣。(中医方剂大辞典)

桃胶散 tao jiao san
【英文名】Tao Jiao Powder
【组成】(1)桃胶、沉香、蒲黄。(中医方剂大辞典)(2)石膏、木通、桃胶。(中医方剂大辞典)(3)桃胶、榆白皮、车前子、冬瓜子、鲤鱼齿、葵子、瞿麦、木通、枳实。(中医方剂大辞典)

桃梅丹 tao mei dan
【英文名】Tao Mei Pellet
【组成】梅花、桃仁、丝瓜、辰砂、甘草。(中医方剂大辞典)

桃梅饮 tao mei yin
【英文名】Tao Mei Drink
【组成】梅叶、桃叶。(中医方剂大辞典)

桃梅煎 tao mei jian
【英文名】Tao Mei Decoction
【组成】桃枝连叶、乌梅、白矾、胡椒、川椒。(中医方剂大辞典)

桃符丸 tao fu wan
【英文名】Tao Fu Pill
【组成】(1)大黄、郁李仁、黄柏、宣连、郁金、巴豆、轻粉。(中医方剂大辞典)(2)银朱、乳香、大蒜。(中医方剂大辞典)(3)朱砂、天麻、铅白霜、轻粉、水银、巴豆。(中医方剂大辞典)

桃黄片 tao huang pian
【英文名】Tao Huang Tablet
【组成】桃仁、大黄、赤芍。(中医杂志 1986,27(9))

桃椒二仁丸 tao jiao er ren wan
【英文名】Tao Jiao Er Ren Pill
【组成】椒仁、桃仁、黑丑、红花、当归、苓皮、甘遂、桑白皮、芫花、川芎、赤芍、生地、米仁、香附。(中医方剂大辞典)

桃溪气宝丸 tao xi qi bao wan
【英文名】Tao Xi Qi Bao Pill
【组成】黑牵牛、大黄、槟榔、青皮、木香、羌活、川芎、陈皮、茴香、当归。(中医方剂大辞典)

桃溪回阳丹 tao xi hui yang dan
【英文名】Tao Xi Hui Yang Pellet
【组成】川乌、草乌、地龙、五灵脂、南星、附子、麝香。(中医方剂大辞典)

桃熊散 tao xiong san
【英文名】Tao Xiong Powder
【组成】桃白皮。(中医方剂大辞典)

桃蜜膏 tao mi gao
【英文名】Tao Mi Ointment
【组成】杜仲、故纸、桃核肉。(中医方剂大辞典)

桃蝎散 tao xie san
【英文名】Tao Xie Powder
【组成】大全蝎、核桃。(中医方剂大辞典)

桉叶煎剂 an ye jian ji
【英文名】An Ye Decoction
【组成】新鲜桉树叶。(重庆中医药杂志 1988,(3))

桉绿油 an lv you
【英文名】An Lv Oil
【组成】桉油。(药品标准－中药成方制剂标准 1998)

桉榄煎剂 an lan jian ji
【英文名】An Lan Decoction
【组成】桉叶、榄核莲、贯众、木香、车前草、野南荞。(中草药 1973,(4))

桐油钱 tong you jian
【英文名】Tong You Jian
【组成】桐油。(中医方剂大辞典)

桐油膏 tong you gao
【英文名】Tong You Plaster
【组成】桐油、百草霜、黄丹、发灰、乳香。(中医方剂大辞典)

桐律散 tong lv san
【英文名】Tong Lv Powder
【组成】梧桐律、黄柏、蛤粉、晚蚕蛾、朱砂、麝香、龙脑。(中医方剂大辞典)

桑丹杞荡汤 sang dan qi dang tang

【英文名】Sang Dan Qi Dang Decoction

【组成】桑叶、丹皮、滁菊花、炒杞子、煨天麻、焦山栀、生地、钩藤、橘红。(中医方剂大辞典)

桑仁粥 sang ren zhou

【英文名】Sang Ren Gruel

【组成】桑椹子、糯米。(中医方剂大辞典)

桑心汤 sang xin tang

【英文名】Sang Xin Decoction

【组成】桑木心。(中医方剂大辞典)

桑木耳散 sang mu er san

【英文名】Sang Mu Er Powder

【组成】桑木耳、槐木耳、猬皮、枳壳、当归、羌活。(中医方剂大辞典)

桑贝芎归清肺汤 sang bei xiong gui qing fei tang

【英文名】Sang Bei Xiong Gui Qing Fei Decoction

【组成】前胡、紫菀、贝母、桑白皮、茯苓、当归、川芎、干姜、紫苏。(中医方剂大辞典)

桑叶汤 sang ye tang

【英文名】Sang Ye Decoction

【组成】桑叶、萹竹。(中医方剂大辞典)

桑叶煎 sang ye jian

【英文名】Sang Ye Decoction

【组成】(1)白桑木。(中医方剂大辞典)(2)桑叶。(中医方剂大辞典)

桑汁涂方 sang zhi tu fang

【英文名】Sang Zhi Liniment

【组成】桑根白皮汁。(中医方剂大辞典)

桑白皮丸 sang bai pi wan

【英文名】Sang Bai Pi Pill

【组成】(1)桑根白皮、半夏、阿胶、人参、丹砂、甘草。(中医方剂大辞典)(2)桑根白皮、郁李仁、商陆、葶苈、牵牛子、巴豆。(中医方剂大辞典)

桑白皮汁十味煎 sang bai pi zhi shi wei jian

【英文名】Sang Bai Pi Zhi Shi Wei Decoction

【组成】桑白、地骨皮、生地黄汁、生麦门冬汁、生姜汁、竹沥、生葛根汁、白蜜、牛酥、大枣膏。(中医方剂大辞典)

桑白皮汤 sang bai pi tang

【英文名】Sang Bai Pi Decoction

【异名】木香汤(中医方剂大辞典、圣济总录)

【组成】(1)桑根白皮、款冬花、五味子、杏仁、当归、人参、甜葶苈、防己。(中医方剂大辞典)(2)桑白皮、干葛、柴胡、黄芩、元参、地骨皮、天冬、麦门冬、木通、甘草。(中医方剂大辞典)(3)桑白皮、泽泻、黑元参、甘草、麦门冬、黄芩、旋覆花、菊花、地骨皮、桔梗、白茯苓。(中医方剂大辞典)(4)桑白皮、半夏、苏子、杏仁、贝母、山栀、黄芩、黄连。(中医方剂大辞典)(5)乌豆、桑皮、橘皮、大麻子仁、蜀升麻、杏仁、猪苓、丹参、生姜。(中医方剂大辞典)(6)桑白皮、赤茯苓、郁李仁、陈橘皮。(中医方剂大辞典)(7)桑白皮、楮白皮、泽漆叶、大豆。(中医方剂大辞典)(8)柴胡、桑根白皮、天雄、羌活、枳壳、大腹、黄连、当归、麻黄、桂、甘草、白梅、黄芩、旋覆花。(中医方剂大辞典)(9)桑白皮、紫菀、百合、桔梗、半夏、人参、知母、贝母、阿胶、南星、甘草、陈橘皮、钟乳粉、木香。(中医方剂大辞典)(10)桑根白皮、山栀子仁、芦根、赤茯苓、冬葵子、茅根、甘草、滑石。(中医方剂大辞典)(11)桑根白皮、麻黄、秦艽、大黄。(中医方剂大辞典)(12)桑根白皮、硝石、紫葛、芍药、犀角、虎杖。(中医方剂大辞典)(13)桑根白皮、升麻、甘草、秦艽、大黄、石膏、葛根。(中医方剂大辞典)(14)桑根白皮、木通、泽泻、犀角屑、黄芩、旋覆花、茯神、玄参、川大黄、甘菊花、甘草。(中医方剂大辞典)(15)桑根白皮、茅根、木通、干百合。(中医方剂大辞典)(16)桑根白皮、猪苓、滑石、木通、郁李仁、赤茯苓、陈橘皮、槟榔、泽泻。(中医方剂大辞典)(17)桑根白皮、青橘皮、半夏、沉香、柴胡、贝母、附子、干姜、白茯苓、赤芍药、白芷、甘草、白术、鳖甲、细辛、麻黄、大黄、木通、乌梅、黄耆、玄参、石斛、陈橘皮、常山。(中医方剂大辞典)(18)桑根白皮、白茯苓、麻黄、杏仁、甘草。(中医方剂大辞典)(19)桑根白皮、紫苏茎叶、木通、青橘皮、荆芥穗、羌活、茴香子根、干木瓜、独活、枳壳、大腹。(中医方剂大辞典)(20)桑根白皮、大豆、陈橘皮、防风、麻黄、赤茯苓、旋覆花、紫苏茎叶、杏仁。(中医方剂大辞典)(21)桑根白皮、茱萸根。(中医方剂大辞典)(22)桑根白皮、杏仁、槟榔。(中医方剂大辞典)(23)桑根白皮、陈橘皮、葶苈子。(中医方剂大辞典)(24)桑根白皮、吴茱萸、甘草。(中医方剂大辞典)(25)桑根白皮、射干、赤茯苓、黄芩、白术、泽漆、防己、泽泻。(中医方剂大辞典)(26)桑根白皮、赤茯苓、郁李仁、陈橘皮、海藻、赤小豆。(中医方剂大辞典)(27)桑根白皮、麦门冬、桂、甘草、陈橘皮、猪牙皂荚。(中医方剂大辞典)(28)桑根白皮、苍术、木通、桂、当归、黄连、草豆蔻、天雄、瞿麦穗、大腹、射干、牵牛子、桃仁、郁李仁、吴茱萸。(中医方剂大辞典)(29)桑根白皮、麦门冬、款冬花、贝母、甘草、黄明胶。(中医方剂大辞典)(30)桑根白皮、紫苏、知母、贝母、款冬花、半夏、五味子、厚朴、甘草、人参。(中医方剂大辞典)(31)桑根白皮、人参、知母、麦门冬、枇杷叶、黄连、葛根、地骨皮、淡竹根。(中医方剂大辞典)(32)桑根白皮、人参、黄耆、草豆蔻、枳壳、青木香、芍药、半夏、槟榔、桂、枇杷叶。(中医方剂大辞典)(33)桑根白皮、款冬花、麦门冬、甘草、干姜、桂、五味子、白石英。(中医方剂大辞典)(34)桑根白皮、大腹皮、枳实、大黄。(中医方剂大辞典)(35)桑根白皮、冬葵子、滑石、甘草、朴硝、青橘皮。(中医方剂大辞典)(36)桑根白皮、干姜、桂心、枣。(中医方剂大辞典)

桑白皮沐头方 sang bai pi mu tou fang

【英文名】Sang Bai Pi Mu Tou Prescription

【组成】桑白皮。(中医方剂大辞典)

桑白皮饮 sang bai pi yin

【英文名】Sang Bai Pi Drink

【组成】(1)桑根白皮、商陆根、赤小豆、羌活。(中医方剂大辞典)(2)桑根白皮、赤芍药、郁李仁、百合、木通、大腹。(中医方剂大辞典)(3)桑根白皮、木通、紫苏茎叶、桔梗、大腹皮、款冬花、紫菀、槟榔、旋覆花、前胡、杏仁。(中医方剂大辞典)(4)桑白皮、青粱米。(中医方剂大辞典)

桑白皮散 sang bai pi san

【英文名】Sang Bai Pi Powder

【异名】桑白皮八味散(中医方剂大辞典、圣惠)

【组成】(1)桑白皮、赤茯苓、汉防己、木香、紫苏子、郁李仁、木通、大腹皮、槟榔、青橘皮。(中医方剂大辞典)(2)桑根白皮、子芩、瞿麦、陈橘皮、葵子、牵牛子。(中医方剂大辞典)(3)桑根白皮、酸石榴皮、芜荑、厚朴、生姜、槟榔。(中医方剂大辞典)(4)桑根白皮、赤茯苓、麻黄、杏仁、紫菀、泽漆、柴胡、大腹皮。(中医方剂大辞典)(5)桑根白皮、木通、天门冬、款冬花、紫苏茎叶、皂角根皮、川大黄、甘草。(中医方剂大辞典)(6)桑白皮、大腹皮、木通、陈橘皮、紫苏茎叶。(中医方剂大辞典)(7)桑根白皮、大腹皮、枳壳、川大黄、川芒硝、甘草。(中医方剂大辞典)(8)桑根白皮、白前、木通、旋覆花、甘草、川朴硝、麦门冬、川大黄。(中医方剂大辞典)(9)桑根白皮、赤茯苓、半夏、旋覆花、陈橘皮、大腹皮、前胡、麻黄、紫菀、杏仁、枳壳。(中医方剂大辞典)(10)桑根白皮、桔梗、木通、紫菀、槟榔、旋覆花、款冬花、前胡、杏仁。(中医方剂大辞典)(11)桑根白皮、生姜屑、柏叶、鸡苏、小蓟根、干地黄、青竹茹、地菘。(中医方剂大辞典)(12)桑皮、木通、大黄、升麻、炙草、石膏、葛根。(中医方剂大辞典)(13)桑白皮、蜜佗僧、乌贼骨、煅龙骨、枯矾、炒黄丹。(中医方剂大辞典)(14)桑根白皮、射干、赤茯苓、黄芩、木通、泽泻、泽漆、汉防己。(中医方剂大辞典)(15)桑白皮、枳壳、木通、牛地黄、子芩、白芍、甘草。(中医方剂大辞典)(16)桑白皮、槟榔、木香、牵牛子、青橘皮、川大黄、杏仁。(中医方剂大辞典)(17)桑根白皮、泽泻、汉防己、木香、槟榔、枳壳、赤芍药、桂心、川大黄、紫苏茎叶、木通、赤茯苓。(中医方剂大辞典)(18)桑根白皮、半夏、赤茯苓、前胡、大腹皮、白术、木香、甘草、川大黄。(中医方剂大辞典)(19)桑白皮、桔梗、川芎、防风、薄荷、黄芩、前胡、柴胡、紫苏、赤茯苓、枳壳、甘草。(中医方剂大辞典)(20)柔根白皮、桔梗、紫菀、木香、人参。(中医方剂大辞典)(21)桑根白皮、大腹皮、陈皮、甘草、桂心、赤茯苓、木通、紫苏子。(中医方剂大辞典)(22)桑根白皮、防风、麦门冬、防已、紫苏叶、槟榔、甘草。(中医方剂大辞典)(23)鲜桑根白皮。(中医方剂大辞典)(24)桑根白皮、甘草、大黄。(中医方剂大辞典)(25)桑白皮、玄参、枳壳、川升麻、杏仁、旋覆花、黄芩、防风、赤芍药、甘草、甘菊花、甜葶苈。(中医方剂大辞典)(26)桑根白皮、枳壳、商陆、泽泻、冬葵根、赤茯苓、木通。(中医方剂大辞典)

桑白皮粥 sang bai pi zhou

【英文名】Sang Bai Pi Gruel

【组成】桑白皮、糯米、猪肺、杏仁、花椒、茴香。(中医方剂大辞典)

桑白皮煎 sang bai pi jian

【英文名】Sang Bai Pi Decoction

【组成】(1)桑根皮、白狗肺、甘草、茯苓、芍药、升麻、贝母、杏仁、李根白皮、淡竹青皮、款冬花、麦门冬、蜜、地黄汁、黄芩。(中医方剂大辞典)(2)桑白皮、白羊肺、芍药、款冬花、茯苓、贝母、麦门冬、杏仁、升麻、生地黄汁、黄芩、蜜。(中医方剂大辞典)

桑白散 sang bai san

【英文名】Sang Bai Powder

【异名】桑皮汤(中医方剂大辞典、银海精微)

【组成】(1)桑白、杏仁、玄参、防风、升麻、赤芍、葶苈。(中医方剂大辞典)(2)桑白皮、元参、升麻、杏仁、旋覆花、赤芍药、菊花、葶苈、防风、黄芩、枳壳、甘草。(中医方剂大辞典)

桑皮汁方 sang pi zhi fang

【英文名】Sang Pi Zhi Prescription

【组成】桑白皮汁。(中医方剂大辞典)

桑皮汤 sang pi tang

【英文名】Sang Pi Decoction

【组成】桑皮、茯苓、橘红、白术、木瓜、秦艽。(中医方剂大辞典)

桑皮豆 sang pi dou

【英文名】Sang Pi Dou Medicated Diet

【组成】赤小豆、桑白皮。(中医方剂大辞典)

桑皮饮 sang pi yin

【英文名】Sang Pi Drink

【组成】(1)桑根白皮。(中医方剂大辞典)(2)桑白皮、干葛、柴胡、黄芩、玄参、地骨皮、天门冬、麦门冬、甘草、木通。(中医方剂大辞典)(3)桑白皮、青皮、陈皮、槟榔、枳壳、赤茯苓、青木香、当归、川芎、石苇、羌活、牵牛、半夏、葶苈、甘草。(中医方剂大辞典)

桑皮接骨丹 sang pi jie gu dan

【英文名】Sang Pi Jie Gu Pellet

【组成】桑根白皮、柘桑根皮、香油、生姜。(中医方剂大辞典)

桑皮散 sang pi san

【英文名】Sang Pi Powder

【异名】桑白散(中医方剂大辞典、直指)

【组成】(1)桑白皮、郁李仁、赤茯苓、木香、防己、大腹皮、苏子、木通、槟榔、青皮。(中医方剂大辞典)(2)桑白皮、苦参、槐花、天花粉。(中医方剂大辞典)(3)脑荷、北桔梗、川芎、防风、桑白皮、黄芩、北前胡、柴胡、紫苏、赤茯苓、枳壳、甘草。(中医方剂大辞典)(4)桑皮。(中医方剂大辞典)

桑皮煎 sang pi jian

【英文名】Sang Pi Decoction

【组成】桑白皮。(中医方剂大辞典)

桑艾煎 sang ai jian

【英文名】Sang Ai Decoction

【组成】大桑叶、大艾叶、黄连、倍子、朴硝。(中医方剂大辞典)

桑决合剂 sang jue he ji

【英文名】Sang Jue Mixture

【组成】桑寄生、决明子。(江西中医药 1989,(3))

桑百龙黄汤 sang bai long huang tang

【英文名】Sang Bai Long Huang Decoction

【组成】桑白皮、百部、地龙、大黄、葶苈子、苏子、浙贝母、秦皮、白前、小茴香、马兜铃、紫菀、蝉衣、甘草。(浙江中医杂志 1993,28(3))

桑耳丸 sang er wan

【英文名】Sang Er Pill

【组成】(1)桑耳、菴蕳子、桂、芎藭、人参、牛膝、赤茯苓、白芍药、大黄、生干地黄、甘草。(中医方剂大辞典)(2)桑耳、巴豆。(中医方剂大辞典)

桑耳汤 sang er tang

【英文名】Sang Er Decoction

【组成】(1)桑耳、芍药、黄芪、干熟地黄、阿胶、蛇黄、蒲黄、白垩。(中医方剂大辞典)(2)桑耳、当归、芍药、桂、大黄、枳壳、瞿麦穗。(中医方剂大辞典)

桑耳饮 sang er yin

【英文名】Sang Er Drink

【组成】桑耳、芍药、地榆、茜根、牛角腮、阿胶、艾叶、鸡苏、白龙骨。(中医方剂大辞典)

桑耳散 sang er san

【英文名】Sang Er Powder

【异名】桑耳续断散(中医方剂大辞典、圣惠)

【组成】(1)麝香、晚蚕沙、桐皮、桑耳。(中医方剂大辞典)(2)桑耳、鹿茸。(中医方剂大辞典)(3)桑耳、菴蕳子、牛膝、赤芍药、赤茯苓、延胡索、桂心、芎藭、泽兰、生干地黄。(中医方剂大辞典)(4)桑黄、鮀甲、当归、乌贼鱼骨、白芍药、禹余粮、干姜、吴萸、白石脂。(中医方剂大辞典)(5)桑耳、白芍药、黄芪、肉豆蔻、阿胶、熟干地黄、当归、蒲黄、桔梗。(中医方剂大辞典)(6)桑耳、丹参、续断、芎藭、柏叶、熟艾、鹿茸、牡蛎、地榆、阿胶、刺蓟根、龟甲、赤石脂、当归、槲叶、熟干地黄、牛角腮。(中医方剂大辞典)(7)桑耳、牡蛎粉、龙骨、当归、白芍药、黄芩、甘草。(中医方剂大辞典)(8)桑耳、菴蕳、牛膝、赤芍药、土瓜根、赤茯苓、牡丹、桂心、芎藭、川黄、生干地黄、甘草。(中医方剂大辞典)(9)桑耳、枳壳、木贼、当归、槐鹅。(中医方剂大辞典)(10)桑耳、阿胶、茜根、熟干地黄。(中医方剂大辞典)

桑耳粥 sang er zhou

【英文名】Sang Er Gruel

【组成】桑耳、米。(中医方剂大辞典)

桑耳塞鼻丹 sang er sai bi dan

【英文名】Sang Er Sai Bi Pellet

【组成】桑耳。(中医方剂大辞典)

桑耳羹臛方 sang er geng huo fang

【英文名】Sang Er Geng Huo Prescription

【组成】桑耳。(中医方剂大辞典)

桑芍疗崩汤 sang shao liao beng tang

【英文名】Sang Shao Liao Beng Decoction

【组成】冬桑叶、生白芍、生黄芪、田三七、黄芩、阿胶、炒白术、侧柏炭。(中医函授通讯 1984,(5))

桑虫丸 sang chong wan

【英文名】Sang Chong Pill

【组成】桑虫、麝香、朱砂。(中医方剂大辞典)

桑虫浆 sang chong jiang

【英文名】Sang Chong Juice

【组成】生桑树内虫。(中医方剂大辞典)

桑杏汤 sang xing tang

【英文名】Sang Xing Decoction

【组成】(1)桑叶、杏仁、沙参、象贝、香豉、栀皮、梨皮。(中医方剂大辞典)(2)桑白皮、朴硝、乳香、杏仁。(中医方剂大辞典)

桑条煎 sang tiao jian

【英文名】Sang Tiao Decoction

【组成】桑条。(中医方剂大辞典)

桑花饮 sang hua yin

【英文名】Sang Hua Drink

【组成】干桑叶、生甘草、瓜蒌、当归、榆树皮、荆芥、紫

花地丁。(中医方剂大辞典)

桑苏桂苓汤 sang su gui ling tang

【英文名】Sang Su Gui Ling Decoction

【组成】桑皮、苏子、桂枝、茯苓、泽泻、大腹皮、橘红、半夏、杏仁、猪苓。(中医方剂大辞典)

桑连散 sang lian san

【英文名】Sang Lian Powder

【组成】绿豆粉、桑白皮、苦参、黄连、天花粉。(中医方剂大辞典)

桑枝方 sang zhi fang

【英文名】Sang Zhi Prescription

【组成】嫩桑枝。(中医方剂大辞典)

桑枝汤 sang zhi tang

【英文名】Sang Zhi Decoction

【组成】(1)桑枝、葱。(中医方剂大辞典)(2)桑枝、槐枝。(中医方剂大辞典)(3)桑枝、柳枝、槐枝、枸杞根、黄荆根、羚羊角。(中医方剂大辞典)(4)桑枝、柳枝、椒枝、杉枝、槐枝、白矾、盐。(中医方剂大辞典)

桑枝饮子 sang zhi yin zi

【英文名】Sang Zhi Drink

【组成】桑枝、黑豆、独活、生姜、羌活。(中医方剂大辞典)

桑枝虎杖汤 sang zhi hu zhang tang

【英文名】Sang Zhi Hu Zhang Decoction

【组成】桑枝、虎杖根、金雀根、臭梧桐根、枣。(中医方剂大辞典)

桑枝浸酒 sang zhi jin jiu

【英文名】Sang Zhi Jin Wine

【组成】花桑枝、垂柳枝、槐枝、羌活、牛膝、黑豆、附子、桂心、熟干地黄。(中医方剂大辞典)

桑枝秦艽汤 sang zhi qin jiao tang

【英文名】Sang Zhi Qin Jiao Decoction

【组成】鲜桑枝尖、秦艽、明天麻、广皮、当归、川芎、羌活节、小桂枝、桔梗、甘草、皂刺。(中医方剂大辞典)

桑枝散 sang zhi san

【英文名】Sang Zhi Powder

【异名】桑枝煎(中医方剂大辞典、济阳纲目)

【组成】桑枝。(中医方剂大辞典)

桑枝煎 sang zhi jian

【英文名】Sang Zhi Decoction

【异名】扶桑煎(中医方剂大辞典、张文仲方)

【组成】(1)桑枝、白蜜、黄明胶。(中医方剂大辞典)(2)桑枝、益母草。(中医方剂大辞典)(3)桑枝、黑豆、附子、茄子根、石斛、天雄、天麻、芎䓖、牛膝、桂心。(中医方剂大辞典)(4)桑枝。(中医方剂大辞典)

桑枝煎丸 sang zhi jian wan

【英文名】Sang Zhi Jian Pill

【组成】桑枝、槐枝、柳枝、黑豆、天蓼木、天麻、海桐皮、萆薢、芎䓖、防风、五加皮、酸枣仁、薏苡仁、桂心、生干地黄。(中医方剂大辞典)

桑枝膏 sang zhi gao

【英文名】Sang Zhi Concentrated Decoction

【组成】桑枝。(药品标准-中药成方制剂标准 1991)

桑枝膏丸 sang zhi gao wan

【英文名】Sang Zhi Gao Pill

【组成】制首乌、杞子、归身、三角胡麻、菊花炭、柏子仁、刺蒺藜。(中医方剂大辞典)

桑枣酒 sang zao jiu

【英文名】Sang Zao Wine

【组成】桑叶、红枣、好酒。(中医方剂大辞典)

桑姜感冒片 sang jiang gan mao pian

【英文名】Sang Jiang Gan Mao Tablet

【组成】桑叶、菊花、紫苏、连翘、苦杏仁、干姜。(药品标准-中药成方制剂标准 1992)

桑姜感冒注射液 sang jiang gan mao zhu she ye

【英文名】Sang Jiang Gan Mao Injection

【组成】桑叶、菊花、紫苏、连翘、苦杏仁、干姜。(药品标准-中药成方制剂标准 1998)

桑根白皮丸 sang gen bai pi wan

【英文名】Sang Gen Bai Pi Pill

【组成】桑根白皮、山栀子、黄芩、甘草、羌活、防风、当归、诃黎勒、胡黄连、地骨皮、人参、白茯苓、柴胡。(中医方剂大辞典)

桑根白皮六味丸 sang gen bai pi liu wei wan

【英文名】Sang Gen Bai Pi Liu Wei Pill

【组成】桑根白皮、生姜屑、蜀椒、桂心、升麻、五味子。(中医方剂大辞典)

桑根白皮汤 sang gen bai pi tang

【英文名】Sang Gen Bai Pi Decoction

【异名】桑根汤(中医方剂大辞典、医心方)

【组成】(1)桑皮、款冬花、五味子、杏仁、当归、人参、甜葶苈、防己。(中医方剂大辞典)(2)桑根白皮、草豆蔻、天雄、瞿麦穗、苍术、木通、桂、当归、黄连、大腹皮、射干、牵牛子、桃仁、郁李仁、吴茱萸。(中医方剂大辞典)(3)桑根白皮、槟榔、黑豆、生姜。(中医方剂大辞典)(4)桑根白皮、防风、升麻、犀角、芍药、槟榔、淡竹沥。(中医方剂大辞典)(5)桑根白皮、葶苈、泽漆茎叶、郁李仁、杏仁、赤茯苓。(中医方剂大辞典)(6)桑根白皮、羚羊角、漏芦、茯神、败酱、木通、芎䓖。(中医方剂大辞典)(7)桑根白皮、木通、百合、白茅根、鸡苏、赤芍药。(中医方剂大辞典)

(8)桑白皮、谷白皮、泽漆叶、大豆、防己、射干、白术。(中医方剂大辞典)(9)桑根白皮、干姜、桂心、大枣。(中医方剂大辞典)(10)桑根白皮、桂、生姜、人参。(中医方剂大辞典)(11)桑根白皮。(中医方剂大辞典)

桑根白皮饮 sang gen bai pi yin

【英文名】Sang Gen Bai Pi Drink

【组成】桑根白皮、木通、桔梗、紫苏、槟榔、款冬花、郁李仁。(中医方剂大辞典)

桑根白皮散 sang gen bai pi san

【英文名】Sang Gen Bai Pi Powder

【异名】桑根白皮汤(中医方剂大辞典、圣惠)

【组成】(1)桑根白皮、白前、麦门冬、木通、川大黄、旋覆花、甘草、川朴硝。(中医方剂大辞典)(2)桑根白皮、射干、赤茯苓、黄芩、木通、泽漆、泽泻、汉防己。(中医方剂大辞典)(3)桑根白皮、海蛤、汉防己、赤茯苓、白术、甜葶苈、川朴、猪苓。(中医方剂大辞典)(4)桑根白皮、羚羊角屑、漏芦、败酱、茯神、木通、芎䓖。(中医方剂大辞典)(5)桑根白皮、杏仁、陈橘皮、赤茯苓、甘遂、泽泻、黄芩、赤小豆。(中医方剂大辞典)(6)桑根白皮、大腹皮、汉防己、泽漆、赤茯苓、紫苏茎叶。(中医方剂大辞典)(7)桑根白皮、柴胡、大腹皮、枳壳、杏仁、赤芍药、赤茯苓、黄芪、陈橘皮、麦门冬、牛蒡子、甘草。(中医方剂大辞典)(8)桑根白皮、槟榔、木香、青橘皮、川大黄、牵牛子、杏仁。(中医方剂大辞典)(9)桑根白皮、射干、枳壳、赤茯苓、贝母、白前、生干地黄、柴胡、甘草、赤芍药、天门冬、百合、槟榔。(中医方剂大辞典)(10)桑根白皮、泽泻、汉防己、木香、枳壳、槟榔、赤茯苓、赤芍药、桂心、川大黄、紫苏茎叶、木通。(中医方剂大辞典)(11)桑根白皮、半夏、赤茯苓、前胡、大腹皮、白术、木香、甘草、川大黄。(中医方剂大辞典)(12)桑根白皮、酸枣仁、薏苡仁。(中医方剂大辞典)(13)桑根白皮、大腹皮、陈橘皮、甘草、桂心、赤茯苓、木通、紫苏子。(中医方剂大辞典)(14)桑根白皮、升麻、甘草、木通、川大黄、石膏、葛根。(中医方剂大辞典)(15)桑根白皮、木通、犀角屑、黄芩、旋覆花、茯神、玄参、川大黄、甘菊花、甘草。(中医方剂大辞典)(16)桑根白皮、陈橘皮、葵子、滑石、川芒硝、黄芩、甘草。(中医方剂大辞典)

桑根皮散 sang gen pi san

【英文名】Sang Gen Pi Powder

【组成】桑根白皮、杏仁、陈橘皮、甘遂、泽泻、赤茯苓、黄芩、赤小豆。(中医方剂大辞典)

桑根汤 sang gen tang

【英文名】Sang Gen Decoction

【组成】桑根白皮、大豆。(中医方剂大辞典)

桑根散 sang gen san

【英文名】Sang Gen Powder

【组成】蒜、桑根白皮。(中医方剂大辞典)

桑桂柴胡汤 sang gui chai hu tang

【英文名】Sang Gui Chai Hu Decoction

【组成】桑白皮、柴胡、清半夏、党参、炙甘草、黄芩、生姜、大枣、核枝。(内蒙古中医药 1991,10(3))

桑寄生丸 sang ji sheng wan

【英文名】Sang Ji Sheng Pill

【组成】(1)川杜仲、炙芪、真桑寄、高丽参、北五味、白术。(中医方剂大辞典)(2)羌活、桑寄生、防风、白术、杜仲、川续断、赤芍药、薏苡仁、当归、独活、白茯苓、苍术、红花、川芎、宣木瓜。(中医方剂大辞典)(3)桑寄生、黄芪、枳壳、熟干地黄、蔓荆子。(中医方剂大辞典)

桑寄生汤 sang ji sheng tang

【英文名】Sang Ji Sheng Decoction

【异名】芎䓖散(中医方剂大辞典、圣济总录)

【组成】(1)桑寄生、芎䓖、艾叶、当归、白胶。(中医方剂大辞典)(2)桑寄生、川断、熟地、人参、白术、艾、川芎、当归。(中医方剂大辞典)(3)桑寄生、当归、芎䓖、人参、甘草。(中医方剂大辞典)(4)桑寄生、白茯苓、人参、萎蕤、白术。(中医方剂大辞典)(5)桑上寄生、当归、赤茯苓、木通、生干地黄、诃黎勒、陈橘皮、白术、芎䓖、莎草根、木香。(中医方剂大辞典)(6)桑上寄生、当归、芎䓖。(中医方剂大辞典)

桑寄生饮 sang ji sheng yin

【英文名】Sang Ji Sheng Drink

【组成】桑寄生、阿胶、柴胡、麦门冬、人参、大蓟、郁李仁。(中医方剂大辞典)

桑寄生散 sang ji sheng san

【英文名】Sang Ji Sheng Powder

【组成】(1)桑寄生、附子、独活、当归、狗脊、桂心、羌活、杜仲、赤芍药、芎䓖、甘草、石斛、牛膝、海桐皮。(中医方剂大辞典)(2)桑寄生、白芍药、独活、熟干地黄、杜仲、牛膝、附子、细辛、秦艽、白茯苓、羚羊角屑、防风、芎䓖、人参、当归、桂心、甘草。(中医方剂大辞典)(3)当归、芎䓖、阿胶、葱白、豉、桑寄生。(中医方剂大辞典)(4)桑寄生、牡丹皮、鹿茸、桂心。(中医方剂大辞典)(5)桑寄生、当归、芎䓖、人参、甘草。(中医方剂大辞典)(6)桑寄生、当归、川续断、川芎、香附、茯神、阿胶、白术、人参、甘草、陈艾叶、乌梅。(中医方剂大辞典)(7)桑寄生、当归、川续断、芎䓖、香附子、阿胶、茯神、白术、人参、甘草。(中医方剂大辞典)(8)桑寄生、白茯苓、大川芎、干地黄、白术、黄芪、甘草。(中医方剂大辞典)(9)桑寄生、阿胶、艾叶、白芍药、白术。(中医方剂大辞典)(10)桑寄生、当归、阿胶、续断、艾叶、芎䓖。(中医方剂大辞典)(11)桑寄生、阿胶、麦门冬、刺蓟、人参、郁李仁。(中医方剂大辞典)(12)桑寄生、桂心、鹿角屑、杜仲。(中医方剂大辞典)(13)桑寄生。(中医方剂大辞典)

桑菊饮 sang ju yin

【英文名】Sang Ju Drink

【组成】杏仁、连翘、薄荷、桑叶、菊花、苦梗、甘草、苇根。(中医方剂大辞典)

桑菊银翘散 sang ju yin qiao san

【英文名】Sang Ju Yin Qiao Powder

【组成】桑叶、菊花、金银花、连翘、川贝母、桔梗、薄荷、淡竹叶、荆芥、牛蒡子、苦杏仁、芦根、蝉蜕、僵蚕、滑石、绿豆、淡豆豉、甘草。(药品标准-中药成方制剂标准 1996)

桑菊葱豉饮 sang ju cong chi yin

【英文名】Sang Ju Cong Chi Drink

【组成】冬桑叶、菊花、淡豆豉、葱白。(中医方剂大辞典)

桑菊感冒丸 sang ju gan mao wan

【英文名】Sang Ju Gan Mao Pill

【异名】桑菊丸(药品标准-中药成方制剂标准)

【组成】桑叶、菊花、连翘、芦根、桔梗、甘草、苦杏仁、薄荷油。(药品标准-中药成方制剂标准 1991)

桑菊感冒片 sang ju gan mao pian

【英文名】Sang Ju Gan Mao Tablet

【组成】桑叶、菊花、连翘、桔梗、杏仁、芦根、甘草、薄荷冰。(中医方剂大辞典)

桑菊感冒冲剂 sang ju gan mao chong ji

【英文名】Sang Ju Gan Mao Medicinal Instant Granule

【组成】桑叶、菊花、连翘、薄荷、苦杏仁、桔梗、甘草、芦根。(药品标准-中药成方制剂标准 1990)

桑菊感冒合剂 sang ju gan mao he ji

【英文名】Sang Ju Gan Mao Mixture

【组成】桑叶、菊花、苦杏仁、连翘、薄荷、桔梗、芦根、甘草。(药品标准-中药成方制剂标准 1991)

桑菊感冒散 sang ju gan mao san

【英文名】Sang Ju Gan Mao Powder

【组成】桑叶、菊花、苦杏仁、连翘、桔梗、甘草、薄荷、芦根。(药品标准-中药成方制剂标准 1998)

桑菊感冒糖浆 sang ju gan mao tang jiang

【英文名】Sang Ju Gan Mao Syrup

【组成】桑叶、菊花、连翘、薄荷、苦杏仁、桔梗、芦根、甘草。(药品标准-中药成方制剂标准 1998)

桑麻丸 sang ma wan

【英文名】Sang Ma Pill

【组成】(1)制首乌、党参、桑叶、黑芝麻、女贞子、白蒺、滁菊、杞子、熟地、当归、牛膝、茯苓、麦冬、五味、蒙花、望月砂、蝉衣、石决明、草决明。(中医方剂大辞典)(2)桑叶、黑芝麻、糯米、黑豆、黑枣。(中医方剂大辞典)

桑黄汤 sang huang tang

【英文名】Sang Huang Decoction

【组成】桑黄、槲白皮。(中医方剂大辞典)

桑楮汤 sang chu tang

【英文名】Sang Chu Decoction

【组成】桑根白皮、楮白皮。(中医方剂大辞典)

桑葛降脂丸 sang ge jiang zhi wan

【英文名】Sang Ge Jiang Zhi Pill

【组成】桑寄生、葛根、丹参、红花等。(四川中医 1991,(6))

桑椹冲剂 sang shen chong ji

【英文名】Sang Shen Granule

【组成】桑椹。(药品标准-中药成方制剂标准 1990)

桑椹汤 sang shen tang

【英文名】Sang Shen Decoction

【组成】桑椹、白茯苓、牡丹皮、熟干地黄、桂、芎䓖。(中医方剂大辞典)

桑椹河车丸 sang shen he che wan

【英文名】Sang Shen He Che Pill

【组成】河车、鹿茸、黑驴肾、黄狗肾、熟地、枸杞、生首乌、巴戟天、破故纸、山药、萸肉、骨碎补、鱼鳔、五味子、菟丝子、仙茅、肉苁蓉、锁阳、茯苓、人参。(中医方剂大辞典)

桑椹酒 sang shen jiu

【英文名】Sang Shen Wine

【组成】(1)桑心皮、桑椹。(中医方剂大辞典)(2)桑椹。(中医方剂大辞典)

桑椹提取液 sang shen ti qu ye

【英文名】Sang Shen Liqiud

【组成】桑椹。(中医杂志 1988,29(11))

桑椹膏 sang shen gao

【英文名】Sang Shen Concentrated Decoction

【组成】桑椹。(药品标准-中药成方制剂标准 1994)

桑椹膏丸 sang shen gao wan

【英文名】Sang Shen Gao Pill

【组成】陈皮、半夏、茯苓、当归、川芎、白芍、熟地、牡蛎、龙骨、甘草、丹参、神曲。(中医方剂大辞典)

桑椹蜜膏 sang shen mi gao

【英文名】Sang Shen Mi Ointment

【组成】黑桑椹。

桑赭生牛饮 sang zhe sheng niu yin

【英文名】Sang Zhe Sheng Niu Decoction

【组成】桑白皮、代赭石、生地、炭川、牛膝、炒白芍、白

薇、当归身、粉丹皮、炒黄芩、焦山栀、白茅根。(陕西中医 1986,7(2))

桑薄清宣流浸膏 sang bo qing xuan liu jin gao

【英文名】Sang Bo Qing Xuan Liquid Extract

【组成】霜桑叶、薄荷、炒杏仁。(山东中医学院学报 1993,17(4))

桑螵散 sang piao san

【英文名】Sang Piao Powder

【组成】桑螵蛸、人参、黄芪、鹿茸、牡蛎、赤石脂。(中医方剂大辞典)

桑螵蛸丸 sang piao xiao wan

【英文名】Sang Piao Xiao Pill

【组成】(1)附子、五味子、龙骨、桑螵蛸。(中医方剂大辞典)(2)桑螵蛸、酸枣仁、菖蒲、阿魏、麝香、丹砂、蛇黄。(中医方剂大辞典)(3)桑螵蛸、菟丝子、熟干地黄、山茱萸、黄连。(中医方剂大辞典)(4)桑螵蛸、菖蒲、山茱萸、磁石、肉苁蓉、附子、续断、五味子、薯蓣、萆薢、沉香、茴香子。(中医方剂大辞典)

桑螵蛸汤 sang piao xiao tang

【英文名】Sang Piao Xiao Decoction

【异名】桑螵蛸散(中医方剂大辞典、千金翼方)

【组成】(1)桑螵蛸、牡丹皮、白术、白茯苓、当归、桂、牡荆子、磁石、附子、菖蒲、熟干地黄、大黄、细辛、芎䓖。(中医方剂大辞典)(2)桑螵蛸、黄芩。(中医方剂大辞典)(3)桑螵蛸、白术、黄芪、赤茯苓、人参、甘草。(中医方剂大辞典)(4)桑螵蛸、鹿茸、黄芪、生姜、人参、牡蛎、甘草。(中医方剂大辞典)

桑螵蛸散 sang piao xiao san

【英文名】Sang Piao Xiao Powder

【异名】桑螵蛸龙骨散(中医方剂大辞典、千金翼方)

【组成】(1)真桑螵蛸、白龙骨、牡蛎。(中医方剂大辞典)(2)螵蛸、人参、黄芪、鹿茸、牡蛎、赤石脂。(中医方剂大辞典)(3)桑螵蛸、人参、黄芪、鹿茸、牡蛎、赤石脂。(中医方剂大辞典)(4)桑螵蛸、韭子。(中医方剂大辞典)(5)桑螵蛸、龙骨。(中医方剂大辞典)(6)桑螵蛸、地龙、贝母、厚黄柏、虢丹、乳香、粳米粉、雄黄、轻粉、麝香。(中医方剂大辞典)(7)桑螵蛸、远志、石菖蒲、人参、白茯苓、当归、龙骨、鳖甲、甘草。(中医方剂大辞典)(8)桑螵蛸。(中医方剂大辞典)(9)桑螵蛸、远志、石菖蒲、人参、茯神、当归、龙骨、龟甲。(中医方剂大辞典)(10)桑螵蛸、腻粉、麝香。(中医方剂大辞典)(11)桑螵蛸、鹿茸、黄芪、牡蛎粉、甘草。(中医方剂大辞典)(12)桑螵蛸、地龙、乳香、麝香、黄丹、黄柏、粳米粉、腻粉。(中医方剂大辞典)(13)桑螵蛸、薯蓣、山茱萸、黄芪、桂心、附子、鹿茸、杜仲。(中医方剂大辞典)(14)桑螵蛸、韭子、菟丝子、牡蛎、车前子、麦门冬。(中医方剂大辞典)(15)桑螵蛸、赤石脂、补骨脂、狗脊、萆薢、白龙骨、韭子、鹿茸、肉苁蓉、兔丝子。(中医方剂大辞典)(16)桑螵蛸、鹿茸、黄芪、牡蛎、人参、厚朴、赤石脂。(中医方剂大辞典)(17)桑螵蛸、附子、人参、白茯苓、当归、桂、熟干地黄、牡丹皮、白术、羊肾。(中医方剂大辞典)

桑螺膏 sang luo gao

【英文名】Sang Luo Ointment

【组成】桑上缘桑螺子。(中医方剂大辞典)

桔干汤 jie gan tang

【英文名】Jie Gan Decoction

【组成】荆芥、防风、连翘、桔梗、牛蒡、射干、玄参、山豆根、竹叶、甘草。(中医方剂大辞典)

桔贝合剂 jie bei he ji

【英文名】Jie Bei Mixture

【组成】桔梗、浙贝母、苦杏仁、麦冬、黄芩、枇杷叶、甘草。(药品标准－中药成方制剂标准 1990)

桔任丸 jie ren wan

【英文名】Jie Ren Pill

【组成】桔梗、枳实、鳖甲、人参、当归、桂心、白术、吴茱萸、大麦蘖、干姜、甘草。(中医方剂大辞典)

桔红丸 ju hong wan

【英文名】Ju Hong Pill

【组成】桔红、陈皮。((92)滇卫药准字(92)3Z 第 525 号)

桔连汤 jie lian tang

【英文名】Jie Lian Decoction

【组成】苦桔梗、川黄连、枳实、前胡、连翘、陈皮、防风、制半夏、柴胡、南星、白附子、牛蒡子、玄参、赤芍、莪术、甘草。(中医方剂大辞典)

桔枳汤 jie zhi tang

【英文名】Jie Zhi Decoction

【组成】桔梗、枳壳、陈皮、厚朴、木香。(中医方剂大辞典)

桔梗丸 jie geng wan

【英文名】Jie Geng Pill

【异名】藜芦丸(中医方剂大辞典)

【组成】(1)桔梗、胡椒、荜茇、青橘皮、川椒、川乌头、人参、干姜、桂心、细辛、厚朴、枳壳、附子、前胡、甜葶苈、白术、防葵、槟榔、川大黄、甘草、吴茱萸。(中医方剂大辞典)(2)桔梗、白术、桂心、吴茱萸、厚朴、陈橘皮、枳壳、人参、干姜、甘草、麦蘖、神曲、肉豆蔻。(中医方剂大辞典)(3)桔梗、吴茱萸、白术、桂心、人参、槟榔、甘草、陈橘皮、枳壳、干姜、厚朴。(中医方剂大辞典)(4)桔梗、白术、槟榔、甘草、桂心、干姜、人参、前胡、麦蘖、陈橘皮、厚朴。(中医方剂大辞典)(5)桔梗、藜芦、皂荚、巴豆、附子。(中医方剂大辞典)(6)桔梗、白术、干姜、茯苓、仓米。(中医方剂大辞典)(7)桔梗、甘草。(中医方剂大辞典)(8)桔梗、半夏、枳实、陈皮。(中医方剂大辞典)(9)桔梗、牵牛。(中医方剂大辞典)(10)桔梗、诃藜勒、木香、白术、厚朴、细辛。(中医方剂大辞典)(11)桔梗、葶苈子、藜芦、杏仁、厚朴、附子、桂、人参、沙参、特生礜石。(中医方剂大辞典)(12)桔梗、防风、禹余粮、远志、萆薢、鹿茸、橘皮、芜荑、紫石英、桂、干姜、吴茱萸、甘草。(中医方剂大辞典)(13)桔梗、细辛、菖蒲、紫菀、肉桂、陈橘皮、百合、杏仁、人参、甘草。(中医方剂大辞典)(14)桔梗、神曲、麦蘖、乌梅肉、黄连、厚朴、白术、人参、赤石脂、黄芩、甘草、龙骨、桂心、黄雌鸡骨。(中医方剂大辞典)(15)桔梗、京三棱、紫菀、干姜、芫花、桂心、川大黄、当归、巴豆、桃仁。(中医方剂大辞典)(16)桔梗、枳壳、人参、鳖甲、吴茱萸、当归、桂心、白术、大麦蘖、干姜、青橘皮、川大黄。(中医方剂大辞典)(17)桔梗、藜芦、桂心、甜葶苈、附子、当归、鳖甲、川大黄、厚朴、杏仁。(中医方剂大辞典)

桔梗冬花片 jie geng dong hua pian

【英文名】Jie Geng Dong Hua Tablet

【组成】桔梗、款冬花、远志、甘草。(药品标准 - 中药成方制剂标准 1993)

桔梗半夏汤 jie geng ban xia tang

【英文名】Jie Geng Ban Xia Decoction

【组成】(1)半夏、陈皮、茯苓、甘草、桔梗。(中医方剂大辞典)(2)茯苓、陈皮、当归、莪术、枳壳、瓜蒌根、桔梗、半夏、甘草。(中医方剂大辞典)(3)桔梗、半夏、陈橘皮。(中医方剂大辞典)

桔梗汁方 jie geng zhi fang

【英文名】Jie Geng Zhi Prescription

【组成】生桔梗。(中医方剂大辞典)

桔梗玄参汤 jie geng xuan shen tang

【英文名】Jie Geng Xuan Shen Decoction

【组成】桔梗、玄参、杏仁、橘皮、半夏、茯苓、甘草、生姜。(中医方剂大辞典)

桔梗甘草汤 jie geng gan cao tang

【英文名】Jie Geng Gan Cao Decoction

【组成】桔梗、甘草、半夏、旋覆花、大腹皮、枳壳、赤茯苓、芍药、前胡。(中医方剂大辞典)

桔梗甘草防风汤 jie geng gan cao fang feng tang

【英文名】Jie Geng Gan Cao Fang Feng Decoction

【组成】桔梗、甘草、防风。(中医方剂大辞典)

桔梗甘草栀子汤 jie geng gan cao zhi zi tang

【英文名】Jie Geng Gan Cao Zhi Zi Decoction

【组成】桔梗、甘草、栀子仁。(中医方剂大辞典)

桔梗甘草鼠粘子汤 jie geng gan cao shu nian zi tang

【英文名】Jie Geng Gan Cao Shu Nian Zi Decoction

【组成】桔梗、甘草、鼠粘子。(中医方剂大辞典)

桔梗白散 jie geng bai san

【英文名】Jie Geng Bai Powder

【组成】桔梗、巴豆、贝母。(伤寒论 206 年前)

桔梗汤 jie geng tang

【英文名】Jie Geng Decoction

【异名】桔梗白术汤(中医方剂大辞典)

【组成】(1)桔梗、黄柏、大黄。(中医方剂大辞典)(2)桔梗、漏芦、钟乳粉、蛴螬。(中医方剂大辞典)(3)桔梗、当归、刘寄奴、桂、延胡索、陈橘皮、芍药、白茯苓。(中医方剂大辞典)(4)桔梗、茯神、人参、当归、钩藤皮、桂、独活、芍药、生干地黄、桑上寄生、石膏、甘草。(中医方剂大辞典)(5)桔梗、半夏、白茯苓、细辛、芎䓖、人参、甘草、芍药、熟干地黄。(中医方剂大辞典)(6)桔梗、半夏。(中医方剂大辞典)(7)桔梗、半夏、人参、甘草。(中医方剂大辞典)(8)桔梗、甘草、恶实。(中医方剂大辞典)(9)桔梗、大黄、细辛、黄芩、玄参、芒硝 、防风、车前子。(中医方剂大辞典)(10)桔梗、大黄、玄参、芍药、防风、黄芩、茺蔚子。(中医方剂大辞典)(11)黄芩、连翘、栀子、薄荷、桔梗、竹叶、甘草、大黄。(中医方剂大辞典)(12)川贝、桑皮、瓜蒌、玄参、当归、桔梗、竹叶、甘草、枳壳、杏仁、百合。(中医方剂大辞典)(13)桔梗、半夏、白术、甘草、桂、芍药、玄参。(中医方剂大辞典)(14)桔梗、百合、赤茯苓、桑根白皮、枳壳、槟榔、木通。(中医方剂大辞典)(15)桔梗、防葵、大黄、桃仁。(中医方剂大辞典)(16)桔梗、丹参、白术、枳壳、芍药、槟榔。(中医方剂大辞典)(17)桔梗、人参、赤茯苓、白术、陈橘皮、桂、厚朴、木香、枇杷叶。(中医方剂大辞典)(18)桔梗、大黄、麻黄、枳壳、大腹皮、柴胡、杏仁、羌活、木香。(中医方剂大辞典)(19)桔梗、白术、赤茯苓、桂、细辛、当归、吴茱萸、干地黄、甘草。(中医方剂大辞典)(20)桔梗、甘草、附子、干姜。(中医方剂大辞典)(21)桔梗、甘草、知母、柴胡、大黄、鳖甲。(中医方剂大辞典)(22)桔梗、紫菀、桑根白皮、赤茯苓、贝母、杏仁、人参、甘草。(中医方剂大辞典)(23)桔梗、瓜蒌仁、百合、防风、当归、枳壳、黄芪、贝母、玄参、白鲜皮、薏苡仁、杏仁、甘草、黄芩。(中医方剂大辞典)(24)桔梗、白及、橘红、炒甜葶苈、甘草、贝母、苡仁、金银花。(中医方剂大辞典)(25)桔梗、红花、苏木、芒硝、猪苓、泽泻、大黄、归尾、桃仁。(中医方剂大辞典)(26)桔梗、香附、山栀、黄芩、前胡、贝母、知母。(中医方剂大辞典)(27)桔梗、甘草、葱、豆豉。(中医方剂大辞典)(28)紫苏叶、桔梗、麻黄、桑白皮、杏仁、赤茯苓、天冬、百合、川贝母、前胡。(中医方剂大辞典)(29)天冬、桔梗、紫苏、知母、甘草、杏仁、陈皮、黄芩、贝母。(中医方剂大辞典)(30)牛蒡、玄参、升麻、桔梗、犀角、黄芩、木通、甘草。(中医方剂大辞典)(31)桔梗、前胡、红花、荆芥、蝉蜕、僵蚕、大力、灯心、通草。(中医方剂大辞典)(32)桔梗、半夏、陈皮、枳实。(中医方剂大辞典)(33)桔梗、人参、麦门冬、甘草、小麦。(中医方剂大辞典)(34)枳实、白术、栀子仁、桔梗、甘草。(中医方剂大辞典)(35)桔梗。(中医方剂大辞典)(36)桔梗、白术、当归、地黄、甘草、败酱、薏苡仁、桑白皮。(中医方剂大辞典)(37)桔梗、贝母、当归、瓜蒌仁、枳壳、薏苡仁、桑白皮、甘草节、防己、黄芪、五味子、百合、葶苈、地骨皮、知母、杏仁。(中医方剂大辞典)(38)桔梗、贝母、当归、瓜蒌子、枳壳、薏苡仁、桑白皮、防己、甘草节、黄芪、杏仁、百合。(中医方剂大辞典)(39)桔梗、旋覆花、好贝母、防风、陈橘皮、麦门冬、枳壳、桑根白皮、人参、前胡、鳖甲、白茯苓、蒺藜子、甘草、黄芪、天门冬。(中医方剂大辞典)(40)桔梗、桑白皮、甘草、贝母、诃藜勒。(中医方剂大辞典)(41)当归身、马勃、白僵蚕、黄芩、麻黄、桔梗、甘草、桂枝。(中医方剂大辞典)(42)桔梗、半夏曲、陈皮、枳实、白茯苓、白术、厚朴。(中医方剂大辞典)(43)桔梗、甘草、薏苡仁。(中医方剂大辞典)(44)前胡、赤茯苓、人参、枳壳、甘草、半夏、桔梗、陈橘皮。(中医方剂大辞典)(45)桔梗、半夏、紫苏叶、石膏、甘草、皂荚。(中医方剂大辞典)(46)桔梗、紫菀、麦门冬、甘草。(中医方剂大辞典)(47)桔梗、甘草、抚芎、香附、炒栀、前胡、贝母。(中医方剂大辞典)

桔梗杏仁丸 jie geng xing ren wan

【英文名】Jie Geng Xing Ren Pill

【组成】桔梗、桂、杏仁、芫花、巴豆。(中医方剂大辞典)

桔梗杏仁煎 jie geng xing ren jian

【英文名】Jie Geng Xing Ren Jian Decoction

【组成】桔梗、杏仁、甘草、阿胶、金银花、麦冬、百合、夏枯草、连翘、贝母、枳壳、红藤。(中医方剂大辞典)

桔梗芦散 jie geng lu san

【英文名】Jie Geng Lu Powder

【组成】桔梗芦。(中医方剂大辞典)

桔梗诃百饮 jie geng ke bai yin

【英文名】Jie Geng Ke Bai Decoction

【组成】桔梗、百部、诃子、枇杷叶、前胡、紫菀、杏仁、枳实、旋覆花、贯众、蒲公英、四季青。(上海中医药杂志 1986,(7))

桔梗连翘汤 jie geng lian qiao tang

【英文名】Jie Geng Lian Qiao Decoction

【组成】桔梗、连翘、黄芩、薄荷、甘草、川芎、栀子。(中医方剂大辞典)

桔梗饮 jie geng yin

【英文名】Jie Geng Drink

【组成】桔梗、桑根白皮、贝母、白茯苓、大青、五味子、吴蓝、人参、甘草。(中医方剂大辞典)

桔梗饮子 jie geng yin zi

【英文名】Jie Geng Drink

【异名】桔梗引子(中医方剂大辞典、妇人良方)

【组成】苦梗、甘草、黄芪、人参、麦门冬、青皮。(中医方剂大辞典)

桔梗麦冬汤 jie geng mai dong tang

【英文名】Jie Geng Mai Dong Decoction

【组成】桔梗、牛蒡子、生甘草、麦门冬。(中医方剂大辞典)

桔梗前胡汤 jie geng qian hu tang

【英文名】Jie Geng Qian Hu Decoction

【组成】桔梗、前胡、苏子、赤芍、桑白皮、陈皮、杏仁、竹茹、生甘草。(中医方剂大辞典)

桔梗枳壳汤 jie geng zhi ke tang

【英文名】Jie Geng Zhi Ke Decoction

【组成】(1)枳壳、桔梗、半夏、黄芩、瓜蒌仁、黄连。(中医方剂大辞典)(2)枳壳、桔梗、甘草。(中医方剂大辞典)

桔梗独活汤 jie geng du huo tang

【英文名】Ju Geng Du Huo Decoction

【组成】桔梗、独活、苏梗、条芩、真化橘红。(中医方剂大辞典)

桔梗荆芥汤 jie geng jing jie tang

【英文名】Jie Geng Jing Jie Decoction

【组成】甘草、桔梗、牛蒡子、荆芥。(中医方剂大辞典)

桔梗香薷汤 jie geng xiang ru tang

【英文名】Jie Geng Xiang Ru Decoction

【组成】桔梗、香薷、陈皮、枳壳、黄芩、贝母、桑根白皮、地骨皮、青皮、柴胡、泽泻、甘草梢、天门冬、灯心。(中医方剂大辞典)

桔梗流浸膏 jie geng liu jin gao

【英文名】Jie Geng Liquid Extract

【组成】桔梗、乙醇。(药品标准－中药成方制剂标准 1996)

桔梗消毒汤 jie geng xiao du tang

【英文名】Jie Geng Xiao Du Decoction

【组成】甘草、桔梗、牛蒡子、荆芥穗、玄参。(中医方剂大辞典)

桔梗破气丸 jie geng po qi wan

【英文名】Jie Geng Po Qi Pill

【组成】桔梗、橘皮、干姜、厚朴、枳实、细辛、葶苈、胡椒、蜀椒、乌头、荜茇、人参、桂心、附子、茯苓、前胡、防葵、芎䓖、甘草、大黄、槟榔、当归、白术、吴茱萸。

(中医方剂大辞典)

桔梗黄芪汤 jie geng huang qi tang

【英文名】Jie Geng Huang Qi Decoction

【组成】桔梗、黄芪、沉香、当归、芎䓖、人参、甘草、紫苏叶。(中医方剂大辞典)

桔梗散 jie geng san

【英文名】Jie Geng Powder

【异名】桔梗汤(中医方剂大辞典)

【组成】(1)桔梗、当归、芍药、雷丸、陈橘皮、人参、贯众、槟榔。(中医方剂大辞典)(2)桔梗、桂槟榔、白术、人参、青橘皮、大黄、木香。(中医方剂大辞典)(3)半夏、桔梗、桑白皮、天南星。(中医方剂大辞典)(4)桔梗、细辛、人参、白术、瓜蒌根、甘草、白茯苓、川芎。(中医方剂大辞典)(5)桔梗、人参、附子、葛根、甘草。(中医方剂大辞典)(6)桔梗、紫菀、麦门冬、甘草、人参、陈橘皮。(中医方剂大辞典)(7)桔梗、当归、芎䓖、大腹皮、桂心、陈橘皮、赤芍药、赤茯苓、延胡索。(中医方剂大辞典)(8)桔梗、桑根白皮、贝母、紫苏茎叶、人参、甘草、天门冬、赤茯苓、麻黄。(中医方剂大辞典)(9)桔梗、白术、陈橘皮、干姜、白茯苓、枇杷叶、高良姜、甘草。(中医方剂大辞典)(10)桔梗、紫菀、桑根白皮、木通、旋覆花、槟榔、款冬花。(中医方剂大辞典)(11)桔梗、食茱萸、细辛、厚朴、丹参、草豆蔻。(中医方剂大辞典)(12)桔梗、鬼箭羽、槟榔、木香、川大黄、赤芍药。(中医方剂大辞典)(13)桔梗、赤茯苓、枳壳、人参、厚朴、木香、赤芍药、陈橘皮、桂心、槟榔。(中医方剂大辞典)(14)桔梗、射干、麦门冬、青橘皮、杏仁、麻黄、赤茯苓、前胡、木通、大腹皮、甘草。(中医方剂大辞典)(15)桔梗、犀角屑、羚羊角屑、赤芍药、川升麻、栀子仁、杏仁、甘草。(中医方剂大辞典)(16)桔梗、当归、苍术、诃黎勒、芎䓖、柴胡、鳖甲、川大黄、赤芍药。(中医方剂大辞典)(17)桔梗、陈橘皮、人参、赤茯苓、厚朴、杏仁、木香、前胡、甘草。(中医方剂大辞典)(18)桔梗、黄芪、桑根白皮、麦门冬、枳壳、甘草、桂心、前胡、五味子。(中医方剂大辞典)(19)桔梗、柴胡、赤芍药、赤茯苓、旋覆花、五味子、人参、鳖甲、陈橘皮、白术、槟榔、甘草。(中医方剂大辞典)(20)桔梗、知母、柴胡、杏仁、人参、鳖甲、郁李仁、赤茯苓、白前、槟榔、半夏、陈橘皮。(中医方剂大辞典)(21)桔梗、前胡、半夏、旋覆花、大腹皮、枳壳、赤茯苓、赤芍药、甘草。(中医方剂大辞典)(22)桔梗、人参、赤茯苓、槟榔、桑根白皮、木香、赤芍药、白术、鳖甲。(中医方剂大辞典)(23)桔梗、甘草、苦参。(中医方剂大辞典)(24)桔梗、细辛、川乌头、麻黄、白术、防风、桂心、干姜、吴茱萸。(中医方剂大辞典)(25)桔梗、甘草、赤茯苓。(中医方剂大辞典)(26)桔梗、桑根白皮、甘草、诃梨勒皮、花桑叶、贝母。(中医方剂大辞典)(27)桔梗、白术、丹参、白豆蔻、附子、高良姜、木香、沉香、槟榔、诃黎勒、陈橘皮。(中医方剂大辞典)(28)烧桔梗、麝香。(中医方剂大辞典)(29)桔梗、茯苓、枳实、人参、厚朴、芍药、橘皮、桂心、槟榔、麦门冬。(中医方剂大辞典)(30)桔梗、当归、芍药、茯苓、橘皮、厚朴、白术、荜茇、豆蔻子、槟榔、桂心、诃黎勒皮。(中医方剂大辞典)(31)桔梗。(中医方剂大辞典)(32)桔梗末。(中医方剂大辞典)(33)薄荷、黄芪、甘草、山栀子、桔梗、连翘。(中医方剂大辞典)(34)桔梗、伏龙肝。(中医方剂大辞典)(35)桔梗、旋覆花、贝母、防风、陈橘皮、麦门冬、枳壳、桑根白皮、人参、前胡、鳖甲、白茯苓、蒺藜子、甘草、黄芪、天门冬。(中医方剂大辞典)(36)桔梗、犀角。(中医方剂大辞典)(37)桔梗、当归、芍药、橘皮、槟榔、鹤虱、萆薢。(中医方剂大辞典)

桦皮饮子 hua pi yin zi

【英文名】Hua Pi Decoction

【异名】桦皮汤(中医方剂大辞典)

【组成】桦皮木。(中医方剂大辞典)

桦皮散 hua pi san

【英文名】Hua Pi Powder

【组成】(1)桦皮、皂角子。(中医方剂大辞典)(2)桦皮、头发、蛇蜕。(中医方剂大辞典)(3)真桦皮。(中医方剂大辞典)(4)杏仁、荆芥穗、枳壳、桦皮、甘草。(中医方剂大辞典)

梧枝膏 wu zhi gao

【英文名】Wu Zhi Plaster

【组成】香油、黄丹、槐枝、柳枝、梧桐树枝、桑枝、桃枝。(中医方剂大辞典)

梧桐律散 wu tong lv san

【英文名】Wu Tong Lv Powder

【组成】(1)梧桐律、定粉、砒霜、粉霜、麝香。(中医方剂大辞典)(2)梧桐律、细辛、地骨皮、防风、白芷、芒草、芎。(中医方剂大辞典)

梧桐濯足汤 wu tong zhuo zu tang

【英文名】Wu Tong Zhuo Zu Decoction

【组成】梧桐叶。(中医方剂大辞典)

梨汁煎 li zhi jian

【英文名】Li Zhi Decoction

【组成】(1)大鹅梨、黄连、龙脑。(中医方剂大辞典)(2)鹅梨汁、古字钱、胡黄连、青盐、龙脑。(中医方剂大辞典)

梨甘饮 li gan yin

【英文名】Li Gan Drink

【组成】梨木皮、大甘草、黄秫谷、锅底煤。(中医方剂

大辞典)

梨乳膏 li ru gao

【英文名】Li Ru Ointment

【组成】人乳、梨汁。(中医方剂大辞典)

梨膏 li gao

【英文名】Li Ointment

【组成】梨。((82)苏卫药准字 1594-1 号)

歙蛇龟酒 he she gui jiu

【英文名】He She Gui Wine

【组成】歙蛇龟、糯米、好酒。(中医方剂大辞典)

殊圣散 shu sheng san

【英文名】Shu Sheng Powder

【组成】(1)蜗牛、瓜蒌瓤、黄蜀葵花、黄蜀葵花叶。(中医方剂大辞典)(2)白矾、胆矾。(中医方剂大辞典)(3)白术、甘草、五味子、石膏、干姜。(中医方剂大辞典)(4)天麻、菖蒲、何首乌、乳香、菊花、蔓荆实、威灵仙、地骨皮、仙人骨、胡麻、防风、枳壳、益母草、乌蛇、小荆子、苍耳、苦参、丹参、沙参、人参、玄参、紫参、荆芥。(中医方剂大辞典)

殊胜汤 shu sheng tang

【英文名】Shu Sheng Decoction

【组成】半夏、甘草。(中医方剂大辞典)

殊胜散 shu sheng san

【英文名】Shu Sheng Powder

【异名】朱砂散(中医方剂大辞典、普济方)

【组成】(1)海浮石、乌贼鱼骨、丹砂、虎杖。(中医方剂大辞典)(2)乌贼鱼骨、海浮石、桔梗、葛根、丹砂、虎杖。(中医方剂大辞典)

殊效汤 shu xiao tang

【英文名】Shu Xiao Decoction

【组成】干柿、干薄荷叶、陈橘皮。(中医方剂大辞典)

殊验清中汤 shu yan qing zhong tang

【英文名】Shu Yan Qing Zhong Decoction

【组成】川升麻。(中医方剂大辞典)

氤氲汤 yin yun tang

【英文名】Yin Yun Decoction

【组成】豆卷、藿香、佩兰、焦栀皮、连翘、滑石、通草、郁金、菖蒲。(中医方剂大辞典)

泰山茵芋散 tai shan yin yu san

【英文名】Tai Shan Yin Yu Powder

【组成】泰山茵芋、防风、川乌头、干姜、白蔹、桂心。(中医方剂大辞典)

泰山磐石散 tai shan pan shi san

【英文名】Tai Shan Pan Shi Powder

【组成】人参、黄芪、当归、川续断、黄芩、川芎、白芍、熟地、白术、砂仁、炙甘草、糯米。(明·《景岳全书》)

秦艽木瓜酒 qin jiao mu gua jiu

【英文名】Qin Jiao Mu Gua Wine

【组成】秦艽、木瓜、全蝎、川乌、草乌、红花、郁金、羌活、川芎、透骨草、鸡血藤。(江苏中医 1990,(9))

泰脂安胶囊 tai zhi an jiao nang

【英文名】Tai Zhi An Capsule

【组成】女贞叶乙醇提取物。((98)卫药试字 Z-008 号)

流气丸 liu qi wan

【英文名】Liu Qi Pill

【组成】(1)人参、焦术、茯苓、炙甘草、清夏、广皮、丁香、沉香、木香、肉桂、香附、白芷、紫苏、草果仁、青皮、大黄、枳壳、厚朴、槟榔、莪术、麦冬、木瓜、木通、白蔻仁。(中医方剂大辞典)(2)木香、川茴香、菖蒲、青皮、蓬莪戍、红橘皮、槟榔、萝卜子、补骨脂、荜澄茄、缩砂仁、神曲、麦蘖、枳壳、牵牛。(中医方剂大辞典)

流气止痛汤 liu qi zhi tong tang

【英文名】Liu Qi Zhi Tong Decoction

【组成】木瓜、乌药、陈皮、香附、郁金、钩藤、鸡血藤、川芎、柴胡、乳香、没药、丝瓜络、木香、蜂房、白芷。(浙江中医学院通讯 1979,5(3))

流气导滞丸 liu qi dao zhi wan

【英文名】Liu Qi Dao Zhi Pill

【组成】人参、白术、茯苓、制甘草、清夏、紫丁皮、白芷、盔沉香、草果仁、紫苏、青皮、大黄、槟榔、莪术、寸冬、木瓜、木通、大腹皮、陈皮、枳壳、木香、香附、肉桂、厚朴。(中医方剂大辞典)

流气饮 liu qi yin

【英文名】Liu Qi Drink

【异名】明目流气饮(中医方剂大辞典、吴直阁增诸家名方)

【组成】(1)芍药、茯苓、防风、甘草、柴胡、羌活、独活、川芎、青皮、紫苏、荆芥、麦冬、连翘、石膏。(中医方剂大辞典)(2)蝉蜕、甘草、羌活、天麻、当归、防风、大黄、薄荷、赤芍、杏仁。(中医方剂大辞典)(3)人参、白术、茯苓、甘草、青皮、陈皮、白芷、乌药、木香。(中医方剂大辞典)(4)当归、川芎、赤芍、黄芪、人参、甘草节、广木香、紫苏、乌药、桔梗、厚朴、枳壳。(中医方剂大辞典)(5)白檀香、沉香、乌药、桔梗、香附、白豆蔻、枳壳、缩砂、苍术。(中医方剂大辞典)(6)紫苏、桔梗、枳壳、乌药、甘草、芍药、白芷、川芎、防风、厚朴、木瓜、香附、官桂、川楝子。(中医方剂大辞典)(7)大黄、川芎、菊花、牛蒡子、细辛、防风、山栀、白蒺藜、黄芩、甘草、玄参、蔓荆子、荆芥、木贼、苍术、草决明。(中医方剂大辞典)

流气饮子 liu qi yin zi

【英文名】Liu Qi Decoction

【组成】(1)黄芪、桂心、苦梗、白芍药、甘草、当归、陈皮、大腹皮、桑白皮、紫苏叶、紫苏梗、大黄、木通。(中医方剂大辞典)(2)紫苏叶、青皮、当归、芍药、乌药、茯苓、桔梗、半夏、黄芪、枳实、防风、甘草、橘皮、木香、连皮大腹、川芎。(中医方剂大辞典)

流气散 liu qi san

【英文名】Liu Qi Powder

【组成】(1)广木香。(中医方剂大辞典)(2)当归、延胡索、川芎、乌药、肉桂、桃仁、木香、赤芍药、枳壳、蓬术、青皮。(中医方剂大辞典)

流水汤 liu shui tang

【英文名】Liu Shui Decoction

【组成】半夏、粳米、茯苓。(中医方剂大辞典)

流伤饮 liu shang yin

【英文名】Liu Shang Drink

【组成】刘寄奴、骨碎补、元胡。(中医方剂大辞典)

流注散 liu zhu san

【英文名】Liu Zhu Powder

【组成】木香、雄黄、朱砂、蝉蜕、全虫、金银花子。(中医方剂大辞典)

流金丸 liu jin wan

【英文名】Liu Jin Pill

【组成】(1)枝子仁、白石膏、牙皂、枳壳、生矾、礞石、陈皮、木香、锦纹大黄、香附、胆南星、贝母。(中医方剂大辞典)(2)大黄、石膏、陈皮、香附、桔梗。(中医方剂大辞典)(3)半夏、白矾、寒水石、朱砂、雄黄。(中医方剂大辞典)

流星串 liu xing chuan

【英文名】Liu Xing Chuan

【组成】红曲、澄茄、香附。(中医方剂大辞典)

流浸膏剂 liu qin gao ji

【英文名】Liquid Extract

【定义】指药物用水或植物油煎熬去渣而成的剂型,流浸膏剂是内服膏剂的一种。(方剂学)

流脑合剂 liu nao he ji

【英文名】Liu Nao Mixture

【组成】生石膏、鲜生地、知母、连翘、大青叶、丹皮、黄连、黄芩、赤芍、淡竹叶、桔梗、甘草、水牛角。(中医方剂大辞典)

流感合剂 liu gan he ji

【英文名】Liu Gan Mixture

【组成】板蓝根、鱼腥草、茵陈蒿、贯众、虎杖、牛蒡子、黄连、薄荷。(四川中医 1992,(1))

流感茶 liu gan cha

【英文名】Liu Gan Tea

【组成】芦根、苍术、葛根、广藿香、厚朴、滑石、扁豆、槟榔、香薷、羌活。(药品标准－中药成方制剂标准 1997)

流感煎剂 liu gan jian ji

【英文名】Liu Gan Decoction

【组成】大青叶、生石膏、柴胡、前胡、桂枝、黄芩、杏仁。(新医药学杂志 1972,(2))

流腮复方 liu sai fu fang

【英文名】Liu Shai Decoction

【组成】板兰根、银花、黄芩、丹皮、紫花地丁、薄荷、玄参、桔梗、生甘草。(现代中医 1992,5(2))

浆水饮 jiang shui yin

【英文名】Jiang Shui Drink

【组成】浆水、青粱米。(中医方剂大辞典)

浆水粥 jiang shui zhou

【英文名】Jiang Shui Gruel

【组成】白米。(中医方剂大辞典)

浚川丸 jun chuan wan

【英文名】Jun Chuan Pill

【异名】十水丸(中医方剂大辞典、医学入门)

【组成】(1)大戟、芫花、沉香、檀香、南木香、槟榔、蓬莪术、大腹皮、桑白皮、黑白牵牛、巴豆。(中医方剂大辞典)(2)桑白皮、大戟、雄黄、茯苓、芫花、甘遂、商陆、泽泻、巴戟、葶苈。(中医方剂大辞典)(3)甘遂、芒硝、郁李仁、大黄、黑牵牛末。(中医方剂大辞典)

浣肌散 huan ji san

【英文名】Huan Ji Powder

【组成】枫香、荆芥穗、大黄、苦参、当归、升麻、白蒺藜、枳壳、射干。(中医方剂大辞典)

浮元散 fu yuan san

【英文名】Fu Yuan Powder

【组成】紫河车。(中医方剂大辞典)

浮石丸 fu shi wan

【英文名】Fu Shi Pill

【组成】(1)莪术、三棱、桃仁、大黄、浮石。(中医方剂大辞典)(2)浮石。(中医方剂大辞典)(3)海浮石、龙骨、牡蛎、硝石、荞麦、大黄。(中医方剂大辞典)

浮石散 fu shi san

【英文名】Fu Shi Powder

【组成】(1)海浮石、黄丹、巴豆。(中医方剂大辞典)(2)浮石、舶上青黛、麝。(中医方剂大辞典)

浮麦散 fu mai san

【英文名】Fu Mai Powder

【组成】人参、当归、熟地黄、麻黄根、黄连、浮小麦。(中医方剂大辞典)

浮珠丸子 fu zhu wan zi

【英文名】Fu Zhu Pill

【组成】雄黄、朱砂、腻粉、巴豆。(中医方剂大辞典)

浮萍三草汤 fu ping san cao tang

【英文名】Fu Ping San Cao Decoction

【组成】浮萍、地胆草、马鞭草、益母草。(陕西中医 1993,14(9))

浮萍丸 fu ping wan

【英文名】Fu Ping Pill

【组成】(1)紫背浮萍、苍耳草、苍术、苦参、黄芩、僵蚕、钩藤、豨莶草、防风。(中医方剂大辞典)(2)浮萍草、晚蚕沙、白薄荷叶。(中医方剂大辞典)(3)水中萍。(中医方剂大辞典)(4)紫背浮萍。(中医方剂大辞典)(5)浮萍草、黄丹、麝香。(中医方剂大辞典)(6)干浮萍、栝楼根。(中医方剂大辞典)

浮萍石膏汤 fu ping shi gao tang

【英文名】Fu Ping Shi Gao Decoction

【组成】浮萍、石膏、杏仁、甘草、生姜、大枣。(中医方剂大辞典)

浮萍地肤汤 fu ping di fu tang

【英文名】Fu Ping Di Fu Decoction

【组成】浮萍草、净麻黄、净蝉蜕、地肤子、苦参片、白僵蚕、白蒺藜、豨莶草、生苡仁、粉丹皮、白鲜皮、生甘草。(中医方剂大辞典)

浮萍连翘赤小豆汤 fu ping lian qiao chi xiao dou tang

【英文名】Fu Ping Lian Qiao Chi Xiao Dou Decoction

【组成】浮萍、麻黄、连翘、泽泻、滑石、冬瓜皮、赤小豆、茜草、大蓟、小蓟。(中医药学报 1986,(6))

浮萍茯苓丸 fu ping fu ling wan

【英文名】Fu Ping Fu Ling Pill

【组成】浮萍、茯苓。(中医方剂大辞典)

浮萍草散 fu ping cao san

【英文名】Fu Ping Cao Powder

【组成】浮萍草、麻黄、附子、桂心。(中医方剂大辞典)

浮萍酒 fu ping jiu

【英文名】Fu Ping Wine

【组成】浮萍。(中医方剂大辞典)

浮萍散 fu ping san

【英文名】Fu Ping Powder

【组成】(1)浮萍、荆芥、川芎、甘草、麻黄、或加当归、芍药。(中医方剂大辞典)(2)浮萍草。(中医方剂大辞典、《回春》卷四)(3)浮萍、麻黄、京芎、天麻。(中医方剂大辞典)(4)浮萍、黄芩、白芷。(中医方剂大辞典)(5)浮萍、防风、黄芪、羌活、当归、干葛、麻黄、生草。(中医方剂大辞典)

浮萍葛根半夏汤 fu ping ge gen ban xia tang

【英文名】Fu Ping Ge Gen Ban Xia Decoction

【异名】青萍葛根半夏汤(中医方剂大辞典、医学金针)

【组成】浮萍、葛根、石膏、元参、芍药、半夏、生姜、甘草。(中医方剂大辞典)

浮萍葛根汤 fu ping ge gen tang

【英文名】Fu Ping Ge Gen Decoction

【组成】(1)浮萍、葛根、石膏、元参、生姜、甘草。(中医方剂大辞典)(2)浮萍、葛根、石膏、玄参、甘草、芍药。(中医方剂大辞典)

浮萍煎膏 fu ping jian gao

【英文名】Fu Ping Jian Plaster

【组成】浮萍草、川升麻、黄柏、甘草。(中医方剂大辞典)

浮萍蝉防汤 fu ping chan fang tang

【英文名】Fu Ping Chan Fang Decoction

【组成】浮萍、蝉衣、防风、白鲜皮、胡麻仁、甘草。(吉林中医 1986,(1))

浴风汤 yu feng tang

【英文名】Yu Feng Decoction

【组成】蛇床子、吴茱萸、草乌。(中医方剂大辞典)

浴汤 yu tang

【英文名】Yu Decoction

【组成】(1)莽草、丹参、肉桂、菖蒲、蛇床子、雷丸。(中医方剂大辞典)(2)盐、鸡毛。(中医方剂大辞典)

浴疬方 yu li fang

【英文名】Yu Li Prescription

【组成】草乌、麻黄根、艾叶、地骨皮、朴硝。(中医方剂大辞典)

浴毒汤 yu du tang

【英文名】Yu Du Decoction

【组成】(1)木通、藁本、管仲、白芷、荆芥、甘松、薄荷。(中医方剂大辞典)(2)何首乌。(中医方剂大辞典)(3)黄柏、黄连、甘草、黄芩、柏枝、大豆。(中医方剂大辞典)

海马万应膏 hai ma wan ying gao

【英文名】Hai Ma Wan Ying Plaster

【组成】海马、桃仁、木香、白芷、肉桂、羌活、防风、附子、莪术、独活、血竭、麻黄、当归。(药品标准－中药成方制剂标准 1991)

海马三肾丸 hai ma san shen wan

【英文名】Hai Ma San Shen Pill

【组成】海狗肾、驴肾、鹿肾、海马、核桃仁、人参、母丁香、韭菜子、枸杞子、仙茅、补骨脂、鹿茸、山药、肉桂、山茱萸、肉苁蓉、淫羊藿、八角茴香、蛇床子、小茴香、熟地黄、蛤蚧、附子、梢花、覆盆子、巴戟天、菟丝饼、荜澄茄、桑螵蛸。(药品标准－中药成方制剂标准 1995)

海马巴戟胶囊 hai ma ba ji jiao nang

【英文名】Hai Ma Ba Ji Capsule

【组成】海马、巴戟天、鹿茸、生晒参、补骨脂、蛇床子、淫羊藿、枸杞子、韭菜子、锁阳、哈蟆油、山药、麻雀肉、黄芪、茯苓、甘草。(药品标准－中药成方制剂标准 1993)

海马多鞭丸 hai ma duo bian wan

【英文名】Hai Ma Duo Bian Pill

【组成】海马、蛤蚧、韭菜子、锁阳、鹿茸、补骨脂、山茴香、菟丝子、沙苑子、山茱萸、白术、杜仲、红参、母丁香、牛膝、茯苓、山药、黄芪、当归、龙骨、甘草、肉桂、雀脑、五味子、枸杞子、狗鞭、驴鞭、牛鞭、貂鞭、熟地。(药品标准－中药成方制剂标准 1997)

海马补肾丸 hai ma bu shen wan

【英文名】Hai Ma Bu Shen Pill

【组成】海马、人参、龙骨、枸杞子、驴肾、鹿筋、补骨脂、茯苓、黄芪、核桃仁、鹿茸、蛤蚧、狗肾、干海米、山茱萸、当归、母丁香、熟地黄等。(天津市药品标准 1990 年)

海马拔毒散 hai ma ba du san

【英文名】Hai Ma Ba Du Powder

【组成】海马、穿山甲、水银、朱砂、雄黄、轻粉、脑子、麝香。(中医方剂大辞典)

海马保肾丸 hai ma bao shen wan

【英文名】Hai Ma Bao Shen Pill

【组成】海马、砂仁、远志肉、杞子、鹿茸、黄芪、山药、白术、肉桂、锁阳、茯苓、蛤蚧、苁蓉、人参、熟地、杜仲炭、狗脊、钟乳石、阳起石、巨胜子、黄精、龟版、淫羊藿。(中医方剂大辞典)

海马散 hai ma san

【英文名】Hai Ma Powder

【组成】海马、辰砂、雄精、麝香、梅片、甲片。(中医方剂大辞典)

海马舒活膏 hai ma shu huo gao

【英文名】Hai Ma Shu Huo Plaster

【组成】海马、三七、血竭、红花、川芎、香附、白芷、栀子、官桂、樟脑、薄荷脑、冰片。(药品标准－中药成方制剂标准 1998)

海仙丸 hai xian wan

【英文名】Hai Xian Pill

【组成】船板青、酥油饼。(中医方剂大辞典)

海甘散 hai gan san

【英文名】Hai Gan Powder

【组成】海螵蛸、制甘石、赤石脂、熟石膏。(浙江中医杂志 1965,8(11))

海石汤 hai shi tang

【英文名】Hai Shi Decoction

【组成】海蛤粉、石苇、杏仁、五味子。(湖北中医杂志 1989,(1))

海艾汤 hai ai tang

【英文名】Hai Ai Decoction

【组成】海艾、菊花、薄荷、防风、藁本、藿香、甘松、蔓荆子、荆芥穗。(中医方剂大辞典)

海龙丸 hai long wan

【英文名】Hai Long Pill

【组成】海藻、昆布、白茯苓、穿山甲、全蝎、龙胆草、当归身、核桃。(中医方剂大辞典)

海龙胶 hai long jiao

【英文名】Hai Long Glue

【组成】海龙、黄明胶、当归、川芎、肉苁蓉、黄芪、白芍、肉桂、枸杞子、陈皮、甘草。(药品标准－中药成方制剂标准 1991)

海龙蛤蚧口服液 hai long ha jie kou fu ye

【英文名】Hai Long Ha Jie Peroral Liquid

【组成】海龙、蛤蚧、人参、羊鞭、羊外肾、黄芩、熟地黄、菟丝子、何首乌、地黄、陈皮、当归、黄芪、阳起石、莲须、甘草、川芎、泽泻、锁阳、豆蔻、沉香、鹿茸、枸杞子、肉苁蓉、淫羊藿、肉桂、韭菜子、蛇床子、花椒。(药品标准－中药成方制剂标准 1997)

海龙蛤蚧精 hai long ha jie jing

【英文名】Hai Long Ha Jie Liquid

【组成】海龙、蛤蚧、北芪、人参、首乌。(上海中医药杂志 1990,(4))

海呋龙散 hai fu long san

【英文名】Hai Fu Long Powder

【组成】海螵蛸、呋喃西林、冰片。(药品标准－中药成方制剂标准 1991)

海参丸 hai shen wan

【英文名】Hai Shen Pill

【组成】海参、全当归、巴戟肉、牛膝、破故纸、龟版、鹿角胶、枸杞子、羊肾、杜仲、菟丝子、胡桃肉、猪脊髓。(中医方剂大辞典)

海参肠膏 hai shen chang gao

【英文名】Hai Shen Chang Plaster

【组成】鲜海参肠、蓖麻子仁、松香、麝香。(山东中医杂志 1992,11(3))

海参粥 hai shen zhou

【英文名】Hai Shen Gruel

【组成】海参。(中医方剂大辞典)

海金沙丸 hai jin sha wan

【英文名】Hai Jin Sha Pill

【组成】真川黄柏、净海金砂。(中医方剂大辞典)

海金沙散 hai jin sha san

【英文名】Hai Jin Sha Powder

【异名】大海金砂散(中医方剂大辞典、御药院方)

【组成】(1)香附米、正川芎、赤茯苓、海金沙、白滑石、陈枳壳、宣泽泻、陈石韦、尖槟榔。(中医方剂大辞典)(2)当归、大黄、川牛膝、木香、雄黄、海金沙。(中医方剂大辞典)(3)海金沙、白术、苍术、厚朴、陈皮、泽泻、猪苓、茯苓皮、五加皮、生姜皮、大腹皮、商陆、甘草皮。(中医方剂大辞典)(4)海金沙、郁金、滑石、甘草。(中医方剂大辞典)(5)泽泻、滑石、猪苓、海金沙、石韦、净肉桂、白术、甘草、赤茯苓、芍药。(中医方剂大辞典)(6)海金沙、滑石末、甘草末。(中医方剂大辞典)(7)海金沙、木通、瞿麦穗、滑石、通草、杏仁。(中医方剂大辞典)(8)牵牛、甘遂、海金砂。(中医方剂大辞典)(9)海金沙、大黄、乳香、没药、麒麟竭。(中医方剂大辞典)(10)海金沙、滑石、腻粉。(中医方剂大辞典)(11)海金沙、滑石、石膏、木通、甘草、井泉石。(中医方剂大辞典)(12)海金沙、滑石、甘草、山栀子仁。(中医方剂大辞典)(13)海金沙、蜡茶。(中医方剂大辞典)

海金花丸 hai jin hua wan

【英文名】Hai Jin Hua Pill

【组成】海金花、丁香、琥珀、败龟、甜葶苈、麝香、皂荚子。(中医方剂大辞典)

海青丸 hai qing wan

【英文名】Hai Qing Pill

【组成】(1)海蛤粉、青黛、瓜蒌仁、诃子皮、便香附、半夏。(中医方剂大辞典)(2)海粉、青黛、黄芩、神曲。(中医方剂大辞典)

海带丸 hai dai wan

【英文名】Hai Dai Pill

【组成】海带、贝母、青皮、陈皮。(中医方剂大辞典)

海带散 hai dai san

【英文名】Hai Dai Powder

【组成】(1)海带。(中医方剂大辞典)(2)海带、乌梅肉、天南星、麝香。(中医方剂大辞典)

海洋胃药 hai yang wei yao

【英文名】Hai Yang Wei Tablet

【组成】海星、陈皮、牡蛎、瓦楞子、黄芪、白术、枯矾、干姜、胡椒。(药品标准－中药成方制剂标准 1998)

海桐皮丸 hai tong pi wan

【英文名】Hai Tong Pi Pill

【组成】(1)海桐皮、防风、牛膝、羌活、郁李仁、大腹、蒴藋叶。(中医方剂大辞典)(2)海桐皮、柏子仁、羌活、石斛、防风、当归、桂心、侧子、仙灵脾、芎䓖、麻黄、牛膝、莽草、枳壳。(中医方剂大辞典)(3)海桐皮、石斛、羌活、赤箭、牛膝、白附子、防风、木香、山芋、菊花、牡荆子、丹砂。(中医方剂大辞典)(4)海桐皮、桂心、牛膝、杜仲、石斛、熟干地黄。(中医方剂大辞典)(5)海桐皮、白芥子、乳香、芸薹子、地龙、甜瓜子、牡蛎、枫香脂、金毛狗脊、威灵仙、蔓荆实、苍术、草乌头、木鳖子、没药、续断、自然铜、乌药。(中医方剂大辞典)(6)海桐皮、楝实、木香、石斛、茴香子、牛膝、槟榔、芎䓖。(中医方剂大辞典)

海桐皮汤 hai tong pi tang

【英文名】Hai Tong Pi Decoction

【组成】(1)海桐皮、独活、赤芍药、秦艽、五加皮、川断、当归尾、肉桂、牡丹皮、生地、川牛膝、防风、广陈皮、姜黄。(中医方剂大辞典)(2)海桐皮、铁线透骨草、明净乳香、没药、当归、川椒、川芎、红花、威灵仙、白芷、甘草、防风。(中医方剂大辞典)(3)海桐皮、桂、木香、天麻、人参、羌活、独活、牛膝、金毛狗脊、石斛、黄芪、防风、鳖甲、萆薢、麻黄。(中医方剂大辞典)

海桐皮洗剂 hai tong pi xi ji

【英文名】Hai Tong Pi Lotion

【组成】海桐皮、透骨草、乳香、没药、当归、花椒、红花、威灵仙、白芷、防风、甘草。(中医方剂大辞典)

海桐皮浸酒 hai tong pi jin jiu

【英文名】Hai Tong Pi Jin Wine

【组成】(1)海桐皮、五加皮、独活、侧子、天麻、桂心、防风、枳壳、杜仲、牛膝、薏苡仁、生地黄。(中医方剂大辞典)(2)海桐皮、五加皮、独活、天雄、石斛、桂心、防风、当归、杜仲、仙灵脾、萆薢、牛膝、薏苡仁、虎胫骨、生干地黄。(中医方剂大辞典)(3)海桐皮、五加皮、独活、防风、干蝎、杜仲、牛膝、薏苡仁、生干地黄。(中医方剂大辞典)(4)海桐皮、五加皮、独活、防风、干蝎、杜仲、酸枣仁、桂心、侧子、薏苡仁、生干地黄。(中医方剂大辞典)

海桐皮酒 hai tong pi jiu

【英文名】Hai Tong Pi Wine

【组成】(1)海桐皮、牛膝、枳壳、杜仲、防风、独活、五加皮、生地黄、白术、薏苡仁。(中医方剂大辞典)(2)海桐皮、五加皮、独活、防风、枳壳、杜仲、牛膝、薏苡仁、生地黄。(中医方剂大辞典)

海桐皮散 hai tong pi san

【英文名】Hai Tong Pi Powder

【异名】海桐散(中医方剂大辞典、卫生总微)

【组成】(1)黄连、全蝎、硫黄、花椒、大腹皮、樟脑、海桐皮、白芷、轻粉、黄皮、蛇床、枯矾、榆树皮、斑蝥、径松皮、剪草。(中医方剂大辞典)(2)独活、萆薢、川芎、当归、桃仁、天麻、辣桂、牛膝、麻黄、枳壳、海桐皮、白芍药、川乌、松节、防风、杜仲、甘草、麝香、虎胫骨。(中医方剂大辞典)(3)海桐皮、当归、牡丹皮、熟干地黄、牛膝、山茱萸、补骨脂。(中医方剂大辞典)(4)海桐皮、牛膝、天南星、当归、白附子、干蝎、白僵蚕、川芎、没药、地龙、腻粉。(中医方剂大辞典)(5)海桐皮、草乌头、地龙、蒺藜子。(中医方剂大辞典)(6)海桐皮、独活、五加皮、防风、郁李仁、杜仲、枳壳、薏苡仁、牛膝、虎胫骨、恶实、熟干地黄、朴硝。(中医方剂大辞典)(7)海桐皮、五加皮、萆薢、薏苡仁、虎骨、枳壳、赤芍药、牛膝、恶实、防风、续断、杜仲、郁李仁、熟干地黄。(中医方剂大辞典)

(8)海桐皮、羚羊角屑、薏苡仁、防风、羌活、筒桂、赤茯苓、熟干地黄、槟榔。(中医方剂大辞典)(9)海桐皮、桂心、白芷、当归、漏芦、芎䓖、羚羊角屑、赤芍药、没药、川大黄、木香、槟榔。(中医方剂大辞典)(10)海桐皮、防风、黑豆、附子。(中医方剂大辞典)(11)海桐皮、羌活、羚羊角屑、独活、防风、桂心、当归、赤芍药、石斛、牛膝、赤茯苓、酸枣仁、槟榔、生干地黄。(中医方剂大辞典)(12)海桐皮、附子、麻黄、天麻、牛膝、桂心、防风、当归、酸枣仁。(中医方剂大辞典)(13)海桐皮、附子、赤箭、桂心、牛膝、防风、石斛、独活、当归、仙灵脾、酸枣仁、羚羊角屑、芎䓖、木香、五加皮、赤芍药、细辛、槟榔、枳壳、甘草。(中医方剂大辞典)

海桐皮煎 hai tong pi jian

【英文名】Hai Tong Pi Decoction

【组成】(1)乌头、海桐皮、牛膝、骨碎补、虎骨、当归、木鳖子、白胶香、乳香、自然铜、没药。(中医方剂大辞典)(2)海桐皮、桂、附子、牛膝、甘草、大黄、羌活、独活。(中医方剂大辞典)

海桐散 hai tong san

【英文名】Hai Tong Powder

【组成】(1)独活、牛膝、秦艽、桂心、生地、陈皮、赤芍、续断、当归、防风、丹皮、加皮、姜黄、海桐皮。(中医方剂大辞典)(2)轻粉、海桐皮、蔄茹、黑狗脊、蛇床子、硫黄。(中医方剂大辞典)

海桐煎 hai tong jian

【英文名】Hai Tong Decoction

【组成】海桐皮、牛膝、楮实、枳实、木香、白芍药、桂。(中医方剂大辞典)

海浮石丸 hai fu shi wan

【英文名】Hai Fu Shi Pill

【组成】海浮石、人中白、麝香、雄黄。(中医方剂大辞典)

海浮汤 hai fu tang

【英文名】Hai Fu Decoction

【组成】明乳香、没药、浙贝、茯苓、生黄芪、炙草。(中医方剂大辞典)

海珠喘息定片 hai zhu chuan xi ding pian

【英文名】Hai Zhu Chuan Xi Ding Tablet

【组成】珍珠层粉、木宜梧、蝉蜕、盐酸去氯羟嗪、氯喘。(中成药研究 1990,12(2))

海绵剂 hai mian ji

【英文名】Callyspongia Dosage Forms

【定义】指采用亲水胶体溶液经发泡、固化、冷冻、干燥制成的海绵状固体灭菌剂型。(中药药剂学)

海菊颗粒 hai ju ke li

【英文名】Hai Ju Granule

【组成】胖大海、金银花、菊花、薄荷脑、冰片。((98)卫药准字 Z-080 号)

海蛇天麻酒 hai she tian ma jiu

【英文名】Hai She Tian Ma Wine

【组成】海蛇干、天麻、白芷、羌活、独活、当归、赤芍、防风、玉竹、香加皮、离根香。(卫生部药品标准 1994)

海蛇药酒 hai she yao jiu

【英文名】Hai She Wine

【组成】海蛇、过岗龙、何首乌、丁公藤、半枫荷、川牛膝、鸡血藤、熟地黄、防风、龙眼肉、豆豉姜、枸杞子、巴戟天、桂枝、黑老虎根、杜仲、汉桃叶、红花、菊花、川芎、两面针、当归、羌活、独活、陈皮、党参、木瓜。(药品标准-中药成方制剂标准 1991)

海黄散 hai huang san

【英文名】Hai Huang Powder

【组成】(1)海螵蛸、生大黄。(中西医结合杂志 1986,6(11))(2)海螵蛸、熟大黄、黄芩、蒲公英、广木香、橘红、石菖蒲、甘草。(实用中医内科杂志 1988,2(2))

海犀膏 hai xi gao

【英文名】Hai Xi Ointment

【组成】水胶、乳香。(中医方剂大辞典)

海葱散 hai cong san

【英文名】Hai Cong Powder

【组成】海葱。(中医方剂大辞典)

海蛤丸 hai ha wan

【英文名】Hai Ha Pill

【组成】(1)海蛤、葶苈、桑根白皮、赤茯苓、郁李仁、陈橘皮、防己。(中医方剂大辞典)(2)海蛤、硝石、葶苈、杏仁。(中医方剂大辞典)(3)海蛤、木香、桂、防己、诃黎勒皮、厚朴、槟榔、旋覆花、鳖甲、郁李仁。(中医方剂大辞典)(4)舶上茴香、半夏、芫花、红娘子、玄胡索、川苦楝、硇砂、海蛤、芫青。(中医方剂大辞典)(5)海蛤、木通、葵子、滑石、蒲黄、车前子、赤茯苓、赤芍药。(中医方剂大辞典)(6)海蛤、甜葶苈、赤茯苓、桑根白皮、郁李仁、汉防己、陈橘皮、甘遂。(中医方剂大辞典)(7)海蛤、汉防己、桂心、木通、牵牛子、白术、甘遂。(中医方剂大辞典)(8)海蛤、甜葶苈、海藻、昆布、赤茯苓、汉防己、泽漆、桑根白皮、木通。(中医方剂大辞典)(9)海蛤、汉防己、甜葶苈、槟榔、木通、猪苓。(中医方剂大辞典)(10)昆布、橘皮、赤茯苓、汉防己、海蛤、郁李仁、桑根白皮、泽漆、槟榔、杏仁、大黄、葶苈子。(中医方剂大辞典)(11)海蛤、瓜蒌仁。(中医方剂大辞典)(12)海蛤、当归、海金沙、腻粉、硇砂、海藻、粉霜、水蛭、青黛、滑石、乳香、朱砂、地胆。(中医方剂大辞典)(13)海蛤、半夏、芫花、红娘子、诃子、玄胡索、川楝子、茴香、乳香、硇砂、朱砂、没药、当归。(中医方剂大辞典)(14)海蛤、白瓷屑、滑石、商陆、漏芦。(中医方剂大辞典)(15)海蛤、诃黎勒皮、柴胡、赤茯苓、杏仁、赤芍药、牵牛子、桑根白皮、陈橘皮、贝母、白槟榔、郁李仁、大黄、枳壳。(中医方剂大辞典)(16)海蛤、滑石、凝水石、白丁香、腻粉、粉霜。(中医方剂大辞典)(17)海蛤、赤茯苓、狼毒、桑根白皮、玄参、腻粉、薏苡仁、陈橘皮、防己、葶苈、杏仁。(中医方剂大辞典)

海蛤丹 hai ha dan

【英文名】Hai Ha Pellet

【组成】海蛤、腻粉、青滑石、寒水石、玄精石、白丁香。(中医方剂大辞典)

海蛤汤 hai ha tang

【英文名】Hai Ha Decoction

【异名】海蛤散(中医方剂大辞典、圣济总录)

【组成】(1)海蛤、泽泻、木猪苓、木通、滑石、桑白皮、葵菜子。(中医方剂大辞典)(2)海蛤、桑根白皮、汉防己、白术、赤茯苓、甜葶苈、川朴硝、木猪苓。(中医方剂大辞典)(3)海蛤、木通、猪苓、滑石、冬葵子。(中医方剂大辞典)(4)海蛤、泽漆叶、防己、木通、百合、桑根白皮、郁李仁、牵牛子、槟榔。(中医方剂大辞典)(5)海蛤、紫菀、远志、大戟、木香、防己。(中医方剂大辞典)

海蛤索饼 hai ha suo bing

【英文名】Hai Ha Lozenge

【组成】海蛤、甘遂、郁李仁。(中医方剂大辞典)

海蛤散 hai ha san

【英文名】Hai Ha Powder

【组成】(1)蛤蜊壳。(中医方剂大辞典)(2)泽泻、海蛤、防己、萝卜子。(中医方剂大辞典)(3)海蛤、茴香子、薏苡仁、白术、槟榔。(中医方剂大辞典)(4)海蛤、人参、海藻、白茯苓、半夏。(中医方剂大辞典)(5)海蛤、硫黄、干漆。(中医方剂大辞典)(6)海蛤、滑石、甘草、芒硝。(中医方剂大辞典)(7)海蛤、石燕、白盐、鱼脑中石子。(中医方剂大辞典)(8)海蛤、泽漆叶、汉防己、桑根白皮、百合、赤茯苓、槟榔、木通、牵牛子、甜葶苈、郁李仁。(中医方剂大辞典)

海蛸牡蛎散 hai xiao mu li san

【英文名】Hai Xiao Mu Li Powder

【组成】海螵蛸、煅牡蛎、茯苓、黄柏、白术、玄胡、川楝子、黄连、木香、甘草。(四川中医 1987,5(1))

海蛸散 hai xiao san

【英文名】Hai Xiao Powder

【组成】乌贼骨。(中医方剂大辞典)

海螵蛸散 hai piao xiao san

【英文名】Hai Piao Xiao Powder

【组成】海螵蛸、牡蛎、马兜铃、木香、牵牛子。(中医方剂大辞典)

海藻丸 hai zao wan

【英文名】Hai Zao Pill

【异名】牛黄丸(中医方剂大辞典、圣惠)

【组成】(1)海藻、干姜、昆布、桂心、逆流水柳须、羊靥。(中医方剂大辞典)(2)海藻、槟榔、昆布、诃黎勒皮、文蛤、半夏、生姜、小麦、海蛤。(中医方剂大辞典)(3)海藻、椒目、昆布、牵牛子、桂心、牛黄、甜葶苈。(中医方剂大辞典)(4)海藻、汉防己、甘遂、枳壳、川椒。(中医方剂大辞典)(5)海藻、汉防己、甘遂、吴茱萸、川椒、甜葶苈、芫花。(中医方剂大辞典)(6)海藻、肉苁蓉、牡蛎粉、茴香子、木香、沉香、天雄、牛膝、硫黄。(中医方剂大辞典)(7)海藻、水银、椒目、芒硝、葶苈、大黄、甘遂、杏仁、桂心、附子、茯苓、大戟、松萝、干姜、巴豆。(中医方剂大辞典)(8)海藻、麦门冬、昆布、干姜、细辛、文蛤、桂心、蜀椒。(中医方剂大辞典)(9)海藻、木防己、甘遂、苁蓉、蜀椒、芫花、葶苈。(中医方剂大辞典)(10)海藻、三棱、茴香、牵牛。(中医方剂大辞典)(11)海藻、木香、槟榔、川椒、甘遂、川乌、白牵牛、黑牵牛、茴香、猪苓、泽泻、吴茱萸。(中医方剂大辞典)(13)海藻、海带、斑蝥、巴豆。(中医方剂大辞典)(14)海藻、海蛤、松萝、当归、川芎、官桂、白芷、细辛、藿香、白蔹、明矾、昆布。(中医方剂大辞典)

海藻玉壶汤 hai zao yu hu tang

【英文名】Hai Zao Yu Hu Decoction

【异名】海藻消瘿汤(中医方剂大辞典、嵩崖尊生)

【组成】海藻、贝母、陈皮、昆布、青皮、川芎、当归、半夏、连翘、甘草节、独活、海带。(中医方剂大辞典)

海藻汤 hai zao tang

【英文名】Hai Zao Decoction

【异名】海藻散(中医方剂大辞典、千金)

【组成】(1)海藻、小麦面、待生礜石。(中医方剂大辞典)(2)海藻、半夏、五味子、细辛、杏仁、生姜、茯苓。(中医方剂大辞典)

海藻连翘汤 hai zao lian qiao tang

【英文名】Hai Zao Lian Qiao Decotion

【组成】白茯苓、陈皮、连翘、半夏、黄芩、黄连、南星、牛蒡子、柴胡、三棱、莪茂、僵蚕、昆布、海藻、羌活、防风、桔梗、夏枯草、川芎、升麻。(中医方剂大辞典)

海藻酒 hai zao jiu

【英文名】Hai Zao Wine

【组成】海藻、茯苓、防风、独活、附子、白术、大黄、鬼箭、当归。(中医方剂大辞典)

海藻散 hai zao san

【英文名】Hai Zao Powder

【组成】(1)海藻、昆布、何首乌、皂角刺、蛇蜕。(中医方剂大辞典)(2)海藻、大戟、锦纹大黄、续随子、白牵牛、桂府滑石、甘遂、肉豆蔻、青皮、陈皮。(中医方剂大辞典)(3)海藻、昆布、海蛤、木通、桂、白茯苓、羊靥。(中医方剂大辞典)(4)海藻、海蛤、昆布、半夏、细辛、土瓜根、松萝、木通、白蔹、龙胆草。(中医方剂大辞典)(5)海藻、龙胆、昆布、土瓜根、半夏、小麦面。(中医方剂大辞典)(6)海藻、龙胆、海蛤、木通、昆布、礜石、松萝、小麦面、半夏。(中医方剂大辞典)(7)海藻、海带、海蛤、昆布、木香、金箔、羊靥、猪靥。(中医方剂大辞典)(8)海藻、贝母、土瓜根、小麦曲。(中医方剂大辞典)(9)海藻、昆布、海蛤、通草、松萝、干姜、桂心。(中医方剂大辞典)

海藻散坚丸 hai zao san jian wan

【英文名】Hai Zao San Jian Pill

【组成】(1)全蝎、蛤粉、土贝、没药、丹皮、夏枯草、毛藤、海藻。(中医方剂大辞典)(2)海藻、昆布、龙胆草、蛤粉、通草、贝母、枯矾、真松萝、麦曲、半夏。(中医方剂大辞典)(3)海藻、昆布、小麦、柴胡、龙胆草。(中医方剂大辞典)

海藻溃坚丸 hai zao kui jian wan

【英文名】Hai Zao Kui Jian Pill

【异名】海藻散坚丸(中医方剂大辞典、赤水玄珠)

【组成】(1)海藻、昆布、川楝肉、吴茱萸、木香、青皮、小茴、荔枝核、玄胡索、肉桂、海带、橘核、桃仁、木通。(中医方剂大辞典)(2)海藻、海带、昆布、广茂、青盐。(中医方剂大辞典)

浸虎骨酒 jin hu gu jiu

【英文名】Jin Hu Gu Wine

【组成】防风、秦艽、萆薢、羌活、虎骨、川牛夕、败龟壳、晚蚕沙、枸杞子、苍耳、川乌、松节、当归。(中医方剂大辞典)

浸药酒 jin yao jiu

【英文名】Jin Yao Wine

【组成】紫苏、牛膝、丹参、生姜、生地黄、香豉、紫菀、防风、橘皮、大麻仁。(中医方剂大辞典)

浸酒 jin jiu

【英文名】Jin Wine

【异名】浸药酒(中医方剂大辞典、千金)

【组成】(1)老公须根、毛里金钗根、狗骨子根、大叶毛吹曲。(中医方剂大辞典)(2)虎胫骨、丹参、天麻、桂、牛膝、菝葜、人参、乌头、羚羊角、杜仲、芎䓖、薏苡仁、南椒。(中医方剂大辞典)(3)海藻。(中医方剂大辞典)(4)杜仲、石南、羌活、附子、牛膝、防风。(中医方剂大辞典)(5)虎胫骨、侧子、当归。(中医方剂大辞典)(6)大麻子、菴蔄子、桃仁、桂心、灶屋煤、土瓜根、射干、牛膝。(中医方剂大辞典)

浸酒药 jin jiu yao

【英文名】Jin Jiu Prescription

【组成】常山、苍术、草果、青皮、陈皮、贝母、甘草、鳖甲。(中医方剂大辞典、活人心统)

浸脚矾石汤 jin jiao fan shi tang

【英文名】Jin Jiao Fan Shi Decoction

【组成】白矾石。(中医方剂大辞典)

浸黄酒 jin huang jiu

【英文名】Jin Huang Wine

【组成】人参、白术、茯苓、大甘草、当归、生地黄、熟地黄、白芍、牛膝、杜仲、生姜、黄柏、知母、破故纸、甘州枸杞、茅山苍术、山药、琐阳、山茱萸、石菖蒲、远志、陈皮、莲肉、鹿角霜、天门冬、麦门冬。(中医方剂大辞典)

浸膏剂 qin gao ji

【英文名】Extract

【定义】指药物用水或植物油煎熬去渣而成的剂型,浸膏剂是内服膏剂的一种。(方剂学)

浸熨汤 jin yun tang

【英文名】Jin Yun Decoction

【组成】木通、生姜、葱白、陈橘皮、川椒。(中医方剂大辞典)

涂囟法 tu xin fa

【英文名】Tu Xin Prescription

【异名】涂囟麝香散(中医方剂大辞典、小儿药证直诀)

【组成】(1)草乌、芸苔子。(中医方剂大辞典)(2)麝香、薄荷叶、蝎尾、蜈蚣末、牛黄末、青黛末。(中医方剂大辞典)

涂角药 tu jiao yao

【英文名】Tu Jiao Yao Liniment

【组成】赤小豆、白药子、天花粉、槐花、滑石、黄白皮、寒水石。(中医方剂大辞典)

涂顶油 tu ding you

【英文名】Tu Ding Oil

【组成】(1)麻油、硝石、川朴硝、莲子草汁、白蜜。(中医方剂大辞典)(2)生麻油、沉香、白檀香、木香、苏合香、蔓荆子、防风、余甘子、川朴硝、甘松子、零陵香、丁香、白茅香、犀角屑、龙脑、空青、石膏、生铁、莲子草汁。(中医方剂大辞典)

涂脐膏 tu qi gao

【英文名】Tu Qi Ointment

【组成】(1)地龙、猪苓、甘遂、针砂。(中医方剂大辞典)(2)地龙、猪苓、针砂。(中医方剂大辞典)

涂摩膏 tu mo gao

【英文名】Tu Mo Plaster

【组成】护火草、生姜。(中医方剂大辞典)

消中分利汤 xiao zhong fen li tang

【英文名】Xiao Zhong Fen Li Decoction

【组成】厚朴、山楂、神曲、麦芽、陈皮、猪苓、青皮、泽

泻、大腹皮。(中医方剂大辞典)

消丹饮 xiao dan yin

【英文名】Xiao Dan Drink

【组成】(1)元参、升麻、麦冬、桔梗、丹皮、牛子、甘草、淡竹叶。(中医方剂大辞典)(2)玄参、升麻、麦冬、桔梗、生甘草。(中医方剂大辞典)

消云京膏 xiao yun jing gao

【英文名】Xiao Yun Jing Plaster

【组成】消痔灵注射液、云南白药、京万红膏。(吉林中医 1993,(4))

消内灵砂丹 xiao nei ling sha dan

【英文名】Xiao Nei Ling Sha Pellet

【组成】黄蜡、巴豆。(中医方剂大辞典)

消化丸 xiao hua wan

【英文名】Xiao Hua Pill

【组成】青礞石、明矾、橘红、薄荷、猪牙皂角、南星、半夏、枳壳、白茯苓、枳实。(中医方剂大辞典)

消化口服液 xiao hua kou fu ye

【英文名】Xiao Hua Liquid

【组成】谷芽、麦芽、橙皮、茯苓、蔗糖等。(时珍国药研究 1992,3(2))

消化无形汤 xiao hua wu xing tang

【英文名】Xiao Hua Wu Xing Decoction

【组成】金银花、当归、甘草、天花粉、通草、紫背天葵。(中医方剂大辞典)

消化片 xiao hua pian

【英文名】Xiao Hua Tablet

【组成】枳实、木香、厚朴、神曲。(中医方剂大辞典)

消化汤 xiao hua tang

【英文名】Xiao Hua Decoction

【组成】(1)白术、藿香、厚朴、神曲、白芍、陈皮、砂仁、枳实、木香。(中医方剂大辞典)(2)金银花、紫贝天癸、天花粉、当归、生甘草、通草。(中医方剂大辞典)

消化散 xiao hua san

【英文名】Xiao Hua Powder

【组成】炒神曲、炒麦芽、焦山楂、炒莱菔子、炒鸡内金。(中医杂志 1986,27(2))

消化膏 xiao hua gao

【英文名】Xiao Hua Ointment

【组成】炮姜、红花、白芥子、南星、生半夏、麻黄、黑附子、肉桂、红芽大戟、红娘虫、芝麻油。(中医方剂大辞典)

消氏方 xiao shi fang

【英文名】Xiao Shi Prescription

【组成】天麻、冬虫夏草、大蒜、甘草、白萝、黄连。(贵阳中医学院学报 1991,(4))

消气丸 xiao qi wan

【英文名】Xiao Qi Pill

【组成】(1)木香、萝卜子。(中医方剂大辞典)(2)续随子、胡椒、丁香、木香、蝎梢、阿魏。(中医方剂大辞典)(3)皂荚、防己、人参、射干、桑根白皮、甜葶苈、知母、马兜铃、槟榔。(中医方剂大辞典)

消气散 xiao qi san

【英文名】Xiao Qi Powder

【组成】白术、薏仁、茯苓、人参、甘草、枳壳、山药、肉桂、车前子、萝卜子、神曲。(中医方剂大辞典)

消水方 xiao shui fang

【英文名】Xiao Shui Prescription

【组成】麻黄、杏仁、苡仁、桔梗、远志、木通、防风、防己、蝉衣、制南星、木香。(江苏中医杂志 1986,7(12))

消水导滞丸 xiao shui dao zhi wan

【英文名】Xiao Shui Dao Zhi Pill

【组成】山楂、大黄、牵牛子、猪牙皂。(药品标准－中药成方制剂标准 1993)

消水汤 xiao shui tang

【英文名】Xiao Shui Decoction

【组成】熟地、山茱萸、麦冬、车前子、茯苓、北五味、牛膝、刘寄奴。(中医方剂大辞典)

消水肿膏 xiao shui zhong gao

【英文名】Xiao Shui Zhong Ointment

【组成】田螺、大蒜、车前子。(中医方剂大辞典)

消水神丹 xiao shui shen dan

【英文名】Xiao Shui Shen Pellet

【组成】牵牛、甘遂。(中医方剂大辞典)

消水散 xiao shui san

【英文名】Xiao Shui Powder

【组成】人参、白术、肉桂、附子、甘草、白芍、熟地、山茱萸、良姜。(中医方剂大辞典)

消水膏 xiao shui gao

【英文名】Xiao Shui Plaster

【组成】羊桃根、川大黄、黄芩、赤小豆、黄柏、绿豆粉。(中医方剂大辞典)

消风丸 xiao feng wan

【英文名】Xiao Feng Pill

【组成】(1)牛胆南星、羌活、独活、防风、天麻、人参、荆芥、川芎、细辛。(中医方剂大辞典)(2)草乌头、麻黄、附子、白芷、防风、白茯苓、藿香叶、干姜、前胡、青橘皮、桂、甘草、龙脑、麝香、丁香、木香、白僵蚕、蝉蜕、不蛀皂荚。(中医方剂大辞典)(3)南薄荷、川羌活、川独活、北防风、明天麻、荆芥穗、正川芎、北细辛、胆南星。(中医方剂大辞典)

消风丹 xiao feng dan

【英文名】Xiao Feng Pellet

【组成】黄柏、秦艽、防风、细辛、黄连、木通、薄荷。(中医方剂大辞典)

消风化痰汤 xiao feng hua tan tang

【英文名】Xiao Feng Hua Tan Decoction

【组成】(1)川乌、白术、羌活、细辛、甘草、黄芩。(中医方剂大辞典)(2)南星、半夏、赤芍、连翘、天麻、青藤、僵蚕、苍耳子、金银花、天门冬、桔梗、白芷、防风、羌活、皂角、全蝎、陈皮、白附子、淮木通、甘草。(中医方剂大辞典)

消风化瘀汤 xiao feng hua yu tang

【英文名】Xiao Feng Hua Yu Decoction

【组成】(1)荆芥、防风、三棱、莪术、生甘草、蝉衣、露蜂房、生地、蚤休、紫草。(江苏中医 1990,11(3))(2)羌活、防风、荆芥、蝉蜕、甘草、川芎、生大黄、藿香、僵蚕、牛膝、茯苓、紫草、生黄芪。(广西中医药 1993,16(2))

消风止痒汤 xiao feng zhi yang tang

【英文名】Qu Feng Zhi Yang Decoction

【组成】白鲜皮、白蒺藜、土茯苓、地肤子、金银花、白芷、生地、黄柏、牡丹皮、紫草、蝉蜕、甘草。(湖北中医杂志 1892,(1))

消风止痒颗粒 xiao feng zhi yang ke li

【英文名】Xiao Feng Zhi Yang Granule

【组成】防风、蝉蜕、地骨皮、苍术、亚麻子、当归、地黄、关木通、荆芥、石膏、甘草。(药品标准－中药成方制剂标准 1998)

消风止痛宁 xiao feng zhi tong ning

【英文名】Xiao Feng Zhi Tong Ning Capsule

【组成】山葡萄藤、松节油。(药品标准－中药成方制剂标准 1994)

消风宁嗽散 xiao feng ning sou san

【英文名】Xiao Feng Ning Sou Powder

【组成】桔梗、枳壳、半夏、陈皮、前胡、干葛、茯苓、苏叶、杏仁、桑白皮、甘草。(中医方剂大辞典)

消风导赤汤 xiao feng dao chi tang

【英文名】Xiao Feng Dao Chi Decoction

【组成】(1)生地、赤芍、牛蒡子、白鲜皮、银花、薄荷、木通、黄连、甘草。(中医方剂大辞典)(2)生地、赤苓、鲜皮、牛子、防风、银花、木通、竹叶、甘草。(中医方剂大辞典)(3)生地、赤茯苓、牛蒡、白鲜皮、金银花、南薄荷叶、木通、黄连、甘草。(中医方剂大辞典)

消风托里散 xiao feng tuo li san

【英文名】Xiao Feng Tuo Li Powder

【组成】荆芥、山栀、归身、川芎、芍药、黄芪、苍术、茯苓、滑石、桔梗、黄芩、大黄、防风、乌药、薄荷、连翘、石膏、木瓜、槟榔。(中医方剂大辞典)

消风汤 xiao feng tang

【英文名】Xiao Feng Decoction

【组成】川芎、荆芥、防风、羌活、薄荷、细辛。(中医方剂大辞典)

消风百解散 xiao feng bai jie san

【英文名】Xiao Feng Bai Jie Powder

【异名】百解散(中医方剂大辞典、宝庆新增方)

【组成】(1)干葛、杏仁、荆芥、防风、桔梗、前胡、薄荷、甘菊、枳壳、甘草。(中医方剂大辞典)(2)防风、苍术、羌活、甘草、白芷、川芎、荆芥、柴胡、蝉衣、陈皮。(中医方剂大辞典)(3)荆芥、白芷、陈皮、苍术、麻黄、甘草。(中医方剂大辞典)

消风抗敏片 xiao feng kang min pian

【英文名】Xiao Feng Kang Ming Tablet

【组成】黄芪、甘草、大枣、桂枝、白芍、生地、白蒺藜、柴胡、防风、蝉蜕、苦参、地龙、汉防己、炒乌梅等。(中医药学报 1988,(4))

消风饮 xiao feng yin

【英文名】Xiao Feng Drink

【组成】陈皮、白术、当归、白茯苓、防己、独活、木瓜、秦艽、半夏、牛膝、桂枝、元胡索、羌活、枳壳、甘草、防风。(中医方剂大辞典)

消风定痛散 xiao feng ding tong san

【英文名】Xiao Feng Ding Tong Powder

【组成】荆芥、白芷、防风、细辛、金蝎、升麻、川芎、胆矾、朴硝、青黛。(中医方剂大辞典)

消风败毒散 xiao feng bai du san

【英文名】Xiao Feng Bai Du Powder

【组成】(1)海桐皮、川乌、丹皮、川芎、芍药、干姜、银花、肉桂、五加皮、白芷、前胡、黄芪、甘草、甘菊、人参、羌活、防风。(中医方剂大辞典)(2)白茯苓、荆芥、防风、白僵蚕、苏薄荷、厚朴、藿香、全蝉蜕、苦桔梗、羌活、独活、前胡、紫苏叶、柴胡、枳壳、玄参、皂角刺、甘草、生姜。(中医方剂大辞典)(3)败毒散、消风散。(中医方剂大辞典)(4)归尾、川芎、赤芍、生地黄、升麻、干葛、黄芩、黄连、黄柏、连翘、防风、羌活、金银花、甘草、蝉蜕。(中医方剂大辞典)

消风养血汤 xiao feng yang xue tang

【英文名】Xiao Feng Yang Xue Decoction

【组成】荆芥、蔓荆子、菊花、白芷、麻黄、桃仁、红花、防风、川芎、当归、草决明、石决明、白芍药、甘草。(中医方剂大辞典)

消风退疹汤 xiao feng tui zhen tang

【英文名】Xiao Feng Tui Zhen Decoction

【组成】生地黄、丹皮、白鲜皮、生石膏、知母、荆芥、防风、金银花、苦参、蛇床子、白蒺藜、仙鹤草、甘草。(辽宁中医杂志 1989,(6))

消风除湿汤 xiao feng chu shi tang

【英文名】Xiao Feng Chu Shi Decoction

【组成】苏叶、槟榔、香附、陈皮、白芷、桔梗、五加皮、牡丹皮、木瓜。(中医方剂大辞典)

消风凉血汤 xiao feng liang xue tang

【英文名】Xiao Feng Liang Xue Decoction

【组成】白芍、黄芩、鲜生地、桔梗、荆芥、防风、栀子、僵蚕、黄柏、黄连、甘草、归尾、花粉、银花、山豆根、升麻、薄荷。(中医方剂大辞典)

消风清热汤 xiao feng qing re tang

【英文名】Xiao Feng Qing Re Decoction

【组成】防风、荆芥、蒺藜、蝉蜕、当归、赤芍、生地、川芎、桃仁、红花、银花、连翘、蛇蜕、生石膏、大祯子。(中医方剂大辞典)

消风清热饮 xiao feng qing re yin

【英文名】Xiao Feng Qing Re Drink

【组成】荆芥、防风、浮萍、蝉衣、当归、赤芍、大青叶、黄芩。(中医方剂大辞典)

消风清燥汤 xiao feng qing zao tang

【英文名】Xiao Feng Qing Zao Decoction

【组成】(1)当归、威灵仙、防风、虫蜕、川芎、黄连、花粉、苦参、白芍、生地、黄芩、生石膏、甘草。(中医方剂大辞典)(2)川芎、当归、白芍、生地、防风、黄芩、黄连、天花粉、蝉蜕、苦参、灵仙、甘草。(中医方剂大辞典)

消风脱甲散 xiao feng tuo jia san

【英文名】Xiao Feng Tuo Jia Powder

【组成】番白草、红花、甘草、威灵仙、山栀、蝉蜕、连翘、皂角针、大风子肉、薄荷、风藤、金银花、冬瓜皮、木通、苍术、土茯苓。(中医方剂大辞典)

消风散 xiao feng san

【英文名】Xiao Feng Powder

【异名】二味消风散(中医方剂大辞典)

【组成】(1)石膏、山茵陈、菊花、防风、荆芥、螺粉、白芷、川芎、阿胶、甘草、木香、白术。(中医方剂大辞典)(2)柴胡、羌活、当归、防风、川芎、甘草。(中医方剂大辞典)(3)香白芷、全蝎、人参。(中医方剂大辞典)(4)龙脑薄荷、荆芥穗、羌活、川芎、细辛、白术、石膏、甘草。(中医方剂大辞典)(5)石膏、甘菊花、防风、荆芥穗、川羌活、羚羊角、川芎、大豆黄卷、当归、白芷、甘草。(中医方剂大辞典)(6)川芎、羌活、人参、白茯苓、白僵蚕、蝉壳、陈皮、厚朴。(中医方剂大辞典)(7)硼砂、朱砂、雄黄、甘草末、脑子。(中医方剂大辞典)(8)天麻、防风、细辛、薄荷叶、川芎、甘草、吴白芷、朱砂。(中医方剂大辞典)(9)荆芥穗、甘草、芎䓖、羌活、白僵蚕、防风、茯苓、蝉壳、藿香叶、人参、厚朴、陈皮。(中医方剂大辞典)(10)蛇床子、苦参、枯矾、艾叶、川椒、荆芥、薄荷。(中医方剂大辞典)(11)赤芍、川芎、当归、升麻、羌活、陈皮、半夏、防风、南星、甘草、老姜。(中医方剂大辞典)(12)荆芥、当归、防风、苦参、白芷、川芎、甘菊、蒺藜、浮萍、大胡麻、蔓荆子。(中医方剂大辞典)(13)烟胶、苦参、大枫子肉、小麦、明矾、枯矾、花椒、硫黄、樟冰、升药底、蛇床子、炒红砒。(中医方剂大辞典)(14)明矾、蛇床子、皮消、桃丹、白鲜皮、地肤子、羌独活、土荆皮、荆芥、白附子、白芷。(中医方剂大辞典)(15)荆芥、僵蚕、蝉蜕、防风、连翘、甘草。(中医方剂大辞典)(16)生地、当归、防风、荆芥、白芷、细辛、蝉蜕、僵蚕、花椒。(中医方剂大辞典)(17)人参、防风、川芎、厚朴、南星、半夏、桔梗、肉桂、当归、黄芩、白芷、羌活、独活、柴胡、甘草。(中医方剂大辞典)(18)甘菊、荆芥、当归、大豆叶、防风、茶叶、羚羊角、生石膏。(中医方剂大辞典)(19)羌活、独活、僵蚕、防风、天麻、白附、蝉蜕、柴胡、花粉、川芎、人参、炙草。(中医方剂大辞典)(20)川连、黄柏、黄芩、防风、荆芥、栀子、连翘、赤芍、白芍、川芎、陈皮、牛膝、甘草、蒺藜、京子、木瓜、苦参、玄参、羌活、独活、生地、大黄。(中医方剂大辞典)(21)雨茶、甘菊、羌活、石膏、当归、川芎、羚羊角、白芷、荆芥、防风、甘草。(中医方剂大辞典)(22)防风、杏仁、陈皮、全蝎、陈胆星、白附子、人参、甘草、升麻、干葛、生姜、南枣。(中医方剂大辞典)(23)当归、生地、何首乌、防风、金银花、僵蚕、荆芥、白蒺藜、苦参、胡麻、知母、甘草。(中医方剂大辞典)(24)防风、荆芥、羌活、蝉蜕、川芎、藿香、陈皮、甘草、桔梗、僵蚕。(中医方剂大辞典)(25)苍术、麻黄、荆芥、白芷、陈皮、甘草。(中医方剂大辞典)(26)白芷、细辛、荆芥、防风、川椒、全蝎。(中医方剂大辞典)(27)防风、荆芥、羌活、甘草、陈皮、茯苓、白芍、蝉蜕、藁本、桔梗、生地、川芎、当归、何首乌。(中医方剂大辞典)(28)人参、僵蚕、甘草、荆芥穗、陈皮、厚朴、茯苓、蝉蜕、防风、川芎、羌活、藿香。(中医方剂大辞典)(29)桔梗、甘草、柴胡、黄连、栀子、黄芩、防风、川芎、薄荷、葛根、黄柏、枳壳、天花粉、枇杷叶。(中医方剂大辞典)(30)荆芥穗、甘草、陈皮、厚朴、白僵蚕、蝉蜕、人参、茯苓、防风、川芎、藿香、羌活、白芷。(中医方剂大辞典)(31)陈皮、当归、茯苓、白术、玄胡、半夏、牛膝、甘草、枳壳、防风、防己、羌活、独活、木瓜、秦艽、川芎。(中医方剂大辞典)(32)羌活、独活、僵蚕、藿香、枳壳、防风、天麻、地骨皮、蝉蜕、前胡、柴胡、黄芩、天花粉、桔梗、茯苓、荆芥、紫草、牛子、人参、川芎、甘草。(中医方剂大辞典)(33)荆芥穗、甘草、川芎、羌活、僵蚕、人参、茯苓、蝉蜕、藿香叶、防风、厚朴、芍药、陈皮。(中医方剂大辞典)(34)苏州薄荷叶、蝉蜕。(中医方剂大辞典)(35)藿香、白芷、全蝎、甘草、防风、青风藤。(中医方剂大辞典)(36)人参、茯苓、甘草、紫苏叶、木瓜、泽泻、香薷、半夏曲、白扁豆、陈皮、乌梅肉、厚朴。(中医方剂大辞典)(37)京墨、石膏、茵陈、甘草、菊花、防风、荆芥、阿胶、白术、南木香。(中医方剂大辞典)(38)藿香、川芎、甘草、人参、白茯苓、荆芥、逢州豆、甘草蚕、陈皮、蝉蜕、羌活、独活、防风。(中医方剂大辞典)

消风散加减 xiao feng san jia jian

【英文名】Xiao Feng Jia Jian Powder

【组成】荆芥、防风、当归、生地、苦参、苍术、蝉蜕、胡麻仁、牛蒡子、知母、石膏、甘草、木通。(吉林中医 1985,(1))

消风膏 xiao feng gao

【英文名】Xiao Feng Plaster

【组成】生草乌、生南星、黄柏、苏木、白芥子、五倍子、生栀子、干姜。(中医方剂大辞典)

消尔痛酊 xiao er tong ding

【英文名】Xiao Er Tong Tincture

【组成】生川乌、马钱子、生山栀、威灵仙、桂枝、乳香、甘草、樟脑、动物多肽。(药品标准－中药成方制剂标准 1998)

消尔癣 xiao er xuan

【英文名】Xiao Er Xuan Liniment

【组成】土槿皮、白鲜皮、地肤子、硫磺、构皮提取物、五倍子、首乌等。(贵阳中医学院学报 1993,(3))

消平散 xiao ping san

【英文名】Xiao Ping Powder

【组成】川芎、香附、苍术、苏叶、厚朴、藿香、砂仁、白芷、陈皮、炙甘草、木香、半夏、麦芽、神曲、山楂。(中医方剂大辞典)

消白冲剂 xiao bai chong ji

【英文名】Xiao Bai Medicinal Instant Granule

【组成】补骨脂、当归、丹皮、陈皮、白蒺藜、赤芍、茜草、鸡血藤、沙参、甘草、灵磁石、白糖。(陕西中医 1990,11(2))

消石大丸 xiao shi da wan

【英文名】Xiao Shi Da Pill

【组成】(1)硝石、蜀椒、水蛭、虻虫、大黄、茯苓、柴胡、芎䓖、蛴螬。(中医方剂大辞典)(2)消石、大黄、人参、甘草。(中医方剂大辞典)

消石片 xiao shi pian

【英文名】Xiao Shi Tablet

【组成】威灵仙、核桃仁、穿破石、水河剑、半边莲、铁线草、猪苓、郁金、琥珀、乌药。(药品标准－中药成方制剂标准 1998)

消石半夏丸 xiao shi ban xia wan

【英文名】Xiao Shi Ban Xia Pill

【组成】硝石、半夏。(中医方剂大辞典)

消石合剂 xiao shi he ji

【英文名】Xiao Shi Mixture

【组成】金钱草、虎杖、莪术、三棱、赤芍、川牛膝、青皮、枸杞、梨皂角刺。(辽宁中医杂志 1989,(1))

硝石饮 xiao shi yin

【英文名】Xiao Shi Drink

【组成】硝石。(中医方剂大辞典)

消石神丹 xiao shi shen dan

【英文名】Xiao Shi Shen Pellet

【组成】熟地、茯苓、薏仁、车前子、山茱萸、青盐、骨碎补、泽泻、麦冬、芡实、肉桂。(中医方剂大辞典)

消石效灵散 xiao shi xiao ling san

【英文名】Xiao Shi Xiao Ling Powder

【组成】青磁石、海浮石、硝石、皂矾、王不留行、穿山甲、三棱、莪术、大黄、木香、枳实、透骨硝、鸡内金。(中药药理与临床 1992,8(3))

消石散 xiao shi san

【英文名】Xiao Shi Powder

【组成】(1)郁金粉、白矾末、火硝粉、滑石粉、甘草梢。(中医方剂大辞典)(2)硝石、人中白、冰片。(中医方剂大辞典)(3)寒水石、朴硝。(中医方剂大辞典)(4)硝石、蒲黄、青黛、甘草。(中医方剂大辞典)(5)硝石、茜草、铅霜。(中医方剂大辞典)(6)赤小豆、滑石、寒水石。(中医方剂大辞典)(7)硝石、乳香。(中医方剂大辞典)(8)川硝石、紫檀香、甜葶苈、莽草、白芍药、川大黄、白蔹。(中医方剂大辞典)(9)硝石、白矾、砒霜。(中医方剂大辞典)(10)硝石、大黄、绿豆。(中医方剂大辞典)(11)硝石、泽泻、白蔹、芍药、寒水石、瓜蒌。(中医方剂大辞典)(12)硝石。(中医方剂大辞典)

消石膏 xiao shi gao

【英文名】Xiao Shi Plaster

【组成】(1)硝石、生麻油。(中医方剂大辞典)(2)砒黄、硝石、白矾、腻粉。(中医方剂大辞典)

消协散 xiao xie san

【英文名】Xiao Xie Powder

【组成】蒲黄、当归、干姜、桂心、大黄、虻虫。(中医方剂大辞典)

消导二陈汤 xiao dao er chen tang

【英文名】Xiao Dao Er Chen Decoction

【组成】(1)生枳壳、六和曲、炒楂肉、真川朴、仙半夏、广皮红、焦苍术、童桑枝。(中医方剂大辞典)(2)陈皮、半夏、白茯苓、白术、苍术、神曲、香附、砂仁、甘草。(中医方剂大辞典)

消导平胃散 xiao dao ping wei san

【英文名】Xiao Dao Ping Wei Powder

【组成】苍术、陈皮、厚朴、神曲、麦芽、枳实、香附米、甘草。(中医方剂大辞典)

消导汤 xiao dao tang

【英文名】Xiao Dao Decoction

【组成】厚朴、茯苓、砂仁、山楂、麦芽、神曲、陈皮、枳实、白芥子。(中医方剂大辞典)

消导饮 xiao dao yin

【英文名】Xiao Dao Drink

【组成】厚朴、枳实、砂仁、山楂肉、半夏、神曲、槟榔、三棱、蓬术、丁香。(中医方剂大辞典)

消导宽中汤 xiao dao kuan zhong tang

【英文名】Xiao Dao Kuan Zhong Decoction

【组成】白术、枳实、厚朴、陈皮、半夏、茯苓、山楂、神曲、麦芽、萝卜子。(中医方剂大辞典)

消汗至神丹 xiao han zhi shen dan

【英文名】)Xiao Han Zhi Shen Pellet

【组成】黄芪、当归、桑叶、北五味、麦冬。(中医方剂大辞典)

消污汤 xiao wu tang

【英文名】Xiao Wu Decoction

【组成】干荷叶。(中医方剂大辞典)

消虫神奇丹 xiao chong shen qi dan

【英文名】Xiao Chong Shen Qi Pellet

【组成】当归、鳖甲、地栗粉、雷丸、神曲、茯苓、白矾、车前子。(中医方剂大辞典)

消血饮 xiao xue yin

【英文名】Xiao Xue Drink

【组成】元胡索、归尾、苏木、桃仁、红花、赤芍、五灵脂、没药。(中医方剂大辞典)

消衣神应方 xiao yi shen ying fang

【英文名】Xiao Yi Shen Ying Prescription

【组成】无名异。(中医方剂大辞典)

消阴止泻丹 xiao yin zhi xie dan

【英文名】Xiao Yin Zhi Xie Pellet

【组成】苍术、白术、附子、干姜、山药。(中医方剂大辞典)

消阴助阳汤 xiao yin zhu yang tang

【英文名】Xiao Yin Zhu Yang Decoction

【组成】真台党参、生甘草、花粉、焦白术、生黄芪、银花、肉桂、乳香、当归。(中医方剂大辞典)

消串丹 xiao chuan dan

【英文名】Xiao Chuan Pellet

【组成】白芍、白术、柴胡、天花粉、茯苓、陈皮、附子、甘草、蒲公英、紫背天葵。(中医方剂大辞典)

消余丸 xiao yu wan

【英文名】Xiao Yu Pill

【组成】退钳锅、牡蛎。(中医方剂大辞典)

消块丸 xiao kuai wan

【英文名】Xiao Kuai Pill

【组成】三棱、莪术、青皮、陈皮、香附、桃仁、红花、灵脂、甘草、牛膝、石碱、黄连、吴茱萸、益智、葵根、白术。(中医方剂大辞典)

消块止痛丹 xiao kuai zhi tong dan

【英文名】Xiao Kuai Zhi Tong Pill

【组成】人参、黄芪、防风、半夏、羌活、白术、桂枝、茯苓、薏仁。(中医方剂大辞典)

消块神丹 xiao kuai shen dan

【英文名】Xiao Kuai Shen Pellet

【组成】蚯蚓粪、炒水银、冰片、硼砂、黄柏、儿茶、麝香。(中医方剂大辞典)

消坚丸 xiao jian wan

【英文名】Xiao Jian Pill

【组成】硇砂末、巴豆霜、轻粉、水银砂子、细墨、黄明胶。(中医方剂大辞典)

消坚化痰汤 xiao jian hua tan tang

【英文名】Xiao Jian Hua Tan Decoction

【组成】陈皮、鳖甲、贝母、香附、茯苓、半夏、白芥子、川芎、海粉、木香、青皮、枳实、甘草、花粉。(中医方剂大辞典)

消坚汤 xiao jian tang

【英文名】Xiao Jian Decoction

【组成】(1)归尾、郁金、乳没、青皮、僵蚕、香附、木香、枳壳、元胡索、泽兰、佛手、桂枝。(中医方剂大辞典)(2)当归、白芍、金银花、蒲公英、柴胡、天花粉、炙甘草、全蝎、桔梗、鼠粘子。(中医方剂大辞典)

消坚散 xiao jian san

【英文名】Xiao Jian Powder

【组成】(1)郁金、归尾、玄胡索、木香、青皮、佛手、香附、泽兰、僵蚕、新绛。(中医方剂大辞典)(2)归尾、桃仁、厚朴、三棱、莪术、乳香、没药、玄胡索、地栗粉、水红子、蜣螂、建曲。(中医方剂大辞典)

消坚溃脓膏 xiao jian kui nong gao

【英文名】Xiao Jian Kui Nong Ointment

【组成】酒药、糯米。(中医方剂大辞典)

消尿蛋白饮 xiao niao dan bai yin

【英文名】Xiao Niao Dan Bai Drink

【组成】黄芪、龟版、淮山、苡米、粟米须、杜仲、扁豆、谷芽。(中医方剂大辞典)

消抗汤 xiao kang tang

【英文名】Xiao Kang Decoction

【组成】柴胡、香附、郁金、益母草、当归、何首乌、赤白芍、熟地、黄芪、生薏苡仁、合欢皮、秦艽。(国医论坛 1991,(6))

消疔丸 xiao ding wan

【英文名】Xiao Ding Pill

【异名】消疔丹(中医方剂大辞典)
【组成】(1)明雄黄、生锦纹、巴豆霜。(中医方剂大辞典)(2)松香、百草、铜绿、乳香、没药、白蜡、黄蜡、麻油。(中医方剂大辞典)

消疔化毒汤 xiao ding hua du tang
【英文名】Xiao Ding Hua Du Decoction
【组成】紫地丁、甘菊花、金银花、蒲公英、夏枯草、连翘、郁金、甘草、鲜菊叶。(中医方剂大辞典)

消疔泻毒丸 xiao ding xie du wan
【英文名】Xiao Ding Xie Du Pill
【组成】西黄、明矾、巴豆肉、麝香、蟾酥。(中医方剂大辞典)

消疔毒膏 xiao ding du gao
【英文名】Xiao Ding Du Plaster
【组成】松香、乳香、没药、铜绿、百草霜、黄蜡、白蜡、麻油。(中医方剂大辞典)

消疔散 xiao ding san
【英文名】Xiao Ding Powder
【组成】(1)雄黄、乌梅肉、蜒蚰。(中医方剂大辞典)(2)鸡、雄黄、巴豆。(中医方剂大辞典)(3)苍耳虫、煅人指甲、蜘蛛、耳垢、僵蚕、蟾酥、倒挂尘灰。(中医方剂大辞典)(4)银朱、朱砂、空青、洋樟脑、乳香、没药、明雄黄、轻粉、蜂窝、磁石、杏仁、番木鳖仁、蜈蚣、全蝎、斑蝥、巴豆仁、蟾酥、月石、火硝、荔枝核、铜绿。(中医方剂大辞典)(5)川黄连、川黄柏、大黄、西煤灰、灯心炭、梅片、荸荠粉、麝香。(中医方剂大辞典)(6)斑蝥、蟾酥、赤芍、血竭、麝香、梅片、全蝎、蜈蚣、乳香、没药、玄参。(中医方剂大辞典)(7)细辛、牙皂、硼砂、洋茶上片。(中医方剂大辞典)

消疔酥信丹 xiao ding su xin dan
【英文名】Xiao Ding Su Xin Pellet
【组成】杜酥米、白砒、黑枣肉、赤砂糖。(中医方剂大辞典)

消疖汤 xiao jie tang
【英文名】Xiao Jie Decoction
【组成】昆布、海藻、蒲公英、紫花地丁、白茅根、赤芍、黄芪。(浙江中医杂志 1985,(8))

消肚丸 xiao du wan
【英文名】Xiao Du Pill
【组成】干姜、木香、巴豆、肉豆蔻。(中医方剂大辞典)

消芦散 xiao lu san
【英文名】Xiao Lu Powder
【组成】茜草、金毛狗脊、唐蜜根、芦根。(中医方剂大辞典)

消补丸 xiao bu wan
【英文名】Xiao Bu Pill
【组成】枳壳、槟榔、黄连、黄柏、黄芩、当归、阿胶、木香。(中医方剂大辞典)

消补兼施汤 xiao bu jian shi tang
【英文名】Xiao Bu Jian Shi Decoction
【组成】人参、白术、薏仁、茯苓、黄芪、防风、白矾、白芍、陈皮、白芥子。(中医方剂大辞典)

消谷丹 xiao gu dan
【英文名】Xiao Gu Pellet
【组成】肉豆蔻、肉桂、皂角黄、丁香、白茯苓、木香、诃子肉、白术、人参、白姜、橘红、神曲、厚朴、麦蘖、荜茇、良姜。(中医方剂大辞典)

消赤散 xiao chi san
【英文名】Xiao Chi Powder
【组成】黄丹、草乌、牡蛎、蛤粉。(中医方剂大辞典)

消饮白术丸 xiao yin bai zhu wan
【英文名】Xiao Yin Bai Zhu Pill
【组成】白术、半夏、枳壳、干姜。(中医方剂大辞典)

消饮白术煎 xiao yin bai zhu jian
【英文名】Xiao Yin Bai Zhu Decoction
【组成】陈橘皮、泽泻、白术、茯苓、甘草、防己、葶苈、木香。(中医方剂大辞典)

消饮茯苓汤 xiao yin fu ling tang
【英文名】Xiao Yin Fu Ling Decoction
【组成】白茯苓、前胡、芎䓖、羌活、桔梗、人参、独活、甘草、柴胡、陈橘皮。(中医方剂大辞典)

消饮倍术丸 xiao yin bei zhu wan
【英文名】Xiao Yin Bei Zhu Pill
【组成】白术、削术、桂心、干姜。(中医方剂大辞典)

消饮散 xiao yin san
【英文名】Xiao Yin Powder
【组成】人参、天花粉、茯苓、枳壳、厚朴、山楂、麦冬、甘草。(中医方剂大辞典)

消麦灵汤 xiao mai ling tang
【英文名】Xiao Mai Ling Decoction
【组成】鸡内金、连翘、薏苡仁、蒲公英、金银花、云苓、黄芩、山楂、防风、甘草、丹参。(山西中医 1993,9(6))

消麦粒饮 xiao mai li yin
【英文名】Xiao Mai Li Drink
【组成】元参、生地、菊花、黄芩、牛膝、枳壳、丹皮、大黄、甘草、秦皮、蝉衣。(湖北中医杂志 1987,(1))

消乳丸 xiao ru wan
【英文名】Xiao Ru Pill
【组成】香附、炙甘草、陈皮、缩砂仁、神曲、麦蘖。(中医方剂大辞典)

消乳丹 xiao ru dan
【英文名】Xiao Ru Pellet

【组成】(1)丁香、木香、青皮、生肉蔻、三棱、莪术。(中医方剂大辞典)(2)丁香、木香、青皮、肉豆蔻、牵牛子。(中医方剂大辞典)(3)虾蟆、木香、蓬术、青皮、青黛、肉豆蔻、腻粉、续随子、麝香。(中医方剂大辞典)

消乳汤 xiao ru tang

【英文名】Xiao Ru Decoction

【组成】(1)知母、连翘、金银花、穿山甲、瓜蒌、丹参、生明乳香、生明没药。(中医方剂大辞典)(2)四物汤加麦芽。(《嵩崖尊生》卷十四)

消乳进食丸 xiao ru jin shi wan

【英文名】Xiao Ru Jin Shi Pill

【组成】陈橘皮、生姜。(中医方剂大辞典)

消乳饮 xiao ru yin

【英文名】Xiao Ru Drink

【组成】二陈汤、藿香、麦芽、砂仁、生姜。(中医方剂大辞典)

消乳岩丸 xiao ru yan wan

【英文名】Xiao Ru Yan Pill

【组成】夏枯草、蒲公英、金银花、漏芦、山茨菇、雄鼠粪、川贝母、连翘、金橘叶、白芷、甘菊花、没药、瓜蒌仁、乳香、茜草根、甘草、广陈皮、紫花地丁。(中医方剂大辞典)

消乳食丸 xiao ru shi wan

【英文名】Xiao Ru Shi Pill

【组成】砂仁、陈皮、三棱、莪术、神曲、麦芽、香附。(中医方剂大辞典)

消乳食丹 xiao ru shi dan

【英文名】Xiao Ru Shi Pellet

【组成】丁香、木香、青皮、肉豆蔻、三棱、莪术。(中医方剂大辞典)

消乳痰丸 xiao ru tan wan

【英文名】Xiao Ru Tan Pill

【组成】半夏、人参。(中医方剂大辞典)

消单灵眼液 xiao dan ling yan ye

【英文名】Xiao Dan Ling Ophthalmic Solution

【组成】红药子、秦皮、老鹳草。(中国医药学报 1991,6(3))

消河饼 xiao he bing

【英文名】Xiao He Lozenge

【组成】大田螺、大蒜、车前子。(中医方剂大辞典)

消炉散 xiao lu san

【英文名】Xiao Lu Powder

【组成】(1)煅甘石、大硝、硇砂、梅片。(中医方剂大辞典)(2)制过甘石、火硝、顶上四六冰片。(中医方剂大辞典)

消炎Ⅱ号洗方 xiao yan er hao xi fang

【英文名】Xiao Yan No. Ⅱ Lotion

【组成】黄柏、大黄、虎杖、川椒、白矾。(实用中西医结合杂志 1993,6(5))

消炎3号 xiao yan hao

【英文名】Xiao Yan No. 3 Unguentum

【组成】板蓝根、猫眼草、人工牛黄、硇砂、威灵仙、制南星。(中医方剂大辞典)

消炎丸 xiao yan wan

【英文名】Xiao Yan Pill

【组成】牛黄、丁香、朱砂、蟾酥、百草霜。(中医方剂大辞典)

消炎止血丸 xiao yan zhi xue wan

【英文名】Xiao Yan Zhi Xue Pill

【组成】黄芩、白及、黄连素、白及、海螵蛸、甘油。(湖北中医杂志 1980,(2))

消炎止血液 xiao yan zhi xue ye

【英文名】Xiao Yan Zhi Xue Decoction

【组成】黄连、明矾、忍冬藤、蒲公英、白茅根、仙鹤草、苦参、栀子。(四川中医 1991,9(4))

消炎止咳片 xiao yan zhi ke pian

【英文名】Xiao Yan Zhi Ke Tablet

【组成】胡颓子叶、桔梗、太子参、百部、罂粟壳、麻黄、黄荆子、南沙参、穿心莲。(药品标准－中药成方制剂标准 1991)

消炎止咳汤 xiao yan zhi ke tang

【英文名】Xiao Yan Zhi Ke Decoction

【组成】橘红、山豆根、红花、苏子、桃仁、炙桑皮、干姜、白前、葶苈子、鱼腥草、麦冬、炒麦芽。(现代中医 1989,2(4))

消炎止带丸 xiao yan zhi dai wan

【英文名】Xiao Yan Zhi Dai Pill

【组成】益母草、芡实、炒地榆、香附、桃仁、白瓦。(中草药 1973,(2))

消炎止痛汤 xiao yan zhi tong tang

【英文名】Xiao Yan Zhi Tong Decoction

【组成】杭白芍、醋柴胡、当归身、元胡、盐橘核、盐荔枝核、川楝子、香附、青皮、陈皮、小茴香、艾叶。(中医方剂大辞典)

消炎止痛油 xiao yan zhi tong you

【英文名】Xiao Yan Zhi Tong Oil

【组成】紫草、生地、黄柏、五倍子、白及、垂盆草、芙蓉叶、刘寄奴、麻油、冰片。(中国中西医结合杂志 1993,13(9))

消炎止痛膏 xiao yan zhi tong gao

【英文名】Xiao Yan Zhi Tong Plaster

【组成】麝香、蟾酥、肉桂、当归、皂荚、芒消、滑石粉、薄荷油、血竭、山慈菇、白芥子、穿山甲、橄榄油、饴糖、水。(中医方剂大辞典)

消炎止痢丸 xiao yan zhi li wan
【英文名】Xiao Yan Zhi Li Pill
【组成】翻白草、山楂、白头翁、地榆、委陵菜、火炭母。（药品标准－中药成方制剂标准 1990）
消炎止痢灵片 xiao yan zhi li ling pian
【英文名】Xiao Yan Zhi Li Ling Tablet
【组成】苦参、甲氧苄氨嘧啶。（药品标准－中药成方制剂标准 1993）
消炎片 xiao yan pian
【英文名】Xiao Yan Tablet
【组成】蒲公英、紫花地丁、野菊花、黄芩。（药品标准－中药成方制剂标准 1991）
消炎生肌散 xiao yan sheng ji san
【英文名】Xiao Yan Sheng Ji Powder
【组成】枯矾、五倍子、双花、儿茶、甘草。（吉林中医 1982,(1)）
消炎生肌膏 xiao yan sheng ji gao
【英文名】Xiao Yan Sheng Ji Bill Ointment
【异名】玉红膏(药品标准－中药成方制剂标准)
【组成】当归、白芷、紫草、甘草、轻粉、血竭。（药品标准－中药成方制剂标准 1994）
消炎合剂 xiao yan he ji
【英文名】Xiao Yan Mixture
【组成】银花、连翘、黄芩、桔梗、草河车、紫草、赤芍、生地、元参、大青叶、野菊花、蒲公英、当归、大黄。（中医方剂大辞典）
消炎汤 xiao yan tang
【英文名】Xiao Yan Decoction
【组成】生地、丹参、当归、丹皮、白芍、川芎、黄芩、黄柏、黄连、肉桂。（四川中医 1990,8(12)）
消炎利胆片 xiao yan li dan pian
【英文名】Xiao Yan Li Dan Tablet
【组成】穿心莲、溪黄草、苦木。（药品标准－中药成方制剂标准 1995）
消炎利胆汤 xiao yan li dan tang
【英文名】Xiao Yan Li Dan Decoction
【组成】(1)川楝子、香附、黄芩、枳壳、金银花、金钱草、广木香、郁金、茵陈、枳实。（浙江中医杂志 1988,(1)）(2)茵陈、厚朴、香附、白芍、延胡索、甘草、黄柏、栀子、郁金、柴胡、生大黄、金钱草、金银花、延胡索粉。（山东中医杂志 1991,10(3)）
消炎利胆胶丸 xiao yan li dan jiao wan
【英文名】Xiao Yan Li Dan Pill
【组成】乌梅、姜黄、乳香、没药、三七、青藤香等。（中草药 1990,21(7)）
消炎利胆散 xiao yan li dan san
【英文名】Xiao Yan Li Dan Powder
【组成】柴胡、川楝子、木通、广木香、山栀子、甘草、沉香、鸡内金、郁金、元胡。（陕西中医 1992,13(1)）
消炎护膜方 xiao yan hu mo fang
【英文名】Xiao Yan Hu Mo Prescription
【组成】黄连、滑石、生甘草、枳壳、陈皮。（上海中医药杂志 1990,(1)）
消炎灵 xiao yan ling
【英文名】Xiao Yan Ling Ophthalmic Solution
【组成】诃子、青葙子、茺蔚子。（中国中医眼科杂志 1992,2(1)）
消炎灵片 xiao yan ling pian
【英文名】Xiao Yan Ling Tablet
【组成】苦玄参、肿节风、千里光、毛冬青、甘草。（药品标准－中药成方制剂标准 1993）
消炎退热冲剂 xiao yan tui re chong ji
【英文名】Xiao Yan Tui Re Medicinal Instant Granule
【组成】大青叶、蒲公英、紫花地丁、甘草。（药品标准－中药成方制剂标准 1991）
消炎退翳丸 xiao yan tui yi wan
【英文名】Xiao Yan Tui Yi Pill
【组成】蒺藜、谷精草、蒲公英、柴胡、黄芩、草决明、木贼草、夜明砂、望月砂、香附、赤芍、当归、红花、桃仁、玄参、枳壳、炮穿山甲、川芎、栀仁、蛇蜕。（中医方剂大辞典）
消炎栓 xiao yan shuan
【英文名】Xiao Yan Suppository
【组成】硼酸、大黄、胡黄连、雄黄。（(93)晋卫药准字 01－234 号）
消炎速效丹 xiao yan su xiao dan
【英文名】Xiao Yan Su Xiao Pellet
【组成】石决明、冰片、黄连素、麝香。（四川中医 1988,(8)）
消炎排石散 xiao yan pai shi san
【英文名】Xiao Yan Pai Shi Powder
【组成】金钱草、郁金、赤白芍、鸡内金、枳实、广木香、柴胡、五灵脂、厚朴、莱菔子、蒲公英、大黄。（陕西中医 1988,9(10)）
消炎散 xiao yan san
【英文名】Xiao Yan Powder
【组成】(1)芙蓉叶、大黄、黄芩、黄连、黄柏、泽兰叶、冰片。（中医方剂大辞典）(2)硼酸、白矾、梅片。（中医方剂大辞典）
消炎溶石方一号 xiao yan rong shi fang yi hao
【英文名】Xiao Yan Rong Shi No.1 Prescription
【组成】金钱草、茵陈、白芍、威灵仙、硫酸镁、丹参、红花、吴茱萸、芒硝、姜黄、川木香、郁金、枳壳、元胡、柴胡、苯甲酸。（四川中医 1991,9(9)）

消炎溶石方二号 xiao yan rong shi fang er hao

【英文名】Xiao Yan Rong Shi No.2 Prescription

【组成】栀子、甘松、黄柏、虎杖、苍术、茵陈、水案板、大黄、鸡血藤、苦荞头、芒硝、青矾、苯甲酸。(四川中医 1991,9(9))

消炎溶石方三号 xiao yan rong shi fang san hao

【英文名】Xiao Yan Rong Shi No.3 Prescription

【组成】茵陈、威灵仙、姜黄、砂仁、木香、郁金、酒炒大黄、枳壳、佛手、桂枝、元胡、鸡内金、党参、吴茱萸、白芍。(四川中医 1991,9(9))

消炎解毒丸 xiao yan jie du wan

【英文名】Xiao Yan Jie Du Pill

【组成】(1)玄参、桔梗、粉甘草、赤芍、僵蚕、薄荷、竹叶、板兰根、黄芩、山豆根、连翘、杭菊花、天花粉、二花。(中医方剂大辞典)(2)蒲公英、金银花、防风、连翘、甘草。(中医方剂大辞典)

消炎膏 xiao yan gao

【英文名】Xiao Yan Plaster

【组成】飞滑石、硼砂、龙骨、川贝、冰片、麝香。(中医方剂大辞典)

消炎镇痛膏 xiao yan zhen tong gao

【英文名】Xiao Yan Zhen Tong Plaster

【组成】薄荷脑、樟脑、水杨酸甲酯、盐酸苯海拉明、冰片、颠茄流浸膏、麝香草脑。(药品标准－中药成方制剂标准 1993)

消炎癣湿药膏 xiao yan xuan shi yao gao

【英文名】Xiao Yan Xuan Shi Bill Ointment

【组成】升药底、蛇床子、升华硫、樟脑、冰片、苯酚。(药品标准－中药成方制剂标准 1992)

消疝丸 xiao shan wan

【英文名】Xiao Shan Pill

【组成】(1)橘核、藿香、大茴、荔枝核、青皮、陈皮、沉香、硫黄。(中医方剂大辞典)(2)苍术、葱白、川椒、白茯苓、茴香。(中医方剂大辞典)(3)苍术、茴香、玄胡、牵牛、木香、川楝。(中医方剂大辞典)(4)金铃子、赤朴儿、茴香、肉桂、甜瓜子。(中医方剂大辞典)

消疝丹 xiao shan dan

【英文名】Xiao Shan Pellet

【组成】白术、荔枝核、山楂、小茴香、槟榔、木通、猪苓、岗橘子、昆布、白茯苓、海藻、官桂、泽泻、川楝子。(中医方剂大辞典)

消疟饮 xiao nve yin

【英文名】Xiao Nve Drink

【组成】鲜首乌、白甘葛、甘草、细茶。(中医方剂大辞典)

消矾丸 xiao fan wan

【英文名】Xiao Fan Pill

【组成】白矾、焰硝。(中医方剂大辞典)

消矾散 xiao fan san

【英文名】Xiao Fan Powder

【组成】马牙硝、白矾、铅丹。(中医方剂大辞典)

消肾丸 xiao shen wan

【英文名】Xiao Shen Pill

【组成】(1)牵牛、香附子、川楝子。(中医方剂大辞典)(2)橘皮。(中医方剂大辞典)(3)山茱萸、陈皮、青皮、山药、肉桂、川楝子、马蔺花、吴茱萸、木香、茴香。(中医方剂大辞典)

消肾汤 xiao shen tang

【英文名】Xiao Shen Decoction

【组成】海藻、海带、昆布、橘核、桃仁、楝子肉、木香、白术、茯苓、玄胡、木通、当归、肉桂、人参、淫羊藿、盐、酒。(中医方剂大辞典)

消肾脱钳丸 xiao shen tuo qian wan

【英文名】Xiao Shen Tuo Qian Pill

【组成】泽泻、木猪苓、白术、木通、青皮、青木香、陈皮、川楝子、胡芦巴、茴香、破故纸、黑牵牛。(中医方剂大辞典)

消肿丸 xiao zhong wan

【英文名】Xiao Zhong Pill

【组成】(1)人参、当归、大黄、桂心、瞿麦、苏木、白茯苓、葶苈子、广木香、木通。(中医方剂大辞典)(2)淡豉、巴豆、京山棱、大戟、杏仁、五灵脂。(中医方剂大辞典)(3)滑石、木通、白术、黑牵牛、通脱木、茯苓、茯神、半夏、陈皮、木香、瞿麦穗、丁香。(中医方剂大辞典)

消肿化毒丹 xiao zhong hua du dan

【英文名】Xiao Zhong Hua Du Pellet

【组成】藤黄、天南星、麝香、赤小豆、川五倍。(中医方剂大辞典)

消肿化瘀散 xiao zhong hua yu san

【英文名】Xiao Zhong Hua Yu Powder

【组成】当归、赤芍、生地黄、延胡索、血竭、乳香、红花、大黄、姜黄、鳖甲、茄瓜根、红曲、赤小豆。(中医方剂大辞典)

消肿木香散 xiao zhong mu xiang san

【英文名】Xiao Zhong Mu Xiang Powder

【组成】木香、当归、射干、莽草、黄柏、大黄。(中医方剂大辞典)

消肿止疼药膏 xiao zhong zhi teng yao gao

【英文名】Xiao Zhong Zhi Teng Emplastrum

【组成】姜黄、羌活、干姜、栀子、乳香、没药。(中医方剂大辞典)

消肿止痛汤 xiao zhong zhi tong tang

【英文名】Xiao Zhong Zhi Tong Decoction

【组成】(1)二花、蒲公英、白菊花、艾叶、芒硝、花椒、五倍子、苍术、防风、侧柏叶、葱白。(陕西中医 1988,9(10))(2)柴胡、枳实、赤芍、丹参、瓜蒌、丹皮、郁金、延胡索、炮山甲、红花、蒲公英。(江苏中医杂志 1987,8(9))

消肿止痛药水 xiao zhong zhi tong yao shui

【英文名】Xiao Zhong Zhi Tong Liniment

【组成】草乌、南星、半夏、雪上一枝蒿、白花蔓陀萝子、两面针子、重楼、细辛、冰片。(中医方剂大辞典)

消肿止痛酊 xiao zhong zhi tong ding

【英文名】Xiao Zhong Zhi Tong Tincture

【组成】木香、防风、荆芥、细辛、五加皮、桂枝、牛膝、川芎、徐长卿、白芷、莪术、红杜仲、大罗伞、小罗伞、两面针、黄藤、栀子、三棱、沉香、樟脑、薄荷脑。(药品标准-中药成方制剂标准 1997)

消肿止痛液 xiao zhong zhi tong ye

【英文名】Xiao Zhong Zhi Tong Lotion

【组成】草乌、红花、乳香、没药、细辛、骨碎补。(陕西中医 1993,14(10))

消肿止痛散 xiao zhong zhi tong san

【英文名】Xiao Zhong Zhi Tong Powder

【组成】芙蓉叶、陈小粉、五倍子、生南星、生半夏、生草乌。(中医方剂大辞典)

消肿止痛膏 xiao zhong zhi tong gao

【英文名】Xiao Zhong Zhi Tong Plaster

【组成】(1)生大黄、黄柏、五倍子、芒硝、生南星。(湖北中医杂志 1989,(1))(2)大黄、栀子、樟脑、乳香、没药、白芷、赤芍、血见飞、红花、土鳖、细辛、广木香、朱砂、黄柏。(陕西中医 1991,12(11))

消肿片 xiao zhong pian

【英文名】Xiao Zhong Tablet

【组成】枫香脂、没药、当归、制草乌、地龙、乳香、马钱子、香墨、五灵脂。(药品标准-中药成方制剂标准 1993)

消肿代刀散 xiao zhong dai dao san

【英文名】Xiao Zhong Dai Dao Powder

【组成】火硝、薄荷、硼砂、大冰片、牙皂。(中医方剂大辞典)

消肿四物汤 xiao zhong si wu tang

【英文名】Xiao Zhong Si Wu Decoction

【组成】当归、川芎、赤芍、车前子、青木香、赤茯苓、猪苓、泽泻、大腹皮、葶苈、防风、木通、槟榔。(中医方剂大辞典)

消肿宁痛膏 xiao zhong ning tong gao

【英文名】Xiao Zhong Ning Tong Ointment

【组成】乳香、没药、儿茶、雄黄、轻粉、官粉。(中医方剂大辞典)

消肿汤 xiao zhong tang

【英文名】Xiao Zhong Decoction

【组成】(1)夏枯草、山慈姑、煅牡蛎、海藻、昆布、生甘草、桔梗、元参、花粉、白芥子。(中医方剂大辞典)(2)猪苓、泽泻、木通、车前子、葶苈子、地骨皮、五加皮、生姜皮、海金沙、枳壳。(中医方剂大辞典)(3)葶苈、椒目、猪苓、泽泻、葱白。(中医方剂大辞典)(4)白术、山栀、赤茯苓、萝卜干、葶苈、椒目、苏子、沉香、木香。(中医方剂大辞典)(5)鼠粘子、黄连、当归梢、甘草、瓜蒌根、黄芪、生黄芩、柴胡、连翘、红花。(中医方剂大辞典)

消肿利水益肾饮 xiao zhong li shui yi shen yin

【英文名】Xiao Zhong Li Shui Yi Shen Drink

【组成】云茯苓、猪苓、泽泻、车前子、生白术、鱼腥草、白花蛇舌草、金银花、鲜茅根、赤芍、桔梗、怀牛膝。(内蒙古中医药 1988,(3))

消肿利咽汤 xiao zhong li yan tang

【英文名】Xiao Zhong Li Yan Decoction

【组成】天花粉、连翘、金银花、丹参、射干、玄参、乳香、没药、炙山甲、薄荷叶。(中医方剂大辞典)

消肿劫毒散 xiao zhong jie du san

【英文名】Xiao Zhong Jie Du Powder

【组成】毛屎梯叶、鸡屎子叶。(中医方剂大辞典)

消肿抗炎粉 xiao zhong kang yan fen

【英文名】Xiao Zhong Kang Yan Powder

【组成】当归、川芎、桃仁、红花、王不留行籽、大黄、青黛、赤芍、白芥子、山栀子、江南香、乳香、没药、桂皮。(中国中药杂志 1989,14(3))

消肿饮 xiao zhong yin

【英文名】Xiao Zhong Drink

【组成】五灵脂、肉桂、川芎、当归、牛膝、青皮、玄胡索、黑牵牛。(中医方剂大辞典)

消肿定痛散 xiao zhong ding tong san

【英文名】Xiao Zhong Ding Tong Powder

【组成】(1)紫荆皮、儿茶、炒大黄、炒木耳、炒无名异。(中医方剂大辞典)(2)金果榄、姜黄、乳香、没药、梅花片。(中医方剂大辞典)

消肿定痛霜 xiao zhong ding tong shuang

【英文名】Xiao Zhong Ding Tong Plaster

【组成】当归、灵仙、地鳖虫、生草乌、生山栀、虎杖、七叶一枝花、二甲严砜、川芎、冰片、乳膏基质。(新中医 1987,(9))

消肿泻毒汤 xiao zhong xie du tang

【英文名】Xiao Zhong Xie Du Decoction

【组成】苦参、白蒺藜、草胡麻、连翘、大黄、芒消、防风、壬子肉、羌活、独活、牛膝、白芷、苍术、木瓜。(中医方剂大辞典)

消肿健脾汤 xiao zhong jian pi tang

【英文名】Xiao Zhong Jian Pi Decoction

【组成】人参、白术、白茯苓、甘草、车前子、泽泻、厚朴、苡仁、炮姜、附子、陈皮、山药。(中医方剂大辞典)

消肿调脾顺气汤 xiao zhong tiao pi shun qi tang

【英文名】Xiao Zhong Tiao Pi Shun Qi Decoction

【组成】苍术、陈皮、厚朴、草果、砂仁、猪苓、木香、槟榔、大腹皮、香附、枳壳、泽泻、桔梗、三棱、莪术、官桂、大茴香、木通、人参、木瓜、桑白皮、牵牛、大黄、甘草。(中医方剂大辞典)

消肿散 xiao zhong san

【英文名】Xiao Zhong Powder

【异名】消毒散(中医方剂大辞典)

【组成】(1)制乳香、制没药、玉带草、四块瓦、洞青叶、虎杖、五香血藤、天花粉、生甘草、叶下花、叶上花、蝼粉、大黄粉、黄芩、五爪龙、白及粉、红花、苏木粉、龙胆草、土黄连、飞龙掌血、绿葡萄根、大红袍、凡士林。(中医方剂大辞典)(2)黄柏、姜黄、大黄、苍术、陈皮、香附、透骨草、败血草、甘草。(中医方剂大辞典)(3)生南星、生半夏、生草乌、凋竹、生甘草、细辛、重楼。(中医方剂大辞典)(4)槐花、牛膝、木瓜。(中医方剂大辞典)(5)小茴香、山甲、全蝎、木香。(中医方剂大辞典)(6)乳香、白及、火丹草。(中医方剂大辞典)(7)蛇头抓、天瓠藤、木虱药、仙人鲁、土木香、紫金藤、大小青。(中医方剂大辞典)(8)大黄、水仙子、山药、苎根、青露、小赤豆、寒水石、水姜、香蛤粉、花蕊石。(中医方剂大辞典)(9)白及、白蔹、牙皂、僵蚕、赤豆、五倍、雄黄、南星、半夏、大黄、黄柏、草乌、白芷、贝母、山茨菇、芙蓉叶、天花粉、牡蛎。(中医方剂大辞典)(10)附子、石硫黄、天南星。(中医方剂大辞典)(11)天南星、赤小豆、草乌。(中医方剂大辞典)(12)滑兰皮、大南星、赤小豆、白芷、姜黄、白及。(中医方剂大辞典)(13)郁金、甜葶苈、芒硝、大黄、黄芩、赤小豆、伏龙肝。(中医方剂大辞典)(14)大黄、山栀、甘草、干葛、橘皮、麻黄、马牙硝、川芎。(中医方剂大辞典)(15)清泉硝石、白龙骨。(中医方剂大辞典)(16)川大黄、杏仁、盐花。(中医方剂大辞典)

消肿散结汤 xiao zhong san jie tang

【英文名】Xiao Zhong San Jie Decoction

【组成】柴胡、白花蛇舌草、猪苓、车前子、陈皮、橘核、泽泻、川萆薢、通草、地榆、黄柏、桃仁、赤芍、当归、元胡、台乌。(时珍国药研究 1992,3(2))

消肿痛醋膏 xiao zhong tong cu gao

【英文名】Xiao Zhong Tong Cu Bill Ointment

【组成】黄柏、生半夏、五倍子、伸筋草。(药品标准－中药成方制剂标准 1992)

消肿膏 xiao zhong gao

【英文名】Xiao Zhong Ointment

【组成】(1)芙蓉叶、紫金皮、白芷、当归、骨碎补、独活、何首乌、南星、橙橘叶、赤芍药、石菖蒲、肉桂。(中医方剂大辞典)(2)生乌麻油、铅丹、黄蜡、熊脂、松脂、水银、硫黄、芒硝。(中医方剂大辞典)(3)鸡子、新出狗屎。(中医方剂大辞典)

消肿镇痛活络汤 xiao zhong zhen tong huo luo tang

【英文名】Xiao Zhong Zhen Tong Huo Luo Decoction

【组成】淫羊藿、追地风、汉防己、泽泻、怀牛膝、槟榔片、薏苡仁、桑枝、白茅根、知母、黄柏、紫苏梗。(陕西中医 1993,14(9))

消胀丸 xiao zhang wan

【英文名】Xiao Zhang Pill

【组成】(1)木香、茯苓、厚朴、大黄、泽泻、滑石、黑牵牛。(中医方剂大辞典)(2)陈仓米、蓬术、三棱、香附子、干姜、巴豆、青皮、陈皮。(中医方剂大辞典)(3)法曲、干葛、肉桂、蘖仁、巴豆、陈橘皮、槟榔、木香、缩砂仁、黑牵牛。(中医方剂大辞典)(4)半夏、枳壳、巴豆。(中医方剂大辞典)

消胀化臌丸 xiao zhang hua gu wan

【英文名】Xiao Zhang Hua Gu Pill

【组成】西洋参、巴豆霜、甘遂、豆豉、玄胡、大黄、牙皂、大戟、杏仁、芫花、葶苈子、干姜、抽葫芦。(中医方剂大辞典)

消胀汤 xiao zhang tang

【英文名】Xiao Zhang Decoction

【组成】(1)柴胡、半夏、陈皮、白术、党参、茯苓、焦三仙、龙胆草、白芥子、木香、胡黄连、黄连、甘草。(陕西中医 1991,12(9))(2)木香、砂仁。(陕西中医 1990,11(1))

消胀饮子 xiao zhang yin zi

【英文名】Xiao Zhang Drink

【组成】猪苓、泽泻、人参、白术、茯苓、半夏、陈皮、青皮、厚朴、紫苏、香附、砂仁、木香、槟榔、大腹皮、木通、莱菔子、甘草。(中医方剂大辞典)

消胀通腑散 xiao zhang tong fu san

【英文名】Xiao Zhang Tong Fu Powder

【组成】鸡内金、郁金、枳实、川朴、莱菔子、大黄、甘草、代赭石、陈皮。(实用中医内科杂志 1993,7(1))

消胀排水汤 xiao zhang pai shui tang

【英文名】Xiao Zhong Pai Shui Decoction

【组成】茯苓、车前子、南陆、枳壳、鸡内金、桃仁、泽泻、黑白丑、茯苓皮、大腹皮、陈葫芦、防己、生麦芽、葶苈子、大枣。(陕西中医 1989,10(7))

消胀散 xiao zhang san

【英文名】Xiao Zhang Powder

【组成】萝卜子、苏梗、干葛、陈皮、枳壳、甘草。(中医方剂大辞典)

消咳止喘膏 xiao ke zhi chuan gao

【英文名】Xiao Ke Zhi Chuan Plaster

【组成】(1)白芥子、轻粉、白芷。(陕西中医 1992,13(11))(2)麻黄、白芥子、地龙、细辛、肉桂。(陕西中医 1992,13(3))

消咳宁片 xiao ke ning pian

【英文名】Xiao Ke Ning Tablet

【组成】盐酸麻黄碱、甘草浸膏、苦杏仁、石膏、碳酸钙。(药品标准－中药成方制剂标准 1997)

消咳喘 xiao ke chuan

【英文名】Xiao Ke Chuan

【异名】消咳喘糖浆(药品标准－中药成方制剂标准)

【组成】满山红。(药品标准－中药成方制剂标准 1991)

消咳喘片 xiao ke chuan pian

【英文名】Xiao Ke Chuan Tablet

【组成】满山红油、满山红浸膏粉。(药品标准－中药成方制剂标准 1991)

消咳喘膏 xiao ke chuan gao

【英文名】Xiao Ke Chuan Plaster

【组成】炙白芥子、炙麻黄、炙冬花、桔梗、薤白、细辛、甘遂。(天津中医学院学报 1988,(4))

消星饮 xiao xing yin

【英文名】Xiao Xing Drink

【组成】防风、柴胡、桑叶、菊花、草决明、蝉衣、甘草。(江苏中医杂志 1987,(1))

消星障滴眼液 xiao xing zhang di yan ye

【英文名】Xiao Xing Zhang Ophthalmic Solution

【组成】猴桃根。(中国医药学报 1993,8(6))

消毒丸 xiao du wan

【英文名】Xiao Du Pill

【异名】消毒僵黄丸(中医方剂大辞典)

【组成】(1)白丁香、黄丹、巴豆。(中医方剂大辞典)(2)大黄、牡蛎、僵蚕。(中医方剂大辞典)(3)五倍子、马牙硝、甘草、蓬砂、白矾、升麻、马勃、丹砂、麝香、龙脑。(中医方剂大辞典)

消毒丹 xiao du dan

【英文名】Xiao Du Pellet

【异名】太白散(中医方剂大辞典)

【组成】(1)朱砂。(中医方剂大辞典)(2)明矾、白砒、蛇床子、硫黄、海螵蛸。(中医方剂大辞典)

消毒化坚汤 xiao du hua jian tang

【英文名】Xiao Du Hua Jian Decoction

【组成】当归、黄芪、白芍、玄参、天花粉、连翘、柴胡、黄芩、牛蒡、龙胆草、升麻、桔梗、陈皮、羌活、薄荷、海昆布、甘草。(中医方剂大辞典)

消毒化斑汤 xiao du hua ban tang

【英文名】Xiao Du Hua Ban Decoction

【组成】(1)白芷、黑栀仁、防风、黄芩、陈皮、白芍药、羌活、甘草、犀角。(中医方剂大辞典)(2)桔梗、牛蒡子、人中黄、连翘、防风、柴胡、胆草、升麻、蝉蜕、密蒙花。(中医方剂大辞典)

消毒化斑散 xiao du hua ban san

【英文名】Xiao Du Hua Ban Powder

【异名】消毒化班汤(中医方剂大辞典、证治准绳)

【组成】升麻、柴胡、桔梗、甘草、龙胆草、牛蒡子、连翘、防风、蝉蜕、密蒙花。(中医方剂大辞典)

消毒止血散 xiao du zhi xue san

【英文名】Xiao Du Zhi Xue Powder

【组成】京牛黄、珍珠、血竭、云连、旱三七、乳香、没药、冰片。(中医方剂大辞典)

消毒杀虫丸 xiao du sha chong wan

【英文名】Xiao Du Sha Chong Pill

【组成】苍术、莪术、辛夷、皂矾、雷丸、槟榔、瞿麦、麦芽、黄连、雄黄精、党参、蟾酥、槟榔壳、使君子。(上海中医药杂志 1959,(4))

消毒汤 xiao du tang

【英文名】Xiao Du Decoction

【组成】(1)防风、荆芥、牛子、首乌、甘草。(中医方剂大辞典)(2)赤芍药、连翘、甘草节、桔梗、贝母、忍冬草、白芷、瓜蒌根。(中医方剂大辞典)(3)升麻根、羌活、藁本、细辛、柴胡、葛根、黄芩、生地黄、黄连、黄柏、连翘、红花、当归、苏木、白术、苍术、陈皮、吴茱萸、防风、甘草。(中医方剂大辞典)(4)独活、防风、细辛、藁本、川芎、枸杞子、荆芥、漏芦、大黄、黄芩、官桂、苦参、威灵仙、丹参、黄芪、当归、芍药、茯苓、黄连、无心草、黄柏、麻黄、葛根、蒴藋、菊花、杜仲、地骨皮、秦皮、茵草、甘草、甘松、藿香、白芷、露蜂房、升麻、零陵香、苍术、朴硝、菖蒲。(中医方剂大辞典)

消毒灯照 xiao du deng zhao

【英文名】Xiao Du Deng Zhao

【组成】一二十年旧船底上石灰。(中医方剂大辞典)

消毒百应丸 xiao du bai ying wan

【英文名】Xiao Du Bai Ying Pill

【组成】苍术、黄柏、槐花、金银花、当归、皂角。(中医方剂大辞典)

消毒利黄汤 xiao du li huang tang

【英文名】Xiao Du Li Huang Decoction

【组成】川黄连、生山栀、淡竹叶、生甘草、连翘壳、西茵陈、赤茯苓、细木通、炒麦芽、生枳壳。(中医方剂大辞典)

消毒饮 xiao du yin

【英文名】Xiao Du Drink

【组成】(1)人参、紫苏、前胡、川芎、黄芩、桔梗、羌活、独活、枳壳、茯苓、甘草、防风、赤芍。(中医方剂大辞典)(2)荆芥、连翘、牛蒡子、防风、甘草、犀角。(中医方剂大辞典)(3)人参、甘草、黄连、牛蒡子。(中医方剂大辞典)(4)牛蒡子、荆芥穗、甘草、防风、升麻、犀角、麦门冬、桔梗。(中医方剂大辞典)(5)牛蒡子、连翘、甘草、绿升麻、山豆根、紫草。(中医方剂大辞典)(6)皂角刺、金银花、防风、当归、大黄、甘草节、瓜蒌仁。(中医方剂大辞典)(7)黄芩、黄连、连翘、陈皮、玄参、甘草、黍粘子、板蓝根、马勃、人参、僵蚕、桔梗、升麻、柴胡、薄荷、川芎。(中医方剂大辞典)(8)大黄、黄芩、黄柏、木通、牛蒡子、大贝、银花、胆草、花粉、甘草、蒲公英、全蝎。(中医方剂大辞典)(9)大黄、牛蒡子、甘草、荆芥。(得效)(10)羌活、防风、黄芩、白芷、黄连、射干、玄参、甘草。(中医方剂大辞典)(11)荆芥、防风、桔梗、枳壳、牛旁子、升麻、苏叶、甘草、石膏。(中医方剂大辞典)(12)当归、川芎、山楂、连翘、前胡、木通、甘草。(中医方剂大辞典)(13)黄连、连翘、山栀、黄芩、木通、荆芥、薄荷、牛蒡子、犀角、甘草。(中医方剂大辞典)(14)大黄、麻黄、黄芪、陈皮、蝉蜕。(中医方剂大辞典)(15)白芷、赤芍、归尾、苦参、川山甲、天丁、黄柏、丹皮、海桐皮、海石、黄芩、内红、大黄、甘草、金银花、乳香、没药。(中医方剂大辞典)(16)防风、荆芥、甘草、牛蒡、连翘、金银花。(中医方剂大辞典)(17)荆芥、牛子、连翘、木通、甘草、枳壳、桔梗。(中医方剂大辞典)(18)蒲公英、紫花地丁、当归、白芍、赤芍、丹皮、地骨皮、天花粉、陈皮、生草、灯心。(中医方剂大辞典)(19)麻黄、黄连、黄芩、黄柏、山栀、蝉蜕、红花、大黄。(中医方剂大辞典)(20)川芎、当归、桔梗、前胡、青皮、牛蒡、红花、蝉蜕、紫草、茯苓。(中医方剂大辞典)(21)郁金、天花粉、干葛、甘草、赤芍。(中医方剂大辞典)(22)香薷、川黄连、远志肉、石膏、麦门冬、北五味、生甘草、茯神。(中医方剂大辞典)(23)大黄、白芷、贝母、牡蛎、瓜蒌仁、当归、甘草、金银花、山栀仁。(中医方剂大辞典)(24)银花、连翘、生地、甘草、粘子、防风、荆芥、当归、丹皮、赤芍、木通。(中医方剂大辞典)(25)牛蒡、甘草、木通、茯苓、生地、红花、犀角、芍药、连翘、灯心。(中医方剂大辞典)(26)木鳖子、大黄、瓜蒌、桃仁、草龙胆。(中医方剂大辞典)(27)起痔汤去芒硝。(中医方剂大辞典)(28)当归、川芎、生地、赤芍、连翘、山栀、黄连、甘草。(中医方剂大辞典)(29)防风、元参、连翘、牛蒡子、荆芥、桔梗、知母、山栀仁、甘草。(中医方剂大辞典)(30)羌活、防风、黄芩、连翘、桔梗、甘草、人参、川芎、当归、柴胡。(中医方剂大辞典)(31)当归、白芷、青皮、天花粉、贝母、柴胡、僵蚕、银花。(中医方剂大辞典)(32)归尾、粉草、熟大黄、黑丑、僵蚕、贝母。(中医方剂大辞典)

消毒定痛散 xiao du ding tong san

【英文名】Xiao Du Ding Tong Powder

【组成】无名异、木耳、大黄。(中医方剂大辞典)

消毒青黛饮 xiao du qing dai yin

【英文名】Xiao Du Qing Dai Drink

【组成】(1)黄连、甘草、石膏、知母、柴胡、玄参、生地、山栀、犀角、青黛、人参。(中医方剂大辞典)(2)黄连、甘草、知母、石膏、柴胡、升麻、山栀仁、玄参、人参、青黛、生地黄。(中医方剂大辞典)

消毒活血汤 xiao du huo xue tang

【英文名】Xiao Du Huo Xue Decoction

【组成】(1)当归、白芍、连翘、生地、黄芩、黄连、牛蒡、桔梗、山楂、木通、紫草茸、前胡、甘草。(中医方剂大辞典)(2)紫草茸、当归、前胡、牛蒡、木通、生地、白芍、连翘、桔梗、甘草、黄芩、黄连、黄芪、山楂肉、人参、生姜。(中医方剂大辞典)

消毒神效散 xiao du shen xiao san

【英文名】Xiao Du Shen Xiao Powder

【异名】消毒神效丹(中医方剂大辞典、医方易简)

【组成】鲜山药、土朱、松香、白洋糖、全蝎。(中医方剂大辞典)

消毒凉膈散 xiao du liang ge san

【英文名】Xiao Du Liang Ge Powder

【组成】(1)防风、荆芥、牛蒡子、连翘、栀子、黄芩、芒硝、大黄、薄荷、甘草。(中医方剂大辞典)(2)黄芩、黑栀、连翘、牛蒡子、薄荷、甘草。(中医方剂大辞典)

消毒宽喉散 xiao du kuan hou san

【英文名】Xiao Du Kuan Hou Powder

【组成】寒水石、马牙硝、朴硝、青黛。(中医方剂大辞典)

消毒救苦散 xiao du jiu ku san

【英文名】Xiao Du Jiu Ku Powder

【组成】(1)防风、羌活、麻黄根、升麻、生地黄、连翘、酒黄柏、当归身、黄连、川芎、藁本、柴胡、葛根、酒黄芩、生黄芩、苍术、细辛、生甘草、白术、陈皮、苏木、红花、吴茱萸。(中医方剂大辞典)(2)大黄、黄芩、黄连、黄柏、芙蓉叶、大蓟根、白及、白敛、天南星、半夏、红花、檀花、当归尾、赤小豆、白芷、朴硝、雄黄。(中医方剂大辞典)

消毒麻仁丸 xiao du ma ren wan

【英文名】Xiao Du Ma Ren Pill

【组成】(1)芝麻、杏仁、大黄、山栀。(中医方剂大辞典)(2)杏仁、大黄、山栀子仁。(中医方剂大辞典)

消毒散 xiao du san

【英文名】Xiao Du Powder

【异名】消毒饮(中医方剂大辞典)

【组成】(1)水银、轻粉、石膏、铅、官粉、冰片、大珍珠。(中医方剂大辞典)(2)金银花、连翘、白蒺藜、荆芥、白芷、牛蒡子、防风、白鲜皮、赤芍药、甘草。(中医方剂大辞典)(3)牛蒡、荆芥、甘草、防风、犀角。(中医方剂大辞典)(4)生大黄、白及。(中医方剂大辞典)(5)大黄、芙蓉叶、麝香、冰片、五倍子、藤黄、生矾。(中医方剂大辞典)(6)黑五、当归、银花、贝母、连翘、白芷、乳香、没药、大黄、甘草、防风、山甲、僵蚕、肉桂。(中医方剂大辞典)(7)绿豆、五倍。(中医方剂大辞典)(8)贝母。(中医方剂大辞典)(9)黄连、地骨皮、朴硝。(中医方剂大辞典)(10)归头、熟地、黄芩、黄连、黄柏、黄芪、羌活、桔梗、人参、生地、陈皮、防己、防风、泽泻、甘草、连翘。(中医方剂大辞典)(11)南星、半夏、陈皮、枳实、桔梗、柴胡、前胡、黄连、连翘、赤芍、防风、独活、白附子、苏子、莪术、蔓荆子、木通、甘草。(中医方剂大辞典)(12)白芷、郁金、大黄、天花粉、草乌、南星、贝母、木鳖子、白及、黄柏、皂刺、石灰、甘草、石膏。(中医方剂大辞典)(13)青皮、金银花、天花粉、柴胡、僵蚕、贝母、当归、白芷。(中医方剂大辞典)(14)大力子、黄芩、连翘、大黄、升麻、玄参。(中医方剂大辞典)(15)大黄、黄连、地骨皮、朴硝。(中医方剂大辞典)(16)滑石、黄柏、黄丹、乳香、轻粉。(中医方剂大辞典)(17)大黄、牙硝、青黛。(中医方剂大辞典)(18)当归、白芷、甘草、赤小豆、紫草茸、贝母。(中医方剂大辞典)(19)当归、荆芥、甘草。(中医方剂大辞典)(20)赤土、木鳖子。(中医方剂大辞典)(21)丁香、乳香、蝉壳、贯仲、紫花地丁。(中医方剂大辞典)(22)川升麻、黄芩、麦门冬、川大黄、川朴硝。(中医方剂大辞典)(23)藜芦、黄柏、黄连、当归、甘草。(中医方剂大辞典)(24)牛蒡子、荆芥穗、甘草。(中医方剂大辞典)(25)皂荚子、薄荷、槟榔、甘草、连翘。(中医方剂大辞典)(26)晚蚕蛾、五倍子、密佗僧。(中医方剂大辞典)(27)当归、甘草、大黄、金银花。(中医方剂大辞典)(28)天南星、郁金、木鳖子、草乌头、赤小豆、朴硝。(中医方剂大辞典)(29)大青、栀子仁、葛根、川朴。(中医方剂大辞典)(30)牛蒡子、甘草、荆芥穗、防风。(中医方剂大辞典)(31)薄荷、白芷、桔梗、生甘草、天花粉、连翘、僵蚕、贝母、金银花。(中医方剂大辞典)(32)雄黄、蜈蚣。(中医方剂大辞典)(33)净花、尖生、赤芍、防风、力子、地丁、犀角、当归、花粉、连翘、甘草。(中医方剂大辞典)(34)朴硝、薄荷、山栀、黄芩、甘草、大黄、连翘。(中医方剂大辞典)(35)鹿霜、公英、白芷、苏梗、橘叶、丝瓜瓤、葱白、甜酒。(中医方剂大辞典)

消毒溃坚汤 xiao du kui jian tang

【英文名】Xiao Du Kui Jian Decoction

【组成】(1)羌活、黄连、黄柏、生地、桔梗、黄芪、人参、甘草、连翘、防己、陈皮、泽泻、山栀仁、五味子、麦门冬、枳壳、猪苓。(疮疡经验全书)(2)黄连、黄芩、黄柏、生地黄、知母、羌活、独活、防风、藁本、当归尾、桔梗、黄芪、人参、甘草、连翘、苏木、防己、泽泻、橘皮、山栀子、五味子、麦门冬、枳壳、猪苓。(中医方剂大辞典)

消毒犀角饮 xiao du xi jiao yin

【英文名】Xiao Du Xi Jiao Drink

【异名】消风犀角散(中医方剂大辞典、外科正宗)

【组成】(1)犀角、防风、甘草、黄连。(中医方剂大辞典)(2)牛蒡子、荆芥、防风、升麻、豆豉、甘草、犀角。(中医方剂大辞典)(3)鼠粘子、荆芥、黄芩、甘草、防风、犀角。(中医方剂大辞典)(4)桔梗、荆芥、连翘、防风、黄芩、犀角、生大力子。(中医方剂大辞典)

消毒膏 xiao du gao

【英文名】Xiao Du Plaster

【组成】(1)防风、大黄、栀子仁、黄芩、黄连、杏仁、石菖蒲、当归、白芷、脑麝。(中医方剂大辞典)(2)当归、黄芪、川芎、杏仁、白芷、白蔹、零陵香、槐白皮、柳枝、木鳖子、甘松、乳香、没药、轻粉、朱砂、朱红、麝香、黄丹、黄蜡、芝麻油。(中医方剂大辞典)(3)玄参、藁本、牛膝、续断、羌活、葛根、柴胡、木鳖子、沉香、木香、当归、升麻、赤芍药、丹参、何首乌、牡丹皮、芝麻、槐白皮、甘草、白蔹、川芎、桃仁、杏仁、白附子、木通、赤茯苓、乱发、细辛、白芷、防风、黄芪、苍术、白及、上好黄丹、腊日澄清芝麻油。(中医方剂大辞典)(4)马牙硝、乌头。(中医方剂大辞典)(5)天南星。(中医方剂大辞典)

消疣方 xiao you fang

【英文名】Xiao You Prescription

【组成】黄芪、乌梅、土茯苓、板蓝根、连翘、土贝母、生苡米、五味子、蜂房、牡蛎。(陕西中医 1992,13(10))

消疣汤 xiao you tang

【英文名】Xiao You Decoction

【组成】(1)板蓝根、马齿苋、生薏仁、土茯苓、白鲜皮、赤芍、苦参、黄柏、蜂房、大蜈蚣、生甘草。(国医论坛 1992,(1))(2)大青叶、马齿苋、地肤子、白鲜皮、蜂房、蛇床子、苦参、苍术、北细辛、陈皮、白芷。(浙江中医学院学报 1988,12(5))(3)薏仁、板蓝根、生地、赤芍、桃仁、香附、柴胡、红花。(中西医结合杂

志 1991,(5))

消疣灵 xiao you ling

【英文名】Xiao You Ling Decoction

【组成】黄芪、党参、败酱草、蒲公英、白花蛇舌草、虎杖、炮山甲、皂刺、白鲜皮、炙甘草。(河南中医 1990,(6))

消疥丸 xiao jie wan

【英文名】Xiao Jie Pill

【组成】苦参、白芷、鲜皮、枳壳、连翘、羌活、山栀、当归、荆芥。(中医方剂大辞典)

消疬丸 xiao li wan

【英文名】Xiao Li Pill

【组成】夏枯草、连翘、蓖麻仁。(中医方剂大辞典)

消疬汤 xiao li tang

【英文名】Xiao Li Decoction

【组成】柴胡、白芍、青陈皮、法夏、茯苓、白芥子、香附、牡蛎、瓜蒌、莪术等。(贵阳中医学院学报 1986,(4))

消疬散 xiao li san

【英文名】Xiao Li Powder

【组成】牛胶、川山甲、大黄。(中医方剂大辞典)

消疯散 xiao feng san

【英文名】Xiao Feng Powder

【组成】生天南星、羌活、独活、陈皮、五加皮、甘草、白芷、大黄、防风、赤芍、天花粉、黄柏、桂枝。(药品标准－中药成方制剂标准 1990)

消结汤 xiao jie tang

【英文名】Xiao Jie Decoction

【组成】当归、香附、柴胡、郁金、赤芍、青皮、王不留行、夏枯草、皂刺、仙灵脾、五灵脂、蒲公英。(黑龙江中医药 1987(3))

消结响声汤 xiao jie xiang sheng tang

【英文名】Xiao Jie Xiang Sheng Decoction

【组成】桔梗、射干、僵蚕、玄参、象贝母、威灵仙、天花粉、生牡蛎、熟大黄、赤芍、山慈菇、炮山甲、生地榆、胖大海。(中国中西医结合杂志 1993,13(12))

消结散 xiao jie san

【英文名】Xiao Jie Powder

【组成】黄芪、猫爪草、海藻、夏枯草、山慈菇、川贝母、神曲。(陕西中医 1993,14(5))

消络痛片 xiao luo tong pian

【英文名】Xiao Luo Tong Tablet

【组成】芫花、绿豆。(药品标准－中药成方制剂标准 1998)

消络痛胶囊 xiao luo tong jiao nang

【英文名】Xiao Luo Tong Capsule(药品标准－中药成方制剂标准)

【组成】芫花条、绿豆。(药品标准－中药成方制剂标准 1997)

消胃饮 xiao wei yin

【英文名】Xiao Wei Drink

【组成】制半夏、陈皮、神曲、厚朴、莱菔子、谷芽、砂仁。(中医方剂大辞典)

消胃炎散 xiao wei yan san

【英文名】Xiao Wei Yan Powder

【组成】土茯苓、白花蛇舌草、蒲公英、苏梗、白芍、香附、白及、甘草等。(中国中西医结合杂志 1992,12(10))

消胎黄汤 xiao tai huang tang

【英文名】Xiao Tai Huang Decoction

【组成】牡丹皮、茵陈、生地、金银花、车前子、蝉蜕、甘草。(陕西中医 1989,10(10))

消肘饮 xiao zhou yin

【英文名】Xiao Zhou Drink

【组成】茯苓、茵陈、防已、炒栀子、苡仁、泽泻、木瓜。(中医方剂大辞典)

消蚀散 xiao shi san

【英文名】Xiao Shi Powder

【组成】明白矾、绿矾、雄黄、乳香、好胭脂、远志。(中医方剂大辞典)

消食化滞剂 xiao shi hua zhi ji

【英文名】Prescriptions For Promoting Digestion By Removing Stagnancy

【定义】指以消食药为主组方,治疗食积内停之证的方剂。(方剂学)

消食化痰丸 xiao shi hua tan wan

【英文名】Xiao Shi Hua Tan Pill

【组成】姜半夏、胆南星、青皮、山楂、神曲、橘红、莱菔子、麦芽、杏仁、苏子、葛根、香附、生姜。(瑞竹堂)

消食止泻饮 xiao shi zhi xie yin

【英文名】Xiao Shi Zhi Xie Drink

【组成】鸡内金、焦三仙、薏苡仁、白术、山药、桔梗、茯苓皮、苍术、川朴、枳壳、甘草。(吉林中医 1987,(1))

消食平胃汤 xiao shi ping wei tang

【英文名】Xiao Shi Ping Wei Decoction

【组成】藿香、厚朴、苍术、半夏、香附、陈皮、山楂、神曲、茯苓。(中医方剂大辞典)

消食导气饮 xiao shi dao qi yin

【英文名】Xiao Shi Dao Qi Drink

【组成】人参、白术、茯苓、炙草、川芎、半夏、青皮、陈皮、枳实、香附、神曲、砂仁、木香。(中医方剂大辞典)

消食汤 xiao shi tang

【英文名】Xiao Shi Decoction

【组成】党参、白术、茯苓、神曲、麦芽、竹茹、香附、青皮、厚朴、陈皮、白豆蔻、甘草。(中医方剂大辞典)

消食饭灰 xiao shi fan hui

【英文名】Xiao Shi Fan Hui Powder

【组成】木香、枳实、黑白丑、砂仁、六神曲、山楂、槟榔、青皮、鸡内金、麦芽、陈皮、饭锅巴。(中医方剂大辞典)

消食剂 xiao shi ji

【英文名】Peptic Prescriptions

【定义】指凡以消食药为主组成,具有消食健脾或化积导滞作用,治疗食积停滞的方剂。(方剂学)

消食和中汤 xiao shi he zhong tang

【英文名】Xiao Shi He Zhong Decoction

【组成】建曲、山楂、苍术、麦芽、茯苓、陈皮、法夏、厚朴。(湖北中医杂志 1984,(4))

消食退热糖浆 xiao shi tui re tang jiang

【英文名】Xiao Shi Tui Re Syrup

【组成】柴胡、青蒿、槟榔、知母、荆芥穗、小牛角粉。((90)津卫药准字第 Z-20 号)

消食顺气片 xiao shi shun qi pian

【英文名】Xiao Shi Shun Qi Tablet

【组成】蜘蛛香、草果、鸡内金、糯米。(药品标准-中药成方制剂标准 1996)

消食健儿冲剂 xiao shi jian er chong ji

【英文名】Xiao Shi Jian Er Medicinal Instant Granule

【组成】南沙参、白术、山药、谷芽、麦芽、九香虫。(药品标准-中药成方制剂标准 1995)

消食健儿糖浆 xiao shi jian er tang jiang

【英文名】Xiao Shi Jian Er Syrup

【组成】南沙参、白术、山药、谷芽、麦芽、九香虫。(药品标准-中药成方制剂标准 1995)

消食健胃片 xiao shi jian wei pian

【英文名】Xiao Shi Jian Wei Tablet

【组成】山楂、六神曲、麦芽、槟榔。(药品标准-中药成方制剂标准 1996)

消食健脾丸 xiao shi jian pi wan

【英文名】Xiao Shi Jian Pi Pill

【组成】枳实、白术、山楂、人参、神曲、鸡内金、麦芽、连翘。(中医方剂大辞典)

消食健脾片 xiao shi jian pi pian

【英文名】Xiao Shi Jian Pi Tablet

【组成】槟榔、茯苓、陈皮、鸡内金、木香、山楂、山药、建曲、莱菔子、麦芽、法半夏、谷芽、黄芩、苍术。(药品标准-中药成方制剂标准 1998)

消食散 xiao shi san

【英文名】Xiao Shi Powder

【组成】(1)神曲、麦芽、三棱、青皮、香附、山楂、厚朴、甘草、藿香、枳实、地黄、砂仁、黄连、枣子。(中医方剂大辞典)(2)白术、茯苓、枳壳、山楂、麦芽、谷芽、六曲、半夏、甘草、砂仁。(中医方剂大辞典)(3)山楂、神曲、砂仁、麦芽、白术、陈皮、青皮、甘草。(中医方剂大辞典)(4)白术、红陈皮、南香附米、山楂、大麦芽、四花青皮、砂仁、甘草、神曲。(中医方剂大辞典)

消食膏酒 xiao shi gao jiu

【英文名】Xiao Shi Gao Wine

【异名】茱萸膏(中医方剂大辞典)

【组成】猪膏、宿姜汁、吴茱萸、白术。(中医方剂大辞典)

消骨丹 xiao gu dan

【英文名】Xiao Gu Pellet

【组成】杜仲、怀牛膝、鹿角胶、熟地、马钱子、全虫、蜈蚣、乳香、没药、当归、川芎、桂枝、葛根、羌活。(甘肃中医学院学报 1990,7(4))

消恶汤 xiao e tang

【英文名】Xiao E Decoction

【组成】人参、白术、附子、半夏、南星、陈皮、白薇。(中医方剂大辞典)

消栓口服液 xiao shuan kou fu ye

【英文名】Xiao Shuan Peroral Liquid

【组成】黄芪、当归、赤芍、地龙、川芎、桃仁、红花。(药品标准-中药成方制剂标准 1996)

消栓再造丸 xiao shuan zai zao wan

【英文名】Xiao Shuan Zai Zao Pill

【组成】三七、丹参、川芎、血竭、当归、天麻、黄芪、泽泻、白花蛇、苏合香、安息香、人参、沉香。(京卫药准字(81)第 19 号)

消栓汤 xiao shuan tang

【英文名】Xiao Shuan Decoction

【组成】丹参、川牛膝、大黄、川芎、葛根、桃仁、红花、赤芍、僵蚕、地龙、天竺黄、制胆星。(浙江中医杂志 1987,(10))

消栓振废汤 xiao shuan zhen fei tang

【英文名】Xiao Shuan Zhen Fei Decoction

【组成】川芎、桂枝、鸡血藤、葛根、羌活、当归、黄芪、地龙、沙三棱、炒莪术、石菖蒲、乌梢蛇、甘草。(新中医 1991,(1))

消栓通冲剂 xiao shuan tong chong ji

【英文名】Xiao Shuan Tong Medicinal Instant Granule

【组成】黄芪、川芎、地龙、赤芍、红花、桃仁、丹参、枳壳、牛膝、三七、冰片等。(山西医药杂志 1990,19(3))

消栓通络片 xiao shuan tong luo pian

【英文名】Xiao Shuan Tong Luo Tablet

【组成】(1)三七、川芎、郁金、桂枝、山楂。((81)京卫药准字第 31 号)(2)紫丹参、黄芪、泽泻、三七、槐花、郁金、木香、山楂、冰片。((92)滇卫药准字 16Z 第 123 号)

消核片 xiao he pian

【英文名】Xiao He Tablet

【组成】玄参、牡蛎粉、夏枯草、漏芦根、山慈菇、郁金、浙贝母、陈皮等。(四川中医 1992,(7))

消核防风薄 xiao he fang feng bo

【英文名】Xiao He Fang Feng Bo Powder

【组成】荠草、荨蒡、大黄、当归、防风、芍药、白蔹、黄芪、黄连、黄芩、栀子仁。(中医方剂大辞典)

消核饮 xiao he yin

【英文名】Xiao He Drink

【组成】海带、当归、昆布、海藻、白芍、生地、柴胡、贝母、青皮、陈皮、夏枯草、荆芥、半夏、赤芍、防风、香附。(中医方剂大辞典)

消核散 xiao he san

【英文名】Xiao He Powder

【组成】海藻、牡蛎、玄参、糯米、甘草、红娘子。(中医方剂大辞典)

消核锭 xiao he ding

【英文名】Xiao He Lozenge

【组成】山慈菇、原寸香。(中医方剂大辞典)

消核膏 xiao he gao

【英文名】Xiao He Plaster

【组成】制甘遂、红芽大戟、白芥子、麻黄、生南星、姜半夏、僵蚕、藤黄、朴硝。(中医方剂大辞典)

消梨饮 xiao li yin

【英文名】Xiao Li Drink

【组成】消梨汁。(中医方剂大辞典)

消梨饮子 xiao li yin zi

【英文名】Xiao Li Drink

【组成】消梨、酒、薄荷汁、生姜汁、竹沥。(中医方剂大辞典)

消疲灵颗粒 xiao pi ling ke li

【英文名】Xiao Pi Ling Granule

【组成】人参、麦冬、五味子、黄芪、当归、龙眼肉、肉桂、灵芝、鸡血藤、茯苓、山楂、丹参、枣仁、阿胶。(药品标准－中药成方制剂标准 1998)

消疳丸 xiao gan wan

【英文名】Xiao Gan Pill

【异名】消疳口丸(中医方剂大辞典)

【组成】(1)茅山苍术。(中医方剂大辞典)(2)苍术、陈皮、厚朴、枳壳、槟榔、神曲、山楂、麦芽、三棱、莪术、砂仁、茯苓、黄连、胡黄连、芜荑仁、芦荟、使君子。(中医方剂大辞典)(3)黑金屑、茅君散。(中医方剂大辞典)(4)木香、槟榔、青皮、姜黄、萝卜子、牵牛子。(中医方剂大辞典)(5)熊胆、朱砂、胡黄连、鳖甲、柴胡、黄连、夜明沙、槟榔、木香、陈橘皮、青橘皮、干蟾、芦荟、麝香。(中医方剂大辞典)(6)山楂、陈皮、枳实、胡连、青黛、芦荟、人参、使君子肉、青皮、莪术、芜荑、神曲。(中医方剂大辞典)(7)大黄、槟榔、黑丑、芦荟、使君。(中医方剂大辞典)(8)银珠、儿茶、老茶、黄柏炭、轻粉。(中医方剂大辞典)(9)芦荟、胡黄连、五谷虫。(中医方剂大辞典)

消疳丹 xiao gan dan

【英文名】Xiao Gan Pellet

【组成】(1)胡连、胆矾、儿茶、铜绿、麝香、绿矾、滑石、杏仁霜、西黄、青黛、鸡内金、葶苈子、雄黄。(中医方剂大辞典)(2)胡连、胆矾、儿茶、铜绿、麝香、绿矾、滑石、杏仁霜、西黄、青黛、鸡内金、冰片、干蟾炭、上芦荟、皂矾、人中白、葶苈子、雄黄。(中医方剂大辞典)

消疳扶脾散 xiao gan fu pi san

【英文名】Xiao Gan Fu Pi Powder

【组成】茯苓、淮山药、芡实、炒麦芽、炒莲子、炒谷芽、炒扁豆、炒薏米、炒内金、炒福参。(中医方剂大辞典)

消疳芜荑汤 xiao gan wu yi tang

【英文名】Xiao Gan Wu Yi Decoction

【组成】大黄、芒硝、芜荑、芦荟、川连、胡黄连、黄芩、雄黄。(中医方剂大辞典)

消疳定痛散 xiao gan ding tong san

【英文名】Xiao Gan Ding Tong Powder

【组成】黑羊角、川山甲、乳香、没药。(中医方剂大辞典)

消疳肥儿丸 xiao gan fei er wan

【英文名】Xiao Gan Fei Er Pill

【组成】(1)人参、白术、茯苓、甘草、神曲、麦芽、山楂、胡连、芦荟、黄连。(中医方剂大辞典)(2)使君子、胡黄连、黄连、芦荟、龙胆草、缩砂、三棱、橘红、茯苓、白术、香附、木香、苍术、槟榔、人参、诃皮、夜明砂、神曲、麦蘖、柴胡、莱菔子、芜荑。(中医方剂大辞典)

消疳饼 xiao gan bing

【英文名】Xiao Gan Lozenge

【组成】蛆、胡黄连、山楂肉、真芦荟、砂仁、青皮、芜荑、槟榔、蒿心末、西涯木香。(中医方剂大辞典)

消疳散 xiao gan san

【英文名】Xiao Gan Powder

【组成】(1)雄黄、石决明、海螵蛸、真辰砂、滑石、炉甘石。(不知医必要)(2)薄荷、紫草、灯草灰、冰片、儿茶、硼砂、黄柏、炉甘石、石膏、青黛、大黄、橄榄灰、人中白。(卫生鸿宝)(3)苦参、儿茶、陀僧、蛤粉。(仙拈集)(4)人中白、花粉、硼砂、青黛、儿茶、冰片、真珠、薄荷、黄连、雨前茶。(中医方剂大辞典)(5)人参、山药、使君子、莲肉、茯苓、锅巴、虾蟆、五谷虫、鸡硬肝黄皮。(中医方剂大辞典)(6)使君子、苍术、雷丸。(中医方剂大辞典)(7)花椒、细辛、硼砂、枯矾、铜绿、黄连、青黛。(中医方剂大辞典)

消疳煎 xiao gan jian
【英文名】Xiao Gan Decoction
【组成】茯苓、百合、海人草、石膏、牛膝、甘草。(中医方剂大辞典)

消疳解毒散 xiao gan jie du san
【英文名】Xiao Gan Jie Du Powder
【组成】薄荷、儿茶、冰片、人中白、天花粉、甘草、青黛、黄连、牛黄、珠子、雨前茶、白硼。(中医方剂大辞典)

消疹口服液 xiao zhen kou fu ye
【英文名】Xiao Zhen Peroral Liquid
【组成】黄芪、泽泻、猪苓、蝉蜕、白术、茯苓。(中医杂志 1993,34(5))

消疹止痒汤 xiao zhen zhi yang tang
【英文名】Xiao Zhen Zhi Yang Decoction
【组成】荆芥、防风、麻黄、蝉蜕、桑白皮、苍术、土茯苓、丹皮、连翘、黄柏、生苡米、赤小豆。(国医论坛 1989,(2))

消疹汤 xiao zhen tang
【英文名】Xiao Zhen Decoction
【组成】杏仁、桑白皮、连翘、蝉蜕、赤小豆、公英、紫花地丁、甘草、浮萍、防风、赤芍、白术。(中医方剂大辞典)

消疽散 xiao ju san
【英文名】Xiao Ju Powder
【组成】生地、连翘、忍冬藤、白芷、夏枯草、地榆、天花粉、生甘草、当归。(中医方剂大辞典)

消疽膏 xiao ju gao
【英文名】Xiao Ju Plaster
【组成】松香、宫粉、细六安茶、蓖麻仁。(中医方剂大辞典)

消痈汤 xiao yong tang
【英文名】Xiao Yong Decoction
【组成】(1)金银花、连翘、公英、赤芍、花粉、白芷、川贝母、陈皮、蚤休、龙葵、鲜生地。(中医方剂大辞典)(2)金银花、当归、蒲公英、生甘草、荆芥、连翘。(中医方剂大辞典)

消痈苍耳汤 xiao yong cang er tang
【英文名】Xiao Yong Cang Er Decoction
【组成】苍耳子、甘草、杏仁、薄荷、瓜蒌。(中医方剂大辞典)

消痈益志丹 xiao yong yi zhi dan
【英文名】Xiao Yong Yi Zhi Pellet
【组成】远志肉。(中医方剂大辞典)

消痈酒 xiao yong jiu
【英文名】Xiao Yong Wine
【组成】万州黄药子。(中医方剂大辞典)

消痈提毒膏 xiao yong ti du gao
【英文名】Xiao Yong Ti Du Plaster
【组成】生草乌、白鲜皮、冰片、赤芍、白蔹、苦参、皂角、苍木、地黄、当归、木鳖子、肉桂、天南星。(药品标准－中药成方制剂标准 1997)

消痈散毒饮 xiao yong san du yin
【英文名】Xiao Yong San Du Drink
【组成】青皮、浙贝母、天花粉、蒲公英、连翘、鹿角屑、当归。(中医方剂大辞典)

消痈膏 xiao yong gao
【英文名】Xiao Yong Plaster
【组成】大黄、黄柏、姜黄、白芷、天南星、陈皮、苍术、厚朴、甘草、天花粉。(中草药 1984,15(5))

消积二陈汤 xiao ji er chen tang
【英文名】Xiao Ji Er Chen Decoction
【组成】陈皮、半夏、白茯苓、甘草、杏仁、枳实、玄明粉、石菖蒲、归尾、赤芍。(中医方剂大辞典)

消积三棱煎 xiao ji san leng jian
【英文名】Xiao Ji San Leng Decoction
【组成】沉香、槟榔、京三棱、蓬莪术、乌梅肉。(中医方剂大辞典)

消积丸 xiao ji wan
【英文名】Xiao Ji Pill
【组成】大黄、牵牛子、山楂、六神曲、麦芽、五灵脂、青皮、陈皮、三棱、莪术、香附。(药品标准－中药成方制剂标准 1991)

消积丹 xiao ji dan
【英文名】Xiao Ji Pellet
【组成】青皮、陈皮、葫芦巴、故纸、荆三棱、白牵牛、黑牵牛。(中医方剂大辞典)

消积化虫胶囊 xiao ji hua chong jiao nang
【英文名】Xiao Ji Hua Chong Capsule
【组成】白术、茯苓、使君子、牵牛子、陈皮、厚朴、槟榔、山楂、甘草、神曲。(药品标准－中药成方制剂标准 1998)

消积化虫散 xiao ji hua chong san
【英文名】Xiao Ji Hua Chong Powder
【组成】白术、茯苓、使君子仁、牵牛子、陈皮、厚朴、槟榔、山楂、甘草、六神曲。(药品标准－中药成方制剂标准 1994)

消积化虫糖浆 xiao ji hua chong tang jiang

【英文名】Xiao Ji Hua Chong Syrup

【组成】白术、茯苓、使君子、牵牛子、陈皮、厚朴、槟榔、山楂、甘草、神曲。(药品标准－中药成方制剂标准 1998)

消积化滞片 xiao ji hua zhi pian

【英文名】Xiao Hua Zhi Tablet

【组成】大黄、三棱、牵牛子、莪术、枳实。(药品标准－中药成方制剂标准 1998)

消积化痞丹 xiao ji hua pi dan

【英文名】Xiao Ji Hua Pi Pellet

【组成】白术、茯苓、六曲、地栗粉、鳖甲、人参、甘草、白芍、半夏、白芥子、萝卜子、厚朴、肉桂、附子。(中医方剂大辞典)

消积化聚丸 xiao ji hua ju wan

【英文名】Xiao Ji Hua Ju Pill

【组成】(1)三棱、白术、茯苓、黄连、干漆、木香、硇砂、益智、归尾、麦芽、红花、砂仁、门冬、枳壳、穿山甲、青皮、柴胡、神曲、蓬术、槟榔、桃仁、香附、鳖甲。(中医方剂大辞典)(2)三棱、莪术、陈皮、丁香、阿魏、青皮、木香、白芷、川归、草豆蔻、川贝、玄明粉、黄连、香附、神曲、麦芽、甘松、砂仁、莱菔子。(中医方剂大辞典)

消积汤 xiao ji tang

【英文名】Xiao Ji Decoction

【组成】(1)香附、艾叶、当归、莪术、川芎、白芍、生地、桃仁、红花、三棱、赤芍、干漆。(中医方剂大辞典)(2)山楂、枳壳、厚朴、青皮、莪术、香附、砂仁、乌药、木香。(中医方剂大辞典)(3)山楂、麦芽、槟榔、厚朴、荆芥、香附、薄荷、泽泻。(中医方剂大辞典)

消积皂矾丸 xiao ji zao fan wan

【英文名】Xiao Ji Zao Fan Pill

【组成】内金、雷丸、山楂、神曲、麦芽、陈皮、白术、皂矾、苍术、茯苓、川朴、扁豆、山药、炙草、炙芪。(中医方剂大辞典)

消积阿魏丸 xiao ji a wei wan

【英文名】Xiao Ji A Wei Pill

【组成】威灵仙、阿魏、磁石、牵牛、槟榔、莪术、三棱、穿山甲。(中医方剂大辞典)

消积饮 xiao ji yin

【英文名】Xiao Ji Drink

【组成】(1)陈年火腿骨。(中医方剂大辞典)(2)缩砂仁、陈皮、良姜、丁香、粉草、茴香、香附子、麦芽、三棱、苍术、莪术、厚朴、青皮、枳壳、大曲饼。(中医方剂大辞典)

消积肥儿丸 xiao ji fei er wan

【英文名】Xiao Ji Fei Er Pill

【组成】茯苓、白术、白芍、陈皮、香附、麦芽、六神曲、山药、白扁豆、甘草、党参、使君子仁、鸡内金、山楂、胡黄连、木香、砂仁、芦荟。(药品标准－中药成方制剂标准 1990)

消积顺气丸 xiao ji shun qi wan

【英文名】Xiao Ji Shun Qi Pill

【组成】槟榔、枳实、山楂、木香、乌药、莱服子、六神曲、麦芽、厚朴、大黄、青皮、甘草。(药品标准－中药成方制剂标准 1998)

消积健儿片 xiao ji jian er pian

【英文名】Xiao Ji Jian Er Tablet

【组成】白术、肉豆蔻、麦芽、山楂、六神曲、使君子、槟榔、胡黄连、枳实、木香。(药品标准－中药成方制剂标准 1993)

消积通经丸 xiao ji tong jing wan

【英文名】Xiao Ji Tong Jing Pill

【组成】南香附、艾叶、当归、南芎、赤芍、生地、桃仁、红花、三棱、莪术、干漆。(中医方剂大辞典)

消积理中汤 xiao ji li zhong tang

【英文名】Xiao Ji Li Zhong Decoction

【组成】党参、白术、三棱、莪术、鸡内金、白芍、地骨皮、茯苓、玄明粉、干姜、酒大黄。(中医方剂大辞典)

消积散 xiao ji san

【英文名】Xiao Ji Powder

【组成】黑丑、槟榔、大黄、木香。(中医方剂大辞典)

消积集香丸 xiao ji ji xiang wan

【英文名】Xiao Ji Ji Xiang Pill

【组成】木香、陈皮、青皮、三棱、广茂、黑牵牛、白牵牛、茴香、巴豆。(中医方剂大辞典)

消脂膜导痰汤 xiao zhi mo dao tan tang

【英文名】Xiao Zhi Mo Dao Tan Decoction

【组成】半夏、南星、橘红、枳壳、茯苓、滑石、川芎、防风、羌活、车前子。(中医方剂大辞典)

消脓汤 xiao nong tang

【英文名】Xiao Nong Decoction

【组成】大黄、黄芩、黄连、黄柏、冬瓜仁、败酱草、银花、连翘、蒲公英、地丁、当归、赤芍、木香。(中医方剂大辞典)

消脓抗菌擦剂 xiao nong kang jun ca ji

【英文名】Xiao Nong Kang Jun Liniment

【组成】大黄、黄柏、黄连、苦参。(时珍国药研究 1993,4(3))

消脓桔梗散 xiao nong jie geng san

【英文名】Xiao Nong Jie Geng Powder

【组成】桔梗、木占斯、防风、甘草、败酱、厚朴、桂、人参、细辛、干姜。(中医方剂大辞典)

消通散敷脐膏 xiao tong san fu qi gao

【英文名】Xiao Tong Fu Qi Plaster

【组成】虎杖、菖蒲、王不留行、当归、山慈菇、穿山甲、大芸、生半夏、细辛、生附子、生马钱子。(陕西中医 1989,10(2))

消顽汤 xiao wan tang

【英文名】Xiao Wan Decoction

【组成】熟地、当归、白芍、川芎、黄芪、何首乌、白蒺藜、荆芥、防风、蝉蜕、甘草。(山东中医杂志 1989,8(6))

消悉破结酿 xiao xi po jie niang

【英文名】Xiao Xi Po Jie Niang

【组成】僵蚕、全蝎、白芷、白芥子、白术、附子、紫背天葵根。(中医方剂大辞典)

消惊丸 xiao jing wan

【英文名】Xiao Jing Pill

【组成】人参、天麻、茯苓、朱砂、全蝎、直僵蚕、羚羊角、犀角、牛胆酿南星、麝。(中医方剂大辞典)

消惊膏 xiao jing gao

【英文名】Xiao Jing Ointment

【组成】龙脑、天南星、白附子、天麻、蝎梢、半夏、水银、腻粉。(中医方剂大辞典)

消淋汤 xiao lin tang

【英文名】Xiao Lin Decoction

【组成】蒲公英、生栀子、黄芩、益母草、车前草、金钱草、旱莲草、地锦草、萹蓄、白茅根、甘草梢。(浙江中医杂志 1986,(9))

消清澈 xiao qing che

【英文名】Xiao Qing Che Powder

【组成】马牙硝、真蒲黄、制僵蚕、制牙皂、梅片。(中医方剂大辞典)

消痔Ⅱ号 xiao zhi er hao

【英文名】Xiao Zhi NO. Ⅱ Prescription

【组成】山豆根、马勃、朱砂莲、牡蛎等。(贵州医药 1980,(3))

消痔丸 xiao zhi wan

【英文名】Xiao Zhi Pill

【组成】地榆、牡丹皮、三颗针皮、大黄、黄芪、白及、槐角、防己、白术、当归、火麻仁、动物大肠。(药品标准-中药成方制剂标准 1998)

消痔千金散 xiao zhi qian jin san

【英文名】Xiao Zhi Qian Jin Powder

【组成】孩儿茶、冰片、熊胆、甘草、赤石脂、黄连、寒水石、硼砂。(中医方剂大辞典)

消痔汤 xiao zhi tang

【英文名】Xiao Zhi Decoction

【组成】(1)连翘、生甘草、乳香、生白芍、没药、陈蒜瓣。(山西医药杂志 1983,12(4))(2)乌梅、五倍子、射干、炮山甲、火麻仁、玄参、煅牡蛎。(广西中医药 1982,(6))

消痔坐浴剂 xiao zhi zuo yu ji

【英文名】Xiao Zhi Zuo Yu Prescription

【组成】荔枝叶、鱼腥草、明矾。(四川中医 1987,5(3))

消痔灵 xiao zhi ling

【英文名】Xiao Zhi Ling Injection

【组成】五倍子、明矾。

消痔灵片 xiao zhi ling pian

【英文名】Xiao Zhi Ling Tablet

【组成】五倍子、白蔹、卷柏、地榆、槐花、牛羊胆酸。(药品标准-中药成方制剂标准 1998)

消痔灵注射液 xiao zhi ling zhu she ye

【英文名】Xiao Zhi Ling Injection

【组成】五倍子、明矾。(吉卫药字(1988) 22号)

消痔栓 xiao zhi shuan

【英文名】Xiao Zhi Suppositories

【组成】龙骨、轻粉、冰片、珍珠。(药品标准-中药成方制剂标准 1991)

消痔散 xiao zhi san

【英文名】Xiao Zhi Powder

【组成】(1)煅田螺、煅咸橄榄核、冰片。(中医方剂大辞典)(2)生地、苦参、连翘、银花、泽泻、地榆、槐米、胡黄连、黄柏、车前子。(中医方剂大辞典)(3)辛夷、丹皮、白芷、枳实、桔梗、炒栀。(中医方剂大辞典)(4)乳香、没药、大黄、黄丹、朱砂、雄黄、五倍子。(中医方剂大辞典)(5)硇砂、轻粉、雄黄、冰片。(中医方剂大辞典)(6)密陀僧、信、白矾。(中医方剂大辞典)

消痔锭 xiao zhi ding

【英文名】Xiao Zhi Lozenge

【组成】五倍子、冰片等。(上海中医药杂志 1986,(5))

消衄肉汤 xiao nu rou tang

【英文名】Xiao Nu Rou Decoction

【组成】赤芍、生地黄、玄参、丹皮、银花、板蓝根、龙胆草、夏枯草、甘草。(浙江中医杂志 1993,28(3))

消腑通结汤 xiao fu tong jie tang

【英文名】Xiao Fu Tong Jie Decoction

【组成】净朴硝、鲜莱菔。(中医方剂大辞典)

消草方 xiao bi fang

【英文名】Xiao Bi Decoction

【组成】苍术、厚朴、陈皮、荆芥、防风、蝉蜕、二花、连翘、生甘草。(陕西中医 1990,11(10))

消蛊汤 xiao gu tang

【英文名】Xiao Gu Decoction

【组成】紫苏茎叶、缩砂、肉豆蔻、枳壳、青皮、陈皮、三棱、蓬术、槟榔、辣桂、白豆蔻仁、荜澄茄、木香、半夏、萝卜子、甘草。(中医方剂大辞典)

消银丸 xiao yin wan

【英文名】Xiao Yin Pill

【组成】石见穿、青黛、三棱、莪术、郁金、生甘草、白花蛇舌草、鬼箭羽、白芷、乌梅、银花、黄芪、拔葜、地鳖虫、陈皮、风化硝。(浙江中医杂志 1992,(12))

消银方 xiao yin fang

【英文名】Xiao Yin Prescription

【组成】黄芪、生地、当归、红花、丹皮、银花、栀子、萆薢、白鲜皮、荆芥。(上海中医药杂志 1988,(9))

消银片 xiao yin pian

【英文名】Xiao Yin Tablet

【组成】生地、苦参、金银花、大青叶、赤芍、防风。((91)卫药准字 Z-69 号)

消银油 xiao yin you

【英文名】Xiao Yin Oil

【组成】蜈蚣、乌梢蛇、乌梅、石榴皮、红花、三棱、莪术、木香、紫草、黄柏、银花藤。(辽宁中医杂志 1989,(5))

消银组方 xiao yin zu fang

【英文名】Xiao Yin Prescription

【组成】红升丹、血竭、樟脑、升丹底、苏合香油、凡士林。(浙江中医杂志 1993,28(4))

消银解毒汤 xiao yin jie du tang

【英文名】Xiao Yin Jie Du Decoction

【组成】水牛角片、板蓝根、蚤休、金银花、丹皮、生地、赤芍、白鲜皮、苦参、土茯苓。(北京中医学院学报 1992,15(6))

消颅痛煎剂 xiao lu tong jian ji

【英文名】Xiao Lu Tong Decoction

【组成】黄芪、鸡血藤、夜交藤、丹参、蔓荆子、当归、川芎、香附、白芷、藁本、牛膝。(新中医 1992,(6))

消黄去疸汤 xiao huang qu dan tang

【英文名】Xiao Huang Qu Dan Decoction

【组成】茵陈、苡仁、茯苓、车前子、肉桂。(中医方剂大辞典)

消黄汤 xiao huang tang

【英文名】Xiao Huang Decoction

【组成】(1)朴硝、大黄、荆芥、黑牵牛、甘草节。(中医方剂大辞典)(2)茵陈、萹蓄、金银花、酒炒大黄、酒炒黄芩、瞿麦、泽兰、赤芍、丹皮、六一散、木通。(中医方剂大辞典)

消黄栀子汤 xiao huang zhi zi tang

【英文名】Xiao Huang Zhi Zi Decoction

【组成】大黄、芒硝、栀子。(中医方剂大辞典)

消黄膏 xiao huang gao

【英文名】Xiao Huang Ointment

【组成】朴硝、大黄。(中医方剂大辞典)

消厥散 xiao jue san

【英文名】Xiao Jue Powder

【组成】白芍、当归、丹皮、生地、甘草、人参、炒黑荆芥、炒栀子、天花粉。(中医方剂大辞典)

消喉散 xiao hou san

【英文名】Xiao Hou Powder

【组成】青黛、甘草、桔梗、冰片、牛黄、麝香、白矾、薄荷脑、珍珠层粉等。(中药药理与临床 1986,2(1))

消喘膏 xiao chuan gao

【英文名】Xiao Chuan Plaster

【组成】白芥子、元胡、细辛、甘遂。(中西医结合杂志 1988,8(6))

消寒止痛丹 xiao han zhi tong dan

【英文名】Xiao Han Zhi Tong Pellet

【组成】广陈皮、广木香、白胡椒、全蝎、巴豆霜、寒食面。(中医方剂大辞典)

消寒饮 xiao han yin

【英文名】Xiao Han Drink

【组成】白术、人参、肉桂、肉豆蔻、甘草。(中医方剂大辞典)

消散片 xiao san pian

【英文名】Xiao San Tablet

【组成】当归、麻黄、川芎、细辛、雄黄、羌活、防风、苍术、甘草、天南星、蚯蚓、生川乌、荆芥油。(中医方剂大辞典)

消散乳块饮 xiao san ru kuai yin

【英文名】Xiao San Ru Kuai Drink

【组成】瓜蒌、当归、浙贝母、香附、乳香、没药、青皮、生牡蛎。(陕西中医 1990,11(12))

消散膏 xiao san gao

【英文名】Xiao San Plaster

【组成】麻黄、生半夏、生南星、白芥子、甘遂、大戟、僵蚕、鲜泽漆草、藤黄、火硝、黄铅粉、生菜油。(上海中医药杂志 1986,(5))

消散瘿瘤汤 xiao san ying liu tang

【英文名】Xiao San Ying Liu Prescription

【组成】慈菇、炮山甲、黄药子、海藻、昆布、夏枯草、贝母、牡蛎、僵蚕、郁金、天花粉、玄参、金桔叶。(吉林中医 1991,(3))

消斑合剂 xiao ban he ji

【英文名】Xiao Ban Mixture

【组成】雪见草、扦扦活、生地、乌梅炭、白茅根、生甘草、炙黄芪、焦三仙。(中西医结合杂志 1989,9(9))

消斑汤 xiao ban tang

【英文名】Xiao Ban Decoction

【组成】(1)红花、柴胡、香附、郁金、白兰、羌活、当归、川芎、牛膝、益母草。(实用中西医结合杂志 1991,4

(10))(2)生地、麦冬、花粉、蝉蜕、当归、赤芍、蒲黄、丹皮、防风、甘草。(实用中医内科杂志 1992,6(1))(3)珍珠母、鸡血藤、青葙子、丹参、茵陈、浙贝母、杭白菊、茯苓、红花、杭白芍。(浙江中医杂志 1992,(3))

消斑快毒汤 xiao ban kuai du tang

【英文名】Xiao Ban Kuai Du Decoction

【组成】连翘、玄参、生地、牛蒡、木通、蝉蜕、丹皮、荆芥穗、黄连、甘草、地丁、赤芍。(中医方剂大辞典)

消斑承气汤 xiao ban cheng qi tang

【英文名】Xiao Ban Cheng Qi Decoction

【组成】枳壳、厚朴、大黄、黄柏、黄芩、栀子、连翘、木通、甘草。(中医方剂大辞典)

消斑青黛饮 xiao ban qing dai yin

【英文名】Xiao Ban Qing Dai Drink

【组成】(1)黄连、甘草、石膏、知母、柴胡、山栀仁、玄参、升麻、生地、黄芩、人参、青黛。(中医方剂大辞典)(2)青黛、川连、知母、尖生、栀炭、玄参、甘草。(中医方剂大辞典)(3)大生地、犀角尖、黄连、玄参、生石膏、知母、山栀子、柴胡、甘草、生大黄、青黛、黄蜜。(中医方剂大辞典)(4)柴胡、玄参、黄连、知母、石膏、青黛、生地黄、山栀、犀角、人参、甘草。(中医方剂大辞典)

消斑活命饮 xiao ban huo ming yin

【英文名】Xiao Ban Huo Ming Drink

【组成】川大黄、黄芩、连翘、甘草、栀子、苏荷、板蓝根、青黛、西洋参、当归、大生地、广郁金、紫背浮萍、紫菊花。(中医方剂大辞典)

消斑神效汤 xiao ban shen xiao tang

【英文名】Xiao Ban Shen Xiao Decoction

【组成】玄参、麦冬、升麻、白芷、白芥子、沙参、丹皮。(中医方剂大辞典)

消斑解毒汤 xiao ban jie du tang

【英文名】Xiao Ban Jie Du Decoction

【组成】金银花、木通、防风、荆芥、连翘、牛蒡、甘草、黄芩、知母、归身、紫草、山栀。(中医方剂大辞典)

消暑十全饮 xiao shu shi quan yin

【英文名】Xiao Shu Shi Quan Drink

【异名】消暑十全散(中医方剂大辞典、玉机微义)

【组成】(1)人参、厚朴、白术、香薷、木瓜、白扁豆、黄耆、陈皮、白茯苓、甘草。(中医方剂大辞典)(2)香薷、扁豆、厚朴、甘草、紫苏、白术、茯苓、藿香、木瓜、檀香。(中医方剂大辞典)

消暑十全散 xiao shu shi quan san

【英文名】Xiao Shu Shi Quan Powder

【组成】香薷、扁豆、厚朴、陈皮、甘草、白术、茯苓、木瓜、藿香、苏叶。(中医方剂大辞典)

消暑丸 xiao shu wan

【英文名】Xiao Shu Pill

【组成】(1)半夏、黄连、茯苓。(中医方剂大辞典)(2)绿豆粉、石膏、白矾、硫黄。(中医方剂大辞典)

消暑至神汤 xiao shu zhi shen tang

【英文名】Xiao Shu Zhi Shen Decoction

【组成】青蒿、石膏、麦冬、半夏、黄连、人参、甘草、茯苓、竹叶。(中医方剂大辞典)

消暑活产丹 xiao shu huo chan dan

【英文名】Xiao Shu Huo Chan Pellet

【组成】人参、当归、川芎、肉桂、青蒿。(中医方剂大辞典)

消暑神丹 xiao shu shen dan

【英文名】Xiao Shu Shen Pellet

【组成】人参、青蒿、香薷、白术。(中医方剂大辞典)

消暑散 xiao shu san

【英文名】Xiao Shu Powder

【组成】人参、白面。(中医方剂大辞典)

消渣汤 xiao zha tang

【英文名】Xiao Zha Decoction

【组成】生地、赤芍、当归、山栀、黄芩、丹参、野菊花、枇杷叶、桑白皮、红花、桃仁、甘草。(四川中医 1993,11(6))

消渴 I 号 xiao ke yi hao

【英文名】Xiao Ke No. 1 Prescription

【组成】人参、山药、玉竹、元参、花粉、山萸肉、知母、苍术、川芎、石膏、生地、葛根。(中医药学报 1992,(4))

消渴丸 xiao ke wan

【英文名】Xiao Ke Pill

【组成】黄芪、生地黄、天花粉、优降糖等。(粤卫药准字(85年)A11-146号)

消渴丹 xiao ke dan

【英文名】Xiao Ke Pellet

【组成】红花子。(中医方剂大辞典)

消渴方 xiao ke fang

【英文名】Xiao Ke Prescription

【组成】麦冬、玉竹、地骨皮、天花粉、生石膏、黄芩、茯苓、人参、升麻、龙胆草、枳实、生姜。(现代中医 1991,4(1))

消渴平片 xiao ke ping pian

【英文名】Xiao Ke Ping Tablet

【组成】人参、黄连、天花粉、天冬、黄芪、丹参、枸杞子、沙苑子、葛根、知母、五倍子、五味子。(鲁卫药字(1985)42号)

消渴灵片 xiao ke ling pian

【英文名】Xiao Ke Ling Tablet

【组成】地黄、五味子、麦冬、牡丹皮、黄芪、黄连、茯苓、红参、天花粉、石膏、枸杞子。(药品标准－中药成方制剂标准 1993)

消渴饮 xiao ke yin

【英文名】Xiao Ke Drink

【组成】(1)黄芪、山药、丹参、天花粉、知母、红花、川芎、淫羊藿、三七粉、苦瓜仁、人参、全蝎。(陕西中医 1993,14(10))(2)生地、花粉、地骨皮、玄参、葛根、丹参、苍术、黄芪。(山东中医杂志 1989,8(2))

消渴饮Ⅰ号 xiao ke yin yi hao

【英文名】Xiao Ke No.1 Drink

【组成】黄连、知母、石斛、麦冬、地骨皮、生地、黄芪、天花粉、山药、黄精。(吉林中医 1993,(6))

消渴固本汤 xiao ke gu ben tang

【英文名】Xiao Ke Gu Ben Decoction

【组成】熟地、知母、枸杞、生地、麦冬、黄柏、花粉、牡蛎、金樱子、山萸肉。(山东中医杂志 1991,10(2))

消渴降糖片 xiao ke jiang tang pian

【英文名】Xiao Ke Jiang Tang Tablet

【组成】黄精、甜菊、蔗鸡、桑椹、天花粉、淮山药、红参等。(中成药研究 1988,(11))

消渴降糖胶囊 xiao ke jiang tang jiao nang

【英文名】Xiao Ke Jiang Tang Capsule

【组成】番桃叶等。(桂卫药准字(1984)42014 号)

消渴茶 xiao ke cha

【英文名】Xiao Ke Medicinal Instant Granule

【组成】山药、仙灵脾、沙参、葛根、枸杞子、丹参、生地等。(中国医药学报 1993,8(增刊))

消渴痞丸 xiao ke pi wan

【英文名】Xiao Ke Pi Pill

【组成】黄连、青黛、干葛、黄芩、大黄、黄柏、山栀、薄荷、藿香、厚朴、茴香、木香、辣桂、牵牛。(中医方剂大辞典)

消湿散 xiao shi san

【英文名】Xiao Shi Powder

【组成】牵牛子、赤茯苓、木香、陈橘皮。(中医方剂大辞典)

消溃散 xiao kui san

【英文名】Xiao Kui Powder

【组成】龟版、乳香、没药、黄连、冰片、麝香、红粉底。(中医方剂大辞典)

消溃膏 xiao kui gao

【英文名】Xiao Kui Plaster

【组成】熟附子、干姜、儿茶、甘草、苏叶、川连。(山东中医学院学报 1990,14(3))

消滞升阳汤 xiao zhi sheng yang tang

【英文名】Xiao Zhi Sheng Yang Decoction

【组成】厚朴、半夏、枳壳、广皮、升麻、葛根。(中医方剂大辞典)

消滞止痛丸 xiao zhi zhi tong wan

【英文名】Xiao Zhi Zhi Tong Pill

【组成】公丁香、广木香、紫蔻仁、京三棱、蓬莪术、炒白术、葶苈子、牙皂角、明没药、肉桂、干姜、穿山甲、巴豆霜、川厚朴、玄胡、吴茱萸、五灵脂、酒大黄。(中医方剂大辞典)

消滞宁泻片 xiao zhi ning xie pian

【英文名】Xiao Zhi Ning Tablet

【组成】辣蓼、番石榴叶、布渣叶、车前草。(新中医 1974,(4))

消滞调脾饮 xiao zhi tiao pi yin

【英文名】Xiao Zhi Tiao Pi Drink

【组成】陈皮、滑石、黄连、神曲、麦芽、白芍、车前子、泽泻。(中医方剂大辞典)

消痛灵 xiao tong ling

【英文名】Xiao Tong Ling Decoction

【组成】参、桂枝、姜黄、红花、威灵仙、蜈蚣。(时珍国药研究 1991,2(1))

消痛灵注射液 xiao tong ling zhu she ye

【英文名】Xiao Tong Ling Injection

【组成】菊花、川芎、细辛。(中草药 1991,22(4))

消痛饮 xiao tong yin

【英文名】Xiao Tong Drink

【组成】泽兰叶、丝瓜、五灵脂、延胡索。(实用中西医结合杂志 1991,4(7))

消痛贴膏 xiao tong tie gao

【英文名】Xiao Tong Plaster

【组成】独一味、棘豆、姜黄、花椒、水牛角、水柏枝。(药品标准－中药成方制剂标准 1997)

消痛酒 xiao tong jiu

【英文名】Xiao Tong Wine

【组成】川牛膝、川木瓜、南五加皮、广陈皮、广防己、伸筋草、大云、千年健、桂枝、甘草。(陕西中医 1993,14(3))

消痛散 xiao tong san

【英文名】Xiao Tong Powder

【组成】川乌、生草乌、肉桂、细辛、血竭、地鳖虫、红花、青皮、生大黄、皂角、冰片。(内蒙古中医药 1993,12(3))

消痛膏 xiao tong gao

【英文名】Xiao Tong Plaster

【组成】马钱子、乳香、麻黄、透骨草、细辛、甘草。(山东中医学院学报 1993,17(4))

消痞丸 xiao pi wan

【英文名】Xiao Pi Pill

【组成】(1)生香附、延胡索、归尾、川芎、红花、浮海石、瓦楞子。(中医方剂大辞典)(2)鸡蛋、阿魏、黄蜡。(中医方剂大辞典)(3)枳实、白术、缩砂、香附、桂、半夏、黄芩、青皮、红花、甘草、山楂肉、木瓜。(中医方剂大辞典)(4)南星、紫芫花、霍山自然铜。(中医方剂大辞典)(5)青皮、陈皮、京三棱、广茂、益智、缩砂仁、当归、半夏、牵牛、丁皮、硇砂。(中医方剂大辞典)(6)苍术、陈皮、青皮、木香。(中医方剂大辞典)(7)黄连、黄芩、厚朴、姜黄、干生姜、人参、甘草、枳实、橘皮。(中医方剂大辞典)(8)干生姜、神曲、炙甘草、猪苓、泽泻、厚朴、砂仁、半夏、陈皮、人参、枳实、黄连、黄芩、姜黄、白术。(兰室秘藏)(9)黄连、干葛、黄芩、大黄、黄柏、栀子、薄荷、藿香、厚朴、茴香、木香、辣桂、青黛、牵牛。(宣明论)

消痞丹 xiao pi dan

【英文名】Xiao Pi Pellet

【组成】阿魏、水红花子、三棱、莪术、肉桂。(中医方剂大辞典)

消痞五疳丸 xiao pi wu gan wan

【英文名】Xiao Pi Wu Gan Pill

【组成】胡连、木香、麝香、芦荟、赤茯苓、蝉蜕、使君肉、泽泻、蛤粉、胆草、粉甘草、金灯、水獭肝、羊肝、防风。(中医方剂大辞典)

消痞化积丸 xiao pi hua ji wan

【英文名】Xiao Pi Hua Ji Pill

【组成】枳实、姜黄连、人参、白术、麦芽、半夏曲、紫朴、云茯苓、炙甘草、干姜。(中医方剂大辞典)

消痞去积丸 xiao pi qu ji wan

【英文名】Xiao Pi Qu Ji Pill

【组成】黑豆、制香附、五灵脂。(中医方剂大辞典)

消痞汤 xiao pi tang

【英文名】Xiao Pi Decoction

【组成】(1)二陈汤、姜连、山楂、木香、青皮、砂仁。(中医方剂大辞典)(2)陈橘皮、厚朴、白术、槟榔、半夏、人参。(中医方剂大辞典)

消痞块汤 xiao pi kuai tang

【英文名】Xiao Pi Kuai Decoction

【组成】黄芪、白术、当归、川芎、附子、三棱、莪术、独活。(中医方剂大辞典)

消痞阿魏丸 xiao pi a wei wan

【英文名】Xiao Pi A Wei Pill

【组成】阿魏、厚朴、连翘、陈皮、莪术、麦芽、青皮、山楂、三棱、六神曲、姜半夏、甘草、黄连、莱菔子。(药品标准－中药成方制剂标准 1998)

消痞狗皮膏 xiao pi gou pi gao

【英文名】Xiao Pi Emplastrum

【组成】三棱、蓬茂、米仁、山栀、秦艽、黄连、大黄、当归、甲片、全蝎、木鳖、巴豆。(中医方剂大辞典)

消痞狗次膏 xiao pi gou ci gao

【英文名】Xiao Pi Gou Ci Emplastrum

【组成】羌活、独活、防风、麻黄、威灵仙、桂枝、制川乌、制草乌、三棱、蓬莪术、当归、赤芍、乌药、秦艽、生香附、白芷、桃仁、草果、常山、大黄、槟榔、红花、干姜、制白附、五加皮、生地、僵蚕、全蝎、麝香、阿魏、肉桂、白胡椒、公丁香、广木香、制乳香、制没药、山奈、苏合油。(中医方剂大辞典)

消痞肥儿丸 xiao pi fei er wan

【英文名】Xiao Pi Fei Er Pill

【组成】鸡内金、焦山楂、六神曲、炒麦芽、炒白术、炒君子、川黄连、胡黄连、炒谷虫、拣人参、云茯苓、炙甘草、炒芦荟。(中医方剂大辞典)

消痞神丸 xiao pi shen wan

【英文名】Xiao Pi Shen Pill

【组成】香附米、砂仁、枳实、陈皮、半夏、厚朴、山楂肉、当归身、沉香、木香、乌药、白术、神曲、苍术、麦芽。(中医方剂大辞典)

消痞神膏 xiao pi shen gao

【英文名】Xiao Pi Shen Plaster

【组成】密陀僧、阿魏、羌活、水红花子、穿山甲、香油。(中医方剂大辞典)

消痞核桃 xiao pi he tao

【英文名】Xiao Pi He Tao

【组成】莪术、当归、白芥子、急性子、皮硝、海粉、大核桃。(中医方剂大辞典)

消痞膏 xiao pi gao

【英文名】Xiao Pi Ointment

【组成】(1)香油、密陀僧、阿魏、水红花子、麝香、羌活。(中医方剂大辞典)(2)巴豆仁、甘草、甘遂、白信、香附、陀僧、阿魏、蜈蚣、羌活、水红花子、急性子、原寸。(中医方剂大辞典)(3)陀僧、羌活、蓼花子、阿魏、山甲。(中医方剂大辞典)(4)三棱、蓬术、穿山甲、木鳖仁、杏仁、水红花子、萝卜子、透骨草、大黄、独头蒜。(中医方剂大辞典)

消痤丸 xiao cuo wan

【英文名】Xiao Cuo Pill

【组成】升麻、柴胡、麦冬、野菊花、黄芩、玄参、生石膏、石斛、龙胆草、大青叶、金银花、竹茹、蒲公英、淡竹叶、夏枯草、紫草。(药品标准－中药成方制剂标准 1998)

消痤玉容方 xiao cuo yu rong fang

【英文名】Xiao Cuo Yu Rong Prescription

【组成】野菊花、夏枯草、桑白皮、炙杷叶、白芷、黄芩、赤芍、丹参、木通、白花蛇舌草、山楂。(四川中医 1990,8(12))

消痤汤 xiao cuo tang
【英文名】Xiao Cuo Decoction
【组成】紫草、皂刺、当归、白芷、生地、蒲公英、连翘、银花、薏苡仁、栀子、黄芩、甘草。(内蒙古中医药 1991,10(4))
消痤饮 xiao cuo yin
【英文名】Xiao Cuo Drink
【组成】赤小豆、细辛、麻黄、银花、泽泻、茯苓、车前子、神曲、红花、甘草。(云南中医杂志 1989,10(2))
消痤洁容丸 xiao cuo jie rong wan
【英文名】Xiao Cuo Jie Rong Pill
【组成】马齿苋、黄芩、栀子、丹参、赤芍、当归、苦参、茯苓。(黑龙江中医药 1990,(6))
消痤煎 xiao cuo jian
【英文名】Xiao Cuo Decoction
【组成】地丁、牡蛎、益母草、白花蛇舌草、元参、七叶一枝花、刺蒺藜、赤芍、豨莶草、苦参、黄芩、夏枯草、紫草、麻黄。(内蒙古中医药 1992,11(4))
消痤膏 xiao cuo gao
【英文名】Xiao Cuo Plaster
【组成】夏枯草、羌活、海藻、白芷、僵蚕、黄连、冰片、白蜂蜜。(安徽中医学院学报 1990,9(1))
消附散 xiao fu san
【英文名】Xiao Fu Powder
【组成】茯苓、茵陈、防己、炒栀子、薏仁、泽泻、木瓜。(中医方剂大辞典)
消溶肝胆结石片 xiao rong gan dan jie shi pian
【英文名】Xiao Rong Gan Dan Jie Shi Tablet
【组成】黄连、吴茱萸、高良姜、香附、白术、枳实、牛胆浸膏等。(中国医药学报 1993,8(1))
消痰丸 xiao tan wan
【英文名】Xiao Tan Pill
【组成】(1)山甲、大黄、明矾、杏仁霜、当归身、川芎。(中医方剂大辞典)(2)黑牵牛、槐角子、青皮、半夏、皂角。(中医方剂大辞典)(3)皂荚、天南星、干薄荷叶、白附子、半夏、人参、白矾、防风。(中医方剂大辞典)
消痰止嗽膏 xiao tan zhi sou gao
【英文名】Xiao Tan Zhi Sou Ointment
【组成】米白糖、好猪板油、谷雨前茶叶。(中医方剂大辞典)
消痰平胃汤 xiao tan ping wei tang
【英文名】Xiao Tan Ping Wei Decoction
【组成】玄参、青蒿、半夏、茯神、麦冬、车前子。(中医方剂大辞典)
消痰汤 xiao tan tang
【英文名】Xiao Tan Decoction
【组成】白茯苓、海藻、半夏、贝母、白芥子、天南星、人参、桔梗、昆布、生甘草、附子。(中医方剂大辞典)
消痰降火汤 xiao tan jiang huo tang
【英文名】Xiao Tan Jiang Huo Decoction
【组成】(1)花粉、玄参、白芍、枯芩、桔梗、甘草、山豆根、半夏、白茯苓、知母、桑皮、黄连。(中医方剂大辞典)(2)贝母、瓜蒌霜、花粉、茯苓、苏子、橘红、枳壳、连翘、黄芩。(中医方剂大辞典)
消痰咳片 xiao tan ke pian
【英文名】Xiao Tan Ke Tablet
【组成】枇杷叶、买麻藤、鱼腥草素钠、盐酸依普拉酮、甲氧苄啶、磺胺林。(药品标准－中药成方制剂标准 1998)
消痰咳嗽丸 xiao tan ke sou wan
【英文名】Xiao Tan Ke Sou Pill
【组成】白术、牵牛、槟榔、白芷、厚朴、半夏、陈皮、干生姜、人参、木香、青皮、赤茯苓、枳壳。(中医方剂大辞典)
消痰活血通便丸 xiao tan huo xue tong bian wan
【英文名】Xiao Tan Huo Xue Tong Bian Pill
【组成】牵牛子、皂龟子、桃仁。(陕西中医 1992,13(6))
消痰消核膏 xiao tan xiao he gao
【英文名】Xiao Tan Xiao He Ointment
【组成】甘遂、南星、半夏。(中医方剂大辞典)
消痰益康 xiao tan yi kang
【英文名】Xiao Tan Yi Kang
【异名】消痰益康糖浆(药品标准－中药成方制剂标准 1994)
【组成】满山红、人参叶、黄芪、枸杞子。(药品标准－中药成方制剂标准 1994)
消痰散结汤 xiao tan san jie tang
【英文名】Xiao Tan San Jie Decoction
【组成】全瓜蒌、土贝母、赤芍、元参、生牡蛎、僵蚕、白芥子、青皮、川芎、生甘草、昆布、海藻、山慈菇、金橘叶。(浙江中医杂志 1990,(6))
消痰煎 xiao tan jian
【英文名】Xiao Tan Decoction
【组成】陈皮、半夏、山楂、柴胡、甘草、青皮、枳实、苍术、厚朴。(中医方剂大辞典)
消痰噙化丸 xiao tan qin hua wan
【英文名】Xiao Tan Qin Hua Pill
【组成】苦丁茶、孩儿茶、牛黄、天花粉、川贝母、硼砂、真沉香。(中医方剂大辞典)
消瘀止痛药膏 xiao yu zhi tong yao gao
【英文名】Xiao Yu Zhi Tong Plaster
【组成】木瓜、栀子、大黄、蒲公英、地鳖虫、乳香、没药。

(中医方剂大辞典)

消瘀止痛散 xiao yu zhi tong san

【英文名】Xiao Yu Zhi Tong Powder

【组成】生大黄、丹参、红花、延胡索、冰片。(湖北中医杂志 1985,(2))

消瘀灵 xiao yu ling

【英文名】Xiao Yu Ling Pill

【组成】大黄、黄芩、甘草、桃仁、杏仁、芍药、干地黄、干漆、虻虫、水蛭、枚蛴螬、蛰虫。(新中医 1991,(8))

消瘀饮 xiao yu yin

【英文名】Xiao Yu Drink

【组成】当归、芍药、生地黄、桃仁、红花、苏木、大黄、芒硝、甘草。(中医方剂大辞典)

消瘀定痛散 xiao yu ding tong san

【英文名】Xiao Yu Ding Tong Powder

【组成】血竭、香附、姜黄、栀子、防己、羌活、独活、大黄、白芷、乳香、红花、三七、冰片。(中医正骨 1990,2(4))

消瘀定痛膏 xiao yu ding tong gao

【英文名】Xiao Yu Ding Tong Plaster

【组成】山楂、当归、威灵仙、川芎、王不留行、三棱、急性子、秦艽、香加皮、肉桂、冰片、樟脑、颠茄浸膏、麻黄。(药品标准－中药成方制剂标准 1997)

消瘀荡秽汤 xiao yu dang hui tang

【英文名】Xiao Yu Dang Hui Decoction

【组成】水蛭、当归、雷丸、红花、枳实、白芍、牛膝、桃仁。(中医方剂大辞典)

消瘀膏 xiao yu gao

【英文名】Xiao Yu Plaster

【组成】大黄、栀子、木瓜、蒲公英、姜黄、黄柏、蜜糖。(中医方剂大辞典)

消腮汤 xiao sai tang

【英文名】Xiao Sai Decoction

【组成】蓝根、连翘、牛蒡子、黄芩、金银花、僵蚕、天花粉、甘草。(中医函授通讯 1987,(1))

消腮散 xiao sai san

【英文名】Xiao Sai Powder

【组成】生石膏、大黄、王不留行、青黛、赤小豆、雄黄、山栀、菖蒲、冰片。(浙江中医杂志 1993,28(3))

消蒙眼膏 xiao meng yan gao

【英文名】Xiao Meng Ophthalmic Solution

【组成】珍珠层粉。(山西医药杂志 1978,(2))

消蛾汤 xiao e tang

【英文名】Xiao E Decoction

【组成】(1)蝉衣、白僵蚕、片姜黄、生大黄、桔梗、甘草、山豆根、元参、黄芩、蒲黄。(中医杂志 1985,26(8))
(2)黄芪、沙参、玄参、红花、丹皮、板蓝根、桔梗、甘草。(北京中医学院学报 1992,15(3))

消蛾散 xiao e san

【英文名】Xiao E Powder

【组成】薄荷、青黛、僵蚕、白矾、皮硝、黄连。(中医方剂大辞典)

消遥承气汤 xiao yao cheng qi tang

【英文名】Xiao Yao Cheng Qi Decoction

【组成】当归、白芍、生地、丹皮、栀子、薄荷、柴胡、川朴、枳壳、大黄、芒硝。(浙江中医杂志 1990,(6))

消遥降压汤 xiao yao jiang ya tang

【英文名】Xiao Yao Jiang Ya Decoction

【组成】丹皮、栀子、黄芩、菊花、当归、薄荷。(山东中医学院学报 1984,8(1))

消障灵 xiao zhang ling

【英文名】Xiao Zhang Ling Lotion

【组成】菟丝子、珍珠、炉甘石、菊花、人参、冰片等。(中国中医眼科杂志 1993,3(1))

消障灵丸 xiao zhang ling wan

【英文名】Xiao Zhang Ling Pill

【组成】黄芪、党参、枸杞、白术、茯神、远志、桂元肉、大枣、丹参、牛膝、当归、升麻、木香、三棱、莪术。(中国中医眼科杂志 1993,3(4))

消障救目汤 xiao zhang jiu mu tang

【英文名】Xiao Zhang Jiu Mu Decoction

【组成】石蟹、连翘、羚羊角、草决明、白蒺藜、防己、茺蔚子、龙胆草、木贼草、甘菊花。(中医方剂大辞典)

消障救睛散 xiao zhang jiu jing san

【英文名】Xiao Zhang Jiu Jing Powder

【组成】石蟹、羚羊角、草决明、连翘、白蒺藜、龙胆草、甘菊、木贼草、汉防己、茺蔚子。(中医方剂大辞典)

消漏丸 xiao lou wan

【英文名】Xiao Lou Pill

【组成】生地、苦参、银花、地榆、槐米、胡黄连、川柏、龟版。(中医方剂大辞典)

消瘕汤 xiao jia tang

【英文名】Xiao Jia Decoction

【组成】白芍、白术、鳖甲、郁金、枳壳、天花粉、丹皮、香附、茯苓、巴戟、白豆蔻、广木香。(中医方剂大辞典)

消瘟丹 xiao wen dan

【英文名】Xiao Wen Pellet

【组成】辰砂、丝瓜。(中医方剂大辞典)

消瘟散 xiao wen san

【英文名】Xiao Wen Powder

【组成】当归、川芎、陈皮、枸杞、桔梗、黄连、红花子、木通、白芍、防风、甘草、升麻、花粉、荆芥。(中医方剂大辞典)

消管丸 xiao guan wan
【英文名】Xiao Guan Pill
【组成】(1)胡黄连、穿山甲、石决明、净槐米。(中医方剂大辞典)(2)苦参、川连、当归、槐花、荜澄茄、五倍子。(中医方剂大辞典)

消管方 xiao guan fang
【英文名】Xiao Guan Prescription
【异名】消管锭(中医方剂大辞典)
【组成】角刺尖、柘树膜、红腹金钱鳖、蟾酥、榆面。(中医方剂大辞典)

消管祛脓火升丹 xiao guan qu nong huo sheng dan
【英文名】Xiao Guan Qu Nong Huo Sheng Pellet
【组成】水银、火硝、白矾、皂矾、雄精、乌梅肉、月石。(中医方剂大辞典)

消腐散 xiao fu san
【英文名】Xiao Fu Powder
【组成】藁本、槐花、当归、白芷、升麻、防风、生甘草、地骨皮、川芎、细辛、薄荷。(中医方剂大辞典)

消增饮 xiao zeng yin
【英文名】Xiao Zeng Drink
【组成】桔梗、大贝、玄参、桃仁、红花、白芍、枳壳、牡蛎、牛膝、生地、王不留行、漏芦、三棱、莪术、乳香、没药、夏枯草、穿山甲、甘草。(辽宁中医杂志 1991,(7))

消瘤二反膏 xiao liu er fan gao
【英文名】Xiao Liu Er Fan Plaster
【组成】甘草、大戟、芫花、甘遂。(中医方剂大辞典)

消瘤丸 xiao liu wan
【英文名】Xiao Liu Pill
【组成】(1)生黄芪、醋小麦、当归、丹皮、赤芍、海藻、桂枝、昆布、桃仁、大黄、山甲珠、川贝母、甘草。(新中医 1992,(2))(2)党参、白术、莪术、赤芍、桂枝、牛膝、茯苓、三棱。(中医函授通讯 1992,(1))

消瘤丹 xiao liu dan
【英文名】Xiao Liu Pellet
【组成】(1)海藻、海带、贝母、浮石、蛤粉、赤小豆、乳没、昆布、月石、针砂、夏枯草、甘遂。(中医方剂大辞典)(2)白术、茯苓、人参、陈皮、生甘草、薏仁、芡实、泽泻、半夏。(中医方剂大辞典)

消瘤片 xiao liu pian
【英文名】Xiao Liu Pill
【组成】海藻、三棱、蚤休、淮山药等。(沪卫药剂 91－190 号)

消瘤汤 xiao liu tang
【英文名】Xiao Liu Decoction
【组成】半枝莲、白花蛇舌草、夏枯草、牡蛎、海藻、莪术、昆布、枳壳、橘核、山慈菇、丹皮、赤芍。(时珍国药研究 1993,4(2))

消瘤芥 xiao liu jie
【英文名】Nitrocaphar
【组成】烷化剂。

消瘤饮 xiao liu yin
【英文名】Xiao Liu Drink
【组成】藤梨根、莪术、田七、八月扎、守宫、制大黄、鸡内金、灵芝、黄芪、无花果、墓头回。(浙江中医杂志 1992,(11))

消瘤神应散 xiao liu shen ying san
【英文名】Xiao Liu Shen Ying Powder
【组成】山慈姑、海石、昆布、贝母。(中医方剂大辞典)

消瘤酒 xiao liu jiu
【英文名】Xiao Liu Wine
【组成】万州黄药子。(中医方剂大辞典)

消瘤碧玉散 xiao liu bi yu san
【英文名】Xiao Liu Bi Yu Powder
【组成】硼砂、冰片、胆矾。(中医方剂大辞典)

消瘰丸 xiao luo wan
【英文名】Xiao Luo Pill
【异名】消疬丸(中医方剂大辞典)
【组成】(1)牡蛎、生黄芪、三棱、莪术、朱血竭、生明乳香、生明没药、龙胆草、玄参、浙贝母。(中医方剂大辞典)(2)玄参、牡蛎、贝母。(中医方剂大辞典)

消瘰夏枯草膏 xiao luo xia ku cao gao
【英文名】Xiao Luo Xia Ku Cao Concentrated Decoction
【组成】夏枯草、玄参、昆布、浙贝母、桔梗、甘草、当归、白芍、川芎、红花、香附、陈皮、乌药、僵蚕。(药品标准－中药成方制剂标准 1991)

消瘰膏 xiao luo gao
【英文名】Xiao Luo Ointment
【组成】生半夏、生山甲、生甘遂、生马钱子、皂角、朱血竭。(中医方剂大辞典)

消瘴膏 xiao zhang gao
【英文名】Xiao Zhang Ointment
【组成】鲫鱼、血余、猪汁油。(中医方剂大辞典)

消瘿五海丸 xiao ying wu hai wan
【英文名】Xiao Ying Wu Hai Pill
【组成】海带、海藻、海蛤、海螵蛸、昆布、大贝、木香。(中医方剂大辞典)

消瘿五海饮 xiao ying wu hai yin
【英文名】Xiao Ying Wu Hai Drink
【异名】消瘿五海散(中医方剂大辞典)
【组成】(1)海带、海藻、昆布、海螵、海螵蛸。(中医方剂大辞典)(2)海带、海藻、海昆布、海蛤、海螵蛸、木香、三棱、莪术、桔梗、细辛、香附、猪琰子。(中医方剂大辞典)

消瘿方 xiao ying fang
【英文名】Xiao Ying Decoction
【组成】柴胡、当归、丹皮、制香附、丹参、蛇六谷、昆布、海藻、木香、夏枯草、海蛤壳。（中国中西医结合杂志 1992,12(10)）
消瘿气瘰丸 xiao ying qi luo wan
【英文名】Xiao Ying Qi Luo Pill
【组成】夏枯草、海藻、昆布、海螵蛸、蛤壳、海胆、陈皮、枳壳、黄芩、玄参。（药品标准－中药成方制剂标准 1991）
消瘿合剂 xiao ying he ji
【英文名】Xiao Ying Mixture
【组成】牡蛎、夏枯草、制半夏、广陈皮、广郁金、贝母、陈胆星、炒当归、炮山甲、赤芍、海藻、昆布、三棱、莪术。（江西中医药 1993,(1)）
消瘿汤 xiao ying tang
【英文名】Xiao Ying Decoction
【组成】海藻、龙胆草、海蛤粉、通草、昆布、枯白矾、松萝、半夏、麦曲、白芷。（中医方剂大辞典）
消瘿顺气散 xiao ying shun qi san
【英文名】Xiao Ying Shun Qi Powder
【组成】生地、浙贝母、蛤粉、海藻、昆布、浮海石、海带。（中医方剂大辞典）
消瘿酒 xiao ying jiu
【英文名】Xiao Ying Wine
【组成】昆布、海藻、沉香、雄黄、海螵蛸。（中医方剂大辞典）
消瘿散 xiao ying san
【英文名】Xiao Ying Powder
【组成】(1)全蝎、猪羊靥、枯矾。（中医方剂大辞典）(2)海藻、龙胆草、昆布、土瓜根、半夏、麦面、甘草、干姜、附子。（中医方剂大辞典）(3)海藻、海带、昆布、海马、海红蛤、石燕、海螵蛸。（中医方剂大辞典）
消瘿散结汤 xiao ying san jie tang
【英文名】Xiao Ying San Jie Decoction
【组成】海藻、昆布、海浮石、金银藤、水红花子、冬瓜皮。（北京中医杂志 1991,(5)）
消瘿煎 xiao ying jian
【英文名】Xiao Ying Decoction
【组成】玄参、生地、龙胆草、昆布、海藻、夏枯草、大贝母、生牡蛎、黄药子、生石膏、山慈菇、白芍。（湖北中医杂志 1993,15(2)）
消瘿膏 xiao ying gao
【英文名】Xiao Ying Plaster
【组成】生半夏、黄药子、乳香。（中医杂志 1993,34(3)）
消癃灵 xiao long ling
【英文名】Xiao Long Ling Tablet
【组成】丹参、赤芍、王不留行、黄柏。（中国中药杂志 1989,14(7)）
消磨散 xiao mo san
【英文名】Xiao Mo Powder
【组成】蓬术、三棱、陈皮、山楂、草果。（中医方剂大辞典）
消糖灵胶囊 xiao tang ling jiao nang
【英文名】Xiao Tang Ling Capsule
【异名】消渴平胶囊(药品标准－中药成方制剂标准)
【组成】人参、黄连、天花粉、杜仲、黄芪、丹参、枸杞子、沙苑子、白芍、知母、五味子、优降糖。（药品标准－中药成方制剂标准 1995）
消糖康复饮 xiao tang kang fu yin
【英文名】Xiao Tang Kang Fu Drink
【组成】何首乌、知母、石膏、生地、山萸肉、石斛、天花粉、葛根、玄参、黄连、地骨皮、枸杞、川牛膝、黄芪、苍术。（山东中医杂志 1993,12(2)）
消糖散 xiao tang san
【英文名】Xiao Tang Powder
【组成】皮硝、黑糖。（中医方剂大辞典）
消朦片 xiao meng pian
【英文名】Xiao Meng Tablet
【组成】珍珠层粉、葡萄酸锌。（药品标准－中药成方制剂标准 1998）
消朦眼膏 xiao meng yan gao
【英文名】Xiao Meng Eye Ointment
【组成】珍珠粉、冰片、硼砂。（药品标准－中药成方制剂标准 1998）
消癌 3 号 xiao ai san hao
【英文名】Xiao Ai No. 3 Powder
【组成】板蓝根、猫眼草、人工牛黄、硇砂、威灵仙、制南星。（中草药 1972,(2)）
消癌片 xiao ai pian
【英文名】Xiao Ai Tablet
【组成】红升丹、琥珀、山药、白及、三七、牛黄、黄连、黄芩、黄柏、陈皮、贝母、郁金、蕲蛇、犀角、桑椹、金银花、黄芪、甘草。（中医方剂大辞典）
消癌平片 xiao ai ping pian
【英文名】Xiao Ai Ping Tablet
【组成】乌骨藤。（药品标准－中药成方制剂标准 1998）
消癌平糖浆 xiao ai ping tang jiang
【英文名】Xiao Ai Ping Syrup
【组成】乌骨藤。（药品标准－中药成方制剂标准 1998）

消癌痛 xiao ai tong
【英文名】Xiao Ai Tong Decoction
【组成】(1)威灵仙、制川乌、蜈蚣、雄黄、全蝎、石龙子、蟾酥、制马钱子、冰片、麝香。(2)黄芪、桂枝、当归、白芍、党参、白术、甘草、生龙骨、生牡蛎。(山东中医杂志 1992,11(5))

消糜栓 xiao mi shuan
【英文名】Xiao Mi Suppository
【组成】硼砂、蛇床子、川椒、枯矾、血竭。(中西医结合杂志 1987,7(5))

消糜膏 xiao mi gao
【英文名】Xiao Mi Ointment
【组成】北山楂、蜂蜜。(中医杂志 1989,(3))

消翳丸 xiao yi wan
【英文名】Xiao Yi Pill
【组成】朱砂、指甲末。(中医方剂大辞典)

消翳复明膏 xiao yi fu ming gao
【英文名】Xiao Yi Fu Ming Ointment
【组成】(1)黄丹、青盐、海螵蛸、真珠、熊胆、麝香、片脑、诃子、槐柳枝、冬蜜、黄连、防风、当归、龙胆草、生地黄、木贼、白菊花、蕤仁、杏仁。(中医方剂大辞典)(2)黄丹、青盐、白沙蜜、诃子、海螵蛸、黄连、蕤仁、木贼草、龙胆草、杏仁。(中医方剂大辞典)

消翳散 xiao yi san
【英文名】Xiao Yi Powder
【组成】(1)芸苔菜。(中医方剂大辞典)(2)川芎、羌活、旋覆花、防风、甘草、苍术、楮实、楮叶、甘菊花、枳实、蝉蜕、木贼。(中医方剂大辞典)

消臌去黄丸 xiao gu qu huang wan
【英文名】Xiao Gu Qu Huang Pill
【组成】肉桂、公丁香、麦芽、南楂炭、红花、茵陈、针砂、石苇、毛姜、当归、炙鸡金、黄金子、皂矾、大枣、火腿骨、镇江醋。(江苏中医 1960,(2))

消臌至神汤 xiao gu zhi shen tang
【英文名】Xiao Gu Zhi Shen Decoction
【组成】茯苓、人参、雷丸、甘草、萝卜子、白术、大黄、附子。(中医方剂大辞典)

消鼾灵 xiao han ling
【英文名】Xiao Han Ling Liquid
【组成】苎麻根、牛蒡子、生甘草。(黑龙江中医药 1991,(5))

消癖丸 xiao pi wan
【英文名】Xiao Pi Pill
【组成】(1)人参、白术、白茯苓、陈皮、青皮、厚朴、枳实、半夏曲、砂仁、神曲、麦芽、鳖甲、三棱、莪术、木香、肉桂、干姜、黄连。(中医方剂大辞典)(2)三棱、莪术、陈皮、枳壳、厚朴、山茱萸、使君子、夜明砂、黄连、木香、干姜、海藻、神曲、麦蘖、半夏曲、干蟾、九肋鳖甲。(中医方剂大辞典)(3)人参、陈皮、三棱、莪术、木香、黄连、砂仁、鳖甲、枳实、夜明砂、使君子、干蟾、半夏曲、麦芽、海昆布。(中医方剂大辞典)(4)木香、人参、白术、白茯苓、当归、枳壳、陈皮、三棱、莪术、桃仁、麦芽、香附子、川楝肉、豆蔻、缩砂仁、腻粉、全蝎、代赭石、丁香、白豆蔻肉、阿胶、五灵脂、半夏、南星、白姜、巴豆、大曲饼、厚朴。(中医方剂大辞典)(5)芫花、朱砂。(中医方剂大辞典)(6)朱砂、杏仁、巴豆霜、鳖甲、犀角屑。(中医方剂大辞典)(7)牵牛子、皂荚、巴豆。(中医方剂大辞典)

消癖汤 xiao pi tang
【英文名】Xiao Pi Decoction
【组成】(1)瓜蒌皮、赤芍、蒲公英、夏枯草、三棱、橘叶、土贝母、生牡蛎、昆布、海藻、法半夏、柴胡。(山东中医杂志 1985,(3))(2)丹参、穿山甲、延胡索、海蛤壳、月季花、青皮、佛手、姜黄、香附、露蜂房、猫爪草、生牡蛎。(江西中医药 1992,(6))

消癖饮 xiao pi yin
【英文名】Xiao Pi Decoction
【组成】(1)猫爪草、生麦芽、白头翁、蜂房、全蝎。(山东中医杂志 1990,9(1))(2)柴胡、白芍、枳实、夏枯草、牡蛎、大贝、丹参、橘叶、香附、首乌、甘草。(黑龙江中医药 1993,(1))(3)当归、白芥子、青皮、柴胡、赤芍、三棱、大贝、王不留行、丹参、全瓜蒌、广郁金、白术、牡蛎。(辽宁中医杂志 1988,(4))

消癖神火针 xiao pi shen huo zhen
【英文名】Xiao Pi Shen Huo Needle
【组成】蜈蚣、木鳖、五灵脂、雄黄、乳香、没药、阿魏、三棱、莪术、甘草、皮硝、闹杨花、硫黄、山甲、牙皂、麝香、甘遂、艾绒。(中医方剂大辞典)

消癖酒 xiao pi jiu
【英文名】Xiao Pi Wine
【组成】红花、当归、芝麻嫩根。(中医方剂大辞典)

消癖散 xiao pi san
【英文名】Xiao Pi Powder
【组成】鳖甲、全蝎、雄黄。(中医方剂大辞典)

消癖膏 xiao pi gao
【英文名】Xiao Pi Plaster
【组成】(1)穿山甲、蕲艾、大蒜。(中医方剂大辞典)(2)香油、桃枝、榆枝、椿枝、槐枝、柳枝、柏枝、楮、猪鬃、血余、水红花穗、黄连、黄芩、黄柏、栀子、大黄、连翘、川乌、两头尖、川芎、防风、荆芥、木鳖子、薄荷、苍术、苦参、穿山甲、当归尾、蓖麻仁、阿魏、血竭、芦荟、硼砂、硇砂、乳香、没药、胡黄连、儿茶、轻粉、雄黄、天竺黄、蜈蚣、朝脑、麝香。(中医方剂大辞典)

消癖糖浆 xiao pi tang jiang

【英文名】Xiao Pi Syrup

【组成】柴胡、香附、郁金、女贞子、旱莲草、仙灵脾、首乌藤。(北京中医杂志 1990,(4))

消癥丸 xiao zheng wan

【英文名】Xiao Zheng Pill

【组成】蛰虫、炮山甲、水蛭、大黄。(河北中医 1987,(3))

消癥去积丸 xiao zheng qu ji wan

【英文名】Xiao Zheng Qu Ji Pill

【组成】川楝子、三棱、莪术、槟榔、青皮、陈皮、川芎、当归、玄胡、血竭、黄连、香附、木香、阿魏、干漆。(中医方剂大辞典)

消癥汤 xiao zheng tang

【英文名】Xiao Zheng Decoction

【组成】丹参、桃仁、赤芍、三棱、橘核、香附、荔枝核、桂枝、山慈菇、山豆根。(河北中医 1987,(4))

消癥益肝片 xiao zheng yi gan pian

【英文名】Xiao Zheng Yi Gan Tablet

【组成】蜚蠊提取物。(药品标准-中药成方制剂标准 1998)

消癥破积丸 xiao zheng po ji wan

【英文名】Xiao Zheng Po Ji Pill

【组成】三棱、干漆、大黄、硇砂、巴豆。(中医方剂大辞典)

消囊汤 xiao nang tang

【英文名】Xiao Nang Decoction

【组成】金银花、蒲公英、人参、生甘草、玄参、青蒿、天花粉、葛根、生地。(中医方剂大辞典)

消囊肿合剂 xiao nang zhong he ji

【英文名】Xiao Nang Zhong Mixture

【组成】熟地、鹿角胶、当归、菟丝子、肉桂、白芥子、麻黄、炒桃仁、三棱、莪术、海藻、陈皮、夏枯草、乳香、没药。(中医杂志 1993,34(4))

涌吐剂 yong tu ji

【英文名】Emetic Agents

【定义】指凡以涌吐药为主组成,具有涌吐痰涎、宿食、毒物等作用,以治疗痰厥、食积、误食毒物的方剂。(方剂学)

涌泉汤 yong quan tang

【英文名】Yong Quan Decoction

【组成】(1)漏芦、瞿麦、茯苓、当归、川芎、三棱、生地、白芍、泽泻、香附、甘草。(中医方剂大辞典)(2)王不留行、川山甲、天花粉、归身、木通、甘草。(中医方剂大辞典)

涌泉神应散 yong quan shen ying san

【英文名】Yong Quan Shen Ying Powder

【组成】金银花、黄芪、当归、甘草。(中医方剂大辞典)

涌泉散 yong quan san

【英文名】Yong Quan Powder

【组成】(1)瞿麦穗、柴胡、天花粉、桔梗、青皮、白芷、木通、当归、赤芍、连翘、甘草、皂角。(中医方剂大辞典)(2)王不留行、白丁香、漏芦、天花粉、僵蚕。(中医方剂大辞典)(3)王不留行、瞿麦、麦门冬、龙骨。(中医方剂大辞典)(4)王不留行、木香、苍术、白芍药、当归、陈皮、川山甲。(中医方剂大辞典)(5)瞿麦穗、麦门冬、王不留行、紧龙骨、穿山甲。(中医方剂大辞典)(6)白药子、栝楼根、蛇蜕皮、漏芦。(中医方剂大辞典)(7)漏芦、百部、麦门冬、没药、乳香。(中医方剂大辞典)(8)防风、葱白。(中医方剂大辞典)(9)川山甲、脂麻、胡桃、肉豆蔻。(中医方剂大辞典)(10)王不留行、白丁香、漏芦、天花粉、白僵蚕、穿山甲。(中医方剂大辞典)(11)王不留行、天花粉、甘草、当归、川山甲。(中医方剂大辞典)(12)穿山甲。(中医方剂大辞典)(13)穿山甲、白僵蚕、肉豆蔻、皂角、胡桃仁、芝麻。(中医方剂大辞典)(14)当归、生黄芪、通草、瞿麦、木通、川山甲、王不留行。(中医方剂大辞典)

涌泉膏 yong quan gao

【英文名】Yong Quan Ointment

【组成】(1)斑蝥。(中医方剂大辞典)(2)海龙或海马、附子、零陵香、穿山甲、琐阳。(中医方剂大辞典)(3)海马、鹿茸、人参、大茴、苁蓉、熟地、地龙。(中医方剂大辞典)

涌涎汤 yong xian tang

【英文名】Yong Xian Decoction

【组成】人参芦、桔梗、牙皂。(中医方剂大辞典)

涌铁膏 yong tie gao

【英文名】Yong Tie Ointment

【组成】粪鼠头、蝼蛄虫、土消虫、芫青、马肉中蛆、酱内蛆、蜣螂、巴豆、信、硇砂、夏枯草、磁石、黄丹、苏木、地骨皮、石脑油、蒿柴灰汁。(中医方剂大辞典)

涌痰汤 yong tan tang

【英文名】Yong Tan Decoction

【组成】甘草、桔梗、瓜蒂、枳壳、陈皮。(中医方剂大辞典)

涤风散 di feng san

【英文名】Di Feng Powder

【组成】(1)羌活、防风、白芷、吴萸、细辛、官桂、芫花、当归、芍药。(中医方剂大辞典)(2)黄连、蔓荆子、五倍子。(中医方剂大辞典)

涤肠丸 di chang wan

【英文名】Di Chang Pill

【组成】冬瓜子、土贝母、甘草、黄芪、栝蒌、枳壳、僵蚕、

肥皂、炙甲片、牛黄、乳香。(中医方剂大辞典)

涤肠汤 di chang tang

【英文名】Di Chang Decoction

【组成】(1)大黄、归尾、赤芍、桃仁、延胡索、红花、木香、冬瓜子。(中医方剂大辞典)(2)生枳壳、生大黄、尖槟榔、黑牵牛、白朴硝、生枳实。(中医方剂大辞典)

涤饮丸 di yin wan

【英文名】Di Yin Pill

【组成】黑丑、枳实、朴硝、白矾、牙皂、枳壳。(中医方剂大辞典)

涤空丹 di kong dan

【英文名】Di Kong Pellet

【组成】食盐、明矾、火硝、皂矾、水银、白砒、明雄、朱砂、血竭、乳香、没药、槐花米、穿山甲。(中医方剂大辞典)

涤垢汤 di gou tang

【英文名】Di Gou Decoction

【组成】僵蚕。(中医方剂大辞典)

涤垢饮 di gou yin

【英文名】Di Gou Drink

【组成】黄芩、赤芍、粉葛、麦冬、枳壳、生甘、秦皮、川连、花粉、粉丹、桔梗、油归、杏仁、酒大黄。(中医方剂大辞典)

涤烦丸 di fan wan

【英文名】Di Fan Pill

【组成】茴香、槟榔、大黄。(中医方剂大辞典)

涤烦汤 di fan tang

【英文名】Di Fan Decoction

【组成】青荷叶、麦冬、五味、生地、茯神、远志、竹叶、酸枣仁、炙草、莲肉。(中医方剂大辞典)

涤秽免痘汤 di hui mian dou tang

【英文名】Di Hui Mian Dou Decoction

【组成】(1)楝树子。(中医方剂大辞典)(2)丝瓜小小蔓藤丝。(中医方剂大辞典)

涤寒汤 di han tang

【英文名】Di Han Decoction

【组成】橘皮、天南星、草果子。(中医方剂大辞典)

涤滞消瘀汤 di zhi xiao yu tang

【英文名】Di Zhi Xiao Yu Decoction

【组成】木香、香附米、黑姜、延胡索、当归身、吴茱萸、蜈蚣、血余、人参、山甲、川芎、陈皮。(中医方剂大辞典)

涤痰丸 di tan wan

【英文名】Di Tan Pill

【组成】(1)白术、半夏曲、川芎、香附米、神曲、茯苓、橘红、甘草。(中医方剂大辞典)(2)半夏曲、枯矾、皂角、玄明粉、茯苓、枳壳。(中医方剂大辞典)(3)好皂角、猪牙皂角、枳壳、黑牵牛。(中医方剂大辞典)(4)木香、槟榔、青皮、陈皮、京三棱、枳壳、大黄、半夏、黑牵牛。(中医方剂大辞典)(5)白附子、天南星、白僵蚕、滑石。(中医方剂大辞典)(6)大黄、炒黑丑、黄芩。(中医方剂大辞典)(7)橘红、蒌仁、半夏、茯苓、苏子、沉香、杏仁、贝母、海蛤粉、葶苈子、明矾、南烛叶、白芥子。(中医方剂大辞典)

涤痰汤 di tan tang

【英文名】Di Tan Decoction

【异名】涤痰散(中医方剂大辞典、奇效良方)

【组成】(1)栝楼、胆星、半夏、橘红、茯苓、枳实、黄芩、黄连、石菖蒲、竹茹、甘草、生姜。(中医方剂大辞典)(2)当归、茯苓、川芎、白芍药、白术、半夏、香附米、陈皮、甘草。(中医方剂大辞典)(3)南星、半夏、枳实、茯苓、橘红、石菖蒲、人参、竹茹、甘草。(中医方剂大辞典)(4)竹黄、明麻、枳实、橘红、胆星、菖蒲、竹茹、甘草。(中医方剂大辞典)

涤瘀汤 di yu tang

【英文名】Di Yu Decoction

【组成】山楂、苏木、桃仁、陈皮、归尾、红花、泽兰、甜酒。(中医方剂大辞典)

润下丸 run xia wan

【英文名】Run Xia Pill

【异名】加味润下丸(中医方剂大辞典、丹溪心法)

【组成】(1)南星、半夏、黄芩、黄连、橘红、白矾。(中医方剂大辞典)(2)大黄、黑丑。(中医方剂大辞典)(3)南星、半夏、黄芩、黄连、橘红、甘草。(中医方剂大辞典)(4)陈皮、枳壳、桔梗、半夏、甘草、苏子、莱菔子、白茯苓。(中医方剂大辞典)

润下剂 run xia ji

【英文名】Laxative Agents

【定义】指以润下药配合寒下药、养血润肠药等组成,治疗肠燥津亏,大便秘结证的方剂。(方剂学)

润口方 run kou fang

【英文名】Run Kou Decoction

【组成】枸杞子、桑椹、山萸肉。(现代中医 1991,4(4))

润气煎 run qi jian

【英文名】Run Qi Decoction

【组成】陈橘皮、紫菀、人参、紫苏叶、甘草、杏仁、五味子。(中医方剂大辞典)

润四汤 run si tang

【英文名】Run Si Decoction

【组成】人参、麦冬、天花粉、玄参、丹参、甘草、山楂、神曲。(中医方剂大辞典)

润生丸 run sheng wan

【英文名】Run Sheng Pill

【组成】人参、川乌、草乌、白芷、当归、槐角子、何首乌、枳壳、连翘、海风藤、乌药、杜仲、桔梗、石楠叶、肉桂、干姜、白僵蚕、甘草、赤芍药、升麻、虎骨、防己、白花蛇、乳香、没药、沉香。(中医方剂大辞典)

润光丸 run guang wan

【英文名】Run Guang Pill

【组成】琥珀、防风、玄参、当归、蔓荆子、牛蒡子、草决明、甘草、苍术、大黄、菊花。(中医方剂大辞典)

润华膏 run hua gao

【英文名】Run Hua Ointment

【组成】人参、麦门冬、阿胶珠、款冬花、紫苏、五味子、杏仁、百药煎、贝母、粟壳、乌梅肉、桔梗。(中医方剂大辞典)

润字丸 run zi wan

【英文名】Run Zi Pill

【组成】(1)大黄、前胡、枳实、杏仁、牙皂、花粉、槟榔、楂肉、橘红、半夏。(中医方剂大辞典)(2)酒炒锦纹、制半夏、前胡、山楂肉、天花粉、白术、广陈皮、枳实、槟榔。(中医方剂大辞典)

润肌皮肤膏 run ji pi fu gao

【英文名】Run Ji Pi Fu Bill Ointment

【组成】大枫子仁、红粉、核桃仁、蓖麻子、樟脑、松香、蜂蜡。(药品标准-中药成方制剂标准 1991)

润肌散 run ji san

【英文名】Run Ji Powder

【组成】当归、生地、真麻油。(中医方剂大辞典)

润肌膏 run ji gao

【英文名】Run Ji Ointment

【组成】(1)当归身、粉甘草、白芷、血竭、紫草茸、白蜡。(中医方剂大辞典)(2)香油、奶酥油、当归、紫草。(中医方剂大辞典)(3)麻油、当归、紫草。(中医方剂大辞典)(4)珠子沥青、白黄蜡、乳香。(中医方剂大辞典)

润血汤 run xue tang

【英文名】Run Xue Decoction

【组成】当归须、川芎、麻仁、桃仁、红花、甘草、赤芍药、黄芩、生地黄、橘皮。(中医方剂大辞典)

润血饮子 run xue yin zi

【英文名】Run Xue Drink

【组成】阿胶、竹沥、人乳、蜜。(中医方剂大辞典)

润阴坚骨汤 run yin jian gu tang

【英文名】Run Yin Jian Gu Decoction

【组成】元参、熟地、麦冬、牛膝。(中医方剂大辞典)

润体丸 run ti wan

【英文名】Run Ti Pill

【组成】(1)防风、白龙脑、乳香、羚羊角末、附子、白僵蚕、槟榔、肉豆蔻仁、沉香、蒺藜子、丁香、蔓荆子、牛黄、藿香叶、麻黄、生犀角末、雄黄、麝香、木香、辰砂、茯苓、白附子、羌活、原蚕蛾、人参、肉桂、芎䓖、真珠末、独活、干蝎、半夏、川乌头、白花蛇、天麻、琥珀、腻粉、白豆蔻仁、金箔。(中医方剂大辞典)(2)当归、人参、黄芪、黄芩、桔梗、薄荷、石膏、苍耳子、玄参、僵蚕、蝉蜕、全蝎、黄连、乌蛇。(中医方剂大辞典)(3)郁李仁、大黄、桂心、黑牵牛、当归、黄柏、轻粉。(中医方剂大辞典)

润肠丸 run chang wan

【英文名】Run Chang Pill

【组成】桃仁、羌活、大黄、当归、火麻仁。(药品标准-中药成方制剂标准 1991)

润肠五仁丸 run chang wu ren wan

【英文名】Run Chang Wu Ren Pill

【组成】桃仁、杏仁、松子仁、郁李仁、柏子仁。(中医方剂大辞典)

润肠化瘀汤 run chang hua yu tang

【英文名】Run Chang Hua Yu Decoction

【组成】当归、生地、干漆、大黄、陈皮、枳壳、威参、红花、桃仁。(中医方剂大辞典)

润肠宁神膏 run chang ning shen gao

【英文名】Run Chang Ning Shen Pill

【组成】桑椹、玉竹、肉苁蓉等。((98)卫药准字 Z-134号)

润肠汤 run chang tang

【英文名】Run Chang Decoction

【异名】润燥汤(中医方剂大辞典、杨氏家藏方)

【组成】(1)当归、桃仁、枣仁、生地、杏仁、青皮。(中医方剂大辞典)(2)当归、知母、麦门冬、桃仁、麻仁、苏子、生地。(中医方剂大辞典)(3)当归、熟地、生地、麻仁、桃仁、杏仁、枳壳、厚朴、黄芩、大黄、甘草。(中医方剂大辞典)(4)甘草、归尾、生地黄、火麻仁、桃仁。(中医方剂大辞典)(5)蜂蜜、香油、朴硝。(中医方剂大辞典)(6)生地黄、生甘草、大黄、熟地黄、当归稍、升麻、桃仁、麻仁、红花。(中医方剂大辞典)(7)麻子仁、芝麻、桃仁、荆芥穗。(中医方剂大辞典)

润肠理气汤 run chang li qi tang

【英文名】Run Chang Li Qi Decoction

【组成】苁蓉、当归、生地、小茴、酒军、李仁、腹皮、香附、厚朴、槟榔、车前、甘草、木香。(中医方剂大辞典)

润肠散 run chang san

【英文名】Run Chang Powder

【组成】(1)鳖头灰、五倍末、伏龙肝、生矾末、赤石脂、诃子肉。(中医方剂大辞典)(2)朴硝、雄猪大肠头。(中医方剂大辞典)(3)人参、黄芪、厚朴、地黄、桃

仁、枳壳、甘草、锁阳、苁蓉、桃仁。(中医方剂大辞典)(4)枳实、青皮、陈皮。(中医方剂大辞典)

润肠粥 run chang zhou

【英文名】Run Chang Gruel

【组成】苏子、新米。(中医方剂大辞典)

润肠煎 run chang jian

【英文名】Run Chang Decoction

【组成】(1)生芪、当归、火麻仁、肉苁蓉、郁李子、胡桃。(中医方剂大辞典)(2)枳壳、油当归、杏仁泥、槐角、橘皮、火麻仁。(中医方剂大辞典)

润肠膏 run chang gao

【英文名】Run Chang Ointment

【异名】秘方润肠膏(《保命歌括》卷二十八)

【组成】新取威灵仙、生姜、真麻油、白砂蜜。(中医方剂大辞典)

润服丸 run fu wan

【英文名】Run Fu Pill

【组成】阿胶、熟干地黄、白茯苓、山芋、五味子、麦门冬、贝母、百部、柏子仁、丹参、茯神、人参、远志、防风、杜仲。(中医方剂大辞典)

润泽丸 run ze wan

【英文名】Run Ze Pill

【组成】大黄、黑牵牛、天仙子。(中医方剂大辞典)

润肤丸 run fu wan

【英文名】Run Fu Pill

【组成】桃仁、红花、熟地、独活、防风、防己、粉丹皮、川芎、全归、羌活、生地、白鲜皮。(中医方剂大辞典)

润肤生血饮 run fu sheng xue yin

【英文名】Run Fu Sheng Xue Drink

【组成】五味子、天门冬、麦冬、熟地黄、生地黄、当归、黄芪、黄芩、栝楼仁、桃仁、红花、升麻。(中医方剂大辞典)

润肤膏 run fu gao

【英文名】Run Fu Plaster

【组成】槐米、松脂、黄蜡、黄柏、白矾、乳香、腻粉。(中医方剂大辞典)

润肺Ⅰ号 run fei yi hao

【英文名】Run Fei No.1 Prescription

【组成】南沙参、麦冬、桔梗、炙紫菀、款冬花、生甘草、光杏仁、枇杷叶、炙百部。(辽宁中医杂志 1984,(10))

润肺化炎汤 run fei hua yan tang

【英文名】Run Fei Hua Yan Decoction

【组成】桔梗、桑白皮、炙甘草、黄芩、玄参、麦冬、天门冬、贝母、陈皮、生地、升麻。(中医方剂大辞典)

润肺化痰丸 run fei hua tan wan

【英文名】Run Fei Hua Tan Pill

【组成】麻黄、陈皮、清半夏、桔梗、葶苈子、旋复花、马兜铃、款冬花、五味子、苦杏仁、党参、甘草、知母、阿胶。(药品标准－中药成方制剂标准 1991)

润肺化痰膏 run fei hua tan gao

【英文名】Run Fei Hua Tan Ointment

【组成】大白梨汁、白茯苓、麦冬、川蜜、川贝母、核桃肉。(中医方剂大辞典)

润肺止咳膏 run fei zhi ke gao

【英文名】Run Fei Zhi Ke Ointment

【组成】香梨膏、陈皮、沙参、贝母。

润肺止嗽丸 run fei zhi sou wan

【英文名】Run Fei Zhi Sou Pill

【组成】天冬、地黄、天花粉、瓜蒌子、桑白皮、紫苏子、苦杏仁、紫菀、浙贝母、款冬花、桔梗、五味子、前胡、青皮、陈皮、黄芪、酸枣仁、黄芩、知母、淡竹叶、甘草。(药品标准－中药成方制剂标准 1991)

润肺止嗽丹 run fei zhi sou dan

【英文名】Run Fei Zhi Sou Pellet

【组成】天冬、黄芩、黄芪、知母、杏仁、贝母、青皮、橘皮、苏子、生地、桑皮、淡竹叶、紫菀、天花粉、冬花、瓜蒌仁、枣仁、五味子、桔梗、前胡、炙甘草。(中医方剂大辞典)

润肺止嗽膏 run fei zhi sou gao

【英文名】Run Fei Zhi Sou Ointment

【组成】清油、生姜汁、紫菀、麻黄、杏仁、细辛、桔梗、诃子、枯矾。(中医方剂大辞典)

润肺汤 run fei tang

【英文名】Run Fei Decoction

【组成】(1)川芎、阿胶、缩砂、乌梅、生姜、紫苏、杏仁。(中医方剂大辞典)(2)天冬、麦冬、阿胶、苡仁、当归、白及、百合、桔梗。(中医方剂大辞典)(3)知母、紫菀、山栀仁、甘草、麻黄、荆芥、马兜铃、前胡、赤芍、桑白皮、半夏、赤茯苓、杏仁、黄芩。(中医方剂大辞典)(4)人参、杏仁、麻黄、紫菀、陈皮、桔梗、阿胶、甘草、贝母。(中医方剂大辞典)(5)人参、生姜、半夏、甘草、陈橘皮、竹叶。(中医方剂大辞典)(6)杏仁、麻黄、甘草、紫苏子、贝母。(中医方剂大辞典)(7)杏仁、甘草、干姜、麻黄、知母、款冬花、桑根白皮、陈橘皮。(中医方剂大辞典)

润肺扶气汤 run fei fu qi tang

【英文名】Run Fei Fu Qi Decoction

【组成】茯苓、人参、白术、甘草、麦门冬、黄芩、桔梗、百合、薏苡仁、北五味、当归、生地。(中医方剂大辞典)

润肺饮 run fei yin

【英文名】Run Fei Drink

【组成】(1)沙参、麦门冬、地骨皮、生地、当归尾。(中

医方剂大辞典)(2)麦冬、玄参、甘草、半夏、桔梗、竹叶。(中医方剂大辞典)

润肺和肝膏 run fei he gan gao

【英文名】Run Fei He Gan Ointment

【组成】党参、生薏米、麦冬、橘红、桑叶、枇杷叶、杭芍、石斛、甘草、炒积壳。(中医方剂大辞典)

润肺降气汤 run fei jiang qi tang

【英文名】Run Fei Jiang Qi Decoction

【组成】沙参、蒌仁、桑皮、苏子、杏仁、旋复花、橘红、郁金、合欢花、鲜姜皮。(中医方剂大辞典)

润肺除嗽饮 run fei chu sou yin

【英文名】Run Fei Chu Sou Drink

【组成】人参、杏仁、生甘草、薄荷、五味子、款冬花、紫菀茸、麻黄、陈皮、石膏、桔梗、半夏、桑白皮、枳壳、乌梅、粟壳。(中医方剂大辞典)

润肺通窍汤 run fei tong qiao tang

【英文名】Run Fei Tong Qiao Decoction

【组成】茯苓、陈皮、当归、白术、威蕤、杏仁、肉桂、北芥子、半夏、莱菔子、干姜、苏子。(中医方剂大辞典)

润肺散 run fei san

【英文名】Run Fei Powder

【组成】(1)贝母、瓜蒌仁、青黛。(中医方剂大辞典)(2)瓜蒌实。(中医方剂大辞典)(3)阿胶、杏仁、糯米。(中医方剂大辞典)(4)人参、陈皮、五味子、紫菀、干姜、杏仁、桂、甘草。(中医方剂大辞典)(5)麻黄、甘草、人参、知母、陈皮、桔梗、阿胶、百部。(中医方剂大辞典)(6)贝母、杏仁、麻黄、人参、阿胶、桔梗、陈皮、甘草。(中医方剂大辞典)(7)甜葶苈、肉桂、马兜铃。(中医方剂大辞典)

润肺膏 run fei gao

【英文名】Run Fei Concentrated Decoction

【组成】莱阳梨清膏、党参、黄芪、紫菀、百部、川贝母。(药品标准－中药成方制剂标准 1998)

润肺豁痰宁嗽汤 run fei huo tan ning sou tang

【英文名】Run Fei Huo Tan Ning Sou Decoction

【组成】陈皮、半夏、白茯苓、甘草、黄柏、黄芩、知母、贝母、天冬、麦冬、紫菀、款冬花、桔梗、熟地黄、当归。(中医方剂大辞典)

润肾丸 run shen wan

【英文名】Run Shen Pill

【组成】苍术、熟地黄、五味子、干姜。(中医方剂大辞典)

润金饮 run jin yin

【英文名】Run Jin Drink

【组成】川贝、尖生、黄芩、黑栀、力子、甘草、麦冬、知母、花粉、连翘。(中医方剂大辞典)

润便汤 run bian tang

【英文名】Run Bian Decoction

【组成】瓜蒌、元明粉、晚蚕沙、皂角子、火麻仁、麦冬、炒枳实、川厚朴、莱菔子、油当归身、油白芍、柏子仁。(中医方剂大辞典)

润疮生肌膏 run chuang sheng ji gao

【英文名】Run Chuang Sheng Ji Plaster

【组成】槟榔、白芍药、丁香、细辛、黄连、川芎、杏仁、桂心、天南星、牛膝、羌活、附子、藁木、防风、木鳖子、当归、木香、白芷、乳香、白胶香、麝香、蜡、羊脂、野驼脂、猪脂。(中医方剂大辞典)

润秋汤 run qiu tang

【英文名】Run Qiu Decoction

【组成】麦冬、北五味、人参、甘草、百合、款冬花、天花粉、苏子。(中医方剂大辞典)

润胃丹 run wei dan

【英文名】Run Wei Pellet

【组成】石膏、知母、玄参、生地、牛膝、甘草。(中医方剂大辞典)

润胎饮 run tai yin

【英文名】Run Tai Drink

【组成】当归身、冬葵子。(中医方剂大辞典)

润胞汤 run bao tang

【英文名】Run Bao Decoction

【组成】蜜、香油、酒。(中医方剂大辞典)

润脂膏 run zhi gao

【英文名】Run Zhi Plaster

【组成】红霉素软膏、APC 片、雄黄、硫黄、黄连、滑石粉、血竭粉、珍珠粉、黄精粉。(内蒙古中医药 1989,(3))

润涸汤 run he tang

【英文名】Run He Decoction

【组成】熟地、白术、巴戟天。(中医方剂大辞典)

润喉丸 run hou wan

【英文名】Run Hou Pill

【组成】甘草粉、硼砂、食盐、玄明粉、酸梅。(中医方剂大辞典)

润喉汤 run hou tang

【英文名】Run Hou Decoction

【组成】熟地、山萸、麦冬、生地、桑白皮、甘草、贝母、薏仁。(中医方剂大辞典)

润喉药茶 run hou yao cha

【英文名】Run Hou Yao Tea

【组成】陕青茶、米兰花、润喉散。(药品标准－中药成方制剂标准 1998)

润焦汤 run jiao tang

【英文名】Run Jiao Decoction

【组成】地骨皮、半夏、柴胡、泽泻、茯苓、麦门冬、甘草、人参。(中医方剂大辞典)

润输汤 run shu tang

【英文名】Run Shu Decoction

【组成】黄芪、当归、川芎、升麻、红花、麦冬、肉苁蓉。(中医方剂大辞典)

润槁汤 run gao tang

【英文名】Run Gao Decoction

【组成】熟地、麦冬、葳蕤、甘草、百合、贝母。(中医方剂大辞典)

润燥丸 run zao wan

【英文名】Run Zao Pill

【组成】生地、熟地、当归、阿胶、麻仁、杏仁、枳壳。(中医方剂大辞典)

润燥五仁丸 run zao wu ren wan

【英文名】Run Zao Wu Ren Pill

【组成】郁李仁、火麻仁、柏子仁、瓜蒌仁、桃仁、生地黄、熟地黄、当归身、防风、山药、淮膝、陈皮、远志、独活。(中医方剂大辞典)

润燥化痰剂 run zao hua tan ji

【英文名】Prescriptions For Moistening Dryness And Eliminating Phlegm

【定义】指以润肺化痰药为主,配伍生津润燥药组方,治疗燥痰证的方剂。(方剂学)

润燥安胎汤 run zao an tai tang

【英文名】Run Zhao An Tai Decoction

【组成】熟地、山茱萸、益母草、黄芩、麦冬、生地、阿胶、五味子。(中医方剂大辞典)

润燥汤 run zao tang

【英文名】Run Zao Decoction

【异名】当归润燥汤(中医方剂大辞典、兰室秘藏)

【组成】(1)当归、熟地、麦冬、陈皮、白豆蔻、肉苁蓉、威参。(中医方剂大辞典)(2)当归、熟地、生地、威参、肉苁蓉、枸杞、牛膝、小茴、麦冬。(中医方剂大辞典)(3)凉膈散去芒硝 、大黄,加当归、白芍、生地、荆芥、鼠粘子。(中医方剂大辞典)(4)生地、山栀、升麻、柴胡、石膏、生姜。(中医方剂大辞典)(5)桃仁、杏仁、大黄。(中医方剂大辞典)(6)人参、甘草、归身梢、生地、枳壳、火麻子、桃仁泥、槟榔。(中医方剂大辞典)(7)升麻、生地黄、熟地黄、当归梢、生甘草、大黄、桃仁泥、麻仁、红花。(中医方剂大辞典)

润燥至神汤 run zao zhi shen tang

【英文名】Run Zao Zhi Shen Decoction

【组成】熟地、元参、火麻子、升麻、牛乳。(中医方剂大辞典)

润燥饮 run zao yin

【英文名】Run Zao Drink

【组成】(1)麦门冬。(中医方剂大辞典)(2)麦冬、熟地、苏子、白芥子、甘草、桔梗、天门冬、山茱萸、北五味、人参。(中医方剂大辞典)

润燥肺经汤 run zao fei jing tang

【英文名】Run Zao Fei Jing Decoction

【组成】连翘、生地、木通、山栀、腹皮、当归、元胡、肥知母、瓜蒌仁、淡竹叶、甘草。(中医方剂大辞典)

润燥涩精汤 run zao se jing tang

【英文名】Run Zao Se Jing Decoction

【组成】熟地、白芍、菟丝子、龙骨、山药、麦冬、天竹、龟板胶。(中医方剂大辞典)

润燥破痰汤 run zao po tan tang

【英文名】Run Zao Po Tan Decoction

【组成】白芍、香附、青黛、天花粉、白芥子、玄参、茯苓、山药。(中医方剂大辞典)

涩化丹 se hua dan

【英文名】Se Hua Pellet

【组成】赤石脂、甘草、薄荷、僵蚕、麻黄、北细辛、蔓荆子、紫草、龙胆草、黄连、芦荟、草乌、石脂、甘石、空青石、珊瑚、琥珀、上血竭、珍珠。(中医方剂大辞典)

涩肠固脱剂 se chang gu tuo ji

【英文名】Prescriptions For Consolidating The Intestines To Stop Diarrhea

【定义】指以涩肠止泻药配伍温补脾肾药组方,治疗脾肾虚寒所致之泻痢日久、滑脱不禁的病证的方剂。(方剂学)

涩精止遗剂 se jing zhi yi ji

【英文名】Prescriptions For Restraining Emission Or Enuresis

【定义】指以补肾涩精药为主,配伍固涩止遗药组方,治疗肾虚封藏失职,精关不固所致的遗精滑泄,或肾气不足,膀胱失约所致的尿频、遗尿等症的方剂。(方剂学)

涩精金锁丹 se jing jin suo dan

【英文名】Se Jing Jin Suo Pellet

【组成】韭子。(中医方剂大辞典)

涩翳七宝丸 se yi qi bao wan

【英文名】Se Yi Qi Bao Pill

【组成】珍珠、琥珀、石决明、龙脑、茺蔚子、人参、熊胆。(中医方剂大辞典)

烊化 yang hua

【英文名】Melt By Heating

【定义】指为防止某些中药粘附于其他药渣或锅底,入药时另行烊化,再与其他药汁兑服的煎药方法。(中药学)

烙脐丸 luo qi wan

【英文名】Luo Qi Pill

【组成】豆豉、黄蜡、麝香。(中医方剂大辞典)

烟油膏 yan you gao
【英文名】Yan You Plaster
【组成】烟杆中烟油。(中医方剂大辞典)

烟炎灵 yan yan ling
【英文名】Yan Yan Ling Decoction
【组成】半夏、川厚朴、茯苓、柴胡、陈皮、金银花、连翘、川贝母、枳壳。(实用中西医结合杂志 1993,6(6))

烟胶轻粉液 yan jiao qing fen ye
【英文名】Yan Jiao Qing Fen Solution
【组成】烟胶、轻粉。(中医方剂大辞典)

烟胶散 yan jiao san
【英文名】Yan Jiao Powder
【组成】烟胶、小槟榔。(中医方剂大辞典)

烟脂散 yan zhi san
【英文名】Yan Zhi Powder
【组成】烟脂、白矾。(中医方剂大辞典)

烟筒方 yan tong fang
【英文名】Yan Tong Prescription
【组成】冬花蕊、鹅管石、雄黄、艾叶。(中医方剂大辞典)

烟筒喘嗽方 yan tong chuan sou fang
【英文名】Yan Tong Chuan Sou Prescription
【组成】款冬花、佛耳草、凝水石、白芷、人参、金精石、甘草。(中医方剂大辞典)

烟熏散 yan xun san
【英文名】Yan Xun Powder
【组成】苍术、松香、大枫子、五倍子、苦参、黄柏、防风、白鲜皮、鹤虱。(中医方剂大辞典)

烟精膏 yan jing gao
【英文名】Yan Jing Plaster
【组成】烟屎。(中医方剂大辞典)

烧弓弦散 shao gong xian san
【英文名】Shao Gong Xian Powder
【组成】弓弦、箭竿。(中医方剂大辞典)

烧丹丸 shao dan wan
【英文名】Shao Dan Pill
【组成】(1)虢丹、晋矾。(中医方剂大辞典)(2)玄精石、轻粉、粉霜、硼砂。(中医方剂大辞典)

烧丹散 shao dan san
【英文名】Shao Dan Powder
【组成】橄榄核、黄丹。(中医方剂大辞典)

烧冬瓜方 shao dong gua fang
【英文名】Shao Dong Gua Prescription
【组成】冬瓜。(中医方剂大辞典)

烧白散 shao bai san
【英文名】Shao Bai Powder
【组成】大红枣、人中白。(中医方剂大辞典)

烧石子茴香散 shao shi zi hui xiang san
【英文名】Shao Shi Zi Hui Xiang Powder
【组成】舶上茴香、川附子、官桂、川椒、胡椒、陈橘、紫巴戟、干姜、荆三棱。(中医方剂大辞典)

烧伤Ⅰ号油膏 shao shang I hao you gao
【英文名】Shao Shang No. 1 Plaster
【组成】紫草、儿茶、大黄、连黄柏、地榆、白及、薄荷、冰片、麻油、医用凡士林。(中国中西医结合杂志 1993,13(9))

烧伤 4 号 shao shang si hao
【英文名】Shao Shang No. 4 Prescription
【组成】(1)紫草、地榆、穿心莲、虎杖、白芷、麝香、冰片。(中西医结合杂志 1989,9(12))(2)白及、紫草、地榆、冰片、氧化锌、氯霉素、香油。(河北中医学院学报 1989,4(2))

烧伤灵 shao shang ling
【英文名】Shao Shang Ling Plaster
【组成】大黄、虎杖、细辛、冰片。(中西医结合杂志 1989,9(7))

烧伤灵酊 shao shang ling ding
【英文名】Shao Shang Ling Tincture
【组成】虎杖、黄柏、冰片。(药品标准 - 中药成方制剂标准 1998)

烧伤净喷雾剂 shao shang jing pen wu ji
【英文名】Shao Shang Jing Aerosol
【组成】五倍子、诃子、北刘寄奴、苦参、桉叶。(药品标准 - 中药成方制剂标准 1998)

烧伤油 shao shang you
【英文名】Shao Shang Oil
【组成】大黄、黄芩、地榆、罂粟壳、冰片、五倍子等。(陕西中医 1991,12(6))

烧伤肤康液 shao shang fu kang ye
【英文名】Shao Shang Fu Kang Solution
【组成】地榆、虎杖、白及、忍冬藤、黄连、冰片。(药品标准 - 中药成方制剂标准 1998)

烧伤保护膜 1 号 shao shang bao hu mo yi hao
【英文名】Shao Shang Bao Hu Mo No. 1 Powder
【组成】新鲜鸡蛋、生蜂蜜、植物油、冰片。(新医药学杂志 1976,(8))

烧伤保护膜Ⅱ号 shao shang bao hu mo er hao
【英文名】Shao Shang Bao Hu Mo No. 2 Powder
【组成】白及、大黄、黄芪、地榆、冰片。(新医药学杂志 1976,(8))

烧伤药 shao shang yao
【英文名】Shao Shang Powder
【组成】地榆、大黄、石花、黄连、冰片、轻粉、麝香、仙人头、阴阳灰。(现代中医 1992,5(1))

烧伤涂膜剂 shao shang tu mo ji
【英文名】Shao Shang Tu Mo Plaster
【组成】苦参、紫花地丁、鸡血藤、徐长卿、白头翁、蒲公英、蜀羊泉、聚乙烯醇、甘油、苯甲醇、冰片。(中国中西医结合杂志 1993,13(1))

烧伤喷雾剂 shao shang pen wu ji
【英文名】Shao Shang Aerosol
【组成】虎杖、黄芩、明矾、松香、冰片。(湖北中医杂志 1987,(5))

烧伤散 shao shang san
【英文名】Shao Shang Powder
【组成】寒水石、炉甘石、赤石脂、生石膏、冰片。(中医方剂大辞典)

烧灰散 shao hui san
【英文名】Shao Hui Powder
【组成】大田螺。(中医方剂大辞典)

烧米汤 shao mi tang
【英文名】Shao Mi Decoction
【组成】党参、焦白术、干姜、白茯苓、炙甘草、生苡米、粳米。(江西中医药 1991,(6))

烧羊肾散 shao yang shen san
【英文名】Shao Yang Shen Powder
【组成】甘遂、桂心、杜仲、人参。(中医方剂大辞典)

烧皂散 shao zao san
【英文名】Shao Zao Powder
【组成】牙皂。(中医方剂大辞典)

烧针丸 shao zhen wan
【英文名】Shen Zhen Pill
【组成】(1)黄丹、朱砂、白矾。(中医方剂大辞典)(2)黄丹。(中医方剂大辞典)

烧附散 shao fu san
【英文名】Shao Fu Powder
【组成】大附子。(中医方剂大辞典)

烧枣丸 shao zao wan
【英文名】Shao Zao Pill
【组成】(1)沉香、木香、公丁香、胡椒、官桂、干姜、砂仁、赤小豆。(中医方剂大辞典)(2)巴豆、丁香、缩砂仁、杏仁、白矾。(中医方剂大辞典)

烧枣散 shao zao san
【英文名】Shao Zao Powder
【组成】(1)大枣。(中医方剂大辞典)(2)干枣、川百药煎。(中医方剂大辞典)(3)大肥枣。(中医方剂大辞典)

烧肾散 shao shen san
【英文名】Shao Shen Powder
【组成】磁石、附子、巴戟天、川椒。(中医方剂大辞典)

烧茄散 shao qie san
【英文名】Shao Qie Powder
【组成】糟茄。(中医方剂大辞典)

烧青丸 shao qing wan
【英文名】Shao Qing Pill
【组成】(1)轻粉、硇砂、鹰条、白丁香、铅白霜、石燕子、海马、海金砂、青黛、滑石。(中医方剂大辞典)(2)轻粉、粉霜、硇砂、白面、玄精石、白丁香、定粉、龙脑。(中医方剂大辞典)(3)轻粉、玄精石、粉霜、硇砂、白面。(中医方剂大辞典)

烧胃丸 shao wei wan
【英文名】Shao Wei Pill
【组成】(1)干姜、厚朴、附子、茯苓、甘草、陈皮、桂枝、诃子皮。(中医方剂大辞典)(2)天雄、硫黄、附子、硇砂、官桂、木香、干姜。(中医方剂大辞典)

烧烫伤浸膏 shao tang shang jin gao
【英文名】Shao Tang Shang Unguentum
【组成】炒川连、大黄、生地榆、蜂蜜、冰片、麻油、蛋清。(甘肃中医 1992,5(1))

烧烫伤膏 shao tang shang gao
【英文名】Shao Tang Shang Ointment
【组成】獾油、地榆、大黄、冰片、虫白蜡、无水羊毛脂、蜂蜡、茉莉香精、白凡士林。(药品标准－中药成方制剂标准 1989)

烧烫散 shao tang san
【英文名】Shao Tang Powder
【组成】(1)地榆、大黄、冰片。(吉林中医 1981,(2))(2)大黄、白及、煅龙骨、煅白矾、乳香、没药、朱砂、冰片。(陕西中医 1992,13(7))

烧盐酒 shao yan jiu
【英文名】Shao Yan Wine
【组成】白盐。(中医方剂大辞典)

烧盐散 shao yan san
【英文名】Shao Yan Powder
【组成】(1)烧盐、热童便。(中医方剂大辞典)(2)食盐。(中医方剂大辞典)(3)烧盐、枯矾。(中医方剂大辞典)(4)橡斗。(中医方剂大辞典)

烧梅饮 shao mei yin
【英文名】Shao Mei Drink
【组成】乌梅。(中医方剂大辞典)

烧梅散 shao mei san
【英文名】Shao Mei Powder
【组成】大白梅、枳壳。(中医方剂大辞典)

烧猪肝方 shao zhu gan fang
【英文名】Shao Zhu Gan Prescription
【组成】猪肝、芜荑末。(中医方剂大辞典)

烧绵丸 shao mian wan
【英文名】Shao Mian Pill
【组成】川楝子、马蔺花、青橘皮、舶上茴香。(中医方

剂大辞典)

烧裈散 shao kun san

【英文名】Shao Kun Powder

【组成】妇人中裈近隐处。(中医方剂大辞典)

烧黄瓜丸 shao huang gua wan

【英文名】Shao Huang Gua Pill

【组成】黄瓜、黄连、胡黄连、陈橘皮、鳖甲、柴胡。(中医方剂大辞典)

烧脾散 shao pi san

【英文名】Shao Pi Powder

【组成】(1)干姜、厚朴、草果仁、缩砂仁、神曲、麦芽、陈皮、高良姜、甘草。(中医方剂大辞典)(2)赤芍药、干姜、良姜、甘草。(中医方剂大辞典)

烧腰散 shao yao san

【英文名】Shao Yao Powder

【组成】杜仲、故纸、青盐。(中医方剂大辞典)

烫火软膏 tang huo ruan gao

【英文名】Tang Huo Ointment

【组成】乳香、没药、藤黄、黄蜡。(中医方剂大辞典)

烫火药 tang huo yao

【英文名】Tang Huo Powder

【异名】烫火散(中华人民共和国药典)

【组成】地榆炭、黄柏、生大黄、寒水石、石膏。(中医方剂大辞典)

烫火药膏 tang huo yao gao

【英文名】Tang Huo Plaster

【组成】麻油、官粉、蜂蜡、生地、米壳、冰片。(中医方剂大辞典)

烫火散 tang huo san

【英文名】Tang Huo Powder

【组成】地榆、黄柏、石膏、大黄、寒水石。(药品标准－中药成方制剂标准 1992)

烫伤乳剂 tang shang ru ji

【英文名】Tang Shang Emulsion

【组成】白糖、石灰、陈茶叶、桐油。(中医方剂大辞典)

烫伤油 tang shang you

【英文名】Tang Shang Oil

【组成】(1)干地黄、红花、当归、麦冬、陈皮、甘草、地榆、冰片、朱砂、虎杖、香油或花生油。(广西中医药 1985,8(3))(2)香油、兔毛炭、冰片。(陕西中医 1990,11(5))

1 号烫伤油 yi hao tang shang you

【英文名】No.1 Tang Shang Oil

【组成】麝香、猪、冰片、鱼肝油。(上海中医药杂志.1982,(6))

烫伤软膏 tang shang ruan gao

【英文名】Tang Shang Ointment

【组成】白芷、忍冬藤、紫草、冰片、麻油、蜂蜡。(中医方剂大辞典)

烫伤药膏 tang shang yao gao

【英文名】Tang Shang Yao Plaster

【组成】大黄、黄芩、黄柏、甘草、米壳、生地黄、冰片、蜂蜡、香油。(中医方剂大辞典)

烫伤散 tang shang san

【英文名】Tang Shang Powder

【组成】大黄、黄连、栀子、连翘、当归、乳香、没药、儿茶、米壳、海螵蛸、冰片。(山东中医杂志 1988,7(2))

烫伤膏 tang shang gao

【英文名】Tang Shang Plaster

【组成】(1)生大黄、地榆末、麻油、黄蜡。(中医方剂大辞典)(2)生地榆面、乳香粉、凡士林。(中医方剂大辞典)

烫洗囊湿止痒药方 tang xi nang shi zhi yang yao fang

【英文名】Tang Xi Nang Shi Zhi Yang Lotion

【组成】白鲜皮、地肤子、蛇床子、独活、川楝子、吴茱萸、小茴香、川椒、枯白矾、明雄黄、生甘草。(中医方剂大辞典)

热六合汤 re liu he tang

【英文名】Re Liu He Decoction

【组成】当归、川芎、芍药、熟地、黄连、栀子。(中医方剂大辞典)

热牙散 re ya san

【英文名】Re Ya Powder

【异名】麝香散(中医方剂大辞典)

【组成】熟地黄、益智仁、当归身、生地黄、麻黄根、酒汉防己、人参、升麻、草豆蔻、黄连、羊胫骨灰、麝香。(中医方剂大辞典)

热见愁 re jian chou

【英文名】Re Jian Chou Powder

【组成】烧人粪、黄芩、黄连、黄柏、山栀、升麻。(中医方剂大辞典)

热可平注射液 re ke ping zhu she ye

【英文名】Re Ke Ping Injection

【组成】北柴胡、鹅不食草。(药品标准－中药成方制剂标准 1998)

热疖神效膏 re jie shen xiao gao

【英文名】Re Jie Shen Xiao Plaster

【组成】麻油、松香末、炒黄丹。(中医方剂大辞典)

热炎宁冲剂 re yan ning chong ji

【英文名】Re Yan Ning Medicinal Instant Granule

【组成】蒲公英、虎杖、北败酱、半枝莲。(药品标准－中药成方制剂标准 1992)

热郁汤 re yu tang

【英文名】Re Yu Decoction

【组成】(1)熟地、麦冬、沙参、阿胶、五味子、胡桃。(中医方剂大辞典)(2)连翘、薄荷叶、黄芩、山栀仁、麦门冬、甘草、郁金、瓜蒌皮瓤、竹叶。(中医方剂大辞典)(3)山栀、青黛、香附、苍术、抚芎。(中医方剂大辞典)

热战咬牙汤 re zhan yao ya tang

【英文名】Re Zhan Yao Ya Decoction

【组成】归尾、陈皮、郁金、防风、生地、牛蒡子、川连、赤芍、黄芩、红花、连翘、栀炭、楂肉、石膏、竹叶、木通。(中医方剂大辞典)

热毒平颗粒 re du ping ke li

【英文名】Re Du Ping Granule

【组成】生石膏、金银花、玄参、地黄、连翘、栀子、甜地丁、黄芩、龙胆、板兰根、知母、麦冬。(药品标准－中药成方制剂标准 1998)

热毒清 re du qing

【英文名】Re Du Qing Syrup

【组成】金银花、大青叶、荆芥、薄荷、桔梗、藿香、神曲、蝉衣、芦根、甘草。(四川中医 1986,4(5))

热毒清片 re du qing pian

【英文名】Re Du Qing Tablet

【组成】重楼、南板蓝根、冰片、蒲公英、甘草。(药品标准－中药成方制剂标准 1998)

热逆汤 re ni tang

【英文名】Re Ni Decoction

【组成】黄芩、栀子、柿蒂、陈皮、香附、连翘、白芍药、半夏、砂仁、藿香、甘草。(中医方剂大辞典)

热泰宁 re tai ning

【英文名】Re Tai Ning

【组成】麝香、牛黄、珍珠、朱砂、冰片。((93)吉卫药准字第 630006 号)

热淋清胶囊 re lin qing jiao nang

【英文名】Re Lin Qing Capsule

【组成】头花蓼。(药品标准－中药成方制剂标准 1997)

热淋清颗粒 re lin qing ke li

【英文名】Re Lin Qing Granule

【组成】头花蓼。(药品标准－中药成方制剂标准 1998)

热淋清糖浆 re lin qing tang jiang

【英文名】Re Lin Qing Syrup

【组成】头花蓼。(药品标准－中药成方制剂标准 1998)

热粘皮 re nian pi

【英文名】Re Nian Pi Powder

【组成】龙骨、无名异、白矾、乳香、没药、五倍子。(中医方剂大辞典)

热喘舒片 re chuan shu pian

【英文名】Re Chuan Shu Tablet

【组成】麻黄、生石膏、桑白皮、瓜蒌、黄芩。(江苏中医杂志 1993,(11))

热敷药 re fu yao

【英文名】Re Fu Powder

【组成】白附子、黄丹、羌活、独活、蛇床子、轻粉、花粉、山栀、枯矾、川乌、草乌、木通、甘松、白鲜皮、狼毒、红花、地骨皮、透骨草、生半夏、木贼、艾叶、花椒、皂角、料姜石。(陕西中医 1992,13(10))

热蘸汤 re zhan tang

【英文名】Re Zhan Decoction

【组成】牛胆、猪胆。(中医方剂大辞典)

爱维心口服液 ai wei xin kou fu ye

【英文名】Ai Wei Xin Peroral Liquid

【组成】蚕茧、牛舌草、黄花柳、丁香、香青兰等。(卫生部药品标准 1990)

特异万灵散 te yi wan ling san

【英文名】Te Yi Wan Ling Powder

【组成】软石膏、大白南星、赤小豆、草乌、乳香。(中医方剂大辞典)

特灵眼药 te ling yan yao

【英文名】Te Ling Eye Powder

【组成】牛黄、麝香、熊胆、珍珠、冰片、硼砂、琥珀、珊瑚、海螵蛸、红丹、大青盐、石斛、炉甘石。(药品标准－中药成方制剂标准 1997)

特制狗皮膏 te zhi gou pi gao

【英文名】Te Zhi Emplastrum

【组成】枳壳、细辛、赤石脂、青风藤、天麻、青皮、羌活、乌药、生川乌、甘草、白蔹、黄柏、川芎、木香、远志、桃仁、白术、生草乌、小茴香、穿山甲、菟丝子、川楝子、蛇床子、威灵仙、大枫子、赤芍、牛膝、补骨脂、续断、附子、杜仲、香附、僵蚕、当归、陈皮、肉桂、儿茶、乳香、血竭、没药、丁香、樟脑、水杨酸甲酯、薄荷油、冰片、盐酸苯海拉明、颠茄流浸膏、氮酮。(药品标准－中药成方制剂标准 1998)

特效痢疾肠炎胶囊 te xiao li ji chang yan jiao nang

【英文名】Te Xiao Li Ji Chang Yan Capsule

【组成】白头翁、白芍、乌药等。(中医药学报 1991,(3))

狸头散 li tou san

【英文名】Li Tou Powder

【组成】连翘、黄连、苦参、栝楼、土瓜根、芍药、常山、龙胆、狸头骨。(中医方剂大辞典)

狸豆根汤 li dou gen tang

【英文名】Li Dou Gen Decoction

【组成】狸豆根、车前草、葵子、桑根白皮、赤小豆。(中

医方剂大辞典)

狸鸠丸 li jiu wan

【英文名】Li Jiu Pill

【组成】花鸠、羊肝、细辛、防风、肉桂、黄连、牡蛎、甘菊花、白蒺藜、白茯苓、瞿麦、羌活、蔓菁子、蕤仁、决明。(中医方剂大辞典)

狸骨丸 li gu wan

【英文名】Li Gu Pill

【组成】狸骨、连翘、土瓜、山茱萸、玄参、胡燕屎、黄芩、丹砂、马目毒公鸢尾、黄连、芍药、雄黄、青葙子、龙胆、栝楼。(中医方剂大辞典)

狸骨知母散 li gu zhi mu san

【英文名】Li Gu Zhi Mu Powder

【组成】狸骨、鲮鲤甲、知母、山龟壳、甘草、桂心、雄黄、干姜。(中医方剂大辞典)

狸骨散 li gu san

【英文名】Li Gu Power

【组成】狸骨、踯躅、龙骨、王不留行、当归、土瓜根、鼠姑。(中医方剂大辞典)

狼牙丸 lang ya wan

【英文名】Lang Ya Pill

【组成】狼牙、芜荑、白蔹、狗脊、干漆。(中医方剂大辞典)

狼牙汤 lang ya tang

【英文名】Lang Ya Decoction

【组成】(1)狼牙、赤芍药、白芷、黄柏、丹参、川大黄。(中医方剂大辞典)(2)狼牙。(中医方剂大辞典)

狼牙草散 lang ya cao san

【英文名】Lang Ya Cao Powder

【组成】狼牙草、使君子、鼠尾草、棠梨根、酸石榴根、贯众根、槲树皮、钩藤、龙胆、射干、栗刺、故绵灰、乱发灰。(中医方剂大辞典)

狼牙浆 lang ya jiang

【英文名】Lang Ya Juice

【组成】狼牙叶。(中医方剂大辞典)

狼牙散 lang ya san

【英文名】Lang Ya Powder

【组成】(1)狼牙、鹤虱、贯众、芜荑仁。(中医方剂大辞典)(2)狼牙、白蔹、竹蛀屑。(中医方剂大辞典)(3)狼牙草、诃黎勒皮、白芍药、白术、黄芪。(中医方剂大辞典)(4)狼牙、芜荑仁。(中医方剂大辞典)

狼牙膏 lang ya gao

【英文名】Lang Ya Plaster

【组成】狼牙、雄黄、丹砂、硫黄、雷丸、白矾、藜芦。(中医方剂大辞典)

狼毒丸 lang du wan

【英文名】Lang Du Pill

【异名】半夏丸(中医方剂大辞典)

【组成】(1)狼毒、芫花、川乌、椒红、干漆、鳖甲、三棱、没药、干姜、全蝎。(中医方剂大辞典)(2)雄黄、狼毒、肉桂、大附子、汉椒、干漆、甘遂、当归、芫花、川大黄、槟榔、大戟、桃仁、茱萸、厚朴、干姜、枳壳、犀角、鳖甲、银川柴胡。(中医方剂大辞典)(3)狼毒、白附子、大附子、天麻、防风、羌活、朱砂、地龙、麝香。(中医方剂大辞典)(4)天南星、狼毒、海桐皮、黑附子。(中医方剂大辞典)(5)川狼毒、附子、半夏、芫花、木香、槟榔。(中医方剂大辞典)(6)狼毒、川乌头、槟榔、木香、干漆。(中医方剂大辞典)(7)狼毒、附子、防葵。(中医方剂大辞典)(8)狼毒、芫花、干漆、雄雀粪、五灵脂、鳖甲、硫黄、硼砂、腻粉。(中医方剂大辞典)(9)狼毒、肉桂、川鸡头、京三棱、紫菀、附子、川大黄、鳖甲、甜葶苈、槟榔、(鱼它)甲、木香、桃仁、吴茱萸、皂荚、芫花。(中医方剂大辞典)(10)狼毒、天南星、附子。(中医方剂大辞典)(11)狼毒、半夏、杏仁、桂心、附子、蜀椒、细辛。(中医方剂大辞典)(12)狼毒、防风、附子。(中医方剂大辞典)(13)狼牙、附子。(中医方剂大辞典)(14)狼毒、附子、川椒、巴豆。(中医方剂大辞典)

狼毒枣 lang du zao

【英文名】Lang Du Zao Powder

【组成】狼毒、大枣。(辽宁医学杂志 1960,(4))

狼毒洗剂 lang du xi ji

【英文名】Lang Du Lotion

【组成】狼毒、苦参。(中医方剂大辞典)

狼毒药酒 lang du yao jiu

【英文名】Lang Du Wine

【组成】狼毒、牛膝、鸡血藤、青风藤、海风藤、追地风、天麻、川乌头、草乌头、细辛、穿山甲。(河北中医 1987,(1))

狼毒浸剂 lang du jin ji

【英文名】Long Du Liquid Extract

【组成】黄柏、龙骨、狼毒。(中医方剂大辞典)

狼毒散 lang du san

【英文名】Lang Du Powder

【组成】(1)白附子、黄丹、蛇床子、羌活、独活、狼毒、白鲜皮、硫黄、枯白矾、轻粉。(中医方剂大辞典)(2)狼毒、鼠李根皮、昆布、连翘、沉香、熏陆香、鸡舌香、詹糖香、丁香、薇衔、斑蝥、玄参。(中医方剂大辞典)(3)狼毒、秦艽。(中医方剂大辞典)

狼毒膏 lang du gao

【英文名】Lang Du Ointment

【组成】(1)狼毒、槟榔、硫黄、五倍子、川椒、风子肉、蛇床子。(中医方剂大辞典)(2)狼毒、蓝根、龙胆、定风草、乳香、水银粉。(中医方剂大辞典)

狼疮丸 lang chuang wan

【英文名】Lang Chuang Pill

【组成】金银花、连翘、丹参、赤芍、蒲公英、紫花地丁、防风、蝉蜕、白鲜皮、红花、蜈蚣等。(吉卫药准字(85)-13007)

狼脂膏 lang zhi gao

【英文名】Lang Zhi Plaster

【组成】大风子、番木鳖、蜀椒、枯矾、轻粉、白附子、雄黄、麝香。(中医方剂大辞典)

珠子辰砂丹 zhu zi chen sha dan

【英文名】Zhu Zi Chen Sha Pellet

【组成】山药、人参、远志、防风、紫石英、茯神、虎骨、虎睛、龙齿、五味子、石菖蒲、丹参、细辛。(中医方剂大辞典)

珠贝定喘丸 zhu bei ding chuan wan

【英文名】Zhu Bei Ding Chuan Pill

【组成】珍珠、川贝母、琥珀、人工牛黄、细辛、葶苈子、肉桂油、陈皮、紫苏油、麻黄、五味子、猪胆粉、人参、氨茶碱、盐酸异丙嗪。(药品标准-中药成方制剂标准 1998)

珠母补益方 zhu mu bu yi fang

【英文名】Zhu Mu Bu Yi Decoction

【组成】珍珠母、龙骨、酸枣仁、五味子、女贞子、熟地、白芍。(中医方剂大辞典)

珠母散 zhu mu san

【英文名】Zhu Mu Powder

【组成】陈蚌壳、儿茶、轻粉、飞滑石、人中白、煅龙骨、枯矾、冰片。(中医方剂大辞典)

珠玉二宝粥 zhu yu er bao zhou

【英文名】Zhu Yu Er Bao Gruel

【组成】生山药、生薏米、柿霜饼。(中医方剂大辞典)

珠龟丸 zhu gui wan

【英文名】Zhu Gui Pill

【组成】龟甲、石决明、朱砂、甘草。(中医方剂大辞典)

珠参散 zhu shen san

【英文名】Zhu Shen Powder

【组成】珍珠、人参。(中医方剂大辞典)

珠宝散 zhu bao san

【英文名】Zhu Bao Powder

【组成】珍珠、西黄、铅粉、密陀僧、熟石膏、冰片、大黄、寒水石、人中黄。(中医方剂大辞典)

珠泥膏 zhu ni gao

【英文名】Zhi Ni Plaster

【组成】真麻油、定粉、黄蜡、琥珀、珍珠、冰片、乳香、没药。(中医方剂大辞典)

珠珀丸 zhu po wan

【英文名】Zhu Po Pill

【组成】牛黄、天竺黄、琥珀、雄黄、冰片、胆星、青礞石、细珠子。(中医方剂大辞典)

珠珀丹 zhu po dan

【英文名】Zhu Po Pellet

【组成】琥珀末、朱砂、雄黄、轻粉。(中医方剂大辞典)

珠珀如意散 zhu po ru yi san

【英文名】Zhu Po Ru Yi Powder

【组成】甘石、赤石脂、大黄、甘草、扫盆、白蜡、粉龙骨、石膏、没药、乳香、白芷、青黛、鳖甲、地丁、草炭、僵蚕、琥珀、赤小豆。(中医方剂大辞典)

珠珀保婴丹 zhu po bao ying dan

【英文名】Zhu Po Bao Ying Pellet

【异名】保婴丹(中医方剂大辞典)

【组成】东牛黄、天竺黄、山参、礞石、东珍珠、明雄黄、油桂、半夏、台麝、犀牛角、粉草、南星、梅片、川贝母、前胡、川羌、血琥珀、僵蚕、防风、蜈蚣、辰砂、全蝎、天麻、纹军。(中医方剂大辞典)

珠珀保婴散 zhu po bao ying san

【英文名】Zhu Po Bao Ying Powder

【组成】珍珠、麝香、牛黄、冰片、琥珀、朱砂、天麻、全蝎、僵蚕、胆南星、天竺黄、防风、钩藤、白附子、蝉蜕。(药品标准-中药成方制剂标准 1991)

珠珀益元散 zhu po yi yuan san

【英文名】Zhu Po Yi Yuan Powder

【组成】白滑石、甘草、朱砂、琥珀。(中医方剂大辞典)

珠珀惊风散 zhu po jing feng san

【英文名】Zhu Po Jing Feng Powder

【组成】珍珠、琥珀、牛黄、天竺黄、胆南星、僵蚕、全蝎、钩藤、人中白、蝉蜕、麝香、山药、朱砂、冰片。(药品标准-中药成方制剂标准 1990)

珠珀救苦散 zhu po jiu ku san

【英文名】Zhu Po Jiu Ku Powder

【组成】石首鱼枕骨、京剥牛黄、大珍珠、孩儿茶、黄柏末、大梅花冰片、真青黛、象皮、好硼砂、琥珀末。(中医方剂大辞典)

珠珀滋阴淋浊丸 zhu po zi yin lin zhuo wan

【英文名】Zhu Po Zi Yin Lin Zhuo Pill

【组成】珍珠粉、琥珀、茯神、龟版胶、黄柏、淮山药、猪脊髓。(中医方剂大辞典)

珠珀膏 zhu po gao

【英文名】Zhu Po Ointment

【组成】真西珀、上桂心、香白芷、防风、当归、广木香、丁香、木通、木鳖子、嫩松香、纬丹。(中医方剂大辞典)

珠荟散 zhu hui san

【英文名】Zhu Hui Powder

【组成】真芦荟、龙脑薄荷叶、珍珠、真青黛、官硼砂、大

冰片、儿茶。(中医方剂大辞典)

珠香散 zhu xiang san

【英文名】Zhu Xiang Powder

【组成】煅研珍珠、当门子、琥珀粉、滴乳香。(中医方剂大辞典)

珠粉丸 zhu fen wan

【英文名】Zhu Fen Pill

【组成】(1)珠粉、犀角屑、朱砂、甘草、苦参、川朴硝。(中医方剂大辞典)(2)椿根皮、黑姜、蛤粉、黄柏、滑石、神曲、青黛。(中医方剂大辞典)

珠粉散 zhu fen san

【英文名】Zhu Fen Powder

【组成】(1)枯白矾、干胭脂、轻粉、麝香。(中医方剂大辞典)(2)珍珠母、炉甘石、石膏、陈年蚕丝茧、赤石脂、血竭、粉口儿茶。(中医方剂大辞典)(3)轻粉、珍珠、天竺黄。(中医方剂大辞典)

珠黄八宝丹 zhu huang ba bao dan

【英文名】Zhu Huang Ba Bao Pellet

【组成】珠粉、西牛黄、琥珀、冰片、龙骨、制甘石、黄连、煅赤石脂。(中医方剂大辞典)

珠黄八宝散 zhu huang ba bao san

【英文名】Zhu Huang Ba Bao Powder

【组成】珍珠、牛黄、炉甘石、琥珀、石膏、龙骨、冰片、朱砂。(药品标准－中药成方制剂标准 1991)

珠黄十宝丹 zhu huang shi bao dan

【英文名】Zhu Huang Shi Bao Pellet

【组成】滴乳石、真琥珀、乳香、没药、辰砂、山茨菇、败龟版、雄黄、犀角、珍珠、真正人中黄、当门子。(中医方剂大辞典)

珠黄夺命散 zhu huang duo ming san

【英文名】Zhu Huang Duo Ming Powder

【组成】廉珠、西黄、川连、冰片、陈胆星、硼砂、人中白、橄榄核、蝉蜕、人中黄、山豆根、滑石、玄明粉、儿茶、青黛、大力子、土贝、僵蚕、青鱼胆、天名精。(中医方剂大辞典)

珠黄吹喉散 zhu huang chui hou san

【英文名】Zhu Huang Chui Hou Powder

【组成】珍珠、牛黄、硼砂、西瓜霜、雄黄、儿茶、黄连、黄柏、冰片。(中医方剂大辞典)

珠黄保生丹 zhu huang bao sheng dan

【英文名】Zhu Huang Bao Sheng Pellet

【组成】僵蚕、防风、花粉、钩藤、天麻、竺黄、玄参、黄芩、栀子、桔梗、胆星、生石膏、羌活、薄荷、牙皂、全蝎、甘草、朱砂、冰片、羚羊粉、犀角粉、牛黄、珍珠、麝香。(中医方剂大辞典)

珠黄消疳散 zhu huang xiao gan san

【英文名】Zhu Huang Xiao Gan Powder

【组成】儿茶、天花粉、青黛、黄连、硼砂、大青叶、薄荷、甘草、冰片、牛黄、珍珠。(药品标准－中药成方制剂标准 1991)

珠黄粉 zhu huang fen

【英文名】Zhu Huang Powder

【组成】珍珠粉、牛黄、琥珀、石决明、龙齿、朱砂、滑石。(中医方剂大辞典)

珠黄散 zhu huang san

【英文名】Zhu Huang Powder

【组成】珍珠、牛黄。(药品标准－中药成方制剂标准 1991)

珠黄琥珀丸 zhu huang hu po wan

【英文名】Zhu Huang Hu Po Pill

【组成】珍珠粉、天竺黄、腰黄、犀黄、西琥珀、生甘草、枳壳、朱砂、胆星、硼砂、白茯苓、山药、全虫、麝香、沉香。(中医方剂大辞典)

珠黄琥珀抱龙丸 zhu huang hu po bao long wan

【英文名】Zhu Huang Hu Po Bao Long Pill

【组成】牛黄、珍珠、甘草、琥珀、天竺黄、防风、天麻、茯神、川羌、川贝、白附子、蝉蜕、胆星、桔梗。(中医方剂大辞典)

珠黄紫香丸 zhu huang zi xiang wan

【英文名】Zhu Huang Zi Xiang Pill

【组成】真珠、牛黄、乳香、没药、飞辰砂、蓬砂、荸荠、雄黄、血竭、沉香、冰片、熊胆、麝香。(中医方剂大辞典)

珠窝散 zhu wo san

【英文名】Zhu Wo Powder

【组成】大蚌、冰片。(中医方剂大辞典)

珠蛤散 zhu ha san

【英文名】Zhu Ha Powder

【组成】熟石膏、煅蛤粉、黄柏、冰片。(中医方剂大辞典)

珠黛散 zhu dai san

【英文名】Zhu Dai Powder

【组成】珍珠、硼砂、寒水石、青黛、冰片。(中国中西医结合杂志 1992,12(11))

珠鳖散 zhu bie san

【英文名】Zhu Bie Powder

【组成】炮甲珠、鳖甲。(山西中医 1990,6(5))

瓶中关开神效散 ping zhong guan kai shen xiao san

【英文名】Ping Zhong Guan Kai Shen Xiao Powder

【组成】盆硝、僵蚕、青黛、甘草、蒲黄、马勃、麝香、洋片。(中医方剂大辞典)

瓷药散 ci yao san

【英文名】Ci Yao Powder

【组成】白瓷药、柏叶、柏树细枝、茴根。(中医方剂大

辞典）

留线汤 liu xian tang

【英文名】Liu Xian Decoction

【组成】熟地、款冬花、山茱萸、麦冬、地骨皮、贝母、苏子、山药、芡实、百部。（中医方剂大辞典）

留齿散 liu chi san

【英文名】Liu Chi Powder

【组成】竹留齿。（中医方剂大辞典）

疰疳丸 zhu gan wan

【英文名】Zhu Gan Pill

【组成】生地、熟地、当归、白芍、天冬、知母、鳖甲、山楂。（中医方剂大辞典）

疱疹灵 pao zhen ling

【英文名】Pao Zhen Ling Powder

【组成】苦参、雄黄、蜈蚣、冰片、苯佐卡因。（山东中医杂志 1991,10(4)）

疱疹净冲剂 pao zhen jing chong ji

【英文名】Pao Zheng Jing Medicinal Instant Granule

【组成】紫草、蒲公英、薄荷、水蜈蚣、赤芍。（中医杂志 1988,29(1)）

疳劳丸 gan lao wan

【英文名】Gan Lao Pill

【组成】茶毗处煤、甘草、麝香。（中医方剂大辞典）

疳疮轻粉散 gan chuang qing fen san

【英文名】Gan Chuang Qing Fen Powder

【组成】抱鸡卵壳、鹰爪黄连、轻粉。（中医方剂大辞典）

疳药麝香丸 gan yao she xiang wan

【英文名】Gan Yao She Xiang Pill

【组成】芦荟、胡黄连、宣连、青皮、陈皮、木香、槟榔、使君子、麝香。（中医方剂大辞典）

疳热凉膈散 gan re liang ge san

【英文名】Gan Re Liang Ge Powder

【组成】大黄、黄连、黄芩、石膏、生地、方解石、玄参、连翘、牛蒡、枳壳、薄荷、荆芥穗。（中医方剂大辞典）

疳疾丸 gan ji wan

【英文名】Gan Ji Pill

【组成】于术、茯苓、山药、莲肉、芡实、白扁豆、麦冬、炙芪、陈皮、制半夏、枳壳、榧子、丹皮、槟榔、使君子肉、厚朴、川楝根。（中医方剂大辞典）

疳疾散 gan ji san

【英文名】Gan Ji Powder

【组成】白术、鸡内金、猪联贴。（中医方剂大辞典）

疳症仙丹 gan zheng xian dan

【英文名】Gan Zheng Xian Pellet

【组成】雄黄、麝香、胆星、全蝎、僵蚕、朱砂、巴豆。（中医方剂大辞典）

疳积丸 gan ji wan

【英文名】Gan Ji Pill

【组成】白芜荑、陈皮、缩砂、神曲、麦糵、使君子、甘草、蟾、陈米。（中医方剂大辞典）

疳积合剂 gan ji he ji

【英文名】Gan Ji Mixture

【组成】黄芪、党参、南沙参、砂仁、白术、川朴花、青皮、陈皮、生薏仁、麦芽。（中医杂志 1989,(4)）

疳积珍珠散 gan ji zhen zhu san

【英文名】gan Ji Zhen Zhu Powder

【组成】肥厚左牡蛎、好香醋。（中医方剂大辞典）

疳积饼 gan ji bing

【英文名】Gan Ji Lozenge

【组成】青皮、陈皮、山楂肉、神曲、麦芽、砂仁、白术、三棱、莪术、木香、槟榔、甘草、小茴、使君子、川楝子、肉豆蔻、诃子、夜明砂、干蟾蜍、川黄连。（中医方剂大辞典）

疳积膏 gan ji gao

【英文名】Gan Ji Ointment

【组成】白术、麦冬、茯苓、使君子肉、楂肉、麦芽、芡实、莲肉、橘红、青皮。（中医方剂大辞典）

疳积膏药 gan ji gao yao

【英文名】Gan Ji Emplastrum

【组成】葱白、生栀子、苦杏仁、红枣、皮硝、灰罗白面、真头酒糟。（中医方剂大辞典）

疳眼兼药 gan yan jian yao

【英文名】Gan Yan Jian Yao Powder

【组成】合欢木、车前子。（中医方剂大辞典）

疳湿散 gan shi san

【英文名】Gan Shi Powder

【组成】五月五日虾蟆、木香、硫黄、铁精。（中医方剂大辞典）

疴明眼丸 ke ming yan wan

【英文名】Ke Ming Yan Pill

【组成】生地、川芎、丹参、参、萸肉、当归、白术、丹皮、石斛、桂枝、熟附子、五味子、青葙子、决明子、枸杞子、蝉蜕、泽泻、桃仁、红花、肉苁蓉、海明砂、枣仁、枳壳、炙草。（河北中医 1987,(2)）

痂完余毒汤 jia wan yu du tang

【英文名】Jia Wan Yu Du Decoction

【组成】黄连、黄芩、栀子、白芍、牛蒡子、北柴胡、玄参、木通、连翘、薄荷、地皮、云茯苓、甘草。（中医方剂大辞典）

痄腮汤 zha sai tang

【英文名】Zha Sai Decoction

【组成】连翘、大力、羌活、防风、柴胡、荆芥、薄荷、甘草、生姜。（中医方剂大辞典）

病证分类法 bing zheng fen lei fa
【英文名】The Taxonomy Of Symptom
【定义】指按病症对方剂进行分类的一种方剂分类方法。(方剂学)

病毒清液 bing du qing ye
【英文名】Bing Du Qing Liquid
【组成】金银花、板兰根。((94)桂卫药健字 0036 号)

病毒感染退热剂 bing du gan ran tui re ji
【英文名】Bing Du Gan Ran Tui Re Decoction
【组成】柴胡、石膏、葛根、青蒿、野菊花、银花、连翘、芦根、贯众、虎杖、板蓝根、鱼腥草、败酱草、大青叶、知母。(中级医刊 1991,26(9))

痈疡剂 yong yang ji
【英文名】Carbuncle Therapeutic Agents
【定义】指具有消肿排脓、生肌敛疮作用,用以治疗痈疽疮疡证的方剂。(方剂学)

痈肿膏 yong zhong gao
【英文名】Yong Zhong Plaster
【组成】松脂、(月区)脂、(生)椒叶、白蜡、蛇衔、黄芪、芎藭、白芷、当归、细辛、芍药。(中医方剂大辞典)

痉咳五妙汤 jing ke wu miao tang
【英文名】Jing Ke Wu Miao Decoction
【组成】天竺黄、秦皮、百部、罂粟壳、甘草。(四川中医 1983,1(5))

痉咳汤 jing ke tang
【英文名】Jing Ke Decoction
【组成】旋覆花、半夏、前胡、杏仁、苏子、陈皮、地龙干、代赭、甘草。(福建中医药 1982,13(5))

痉咳散 jing ke san
【英文名】Jing Ke Powder
【组成】紫菀、百部、杏仁、橘红、蜈蚣、甘草。(湖北中医杂志 1991,(1))

皱血丸 zhou xue wan
【英文名】Zhou Xue Pill
【组成】菊花、茴香、香附、熟干地黄、当归、肉桂、牛膝、延胡索、芍药、蒲黄、蓬术。(中医方剂大辞典)

皱肺丸 zhou fei wan
【英文名】Zhou Fei Pill
【组成】(1)五灵脂、柏子仁、胡桃。(中医方剂大辞典)(2)贝母、知母、秦艽、阿胶、款冬花、紫菀茸、百部、糯米、杏仁。(中医方剂大辞典)(3)款冬花、人参、五味子、桂、紫菀、白石英、钟乳粉。(中医方剂大辞典)

益儿丸 yi er wan
【英文名】Yi Er Pill
【异名】调中丸(中医方剂大辞典、《鸡峰》卷二十三)
【组成】(1)神曲、白芜荑、宣连、陈皮、木香。(中医方剂大辞典)(2)人参、白术、茯苓、柴胡、当归、陈皮、白芍药、鳖甲、山棱、干姜。(中医方剂大辞典)(3)人参、白术、茯苓、柴胡、甘草、陈皮、鳖甲、京三棱。(《幼幼新书》卷二十五引《吉氏家传》)(4)黑豆、使君子、五谷虫、白面、黄米。(中医方剂大辞典)

益卫运化汤 yi wei yun hua tang
【英文名】Yi Wei Yun Hua Decoction
【组成】人参、蜜芪、桂心、麦冬、车前子、小茴、升麻、茯苓、怀牛膝。(中医方剂大辞典)

益卫散 yi wei san
【英文名】Yi Wei Powder
【组成】人参、贝母、白及、百合、阿胶、桔梗、天门冬、山药、木香、甘草。(中医方剂大辞典)

益中丸 yi zhong wan
【英文名】Yi Zhong Pill
【组成】神曲、干姜、枳壳、陈橘皮、高良姜、大麦芽、肉豆蔻、丁香。(中医方剂大辞典)

益中丹 yi zhong dan
【英文名】Yi Zhong Pellet
【组成】(1)高良姜、干姜、半夏、橘皮。(中医方剂大辞典)(2)鹿茸、丁香、木香、茴香、山药、黄芪、木通、官桂、干姜、青盐、石斛、天雄、附子、鹅管石、阳起石、肉豆蔻、川牛膝、破故纸、葫芦巴、菟丝子、金铃子、覆盆子、熟地黄、荜澄茄、马兰花、肉苁蓉、韭子、沉香、人参、麝香。(中医方剂大辞典)

益中汤 yi zhong tang
【英文名】Yi Zhong Decoction
【组成】(1)人参、白术、黄连、黄芩、枳壳、干姜、甘草。(中医方剂大辞典)(2)丁香、草果子、人参、青皮、诃黎勒、桂心。(中医方剂大辞典)

益中活血汤 yi zhong huo xue tang
【英文名】Yi Zhong Huo Xue Decoction
【组成】黄芪、肉桂、吴萸、丹参、乳香、没药、生蒲黄、三棱、莪术、川芎、乌药。(中医杂志 1983,24(9))

益中散 yi zhong san
【英文名】Yi Zhong Powder
【组成】白术、茯苓、橘皮、芍药、干姜、甘草。(中医方剂大辞典)

益中膏 yi zhong gao
【英文名】Yi Zhong Ointment
【组成】肉豆蔻、丁香、缩砂仁、诃子肉、粉草、青皮、陈皮、马芹。(中医方剂大辞典)

益元丸 yi yuan wan
【英文名】Yi Yuan Pill
【组成】人参、白术、熟地、黄柏、山药、海石、南星、琐阳、干姜、败龟版。(中医方剂大辞典)

益元回春丹 yi yuan hui chun dan
【英文名】Yi Yuan Hui Chun Pellet

【组成】人参、枸杞子、巴戟天等。(中药药理与临床 1992,8(3))

益元汤 yi yuan tang

【英文名】Yi Yuan Decoction

【组成】(1)人参、黄芪、甘草、白术、陈皮、当归、川芎、升麻、桔梗、生姜。(中医方剂大辞典)(2)当归、生地、人参、黄芪、川芎、白术、丹皮。(中医方剂大辞典)(3)熟附子、干姜、黄连、人参、五味子、麦冬、知母、葱、甘草、艾。(中医方剂大辞典)(4)川连、知母、洋参、北味、麦冬、黄芩。(中医方剂大辞典)

益元透肌散 yi yuan tou ji san

【英文名】Yi Yuan Tou Ji Powder

【异名】益元透肌散(中医方剂大辞典、万氏家抄方)

【组成】(1)桔梗、紫草、川芎、山楂、木通、人参、甘草、糯米、蝉蜕、鼠粘子、陈皮。(中医方剂大辞典)(2)桔梗、紫草茸、川芎、山楂、当归、茯神、牛蒡子、甘草、僵蚕、陈皮、糯米。(中医方剂大辞典)

益元康冲剂 yi yuan kang chong ji

【英文名】Yi Yuan Kang Medicinal Instant Granule

【组成】茜草、何首乌、女贞子、淫羊藿、人参、黄芩、生地、黄精。(山西中医 1990,6(1))

益元散 yi yuan san

【英文名】Yi Yuan Powder

【异名】天水散(《伤寒标本》卷下);太白散(《伤寒直格》卷下);若玉散(准绳·类方);六一散(《伤寒标本》卷下);神白散(《儒门事亲》卷十三);双解散(《摄生众妙方》卷四)

【组成】(1)滑石、甘草。(《宣明论》卷十)(2)当归、川芎、黄芩、陈皮、香附、白芷、甘草。(女科万金方)

益心丸 yi xin wan

【英文名】Yi Xin Pill

【组成】人参、麝香、牛黄、蟾酥、熊胆、珍珠、冰片、三七等。(粤卫药准字(1984) CI-189号)

益心口服液 yi xin kou fu ye

【英文名】Yi Xin Liquid

【组成】人参、麦冬、五味子、知母等。((92)卫药准字Z-6)

益心丹 yi xin dan

【英文名】Yi Xin Pellet

【组成】(1)人参、当归、麦冬、炒枣仁、天花粉、北五味、远志、神曲、丹砂、菖蒲、菟丝子。(中医方剂大辞典)(2)黄芪、茯神、人参、远志、熟干地黄、北五味子、龙齿、柏子仁。(中医方剂大辞典)

益心止遗丸 yi xin zhi yi wan

【英文名】Yi Xin Zhi Yi Pill

【组成】熟地、山药、芡实、生枣仁、巴戟天、麦冬、北五味、莲子。(中医方剂大辞典)

益心宁神片 yi xin ning shen pian

【英文名】Yi Xin Ning Shen Tablet

【组成】人参茎叶总皂甙、藤合欢、五味子、灵芝。(药品标准－中药成方制剂标准 1997)

益心汤 yi xin tang

【英文名】Yi Xin Decoction

【组成】益智仁。(中医方剂大辞典)

益心复脉颗粒 yi xin fu mai ke li

【英文名】Yi Xin Fu Mai Granule

【组成】生晒参、麦冬、五味子、黄芪、丹参、川芎。(药品标准－中药成方制剂标准 1998)

益心脑 yi xin nao

【英文名】Yi Xin Nao Prescription

【组成】川芎、丹参、益母草、葛根、鸡子黄等。(山西中医 1992,8(6))

益心液 yi xin ye

【英文名】Yi Xin Liquid

【组成】黄芪、当归、赤芍、红花、元胡、参三七、水蛭等。(中医研究 1988,(2))

益心舒胶囊 yi xin shu jiao nang

【英文名】Yi Xin Shu Capsule

【组成】人参、麦冬、五味子、黄芪、丹参、川芎、山楂。(药品标准－中药成方制剂标准 1997)

益心酮片 yi xin tong pian

【英文名】Yi Xin Tong Tablet

【组成】山楂叶总黄酮。(药品标准－中药成方制剂标准 1992)

益气丸 yi qi wan

【英文名】Yi Qi Pill

【组成】(1)人参、泽泻、丹皮、沉香、椒红、附子、肉桂。(中医方剂大辞典)(2)熟地、人参、山药、茯苓、山萸肉、丹皮、泽泻、附子、肉桂、补骨脂。(中医方剂大辞典)(3)麦门冬、人参、橘皮、桔梗、炙甘草、五味子。(中医方剂大辞典)

益气六君丸 yi qi liu jun wan

【英文名】Yi Qi Liu Jun Pill

【组成】党参、甘草、白术、半夏、茯苓、陈皮、生姜、大枣。(药品标准－中药成方制剂标准 1998)

益气内消散 yi qi nei xiao san

【英文名】Yi Qi Nei Xiao Powder

【异名】抑气内消散(《寿世保元》卷九)

【组成】当归、川芎、白芍、白术、青皮、陈皮、半夏、桔梗、羌活、白芷、独活、厚朴、防风、黄芩、乌药、香附、槟榔、苏叶、沉香、木香、人参、粉草。(中医方剂大辞典)

益气分清饮 yi qi fen qing yin

【英文名】Yi Qi Fen Qing Drink

【组成】明党参、香薷、茅苍术、泽泻、升麻、车前子、草果、伏龙肝、广砂、木通、甘草。(中医方剂大辞典)

益气化肝汤 yi qi hua gan tang

【英文名】Yi Qi Hua Gan Decoction

【组成】柴胡、党参、黄芪、五味子、当归、鳖甲、杭芍、板蓝根、瓜蒌、丹参、郁金、山楂。(辽宁中医杂志 1988,(11))

益气化积消膨汤 yi qi hua ji xiao peng tang

【英文名】Yi Qi Hua Ji Xiao Peng Decoction

【组成】黄芪、丹参、泽兰叶、黑皮豆、赤芍、败酱草、白术、茯苓、泽泻、郁金、当归、莱菔子、紫河车粉、水牛角粉、三七粉、二丑粉。(山西中医 1985,1(3))

益气化痰汤 yi qi hua tan tang

【英文名】Yi Qi Hua Tan Decoction

【组成】党参、太子参、茯苓、白术、麦冬、款冬花、炙南星、山楂、神曲、黄芪、丹参、鱼腥草、川贝、甘草。(中医研究 1991,(3))

益气化痰通瘀汤 yi qi hua tan tong yu tang

【英文名】Yi Qi Hua Tan Tong Yu Decoction

【组成】党参、白术、五指毛桃根、法半夏、枳实、橘红、茯苓、竹茹、丹参、山楂、甘草。(辽宁中医杂志 1990,(1))

益气化瘀方 yi qi hua yu fang

【英文名】Yi Qi Hua Yu Prescription

【组成】黄芪、党参、白术、防风、当归、丹参、川芎、辛夷、白芷、木通、双花、牛蒡子等。(辽宁中医杂志 1988(8))

益气化瘀止痛散 yi qi hua yu zhi tong san

【英文名】Yi Qi Hua Yu Zhi Tong Powder

【组成】人参细末、鹤虱风根末、三七末、制金铁锁根末、两面针根内皮末。(云南中医杂志 1989,10(2))

益气化瘀汤 yi qi hua yu tang

【英文名】Yi Qi Hua Yu Decoction

【组成】(1)黄芪、川芎、赤芍、当归、地龙、红花、桂枝。(山东中医杂志 1992,11(1))(2)丹参、黄芪、当归、黄芩、炒枣仁、生山楂、葛根、生蒲黄。(新中医 1991,(3))(3)薤白、瓜蒌皮、五味子、毛冬青、党参、麦冬、紫丹参、桂枝、炙甘草、桃仁、红花、降香。(安徽中医学院学报 1992,11(2))(4)黄芪、当归、丹参、川芎、赤芍、牛膝、延胡索。(上海中医药杂志 1992,(5))

益气化瘀治带汤 yi qi hua yu zhi dai tang

【英文名】Yi Qi Hua Yu Zhi Dai Decoction

【组成】生黄芪、失笑散、红藤、桃仁、红花、丹皮、枳实、制大黄、生苡仁。(中国医药学报 1988,3(2))

益气化瘀蠲痹汤 yi qi hua yu juan bi tang

【英文名】Yi Qi Hua Yu Juan Bi Decoction

【组成】黄芪、寻骨风、桃仁、红花、当归、川芎、虻虫、三七、全蝎、制川乌、延胡索、白芍、山茱萸、熟地。(中国中西医结合杂志 1992,12(8))

益气升阳除湿汤 yi qi sheng yang chu shi tang

【英文名】Yi Qi Sheng Yang Chu Shi Decoction

【组成】沙参、白术、炙甘草、陈皮、升麻、柴胡、云苓、茅苍术、焦柏。(中医方剂大辞典)

益气止血方 yi qi zhi xue fang

【英文名】Yi Qi Zhi Xue Prescription

【组成】党参、白术、黄精、三七粉。(中医方剂大辞典)

益气止血冲剂 yi qi zhi xue chong ji

【英文名】Yi Qi Zhi Xue Medicinal Instant Granule

【组成】党参、黄芪、白术、茯苓、白及、功劳叶、地黄、防风。(药品标准－中药成方制剂标准 1991)

益气补肾汤 yi qi Bu shen tang

【英文名】Yi Qi Bu Shen Decoction

【组成】黄芪、党参、茯苓、益智仁、覆盆子、桑螵蛸、菟丝子、山药、枸杞、炙甘草。(山东中医杂志 1984,(6))

益气生津汤 yi qi sheng jin tang

【英文名】Yi Qi Sheng Jin Decoction

【组成】黄芪、北沙参、益元散、当归、五味子、麦冬、神曲、葛根、苍术、白术、芦根、鲜荷叶。(湖北中医杂志 1986,(2))

益气安胎饮 yi qi an tai yin

【英文名】Yi Qi An Tai Drink

【组成】黄芪、党参、糯米、白术、菟丝子、续断、白芍、甘草、芝麻根、莲房炭。(中医方剂大辞典)

益气导源汤 yi qi dao yuan tang

【英文名】Yi Qi Dao Yuan Decoction

【组成】茯苓、泽泻、广缩砂、大腹皮、升麻、茅苍术、车前子、木通、猪苓、通草。(中医方剂大辞典)

益气收乳汤 yi qi shou ru tang

【英文名】Yi Qi Shou Ru Decoction

【组成】党参、黄芪、当归、白芍、麦冬、山茱萸、甘草。(中医方剂大辞典)

益气收浆汤 yi qi shou jiang tang

【英文名】Yi Qi Shou Jiang Decoction

【组成】何首乌、白芍、黄芪、桔梗、人参、白术、陈皮、砂仁、甘草、山楂肉。(中医方剂大辞典)

益气补肾活血汤 yi qi bu shen huo xue tang

【英文名】Yi Qi Bu Shen Huo Xue Decoction

【组成】生地、当归、赤芍、茜草、补骨脂、炙黄芪、菟丝子、鸡血藤、大枣、生大黄。(中西医结合杂志 1991,(1))

益气汤 yi qi tang

【英文名】Yi Qi Decoction

【组成】(1)人参、甘草、黄芪、五味子、柴胡、白芍、姜、枣。(中医方剂大辞典)(2)茴香、木香、全蝎、玄胡、陈皮、石菖蒲、羌活、僵蚕、川芎、蝉蜕、穿山甲、甘草。(中医方剂大辞典)(3)半夏、宿姜、芎䓖、细辛、附子、玄参、当归、桂心、甘草、茯苓、杏仁。(中医方剂大辞典)(4)当归、党参、白术、陈皮、柴胡、黄芪、升麻、甘草、红枣。(中医方剂大辞典)(5)人参、白术、当归、川芎、茯苓、陈皮、厚朴、苏梗、炙甘草、腹皮、木香、萝卜子、木通。(中医方剂大辞典)(6)黄芪、人参、白术、当归、麦冬、炙甘草、藿香、五味子。(中医方剂大辞典)

益气行滞汤 yi qi xing zhi tang

【英文名】Yi Qi Xing Zhi Decoction

【组成】黄芪、白术、白芍、元胡、香附、大腹皮、丹参、砂仁、木香、莱菔子、甘草。(国医论坛 1988,(1))

益气利尿汤 yi qi li niao tang

【英文名】Yi Qi Li Niao Decoction

【组成】黄芪、党参、升麻、甘草、桔梗、白术、车前子、猪苓、泽泻、乌药。(湖北中医杂志 1991,(3))

益气利湿汤 yi qi li shi tang

【英文名】Yi Qi Li Shi Decoction

【组成】党参、黄芪、茯苓、甘草、白术、滑石、泽泻、车前子、白茅根、生地榆。(辽宁中医杂志 1987,(6))

益气扶正活血解毒复方 yi qi fu zheng huo xue jie du fu fang

【英文名】Yi Qi Fu Zheng Huo Xue Jie Du Prescription

【组成】黄芪、川芎、赤芍、白花蛇舌草。(中药药理与临床 1993,9(1))

益气疗肺汤 yi qi liao fei tang

【英文名】Yi Qi Liao Fei Decoction

【组成】党参、白敛、白术、当归、紫菀、川贝母、麦冬、天冬、茜草、熟地、白及、黄芪、百部、山药、砂仁、黄连、蛤蚧、蜂蜜。(四川中医 1990,8(8))

益气补冲汤 yi qi bu chong tang

【英文名】Yi Qi Bu Chong Decoction

【组成】泡参、白术、云神、秦归、熟地、黄芪、枸杞、菟丝、甘草。(中医方剂大辞典)

益气补血通络汤 yi qi bu xue tong luo tang

【英文名】Yi Qi Bu Xue Tong Luo Decoction

【组成】黄芪、党参、丹参、当归、川芎、桂枝、鸡血藤、地龙、甘草。(实用中医内科杂志 1991,5(3))

益气补肾冲剂 yi qi bu shen chong ji

【英文名】Yi Qi Bu Shen Medicinal Instant Granule

【组成】黄芪、枸杞、党参、白术、茯苓、丹参、益母草、干地黄、五味子、大黄。(中国中西医结合杂志 1992,12(6))

益气补虚杜仲散 yi qi bu xu du zhong san

【英文名】Yi Qi Bu Xu Du Zhong Powder

【组成】杜仲、蛇床子、五味子、熟干地黄、萆薢、巴戟、肉苁蓉、桂心、菟丝子。(中医方剂大辞典)

益气补漏汤 yi qi bu lou tang

【英文名】Yi Qi Bu Lou Decoction

【组成】人参、白芍、黄芩、生地、益母、川断、甘草。(中医方剂大辞典)

益气固本汤 yi qi gu ben tang

【英文名】Yi Qi Gu Ben Decoction

【组成】黄芪、白术、陈皮、鸡内金、党参、苏子、紫菀、胡桃肉。(安徽中医学院学报 1992,11(2))

益气固冲止崩汤 yi qi gu chong zhi beng tang

【英文名】Yi Qi Gu Chong Zhi Beng Decoction

【组成】黄芪、党参、炙龟版、白芍、地榆炭、乌贼骨、棕榈炭、黄芩炭、香附、川断、阿胶、甘草。(北京中医杂志 1993,(3))

益气固冲汤 yi qi gu chong tang

【英文名】Yi Qi Gu Chong Decoction

【组成】生黄芪、白术、升麻炭、荆芥炭、甘草、山药、熟地、白芍、党参、阿胶、川断。(湖北中医杂志 1992,(1))

益气固肾止崩汤 yi qi gu shen zhi beng tang

【英文名】Yi Qi Gu Shen Zhi Beng Decoction

【组成】党参、黄芪、乌贼骨、煅龙骨、熟地、续断、茜草、贯众炭、阿胶、三七片。(山东中医杂志 1992,11(3))

益气固肾汤 yi qi gu shen tang

【英文名】Yi Qi Gu Shen Decoction

【组成】黄芪、旱莲草、女贞子、生地、熟地、覆盆子、白芍、炒荆芥、升麻。(陕西中医 1990,11(7))

益气固胎汤 yi qi gu tai tang

【英文名】Yi Qi Gu Tai Decoction

【组成】白术、党参、炙黄芪、茯苓、炒杜仲、淮山药、桑寄生、柏子仁、大红枣。(实用中西医结合杂志 1990,3(5))

益气定眩汤 yi qi ding xuan tang

【英文名】Yi Qi Ding Xuan Decoction

【组成】黄芪、党参、天麻、丹参、白术、葛根、柴胡、川芎、当归、升麻、泽泻。(陕西中医 1993,14(3))

益气降糖饮 yi qi jiang tang yin

【英文名】Yi Qi Jiang Tang Drink

【组成】生黄芪、山药、茯苓、丹参、川芎、桃仁、红花、水蛭、生地、玄参。(山东中医学院学报 1993,17(5))

益气举陷汤 yi qi ju xian tang

【英文名】Yi QI Ju Xian Decoction

【组成】炙黄芪、防风、炒白术、炒枳实、葛根、山茱萸。(山东中医杂志 1985,(3))

益气养元丸 yi qi yang yuan wan

【英文名】Yi Qi Yang Yuan Pill

【组成】黄芪、白术、升麻、柴胡、山药、党参、当归、甘草、橘皮、人参。(中医方剂大辞典)

益气养元冲剂 yi qi yang yuan chong ji

【英文名】Yi Qi Yang Yuan Medicinal Instant Granule

【组成】党参、白术、黄芪、当归、麦冬、白芍、熟地黄、陈皮、远志、紫河车、肉桂。(药品标准－中药成方制剂标准 1992)

益气养心汤 yi qi yang xin tang

【英文名】Yi Qi Yang Xin Decoction

【组成】黄芪、党参、生地、丹参、川芎、连翘、紫石英、紫贝齿、桂枝、苦参、黄连、炙甘草。(实用中医内科杂志 1991,5(3))

益气养血口服液 yi qi yang xue kou fu ye

【英文名】Yi Qi Yang Xue Oral Liquid

【组成】人参、黄芪、党参、麦冬、当归、白术、地黄、制何首乌、五味子、陈皮、地骨皮、鹿茸、淫羊藿。(药品标准－中药成方制剂标准 1998)

益气养血止崩汤 yi qi yang xue zhi beng tang

【英文名】Yi Qi Yang Xue Zhi Beng Decoction

【组成】黄芪、党参、炒白术、茯苓、当归、川芎、熟地、白芍、陈皮、益母草、阿胶、甘草。(山东中医学院学报 1993,17(2))

益气养血汤 yi qi yang xue tang

【英文名】Yi Qi Yang Xue Decoction

【组成】炙黄芪、炒党参、阿胶、鸡血藤、蚕沙、当归、砂仁、仙灵脾、红枣、鸡内金、甘草。(辽宁中医杂志 1992,(12))

益气养血保元胶囊 yi qi yang xue bao yuan jiao nang

【英文名】Yi Qi Yang Xue Bao Yuan Capsule

【组成】黄芪、沙苑子、枸杞子、女贞子、猪苓、丹参。(现代中医 1990,3(2))

益气养阴丸 yi qi yang yin wan

【英文名】Yi Qi Yang Yin Pill

【组成】红参、生地、熟地、泽泻、枸杞子、丹参、黄芪、地骨皮、山萸肉、花粉。(北京中医杂志 1991,(6))

益气养阴方 yi qi yang yin fang

【英文名】Yi Qi Yang Yin Decoction

【组成】(1)黄芪、太子参、白术、茯苓、生地、黄精、天冬、麦冬、女贞子、旱莲草、半枝莲、白花蛇舌草、蒲公英、小蓟。(山东中医学院学报 1992,(1))(2)黄芪、白术、天冬、麦冬。(黑龙江中医药 1992,(2))(3)黄芪、白花蛇舌草、小蓟、白术、云苓。(中西医结合杂志 1991,(1))

益气养阴片 yi qi yang yin pian

【英文名】Yi Qi Yang Yin Tablet

【组成】太子参、桑椹子、肉苁蓉、当归、生地、熟地、白术、木香、大黄、甘草。(山东中医学院学报 1993,17(3))

益气养阴合剂 yi qi yang yin he ji

【英文名】Yi Qi Yang Yin Mixture

【组成】种洋参、麦冬、五味子、黄芪、地骨皮、知母、枸杞子、生地、天花粉、白芍、何首乌、鸡内金。(南京中医学院学报 1990,(1))

益气养阴汤 yi qi yang yin tang

【英文名】Yi Qi Yang Yin Decoction

【组成】(1)太子参、元参、麦冬、生地、女贞子、甘草、石斛、天花粉、白花蛇舌草、半枝莲。(中医杂志 1991,32(5))(2)党参、何首乌、黄芪、地骨皮、黑柴胡、知母、泽泻、白芍、桂枝、陈皮。(辽宁中医杂志 1990,(1))(3)黄芪、党参、当归、南沙参、北沙参、麦冬、枸杞子、生地、熟地、石斛、白芍、车前草、枳实、厚朴。(中西医结合杂志 1990,10(8))

益气养阴注射液 yi qi yang yin zhu she ye

【英文名】Yi Qi Yang Yin Injection

【组成】人参等。(湖南中医学院学报 1992,12(2))

益气养阴活血方 yi qi yang yin huo xue fang

【英文名】Yi Qi Yang Yin Huo Xue Prescription

【组成】生黄芪、生地、丹参、益母草、元参、苍术、葛根、山药、当归、赤芍、川芎、木香。(中医杂志 1989,(2))

益气养阴活血汤 yi qi yang yin huo xue tang

【英文名】Yi Qi Yang Yin Huo Xue Decoction

【组成】丹参、益母草、鸡血藤、赤芍、川芎、生黄芪、太子参、葛根、黄连。(中医药学报 1992,(6))

益气养阴胶囊 yi qi yang yin jiao nang

【英文名】Yi Qi Yang Yin Capsule

【组成】生黄芪、怀山药、旱莲草、枸杞、紫河车、车前子、生苡仁、益母草等。(南京中医学院学报 1988,(3))

益气养胃汤 yi qi yang wei tang

【英文名】Yi Qi Yang Wei Decoction

【组成】太子参、淮山药、藤梨根、石斛、茯苓、炒白芍、百合、丹参、佛手、焦白术、川楝子、乌梅。(浙江中医学院学报 1987,11(6))

益气养荣汤 yi qi yang rong tang

【英文名】Yi Qi Yang Rong Decoction

【组成】(1)人参、当归、香附、干膝、干姜、肉桂、陈皮。(中医方剂大辞典)(2)人参、白术、川芎、当归、生地、白芍、柴胡、贝母、黄芪、桔梗、金银花、皂角刺、夏枯草。(中医方剂大辞典)(3)当归、川芎、白芍、熟地、人参、白术、白茯苓、甘草、桔梗、橘皮、贝母、香附、黄芪、柴胡。(中医方剂大辞典)

益气复元煎 yi qi fu yuan jian

【英文名】Yi Qi Fu Yuan Decoction

【组成】红参、黄芪、白术、升麻、柴胡、枳壳、贯众等。（江苏中医杂志 1993,(8)）

益气宣郁汤 yi qi xuan yu tang

【英文名】Yi Qi Xuan Yu Decoction

【组成】党参、白术、黄芪、升麻、枳壳、炙草、麻黄、白芍、杏仁、柴胡、川贝。（福建中医药 1992,23(5)）

益气宣痹通脉汤 yi qi xuan bi tong mai tang

【英文名】Yi Qi Xuan Bi Tong Mai Decoction

【组成】党参、全瓜蒌、檀香、枳壳、薤白、丹参、川芎、赤芍。（江西中医学院学报 1992,(1)）

益气活血化湿方 yi qi huo xue hua shi fang

【英文名】Yi Qi Huo Xue Hua Shi Prescription

【组成】党参、益母草、苡仁、黄芪、当归。（中医杂志 1987,(2)）

益气活血化痰汤 yi qi huo xue hua tan tang

【英文名】Yi Qi Huo Xue Hua Tan Decoction

【组成】生黄芪、党参、丹参、川芎、赤芍、桃仁、当归、地龙、水蛭粉、葛根、石菖蒲、胆南星、茯苓。（山东中医杂志 1993,12(3)）

益气活血化瘀汤 yi qi huo xue hua yu tang

【英文名】Yi Qi Huo Xue Hua Yu Decoction

【组成】党参、白术、白芥子、苍耳、远志、当归、赤芍、红花、桃仁、海藻、昆布、半夏、甘草。（实用中西医结合杂志 1993,6(8)）

益气活血方 yi qi huo xue fang

【英文名】Yi Qi Huo Xue Prescription

【组成】(1)党参、白术、茯苓、当归、赤芍、川芎。（安徽中医学院学报 1991,10(4)）(2)人参、党参、茯苓、炙甘草、丹参、川芎、瓜蒌、薤白、柴胡、枣仁、远志。（实用中西医结合杂志 1991,4(5)）(3)黄芪、当归、川芎、桃仁、赤芍、菖蒲、郁金、牛膝、全蝎、蜈蚣、白花蛇。（内蒙古中医药 1986,(1)）(4)党参、炙黄芪、白术、白芍、法半夏、陈皮、丹参、红花、仙鹤草、甘草。（江苏中医 1992,(1)）(5)黄芪、党参、白术、茯苓、川芎、元胡、莪术、丹参、炙甘草。（实用中医内科杂志 1993,7(4)）(6)丹参、当归、黄芪、益母草、川芎。（中医杂志 1981,22(9)）(7)党参、黄芪、麦冬、五味子、酸枣仁、益母草、生蒲黄、桑寄生。（山东中医学院学报 1992,16(1)）(8)黄芪、党参、五味子、麦冬、丹参、川芎、红花、赤芍、郁金、菖蒲、甘草。（河北中医学院学报 1989,4(3)）(9)黄芪、党参、云苓、黄精、赤芍、丹参、郁金、生山楂肉、川芎、玄胡、益母草、香附、炙甘草、大枣。（实用中西医结合杂志 1992,5(6)）

益气活血片 yi qi huo xue pian

【英文名】Yi Qi Huo Xue Tablet

【组成】党参、黄芪、鬼箭羽、川芎、红花、当归、粉葛根。（山东中医杂志 1984,(4)）

益气活血合剂 yi qi huo xue he ji

【英文名】Yi Qi Huo Xue Mixture

【组成】黄芪、党参、当归、川芎、玄胡、白花蛇舌草。（中国中西医结合杂志 1992,12(12)）

益气活血汤 yi qi huo xue tang

【英文名】Yi Qi Huo Xue Decoction

【组成】(1)黄芪、党参、白术、茯苓、车前子、丹参、坤草、当归、赤芍、川芎。（实用中西医结合杂志 1992,5(7)）(2)党参、黄芪、黄精、丹参、赤芍、川芎、生地、白术、枳实、甘草。（中医药学报 1992,(1)）(3)人参、黄芪、山药、五味子、蛤蚧、胡桃肉、当归、柏子仁、五灵脂、川芎、丹参、虎杖。（福建中医药 1993,24(5)）(4)党参、寸冬、五味子、沉香、降香、赤芍、红花、丹参、川芎、甘草。（内蒙古中医药 1991,10(1)）(5)黄芪、党参、白术、金樱子、益母草、当归、赤芍、丹参、莪术、丹皮、生地、知母、黄芩。（辽宁中医杂志 1989,(7)）(6)党参、茯苓、白术、甘草、黄芪、乳香、没药、海螵蛸。（中医杂志 1982,23(10)）(7)人参、升麻、肉苁蓉、火麻仁、当归、枳壳、杏仁。（福建中医药 1993,24(1)）

益气活血注射液 yi qi huo xue zhu she ye

【英文名】Yi Qi Huo Xue Injection

【组成】黄芪、川芎。（中药药理与临床 1993,9(2)）

益气活血复位汤 yi qi huo xue fu wei tang

【英文名】Yi Qi Huo Xue Fu Wei Decoction

【组成】黄芪、党参、白术、枳壳、五灵脂、丹参、防风、莪术、白芍、山楂、甘草。（甘肃中医学院学报 1992,9(2)）

益气活血祛瘀汤 yi qi huo xue qu yu tang

【英文名】Yi Qi Huo Xue Qu Yu Decoction

【组成】黄芪、续断、桑寄生、地龙、丹参、三棱、莪术、益母草、乌药、桃仁、红花、川牛膝。（云南中医杂志 1984,5(2)）

益气活血通利汤 yi qi huo xue tong li tang

【英文名】Yi Qi Huo Xue Tong Li Decoction

【组成】黄芪、归尾、川芎、丹参、益母草、川牛膝、桔梗、通草。（江西中医药 1991,(5)）

益气活血通癃汤 yi qi huo xue tong long tang

【英文名】Yi Qi Huo Xue Tong Long Decoction

【组成】黄芪、党参、当归、赤白芍、桔梗、台乌药、桃仁、牛膝、车前子、川芎、枳壳、路路通、肉桂。（陕西中医 1992,13(12)）

益气活血清利方 yi qi huo xue qing li fang

【英文名】Yi Qi Huo Xue Qing Li Syrup

【组成】党参、丹参、黄芪、川连、马鞭草、大蓟、蒲黄、当归。（辽宁中医杂志 1992,(12)）

益气活血散 yi qi huo xue san

【英文名】Yi Qi Huo Xue Powder

【组成】新开河参、田七、丹参。(四川中医 1993,11(6))

益气除痰方 yi qi chu tan fang

【英文名】Yi Qi Chu Tan Decoction

【组成】党参、五爪龙、法夏、橘红、竹茹、枳实、白术、茯苓、山楂、甘草。(广西中医药 1988,11(6))

益气健心汤 yi qi jian xin tang

【英文名】Yi Qi Jian Xin Decoction

【组成】黄芪、丹参、炙草、麦冬、太子参、山楂。(陕西中医 1990,11(10))

益气健脾汤 yi qi jian pi tang

【英文名】Yi Qi Jian Pi Decoction

【组成】(1)人参、白术、白茯、甘草、陈皮、半夏、山楂、神曲、苡仁、泽泻。(中医方剂大辞典)(2)人参、白术、白茯苓、陈皮、白芍、苍术、干姜、诃子、肉桂、升麻、甘草。(中医方剂大辞典)

益气润肠膏 yi qi run chang gao

【英文名】Yi Qi Run Chang Concentrated Decoction

【组成】白术、地黄、女贞子。(药品标准－中药成方制剂标准 1998)

益气润燥丸 yi qi run zao wan

【英文名】Yi Qi Run Zao Pill

【组成】熟地、杏仁、枳壳、橘红、阿胶、苁蓉、苏子、荆芥、当归。(中医方剂大辞典)

益气调肝降压汤 yi qi tiao gan jiang ya tang

【英文名】Yi Qi Tiao Gan Jiang Ya Decoction

【组成】黄芪、淫羊藿、巴戟天、首乌、熟地、桂枝、杭芍、钩藤、当归、川芎、潼蒺藜、白蒺藜、龙骨、牡蛎。(山东中医杂志 1985,(3))

益气调荣汤 yi qi tiao rong tang

【英文名】Yi Qi Tiao Rong Decoction

【组成】人参、当归、陈皮、熟地黄、白芍、升麻、黄芪、半夏、白术、甘草、柴胡、麦门冬。(中医方剂大辞典)

益气载胎方 yi qi zai tai fang

【英文名】Yi Qi Zai Tai Decoction

【组成】黄芪、太子参、炒白术、炒黄芩、陈皮、藿香、紫苏梗、茯苓、炒枳壳、砂仁、炙甘草。(安徽中医学院学报 1993,12(2))

益气通关口服液 yi qi tong guan kou fu ye

【英文名】Yi Qi Tong Guan Peroral Liquid

【组成】黄芪、山萸肉、穿山甲、肉桂、蜂蜜、甘草等。(湖北中医杂志 1993,15(3))

益气通关汤 yi qi tong guan tang

【英文名】Yi Qi Tong Guan Decoction

【组成】黄芪、党参、白术、茯苓、柴胡、升麻、知母、肉桂、通草、冬葵子、石花、甘草。(山东中医杂志 1984,(4))

益气通尿汤 yi qi tong niao tang

【英文名】Yi Qi Tong Niao Decoction

【组成】炙黄芪、炙升麻、厚肉桂、荆芥穗、琥珀、甘草梢。(上海中医药杂志 1987,(11))

益气通络汤 yi qi tong luo tang

【英文名】Yi Qi Tong Luo Decoction

【组成】党参、山药、白茅根、茯苓皮、鸡内金、白术、佛手、郁金、大腹皮、茜草、香橼、泽泻、沉香、蛰虫。(陕西中医 1991,12(3))

益气通脉汤 yi qi tong mai tang

【英文名】Yi Qi Tong Mai Decoction

【组成】黄芪、当归、丹参、川芎、赤芍、葛根、郁金、制香附。(吉林中医 1993,(1))

益气通痹汤 yi qi tong bi tang

【英文名】Yi Qi Tong Bi Decoction

【组成】附片、桂枝、黄芪、党参、川芎、没药、乳香、防风、羌活、独活、甘草。(中医杂志)

益气培元饮 yi qi pei yuan yin

【英文名】Yi Qi Pei Yuan Drink

【组成】大熟地、制杜仲、丹皮、茯苓、淮山药、建泽泻、柴胡、当归、山萸肉、枸杞子、炒白芍、甘草梢。(中医方剂大辞典)

益气排石汤 yi qi pai shi tang

【英文名】Yi Qi Pai Shi Decoction

【组成】黄芪、当归、金钱草、鸡内金、海金沙、桃仁、红花、石苇、木通、三棱、莪术、路路通、牛膝、甘草梢。(山东中医杂志 1986,(6))

益气救脱汤 yi qi jiu tuo tang

【英文名】Yi Qi Jiu Tuo Decoction

【组成】人参、三七粉。(中医方剂大辞典)

益气清金汤 yi qi qing jin tang

【英文名】Yi Qi Qing Jin Decoction

【异名】益气左金汤(《外科证治全书》卷二)

【组成】苦桔梗、黄芩、浙贝母、麦冬、牛蒡子、人参、白茯苓、陈皮、生栀子、薄荷、甘草、紫苏。(中医方剂大辞典)

益气清脏汤 yi qi qing zang tang

【英文名】Yi Qi Qing Zang Decoction

【组成】人参、当归、条芩、黄连、生地、赤芍药、槐角、川芎、升麻、枳壳、秦艽、白术、茯苓、甘草。(中医方剂大辞典)

益气强心汤 yi qi qiang xin tang

【英文名】Yi Qi Qiang Xin Decoction

【组成】黄芪、党参、肉桂、红花、紫丹参、泽泻、益母草、葶苈子、桑白皮。(江苏中医 1989,(12))

益气强身颗粒 yi qi qiang shen ke li

【英文名】Yi Qi Qiang Shen Granule

【组成】人参、五味子、麦冬、黄芪、制何首乌、当归、葛根、川芎、红花、赤芍。(药品标准－中药成方制剂标准 1998)

益气温阳方 yi qi wen yang fang

【英文名】Yi Qi Wen Yang Decoction

【组成】黄芪、党参、淫羊藿叶、杞子、巴戟。(中药药理与临床 1991,7(4))

益气温阳汤 yi qi wen yang tang

【英文名】Yi Qi Wen Yang Decoction

【组成】附片、桂枝、茯苓、防己、白术、白芍、牛膝、赤小豆、黄芪。(陕西中医 1983,4(2))

益气温涩汤 yi qi wen se tang

【英文名】Yi Qi Wen Se Decoction

【组成】党参、黄芪、当归、白术、炒白芍、淡吴萸、砂仁、沉香、地榆炭、炙甘草。(云南中医杂志 1986,7(2))

益气滋阴汤 yi qi zi yin tang

【英文名】Yi Qi Zi Yin Decoction

【组成】(1)党参、黄芪、白术、金银花、白芍、黄柏、升麻、牡蛎、龙骨、生地、丹皮、枳壳、龟板。(辽宁中医杂志 1992,(3))(2)黄芪、知母、生山药、天花粉、生地、麦冬、玄参、山萸肉、制首乌、丹参、当归、川芎、黄精。(实用中西医结合杂志 1991,4(12))

益气摄血汤 yi qi she xue tang

【英文名】Yi Qi She Xue Decoction

【组成】(1)炙黄芪、党参、炮姜炭、炒白术、阿胶、白及、地榆炭、白芍、炙甘草。(实用中西医结合杂志 1991,4(12))(2)生黄芪、焦白术、焦黄芩、荆芥穗炭、炙甘草、大枣。(河北中医学院学报 1967,2(4))

益气溶解汤 yi qi rong jie tang

【英文名】Yi Qi Rong Jie Decoction

【组成】生晒参、麦冬、板蓝根、大青叶、金银花、连翘、生石膏、丹皮、知母、竹叶、生地、甘草。(安徽中医学院学报 1988,7(2))

益气煎 yi qi jian

【英文名】Yi Qi Decoction

【组成】黄芪、党参、白术、补骨脂、鹿角霜、龙眼肉、杞子。(上海中医药杂志 1990,(4))

益气聪明丸 yi qi cong ming wan

【英文名】Yi Qi Cong Ming Pill

【组成】升麻、葛根、黄柏、白芍、蔓荆子、党参、黄芪、甘草。(药品标准－中药成方制剂标准 1991)

益气燮溲汤 yi qi xie sou tang

【英文名】Yi Qi Xie Sou Decoction

【组成】党参、黄芪、当归、金樱子、萹蓄、白术、茯苓、山萸肉、淮山药、桂枝。(国医论坛 1990,(1))

益气豁痰汤 yi qi huo tan tang

【英文名】Yi Qi Huo Tan Decoction

【组成】太子参、麦冬、五味子、茯神、南星、橘红、石菖蒲、泽泻、炙甘草、白芍、天竺黄、川芎。(国医论坛 1986,(3))

益仙救苦金丹 yi xian jiu ku jin dan

【英文名】Yi Xian Jiu Ku Jin Pellet

【组成】延胡索、肉桂、人参、红花、当归、杜仲。

益尔肝 yi er gan

【英文名】Yi Er Gan Decoction

【组成】柴胡、白芍、川楝、郁金、臭牡丹、垂盆草、虎杖、蚕砂、扁豆、女贞子、桑椹子、甘草等。(湖南中医杂志 1993,9(4))

益本活血汤 yi ben huo xue tang

【英文名】Yi Ben Huo Xue Decoction

【组成】黄芪、山药、苍术、黄精、山茱萸、枸杞、玄参、菟丝子、丹参、当归、葛根、泽兰。(山东中医杂志 1994,(1))

益母丸 yi mu wan

【英文名】Yi Mu Pill

【组成】(1)益母草、当归。(中医方剂大辞典)(2)益母草、当归、川芎、赤芍、木香、清陈阿胶。(中医方剂大辞典)(3)益母草、真龟胶、白当归、川芎。(中医方剂大辞典)(4)益母草、白术、条芩。(中医方剂大辞典)(5)益母草、川芎、赤芍、归身、米香。(中医方剂大辞典)(6)知母。(中医方剂大辞典)

益母止痛汤 yi mu zhi tong tang

【英文名】Yi Mu Zhi Tong Decoction

【组成】益母草、川芎、当归、赤芍、香附、白芷、玄胡索、小茴香、鸡血藤膏、甘草。(云南中医学院学报 1992,15(2))

益母冲剂 yi mu chong ji

【英文名】Yi Mu Medicinal Instant Granule

【组成】益母草、当归、川芎、木香。(药品标准－中药成方制剂标准 1994)

益母地黄益肾汤 yi mu di huang yi shen tang

【英文名】Yi Mu Di Huang Yi Shen Decoction

【组成】益母草、半边莲、黄芪、熟地、怀山药、泽泻、山萸肉、丹皮、茯苓、苏叶。(中医杂志 1986,27(12))

益母汤 yi mu tang

【英文名】Yi Mu Decoction

【组成】(1)熟地、陈皮、香附、阿胶、益母草、白术、蒲黄、甘草、黄芩。(中医方剂大辞典)(2)当归、川芎、白芍、熟地、条芩、陈皮、香附、阿胶、益母草、白术、玄参、蒲黄、甘草。(中医方剂大辞典)(3)苍术、杜仲、枸杞、羌活、茯苓、当归、陈皮、羊藿、川芎、白术、姜炭、干葛、甘草。(中医方剂大辞典)(4)益母草、

川芎、当归。(中医方剂大辞典)

益母还红丹 yi mu huan hong dan

【英文名】Yi Mu Huan Hong Pill

【组成】益母草、当归等。(中国新药杂志 1993,2(3))

益母复元汤 yi mu fu yuan tang

【英文名】Yi Mu Fu Yuan Decoction

【组成】益母草、当归、川芎、杭白芍、熟地、艾叶炭、仙鹤草、旱莲草、荆芥炭、阿胶、炒杜仲。(实用中西医结合杂志 1991,4(4))

益母草子散 yi mu cao zi san

【英文名】Yi Mu Cao Zi Powder

【组成】(1)益母草子、刘寄奴、芸薹子、肉桂、没药、当归。(中医方剂大辞典)(2)益母草子、桂心、当归、赤芍药、熟干地黄、大麦蘖、鬼箭羽、红蓝花、川大黄、赤鲤鱼皮灰、乱发灰、密陀僧、虻虫、水蛭、麝香。(中医方剂大辞典)

益母草片 yi mu cao pian

【英文名】Yi Mu Cao Tablet

【组成】益母草。(药品标准-中药成方制剂标准 1997)

益母草冲剂 yi mu cao chong ji

【英文名】Yi Mu Cao Medicinal Instant Granule

【组成】益母草。(药品标准-中药成方制剂标准 1993)

益母草合剂 yi mu cao he ji

【英文名】Yi Mu Cao Mixture

【组成】益母草、山楂。(中草药 1991,22(7))

益母草汤 yi mu cao tang

【英文名】Yi Mu Cao Decoction

【异名】益母草散(中医方剂大辞典、圣济总录)

【组成】(1)益母草、当归、杜仲、牛膝、川芎、丹皮、香附、茯苓、山楂、广皮、炒熟砂仁末。(中医方剂大辞典)(2)益母草、藕节、人参。(中医方剂大辞典)

益母草饮子 yi mu cao yin zi

【英文名】Yi Mu Cao Drink

【组成】(1)益母草绞汁。(中医方剂大辞典)(2)益母草汁、地黄汁、淡竹沥、童便、红蓝花、紫葛。(中医方剂大辞典)

益母草注射液 yi mu cao zhu she ye

【英文名】Yi Mu Cao Injection

【组成】益母草。(陕西中医 1984,5(10))

益母草散 yi mu cao san

【英文名】Yi Mu Cao Powder

【组成】(1)生益母草汁、生地黄汁、童便、鸡子清。(中医方剂大辞典)(2)益母草灰、胡黄连、川升麻、牛黄、麝香、人中白、黄柏。(中医方剂大辞典)(3)益母草、干藕节、红花子。(中医方剂大辞典)(4)益母草、人参、黄芩、葛根、生干地黄、甘草。(中医方剂大辞典)(5)益母草。(中医方剂大辞典)(6)益母草、赤芍药、桂心、当归、川大黄、桃仁、牛膝、蒲黄、苏枋木。(中医方剂大辞典)

益母草煎丸 yi mu cao jian wan

【英文名】Yi Mu Cao Jian Pill

【组成】(1)益母草汁、青蒿汁、无灰酒、生姜汁、童便、蜜、柴胡、人参、麦门冬、琥珀、桃仁、地骨皮、白术、枳壳、鳖甲、桔梗、当归、赤芍药、生干地黄、鬼箭羽、麝香。(中医方剂大辞典)(2)益母草、青蒿、桃枝、柳枝、柴胡、朱砂、天灵盖、鳖甲、木香、赤芍药、犀角屑、甘草、麝香、桃仁。(中医方剂大辞典)

益母草膏 yi mu cao gao

【英文名】Yi Mu Cao Ointment

【组成】(1)益母草。((91)鲁卫药准字 1003-30)(2)益母草、赤砂糖。((82)赣卫药准字 44-1 号)(3)益母草、红糖。(4)益母草。((81)川卫药准字-1321 号)(5)益母草。((88)鄂卫药准字 234 号)(6)益母草。((87)鄂卫药准字 219 号)(7)益母草。((91)甘卫药准字 ZZ-0217-4 号)(8)当归、川芎、益母草。((84)京卫药准字第 33 号)

益母调经丸 yi mu tiao jing wan

【英文名】Yi Mu Tiao Jing Pill

【组成】益母草、白术、茺蔚子、熟地黄、当归、丹参、川芎、白芍、香附。(药品标准-中药成方制剂标准 1991)

益母排石汤 yi mu pai shi tang

【英文名】Yi Mu Pai Shi Decoction

【组成】益母草、枳壳、大黄、泽泻。(成都中医学院学报 1985,(2))

益母散 yi mu san

【英文名】Yi Mu Powder

【异名】干地黄散(中医方剂大辞典、医方类聚)

【组成】(1)白芷、当归、滑石、益母草、肉桂、麝香。(中医方剂大辞典)(2)益母草。(中医方剂大辞典)(3)益母草、盐花、伏龙肝。(中医方剂大辞典)(4)生地黄、益母草、当归、黄芪。(中医方剂大辞典)

益母膏 yi mu gao

【英文名】Yi Mu Ointment

【组成】益母草。((93)鲁卫药准字第 1004-156)

益血生 yi xue sheng

【英文名】Yi Xue Sheng Capsule

【组成】鹿茸血、鹿心。(吉林中医 1988,(1))

益血生胶囊 yi xue sheng jiao nang

【英文名】Yi Xue Sheng Capsule

【组成】阿胶、龟甲胶、鹿角胶、鹿血、牛髓、紫河车、鹿茸、茯苓、黄芪、白芍、当归、党参、熟地黄、白术、制

何首乌、大枣、山楂、麦芽、鸡内金、知母、大黄、花生衣。(药品标准-中药成方制剂标准 1998)

益血润肠丸 yi xue run chang wan

【英文名】Yi Xue Run Chang Pill

【组成】(1)当归、生地、熟地、桃仁、生军、枳壳、杏仁、麻仁、厚朴、黄芩、熟军、甘草。(中医方剂大辞典)(2)熟地黄、杏仁、麻仁、枳壳、橘红、阿胶、肉苁蓉、苏子、荆芥、当归。(中医方剂大辞典)

益血膏 yi xue gao

【英文名】Yi Xue Concentrated Decoction

【组成】黄芪、地黄、何首乌、枸杞子。(药品标准-中药成方制剂标准 1992)

益阳丹 yi yang dan

【英文名】Yi Yang Pellet

【组成】丁香、木香、木通、远志、石莲肉、麦门冬、白茯苓、龙骨、半夏、茴香。(中医方剂大辞典)

益阳散 yi yang san

【英文名】Yi Yang Powder

【组成】(1)天南星。(中医方剂大辞典)(2)丁香枝杖、藿香、零陵香、吴茱萸、甘松、紫稍花、菟丝子、桂、蛇床子、笺香、木香、杜狗脊。(中医方剂大辞典)

益阴丹 yi yin dan

【英文名】Yi Yin Pellet

【组成】黑豆、香附子末、干姜、生干地黄。(中医方剂大辞典)

益阴化湿利节丸 yi yin hua shi li jie wan

【英文名】Yi Yin Hua Shi Li Jie Pill

【组成】生地、泽泻、丹皮、云苓、海桐皮、片姜黄、独活、没药、秦艽、青皮、盐柏、知母。(中医方剂大辞典)

益阴去邪汤 yi yin qu xie tang

【英文名】Yi Yin Qu Xie Decoction

【组成】陈皮、半夏、茯苓、甘草、当归、沙参、女贞子、熟地、山药、生姜。(中医方剂大辞典)

益阴平肝消炎汤 yi yin ping gan xiao yan tang

【英文名】Yi Yin Ping Gan Xiao Yan Decoction

【组成】沙参、白术、山药、鸡内金、焦三仙、黄连、白蔻、陈皮、枳壳、当归、白芍、牛膝、寸冬、半夏、金石斛、甘草。(河北中医 1982,(1))

益阴生血汤 yi yin sheng xue tang

【英文名】Yi Yin Sheng Xue Decoction

【组成】熟地、茱萸、白术、白芍、麦冬、人参、白芥子、五味子。(中医方剂大辞典)

益阴地黄丸 yi yin di huang wan

【英文名】Yi Yin Di Huang Pill

【组成】(1)六味地黄丸加当归、北五味。(中医方剂大辞典)(2)熟地、山药、麦冬、北五味、山茱萸、丹皮、茯苓、地骨皮、泽泻。(中医方剂大辞典)(3)生地黄、熟地黄、茯苓、泽泻、牡丹皮、山茱萸、当归、柴胡、五味子、山药、菊花。(中医方剂大辞典)

益阴汤 yi yin tang

【英文名】Yi Yin Decoction

【组成】山萸、地黄、丹皮、芍药、麦冬、五味、山药、泽泻、灯草、地骨皮、莲子。(中医方剂大辞典)

益阴利产方 yi yin li chan fang

【英文名】Yi Yin Li Chan Prescription

【组成】阿胶、赤小豆。(中医方剂大辞典)

益阴固本丸 yi yin gu ben wan

【英文名】Yi Yin Gu Ben Pill

【组成】(1)熟地、山萸肉、丹皮、茯苓、白术、菟丝子、黄连、肉桂、芡实、金石斛、牡蛎、莲须、杭芍、淮山药、麦冬。(中医方剂大辞典)(2)熟地、丹皮、山萸肉、淮山药、云苓、泽泻、金樱子、菟丝子。(中医方剂大辞典)

益阴治痨方 yi yin zhi lao fang

【英文名】Yi Yin Zhi Lao Prescription

【组成】西洋参、潼关蒺藜、泽泻、大熟地、淮山药、麦冬、酒白芍、煅龙骨、宣木瓜、云茯神、煅牡蛎、伸筋草、远志肉、丹皮、炙甘草、当归身、菟丝子、莲须。(中医方剂大辞典)

益阴肾气丸 yi yin shen qi wan

【英文名】Yi Yin Shen Qi Pill

【异名】益阴补气丸(《原机启微》卷下)

【组成】(1)泽泻、茯苓、生地黄、牡丹皮、山茱萸、当归梢、五味子、干山药、柴胡、熟地黄。(中医方剂大辞典)(2)泽泻、茯神、生地、丹皮、山药、当归、柴胡、熟地、人参、山萸肉、五味子、远志、石菖蒲。(中医方剂大辞典)(3)熟地、山药、萸肉、丹皮、茯苓、泽泻、五味、当归、生地。(中医方剂大辞典)

益阴散 yi yin san

【英文名】Yi Yin Powder

【组成】黄柏、黄连、黄芩、白芍、人参、白术、干姜、甘草、雨前茶。(中医方剂大辞典)

益阴煎 yi yin jian

【英文名】Yi Yin Decoction

【组成】(1)熟地、巴戟天、破故纸、淡苁蓉、杜仲、杞子、菟丝子、山萸、覆盆子、葡萄肉、鹿角霜。(中医方剂大辞典)(2)生地、知母、黄柏、龟版、缩砂仁、甘草。(中医方剂大辞典)

益君汤 yi jun tang

【英文名】Yi Jun Decoction

【组成】当归、白芍药、生地黄、熟地、人参、白术、茯苓、麦冬、栀子、陈皮、甘草、乌梅。(中医方剂大辞典)

益寿丸 yi shou wan

【英文名】Yi Shou Pill

【组成】人参、破故纸、何首乌、秦当归、五加皮、川牛膝、生地黄、枸杞子。(中医方剂大辞典)

益寿大补酒 yi shou da bu jiu

【英文名】Yi Shou Da Bu Wine

【组成】党参、茯苓、白芍、续断、当归、三七、杜仲叶、首乌、红花、黄芪、牛膝、山药、牡丹皮、泽泻、白术、熟地黄、人参。(药品标准-中药成方制剂标准 1996)

益寿比天膏 yi shou bi tian gao

【英文名】Yi Shou Bi Tian Ointment

【组成】(1)牛膝、生地、杜仲、木鳖子、虎骨、巴戟、续断、苁蓉、生山甲、山萸肉、远志、熟地、补骨脂、肉果、官桂、菟丝子、紫梢花、蛇床子、天麻子、川楝子、甘草、海胆、桑枝、槐枝。(中医方剂大辞典)(2)附子、牛膝、虎胫骨、蛇床子、菟丝子、川续断、远志肉、肉苁蓉、天门冬、麦门冬、杏仁、生地、熟地、官桂、川楝子、山茱萸、巴戟、破故纸、杜仲、木鳖子、肉豆蔻、紫梢花、谷精草、川山甲、大麻子、鹿茸、甘草、桑槐、柳枝。(中医方剂大辞典)

益寿防风汤 yi shou fang feng tang

【英文名】Yi Shou Fang Feng Decoction

【组成】生地、怀牛膝、白茯苓、福泽泻、霜桑叶、甘菊花、焦决明子、双钩藤、防风。(现代中医 1992,5(3))

益寿饮 yi shou yin

【英文名】Yi Shou Drink

【组成】枸杞子、菟丝子、北五味子、覆盆子、车前子、女贞子、丹参、山楂、何首乌。(中国医药学报 1993,8(2))

益寿固元膏 yi shou gu yuan gao

【英文名】Yi Shou Gu Yuan Ointment

【组成】熟地、杜仲、枣仁、五味子、虎骨、远志、吴萸、首乌、麦冬、茜草、地骨皮、淫羊藿、艾叶、黄芪、补骨脂、枸杞子、巴戟、附子、肉苁蓉、当归、牛膝、覆盆子、龟版、狗脊。(中医方剂大辞典)

益寿康泰 yi shou kang tai

【英文名】Yi Shou Kang Tai Plaster

【组成】丹参、人参、麦冬。(中药药理与临床 1993,9(6))

益寿强身膏 yi shou qiang shen gao

【英文名】Yi Shou Qiang Shen Concentrated Decoction

【组成】党参、人参、茯苓、黄芪、白术、山药、制何首乌、当归、熟地黄、川芎、泽泻、牡丹皮、牛膝、白芍、杜仲叶、续断、阿胶、红花、三七、炙甘草、黄精、陈皮。(药品标准-中药成方制剂标准 1998)

益寿黑豆方 yi shou hei dou fang

【英文名】Yi Shou Hei Dou Prescription

【组成】旱莲草、黑桑椹、白何首乌、故纸、骨碎补、金樱子、何首乌、杜仲、明青盐、生地、白茯苓、柏子仁、蛇床子、肉苁蓉、菟丝饼、甘枸杞、川续断、川牛膝、槐角子、远志肉、川石斛。(中医方剂大辞典)

益肝乐冲剂 yi gan le chong ji

【英文名】Yi Gan Le Medicinal Instant Granule

【组成】云芝、垂盆草、柴胡、郁金、板蓝根、五味子。(药品标准-中药成方制剂标准 1991)

益肝冲剂 yi gan chong ji

【英文名】Yi Gan Medicinal Instant Granule

【组成】丹参、郁金、当归、牡丹皮、茯苓、板蓝根、白术、陈皮、鸡内金、厚朴、木香、延胡索、三棱、山楂。(药品标准-中药成方制剂标准 1991)

益肝灵片 yi gan ling pian

【英文名】Yi Gan Ling Tablet

【组成】水飞蓟素。(药品标准-中药成方制剂标准 1993)

益肝消水汤 yi gan xiao shui tang

【英文名】Yi Gan Xiao Shui Decoction

【组成】茯苓、猪苓、茵陈、山栀、大黄、白茅根、泽泻、大腹皮、赤芍。(中医药学报 1991,(1))

益肝散 yi gan san

【英文名】Yi Gan Powder

【组成】当归、川芎、白芍、半夏、柴胡、黄芩、草决明、甘草、蒺藜、胆草、楮实子。(中医方剂大辞典)

益肝煎 yi gan jian

【英文名】Yi Gan Decoction

【组成】柴胡、丹参、生左牡蛎、乌药、制香附、当归、琥珀、桑叶、巨胜子、荔枝。(中医方剂大辞典)

益肝解毒汤 yi gan jie du tang

【英文名】Yi Gan Jie Du Decoction

【组成】黄芪、党参、茯苓、炒白术、女贞子、黄精、枸杞子、菟丝子、板蓝根、白花蛇舌草、虎杖、赤芍、丹参、生草。(现代中医 1990,3(4))

益肝膏 yi gan gao

【英文名】Yi Gan Concentrated Decoction

【组成】淫羊藿、仙茅、桑椹、白芍、党参、黄芪、麦芽、稻芽、当归、水红花子、荷叶、贯众。(药品标准-中药成方制剂标准 1993)

益肠片 yi chang pian

【英文名】Yi Chang Tablet

【组成】人参、黄芪、白术、炮姜、补骨脂、当归、延胡索、木香、白芍、儿茶、赤石脂、甘草。(辽宁中医杂志 1988,(3))

益身灵丸 yi shen ling wan

【英文名】Yi Shen Ling Pill

【组成】党参、鹿茸、补骨脂、枸杞子、菟丝子、当归、熟地黄、麦冬、五味子、远志、酸枣仁、柏子仁、白术、山

药、陈皮、独活、甘草。(药品标准－中药成方制剂标准1997)

益坤丸 yi kun wan

【英文名】Yi Kun Pill

【组成】熟地黄、当归、白芍、阿胶、人参、黄芪、山药、甘草、益母草、血余炭、鸡冠花、延胡索、乳香、没药、小茴香、松香、鹿角、锁阳、艾叶炭、续断、补骨脂、杜仲炭、菟丝子、白薇、黄柏、茯苓、白术、白芷、陈皮、木香、砂仁、紫苏叶。(药品标准－中药成方制剂标准1991)

益坤宁酊 yi kun ning ding

【英文名】Yi Kun Ning Tincture

【组成】当归、香附、桂皮、熟地黄、白芍、川芎、益母草、延胡索、三棱、橙皮。(药品标准－中药成方制剂标准1997)

益坤产复康冲剂 yi kun chan fu kang chong ji

【英文名】Yi Kun Chan Fu Kang Medicinal Instant Granule

【组成】益母草、何首乌、当归、熟地黄、黄芪、香附等。((92)卫药准字Z－11号)

益府秘传冲虚至宝丹 yi fu mi chuan chong xu zhi bao dan

【英文名】Yi Fu Mi Chuan Chong Xu Zhi Bao Pellet

【组成】紫草茸、当归、鲜笋、红花、木通、麻黄、白芷、白及、牡丹皮、赤芍、怀生地、牛蒡子、甘草。(中医方剂大辞典)

益府秘传拨云龙光散 yi fu mi chuan bo yun long guang san

【英文名】Yi Fu Mi Chuan Bo Yun Long Guang Powder

【组成】蕤仁、牛黄、好珍珠、硼砂、琥珀、真熊胆、硇砂、当门子、白丁香、海螵蛸、冰片、人龙。(中医方剂大辞典)

益府紫金锭 yi fu zi jin ding

【英文名】Yi Fu Zi Jin Lozenge

【组成】文蛤、茨姑、大戟、雄黄、真射、续随子。(中医方剂大辞典)

益明长智丸 yi ming zhang zhi wan

【英文名】Yi Ming Zhang Zhi Pill

【组成】龟心、龙骨、远志、龟版、辰砂、石菖蒲、天门冬、麦门冬、柏子仁、白茯苓、玄参、桔梗、人参、丹参、酸枣仁、胆南星、熟地黄、五味子、川当归、茯神、甘草、熊胆。(中医方剂大辞典)

益肺汤 yi fei tang

【英文名】Yi Fei Decoction

【组成】(1)麦冬、天门冬、生地、玄参。(中医方剂大辞典)(2)牡丹皮、桑白皮、荆芥穗、紫菀、当归、枇杷叶、白芍药、藕节、玄参、丹参、甘草、橘红。(中医方剂大辞典)

益肺健身合剂 yi fei jian shen he ji

【英文名】Yi Fei Jian Shen Mixture

【组成】菟丝子、黄芪、太子参、葛根、当归、赤芍、防风、甘草。(中国中西医结合杂志1993,13(1))

益肺胶囊 yi fei jiao nang

【英文名】Yi Fei Capsule

【组成】红参、蛤蚧、知母、桑白皮、川贝母、茯苓、甘草、苦杏仁。(药品标准－中药成方制剂标准1997)

益肺散 yi fei san

【英文名】Yi Fei Powder

【组成】(1)麻黄、五味子、杏仁、甘草、陈皮。(中医方剂大辞典)(2)糯米炒黄、阿胶、黄芪。(中医方剂大辞典)

益肾丸 yi shen wan

【英文名】Yi Shen Pill

【组成】枸杞子、菟丝子、车前子、五味子、覆盆子。(药品标准－中药成方制剂标准1998)

益肾乌发口服液 yi shen wu fa kou fu ye

【英文名】Yi Shen Wu Fa Oral Liquid

【组成】何首乌、当归、补骨脂、枸杞子、沙苑子、茯苓、牛膝。(药品标准－中药成方制剂标准1996)

益肾化通汤 yi shen hua tong tang

【英文名】Yi Shen Hua Tong Decoction

【组成】党参、黄芪、菟丝子、补骨脂、石斛、山甲片、王不留行、茯苓、冬葵子、石韦、瞿麦、郁金、鸡内金、赤芍、金钱草。

益肾化湿通精汤 yi shen hua shi tong jing tang

【英文名】Yi Shen Hua Shi Tong Jing Decoction

【组成】熟地、黄芪、菟丝子、枸杞子、续断、车前子、滑石、王不留行、石菖蒲、怀牛膝、肉苁蓉、郁金。(新中医1992,(5))

益肾化瘀方 yi shen hua yu fang

【英文名】Yi Shen Hua Yu Decoction

【组成】淫羊藿、桂枝、黄芪、太子参、麦冬、五味子、丹参、赤芍、川芎、红花、当归。(四川中医1991,9(10))

益肾化瘀汤 yi shen hua yu tang

【英文名】Yi Shen Hua Yu Decoction

【组成】熟地黄、巴戟天、仙灵脾、菟丝子、枸杞、当归、赤芍、制乳香、制没药、川牛膝、香附、甘草。(陕西中医1993,14(6))

益肾化瘀降浊汤 yi shen hua yu jiang zhuo tang

【英文名】Yi Shen Hua Yu Jiang Zhuo Decoction

【组成】山萸肉、菟丝子、益智仁、郁金、胆南星、远志、石菖蒲,紫河车、水蛭、生山楂。(浙江中医杂志1993,28(12))

益肾升白汤 yi shen sheng bai tang
【英文名】Yi Shen Sheng Bai Decoction
【组成】黄精、仙灵脾、女贞子、补骨脂、黄芪、当归、党参、阿胶、鸡血藤、山甲粉、大枣。(山东中医学院学报 1993,17(5))

益肾生发丸 yi shen sheng fa wan
【英文名】Yi Shen Sheng Fa Pill
【组成】何首乌、女贞子、熟地黄、当归、大枣。((92)豫卫药准字 37042 号)

益肾生精汤 yi shen sheng jing tang
【英文名】Yi Shen Sheng Jing Decoction
【组成】山萸肉、淫羊藿、熟地、茯苓、山药、枸杞、高丽参、丹皮、炙甘草。(江苏中医 1991,(6))

益肾兴阳 yi shen xing yang
【英文名】Yi Shen Xing Yang Capsule
【组成】鹿茸、驴肾、肉苁蓉、人参、黄芪。((94)京卫药准字第 108 号)

益肾兴阳胶囊 yi shen xing yang jiao nang
【英文名】Yi Shen Xing Yang Capsule
【组成】鹿茸、驴肾、狗肾、肉苁蓉、菟丝子、人参、黄芪、淫羊藿、蚕蛾。(药品标准－中药成方制剂标准 1993)

益肾安胎饮 yi shen an tai yin
【英文名】Yi Shen An Tai Drink
【组成】川断、党参、菟丝子、山药、女贞子、白术、白芍、甘草、阿胶(烊化)。(广西中医药 1993,16(6))

益肾汤 yi shen tang
【英文名】Yi Shen Decoction
【组成】(1)黄芪、茯苓、白茅根、山萸肉、阿胶、三七。(黑龙江中医药 1992,(4))(2)当归、川芎、坤草、丹参、银花、连翘、蒲公英、板蓝根等。(山西中医 1993,9(2))(3)熟地黄、益母草、丹参、泽泻、淮山药、茯苓、车前子、牡丹皮、山茱萸、黄芪、党参、肉桂、杜仲。(云南中医杂志 1989,10(5))(4)党参、赤芍、竹茹、桃仁、川芎、山萸肉、泽泻、丹参、银花、益母草、白茅根、板蓝根、半边莲。(湖南中医杂志 1988,(6))(5)黄芪、生地、茯苓、山药、白术、防己、白茅根、枸杞子、黄精、狗脊、川断、银花、蒲公英、川楝子、甘草。(吉林中医 1990,(2))

益肾助阳汤 yi shen zhu yang tang
【英文名】Yi Shen Zhu Yang Decoction
【组成】鹿角霜、熟地、山药、山萸肉、枸杞子、女贞子、菟丝子、蛇床子、仙灵脾、黄精、龟板胶、肉桂。(陕西中医 1993,14(6))

益肾坚骨汤 yi shen jian gu tang
【英文名】Yi Shen Jian Gu Decoction
【组成】补骨脂、骨碎补、菟丝子、干地黄、白芍、黄芪、当归、陈皮、甘草。(山东中医杂志 1993,(7))

益肾灵冲剂 yi shen ling chong ji
【英文名】Yi Shen Ling Medicinal Instant Granule
【组成】枸杞子、女贞子、附子、芡实、车前子、补骨脂、覆盆子、五味子、桑椹、沙苑子、韭菜子、淫羊霍、金樱子。(药品标准－中药成方制剂标准 1990)

益肾补骨液 yi shen bu gu ye
【英文名】Yi Shen Bu Gu Oral Liquid
【组成】骨碎补、何首乌、茯苓、续断、白芍、当归、党参、熟地黄、黄精、枸杞子、自然铜、陈皮。(药品标准－中药成方制剂标准 1995)

益肾固胎汤 yi shen gu tai tang
【英文名】Yi Shen Gu Tai Decoction
【组成】菟丝子、杜钟、续断、桑寄生、党参、白术、黄芩、阿胶、何首乌、陈皮。(江西中医药 1990,(5))

益肾固精丸 yi shen gu jing wan
【英文名】Yi Shen Gu Jing Pill
【组成】(1)大熟地、山萸肉、淮山药、牡丹皮、云茯苓、龙骨、莲须、芡实、线胶。(中医方剂大辞典)(2)炙龟版、生牡蛎、鹿角胶、蛤蚧尾、大熟地、炒杭芍、益智子、菟丝饼、云茯苓、炒山药、山萸肉、牡丹皮、五味子、金樱肉、石莲肉、建泽泻。(中医方剂大辞典)

益肾降脂片 yi shen jiang zhi pian
【英文名】Yi Shen Jiang Zhi Tablet
【组成】冬虫夏草、黄芪、葛根、绞股兰总甙。(陕西中医 1990,11(6))

益肾养元合剂 yi shen yang yuan he ji
【英文名】Yi Sheng Yang Yuan Mixture
【组成】何首乌、狗脊、黄精、菟丝子、金樱子、补骨脂、当归、陈皮。(药品标准－中药成方制剂标准 1998)

益肾春 yi shen chun
【英文名】Yi Shen Chun Medicinal Instant Granule
【组成】枸杞子、山茱萸、淫羊藿、巴戟天、海马。(中成药研究 1991,(9))

益肾活血汤 yi shen huo xue tang
【英文名】Yi Shen Huo Xue Decoction
【组成】(1)炙黄芪、熟地、白茯苓、桑寄生、白茅根、当归、益母草、丹皮。(实用中西医结合杂志 1991,4(3))(2)当归、坤草、制香附、艾叶、甘草、川芎、红花、牛膝、杜仲、川断、桑寄生、狗脊。(内蒙古中医药 1989,(3))

益肾活络汤 yi shen huo luo tang
【英文名】Yi Shen Huo Luo Decoction
【组成】小蓟、茅根、丹皮、赤芍、蒲公英、连翘、炒地榆、炒蒲黄、旱莲草。(中医药学报 1989,(1))

益肾祛瘀通窍汤 yi shen qu yu tong qiao tang
【英文名】Yi Shen Qu Yu Tong Qiao Decoction

【组成】党参、黄芪、地黄、天门冬、肉桂、地鳖虫、炮甲山、慈菇、琥珀粉、盐水黄柏、知母、枳壳、泽泻。(南京中医学院学报 1988,(2))

益肾调肝汤 yi shen tiao gan tang

【英文名】Yi Shen Tiao Gan Decoction

【组成】柴胡、当归、白芍、山茱萸、紫河车、香附、益母草。(中医方剂大辞典)

益肾调经汤 yi shen tiao jing tang

【英文名】Yi Shen Tiao Jing Decoction

【组成】杜仲、续断、熟地、当归、白芍、益母草、焦艾、巴戟、乌药。(中医方剂大辞典)

益肾逐瘀通淋汤 yi shen zhu yu tong lin tang

【英文名】Yi Shen Zhu Yu Tong Lin Decoction

【组成】仙灵脾、鹿角霜、急性子、留行子、三棱、石苇、扁蓄、威灵仙、海浮石、枳实。(江西中医药 1989,(5))

益肾通关汤 yi shen tong guan tang

【英文名】Yi Shen Tong Guan Decoction

【组成】黄芪、熟地、山药、山茱萸、刘寄奴、王不留行、荔枝核、海藻、昆布、牛膝、蜣螂、琥珀。(吉林中医 1993,(1))

益肾通络汤 yi shen tong luo tang

【英文名】Yi Shen Tong Luo Decoction

【组成】桃仁、红花、丹参、党参、草决明、益母草、车前子、蝉蜕、僵蚕、地龙、蜈蚣。(陕西中医 1993,14(11))

益肾通淋散 yi shen tong lin san

【英文名】Yi Shen Tong Lin Powder

【组成】鹿角霜、川牛膝、补骨脂、金钱草、海金沙、鱼脑石、冬葵子、鸡内金、芒硝、王不留行、血珀、速尿、山莨菪碱、氟哌酸。(甘肃中医 1993,6(2))

益肾康冲剂 yi shen kang chong ji

【英文名】Yi Shen Kang Medicinal Instant Granule

【组成】黄芪、人参、生地、山萸肉、何首乌、杜仲、枸杞子、肉桂、女贞子、土茯苓、当归、栀子。(中西医结合杂志 1989,9(8))

益肾液 yi shen ye

【英文名】Yi Shen Oral Liquid

【组成】枸杞子、菟丝子、覆盆子、车前子、五味子。(药品标准－中药成方制剂标准 1998)

益肾清浊汤 yi shen qing zhuo tang

【英文名】Yi Shen Qing Zhuo Decoction

【组成】益智仁、山药、丹参、莲子、萆薢、炒黄柏、炒黄连、茯苓、猪苓、车前子、半夏、砂仁、乌药、石菖蒲、甘草。(山东中医学院学报 1992,16(4))

益肾强身丸 yi shen qiang shen wan

【英文名】Yi Shen Qiang Shen Pill

【组成】茯苓、黄芪、芡实、熟地黄、黑芝麻、侧柏叶、黄精、黑豆、山药、龙骨、琥珀、紫河车、珍珠、何首乌、核桃仁、天冬、麦冬、玄参、大青盐、大枣。(药品标准－中药成方制剂标准 1998)

益肾散 yi shen san

【英文名】Yi Shen Powder

【异名】益智散(《丹溪心法》卷四)

【组成】磁石、巴戟、大川椒、沉香、石菖蒲。(中医方剂大辞典)

益肾温经汤 yi shen wen jing tang

【英文名】Yi Shen Wen Jing Decoction

【组成】山药、巴戟天、香附、当归、熟地、柴胡、白芍、郁金、丹参。(四川中医 1988,(11))

益肾煎 yi shen jian

【英文名】Yi Shen Decoction

【组成】熟地、茯苓、杏仁、泽泻、黄芪、太子参、炒白术、桂枝、水蛭、益母草、熟附子、甘草。(辽宁中医杂志 1990,(3))

益肾糖浆 yi shen tang jiang

【英文名】Yi Shen Syrup

【组成】枸杞子、五味子、覆盆子、菟丝子、车前子。(药品标准－中药成方制剂标准 1998)

益肾蠲痹丸 yi shen juan bi wan

【英文名】Yi Shen Juan Bi Pill

【组成】熟地黄、仙灵脾、鹿衔草、淡苁蓉、全当归、蜂房、蕲蛇、地鳖虫、僵蚕、蜣螂、炮山甲、全蝎、蜈蚣、广地龙、甘草等。(北京中医学院学报 1985,8(3))

益视冲剂 yi shi chong ji

【英文名】Yi Shi Medicinal Instant Granule

【组成】党参、覆盆子、首乌、菟丝子、五味子、广木香等。(中西医结合眼科 1992,10(1))

益视合剂 yi shi he ji

【英文名】Yi Shi Mixture

【组成】益智仁、肉苁蓉、枸杞子、白术、远志、石菖蒲。(中西医结合眼科 1992,10(1))

益视颗粒 yi shi ke li

【英文名】Yi Shi Granule

【组成】党参、当归、五味子、山药、制何首乌、金樱子、覆盆子、厚朴、木香、白术、山楂、石楠叶、菟丝子、神曲。(药品标准－中药成方制剂标准 1998)

益金散风汤 yi jin san feng tang

【英文名】Yi Jin San Feng Decoction

【组成】人参、甘草、五味子、麦冬、紫苏、蔓荆子、天花粉、桔梗。(中医方剂大辞典)

益津降糖口服液 yi jin jiang tang kou fu ye

【英文名】Yi Jin Jiang Tang Peroral Liquid

【组成】人参、白术、茯苓、仙人掌、甘草。((93)卫药准

字 Z-49 号)

益神丸 yi shen wan

【英文名】Yi Shen Pill

【组成】硫黄、木香、肉豆蔻、槟榔、桂、附子、青橘皮、干姜。(中医方剂大辞典)

益神定志丸 yi shen ding zhi wan

【英文名】Yi Shen Ding Zhi Pill

【组成】人参、茯神、远志、白茯苓、白附子、天麻、天门冬、麦门冬、羌活、甘草。(中医方剂大辞典)

益神散 yi shen san

【英文名】Yi Shen Powder

【组成】(1)四圣汤加丁香、半夏曲。(中医方剂大辞典)(2)川楝子、炒麦芽、炒枳壳、使君子肉、炒乌药、炒枳实、炒猪苓、炒山楂、炒川朴、炒泽泻、炒槟榔、大黄、莪术、三棱、胡黄连、青皮、青矾、六曲、干漆、苍术、制香附、针砂、陈皮。(中医方剂大辞典)

益胃丸 yi wei wan

【英文名】Yi Wei Pill

【组成】缩砂仁、川姜、陈皮、厚朴、丁香、白术、肉豆蔻、半夏。(中医方剂大辞典)

益胃口服液 yi wei kou fu ye

【英文名】Yi Wei Oral Liquid

【组成】蒲公英、红藤、白芍、甘草、乌药、陈皮、木香。(药品标准-中药成方制剂标准 1998)

益胃丹 yi wei dan

【英文名】Yi Wei Pellet

【组成】沉香、当归、木香、白术、白芍、逢术、砂仁、人参。(中医方剂大辞典)

益胃升阳汤 yi wei sheng yang tang

【英文名】Yi Wei Sheng Yang Decoction

【组成】柴胡、升麻、炙甘草、当归身、陈皮、人参、神曲、黄芪、白术、生黄芩。(中医方剂大辞典)

益胃汤 yi wei tang

【英文名】Yi Wei Decoction

【组成】(1)丁香、人参、诃黎勒皮、官桂、大黄。(中医方剂大辞典)(2)黄芪、甘草、半夏、黄芩、柴胡、人参、益智仁、白术、苍术、当归梢、陈皮、升麻。(中医方剂大辞典)(3)丁香、人参、桂心、阿胶。(中医方剂大辞典)(4)沙参、麦冬、冰糖、细生地、玉竹。(中医方剂大辞典)(5)当归、茯苓、白术、陈皮、黄芪、甘草、防风、升麻。(中医方剂大辞典)

益胃灵 yi wei ling

【英文名】Yi Wei Ling Capsule

【组成】炙香附子、五灵脂、黑丑、白丑、白及。(中草药 1990,21(3))

益胃散 yi wei san

【英文名】Yi Wei Powder

【组成】(1)黄连、五味、乌梅、生甘草、炙甘草、升麻。(中医方剂大辞典)(2)木香、丁香、藿香、陈皮、缩砂、白豆蔻仁、甘草。(中医方剂大辞典)(3)陈皮、黄芪、益智仁、干生姜、白豆蔻仁、泽泻、姜黄、缩砂仁、甘草、厚朴、人参。(中医方剂大辞典)

益胃煎 yi wei jian

【英文名】Yi Wei Decoction

【组成】紫沉香、姜黄连、甘草、高良姜、台乌药、广郁金、酒大黄、丹皮、神曲、蒲公英、石斛。(陕西中医 1992,12(3))

益胃膏 yi wei gao

【英文名】Yi Wei Plaster

【组成】白芍、甘草、蒲公英、红藤、木香、陈皮、乌药。(中医杂志 1982,23(4))

益胆丸 yi dan wan

【英文名】Yi Dan Pill

【组成】郁金、玄参、滑石粉、明矾、金银花、火硝、甘草。(中医方剂大辞典)

益胆片 yi dan pian

【英文名】Yi Dan Tablet

【组成】硝石、矾石散、郁金、滑石、玄参、甘草等。(南京中医学院学报 1993,(2))

益胆汤 yi dan tang

【英文名】Yi Dan Decoction

【异名】泄热益胆汤(《圣济总录》卷四十二)

【组成】黄芩、甘草、人参、桂、苦参、茯苓。(中医方剂大辞典)

益脉灵 yi mai ling

【英文名】Yi Mai Ling Injection

【组成】黄芪、丹参。(黑龙江中医药 1993,(3))

益脉康片 yi mai kang pian

【英文名】Yi Mai Kang Tablet

【组成】灯盏、细辛。(药品标准-中药成方制剂标准 1997)

益荣安神汤 yi rong an shen tang

【英文名】Yi Rong An Shen Decoction

【组成】川芎、当归、茯神、枣仁、柏仁、橘红、甘草、人参、龙眼肉、竹茹、大枣。(中医方剂大辞典)

益荣汤 yi rong tang

【英文名】Yi Rong Decoction

【组成】(1)当归、川芎、生地、香附、荆芥、焦杜仲、续断、山萸肉、茯苓、陈皮、甘草。(中医方剂大辞典)(2)人参、当归、红花、甘草、赤芍。(中医方剂大辞典)(3)当归、黄芪、小草、酸枣仁、柏子仁、麦门冬、茯神、白芍药、紫石英、木香、人参、甘草。(中医方剂大辞典)

益荣荡滞饮 yi rong dang zhi yin

【英文名】Yi Rong Dang Zhi Drink

【组成】当归、川芎、芍药、地黄、大黄、人参、白术、茯苓、黄芪、桂枝、甘草。(中医方剂大辞典)

益荣煎 yi rong jian

【英文名】Yi Rong Decoction

【组成】党参、白芍、枣仁、柏子仁、黄芪、茯神、远志、甘草、当归身、木香、紫石英。(中医方剂大辞典)

益真丸 yi zhen wan

【英文名】Yi Zhen Pill

【组成】(1)天门冬、麦门冬、干地黄、车前子、枸杞子、人参、补骨脂、茴香。(中医方剂大辞典)(2)人参、黄芪、吴白术、木香、熟干地黄、鳖甲、当归、白芍药、白茯苓、阿胶、鹿角霜、桑寄生、枳实。(中医方剂大辞典)

益真鹿茸丸 yi zhen lu rong wan

【英文名】Yi Zhen Lu Rong Pill

【组成】石斛、牛膝、肉苁蓉、紫石英、鳖甲、续断、柏子仁、五味子、黄芪、巴戟、安息香、鹿茸、沉香、山药、覆盆子。(中医方剂大辞典)

益脑片 yi nao pian

【英文名】Yi Nao Tablet

【组成】党参、白术、茯苓、熟地、山萸肉、泽泻、当归、黄芪、菖蒲、远志、珍珠母。(中医杂志 1989,(11))

益脑宁 yi nao ning

【英文名】Yi Nao Ning Pill

【组成】龙胆草、茯苓、远志、珍珠母、神曲、甘草等。(江西中医药 1984,(5))

益脑宁片 yi nao ning pian

【英文名】Yi Nao Ning Tablet

【组成】炙黄芪、党参、麦芽、制何首乌、灵芝、女贞子、旱莲草、桑寄生、天麻、钩藤、丹参、赤芍、地龙、山楂、琥珀。(药品标准－中药成方制剂标准 1998)

益脑冲剂 yi nao chong ji

【英文名】Yi Nao Medicinal Instant Granule

【组成】黄精、何首乌、黄芪、葛根等。(安徽中医学院学报 1992,11(3))

益脑定痫散 yi nao ding xian san

【英文名】Yi Nao Ding Xian Powder

【组成】人参、白术、茯苓、炙甘草、山萸肉、熟地、菟丝子、丹参、僵蚕、钩藤、陈皮、石菖蒲、半夏、制南星、硼砂。(山东中医杂志 1991,10(3))

益脑复健胶囊 yi nao fu jian jiao nang

【英文名】Yi Nao Fu Jian Capsule

【组成】三七、葛根、赤芍、豨莶草、红花、川芎、地龙、血竭。(药品标准－中药成方制剂标准 1998)

益脑活血汤 yi nao huo xue tang

【英文名】Yi Nao Huo Xue Decoction

【组成】黄芪、川芎、红花、胆南星、枸杞。(湖北中医杂志 1993,15(5))

益脑胶囊 yi nao jiao nang

【英文名】Yi Nao Capsule

【组成】龟甲胶、远志、龙骨、灵芝、五味子、麦冬、石菖蒲、党参、人参、茯苓。(药品标准－中药成方制剂标准 1991)

益脑散 yi nao san

【英文名】Yi Nao Powder

【异名】益脑地榆散(中医方剂大辞典、颅囟经)

【组成】(1)地榆、虾蟆、蜗牛壳、青黛、石蜜、麝香。(中医方剂大辞典)(2)地榆、蜗牛、青黛、麝香、人粪、兰香根、蚺蛇胆、龙脑香。(中医方剂大辞典)

益康灵 yi kang ling

【英文名】Yi Kang Ling Tablet

【组成】何首乌、葛根、三七等。(云南中医学院学报 1993,16(2))

益康唑软膏 yi kang zuo ruan gao

【英文名】Yi Kang Zuo Bill Ointment

【组成】益康唑。((85)皖卫药准字 070 号)

益康胶囊 yi kang jiao nang

【英文名】Yi Kang Capsule

【组成】人参、三七、黄芪、黄精、天花粉、何首乌、灵芝、丹参、泽泻、珍珠层粉、维生素 E、维生素 A、甲基橙皮甙。(药品标准－中药成方制剂标准 1997)

益营内托散 yi ying nei tuo san

【英文名】Yi Ying Nei Tuo Powder

【组成】柴胡、干葛、熟地、当归、人参、甘草、秦艽、续断、生姜、大枣。(中医方剂大辞典)

益虚宁片 yi xu ning pian

【英文名】Yi Xu Ning Tablet

【组成】枸杞子、何首乌、党参、当归、地黄、五味子、菟丝子、女贞子、牛膝、牡丹皮、麦冬、甘草。(药品标准－中药成方制剂标准 1991)

益黄六君汤 yi huang liu jun tang

【英文名】Yi Huang Liu Jun Decoction

【组成】人参、白术、茯苓、半夏、陈皮、木香、诃子、肉豆蔻、丁香、炮姜、大枣、甘草。(成都中医学院学报 1983,(3))

益黄散 yi huang san

【英文名】Yi Huang Powder

【组成】(1)人参、白扁豆、黄芪、茯苓、神曲、石莲肉、白芷、木香、甘草、藿香叶。(中医方剂大辞典)(2)陈橘皮、青橘皮、诃子肉、甘草。(中医方剂大辞典)(3)丁香、诃子、青皮、陈皮、木香。(中医方剂大辞典)(4)陈皮、肉豆蔻、丁香、诃子肉、甘草。(中医方剂大辞典)(5)四圣汤加诃子、陈皮。(中医方剂大辞典)(6)黄芪、陈皮、人参、芍药、生甘草、熟甘草、

黄连。(中医方剂大辞典)(7)陈皮、丁香、诃子、青皮、甘草。(中医方剂大辞典)

益黄膏 yi huang gao

【英文名】Yi Huang Plaster

【组成】益母草、大黄、黄柏等。(江苏中医杂志 1993,(7))

益智1号 yi zhi yi hao

【英文名】Yi Zhi No.1 Prescription

【组成】首乌、石菖蒲、葛根、银杏叶、川芎、赤芍等。(中草药 1993,24(2))

益智二伏汤 yi zhi er fu tang

【英文名】Yi Zhi Er Fu Decoction

【组成】益智仁、茯苓、茯神、糯米。(中医方剂大辞典)

益智丸 yi zhi wan

【英文名】Yi Zhi Pill

【异名】朱子读书丸(中医方剂大辞典、摄生众妙方)

【组成】(1)益智仁、茯苓、茯神。(中医方剂大辞典)(2)石菖蒲、橘红、甘草、当归身、人参、茯神、远志。(中医方剂大辞典)(3)益智子、萆薢、狗脊、芎䓖、巴戟天、干木瓜、续断、牛膝、附子。(中医方剂大辞典)(4)益智仁。(中医方剂大辞典)

益智口服液 yi zhi kou fu ye

【英文名】Yi Zhi Peroral Liquid

【组成】人参、酸枣仁、远志、龙眼肉等。(中药药理与临床 1993,9(2))

益智子汤 yi zhi zi tang

【英文名】Yi Zhi Zi Decoction

【组成】(1)益智仁。(中医方剂大辞典)(2)益智仁、白茯苓。(中医方剂大辞典)

益智子散 yi zhi zi san

【英文名】Yi Zhi Zi Powder

【组成】(1)益智子、附子、缩砂、白豆蔻、丁香、黄芪、白术、厚朴、人参、桂心、白茯苓、陈橘皮、川芎、高良姜、藿香、当归、甘草。(中医方剂大辞典)(2)益智子、缩砂、香薷、草豆蔻、丁香、干木瓜、陈橘皮。(中医方剂大辞典)(3)益智子、川乌头、肉桂、当归、干姜、细辛、高良姜、甘草、前胡、厚朴。(中医方剂大辞典)(4)益智子、沉香、赤茯苓、枳壳、白术、槟榔、紫苏子、陈橘皮、木香。(中医方剂大辞典)

益智仁汤 yi zhi ren tang

【英文名】Yi Zhi Ren Decoction

【组成】(1)益智仁、石菖蒲、白茯苓、莲子肉、陈皮、缩砂仁、半夏曲、木香、厚朴、甘草。(中医方剂大辞典)(2)益智仁、干姜、甘草、茴香、乌头、生姜、青皮。(中医方剂大辞典)

益智仁散 yi zhi ren san

【英文名】Yi Zhi Ren Powder

【异名】益智散(中医方剂大辞典、育婴秘诀)

【组成】(1)益智仁、补骨脂、白茯苓、乌药。(中医方剂大辞典)(2)益智仁、破故纸、白茯苓。(中医方剂大辞典)(3)益智仁、白茯苓。(中医方剂大辞典)

益智仁煮散 yi zhi ren zhu san

【英文名】Yi Zhi Ren Zhu Powder

【异名】益智煮散(《普济方》卷二十一)

【组成】益智、乌药、桂、天仙藤、莎草根、陈橘皮、甘草、干姜、木香、川芎、白术、丁香、人参。(中医方剂大辞典)

益智木律散 yi zhi mu lv san

【英文名】Yi Zhi Mu Lv Powder

【组成】木律、当归、黄连、羊胫骨灰、益智皮、熟地黄、草豆蔻皮、升麻。(中医方剂大辞典)

益智壮骨冲剂 yi zhi zhuang gu chong ji

【英文名】Yi Zhi Zhuang Gu Medicinal Instant Granule

【组成】益智仁、龙骨、人参、龟板、菖蒲、远志、茯神、五味子等。(中成药研究 1992,(5))

益智安神汤 yi zhi an shen tang

【英文名】Yi Zhi An Shen Decoction

【组成】柏子仁、石菖蒲、生地、知母、白芍、胆星、远志肉、石决明、茯神、甘草、羚羊角。(中医方剂大辞典)

益智汤 yi zhi tang

【英文名】Yi Zhi Decoction

【组成】(1)益智、京三棱、干姜、青皮、蓬莪戌、陈皮、甘草、盐。(中医方剂大辞典)(2)陈皮、茯苓、白术、甘草、苍术、益智仁、柴胡、升麻。(中医方剂大辞典)(3)干生姜、杏仁、白面、甘草、盐、益智仁、京三棱、青皮、陈皮、蓬莪戌。(中医方剂大辞典)(4)益智、乌头、青橘皮、麻黄、干姜。(中医方剂大辞典)

益智灵 yi zhi ling

【英文名】Yi Zhi Ling Peroral Liquid

【组成】太子参。(中国医药学报 1993,8(1))

益智和中丸 yi zhi he zhong wan

【英文名】Yi Zhi He Zhong Pill

【组成】木香、黄连、生地黄、黄芪、人参、麦门冬、神曲末、当归身、干生姜、陈皮、姜黄、缩砂仁、桂花、桂枝、益智仁、炙甘草、麦蘖面、草豆蔻仁。(中医方剂大辞典)

益智和中汤 yi zhi he zhong tang

【英文名】Yi Zhi He Zhong Decoction

【组成】肉桂、桂枝、牡丹皮、柴胡、葛根、益智仁、半夏、当归身、炙甘草、黄芪、升麻、白芍药、干姜。(中医方剂大辞典)

益智固真汤 yi zhi gu zhen tang

【英文名】Yi Zhi Gu Zhen Decoction

【组成】黄芪、人参、白术、白芍、白茯神、五味子、当归身、麦冬、巴戟肉、益智仁、酸枣仁、山药、泽泻、升麻、黄连、黄芩、黄柏、知母、莲花蕊、生甘草梢。(中医方剂大辞典)

益智散 yi zhi san

【英文名】Yi Zhi Powder

【组成】(1)益智、甘草。(中医方剂大辞典)(2)牡蛎、人参、厚朴、甘草、花粉、龙骨、白及、陈皮、赤芍、益智仁、黄芪、川芎、当归、熟地、雄鸡膍胵、山药、黄芩。(中医方剂大辞典)(3)益智、蓬莪戌、京三棱、青橘皮、陈橘皮、白茯苓、人参、甘草、木香、厚朴。(中医方剂大辞典)(4)益智子、甘草、荆三棱、蓬莪术、川芎。(中医方剂大辞典)(5)益智仁、干姜、青皮、川乌。(中医方剂大辞典)

益智糖浆 yi zhi tang jiang

【英文名】Yi Zhi Syrup

【组成】煅龙牡、珍珠母、钩藤、黄芪、炙甘草、红枣、浮小麦、夜交藤、当归、白芍、五味子、黄柏等。(陕西中医 1991,12(10))

益脾合剂 yi pi he ji

【英文名】Yi Pi Mixture

【组成】党参、干姜、附子、甘草、地榆、白术、防风。(湖北中医杂志 1991,(2))

益脾壮身散 yi pi zhuang shen san

【英文名】Yi Pi Zhuang Shen Powder

【组成】茯苓、薏苡仁、百合、麦芽、山药、建曲、芡实、石决明、北沙参、鸡内金、谷芽。(药品标准－中药成方制剂标准 1998)

益脾饼 yi pi bing

【英文名】Yi Pi Medicated Diet

【组成】白术、干姜、鸡内金、熟枣肉。(中医方剂大辞典)

益脾消食片 yi pi xiao shi pian

【英文名】Yi Pi Xiao Shi Tablet

【组成】人参、白术、茯苓、甘草、山药、莲子、白扁豆、木香、砂仁、陈皮、青皮、六神曲、麦芽、山楂、芡实、薏苡仁、当归、枳壳。(药品标准－中药成方制剂标准 1997)

益脾清肝散 yi pi qing gan san

【英文名】Yi Pi Qing Gan Powder

【异名】益脾清肝汤(《准绳·幼科》卷三)

【组成】炙甘草、柴胡、川芎、当归、黄芪、丹皮、人参、白术、茯苓。(中医方剂大辞典)

益脾散 yi pi san

【英文名】Yi Pi Powder

【组成】(1)白术、甘草、苡仁、泽泻、神曲、半夏、茯苓、赤豆、薄荷、茵陈。(中医方剂大辞典)(2)鳝鱼、肉果。(中医方剂大辞典)(3)四君子汤加陈皮、厚朴、木香、生姜、大枣。(中医方剂大辞典)(4)白茯苓、人参、草果仁、苏子、木香、甘草、陈皮、厚朴。(中医方剂大辞典)

益蜕合剂 yi tui he ji

【英文名】Yi Tui Mixture

【组成】益母草、蝉蜕、连翘、赤小豆、茯苓皮、生姜皮、桑白皮、防己。(广西中医药 1985,8(2))

益龄精 yi ling jing

【英文名】Yi Ling Jing Mixture

【异名】益龄精合剂(药品标准－中药成方制剂标准)

【组成】制何首乌、金樱子肉、桑椹、女贞子、豨莶草、川牛膝、菟丝子。(药品标准－中药成方制剂标准 1992)

益管饮 yi guan yin

【英文名】Yi Guan Drink

【组成】党参、茯神、远志、菖蒲、蜂王浆、蜂蜜。(湖南中医杂志 1986,(6))

益精丸 yi jing wan

【英文名】Yi Jing Pill

【组成】萝藦全草、鹿角胶、龟板胶、阿胶、紫河车、雄蚕蛾、淫羊藿、枸杞子、菟丝子、肉苁蓉、韭菜子、覆盆子、仙灵脾、鸡胚。(实用中西医结合杂志 1991,4(6))

益精壮骨汤 yi jing zhuang gu tang

【英文名】Yi Jing Zhuang Gu Decoction

【组成】熟地黄、白术、龟板、大枣。(湖北中医杂志 1989,(5))

益精汤 yi jing tang

【英文名】Yi Jing Decoction

【组成】熟地、淫羊藿、党参、仙茅、菟丝子、覆盆子、梁椹子、当归、山萸肉、黄芪、川续断、沙苑、蒺藜、茯苓、海狗肾。(新中医 1992,(4))

益精降浊汤 yi jing jiang zhuo tang

【英文名】Yi Jing Jiang Zhuo Decoction

【组成】萆薢、菟丝子、淮山药、益智仁、泽泻、山茱萸、败酱草、车前子、丹参、生甘草。(辽宁中医杂志 1992,(3))

益髓冲剂 yi sui chong ji

【英文名】Yi Sui Medicinal Instant Granule

【组成】熟地黄、枸杞子、丹参、巴戟天、山茱萸、牡丹皮、黄芪、紫梢花、马钱子粉、冬虫夏草、当归、川芎、鹿茸、黄精、山药、鸡血藤、人参、牛脊髓。(药品标准－中药成方制剂标准 1991)

盏落汤 zhan luo tang

【英文名】Zhan Luo Decoction

【异名】落盏汤(中医方剂大辞典)

【组成】(1)核桃、枣子。(中医方剂大辞典)(2)麻黄、人参、陈皮、甘草、御米壳。(中医方剂大辞典)(3)石菖蒲、吴茱萸、高良姜、香附子、陈皮。(中医方剂大辞典)

盏落散 zhan luo san

【英文名】Zhan Luo Powder

【异名】盏落汤(中医方剂大辞典)

【组成】米壳、柴胡、桔梗、甘草。(中医方剂大辞典)

盏蒸 zhan zheng

【英文名】Zhan Zheng Medicated Diet

【组成】持羊背皮或羊肉三脚子、草果、良姜、陈皮、小椒。(中医方剂大辞典)

盐术散 yan zhu san

【英文名】Yan Zhu Powder

【组成】苍术、木贼。(中医方剂大辞典)

盐白梅散 yan bai mei san

【英文名】Yan Bai Mei Powder

【异名】盐梅散(《疡科选粹》卷三)

【组成】盐白梅、明矾、黄丹、人中白、麝香。(中医方剂大辞典)

盐曲 yan qu

【英文名】Yan Qu Hot Medicated Compress

【组成】曲末、盐末。(中医方剂大辞典)

盐汤 yan tang

【英文名】Yan Decoction

【组成】盐、水。(中医方剂大辞典)

盐花丸 yan hua wan

【英文名】Yan Hua Pill

【组成】甜葶苈、山杏仁、盐花。(中医方剂大辞典)

盐花散 yan hua san

【英文名】Yan Hua Powder

【组成】盐花、白矾。(中医方剂大辞典)

盐附散 yan fu san

【英文名】Yan Fu Powder

【组成】附子、食盐。(陕西中医 1989,10(6))

盐拓方 yan tuo fang

【英文名】Yan Tuo Prescription

【组成】盐。(中医方剂大辞典)

盐津丸 yan jin wan

【英文名】Yan Jin Pill

【组成】独头蒜、丁香、橘红、木香、荜茇、胡椒。(中医方剂大辞典)

盐韭敷方 yan jiu fu fang

【英文名】Yan Jiu Hot Medicated Compresses

【组成】韭、盐。(中医方剂大辞典)

盐烧酒 yan shao jiu

【英文名】Yan Shao Wine

【组成】烧酒、食盐。(中医方剂大辞典)

盐脂汤 yan zhi tang

【英文名】Yan Zhi Decoction

【组成】猪脂、盐。(中医方剂大辞典)

盐梅丸 yan mei wan

【英文名】Yan Mei Pill

【组成】古文铜钱、白梅。(中医方剂大辞典)

盐梅汤 yan mei tang

【英文名】Yan Mei Decoction

【组成】乌梅、钱、盐、苦酒。(中医方剂大辞典)

盐绿散 yan lv san

【英文名】Yan Lv Powder

【组成】盐绿、麝香、黄连、石胆。(中医方剂大辞典)

盐蛇散 yan she san

【英文名】Yan She Powder

【组成】盐蛇、蛇胆汁、地龙、珍珠、牛黄、麝香、冰片、陈皮、琥珀、朱砂。(药品标准－中药成方制剂标准 1993)

盐豉丸 yan chi wan

【英文名】Yan Chi Pill

【组成】咸豉、腻粉。(中医方剂大辞典)

盐豉饮 yan chi yin

【英文名】Yan Chi Drink

【组成】盐鼓。(中医方剂大辞典)

盐黄散 yan huang san

【英文名】Yan Huang Powder

【组成】(1)蓬莪术、盐。(中医方剂大辞典)(2)盐、牛黄、人参、白茯苓、甘草。(中医方剂大辞典)

盐滚丸 yan gun wan

【英文名】Yan Gun Pill

【组成】丁香、木香、肉豆蔻、缩砂、青皮、陈皮、胡椒、荜茇、沉香。(中医方剂大辞典)

盐煎散 yan jian san

【英文名】Yan Jian Powder

【组成】(1)槟榔、厚朴、草果、良姜、澄茄、甘草、青皮、陈皮、葛根。(中医方剂大辞典)(2)当归、川芎、芍药、三棱、莪术、青皮、枳壳、茯苓、厚朴、神曲、麦芽、小茴、木香。(中医方剂大辞典)(3)青皮、肉桂、干姜、茴香、南木香、益智仁、川乌、甘草。(中医方剂大辞典)(4)良姜、苍术、缩砂、茴香、肉桂、丁皮、橘红、甘草、青皮、山药。(中医方剂大辞典)(5)益智仁、白芷、白干姜、茴香、甘草、天台乌药、香附、槟榔、麻黄、川芎、枳壳、青皮。(中医方剂大辞典)(6)草果仁、缩砂、槟榔、厚朴、肉豆蔻、羌活、苍术、陈皮、荜澄茄、枳壳、良姜、茯苓、大麦芽、茴香、川芎、甘草。(中医方剂大辞典)(7)川楝子、青橘皮、草乌头。(中医方剂大辞典)(8)乌头、茴香子、附子、楝

实、青橘皮、干姜、木香、硇砂、荜澄茄。(中医方剂大辞典)

盐精丸 yan jing wan

【英文名】Yan Jing Pill

【组成】补骨脂、金铃、山茱萸、木香、附子、茴香、海蛤、青盐。(中医方剂大辞典)

盐蜜煎 yan mi jian

【英文名】Yan Mi Jian Decoction

【组成】盐、蜜、皂荚。(中医方剂大辞典)

盐酸黄连素片 yan suan huang lian su pian

【英文名】Yan Suan Huang Lian Su Tablet

【组成】盐酸小檗碱。((82)川卫药准字第1834号)

盐酸氮芥 yan suan dan jie

【英文名】Chlomethire

【组成】烷化剂。

盐熨方 yan yun fang

【英文名】Yan Hot Medicated Compresses

【组成】炒盐。(中医方剂大辞典)

盐醋煎 yan cu jian

【英文名】Yan Cu Decoction

【组成】盐、醋。(中医方剂大辞典)

真一汤 zhen yi tang

【英文名】Zhen Yi Decoction

【组成】大麦、小麦。(中医方剂大辞典)

真人化铁汤 zhen ren hua tie tang

【英文名】Zhen Ren Hua Tie Decoction

【组成】三棱、莪术、青皮、陈皮、神曲、山楂肉、香附、枳实、厚朴、黄连、当归、川芎、桃仁、红花、木香、槟榔、甘草。(中医方剂大辞典)

真人去三尸方 zhen ren qu san shi fang

【英文名】Zhen Ren Qu San Shi Prescription

【组成】狗脊、干漆、芜荑。(中医方剂大辞典)

真人安胎散 zhen ren an tai san

【英文名】Zhen Ren An Tai Powder

【组成】旧葵扇、二蚕沙。(中医方剂大辞典)

真人还少丹 zhen ren huan shao dan

【英文名】Zhen Ren Huan Shao Pellet

【组成】黄精、党参、山药、大茴香、远志、甘草、苁蓉、牛膝、九菖蒲、茯苓、熟地、莲须、杞子、五味子、续断、巴戟肉、楮实子、杜仲炭、山萸肉。(中医方剂大辞典)

真人明目丸 zhen ren ming mu wan

【英文名】Zhen Ren Ming Mu Pill

【组成】生地黄、熟地黄、川椒。(中医方剂大辞典)

真人养脏汤 zhen ren yang zang tang

【英文名】Zhen Ren Yang Zang Decoction

【组成】丁香、木香、肉豆蔻、当归、白茯苓、罂粟壳、人参、楝草、乌梅肉、酸石榴皮、陈皮、赤芍药、黄连、白芍药、厚朴、干姜、阿胶、地榆、诃子。(中医方剂大辞典)

真人换白丸 zhen ren huan bai wan

【英文名】Zhen Ren Huan Bai Pill

【组成】白芷、甘菊花、桂、巨胜子、旋覆花、白茯苓、牛膝、荜澄茄、覆盆子、莲子草。(中医方剂大辞典)

真人积德丸 zhen ren ji de wan

【英文名】Zhen Ren Ji De Pill

【组成】白艾叶、当归、川芎、官桂、熟干地黄、白芍药。(中医方剂大辞典)

真人萃仙丸 zhen ren cui xian wan

【英文名】Zhen Ren Cui Xian Pill

【组成】蒺藜、茯苓、牡蛎、莲须、枣仁、芡实、菟丝子、山药、龙骨、山茱萸肉。(中医方剂大辞典)

真人解毒汤 zhen ren jie du tang

【英文名】Zhen Ren Jie Du Decoction

【组成】忍冬花、甘草节、木通、防风、荆芥、连翘。(中医方剂大辞典)

真人碧雪膏 zhen ren bi xue gao

【英文名】Zhen Ren Bi Xue Ointment

【组成】羯羊胆。(中医方剂大辞典)

真丸 zhen wan

【英文名】Zhen Pill

【组成】女青、兰草、白菟藿、丹砂、犀角、马先蒿、皂荚、茼茹、巴豆。(中医方剂大辞典)

真丹 zhen dan

【英文名】Zhen Pellet

【组成】常山、真丹。(中医方剂大辞典)

真丹散 zhen dan san

【英文名】Zhen Dan Powder

【组成】真丹、矾石、芎䓖。(中医方剂大辞典)

真元饮 zhen yuan yin

【英文名】Zhen Yuan Drink

【组成】熟地、当归、甘草。(中医方剂大辞典)

真方五色丸 zhen fang wu se wan

【英文名】Zhen Fang Wu Se Pill

【异名】真方五色丸子(《永类钤方》卷二十);五色丸(《诚书》卷十)

【组成】青丸子:青黛、天南星、巴豆霜;红丸子:朱砂、半夏、巴豆霜;白丸子:白附子、寒水石、巴豆霜;黑丸子:五灵脂、全蝎、巴豆霜;黄丸子:大黄、郁金、巴豆霜。(中医方剂大辞典)

真方木香散 zhen fang mu xiang san

【英文名】Zhen Fang Mu Xiang Powder

【异名】木香散(中医方剂大辞典)

【组成】木香、藿香叶、青皮、甘松、丁皮、香附子、益智

仁、甘草、缩砂仁、姜黄。(中医方剂大辞典)

真方圣散子 zhen fang sheng san zi

【英文名】Zhen Fang Sheng San Zi

【组成】御米壳、肉豆蔻、赤石脂、乌鱼骨、甘草、楝丁香、诃子皮、干姜。(中医方剂大辞典)

真方白丸子 zhen fang bai wan zi

【英文名】Zhen Fang Bai Pill

【组成】大半夏、白附子、天南星、天麻、川乌头、全蝎、木香、枳壳。(中医方剂大辞典)

真气汤 zhen qi tang

【英文名】Zhen Qi Decoction

【组成】童便、生地黄汁。(中医方剂大辞典)

真火汤 zhen huo tang

【英文名】Zhen Huo Decoction

【组成】白术、巴戟天、附子、防风、牛膝、石斛、萆薢、茯苓。(中医方剂大辞典)

真牙汤 zhen ya tang

【英文名】Zhen Ya Decoction

【组成】人牙、麝香。(中医方剂大辞典)

真功丹 zhen gong dan

【英文名】Zhen Gong Pellet

【组成】大冰片、真熊胆、炉甘石、硼砂、牙硝。(中医方剂大辞典)

真圣丸 zhen sheng wan

【英文名】Zhen Sheng Pill

【组成】胡椒、全蝎、巴豆、五灵脂。(中医方剂大辞典)

真玉磨方 zhen yu mo fang

【英文名】Zhen Yu Mo Prescription

【组成】真玉。(中医方剂大辞典)

真白汤 zhen bai tang

【英文名】Zhen Bai Decoction

【组成】木香、沉香、丁香、芎䓖、蓬莪术、当归、芍药、楝实、茴香子、甘草、益智、陈橘皮。(中医方剂大辞典)

真龙骨散 zhen long gu san

【英文名】Zhen Long Gu Powder

【组成】真龙骨、白矾、赤小豆、黄丹、乌贼骨、胭脂。(中医方剂大辞典)

真传腽肭脐丸 zhen chuan wa na qi wan

【英文名】Zhen Chuan Wa Na Qi Pill

【组成】前服:当归、熟地、生地、肉苁蓉、栀子、黄芩、黄柏、木香、沉香、槟榔、腽肭脐、海牛、海马、蛤蚧。后服:枸杞子、五味子、肉苁蓉、当归、生地黄、熟地黄、牛膝、白茯苓、沉香、木香、天冬、麦冬、甘草、枳壳、海马、海牛、蛤蚧、腽肭脐。(中医方剂大辞典)

真朱散 zhen zhu san

【英文名】Zhen Zhu Powder

【异名】荡风散(中医方剂大辞典)

【组成】光明朱砂、贝齿、衣中白鱼、干姜。(中医方剂大辞典)

真阴丹 zhen yin dan

【英文名】Zhen Yin Pellet

【组成】红铅。(中医方剂大辞典)

真阴散 zhen yin san

【英文名】Zhen Yin Powder

【组成】妇人指甲、脚指甲。(中医方剂大辞典)

真君妙神散 zhen jun miao shen san

【英文名】Zhen Jun Miao Shen Powder

【组成】好硫黄、荞麦粉。(中医方剂大辞典)

真应散 zhen ying san

【英文名】Zhen Ying Powder

【组成】白石英。(中医方剂大辞典)

真良汤 zhen liang tang

【英文名】Zhen Liang Decoction

【组成】茶实、南星、薄荷。(中医方剂大辞典)

真阿胶丸 zhen e jiao wan

【英文名】Zhen E Jiao Pill

【组成】真阿胶、肉枣、胡椒。(中医方剂大辞典)

真武丸 zhen wu wan

【英文名】Zhen Wu Pill

【组成】附子、冬术、白芍、茯苓。(中医方剂大辞典)

真法枳壳散 zhen fa zhi ke san

【英文名】Zhen Fa Zhi Ke Powder

【组成】枳壳、厚朴。(中医方剂大辞典)

真金不换正气散 zhen jin bu huan zheng qi san

【英文名】Zhen Jin Bu Huan Zheng Qi Powder

【组成】藿香、厚朴、陈皮、苍术、半夏、甘草、川芎。(中医方剂大辞典)

真金散 zhen jin san

【英文名】Zhen Jin Powder

【组成】黄连、黄柏、当归、赤芍药、杏仁。(中医方剂大辞典)

真珍散 zhen zhen san

【英文名】Zhen Zhen Powder

【组成】附子、半夏、滑石、成炼钟乳、辰砂。(中医方剂大辞典)

真料济阴丹 zhen liao ji yin dan

【英文名】Zhen Liao Ji Yin Pellet

【组成】净香附子、乌药、当归、泽兰、赤芍、百草霜、五灵脂、陈皮、熟苍术、川芎。(中医方剂大辞典)

真料重明散 zhen liao chong ming san

【英文名】Zhen Liao Chong Ming Powder

【组成】炉甘石、井泉石、石燕子、金星石、银星石。(中医方剂大辞典)

真珠丸 zhen zhu wan

【英文名】Zhen Zhu Pill

【异名】珍珠丸(中医方剂大辞典)

【组成】(1)真珠末、太阴去精石、不灰木。(中医方剂大辞典)(2)真珠、甘草、龙脑、棚砂、凝水石、马牙硝。(中医方剂大辞典)(3)真珠末、獭肝、茯神、贝母、柴胡、龙胆、黄连、赤芍药、白槟榔、旋覆花。(中医方剂大辞典)(4)木香、白丁香、丁香、巴豆仁、轻粉、白滑石。(中医方剂大辞典)(5)天南星、半夏、腻粉、滑石、巴豆。(中医方剂大辞典)(6)天南星、巴豆。(中医方剂大辞典)(7)真珠、丁香、巴戟、黄芪、石斛、韭子、芎劳、龙骨、菟丝子、肉苁蓉、熟干地黄、五味子、附子、覆盆子、沉香、鹿茸、人参、山茱萸、肉桂、白茯苓、薯蓣、木香、麝香、槟榔、朱砂。(中医方剂大辞典)(8)真珠末、天竹黄、雄黄、巴豆、麝香、丁头代赭、杏仁。(中医方剂大辞典)(9)真珠、天竹黄、朱砂、代赭、雄黄、蜣螂、麝香、巴豆、杏仁。(中医方剂大辞典)(10)真珠末、白附子、天南星、滑石末、腻粉、巴豆。(中医方剂大辞典)(11)真珠、牛黄、朱砂、雄黄、腻粉。(中医方剂大辞典)(12)真珠、天竹黄、朱砂、雄黄、麝香、丁头代赭、杏仁、巴豆。(中医方剂大辞典)(13)真珠末、牛黄、雄黄、犀角末、龙齿、麝香、金箔、银箔、朱砂。(中医方剂大辞典)(14)真珠末、羌活、防风、钩藤、龙胆、天竹黄、川升麻、牛黄、茯神、人参、羚羊角屑、犀角屑、铅霜、龙脑、麝香。(中医方剂大辞典)(15)真珠、牛黄、朱砂、金箔、铁粉、天竹黄、玳瑁、胡黄连、犀角屑、沙参、苦参、玄参、石膏、龙齿、甘草。(中医方剂大辞典)(16)真珠、麦门冬、蕤仁、巴豆。(中医方剂大辞典)(17)真珠、玳瑁、雄黄、虎睛、胡黄连、远志、乌犀角屑、朱砂、牛黄、马牙硝、铁粉、龙脑、麝香。(中医方剂大辞典)(18)真珠、巴豆霜、滑石、半夏、续随子仁、白附子、寒食面、天南星。(中医方剂大辞典)(19)真珠、玉蛤蜊壳、黄柏、知母。(中医方剂大辞典)(20)南星、半夏、明矾。(中医方剂大辞典)(21)水银、轻粉丁香、红芽大戟、乳香、五灵脂。(中医方剂大辞典)(22)滑石、天南星、腻粉、巴豆。(中医方剂大辞典)(23)真珠末、生附子尖、川乌头、尖蝎梢、蛇含石、半夏曲。(中医方剂大辞典)(24)真珠末、白术、朱砂、白茯苓、人参、麝香、脑子。(中医方剂大辞典)(25)知母、川连、苦参、玄参、铁胤粉、牡蛎、朱砂、麦门冬、天花粉、金箔、银箔、白扁豆。(中医方剂大辞典)(26)滑石末、轻粉、干蝎、南星末、巴豆、半夏曲末、麝香。(中医方剂大辞典)(27)真珠母、当归、熟干地黄、人参、酸枣仁、柏子仁、暹逻犀角、茯神、沉香、龙齿。(中医方剂大辞典)(28)真珠、牛黄、杏仁、丹砂、牡蛎、虎睛、甘遂、芍药、白茯苓、甘草、巴豆、麝香。(中医方剂大辞典)(29)真珠、虎睛、露蜂房、麻黄、钩藤、铁粉、防葵、大黄、黄芩、龙齿、银屑、栀子仁、独活、柴胡、升麻、白鲜皮、雷丸、沙参、细辛、蛇蜕、石膏、牛黄、蚱蝉。(中医方剂大辞典)(30)真珠末、伏龙肝、丹砂、麝香。(中医方剂大辞典)(31)南星、天麻、白附子、腻粉、巴霜、芜荑、全蝎、滑石。(中医方剂大辞典)

真珠天麻丸 zhen zhu tian ma wan

【英文名】Zhen Zhu Tian Ma Pill

【组成】(1)天南星、天麻、白附子、巴豆霜、全蝎、滑石、防风、半夏。(中医方剂大辞典)(2)天南星、天麻、白附子、腻粉、巴霜、芜荑、全蝎、滑石。(中医方剂大辞典)

真珠牛黄丸 zhen zhu niu huang wan

【英文名】Zhen Zhu Niu Huang Pill

【组成】珍珠、硼砂、辰砂、人中白、青黛、冰片、儿茶、琥珀、牛黄。(中医方剂大辞典)

真珠汤 zhen zhu tang

【英文名】Zhen Zhu Decoction

【组成】熟真珠、榆白皮。(中医方剂大辞典)

真珠附著散 zhen zhu fu zhuo san

【英文名】Zhen Zhu Fu Zhuo Powder

【异名】真珠散(中医方剂大辞典)

【组成】真珠、雄黄、丹砂、干姜、蜈蚣、桂心、天雄、莽草、细辛、蜀椒。(中医方剂大辞典)

真珠退翳散 zhen zhu tui yi san

【英文名】Zhen Zhu Tui Yi Powder

【组成】白泽、石膏、乌贼骨、真蚌粉、小珠。(中医方剂大辞典)

真珠涂方 zhen zhu tu fang

【英文名】Zhen Zhu Paste

【组成】真珠、慎火草。(中医方剂大辞典)

真珠粉 zhen zhu fen

【英文名】Zhen Zhu Powder

【组成】真珠。(中医方剂大辞典)

真珠粉丸 zhen zhu fen wan

【英文名】Zhen Zhu Fen Pill

【组成】(1)黄柏、冰片。(中医方剂大辞典)(2)盐柏、知母、牡蛎、蛤粉。(中医方剂大辞典)(3)蛤粉、黄柏。(中医方剂大辞典)

真珠散 zhen zhu san

【英文名】Zhen Zhu Powder

【异名】珍珠散(中医方剂大辞典)

【组成】(1)栝楼根、蛇蜕皮。(中医方剂大辞典)(2)瓜蒌根末、琥珀、真珠粉、寒水石、铁粉、朱砂、甘草末、川大黄、牙硝。(中医方剂大辞典)(3)真珠、麦门冬、金箔、银箔、天竹黄、牛黄、麝、胡黄连、甘草、羚羊角、川大黄、当归、朱砂、雄黄、茯神、犀角。(中医方剂大辞典)(4)石亭脂、白滑石。(中医方剂大辞典)(5)盆硝、白滑石、乳香、片脑。(中医方剂大辞典)(6)真珠末、青葙子、牛黄、黄连、甘草、蔓菁子。(中医方剂大辞典)(7)真珠末、金箔、银箔、没石子、犀角屑、羚羊角屑、天竹黄、胡黄连、甘草、川大黄、当归、朱砂、雄黄、牛黄、麝香。(中医方剂大辞典)(8)真珠末、马牙硝、龙齿、铅霜、寒水石、牛黄、朱砂、太阴玄精、麝香。(中医方剂大辞典)(9)真珠、水精、铅霜、人参、茯神、朱砂、雄黄、金箔、银箔、琥珀。(中医方剂大辞典)(10)真珠、白矾、桂心、细辛、木通。(中医方剂大辞典)(11)真珠末、琥珀、牛黄、龙脑、天竹黄、羚羊角屑、犀角屑、人参、川升麻、赤茯苓、车前子、赤芍药、决明子、甘草。(中医方剂大辞典)(12)真珠末、水精、琥珀末、朱砂、马牙硝、龙脑。(中医方剂大辞典)(13)真珠、龙脑、琥珀、朱砂、硼砂。(中医方剂大辞典)(14)真珠末、蕤仁、秦皮、石决明、车前子、细辛、枳壳、羚羊角屑、甘草。(中医方剂大辞典)(15)真珠末、石决明、黄芩、甘菊花、青葙子、芎䓖、甘草、人参。(中医方剂大辞典)(16)真珠末、胡黄连、石决明、地肤子、琥珀、天灵盖、母猪肝。(中医方剂大辞典)(17)真珠、犀角屑、琥珀、羚羊角屑、朱砂、车前子、地肤子、甘菊花、甘草、茺蔚子、川升麻、菥蓂子、胡黄连、细辛。(中医方剂大辞典)(18)真珠、牛黄、天竹黄、黄芩、龙齿、朱砂、防风、人参、茯神、麦门冬、远志、白鲜皮、金箔、银箔、麝香、犀角屑、甘草、胡黄连、铁粉、白附子、甘菊花、羚羊角屑。(中医方剂大辞典)(19)真珠粉、琥珀末、寒水石、天竹黄、铁粉、朱砂、栝楼根末、马牙硝、甘草末。(中医方剂大辞典)(20)真珠、水精、铅霜、人参、朱砂、雄黄、金银箔、琥珀、牛黄。(中医方剂大辞典)(21)附子、半夏、滑石、成炼钟乳、辰砂。(中医方剂大辞典)(22)朱砂、真珠末、雄黄、全蝎、蝉蜕。(中医方剂大辞典)(23)白牵牛、白术、陈皮、木通、桑白皮。(中医方剂大辞典)(24)真珠末、海螵蛸、滑石、茯苓、人参、白附子、甘草、全蝎、朱砂、脑子、麝香、金银箔。(中医方剂大辞典)(25)定粉、白蔹末、白及末、龙骨末、黄丹、乌贼鱼骨末。(中医方剂大辞典)(26)真珠末、龙脑、牛黄、瓜蒌根、茯神、朱砂、牙硝、寒水石。(中医方剂大辞典)(27)真珠、生犀角、香附子、龙脑。(中医方剂大辞典)(28)真珠、牛黄、龙脑、瓜根、茯神、朱砂、马牙硝、寒水石。(中医方剂大辞典)(29)太阴玄精石、石膏、龙脑。(中医方剂大辞典)(30)真珠末、琥珀末、丹砂末、硇砂。(中医方剂大辞典)(31)真珠末、丹砂、贝齿、干姜末。(中医方剂大辞典)(32)青珠、干姜。(中医方剂大辞典)

真珠煎 zhen zhu jian

【英文名】Zhen Zhu Jian Decoction

【组成】(1)真珠末、白蜜。(中医方剂大辞典)(2)真珠、白蜜、鲤鱼胆、鲤鱼脑。(中医方剂大辞典)

真珠膏 zhen zhu gao

【英文名】Zhen Zhu Ointment

【组成】(1)真珠末、甘菊花、香豉、井泉石。(中医方剂大辞典)(2)真珠末、龙脑、葵仁、腻粉、朴硝、青盐、朱砂。(中医方剂大辞典)(3)真珠末、贝齿、麝香、朱砂、胡粉、鲤鱼胆、白蜜。(中医方剂大辞典)

真眩晕汤 zhen xuan yun tang

【英文名】Zhen Xuan Yun Decoction

【组成】骨碎补、酒熟地、山茱萸、山药、丹皮、泽泻、茯苓、白术、磁石、葛根、半夏、竹茹。(国医论坛 1987,(2))

真菌竹黄胶囊 zhen jun zhu huang jiao nang

【英文名】Zheng Jun Zhu Huang Capsule

【组成】真菌竹黄。(江西省药品标准 1982)

真黄散 zhen huang san

【英文名】Zhen Huang Powder

【组成】鸡膍胵黄皮。(中医方剂大辞典)

真犀丹 zhen xi dan

【英文名】Zhen Xi Pellet

【组成】乌犀角、石菖蒲、黄芩、生地黄、银花、连翘、板蓝根、香豆豉、玄参、花粉、紫草。(中医方剂大辞典)

真蛤散 zhen ha san

【英文名】Zhen Ha Powder

【组成】炉甘石、真蚌粉、黄连、五倍子。(中医方剂大辞典)

真酥粥 zhen su zhou

【英文名】Zhen Su Gruel

【组成】真酥、粟米、淡浆水。(中医方剂大辞典)

真碓儿眼药 zhen dui er yan yao

【英文名】Zhen Dui Er Eye Drug

【组成】炉甘石、朴硝、黄丹、密陀僧、朱砂、铜绿、青盐、玄精石、硇砂、硼砂、白丁香、轻粉。(中医方剂大辞典)

真精妙合丸 zhen jing miao he wan

【英文名】Zhen Jing Miao He Pill

【组成】紫河车、秋石、人乳、红铅。(中医方剂大辞典)

眠安宁口服液 mian an ning kou fu ye

【英文名】Mian An Ning Oral Liquid

【组成】丹参、熟地黄、首乌藤、白术、陈皮、远志、大枣。(药品标准－中药成方制剂标准 1997)

眠安宁合剂 mian an ning he ji

【英文名】Mian An Ning Mixture

【组成】丹参、熟地黄、远志、陈皮、首乌藤、白术、大枣。（药品标准-中药成方制剂标准 1997）

眩晕丸 xuan yun wan

【英文名】Xuan Yun Pill

【组成】当归、五味子、淮山药、酸枣仁、龙眼肉。（浙江中医杂志 1987,(3)）

眩晕宁片 xuan yun ning pian

【英文名】Xuan Yun Ning Tablet

【组成】泽泻、白术、茯苓、陈皮、半夏、女贞子、墨旱莲、菊花、牛膝、甘草。（药品标准-中药成方制剂标准 1998）

眩晕宁冲剂 xuan yun ning chong ji

【英文名】Xuan Yun Ning Medicinal Instant Granule

【组成】泽泻、白术、陈皮、茯苓、法半夏、旱莲草、女贞子、甘草。（中成药研究 1985,(10)）

眩晕宁颗粒 xuan yun ning ke li

【英文名】Xuan Yun Ning Granule

【组成】泽泻、白术、茯苓、陈皮、半夏、女贞子、墨旱莲、菊花、牛膝、甘草。（药品标准-中药成方制剂标准 1998）

眩晕合剂 xuan yun he ji

【英文名】Xuan Yun Mixture

【组成】(1)珍珠母、代赭石、柴胡、枳实、白芍、玄参、生地、甘草。（福建中医药 1985,16(6)）(2)泽泻、白术、茯苓、陈皮、法半夏、女贞子、旱莲草、菊花、牛膝、益智仁、甘草。（中医杂志 1984,25(11)）

眩晕汤 xuan yun tang

【英文名】Xuan Yun Decoction

【组成】(1)黄芪、玉竹、白术、香附、川芎、半夏、山药、吴萸。（中医方剂大辞典）(2)生地、当归、川芎、藁本、丹参、麦冬、陈皮、升麻。（中医方剂大辞典）

砥柱丸 di zhu wan

【英文名】Di Zhu Pill

【组成】破故纸、杜仲。（中医方剂大辞典）

破气丸 po qi wan

【英文名】Po Qi Pill

【组成】硫黄、焰硝、陈皮、青皮。（中医方剂大辞典）

破气汤 po qi tang

【英文名】Po Qi Decoction

【组成】(1)乌药、香附子、紫苏叶、橘红、檀香、片子姜黄、缩砂仁、甘草。（中医方剂大辞典）(2)青皮、陈皮、茴香、杏仁、桂心、良姜、姜黄、荜澄茄、木香、甘草、盐、丁香皮。（中医方剂大辞典）

破气散 po qi san

【英文名】Po Qi Powder

【组成】木香、荜澄茄、香附、姜黄、砂仁、枳壳、甘草、豆蔻。（中医方剂大辞典）

破石合剂 po shi he ji

【英文名】Po Shi Mixture

【组成】穿破石、三棱、马鞭草。（浙江中医学院学报 1983,(3)）

破伤风散 po shang feng san

【英文名】Po Shang Feng Powder

【组成】苍术、草乌。（中医方剂大辞典）

破伤风膏 po shang feng gao

【英文名】Po Shang Feng Ointment

【组成】血竭、藁本、茴香、乳香、没药、轻粉、黄丹、黄蜡、麻油。（中医方剂大辞典）

破合汤 po he tang

【英文名】Po He Decoction

【组成】石膏、葛根、茯苓、柴胡、白芍、陈皮、甘草。（中医方剂大辞典）

破血丸 po xue wan

【英文名】Po Xue Pill

【组成】牡丹皮、苦参、赤芍药、当归、大黄、食茱萸、延胡索、五味子、贝母、槟榔、莲叶。（中医方剂大辞典）

破血汤 po xue tang

【英文名】Po Xue Decoction

【组成】(1)刘寄奴、红花、生地、赤芍、菊花、苏木、丹皮、桔梗、生甘草。（中医方剂大辞典）(2)桃仁、红花、川芎、香附、青皮。（中医方剂大辞典）

破血红花散 po xue hong hua san

【英文名】Po Xue Hong Hua Powder

【组成】当归梢、川芎、赤芍药、枳壳、苏叶、连翘、黄连、黄芪、栀子、大黄、苏木、红花、白芷、薄荷、升麻。（中医方剂大辞典）

破血明目汤 po xue ming mu tang

【英文名】Po Xue Ming Mu Decoction

【组成】生地、赤芍、当归尾、刘寄奴、苏木、茜草、血竭、益母草。（中医方剂大辞典）

破血金丹 po xue jin dan

【英文名】Po Xue Jin Pellet

【组成】香附、艾叶、当归、红花、桃仁。（中医方剂大辞典）

破血药 po xue yao

【英文名】Po Xue Yao Decoction

【组成】柴胡、黄芩、五灵脂、枳实、当归、赤芍药、川芎、生地黄、大黄、朴硝、桃仁、红花、苏木。（中医方剂大辞典）

破血消蛾汤 po xue xiao e tang

【英文名】Po Xue Xiao E Decoction

【组成】三棱、莪术、地鳖虫、桔梗、土贝母、生甘草、丹参、玄参、天花粉。（浙江中医杂志 1993,28(2)）

破血散 po xue san
【英文名】Po Xue Powder
【组成】当归须、川芎、赤芍药、熟地黄、桃仁、红花、牛膝、黄芩、陈皮、生甘草。(中医方剂大辞典)
破血散疼汤 po xue san teng tang
【英文名】Po Xue San Teng Decoction
【组成】羌活、防风、中桂、苏木、连翘、当归梢、柴胡、水蛭、麝香。(中医方剂大辞典)
破血散聚汤 po xue san ju tang
【英文名】Po Xue San Ju Decoction
【组成】桃仁、红花、归尾、牛膝、三棱、蓬术、苏木、木通、官桂、青皮、穿山甲。(中医方剂大辞典)
破血紫金丹 po xue zi jin dan
【英文名】Po Xue Zi Jin Pellet
【组成】红娘子、斑蝥、血竭、头红花。(中医方剂大辞典)
破邪汤 po xie tang
【英文名】Po Xie Decoction
【组成】石膏、柴胡、半夏、茯苓、甘草、麦冬、玄参、陈皮。(中医方剂大辞典)
破阴丹 po yin dan
【英文名】Po Yin Pellet
【组成】硫黄、水银、陈皮、青皮。(中医方剂大辞典)
破块丸 po kuai wan
【英文名】Po Kuai Pill
【组成】荜茇、大黄。(中医方剂大辞典)
破块验丸 po kuai yan wan
【英文名】Po Kuai Yan Pill
【组成】吴茱萸、黄连、木香、槟榔、桃仁、郁李仁。(中医方剂大辞典)
破坚丹 po jian dan
【英文名】Po Jian Pellet
【组成】商陆根。(中医方剂大辞典)
破坚散 po jian san
【英文名】Po Jian Powder
【组成】白胶香、海螵蛸、降真香。(中医方剂大辞典)
破灵丹 po ling dan
【英文名】Po Ling Pellet
【组成】红花、苏木。(中医方剂大辞典)
破证夺命丹 po zheng duo ming dan
【英文名】Po Zheng Duo Ming Pellet
【组成】人参。(中医方剂大辞典)
破饮丸 po yin wan
【英文名】Po Yin Pill
【异名】破痰丸(中医方剂大辞典)
【组成】(1)旋覆花、白术、肉桂、干姜、赤茯苓、枳实。(中医方剂大辞典)(2)荜茇、丁香、胡椒、缩砂仁、乌梅肉、青皮、巴豆、木香、蝎梢。(中医方剂大辞典)
破疝汤 po shan tang
【英文名】Po Shan Decoction
【组成】木香、玄胡、橘核、荔枝核、茴香、川楝子、没药、地肤子、青皮。(中医方剂大辞典)
破疟散 po nve san
【英文名】Po Nve Powder
【组成】白术、黄芪、半夏、防风、羌活、陈皮、甘草。(中医方剂大辞典)
破经丸 po jing wan
【英文名】Po Jing Pill
【组成】川大黄、硇砂、川芎、红娘子、马鸣退灰、当归。(中医方剂大辞典)
破经汤 po jing tang
【英文名】Po Jing Decoction
【组成】巴豆、苦葶苈、皂角。(中医方剂大辞典)
破郁丹 po yu dan
【英文名】Po Yu Pellet
【组成】香附米、栀子仁、黄连、枳实、槟榔、莪术、青皮、瓜蒌仁、苏子。(中医方剂大辞典)
破故丸 po gu wan
【英文名】Po Gu Pill
【组成】破故纸。(中医方剂大辞典)
破故纸丸 po gu zhi wan
【英文名】Po Gu Zhi Pill
【异名】健步丸(中医方剂大辞典)
【组成】破故纸、葫芦巴、牛膝、舶上茴香、肉苁蓉、川续断、杜仲。(中医方剂大辞典)
破故纸散 po gu zhi san
【英文名】Po Gu Zhi Powder
【组成】(1)破故纸。(中医方剂大辞典)(2)破故纸、青盐。(中医方剂大辞典)(3)破故纸、石菖蒲。(中医方剂大辞典)
破毒丹 po du dan
【英文名】Po Du Pellet
【组成】巴豆。(中医方剂大辞典)
破毒天下无比散 po du tian xia wu bi san
【英文名】Po Du Tian Xia Wu Bi Powder
【组成】猪牙皂角、川山甲。(中医方剂大辞典)
破毒散 po du san
【英文名】Po Du Powder
【组成】(1)滑石末、斑蝥。(中医方剂大辞典)(2)信石、硇砂、黄丹、雄黄、乳香、斑蝥、麝。(中医方剂大辞典)
破毒雄黄丸 po du xiong huang wan
【英文名】Po Du Xiong Huang Pill
【组成】通明雄黄、颗块大朱砂、水银、斑蝥。(中医方

剂大辞典)

破结丸 po jie wan

【英文名】Po Jie Pill

【组成】琥珀、玄胡索、降香、五灵脂、莪术、牛膝、桃仁、归尾、肉桂心、血竭。(中医方剂大辞典)

破结丹 po jie dan

【英文名】Po Jie Pellet

【组成】辰砂、青礞石、葶苈、肉豆蔻、木香、官桂、牵牛、黑附子、巴豆、轻粉、麝香、金箔。(中医方剂大辞典)

破结汤 po jie tang

【英文名】Po Jie Decoction

【组成】防风、荆芥、川芎、当归、连翘、白鲜皮、白牵牛、牛膝、皂角刺、生甘草、金银花、细辛、土茯苓。(中医方剂大辞典)

破结散 po jie san

【英文名】Po Jie Powder

【异名】破血散(中医方剂大辞典)

【组成】海藻、龙胆、海蛤、通草、昆布、礜石、松萝、麦曲、半夏。(中医方剂大辞典)

破逆化斑汤 po ni hua ban tang

【英文名】Po Ni Hua Ban Decoction

【组成】(1)玄参、川连、黄芩、知母、山栀、柴胡、芦根、丹参、荷鼻、桃仁、丹皮、石膏、木通、茜草、苏木。(中医方剂大辞典)(2)山楂、丹参、荷鼻、苏木、紫草。(中医方剂大辞典)

破根散 po gen san

【英文名】Po Gen Powder

【组成】南星、冰片。(中医方剂大辞典)

破积丸 po ji wan

【英文名】Po Ji Pill

【组成】(1)木香、青橘皮、桂、吴茱萸、硇炒、巴豆霜。(中医方剂大辞典)(2)大黄、牡蛎、凝水石、石膏、石钟乳、理石。(中医方剂大辞典)

破积导饮丸 po ji dao yin wan

【英文名】Po Ji Dao Yin Pill

【组成】槟榔、陈皮、广木香、青皮、枳壳、枳实、广茂、半夏、京三棱、神曲、麦蘖、干生姜、茯苓、甘草、泽泻、牵牛、巴豆。(中医方剂大辞典)

破积散 po ji san

【英文名】Po Ji Powder

【组成】(1)香附米、栀子仁、三棱、莪术、郁金、枳壳、黄连、大黄。(中医方剂大辞典)(2)秦艽、乌药、黄芩、益母草、海藻、当归。(中医方剂大辞典)

破脓如神散 po nong ru shen san

【英文名】Po Nong Ru Shen Powder

【组成】老紫皂角针、当归、赤芍药、川芎。(中医方剂大辞典)

破假汤 po jia tang

【英文名】Po Jia Decoction

【组成】人参、白术、陈皮、神曲、柴胡、山楂、甘草、白芍、鳖甲、石膏、半夏。(中医方剂大辞典)

破蛊全生汤 po gu quan sheng tang

【英文名】Po Gu Quan Sheng Decoction

【组成】人参、当归、白矾、生甘草、半夏、白茯苓。(中医方剂大辞典)

破黄七神丹 po huang qi shen dan

【英文名】Po Huang Qi Shen Pellet

【组成】朴硝、朱砂、大黄、甘遂、山栀、轻粉、豆豉。(中医方剂大辞典)

破棺千金煮汤 po guan qian jin zhu tang

【英文名】Po Guan Qian Jin Zhu Decoction

【组成】苦参。(中医方剂大辞典)

破棺丹 po guan dan

【英文名】Po Guan Pellet

【异名】破关丹(中医方剂大辞典)

【组成】(1)人屎。(中医方剂大辞典)(2)青盐、白矾、硇砂。(中医方剂大辞典)(3)蓬砂、白梅。(中医方剂大辞典)(4)赤芍药、当归、山栀子、甘草、牵牛、大黄、牡蛎、金银花、京三棱。(中医方剂大辞典)(5)硫黄、丹砂。(中医方剂大辞典)(6)大黄、芒硝、甘草。(中医方剂大辞典)(7)大黄、甘草、荆三棱、山栀子、牵牛末。(中医方剂大辞典)

破棺夺命丹 po guan duo ming dan

【英文名】Po Guan Duo Ming Pellet

【组成】山甲、黄芩、紫草、蝉蜕、牛蒡、龙胆草、防风、荆芥、黄柏、知母、连翘。(中医方剂大辞典)

破棺汤 po guan tang

【英文名】Po Guan Decoction

【组成】人屎。(中医方剂大辞典)

破棺煎 po guan jian

【英文名】Po Guan Jian Decoction

【组成】猪胆汁、生姜汁。(中医方剂大辞典)

破滞气汤 po zhi qi tang

【英文名】Po Zhi Qi Decoction

【组成】炙甘草、白檀、藿香、陈皮、大腹子、白豆蔻仁、白茯苓、桔梗、砂仁、人参、青皮、槟榔、木香、姜黄、白术。(中医方剂大辞典)

破滞回源汤 po zhi hui yuan tang

【英文名】Po Zhi Hui Yuan Decoction

【组成】当归、赤芍、青皮、桃仁、陈皮、天冬、香附、厚朴、麻仁、元胡、灵脂、甘草。(中医方剂大辞典)

破隘汤 po ai tang

【英文名】Po Ai Pellet

【组成】桔梗、甘草、柴胡、白芍、玄参、麻黄、天花粉、山豆根。(中医方剂大辞典)

破痰消饮丸 po tan xiao yin wan

【英文名】Po Tan Xiao Yin Pill

【组成】青皮、陈皮、川姜、京三棱、蓬术、良姜、草果、半夏。(中医方剂大辞典)

破瘀丹 po yu dan

【英文名】Po Yu Pellet

【组成】水蛭、当归、白芍、茯苓、肉桂、桃仁、生地、枳壳、猪苓。(中医方剂大辞典)

破瘀汤 po yu tang

【英文名】Po Yu Decoction

【组成】(1)甘草、茯苓、丹皮、桂枝、丹参、桃仁、干姜、首乌。(中医方剂大辞典)(2)荆芥、蛰虫、大黄、川芎、蒲黄、当归、桂心、甘草、桃仁。(中医方剂大辞典)

破颜丹 po yan dan

【英文名】Po Yan Pellet

【组成】丹砂、麝香、冰片、雄黄。(中医方剂大辞典)

破壁擒王饮 po bi qin wang yin

【英文名】Po Bi Qin Wang Drink

【组成】大黄、黄芩、连翘、防风、黄连、莪术、栀子、荆芥、黄柏、槟榔、薄荷、桔梗、前仁、甘草。(中医方剂大辞典)

破瘿点药 po ying dian yao

【英文名】Po Ying Dian Yao Powder

【组成】水银、硼砂、轻粉、鹊粪、莺粪、冰片、樟脑、绿矾、皂矾、麝香。(中医方剂大辞典)

破癖方 po pi fang

【英文名】Po Pi Prescription

【组成】白术、枳实、柴胡。(中医方剂大辞典)

破癥丸 po zheng wan

【英文名】Po Zheng Pill

【组成】(1)硇砂、硫黄、水银。(中医方剂大辞典)(2)巴豆、川乌头、胆子矾、五灵脂、芫花、百草霜。(中医方剂大辞典)

破癥散 po zheng san

【英文名】Po Zheng Powder

【组成】雄鸡。(中医方剂大辞典)

破癥瘕散 po zheng jia san

【英文名】Po Zheng Jia Powder

【组成】当归、生地、白芍、川芎、炒黄连、黄连。(中医方剂大辞典)

离中丹 li zhong dan

【英文名】Li Zhong Pellet

【组成】生石膏、甘草、朱砂末。(中医方剂大辞典)

离宫锭子 li gong ding zi

【英文名】Li Gong Lozenge

【组成】血竭、朱砂、胆矾、京墨、蟾酥、麝香。(中医方剂大辞典)

离济膏 li ji gao

【英文名】Li Ji Ointment

【组成】生鹿角屑、高丽参、生附子、川乌、天雄、白附子、益智仁、茅山术、桂枝、生半夏、补骨脂、吴茱萸、巴戟天、胡芦巴、肉苁蓉、党参、白术、黄芪、熟地、川芎、酒当归、酒白芍、山萸肉、淮山药、仙茅、蛇床子、菟丝饼、陈皮、南星、北细辛、覆盆子、羌活、独活、香白芷、防风、草乌、肉蔻仁、草蔻仁、远志肉、荜澄茄、炙甘草、砂仁、厚朴、杏仁、香附、乌药、良姜、黑丑、杜仲、续断、牛膝、延胡索、灵脂、秦艽、五味子、五倍子、诃子肉、草果仁、大茴、红花、川萆薢、车前子、金毛狗脊、金樱子、甘遂、黄连、黄芩、木鳖仁、蓖麻仁、龙骨、牡蛎、山甲、炒蚕砂、发团、生姜、大蒜头、川椒、韭子、葱子、棉花子、核桃仁、干艾、凤仙、干姜、炮姜、白芥子、胡椒、石菖蒲、木瓜、乌梅、槐枝、柳枝、桑枝、茴香。(中医方剂大辞典)

离骨丹 li gu dan

【英文名】Li Gu Pellet

【组成】(1)急性子、白砒。(中医方剂大辞典)(2)紫玉簪根、白砒、白硇砂、月石、威灵仙、草乌。(中医方剂大辞典)(3)刺猬皮。(中医方剂大辞典)

离骨散 li gu san

【英文名】Li Gu Powder

【组成】(1)大活鲫鱼。(中医方剂大辞典)(2)夜游将军、人言、窑老、丹。(中医方剂大辞典)

离珠丹 li zhu dan

【英文名】Li Zhu Pellet

【组成】杜仲、萆薢、诃子、龙骨、破故纸、朱砂、胡桃、缩砂仁、巴戟。(中医方剂大辞典)

离照汤 li zhao tang

【英文名】Li Zhao Decoction

【组成】琥珀、丹参、朱砂、茯神、柏仁、沉香、广皮、青皮、郁金、灯心、姜皮。(中医方剂大辞典)

秘丹 mi dan

【英文名】Mi Pellet

【组成】(1)黄连、花粉、人乳、地黄汁、藕汁。(中医方剂大辞典)(2)承气汤、栀子、韭汁、桔梗、麻黄。(中医方剂大辞典)(3)川芎、栀子、苍术、香附、石碱、干姜。(中医方剂大辞典)

秘元丹 mi yuan dan

【英文名】Mi Yuan Pellet

【异名】秘元丸(中医方剂大辞典)

【组成】(1)白龙骨、诃子、缩砂。(中医方剂大辞典)(2)半夏、斑蝥、薜荔叶、糯米。(中医方剂大辞典)

秘元汤 mi yuan tang

【英文名】Mi Yuan Decoction

【组成】志肉、山药、芡实、枣仁、白术、茯苓、甘草、五味子。(中医方剂大辞典)

秘元煎 mi yuan jian

【英文名】Mi Yuan Jian Decoction

【组成】远志、山药、芡实、枣仁、白术、茯苓、炙甘草、人参、五味子、金樱子。(中医方剂大辞典)

秘方 mi fang

【英文名】Secret Recipe

【定义】一般指过去秘而不传的单方和验方。(中药药剂学)

秘方十补丸 mi fang shi bu wan

【英文名】Mi Fang Shi Bu Pill

【异名】十补丸(中医方剂大辞典)

【组成】熟干地黄、肉苁蓉、人参、绵黄芪、川芎、当归、白芍药、白茯苓、白术、甘草、肉桂。(中医方剂大辞典)

秘方万应丸 mi fang wan ying wan

【英文名】Mi Fang Wan Ying Pill

【异名】万应丸(中医方剂大辞典)

【组成】三棱、莪术、陈皮、橘红、使君子肉、麦蘖曲、神曲、雷丸、干漆、槟榔、芜荑、鹤虱、胡黄连、甘草、木香、良姜、砂仁。(中医方剂大辞典)

秘方三棱煎丸 mi fang san leng jian wan

【英文名】Mi Fang San Leng Jian Pill

【组成】三棱、陈皮、五灵脂、萝卜子、白芍药、槟榔、香附子、草豆、黑牵牛、糖球、木香、枳壳、枳实、缩砂、干漆、神曲、麦蘖、荜澄茄、白术、片姜、益智、硇砂、草果、延胡索、菖蒲、干姜、乌药、红豆、蓬莪术、白豆仁、官桂。(中医方剂大辞典)

秘方千金种子丹 mi fang qian jin zhong zi dan

【英文名】Mi Fang Qian Jin Zhong Zi Pellet

【组成】沙苑蒺藜、莲须、山茱萸、覆盆子、鸡头实、龙骨。(中医方剂大辞典)

秘方乌金散 mi fang wu jin san

【英文名】Mi Fang Wu Jin Powder

【组成】锦纹大黄、广木香。(中医方剂大辞典)

秘方匀气散 mi fang yun qi san

【英文名】Mi Fang Yun Qi Powder

【组成】香附子、甘草、苍术、茴香。(中医方剂大辞典)

秘方化滞丸 mi fang hua zhi wan

【英文名】Mi Fang Hua Zhi Pill

【异名】化滞丸(中医方剂大辞典)

【组成】南木香、丁香、青皮、红橘皮、黄连、京三棱、莪术、半夏曲、巴豆、乌梅。(中医方剂大辞典)

秘方水澄膏 mi fang shui cheng gao

【英文名】Mi Fang Shui Cheng Ointment

【异名】水澄膏(中医方剂大辞典)

【组成】郁金、白及、白蔹、五倍、乳香、雄黄。(中医方剂大辞典)

秘方仙遗粮汤 mi fang xian yi liang tang

【英文名】Mi Fang Xian Yi Liang Decoction

【异名】仙遗粮汤(中医方剂大辞典)

【组成】土茯苓、当归、生地、防风、木通、薏仁、金银花、黄连、连翘、白术、白鲜皮、皂刺、甘草。(中医方剂大辞典)

秘方半夏丸 mi fang ban xia wan

【英文名】Mi Fang Ban Xia Pill

【组成】半夏、麝香、水银、生薄荷。(中医方剂大辞典)

秘方四神饮 mi fang si shen yin

【英文名】Mi Fang Si Shen Drink

【组成】常山、槟榔、柴胡、贝母。(中医方剂大辞典)

秘方平肺汤 mi fang ping fei tang

【英文名】Mi Fang Ping Fei Decoction

【组成】陈皮、半夏、桔梗、薄荷、紫苏、乌梅、紫菀、知母、桑白皮、杏仁、五味子、罂粟壳、甘草。(中医方剂大辞典)

秘方白梅散 mi fang bai mei san

【英文名】Mi Fang Bai Mei Powder

【组成】盐白梅、轻粉。(中医方剂大辞典)

秘方石韦散 mi fang shi wei san

【英文名】Mi Fang Shi Wei Powder

【组成】石韦、杨树簟、郁金、木香、蜗牛、麝香。(中医方剂大辞典)

秘方立效散 mi fang li xiao san

【英文名】Mi Fang Li Xiao Powder

【组成】春茶。(中医方剂大辞典)

秘方龙骨丸 mi fang long gu wan

【英文名】Mi Fang Long Gu Pill

【组成】白牡蛎、北赤石脂、大赭石、白龙骨、伏龙肝、海螵蛸、五灵脂、侧柏叶、棕榈、真蒲黄。(中医方剂大辞典)

秘方托里散 mi fang tuo li san

【英文名】Mi Fang Tuo Li Powder

【组成】瓜蒌、当归、黄芪、甘草、白芍药、皂角刺、金银花、天花粉、熟地黄。(中医方剂大辞典)

秘方防风散 mi fang fang feng san

【英文名】Mi Fang Fang Feng Powder

【组成】防风、白药。(中医方剂大辞典)

秘方芦荟丸 mi fang lu hui wan

【英文名】Mi Fang Lu Hui Pill

【组成】芦荟、荆芥、黑牵牛、青皮。(中医方剂大辞典)

秘方苍术汤 mi fang cang zhu tang

【英文名】Mi Fang Cang Zhu Decoction

【组成】苍术、玄参、甘草、远志、茺蔚子。(中医方剂大

辞典)

秘方连翘散 mi fang lian qiao san

【英文名】Mi Fang Lian Qiao Powder

【组成】连翘、栀子、甘草、朴硝、黄芩、薄荷。(中医方剂大辞典)

秘方净肌散 mi fang jing ji san

【英文名】Mi Fang Jing Ji Powder

【组成】雄黄、北芩、大黄、海螵蛸、生硫黄、黄柏、萹草、黄连、蛇床子、五倍子。(中医方剂大辞典)

秘方参附丸 mi fang shen fu wan

【英文名】Mi Fang Shen Fu Pill

【组成】大附子、人参、白芍、肉桂、当归、甘草、真沉香。(中医方剂大辞典)

秘方定心丸 mi fang ding xin wan

【英文名】Mi Fang Ding Xin Pill

【组成】天麻、秦艽、全蝎、细辛、熟地、生地、川归、川芎、芍药、防风、荆芥、白术、黄芪、威灵仙。(中医方剂大辞典)

秘方肥儿丸 mi fang fei er wan

【英文名】Mi Fang Fei Er Pill

【组成】黄连、木香、神曲、麦蘖、使君肉、肉豆蔻、槟榔、虾蟆、白术。(中医方剂大辞典)

秘方养脏汤 mi fang yang zang tang

【英文名】Mi Fang Yang Zang Decoction

【组成】陈皮、枳壳、黄连、南木香、乌梅、罂粟壳、厚朴、杏仁、甘草。(中医方剂大辞典)

秘方枳壳汤 mi fang zhi ke tang

【英文名】Mi Fang Zhi Ke Decoction

【组成】枳壳、黄连。(中医方剂大辞典)

秘方柏叶散 mi fang bo ye san

【英文名】Mi Fang Bo Ye Powder

【组成】扁柏叶、糯米。(中医方剂大辞典)

秘方洗心散 mi fang xi xin san

【英文名】Mi Fang Xi Xin Powder

【组成】荆芥、甘草、菊花、大黄、当归、芍药。(中医方剂大辞典)

秘方洗肝散 mi fang xi gan san

【英文名】Mi Fang Xi Gan Powder

【组成】熟地黄、大黄、栀子、当归、甘草、干葛、赤芍药、甘松、黄芩。(中医方剂大辞典)

秘方种子丹 mi fang zhong zi dan

【英文名】Mi Fang Zhong Zi Pellet

【组成】熟地、淡苁蓉、陈萸肉、童木通、飞龙骨、煅牡蛎、威灵仙、菟丝子、全当归、大茴香、巴戟肉、远志肉、荜澄茄、母丁香、干漆、车前子、茯苓、广木香、桑螵蛸、蛇床子、全蝎、灯心、萆薢、贡沉香、马蔺花、蜘蛛。(中医方剂大辞典)

秘方茶调散 mi fang cha tiao san

【英文名】Mi Fang Cha Tiao Powder

【异名】川芎茶调散(中医方剂大辞典)

【组成】片芩、小川芎、细芽茶、白芷、薄荷、荆芥穗。(中医方剂大辞典)

秘方茶酒调散 mi fang cha jiu tiao san

【英文名】Mi Fang Cha Jiu Tiao Powder

【组成】石膏、菊花、细辛、香附子。(中医方剂大辞典)

秘方重明丸 mi fang chong ming wan

【英文名】Mi Fang Chong Ming Pill

【组成】白羚羊角、生犀角、生地、熟地、肉苁蓉、枸杞子、草决明、当归身、防风、楮实子、龙胆草、川芎、羌活、木贼、白羚羊肝。(中医方剂大辞典)

秘方顺肝散 mi fang shun gan san

【英文名】Mi Fang Shun Gan Powder

【组成】生地黄、当归、大黄、瓜蒌仁。(中医方剂大辞典)

秘方换腿丸 mi fang huan tui wan

【英文名】Mi Fang Huan Tui Pill

【组成】薏苡仁、石南叶、天南星、川牛膝、肉桂、当归、天麻、附子、羌活、防风、石斛、萆薢、黄芪、续断、苍术、槟榔、干木瓜。(中医方剂大辞典)

秘方柴胡汤 mi fang chai hu tang

【英文名】Mi Fang Chai Hu Decoction

【组成】柴胡、胡黄连、黄连、厚朴、半夏。(中医方剂大辞典)

秘方消痞膏药 mi fang xiao pi gao yao

【英文名】Mi Fang Xiao Pi Emplastrum

【组成】红花、蓬术、三棱、当归、两头尖、五灵脂、穿山甲、川乌、生地、丹皮、巴豆肉、木鳖子、阿魏、沉香、乳香、苏合油、麝香、广木香、子丁香、檀香。(中医方剂大辞典)

秘方清脾丸 mi fang qing pi wan

【英文名】Mi Fang Qing Pi Pill

【组成】姜黄、白术、人参、槟榔、草果、莪术、厚朴、黄芩、半夏、青皮、甘草。(中医方剂大辞典)

秘方猪苓汤 mi fang zhu ling tang

【英文名】Mi Fang Zhu Ling Decoction

【组成】猪苓、木通、栀子、大黄、金毛狗脊、萹蓄。(中医方剂大辞典)

秘方硇砂膏 mi fang nao sha gao

【英文名】Mi Fang Nao Sha Plaster

【组成】麻油、槐枝、杏枝、桑枝、桃枝、柳枝、嫩枝、沉香、孩儿茶、真血竭、冰片、象皮、真硇砂、射干、真琥珀。(中医方剂大辞典)

秘方菊花散 mi fang ju hua san

【英文名】Mi Fang Ju Hua Powder

【组成】菊花、甘草、防风、荆芥、蝉蜕、大黄、石决明。(中医方剂大辞典)

秘方黄丸子 mi fang huang wan zi

【英文名】Mi Fang Huang Pill

【组成】雄黄、雌黄、杏仁、绿豆、信砒。(中医方剂大辞典)

秘方揩牙散 mi fang kai ya san

【英文名】Mi Fang Kai Ya Powder

【组成】良姜、细辛、大椒、草乌尖。(中医方剂大辞典)

秘方琥珀膏 mi fang hu po gao

【英文名】Mi Fang Hu Po Ointment

【异名】立退丸(中医方剂大辞典)

【组成】人参、石菖蒲、天门冬、远志、预知子、白茯苓、麦门冬。(中医方剂大辞典)

秘方紫金膏 mi fang zi jin gao

【英文名】Mi Fang Zi Jin Plaster

【组成】黄连、黄柏皮、杏仁、芜荑、黄丹、铜青、轻粉。(中医方剂大辞典)

秘方蝉花散 mi fang chan hua san

【英文名】Mi Fang Chan Hua Powder

【组成】蝉花、菊花、白蒺藜。(中医方剂大辞典)

秘方噙化丸 mi fang qin hua wan

【英文名】Mi Fang Qin Hua Pill

【组成】熟地、阿胶、五味子、贝母、杏仁、款冬花、炙草、人参。(中医方剂大辞典)

秘方擦牙散 mi fang ca ya san

【英文名】Mi Fang Ca Ya Powder

【组成】生南星、龙脑。(中医方剂大辞典)

秘方蟹黄散 mi fang xie huang san

【英文名】Mi Fang Xie Huang Powder

【组成】黄连、黄芩、蒲黄、郁金、栀子、秦皮、当归、滑石、白僵蚕、五倍子、薄荷、白杏仁、铜绿、杏仁。(中医方剂大辞典)

秘叶散 mi ye san

【英文名】Mi Ye Powder

【组成】水龙骨、白蔹、蚯蚓泥、白及、芙蓉叶、皂角、山慈菇、葱头、生姜、蓖麻、乳香、没药、黄豆末、黑豆末、绿豆末。(中医方剂大辞典)

秘本黄连汤 mi ben huang lian tang

【英文名】Mi Ben Huang Lian Decoction

【组成】黄连、黄柏、黄芩、麦冬、生地黄、当归、生黄芪。(中医方剂大辞典)

秘传一味千金散 mi chuan yi wei qian jin san

【英文名】Mi Chuan Yi Wei Qian Jin Powder

【异名】一味千金散(中医方剂大辞典)

【组成】黑蜘蛛。(中医方剂大辞典)

秘传一擦光 mi chuan yi ca guang

【英文名】Mi Chuan Yi Ca Guang Liniment

【异名】一擦光(中医方剂大辞典)

【组成】蛇床子、苦参、芜荑、雄黄、枯矾、硫黄、轻粉、樟脑、大风子、川椒。(中医方剂大辞典)

秘传二仙糕 mi chuan er xian gao

【英文名】Mi Chuan Er Xian Unguentum

【组成】人参、山药、白茯苓、芡实仁、莲肉、糯米、粳米、蜜、白糖。(中医方剂大辞典)

秘传二奇汤 mi chuan er qi tang

【英文名】Mi Chuan Er Qi Decoction

【组成】升麻、乌药。(中医方剂大辞典)

秘传人参鳖甲饮 mi chuan ren shen bie jia yin

【英文名】Mi Chuan Ren Shen Bie Jia Drink

【组成】人参、鳖甲、苍术、白术、半夏、厚朴、川芎、当归、槟榔、青皮、甘草、生姜。(中医方剂大辞典)

秘传八味二花散 mi chuan ba wei er hua san

【英文名】Mi Chuan Ba Wei Er Hua Powder

【组成】桃花蕊、梅花蕊、穿山甲、朱砂、紫河车、天灵盖、鹿茸、人参。(中医方剂大辞典)

秘传刀伤药 mi chuan dao shang yao

【英文名】Mi Chuan Dao Shang Powder

【组成】桂圆核、石榴皮、梅片。(中医方剂大辞典)

秘传十子丸 mi chuan shi zi wan

【英文名】Mi Chuan Shi Zi Pill

【组成】覆盆子、枸杞子、槐角子、桑椹子、冬青子、没石子、蛇床子、菟丝子、五味子、柏子仁。(中医方剂大辞典)

秘传十六味流气饮 mi chuan shi liu wei liu qi yin

【英文名】Mi Chuan Shi Liu Wei Liu Qi Drink

【组成】人参、当归、官桂、川芎、防风、白芷、桔梗、黄芪、炙草、厚朴、木香、白芍药、大腹皮、乌药、枳壳、苏叶。(中医方剂大辞典)

秘传万金内托散 mi chuan wan jin nei tuo san

【英文名】Mi Chuan Wan Jin Nei Tuo Powder

【组成】白茯苓、银花、赤葛根、天冬桑、白皮、赤小豆、熟地、白芷梢、桔梗、半夏、杏仁、乳香、没药、羌活、连翘、黄芩、麻黄、白术、川芎、厚朴、陈皮、防风、柴胡、苍术、黄芪、苍耳子、荆芥、当归、枳实、芍药、甘草、连根葱、姜、枣。(中医方剂大辞典)

秘传万病遇仙丹 mi chuan wan bing yu xian dan

【英文名】Mi Chuan Wan Bing Yu Xian Pellet

【组成】黑丑、莪术、茵陈、槟榔、三棱、猪牙皂角。(中医方剂大辞典)

秘传三仙丹 mi chuan san xian dan

【英文名】Mi Chuan San Xian Pellet

【组成】柏枝、槐角子、生矾。(中医方剂大辞典)

秘传三圣散 mi chuan san sheng san

【英文名】Mi Chuan San Sheng Powder

【异名】三圣散(中医方剂大辞典)
【组成】白滑石、甘草。(中医方剂大辞典)
秘传三意酒 mi chuan san yi jiu
【英文名】Mi Chuan San Yi Wine
【组成】枸杞子、生地黄、火麻子。(中医方剂大辞典)
秘传千捶膏 mi chuan qian chui gao
【英文名】Mi Chuan Qian Chui Plaster
【组成】蓖麻子、松香、乳香。(中医方剂大辞典)
秘传大补元丸 mi chuan da bu yuan wan
【英文名】Mi Chuan Da Bu Yuan Pill
【组成】黄柏、知母、龟版、淮熟地黄、牛膝、麦门冬、肉从蓉、虎胫骨、淮山药、茯神、黄芪、杜仲、枸杞子、何首乌、人参、当归身、天门冬、五味子、淮生地黄、白芍药、紫河车。(中医方剂大辞典)
秘传大透肌散 mi chuan da tou ji san
【英文名】Mi Chuan Da Tou Ji Powder
【组成】人参、芍药、川芎、甘草、茯苓、白术、木通、陈皮、黄芪、糯米。(中医方剂大辞典)
秘传飞步丸 mi chuan fei bu wan
【英文名】Mi Chuan Fei Bu Pill
【组成】苍术、草乌、川芎、白芷、葱白、生姜。(中医方剂大辞典)
秘传乌鸡丸 mi chuan wu ji wan
【英文名】Mi Chuan Wu Ji Pill
【组成】熟地、白术、川芎、白芍、厚朴、香附、甘草、人参、砂仁、海金砂。(中医方剂大辞典)
秘传乌药顺气散 mi chuan wu yao shun qi san
【英文名】Mi Chuan Wu Yao Shun Qi Powder
【组成】乌药、川芎、熟地黄、防风、枳壳、桔梗、白芷、僵蚕、羌活、当归、白芍药、木瓜、槟榔、南木香、秦艽、川独活、甘草。(中医方剂大辞典)
秘传乌须万应散 mi chuan wu xu wan ying san
【英文名】Mi Chuan Wu Xu Wan Ying Powder
【组成】没石子、破故纸、细辛、熟地黄、青盐、地骨皮。(中医方剂大辞典)
秘传五疳散 mi chuan wu gan san
【英文名】Mi Chuan Wu Gan Powder
【组成】白术、白茯苓、甘草、麦门冬、使君子、山楂肉、麦芽、金樱子肉、芡实、莲肉心、青皮、橘红。(中医方剂大辞典)
秘传六和丸 mi chuan liu he wan
【英文名】Mi Chuan Liu He Pill
【组成】熟地黄、破故纸、菟丝子、白茯苓、山药、胡桃。(中医方剂大辞典)
秘传六神丸 mi chuan liu shen wan
【英文名】Mi Chuan Liu Shen Pill
【组成】生芡实、龙骨、莲蕊须、山茱萸、覆盆子、沙苑蒺藜。(中医方剂大辞典)
秘传反魂丹 mi chuan fan hun dan
【英文名】Mi Chuan Fan Hun Pellet
【组成】鹤虱、莪术、三棱、陈皮、黄连、大黄、胡黄连、雄黄、枳壳、青皮、黄芩、乳香、丁香、甘草、牵牛、知母、熊胆、麝香、白丁香。(中医方剂大辞典)
秘传太乙万灵膏 mi chuan tai yi wan ling gao
【英文名】Mi Chuan Tai Yi Wan Ling Plaster
【组成】羌活、蓖麻仁、蝉蜕、大蜂房、蜈蚣、败龟版、苦参、猪皂角、玄参、槐角子、青蒿、过山龙、甘草、半枝莲、荆芥、蕲艾叶、黄芩、仙人掌、川椒、蒲公英、白蔹、龙胆草、防风、忍冬藤、白及、生附子、大黄、石菖蒲、栀子、赤芍药、独活、何首乌、黄芪、蛇床子、桔梗、黑牵牛、漏芦、木鳖子、肉桂、大风子、巴豆、地骨皮、昆布、苍耳子、黄柏、青木香、连翘、鼠粘子、桃仁、白僵蚕、血余、穿山甲、黄连、当归、牛膝、苍术、升麻、蛇蜕、槟榔、槐枝、柳枝、桃枝、白芷、天南星、草乌、北细辛、半夏、高良姜、川乌、海螵蛸、乳香、百草霜、没药、鸡肫皮、血竭、象牙末、雄黄、寒水石、儿茶、白石脂、朱砂、赤石脂、轻粉、青鱼胆、熊胆、甘松、三奈、潮脑、冰片、麝香、琥珀、珍珠、龙骨、水银。(中医方剂大辞典)
秘传开明银海丹 mi chuan kai ming yin hai dan
【英文名】Mi Chuan Kai Ming Yin Hai Pellet
【组成】白炉甘石、辰砂、硼砂、轻粉、片脑、麝香。(中医方剂大辞典)
秘传斗门散 mi chuan dou men san
【英文名】Mi Chuan Dou Men Powder
【异名】秘传斗门方(中医方剂大辞典)
【组成】黑豆、干姜、罂粟壳、地榆、甘草、白芍药。(中医方剂大辞典)
秘传木香化气汤 mi chuan mu xiang hua qi tang
【英文名】Mi Chuan Mu Xiang Hua Qi Decoction
【组成】苍术、厚朴、枳壳、陈皮、青皮、大腹皮、木香、砂仁、黄芩、紫苏子、香附子。(中医方剂大辞典)
秘传木香散 mi chuan mu xiang san
【英文名】Mi Chuan Mu Xiang Powder
【组成】干猪靥、海螵蛸、木香、青木香、孩儿茶、雄黄、神曲、麦芽、辰砂。(中医方剂大辞典)
秘传止血定痛生肌散 mi chuan zhi xue ding tong sheng ji san
【英文名】Mi Chuan Zhi Xue Ding Tong Sheng Ji Powder
【组成】真龙骨、白芷、黄丹、软石膏、血竭、乳香、没药、潮脑。(中医方剂大辞典)
秘传牙痛方 mi chuan ya tong fang
【英文名】Mi Chuan Ya Tong Prescription
【异名】千金一笑散(《人已良方》)

【组成】巴豆。(中医方剂大辞典)

秘传牛黄丸 mi chuan niu huang wan

【英文名】Mi Chuan Niu Huang Pill

【组成】牛黄、羚羊角、龙骨、茯神、半夏、石菖蒲、朱砂、雄黄、珍珠、枣仁。(中医方剂大辞典)

秘传牛黄清心丸 mi chuan niu huang qing xin wan

【英文名】Mi Chuan Niu Huang Qing Xin Pill

【组成】天麻、防风、牛胆南星、僵蚕、全蝎、白附子、干天罗、川乌、远志、川山甲、蝉蜕、蒿虫、辰砂、雄黄、犀角、蜈蚣、蟾酥、沉香、细辛、龙齿、琥珀、珍珠、天竺黄、蛤蚧、金银箔。(中医方剂大辞典)

秘传仙遗粮散 mi chuan xian yi liang san

【英文名】Mi Chuan Xian Yi Liang Powder

【组成】仙遗粮、荆芥、防风、五加皮、白鲜皮、威灵仙、木瓜、生地、当归、白芍、白茯苓、川芎、牛膝、杜仲、白芷、地骨皮、青风藤、槐花、黄连。(中医方剂大辞典)

秘传加味二妙丸 mi chuan jia wei er miao wan

【英文名】Mi Chuan Jia Wei Er Miao Pill

【组成】苍术、黄柏、川牛膝、当归尾、川萆薢、汉防己、龟版、虎骨。(中医方剂大辞典)

秘传加味二陈汤 mi chuan jia wei er chen tang

【英文名】Mi Chuan Jia Wei Er Chen Decoction

【组成】(1)陈皮、半夏、茯苓、甘草、黄连、黄芩、山栀、桔梗。(中医方剂大辞典)(2)陈皮、半夏、茯苓、甘草、苍术、枳实、厚朴、黄连、黄芩、山栀。(中医方剂大辞典)(3)陈皮、半夏、茯苓、白术、甘草。(中医方剂大辞典)

秘传加味四君子汤 mi chuan jia wei si jun zi tang

【英文名】Mi Chuan Jia Wei Si Jun Zi Decoction

【组成】人参、白术、茯苓、甘草、川归、生地黄、黄柏、黄连、黄芪、桂枝、大枣。(中医方剂大辞典)

秘传加味四物汤 mi chuan jia wei si wu tang

【英文名】Mi Chuan Jia Wei Si Wu Decoction

【组成】(1)当归、川芎、熟地黄、白芍药、白术、人参、甘草、猪苓、泽泻。(中医方剂大辞典)(2)当归、川芎、熟地黄、远志、白芍药、人参、甘草、茯神、山栀。(中医方剂大辞典)(3)当归、川芎、熟地黄、生地黄、白芍药、人参、白术、黄芪、黄柏、知母。(中医方剂大辞典)(4)当归、川芎、熟地黄、白芍药、人参、白茯苓、黄连、山栀仁、半夏、甘草。(中医方剂大辞典)

秘传加味枳术丸 mi chuan jia wei zhi zhu wan

【英文名】Mi Chuan Jia Wei Zhi Zhu Pill

【异名】加味枳术丸(中医方剂大辞典)

【组成】白术、枳实、苍术、猪苓、麦糵面、神曲、半夏、泽泻、赤茯苓、川芎、黄连、白螺狮壳、草豆蔻、砂仁、黄芩、青皮、萝菔子、干姜、生姜、陈皮、香附子、瓜蒌仁、厚朴、槟榔、木香、甘草。(中医方剂大辞典)

秘传加味醉仙散 mi chuan jia wei zui xian san

【英文名】Mi Chuan Jia Wei Zui Xian Powder

【组成】胡麻子、牛蒡子、蔓荆子、枸杞子、白蒺藜、苦参、瓜蒌根、防风、当归、川芎、芍药、羌活、何首乌、白芷、僵蚕、荆芥、连翘、黄芩、山栀、皂角刺、玄参、甘草、芙蓉叶、威灵仙。(中医方剂大辞典)

秘传加减八味汤 mi chuan jia jian ba wei tang

【英文名】Mi Chuan Jia Jian Ba Wei Decoction

【组成】当归、生地黄、赤芍药、阿胶珠、牡丹皮、黄连、黄芩、山栀、人参、甘草、犀角、京墨。(中医方剂大辞典)

秘传加减八珍汤 mi chuan jia jian ba zhen tang

【英文名】Mi Chuan Jia Jian Ba Zhen Decoction

【组成】人参、白术、茯苓、甘草、当归、生地黄、白芍药、酒黄柏、酒知母、橘红、桔梗。(中医方剂大辞典)

秘传加减平胃散 mi chuan jia jian ping wei san

【英文名】Mi Chuan Jia Jian Ping Wei Powder

【组成】苍术、白术、白茯苓、甘草、陈皮、砂仁、猪苓、泽泻。(中医方剂大辞典)

秘传加减芩连四物汤 mi chuan jia jian qin lian si wu tang

【英文名】Mi Chuan Jia Jian Qin Lian Si Wu Decoction

【组成】黄芩、黄连、当归、生地黄、白芍药、山栀、陈皮、白术、人参、甘草。(中医方剂大辞典)

秘传加减省风汤 mi chuan jia jian sheng feng tang

【英文名】Mi Chuan Jia Jian Sheng Feng Decoction

【组成】陈皮、半夏、茯苓、甘草、羌活、防风、黄芩、白芷、白术、红花。(中医方剂大辞典)

秘传加减香薷饮 mi chuan jia jian xiang ru yin

【英文名】Mi Chuan Jia Jian Xiang Ru Drink

【组成】香薷、白扁豆、黄连、甘草、麦门冬、五味子、知母、陈皮、茯苓、厚朴。(中医方剂大辞典)

秘传加减调中汤 mi chuan jia jian tiao zhong tang

【英文名】Mi Chuan Jia Jian Tiao Zhong Decoction

【组成】(1)苍术、厚朴、陈皮、甘草、枳实、枳梗、白茯苓、草豆蔻。(中医方剂大辞典)(2)苍术、厚朴、陈皮、甘草、半夏、白茯苓、木香、砂仁、枳壳。(中医方剂大辞典)

秘传加减渗湿汤 mi chuan jia jian shen shi tang

【英文名】Mi Chuan Jia Jian Shen Shi Decoction

【组成】苍术、厚朴、陈皮、茯苓、半夏、黄连、灯心。(中医方剂大辞典)

秘传加减理中汤 mi chuan jia jian li zhong tang

【英文名】Mi Chuan Jia Jian Li Zhong Decoction

【组成】人参、白术、干姜、甘草、干葛、肉桂、陈皮、半夏、茯苓、细辛。(中医方剂大辞典)

秘传去翳圣金膏 mi chuan qu yi sheng jin gao
【英文名】Mi Chuan Qu Yi Sheng Jin Plaster
【组成】炉甘石、乌贼鱼骨、黄连、乳香、密陀僧、轻粉、没药、南硼砂、白丁香、黄丹、硇砂、龙胆草、蜜、当归、鹰条、麝香、脑子。(中医方剂大辞典)

秘传发灰丸 mi chuan fa hui wan
【英文名】Mi Chuan Fa Hui Pill
【组成】头发。(中医方剂大辞典)

秘传宁口散 mi chuan ning kou san
【英文名】Mi Chuan Ning Kou Powder
【组成】(1)蒲黄、竹沥。(中医方剂大辞典)(2)青黛、硼砂、孩儿茶、薄荷叶、片脑。(中医方剂大辞典)

秘传宁痒散 mi chuan ning yang san
【英文名】Mi Chuan Ning Yang Powder
【组成】川槿皮、红娘子、青娘子、斑蝥、贝母、槟榔。(中医方剂大辞典)

秘传平日散 mi chuan ping ri san
【英文名】Mi Chuan Ping Ri Powder
【组成】天门冬。(中医方剂大辞典)

秘传平疟饮 mi chuan ping nve yin
【英文名】Mi Chuan Ping Nve Drink
【组成】槟榔、枳壳、陈皮、甘草、常山、桔梗、地骨皮、五加皮、赤芍药、白茯苓。(中医方剂大辞典)

秘传平秽散 mi chuan ping hui san
【英文名】Mi Chuan Ping Hui Powder
【组成】瓦城子、五倍子、孩儿茶、片脑。(中医方剂大辞典)

秘传归参汤 mi chuan gui shen tang
【英文名】Mi Chuan Gui Shen Decoction
【组成】当归、人参、川芎、白术、生地黄、陈皮、白茯苓、甘草。(中医方剂大辞典)

秘传本通汤 mi chuan ben tong tang
【英文名】Mi Chuan Ben Tong Decoction
【组成】冬葵子、山栀仁、木通、滑石。(中医方剂大辞典)

秘传正胃丸 mi chuan zheng wei wan
【英文名】Mi Chuan Zheng Wei Pill
【组成】吴茱萸、黄连。(中医方剂大辞典)

秘传正骨丹 mi chuan zheng gu dan
【英文名】Mi Chuan Zheng Gu Pellet
【组成】降真香、乳香、没药、苏木、松节、自然铜、川乌、真血竭、地龙、生龙骨、土狗。(中医方剂大辞典)

秘传玉液还丹 mi chuan yu ye huan dan
【英文名】Mi Chuan Yu Ye Huan Pellet
【组成】枸杞子、五味子、覆盆子、菟丝子、巨胜子、生地黄、熟地黄、天门冬、麦门冬、人参、钟乳粉、鹿茸、甘菊花、肉苁蓉、山药、沉香。(中医方剂大辞典)

秘传玉锁丹 mi chuan yu suo dan
【英文名】Mi Chuan Yu Suo Pellet
【组成】茯苓、龙骨、五倍子。(中医方剂大辞典)

秘传生肌散 mi chuan sheng ji san
【英文名】Mi Chuan Sheng Ji Powder
【组成】孩儿茶、赤石脂、黄连、黄柏、松香。(中医方剂大辞典)

秘传白犀丹 mi chuan bai xi dan
【英文名】Mi Chuan Bai Xi Pellet
【组成】白犀角、麻黄、山慈菇、玄明粉、血竭、甘草、雄黄。(中医方剂大辞典)

秘传白膏药 mi chuan bai gao yao
【英文名】Mi Chuan Bai Gao Yao Powder
【异名】白膏药(中医方剂大辞典)
【组成】官白粉、赤石脂、章脑、轻粉。(中医方剂大辞典)

秘传龙骨锁精丹 mi chuan long gu suo jing dan
【英文名】Mi Chuan Long Gu Suo Jing Pellet
【组成】白龙骨、牡蛎、知母、黄柏、猪苓、人参、远志。(中医方剂大辞典)

秘传先天丸 mi chuan xian tian wan
【英文名】Mi Chuan Xian Tian Pill
【组成】干先天、紫河车、甘州枸杞子、野枸杞、熟地黄、生地黄、金雀花、赤石脂、红花、白茯苓、真乳香、仙鹤骨、辰砂、绿毛龟、川牛膝、嫩鹿茸、石菖蒲、真秋石、干乳。(中医方剂大辞典)

秘传团鱼羹 mi chuan tuan yu geng
【英文名】Mi Chuan Tuan Yu Thick Soup
【组成】团鱼。(中医方剂大辞典)

秘传地黄膏 mi chuan di huang gao
【英文名】Mi Chuan Di Huang Ointment
【组成】生地黄、麦门冬、败龟版。(中医方剂大辞典)

秘传夹纸膏 mi chuan jia zhi gao
【英文名】Mi Chuan Jia Zhi Plaster
【组成】老松香、樟脑、虢丹、水龙骨。(中医方剂大辞典)

秘传夺命丹 mi chuan duo ming dan
【英文名】Mi Chuan Duo Ming Pellet
【组成】枯矾、直僵蚕、硼砂、皂角末。(中医方剂大辞典)

秘传延寿丹 mi chuan yan shou dan
【英文名】Mi Chuan Yan Shou Pellet
【组成】何首乌、菟丝子、豨签草、桑叶、女贞实、忍冬花、川杜仲、雄牛膝、怀庆生地。(中医方剂大辞典)

秘传当归地黄汤 mi chuan dang gui di huang tang
【英文名】Mi Chuan Dang Gui Di Huang Decoction
【组成】当归、生地黄、川芎、赤芍药、甘菊花、龙胆草、

防风、黄连、知母、柴胡、陈皮、甘草。(中医方剂大辞典)

秘传当归膏 mi chuan dang gui gao

【英文名】Mi Chuan Dang Gui Ointment

【异名】当归膏(中医方剂大辞典)

【组成】当归、生地黄、熟地黄、薏苡仁、白芍药、白茯苓、白术、莲子、山药、人参、甘草、枸杞子、贝母、地骨皮、麦门冬、天门冬、五味子、琥珀。(中医方剂大辞典)

秘传百解散 mi chuan bai jie san

【英文名】Mi Chuan Bai Jie Powder

【组成】人参、甘草、白术、白茯苓、黄芪、陈皮、糯米、升麻、川芎、白芷、天麻、僵蚕、南星。(中医方剂大辞典)

秘传竹叶灰丸 mi chuan zhu ye hui wan

【英文名】Mi Chuan Zhu Ye Hui Pill

【组成】堇竹叶。(中医方剂大辞典)

秘传肉丹 mi chuan rou dan

【英文名】Mi Chuan Rou Pellet

【组成】伏火朱砂、代赭石、鹿角胶、鹿角霜、鹿茸、白龙骨、虎胫骨、天雄、桑螵蛸、磁石、牡蛎粉、附子、钟乳粉、阳起石、乳香、没药、沉香。(中医方剂大辞典)

秘传助脾渗湿汤 mi chuan zhu pi shen shi tang

【英文名】Mi Chuan Zhu Pi Shen Shi Decoction

【组成】苍术、白术、人参、枳壳、枳实、黄连、山栀、厚朴、大腹皮、萝菔子、猪苓、泽泻。(中医方剂大辞典)

秘传围药解和散 mi chuan wei yao jie he san

【英文名】Mi Chuan Wei Yao Jie He Powder

【组成】芙蓉叶、野菊根、蒲黄、黄连、黄芩、黄柏、连翘、白及、白蔹、白芷、乳香、没药、雄黄、孩儿茶、甘草、蛇含石、赤石脂、大黄。(中医方剂大辞典)

秘传妙济饮 mi chuan miao ji yin

【英文名】Mi Chuan Miao Ji Drink

【组成】一枝箭。(中医方剂大辞典)

秘传杖疮膏 mi chuan zhang chuang gao

【英文名】Mi Chuan Zhang Chuang Plaster

【组成】香油、穿山甲、柏枝、槐枝、府丹、水花珠、血竭、没药、乳香、孩儿茶、新珍珠、新红象牙、面粉、人指甲、三七、石乳、黄连、黄芩、海螵蛸、半夏、樟冰、黄蜡、冰片、麝香、阿魏。(中医方剂大辞典)

秘传灵脂遏痛汤 mi chuan ling zhi e tong tang

【英文名】Mi Chuan Ling Zhi E Tong Decoction

【组成】当归、赤芍药、五灵脂、香附子、木香、艾叶、陈皮、半夏、枳壳、厚朴、苏梗、木通。(中医方剂大辞典)

秘传羌活保生汤 mi chuan qiang huo bao sheng tang

【英文名】Mi chuan Qiang Huo Bao Sheng Decoction

【组成】羌活、独活、防风、荆芥、连翘、黄连、白芷、柴胡、木通、陈皮、桔梗、甘草。(中医方剂大辞典)

秘传羌活散 mi chuan qiang huo san

【英文名】Mi Chuan Qiang Huo Powder

【组成】甘草、黄芩、生地黄、连翘、山栀子、蔓荆子、当归、滑石、香白芷、荆芥、石膏、薄荷、羌活、台芎、赤芍药、独活、麻黄、陈皮、桔梗、防风。(中医方剂大辞典)

秘传芦荟丸 mi chuan lu hui wan

【英文名】Mi Chuan Lu Hui Pill

【组成】胡黄连、芦荟、黄连、使君子、神曲、阿魏、青黛、麝香。(中医方剂大辞典)

秘传补中参术汤 mi chuan bu zhong shen zhu tang

【英文名】Mi Chuan Bu Zhong Shen Zhu Decoction

【组成】人参、白术、甘草、当归、白茯苓、苍术、厚朴、陈皮、枳壳。(中医方剂大辞典)

秘传补阴汤 mi chuan bu yin tang

【英文名】Mi Chuan Bu Yin Decoction

【组成】黄柏、知母、当归、熟地黄、人参、白术、白芍药、山栀仁、黄芪、莲肉、陈皮、白茯苓。(中医方剂大辞典)

秘传补脾汤 mi chuan bu pi tang

【英文名】Mi Chuan Bu Pi Decoction

【异名】补脾汤(《古今医鉴》卷十三)

【组成】白术、黄芪、当归、川芎、人参、陈皮、肉豆蔻、神曲、干葛、白芍药、白茯苓、半夏、黄连、甘草。(中医方剂大辞典)

秘传豆黄丸 mi chuan dou huang wan

【英文名】Mi Chuan Dou Huang Pill

【组成】黑豆。(中医方剂大辞典)

秘传赤龙丹 mi chuan chi long dan

【英文名】Mi Chuan Chi Long Pellet

【组成】人参、葛根、桔梗、茯苓、辰砂、龙脑、菊铭石、犀角、木香、玳瑁、丹砂、麝香、金箔、银箔、牛黄、香附子。(中医方剂大辞典)

秘传走马通圣散 mi chuan zou ma tong sheng san

【英文名】Mi Chuan Zou Ma Tong Sheng Powder

【组成】麻黄、炙甘草、雄黄。(中医方剂大辞典)

秘传远志养心丹 mi chuan yuan zhi yang xin dan

【英文名】Mi Chuan Yuan Zhi Yang Xin Pellet

【异名】经验远志养心丹(中医方剂大辞典)

【组成】生地黄、远志、当归、甘草、柏子仁、酸枣仁、川芎、人参、茯神、半夏、南星、朱砂、麝香、石菖蒲、琥珀、真金箔。(中医方剂大辞典)

秘传连翘汤 mi chuan lian qiao tang

【英文名】Mi Chuan Lian Qiao Decoction

【异名】连翘汤(中医方剂大辞典)

【组成】连翘、升麻、朴硝、玄参、芍药、白蔹、防风、射干、大黄、甘草、杏仁。(中医方剂大辞典)

秘传阿魏万灵膏 mi chuan a wei wan ling gao

【英文名】Mi Chuan A Wei Wan Ling Plaster

【组成】防风、荆芥、白芷、当归、黄连、黄柏、连翘、蛇蜕、蜂房、白蔹、苍耳草、接骨草、羌活、山栀、大风子、金银花、甘草、细辛、紫河车、何首乌、黑丑、桔梗、牡丹皮、车前子、苦参、白及、蓖麻子、大黄、川山甲酒、江子肉、望见硝、木鳖子、虾蟆、柴胡、全蝎、半夏、升麻、南星、玄参、天花粉、川乌、牛膝、黄芪、两头尖、独活、斑蝥、地榆、五灵脂、槐角、苍术、藁本、赤茯苓、桃仁、三棱、莪术、小茴香、青木香、嫩松节、威灵仙、天麻、藕节、薄荷、贝母、丹参、生地黄、乌药、血余、八角风、叶下红、槐枝、柳枝、黄丹。(中医方剂大辞典)

秘传刮金丹 mi chuan gua jin dan

【英文名】Mi Chuan Gua Jin Pellet

【组成】丁香、木香、藿香、当归、人参、白茯苓、官桂、大黄、白术、干姜、桔梗、苁蓉、柴胡、槟榔、黄连、防风、陈皮、车前子、吴茱萸、皂角、天门冬、川乌、砂仁、肉豆蔻、黄耆、防己、鳖甲、羌活、紫菀、川椒、巴豆、蓬莪术、熟地黄、厚朴、川芎、香附子、石菖蒲、麝香、小茴香、甘草。(中医方剂大辞典)

秘传和中饮 mi chuan he zhong yin

【英文名】Mi Chuan He Zhong Drink

【组成】白术、陈皮、白茯苓、白芍药、草果、甘草、陈仓米、砂糖、乌梅、罂粟壳。(中医方剂大辞典)

秘传固本丸 mi chuan gu ben wan

【英文名】Mi Chuan Gu Ben Pill

【组成】人参、生地、熟地、麦冬、菟丝子、枸杞子、覆盆子、小茴、五味子、肉苁蓉、巴戟、山药、山茱萸、牛膝、杜仲、当归、茯苓、川椒、木通、黄芪、官桂、黄柏、知母、破故纸、虎胫骨。(中医方剂大辞典)

秘传固本牛胆丸 mi chuan gu ben niu dan wan

【英文名】Mi Chuan Gu Ben Niu Dan Pill

【组成】人参、天门冬、麦门冬、生地黄、熟地黄、当归、莲花蕊、何首乌、槐角。(中医方剂大辞典)

秘传定痛生肌散 mi chuan ding tong sheng ji san

【英文名】Mi Chuan Ding Tong Sheng Ji Powder

【组成】龙骨、白芷、黄丹、软石膏、没药、乳香、血竭、黄连、轻粉、朱砂。(中医方剂大辞典)

秘传抱龙丸 mi chuan bao long wan

【英文名】Mi Chuan Bao Long Pellet

【组成】(1)白附子、胆星、羌活、僵蚕、前胡、橘红、天竺黄、天麻、青皮、全蝎、黄芩、花粉、生黄连、南薄荷、真琥珀、盔沉香、抱茯神、双钩藤。(中医方剂大辞典)(2)赤芍、川贝母、防风、桔梗、明天麻、钩藤、枳壳、薄荷叶、胆星、陈皮、天竺黄、茯神。(中医方剂大辞典)

秘传拔毒丹 mi chuan ba du dan

【英文名】Mi chuan Ba Du Pellet

【组成】白矾、雄黄、硼砂、辰砂、雌黄、血竭、硇砂、牛黄、乳香、没药、砒霜、斑蝥、巴豆。(中医方剂大辞典)

秘传明目补下丸 mi chuan ming mu bu xia wan

【英文名】Mi Chuan Ming Mu Bu Xia Pill

【组成】人参、川楝子、远志、川巴戟、菟丝子、麦门冬、白术、白茯苓、赤芍药、青盐、破故纸、小茴香、葫芦巴、肉苁蓉、黄芪、甘草、枸杞子、砂仁、黄柏、山药、知母、熟地黄、五味子、莲肉、车前子。(中医方剂大辞典)

秘传枣矾丸 mi chuan zao fan wan

【英文名】Mi Chuan Zao Fan Pill

【组成】红枣、鸡肫皮、皂矾、酽醋。(中医方剂大辞典)

秘传治肠风下血丸 mi chuan zhi chang feng xia xue wan

【英文名】Mi Chuan Zhi Chang Feng Xia Xue Pill

【组成】干柿饼、酒瓶箬、乌梅肉、百药煎、槐花、枳壳、槟榔。(中医方剂大辞典)

秘传治疳汤 mi chuan zhi gan tang

【英文名】Mi Chuan Zhi Gan Decoction

【组成】山楂肉、白芍药、白茯苓、黄连、白术、泽泻、青皮、生甘草。(中医方剂大辞典)

秘传泻肝汤 mi chuan xie gan tang

【英文名】Mi Chuan Xie Gan Decoction

【组成】川芎、白芍药、半夏、白茯苓、当归、柴胡、橘红、枳壳、天麻、黄连、甘草、薄荷。(中医方剂大辞典)

秘传疝气如神汤 mi chuan shan qi ru shen tang

【英文名】Mi Chuan Shan Qi Ru Shen Decoction

【组成】山栀、黄柏、山楂肉、木通、橘核、玄胡、苍术、枳实、香附、小茴、甘草、吴茱萸、草豆蔻、川楝肉、益智仁。(中医方剂大辞典)

秘传疟丹 mi chuan nve dan

【英文名】Mi Chuan Nve Pellet

【组成】甘草、信石、寒水石。(中医方剂大辞典)

秘传肥儿丸 mi chuan fei er wan

【英文名】Mi Chuan Fei Er Pill

【异名】肥儿丸(中医方剂大辞典)

【组成】白术、莲肉、山楂、白芍、神曲、五谷虫、芡实、茯苓、泽泻、陈皮、甘草。(中医方剂大辞典)

秘传败虀散 mi chuan bai geng san

【英文名】Mi Chuan Bai Geng Powder

【组成】穿山甲、白芷、川大黄。(中医方剂大辞典)

秘传郁金散 mi chuan yu jin san

【英文名】Mi Chuan Yu Jin Powder

【组成】郁金、大黄、朴硝。(中医方剂大辞典)

秘传金锁思仙丹 mi chuan jin suo si xian dan

【英文名】Mi Chuan Jin Suo Si Xian Pellet

【异名】金锁思仙丹(中医方剂大辞典)

【组成】莲花蕊、石莲子、鸡头实。(中医方剂大辞典)

秘传金箔镇心丸 mi chuan jin bo zhen xin wan

【英文名】Mi Chuan Jin Bo Zhen Xin Pill

【组成】川归身、生地黄、远志、茯神、石菖蒲、黄连、牛黄、辰砂、金箔。(中医方剂大辞典)

秘传降气汤 mi chuan jiang qi tang

【英文名】Mi Chuan Jiang Qi Decoction

【组成】(1)桑白皮、骨碎补、草果仁、五加皮、半夏、桔梗、诃子、甘草、枳壳、陈皮、柴胡、地骨皮。(中医方剂大辞典)(2)真降香、没药、麒麟竭。(中医方剂大辞典)

秘传保安丸 mi chuan bao an wan

【英文名】Mi Chuan Bao An Pill

【异名】秘传保和丸(中医方剂大辞典)

【组成】白术、神曲、木香、槟榔、茯苓、三棱、使君子、厚朴、荸荠、甘草、苍术、陈皮、枳实、人参、莪术、黄连、砂仁、麦芽、益智仁、肉豆蔻、藿香、白豆蔻。(中医方剂大辞典)

秘传保和丸 mi chuan bao he wan

【英文名】Mi Chuan Bao He Pill

【组成】山楂、陈皮、白茯苓、半夏曲、萝卜子、白术、使君子、神曲、麦蘖、木香、砂仁、黄连。(中医方剂大辞典)

秘传复生散 mi chuan fu sheng san

【英文名】Mi Chuan Fu Sheng Powder

【组成】珍珠、琥珀、雄黄、穿山甲、朱砂、两头尖、香附子、真蟾酥。(中医方剂大辞典)

秘传枳术二陈汤 mi chuan zhi zhu er chen tang

【英文名】Mi Chuan Zhi Zhu Er Chen Decoction

【异名】枳术二陈汤(中医方剂大辞典)

【组成】白术、黑枳实、陈皮、茯苓、香附子、半夏、黄连、槟榔、白豆蔻、青皮、吴茱萸、生甘草。(中医方剂大辞典)

秘传枳壳丸 mi chuan zhi ke wan

【英文名】Mi Chuan Zhi Ke Pill

【组成】枳实、巴豆、丁香。(中医方剂大辞典)

秘传洞关散 mi chuan dong guan san

【英文名】Mi Chuan Dong Guan Powder

【组成】珍珠、牛黄、片脑、麝香、朱砂。(中医方剂大辞典)

秘传点眼光明丹 mi chuan dian yan guang ming dan

【英文名】Mi Chuan Dian Yan Guang Ming Pellet

【组成】黄连、炉甘石、麝香、硼砂、片脑、枯白矾。(中医方剂大辞典)

秘传独圣散 mi chuan du sheng san

【英文名】Mi Chuan Du Sheng Powder

【异名】独蝉散(中医方剂大辞典)

【组成】蝉蜕。(中医方剂大辞典)

秘传珍珠膏 mi chuan zhen zhu gao

【英文名】Mi Chuan Zhen Zhu Ointment

【组成】苍术、谷精草、甘草、木贼、川芎、荆芥、草决明、楮实子、羌活、蝉蜕。(中医方剂大辞典)

秘传祛风散 mi chuan qu feng san

【英文名】Mi Chuan Qu Feng Powder

【组成】羌活、独活、山栀、半夏、苍术、苍耳子、甘草、茯苓、陈皮、当归、生地黄、防风、荆芥、汉防己、白芍药、牙皂、威灵仙。(中医方剂大辞典)

秘传神仙延寿丹 mi chuan shen xian yan shou dan

【英文名】Mi Chuan Shen Xian Yan Shou Pellet

【异名】延龄至骨丹(中医方剂大辞典)

【组成】真红铅、人中灵、琥珀、天门冬、麦门冬、菟丝子、秋石、五味子、晚蚕砂、锁阳、远志、当归、川巴戟、肉苁蓉、白蒺藜、羌活、柏子仁、玄明粉、鹿角霜、山茱萸、川骨脂、鸡头实、生地黄、熟地黄、草薢、川牛膝、枸杞子、杜仲、川芎、鸦片、干山药、何首乌、虎胫骨、莲子、茯神、干茄根。(中医方剂大辞典)

秘传神仙拨云散 mi chuan shen xian bo yun san

【英文名】Mi Chuan Shen Xian Bo Yun Powder

【组成】真珠、硼砂、石燕子、冰片、硇砂、牙硝、石蟹、牛黄。(中医方剂大辞典)

秘传神仙消痞丸 mi chuan shen xian xiao pi wan

【英文名】Mi Chuan Shen Xian Xiao Pi Pill

【组成】斑蝥、巴豆。(中医方剂大辞典)

秘传神应眼药 mi chuan shen ying yan yao

【英文名】Mi Chuan Shen Ying Yan Yao Powder

【组成】制炉甘、黄连、黄柏、薄荷、甘草、朴硝、水银、黑铅、白硼砂、硇砂、食盐、枯白矾、皂矾、火硝。(中医方剂大辞典)

秘传神应散 mi chuan shen ying san

【英文名】Mi Chuan Shen Ying Powder

【组成】蛤蟆、明矾、小红枣。(中医方剂大辞典)

秘传神应膏 mi chuan shen ying gao

【英文名】Mi Chuan Shen Ying Plaster

【组成】片脑、熊胆、血竭、牛黄、乳香、没药。(中医方剂大辞典)

秘传神效红丸子 mi chuan shen xiao hong wan zi

【英文名】Mi Chuan Shen Xiao Hong Pill

【组成】巴豆、杏仁、木香、沉香、滴乳香、槐花。(中医方剂大辞典)

秘传神效活命饮 mi chuan shen xiao huo ming yin

【英文名】Mi Chuan Shen Xiao Huo Ming Drink

【组成】金银花、皂刺、山甲、陈皮、贝母、花粉、归尾、乳香、大黄、没药、木鳖子、甘草、赤芍、防风、白芷。(中医方剂大辞典)

秘传神效散 mi chuan shen xiao san

【英文名】Mi Chuan Shen Xiao Powder

【异名】秘授神效散(中医方剂大辞典)

【组成】久碎瓦片。(中医方剂大辞典)

秘传秋石丹 mi chuan qiu shi dan

【英文名】Mi Chuan Qiu Shi Pellet

【组成】雪梨、甘松。(中医方剂大辞典)

秘传茱萸内消丸 mi chuan zhu yu nei xiao wan

【英文名】Mi Chuan Zhu Yu Nei Xiao Pill

【组成】吴茱萸、山茱萸、马兰花、川楝子、官桂、黑牵牛、舶上茴香、延胡索、橘皮、青皮、海藻、桃仁、白蒺藜、木香。(中医方剂大辞典)

秘传茴香汤 mi chuan hui xiang tang

【英文名】Mi Chuan Hui Xiang Decoction

【组成】苍术、甘草、茴香、干姜、盐。(中医方剂大辞典)

秘传茵陈散 mi chuan yin chen san

【英文名】Mi Chuan Yin Chen Powder

【组成】大田螺、山栀子、韭菜根、茵陈。(中医方剂大辞典)

秘传药酒 mi chuan yao jiu

【英文名】Mi Chuan Yao Wine

【组成】(1)当归、白芍、生地黄、牛膝、秦艽、木瓜、黄柏、杜仲、防风、陈皮、南芎、羌活、独活、白芷、槟榔、甘草节、肉桂、油松节。(中医方剂大辞典)(2)麻黄、白芷、桔梗、芍药、当归、川芎、肉桂、半夏、防己、甘草、陈皮、厚朴、枳壳、乌药、苍术、槟榔、川牛膝、川木瓜、独活、杜仲。(中医方剂大辞典)

秘传除厉散 mi chuan chu li san

【英文名】Mi Chuan Chu Li Powder

【组成】陈老龟甲、轻粉、杏仁。(中医方剂大辞典)

秘传顺气散 mi chuan shun qi san

【英文名】Mi Chuan Shun Qi Powder

【组成】青皮、陈皮、枳壳、桔梗、乌药、人参、白术、茯苓、半夏、川芎、白芷、细辛、麻黄、防风、干姜、僵蚕、甘草、秦艽、羌活、独活。(中医方剂大辞典)

秘传香连丸 mi chuan xiang lian wan

【英文名】Mi Chuan Xiang Lian Pill

【组成】(1)川黄连、木香、白蔻、乳香、没药。(中医方剂大辞典)(2)黄连、木香、肉豆蔻、诃子。(中医方剂大辞典)(3)木香、黄连、生姜。(中医方剂大辞典)

秘传息搔散 mi chuan xi sao san

【英文名】Mi Chuan Xi Sao Powder

【组成】生白矾、硫黄、槟榔。(中医方剂大辞典)

秘传桃花散 mi chuan tao hua san

【英文名】Mi Chuan Tao Hua Powder

【组成】川阳、赤石脂、血竭、乳香、没药、滑石、炉甘石。(中医方剂大辞典)

秘传梨汁饮 mi chuan li zhi yin

【英文名】Mi Chuan Li Zhi Drink

【组成】好消梨。(中医方剂大辞典)

秘传海上香连丸 mi chuan hai shang xiang lian wan

【英文名】Mi Chuan Hai Shang Xiang Lian Pill

【组成】真川连、木香、川当归、白芍、川芎、车前子、生地黄、厚朴、白茯苓、木通、枳壳、陈皮、苍术、吴茱萸。(中医方剂大辞典)

秘传消痞丸 mi chuan xiao pi wan

【英文名】Mi Chuan Xiao Pi Pill

【组成】三棱、莪术、陈皮、青皮、当归、半夏曲、川芎、厚朴、黄连、九肋鳖甲、黄芩、干姜、柴胡、官桂、昆布。(中医方剂大辞典)

秘传真人活命汤 mi chuan zhen ren huo ming tang

【英文名】Mi Chuan Zhen Ren Huo Ming Decoction

【组成】当归尾、穿山甲、金银花、皂角刺、陈皮、防风、贝母、白芷、乳香、没药、甘草。(中医方剂大辞典)

秘传诸蛊保命丹 mi chuan zhu gu bao ming dan

【英文名】Mi Chuan Zhu Gu Bao Ming Pellet

【组成】皂矾、肉苁蓉、香附子、大麦蘖、红枣。(中医方剂大辞典)

秘传起痿丹 mi chuan qi wei dan

【英文名】Mi Chuan Qi Wei Pellet

【异名】起痿丹(中医方剂大辞典)

【组成】附子、枸杞子、肉苁蓉、沉香、官桂、朱砂、熟地黄、母丁香、木香、阳起石、天雄、硫黄、麝香、腻粉、白丁香。(中医方剂大辞典)

秘传通气散 mi chuan tong qi san

【英文名】Mi Chuan Tong Qi Powder

【组成】舶上茴香、川山甲、陈皮、白牵牛、延胡索、甘草、南木香、黑牵牛。(中医方剂大辞典)

秘传通塞散 mi chuan tong sai san

【英文名】Mi Chuan Tong Sai Powder

【组成】石韦、滑石、瞿麦、萹蓄、冬葵子、木通、王不留行、地肤草。(中医方剂大辞典)

秘传铁箍散 mi chuan tie gu san

【英文名】Mi Chuan Tie Gu Powder

【组成】霜后芙蓉叶、海金沙、草乌、金线重楼、天南星。(中医方剂大辞典)

秘传敛瘤膏 mi chuan lian liu gao

【英文名】Mi Chuan Lian Liu Ointment

【组成】血竭、轻粉、龙骨、海螵蛸、象皮、乳香、鸡蛋。

(中医方剂大辞典)

秘传添风散 mi chuan tian feng san

【英文名】Mi Chuan Tian Feng Powder

【组成】川乌、草乌、苍术、人参、白茯苓、两头尖、僵蚕、甘草、白花蛇、石斛、川芎、白芷、细辛、当归、防风、麻黄、荆芥、全蝎、何首乌、天麻、藁本。(中医方剂大辞典)

秘传清咽散 mi chuan qing yan san

【英文名】Mi Chuan Qing Yan Powder

【组成】荆芥、薄荷、防风、桔梗、山栀、连翘、玄参、大力子、片芩、生甘草。(中医方剂大辞典)

秘传清燥汤 mi chuan qing zao tang

【英文名】Mi Chuan Qing Zao Decoction

【组成】猪膏、羊膏、白蜜、竹沥、麦冬、茯神、竹茹、净枣仁。(中医方剂大辞典)

秘传痔漏内消丸 mi chuan zhi lou nei xiao wan

【英文名】Mi Chuan Zhi Lou Nei Xiao Pill

【组成】棕榈灰、发余、枯矾、刺猬皮、牛角、防风、槐角、黄连、白术、黄芩、地榆、川山甲尾、苦参皮、石菖蒲、猪蹄壳、雷丸、胡麻仁、漏芦、芜荑、青姜香、象牙末、乳没。(中医方剂大辞典)

秘传蛊胀槟榔丸 mi chuan gu zhang bin lang wan

【英文名】Mi Chuan Gu Zhang Bin Lang Pill

【组成】贯众、鹤虱、芜荑、雷丸、槟榔、香附、川楝肉、三棱、莪术、胡连、白芷梢、乌梅肉、熟大黄、芒硝、毕澄茄、法半夏。(中医方剂大辞典)

秘传黄连地黄汤 mi chuan huang lian di huang tang

【英文名】Mi Chuan Huang Lian Di Huang Decoction

【异名】黄连地黄汤(《回春》卷五)

【组成】黄连、生地黄、天花粉、五味子、川归、人参、干葛、白茯苓、麦门冬、甘草。(中医方剂大辞典)

秘传黄芪丸 mi chuan huang qi wan

【英文名】Mi Chuan Huang Qi Pill

【组成】黄芪、防风、茴香、白蒺藜、牡丹皮。(中医方剂大辞典)

秘传循经丸 mi chuan xun jing wan

【英文名】Mi Chuan Xun Jing Pill

【组成】南星、地龙、川当归、川乌、草乌、豆饼、乳香、没药。(中医方剂大辞典)

秘传掌中金丸 mi chuan zhang zhong jin wan

【英文名】Mi Chuan Zhang Zhong Jin Pill

【组成】陈皮、甘草、半夏、神曲、麦蘖、砂仁、白豆蔻。(中医方剂大辞典)

秘传煮酒应效方 mi chuan zhu jiu ying xiao fang

【英文名】Mi Chuan Zhu Jiu Ying Xiao Prescription

【组成】当归、人参、茯苓、乌药、砂仁、杏仁、川乌、草乌、何首乌、五加皮、枸杞子、川椒、木香、牛膝、枳壳、干姜、虎骨、香附子、白芷、厚朴、麦门冬、陈皮、白术、川芎、麻黄、独活、羌活、半夏、肉桂、白芍药、生地黄、熟地黄、防风、天门冬、五味子、小茴香、细辛、苍术、破故纸、甘草、核桃肉、红豆、酥油、蜜、沉香、葡萄。(中医方剂大辞典)

秘传紫府青津丸 mi chuan zi fu qing jin wan

【英文名】Mi Chuan Zi Fu Qing Jin Pill

【组成】女贞实、白石膏、知母、黄柏、白芍药、贝母、杏仁、天门冬、麦门冬、人参、茯神、黄芪、糖球肉、当归、陈皮、百合。(中医方剂大辞典)

秘传紫金丹 mi chuan zi jin dan

【英文名】Mi Chuan Zi Jin Pellet

【组成】乳香、没药、硼砂、天竺黄、土鳖虫、牛膝、无名异、骨碎补、自然铜、血竭。(中医方剂大辞典)

秘传遗粮汤 mi chuan yi liang tang

【英文名】Mi Chuan Yi Liang Decoction

【组成】山黄牛、五加皮、白鲜皮、防风、木瓜、荆芥穗、白芷、当归、白芍药、生地黄、地骨皮、川牛膝、黄连、甘草、槐花、川芎、威灵仙、寻风藤、白茯苓、杜仲、皂角子、白丑。(中医方剂大辞典)

秘传隔纸膏 mi chuan ge zhi gao

【英文名】Mi Chuan Ge Zhi Plaster

【组成】老松香、樟脑、谷丹、水龙骨、轻粉、白芷、川芎、螵蛸。(中医方剂大辞典)

秘传雄鼠骨散 mi chuan xiong shu gu san

【英文名】Mi Chuan Xiong Shu Gu Powder

【组成】雄鼠骨、香附、白芷、川芎、桑叶、地骨皮、川椒、蒲公英、青盐、川槿皮、旱莲草。(中医方剂大辞典)

秘传黑虎丹 mi chuan hei hu dan

【英文名】Mi Chuan Hei Hu Pellet

【异名】黑虎丹(中医方剂大辞典)

【组成】真牛黄、真阿魏、南木香、真雷丸、鸡肫皮。(中医方剂大辞典)

秘传愈刚散 mi chuan yu gang san

【英文名】Mi Chuan Yu Gang Powder

【组成】白芷、光乌、威灵仙、真川椒。(中医方剂大辞典)

秘传愈疥散 mi chuan yu jie san

【英文名】Mi Chan Yu Jie Powder

【组成】牛皮岸、蛇床子、硫黄、黄柏、黄丹、雄黄、大枫子、川椒、枯矾、轻粉。(中医方剂大辞典)

秘传愈疯丹 mi chuan yu feng dan

【英文名】Mi Chuan Yu Feng Pellet

【异名】愈风丹(中医方剂大辞典)

【组成】防风、连翘、麻黄、黄连、黄柏、川芎、川归、赤芍药、薄荷叶、石膏、桔梗、何首乌、熟地黄、羌活、细辛、甘菊花、天麻、黄芩、白术、荆芥穗、山栀仁、滑

石、甘草、僵蚕。(中医方剂大辞典)

秘传蒲黄散 mi chuan pu huang san

【英文名】Mi Chuan Pu Huang Powder

【组成】蒲黄。(中医方剂大辞典)

秘传解肌理中汤 mi chuan jie ji li zhong tang

【英文名】Mi Chuan Jie Ji Li Zhong Decoction

【组成】白术、山楂肉、白芍药、黄连、枳实、川芎、香附子、升麻、干葛、生甘草、炙甘草。(中医方剂大辞典)

秘传解毒丸 mi chuan jie du wan

【英文名】Mi Chuan Jie Du Pill

【组成】贯众、山豆根、黄药子、牙硝、寒水石、龙胆草、干葛、雄大豆、百药煎、紫河车、甘草节、薄荷、栀子、大黄、豆粉。(中医方剂大辞典)

秘传解瘟散毒汤 mi chuan jie wen san du tang

【英文名】Mi Chuan Jie Wen San Du Decoction

【组成】川芎、白芷、羌活、葛根、柴胡、生草、赤芍、连翘、黄芩、花粉、桔梗、玄参、淡竹叶。(中医方剂大辞典)

秘传靖肤散 mi chuan jing fu san

【英文名】Mi Chuan Jing Fu Powder

【组成】大枫子、枯白矾、真川椒、蛇床子、水银、樟脑。(中医方剂大辞典)

秘传槟榔丸 mi chuan bin lang wan

【英文名】Mi Chuan Bin Lang Pill

【组成】槟榔、三棱、莪术、青皮、陈皮、雷丸、干漆、使君子肉、山楂肉、麦蘖面、神曲、芜荑、鹤虱、木香、胡黄连、甘草、良姜、砂仁。(中医方剂大辞典)

秘传漆黄蟾酥丹 mi chuan qi huang chan su dan

【英文名】Mi Chuan Qi Huang Chan Su Pellet

【组成】鲜螃蟹、真生漆、真蟾酥、真雄黄。(中医方剂大辞典)

秘传熏洗方 mi chuan xun xi fang

【英文名】Mi Chuan Xun Xi Prescription

【异名】熏洗方(《回春》卷四)

【组成】(1)皂矾、知母、贝母、葱。(中医方剂大辞典)(2)黄连、黄柏、苍术、荆芥、枳壳、防风、苦参、玄明粉。(中医方剂大辞典)(3)防风、荆芥、川芎、白芷、连翘、苍术、黄芩、艾叶、何首乌、皂角刺、白鲜皮、地榆、威灵仙、金银花、苍耳草。(中医方剂大辞典)

秘传碧云膏 mi chuan bi yun gao

【英文名】Mi Chuan Bi Yun Ointment

【组成】真麻油、黄蜡、半铜青、轻粉、古铜钱、鲜桃枝、柳枝。(中医方剂大辞典)

秘传膈噎仙方 mi chuan ge ye xian fang

【英文名】Mi Chuan Ge Ye Xian Prescription

【异名】开关膏(中医方剂大辞典)

【组成】白硼砂、真青黛、乌角沉香、白马尿、白萝卜、鲜生姜。(中医方剂大辞典)

秘传膈噎膏 mi chuan ge ye gao

【英文名】Mi Chuan Ge Ye Plaster

【组成】人乳、牛乳、蔗浆、梨汁、芦根汁、龙眼、肉浓汁、姜汁、人参浓汁。(中医方剂大辞典)

秘传膏药 mi chuan gao yao

【英文名】Mi Chuan Emplastrum

【组成】(1)赤石脂、舶上硫黄、天门冬、麦门冬、熟地黄、菟丝子、木香、肉苁蓉、没药、紫霄花、杏仁、鹿茸、虎骨、牛膝、阳起石、远志、川续断、蛇床子、谷精草、龙骨、附子、乳香、蟾酥、麝香、雄黄、生地黄、沉香、母丁香、官桂、甘草、松香、木鳖子。(中医方剂大辞典)(2)真绿豆、檀香、香竭、胆矾、乳香、没药、轻粉、南蛇胆、麝香。(中医方剂大辞典)

秘传褪金丸 mi chuan tui jin wan

【英文名】Mi Chuan Tui Jin Pill

【组成】苍术、白术、甘草、厚朴、陈皮、神曲、麦桑曲、针砂、香附。(中医方剂大辞典)

秘传赛宝丹 mi chuan sai bao dan

【英文名】Mi Chuan Sai Bao Pellet

【组成】黑丑、木香、锡灰、槟榔、雷丸、陈皮、青皮、三棱、莪术。(中医方剂大辞典)

秘传酸枣仁汤 mi chuan suan zao ren tang

【英文名】Mi Chuan Suan Zao Ren Decoction

【异名】酸枣仁汤(《准绳·类方》卷一)

【组成】酸枣仁、净远志肉、黄芪、莲肉、罗参、当归、白茯苓、茯神、净陈皮、粉草。(中医方剂大辞典)

秘传增补香芷丸 mi chuan zeng bu xiang zhi wan

【英文名】Mi Chuan Zeng Bu Xiang Zhi Pill

【组成】香白芷。(中医方剂大辞典)

秘传蝌蚪散 mi chuan ke dou san

【英文名】Mi Chuan Ke Dou Powder

【组成】蝌蚪、黄柏、苍术、矾。(中医方剂大辞典)

秘传镇惊丸 mi chuan zhen jing wan

【英文名】Mi Chuan Zhen Jing Pill

【组成】天竺黄、人参、茯神、南星、酸枣仁、麦门冬、归身、生地黄、赤芍药、薄荷、木通、黄连、山栀仁、辰砂、牛黄、龙骨、青黛。(中医方剂大辞典)

秘传擦牙散 mi chuan ca ya san

【英文名】Mi Chuan Ca Ya Powder

【组成】蒲公英、青盐、牛膝。(中医方剂大辞典)

秘传豁痰丸 mi chuan huo tan wan

【英文名】Mi Chuan Huo Tan Pill

【组成】陈皮、山楂、神曲、当归、黄芩、白术、半夏、黄连、白茯苓、甘草、枳实。(中医方剂大辞典)

秘传豁痰汤 mi chuan huo tan tang

【英文名】Mi Chuan Huo Tan Decoction

【组成】栝楼仁、柴胡、羌活、独活、枳壳、半夏、乌药、橘红、青皮、当归、川芎、黄芩、黄连、南星。(中医方剂大辞典)

秘旨乌骨鸡丸 mi zhi wu gu ji wan

【英文名】Mi Zhi Wu Gu Ji Pill

【组成】丝毛乌骨鸡、熟地、北五味、绵芪、于术、白茯苓、归身、白芍、人参、川芎、丹参。(中医方剂大辞典)

秘旨安神丸 mi zhi an shen wan

【英文名】Mi Zhi An Shen Pill

【组成】云苓、麦冬、杏仁、川贝、川芎、白术、远志、归身、桔梗、甘草。(中医方剂大辞典)

秘红丹 mi hong dan

【英文名】Mi Hong Pellet

【组成】川大黄细末、油肉桂细末、生赭石细末。(中医方剂大辞典)

秘灵丹 mi ling dan

【英文名】Mi Ling Pellet

【组成】血竭、乳香、没药、全蝎、僵蚕、蝉蜕、大黄、当归、象牙、穿山甲、头发、珍珠、川连、槐花、琥珀、青黛、刺猬皮。(中医方剂大辞典)

秘制太和丸 mi zhi tai he wan

【英文名】Mi Zhi Tai He Wan

【组成】制香附、制苍术、广霍香、净防风、嫩前胡、紫苏叶、薄荷叶、川厚朴、草果仁、姜半夏、台乌药、广陈皮、焦麦芽、春砂壳、炒枳壳、焦山楂、白蔻米、广木香、茯苓、川芎、羌活、白芷、粉甘草。(中医方剂大辞典)

秘制白龙丹 mi zhi bai long dan

【英文名】Mi Zhi Bai Long Pellet

【组成】真川贝母。(中医方剂大辞典)

秘制白带丸 mi zhi bai dai wan

【英文名】Mi Zhi Bai Dai Pill

【组成】海淡菜、豆腐滞、红枣、糯米、白米。(中医方剂大辞典)

秘制白浊丸 mi zhi bai zhuo wan

【英文名】Mi Zhi Bai Zhuo Pill

【组成】海金沙、飞滑石、生甘草、生大黄、车前子、黄柏、琥珀、牛膝梢。(中医方剂大辞典)

秘制朱砂膏 mi zhi zhu sha gao

【英文名】Mi Zhi Zhu Sha Plaster

【组成】松香、葱水煮麝香、冰片、制乳香、制没药、樟脑、银朱、漂朱砂、研漂蓖麻子肉、杏仁、明雄黄、全蝎。(中医方剂大辞典)

秘制肠风散 mi zhi chang feng san

【英文名】Mi Zhi Chang Feng Powder

【组成】蒲公英、槐龟子、柿饼、木耳。(中医方剂大辞典)

秘制饭灰 mi zhi fan hui

【英文名】Mi Zhi Fan Hui Powder

【组成】制川朴、炮姜炭、地骨皮、焦苍术、半夏、青皮、藿香、桂枝、防风、葛根、荆芥、枳实、槟榔、薄荷、砂仁、炙草、使君子、白芍、公丁香、瓜蒌霜、木香、升麻、抚芎、羌活、秦艽、草果、紫苏、桔梗、茯苓、米仁、陈皮、六神曲、焦楂肉、麦芽、鸡内金、陈廪米。(中医方剂大辞典)

秘制兔血丸 mi zhi tu xue wan

【英文名】Mi Zhi Tu Xue Pill

【组成】藿香、乳香、半沉香、木香、母丁香、麝香。(中医方剂大辞典)

秘制抱龙丸 mi zhi bao long wan

【英文名】Mi Zhi Bao Long Pill

【组成】犀黄、腰黄、僵蚕、蝉衣、白附子、天麻、防风、枳壳、茯神、陈胆星、劈砂、全蝎、薄荷、甘草、当门子。(中医方剂大辞典)

秘制金毛狮子疮药 mi zhi jin mao shi zi chuang yao

【英文名】Mi Zhi Jin Mao Shi Zi Chuang Yao Powder

【组成】黄芩、荆芥穗、黄连、五倍子、茜草、槐枝头、芒硝、黄柏、土硫黄、枯矾、巴豆肉、蓖麻仁、大风子、水银、黑铅、雄黄、潮脑。(中医方剂大辞典)

秘制珍珠丸 mi zhi zhen zhu wan

【英文名】Mi Zhi Zhen Zhu Pill

【组成】珍珠、竺黄、琥珀、银胡、犀黄、木香、雷丸、南星、胡连、槟榔、鸡内金、金箔。(中医方剂大辞典)

秘制舒肝丸 mi zhi shu gan wan

【英文名】Mi Zhi Shu Gan Pill

【组成】川楝子、延胡索、木香、陈皮、厚朴、砂仁、豆蔻、枳壳、沉香、茯苓、白芍、片姜黄、朱砂。(药品标准-中药成方制剂标准 1992)

秘宝万灵丹 mi bao wan ling dan

【英文名】Mi Bao Wan Ling Pellet

【组成】牛黄、朱砂、礞石、蛇含石、僵蚕、全蝎、胆星、半夏、茯神、麝香、金箔、银箔、皂角、麦门冬。(中医方剂大辞典)

秘治胶囊 mi zhi jiao nang

【英文名】Mi Zhi Capsule

【组成】大黄、甘草浸膏。((98)卫药准字 Z-151 号)

秘治跌打损伤膏 mi zhi die da sun shang gao

【英文名】Mi Zhi Die Da Sun Shang Plaster

【组成】全当归、川乌、白及、防风、木鳖子、生地黄、连翘、草乌、官桂、乌药、白芷、角刺、大黄、赤芍药、头发、白蔹、没药、槐枝、柳枝、桑枝、枣枝、桃枝。(中医方剂大辞典)

秘金丹 mi jin dan

【英文名】Mi Jin Pellet

【组成】生地黄、官桂、蒲黄、白芍药、川芎、鸡头粉、莲花蕊、白龙骨、熟地黄、肉苁蓉、北五味、菟丝子、远志、鹿茸、川当归、木香、丁香、天雄。(中医方剂大辞典)

秘金散 mi jin san

【英文名】Mi Jin Powder

【组成】黄连、沙参、太阴玄精石、决明子。(中医方剂大辞典)

秘药方 mi yao fang

【英文名】Mi Yao Prescription

【异名】秘药饼(青囊秘传)

【组成】黄连、黄芩、黄柏、栀子、黄芪、薄荷、防风、荆芥、连翘、细辛、白芷、玄参、川芎、羌活、独活、山奈、槟榔、厚朴、苦参、甘草、木通、半夏、川乌、草乌、苍术、麻黄、赤芍、升麻、大黄、僵蚕、川牛膝、桔梗、射干、干葛、皂刺、车前、桑皮、五加皮、牛蒡子、麦冬、杏仁、地骨皮、山豆根、生地、归尾、花粉、生南星、银花参、三七、川槿皮、鲜车前草、骨牌草、金星草、五爪龙草、土牛膝草、紫背天葵草、地丁草。(中医方剂大辞典)

秘效丸 mi xiao wan

【英文名】Mi Xiao Pill

【组成】橘红、青皮、砂仁、枳壳、桑白皮、草果仁、槟榔、芫花、大腹皮、茯苓皮、厚朴、丁皮、肉桂、南木香、苍术、益智仁。(中医方剂大辞典)

秘真丸 mi zhen wan

【英文名】Mi Zhen Pill

【组成】(1)五倍子、粉甘草。(中医方剂大辞典)(2)莲花蕊、白茯苓、缩砂仁、益智仁、黄柏、甘草、半夏、木猪苓。(中医方剂大辞典)(3)龙骨、诃梨勒、缩砂仁、丹砂。(中医方剂大辞典)(4)白龙骨、绵黄芪、白茯苓、大朱砂、桑螵蛸、白霜梅肉、家韭子。(中医方剂大辞典)(5)羊胫骨、朱砂、厚朴。(中医方剂大辞典)

秘真丹 mi zhen dan

【英文名】Mi Zhen Pellet

【异名】秘真丸(中医方剂大辞典)

【组成】(1)菟丝子、韭子、柏子仁、龙骨、牡蛎、山茱萸、赤石脂、补骨脂、远志、巴戟天、覆盆子、枸杞子、黄柏、山药、芡实、杜仲、金樱子、干姜、鹿角胶。(中医方剂大辞典)(2)草乌头、牡蛎粉、五倍子。(中医方剂大辞典)

秘验血崩丸 mi yan xue beng wan

【英文名】Mi Yan Xue Beng Pill

【组成】真阿胶、慎火草、棕毛、龙骨、牡蛎、真蒲黄、乌梅肉。(中医方剂大辞典)

秘验带下丸 mi yan dai xia wan

【英文名】Mi Yan Dai Xia Pill

【组成】芡实粉、白茯苓、赤石脂、牡蛎、禹余粮、石灰。(中医方剂大辞典)

秘验桃花散 mi yan tao hua san

【英文名】Mi Yan Tao Hua Powder

【组成】石灰、大黄。(中医方剂大辞典)

秘验清胃饮 mi yan qing wei yin

【英文名】Mi Yan Qing Wei Drink

【组成】石膏、栀子、黄连、黄芩、当归、生地、白芍、苍术、青皮、细辛、藿香、荆芥穗、升麻、丹皮、甘草。(中医方剂大辞典)

秘授九灵丹 mi shou jiu ling dan

【英文名】Mi Shou Jiu Ling Pellet

【组成】真西牛黄、真狗宝、赤石脂、上好沉香、真琥珀、麝香、新珍珠、劈朱砂、金箔。(中医方剂大辞典)

秘授儿科万病回春丹 mi shou er ke wan bing hui chun dan

【英文名】Mi Shou Er Ke Wan Bing Hui Chun Pellet

【组成】犀黄、麝香、冰片、雄黄、白附子、天麻、全蝎、天虫、羌活、防风、辰砂、蛇含石、胆星、钩藤、川贝、竺黄、甘草。(中医方剂大辞典)

秘授万灵一粒九转还丹 mi shou wan ling yi li jiu zhuan huan dan

【英文名】Mi Shou Wan Ling Yi Li Jiu Zhuan Huan Pellet

【组成】真鸦片、犀牛黄、真麝香、百草霜。(中医方剂大辞典)

秘授乌鸡煎丸 mi shou wu ji jian wan

【英文名】Mi Shou Wu Ji Jian Pill

【组成】乌骨雄鸡、香附子、青蒿子、熟地、蕲艾、五味子、黄芪、白芍药、川芎、丹皮、生地、当归、人参。(中医方剂大辞典)

秘授仙方方应膏药 mi shou xian fang fang ying gao yao

【英文名】Mi Shou Xian Fang Fang Ying Emplastrum

【组成】羌活、巴豆、木鳖子、川乌、皂角刺、穿山甲、白芷、蝉蜕、杜当、赤芍药、金线重楼、五倍子、独脚莲、雷藤、连翘、血余、白及、降香、白蔹、紫荆皮、藁本、黄连、石羊角、广藤、川芎、僵蚕、蓖麻子、防风、蜈蚣、草乌、当归、蛇蜕、叶下红、三白草、八角风、苦参、孩思母、何首乌、大风藤、小风藤、海风藤、寻风藤、七叶黄荆、松节、金银花、车前草、槐角、丹参、斑蝥、青木香、玄参、牛膝、地榆、威灵仙、生地黄、薄荷、苍术、五灵脂、天花粉、南星、细辛、虾蟆、桔梗、山栀、荆芥、黑丑、花蛇、大风子、乌药、小茴、节骨草、两头尖、黄柏、乌梢蛇、槐嫩枝、桃嫩枝、柳嫩枝、榆嫩枝、椿嫩枝。(中医方剂大辞典)

秘授术宝真丹 mi shou zhu bao zhen dan

【英文名】Mi Shou Zhu Bao Zhen Pellet

【组成】云苓、白术、人参、黄芪、阿胶、当归、生地、丹

皮、紫河车、海狗肾、甘草、杜仲、山茱萸、骨碎补。(中医方剂大辞典)

秘授甘露饮 mi shou gan lu yin

【英文名】Mi Shou Gan Lu Drink

【组成】童便。(中医方剂大辞典)

秘授济阴丹 mi shou ji yin dan

【英文名】Mi Shou Ji Yin Pellet

【组成】香附子、艾叶、熟地、苍术、当归。(中医方剂大辞典)

秘授蜡矾丸 mi shou la fan wan

【英文名】Mi Shou La Fan Pill

【组成】黄蜡、白矾、银朱、蛇蜕。(中医方剂大辞典)

秘痰丸 mi tan wan

【英文名】Mi Tan Pill

【组成】人参、木香、白术、茯苓、青皮、陈皮、槐角子、半夏、天麻、猪牙皂角。(中医方剂大辞典)

秘箓丹 mi lu dan

【英文名】Mi Lu Pellet

【组成】当归、白芍、苍术、肉桂、良姜。(中医方剂大辞典)

秘精丸 mi jing wan

【英文名】Mi Jing Pill

【组成】(1)五花龙骨、远志。(中医方剂大辞典)(2)白术、山药、茯苓、茯神、莲子肉、芡实、莲花须、牡蛎、黄柏、车前子。(中医方剂大辞典)(3)牡蛎、菟丝子、龙骨、五味子、韭子、桑螵蛸、白茯苓、白石脂。(中医方剂大辞典)(4)大附子、龙骨、牛膝、肉苁蓉、巴戟、菟丝子。(中医方剂大辞典)

秘精汤 mi jing tang

【英文名】Mi Jing Decoction

【组成】金樱子、煅龙牡、锁阳、芡实、沙蒺藜、莲须、知母、黄柏。(内蒙古中医药 1990,9(3))

秘精菟丝丸 mi jing tu si wan

【英文名】Mi Jing Tu Si Pill

【组成】怀山药、白茯苓、石莲肉、菟丝子。(中医方剂大辞典)

秘藏丸 mi cang wan

【英文名】Mi Cang Pill

【组成】巴豆、肉豆蔻、黄丹。(中医方剂大辞典)

秤金丹 cheng jin dan

【英文名】Cheng Jin Pellet

【异名】一秤金(中医方剂大辞典)

【组成】熟地、枸杞、莲蕊、槐角、薄荷、没石子、人参、木香。(中医方剂大辞典)

秤锤酒 cheng chui jiu

【英文名】Cheng Chui Wine

【组成】铁秤锤、酒。(中医方剂大辞典)

秦川剪红丸 qin chuan jian hong wan

【英文名】Qin Chuan Jian Hong Pill

【组成】芫花、巴豆、甘遂。(中医方剂大辞典)

秦王背指散 qin wang bei zhi san

【英文名】Qin Wang Bei Zhi Powder

【组成】宣连、槟榔。(中医方剂大辞典)

秦王续命大八风散 qin wang xu ming da ba feng san

【英文名】Qin Wang Xu Ming Ba Da Feng Powder

【组成】秦艽、防风、附子、菖蒲、茯苓、牛膝、桔梗、细辛、乌头、薯蓣、芎䓖、远志、天雄、石龙芮、蜀椒、石斛、白芷、龙胆、白术、山茱萸、桂心、菊花、女萎、厚朴、巴戟天、萆薢、牡荆子、干漆、肉苁蓉、五味子、芍药、黄芩、白矾、续断、白蔹、黄芪。(中医方剂大辞典)

秦归活络口服液 qin gui huo luo kou fu ye

【英文名】Qing Gui Huo Luo Peroral Liquid

【组成】秦艽、党参、赤芍、当归等。((98)卫药准字 Z-005 号)

秦皮丸 qin pi wan

【英文名】Qin Pi Pill

【组成】(1)秦皮、黄柏、黄芩、防风、柴胡、黄连、甘草、葳蕤、木通。(中医方剂大辞典)(2)鼠尾草、蔷薇根、秦皮。(中医方剂大辞典)

秦皮汤 qin pi tang

【英文名】Qin Pi Decoction

【异名】点眼秦皮煎(中医方剂大辞典)

【组成】(1)秦皮、前胡、常山、黄芩、升麻、芍药、白薇、枳实、大黄、甘草。(中医方剂大辞典)(2)秦皮、黄连、白头翁、阿胶。(中医方剂大辞典)(3)秦皮、防风、车前子、黄连。(中医方剂大辞典)(4)秦皮、蕤仁、黄连、山栀子、黄柏、大枣。(中医方剂大辞典)(5)秦皮、荆芥穗、赤芍药、当归、黄连。(中医方剂大辞典)(6)秦皮、黄连、黄柏、甘草。(中医方剂大辞典)(7)秦皮、羚羊角、桔梗、细辛、薏苡仁、伏翼。(中医方剂大辞典)(8)秦皮、栀子仁、淡竹叶。(中医方剂大辞典)(9)秦皮、黄连、苦竹叶。(中医方剂大辞典)(10)秦皮、升麻、黄连。(中医方剂大辞典)(11)秦皮、黄连、黄柏、大枣、蕤仁。(中医方剂大辞典)

秦皮洗眼方 qin pi xi yan fang

【英文名】Qin Pi Xi Yan Lotion

【组成】秦皮。(中医方剂大辞典)

秦皮洗眼汤 qin pi xi yan tang

【英文名】Qin Pi Xi Yan Decoction

【异名】秦皮汤(中医方剂大辞典)

【组成】(1)秦皮、秦艽、甘草、玄参、柴胡。(中医方剂大辞典)(2)秦皮、秦艽、细辛、防风、甘草。(中医方

剂大辞典)

秦皮散 qin pi san

【英文名】Qin Pi Powder

【异名】秦皮汤(中医方剂大辞典)

【组成】(1)秦皮、辛夷、黄柏、黄连、玄参、莽草、甘草。(中医方剂大辞典)(2)秦皮、防风、黄连、甘草。(中医方剂大辞典)(3)秦皮、前胡、蕤仁、黄芩、川升麻、赤芍药、白薇、枳壳、甘草、栀子仁、川大黄、川芒硝。(中医方剂大辞典)(4)秦皮、莽草、细辛、苦参、黄连、黄芩、大黄、当归。(中医方剂大辞典)(5)当归、黄芩、川芎、荆穗、宣连、山枝仁、羌活、赤芍、秦皮、黄柏、蔓荆子。(中医方剂大辞典)(6)秦皮、莽草、细辛、苦参、黄芩、当归。(中医方剂大辞典)(7)秦皮、瞿麦穗、升麻、枳壳、黄连、前胡、栀子仁、菥蓂子、车前子、大蓝实、防风、决明子、苋实、铃羊角、黄柏。(中医方剂大辞典)(8)秦皮、黄连、露蜂房、柴胡、蛇衔、钩藤、紫苏、胡黄连、丹砂。(中医方剂大辞典)(9)秦皮、滑石、黄连。(中医方剂大辞典)(10)秦皮、黄连、栀子仁、川大黄、细辛、蛇衔草、甘草。(中医方剂大辞典)

秦皮煎 qin pi jian

【英文名】Qin Pi Decoction

【组成】秦皮、黄芪、木香、黄连、黑参。(中医方剂大辞典)

秦艽人参汤 qin jiao ren shen tang

【英文名】Qin Jiao Ren Shen Decoction

【组成】秦艽、人参、柴胡、鳖甲、玄参、葛根、附子、干漆、白茯苓、甘草、干姜。(中医方剂大辞典)

秦艽丸 qin jiao wan

【英文名】Qin Jiao Pill

【组成】(1)川芎、当归、秦艽、荆芥。(中医方剂大辞典)(2)川芎、白芍、归身、香附、秦艽、槐花。(中医方剂大辞典)(3)秦艽、黄芪、枳壳、漏芦、防风、黄连。(中医方剂大辞典)(4)秦艽、苦参、升麻、黄芩、枳壳、防风、恶实、乌蛇、蒺藜子。(中医方剂大辞典)(5)秦艽、防已、松脂、枳壳、蒺藜子、苦参、白术、芎䓖、防风、附子、蒴藋、干姜。(中医方剂大辞典)(6)秦艽、乌蛇、苦参、升麻、枳壳、黄芩、防风、恶实、大黄。(中医方剂大辞典)(7)秦艽、龙胆、桑银白皮、地骨皮、黄芪、枳壳、人参、柴胡、赤茯苓、犀角屑、甘草。(中医方剂大辞典)(8)秦艽、黄芪、漏芦、乌蛇、防风、黄连、苦参、川大黄。(中医方剂大辞典)(9)秦艽、栀子仁、茵陈、槟榔、商陆、陈橘皮、甜葶苈。(中医方剂大辞典)(10)秦艽、乌蛇、牛蒡子、防风、枳壳、栀子仁、犀角屑、赤茯苓、苦参。(中医方剂大辞典)

秦艽升麻汤 qin jiao sheng ma tang

【英文名】Qin Jiao Sheng Ma Decoction

【组成】升麻、干葛、甘草、芍药、人参、秦艽、白芷、防风、桂枝。(中医方剂大辞典)

秦艽天麻汤 qin jiao tian ma tang

【英文名】Qin Jiao Tian Ma Decoction

【组成】秦艽、天麻、羌活、陈皮、当归、川芎、炙甘草、生姜、桑枝。(中医方剂大辞典)

秦艽白术丸 qin jiao bai zhu wan

【英文名】Qin Jiao Bai Zhu Pill

【组成】秦艽、桃仁、皂角仁、当归梢、泽泻、枳实、白术、地榆。(中医方剂大辞典)

秦艽白术汤 qin jiao bai zhu tang

【英文名】Qin Jiao Bai Zhu Decoction

【组成】秦艽、白术、甘草、防风、升麻、黄柏、陈皮、泽泻、煨大黄、当归、枳壳、红花、柴胡、芍药。(中医方剂大辞典)

秦艽地黄汤 qin jiao di huang tang

【英文名】Qin Jiao Di Huang Decoction

【组成】(1)秦艽、熟地黄、当归、川芎、芍药、牡丹、白术、茯苓、钩藤钩、柴胡、甘草。(中医方剂大辞典)(2)秦艽、生地黄、当归、川芎、羌活、防风、荆芥、甘草、白芷、升麻、白芍药、大力子、蔓荆子。(中医方剂大辞典)(3)秦艽、丹皮、茯苓、白术、钩藤、甘草、生地、柴胡。(中医方剂大辞典)

秦艽当归汤 qin jiao dang gui tang

【英文名】Qin Jiao Dang Gui Decoction

【组成】(1)大黄、秦艽、枳实、泽泻、当归梢、皂角仁、白术、红花、桃仁。(中医方剂大辞典)(2)秦艽、当归、人参、干漆、白茯苓、白术、柴胡、鳖甲、木香、乌头、甘草。(中医方剂大辞典)

秦艽汤 qin jiao tang

【英文名】Qin Jiao Decoction

【组成】秦艽、甘草、桂、柴胡、当归。(中医方剂大辞典)

秦艽竹沥汤 qin jiao zhu li tang

【英文名】Qin Jiao Zhu Li Decoction

【组成】秦艽、竹沥、石膏、白茯苓、龙脑、玄参、防风、生铁。(中医方剂大辞典)

秦艽防风汤 qin jiao fang feng tang

【英文名】qin Jiao Fang Feng Decoction

【组成】秦艽、防风、当归身、白术、炙甘草、泽泻、黄柏、大黄、橘皮、柴胡、升麻、桃仁、红花。(中医方剂大辞典)

秦艽扶羸汤 qin jiao fu lei tang

【英文名】Qin Jiao Fu Lei Decoction

【组成】软柴胡、人参、鳖甲、秦艽、地骨皮、半夏、紫菀茸、甘草、当归。(中医方剂大辞典)

秦艽羌活汤 qin jiao qiang huo tang

【英文名】Qin Jiao Qiang Huo Decoction

【异名】秦艽汤(《医学入门》卷八)

【组成】羌活、秦艽、黄芪、防风、升麻、炙甘草、麻黄、柴胡、藁本、细辛、红花。(中医方剂大辞典)

秦艽苍术汤 qin jiao cang zhu tang

【英文名】Qin Jiao Cang Zhu Decoction

【组成】(1)秦艽、桃仁、皂角仁、苍术、防风、黄柏、当归梢、泽泻、梭身槟榔、大黄。(中医方剂大辞典)(2)桃仁、皂角、秦艽、苍术、泽泻、黄柏、槟榔、木香、地榆、白术、当归、白蜀葵、芍药、大黄、枳壳、槐角子。(中医方剂大辞典)

秦艽补漏汤 qin jiao bu lou tang

【英文名】Qin Jiao Bu Lou Decoction

【组成】当归、川芎、白芍、生地、黄连、黄芩、山楂、连翘、秦艽、地榆、雷丸、枳壳、槐角、白芷、棕根、升麻。(中医方剂大辞典)

秦艽饮 qin jiao yin

【英文名】Qin Jiao Drink

【组成】秦艽、柴胡、贝母、桔梗、甘草、诃黎勒、陈橘皮、麻黄。(中医方剂大辞典)

秦艽饮子 qin jiao yin zi

【英文名】Qin Jiao Decoction

【异名】秦艽散(《圣惠》卷二十)

【组成】(1)白术、茯苓、秦艽、薄桂、橘红。(中医方剂大辞典)(2)秦艽、当归、芍药、白术、官桂、茯苓、熟地黄、橘红、小草、川芎、半夏、甘草。(中医方剂大辞典)(3)秦艽、常山、人参、铃羊角、甘草。(中医方剂大辞典)

秦艽柴胡汤 qin jiao chai hu tang

【英文名】Qin Jiao Chai Hu Decoction

【组成】秦艽、柴胡、知母、青蒿、大黄、鳖甲、鬼臼、常山。(中医方剂大辞典)

秦艽涂敷方 qin jiao tu fu fang

【英文名】Qin Jiao External Application Preparation

【组成】秦艽。(中医方剂大辞典)

秦艽酒 qin jiao jiu

【英文名】Qin Jiao Wine

【异名】牛膝汤(中医方剂大辞典)

【组成】(1)秦艽、柴胡、甘草、鳖甲、常山、葱白、豉。(中医方剂大辞典)(2)秦艽、牛膝、芎䓖、防风、桂、独活、茯苓、杜仲、丹参、侧子、石斛、干姜、麦门冬、地骨皮、五加皮、薏苡仁、大麻仁。(中医方剂大辞典)(3)秦艽、牛膝、附子、桂心、五加皮、天门冬、巴戟天、杜仲、石南、细辛、独活、薏苡仁。(中医方剂大辞典)

秦艽寄生汤 qin jiao ji sheng tang

【英文名】Qin Jiao Ji Sheng Decoction

【组成】秦艽、寄生、白芍、当归、熟地、蒲黄、川断、独活、广皮、红花、山楂、香附、乌药。(中医方剂大辞典)

秦艽黄芩汤 qin jiao huang qin tang

【英文名】Qin Jiao Huang Qin Decoction

【组成】秦艽、黄芩、连翘、银花、通草、赤苓、大豆卷、广郁金、飞滑石、泽泻。(中医方剂大辞典)

秦艽散 qin jiao san

【英文名】Qin Jiao Powder

【异名】秦艽二散(中医方剂大辞典)

【组成】(1)秦艽、阿胶、艾叶。(中医方剂大辞典)(2)秦艽、防风、葛根、独活、附子、桂心、当归。(中医方剂大辞典)(3)秦艽、甘草、鹿角胶。(中医方剂大辞典)(4)秦艽、柴胡、石膏、赤茯苓、人参、前胡、甘草、犀角屑、葛根、川升麻、黄芩。(中医方剂大辞典)(5)秦艽、冬瓜子。(中医方剂大辞典)(6)秦艽、柴胡、鳖甲、黄芪、杏仁、黄芩、犀角屑、甘草。(中医方剂大辞典)(7)秦艽、旋覆花、赤茯苓、甘草。(中医方剂大辞典)(8)秦艽、玄参、地骨皮、独活、黄芪、枳壳、槟榔、杏仁。(中医方剂大辞典)(9)秦艽、枳壳、白术、丹参、羌活、人参、柴胡、茯神、紫苏茎叶、薏苡仁、桑根白皮、防风、石斛、大麻仁、甘草。(中医方剂大辞典)(10)秦艽、甘草。(中医方剂大辞典)(11)秦艽、人参、白术、当归、天雄、附子、川乌头、干姜、川椒、防风、桂心、汉防己、萆薢、白蔹、黄耆、桔梗、麻黄、山茱萸、细辛、莽草、五味子、甘草。(中医方剂大辞典)(12)秦艽、防风、枳壳、大麻仁、槟榔、川朴硝、羚羊角屑、木香、甘草。(中医方剂大辞典)(13)秦艽、附子、石膏、菖蒲、麻黄根、苍术、桂心、防风。(中医方剂大辞典)(14)秦艽、羚羊角屑、防风、葛根、当归、人参、赤芍药、汉防己、附子、甘草、细辛、木通、赤茯苓、桂心、白术。(中医方剂大辞典)(15)秦艽、赤箭、独活、桂心、五加皮、磁石、甘菊花、汉防己、羚羊角屑、葛根、赤芍药、麻黄、薏苡仁、防风、芎䓖、侧子、杏仁、甘草。(中医方剂大辞典)(16)秦艽、柴胡、芎䓖、桔梗、葛根、黄芩、甘草、川大黄、桑根白皮。(中医方剂大辞典)(17)秦艽、黄芩、木通、犀角屑、麦门冬、玄参、蓝叶、栀子仁、甘草、赤芍药、桔梗。(中医方剂大辞典)(18)秦艽、人参、鳖甲、白术、半夏、五味子、甘草、柴胡、黄芩、桔梗、麦门冬、黄芪。(中医方剂大辞典)(19)秦艽、鳖甲、甘草。(中医方剂大辞典)(20)秦艽、柴胡、枳壳、桑根白皮、麦门冬、葛根。(中医方剂大辞典)(21)秦艽。(中医方剂大辞典)(22)秦艽、川椒、人参、茯苓、牡蛎 细辛、麻黄、瓜蒌、干姜、白附子、白术、桔梗、桂心、独活、当归、黄芩、柴胡、牛膝、天雄、石南、杜仲、莽草、乌头、甘草、川芎、防风。(中医方剂大辞典)(23)秦艽、大黄、防风、栀子、薄荷、连翘。(中医方剂大辞典)(24)北柴胡、常山、秦艽、甘草。(中医方剂大辞典)(25)麦门冬、秦艽、生地黄、当归、地骨皮、郁金、苏木。(中医方剂大辞典)(26)秦艽、柴胡、前胡、葛根、紫苏、甘草、黄芩、白术、升麻、石膏、陈皮、桔梗、枳壳、云苓、葱白、焦栀。(中医方剂大辞典)(27)秦艽、茯神、桑根白皮、犀角屑、木通、麦门冬、防风、羌活、汉防己、酸枣仁、甘草。(中医方剂大辞典)(28)秦艽、陈芥子。(中医方剂大辞典)(29)秦艽、金钗石斛、茯神、山药、人参、五味子、当归、远志、白芍药、牡丹皮、黄芪、苁蓉、熟干地黄、葳蕤。(中医方剂大辞典)(30)秦艽、独活、黄芪、人参、甘菊花、茵芋、防风、石斛、桂心、山茱萸、附子、芎䓖、细辛、当归、五味子、甘草、白术、干姜、白鲜皮、麻黄、天雄、远志。(中医方剂大辞典)(31)秦艽、柴胡、大黄。(中医方剂大辞典)(32)秦艽、干姜、桔梗、附子、天雄、当归、天门冬、人参、白术、蜀椒、乌头、细辛、甘草、白芷、山茱萸、麻黄、前胡、防风、五味子。(中医方剂大辞典)(33)秦艽、川大黄、黄芪、赤小豆、糯米。(中医方剂大辞典)(34)秦艽、甘草、干薄荷。(中医方剂大辞典)(35)秦艽、柴胡。(中医方剂大辞典)(36)秦艽、白术、桔梗、干姜、附子、牡蛎、防风、人参、茯苓、椒子、黄芩、桂心、细辛、甘草、杜仲、钟乳粉。(中医方剂大辞典)(37)秦艽、柴胡、甘草、乌梅。(中医方剂大辞典)(38)秦艽、附子、白术、桂、石斛。(中医方剂大辞典)(39)秦艽、当归、羌活、独活、荆芥穗、连翘、虎杖、芎䓖、牡丹皮、麻黄。(中医方剂大辞典)(40)秦艽、川当归、藿香。(中医方剂大辞典)(41)秦艽、柴胡、贝母、桔梗、麻黄、陈皮、甘草、诃子。(中医方剂大辞典)(42)秦艽、犀角屑、黄芩、柴胡、赤芍药、茵陈、麦门冬、川大黄。(中医方剂大辞典)

秦艽煮散 qin jiao zhu san

【英文名】Qin Jiao Zhu Powder

【组成】秦艽、芒硝。(中医方剂大辞典)

秦艽鳖甲饮 qin jiao bie jia yin

【英文名】Qin Jiao Bie Jia Decoction

【组成】柴胡、鳖甲、石膏、秦艽、青蒿、当归、知母、升麻、防风、薄荷、甘草。(江苏中医 1992,(7))

秦艽鳖甲散 qin jiao bie jia san

【英文名】Qin Jiao Bie Jia Powder

【异名】秦艽鳖甲饮(中医方剂大辞典)

【组成】(1)柴胡、鳖甲、地骨皮、秦艽、当归、知母。(中医方剂大辞典)(2)荆芥、贝母、天仙藤、前胡、青皮、柴胡、甘草、陈皮、秦艽、鳖甲、干葛、白芷、肉桂、羌活。(中医方剂大辞典)

秦龟饮 qin gui yin

【英文名】Qin Gui Drink

【组成】秦龟血。(中医方剂大辞典)

秦矾散 qin fan san

【英文名】Qin Fan Powder

【组成】秦艽、蓝漆、羌活、黄丹、胆矾、水银。(中医方剂大辞典)

秦桂丸 qin gui wan

【英文名】Qin Gui Pill

【组成】(1)肉桂、秦艽、附子、当归、厚朴、人参、干姜、白薇、半夏。(中医方剂大辞典)(2)秦艽、桂心、杜仲、防风、牡丹皮、厚朴、附子、阳起石、白茯苓、白薇、当归、干姜、牛膝、沙参、半夏子、人参、卷柏、鹿茸、细辛。(中医方剂大辞典)

秦绫锦家二十四味 qin ling jin jia er shi si wei

【英文名】Qin Ling Jin Jia Er Shi Si Wei Pill

【异名】秦家二十四味(中医方剂大辞典)

【组成】丁香、沉香、木香、附子、陈皮、大腹皮、神曲、白术、大麦芽、肉桂、厚朴、诃子、人参、茯苓、缩砂仁、荜澄茄、白附子、高良姜、红豆、胡椒、荜茇、甘草、川姜、生姜。(中医方剂大辞典)

秦椒丸 qin jiao wan

【英文名】Qin Jiao Pill

【组成】(1)秦椒、天雄、玄参、人参、白蔹、鼠妇、白芷、黄芪、桔梗、露蜂房、白僵蚕、桃仁、蛴螬、白薇、细辛、芜荑、牡蒙、沙参、防风、甘草、牡丹皮、牛膝、卷柏、五味子、芍药、桂心、大黄、石斛、白术、柏子仁、茯苓、当归、干姜、泽兰、干地黄、芎䓖、干漆、白石英、紫石英、附子、钟乳、水蛭、虻虫、麻布叩复头。(中医方剂大辞典)(2)秦椒、茴香子、黄蜡。(中医方剂大辞典)(3)秦椒、生干地黄、旋覆花、白芷。(中医方剂大辞典)

秦椒剪红丸 qin jiao jian hong wan

【英文名】Qin Jiao Jian Hong Pill

【组成】秦椒、大黄、三棱、莪术、干漆、木香、槟榔、贯众、雄黄。(中医方剂大辞典)

秦椒散 qin jiao san

【英文名】Qin Jiao Powder

【组成】(1)秦椒、干漆、生干地黄、马齿苋、石榴皮、柳枝、桑根白皮、胡桃皮、白刺皮。(中医方剂大辞典)(2)白芷、旋覆花、秦椒、桂心。(中医方剂大辞典)(3)秦椒、瓜蒂。(中医方剂大辞典)

秫米散 shu mi san

【英文名】Shu Mi Powder

【组成】秫米、竹篆。(中医方剂大辞典)

积气丹 ji qi dan

【英文名】Ji Qi Pellet

【组成】槟榔、芫花、硇砂、巴豆、青皮、陈皮、蓬莪术、鸡爪、黄连、京三棱、章柳根、牛膝、肉豆蔻、大戟、川大

黄、甘遂、白牵牛、干姜、青礞石、干漆、木香、石菖蒲。(中医方剂大辞典)

积气养荣汤 ji qi yang rong tang

【英文名】Ji Qi Yang Rong Decoction

【组成】川芎、当归、炙草、人参、炮姜、黄芪、白术、陈皮。(中医方剂大辞典)

积气散 ji qi san

【英文名】Ji Qi Powder

【组成】粉霜、京三棱、诃黎勒皮、硫黄、密陀僧、白丁香。(中医方剂大辞典)

积串 ji chuan

【英文名】Ji Chuan Powder

【组成】黑丑、生大黄、槟榔、生甘草。(中医方剂大辞典)

积块丸 ji kuai wan

【英文名】Ji Kuai Pill

【组成】京三棱、莪术、自然铜、蛇含石、雄黄、蜈蚣、辰砂、木香、铁华粉、芦荟、天竺黄、阿魏、全蝎、沉香、冰片。(中医方剂大辞典)

积疝方 ji shan fang

【英文名】Ji Shan Prescription

【组成】山楂、茴香、柴胡、牡丹皮。(中医方剂大辞典)

积雪甙片 ji xue dai pian

【英文名】Ji Xue Dai Tablet

【组成】积雪草总甙。(药品标准－中药成方制剂标准 1997)

积雪甙脂软膏 ji xue dai zhi ruan gao

【英文名】Ji Xue Dai Zhi Bill Ointment

【组成】积雪草总甙。(药品标准－中药成方制剂标准 1997)

积雪甙霜软膏 ji xue dai shuang ruan gao

【英文名】Ji Xue Dai Shuang Bill Ointment

【组成】积雪草总甙。(药品标准－中药成方制剂标准 1997)

积聚汤 ji ju tang

【英文名】Ji Ju Decoction

【组成】三棱、莪术、青皮、陈皮、桂心、藿香叶、桔梗、益智仁、香附子、甘草。(中医方剂大辞典)

称金丹 cheng jin dan

【英文名】Cheng Jin Pellet

【组成】熟地、桐花、莲蕊、槐角、薄荷、没石子、人参、木香。(中医方剂大辞典)

称病散 cheng bing san

【英文名】Cheng Bing Powder

【组成】川牛膝、当归、官桂、白术、黄芪、独活、生姜、白僵蚕、甘草、寄生。(中医方剂大辞典)

笋粉散 sun fen san

【英文名】Sun Fen Powder

【组成】笋壳。(中医方剂大辞典)

笑逢散 xiao feng san

【英文名】Xiao Feng Powder

【组成】山栀仁、蝉蜕。(中医方剂大辞典)

笔头灰散 bi tou hui san

【英文名】Bi Tou Hui Powder

【组成】故笔头。(中医方剂大辞典)

粉丹散 fen dan san

【英文名】Fen Dan Powder

【组成】轻粉、黄丹。(中医方剂大辞典)

粉代散 fen dai san

【英文名】Fen Dai Powder

【组成】轻粉、代赭、白矾。(中医方剂大辞典)

粉汗方 fen han fang

【英文名】Fen Han Prescription

【组成】牡蛎、麻黄根。(中医方剂大辞典)

粉汗散 fen han san

【英文名】Fen Han Powder

【组成】(1)黄连、牡蛎、贝母、糯米。(中医方剂大辞典)(2)麻黄根、牡蛎、龙骨、赤石脂。(中医方剂大辞典)(3)牡蛎、麻黄根、赤石脂、糯米、龙脑、麝香。(中医方剂大辞典)

粉灰散 fen hui san

【英文名】Fen Hui Powder

【组成】轻粉、枣子、蚯蚓粪、生甘草。(中医方剂大辞典)

粉米汤 fen mi tang

【英文名】Fen Mi Decoction

【组成】花粉、苡米、藿香、薄荷、黄连、黄芩、木香、木通、当归、赤芍、荷叶、绿豆。(中医方剂大辞典)

粉红酊 fen hong ding

【英文名】Fen Hong Tincture

【组成】轻粉、黄丹、枯矾、苦参、黄柏、60%乙醇。(江西中医药 1990,(3))

粉肌散 fen ji san

【英文名】Fen Ji Powder

【组成】(1)川芎、藁本、远志皮、白芷、米粉。(中医方剂大辞典)(2)芎䓖、白术、藁本、米粉。(中医方剂大辞典)

粉色干燥药粉 fen se gan zao yao fen

【英文名】Fen Se Powder

【组成】樟丹、五倍子、枯矾、上官粉、轻粉。(中医方剂大辞典)

粉身散 fen shen san

【英文名】Fen Shen Powder

【组成】芎䓖、藁本、远志、白术、米粉。(中医方剂大辞典)

粉针剂 fen zhen ji
【英文名】Powders Injection
【定义】将无菌粉末状药物分装在安瓿或其他适宜的容器中,临时用适当的溶剂使之溶解或混悬的注射剂。(中药药剂学)
粉刺汤 fen ci tang
【英文名】Fen Ci Decoction
【组成】苍耳子、升麻、白蒺藜、生枇杷叶、桑皮、黄芩、生地、生苡仁、土茯苓、赤芍、丹参、连翘、甘草节、皂刺。(光明中医 1992,(2))
粉矾平胃丸 fen fan ping wei wan
【英文名】Fen Fan Ping Wei Pill
【组成】苍术、白术、厚朴、陈皮、甘草、砂仁、皂矾。(中医方剂大辞典)
粉金散 fen jin san
【英文名】Fen Jin Powder
【组成】黄柏、草乌。(中医方剂大辞典)
粉砂饼 fen sha bing
【英文名】Fen Sha Emplastrum
【组成】粉霜、胡粉、硇砂、丹砂、白丁香、腻粉。(中医方剂大辞典)
粉草汤 fen cao tang
【英文名】Fen Cao Decoction
【组成】粉草节、当归尾、赤芍药、香白芷、大黄、木鳖子、荆芥、黄芪、南木香。(中医方剂大辞典)
粉草饮 fen cao yin
【英文名】Fen Cao Drink
【组成】甘草、白矾、延胡索。(中医方剂大辞典)
粉草膏 fen cao gao
【英文名】Fen Cao Ointment
【组成】粉草、当归。(中医方剂大辞典)
粉香散 fen xiang san
【英文名】Fen Xiang Powder
【组成】(1)蚌粉、麝香。(中医方剂大辞典)(2)腻粉、乳香、葱。(中医方剂大辞典)
粉胶散 fen jiao san
【英文名】Fen Jiao Powder
【组成】干小粉。(中医方剂大辞典)
粉黄膏 fen huang gao
【英文名】Fen Huang Ointment
【组成】(1)蛤粉、石膏、轻粉、黄柏。(中医方剂大辞典)(2)硫黄、萝卜、轻粉、乌头。(中医方剂大辞典)
粉散 fen san
【英文名】Fen Powder
【组成】(1)白粉、干姜、牡蛎。(中医方剂大辞典)(2)麻黄根、防风、干姜、细辛、白蔹。(中医方剂大辞典)(3)乌头、桔梗、细辛、白术。(中医方剂大辞典)(4)牡蛎、乌头、麻黄根、石膏、真朱、麝。(中医方剂大辞典)
粉隔汤 fen ge tang
【英文名】Fen Ge Decoction
【异名】矾石汤(《兰台规范》卷四)
【组成】矾石。(中医方剂大辞典)
粉糖水 fen tang shui
【英文名】Fen Tang Drink
【组成】绿豆粉、白糖。(中医方剂大辞典)
粉霜 fen shuang
【英文名】Fen Powder
【组成】皂矾、明矾、汞、盐、火硝。(中医方剂大辞典)
粉霜丸 fen shuang wan
【英文名】Fen Shuang Pill
【组成】(1)丁香、木香、粉霜、五灵脂、朱砂、硇砂、乳香、麝香、信、肉豆蔻、巴豆。(中医方剂大辞典)(2)粉霜、腻粉、砒霜。(中医方剂大辞典)(3)粉霜、硇砂、海蛤、寒水石、玄精石、白丁香、头白面、轻粉、海金砂。(中医方剂大辞典)(4)粉霜、真珠末、朱砂、半夏、白附子、蝎、水银、脑、麝。(中医方剂大辞典)(5)粉霜、白丁香、巴豆。(中医方剂大辞典)
粉霜半夏丸 fen shuang ban xia wan
【英文名】Fen Shuang Ban Xia Pill
【组成】半夏、白矾、黑牵牛子、粉霜。(中医方剂大辞典)
粉霜散 fen shuang san
【英文名】Fen Shuang Powder
【组成】(1)粉霜、硝石、蛇蜕灰。(中医方剂大辞典)(2)粉霜、天南星末、黄丹、麝香、定粉。(中医方剂大辞典)(3)粉霜、砒霜、黄丹、天南星。(中医方剂大辞典)(4)羊蹄根、轻粉、白矾、天花粉、冰片、儿茶。(中医方剂大辞典)
粉黛散 fen dai san
【英文名】Fen Dai Powder
【异名】黛蛤散(中药成方配本)
【组成】青黛、蚌粉。(中医方剂大辞典)
素雪丹 su xue dan
【英文名】Su Xue Pellet
【组成】浮萍、石膏、麦冬、元参、葛根、丹皮、白芍、生姜、甘草。(中医方剂大辞典)
索氏三和汤三倍加白术方 suo shi san he tang san bei jia bai zhu fang
【英文名】Suo Shi San He Tang San Bei Jia Bai Zhu Prescription
【组成】白术、厚朴、陈皮、木通、槟榔、紫苏、甘草、海金沙、大腹皮、白茯苓、枳壳。(中医方剂大辞典)
索血散 suo xue san
【英文名】Suo Xue Powder

【组成】干葛、防风、赤芍、细辛、羌活、桔梗、甘草、肉桂、白芷。(中医方剂大辞典)

索矩三和汤 suo ju san he tang

【英文名】Suo Ju San He Decoction

【组成】橘皮、厚朴、槟榔、白术、甘草、紫苏、木通、海金沙。(中医方剂大辞典)

索秘肝肾丸 suo mi gan shen wan

【英文名】Suo Mi Gan Shen Pill

【组成】天门冬、生地、当归、白芍药、黄柏、知母。(中医方剂大辞典)

紧皮丸 jin pi wan

【英文名】Jin Pi Pill

【组成】(1)生地黄、姜半夏、车前子、台党参、姜厚朴、当归身、赤茯苓、苍术、神曲、木通、猪苓、泽泻、青皮、破故纸、陈皮、麦芽、莪术。(中医方剂大辞典)(2)荜澄茄、干漆、枳壳、苍术、乌药、香附、三棱、莪术、木香、砂仁、红豆蔻、草果、茯苓。(中医方剂大辞典)

紧皮散 jin pi san

【英文名】Jin Pi Powder

【组成】白术、赤茯苓、木香、泽兰、厚朴、续断、肉桂、槟榔、陈皮、麦芽、神曲、青皮、椒目、木通、扁豆。(中医方剂大辞典)

紧皮膏 jin pi gao

【英文名】Jin Pi Plaster

【组成】石燕、石榴皮、五倍子、黄连、明矾、刮铜绿、真阿胶、鱼胶、水胶。(中医方剂大辞典)

绣球丸 xiu qiu wan

【英文名】Xiu Qiu Pill

【组成】(1)苦参、黄柏、枯矾、雄黄。(中医方剂大辞典)(2)樟冰、轻粉、川椒、枯矾、水银、雄黄、枫子肉。(中医方剂大辞典)

罢搐丸 ba chu wan

【英文名】Ba Chu Pill

【组成】(1)水银、黑铅、天麻、花蛇肉、人参、天南星、白附子、干蝎、朱砂、青黛、脑子、麝香。(中医方剂大辞典)(2)黑附子、白茯苓、蝎、白附子、僵蚕、天南星、人参、花蛇、天麻、乌蛇、朱砂、青黛、脑麝、水银。(中医方剂大辞典)

罢搐散 ba chu san

【英文名】Ba Chu Powder

【组成】蜈蚣、蝎、朱砂、麝香、雄黄。(中医方剂大辞典)

罢搐煎 ba chu jian

【英文名】Ba Chu Decoction

【组成】丹砂、水银、天南星、腻粉、薄荷、白附子、干蝎。(中医方剂大辞典)

羖羊角饮 gu yang jiao yin

【英文名】Gu Yang Jiao Drink

【组成】羖羊角、人参、赤茯苓、羌活、附子、栀子仁、牡丹皮、黄芩、麦门冬、蔷薇根皮、大黄、防己、胡黄连、甘草。(中医方剂大辞典)

羖羊角散 gu yang jiao san

【英文名】Gu Yang Jiao Powder

【组成】(1)羖羊角。(中医方剂大辞典)(2)羖羊角、蘘荷、栀子仁、牡丹、赤芍药、黄连、犀角屑。(中医方剂大辞典)

羞明立胜散 xiu ming li sheng san

【英文名】Xiu Ming Li Sheng Powder

【组成】黄连、秦皮、防风、黄芩。(中医方剂大辞典)

翁芩汤 weng qin tang

【英文名】Weng Qin Decoction

【组成】白头翁、黄芪、白茅根、黄芩、苍术、大黄。(新中医 1991,(4))

芪归汤 qi gui tang

【英文名】Qi Gui Decoction

【组成】黄芪、当归、白芍药、川芎、甘草。(中医方剂大辞典)

芪归敛血汤 qi gui lian xue tang

【英文名】Qi Gui Lian Xue Decoction

【组成】黄香、玄参、当归、麦冬、北五味、苏子、三七根末。(中医方剂大辞典)

芪术防桂汤 qi zhu fang gui tang

【英文名】Qi Zhu Fang Gui Decoction

【组成】白术、黄芪、防己、肉桂。(中医方剂大辞典)

芪术两活汤 qi zhu liang huo tang

【英文名】Qi Zhu Liang Huo Decoction

【组成】人参、肉桂、白术、黄芪、茯苓、甘草、羌活、独活。(中医方剂大辞典)

芪术调经散 qi zhu tiao jing san

【英文名】Qi Zhu Tiao Jing Powder

【组成】人参、三七根末、白术、当归、黄芪、生地。(中医方剂大辞典)

耆老丹 qi lao dan

【英文名】Qi Lao Pellet

【组成】白浮石、没药。(中医方剂大辞典)

芪豆汤 qi dou tang

【英文名】Qi Dou Decoction

【组成】黄芪、黑豆。(中医方剂大辞典)

芪附汤 qi fu tang

【英文名】Qi Fu Decoction

【组成】(1)附子、黄芪。(中医方剂大辞典)(2)人参、茯神、白术、黄芪、附子。(中医方剂大辞典)(3)黄芪、附子、当归、防风、全蝎。(中医方剂大辞典)

芪陈汤 qi chen tang
【英文名】Qi Chen Decoction
【组成】黄芪、赤芍、茵陈、石膏、麦门冬、豆豉。(中医方剂大辞典)

芪参五味汤 qi shen wu wei tang
【英文名】Qi Shen Wu Wei Decoction
【组成】人参、五味子、粉草、麦门冬、黄芪。(中医方剂大辞典)

芪味丸 qi wei wan
【英文名】Qi Wei Pill
【组成】黄芪、北五味。(中医方剂大辞典)

耆婆万病丸 qi po wan bing wan
【英文名】Qi Po Wan Bing Pill
【组成】牛黄、麝香、犀角、朱砂、雄黄、黄连、禹余粮、大戟、芫花、芫青、人参、石蜥蜴、茯苓、干姜、桂心、当归、芎䓖、芍药、甘遂、黄芩、桑白皮、蜀椒、细辛、桔梗、巴豆、前胡、紫菀、蒲黄、葶苈、防风、蜈蚣。(中医方剂大辞典)

耆婆汤 qi po tang
【英文名】Qi Po Decoction
【组成】麻油、牛酥、葱白、胡麻仁、豉、蜜、上酒。(中医方剂大辞典)

芪鹿逐痹胶囊 qi lu zhu bi jiao nang
【英文名】Qi Lu Zhu Bi Capsule
【组成】人参、黄芪、鹿角、川芎等。((98)卫药准字 Z-036 号)

耿氏排脓清窦汤 geng shi pai nong qing dou tang
【英文名】Geng Shi Pai Nong Qing Dou Decoction
【组成】桔梗、黄芩、天花粉、浙贝母、七叶一枝花、苍耳子、金银花、甘草节。(中医药研究 1987,(1))

胭脂涂法 yan zhi tu fa
【英文名】Yan Zhi Tu Fa Plaster
【异名】胭脂膏(中医方剂大辞典)
【组成】升麻、雄黄。(中医方剂大辞典)

胭脂散 yan zhi san
【英文名】Yan Zhi Powder
【组成】(1)坯子胭脂、真绿豆粉。(中医方剂大辞典)(2)胭脂、胡粉。(中医方剂大辞典)(3)胭脂、白矾、麻勃、竹蛀屑、麝香。(中医方剂大辞典)(4)胭脂、贝母、胡粉、硼砂、没药。(中医方剂大辞典)(5)胭脂、白矾。(中医方剂大辞典)(6)百药煎、坏子。(中医方剂大辞典)

胭脂膏 yan zhi gao
【英文名】Yan Zhi Plaster
【组成】(1)紫草、香油、黄蜡、乳香、没药。(中医方剂大辞典)(2)胭脂、珍珠、豌豆、头发。(中医方剂大辞典)(3)干胭脂。(中医方剂大辞典)(4)胭脂、龙骨、白矾、白石脂。(中医方剂大辞典)(5)上等好胭脂。(中医方剂大辞典)

胰子汤 yi zi tang
【英文名】Yi Zi Decoction
【组成】黄连、胡黄连、川芎、牛膝、当归、防风、金银花、米仁、木通、甘草、肥皂子、僵蚕、土茯苓。(中医方剂大辞典)

胰炎灵冲剂 yi yan ling chong ji
【英文名】Yi Yan Ling Medicinal Instant Granule
【组成】生大黄、柴胡、黄芩、枳实、玄明粉、川朴、败酱草、姜黄。(中成药研究 1993,(5))

胰胆炎合剂 yi dan yan he ji
【英文名】Yi Dan Yan Mixture
【组成】柴胡、黄芩、厚朴、大黄、枳实、蒲公英、赤芍、北败酱、法半夏、甘草。(药品标准-中药成方制剂标准 1992)

胰楞丸 yi leng wan
【英文名】Yi Leng Pill
【组成】瓦楞子、海石、红曲、酒曲、半夏曲、鸡内金、延胡、猪胰。(中医方剂大辞典)

胰腺消炎汤 yi xian xiao yan tang
【英文名】Yi Xian Xiao Yan Decoction
【组成】柴胡、黄芩、厚朴、枳实、杭芍、玄胡、广木香、生大黄。(陕西中医 1985,6(1))

胰腺清化汤 yi xian qing hua tang
【英文名】Yi Xian Qing Hua Decoction
【组成】柴胡、黄芩、白芍、厚朴、枳实、佩兰、金银花、大青叶、大黄、芒硝。(中医方剂大辞典)

胠黄散 chi huang san
【英文名】Chi Huang Powder
【组成】鸡胵黄皮。(中医方剂大辞典)

胶归四逆汤 jiao gui si ni tang
【英文名】Jiao Gui Si Ni Decoction
【组成】当归、桂枝、芍药、细辛、甘草、通草、大枣、陈阿胶。(中医方剂大辞典)

胶艾丸 jiao ai wan
【英文名】Jiao Ai Pill
【组成】香附、生地、枳壳、白芍、砂仁、艾叶、阿胶、山药。(中医方剂大辞典)

胶艾四物汤 jiao ai si wu tang
【英文名】Jiao Ai Si Wu Decoction
【异名】安胎饮(《回春》卷六)
【组成】(1)阿胶、艾叶、当归、川芎、白芍、熟地、蒲黄、黄连、黄芩、生地、栀子、地榆、白术、甘草。(中医方剂大辞典)(2)当归、川芎、白芍、熟地、阿胶、条芩、白术、砂仁、香附、艾叶。(中医方剂大辞典)

胶艾安胎饮 jiao ai an tai yin
【英文名】Jiao Ai An Tai Drink

【组成】(1)阿胶、艾叶、黄芪、杜仲、川断、香附、人参、茯苓、熟地、川芎、当归、白芍、葱白。(中医方剂大辞典)(2)秦归、阿胶、蕲艾叶、干地黄、杭芍、桑寄生、甘草。(中医方剂大辞典)

胶艾安胎散 jiao ai an tai san

【英文名】Jiao Ai An Tai Powder

【组成】人参、条芩、阿胶、土炒白术、酒洗当归、熟地、川芎、艾叶、陈皮、紫苏、炙草。(中医方剂大辞典)

胶艾汤 jiao ai tang

【英文名】Jiao Ai Decoction

【组成】阿胶、艾叶。(中医方剂大辞典)

胶艾芎归汤 jiao ai xiong gui tang

【英文名】Jiao Ai Xiong Gui Decoction

【组成】当归、人参、艾叶、茯苓、阿胶、川芎、大枣。(中医方剂大辞典)

胶艾饮 jiao ai yin

【英文名】Jiao Ai Drink

【组成】生艾汁、阿胶、白蜜。(中医方剂大辞典)

胶艾绛覆汤 jiao ai jiang fu tang

【英文名】Jiao Ai Jiang Fu Decoction

【组成】陈阿胶、醋炒艾叶、墨鱼骨、真新绛、旋覆花、青葱管。(中医方剂大辞典)

胶艾散 jiao ai san

【英文名】Jiao Ai Powder

【组成】艾叶、阿胶、竹茹、干姜。(中医方剂大辞典)

胶艾葙归汤 jiao ai xiang gui tang

【英文名】Jiao Ai Xiang Gui Decoction

【组成】阿胶、当归、青葙子、艾叶。(中医方剂大辞典)

胶艾榴皮汤 jiao ai liu pi tang

【英文名】Jiao Ai Liu Pi Decoction

【组成】阿胶、艾叶、酸石榴皮。(中医方剂大辞典)

胶艾漏胎方 jiao ai lou tai fang

【英文名】Jiao Ai Lou Tai Prescription

【组成】熟地、艾叶、白芍、川芎、黄芪、阿胶、归头、甘草、续断、白术。(中医方剂大辞典)

胶地丸 jiao di wan

【英文名】Jiao Di Pill

【组成】阿胶、大生地。(中医方剂大辞典)

胶地寄生汤 jiao di ji sheng tang

【英文名】Jiao Di Ji Sheng Decoction

【组成】陈阿胶、细生地、桑寄生、黄草、川斛、甘杞子、浙茯苓、九孔石决明。(中医方剂大辞典)

胶红饮 jiao hong yin

【英文名】Jiao Hong Drink

【组成】陈阿胶、全当归、西红花、冬瓜子。(中医方剂大辞典)

胶体溶液制剂 jiao ti rong ye zhi ji

【英文名】Colloids Solutions Preparations

【定义】指一种与血浆等渗及有近似粘度的胶体溶液制剂。(中药药剂学)

胶芩四君汤 jiao qin si jun tang

【英文名】Jiao Qin Si Jun Decoction

【组成】人参、白术、茯苓、甘草、阿胶、黄芩、生姜、大枣。(中医方剂大辞典)

胶连饮 jiao lian yin

【英文名】Jiao Lian Drink

【组成】黄连、当归身、阿胶、赤芍、芡实、泽泻、车前子、牛膝、山药、川芎、熟地。(中医方剂大辞典)

胶剂 jiao ji

【英文名】Colloids

【定义】指动物皮、骨、甲、角等为原料,以水煎取胶质,浓缩成稠胶状,经干燥后制成的固体块状内服剂型。(中药药剂学)

胶饴丸 jiao yi wan

【英文名】Jiao Yi Pill

【组成】干姜。(中医方剂大辞典)

胶饴汤 jiao yi tang

【英文名】Jiao Yi Decoction

【组成】地黄、芍药、当归、干姜、黄橘皮、川椒、甘草。(中医方剂大辞典)

胶饴煎 jiao yi jian

【英文名】Jiao Yi Decoction

【组成】胶饴、蜀椒、杏仁、干姜、人参、附子、桂、天门冬。(中医方剂大辞典)

胶姜理中汤 jiao jiang li zhong tang

【英文名】Jiao Jiang Li Zhong Decoction

【组成】人参、白术、干姜、甘草、黄芪、阿胶、艾、当归。(中医方剂大辞典)

胶胡散 jiao hu san

【英文名】Jiao Hu Powder

【组成】烟胶、羊胡子、轻粉。(中医方剂大辞典)

胶香散 jiao xiang san

【英文名】Jiao Xiang Powder

【组成】轻粉、白胶香、大风子肉、烟胶。(中医方剂大辞典)

胶粉散 jiao fen san

【英文名】Jiao Fen Powder

【组成】烟胶、燕窝土、轻粉、枯矾。(中医方剂大辞典)

胶酒 jiao jiu

【英文名】Jiao Wine

【组成】好胶、酒、白盐。(中医方剂大辞典)

胶菀清金汤 jiao wan qing jin tang

【英文名】Jiao Wan Qing Jin Decoction

【组成】紫菀、犀角、桔梗、生地、白芍、丹皮、麦冬、玄参、川贝、茯苓、阿胶、甘草。(中医方剂大辞典)

胶菀犀角汤 jiao wan xi jiao tang

【英文名】Jiao Wan Xi Jiao Decoction

【组成】紫菀、犀角、地骨皮、百部、白芍、丹皮、麦冬、玄参、川贝、茯苓、阿胶、甘草。(中医方剂大辞典)

胶豉汤 jiao shi tang

【英文名】Jiao Shi Decoction

【组成】(1)牛皮胶、人参。(中医方剂大辞典)(2)阿胶、豉、薤白、生姜。(中医方剂大辞典)

胶黄散 jiao huang san

【英文名】Jiao Huang Powder

【组成】阿胶、蒲黄。(中医方剂大辞典)

胶葵散 jiao kui san

【英文名】Jiao Kui Powder

【组成】阿胶、黄蜀、葵子。(中医方剂大辞典)

胶蜜汤 jiao mi tang

【英文名】Jiao Mi Decoction

【组成】连根、葱白、透明阿胶、蜜。(中医方剂大辞典)

胶蜡汤 jiao la tang

【英文名】Jiao La Decoction

【组成】(1)阿胶、蜡、当归、黄连、黄柏、陈廪米。(中医方剂大辞典)(2)粳米、阿胶、当归、黄连。(中医方剂大辞典)

胶髓膏 jiao sui gao

【英文名】Jiao Sui Plaster

【组成】轻粉、川椒末、烟胶。(中医方剂大辞典)

胶囊 jiao nang

【英文名】Capsules

【定义】指将药物直接分装于硬质空胶囊或具有弹性的软质胶囊中制成的固体制剂。(中药药剂学)

胶囊,肠溶 jiao nang chang rong

【英文名】Capsules, Enteric-Coated

【定义】指硬胶囊或软胶囊经药用高分子处理或用其他适宜方法加工而成,不溶于胃液,但溶于肠液的胶囊剂。(中药药剂学)

胸宁汤 xiong ning tang

【英文名】Xiong Ning Decoction

【组成】苏子、苏梗、桃仁、杏仁、冬瓜子、九香虫、川续断、白芍、陈皮、生军、生甘草。(江苏中医杂志 1986,7(4))

胸膜炎汤1号 xiong mo yan tang yi hao

【英文名】Xiong Mo Yan No.1 Decoction

【组成】旋覆花、代赭石、广陈皮、枳壳、桔梗、全瓜蒌、薤白头、郁金、青橘叶、苇根、连翘、杏仁。(中医方剂大辞典)

胸膜炎汤2号 xiong mo yan tang er hao

【英文名】Xiong Mo Yan No.2 Decoction

【组成】冬瓜子、葶苈子、薏苡仁、茯苓、旋覆花、代赭石、瓜蒌、薤白、杏仁、广皮、枳壳、桔梗。(中医方剂大辞典)

能消丸 neng xiao wan

【英文名】Neng Xiao Pill

【组成】(1)威灵仙、木香、防风。(中医方剂大辞典)(2)威灵仙、卷柏、防风、猬皮、阿胶、糯米。(中医方剂大辞典)(3)威灵仙、蝉壳。(中医方剂大辞典)

脂可清 zhi ke qing

【英文名】Zhi Ke Qing Capsule

【组成】葶苈子、山楂、茵陈、泽泻、黄芩、木香、大黄。((90)卫药准字 Z-2)

脂可清胶囊 zhi ke qing jiao nang

【英文名】Zhi Ke Qing Capsule

【组成】葶苈子、黄芩、茵陈蒿、山楂、泽泻、大黄、木香。((90)卫药准字 Z-21号)

脂可溶胶囊 zhi ke rong jiao nang

【英文名】Zhi Ke Rong Capsule

【组成】葶苈子、黄芩、茵陈蒿、山楂、泽泻、大黄、木香。(中西医结合杂志 1991,(5))

脂必妥片 zhi bi tuo pian

【英文名】Zhi Bi Tuo Tablet

【组成】红曲。((94)川卫药准字第010698号)

脂连丸 zhi lian wan

【英文名】Zhi Lian Pill

【组成】胡黄连、香润五灵脂。(中医方剂大辞典)

脂附丸 zhi fu wan

【英文名】Zhi Fu Pill

【组成】大附子。(中医方剂大辞典)

脂降宁片 zhi jiang ning pian

【英文名】Zhi Jiang Ning Tablet

【组成】山楂、制何首乌、丹参、葛根、瓜蒌、决明子、氯贝酸铝、维生素C。(药品标准-中药成方制剂标准 1993)

脂脉宁 zhi mai ning

【英文名】Zhi Mai Ling Capsule

【组成】何首乌、枸杞子、冬虫夏草、藏红花、酒大黄、泽泻、石菖蒲、大皂荚、姜黄等。(北京中医学院学报 1992,15(6))

脂草饮 zhi cao yin

【英文名】Zhi Cao Drink

【组成】甘草、赤石脂、人参。(中医方剂大辞典)

脂调散 zhi tiao san

【英文名】Zhi Tiao Powder

【组成】(1)苦参、荆芥、雄黄、硫黄、矾末、蛇床、草乌尖。(中医方剂大辞典)(2)蛇床子、茼茹、草乌、花椒、苦参、荆芥、雄黄、硫黄、矾。(中医方剂大辞典)

脂通泻 zhi tong xie

【英文名】Zhi Tong Xie Capsule

【组成】补骨脂、木通、泽泻。(湖南中医学院学报 1986,(3))

脂溢洗方 zhi yi xi fang

【英文名】Zhi Yi Lotion

【组成】苍耳子、王不留行、苦参、明矾、冰片。(黑龙江中医药 1993,(2))

脂膏 zhi gao

【英文名】Zhi Ointment

【组成】牛脂。(中医方剂大辞典)

脂蜜酒 zhi mi jiu

【英文名】Zhi Mi Wine

【组成】猪膏、白蜜、淳酒。(中医方剂大辞典)

脂蜜膏 zhi mi gao

【英文名】Zhi Mi Ointment

【组成】猪脂。(中医方剂大辞典)

脆蛇山药散 cui she shan yao san

【英文名】Cui She Shan Yao Powder

【组成】山药、脆蛇、茯苓、泽泻、使君子等。(云南中医杂志 1993,14(3))

脊肉粥 ji rou zhou

【英文名】Ji Rou Gruel

【组成】猪脊肉、粳米、食盐、香油、川椒粉。(中医方剂大辞典)

脊背续骨汤 ji bei xu gu tang

【英文名】Ji Bei Xu Gu Decoction

【组成】杜仲、乳香、没药、当归、赤芍、生地、补骨脂、地鳖虫、地龙、川断、远志、骨碎补。(中医方剂大辞典)

脍齑散 kuai ji san

【英文名】Kuai Ji Powder

【组成】附子、丁香、藿香叶、官桂、木香、人参。(中医方剂大辞典)

脏头丸 zang tou wan

【英文名】Zang Tou Pill

【组成】槐子、牙皂、黄连、糯米。(中医方剂大辞典)

脏连固本丸 zang lian gu ben wan

【英文名】Zang Lian Gu Ben Pill

【组成】怀生地、干山药、茯苓、牡丹皮、泽泻、山茱萸、黄连、黄柏、知母、人参、当归、皂角、槐角、天花粉。(中医方剂大辞典)

脐风散 qi feng san

【英文名】Qi Feng Powder

【组成】(1)牙皂、淡全蝎、大黄、当归。(全国中药成药处方集)(2)全蝎、僵蚕、胆星、明天麻、姜半夏、川芎、雄黄、朱砂、甘草、天竺黄。(全国中药成药处方集)(3)枯矾、硼砂、朱砂、冰片、麝香、僵蚕、钩藤。(全国中药成药处方集)(4)全蝎、南星、朱砂、珍珠、巴豆霜、半夏、牙皂、川军、台麝、雄黄、牛黄、梅片。(全国中药成药处方集)(5)猪牙皂、大黄、巴豆霜、硇砂、当归、全蝎、朱砂、金箔、牛黄。(全国中药成药处方集)(6)蛇衣、僵蚕、大黄、辰砂、麝香。(全国中药成药处方集)

脐压散 qi ya san

【英文名】Qi Ya Powder

【组成】吴茱萸、龙胆草、硫黄、白矾、朱砂、环戊甲噻嗪。(中医方剂大辞典)

脑力宝 nao li bao

【英文名】Nao Li Bao Pill

【组成】石菖蒲、远志、五味子、茯苓、维生素 E 等。(广东省药品标准 1981 年)

脑力宝丸 nao li bao wan

【英文名】Nao Li Bao Pill

【组成】远志、地黄、五味子、地骨皮、菟丝子、茯苓、石菖蒲、川芎、维生素 E、维生素 B。(药品标准－中药成方制剂标准 1997)

脑力隆胶囊 nao li long jiao nang

【英文名】Nao Li Long Capsule

【组成】脑益嗪、维生素 B_6、人参三七。((88)粤卫药准字第 11－297 号)

脑力静糖浆 nao li jing tang jiang

【英文名】Nao Li Jing Syrup

【组成】大枣、小麦、甘草流浸膏、甘油磷酸钠、维生素 B_1、维生素 B_2、维生素 B。(药品标准－中药成方制剂标准 1998)

脑子散 nao zi san

【英文名】Nao Zi Powder

【组成】大黄、郁金。(中医方剂大辞典)

脑心清片 nao xin qing pian

【英文名】Nao Xin Qing Tablet

【组成】柿叶。(药品标准－中药成方制剂标准 1998)

脑心舒 nao xin shu

【英文名】Nao Xin Shu Liquid

【组成】(1)蜜环菌提取物、蜂王浆、上等椴树蜜。((83)吉卫药准字第 430039 号)(2)蜜环菌。((87)吉卫药准字 430152 号)

脑心舒口服液 nao xin shu kou fu ye

【英文名】Nao Xin Shu Oral Liquid

【组成】蜜环菌、蜂王浆。(药品标准－中药成方制剂标准 1998)

脑乐静 nao le jing

【英文名】Nao Le Jing Syrup

【异名】脑乐静糖浆(药品标准－中药成方制剂标准 1993 年)

【组成】甘草浸膏、大枣、小麦。(药品标准－中药成方

制剂标准 1993)

脑乐静糖浆 nao le jing tang jiang

【英文名】Nao Le Jing Syrup

【组成】(1)甘草、大枣、小麦。(2)甘草、大枣、大麦。((82)苏卫药准字 1460－1号)

脑宁汤 nao ning tang

【英文名】Nao Ning Decoction

【组成】赤芍、川芎、水蛭、白芷、藁本、红花、细辛、白附子。(陕西中医 1991,12(6))

脑立清丸 nao li qing wan

【英文名】Nao Li Qing Pill

【组成】磁石、赭石、珍珠母、清半夏、酒曲、牛膝、薄荷脑、冰片、猪胆汁。(药品标准－中药成方制剂标准 1989)

脑立清片 nao li qing pian

【英文名】Nao Li Qing Tablet

【组成】磁石、赭石、珍珠母、清半夏、酒曲、牛膝、薄荷脑、冰片、猪胆汁。(药品标准－中药成方制剂标准 1998)

脑立清胶囊 nao li qing jiao nang

【英文名】Nao Li Qing Capsule

【组成】磁石、熟酒曲、冰片、牛膝、珍珠母、酒曲、薄荷脑、赭石、半夏、猪胆汁。(药品标准－中药成方制剂标准 1996)

脑伤宁 nao shang ning

【英文名】Nao Shang Ning Wine

【组成】人参、黄芪、鹿茸、菊花、草决明、丹参、川芎、赤芍、桃仁、当归、远志、枣仁、柏子仁等。(中医杂志 1987,(4))

脑安胶囊 nao an jiao nang

【英文名】Nao An Capsule

【组成】川芎、当归、红花、人参、冰片。((94)卫药准字 Z－55号)

脑朱丹 nao shu dan

【英文名】Nao Zhu Pellet

【组成】朱砂、龙脑、白附子、石膏。(中医方剂大辞典)

脑血宁 nao xue ning

【英文名】Nao Xue Ning Decoction

【组成】水蛭、生大黄、胆星、水牛角、代赭石、怀中膝、青黛、石菖蒲、天竺黄、鸡血藤、泽泻。(中国中西医结合杂志 1993,13(7))

脑血栓片 nao xue shuan pian

【英文名】Nao Xue Shuan Tablet

【组成】水蛭、当归、红花、赤芍、丹参、川芎、桃仁、土鳖虫、羚羊角、人工牛黄。(天津药品标准 1983 年)

脑血康 nao xue kang

【英文名】Nao Xue Kang Liquid

【组成】水蛭等。(中国医药学报 1990,5(1))

脑血康口服液 nao xue kang kou fu ye

【英文名】Nao Xue Kang Peroral Liquid

【组成】水蛭等。((87)卫药准字 Z－03号)

脑更生素冲剂 nao geng sheng su chong ji

【英文名】Nao Geng Sheng Su Medicinal Instant Granule

【组成】肽、氨基酸。

脑灵片 nao ling pian

【英文名】Nao Ling Tablet

【组成】黄精、淫羊藿、苍耳子、麦冬、红参、远志、酸枣仁、五味子、枸杞子、鹿茸、龟甲、茯苓、大枣、熟地黄、鹿角胶。(药品标准－中药成方制剂标准 1991)

脑灵素片 nao ling su pian

【英文名】Nao Ling Su Tablet

【组成】红参、鹿茸、鹿角胶、鹿角霜、龟板、五味子、远志、酸枣仁、茯苓、淫羊藿、熟地黄、黄精、苍耳子、枸杞子、麦冬、大枣。(陕西省药品标准 1982 年)

脑灵素胶囊 nao ling su jiao nang

【英文名】Nao Ling Su Capsule

【组成】黄精、淫羊藿、苍耳子、五味子、枸杞子、大枣、远志、熟地黄、麦冬、酸枣仁、茯苓、龟甲、鹿角胶、人参、鹿茸。(药品标准－中药成方制剂标准 1993)

脑泻散 nao xie san

【英文名】Nao Xie Powder

【组成】苦葫芦子。(中医方剂大辞典)

脑络通胶囊 nao luo tong jiao nang

【英文名】Nao Luo Tong Capsule

【组成】丹参浸膏、盐酸托哌酮、川芎浸膏、甲基橙皮甙、黄芪浸膏、维生素 B。(药品标准－中药成方制剂标准 1998)

脑脉安冲剂 nao mai an chong ji

【英文名】Nao Mai An Medicinal Instant Granule

【组成】黄芪、归尾、赤芍、地龙、川芎、桃仁、红花。(中医药学报 1992,(1))

脑脉康 nao mai kang

【英文名】Nao Mai Kang Capsule

【组成】人参、三七、丹参、何首乌、葛根、川芎、红花、淫羊藿、桑寄生、石菖蒲、人参叶、水牛角、冰片等。(上海中医药杂志 1993,(2))

脑脉舒 nao mai shu

【英文名】Nao Mai Shu Capsule

【组成】川芎、丹参、益母草、葛根、鸡子黄。(中国医药学报 1992,7(6))

脑香散 nao xiang san

【英文名】Nao Xiang Powder

【组成】没药、樟脑。(中医方剂大辞典)

脑恩 nao en

【英文名】Nao En Tablet

【组成】银杏叶。((94)沪卫药准字第 2424 号 - 072)

脑栓通 nao shuan tong

【英文名】Nao Shuan Tong Powder

【组成】红花、桃仁、丹参、生水蛭、牛黄、天麻等。(中成药研究 1993,(3))

脑疳丸 nao gan wan

【英文名】Nao Gan Pill

【组成】芦荟。(中医方剂大辞典)

脑窍通口服液 nao qiao tong kou fu ye

【英文名】Nao Qiao Tong Peroral Liquid

【组成】麝香、丹参、白茅根、川芎等。(实用中西医结合杂志 1993,6(10))

脑得生 nao de sheng

【英文名】Nao De Sheng Tablet

【组成】三七、红花、川芎、山楂、葛根。((82)黑卫药准字第 0869 号)

脑得生丸 nao de sheng wan

【英文名】Nao De Sheng Pill

【组成】三七、川芎、红花、山楂、葛根。(药品标准 - 中药成方制剂标准 1993)

脑得生片 nao de sheng pian

【英文名】Nao De Sheng Tablet

【组成】(1)三七、红花、葛根、川芎、山楂。(药品标准 - 中药成方制剂标准 1990)(2)三七、红花、葛根、川芎、山楂。((92)滇卫药准字 16Z 第 122 号)

脑塞通丸 nao sai tong wan

【英文名】Nao Sai Tong Pill

【组成】干漆、红参、黄芩、牛膝、天花粉、土鳖虫、牡丹皮、大黄、吴茱萸、桃仁、玄明粉、川芎、葶苈子、地龙、列当、地黄、水螺、桂、茯苓、琥珀、朱砂。(药品标准 - 中药成方制剂标准 1998)

脑漏散 nao lou san

【英文名】Nao Lou Powder

【组成】川芎、荆芥、风干姜、白芷、甘松、羌活、甘草。(中医方剂大辞典)

脑震宁冲剂 nao zhen ning chong ji

【英文名】Nao Zhen Ning Medicinal Instant Granule

【组成】生地、丹皮、竹茹等。(晋卫药准字(1996)第 119004 号)

脑震宁颗粒 nao zhen ning ke li

【英文名】Nao Zhen Ning Granule

【组成】当归、地黄、牡丹皮、川芎、地龙、丹参、茯苓、陈皮、竹茹、酸枣仁、柏子仁。(药品标准 - 中药成方制剂标准 1998)

脑麝祛风丸 nao she qu feng wan

【英文名】Nao She Qu Feng Pill

【组成】白花蛇头、乌梢蛇尾、川乌头尖、附子、天南星、半夏、白附子、细辛、防风、天麻、全蝎、白僵蚕、草乌头、脑、麝。(中医方剂大辞典)

脓疮洗剂 nong chuang xi ji

【英文名】Nong Chuang Lotion

【组成】黄柏、生大黄、苦参、蒲公英、百部、银花。(新中医 1985,(7))

脓疱疥疮散 nong pao jie chuang san

【英文名】Nong Pao Jie Chuang Powder

【组成】硫黄、川椒、白矾、朱砂、雄黄、血竭。(中医方剂大辞典)

脓溃生肌散 nong kui sheng ji san

【英文名】Nong Kui Sheng Ji Powder

【组成】生龙骨、螵蛸、熟石膏、干胭脂、陈石灰、象皮、浮干石、珍珠。(中医方剂大辞典)

脓窠疥疮药酒 nong ke jie chuang yao jiu

【英文名】Nong Ke Jie Chuang Wine

【组成】生地、金银花、当归、苍术、猪板油。(中医方剂大辞典)

臭灵丹 chou ling dan

【英文名】Chou Ling Pellet

【组成】硫黄末、油核桃、水银、生猪脂油。(中医方剂大辞典)

臭科散 chou ke san

【英文名】Chou Ke Powder

【组成】臭科子。(中医方剂大辞典)

臭梧桐洗剂 chou wu tong xi ji

【英文名】Chou Wu Tong Lotion

【组成】臭梧桐、野菊花、地肤子、明矾。(中医方剂大辞典)

臭黄膏 chou huang gao

【英文名】Chou Huang Plaster

【组成】(1)臭黄、硫黄、葱白。(中医方剂大辞典)(2)臭黄、乱发、芜荑、硫黄、杏仁、吴茱萸、粉脚。(中医方剂大辞典)

臭椿皮散 chou chun pi san

【英文名】Chou Chun Pi Powder

【组成】臭椿树白皮、干姜、甘草、鸡冠花、附子、槐鹅。(中医方剂大辞典)

臭樗皮散 chou chu pi san

【英文名】Chou Chu Pi Powder

【组成】臭樗皮、酸石榴皮、地榆、黄连、艾叶、阿胶。(中医方剂大辞典)

臭橘散 chou ju san

【英文名】Chou Ju Powder

【组成】(1)臭橘、皂荚子。(中医方剂大辞典)(2)臭橘。(中医方剂大辞典)

臭橙饮 chou cheng yin

【英文名】Chou Cheng Drink

【组成】臭橙皮、芍药、茴香、吴茱萸、附子、桂枝、甘草、大枣。(中医方剂大辞典)

致和丸 zhi he wan

【英文名】Zhi He Pill

【组成】熟地、厚朴、胡桃肉、茅术、胡椒、当归、甘草、砂仁、广皮、香附。(中医方剂大辞典)

致和汤 zhi he tang

【英文名】Zhi He Decoction

【组成】北沙参、生扁豆、石斛、陈苍米、枇杷叶、鲜竹叶、麦冬、陈木瓜、生甘草。(中医方剂大辞典)

致新汤 zhi xin tang

【英文名】Zhi Xin Decoction

【组成】木香、槟榔、京三棱、山楂、枳壳、桃仁、滑石、黄连。(中医方剂大辞典)

舐掌散 shi zhang san

【英文名】Shi Zhang Powder

【组成】海藻、黄柏。(中医方剂大辞典)

艳友茶 yan you cha

【英文名】Yan You Tea

【组成】白芍、三七、荷叶、笔管草、甜叶菊、茶叶。(药品标准－中药成方制剂标准 1994)

艳容膏 yan rong gao

【英文名】Yan Rong Ointment

【组成】白芷、甘菊花、白果、红枣、珠儿粉、猎胰。(中医方剂大辞典)

荷丹片 he dan pian

【英文名】He Dan Tablet

【组成】荷叶、山楂、补骨脂、丹参、番泻叶。((95)卫药准字 Z－96 号)

荷叶丸 he ye wan

【英文名】He Ye Pill

【组成】荷叶、藕节、棕榈、当归、栀子。((91)京卫药准字 ZZ－0207 第 221 号)

荷叶汤 he ye tang

【英文名】He Ye Decoction

【异名】荷叶蒂汤(中医方剂大辞典、普济方)

【组成】(1)荷叶蒂、苏杭木、牛膝、芍药、延胡索。(中医方剂大辞典)(2)裹盐荷叶、藤瓤。(中医方剂大辞典)(3)荷叶。(中医方剂大辞典)

荷叶散 he ye san

【英文名】He Ye Powder

【异名】地黄汤(中医方剂大辞典)

【组成】(1)荷叶。(中医方剂大辞典)(2)干荷叶、鬼箭羽、桃仁、蒲黄、刘寄奴。(中医方剂大辞典)(3)荷叶、延胡索。(中医方剂大辞典)(4)荷叶、蒲黄、甘草、白蜜、地黄汁。(中医方剂大辞典)(5)干荷叶、砒霜、绿豆、甘草。(中医方剂大辞典)

荷叶粥 he ye zhou

【英文名】He Ye Gruel

【组成】荷叶。(中医方剂大辞典)

荷叶藁本汤 he ye gao ben tang

【英文名】He Ye Gao ben Decoction

【组成】干荷叶、藁本。(中医方剂大辞典)

荷杏石甘汤 he xing shi gan tang

【英文名】He Xing Shi Gan Decoction

【组成】苏薄荷、光杏仁、石膏、知母、生甘草、细辛、鲜竹叶。(中医方剂大辞典)

荸荠退翳散 bi qi tui yi san

【英文名】Bi Qi Tui Yi Powder

【组成】硼砂、冰片、麝香、荸荠粉。(中医方剂大辞典)

荸荠熟地汤 bi qi shou di tang

【英文名】Bi Qi Shou Di Decoction

【组成】熟地、地栗。(中医方剂大辞典)

荽苏汤 sui su tang

【英文名】Sui Su Decoction

【组成】大胡葱、紫苏叶、水杨柳、芫荽。(中医方剂大辞典)

莎芎散 sha xiong san

【英文名】Sha Xiong Powder

【组成】香附、川芎、黄连、山栀、木香、干生姜、槟榔、酒黄芩、芒硝。(中医方剂大辞典)

莎草根丸 sha cao gen wan

【英文名】Sha Cao Gen Pill

【组成】莎草根、草乌头、威灵仙、踯躅花、刘寄奴。(中医方剂大辞典)

莎草根散 sha cao gen san

【英文名】Sha Cao Gen Powder

【组成】(1)莎草根、丁香。(中医方剂大辞典)(2)莎草根、白茯苓。(中医方剂大辞典)

莎根酒 sha gen jiu

【英文名】Sha Gen Wine

【组成】莎草根。(中医方剂大辞典)

莓叶委陵菜片 mei ye wei ling cai pian

【英文名】Mei Ye Wei Ling Cai Tablet

【异名】雉子筵片(药品标准－中药成方制剂标准 1995)

【组成】莓叶委陵菜。(药品标准－中药成方制剂标准 1995)

歆菜汤 xing cai tang

【英文名】Xing Cai Decoction

【组成】当归、川芎、芍药、人参、白术、黄芩、黄连、丁子、沉香、木香、肉桂、蓱蓬根、甘草。(中医方剂大辞典)

莨菪丸 lang dang wan

【英文名】Lang Dang Pill

【组成】(1)莨菪子、干姜、白矾。(中医方剂大辞典)(2)莨菪子、木香、胡黄连、芦荟、诃黎勒皮、肉豆蔻。(中医方剂大辞典)(3)莨菪子、酽醋、青州枣。(中医方剂大辞典)(4)莨菪子、羖羊肺。(中医方剂大辞典)(5)莨菪。(中医方剂大辞典)

莨菪子丸 lang dang zi wan

【英文名】Lang Dang Zi Pill

【组成】(1)莨菪子、附子、干姜、陈橘皮、桂、厚朴。(中医方剂大辞典)(2)莨菪子、蛇床子、菟丝子、附子、蜀茶、硇砂、黄(雄)雀粪。(中医方剂大辞典)

莨菪子散 lang dang zi san

【英文名】Lang Dang Zi Powder

【组成】(1)莨菪子、木香、雄黄。(中医方剂大辞典)(2)莨菪子、细辛、鲫鱼、黄连、人粪灰、干蛤蟆、石胆、甘草、麝香。(中医方剂大辞典)(3)猪卵、莨菪子、牛黄、鲤鱼胆、桂心。(中医方剂大辞典)

莨菪浸方 lang dang jin fang

【英文名】Lang Dang Unguentum

【组成】莨菪根。(中医方剂大辞典)

莨菪酒 lang dang jiu

【英文名】Lang Dang Wine

【组成】莨菪。(中医方剂大辞典)

莨菪散 lang dang san

【英文名】Lang Dang Powder

【组成】莨菪子、鳖头、铁精。(中医方剂大辞典)

莨菪煎 lang dang jian

【英文名】Lang Dang Decoction

【组成】莨菪实、生姜。(中医方剂大辞典)

莨菪膏 lang dang gao

【英文名】Lang Dang Plaster

【组成】(1)莨菪、白蔹、芎劳、丁香、沉香、乳香、木香、鸡舌香、黄丹、麻油。(中医方剂大辞典)(2)莨菪子、葶苈子、硫黄、雄黄、白矾灰、熊胆、芦荟、蚺蛇胆、麝香。(中医方剂大辞典)

莪术丸 e zhu wan

【英文名】E Zhu Pill

【组成】莪术、三棱、净香附、槟榔、生牵牛末、青木香、谷芽、青皮、荜澄茄、丁香、南木香。(中医方剂大辞典)

莪术汤 e zhu tang

【英文名】E Zhu Decoction

【组成】莪术、三棱、红花、苏木、牛膝。(中医方剂大辞典)

莪术油注射液 e zhu you zhu she ye

【英文名】E Zhu You Injection

【组成】郁金的根茎的挥发油制剂。(中国药典 1985 年版)

莪术油葡萄糖注射液 e zhu you pu tao tang zhu she ye

【英文名】E Zhu You Pu Tao Tang Injection

【组成】莪术油。

莪术复方 e zhu fu fang

【英文名】E Zhu Prescription

【组成】Ⅰ号方:莪术、红花、牛膝。Ⅱ号方:莪术、三棱、穿心莲。(中草药 1982,13(5))

莪术散 e zhu san

【英文名】E Zhu Powder

【组成】(1)香附、当归、莪术、玄胡索、赤芍药、枳壳、熟地黄、青皮、白术、黄芩、三棱、小茴香、砂仁、干漆、红花、川芎、甘草。(中医方剂大辞典)(2)当归、川芎、莪术、甘草、杨芍药、熟地黄、茴香、白芷。(中医方剂大辞典)

莪术溃坚汤 e zhu kui jian tang

【英文名】E Zhu Kui Jian Decoction

【组成】莪术、红花、升麻、吴茱萸、生甘草、柴胡、泽泻、神曲、青皮、陈皮、黄芩、厚朴、黄连、益智仁、草豆蔻仁、半夏、当归。(中医方剂大辞典)

莪参胃炎汤 e shen wei yan tang

【英文名】E Shen Wei Yan Decoction

【组成】莪术、郁金、延胡索、茯苓、党参、蒲公英、陈皮、白术、法半夏、甘草。(湖南中医学院学报 1992,12(3))

莫家清宁丸 mo jia qing ning wan

【英文名】Mo Jia Qing Ning Pill

【组成】大黄、黄芩、厚朴、半夏、桃仁、杏仁、陈皮、车前子、香附、侧柏叶、桑叶、木香、枳壳、白术、绿豆、黑豆、麦芽。(药品标准－中药成方制剂标准 1998)

莫愁汤 mo chou tang

【英文名】Mo Chou Decoction

【组成】白芍、生地、当归、炒栀子、天花粉、香附、甘草、苍术、炒荆芥、枳壳。(中医方剂大辞典)

莱子丸 lai zi wan

【英文名】Lai Zi Pill

【组成】杏仁、萝卜子。(中医方剂大辞典)

莱阳梨止咳口服液 lai yang li zhi ke kou fu ye

【英文名】Lai Yang Li Zhi Ke Oral Liquid

【组成】莱阳梨清膏、麻黄提取液、杏仁水、北沙参流浸膏、百合流浸膏、远志流浸膏、桔梗流浸膏、薄荷脑。(药品标准－中药成方制剂标准 1997)

莱阳梨止咳冲剂 lai yang li zhi ke chong ji

【英文名】Lai Yang Li Zhi Ke Medicinal Instant Granule

【组成】莱阳梨。((90)鲁卫药准字 1054－107 号)

莱阳梨止咳颗粒 lai yang li zhi ke ke li

【英文名】Lai Yang Li Zhi Ke Granule

【组成】莱阳梨清膏、麻黄提取液、杏仁水、北沙参流浸

膏、百合流浸膏、远志流浸膏、桔梗流浸膏、薄荷脑。(药品标准-中药成方制剂标准 1997)

莱阳梨止咳糖浆 lai yang li zhi ke tang jiang

【英文名】Lai Yang Li Zhi Ke Syrup

【组成】莱阳梨清膏、麻黄提取液、杏仁水、北沙参流浸膏、百合流浸膏、远志流浸膏、桔梗流浸膏、薄荷脑。(药品标准-中药成方制剂标准 1997)

莱阳梨膏 lai yang li gao

【英文名】Lai Yang Li Concentrated Decoction

【组成】莱阳梨清膏、陈皮、浙贝母、法半夏、化橘红。(药品标准-中药成方制剂标准 1994)

莱枳汤 lai zhi tang

【英文名】Lai Zhi Decoction

【组成】莱菔子、枳实、大黄、厚朴、桃仁、木香、黄柏。(光明中医 1992,(1))

莱菔丸 lai fu wan

【英文名】Lai Fu Pill

【异名】莱菔子丸(中医方剂大辞典)

【组成】(1)莱菔子。(中医方剂大辞典)(2)胡椒、白术、莱菔子。(中医方剂大辞典)

莱菔子汤 lai fu zi tang

【英文名】Lai Fu Zi Decoction

【组成】莱菔子、山楂、厚朴、枳实、广皮、蓬术、炙甘草。(中医方剂大辞典)

莱菔子粥 lai fu zi zhou

【英文名】Lei Fu Zi Gruel

【组成】莱菔子。(中医方剂大辞典)

莱菔子煎 lai fu zi jian

【英文名】Lei Fu Zi Decoction

【组成】莱菔子、桃仁、杏仁、蜜酥、饧。(中医方剂大辞典)

莱菔木香散 lai fu mu xiang san

【英文名】Lai Fu Mu Xiang Powder

【组成】莱菔子、粟米、陈橘皮、巴豆、木香。(中医方剂大辞典)

莱菔汁 lai fu zhi

【英文名】Lai Fu Juice

【异名】萝卜汤(中医方剂大辞典)

【组成】开花萝卜。(中医方剂大辞典)

莱菔异气汤 lai fu yi qi tang

【英文名】Lai Fu Yi Qi Decoction

【组成】莱菔子、香附、柴胡、麦冬、天冬、五味子、远志、钩藤、大枣、生甘草。(江苏中医 1988,(9))

莱菔饮 lai fu yin

【英文名】Lai Fu Drink

【组成】萝卜。(中医方剂大辞典)

莱菔酒 lai fu jiu

【英文名】Lai Fu Wine

【组成】莱菔。(中医方剂大辞典)

莱菔散 lai fu san

【英文名】Lai Fu Powder

【组成】炒莱菔、豆腐皮、川贝母、冰糖、白糖、白果仁。(中医方剂大辞典)

莱菔粥 lai fu zhou

【英文名】Lai Fu Gruel

【组成】莱菔。(中医方剂大辞典)

莱菔膏 lai fu gao

【英文名】Lai Fu Ointment

【组成】(1)鲜萝卜缨。(中医方剂大辞典)(2)皂角、萝卜。(中医方剂大辞典)

莲子丹 lian zi dan

【英文名】Lian Zi Pellet

【组成】新莲肉、白龙骨、甘草。(中医方剂大辞典)

莲子六一汤 lian zi liu yi tang

【英文名】Lian Zi Liu Yi Decoction

【组成】石莲肉、甘草。(中医方剂大辞典)

莲子生化汤 lian zi sheng hua tang

【英文名】Lian Zi Sheng Hua Decoction

【组成】川芎、茯苓、当归、炮姜、桃仁、炙草、莲肉。(中医方剂大辞典)

莲子房散 lian zi fang san

【英文名】Lian Zi Fang Powder

【组成】莲子房、甘草、人参、麦门冬、芦根。(中医方剂大辞典)

莲子草膏 lian zi cao gao

【英文名】Lian Zi Cao Ointment

【异名】莲子膏(中医方剂大辞典)

【组成】(1)莲子草汁、松叶、青桐、白皮、枣根白皮、防风、芎䓖、白芷、辛夷仁、藁本、沉香、秦艽、商陆根、犀角屑、青竹皮、细辛、杜若、蔓荆子、零陵香、甘松香、白术、天雄、柏白皮、枫香、生地黄汁、生麻油、猪鬃脂、马鬐膏、熊脂、蔓荆子油。(中医方剂大辞典)(2)莲子草汁、熊白脂、猪鬐膏、生麻油、柏树皮、韭根、瓦上青衣。(中医方剂大辞典)(3)莲子草汁、生巨胜油、生乳、甘草。(中医方剂大辞典)

莲子清心饮 lian zi qing xin yin

【英文名】Lian Zi Qing Xin Drink

【组成】(1)莲子、潞党参、生箭芪、麦冬、条芩、骨皮、甘草、大车前子、云苓、远志、石菖蒲。(中医方剂大辞典)(2)石莲肉、麦冬、黄芩、地骨皮、人参、车前子、甘草、赤芍、黄芪。(中医方剂大辞典)

莲子黄连丸 lian zi huang lian wan

【英文名】Lian Zi Huang Lian Pill

【组成】黄连、胡黄连、瓜蒌根、乌梅、杏仁、石莲子。(中医方剂大辞典)

莲子散 lian zi san
【英文名】Lian Zi Powder
【组成】(1)莲子、草芽茶、乳香。(中医方剂大辞典)(2)旱莲子。(中医方剂大辞典)(3)石莲肉。(中医方剂大辞典)
莲子粥 lian zi zhou
【英文名】Lian Zi Gruel
【组成】莲肉、芡仁、白茯苓。(中医方剂大辞典)
莲心清火汤 lian xin qing huo tang
【英文名】Lian Xin Qing Huo Decoction
【组成】玄参、生地、丹参、山药、芡实、莲子心、麦冬、北五味、天冬。(中医方剂大辞典)
莲心散 lian xin san
【英文名】Lian Xin Powder
【异名】莲心饮(中医方剂大辞典)
【组成】(1)当归、黄芪、甘草、鳖甲、前胡、柴胡、独活、羌活、防风、防己、茯苓、半夏、黄芩、陈皮、官桂、阿胶、赤芍、麻黄、杏仁、莲心、天南星、川芎、芫花、枳壳。(中医方剂大辞典)(2)莲肉、白术、人参、白茯苓、五味子、木香、薏苡仁、北桔梗、甘草、白扁豆、丁香、白芷、当归、桑白皮、干葛、黄芪、杏仁、干姜、山药、半夏曲、百合、神曲。(中医方剂大辞典)(3)莲子心、糯米。(中医方剂大辞典)(4)石莲心、人耳塞、乳香、人参、灯花、丹砂。(中医方剂大辞典)(5)莲心、建茶、蜜。(中医方剂大辞典)
莲叶饮 lian ye yin
【英文名】Lian Ye Drink
【组成】莲叶、甘草、生蜜、生地、黄汁、蒲黄。(中医方剂大辞典)
莲叶散 lian ye san
【英文名】Lian Ye Powder
【组成】莲叶。(中医方剂大辞典)
莲必治注射液 lian bi zhi zhu she ye
【英文名】Lian Bi Zhi Injection
【组成】亚硫酸氢钠、穿心莲内酯。(药品标准－中药成方制剂标准 1998)
莲汤散 lian tang san
【英文名】Lian Tang Powder
【组成】粉霜。(中医方剂大辞典)
莲米散 lian mi san
【英文名】Lian Mi Powder
【组成】黄老米、莲肉、猪苓、泽泻、白术、木香、白沙糖、干姜。(中医方剂大辞典)
莲肉丸 lian rou wan
【英文名】Lian Rou Pill
【组成】莲肉、白茯苓。(中医方剂大辞典)
莲肉汤 lian rou tang
【英文名】Lian Rou Decoction
【组成】莲心、猪肉。(中医方剂大辞典)
莲肉散 lian rou san
【英文名】Lian Rou Powder
【异名】石莲散(《医学入门》卷七)
【组成】莲肉、益智仁、龙骨。(中医方剂大辞典)
莲肉粥 lian rou zhou
【英文名】Lian Rou Gruel
【组成】豮猪肚、人参、干姜、葱白、川椒、糯米。(中医方剂大辞典)
莲肉膏 lian rou gao
【英文名】Lian Rou Ointment
【组成】莲肉、粳米、茯苓。(中医方剂大辞典)
莲芝消炎片 lian zhi xiao yan pian
【英文名】Lian Zhi Xiao Yan Tablet
【组成】穿心莲、山芝麻。(药品标准－中药成方制剂标准 1998)
莲芝消炎胶囊 lian zhi xiao yan jiao nang
【英文名】Lian Zhi Xiao Yan Capsule
【组成】穿心莲总内酯、山芝麻干浸膏。(药品标准－中药成方制剂标准 1997)
莲壳散 lian ke san
【英文名】Lian Ke Powder
【组成】棕皮、莲壳、香附子。(《儒门事亲》卷十二)
莲花片 lian hua pian
【英文名】Lian Hua Tablet
【组成】半枝莲、七叶一枝花、蜈蚣、柴胡、莪术、山慈菇、田七、仙鹤草、牛黄。(广东医学(祖国医学版)1984,5(11))
莲花肚 lian hua du
【英文名】Lian Hua Du Agent
【组成】猪肚、莲肉、红枣、肉桂、茴香、白糯米。(中医方剂大辞典)
莲花饮 lian hua yin
【英文名】Lian Hua Drink
【组成】(1)牛蒡、苍术、当归、荆芥、白芍、木通、苦参、黄连、生地、甘草、槐花、莲花。(中医方剂大辞典)(2)甘草、知母、莲花须、川莲仁、瓜蒌根、五味、人参、干葛、白茯苓、生地竹叶。(中医方剂大辞典)
莲花峰茶 lian hua feng cha
【英文名】Lian Hua Feng Tea
【组成】枳实、川木通、甘草、紫苏、桔梗、天花粉、滑石、小茴香、茯苓、广藿香、槟榔、香薷、木瓜、前胡、桑叶、桑白皮、柴胡、青皮、豆蔻、鬼针草、木香、丁香、山楂、茵陈、泽泻、半夏、防风、九层塔、白术、白扁豆、苍术、陈皮、大腹皮、铁苋菜、水龙、车前子、砂仁、丁葵草、厚朴。(ZZ－3787－闽卫药准字(96))
莲花散 lian hua san
【英文名】Lian Hua Powder

【组成】莲花蕊、黑牵牛头、当归。(中医方剂大辞典)

莲花蕊散 lian hua rui san

【英文名】Lian Hua Rui Powder

【组成】莲花蕊、黑牵牛头、当归、矾红。(中医方剂大辞典)

莲实丸 lian shi wan

【英文名】Lian Shi Pill

【组成】莲实、附子、巴戟天、补骨脂、山茱萸、覆盆子、龙骨。(中医方剂大辞典)

莲实汤 lian shi tang

【英文名】Lian Shi Decoction

【组成】莲实、浮萍。(中医方剂大辞典)

莲实粥 lian shi zhou

【英文名】Lian Shi Gruel

【组成】莲子粥(中医方剂大辞典)

【组成】嫩莲实、粳米。(中医方剂大辞典)

莲房汤 lian fang tang

【英文名】Lian Fang Decoction

【组成】朴硝、荆芥、防风、五倍子、莲房、枳壳、甘草节、地榆。(中医方剂大辞典)

莲房饮 lian fang yin

【英文名】Lian Fang Drink

【组成】莲房炭、阿胶、棉花子炭。(中医方剂大辞典)

莲房枳壳汤 lian fang zhi ke tang

【英文名】Lian Fang Zhi Ke Decoction

【组成】干莲房、荆芥、枳壳、薄荷、朴硝。(中医方剂大辞典)

莲房散 lian fang san

【英文名】Lian Fang Powder

【组成】莲房壳、荆芥、枳壳、槐花、黄柏、防风、独活。(中医方剂大辞典)

莲枣麦豆汤 lian zao mai dou tang

【英文名】Lian Zao Mai Dou Decoction

【组成】莲子、黑枣、浮麦、马料豆。(中医方剂大辞典)

莲砂散 lian sha san

【英文名】Lian Sha Powder

【组成】湖莲肉、缩砂仁。(中医方剂大辞典)

莲胆消炎片 lian dan xiao yan pian

【英文名】Lian Dan Xiao Yan Tablet

【组成】穿心莲、苦木。(药品标准－中药成方制剂标准 1995)

莲葱饮 lian cong yin

【英文名】Lian Cong Drink

【组成】大葱白、莲根。(中医方剂大辞典)

莲蓬散 lian peng san

【英文名】Lian Peng Powder

【组成】旧瑞莲蓬。(中医方剂大辞典)

莲藕汁 lian ou zhi

【英文名】Lian Ou Juice

【组成】莲藕、生葛根。(中医方剂大辞典)

莳萝丸 shi luo wan

【英文名】Shi Luo Pill

【组成】莳萝。(中医方剂大辞典)

莳萝散 shi luo san

【英文名】Shi Luo Powder

【组成】荞麦面、葫芦巴、莳萝。(中医方剂大辞典)

萵苣饮 wo ju yin

【英文名】Wo Ju Drink

【异名】萵苣子粥(中医方剂大辞典)

【组成】萵苣子、糯米、粳米。(中医方剂大辞典)

萵苣散 wo ju san

【英文名】Wo Ju Powder

【异名】萵苣酒(《仙拈集》卷四)

【组成】(1)萵苣子。(中医方剂大辞典)(2)萵苣子、乳香。(中医方剂大辞典)

萵苣熨方 wo ju yun fang

【英文名】Wo Ju Hot Medicated Compress

【组成】萵苣、皂荚、蜀椒。(中医方剂大辞典)

莶薢金银散 xian xie jin yin san

【英文名】Xian Xie Jin Yin Powder

【组成】黄芪、当归、金银花、稀签草、萆薢、茯苓、肉桂。(中医方剂大辞典)

莹玉膏 ying yu gao

【英文名】Ying Yu Plaster

【组成】猪脂油、白蜡、樟冰、轻粉、樟冰、麝香。(中医方剂大辞典)

莹肌丸 ying ji wan

【英文名】Ying Ji Pill

【组成】乌梢蛇、川乌头、荆芥穗、赤土。(中医方剂大辞典)

莹肌如玉散 ying ji ru yu san

【英文名】Ying Ji Ru Yu Powder

【组成】楮实、白及、升麻、甘松、白丁香、连皮砂仁、糯米、三赖子、绿豆、皂角。(中医方剂大辞典)

莹肌散 ying ji san

【英文名】Ying Ji Powder

【组成】赤芍药、防风、苦参、薄荷、甘草、刘寄奴、黄柏。(中医方剂大辞典)

莹肌膏 ying ji gao

【英文名】Ying Ji Ointment

【组成】乳香、沥青。(中医方剂大辞典)

莹泉散 ying quan san

【英文名】Ying Quan Powder

【组成】川厚朴、白茯苓。(中医方剂大辞典)

莹珠膏 ying zhu gao
【英文名】Ying Zhu Plaster
【组成】猪脂油、白蜡、轻粉、樟冰。(中医方剂大辞典)

莼菜羹 chun cai geng
【英文名】Chun Cai Paste
【组成】莼菜、鲫鱼。(中医方剂大辞典)

莼羹方 chun geng fang
【英文名】Chun Geng Prescription
【组成】莼菜、鲫鱼、陈橘皮、生姜、葱白、羊骨。(中医方剂大辞典)

莽草丸 mang cao wan
【英文名】Mang Cao Pill
【组成】莽草、天麻、川升麻、乌蛇、蝉壳、细辛、赤茯苓、蚺(虫祁)、附子、芎䓖、甘草、麝香。(中医方剂大辞典)

莽草汤 mang cao tang
【英文名】Mang Cao Decoction
【异名】六物莽草汤(中医方剂大辞典)
【组成】(1)莽草、丹参、桂心、菖蒲、蛇床子、雷丸。(中医方剂大辞典)(2)莽草、牡蛎、雷丸、蛇床子、大黄。(中医方剂大辞典)(3)莽草、蜀椒。(中医方剂大辞典)(4)莽草、防风、附子、牡蛎。(中医方剂大辞典)(5)莽草、滑石、冬葵子、瞿麦穗、牛膝、当归。(中医方剂大辞典)(6)莽草、藁本、桔梗、地榆、谷精草、生干地黄、枳壳、蜂窝。(中医方剂大辞典)

莽草散 mang cao san
【英文名】Mang Cao Powder
【组成】(1)莽草、山椒皮。(中医方剂大辞典)(2)莽草、细辛、枳壳、附子、川椒。(中医方剂大辞典)(3)莽草、细辛、人参、麻黄、杏仁、芎䓖、甘草、黄芪、天麻、防风、凌霄花、白蒺藜、当归。(中医方剂大辞典)(4)莽草、附子、干姜、石斛、天雄、细辛、踯躅花、白蔹、川乌头、石南、川椒、桂心。(中医方剂大辞典)(5)莽草、生姜、柳枝皮、牛膝、胡荽子、生干地黄、菟丝子、无食子、桐子漆、猪牙皂角。(中医方剂大辞典)(6)莽草、川升麻、柳枝、槐角子、鹤虱、地骨皮、藁本、槐白皮。(中医方剂大辞典)(7)细辛、莽草。(中医方剂大辞典)(8)莽草、寒水石、硝石。(中医方剂大辞典)(9)莽草叶、紫葛、大黄、赤小豆。(中医方剂大辞典)(10)莽草、附子、木香、白蔹、桂。(中医方剂大辞典)(11)莽草、白芷、细辛、荆芥穗、芎䓖、升麻。(中医方剂大辞典)(12)莽草、生姜、干漆、猪牙皂荚、胡麻子、生地黄、菟丝子。(中医方剂大辞典)(13)莽草、石斛、萆薢、柏子仁、石龙芮、泽泻、牛膝、芍药、防风、山茱萸、菟丝子、白术、细辛、芎䓖、牛黄、松脂、附子、杜仲、羌活、乌蛇、桂、天麻、麻黄。(中医方剂大辞典)(14)莽草、蝎梢、官桂、当归、羌活、荆三棱、蓬莪术。(中医方剂大辞典)(15)莽草、羌活、羚羊角屑、景天、白蒺藜、茺蔚子、凌霄花、鬼箭羽、丹参、防风、细辛、枳壳。(中医方剂大辞典)(16)莽草、皂荚、鹿角屑、白及、白蔹、半夏、天南星、附子、蛇蜕皮。(中医方剂大辞典)(17)莽草、猪椒根皮。(中医方剂大辞典)(18)莽草、麻黄、沙参、独活、黄芪、白蒺藜、防风、芎䓖、犀角屑、天门冬、凌霄花、甘草。(中医方剂大辞典)

莽草膏 mang cao gao
【英文名】Mang Cao Plaster
【组成】(1)莽草、当归、芎䓖、大戟、川椒、附子、细辛、赤芍药、芫花、踯躅花、蒴藋。(中医方剂大辞典)(2)莽草、附子、丹参、汉防己、芎䓖、椒、吴茱萸、白芷、沉香、零陵香、鸡舌香、犀角、当归、商陆根、青木香。(中医方剂大辞典)(3)莽草、芎䓖、当归、细辛、附子、黄芩、乌头、牛膝、踯躅、野葛、茯苓、防风、杜蘅、猪脂。(中医方剂大辞典)(4)莽草、乌头、附子、踯躅。(中医方剂大辞典)(5)莽草。(中医方剂大辞典)(6)莽草、当归、芎䓖、大戟、细辛、苦参、芫花、川椒、附子、踯躅花、景天、蒴藋根。(中医方剂大辞典)(7)莽草、牡丹、川椒、藜芦、芫花、川大黄、皂荚、附子。(中医方剂大辞典)(8)莽草、当归、薤白、黄芩、甘草、生地黄、白芷、大黄、续断。(中医方剂大辞典)

蚊蛤散 wen ha san
【英文名】Wen Ha Powder
【组成】五倍子、铜绿、蚕蜕纸。(中医方剂大辞典)

蚌壳散 bang ke san
【英文名】Bang Ke Powder
【组成】蚌壳、轻粉、冰片。(中医方剂大辞典)

蚌津散 bang jin san
【英文名】Bang Jin Powder
【组成】水中大蚌。(中医方剂大辞典)

蚌霜散 bang shuang san
【英文名】Bang Shuang Powder
【组成】蚌粉、百草霜。(中医方剂大辞典)

蚓泥散 yin ni san
【英文名】Yin Ni Powder
【组成】韭菜地蚯蚓粪、腻粉、麝香。(中医方剂大辞典)

蚕子酒 can zi jiu
【英文名】Can Zi Wine
【组成】蚕子。(中医方剂大辞典)

蚕号散 can hao san
【英文名】Can Hao Powder
【组成】僵蚕、茯苓。(中医方剂大辞典)

蚕矢汤 can shi tang
【英文名】Can Shi Decoction

【组成】晚蚕沙、木瓜、生薏仁、大豆黄卷、川连、醋炒半夏、酒炒黄芩、通草、吴茱萸、炒山栀。(中医方剂大辞典)

蚕灰散 can hui san

【英文名】Can Hui Powder

【组成】(1)蚕纸灰、茶笼内箬叶。(中医方剂大辞典)(2)蚕子灰、人中白、麝香。(《鸡峰》卷二十四)

蚕奁散 can lian san

【英文名】Can Lian Powder

【组成】故败篦子、故败梳。(中医方剂大辞典)

蚕沙汤 can sha tang

【英文名】Can Sha Decoction

【组成】蚕沙、巴戟、川楝肉、马蔺花。(中医方剂大辞典)

蚕沙饮 can sha yin

【英文名】Can Sha Drink

【组成】蚕沙、重楼、丹参、白鲜皮、地肤子、蝉蜕。(中医方剂大辞典)

蚕沙浸酒 can sha jin jiu

【英文名】Can Sha Wine

【组成】蚕沙。(中医方剂大辞典)

蚕沙酒 can sha jiu

【英文名】Can Sha Wine

【异名】蚕沙饮(《验方新编》卷九)

【组成】蚕沙、无灰酒。(中医方剂大辞典)

蚕沙黄柏汤 can sha huang bo tang

【英文名】Can Sha Huang Bo Decoction

【组成】生蚕沙、生黄柏。(中医方剂大辞典)

蚕沙散 can sha san

【英文名】Can Sha Powder

【组成】蚕沙、防已、独活、杜仲、枸杞、防风、槟榔、半夏、羌活、秦艽、当归、川芎、甘草。(中医方剂大辞典)

蚕沙蒸方 can sha zheng fang

【英文名】Can Sha Hot Medicated Compress

【组成】醇酒、蚕屎。(中医方剂大辞典)

蚕沙膏 can sha gao

【英文名】Can Sha Plaster

【组成】原蚕沙、麦麸。(中医方剂大辞典)

蚕沙熨方 can sha yun fang

【英文名】Can Sha Hot Medicated Compress

【组成】晚蚕沙、食盐。(中医方剂大辞典)

蚕纸丸 can zhi wan

【英文名】Can Zhi Pill

【组成】晚蚕蛾、蝉蜕、菊花、羌活、谷精草、甘草。(中医方剂大辞典)

蚕豆花露 can dou hua lou

【英文名】Can Dou Hua Distillate

【组成】蚕豆花。(中医方剂大辞典)

蚕矾散 can fan san

【英文名】Can Fan Powder

【组成】出蛾儿蚕茧、细矾。(中医方剂大辞典)

蚕茧眼药 can jian yan yao

【英文名】Can Jian Eye Powder

【组成】黄连、菊花、花椒、防风、当归、蕤仁、苦杏仁、郁李仁、铜绿、白矾、大青盐、芒硝、冰片。(药品标准－中药成方制剂标准 1991)

蚕茧散 can jian san

【英文名】Can Jian Powder

【组成】(1)出蛾蚕茧、枯矾、滑石、黄柏、胡粉、龙骨。(中医方剂大辞典)(2)蚕茧、白术、信石。(中医方剂大辞典)

蚕退纸散 can tui zhi san

【英文名】Can Tui Zhi Powder

【组成】蚕退纸、人中白、红褐片、白矾。(中医方剂大辞典)

蚕香散 can xiang san

【英文名】Can Xiang Powder

【组成】蚕纸、乌贼鱼骨、染胭脂、麝香。(中医方剂大辞典)

蚕消散 can xiao san

【英文名】Can Xiao Powder

【组成】焰硝、官硼、冰片、僵蚕。(中医方剂大辞典)

蚕蛹汁方 can yong zhi fang

【英文名】Can Yong Zhi Prescription

【组成】缲丝蚕蛹。(中医方剂大辞典)

蚕蛾公口服液 can e gong kou fu ye

【英文名】Chan E Gong Peroral Liquid

【组成】雄蚕蛾、人参、熟地、当归、枸杞、淫羊藿。((91)川卫药准字 5826 号)

蚕蛾公补片 can e gong bu pian

【英文名】Can E Gong Bu Tablet

【组成】雄蚕蛾、人参、熟地黄、白术、当归、枸杞子、补骨脂、菟丝子、蛇床子、仙茅、肉苁蓉、淫羊藿。(药品标准－中药成方制剂标准 1997)

蚕蝎归芪汤 can xie gui qi tang

【英文名】Can Xie Gui Qi Decoction

【组成】当归、黄芪、茯苓、僵蚕、半夏、全蝎、陈皮。(中医方剂大辞典)

蚕鳖散 can bie san

【英文名】Can Bie Powder

【组成】川芎、当归、红花、羌活、防风、白僵蚕、土鳖虫、穿山甲、柴胡、生甘草。(中医方剂大辞典)

蚣蝎散 gong xie san

【英文名】Gong Xie Powder

【组成】(1)赤足蜈蚣、全蝎。(中医方剂大辞典)(2)赤足蜈蚣、全蝎、木香。(中医方剂大辞典)

蚬子水 xian zi shui

【英文名】Xian Zi Shui

【异名】蚬子汤(中医方剂大辞典)

【组成】蚬子。(中医方剂大辞典)

蚬壳膏 xian ke gao

【英文名】Xian Ke Ointment

【组成】蝼蛄、麝香、轻粉。(中医方剂大辞典)

衄血丸 nv xue wan

【英文名】Nv Xue Pill

【组成】牡丹皮、白芍、黄芩、蒲黄、侧柏叶。(中医方剂大辞典)

衮金丸 gun jin wan

【英文名】Gun Jin Pill

【组成】干姜、真橘皮、天南星、半夏。(中医方剂大辞典)

袁氏心复康 yuan shi xin fu kang

【英文名】Yuan Shi Xin Fu Kang Prescription

【组成】(1)人参、三七、元胡、葶苈子、肉桂、薤白、薄荷、冰片等。(2)黄芪、丹参、地龙、泽泻、白茅根等。(3)红参、附子、枳实、麦冬等。(4)黄芪、当归、赤芍、桃仁、菖蒲等。(5)黄芪、檀香、郁金、砂仁、元胡、三七、苏合香。(中国医药学报 1991,6(6))

诸风应效酒 zhu feng ying xiao jiu

【英文名】Zhu Feng Ying Xiao Wine

【组成】当归、川芎、何首乌、苍术、白芷、苦参、防风、胡麻、石南藤、石连藤、僵蚕、细辛、穿山甲、黄柏、知母、白芍药、生地黄、牛膝、白术、藁本、木瓜、大枫子、威灵仙、羌活、川乌、八角风、五加皮、紫荆皮、木香、薏苡仁(上为粗末,用好酒 1 坛,将药用绢袋盛之,悬于坛口下角,下用文武火煮 1－2 时辰,取出放于湿泥地上,去火毒 2－3 日);乌药、白芷、木香、荆芥、甘草、首乌、川乌、青藤、藁本、天麻、金银花、苍术、全蝎、细辛、防风、草乌、川芎、人参、当归、石斛、麻黄、两头尖(上药共为细末)。(中医方剂大辞典)

诸石丸 zhu shi wan

【英文名】Zhu Shi Pill

【组成】金星石、银星石、玄母石、禹余粮石、滑石、自然铜、磁石、生干地黄、龙仙石、阳起石、密陀僧、凝水石。(中医方剂大辞典)

诸咳丸 zhu ke wan

【英文名】Zhu Ke Pill

【组成】陈皮、百药煎、枳壳、半夏曲、诃子、知母。(中医方剂大辞典)

诸毒一笔消 zhu du yi bi xiao

【英文名】Zhu Du Yi Bi Xiao Paste

【组成】真碱、矿灰、川山甲、藤黄、大黄、血竭、雄黄、蟾酥、麝香。(中医方剂大辞典)

诸疮一扫光 zhu chuang yi sao guang

【英文名】Zhu Chuang Yi Sao Guang

【异名】一扫光(中医方剂大辞典)

【组成】(1)苦参、黄柏、烟胶、木鳖肉、蛇床子、点红椒、明矾、枯矾、硫黄、风子肉、樟冰、水银、轻粉、白砒。(中医方剂大辞典)(2)蛇床子、大枫子、水银、白锡、枯矾。(中医方剂大辞典)

诸疮洗药 zhu chuang xi yao

【英文名】Zhu Chuang Lotion

【组成】蛇床子、龙胆草、苦参子、石菖蒲、金银花、生甘草、明矾。(中医方剂大辞典)

诸疮掺药 zhu chuang chan yao

【英文名】Zhu Chuang Chan Yao Powder

【组成】银熟石膏、松香、白芷、樟脑、轻粉、冰片。(中医方剂大辞典)

诸疮解毒丹 zhu chuang jie du dan

【英文名】Zhu Chuang Jie Du Pellet

【组成】双花、元芩、地丁、甘草、桔梗、川连、山栀、乳香、黄柏、连翘、京母、白芷、青皮、当归、赤芍、花粉、没药、生芪、皂刺、重楼、苍耳、薄荷、山甲、公英。(中医方剂大辞典)

诸疮膏 zhu chuang gao

【英文名】Zhu Chuang Plaster

【组成】苦参、商陆根、桐油。(中医方剂大辞典)

诸疽疮膏 zhu ju chuang gao

【英文名】Zhu Ju Chuang Plaster

【组成】蜡、乱发、矾石、松脂、猪膏。(中医方剂大辞典)

诸积太仓丸 zhu ji tai cang wan

【英文名】Zhu Ji Tai Cang Pill

【组成】陈仓米、橘红。(中医方剂大辞典)

诸般败毒散 zhu ban bai du san

【英文名】Zhu Ban Bai Du Powder

【组成】锦纹大黄。(中医方剂大辞典)

诸痔脱管丸 zhu zhi tuo guan wan

【英文名】Zhu Zhi Tuo Guan Pill

【组成】蜂房、猬皮、血竭花、制象牙、僵蚕、木香、蝉蜕、火硝、乳香、没药。(中医方剂大辞典)

诸蛊保命丹 zhu gu bao ming dan

【英文名】Zhu Gu Bao Ming Pellet

【组成】肉苁蓉、青矾、红枣、香附、大麦芽。(中医方剂大辞典)

诸葛行军散 zhu ge xing jun san

【英文名】Zhu Ge Xing Jun Powder

【组成】(1)麝香、西牛黄、珠粉、冰片、腰黄、马牙硝、姜

粉。(中医方剂大辞典)(2)绿豆粉、麻黄、干姜、陈皮。(中医方剂大辞典)

诸葛卧龙丹 zhu ge wo long dan

【英文名】Zhu Ge Wo Long Pellet

【组成】当门麝香、灯草灰、猪牙皂角、闹洋花、梅花、冰片脑、细辛、西牛黄。(中医方剂大辞典)

诸葛武侯平安散 zhu ge wu hou ping an san

【英文名】Zhu Ge Wu Hou Ping An Powder

【组成】朱砂、麝香、冰片、明雄黄、硼砂、白硝。(中医方剂大辞典)

诸葛武侯行军散 zhu ge wu hou xing jun san

【英文名】Zhu Ge Wu Hou Xing Jun Powder

【组成】珍珠、犀黄、麝香、冰片、腰黄、银硝、姜粉、金箔。(中医方剂大辞典)

诸葛解甲风 zhu ge jie jia feng

【英文名】Zhu Ge Jie Jia Feng Powder

【组成】麻黄、绿豆。(中医方剂大辞典)

诺迪康口服液 nuo di kang kou fu ye

【英文名】Nuo Di Kang Peroral Liquid

【组成】圣地红景天。((98)卫药准字 Z-136号)

诺迪康胶囊 nuo di kang jiao nang

【英文名】Nuo Di Kang Capsule

【组成】圣地红景天。((98)卫药准字 Z-023号)

诺迪康颗粒 nuo di kang ke li

【英文名】Nuo Di Kang Granule

【组成】圣地红景天。((98)卫药准字 Z-135号)

读书丸 du shu wan

【英文名】Du Shu Pill

【组成】(1)石菖蒲、菟丝子、远志、地骨皮、生地黄、五味子、川芎。(中医方剂大辞典)(2)人参、远志、石菖蒲、菟丝子、生地黄、地骨皮、五味子、酸枣仁、当归、川芎。(中医方剂大辞典)

调卫止汗汤 tiao wei zhi han tang

【英文名】Tiao Wei Zhi Han Decoction

【组成】炙芪、麻黄根、当归、人参、防风、桂枝、炙甘草、枣。(中医方剂大辞典)

调卫汤 tiao wei tang

【英文名】Tiao Wei Decoction

【异名】周卫汤(《奇效良方》卷四十四)

【组成】(1)黄芪、炒白术、人参、炒苍术、桂枝、白芍、五味子、炙甘草。(中医方剂大辞典)(2)苏木、红花、猪苓、麦门冬、生地黄、半夏、生黄芩、生甘草、当归梢、羌活、麻黄根、黄芪、五味子。(中医方剂大辞典)

调卫饮 tiao wei yin

【英文名】Tiao Wei Drink

【组成】广木香、木通、枳壳、当归、穿山甲、漏芦、柴胡、甘草。(中医方剂大辞典)

调卫养荣汤 tiao wei yang rong tang

【英文名】Tiao Wei Yang Rong Decoction

【组成】陈皮、白术、当归、生地黄、沙参、麦门冬、牡丹皮、地骨皮、桔梗、柴胡梢、谷芽、甘草。(中医方剂大辞典)

调中二黄丸 tiao zhong er huang wan

【英文名】Tiao Zhong Er Huang Pill

【组成】大黄、牛黄、人参。(中医方剂大辞典)

调中丸 tiao zhong wan

【英文名】Tiao Zhong Pill

【组成】(1)干姜、橘红、白术、茯苓、木香、缩砂仁、官桂、良姜。(中医方剂大辞典)(2)人参、白术、鳖甲、柴胡、茯苓、三棱、当归、陈皮。(中医方剂大辞典)(3)鳖甲、当归、黄芪、人参、附子、桂心、胡黄连、雄黄。(中医方剂大辞典)(4)阿魏、厚朴、白附子、草豆蔻。(中医方剂大辞典)(5)人参、赤茯苓、桔梗、橘皮、白术、半夏、沉香、槟榔、藿香叶。(中医方剂大辞典)(6)大黄、麻仁、枳壳、白茯苓、前胡、芍药、黄芩。(中医方剂大辞典)(7)白术、高良姜、桂、甘草、人参、京三棱、红豆蔻、干姜、枳壳。(中医方剂大辞典)(8)当归、川椒、附子、狼毒、巴豆、杏仁、细辛、豉。(中医方剂大辞典)(9)柴胡、茯苓、人参、木香、桂心、大黄、枳壳、甘草、鳖甲。(中医方剂大辞典)(10)人参、茯苓、甘草、白术、干姜。(中医方剂大辞典)(11)白术、人参、甘草。(中医方剂大辞典)(12)赤茯苓、白术、桔梗、泽泻、陈皮、干葛、滑石、枳壳、半夏、猪苓、黄芩、木通、黑牵牛、干生姜。(中医方剂大辞典)(13)赤茯苓、白术、陈皮、桔梗、猪苓、泽泻、黄芩、大黄、桂、枳壳、葛根、木通、半夏、滑石、黑牵牛。(中医方剂大辞典)(14)青皮、红皮、大黄、牵牛。(中医方剂大辞典)(15)大黄、鳖甲、朴硝、桃仁、莱菔、皂荚。(中医方剂大辞典)

调中大成汤 tiao zhong da cheng tang

【英文名】Tiao Zhong Da Cheng Decoction

【组成】白术、茯苓、归身、白芍、陈皮、山药、牡丹皮、黄芪、人参、藿香、砂仁、远志、甘草、附子、肉桂。(中医方剂大辞典)

调中五参丸 tiao zhong wu shen wan

【英文名】Tiao Zhong Wu Shen Pill

【组成】人参、丹参、沙参、苦参、玄参、防风、蜀椒、附子、干姜、葶苈、大黄、巴豆、(蔗虫)虫(熬)。(中医方剂大辞典)

调中化痢丸 tiao zhong hua li wan

【英文名】Tiao Zhong Hua Li Pill

【组成】黄连、白头翁、大黄、山楂、槟榔、厚朴、木香、小枳实。(中医方剂大辞典)

调中化瘀汤 tiao zhong hua yu tang

【英文名】Tiao Zhong Hua Yu Decoction

【组成】当归、生地、三七根末、丹皮、白芍、生黄芪、生甘草、大黄、枳壳。(中医方剂大辞典)

调中方 tiao zhong fang

【英文名】Tiao Zhong Prescription

【异名】调中汤(《普济方》卷一八〇)

【组成】升麻、玄参、甘草、(炙)知母、茯苓、牡蛎、漏芦、枳实、菝葜、黄连。(中医方剂大辞典)

调中四消丸 tiao zhong si xiao wan

【英文名】Tiao Zhong Si Xiao Pill

【组成】牵牛子、熟大黄、香附、五灵脂、猪牙皂。(药品标准－中药成方制剂标准1990)

调中平胃丸 tiao zhong ping wei wan

【英文名】Tiao Zhong Ping Wei Pill

【组成】人参、黄芪、陈皮、甘草、苍术、厚朴、木香。(中医方剂大辞典)

调中归芪汤 tiao zhong gui qi tang

【英文名】Tiao Zhong Gui Qi Decoction

【组成】人参、首乌、远志、茯苓、黄芪、当归、肉桂、地黄。(中医方剂大辞典)

调中正胃散 tiao zhong zheng wei san

【英文名】Tiao Zhong Zheng Wei Powder

【组成】藿香叶、白术、人参、白茯苓、甘草、陈皮、山药、白扁豆、半夏曲、川白姜。(中医方剂大辞典)

调中白术丸 tiao zhong bai zhu wan

【英文名】Tiao Zhong Bai Zhu Pill

【组成】橘皮、丁香、人参、白术、甘草、神曲、麦蘖。(中医方剂大辞典)

调中托里散 tiao zhong tuo li san

【英文名】Tiao Zhong Tuo Li Powder

【组成】人参、黄芪、当归、白术、茯苓、芍药、熟地。(中医方剂大辞典)

调中汤 tiao zhong tang

【英文名】Tiao Zhong Decoction

【异名】调中疏邪汤(中医方剂大辞典、丹溪心法)

【组成】(1)茯苓、当归、白芍、陈皮、白术。(中医方剂大辞典)(2)当归、白芍、川芎、甘草、附子、肉桂。(中医方剂大辞典)(3)白术、当归、白芍、茯苓、木香、香附、苏梗、续断、杜仲、砂仁。(中医方剂大辞典)(4)生黄芪、白姜蚕、甘草、当归、白茯苓、炒扁豆、炒白芍、苡仁、连翘。(中医方剂大辞典)(5)人参、白术、茯苓、甘草、白芷、藿香、石莲子、天麻、橘皮、木香、半夏曲、白扁豆。(中医方剂大辞典)(6)人参、陈皮、蝉蜕、川芎、甘草、扁豆、枸杞、谷芽。(中医方剂大辞典)(7)白术、茯苓、当归、黄芪、木香、广皮、甘草。(中医方剂大辞典)(8)当归、芍药、白术、茯苓、木香、黄连、槟榔、枳壳。(中医方剂大辞典)(9)苍术、白术、当归、白芍、滑石、青皮、黄芩、黄连、生地、槟榔。(中医方剂大辞典)(10)人参、黄芪、炙甘草、白芍、白术、木香、陈皮。(中医方剂大辞典)(11)葛根、黄芩、白术、桔梗、藁本、赤芍药、白芍药、甘草。(中医方剂大辞典)(12)人参、茯苓、白术、木香、干姜、藿香、香附、缩砂仁、甘草、丁香。(中医方剂大辞典)(13)枳壳、陈皮、半夏、人参。(中医方剂大辞典)(14)人参、白茯苓、川白芷、白术、石莲肉、龙脑、麝香、芦荟、熊胆、腻粉、胡黄连、使君子、青黛、香墨。(中医方剂大辞典)(15)苍术、陈皮、砂仁、藿香、芍药、甘草、桔梗、半夏、白芷、羌活、枳壳、川芎、麻黄、桂枝。(中医方剂大辞典)(16)制厚朴、陈皮、半夏、白术、人参、甘草。(中医方剂大辞典)(17)白术、茯苓、丁香、厚朴、半夏、甘草、肉桂、槟榔。(中医方剂大辞典)(18)白术、干姜、白茯苓、甘草。(中医方剂大辞典)(19)薤白、枳实、橘皮、大枣、粳米、香豉。(中医方剂大辞典)(20)陈皮、半夏、甘草、云苓、归身、川芎、白芍、生地、银柴胡、秦艽、香附、益母草、丹皮、砂仁、煨姜、大枣。(中医方剂大辞典)(21)白术、川芎、当归、熟地、人参、黄芪、苍术、甘草、陈皮、川断、香附、砂仁、柴胡、乌梅、大枣。(中医方剂大辞典)(22)厚朴、枳实、桂。(中医方剂大辞典)(23)陈粟米、缩砂、香茸、零陵香、藿香、香附子、甘草、白扁豆。(中医方剂大辞典)(24)良姜、当归、桂心、芍药、附子、川芎、甘草。(中医方剂大辞典)(25)白术、干姜、当归、人参、赤茯苓、桂、五味子、甘草。(中医方剂大辞典)(26)人参、白茯苓、紫河车、甘草。(中医方剂大辞典)(27)白芍药、续断、芎䓖、甘草、白术、柴胡、当归、乌梅、生姜、厚朴、枳实、生李根、白皮。(中医方剂大辞典)(28)猪苓、茯苓、半夏、厚朴、大腹皮、陈皮、木瓜、甘草、紫苏、木通、白术。(中医方剂大辞典)(29)潞参、白术、云苓、蔻米、炮姜、砂仁、木香、官桂、扁豆、制草。(中医方剂大辞典)(30)麦门、干枣、茯苓、甘草、桂心、当归、芍药。(中医方剂大辞典)(31)大黄、葛根、黄芩、芍药、桔梗、茯苓、藁本、白术、甘草。(中医方剂大辞典)(32)木香、防风、黄芪、炙甘草、人参、白茯苓、当归、熟干地黄、罂粟壳。(中医方剂大辞典)(33)藿香、枳实、砂仁、甘草、苍术、茯苓、陈皮、青皮、半夏、厚朴。(中医方剂大辞典)

调中快斑汤 tiao zhong kuai ban tang

【英文名】Tiao Zhong Kuai Ban Decoction

【组成】人参、白术、白茯苓、甘草、半夏、桂心、木香、陈皮、苍术、厚朴、藿香叶。(中医方剂大辞典)

调中沉香汤 tiao zhong chen xiang tang

【英文名】Tiao Zhong Chen Xiang Decoction

【组成】麝香、沉香、生龙脑、甘草、木香、白豆蔻仁。(中医方剂大辞典)

调中饮 tiao zhong yin

【英文名】Tiao Zhong Drink

【异名】调中汤(中医方剂大辞典、温热暑疫全书)

【组成】(1)苍术、白术、厚朴、陈皮、甘草、枳实、神曲、黄连、山楂、草果、炮姜。(中医方剂大辞典)(2)苍术、白术、厚朴。(中医方剂大辞典)(3)肉豆蔻、白术、人参、陈橘皮、诃子、茴香、缩砂仁、甘草、藿香、桂心、槟榔。(中医方剂大辞典)

调中和气散 tiao zhong he qi san

【英文名】Tiao Zhong He Qi Powder

【组成】苏梗、砂仁壳、石膏、知母、川柏、前胡、百草霜。(中医方剂大辞典)

调中和胃丸 tiao zhong he wei wan

【英文名】Tiao Zhong He Wei Pill

【组成】白术、苍术、半夏、厚朴、砂仁、白豆蔻、广木香、薏苡仁、泽泻、肉豆蔻、沉香、山药。(中医方剂大辞典)

调中和胃汤 tiao zhong he wei tang

【英文名】Tiao Zhong He Wei Decoction

【组成】人参、白术、当归、扁豆、茯苓、甘草、陈皮、干姜、山药。(中医方剂大辞典)

调中畅脾膏 tiao zhong chang pi gao

【英文名】Tiao Zhong Chang Pi Ointment

【组成】连翘、银花、茯苓、于术、广皮、厚朴、东楂、鸡内金、木香、法夏、槟榔、神曲、麦芽、黑丑、白蔻、瓜蒌、甘草、甘菊、青皮、莱菔子。(慈禧光绪医方选议)

调中养荣汤 tiao zhong yang rong tang

【英文名】Tiao Zhong Yang Rong Decoction

【组成】生地、人参、山药、茯苓、白芍、葛根、当归、霍香、木香、炙甘草。(中医方剂大辞典)

调中思食丸 tiao zhong si shi wan

【英文名】Tiao Zhong Si Shi Pill

【组成】陈曲、陈橘皮、人参、麦蘖、钟乳粉、槟榔、白术、半夏曲、枳壳。(中医方剂大辞典)

调中顺气丸 tiao zhong shun qi wan

【英文名】Tiao Zhong Shun Qi Pill

【组成】木香、白豆蔻仁、青皮、陈皮、京三棱、半夏、缩砂仁、槟榔、沉香。(中医方剂大辞典)

调中健脾丸 tiao zhong jian pi wan

【英文名】Tiao Zhong Jian Pi Pill

【组成】(1)五加皮、人参、黄芪、苍术、茯苓、陈皮、半夏、香附、楂肉、苡仁、吴萸、白芍、黄连、莱菔子、草蔻仁、大腹绒、泽泻、苏子、沉香、瓜蒌、川椒。(中医方剂大辞典)(2)黄芪、人参、白术、茯苓、陈皮、紫苏子、萝卜子、山楂肉、草豆蔻、泽泻、薏苡仁、沉香、五加皮、瓜蒌。(中医方剂大辞典)(3)白术、木香、川黄连、破故纸、茯苓、诃子、肉果、神曲、小茴香、厚朴、陈皮、砂仁、山药、莲子。(中医方剂大辞典)

调中消食汤 tiao zhong xiao shi tang

【英文名】Tiao Zhong Xiao Shi Decoction

【组成】川朴、姜夏、广木香、炒麦芽、炒车前、炒神曲、炒枳壳、砂仁、赤苓。(中医方剂大辞典)

调中益气丹 tiao zhong yi qi dan

【英文名】Tiao Zhong Yi Qi Pellet

【组成】人参、归身、茯神、远志、干山药、生地、酸枣仁、辰砂、陈皮、白术、牡蛎、麦门冬、黄连、生甘草、枳实、半夏。(中医方剂大辞典)

调中益气汤 tiao zhong yi qi tang

【英文名】Tiao Zhong Yi Qi Decoction

【组成】(1)人参、黄炙、白术、苍术、当归、白芷、升麻、柴胡、陈皮、甘草。(中医方剂大辞典)(2)黄芪、人参、苍术、陈皮、升麻、炙甘草、柴胡、黄柏、木香、当归、白术、白芍。(中医方剂大辞典)(3)黄芪、人参、甘草、苍术、川芎、升麻、柴胡、陈皮、黄柏、蔓荆子、当归、细辛。(中医方剂大辞典)(4)黄芪、人参、甘草、陈皮、五味子、芍药、白术、当归、升麻、柴胡。(中医方剂大辞典)(5)黄芪、人参、甘草、苍术、柴胡、橘皮、升麻、木香。(中医方剂大辞典)(6)人参、黄芪、茅术、于术、升麻、柴胡、茯苓、木香、炙甘草。(中医方剂大辞典)

调中益气煎 tiao zhong yi qi jian

【英文名】Tiao Zhong Yi Qi Decoction

【组成】人参、炙黄芪、当归、土炒白术、甘草、陈皮、神曲、白蔻仁、煨姜、大枣。(中医方剂大辞典)

调中益胃汤 tiao zhong yi wei tang

【英文名】Tiao Zhong Yi Wei Decoction

【组成】人参、苍术、熟地、白芍、草果、黄芪、陈皮、茯苓、甘草。(中医方剂大辞典)

调中清热化湿膏 tiao zhong qing re hua shi gao

【英文名】Tiao Zhong Qing Re Hua Shi Ointment

【组成】云茯苓、广皮、焦茅术、藿梗、紫厚朴、腹皮、酒连炭、条芩、白蔻仁、香附、生杭芍、泽泻。(中医方剂大辞典)

调中理气汤 tiao zhong li qi tang

【英文名】Tiao Zhong Li Qi Decoction

【组成】苍术、白术、陈皮、厚朴、枳壳、白芍、木香、槟榔。(中医方剂大辞典)

调中散 tiao zhong san

【英文名】Tiao Zhong Powder

【异名】调中汤(中医方剂大辞典、温热暑疫全书)

【组成】(1)牡蛎、甘草、丁香、肉桂、胡椒。(中医方剂大辞典)(2)北沙参、荷叶、广陈皮、茯苓、川贝母、丹参、陈仓米、五谷虫。(中医方剂大辞典)(3)青木香、川楝子、没药、人参、茯苓、桂、白牵牛。(中医方剂大辞典)(4)人参、白茯苓、丁香、白术、甘草、紫苏。(中医方剂大辞典)(5)白茯苓、人参、紫河车、甘草。(中医方剂大辞典)(6)香附、甘草、白茯苓、天仙藤、藿香、白芍药、葛粉。(中医方剂大辞典)(7)柴胡、前胡、桔梗、贝母、牡丹皮、黄芩、麻黄、枳壳、栀子、升麻、甘草。(中医方剂大辞典)(8)人参、白茯苓、白术、木香、御米、扁豆、藿香、诃子、甘草、石莲肉。(中医方剂大辞典)(9)白术、人参、白茯苓、甘草、陈皮、罂粟壳。(中医方剂大辞典)(10)人参、白术、茯苓、甘草、诃子、陈皮、木瓜、白扁豆、黄芪、木香、罂粟子、干紫苏叶。(中医方剂大辞典)(11)藿香叶、缩砂、蓬术、干姜、肉桂、茴香、草果、麦芽、益智仁、橘红、苍术、神曲、甜梗、甘草。(中医方剂大辞典)(12)人参、白茯苓、木香、白术、甘草、干姜、藿香叶、缩砂仁、香附子、丁香。(中医方剂大辞典)(13)人参、白术、肉桂、犀角、藿香、甘草。(中医方剂大辞典)(14)青橘皮、人参、木香、白茯苓、丁香、白术、大腹皮、甘草。(中医方剂大辞典)(15)蓬莪术、京三棱、甘草、黄橘皮、独活、芎䓖、防风、桔梗、白芷、白术、木香、青橘皮。(中医方剂大辞典)(16)白芷、黄柏、陈橘、干姜、青橘皮、草果、神曲、厚朴、甘草、苍术。(中医方剂大辞典)(17)厚朴、木香、黄连。(中医方剂大辞典)(18)龙骨、人参、黄连、阿胶、黄柏。(中医方剂大辞典)(19)青木香、川楝子、暗没药、白茯苓、上青桂、杭青皮、莱菔子、陈枳壳、尖槟榔、炙甘草。(中医方剂大辞典)

调元丸 tiao yuan wan

【英文名】Tiao Yuan Pill

【组成】香附子、当归、川芎、白术、陈皮。(中医方剂大辞典)

调元化毒汤 tiao yuan hua du tang

【英文名】Tiao Yuan Hua Du Decoction

【组成】绵黄芪、当归身、牛蒡子、人参、白芍、连翘、木通、黄芩、黄连、防风、荆芥、桔梗、前胡、蝉蜕、红花、紫草茸、生地黄、山楂肉。(中医方剂大辞典)

调元生脉散 tiao yuan sheng mai san

【英文名】Tiao Yuan Sheng Mai Powder

【组成】(1)人参、炙黄芪、大杭冬、北五味、炙甘草、生姜、红枣。(中医方剂大辞典)(2)黄芩、人参、麦门冬、甘草、五味子。(中医方剂大辞典)(3)人参、黄芪、麦冬、当归、桂枝。(中医方剂大辞典)

调元托里汤 tiao yuan tuo li tang

【英文名】Tiao Yuan Tuo Li Decoction

【组成】(1)人参、炙芪、当归、诃子肉、陈皮、桂枝、羌活、防风、荆芥、赤芍、木香、红花。(中医方剂大辞典)(2)人参、黄芪、甘草、木香、陈皮、诃子肉、桂枝、羌活、防风、赤芍、荆芥穗。(中医方剂大辞典)

调元汤 tiao yuan tang

【英文名】Tiao Yuan Decoction

【组成】(1)炙黄芪、炙甘草、山楂肉、白芍、木香、广皮、川芎、桔梗。(中医方剂大辞典)(2)生地、阿胶、白芍、当归、茺蔚子、泽兰、杜仲、天冬、鹿角霜。(中医方剂大辞典)(3)人参、黄芪、甘草、肉桂、姜、枣。(中医方剂大辞典)(4)黄芪、人参、炙草、白芍。(中医方剂大辞典)(5)人参、黄芪、甘草、生地、麦门冬、白芍药、白术。(中医方剂大辞典)

调元百朴膏 tiao yuan bai pu gao

【英文名】Tiao Yuan Bai Pu Ointment

【组成】当归身、怀生地黄、怀熟地黄、甘枸杞子、白芍、人参、辽五味子、麦门冬、地骨皮、白术、白茯苓、莲肉、怀山药、贝母、甘草、琥珀、薏苡仁。(中医方剂大辞典)

调元固系丸 tiao yuan gu xi wan

【英文名】Tiao Yuan Gu Xi Pill

【组成】熟地、当归、白芍、川断、阿胶、人参、白术、茯苓、甘草、杜仲、山药、菟丝、香附、麦冬、血余、燕窝、藕节、二蚕绵。(中医方剂大辞典)

调元固表汤 tiao yuan gu biao tang

【英文名】Tiao Yuan Gu Biao Decoction

【组成】人参、黄芪、当归、甘草、蝉蜕。(中医方剂大辞典)

调元肾气丸 tiao yuan shen qi wan

【英文名】Tiao Yuan Shen Qi Pill

【组成】淮生地、山萸肉、山药、牡丹皮、白茯苓、人参、当归身、泽泻、麦门冬、龙骨、地骨皮、木香、砂仁、黄柏、知母。(中医方剂大辞典)

调元养荣丸 tiao yuan yang rong wan

【英文名】Tiao Yuan Yang Rong Pill

【组成】当归、熟地、白术、白芍、川芎、茯苓、枣仁、甘草、天冬、山萸肉、玄胡、藁本、青蒿、鸡冠花、香附、阿胶、黄芩、砂仁、生地、祁艾炭、牛膝、没药、乳香、红花、藏红花、柴胡、苏叶、石脂、沉香、青毛茸、秦艽、鳖甲、杜仲炭、续断、琥珀、橘红、橘皮、人参、龟板、泽泻、木香、红曲、川牛膝。(中医方剂大辞典)

调元健步丸 tiao yuan jian bu wan

【英文名】Tiao Yuan Jian Bu Pill

【组成】当归、川黄柏、枸杞、牛膝、白芍药、白茯苓、白术、苍术、陈皮、炙甘草、木瓜、五加皮、川续断、泽泻、防己。(中医方剂大辞典)

调元益本汤 tiao yuan yi ben tang

【英文名】Tiao Yuan Yi Ben Decoction

【组成】白术、人参、黄芪、山药、茯苓、紫河车、当归、丹

皮、枣仁、远志。(中医方剂大辞典)

调元益胃饮子 tiao yuan yi wei yin zi

【英文名】Tiao Yuan Yi Wei Drink

【组成】川芎炭、炒当归、炮姜、淡附子、苍术炭、清炙芪、姜半夏、川连、琥珀、泽兰、茺蔚子、车前、广木香。(中医方剂大辞典)

调元粉 tiao yuan fen

【英文名】Tiao Yuan Powder

【组成】潞参、山药、莲米、芡实、胡桃、枣肉、黑芝麻、花生、花椒。(中医方剂大辞典)

调元清神汤 tiao yuan qing shen tang

【英文名】Tiao Yuan Qing Shen Decoction

【组成】人参、黄芪、当归、麦冬、陈皮、甘草、酸枣仁、黄连。(中医方剂大辞典)

调元散 tiao yuan san

【英文名】Tiao Yuan Powder

【组成】(1)潞参、炒白术、陈皮、蔻米、藿香、炒扁豆、半夏、炙草、伏龙肝。(中医方剂大辞典)(2)山药、茯苓、橘红、人参、白术、当归、甘草、枸杞、陈冬米。(中医方剂大辞典)(3)人参、白术、陈皮、厚朴、香附、炙甘草、藿香。(中医方剂大辞典)(4)干山药、人参、白茯苓、茯神、白术、白芍药、熟干地黄、当归、黄芪、川芎、甘草、石菖蒲。(中医方剂大辞典)

调元散瘀汤 tiao yuan san yu tang

【英文名】Tiao Yuan San Yu Decoction

【组成】党参、生炙黄芪、川芎、当归、乳香、没药、肉桂、生甘草、青木香。(中医方剂大辞典)

调元解毒汤 tiao yuan jie du tang

【英文名】Tiao Yuan Jie Du Decoction

【组成】(1)人参、生芪、当归、连翘、牛蒡、防风、川芎、升麻、黄芩、黄连、前胡、木通、炙草、虫退。(中医方剂大辞典)(2)白芍、川芎、当归、茯苓、白术、山药、甘草、桔梗、连翘、木通、生姜、大枣。(中医方剂大辞典)(3)白芍、白术、茯苓、甘草、桔梗、连翘、木通、山药、姜、枣。(中医方剂大辞典)

调元解毒草怕 tiao yuan jie du cao pa

【英文名】Tiao Yuan Jie Du Cao Pa

【组成】黄芪、牛子、连翘、黄芩、花粉、全地、木通、前胡、人参、甘草。(中医方剂大辞典)

调化丸 tiao hua wan

【英文名】Tiao Hua Pill

【组成】生黄芪、白芍、当归、牛蒡、连翘、黄芩、川连、防风、荆芥、桔梗、木通、前胡、紫草茸、红花、大生地、人中黄、蝉蜕、楂肉、丹皮。(中医方剂大辞典)

调心汤 tiao xin tang

【英文名】Tiao Xin Decoction

【组成】百合、乌药、丹参、郁金、瓜蒌、牡蛎、麦冬、五味子、党参、柴胡、黄芩、苏子、川椒、甘草、大枣。(实用中医内科杂志 1989,3(2))

调气丸 tiao qi wan

【英文名】Tiao Qi Pill

【组成】(1)牵牛末、陈皮、青皮。(中医方剂大辞典)(2)南木香、羌活、舶上茴香、桂、陈皮、蓬莪术、酸枣仁、京三棱、枳壳、川芎、槟榔。(中医方剂大辞典)(3)槟榔、木香、川芎、羌活、肉桂、麻仁、枳壳、沉香、大黄、郁李仁。(中医方剂大辞典)(4)青橘皮、陈橘皮、木香。(中医方剂大辞典)(5)槟榔、羌活、桂心、芎䓖、木香、郁李仁、川大黄、牵牛子、青橘皮。(中医方剂大辞典)

调气平胃散 tiao qi ping wei san

【英文名】Tiao Qi Ping Wei Powder

【异名】调气和胃散(中医方剂大辞典、医统)

【组成】(1)厚朴、陈皮、苍术、甘草、砂仁、檀香、白豆蔻、藿香。(中医方剂大辞典)(2)白豆蔻、丁香、檀香、木香、藿香、砂仁、甘草、苍术、厚朴、陈皮。(中医方剂大辞典)

调气安胃汤 tiao qi an wei tang

【英文名】Tiao Qi An Wei Decoction

【组成】元胡、乌贼骨、白及、炙甘草、炒枳实、炒白芍、党参、黄芪、炒白术、茯苓、干姜、柴胡、桂枝、黄连。(山东中医杂志 1989,8(4))

调气汤 tiao qi tang

【英文名】Tiao Qi Decoction

【异名】调气散(中医方剂大辞典、证治汇补)

【组成】(1)白蔻、丁香、檀香、砂仁、炙草、木香。(中医方剂大辞典)(2)白芍药、陈皮、生地黄、黄柏、香附子、知母、当归身、枳壳、白茯苓、甘草。(中医方剂大辞典)(3)京三棱、木香、槟榔、草豆蔻、高良姜、当归、芎䓖、桂、人参、芍药、陈橘皮、白茯苓、陈曲、阿魏。(中医方剂大辞典)(4)代赭石、旋复花、牛膝、丹参、瓜蒌、郁金、白芍、柴胡、陈皮、枳壳、苏梗、桔梗、木香。(中医方剂大辞典)(5)玉竹、麦冬、苏子、炙草、橘红、白前、土沙参、白茯苓、淮山药。(中医方剂大辞典)(6)香附、乌药、陈皮、青皮、砂仁、甘草、木香、藿香。(中医方剂大辞典)

调气饮 tiao qi yin

【英文名】Tiao Qi Drink

【组成】(1)黄蜡、阿胶。(中医方剂大辞典)(2)香附、郁金、沉香、元胡、砂仁、荔核、广香。(中医方剂大辞典)(3)广木香、槟榔、枳实、苏梗、青皮、陈皮、玄明粉。(中医方剂大辞典)(4)当归、远志肉、川芎、青皮、乌药、香附、红花、大茴香、肉桂、延胡、山楂、艾叶、砂仁、生姜、川断。(中医方剂大辞典)

调气养血汤 tiao qi yang xue tang

【英文名】Tiao Qi Yang Xue Decoction

【组成】(1)人参、黄芪、半夏、甘草、川芎、蝉蜕、陈皮、归身、桔梗、淫羊藿、云茯苓。(中医方剂大辞典)(2)香附米、乌药、砂仁、当归、川芎、白芍、熟地黄、甘草。(中医方剂大辞典)

调气益胃汤 tiao qi yi wei tang

【英文名】Tiao Qi Yi Wei Decoction

【组成】柴胡、白术、白芍、茯苓、枳实、党参、山药、黄芪、生麦芽、炒葛根、桂枝、炙甘草。(山东中医杂志 1988,7(5))

调气散 tiao qi san

【英文名】Tiao Qi Powder

【组成】(1)木香、乌药、厚朴、白芷、青皮、杏仁、苍术、陈皮、前胡、桔梗、甘草梢。(中医方剂大辞典)(2)槟榔、紫苏、枳壳、青皮、郁金、乌药、香附、厚朴、泽泻、桔梗、生姜。(中医方剂大辞典)(3)沉香、木香、藿香、苏梗、砂仁、白豆蔻、甘草、白檀香。(中医方剂大辞典)(4)木香、槟榔、陈皮、甘草、青皮、紫苏、香附、半夏、乳香、没药。(中医方剂大辞典)(5)生姜、葱、盐、豆豉。(中医方剂大辞典)(6)木香、香附、厚朴、人参、橘皮、藿香、甘草。(中医方剂大辞典)(7)白术、人参、甘草、厚朴。(中医方剂大辞典)

调气酸 tiao qi suan

【英文名】Tiao Qi Suan

【组成】香附、藿香、沉香、木香、丁香、橘红、厚朴、槟榔、白蔻、香圆。(中医方剂大辞典)

调风承气加白芍青萍汤 tiao feng cheng qi jia bai shao qing ping tang

【英文名】Tiao Feng Cheng Qi Jia Bai Shao Qing Ping Decoction

【组成】大黄、芒硝、甘草、芍药、浮萍、生姜。(中医方剂大辞典)

调冲止崩汤 tiao chong zhi beng tang

【英文名】Tiao Chong Zhi Beng Decoction

【组成】龟板、熟地、生黄芪、煅牡蛎、旱莲草、茜草、炭乌贼骨、醋柴胡炙、甘草。(新疆中医药 1993,(4))

调血汤 tiao xue tang

【英文名】Tiao Xue Decoction

【组成】当归、白芍、枳壳、陈皮、黄连、大黄、广香、甘草、车前。(中医方剂大辞典)

调血饮 tiao xue yin

【英文名】Tiao Xue Drink

【组成】当归、白芍、枳壳、黄连、地榆、木通、滑石、甘草。(中医方剂大辞典)

调阴汤 tiao yin tang

【英文名】Tiao Yin Decoction

【组成】当归、川芎、白芍、生地、阿胶、丹参、陈皮、续断、青蒿。(中医方剂大辞典)

调免汤 tiao mian tang

【英文名】Tiao Mian Decoction

【组成】雄胎粉、蜂房、仙灵脾、蛇床子、菟丝子、枸杞子、黄芪、桑椹子、首乌、当归、五味子、丹参、桃仁、红花。(中国医药学报 1993,8(5))

调肝饮 tiao gan yin

【英文名】Tiao Gan Drink

【组成】(1)当归、川芎、乌药、玄胡索、青皮、柴胡、槟榔、广木香、桃仁。(中医方剂大辞典)(2)小柴胡汤加甘草、当归、青皮、龙胆草、枳壳。(中医方剂大辞典)

调肝和血丸 tiao gan he xue wan

【英文名】Tiao Gan He Xue Pill

【组成】当归、白芍、柴胡、香附、薄荷、丹皮、栀子、郁金、大黄、犀角、生地、青皮。(中医方剂大辞典)

调肝和胃膏 tiao gan he wei gao

【英文名】Tiao Gan He Wei Ointment

【组成】党参、生杭芍、金石斛、桑叶、竹茹、焦三仙、广木香、枳壳、橘红、生甘草、生于术。(中医方剂大辞典)

调肝散 tiao gan san

【英文名】Tiao Gan Powder

【异名】犀角汤(中医方剂大辞典、斑疹备急)

【组成】(1)当归、生地、白芍药、川芎、柴胡、山栀、黄芩、广皮、甘草。(中医方剂大辞典)(2)犀角、大黄、桑白皮、钩藤、甘草、天花粉、石膏、黄芩、木通、荆芥、防风、牛蒡子、紫草、陈皮、龙胆草。(中医方剂大辞典)(3)半夏、辣桂、宣木瓜、当归、川芎、牛膝、细辛、石菖蒲、酸枣仁、甘草。(中医方剂大辞典)(4)犀角屑、草龙胆、黄芪、大黄、桑白皮、钩藤钩子、麻黄、石膏、栝楼实、甘草。(中医方剂大辞典)(5)细辛、柏实、蕤仁、甘草、羊肝。(中医方剂大辞典)

调肝舒筋软坚丸 tiao gan shu jin ruan jian wan

【英文名】Tiao Gan Shu Jin Ruan Jian Pill

【组成】大生地、赤芍、香附、青皮、川郁金、元胡、没药、海藻、夏枯草、薄荷、菊花。(中医方剂大辞典)

调补丸 tiao bu wan

【英文名】Tiao Bu Pill

【组成】制首乌、百部、生地、秦艽、当归、车前子、牡丹皮、白菊花。(中医方剂大辞典)

调补中州散 tiao bu zhong zhou san

【英文名】Tiao Bu Zhong Zhou Powder

【组成】人参、腿白术、茯苓、苡仁、山药、白扁豆、芡实、陈皮、桔梗、元砂仁、干姜、甘草、神曲、白莲肉、陈米。(中医方剂大辞典)

调补冲任方 tiao bu chong ren fang

【英文名】Tiao Bu Chong Ren Prescription

【组成】白术、黄芩、桑寄生、川断、党参、茯苓、莲子、砂仁、甘草。(山东中医杂志 1981,(2))

调补煎 tiao bu jian

【英文名】Tiao Bu Decoction

【组成】制首乌、生地、知母、车前、白菊花、牡丹皮、薄荷。(中医方剂大辞典)

调和大补羹 tiao he da bu geng

【英文名】Tiao He Da Bu Thick Soup

【组成】大米、小米、糯米、苡仁米、莲肉、芡实、山药、白茯苓、白糖。(中医方剂大辞典)

调和肝脾剂 tiao he gan pi ji

【英文名】Harmonizing Liver-spleen Agents

【定义】指以疏肝理气药与健脾药等配伍组方,治疗肝脾不和证的方剂。(方剂学)

调和肠胃剂 tiao he chang wei ji

【英文名】Harmonizing Intestine-stomach Agents

【定义】指以辛温药与苦寒药为主配伍组成,治疗肠胃不和之寒热错杂、虚实夹杂、升降失常证的方剂。(方剂学)

调和肺同汤 tiao he fei tong tang

【英文名】Tiao He Fei Tong Decoction

【组成】全瓜蒌、薤白、法半夏、厚朴、炒枳壳、苏梗、陈皮、生姜、麦芽。(中医方剂大辞典)

调和药 tiao he yao

【英文名】Temper The Effect Of Other Drugs

【定义】指具有调和方中诸药作用的药物。(方剂学)

调和营卫汤 tiao he ying wei tang

【英文名】Tiao He Ying Wei Decoction

【组成】川芎、当归、陈皮、独活、赤芍、白芷、乌药、大茴香、黄芪、炙甘草、红花。(中医方剂大辞典)

调经八物丸 tiao jing ba wu wan

【英文名】Tiao Jing Ba Wu Pill

【组成】当归、南芎、白芍、熟地黄、白茯苓、白术、橘皮、条芩、牡丹皮、玄胡索。(中医方剂大辞典)

调经三联方 tiao jing san lian fang

【英文名】Tiao Jing San Lian Prescription

【组成】经前方:当归、炒白芍、柴胡、醋炒香附、泽兰叶、桃仁、青陈皮、红花、山栀、甘草。行经方:当归、川芎、桃仁、红花、炮姜、益母草、甘草。经后方:熟地、白芍、当归、云茯、太子参、黄芪、白术、女贞子、甘草。(江苏中医 1992,(3))

调经丸 tiao jing wan

【英文名】Tiao Jing Pill

【组成】(1)香附、苍术、赤苓、川芎、乌药、黄柏、泽兰、丹皮、当归。(中医方剂大辞典)(2)紫丹参。(中医方剂大辞典)(3)三棱、蓬术、川归、白芍、生地、熟地、玄胡、白茯苓、川芎、砂仁、乌药、香附、大小茴香。(中医方剂大辞典)(4)当归、白芍、山萸、山药、生地、香附、茯苓、丹皮、泽泻、炒栀、陈皮、益母、川芎、白术。(中医方剂大辞典)(5)当归、陈皮、白芷、牛膝、三棱、蓬术、玄胡索、白术、川芎、枳壳、小茴香、熟地、香附、粉草。(中医方剂大辞典)(6)香附、川杜仲、大川芎、白芍药、当归、怀生地、广陈皮、小茴香、玄胡索、肉苁蓉、旧青皮、台乌药、枯黄芩、乌贼鱼骨。(中医方剂大辞典)(7)当归、川芎、熟地黄、青皮、陈皮、枳壳、白术、厚朴、小茴香、艾叶、三棱、莪术、砂仁、白芷、牛膝、玄胡、香附、粉草、琥珀。(中医方剂大辞典)(8)熟地、当归、芍药、香附、莪术、陈皮、白术、枳实、乌药、砂仁、阿胶、艾叶。(中医方剂大辞典)(9)香附、阿胶、熟地、川芎、白术、橘皮、茯苓、当归、白芍、麦冬、半夏、川断、丹皮、玄胡索、没药、益母草、吴茱萸、小茴香、甘草、黄芩、艾叶。(中医方剂大辞典)(10)熟地、砂仁、当归、白芍、川芎、丹参、茺蔚子、香附、姜汁、白术。(中医方剂大辞典)

调经不及期汤 tiao jing bu ji qi tang

【英文名】Tiao Jin Bu Ji Qi Decoction

【组成】熟地、当归、白芍、丹皮、元参、麦冬、陈皮、杜仲。(中医方剂大辞典)

调经化瘀丸 tiao jing hua yu wan

【英文名】Tiao Jing Hua Yu Pill

【组成】香附、艾叶、当归、地黄、川芎、赤芍、桃仁、红花、三棱、莪术、干漆。(药品标准－中药成方制剂标准 1989)

调经止带丸 tiao jing zhi dai wan

【英文名】Tiao Jing Zhi Dai Pill

【组成】(1)元参、白芍、杜仲、茯神、十大功劳子、阿胶、牡蛎、生地、制首乌、乌贼骨、白螺壳、归身炭、广橘白、茜根炭、淡芩、川柏皮炭、冬术、白薇、川贝、柏子仁、制香附、知母、天虫、枣仁、川芎、鸡内金、木香、川连、甘草梢、砂仁、芡实、莲肉。(饲鹤亭集方)(2)熟地黄、香附、远志、川芎、海螵蛸、赤石脂、当归、白芍、椿皮、牡蛎、黄柏。(药品标准－中药成方制剂标准 1989)

调经止痛片 tiao jing zhi tong pian

【英文名】Tiao Jing Zhi Tong Tablet

【组成】当归、党参、川芎、香附、益母草、泽兰叶、大红袍。(药品标准－中药成方制剂标准 1993)

调经白带丸 tiao jing bai dai wan

【英文名】Tiao Jing Bai Dai Pill

【组成】党参、鱼鳔、艾叶、龙骨、牡丹皮、玉竹、仙茅、白芍、淫羊藿、女贞子、芡实、补骨脂、泽泻、制何首乌、锁阳、桑寄生、木瓜、石斛、菟丝子、阿胶、牛膝、龟甲、牡蛎、当归、金樱子、茯苓、山药、续断、磁石、木

香、陈皮、覆盆子、五味子、北沙参。(药品标准－中药成方制剂标准 1994)

调经回春膏 tiao jing hui chun gao

【英文名】Tiao Jing Hui Chun Ointment

【组成】当归、生地、肉桂、厚朴、全蝎、白芷、玄胡、防风、蓖麻子、杏仁、花粉、白芍、黄柏、玄参、草乌、乌药、川芎、丹参、丝瓜络、细辛、独活、羌活、枳实、山甲、桃仁、三棱、莪术、红花、牛膝、黄连、猪牙皂、槟榔、大黄、川乌、木香、香附、益母草、熟地、丁香、干姜、阿魏、乳香、没药、血竭、肉桂、冰片、麝香。(中医方剂大辞典)

调经并荣种子丸 tiao jing bing rong zhong zi wan

【英文名】Tiao Jing Bing Rong Zhong Zi Decoction

【组成】鱼鳔、牡丹皮、白芍、沙苑蒺藜、续断、白茯苓、大熟地黄、黄芩、菟丝子、山萸肉、杜仲、川萆薢、山药、当归、车前子、阿胶、益母草、香附米。(中医方剂大辞典)

调经汤 tiao jing tang

【英文名】Tiao Jing Decoctoin

【组成】(1)泽兰叶、熟地、当归、川芎、川楝子、白芍、元胡、槟榔、木香、小茴香、焦楂、砂仁、青皮、生草。(中医方剂大辞典)(2)川芎、当归、生地、益母草、白芍、香附、丹皮、茯苓、甘草、姜、枣。(中医方剂大辞典)(3)生地黄、当归。(中医方剂大辞典)(4)当归、玄胡索、白术、香附、白芍、生地、川芎、陈皮、丹皮、甘草、益母草。(中医方剂大辞典)(5)当归、川芎、白芍、玄胡、肉桂。(中医方剂大辞典)(6)白当归、淮生地、川芎、白芍药、广陈皮、香附、白术、丹皮、砂仁、炙甘草。(中医方剂大辞典)(7)香附、炙甘草、茯神、陈皮。(中医方剂大辞典)(8)归身、赤芍、丹皮、桂心、赤茯苓、炙草、陈皮、细辛、干姜。(中医方剂大辞典)(9)当归、半夏、甘草、麦门冬、五加皮、熟干地黄、川芎、吴茱萸、肉桂、牡丹皮、赤芍药、乌药、人参、红花、没药。(中医方剂大辞典)

调经至宝丸 tiao jing zhi bao wan

【英文名】Tiao Jing Zhi Bao Pill

【组成】大黄、木香、牵牛子、枳实、苍术、五灵脂、陈皮、黄芩、山楂、香附、三棱、当归、槟榔、莪术、鳖甲。(药品标准－中药成方制剂标准 1994)

调经过期汤 tiao jing guo qi tang

【英文名】Tiao Jin Guo Qi Decoction

【组成】熟地、当归、白芍、丹参、吴萸、白术、香附、川芎。(中医方剂大辞典)

调经姊妹丸 tiao jing zi mei wan

【英文名】Tiao Jing Zi Mei Pill

【组成】五灵脂、桃仁霜、香附、肉桂、大黄、当归、青皮、莪术、丹参、红花。(药品标准－中药成方制剂标准 1989)

调经补血丸 tiao jing bu xue wan

【英文名】Tiao Jing Bu Xue Pill

【组成】当归、白术、香附、熟地黄、益母草、木香、续断、丹参、鸡血藤膏。(药品标准－中药成方制剂标准 1994)

调经饮 tiao jing yin

【英文名】Tiao Jing Drink

【组成】(1)黄连、乌药、当归、芍药、川芎、香附、生地、甘草。(中医方剂大辞典)(2)当归、牛膝、山楂、香附、青皮、茯苓。(中医方剂大辞典)

调经固荣汤 tiao jing gu rong tang

【英文名】Tiao Jing Gu Rong Decoction

【组成】白茯苓、橘红、乌药、香附、枳壳、当归、白芍、缩砂、熟地、半夏。(中医方剂大辞典)

调经姐妹丸 tiao jing jie mei wan

【英文名】Tiao Jing Jie Mei Pill

【组成】五灵脂、当归、桃仁霜、青皮。

调经定痛汤 tiao jing ding tong tang

【英文名】Tiao Jing Ding Tong Decoction

【组成】柴胡、炒白芍、当归、枳壳、制香附、川芎、白术、云苓、炙甘草。(湖北中医杂志 1990,(1))

调经促孕丸 tiao jing cu yun wan

【英文名】Tiao Jing Cu Yun Pill

【组成】鹿茸、淫羊藿、仙茅、续断、桑寄生、菟丝子、枸杞子、覆盆子、山药、莲子、茯苓、黄芪、白芍、酸枣仁、钩藤、丹参、赤芍、鸡血藤。(药品标准－中药成方制剂标准 1993)

调经养血丸 tiao jing yang xue wan

【英文名】Tiao Jing Yang Xue Pill

【组成】当归、白芍、香附、陈皮、熟地黄、川芎、甘草、大枣、白术、续断、砂仁、黄芩。(药品标准－中药成方制剂标准 1994)

调经活血片 tiao jing huo xue pian

【英文名】Tiao Jing Huo Xue Tablet

【组成】木香、川芎、延胡索、当归、熟地黄、赤芍、红花、乌药、白术、丹参、香附、吴茱萸、泽兰、鸡血藤、菟丝子。(药品标准－中药成方制剂标准 1991)

调经种子丸 tiao jing zhong zi wan

【英文名】Tiao Jing Zhong Zi Pill

【组成】熟地黄、当归、川芎、白芍、丹参、黄芪、白术、砂仁、香附、延胡索、郁金、木香、续断、龟甲、黄芩、萱草根。(药品标准－中药成方制剂标准 1994)

调经除带汤 tiao jing chu dai tang

【英文名】Tiao Jing Chu Dai Decoction

【组成】潞党参、白术、炒山药、茯苓、巴戟天、桑螵蛸、胡芦巴、白果仁、茵陈。(中医方剂大辞典)

调经健胃丸 tiao jing jian wei wan

【英文名】Tiao Jing Jian Wei Pill

【组成】大黄、五灵脂、红花、百草霜。(药品标准－中药成方制剂标准 1994)

调经益母丸 tiao jing yi mu wan

【英文名】Tiao Jing Yi Mu Pill

【组成】(1)益母草、香附末、人参、嫩黄芪、白术、白茯苓、粉甘草、陈皮、熟地、当归身、川芎、炒白芍、远志、酸枣仁、莲肉。(中医方剂大辞典)(2)熟地、归身、香附、川芎、延胡索、蒲黄、炮姜。(中医方剂大辞典)

调经益母片 tiao jing yi mu pian

【英文名】Tiao Jing Yi Mu Tablet

【组成】益母草、冰糖草、丹参。(药品标准－中药成方制剂标准 1997)

调经益灵片 tiao jing yi ling pian

【英文名】Tiao Jing Yi Ling Tablet

【组成】当归、香附、地骨皮、人参、白芍、艾叶、牡丹皮、鳖甲、白术、川芎、茯苓、黄芪、青蒿。(药品标准－中药成方制剂标准 1998)

调经散 tiao jing san

【英文名】Tiao Jing Powder

【组成】(1)三棱、小茴、白芍、香附、泽泻、当归、苏叶、红花、青皮、生地、枳壳、丹皮。(中医方剂大辞典)(2)乌药、附米、陈皮、川芎、当归、茯苓、防风、荆芥、升麻、干葛、血竭、紫薇花、红花。(中医方剂大辞典)(3)当归身、生地黄、条芩、香附子、白芍药、黄连、川芎、阿胶珠、艾叶、甘草、黄柏、知母。(中医方剂大辞典)(4)香附米、当归尾、大黄、黄芩、黄连、生地黄、赤芍药、川芎、羌活、栀子、薄荷、木贼、苏木、红花、甘草。(中医方剂大辞典)(5)当归、川芎、桂心、甘草、熟地黄、白芍药、香附子、莪术、苏木、木通、红花、桃仁。(中医方剂大辞典)(6)川芎、当归、芍药、黄芪、青皮、乌药、陈皮、熟地黄、乳香、茴香。(中医方剂大辞典)(7)赤石脂、破故纸。(中医方剂大辞典)(8)当归、川芎、红花、斑蝥、水蛭、虻虫、红娘子、牡丹皮、赤芍药、白芷、蓬术、桂、白姜、生地黄、干漆、川牛膝。(中医方剂大辞典)(9)吴茱萸、半夏、当归、人参、麦门冬、白芍药、川芎、牡丹皮、厚朴、阿胶、甘草。(中医方剂大辞典)(10)没药、琥珀、桂心、赤芍药、当归、细辛、麝香。(中医方剂大辞典)

调经琥珀汤 tiao jing hu po tang

【英文名】Tiao Jing Hu Po Decoction

【组成】三棱、莪术、白芍、刘寄奴、当归、熟地、官桂、甘菊、延胡索、蒲黄。(中医方剂大辞典)

调经膏 tiao jing gao

【英文名】Tiao Jing Ointment

【组成】鲜益母草、党参、当归、香附、丹参、熟地、白术、灵脂、生地、陈皮、青皮、乌药、柴胡、丹皮、地骨皮、川芎、酒芍、半夏、麦冬、黄芩、杜仲、续断、延胡、红花、川楝、苍术、没药、远志肉、枳壳、吴萸、黄连、厚朴、茴香、木通、木香、官桂、甘草、炮姜。(中医方剂大辞典)

调肺人参汤 tiao fei ren shen tang

【英文名】Tiao Fei Ren Shen Decoction

【组成】人参、附子、知母、紫菀、白茯苓、甘草、乌梅肉、柴胡、秦艽、诃黎勒。(中医方剂大辞典)

调肺汤 tiao fei tang

【英文名】Tiao Fei Decoction

【组成】杏仁、麻黄、甘草、紫苏子、贝母。(中医方剂大辞典)

调肺散 tiao fei san

【英文名】Tiao Fei Powder

【组成】麻黄、甘草、杏仁、灯心、湖南蚌粉。(中医方剂大辞典)

调金汤 tiao jin tang

【英文名】Tiao Jin Decoction

【组成】黄芩、黄连、泽泻、当归、白芍、丹皮、神曲、陈皮、厚朴。(中医方剂大辞典)

调降汤 tiao jiang tang

【英文名】Tiao Jiang Decoction

【组成】(1)枳壳、半夏、北梗、青皮、陈皮、真苏子、槟榔、茯苓、葶苈、木香、白豆蔻仁、缩砂仁、紫苏叶、甘草。(中医方剂大辞典)(2)人参、黄芪、白芍药、白茯苓、陈皮、甘草。(中医方剂大辞典)

调律片 tiao lv pian

【英文名】Tiao Lv Tablet

【组成】红花、苦参、炙甘草。(浙江中医杂志 1983,(1))

调胃干姜散 tiao wei gan jiang san

【英文名】Tiao Wei Gan Jiang Powder

【组成】生姜、干姜。(中医方剂大辞典)

调胃丹 tiao wei dan

【英文名】Tiao Wei Pill

【组成】木香、砂仁、甘草、槟榔、枳实、厚朴、香附、豆蔻、五灵脂、高良姜、丁香、肉桂。(药品标准－中药成方制剂标准 1990)

调胃升阳汤 tiao wei sheng yang tang

【英文名】Tiao Wei Sheng Yang Decoction

【组成】大熟地、粉葛根、白芍药、紫厚朴、冬白术、广木香、白云、广藿香。(中医方剂大辞典)

调胃合剂 tiao wei he ji

【英文名】Tiao Wei Mixture

【组成】苍术、云苓、陈皮、厚朴、甘草、白及、泽兰、败酱

草、粳米、白芷。(山东中医杂志 1986,(3))

调胃汤 tiao wei tang

【英文名】Tiao Wei Decoction

【组成】(1)茯苓、扁豆、白术、半夏、广皮、人参、甘草。(中医方剂大辞典)(2)炮附子、人参、白术、白芍、茯苓、肉桂、吴茱、甘草、川芎。(中医方剂大辞典)

调胃参芪汤 tiao wei shen qi tang

【英文名】Tiao Wei Shen Qi Decoction

【组成】人参、生黄芪、当归、桂枝、防风、麻黄根。(中医方剂大辞典)

调胃承气加木香槟榔汤 tiao wei cheng qi jia mu xiang bin lang tang

【英文名】Tiao Wei Cheng Qi Jia Mu Xiang Bin Lang Decoction

【组成】大黄、甘草、芒硝、木香、槟榔。(中医方剂大辞典)

调胃承气加生地苁蓉汤 tiao wei cheng qi jia sheng di cong rong tang

【英文名】Tiao Wei Cheng Qi Jia Sheng Di Cong Rong Decoction

【组成】大黄、甘草、芒硝、肉苁蓉、生地、白蜜。(中医方剂大辞典)

调胃承气加芍药地黄汤 tiao wei cheng qi jia shao yao di huang tang

【英文名】Tiao Wei Cheng Qi Jia Shao Yao Di Huang Decoction

【组成】生大黄、生甘草、芒硝、芍药、生地。(中医方剂大辞典)

调胃承气加麦冬元参汤 tiao wei cheng qi jia mai dong yuan shen tang

【英文名】Tiao Wei Cheng Qi Jia Mai Dong Yuan Shen Decoction

【组成】大黄、芒硝、甘草、麦冬、元参、白蜜。(中医方剂大辞典)

调胃承气加橘皮汤 tiao wei cheng qi jia ju pi tang

【英文名】Tiao Wei Cheng Qi Jia Ju Pi Decoction

【组成】陈橘皮、大黄、甘草。(中医方剂大辞典)

调胃承气汤 tiao wei cheng qi tang

【英文名】Tiao Wei Cheng Qi Decoction

【组成】(1)大黄、元明粉、甘草、枳壳。(中医方剂大辞典)(2)枳壳、酒大黄、槟榔末、甘草。(中医方剂大辞典)(3)大黄、芒硝、枳实、厚朴、黄芩。(中医方剂大辞典)(4)大黄、芒硝、甘草、生姜。(中医方剂大辞典)(5)大黄、甘草、芒硝。(中医方剂大辞典)

调胃消滞丸 tiao wei xiao zhi wan

【英文名】Tiao Wei Xiao Zhi Pill

【组成】厚朴、羌活、神曲、枳壳、香附、半夏、防风、前胡、川芎、白芷、薄荷、砂仁、草果、木香、豆蔻、茯苓、苍术、广藿香、乌药、甘草、紫苏叶、陈皮。(药品标准－中药成方制剂标准 1996)

调胃黄连解毒汤 tiao wei huang lian jie du tang

【英文名】Tiao Wei Huang Lian Jie Du Decoction

【组成】黄连、广陈皮、焦白术、滑石、酒黄芩、粉葛根、栀子、黄柏、木通、甘草。(中医方剂大辞典)

调胃散 tiao wei san

【英文名】Tiao Wei Powder

【组成】(1)苍术、厚朴、陈皮、茯苓、丁香、甘草、白术。(中医方剂大辞典)(2)人参、白术、甘草、白茯苓、罂粟子、白附子、藿香、丁香。(中医方剂大辞典)(3)苍术、白术、茯苓、白芍药、桔梗、紫苏、槟榔、陈皮、甘草。(中医方剂大辞典)(4)人参、陈皮、白术、苍术、白茯苓、桔梗、缩砂仁、厚朴、肉豆蔻、扁豆、薏苡仁、山药、石莲肉、粉草。(中医方剂大辞典)(5)藿香、甘草、陈皮、半夏曲、厚朴。(中医方剂大辞典)(6)水银、舶上硫黄。(中医方剂大辞典)(7)大黄、当归、麦门冬、桃仁、生干地黄、菖蒲、鳖甲、柴胡、厚朴、秦艽、黄连、桂、吴茱萸。(中医方剂大辞典)(8)紫背荷叶、黄芪。(中医方剂大辞典)

调胃舒肝丸 tiao wei shu gan wan

【英文名】Tiao Wei Shu Gan Pill

【组成】砂仁、厚朴、豆蔻仁、青皮、枳壳、陈皮、山楂、柴胡、香附、木香、片姜黄、甘草。(药品标准－中药成方制剂标准 1993)

调胃舒肝片 tiao wei shu gan pian

【英文名】Tao Wei Shu Gan Tablet

【组成】砂仁、木香、厚朴、醋柴胡、片姜黄。

调胃噎膈汤 tiao wei ye ge tang

【英文名】Tiao Wei Ye Ge Decoction

【组成】潞党参、白术、扁豆、陈皮、砂仁、归身、川芎、神曲、白芍、谷芽、巴戟天、茯神、泽兰叶、蔻米、生草、柿蒂、竹茹。(揣摩有得集)

调荣汤 tiao rong tang

【英文名】Tiao Rong Decoction

【组成】(1)白茯苓、当归、生地、山楂、赤芍、木通、香附、丹皮、川芎、甘草。(中医方剂大辞典)(2)当归、生地、官桂、乌药、红花、陈皮、白芍。(中医方剂大辞典)(3)川芎、当归、芍药、生干地黄、三棱、莪术、白芷、延胡索、蒲黄、香附子、泽兰、细辛、川白姜、厚朴、桃仁、辣桂、半夏、甘草。(中医方剂大辞典)(4)白术、杜仲、牛膝、草薢、独活、陈皮、肉桂、乌药、川断、当归、川芎、香附。(中医方剂大辞典)

调荣饮 tiao rong yin

【英文名】Tiao Rong Drink

【异名】调荣散(中医方剂大辞典、直指)

【组成】(1)蓬术、川芎、当归、白芷、槟榔、陈皮、延胡索。(中医方剂大辞典)(2)华阴细辛、莪术、辣桂、赤芍药、延胡索、当归、川芎、白芷、槟榔、大腹皮、桑白皮、瞿麦穗、赤茯苓、陈皮、葶苈、大黄、甘草。(中医方剂大辞典)

调荣活络汤 tiao rong huo luo tang

【英文名】Tiao Rong Huo Luo Decoction

【异名】调荣活络饮(中医方剂大辞典、回春)

【组成】(1)大黄、牛膝、赤芍、当归、杏仁、羌活、生地、红花、川芎、桔梗。(中医方剂大辞典)(2)当归、桃仁、大黄、牛膝、川芎、赤芍、红花、生地黄、羌活、桂枝。(中医方剂大辞典)

调荣清热饮 tiao rong qing re yin

【英文名】Tiao Rong Qing Re Drink

【组成】丹皮、地骨皮、当归、鳖甲、白术、黄芪、青蒿、知母、人参、柴胡。(中医方剂大辞典)

调荣散 tiao rong san

【英文名】Tiao Rong Powder

【组成】(1)当归、川芎、赤芍、生地、丹皮、滑石、甘草、山栀、瞿麦、红花、香附、阿胶、竹叶、陈皮。(中医方剂大辞典)(2)血余。(中医方剂大辞典)(3)丹参、桃仁、赤芍、刘寄奴、玄胡、泽兰、莪术。(中医方剂大辞典)

调息丸 tiao xi wan

【英文名】Tiao Xi Pill

【组成】陈皮、蔻仁、射干、紫菀、桑皮、桔梗、石碱、海浮石、旋覆花。(中医方剂大辞典)

调脂胶囊 tiao zhi jiao nang

【英文名】Tiao Zhi Capsule

【组成】刺五加、香薷、葛根、枸杞、柴胡、泽泻、黄芪、丹参、红花、山楂、甘草。(山东中医学院学报 1993,17(3))

调脏丸 tiao zang wan

【英文名】Tiao Zang Pill

【组成】木香、人参、白术、干姜、肉豆蔻、白芍药。(中医方剂大辞典)

调理冲任汤 tiao li chong ren tang

【英文名】Tiao Li Chong Ren Decoction

【组成】女贞子、旱莲草、桑寄生、川断、菟丝子、枸杞子、巴戟天、肉苁蓉、炒山药。(中西医结合杂志 1990,10(2))

调理益气汤 tiao li yi qi tang

【英文名】Tiao Li Yi Qi Decoction

【组成】黄芪、党参、炒苍术、橘红、木香、柴胡、升麻、白蔻肉、炙甘草。(中医方剂大辞典)

调营活络散 tiao ying huo luo san

【英文名】Tiao Ying Huo Luo Powder

【组成】羌活、秦艽、当归、乳香、香附、木香、续断、杜仲、牛膝。(中医方剂大辞典)

调营通导散 tiao ying tong dao san

【英文名】Tiao Ying Tong Dao Powder

【组成】当归、枳壳、川芎、防风、甘草。(中医方剂大辞典)

调营敛肝饮 tiao ying lian gan yin

【英文名】Tiao Ying Lian Gan Drink

【组成】归身、白芍、阿胶、枸杞、五味、川芎、枣仁、茯苓、广皮、木香。(中医方剂大辞典)

调营散 tiao ying san

【英文名】Tiao Ying Powder

【组成】(1)蓬术、川芎、当归、前胡、白芷、槟榔、赤芍、桑皮、瞿麦、大腹皮、赤苓、葶苈、大黄、细辛、官桂、炙草、生姜、大枣。(中医方剂大辞典)(2)当归、川芎、蒲黄、香附、赤芍、生地、广皮、丹皮、川断、麦冬、生甘草。(中医方剂大辞典)

调滞汤 tiao zhi tang

【英文名】Tiao Zhi Decoction

【组成】黄连、半夏、干姜、茯苓、白术、甘草、白芍。(中医方剂大辞典)

调脾止泻丸 tiao pi zhi xie wan

【英文名】Tiao Pi Zhi Xie Pill

【组成】白术、官桂、赤茯苓、黄连。

调脾汤 tiao pi tang

【英文名】Tiao Pi Decoction

【组成】(1)陈皮、白术、丁香、人参、诃子、青皮、甘草。(中医方剂大辞典)(2)人参、玄参、麦冬、甘菊花、苡仁、金铁石斛、芡实、山药。(中医方剂大辞典)(3)白术、陈皮、苍术、木通、黄芩、砂仁、人参、川芎、黄柏、甘草。(中医方剂大辞典)

调解散 tiao jie san

【英文名】Tiao Jie Powder

【组成】青皮、陈皮、桔梗、枳壳、半夏、川芎、木通、干葛、甘草、紫苏、人参。(中医方剂大辞典)

豹骨木瓜丸 bao gu mu gua wan

【英文名】Bao Gu Mu Gua Pill

【组成】豹骨、木瓜、黄芪、白芍、黄柏、当归、山药、锁阳、枸杞子、龟版、菟丝子、破故纸、杜仲、五味子、川牛膝、熟地。(中医方剂大辞典)

豹骨木瓜酒 bao gu mu gua jiu

【英文名】Bao Gu Mu Gua Wine

【组成】豹骨、防风、秦艽、天麻、当归、红花、川芎、茄根、续断、玉竹、五加皮、木瓜、川牛膝、桑枝。(药品标准－中药成方制剂标准 1989)

豹骨活络丸 bao gu huo luo wan

【英文名】Bao Gu Huo Luo Pill

【组成】豹骨、木瓜、当归、白芷、威灵仙、青风藤、海风藤、川芎、牛膝、制川乌、制草乌、人参。(药品标准－中药成方制剂标准 1991)

豹骨追风膏 bao gu zhui feng gao

【英文名】Bao Gu Zhui Feng Plaster

【组成】豹骨、海风藤、青风藤、骨碎补、五加皮、防风、当归、老鹳草、木瓜、麻黄、牛膝、红花、功劳叶、乳香、没药、冰片、丁香。(药品标准－中药成方制剂标准 1990)

豹骨酒 bao gu jiu

【英文名】Bao Gu Wine

【组成】豹骨、羌活、杜仲、制川乌、木瓜、五加皮、当归、威灵仙、茜草、茯苓、鹿角、独活、补骨脂、制草乌、苍术、肉桂、川芎、秦艽、绵萆薢、甘草、红花、续断、何首乌、桂枝、陈皮、白茄根、麻黄、川牛膝。(药品标准－中药成方制剂标准 1998)

豹潜丸 bao qian wan

【英文名】Bao Qian Pill

【组成】黄柏、知母、白芍、干姜、豹骨、龟甲、陈皮、锁阳、熟地黄。(药品标准－中药成方制剂标准 1994)

资生丸 zi sheng wan

【英文名】Zi Sheng Pill

【组成】白术、橘皮、山楂、神曲、白茯苓、人参、白豆蔻、扁豆、莲肉、山药、芡实、薏苡仁。(中医方剂大辞典)

资生丹 zi sheng dan

【英文名】Zi Sheng Pellet

【组成】洋参、扁豆、芡实、泽泻、建曲、茯苓、米仁、莲肉、橘红、谷芽、甘草。(中医方剂大辞典)

资生方 zi sheng fang

【英文名】Zi Sheng Prescription

【组成】白术、人参、白茯苓、川黄连、白豆蔻仁、泽泻、桔梗、真藿香、甘草、白扁豆。(证治准绳 1602)

资生汤 zi sheng tang

【英文名】Zi Sheng Decoction

【组成】(1)全当归、真川芎、炮姜炭、炙甘草、牡丹皮、山楂肉、鲜红花、白茯苓、黑豆。(中医方剂大辞典)(2)生山药、玄参、干术、生鸡内金、牛蒡子。(中医方剂大辞典)(3)紫厚朴、蕲文、当归、川芎、川贝母、菟丝子、川羌活、甘草、荆芥穗、生黄芪、枳壳、白芍、姜。(中医方剂大辞典)

资生顺坤方 zi sheng shun kun fang

【英文名】Zi Sheng Shun Kun Decoction

【组成】香附米、川当归、白术、川芎、白芍、熟地黄、生地黄、白茯苓、牡丹皮、黄芩、益母草、柴胡、臭椿根、白皮。(中医方剂大辞典)

资生健乾丸 zi sheng jian qian wan

【英文名】Zi Sheng Jian Qian Pill

【组成】秋石、鹿角霜、人参、枸杞子、山茱萸肉、麦门冬、天门冬、杜仲、生地黄、熟地黄。(中医方剂大辞典)

资生健脾膏 zi sheng jian pi gao

【英文名】Zi Sheng Jian Pi Ointment

【组成】党参、于术、广砂仁、木香、茯苓、陈皮、柏子仁、三仙、山药、紫姜朴、小枳实、炙甘草。(中医方剂大辞典)

资生通脉汤 zi sheng tong mai tang

【英文名】Zi Sheng Tong Mai Decoction

【组成】白术、生淮山药、生鸡内金、龙眼肉、山萸肉、枸杞果、玄参、生杭芍、桃仁、红花、甘草。(中医方剂大辞典)

资成汤 zi cheng tang

【英文名】Zi Cheng Decoction

【组成】人参、白芍、扁豆、山药、茯神、丹参、橘红、甘草、莲肉、檀香。(中医方剂大辞典)

资血汤 zi xue tang

【英文名】Zi Xue Decoction

【组成】马鞭草、荆芥穗、桂心、枳壳、川芎、当归、赤芍、牡丹皮、红花。(中医方剂大辞典)

赶经汤 gan jing tang

【英文名】Gan Jing Decoction

【组成】(1)人参、白术、归身、川芎、熟地、白芍、香附、肉桂、炙草。(中医方剂大辞典)(2)归全、川草、熟地、香附、桃仁、红花、莪术、木通、炙草、肉桂。(中医方剂大辞典)

赶痛汤 gan tong tang

【英文名】Gan Tong Decoction

【组成】乳香、没药、地龙、香附、桃仁、红花、甘草节、牛膝、当归、羌活、五灵脂。(中医方剂大辞典)

起右汤 qi you tang

【英文名】Qi You Decoction

【组成】陈皮、半夏、南星、茯苓、甘草、人参、白术、乌药、羌活、秦艽、桂皮、酒芩、酒柏、防风、白芷。(中医方剂大辞典)

起左汤 qi zuo tang

【英文名】Qi Zuo Decoction

【组成】乌药、桔梗、枳壳、秦艽、橘红、生地、半夏、白茯苓、黄芩、当归、芍药、羌活、川芎、甘草、枳实、细辛、南星。(中医方剂大辞典)

起生丸 qi sheng wan

【英文名】Qi Sheng Pill

【组成】茅山、苍术、公丁香、雄黄、大劈砂、当门子、真蟾酥。(中医方剂大辞典)

起伛汤 qi yu tang

【英文名】Qi Yu Decoction

【组成】薏仁、白术、黄芪、防风、附子。(中医方剂大辞典)

起异复光丸 qi yi fu guang wan

【英文名】Qi Yi Fu Guang Pill

【组成】黄牛粪。(中医方剂大辞典)

起死回生丹 qi si hui sheng dan

【英文名】Qi Si Hui Sheng Pellet

【组成】(1)丁香、干姜。(中医方剂大辞典)(2)活雄地鳖虫、上血竭、当门子、自然铜、上辰砂、滴乳香、净巴豆霜。(中医方剂大辞典)

起死回生散 qi si hui sheng san

【英文名】Qi Si Hui Sheng Powder

【组成】蜈蚣、胆矾、全蝎、蝉蜕、僵蚕、穿山甲、蟾酥、乳香、川乌。(中医方剂大辞典)

起死轻骨膏 qi si qing gu gao

【英文名】Qi Si Qing Gu Ointment

【异名】起死神应丹(《儒门事亲》卷十五)

【组成】麻黄、桑白皮、川芎、白芷、苍术、甘松、苦参。(中医方剂大辞典)

起死救儿丹 qi si jiu er dan

【英文名】Qi Si Jiu Er Pellet

【组成】人参、玄参、金银花、白术、当归、麦冬、甘草、荆芥、天花粉、茯神。(中医方剂大辞典)

起阳汤 qi yang tang

【英文名】Qi Yang Decoction

【组成】炮附、皂角、干姜、甘草、麝香。(中医方剂大辞典)

起阳至神丹 qi yang zhi shen dan

【英文名】Qi Yang Zhi Shen Pellet

【组成】熟地、山茱萸、远志、巴戟天、肉苁蓉、肉桂、人参、枸杞子、茯神、杜仲、白术。(中医方剂大辞典)

起阴汤 qi yin tang

【英文名】Qi Yin Decoction

【组成】人参、白术、巴戟天、黄芪、北五味子、熟地、肉桂、远志、柏子仁、山茱萸。(中医方剂大辞典)

起废丹 qi fei dan

【英文名】Qi Fei Pellet

【异名】赤虎子丹(《杨氏家藏方》卷一)

【组成】川乌头、五灵脂、附子、白花蛇、肉桂、羌活、天南星、干姜、虎骨、甘菊花、零陵香、金牙石、藿香叶、血竭、香白芷、川芎、麻黄、甘草、狼毒、干蝎、皂角、白姜蚕、朱砂、雄黄、细松烟墨、脑子、麝香、生地黄、当归。(中医方剂大辞典)

起枕汤 qi zhen tang

【英文名】Qi Zhen Decoction

【组成】当归、赤芍、官桂、蒲黄、五灵脂、白芷、丹皮、炙草。(中医方剂大辞典)

起枕散 qi zhen san

【英文名】Qi Zhen Powder

【组成】(1)当归、白芍、川芎、白芷、官桂、蒲黄、牡丹皮、玄胡索、五灵脂、没药。(中医方剂大辞典)(2)延胡、当归、官桂。(中医方剂大辞典)

起顶散 qi ding san

【英文名】Qi Ding Powder

【组成】人参、白术、当归、川芎、陈皮、黄芪、山楂、甘草、肉桂、木香、淫羊藿、穿山甲、生姜、大枣。(中医方剂大辞典)

起胃散 qi wei san

【英文名】Qi Wei Powder

【组成】黄芪、白术、白芷、人参、山药。(中医方剂大辞典)

起迷丹 qi mi dan

【英文名】Qi Mi Pellet

【组成】人参、半夏、菖蒲、菟丝子、茯苓、皂荚、生姜、甘草。(中医方剂大辞典)

起陷神丹 qi xian shen dan

【英文名】Qi Xian Shen Pellet

【组成】人参、白芍、当归、麦冬、白术、肉桂、附子、熟地、北五味、山药。(中医方剂大辞典)

起痔汤 qi zhi tang

【英文名】Qi Zhi Decoction

【异名】落痔汤(中医方剂大辞典)

【组成】(1)黄连、黄柏、黄芩、大黄、防风、荆芥、栀子、槐角、苦参、甘草、朴硝。(中医方剂大辞典)(2)黄芩、槐花、防风、栀子、苦参、黄连、黄柏、大黄、芒硝。(中医方剂大辞典)

起痛汤 qi tong tang

【英文名】Qi Tong Decoction

【组成】当归、甘草、白术、牛膝、独活、肉桂、韭白、生姜。(中医方剂大辞典)

起脾汤 qi pi tang

【英文名】Qi Pi Decoction

【组成】炙黄芪、甜白术、薏仁、杜仲、山萸肉、当归、川牛膝。(中医方剂大辞典)

起痿丹 qi wei dan

【英文名】Qi Wei Pellet

【组成】(1)菟丝子、肉苁蓉、川萆薢、破故纸、胡芦巴、沙苑蒺藜、川牛膝、川杜仲、防风、甘枸杞子。(中医方剂大辞典)(2)连翘、防风、荆芥穗、蔓荆子、羌活、独活、牡丹皮、山栀仁、秦艽、麻黄、木香。(中医方剂大辞典)(3)附子、枸杞子、肉苁蓉、沉香、官桂、朱砂、熟地黄、母丁香、木香、阳起石、天雄、硫黄、麝香、腻粉、白丁香。(中医方剂大辞典)

起痿延生丹 qi wei yan sheng dan

【英文名】Qi Wei Yan Sheng Pellet

【组成】麦冬、百部、款冬花、白薇、生甘草、天门冬、生地、天花粉、桔梗、玄参、山豆根。(中医方剂大辞典)

起痿汤 qi wei tang

【英文名】Qi Wei Decoction

【组成】(1)生箭芪、生赭石、怀牛膝、天花粉、玄参、柏子仁、生杭芍、生明没药、生明乳香、蛰虫、制马钱子。(中医方剂大辞典)(2)杜仲、故纸、枸杞、菟丝、胡巴、牛膝、萆薢、防风、沙蒺藜。(中医方剂大辞典)

起痿至神汤 qi wei zhi shen tang

【英文名】Qi Wei Zhi Shen Decoction

【异名】起痿至神丹(中医方剂大辞典)

【组成】(1)熟地、山茱萸、麦冬、茯苓、山药、芡实、肉桂、白术、杜仲、鳖甲、百部。(中医方剂大辞典)(2)熟地、玄参、山药、菊花、当归、白芍、人参、神曲、白芥子。(中医方剂大辞典)

起痿降火汤 qi wei jiang huo tang

【英文名】Qi Wei Jiang Huo Decoction

【组成】熟地、山茱萸、苡仁、金钗石斛、牛膝。(中医方剂大辞典)

起痿神汤 qi wei shen tang

【英文名】Qi Wei Shen Decoction

【组成】玄参、熟地、麦冬、山茱萸、沙参、五味子。(中医方剂大辞典)

起睫汤 qi jie tang

【英文名】Qi Jie Decoction

【组成】白术、茯苓、甘草、当归、白芍、蔓荆子、防风。(中医方剂大辞典)

起蒸中央汤 qi zheng zhong yang tang

【英文名】Qi Zheng Zhong Yang Decoction

【组成】黄连。(中医方剂大辞典)

逍生散 xiao sheng san

【英文名】Xiao Sheng Powder

【组成】苏梗、枳壳、广皮、砂仁、人参、白术、当归、白芍、甘草、滑石、香附、葱白、黄杨脑。(中医方剂大辞典)

逍通五黄汤 xiao tong wu huang tang

【英文名】Xiao Tong Wu Huang Decoction

【组成】当归、白芍、白术、白茯、柴胡、薄荷、生地、黄芩、黄连、黄柏、知母、黄芪、神曲、甘草、香附、地骨皮。(中医方剂大辞典)

逍遥八物汤 xiao yao ba wu tang

【英文名】Xiao Yao Ba Wu Decoction

【组成】人参、柴胡、白芍、归身、海螵蛸、山药、茯苓、甘草、肉桂。(中医方剂大辞典)

逍遥三花汤 xiao yao san hua tang

【英文名】Xiao Yao San Hua Decoction

【组成】柴胡、杭白芍、茯苓、白术、薄荷、六梅花、橘络、佛手花、玫瑰花、苏梗、八月札、制半夏、甘草。(江西中医药 1989,(3))

逍遥丸 xiao yao wan

【英文名】Xiao Yao Pill

【组成】当归、赤芍、醋柴胡、云苓、焦术、香附、甘草、丹皮、山栀、薄荷。(中医方剂大辞典)

逍遥冲剂 xiao yao chong ji

【英文名】Xiao Yao Medicinal Instant Granule

【组成】柴胡、当归、白芍、白术、茯苓、甘草、薄荷。((92)吉卫药准字 Z-13 号)

逍遥合剂 xiao yao he ji

【英文名】Xiao Yao Mixture

【组成】柴胡、当归、白芍、白术、茯苓、薄荷、甘草。(药品标准-中药成方制剂标准 1996)

逍遥汤 xiao yao tang

【英文名】Xiao Yao Decoction

【组成】人参、知母、竹青、滑石、生地黄、柴胡、犀角。(中医方剂大辞典)

逍遥饮 xiao yao yin

【英文名】Xiao Yao Drink

【组成】(1)当归、芍药、熟地、枣仁、茯神、远志、陈皮、炙甘草。(中医方剂大辞典)(2)柴胡、白茯苓、赤芍药、白术、当归。(中医方剂大辞典)

逍遥姜贝散 xiao yao jiang bei san

【英文名】Xiao Yao Jiang Bei Powder

【组成】柴胡、当归、白芍、茯苓、白术、瓜蒌、贝母、半夏、南星、生牡蛎、山慈菇。(中医方剂大辞典)

逍遥调经汤 xiao yao tiao jing tang

【英文名】Xiao Yao Tiao Jing Decoction

【组成】当归、生地、白芍、陈皮、丹皮、川芎、熟地、香附、甘草、泽兰、乌药、青皮、玄胡索、黄芩、枳壳、柴胡。(中医方剂大辞典)

逍遥散 xiao yao san

【英文名】Xiao Yao Powder

【异名】柴胡四物汤(中医方剂大辞典)

【组成】(1)柴胡、芍药、陈皮、牡丹皮、茯神、当归、白术、贝母、薄荷、黄连。(中医方剂大辞典)(2)当归、白芍、柴胡、黄芩、川芎、熟地黄、半夏、人参、麦门冬、甘草。(中医方剂大辞典)(3)地骨皮、甘草、黄芩、川芎、北柴胡、香附。(中医方剂大辞典)(4)当归、川芎、芍药、熟地黄、人参、半夏、柴胡、黄芩、陈皮、麦门冬、甘草。(中医方剂大辞典)(5)人参、知母、竹青、黄连、甘草、滑石、生地黄、韭根、柴胡、犀角。(中医方剂大辞典)(6)白芍、白术、白茯、归身、甘草、薄荷。(中医方剂大辞典)(7)当归、白芍、干葛、生地、川芎、黄芩、人参、麦冬、柴胡、乌梅肉。

(中医方剂大辞典)(8)麦门冬、当归、白芍、柴胡、黄芩、川芎、熟地、半夏、甘草。(中医方剂大辞典)(9)甘草、当归、茯苓、芍药、白术、柴胡。(中医方剂大辞典)(10)人参、白茯苓、柴胡、白术、黄芪。(中医方剂大辞典)(11)归身、焦白术、甘草、柴胡、丹皮、茯苓、焦山栀、白菊、白芍、杞子、石菖蒲。(中医方剂大辞典)(12)白术、川归、白芍、花粉、玄胡、地骨皮、石莲子、黄芩、薄荷、龙胆草。(中医方剂大辞典)(13)白术、白芍、当归、柴胡、茯苓、丹皮、薄荷、麦冬、山栀、牛膝、甘草。(中医方剂大辞典)(14)白术、茯苓、当归、白芍、生地、甘草、柴胡。(中医方剂大辞典)(15)软柴胡、白芍药、冬白术、当归身、白茯苓、粉甘草、钩藤钩、忍冬藤。(中医方剂大辞典)(16)白术、白芍、当归、柴胡、陈皮、半夏、鳖甲、甘草、茯苓。(中医方剂大辞典)(17)当归、白芍、茯苓、白术、柴胡、香附、丹皮、甘草、薄荷、黄芩。(中医方剂大辞典)

逍遥蒌贝散 xiao yao lou bei san

【英文名】Xiao Yao Lou Bei Powder

【组成】柴胡、当归、白芍、茯苓、白术、瓜蒌、贝母、半夏、南星、生牡蛎、山慈姑。(中医外科学)

逍遥颗粒 xiao yao ke li

【英文名】Xiao Yao Granule

【组成】柴胡、当归、白芍、白术、茯苓、甘草、薄荷。(药品标准－中药成方制剂标准 1998)

透天一块冰 tou tian yi kuai bing

【英文名】Tou Tian Yi Kuai Bing Prescription

【组成】黄连、冰片、硼砂、薄荷叶、槟榔、蒲黄、甘草、荆芥穗、黄柏、白沙糖。(中医方剂大辞典)

透天丸 tou tian wan

【英文名】Tou Tian Pill

【组成】(1)雄黄、龙脑叶、石菖蒲、片脑。(中医方剂大辞典)(2)乳香、麝香、天麻、没药、地榆、玄参、乌头、甜瓜子、麻黄。(中医方剂大辞典)

透水散 tou shui san

【英文名】Tou Shui Powder

【组成】蘧麦、石韦、木通、川大黄、川硝、陈橘皮、牵牛子、槟榔、滑石。(中医方剂大辞典)

透风气散 tou feng qi san

【英文名】Tou Feng Qi Powder

【组成】细辛、藿香、干蝎、羌活、白花蛇、独活、附子、天麻、牛膝、海桐皮、官桂、豆蔻、半夏、麝香、麻黄、僵蚕。(中医方剂大辞典)

透关丸 tou guan wan

【英文名】Tou Guan Pill

【组成】(1)大蒜、朱砂、蝎梢、细松烟墨、巴豆。(中医方剂大辞典)(2)续随子、大黄、长槟榔、木通、甘遂、大戟、腻粉。(《幼幼新书》卷二十一引《聚宝方》)(3)乳香、麝香、天麻、没药、地榆、玄参、乌头、甜瓜子、麻黄。(《圣济总录》卷六)

透关散 tou guan san

【英文名】Tou Guan Powder

【异名】搐鼻透关散(中医方剂大辞典)

【组成】(1)白豆蔻、子丁香、沉香、青皮、香附、橘红、枳实、青碌石。(中医方剂大辞典)(2)蜈蚣头、蝎梢、草乌头尖、川乌头底、胡椒、雄黄。(中医方剂大辞典)(3)雄黄、猪牙皂荚、藜芦。(中医方剂大辞典)(4)朱砂、水银、龙脑、腻粉、牛黄。(中医方剂大辞典)(5)麻黄根、天南星、威灵仙、萆薢、当归、人参、天麻、赤小豆。(中医方剂大辞典)

透冰丹 tou bing dan

【英文名】Tou Bing Pill

【组成】川大黄、益智子、茯苓、茯神、蔓荆子、威灵仙、天麻、仙灵脾、吴白芷、山栀子、麝香、细墨、川乌头。(中医方剂大辞典)

透红丸 tou hong wan

【英文名】Tou Hong Pill

【组成】缩砂仁、杏仁、巴豆、胭脂、川芎。(中医方剂大辞典)

透红匀气散 tou hong yun qi san

【英文名】Tou Hong Yun Qi Powder

【组成】当归、细辛、白芷、没药、泽兰、甘草、茴香、天仙藤、厚朴、乳香、肉桂、黑牵牛、生地黄、羌活。(中医方剂大辞典)

透肌丸 tou ji wan

【英文名】Tou Ji Pill

【组成】硇砂、斑蝥、乌头尖。(中医方剂大辞典)

透肌汤 tou ji tang

【英文名】Tou Ji Decoction

【组成】紫草、白芍药、升麻、秫米粉。(中医方剂大辞典)

透肌散 tou ji san

【英文名】Tou Ji Powder

【组成】(1)山慈菇、白矾、地茄儿、白及。(中医方剂大辞典)(2)升麻、紫草茸、甘草、僵蚕、鼠粘、紫苏、薄荷。(中医方剂大辞典)(3)炒牛蒡、葛根、荆芥、蝉蜕。(中医方剂大辞典)(4)紫草、木通、白芍药、人参、蝉蜕、升麻、甘草。(中医方剂大辞典)(5)紫草茸、绿升麻、粉甘草。(中医方剂大辞典)

透邪煎 tou xie jian

【英文名】Tou Xie Decoction

【组成】当归、芍药、防风、荆芥、炙甘草、升麻。(中医方剂大辞典)

透体异香丸 tou ti yi xiang wan

【英文名】Tou Ti Yi Xiang Pill

【异名】透体气口丸(中医方剂大辞典)
【组成】沉香、木香、丁香、藿香、没药、陵零香、甘松、缩砂、丁皮、官桂、白芷、细茶、香附、儿茶、白寇、槟榔、人参、乳香、檀香、三奈、细辛、益智、当归、川芎、乌药、麝香、朝脑、薄荷。(中医方剂大辞典)

透体香丸 tou ti xiang wan

【英文名】Tou Ti Xiang Pill
【组成】丁香、藿香、零零香、甘松、白芷、香附、当归、桂心、槟榔、益智、麝香、白豆蔻。(中医方剂大辞典)

透空丸 tou kong wan

【英文名】Tou Kong Pill
【组成】香附子、藁本、藿香叶、地龙、川芎、白僵蚕、干姜、甘草、干蝎、天麻、天南星、白芷、神曲、茴香、麦糵、胡椒、川乌头。(中医方剂大辞典)

透经丸 tou jing wan

【英文名】Tou Jing Pill
【组成】天麻、白附子、牛膝、木鳖子、当归、羌活、地龙、乳香、朱砂、没药。(中医方剂大辞典)

透经汤 tou jing tang

【英文名】Tou Jing Decoction
【组成】五积散、生附子。(中医方剂大辞典)

透经散 tou jing san

【英文名】Tou Jing Powder
【组成】川楝子、茴香、沉香、胡椒、全蝎、缩砂、木香、玄胡索。(中医方剂大辞典)

透罗丹 tou luo dan

【英文名】Tou Luo Pellet
【组成】(1)皂角、黑牵牛、半夏、大黄、杏仁、巴豆。(中医方剂大辞典)(2)粉霜、铅白霜、轻粉、生龙脑、金箔、水银、伏谷信砒。(中医方剂大辞典)

透表回春丸 tou biao hui chun wan

【英文名】Tou Biao Hui Chun Pill
【组成】防风、山豆根、川芎、赤小豆、羌活、牛蒡子、黄连、天花粉、荆芥、大青叶、赤芍、当归、甘草、栀子、连翘、滑石、薄荷、柴胡、玄参、黄芩、升麻、雄黄、朱砂。(药品标准－中药成方制剂标准 1991)

透顶清神散 tou ding qing shen san

【英文名】Tou Ding Qing Shen Powder
【组成】猪牙皂角、细辛、白芷、当归。(中医方剂大辞典)

透顶清凉散 tou ding qing liang san

【英文名】Tou Ding Qing Liang Powder
【组成】白芷、细辛、当归、明雄、牙皂。(中医方剂大辞典)

透顶散 tou ding san

【英文名】Tou Ding Powder
【组成】(1)川芎末、薄荷末、朴硝。(中医方剂大辞典)(2)细辛、瓜蒂、丁香、糯米、脑子、麝香。(中医方剂大辞典)(3)胆子矾。(中医方剂大辞典)

透涎丹 tou xian dan

【英文名】Tou Xian Pellet
【组成】橘红、半夏、防风、僵蚕、天麻、胆星、石菖蒲。(中医方剂大辞典)

透香丸 tou xiang wan

【英文名】Tou Xiang Pill
【组成】麝香、沉香、白檀香、龙脑、煎香、鸡舌香、丁香、黄熟香、鸡骨香、甘松香、川升麻、郁金香。(中医方剂大辞典)

透骨丸 tou gu wan

【英文名】Tou Gu Pill
【组成】(1)苍术、川乌、草乌、远志、川椒、当归、人参。(中医方剂大辞典)(2)针砂、硇砂。(中医方剂大辞典)(3)乳香、没药、川乌头、破故纸、晚蚕沙、川芎、荆芥穗、海桐皮、自然铜、草乌头、赤小豆。(中医方剂大辞典)(4)附子、麒麟竭、白僵蚕、地龙、干蝎、草乌头、五灵脂、骨碎补、麻黄、龙脑、麝香、丹砂、水银、硝石、甜硝、朴硝、马牙硝、乳香、没药。(中医方剂大辞典)

透骨丹 tou gu dan

【英文名】Tou Gu Pellet
【组成】(1)闹羊花子、乳香、没药、血竭。(中医方剂大辞典)(2)地骨皮、甜瓜子、芸苔子、乳香、没药、草乌头、苍术、牛膝、赤芍药、当归、川乌头、自然铜、五灵脂。(中医方剂大辞典)(3)天麻、全蝎、地黄、木瓜、没药、乳香、穿山甲、川芎。(中医方剂大辞典)(4)川乌、羌活、白茯苓、乳香、槟榔、木香、川芎、木瓜、沉香。(中医方剂大辞典)(5)草乌、甘草、黑牵牛。(中医方剂大辞典)(6)胡椒。(中医方剂大辞典)(7)青盐、大黄、轻粉、儿茶、胆矾、铜绿、雄黄、枯矾、皂矾、杏仁、麝香、冰片。(中医方剂大辞典)

透骨香药物按摩乳 tou gu xiang yao wu an mo ru

【英文名】Tou Gu Xiang Yao Wu An Mo Prescription
【组成】透骨香、红花、冰片等。(贵阳中医学院学报 1992,(3))

透骨散 tou gu san

【英文名】Tou Gu Powder
【异名】透骨丹(中医方剂大辞典)
【组成】(1)透骨草、生芝麻、羌活、独活、紫葡萄、冰糖、六安茶、槐花米、黑豆核、桃肉、生姜、大枣。(中医方剂大辞典)(2)当归、细辛、川芎、陈皮、甘草、猪胰子、红枣。(中医方剂大辞典)(3)蟾酥、八角儿、硇砂、轻粉、麝香、巴豆。(中医方剂大辞典)

透骨解毒汤 tou gu jie du tang

【英文名】Tou Gu Jie Du Decoction

【组成】紫草、甘草、当归、防风、陈皮、赤芍。(中医方剂大辞典)

透骨膏 tou gu gao

【英文名】Tou Gu Plaster

【组成】(1)八角儿、蟾酥、巴豆仁、粉霜、雄黄、麝香。(中医方剂大辞典)(2)生熟地黄、马鞭草、吴茱萸、白面、骨碎补、败姜屑、鳖甲、蒲黄。(中医方剂大辞典)

透骨镇风丸 tou gu zhen feng wan

【英文名】Tou Gu Zhen Feng Pill

【异名】透骨镇风丹(药品标准－中药成方制剂标准)

【组成】香加皮、甘松、荆芥、关木通、天麻、白芷、青风藤、羌活、麻黄、防风、独活、苍术、僵蚕、海桐皮、全蝎、木瓜、川乌、木贼、细辛、草乌、白附子、干姜、吴茱萸、丁香、山柰、肉豆蔻、草果、肉桂、红豆蔻、八角茴香。(药品标准－中药成方制剂标准 1992)

透骨镇风丹 tou gu zhen feng dan

【英文名】Tou Gu Zhen Feng Pill

【异名】透骨搜风丹(《全国中药成药处方集》天津方)

【组成】(1)菟丝子、续断、杜仲、甘松、杏仁、木通、五加皮、丹皮、虎骨、没药、当归、川芎、橘皮、厚朴、炒枳壳、白芷、荆芥、羌活、法半夏、南星、天麻、干姜、藿香、桔梗、连翘、巴戟、芦巴、青皮、益智仁、大茴香、滑石、草乌、清风藤、白豆蔻、米壳、远志、白芍、柏子仁、乌药、莪术、麻黄、石南藤、独活、黄芪、僵蚕、龟版、赤芍、防风、香附、地骨皮、吴茱萸、海桐皮、牛膝、苍术、全蝎、熟地、肉苁蓉、枳实、砂仁、木瓜、红豆蔻、肉桂、茯苓、川楝子、川乌、韭菜子、丁香、五味子、补骨脂、木贼草、山奈、细辛、小茴香、青盐、白附子、木香、肉果、鹿茸、乳香、良姜、草果仁、甘草、三棱、龙骨、自然铜、血竭、白术、人参。(中医方剂大辞典)(2)人参、羌活、没药、凤仙草、五加皮、乌药、丹皮、首乌、生地、麻黄、白芍、紫荆皮、黄芩、独活、青皮、防风、川军、赤芍、玄参、灵仙、申姜、茯苓、香附砂、草乌、川乌、木香、沉香、红花、牛膝、甘草、小茴香、葱仁、川连、白芷、全蝎、细辛、木瓜、天麻、僵蚕、当归、丁香、官桂、秦艽、鲜皮、炙虎胫。(全国中药成药处方集)(3)人参、凤仙花、当归、白芍、丹皮、紫荆皮、五加皮、川芎、羌活、乌药、首乌、乳香、没药、黄芩、熟军、青皮、香附、防风、独活、朱砂、赤芍、申姜、白术、茯苓、玄参、鲜皮、草蔻、白蔻、全蝎、红花、甘草节、茴香、牛膝、大黄、细辛、木瓜、僵蚕、秦艽、天麻、白芷、生地、麻黄、虎胫骨、沉香、丁香、官桂、祁蛇、菊花。(《全国中药成药处方集》)

透疹四紫汤 tou zhen si zi tang

【英文名】Tou Zhen Si Zi Decoction

【组成】紫浮萍、紫花地丁、紫草、紫菀、桑叶、苇根、蝉蜕、连翘、淡豆豉、山栀衣。(中医方剂大辞典)

透脓散 tou nong san

【英文名】Tou Nong Powder

【异名】透脓汤(中医方剂大辞典)

【组成】(1)黄芪、皂刺、白芷、川芎、牛蒡子、穿山甲、金银花、当归。(中医方剂大辞典)(2)黄芪、山甲、川芎、当归、皂角针。(中医方剂大辞典)(3)蛾口茧。(中医方剂大辞典)

透斑和中汤 tou ban he zhong tang

【英文名】Tou Ban He Zhong Decoction

【组成】葛根、猪苓、泽泻、茯苓、川芎、升麻、前胡、桔梗、柴胡、陈皮、半夏、甘草。(中医方剂大辞典)

透漏丹 tou lou dan

【英文名】Tou Lou Pellet

【组成】象牙末、黄蜂窝、僵蚕、虫退、广木香、乳香、没药、血竭。(中医方剂大辞典)

透膈丸 tou ge wan

【英文名】Tou Ge Pill

【组成】高良姜、天南星、缩砂仁、陈皮、拣丁香、青木香、肉桂。(中医方剂大辞典)

透膈宽肠散 tou ge kuan chang san

【英文名】Tou Ge Kuan Chang Powder

【组成】白牵牛、芒硝、川大黄、甘遂。(中医方剂大辞典)

透膈清凉羊肝散 tou ge qing liang yang gan san

【英文名】Tou Ge Qing Liang Yang Gan Powder

【组成】白术、苍术、莪术、水红花子、头发。(中医方剂大辞典)

透膈散 tou ge san

【英文名】Tou Ge Powder

【组成】(1)橘红、茯苓、半夏、桔梗、黄芩、木香、甘草、瓜蒌仁、杏仁、砂仁、枳实、生姜。(中医方剂大辞典)(2)硝石。(中医方剂大辞典)

逐尸饮 zhu shi yin

【英文名】Zhu Shi Drink

【组成】人参、白术、山茱萸、鳗鱼骨。(中医方剂大辞典)

逐气丸 zhu qi wan

【英文名】Zhu Qi Pill

【组成】(1)缩砂仁、红豆、良姜、青皮、陈皮、枳壳、甘草、干姜、木香、硇砂、木瓜、当归。(中医方剂大辞典)(2)沉香、破故纸、槟榔、郁李仁、黑牵牛、大皂角。(中医方剂大辞典)

逐气散 zhu qi san

【英文名】Zhu Qi Powder

【组成】樟柳根。(中医方剂大辞典)

逐水利尿方 zhu shui li niao fang

【英文名】Zhu Shui Li Niao Prescription

【组成】党参、黄芪、茯苓、白术、萆薢、车前子、泽泻、丹参、王不留行、吴茱萸、熟地、竹叶。(中医函授通讯 1991,(1))

逐水剂 zhu shui ji

【英文名】Fluid Eliminating Agents

【定义】指以峻下逐水药为主组成,具有攻逐水饮作用以治疗水饮壅盛于里的实证的方剂。(方剂学)

逐水散 zhu shui san

【英文名】Zhu Shui Powder

【组成】生商陆、赤豆、鲫鱼。(中医方剂大辞典)

逐火丹 zhu huo dan

【英文名】Zhu Huo Pellet

【组成】大黄、当归、荆芥、生甘草、黄芩、防风、黄芪、茯苓。(中医方剂大辞典)

逐风汤 zhu feng tang

【英文名】Zhu Feng Decoction

【组成】生箭芪、当归、羌活、独活、全蝎、全蜈蚣。(中医方剂大辞典)

逐风通痹汤 zhu feng tong bi tang

【英文名】Zhu Feng Tong Bi Decoction

【组成】生箭芪、麻黄、全当归、丹参、乳香、没药、全蝎。(中医方剂大辞典)

逐风散 zhu feng san

【英文名】Zhu Feng Powder

【组成】防风、荆芥、甘草、黄芩、半夏。(中医方剂大辞典)

逐污化痰丸 zhu wu hua tan wan

【英文名】Zhu Wu Hua Tan Pill

【组成】红花、苏木、桃仁、陈皮、半夏曲、贝母、香附、山楂、白术、灵脂。(中医方剂大辞典)

逐虫丸 zhu chong wan

【英文名】Zhu Chong Pill

【组成】水银、锡粉、硫黄、大黄。(中医方剂大辞典)

逐虫丹 zhu chong dan

【英文名】Zhu Chong Pellet

【组成】白薇、茯苓、雷丸、甘草、槟榔、黄连、使君子、乌梅。(中医方剂大辞典)

逐虫煎 zhu chong jian

【英文名】Zhu Chong Decoction

【组成】苦楝根皮、使君子肉、生姜。(中医方剂大辞典)

逐血丹 zhu xue dan

【英文名】Zhu Xue Pellet

【组成】当归尾、大黄、红花、桃仁、天花粉、枳壳、厚朴、丹皮、水蛭。(中医方剂大辞典)

逐血四物汤 zhu xue si wu tang

【英文名】Zhu Xue Si Wu Decoction

【组成】四物汤、香附、红花、桃仁泥。(中医方剂大辞典)

逐血补心汤 zhu xue bu xin tang

【英文名】Zhu Xue Bu Xin Decoction

【组成】红花、赤芍药、生地黄、桔梗、苏叶、前胡、茯苓、防风、牛胆南星、黄连、粉葛、当归、薄荷、人参、升麻、半夏、甘草。(中医方剂大辞典)

逐血破瘀汤 zhu xue po yu tang

【英文名】Zhu Xue Po Yu Decoction

【组成】水蛭、虻虫、地龙、蛰虫、黑丑、路路通、透骨草、水红花子、盘龙参、紫草。(中医方剂大辞典)

逐衣汤 zhu yi tang

【英文名】Zhu Yi Decoction

【组成】三棱、蓬术、官桂、赤芍、香附、甘草、乌药。(中医方剂大辞典)

逐邪丸 zhu xie wan

【英文名】Zhu Xie Pill

【组成】湿生虫、百节虫、砒霜、棕子角。(中医方剂大辞典)

逐邪四物汤 zhu xie si wu tang

【英文名】Zhu Xie Si Wu Decoction

【组成】川芎、当归、芍药、熟地、白附子、羌活、独活、薄荷、白芷。(中医方剂大辞典)

逐邪杀蛇汤 zhu xie sha she tang

【英文名】Zhu Xie Sha She Decoction

【组成】当归、白芍、枳壳、槟榔、莱菔子、地榆、大黄。(中医方剂大辞典)

逐邪至神丹 zhu xie zhi shen dan

【英文名】Zhu Xie Zhi Shen Pellet

【组成】金银花、蒲公英、人参、当归、生甘草、大黄、天花粉。(中医方剂大辞典)

逐邪散 zhu xie san

【英文名】Zhu Xie Powder

【组成】皂子、斑蝥。(中医方剂大辞典)

逐呆仙丹 zhu dai xian dan

【英文名】Zhu Dai Xian Pellet

【组成】人参、白术、茯神、半夏、白芥子、附子、白薇、菟丝子、丹砂。(中医方剂大辞典)

逐狐丹 zhu hu dan

【英文名】Zhu Hu Pellet

【组成】白术、沙参、柴胡、白芍、王不留行。(中医方剂大辞典)

逐狐汤 zhu hu tang

【英文名】Zhu Hu Decoction

【组成】人参、白术、茯苓、肉桂、橘核、白薇、荆芥、半夏、甘草。(中医方剂大辞典)

逐疝汤 zhu shan tang

【英文名】Zhu Shan Decoction

【组成】人参、茯苓、泽泻、丹皮、沉香、花椒、吴萸、桂、附。(中医方剂大辞典)

逐虎负隅煎 zhu hu fu yu jian

【英文名】Zhu Hu Fu Yu Decoction

【组成】升麻、薄荷、姜皮、通草、藁本、防风、甘草、香附、蜀漆、皂角刺。(中医方剂大辞典)

逐客汤 zhu ke tang

【英文名】Zhu Ke Decoction

【组成】柴胡、茯苓、半夏、白芍、炒栀子、菖蒲、枳壳、神曲、甘草、白术、白矾。(中医方剂大辞典)

逐毒丸 zhu du wan

【英文名】Zhu Du Pill

【组成】连翘、赤芍、生栀子、黄芩、银花、白芷、防风、当归尾、花粉、薄荷、大黄、甘草、乳香、没药、元明粉、麝香、牛黄。(中医方剂大辞典)

逐毒丹 zhu du dan

【英文名】Zhu Du Pellet

【组成】贝母。(中医方剂大辞典)

逐贼出壁饮 zhu zei chu bi yin

【英文名】Zhu Zei Chu Bi Drink

【组成】大黄、防风、栀子、玄参、赤芍、黄连、荆芥、甘草、花粉、薄荷、连翘、前仁、灯心、银花。(中医方剂大辞典)

逐秽丹 zhu hui dan

【英文名】Zhu Hui Pellet

【组成】当归尾、大黄、甘草、枳实、丹皮。(中医方剂大辞典)

逐秽消胀汤 zhu hui xiao zhang tang

【英文名】Zhu Hui Xiao Zhang Decoction

【组成】白术、雷丸、白薇、甘草、人参、大黄、当归、丹皮、莱菔子、红花。(中医方剂大辞典)

逐虚汤 zhu xu tang

【英文名】Zhu Xu Decoction

【组成】白术、防风、黄芪、人参、陈皮、甘草、桂枝。(中医方剂大辞典)

逐蛊汤 zhu gu tang

【英文名】Zhu Gu Decoction

【组成】当归、焦术、莱菔、大黄、丹皮、人参、雷丸、白薇、红花、甘草。(中医方剂大辞典)

逐黄散 zhu huang san

【英文名】Zhu Huang Powder

【组成】栝楼。(中医方剂大辞典)

逐寒丹 zhu han dan

【英文名】Zhu Han Pellet

【组成】熟地、当归、桂枝、麻黄、加皮、灵仙、川乌、续断、牛膝、炙草、甜酒。(中医方剂大辞典)

逐寒回阳汤 zhu han hui yang tang

【英文名】Zhu Han Hui Yang Decoction

【组成】人参、白术、附子、肉桂、干姜。(中医方剂大辞典)

逐寒返魂汤 zhu han fan hun tang

【英文名】Zhu Han Fan Hun Decoction

【组成】人参、良姜、附子、茯苓、白术、丁香。(中医方剂大辞典)

逐寒荡惊汤 zhu han dang jing tang

【英文名】Zhu Han Dang Jing Decoction

【组成】胡椒、炮姜、肉桂、丁香。(中医方剂大辞典)

逐寒散 zhu han san

【英文名】Zhu Han Powder

【组成】蛇床子、藁本、茵陈、防风。(中医方剂大辞典)

逐寒趁痛散 zhu han chen tong san

【英文名】Zhu Han Chen Tong Powder

【组成】麻黄、官桂、紫苏、藿香、羌活、细辛、白术、茯苓、防己、甘草。(中医方剂大辞典)

逐湿汤 zhu shi tang

【英文名】Zhu Shi Decoction

【组成】牵牛、大黄、木通、黄柏、芍药、牛蒡子、茯苓、茵陈。(中医方剂大辞典)

逐痫丸 zhu xian wan

【英文名】Zhu Xian Pill

【组成】灵砂、乳香、胆南星、川连。(中医方剂大辞典)

逐痰丸 zhu tan wan

【英文名】Zhu Tan Pill

【组成】(1)紫海蛤、南星、黄连、半夏、陈皮、青皮、大黄、青黛、木香。(中医方剂大辞典)(2)陈皮、半夏、南星、香附子。(中医方剂大辞典)

逐痰汤 zhu tan tang

【英文名】Zhu Tan Decoction

【组成】(1)广橘红、半夏、甘草、大附子、川贝母。(中医方剂大辞典)(2)大黄、黄芩、沉香、枳实、半夏、南星。(中医方剂大辞典)

逐痰饮 zhu tan yin

【英文名】Zhu Tan Drink

【组成】南星、半夏、竹沥、姜汁、瓜蒌、僵蚕、天麻、龙齿、石菖蒲、远志、附子。(中医方剂大辞典)

逐痹丹 zhu bi dan

【英文名】Zhu Bi Pellet

【组成】人参、茯苓、肉桂、升麻、甘草、薏仁、神曲、白术。(中医方剂大辞典)

逐痹汤 zhu bi tang

【英文名】Zhu Bi Decoction

【组成】麻黄、细辛、羌活、独活、黄芪、全虫、蜈蚣、蛰虫、丹参、天南星、徐长卿。(实用中医内科杂志 1988,2(3))

逐瘀化痰汤 zhu yu hua tan tang

【英文名】Zhu Yu Hua Tan Decoction

【组成】桃仁泥、粉丹皮、当归、川芎、半夏、胆星、青礞石、天竺黄、大白、陈皮、甘草。(中医方剂大辞典)

逐瘀止血汤 zhu yu zhi xue tang

【英文名】Zhu Yu Zhi Xue Decoction

【异名】逐瘀止崩汤(中医方剂大辞典、傅青主女科)

【组成】生地、大黄、赤芍、丹皮、当归尾、枳壳、龟版、桃仁。(中医方剂大辞典)

逐瘀夺命丹 zhu yu duo ming dan

【英文名】Zhu Yu Duo Ming Pellet

【组成】益母草、白芷、泽兰、甘草、冬葵子、生地、丹皮、干姜、官桂、当归、附子、赤芍、南星、苏木、牛膝。(中医方剂大辞典)

逐瘀汤 zhu yu tang

【英文名】Zhu Yu Decoction

【组成】(1)刘寄奴、茜根、王不留行、漆渣、归尾、赤芍、生地、桃仁、红花、紫草、楂肉、青皮、苏木。(中医方剂大辞典)(2)水蛭、雷丸、红花、枳壳、白芍、牛膝、当归、桃仁。(中医方剂大辞典)(3)当归、红花、生地、官桂、乌药、桃仁。(中医方剂大辞典)(4)川芎、白芷、生干地黄、赤芍药、五灵脂、枳壳、阿胶、蓬莪术、茯神、木通、生甘草、大黄、桃仁。(中医方剂大辞典)

逐瘀至神丹 zhu yu zhi shen dan

【英文名】Zhu Yu Zhi Shen Pellet

【组成】当归、大黄、生地、赤芍药、桃仁、红花、丹皮、败龟版。(中医方剂大辞典)

逐瘀饮 zhu yu yin

【英文名】Zhu Yu Drink

【组成】冬葵子、红花、滑石、桃仁、牛膝、延胡索、牡丹皮、木香。(中医方剂大辞典)

逐瘀定痛散 zhu yu ding tong san

【英文名】Zhu Yu Ding Tong Powder

【组成】归尾、元胡索、红花、五灵脂、赤芍、桃仁、甘草、川山甲、乳香、没药。(中医方剂大辞典)

逐瘀活络汤 zhu yu huo luo tang

【英文名】Zhu Yu Huo Luo Decoction

【组成】制川乌、制草乌、生乳香、生没药、制南星、地龙、三七、木香、乌药。(中级医刊 1990,25(4))

逐瘀温宫汤 zhu yu wen gong tang

【英文名】Zhu Yu Wen Gong Decoction

【组成】小茴香、干姜、肉桂、吴茱萸、细辛、元胡、五灵脂、当归、蒲黄、赤芍、乌药、乳香、没药、半夏。

逐瘀煎 zhu yu jian

【英文名】Zhu Yu Decoction

【组成】当归、白芍、青皮、槟榔、黄芩、黄连、大黄、木香、桂心、甘草。(中医方剂大辞典)

逐瘟神圣丹 zhu wen shen sheng dan

【英文名】Zhu Wen Shen Sheng Pellet

【组成】大黄、玄参、柴胡、石膏、麦冬、荆芥、白芍、滑石、天花粉。(中医方剂大辞典)

逐魑丹 zhu chi dan

【英文名】Zhu Chi Pellet

【组成】苍术、干姜、良姜、茯苓、甘草、肉桂、杜仲。(中医方剂大辞典)

逐鳖汤 zhu bie tang

【英文名】Zhu Bie Decoction

【组成】当归、川芎、赤芍、三棱、莪术。(中医方剂大辞典)

通下丸 tong xia wan

【英文名】Tong Xia Pill

【组成】巴豆、大黄粉、赤芍、木香。(中西医结合杂志 1987,7(9))

通下解毒汤 tong xia jie du tang

【英文名】Tong Xia Jie Du Decoction

【组成】大黄、黄连、丹皮、桔梗、银花、连翘、山豆根、桃仁、红花、皂刺。(湖北中医杂志 1991,(4))

通中散 tong zhong san

【英文名】Tong Zhong Powder

【组成】(1)神曲。(中医方剂大辞典)(2)牵牛子、槟榔、桂心、干姜、木香。(中医方剂大辞典)(3)萝卜子、沉香、白术、草豆蔻。(中医方剂大辞典)

通化汤 tong hua tang

【英文名】Tong Hua Decoction

【组成】石菖蒲、连翘、竹茹、薄荷、橘红、黄连、桔梗、僵蚕、甘草、蜈蚣、全蝎。(中医方剂大辞典)

通天口服液 tong tian kou fu ye

【英文名】Tong Tian Peroral Liquid

【组成】川芎、赤芍、天麻、羌活、白芷、细辛、菊花、薄荷等。((98)卫药准字 Z-015 号)

通天再造散 tong tian zai zao san

【英文名】Tong Tian Zai Zao Powder

【异名】再造散(中医方剂大辞典、三因)

【组成】(1)锦纹大黄、皂角刺。(中医方剂大辞典)(2)郁金、大黄、白牵牛、皂角刺。(中医方剂大辞典)

通天散 tong tian san

【英文名】Tong Tian Powder

【组成】(1)大黄、独生皂角。(中医方剂大辞典)(2)芒硝、雄黄。(中医方剂大辞典)(3)参、陈皮、桂枝、川芎、熟地、芍药、当归、紫草、红花、木香、甘草、知母、荔枝壳。(中医方剂大辞典)(4)赤芍药、川芎、黄连、黄芩、玄胡索、草乌头、当归、乳香。(中医方剂大辞典)

通心汤 tong xin tang

【英文名】Tong Xin Decoction

【组成】沉香、砂仁、当归、香附、元胡、炒五灵脂、没药、

黄芪、党参、麦冬、丹参、桂枝。(陕西中医 1992,13(9))

通心饮 tong xin yin

【英文名】Tong Xin Drink

【组成】(1)木通、栀子、黄芩、瞿麦、连翘、枳壳、川楝子、甘草。(中医方剂大辞典)(2)木通、连翘。(中医方剂大辞典)

通心固肾汤 tong xin gu shen tang

【英文名】Tong Xin Gu Shen Decoction

【组成】生地黄、淮山药、炒枣仁、山萸肉、茯苓、芡实、金樱子、煅龙骨、煅牡蛎、莲须、远志、菖蒲、珠砂。(中医正骨 1990,2(4))

通气丸 tong qi wan

【英文名】Tong Qi Pill

【组成】(1)甘草、甘遂、麝香。(中医方剂大辞典)(2)葫芦巴、补骨脂、玄参、杜仲、川楝子、三棱、羌活、茴香、麻黄。(中医方剂大辞典)(3)海藻、海带、昆布、泽泻、木通、猪靥、羊靥、海蛤、连翘。(中医方剂大辞典)(4)海藻、海带、昆布、木通、甘草、诃子、薄荷、杏仁。(中医方剂大辞典)(5)附子、大蒜头、赤小豆、白花商陆根、南木香、沉香、车前子。(中医方剂大辞典)(6)木通、射干、杏仁、恶实、昆布、诃黎勒、海藻、黄芪、白茯苓。(中医方剂大辞典)(7)胶饴、蜀椒、乌头、桂心、大附子、干姜、人参、杏仁、天门冬、蜈蚣。(中医方剂大辞典)(8)丁香皮、黑牵牛、京三棱、蓬莪术、青橘皮、陈橘皮、白术、益智仁、茴香、萝卜子、缩砂仁、枳壳。(中医方剂大辞典)

通气汤 tong qi tang

【英文名】Tong Qi Decoction

【异名】通气散(中医方剂大辞典、千金)

【组成】(1)羌活、独活、苍术、防风、升麻、葛根、白芷、甘草、川椒。(中医方剂大辞典)(2)柴胡、石菖蒲、知母、黄柏、白芷、防风、羌活、乌药、枳壳、甘草、干生姜、全蝎。(中医方剂大辞典)(3)羌活、独活、防风、葛根、升麻、川芎、苍术、炙草、黄芪、白芷、黄连、黄柏。(中医方剂大辞典)(4)犀角、射干、桔梗、马蔺、甘草。(中医方剂大辞典)(5)荜茇、连皮大腹、沉香、草豆蔻、木香、干姜、诃黎勒、甘草、青橘皮、桂、枳壳、桃仁、槟榔。(中医方剂大辞典)(6)牵牛、鼠粘子、防风、枳壳、甘草。(中医方剂大辞典)(7)半夏、生姜、橘皮、桂心。(中医方剂大辞典)(8)半夏、生姜、橘皮、吴茱萸。(中医方剂大辞典)(9)半夏、生姜、桂心、大枣。(中医方剂大辞典)

通气防风汤 tong qi fang feng tang

【英文名】Tong Qi Fang Feng Decoction

【异名】防风通气汤(中医方剂大辞典)

【组成】(1)苍术、羌活、茯苓、泽泻、白术、陈皮、甘草、桂枝节、威灵仙、桔梗、防风、赤芍。(中医方剂大辞典)(2)防风、羌活、陈皮、人参、甘草、藁本、青皮、白豆蔻、黄柏、升麻、柴胡、黄芪。(中医方剂大辞典)

通气饮 tong qi yin

【英文名】Tong Qi Drink

【组成】(1)甘菊、幽兰、木香、归尾、川芎、红花、山楂、通草、藿香、桔梗、前胡、陈皮、荆芥、玄参、连翘、丹参。(中医方剂大辞典)(2)桔梗、紫菀、白术、茯苓、甘草、茵陈、益智仁、贝母。(中医方剂大辞典)(3)木通、瓜蒌子、忍冬花粉、甘草、贝母、紫苏叶。(中医方剂大辞典)

通气活血汤 tong qi huo xue tang

【英文名】Tong Qi Huo Xue Decoction

【组成】柴胡、香附、川芎、丹参、赤芍、红花、降香、白芷、全蝎、蛰虫。(国医论坛 1991,(5))

通气散 tong qi san

【英文名】Tong Qi Powder

【异名】通圣散(中医方剂大辞典、外科精义)

【组成】(1)茴香、石菖蒲、人参、延胡索、陈皮、木香、羌活、僵蚕、川芎、蝉蜕、穿山甲、甘草。(中医方剂大辞典)(2)玄参、猪牙皂角、川芎、北细辛、藜芦、草乌头、羊踯躅花。(中医方剂大辞典)(3)木通、木香、枳壳、菖蒲、川芎、柴胡、陈皮、白芷、羌活、僵蚕、全蝎、蝉蜕、甘草、川山甲。(中医方剂大辞典)(4)陈皮、苏叶、枳壳、木通。(中医方剂大辞典)(5)陈皮、阿胶、甘草。(中医方剂大辞典)(6)穿山甲、蝼蛄、麝香。(中医方剂大辞典)(7)茴香、木香、全蝎、陈皮、玄胡、穿山甲、羌活、僵蚕、川芎、蝉蜕、菖蒲、甘草。(中医方剂大辞典)(8)防风、藁本、独活、羌活、黄芩、黄连、人参、黄芪。(中医方剂大辞典)(9)玄胡、猪牙皂角、川芎、藜芦、羊踯躅花。(中医方剂大辞典)(10)穿山甲、白牵牛、玄胡索、陈皮、木香、舶上硫黄、厚朴、甘草、黑牵牛。(中医方剂大辞典)(11)川芎、当归、白芍、杜仲、阿胶、茴香、川断、补骨脂、山药、橘核、防风、独活、香附、甘草、葱白、草薢。(中医方剂大辞典)(12)象牙、鹅羽、磁石。(中医方剂大辞典)(13)青橘皮、木香、槟榔。(中医方剂大辞典)(14)郁李仁、木香、槟榔、大黄、芍药、细辛、人参、山芋、桂、甘草、牡丹皮。(中医方剂大辞典)(15)破故纸。(中医方剂大辞典)

通气散加味 tong qi san jia wei

【英文名】Tong Qi San Jia Wei Decoction

【组成】柴胡、香附、川芎、荜拔、葛根、川羌、白芷、蔓荆子、土虫、全虫。(内蒙古中医药 1988,(4))

通圣丸 tong sheng wan

【英文名】Tong Sheng Pill

【组成】(1)防风、桔梗、麻黄、甘草、当归、川芎、滑石、白芍、石膏、白术、芒硝、连翘、黄芩、黑栀、薄荷、荆芥。(中医方剂大辞典)(2)防风、当归、白芍、白术、黑栀、荆芥、干姜。(中医方剂大辞典)(3)干姜、白矾、硫黄、桂、肉豆蔻仁、附子、吴茱萸、缩砂仁、诃黎勒皮。(中医方剂大辞典)

通圣饼 tong sheng bing

【英文名】Tong Sheng Medicated Diet

【组成】(1)黄连末、巴豆、独头蒜、盐、皂角末。(中医方剂大辞典)(2)净黄连、巴豆、生蒜、生盐。(中医方剂大辞典)(3)天麻、使君子、白僵蚕、白附子、天南星、乳香、青黛、蝎梢、腻粉、水银、黑铅、麝香、龙脑、无食子。(中医方剂大辞典)

通圣散 tong sheng san

【英文名】Tong Sheng Powder

【异名】至圣散(中医方剂大辞典、卫生总微)

【组成】(1)川芎、当归、麻黄、薄荷、连翘、白芍、黄芩、石膏、桔梗、滑石、荆芥、栀子、白术、甘草。(中医方剂大辞典)(2)桃仁、硇砂。(中医方剂大辞典)(3)乌贼鱼骨、铜青。(中医方剂大辞典)(4)蝎尾、晚蚕蛾、天浆子、白附子、朱砂、麝香。(中医方剂大辞典)(5)谷精草、天南星、贯众、黄柏、麝香。(中医方剂大辞典)(6)大枣、乌梅、干姜、甘草。(中医方剂大辞典)(7)金星石、银星石、太阴玄精石、云丹、阳起石、不灰木。(中医方剂大辞典)(8)白菊花、绿豆皮、谷精草。(中医方剂大辞典)

通用止带方 tong yong zhi dai fang

【英文名】Tong Yong Zhi Dai Prescription

【组成】苍术、黄柏、淮牛膝、乌贼骨、白芍、芡实、茜草炭。(湖南中医杂志 1989,(6))

通用消肿散 tong yong xiao zhong san

【英文名】Tong Yong Xiao Zhong Powder

【组成】枯矾、月石、黄柏、白芷、生蒲黄、冰片。(南京中医学院学报 1992,(3))

通用痛风丸 tong yong tong feng wan

【英文名】Tong Yong Tong Feng Pill

【组成】南星、苍术、黄柏、川芎、白芷、神曲、桃仁、威灵仙、羌活、防已、桂枝、红花、草龙胆。(中医方剂大辞典)

通任种子汤加味 tong ren zhong zi tang jia wei

【英文名】Tong Ren Zhong Zi Jia Wei Decoction

【组成】香附、丹参、赤芍、白芍、桃仁、红花、川芎、当归、连翘、小茴香、络石降、炙甘草、穿山甲、川牛膝、王不留行、路路通。(山东中医杂志 1990,9(1))

通光丸 tong guang wan

【英文名】Tong Guang Pill

【组成】苍术、黄芩、朴硝、甘草。(中医方剂大辞典)

通关丸 tong guan wan

【英文名】Tong Guan Pill

【组成】(1)甘遂、丑牛。(中医方剂大辞典)(2)黄柏、知母、肉桂、滑石、木通。(中医方剂大辞典)

通关止血丸 tong guan zhi xue wan

【英文名】Tong Guan Zhi Xue Pill

【组成】枯白矾、沉香、半夏、糯米、麝香。(中医方剂大辞典)

通关导滞散 tong guan dao zhi san

【英文名】Tong Guan Dao Zhi Powder

【组成】木香、槟榔、枳壳、当归尾、厚朴、大黄。(中医方剂大辞典)

通关汤 tong guan tang

【英文名】Tong Guan Decoction

【组成】吴萸、青木香。(中医方剂大辞典)

通关利窍散 tong guan li qiao san

【英文名】Tong Guan Li Qiao Powder

【组成】麝香、半夏、青黛、猪牙皂角。(中医方剂大辞典)

通关饮 tong guan yin

【英文名】Tong Guan Drink

【异名】通关散(中医方剂大辞典、医学正传)

【组成】人参、白术、茯苓、炙甘草、桔梗、防风、荆芥、薄荷、干姜。(中医方剂大辞典)

通关青金散 tong guan qing jin san

【英文名】Tong Guan Qing Jin Powder

【组成】薄荷叶、好朴硝、川芎、青黛、脑子。(中医方剂大辞典)

通关神应散 tong guan shen ying san

【英文名】Tong Guan Shen Ying Powder

【组成】山慈姑、硼砂、海巴、川连、珍珠、明矾、冰片、辰砂、红铁皮。(中医方剂大辞典)

通关消炎汤 tong guan xiao yan tang

【英文名】Tong Guan Xiao Yan Decoction

【组成】知母、黄柏、肉桂、炮甲粉、鱼腥草、金银花、地丁、千里光、黄连。(河北中医 1987,(1))

通关散 tong guan san

【英文名】Tong Guan Powder

【异名】通窍烟(中医方剂大辞典、良朋汇集)

【组成】(1)猪牙皂、鹅不食草、细辛。(中医方剂大辞典)(2)白细辛、牙皂、石菖蒲、半夏、生南星、蟾酥、元寸。(中医方剂大辞典)(3)牙皂、巴豆仁、枳壳。(中医方剂大辞典)(4)牙皂、白芷、细辛、冰片、麝香、蟾酥。(中医方剂大辞典)(5)牙皂、川芎、麝香、北细辛。(中医方剂大辞典)(6)牙皂、川芎。(中医方剂大辞典)(7)细辛、猪牙皂、藜芦、白矾末。(中医方剂大辞典)(8)半夏、皂角、细辛、薄荷。(中医方剂大辞典)(9)南星、皂角、细辛、薄荷、半夏。(中医方剂大辞典)(10)南星、石菖蒲。(中医方剂大辞典)(11)硼砂、胆矾。(中医方剂大辞典)(12)猪牙皂、细辛、麝。(中医方剂大辞典)(13)生南星、半夏、猪牙皂。(中医方剂大辞典)(14)牙皂、细辛、藜芦、川乌尖、石菖蒲、雄黄、麝香。(中医方剂大辞典)(15)白芍、茯苓、甘草、枳壳、神曲、白豆蔻、川芎、生姜汁、柴胡。(中医方剂大辞典)(16)牙皂、半夏、藜芦、细辛、苦参。(中医方剂大辞典)(17)细辛、猪牙皂角。(中医方剂大辞典)(18)南星、麝香、猪牙皂角、赤蜈蚣、直僵蚕。(中医方剂大辞典)(19)大黄、牡蛎、山栀子、地龙、甘草。(中医方剂大辞典)(20)陈皮、西灯草、瞿麦、山栀子、白茯苓。(中医方剂大辞典)(21)细辛、薄荷叶、牙皂、雄黄。(中医方剂大辞典)(22)香附子、川芎、荆芥、白僵蚕、细辛茎、猪牙皂角。(中医方剂大辞典)(23)半夏、百草霜。(中医方剂大辞典)(24)生白矾、沧盐。(中医方剂大辞典)(25)羌活、独活、防风、天麻、山栀子、大黄、甘草、滑石。(中医方剂大辞典)(26)白矾、直僵蚕、南星、藜芦、全蝎。(中医方剂大辞典)(27)盆硝、甘草、蒲黄、白僵蚕、青黛。(中医方剂大辞典)(28)蜈蚣、麝香、草乌头尖。(中医方剂大辞典)(29)山茵陈叶、薄荷叶、藁本、木贼、当归、川乌头、蝉蜕、川芎、甘草、香白芷、羌活、荜茇、石膏、麻黄、荆芥穗、防风。(中医方剂大辞典)(30)抚穹、川芎、川乌、龙脑、薄荷、白芷、甘草、细辛。(中医方剂大辞典)(31)巴豆。(中医方剂大辞典)(32)枯白矾、雄黄、藜芦、白僵蚕、猪牙皂角。(中医方剂大辞典)(33)乳汁、葱白。(中医方剂大辞典)(34)山栀子、大黄、木通、甘草、瞿麦、茯苓、人参、滑石、车前子、地萹蓄。(中医方剂大辞典)(35)白僵蚕、羌活、麝香。(中医方剂大辞典)(36)原蚕蛾、白附子、苦参、益智、蒺藜子、干薄荷。(中医方剂大辞典)(37)旌德乌头、藁本、防风、当归、白芷、天南星、川芎、干姜、雄黄、桂。(中医方剂大辞典)(38)麦蘖、马兜铃、诃子、芫花、朱砂、白丁香、黄丹、硼砂、白矾、铅白霜。(中医方剂大辞典)(39)生乌头、青矾。(中医方剂大辞典)(40)吴茱萸、羌活、附子、芎䓖、五加皮、桂心、防风、麻黄、旋覆花、甘草。(中医方剂大辞典)(41)附子、干姜、甘草、黄芪、桔梗、防风、羌活、加皮、桂心。(中医方剂大辞典)(42)附子、干姜、桂心、麻黄。(中医方剂大辞典)

通关膏 tong guan gao

【英文名】Tong Guan Plaster

【组成】乳香、轻粉。(中医方剂大辞典)

通关瞿麦汤 tong guan qu mai tang

【英文名】Tong Guan Qu Mai Decoction

【组成】瞿麦穗、芍药、大黄、当归、葵子、甘草、榆白皮、栀子仁、木通、石韦、大麻仁。(中医方剂大辞典)

通导散 tong dao san

【英文名】Tong Dao Powder

【组成】大黄、生地黄、桃仁、枳壳、赤芍、当归、陈皮、木通、朴硝、甘草。(中医方剂大辞典)

通汗煎 tong han jian

【英文名】Tong Han Decoction

【组成】生姜、葱白、茶叶、黑糖。(中医方剂大辞典)

通耳丸 tong er wan

【英文名】Tong Er Pill

【组成】穿山甲、蝎梢、麝香。(中医方剂大辞典)

通耳丹 tong er dan

【英文名】Tong Er Pellet

【组成】安息香、桑白皮、阿魏、朱砂。(中医方剂大辞典)

通耳方 tong er fang

【英文名】Tong Er Prescription

【组成】白矾。(中医方剂大辞典)

通耳法 tong er fa

【英文名】Tong Er Prescription

【异名】通耳散(中医方剂大辞典、奇效良方)

【组成】磁石、穿山甲。(中医方剂大辞典)

通耳神丹 tong er shen dan

【英文名】Tong Er Shen Pellet

【组成】鼠胆、龙齿、冰片、麝香、朱砂、乳香、潮脑。(中医方剂大辞典)

通血散 tong xue san

【英文名】Tong Xue Powder

【组成】(1)草决明、防风、荆芥、赤芍、当归、大黄、山栀、羌活、木贼、蒺藜、甘草。(中医方剂大辞典)(2)生地、赤芍、当归、川芎、防风、苏木、荆芥、菊花、红花、炙甘草。(中医方剂大辞典)(3)当归尾、枳壳、木通、泽兰、大黄、桃仁、苏木、红花。(中医方剂大辞典)(4)大黄、当归。(中医方剂大辞典)

通达饮 tong da yin

【英文名】Tong Da Drink

【组成】当归、桃仁、大黄、猪苓、泽泻、木香、附子、滑石、玄胡索。(中医方剂大辞典)

通闭方 tong bi fang

【英文名】Tong Bi Prescription

【组成】大黄、槟榔、赤苓、枳壳、诃子、腹绒。(中医方剂大辞典)

通闭片 tong bi pian

【英文名】Tong Bi Tablet

【组成】黄芪、党参、当归、鸡血藤、川芎、丹参、玄参、乳香、没药、甘草。(中医药学报 1989,(3))

通闭汤 tong bi tang

【英文名】Tong Bi Decoction

【组成】枳壳、防风、甘草。(中医方剂大辞典)

通闭散 tong bi san

【英文名】Tong Bi Powder

【组成】香附、陈皮、赤茯苓。(中医方剂大辞典)

通阳抑阴煎 tong yang yi yin jian

【英文名】Tong Yang Yi Yin Decoction

【组成】当归、琥珀、辰砂、丹参、远志、沉香、破故纸、益智仁、茯神、白术、枣、姜。(中医方剂大辞典)

通利方 tong li fang

【英文名】Tong Li Prescription

【组成】独蒜。(中医方剂大辞典)

通利湿气丸 tong li shi qi wan

【英文名】Tong Li Shi Qi Pill

【组成】沉香、木香、丁香、巴霜、陈皮、青皮、莪术、乌梅肉、黄连、槟榔。(中医方剂大辞典)

通利膏 tong li gao

【英文名】Tong Li Ointment

【组成】杏仁、乳香、皂子、大轻粉。(中医方剂大辞典)

通快饮 tong kuai yin

【英文名】Tong Kuai Drink

【组成】(1)黄连、茯苓、白芍、黄芩、车前子、枳壳、厚朴。(中医方剂大辞典)(2)山楂、麦芽、苍术、莱菔子、枳实、木通、大黄、槟榔。(中医方剂大辞典)

通灵丸 tong ling wan

【英文名】Tong Ling Pill

【组成】(1)白附子、僵蚕、全蝎、麝香。(中医方剂大辞典)(2)荆三棱、酸石榴、杏仁、苦葶苈、甘遂、大戟、大黄、巴豆、芫花、五灵脂、盐豉、乌梅。(中医方剂大辞典)(3)五灵脂、巴豆、杏仁、砒黄、川乌头、芫花、皂荚、自然铜。(中医方剂大辞典)

通灵玉粉 tong ling yu fen

【英文名】Tong Ling Yu Powder

【组成】硫黄。(中医方剂大辞典)

通灵黄金膏 tong ling huang jin gao

【英文名】Tong Ling Huang Jin Plaster

【组成】木香、当归、金毛狗脊、防风、白及、白蔹、香白芷、白术、乳香、松脂、枫香、杏仁。(中医方剂大辞典)

通肝收乳汤 tong gan shou ru tang

【英文名】Tong Gan Shou Ru Decoction

【组成】柴胡、当归、白芍、熟地、白术、甘草、麦冬、远志、麦芽、通草。(中医方剂大辞典)

通肝散 tong gan san

【英文名】Tong Gan Powder

【组成】(1)栀子、白蒺藜、羌活、荆芥穗、当归、牛蒡子、甘草。(中医方剂大辞典)(2)白芍、归身、川芎、茯苓、郁金、薄荷、香附、神曲、陈皮、苏叶、白术。(中医方剂大辞典)(3)白芍、柴胡、黄芩、细辛、草决明、龙胆草、蔓荆子、青葙子、木贼草、蒺藜、防风、玄参。(中医方剂大辞典)(4)山栀子、蒺藜、枳壳、荆芥、车前子、牛蒡子、甘草。(中医方剂大辞典)

通肠丸 tong chang wan

【英文名】Tong Chang Pill

【组成】(1)厚朴、猪胰。(中医方剂大辞典)(2)大黄、滑石、陈皮、厚朴、人参、当归、贯众、干漆、木香、槟榔、三棱、蓬术、川芎、薄荷、玄明粉、雄黄、桃仁泥、甘草。(中医方剂大辞典)(3)忍冬藤、归尾、白芷、皂角刺、乳香、没药、甘草、苡仁、花粉。(中医方剂大辞典)

通肠饮 tong chang yin

【英文名】Tong Chang Drink

【组成】(1)忍冬藤、归尾、白芷、皂角刺、乳香、没药、甘草、苡仁、花粉。(中医方剂大辞典)(2)皮硝、葱白。(中医方剂大辞典)

通肠活血汤 tong chang huo xue tang

【英文名】Tong Chang Huo Xue Decoction

【组成】生军、熟地、炙甘草、腹皮、枳壳、陈皮、青皮、苏木、乌药、川断、羌活、独活、木通、加皮、桃仁、红花、当归、玄胡索。(中医方剂大辞典)

通肠痔漏丸 tong chang zhi lou wan

【英文名】Tong Chang Zhi Lou Pill

【组成】白术、白茯苓、当归、黄柏、羌活、独活、防己、防风、定风草、荆芥、山豆根、柏子仁、白鲜皮、白蒺藜、赤芍、百部、人参、苦参、薏苡仁、天花粉、玄明粉。(中医方剂大辞典)

通肠痔漏方 tong chang zhi lou fang

【英文名】Tong Chang Zhi Lou Prescription

【组成】龟版、槐花、肥皂核、戍盖。(中医方剂大辞典)

通肠散 tong chang san

【英文名】Tong Chang Powder

【组成】枳壳、当归、大黄、芝麻、牛膝。(中医方剂大辞典)

通肠解毒汤 tong chang jie du tang

【英文名】Tong Chang Jie Du Decoction

【组成】生甘草、大黄、金银花。(中医方剂大辞典)

通补血络汤 tong bu xue luo tang

【英文名】Tong Bu Xue Luo Decoction

【组成】人参、当归、茺蔚子、香附、茯苓、小茴、生杜仲、白芍、肉桂。(中医方剂大辞典)

通补奇经丸 tong bu qi jing wan

【英文名】Tong Bu Qi Jing Pill

【组成】鹿茸、紫石英、龟版、枸杞子、当归、肉苁蓉、小茴香、鹿角胶、沙苑蒺藜、补骨脂、人参、杜仲。(中医方剂大辞典)

通补肺督丸 tong bu fei du wan
【英文名】Tong Bu Fei Du Pill
【组成】生芪皮、杏仁霜、姜半夏、生于术、云茯苓、羊脊骨、菟丝子、嫩毛鹿角、桂枝木、蜜炙麻黄、北细辛、广皮红、甘草。(中医方剂大辞典)

通补温络汤 tong bu wen luo tang
【英文名】Tong Bu Wen Luo Decoction
【组成】黄芪、茯苓、生白术、炙甘草、淡苁蓉、当归、牛膝、仙灵脾、虎骨胶、金毛狗脊。(中医方剂大辞典)

通里汤 tong li tang
【英文名】Tong Li Decoction
【组成】川芎、羌活、黄芩、大黄。(中医方剂大辞典)

通乳丹 tong ru dan
【英文名】Tong Ru Pellet
【异名】生乳丹(《傅青主女科》卷下)
【组成】人参、生黄芪、当归、麦冬、木通、桔梗、七孔猪蹄。(中医方剂大辞典)

通乳冲剂 tong ru chong ji
【英文名】Tong Ru Medicinal Instant Granule
【组成】黄芪、熟地、通草、瞿麦、路通、漏芦、党参、当归、川芎、白芍、王不留行、穿山甲、鹿角霜。(辽宁省药品标准 1985 年)

通乳灵 tong ru ling
【英文名】Tong Ru Ling Powder
【组成】黄芪、党参、当归、生地、麦冬、桔梗、木通、炒王不留行、炮山甲、通草、皂刺、漏芦、花粉。(陕西中医 1984,5(6))

通乳涌泉散 tong ru yong quan san
【英文名】Tong Ru Yong Quan Powder
【组成】王不留行、穿山甲、天花粉、炙甘草、全当归、漏芦。(中医方剂大辞典)

通乳颗粒 tong ru ke li
【英文名】Tong Ru Granule
【组成】黄芪、熟地黄、通草、瞿麦、天花粉、路路通、漏芦、党参、当归、川芎、白芍、王不留行、柴胡、穿山甲、鹿角霜。(药品标准－中药成方制剂标准 1998)

通命丸 tong ming wan
【英文名】Tong Ming Pill
【组成】(1)茯苓、甘草、杏仁、牛膝、黄芩、阿胶、防风、干天门冬、芍药、大黄、当归、干姜、干地黄、人参、桂心、干漆、紫菀、白术、苁蓉、吴茱萸、蜀椒、石斛。(中医方剂大辞典)(2)大黄、远志、黄芩、麻黄、甘草、芒硝、杏仁、豉、巴豆。(中医方剂大辞典)(3)大黄、远志、黄芪、麻黄、甘遂、鹿茸、杏仁、豉、巴豆、芒硝。(中医方剂大辞典)

通宝理肺丸 tong bao li fei wan
【英文名】Tong Bao Li Fei Decoction
【组成】苏叶、麻黄、生石膏、甘草、枳壳、杏仁、桔梗、制半夏、冬花、葛根、前胡、生桑皮、广皮、浙贝母、百合。(中医方剂大辞典)

通明丸 tong ming wan
【英文名】Tong Ming Pill
【组成】(1)石决明、芍药、桔梗、车前子、茺蔚子、熟干地黄、细辛。(中医方剂大辞典)(2)麦门冬、干地黄、石韦、紫菀、甘草、阿胶、杜仲、五味子、肉苁蓉、远志、茯苓、天雄。(中医方剂大辞典)

通明汤 tong ming tang
【英文名】Tong Ming Decoction
【异名】通明散(中医方剂大辞典、圣济总录)
【组成】(1)柏子仁、防风、茺蔚子、车前子、桔梗、人参、白茯苓、玄参。(中医方剂大辞典)(2)木通、萎蕤、甘草、黄芩、枳壳。(中医方剂大辞典)

通明补肾丸 tong ming bu shen wan
【英文名】Tong Ming Bu Shen Pill
【组成】(1)楮实子、五味子、枸杞子、人参、菟丝子、肉苁蓉、菊花、熟地黄、当归、牛膝、知母、黄柏、青盐。(中医方剂大辞典)(2)车前子、石决明、桔梗、芍药、细辛、大黄、茺蔚子、干地黄。(中医方剂大辞典)

通明赤丸 tong ming chi wan
【英文名】Tong Ming Chi Pill
【组成】乌蛇、麻黄、白僵蚕、白附子、半夏、干蝎、干姜、天南星、附子、麝香。(中医方剂大辞典)

通明散 tong ming san
【英文名】Tong Ming Powder
【组成】(1)升麻、山栀子、细辛、川芎、白芷、防风、羌活、草决明、白及、白蔹、夏枯草、杨梅皮、蝉蜕、五倍子、甘草。(中医方剂大辞典)(2)当归、川芎、芍药、生地黄、防风、干葛、菊花、谷精草、蝉蜕、天花粉。(中医方剂大辞典)(3)人参、防风、黄芩、细辛、茯苓、茺蔚子。(中医方剂大辞典)(4)柏子仁、防风、茺蔚子、车前子、前胡、人参、白茯苓、蔓荆子、黄芪、甘草。(中医方剂大辞典)

通畅饮 tong chang yin
【英文名】Tong Chang Drink
【组成】(1)当归、白茯苓、通草、菖蒲、红花、木香、香附、青皮、前胡、山楂、枳壳、川芎、桔梗、升麻、乌药、苏子。(中医方剂大辞典)(2)麻仁、桃仁、杏仁、当归、滑石、瓜蒌仁、郁李仁、玄明粉、陈皮、枳壳。(中医方剂大辞典)

通经下取方 tong jing xia qu fang
【英文名】Tong Jing Xia Qu Prescription
【组成】海蛤粉、苦葶苈、牙皂、巴豆、天花粉、苦丁香、红娘子、麝香。(中医方剂大辞典)

通经丸 tong jing wan
【英文名】Tong Jing Pill

【组成】(1)桂心、川乌、桃仁、当归、附子、干姜、川椒、大黄、青皮。(中医方剂大辞典)(2)三棱、莪术、赤芍、川芎、当归、紫菀、刘寄奴、穿山甲。(中医方剂大辞典)(3)刚铁、大黄、没药、冰糖。(中医方剂大辞典)(4)三棱、莪术、当归、川芎、赤芍、芫花、穿山甲、刘寄奴。(中医方剂大辞典)(5)桂心、青皮、大黄、姜炭、蓬术、干漆、当归、桃仁、延胡索。(中医方剂大辞典)(6)当归尾、赤芍药、生地黄、川芎、牛膝、五灵脂、红花、桃仁、香附、琥珀。(中医方剂大辞典)(7)黑牵牛、神曲。(中医方剂大辞典)(8)仲景抵当丸加穿山甲、广茂、桃仁、桂。(中医方剂大辞典)(9)斑蝥、大黄、桃仁。(中医方剂大辞典)(10)归尾、桃仁、大黄、丹皮、干漆、肉桂、三棱、莪术、牛膝、麝香。(中医方剂大辞典)(11)熟地黄、虻虫、水蛭、桃仁。(中医方剂大辞典)(12)木香、当归、芍药、干漆、五灵脂、桂、广茂、水蛭、大黄、䗪虫、桃仁。(中医方剂大辞典)(13)当归、蓬术、桂心、青皮、大黄、干姜、桃仁、干漆、红花、川椒。(中医方剂大辞典)(14)川椒、蓬术、干漆、干姜、大黄、桂心、桃仁、川乌、当归、青皮、红花、紫葳、牛膝、刘寄奴。(中医方剂大辞典)

通经六合汤 tong jing liu he tang

【英文名】Tong Jing Liu He Decoction

【组成】(1)熟地、白芍、当归、川芎、半夏、茯苓、益母草、贝母、白术、知母、橘红。(中医方剂大辞典)(2)当归、白芍、官桂、蓬术、川芎、熟地。(中医方剂大辞典)

通经止痛汤 tong jing zhi tong tang

【英文名】Tong Jing Zhi Tong Decoction

【组成】酒丹参、杭白芍、醋柴胡、当归尾、酒川芎、鸡血藤、玄胡、乌药、香附、青皮、陈皮、苏梗、桔梗、甘草。(中医方剂大辞典)

通经四物汤 tong jing si wu tang

【英文名】Tong Jing Si Wu Decoction

【组成】当归、川芎、白芍、熟地黄、桃仁、红花、香附、肉桂、蓬术、苏木、木通、甘草。(中医方剂大辞典)

通经甘露丸 tong jing gan lu wan

【英文名】Tong Jing Gan Lu Pill

【组成】(1)当归、丹皮、枳壳、陈皮、灵脂、砂仁、熟地、生地、玄胡、熟军、赤芍、青皮、香附、炮姜、桂心、三棱、茯苓、甘草、藏红花。(中医方剂大辞典)(2)当归、桃仁、大黄、丹皮、干漆、肉桂、牛膝、三棱、莪术、红花。(中医方剂大辞典)

通经导滞汤 tong jing dao zhi tang

【英文名】Tong Jing Dao Zhi Decoction

【组成】香附、赤芍、川芎、当归、熟地、陈皮、紫苏、牡丹皮、红花、牛膝、枳壳、甘草、独活。(中医方剂大辞典)

通经汤 tong jing tang

【英文名】Tong Jing Decoction

【组成】(1)当归、川芎、柴胡、黄芩、白芍、香附、青皮、砂仁、甘草、熟地、白术、陈皮、枳壳、小茴、三棱、莪术、红花、白芷、肉桂。(中医方剂大辞典)(2)熟地黄、当归、川芎、白芍、川楝子、小茴香、槟榔、玄胡索、木香。(中医方剂大辞典)(3)当归、川芎、白芍、生地黄、大黄、官桂、厚朴、枳壳、枳实、黄芩、苏木、红花、乌梅。(中医方剂大辞典)(4)蛇床子、左顾牡蛎、浮萍草、草香附子、磁石。(中医方剂大辞典)

通经抗孕汤 tong jing kang yun tang

【英文名】Tong Jing Kang Yun Decoction

【组成】土牛膝、川芎、红花、归尾、桃仁、京三棱、蓬莪术、水蛭、炒枳实、炙草。(江苏中医杂志 1987,8(7))

通经运瘀汤 tong jing yun yu tang

【英文名】Tong Jing Yun Yu Decoction

【组成】桃仁、红花、赤芍、山甲、皂刺、连翘、地龙、柴胡、麝香。(中医方剂大辞典)

通经饮 tong jing yin

【英文名】Tong Jing Drink

【组成】(1)红花、归尾、寄奴、牛膝、紫菀、赤芍、甘草、苏木、官桂、白芷。(中医方剂大辞典)(2)厚朴、桃仁、红花。(中医方剂大辞典)

通经奇方 tong jing qi fang

【英文名】Tong Jing Qi Prescription

【组成】玉簪花、急性子、乳香、没药。(中医方剂大辞典)

通经活血止痛散 tong jing huo xue zhi tong san

【英文名】Tong Jing Huo Xue Zhi Tong Powder

【组成】三棱、莪术、赤芍、黄柏、黄连、青皮、紫苏、野马、香附、北柴胡、乳香。(中医方剂大辞典)

通经活络汤 tong jing huo luo tang

【英文名】Tong Jin Huo Luo Decoction

【组成】瓜蒌、橘络、青皮、丝瓜络、生香附、通草、扁豆、当归身。(中医方剂大辞典)

通经益母丸 tong jing yi mu wan

【英文名】Tong Jin Yi Mu Pill

【组成】益母草、香附米、桃仁、红花、当归、白芍、白术、白茯苓、粉甘草、陈皮、丹皮、丹参。(中医方剂大辞典)

通经秘方 tong jing mi fang

【英文名】Tong Jing Secret Recipe

【组成】大船上多年灰条。(中医方剂大辞典)

通经调气汤 tong jing tiao qi tang

【英文名】Tong Jing Tiao Qi Decoction

【组成】当归、川芎、白芍、生地黄、香附、牡丹皮、柴胡、黄柏、知母、黄芩、牛膝、桃仁、红花。(中医方剂大辞典)

通经透关散 tong jing tou guan san

【英文名】Tong Jing Tou Guan Powder

【异名】通关散(中医方剂大辞典、医学正传)

【组成】地扁竹、山栀仁、大黄、木通、车前子、滑石、瞿麦、甘草。(中医方剂大辞典)

通经逐瘀汤 tong jing zhu yu tang

【英文名】Tong Jing Zhu Yu Decoction

【组成】刺猬皮、薄荷、地龙、皂刺、赤芍、桃仁、连翘、银花。(中医方剂大辞典)

通经膏 tong jing gao

【英文名】Tong Jing Ointment

【组成】全当归、酒川芎、苍术、熟地、乌药、半夏、大黄、酒芍、附子、吴萸、桂枝、红花、羌活、独活、防风、党参、黄芪、白术、萸肉、白芷、细辛、荆芥穗、秦艽、制厚朴、青皮、陈皮、枳实、苏木、生香附、炒香附、生灵脂、炒灵脂、生延胡、炒延胡、生蒲黄、炒蒲黄、莪术、三棱、姜黄、灵仙、草果、山楂、麦芽、神曲、槟榔、南星、杏仁、桃仁、菟丝饼、蛇床子、杜仲、续断、熟牛膝、车前子、泽泻、木通、炙草、甘遂、葶苈、黑丑、巴仁、益智仁、大茴、川乌、五味子、良姜、远志肉、黄连、炮山甲、木鳖仁、蓖麻仁、柴胡、炒蚕砂、飞滑石、发团、皂角、生姜、葱白、韭白、大蒜头、桃枝、槐枝、柳枝、桑枝、凤仙、菖蒲、干姜、炮姜、白芥子、艾、川椒、胡椒、大枣、乌梅。(中医方剂大辞典)

通肺汤 tong fei tang

【英文名】Tong Fei Decoction

【组成】人参、前胡、细辛、杏仁、桂、甘草。(中医方剂大辞典)

通肾消农汤 tong shen xiao nong tang

【英文名】Tong Shen Xiao Nong Decoction

【组成】熟地、淮山药、生苡仁、茯苓、车前子、牛膝、肉桂、山萸肉。(实用中西医结合杂志 1989,2(2))

通苓汤 tong ling tang

【英文名】Tong Ling Decoction

【组成】木通、猪苓、茯苓、车前子、淡竹叶、甘草、麦门冬。(中医方剂大辞典)

通苓散 tong ling san

【英文名】Tong Ling Powder

【组成】(1)赤苓、泽泻、木通、黄连、猪苓、白术、瞿麦、杞子、滑石、车前子。(中医方剂大辞典)(2)麦门冬、淡竹叶、车前草、赤茯苓、木通。(中医方剂大辞典)(3)麦门冬、淡竹叶、车前穗、灯心。(中医方剂大辞典)(4)猪苓、白术、泽泻、赤茯苓、车前子、木通、茵陈、瞿麦。(中医方剂大辞典)

通郁汤 tong yu tang

【英文名】Tong Yu Decoction

【组成】白芍、茯神、人参、熟地、玄参、麦冬、当归、柴胡、菖蒲、白芥子、白术。(中医方剂大辞典)

通顶石南散 tong ding shi nan san

【英文名】Tong Ding Shi Nan Powder

【异名】石南散(中医方剂大辞典、幼幼新书)

【组成】石南、藜芦、瓜蒂。(中医方剂大辞典)

通顶吹鼻散 tong ding chui bi san

【英文名】Tong Ding Chui Bi Powder

【组成】黎芦、瓜蒂、马牙硝、龙脑、麝香。(中医方剂大辞典)

通顶烟 tong ding yan

【英文名】Tong Ding Yan Prescription

【组成】川乌。(中医方剂大辞典)

通顶散 tong ding san

【英文名】Tong Ding Powder

【异名】透顶散(中医方剂大辞典、医级)

【组成】(1)藜芦、甘草、人参、川芎、石膏。(中医方剂大辞典)(2)藜芦、生甘草、人参、川芎、细辛、石膏。(中医方剂大辞典)(3)川芎、白芷、谷精草、藜芦、防风、薄荷、牙皂、蔓荆子、细辛、蒲黄。(中医方剂大辞典)(4)川芎、薄荷、茵陈、甘草、朴硝。(中医方剂大辞典)(5)藜芦、生甘草、川芎、细辛、人参。(中医方剂大辞典)(6)石膏、小芎、赤小豆、瓜蒂、藜芦。(中医方剂大辞典)(7)藜芦、踯躅花、藿香叶。(中医方剂大辞典)(8)瓜蒂、藜芦、皂角肉、麝。(中医方剂大辞典)(9)石膏、川芎、瓜蒂、藜芦。(中医方剂大辞典)(10)黄踯躅、雄黄、北细辛。(中医方剂大辞典)(11)硝石。(中医方剂大辞典)(12)川芎、细辛、香白芷、藿香叶、踯躅花、谷精草。(中医方剂大辞典)(13)石膏、荆芥、川芎、薄荷。(中医方剂大辞典)(14)干姜、香白芷、蒿角子。(中医方剂大辞典)(15)藜芦。(中医方剂大辞典)(16)苦葫芦子、谷精草、瓜蒂、乳香、薄荷叶。(中医方剂大辞典)(17)马牙硝、地黄汁。(中医方剂大辞典)(18)藜芦、黄连。(中医方剂大辞典)(19)龙脑、地龙、瓜蒂、赤小豆、马牙硝。(中医方剂大辞典)(20)青黛、蟾酥、赤小豆、麝、藜芦、瓜蒂。(中医方剂大辞典)(21)白矾灰、赤小豆、藜芦、丁香、黄连、田父、麝香、定粉。(中医方剂大辞典)

通便汤 tong bian tang

【英文名】Tong Bian Decoction

【组成】生白芍、枳实、生甘草。(陕西中医 1990,11(8))

通便条 tong bian tiao

【英文名】Tong Bian Medicated Thread Drainage

【组成】细辛、皂角。(中医方剂大辞典)

通便灵 tong bian ling

【英文名】Tong Bian Ling Capsule

【组成】芦荟、琥珀。((85)冀卫药准字第1812号)

通便灵胶囊 tong bian ling jiao nang

【英文名】Tong Bian Ling Capsule

【组成】番泻叶、当归、肉苁蓉。(药品标准－中药成方制剂标准1993)

通便饮 tong bian yin

【英文名】Tong Bian Drink

【组成】赤茯苓、人参、车前子、龙胆草、木通、甘草梢、川芎。(中医方剂大辞典)

通便消痤胶囊 tong bian xiao cuo jiao nang

【英文名】Tong Bian Xiao Cuo Capsule

【组成】大黄、白术、西洋参、芒硝、枳实、青阳参、小红参、肉苁蓉、荷叶。(药品标准－中药成方制剂标准1998)

通便清火丸 tong bian qing huo wan

【英文名】Tong Bian Qing Huo Pill

【组成】地黄、关木通、黄芩、石膏、芒硝、火麻仁、甘草、淡竹叶、菊花、白芷。(药品标准－中药成方制剂标准1993)

通冠生脉饮 tong guan sheng mai yin

【英文名】Tong Guan Sheng Mai Decoction

【组成】生黄芪、麦冬、五味子、丹参、川芎、莪术、红花。(辽宁中医杂志1993,(4))

通变白头翁汤 tong bian bai tou weng tang

【英文名】Tong Bian Bai Tou Weng Decoction

【组成】生山药、白头翁、秦皮、生地榆、生杭芍、甘草、旱三七、鸭蛋子。(中医方剂大辞典)

通变白虎加人参汤 tong bian bai hu jia ren shen tang

【英文名】Tong Bian Bai Hu Jia Ren Shen Decoction

【组成】生石膏、生杭芍、生山药、人参、甘草。(中医方剂大辞典)

通变黑锡丹 tong bian hei xi dan

【英文名】Tong Bian Hei Xi Pellet

【组成】铅灰、硫化铅、麦曲。(中医方剂大辞典)

通咽汤 tong yan tang

【英文名】Tong Yan Decoction

【组成】旋覆花、半夏、射干、佛手、代赭石、牡蛎、云苓、桔梗、麦冬、玄参、生姜。(陕西中医1988,9(8))

通咽利喉汤 tong yan li hou tang

【英文名】Tong Yan Li Hou Decoction

【组成】玄参、沙参、山豆根、桔梗、射干、佛手、生甘草、白芍、僵蚕。(中医研究1991,(3))

通宣理肺丸 tong xuan li fei wan

【英文名】Tong Xuan Li Fei Pill

【组成】(1)紫苏叶、陈皮、前胡、法半夏、麻黄、桔梗。((90)京卫药准字第439号)(2)紫苏叶、前胡、桔梗、苦杏仁、麻黄、甘草、陈皮、半夏、茯苓、枳壳、黄芩。((91)闽卫药准字84号)(3)紫苏叶、前胡、桔梗、苦杏仁、麻黄、甘草、陈皮、半夏、茯苓、枳壳、黄芩。

通宣理肺口服液 tong xuan li fei kou fu ye

【英文名】Tong Xuan Li Fei Peroral Liquid

【组成】紫苏叶、前胡、桔梗、麻黄、半夏、陈皮。((91)卫药准字Z-84号)

通宣理肺片 tong xuan li fei pian

【英文名】Tong Xuan Li Fei Tablet

【组成】麻黄、苏叶。((92)滇卫药准字(9203Z第554号)

通宣理肺冲剂 tong xuan li fei chong ji

【英文名】Tong Xuan Li Fei Medicinal Instant Granule

【组成】紫苏叶、前胡、桔梗、苦杏仁、麻黄、甘草、陈皮、半夏、茯苓、枳壳、黄芩。(中草药1993,24(8))

通宣理肺膏 tong xuan li fei gao

【英文名】Tong Xuan Li Fei Concentrated Decoction

【组成】紫苏叶、前胡、桔梗、苦杏仁、麻黄、甘草、陈皮、半夏、茯苓、枳壳、黄芩。(药品标准－中药成方制剂标准1998)

通幽化浊汤 tong you hua zhuo tang

【英文名】Tong You Hua Zhuo Decoction

【组成】枳壳、青皮、木通、车前、赤苓、蒌仁、厚朴、木香、乌药、谷芽、姜。(中医方剂大辞典)

通幽汤 tong you tang

【英文名】Tong You Decoction

【异名】通幽散(中医方剂大辞典、医学六要·治法汇)

【组成】(1)二地、当归、桃仁、红花、大黄、升麻、香油、蜂蜜。(中医方剂大辞典)(2)大黄、条芩、车前子。(中医方剂大辞典)(3)甘草、红花、生地、熟地、升麻、桃仁泥、归身、麻仁。(中医方剂大辞典)(4)生地黄、熟地黄、当归梢、大黄、桃仁泥、红花、升麻。(中医方剂大辞典)(5)生地、升麻、桃仁泥、归身、甘草、红花、麻仁。(中医方剂大辞典)(6)紫草、归梢、生地、麻仁、枳壳、酒大黄、槟榔、红花、桃仁泥。(中医方剂大辞典)(7)桃仁泥、红花、生地黄、熟地黄、当归身、炙甘草、升麻。(中医方剂大辞典)

通幽灵 tong you ling

【英文名】Tong You Ling Decoction

【组成】当归、莱菔子、荞麦蜜。(湖南中医杂志1987,(1))

通幽润燥丸 tong you run zao wan

【英文名】Tong You Run Zao Pill

【组成】当归、枳壳、红花、厚朴、郁李仁、黄芩、火麻仁、

熟军、生地、槟榔、熟地、木香、桃仁、杏仁、甘草。(北京市中药成方选集)

通幽散 tong you san

【英文名】Tong You Powder

【组成】升麻、木通、滑石、葵子、麻仁、苏子、陈皮、枳壳、甘草、川芎、赤芍、生地、当归、黄芩、葱白、淡竹叶、大黄、槟榔。(中医方剂大辞典)

通津丸 tong jin wan

【英文名】Tong Jin Pill

【组成】赤茯苓、木通、大腹子、木香、破故纸、荜澄茄、苦葶苈、白牵牛。(中医方剂大辞典)

通津救命至灵丹 tong jin jiu ming zhi ling dan

【英文名】Tong Jin Jiu Ming Zhi Ling Pill

【组成】桂元肉、生牛膝梢。(中医方剂大辞典)

通神三灵丸 tong shen san ling wan

【英文名】Tong Sheng San Ling Pill

【组成】柏叶、甘菊花、松脂。(中医方剂大辞典)

通神丸 tong shen wan

【英文名】Tong Shen Pill

【异名】至妙通神丸(中医方剂大辞典、圣济总录)

【组成】(1)龙胆草。(中医方剂大辞典)(2)大桃仁、真阿魏、干蝎、真麝香。(中医方剂大辞典)(3)南星、半夏、辰砂、狗肝、大皂角、明矾。(中医方剂大辞典)(4)胡黄连、川黄连、木香、芜荑、丁香、肉豆蔻、使君子、大虾蟆干。(中医方剂大辞典)(5)神桃、黑豆、巴豆。(中医方剂大辞典)(6)麻黄、桑柴煤、乌菱角壳、当归、晚蚕沙、没药。(中医方剂大辞典)(7)茯苓、龙脑、胡黄连、铅丹、银箔、麝、钩藤。(中医方剂大辞典)(8)没药、五灵脂、乳香、巴豆。(中医方剂大辞典)(9)干姜、知母、乌头、巴豆。(中医方剂大辞典)(10)兔粪、胎发、人手指甲、人脚指甲、天灵盖、穿山甲、硇砂、紫河车、雄黄、鬼臼、鬼箭羽、麝香、丹砂。(中医方剂大辞典)

通神汤 tong shen tang

【英文名】Tong Shen Decoction

【组成】(1)升麻、犀角、龙胆、玄参、防风、黄芩、羌活、苦竹叶、甘草。(中医方剂大辞典)(2)土马鬃、枳实、白茯苓、秦艽、甘草、柴胡、人参、生干地黄。(中医方剂大辞典)(3)干姜、蜀椒、菖蒲、桂、白术、半夏、人参、五味子、甘草。(中医方剂大辞典)

通神散 tong shen san

【英文名】Tong Shen Powder

【异名】通解散(中医方剂大辞典、伤寒标本)

【组成】(1)藜芦、川芎、谷精草、石菖蒲、东平薄荷、顽荆叶。(中医方剂大辞典)(2)石决明、硼砂、粉霜、片脑、朱砂。(中医方剂大辞典)(3)全蝎、土狗、中地龙、雄黄、明矾、麝香。(中医方剂大辞典)(4)苍术、石膏、甘草、黄芩、滑石。(中医方剂大辞典)(5)石燕子、石苇、海金沙、木通。(中医方剂大辞典)(6)燕子、石苇。(中医方剂大辞典)(7)雄黄、麝香。(中医方剂大辞典)(8)粟米、故笔头、马蔺花。(中医方剂大辞典)(9)皂荚树上独生刺、大黄。(中医方剂大辞典)(10)乌蛇、踯躅花、蝉蜕、天南星、麻黄、天麻、牛膝、防己、羌活、独活、石斛、地龙、桂、皂荚、干蝎、附子、白附子、乌头、丹砂、麝香。(中医方剂大辞典)(11)麻黄、官桂、甘草、大芎、白术、细辛、独活、桔梗、防风、芍药、白芷、牡丹皮、牵牛。(中医方剂大辞典)(12)乱发、桂心。(中医方剂大辞典)(13)蒲黄、肉桂、当归、延胡索、硇砂、琥珀。(中医方剂大辞典)(14)葰蕠、蛇床子、木贼、桑蛾。(中医方剂大辞典)(15)川大黄、川芒硝、槟榔、桃花、郁李仁、木香。(中医方剂大辞典)(16)羊胫炭、木香、没药、当归、生干地黄、刘寄奴、桂心、补骨脂、黑豆、赤芍药、桑根白皮、川大黄、败龟。(中医方剂大辞典)(17)乱发灰、伏龙肝。(中医方剂大辞典)(18)麻黄、厚朴、川大黄、附子、甘草、白术、人参、五味子、桂心。(中医方剂大辞典)(19)缩砂仁。(中医方剂大辞典)(20)白僵蚕。(中医方剂大辞典)(21)大黄、芒硝、桃仁、郁李仁、水通、当归、川芎、生地黄、芍药。(中医方剂大辞典)(22)五灵脂、枯矾、干姜、木香。(中医方剂大辞典)(23)儿茶末。(中医方剂大辞典)(24)菊花、谷精草、密蒙花、绿豆皮、苍术、石决明、甘草、黄芩、蝉蜕、木贼。(中医方剂大辞典)(25)白菊花、绿豆皮、谷精草、石决明。(中医方剂大辞典)(26)生地黄、地龙、朱砂。(中医方剂大辞典)(27)麻黄、木贼、陈皮、甘草。(中医方剂大辞典)(28)白茯苓、泽泻、木猪苓、白术、滑石、甘草、肉桂。(中医方剂大辞典)(29)附子、大黄、牛黄。(中医方剂大辞典)

通结酊 tong jie ding

【英文名】Tong Jie Tincture

【组成】大黄、木香、芒硝、甘遂。(上海中医药杂志 1983,(4))

通络开痹片 tong luo kai bi pian

【英文名】Tong Luo Kai Bi Tablet

【组成】马钱子粉、川牛膝、当归、全蝎等。((98)卫药准字 Z-152 号)

通络止痛汤 tong luo zhi tong tang

【英文名】Tong Luo Zhi Tong Decoction

【组成】当归、炒白芍、木通、独活、续断、千年健、生芪、生甘草、蜈蚣、胆星、附子、炙马钱子。(辽宁中医杂志 1991,(10))

通络止痛膏 tong luo zhi tong gao

【英文名】Tong Luo Zhi Tong Plaster

【组成】威灵仙、山豆根、连翘、水蛭、冰片。(山东中医杂志 1992,11(2))

通络片 tong luo pian

【英文名】Tong Luo Tablet

【组成】地龙、姜矾、南星、川乌、枫茄子、生地。(中医方剂大辞典)

通络生乳糖浆 tong luo sheng ru tang jiang

【英文名】Tong Luo Sheng Ru Syrup

【组成】天花粉、马悬蹄、丝瓜络、穿山甲、北沙参、鹿角。(药品标准-中药成方制剂标准 1998)

通络利湿汤 tong luo li shi tang

【英文名】Tong Luo Li Shi Decoction

【组成】大豆卷、防己、赤芍、秦艽、川牛膝、川萆薢、干地龙、归须、黄柏、白茄根、桑枝。(中医方剂大辞典)

通络活血丸 tong luo huo xue wan

【英文名】Tong Luo Huo Xue Pill

【组成】人工牛黄、香附、赤芍、川芎、冰片、穿山甲、龟甲、羌活、血竭、天麻、松香、三蛇、威灵仙、肉桂、安息香、全蝎、没药、红花、麻黄、草豆蔻、琥珀、细辛、甘草、狗骨、当归、姜黄。(药品标准-中药成方制剂标准 1997)

通络活血方 tong luo huo xue fang

【英文名】Tong Luo Huo Xue Prescription

【组成】归尾、赤芍、桃仁、红花、香附、青皮、王不留行、茜草、泽兰、牛膝。(中医方剂大辞典)

通络消滞汤 tong luo xiao zhi tang

【英文名】Tong Luo Xiao Zhi Decoction

【组成】黄芪、黄精、知母、川芎、丹参、当归、鸡血藤、何首乌、僵蚕、赤芍、甘草。(山西医药杂志 1988,17(1))

通络益气丹 tong luo yi qi dan

【英文名】Tong Luo Yi Qi Pellet

【组成】生山甲、豨签草、木瓜、苏地龙、灵仙、海风藤、麻黄、橘红、僵蚕、薄荷、生牡蛎、生龙骨、玄明粉、黄柏、川牛膝、黑郁金、蒺藜、生磁石、生鳖甲、夜交藤、龙胆草、生栀子、车前子、菟丝子、蕲蛇肉、紫贝齿、乌药、莲子心、法半夏、藿香、砂仁、生白芍、黄豆卷、生赭石、广寄生、旋复花、全蝎、鸡血藤、生石决明、茯苓、青皮、琥珀面、朱砂面、瓜蒌、胆星、竹沥水、生石决明。(中医方剂大辞典)

通络排石汤 tong luo pai shi tang

【英文名】Tong Luo Pai Shi Decoction

【组成】金钱草、滑石、甘草、火硝、桃胶、白芍、腊瓜、当归、郁金、鸡内金。(中医方剂大辞典)

通络排精汤 tong luo pai jing tang

【英文名】Tong Luo Pai Jing Decoction

【组成】蛇床子、五味子、石菖蒲、路路通、白芍、穿山甲、王不留行、薏苡仁、蓬莪术、柴胡、车前子、酸枣仁粉。(新中医 1991,(9))

通络溶栓汤 tong luo rong shuan tang

【英文名】Tong Luo Rong Shuan Decoction

【组成】黄芪、当归、川芎、桃仁、红花、全虫、桂枝、丹参、赤芍、地龙、葛根、炮穿山甲、甘草。(安徽中医学院学报 1993,12(2))

通络熄风注射液 tong luo xi feng zhu she ye

【英文名】Tong Luo Xi Feng Injection

【组成】黄芪、丹参、赤芍等。(中国医药学报 1993,8(2))

通胆Ⅱ号汤 tong dan er hao tang

【英文名】Tong Dan No. 2 Decoction

【组成】柴胡、广木香、郁金、虎杖、大黄、芒硝、枳壳、陈皮、制香附、川楝子、广金钱草。(湖北中医杂志 1989,(6))

通胆安蛔汤 tong dan an hui tang

【英文名】Tong Dan An Hui Decoction

【组成】大黄、枳实、芒硝、川椒、乌梅、川楝、茵陈、金钱草、使君子。(四川中医 1987,5(12))

通胆汤 tong dan tang

【英文名】Tong Dan Decoction

【组成】大黄、柴胡、生牡蛎、金钱草、黄芩、半夏、川楝子、紫花地丁、连翘、生麦芽。(山东中医杂志 1993,12(2))

通胆灵冲剂 tong dan ling chong ji

【英文名】Tong Dan Ling Medicinal Instant Granule

【组成】金钱草、乌梅、槟榔、陈皮、黄芩、大黄。(中医杂志 1989,(2))

通脉丸 tong mai wan

【英文名】Tong Mai Pill

【组成】川芎、水蛭、白花蛇、人工牛黄等。(云南中医杂志 1990,11(1))

通脉口服液 tong mai kou fu ye

【英文名】Tong Mai Oral Liquid

【组成】丹参、川芎、葛根。(药品标准-中药成方制剂标准 1998)

通脉大生片 tong mai da sheng pian

【英文名】Tong Mai Da Sheng Tablet

【组成】杜仲、桑寄生、紫河车、续断、菟丝子、荔枝核、枸杞肉、苁蓉、鹿角霜、砂仁、艾叶、茯苓、当归、山药、首乌、台乌、车前子。(四川中医 1987,5(8))

通脉片 tong mai pian

【英文名】Tong Mai Tablet

【组成】(1)水蛭、土鳖、当归、黄芪、双花、天仙子等。(中成药研究 1990,12(2))(2)太子参、黄芪、当归、

石斛、元参、银花、牛膝、水蛭、土鳖虫、乌蛇、罂粟壳、檀香木等。(中医杂志 1987,(1))

通脉四逆加芍药汤 tong mai si ni jia shao yao tang

【英文名】Tong Mai Si Ni Jia Shao Yao Decoction

【组成】甘草、附子、芍药。(中医方剂大辞典)

通脉四逆加猪胆汁汤 tong mai si ni jia zhu dan zhi tang

【英文名】Tong Mai Si Ni Jia Zhu Dan Zhi Decoction

【组成】甘草、干姜、附子、猪胆汁。(中医方剂大辞典)

通脉四逆汤 tong mai si ni tang

【英文名】Tong Mai Si Ni Decoction

【组成】(1)甘草、干姜、葱白、细辛。(中医方剂大辞典)(2)四逆汤加甘草。(中医方剂大辞典)(3)干姜、附子、人参、炙甘草。(中医方剂大辞典)(4)吴茱萸、附子、桂心、细辛、白芍药、甘草、当归。(中医方剂大辞典)

通脉宁心汤 tong mai ning xin tang

【英文名】Tong Mai Ning Xin Decoction

【组成】细木通、路路通、生地、瓜蒌、丹参、郁金、炙甘草。(吉林中医 1993,(6))

通脉冲剂 tong mai chong ji

【英文名】Tong Mai Medicinal Instant Granule

【组成】桃仁、红花、当归、川芎、穿山甲、桂枝、生黄芪、丹参、赤芍、白芍、地龙、郁金、菖蒲。(中西医结合杂志 1982,2(4))

通脉回厥煎 tong mai hui jue jian

【英文名】Tong Mai Hui Jue Decoction

【组成】熟地、当归、洋参、大黄、芒消、僵蚕、蝉蜕、火麻仁、滑石、肉苁蓉、姜黄、寸冬、白蜜、饴糖。(中医方剂大辞典)

通脉汤 tong mai tang

【英文名】Tong Mai Decoction

【组成】(1)黄芪、当归、白芷。(中医方剂大辞典)(2)生黄芪、当归、白芷、通草。(中医方剂大辞典)

通脉抗栓饮 tong mai kang shuan yin

【英文名】Tong Mai Kang Shuan Decoction

【组成】银花、黄芪、甘草、当归、乳香、地龙、防己、元参、丹参、赤白芍、细辛。(陕西中医 1993,14(8))

通脉灵片 tong mai ling pian

【英文名】Tong Mai Ling Tablet

【组成】丹参、红花、郁金、地黄、降香、川芎、乳香、没药。(药品标准-中药成方制剂标准 1991)

通脉灵注射剂 tong mai ling zhu she ji

【英文名】Tong Mai Ling Injection

【组成】益母草等。(新医药学杂志 1976,(7))

通脉饮 tong mai yin

【英文名】Tong Mai Decoction

【组成】黄芪、党参、当归、川芎、皂角刺、赤芍、木香、木通、穿山甲、大黄、忍冬藤。(浙江中医杂志 1988,(10))

通脉宝膏 tong mai bao gao

【英文名】Tong Mai Bao Bill Ointment

【组成】金银花、天花粉、野菊花、当归、蒲公英、赤芍、天葵子、石斛、鸡血藤、玄参、甘草、牛膝、苦地丁、延胡索、黄芩、黄芪、白术。(药品标准-中药成方制剂标准 1998)

通脉降逆汤 tong mai jiang ni tang

【英文名】Tong Mai Jiang Ni Decoction

【组成】黄芪、川牛膝、丹参、赤芍、川芎、生大黄。(四川中医 1990,8(10))

通脉降脂片 tong mai jiang zhi pian

【英文名】Tong Mai Jiang Zhi Tablet

【组成】笔管草、荷叶、三七、川芎、花椒。(福建省药品标准 1988 年)

通脉养心丸 tong mai yang xin wan

【英文名】Tong Mai Yang Xin Pill

【组成】地黄、鸡血藤、麦冬、甘草、制何首乌、阿胶、五味子、党参、龟甲、大枣、桂枝。(药品标准-中药成方制剂标准 1995)

通脉健脑冲剂 tong mai jian nao chong ji

【英文名】Tong Mai Jian Nao Medicinal Instant Granule

【组成】丹参、何首乌等。(中成药研究 1991,(7))

通脉散 tong mai san

【英文名】Tong Mai Powder

【组成】(1)当归、天花粉、木通、牡蛎、穿山甲。(中医方剂大辞典)(2)麻黄、肉桂、甘草、附子。(中医方剂大辞典)

通脉舒络液 tong mai shu luo ye

【英文名】Tong Mai Shu Luo Injection

【组成】黄芪、赤芍、丹参、川芎等。(北京中医学院学报 1989,12(3))

通脉愈痫丸 tong mai yu xian wan

【英文名】Tong Mai Yu Xian Pill

【组成】赤芍、桃仁、红花、川芎、丹参、法半夏、生南星、煅礞石、石菖蒲、肉桂、当归、紫河车、黄芪、党参、天麻。(新中医 1987,(6))

通草丸 tong cao wan

【英文名】Tong Cao Pill

【组成】椒目、附子、半夏、厚朴、芒硝、大黄、葶苈、杏仁。(中医方剂大辞典)

通草汤 tong cao tang

【英文名】Tong Cao Decoction

【异名】通草橘皮汤(中医方剂大辞典、古今录验)

【组成】(1)通草、瞿麦、柴胡、天花粉、桔梗、木通、青皮、香白芷、赤芍、连翘、甘草。(中医方剂大辞典)

(2)雀粪、车前子、滑石、通草、芍药。(中医方剂大辞典)(3)通草、王不留行、葵子、茅根、桃胶、瞿麦、当归、蒲黄、滑石、甘草。(中医方剂大辞典)(4)通草、甘草、滑石、葵子。(中医方剂大辞典)(5)通草、茯苓、玄参、桑白皮、白薇、泽泻、人参、郁李仁、泽漆叶。(中医方剂大辞典)(6)通草、生芦根、橘皮、粳米。(中医方剂大辞典)(7)通草、干姜、枳实、人参、附子。(中医方剂大辞典)

通草饮子 tong cao yin zi

【英文名】Tong Cao Drink

【组成】(1)通草、葵子、滑石、石苇。(中医方剂大辞典)(2)通草、葵子、茅根、王不留行、蒲黄、桃胶、瞿麦、滑石、甘草。(中医方剂大辞典)

通草散 tong cao san

【英文名】Tong Cao Powder

【组成】(1)通草、细辛、附子。(中医方剂大辞典)(2)通草、石钟乳。(中医方剂大辞典)(3)通草、细辛、蕤仁、雄黄、皂荚、白矾、礜石、藜芦、地胆、瓜蒂、巴豆、茹、地榆。(中医方剂大辞典)(4)通草、细辛。(中医方剂大辞典)(5)赤芍药、川芎、羌活、甘草、当归、麝香。(中医方剂大辞典)(6)通草、木猪苓。(中医方剂大辞典)(7)通草、白芍、王不留行、甘遂、石韦、葵子、滑石、蒲黄、桂心。(中医方剂大辞典)(8)木通、通草、泽泻、竹茹。(中医方剂大辞典)(9)通草、矾石、真朱。(中医方剂大辞典)

通草膏 tong cao gao

【英文名】Tong Cao Plaster

【组成】通草、当归、芎藭、防风、黄芪、乌蛇、白薇、白芷、白蔹、白术、蜡、黄丹、麻油。(中医方剂大辞典)

通流饮 tong liu yin

【英文名】Tong Liu Drink

【组成】茯苓、白术、桂枝、茵陈、木通、车前子。(中医方剂大辞典)

通真散 tong zhen san

【英文名】Tong Zhen Powder

【组成】(1)当归、甘草、木鳖子、僵蚕、穿山甲、皂角刺。(中医方剂大辞典)(2)黑牵牛、大黄、归尾、甘草节、白僵蚕、木鳖、穿山甲。(中医方剂大辞典)

通秘散 tong mi san

【英文名】Tong Mi Powder

【组成】(1)香白芷。(中医方剂大辞典)(2)陈皮、香附子、赤茯苓。(中医方剂大辞典)

通秘煎 tong mi jian

【英文名】Tong Mi Decoction

【组成】枳实、大黄、瓜蒌。(中医方剂大辞典)

通窍耳聋丸 tong qiao er long wan

【英文名】Tong Qiao Er Long Pill

【组成】柴胡、龙胆、芦荟、熟大黄、黄芩、青黛、天南星、木香、青皮、陈皮、当归、栀子。(药品标准－中药成方制剂标准 1989)

通窍活血汤 tong qiao huo xue tang

【英文名】Tong Qiao Huo Xue Decoction

【组成】赤芍、川芎、桃仁、红花、老葱、生姜、红枣、麝香。(中医方剂大辞典)

通窍益心丸 tong qiao yi xin wan

【英文名】Tong Qiao Yi Xin Pill

【组成】麝香、牛黄、蟾酥、珍珠、冰片、三七、人参、水牛角、胆酸钠。(药品标准－中药成方制剂标准 1998)

通窍益气汤 tong qiao yi qi tang

【英文名】Tong Qiao Yi Qi Decoction

【组成】蔓荆子、柴胡、川芎、葛根、黄芪、丹参、桃仁、红花、赤芍、青葱管。(江苏中医杂志 1986,(7))

通窍救心油 tong qiao jiu xin you

【英文名】Tong Qiao Jiu Xin Oil

【组成】檀香、木香、沉香、乳香、苏合香、冰片、薄荷脑、樟脑、麝香。(药品标准－中药成方制剂标准 1998)

通窍散 tong qiao san

【英文名】Tong Qiao Powder

【组成】(1)黄丹、轻粉、珍珠。(中医方剂大辞典)(2)辰砂、珍珠、琥珀、麝香、玛瑙、冰片。(中医方剂大辞典)(3)滑石、硼砂、孩儿茶、冰片。(中医方剂大辞典)

通窍鼻炎片 tong qiao bi yan pian

【英文名】Tong Qiao Bi Yan Tablet

【组成】苍耳子、防风、黄芪、白芷、辛夷、白术、薄荷。(药品标准－中药成方制剂标准 1993)

通窍镇痛汤 tong qiao zhen tong tang

【英文名】Tong Qiao Zhen Tong Decoction

【组成】当归、赤芍、白蒺藜、石菖蒲、炒枣仁、白僵蚕、醋元胡、川芎、夜交藤、菊花、白芷。(四川中医 1993,11(5))

通窍镇痛散 tong qiao zhen tong san

【英文名】Tong Qiao Zhen Tong Powder

【组成】石菖蒲、郁金、荜茇、香附、木香、丁香、檀香、沉香、苏合香、安息香、冰片、乳香。(药品标准－中药成方制剂标准 1989)

通胰汤 tong yi tang

【英文名】Tong Yi Decoction

【组成】柴胡、郁金、厚朴、黄连、半夏、枳实、木香、芒硝、大黄、蒲公英。(实用中西医结合杂志 1992,5(8))

通淋化石汤 tong lin hua shi tang

【英文名】Tong Lin Hua Shi Decoction

【组成】滑石、木通、金钱草、小茴香、海金砂、瞿麦、石

苇、川楝子、甘草梢、雄鸡屎白。(山西中医 1989,5(3))

通淋化瘀汤 tong lin hua yu tang

【英文名】Tong Lin Hua Yu Decoction

【组成】石苇、萹蓄、萆薢、刘寄奴、鸡血藤、云苓、生地、红花。(中医杂志 1983,24(7))

通淋化瘀排石汤 tong lin hua yu pai shi tang

【英文名】Tong Lin Hua Yu Pai Shi Decoction

【组成】金钱草、海金砂、滑石、蒲公英、车前子、泽兰、益母草、牛膝、鸡内金、硝石、生甘草。(四川中医 1990,8(5))

通淋方 tong lin fang

【英文名】Tong Lin Prescription

【组成】(1)金银花、白花蛇舌草、鱼腥草、车前草、萹蓄、黄柏、小蓟。(山东中医杂志 1988,7(2))(2)金银花、连翘、蒲公英、紫花、地丁、萹蓄、石苇、黄柏、茯苓、车前草、白术、山药、生山栀、白茅根、甘草梢。(安徽中医学院学报 1989,8(4))

通淋汤 tong lin tang

【英文名】Tong Lin Decoction

【组成】海金沙、石苇、滑石、车前子、四川大金钱草、萹蓄、瞿麦、泽兰、泽泻、冬葵子、木通。(江苏中医杂志 1984,5(4))

通淋利水汤 tong lin li shui tang

【英文名】Tong Lin Li Shui Decoction

【组成】银花、白花蛇舌草、蒲公英、栀子、萹蓄、海金砂、滑石、茅根、车前草、木通、甘草梢、灯心。(湖北中医杂志 1986,(2))

通淋排石汤 tong lin pai shi tang

【英文名】Tong Lin Pai Shi Decoction

【组成】(1)石苇、萹蓄、地郁金、金钱草、车前草、川牛膝、泽泻、大黄、冬葵子、王不留行、滑石。(国医论坛 1990,(1))(2)滑石、冬葵子、瞿麦、石苇、炒蒲黄、川牛膝、木通、泽泻、车前子、芒硝、煅硼砂、海金沙、鸡内金、台乌药、上茴香、炒鳖甲、金钱草、扁蓄、陈皮、茯苓、茅草根。(贵阳中医学院学报 1981,(2))

通淋散 tong lin san

【英文名】Tong Lin Powder

【组成】(1)当归、甘草、黄芪、白术、牛膝、独活、肉桂、韭白、姜。(中医方剂大辞典)(2)海金沙、滑石、甘草。(中医方剂大辞典)(3)瞿麦穗、赤茯苓、条黄芩、白芍药、麦门冬、生甘草、桑白皮、车前子、冬葵子。(中医方剂大辞典)

通淋琥珀丸 tong lin hu po wan

【英文名】Tong Lin Hu Po Pill

【组成】琥珀、鳖甲、滑石、黄连、石首鱼脑骨、牛膝。(中医方剂大辞典)

通淋煎 tong lin jian

【英文名】Tong Lin Decoction

【组成】扁蓄、瞿麦、黄柏、车前子、金银花、连翘、黄连、柴胡。(辽宁中医杂志 1991,(1))

通淋膏 tong lin gao

【英文名】Tong Lin Ointment

【组成】玄参、麦冬、当归、赤芍、知母、黄柏、生地、黄连、黄芩、栀子、瞿麦穗、萹蓄、赤苓、猪苓、木通、泽泻、车前、甘草、木香、郁金、萆薢、乱发。(中医方剂大辞典)

通理汤 tong li tang

【英文名】Tong Li Decoction

【组成】当归、茯苓、白术、苡仁、枳壳、橘红、半夏、厚朴、苏子、桑皮、砂仁、青皮、姜。(中医方剂大辞典)

通脬汤 tong pao tang

【英文名】Tong Pao Decoction

【组成】(1)生黄芪、白术、桂枝、桔梗、沉香、乌药、琥珀、泽泻、王不留行、益母草、车前子、通草。(浙江中医杂志 1991,(3))(2)肉桂、黄芪、白术、茯苓、黄柏、知母、生军、泽泻、荆芥、车前子、沉香、木香。(江苏中医杂志 1985,(2))(3)黄芪、桂枝、桔梗、沉香、乌药、琥珀、泽泻、王不留行、益母草、车前子、通草、白术。(成都中医学院学报 1992,(2))

通喉散 tong hou san

【英文名】Tong Hou Powder

【异名】如圣散(中医方剂大辞典、圣济总录)

【组成】黄连、矾石、猪牙皂荚。(中医方剂大辞典)

通滑散 tong hua san

【英文名】Tong Hua Powder

【组成】滑石、木通草、冬葵子、赤茯苓、车前子、黄芩。(中医方剂大辞典)

通滞散 tong zhi san

【英文名】Tong Zhi Powder

【组成】(1)香附、阿胶、反鼻、大黄。(中医方剂大辞典)(2)蒲黄、当归、干姜、桂、虻虫、大黄。(中医方剂大辞典)

通痢散 tong li san

【英文名】Tong Li Powder

【组成】茅术、羌活、甘草、川大黄、杏仁霜。(中医方剂大辞典)

通脾泻胃汤 tong pi xie wei tang

【英文名】Tong Pi Xie Wei Decoction

【组成】(1)生石膏、知母、黄芩、玄参、栀子、大黄、茺蔚子、连翘、防风、甘草。(中医方剂大辞典)(2)知母、大黄、黄芩、茺蔚子、石膏、栀子、黑参、防风。(中医方剂大辞典)(3)麦门冬、茺蔚子、防风、大黄、黑参、知母、天门冬、黄芩。(中医方剂大辞典)

通腑止痛液 tong fu zhi tong ye

【英文名】Tong Fu Zhi Tong Liquid

【组成】大黄、附子、细辛。(中医急症通讯 1992,(7-8))

通腑利胆汤 tong fu li dan tang

【英文名】Tong Fu Li Dan Decoction

【组成】柴胡、赤白芍、茵陈、佛手、郁金、石见穿、元胡、枳实、生大黄、大白、焦山楂、乳没、鹿角霜。(北京中医杂志 1989,(1))

通腑泄热灌肠液 tong fu xie re guan chang ye

【英文名】Tong Fu Xie Re Rectal Apministration Agent

【组成】玄参、麦冬、鲜生地、鲜茅根、大黄、元明粉、车前子、通草、知母、黄柏。(中医杂志 1986,27(10))

通腑清肠汤 tong fu qing chang tang

【英文名】Tong Fu Qing Chang Decoction

【组成】生大黄、黄柏、槟榔、木香、焦山楂、枳壳、黄连。(云南中医杂志 1992,13(3))

通腑解毒化瘀汤 tong fu jie du hua yu tang

【英文名】Tong Fu Jie Du Hua Yu Decoction

【组成】柴胡、黄芩、赤白芍、法半夏、枳实、大黄等。(中成药研究 1993,(10))

通隔荠苨汤 tong ge ji ni tang

【英文名】Tong Ge Ji Ni Decoction

【组成】荠苨、石膏、地骨皮、甘草、葛根、黄芩。(中医方剂大辞典)

通隘散 tong ai san

【英文名】Tong Ai Powder

【组成】白棚砂、孩儿茶、蒲黄、青黛、牙硝、枯矾、片脑、黄连、滑石、寒水石、黄柏。(中医方剂大辞典)

通塞脉片 tong sai mai pian

【英文名】Tong Sai Mai Tablet

【组成】当归、金银花、党参、玄参、黄芪、牛膝、石斛、甘草。(药品标准-中药成方制剂标准 1998)

通塞益脑液 tong sai yi nao ye

【英文名】Tong Sai Yi Nao Liquid

【组成】石菖蒲、地龙、鸡血藤、川芎。(中国医药学报 1993,8(增刊))

通痹丸 tong bi wan

【英文名】Tong Bi Pill

【组成】川乌头、五灵脂、川当归、草乌头、没药、木鳖子、地龙、白胶香、全蝎、朱砂、乳香、麝香。(中医方剂大辞典)

通痹片 tong bi pian

【英文名】Tong Bi Tablet

【组成】制马钱子、白花蛇、人参、当归、穿山甲、制川乌、天麻、地龙、桑寄生、仙灵脾、川草乌、防风、薏苡仁。(中国药典 1995 年)

通痹汤 tong bi tang

【英文名】Tong Bi Decoction

【组成】(1)钻地风、防风、当归、熟地、桂枝、制乳香、制没药、薏米、鸡血藤、全蝎、生甘草。(时珍国药研究 1992,3(2))(2)制川、草乌、桂枝、赤芍、苍术、牛膝、木瓜、羌活、独活、细辛、川芎、全虫、蜈蚣。(实用中西医结合杂志 1990,3(4))

通痹活瘀汤 tong bi huo yu tang

【英文名】Tong Bi Huo Yu Decoction

【组成】大秦艽、独活、桑寄生、川断、狗脊、生姜、红花、桃仁、牛膝。(辽宁中医杂志 1979,(1))

通痹胶丸 tong bi jiao wan

【英文名】Tong Bi Pill

【组成】三七、川芎、蜈蚣、乌梢蛇、竹硝等。(实用中西医结合杂志 1993,6(10))

通痹散 tong bi san

【英文名】Tong Bi Powder

【组成】(1)独活、羌活、防风、细辛、当归、白术、没药、僵蚕、藁本、甘草、白芷、川芎、苍术、川山甲、麝香。(中医方剂大辞典)(2)独活、川芎、天麻、当归、白术。(中医方剂大辞典)

通瘀汤 tong yu tang

【英文名】Tong Yu Decoction

【组成】生地、丹皮、丹参、牛膝、桃仁、红花、路路通、益母草、茯苓、泽泻、赤芍、当归、白芥子、白术、清半夏、血竭。(辽宁中医杂志 1990,(3))

通瘀饮 tong yu yin

【英文名】Tong Yu Drink

【组成】(1)当归、三棱、莪术、赤芍、丹皮、白术、香附、猪苓、陈皮、木通、生姜。(中医方剂大辞典)(2)当归尾、大黄、白术、木通、红花。(中医方剂大辞典)

通瘀温宫汤 tong yu wen gong tang

【英文名】Tong Yu Wen Gong Decoction

【组成】小茴香、干姜、肉桂、吴茱萸、细辛、元胡、五灵脂、当归、蒲黄、赤芍、乌药、乳香、没药、半夏。(中西医结合杂志 1989,9(8))

通瘀煎 tong yu jian

【英文名】Tong Yu Decoction

【组成】(1)归尾、山楂、香附、红花、乌药、青皮、木香、泽泻。(中医方剂大辞典)(2)归尾、大黄、红花、苏木。(中医方剂大辞典)(3)生蒲黄、五灵脂、川郁金、小枳实、白术炭、建泽泻、西赤芍、桃仁泥、明琥珀。(中医方剂大辞典)

通督活血汤 tong du huo xue tang

【英文名】Tong Du Huo Xue Decoction

【组成】当归、泽兰叶、苏木、地龙、杜仲、赤芍、黄芪、丹参、鹿角片、金毛狗脊。(中医正骨 1991,3(3))

通解散 tong jie san
【英文名】Tong Jie Powder
【组成】(1)麻黄、石膏、滑石、苍术、甘草、黄芩。(中医方剂大辞典)(2)黑丑、大黄、桃仁、官桂、白芍、泽泻、干姜、甘草。(中医方剂大辞典)

通管汤 tong guan tang
【英文名】Tong Guan Decoction
【组成】(1)赤芍、川芎、三棱、莪术、制乳香、制没药、丹参、桃仁、昆布、海藻、夏枯草、益母草、炮山甲、皂角刺、路路通。(中国医药学报 1991,6(2))(2)当归、熟地、赤芍、白芍、川芎、米仁、桃仁、红花、海螵蛸、生茜草、制香附、路路通、石菖蒲、皂角刺、败酱草、红藤。(中西医结合杂志 1987,7(5))

通精汤 tong jing tang
【英文名】Tong Jing Decoction
【组成】淫羊藿、车前子、蛇床子、肉苁蓉、鹿角胶、怀牛膝。(新中医 1990,(6))

通膈丸 tong ge wan
【英文名】Tong Ge Pill
【组成】(1)大黄、牵牛、木通。(中医方剂大辞典)(2)槟榔、枳实。(中医方剂大辞典)(3)丁皮、荜澄茄、白豆蔻、檀香、粉草、砂仁、香附子、片姜黄、木香、甘松、丁香。(中医方剂大辞典)(4)黄连、茯苓、人参、朱砂、真脑子。(中医方剂大辞典)

通膈汤 tong ge tang
【英文名】Tong Ge Decoction
【组成】(1)射干、桑根白皮、麻黄、甘草、槟榔、草豆蔻仁、郁李仁。(中医方剂大辞典)(2)昆布、白术、丁香、槟榔、诃黎勒皮、木香、半夏、大黄。(中医方剂大辞典)

通膈散 tong ge san
【英文名】Tong Ge Powder
【组成】(1)蓬莪术、延胡索、北芍药、当归、川芎、甘草、丹皮。(中医方剂大辞典)(2)枳壳、桂、甘草、陈曲、诃黎勒皮、白术、陈橘皮、赤茯苓、人参、京三棱、干姜、草豆蔻、槟榔、五味子、厚朴、半夏、木香、郁李仁。(中医方剂大辞典)

通鼻散 tong bi san
【英文名】Tong Bi Powder
【组成】葫芦壳、石钟乳、胆矾、冰片。(中医方剂大辞典)

通鼻膏 tong bi gao
【英文名】Tong Bi Plaster
【异名】辛夷膏(中医方剂大辞典、圣惠)
【组成】白芷、芎藭、木通、当归、细辛、莽草、辛夷。(中医方剂大辞典)

速止水泻冲剂 su zhi shui xie chong ji
【英文名】Su Zhi Shui Xie Medicinal Instant Granule
【组成】粳米、茶叶、干姜、食盐。(药品标准－中药成方制剂标准 1993)

速止水泻茶 su zhi shui xie cha
【英文名】Su Zhi Shui Xie Tea
【组成】粳米、绿茶、干姜、食盐。(安徽中医学院学报 1987,6(1))

速克感冒片 su ke gan mao pian
【英文名】Su Ke Gan Mao Tablet
【组成】忍冬藤、野菊花、射干、乙酰水杨酸、马来酸氯苯那敏、维生素 C。(药品标准－中药成方制剂标准 1998)

速克感冒胶囊 su ke gan mao jiao nang
【英文名】Su Ke Gan Mao Capsule
【组成】忍冬藤、野菊花、射干、乙酰水杨酸、马来酸氯苯那敏、维生素 C。(药品标准－中药成方制剂标准 1998)

速效开白汤 su xiao kai bai tang
【英文名】Su Xiao Kai Bai Decoction
【组成】熟地、白术、党参、云苓、枣仁、莲子、山药、白芍、桂元、首乌、芡实、甘草、木香。(河北中医学院学报 1989,4(3－4))

速效心痛气雾剂 su xiao xin tong qi wu ji
【英文名】Su Xiao Xin Tong Aerosol
【组成】牡丹皮、川芎、冰片。(药品标准－中药成方制剂标准 1996)

速效心痛滴丸 su xiao xin tong di wan
【英文名】Su Xiao Xin Tong Dripping Pill
【组成】牡丹皮、川芎、冰片。(药品标准－中药成方制剂标准 1998)

速效止泻胶囊 su xiao zhi xie jiao nang
【英文名】Su Xiao Zhi Xie Capsule
【组成】盐酸小檗碱、拳参。(药品标准－中药成方制剂标准 1997)

速效止泻散 su xiao zhi xie san
【英文名】Su Xiao Zhi Xie Powder
【组成】(1)地榆、黄连、车前子、乌梅、厚朴。(中医研究 1990,(1))(2)马齿苋、青蒿。(中国中西医结合杂志 1993,13(8))

速效止泻糖浆 su xiao zhi xie tang jiang
【英文名】Su Xiao Zhi Xie Syrup
【组成】珠芽蓼。((90)苏卫药准字第 1831－1 号)

速效牙痛宁 su xiao ya tong ning
【英文名】Su Xiao Ya Tong Ning Tincture
【组成】草乌、洋金花、闹羊花、南星、细辛、蟾酥、花椒、半夏、白及、冰片、薄荷脑、麻黄素、麦迪霉素、二甲基亚砜、75%乙醇。(陕西中医 1990,11(11))

速效牙痛宁酊 su xiao ya tong ning ding
【英文名】Su Xiao Ya Tong Ning Tincture

【组成】芫花根、地骨皮。(药品标准－中药成方制剂标准 1998)

速效牛黄丸 su xiao niu huang wan

【英文名】Su Xiao Niu Huang Pill

【组成】牛黄、水牛角浓缩粉、黄连、冰片、栀子、黄芩、朱砂、珍珠母、郁金、雄黄、石菖蒲。(药品标准－中药成方制剂标准 1998)

速效克秃灵生发精 su xiao ke tu ling sheng fa jing

【英文名】Su Xiao Ke Tu Ling Sheng Fa Jing Tincture

【组成】人参、首乌、毛姜、旱蓬草、红花、尖干红辣椒、生姜、鲜侧柏叶、川芎、95%酒精。(湖北中医杂志 1991,(6))

速效抗痢丸 su xiao kang li wan

【英文名】Su Xiao Kang Li Pill

【组成】白头翁、苦参。((92)吉卫药准字 13008)

速效饮 su xiao yin

【英文名】Su Xiao Drink

【组成】荆芥穗、薄荷叶、草决明、甘草。(中医方剂大辞典)

速效制剂 su xiao zhi ji

【英文名】Immediate Effect Preparations

【定义】指药物从剂型中快速释放出,从而使吸收快,发挥疗效迅速的一类制剂。(中药药剂学)

速效固崩汤 su xiao gu beng tang

【英文名】Su Xiao Gu Beng Decoction

【组成】马齿苋、生地榆、旱莲草、益母草、三七粉。(湖北中医杂志 1991,(5))

速效消肿止痛膏 su xiao xiao zhong zhi tong gao

【英文名】Su Xiao Xiao Zhong Zhi Tong Plaster

【组成】五灵脂、穿山甲、赤芍、大青叶、板蓝根、生大黄、赤小豆、夏枯草、栀子。(中西医结合杂志 1989,9(5))

速效救心丸 su xiao jiu xin wan

【英文名】Su Xiao Jiu Xin Pill

【组成】川芎、冰片等。(天津药品标准 1990 年)

速效散 su xiao san

【英文名】Su Xiao Powder

【组成】(1)地龙。(中医方剂大辞典)(2)川楝子、茴香、补故纸。(中医方剂大辞典)(3)黄连、黄芩、黄柏、栀子、连翘、薄荷、荆芥穗、柴胡、归尾、生地黄、地骨皮、天花粉、甘菊花、蔓荆子、牛蒡子、白蒺藜、草决明、枳壳、甘草。(中医方剂大辞典)(4)吴茱萸、赤芍药。(中医方剂大辞典)

速效愈胃液 su xiao yu wei ye

【英文名】Su Xiao Yu Wei Decoction

【组成】生黄芪、太子参、丹参、北沙参、玉竹、茯苓、白术、枳实、女贞子、枸杞子、甘草、黄连、石菖蒲。(实用中西医结合杂志 1992,5(5))

速效感冒片 su xiao gan mao pian

【英文名】Su Xiao Gan Mao Tablet

【组成】狗儿花、柴胡。

速眠饮 su mian yin

【英文名】Su Mian Decoction

【组成】焦枣仁、磁石、龙骨、牡蛎、淡豆豉、山栀、远志、陈皮、白术、天竺黄、知母、琥珀、石斛、柏子仁、仙灵脾、合欢皮、夜交藤、枸杞子、百合、朱砂。(陕西中医 1988,9(7))

速得效小膏药 su de xiao xiao gao yao

【英文名】Su De Xiao Xiao Plaster

【组成】肉桂、白头翁、马齿苋、小茴香。(安徽中医学院学报 1989,8(4))

速感宁胶囊 su gan ning jiao nang

【英文名】Su Gan Ning Capsule

【组成】贯众、柴胡、大青叶、金银花、牛黄、对乙酰氨基酚、马来酸氯苯那敏。(药品标准－中药成方制剂标准 1997)

速溶阿胶 su rong e jiao

【英文名】Su Rong E Jiao Syrup

【组成】阿胶。

造化争雄膏 zao hua zheng xiong gao

【英文名】Zao Hua Zheng Xiong Ointment

【组成】炼松香、飞黄丹、真麻油、粉甘草、官桂、远志、菟丝子、川牛膝、鹿茸、虎骨、蛇床子、锁阳、厚朴、淮生地、淮熟地、玄参、天门冬、麦门冬、防风、茅香、赤芍药、白赤芍、当归、白芷、北五味子、谷精草、杜仲、荜茇、南木香、车前子、紫梢花、川续断、良姜、黄蜂、穿山甲、地龙、骨碎补、蓖麻子、杏仁、大附子、木鳖子、肉苁蓉、桑、槐、桃、李嫩枝。(中医方剂大辞典)

造化调经散 zao hua tiao jing san

【英文名】Zao Hua Tiao Jing Powder

【组成】没药、琥珀、桂心、赤芍、当归、细辛、麝香。(中医方剂大辞典)

造草酥 zao cao su

【英文名】Zao Cao Crisp

【组成】杏仁、粗肥地黄、麻子。(中医方剂大辞典)

逡巡酒 qun xun jiu

【英文名】Qun Xun Wine

【组成】桃花、马蔺花、脂麻花、黄甘菊花。(中医方剂大辞典)

逡巡散 qun xun san

【英文名】Qun Xun Powder

【组成】高良姜、干全蝎。(中医方剂大辞典)

逢原饮 feng yuan yin

【英文名】Feng Yuan Drink

【组成】天冬、麦冬、南沙参、北沙参、胡黄连、石斛、玉竹、蛤粉、贝母、茯苓、广皮、半夏。(中医方剂大辞典)

郴州蛇药 chen zhou she yao

【英文名】Chen Zhou She Yao

【组成】辣蓼、苦菜。(中草药 1977,(7))

郴州蛇药片 chen zhou she yao pian

【英文名】Chen Zhou She Yao Tablet

【组成】丛枝蓼、白花败酱草。(中医方剂大辞典)

都气丸 du qi wan

【英文名】Du Qi Pill

【组成】熟地、山药、山萸肉、泽泻、茯苓、丹皮、五味子。(中医方剂大辞典)

都气加桂汤 du qi jia gui tang

【英文名】Du Qi Jia Gui Decoction

【组成】熟地、茯苓、泽泻、怀山药、丹皮、山萸肉、五味子、肉桂。(中医方剂大辞典)

都梁丸 du liang wan

【英文名】Du Liang Pill

【组成】(1)白芷、川芎。(中医方剂大辞典)(2)香白芷。(中医方剂大辞典)

都梁香散 du liang xiang san

【英文名】Du Liang Xiang Powder

【组成】都梁香、紫菀、桂元、人参、生竹茹、肉苁蓉、干地黄。(中医方剂大辞典)

都梁散 du liang san

【英文名】Du Liang Powder

【组成】都梁香、紫菀、人参、青竹茹、苁蓉、干地黄。(中医方剂大辞典)

酌圣丹 zhuo sheng dan

【英文名】Zhuo Sheng Pellet

【组成】巴豆、没药、蓬莪术。(中医方剂大辞典)

配伍目的 pei wu mu di

【英文名】Purpose Of Combination

【定义】指通过对药物进行合理组织,调其偏性,制其毒性,增强或改变原有功能,消除或缓解其对人体的不良因素,发挥其相辅相成或相反相成的综合作用,是各具特性的群药组合成一个新的有机整体,以符合辨证论治的要求。(方剂学)

配伍作用 pei wu zuo yong

【英文名】Compatible Function Of Drugs

【定义】指药物通过配伍,可以起到的作用。(方剂学)

酒归饮 jiu gui yin

【英文名】Jiu Gui Drink

【组成】酒当归、白术、酒芩、酒芍、川芎、陈皮、酒天麻、苍术、苍耳、酒甘草、黄柏、防风。(中医方剂大辞典)

酒连汤 jiu lian tang

【英文名】Jiu Lian Decoction

【组成】黄连。(中医方剂大辞典)

酒制大黄散 jiu zhi dai huang san

【英文名】Jiu Zhi Dai Huang Powder

【组成】大黄。(中医方剂大辞典)

酒制神芎丸 jiu zhi shen xiong wan

【英文名】Jiu Zhi Shen Xiong Pill

【组成】大黄、黄芩、黑丑、滑石、黄连、薄荷、川芎。(中医方剂大辞典)

酒制通圣散 jiu zhi tong sheng san

【英文名】Jiu Zhi Tong Sheng Powder

【组成】防风通圣散。(中医方剂大辞典)

酒剂 jiu ji

【英文名】Wines

【定义】指药材用蒸馏酒浸提成分而制得的澄清液体剂型。(中药药剂学)

酒泻丸 jiu xie wan

【英文名】Jiu Xie Pill

【组成】嫩鹿茸、肉苁蓉、麝香。(中医方剂大辞典)

酒肿丸 jiu zhong wan

【英文名】Jiu Zhong Pill

【组成】萝卜、皂角。(中医方剂大辞典)

酒枳丸 jiu zhi wan

【英文名】Jiu Zhi Pill

【组成】乌梅肉、半夏曲、青木香、枳实、砂仁、杏仁、巴霜、黄连。(中医方剂大辞典)

酒浸牛膝丸 jiu jin niu xi wan

【英文名】Jiu Jin Niu Xi Pill

【组成】牛膝、川椒、附子、虎胫骨。(中医方剂大辞典)

酒浸芍药散 jiu jin shao yao san

【英文名】Jiu Jin Shao Yao Powder

【组成】芍药、生地黄、虎骨。(中医方剂大辞典)

酒浸药仙方 jiu jin yao xian fang

【英文名】Jiu Jin Yao Xian Prescription

【组成】甘菊花、防风、羌活、杜仲、牡蛎、瓜蒌根、牡丹皮、紫菀、菖蒲、人参、白蒺藜、牛蒡子、枸杞子、白花蛇、桔梗、吴白术、山茱萸、白茯苓、晚蚕砂、黄桂、远志、牛膝、虎胫骨、牛蒡根、干姜、干地黄、柏子仁、狗脊、天雄、萆薢、蛇床子、黑附子、肉苁蓉、菟丝子、续断、芍药、石斛。(中医方剂大辞典)

酒病丸 jiu bing wan

【英文名】Jiu Bing Pill

【组成】葛根。(中医方剂大辞典)

酒积丸 jiu ji wan

【英文名】Jiu Ji Pill

【组成】神曲、麦蘖、硇砂、白面、巴豆、黄连。(中医方

剂大辞典）

酒积麦芽丸 jiu ji mai ya wan

【英文名】Jiu Ji Mai Ya Pill

【组成】神曲、麦芽、黄连。（中医方剂大辞典）

酒调洗肝散 jiu tiao xi gan san

【英文名】Jiu Tiao Xi Gan Powder

【组成】黑参、大黄、桔梗、知母、朴硝、栀子、黄芩。（中医方剂大辞典）

酒调散 jiu tiao san

【英文名】Jiu Tiao Powder

【组成】(1)当归、甘草、大黄、赤芍药、菊花、桔梗、苍术、桑螵蛸、麻黄、羌活、茺蔚子、连翘。（中医方剂大辞典）(2)牛蒡子、紫草、麻黄、臭椿子、当门子。（中医方剂大辞典）

酒豉方 jiu chi fang

【英文名】Jiu Chi Prescription

【异名】豆豉酒（《圣济总录》卷一八四）

【组成】清美酒、好豉。（中医方剂大辞典）

酒渣粉 jiu zha fen

【英文名】Jiu Zha Powder

【组成】京红粉、轻粉、元明粉。（中医方剂大辞典）

酒煮木瓜粥 jiu zhu mu gua zhou

【英文名】Jiu Zhu Mu Gua Gruel

【组成】大木瓜。（中医方剂大辞典）

酒煮当归丸 jiu zhu dang gui wan

【英文名】Jiu Zhu Dang Gui Pill

【组成】茴香、黑附子、良姜、当归、炙甘草、苦楝、丁香、木香、升麻、柴胡、炒黄盐、全蝎、延胡索。（中医方剂大辞典）

酒煮矾 jiu zhu fan

【英文名】Jiu Zhu Fan

【组成】白矾。（中医方剂大辞典）

酒煮茵陈汤 jiu zhu yin chen tang

【英文名】Jiu Zhu Yin Chen Decoction

【组成】茵陈。（中医方剂大辞典）

酒煮解毒汤 jiu zhu jie du tang

【英文名】Jiu Zhu Jie Du Decoction

【组成】穿山甲、白芷、防风、没药、甘草、芍药、贝母、金银花、陈皮、皂角刺。（中医方剂大辞典）

酒煮鳗鲡鱼 jiu zhu man li yu

【英文名】Jiu Zhu Man Li Yu Medicated Diet

【组成】鳗鲡鱼。（中医方剂大辞典）

酒煎干蟾丸 jiu jian gan chan wan

【英文名】Jiu Jian Gan Chan Pill

【组成】干蟾、肉豆蔻、槟榔、甘草、乳香、朱砂、麻黄、腻粉、胡黄连、黄连、丁香、芦荟、麝香、牛黄。（中医方剂大辞典）

酒煎汤 jiu jian tang

【英文名】Jiu Jian Decoction

【组成】(1)当归、生芪、柴胡、大力子、连翘、桂心、升麻、川柏、甘草。（中医方剂大辞典）(2)甘草。（中医方剂大辞典）

酒煎附子四神丹 jiu jian fu zi si shen dan

【英文名】Jiu Jian Fu Zi Si Shen Pellet

【组成】水窟雄黄、雌黄、辰砂、透明硫黄、胡椒末、荜茇末、真赤石脂末、好官桂心末、附子。（中医方剂大辞典）

酒煎附子煎 jiu jian fu zi jian

【英文名】Jiu Jian Fu Zi Decoction

【组成】大赭石、荜茇、胡椒、附子。（中医方剂大辞典）

酒煎饮 jiu jian yin

【英文名】Jiu Jian Drink

【异名】三黄酒（中医方剂大辞典）

【组成】(1)黄连、黄芩、大黄。（中医方剂大辞典）(2)常山、鳖甲、知母、白头翁、桂、青蒿、甘草、桃李枝头心、葱白、薤白、柴胡。（中医方剂大辞典）

酒煎散 jiu jian san

【英文名】Jiu Jian Powder

【组成】汉防己、防风、甘草、荆芥穗、当归、赤芍药、牛蒡子、甘菊。（中医方剂大辞典）

酒蒸黄连丸 jiu zheng huang lian wan

【英文名】Jiu Zheng Huang Lian Pill

【组成】(1)黄连、厚朴、肉豆蔻。（中医方剂大辞典）黄连、苦参。（中医方剂大辞典）(2)黄连、干姜、枳壳、木香。（中医方剂大辞典）(3)黄连。（中医方剂大辞典）

酒蜡膏 jiu la gao

【英文名】Jiu La Plaster

【组成】醇酒、蜜、蜡、蜀漆。（中医方剂大辞典）

酒癥丸 jiu zheng wan

【英文名】Jiu Zheng Pill

【组成】(1)寒食面、神曲、雄黄、巴豆。（中医方剂大辞典）(2)大药、小药、半夏、巴豆、大麦蘖、雄黄。（中医方剂大辞典）(3)白茯苓、木猪苓、蒲黄、神曲、白丁香、大麦蘖、干葛、葛花。（中医方剂大辞典）(4)甘草、半夏、白茯苓、神曲、麦蘖、大戟、葛根、雄黄、巴豆。（中医方剂大辞典）(5)大麦蘖。（中医方剂大辞典）(6)川黄连、巴豆。（中医方剂大辞典）

釜底抽薪散 fu di chou xin san

【英文名】Fu Di Chou Xin Powder

【组成】吴茱萸、胡黄连、大黄、生南星。（中医方剂大辞典）

钰复康 yu fu kang

【英文名】Yu Fu Kang Pill

【组成】马钱子、全蝎、当归、红花、牛膝、木瓜等。(中国医药学报 1988,3(3))

钱汤丸 qian tang wan

【英文名】Qian Tang Pill

【组成】猪牙皂角、朱砂、天南星末、滑石末、轻粉、巴豆。(中医方剂大辞典)

钱脂膏 jian zhi gao

【英文名】Qiang Zhi Plaster

【组成】大钱。(中医方剂大辞典)

钻山风糖浆 zuan shan feng tang jiang

【英文名】Zuan Shan Feng Syrup

【组成】钻山风、勾儿茶、四块瓦、威灵仙、千斤拔、羊城鸡血藤、山姜。(药品标准-中药成方制剂标准 1995)

钻胃丸 zuan wei wan

【英文名】Zuan Wei Pill

【组成】大黑附子、橘皮、半夏曲、青皮、丁香、天南星、胡椒、藿香、荜茇、蛮姜、柿蒂、白术。(中医方剂大辞典)

铁锔散 tie ju san

【英文名】Tie Ju Powder

【组成】龙骨、赤石脂。(中医方剂大辞典)

铁门闩 tie men shuan

【英文名】Tie Men Shuan Powder

【组成】玄胡、莪术、良姜、五灵脂、当归。(中医方剂大辞典)

铁门栓 tie men shuan

【英文名】Tie Men Shuan Suppository

【组成】文蛤、白矾、黄丹。(中医方剂大辞典)

铁井阑 tie jing lan

【英文名】Tie Jing Lan Prescription

【组成】(1)大五倍子、杜蟾酥、藤黄、明矾、胆矾、大黄、皂角、白及、山慈菇、天南星。(中医方剂大辞典)(2)芙蓉叶、苍耳。(中医方剂大辞典)

铁爪长匙散 tie zhua chang shi san

【英文名】Tie Zhua Chang Shi Powder

【组成】木工用旧铁钻头上锈、药珠、壮男指甲炭、郁金、雄黄、硼砂。(中医方剂大辞典)

铁闩散 tie shuan san

【英文名】Tie Shuan Powder

【组成】羌活、独活、木瓜、五加皮、白芷、草乌、明雄、川乌、白附子、官桂、木香、炙乳没、甲片、细辛、血竭、胡椒、荆防风、红花、当归、樟脑、丁香、银硝、硫黄、全蝎。(中医方剂大辞典)

铁头散 tie tou san

【英文名】Tie Tou Powder

【组成】赤石脂、轻粉、麝香、乳香、白丁香、生砒、黄丹、蜈蚣。(中医方剂大辞典)

铁布衫丸 tie bu shan wan

【英文名】Tie Bu Shan Pill

【组成】(1)归尾、地龙、川芎、无名异、儿茶、乳香、制没药、血竭、麝香、木鳖仁。(中医方剂大辞典)(2)自然铜、当归、无名异、木鳖子、乳香、没药、地龙、苏木。(中医方剂大辞典)

铁甲散 tie jia san

【英文名】Tie Jia Powder

【组成】蜣螂、南山楂、炒槟榔、广木香。(中医方剂大辞典)

铁扫帚 tie sao zhou

【英文名】Tie Sao Zhou Powder

【组成】硫黄、人言。(中医方剂大辞典)

铁朱散 tie zhu san

【英文名】Tie Zhu Powder

【组成】铁粉、灵粉、蜡、鹧鸪菜、桐木、硫黄、巴豆。(中医方剂大辞典)

铁围散 tie wei san

【英文名】Tie Wei Powder

【组成】乳香、没药、大黄、黄柏、黄连、南星、半夏、防风、皂角、刺木鳖子、瓜蒌、甘草节、草乌、阿胶。(中医方剂大辞典)

铁杉散 tie shan san

【英文名】Tie Shan Powder

【组成】赤石脂、寸香、轻粉、乳香、白丁香、生砒、黄丹、蜈蚣。(中医方剂大辞典)

铁男丹 tie nan dan

【英文名】Tie Nan Pellet

【组成】(1)硇研、砒、巴豆霜、斑猫、蜣螂、蝼蛄、蛴螬。(中医方剂大辞典)(2)獭胆、磁石、血竭、泽泻、赤小豆、紫葛根、苍耳子、赤芍药、樟柳根。(中医方剂大辞典)

铁苋合剂 tie xian he ji

【英文名】Tie Xian Mixture

【组成】干铁苋菜、五倍子、石榴皮。(新医药学杂志 1974,(6))

铁刷丸 tie shua wan

【英文名】Tie Shua Pill

【组成】半夏、槟榔。(中医方剂大辞典)

铁刷汤 tie shua tang

【英文名】Tie Shua Decoction

【异名】铁刷散(中医方剂大辞典)

【组成】(1)紫梢花、肉桂、大丁香、蛇床子、吴茱萸、山茱萸、天仙子、萝卜子、川椒、细辛、狗脊、地豆、芎䓖、甘松、天雄、白檀、槐角子、白芷、沉香、芸苔子、葶苈子、香附子、芫花、巴戟、肉苁蓉、木香。(中医方剂大辞典)(2)香附子、桔梗、甘草、干姜、肉桂、茴香、良姜、陈皮。(中医方剂大辞典)(3)附子、天南星、半夏、木香。(中医方剂大辞典)(4)良姜、茴香、甘草、苍术。(中医方剂大辞典)(5)半夏、草豆蔻、丁香、干姜、诃子皮、生姜。(中医方剂大辞典)(6)附子、半夏、木香。(中医方剂大辞典)

铁刷散 tie shua san

【英文名】Tie Shua Powder

【组成】(1)白术皮。(中医方剂大辞典)(2)好黄丹末。(中医方剂大辞典)(3)麻黄、甘草、细辛、石膏、葶苈、青皮、杏仁。(中医方剂大辞典)

铁瓮申先生交感丹 tie weng shen xian sheng jiao gan dan

【英文名】Tie Weng Shen Xian Sheng Jiao Gan Pellet

【组成】茯神、香附子。(中医方剂大辞典)

铁矾膏 tie fan gao

【英文名】Tie Fan Plaster

【组成】洋铁叶子根、圆柏、白矾、蜂蜜。(黑龙江医药 1979,(3))

铁娃丹 tie wa dan

【英文名】Tie Wa Pellet

【组成】巴豆霜、全蝎、朱砂、牛黄、山楂。

铁娃散 tie wa san

【英文名】Tie Wa Powder

【异名】铁娃丹(药品标准－中药成方制剂标准)

【组成】枳实、全蝎、当归、六神曲、麦芽、山楂、巴豆霜、牛黄、朱砂。(药品标准－中药成方制剂标准 1992)

铁柱杖丸 tie zhu zhang wan

【英文名】Tie Zhu Zhang Pill

【异名】铁柱杖(中医方剂大辞典)

【组成】草乌头。(中医方剂大辞典)

铁栅牛黄丸 tie shan niu huang wan

【英文名】Tie Shan Niu Huang Pill

【组成】铁粉、辰砂、天竺黄、牛黄、铅白霜。(中医方剂大辞典)

铁涎膏 tie xian gao

【英文名】Tie Xian Plaster

【组成】铁焰粉、白附子、辰砂、丁头代赭、脑麝。(中医方剂大辞典)

铁砂三黄汤 tie sha san huang tang

【英文名】Tie Sha San Huang Decoction

【组成】铁砂、大黄、黄连、黄芩。(中医方剂大辞典)

铁砂丸 tie sha wan

【英文名】Tie Sha Pill

【组成】(1)苍术、香附、白术、猪苓、泽泻、茯苓、茵陈、牛膝、槟榔、木瓜、草果、砂仁、枳壳、青皮、陈皮、三棱、莪术、当归、神曲、青矾。(中医方剂大辞典)(2)铁砂、蓬术、三棱、厚朴、陈皮、吴茱萸。(中医方剂大辞典)

铁砂牡蛎汤 tie sha mu li tang

【英文名】Tie Sha Mu Li Decoction

【组成】铁砂、柴胡、大黄、牡蛎、茯苓、桂枝、甘草。(中医方剂大辞典)

铁砂散 tie sha san

【英文名】Tie Sha Powder

【组成】(1)铁砂、荞麦粉、大黄。(中医方剂大辞典)(2)铁砂、荞麦。(中医方剂大辞典)

铁胆饮 tie dan yin

【英文名】Tie Dan Drink

【组成】铁粉、胆草。(中医方剂大辞典)

铁骨丹 tie gu dan

【英文名】Tie Gu Pellet

【组成】川乌头、草乌头、川芎、当归、辣桂、川续断、华阴细辛、补骨脂、乌蛇、直僵蚕、木鳖子、天麻、巴戟、防风、滴乳香、没药、麻黄、羌活、独活、坚白南星、白蒺藜、薏苡仁、苍术、萆薢、杜仲、牛膝、虎胫骨、自然铜、白附子、川五灵脂、秦艽、全蝎、麝香。(中医方剂大辞典)

铁屑丸 tie xie wan

【英文名】Tie Xie Pill

【组成】针砂、黑枣、茵陈蒿、皂矾。(中医方剂大辞典)

铁屑散 tie xie san

【英文名】Tie Xie Powder

【组成】当归、人参、细辛、炙甘草、苁蓉、黄芪、桂心、防风、黄芩、铁屑、芎䓖、芍药。(中医方剂大辞典)

铁屑膏 tie xie gao

【英文名】Tie Xie Plaster

【组成】煅落铁屑、狗头连齿骨、鹿角、真轻粉。(中医方剂大辞典)

铁扇子 tie shan zi

【英文名】Tie Shan Zi Prescription

【组成】桑叶。(中医方剂大辞典)

铁扇散 tie shan san

【英文名】Tie Shan Powder

【组成】(1)老材香、寸柏香、松香、象皮、龙骨、枯矾。(中医方剂大辞典)(2)煅龙骨、象皮、陈石灰、老松香、降香末、血竭、儿茶、白及末。(中医方剂大辞典)

铁浆酒 tie jiang jiu

【英文名】Tie Jiang Wine

【组成】故铁、柘根、菖蒲。(中医方剂大辞典)

铁烙饮 tie lao yin

【英文名】Tie Lao Drink

【组成】铁秤锤。(中医方剂大辞典)

铁笔圈 tie bi quan

【英文名】Tie Bi Quan Powder

【组成】(1)芙蓉叶、文蛤、小粉、生南星、生半夏、生甘草。(中医方剂大辞典)(2)胆矾、雄黄、硼砂。(中医方剂大辞典)

铁粉丸 tie fen wan

【英文名】Tie Fen Pill

【异名】太乙丹(中医方剂大辞典)

【组成】(1)铁粉、黄连、苦参、麦门冬、土瓜根、牡蛎粉、金箔、银箔、栝蒌根。(中医方剂大辞典)(2)铁粉、生干地黄、鸡膍胵、牡蛎、黄连。(中医方剂大辞典)(3)铁粉、鸡膍胵、栝楼根、土瓜根、苦参、黄连、麦门冬、牡蛎、桑螵蛸、金箔、银箔。(中医方剂大辞典)(4)铁粉、獭肝、安息香、鬼督邮、半苦参、木香、柴胡、桃仁、麝香。(中医方剂大辞典)(5)铁粉、獭肝、安息香、鬼督邮、白术、木香、柴胡、胡黄连。(中医方剂大辞典)(6)铁粉、茯神、远志、人参、防风、麦门冬、羚羊角屑、桑螵蛸、龙齿、熟干地黄、朱砂。(中医方剂大辞典)(7)铁粉、牛黄、金箔、银箔、麝香、远志、马牙硝、白僵蚕、丹参、茯神、川升麻、白附子。(中医方剂大辞典)(8)龙齿、轻粉、天麻、南星、没药、牛黄、麝香。(中医方剂大辞典)(9)铁粉、银屑、黄连、苦参、石蜜、龙胆草、龙齿、牛黄、秦艽、丹皮、白鲜皮、地骨皮、雷丸、犀角。(中医方剂大辞典)(10)铁粉、木香。(中医方剂大辞典)(11)铁粉、朱砂、木香、桔梗、胡黄连、青州蝎。(中医方剂大辞典)(12)水银砂子、朱砂、铁粉、轻粉、天南星。(中医方剂大辞典)(13)铁粉、朱砂、牛黄、天竺黄、铅霜、天南星。(中医方剂大辞典)(14)铁粉、蛇蜕、黄连、泽泻、犀角、龙齿、远志、麦门冬、人参、白茯苓。(中医方剂大辞典)(15)铁粉、麝香、牛黄、朱砂、天竺黄、青黛、蛇黄、熊胆、人参、茯苓、使君子、黄连。(中医方剂大辞典)(16)铁粉、麝香、朱砂、天竹黄、青黛、蛇黄、使君子、黄连、熊胆。(中医方剂大辞典)(17)铁粉、铅霜、天麻、水银、龙齿、天南星、朱砂、麝香、黑铅。(中医方剂大辞典)(18)铁粉、朱砂、青黛、茯神、羚羊角屑、蛇蜕皮、麝香。(中医方剂大辞典)(19)铁粉、牛黄、朱砂、黄芩、犀角屑、川大黄、人参、甘草、金箔、银箔。(中医方剂大辞典)(20)铁粉、猪粪、朱砂、麝香、蛇黄、端午日犬胆。(中医方剂大辞典)(21)铁粉、天竺黄、真珠末、蛇黄、牛黄、朱砂、麝香、琥珀、金箔、银箔。(中医方剂大辞典)(22)铁粉、蛇蜕皮、鬼督邮、龙齿、寒水石、败天公、防风、沙参、羚羊角屑、龙胆、乌犀角屑、蚱蝉、地骨皮、商陆、牛黄、石膏、黄连。(中医方剂大辞典)(23)铁粉、鸡膍胵、黄连、牡蛎。(中医方剂大辞典)

铁粉丹 tie fen dan

【英文名】Tie Fen Pellet

【组成】铁粉、朱砂、牛黄、干蟾、蝎梢。(中医方剂大辞典)

铁粉乌鸦散 tie fen wu ya san

【英文名】Tie Fen Wu Ya Powder

【组成】乌鸦、铅丹、黑铝铁粉、丹砂、天麻、羌活、独活、防风、芎䓖、干蝎、天南星。(中医方剂大辞典)

铁粉炼 tie fen lian

【英文名】Tie Fen Lian Prescription

【组成】铁粉。(中医方剂大辞典)

铁粉散 tie fen san

【英文名】Tie Fen Powder

【组成】(1)铁粉、朴硝、天竺黄、龙脑。(中医方剂大辞典)(2)铁粉、天麻、白僵蚕、蝎梢、白附子、乌头、白花蛇、桂、麝香、龙脑、丹砂。(中医方剂大辞典)(3)铁粉、麦门冬、牡蛎、知母、黄连、苦参、栝楼根、金箔、银箔。(中医方剂大辞典)(4)铁粉、光明砂、天竹黄、铅霜。(中医方剂大辞典)(5)铁粉、金箔、人参、龙齿、琥珀、犀角屑、赤茯苓、子芩、防风、葳蕤、石膏、玄参、露蜂房、牛黄、甘草。(中医方剂大辞典)(6)广丹、轻粉、元寸。(中医方剂大辞典)(7)当归、磁石、铁粉。(中医方剂大辞典)(8)多年生铁、黄丹、麝、轻粉、松脂、道人头、硇砂、雄黄、蟾酥。(中医方剂大辞典)(9)蛤粉、铁粉。(中医方剂大辞典)(10)颗块大朱砂、红明琥珀、天南星、圆白半夏、白矾、真铁粉、白附子、大川乌、羌活、全蝎、真金箔、僵蚕。(中医方剂大辞典)(11)铁粉、白蔹末。(中医方剂大辞典)(12)铁粉。(中医方剂大辞典)(13)铁华粉、硼砂、白矾。(中医方剂大辞典)(14)铁粉、荆芥穗、薄荷、天南星、全蝎、脑子、麝香。(中医方剂大辞典)(15)铁粉、郁金、牛黄、真珠末、胡黄连。(中医方剂大辞典)(16)铁粉、马牙硝、光明砂、铅霜、金箔。(中医方剂大辞典)

铁粉煎 tie fen jian

【英文名】Tie Fen Jian Ointment

【组成】(1)铁粉、丹砂、水银砂子、马牙硝、龙脑、天竺黄、寒食面、轻粉、真珠末、槟榔、麝香、丁香末、恶实。(中医方剂大辞典)(2)铁粉、牛黄、菖蒲、酥、犀角屑、人参、茯神、百合、防风、川大黄、青黛、细辛、远志、芎䓖、麻黄、薯蓣、甘草、蜜。(中医方剂大辞典)

铁酒 tie jiu

【英文名】Tie Wine

【异名】铁液酒(中医方剂大辞典、圣济总录)

【组成】铁、酒。(中医方剂大辞典)

铁圈散 tie quan san

【英文名】Tie Quan Powder

【组成】乳香、没药、大黄、黄连、黄柏、南星、半夏、防风、羌活、皂角、甘草节、草乌、阿胶。(中医方剂大辞典)

铁埽丸 tie sao wan

【英文名】Tie Sao Pill

【组成】莎根香附子、生玄胡索、草乌、广木香、桃仁、川厚朴、陈皮、青皮、乳香、没药、原麝香。(中医方剂大辞典)

铁弹丸 tie dan wan

【英文名】Tie Dan Pill

【组成】(1)五灵脂、川乌豆、生乌犀、乳香、没药、牛黄、麝香。(中医方剂大辞典)(2)乳香、没药、木鳖子、白附子、虎骨、麝香、全蝎、麻黄、草乌、自然铜。(中医方剂大辞典)(3)地龙、防风、白胶香、没药、木鳖、草乌头、白芷、五灵脂、当归、细墨、麝香、乳香、升麻。(中医方剂大辞典)(4)白附子、没药、虎胫骨、全蝎、乌头、麻黄、自然铜、白花蛇、辰砂、五灵脂、木鳖子、脑麝、乳香。(中医方剂大辞典)(5)乳香、没药、川乌头、麝香、五灵脂。(中医方剂大辞典)(6)乌头、五灵脂、附子两、狼毒、防风、地龙、桂、虎骨、自然铜、乳香、没药、麝香、龙脑、发灰、当归、芎䓖、干蝎、海桐皮、天麻、白花蛇。(中医方剂大辞典)(7)五灵脂、乌头。(中医方剂大辞典)

铁掬散 tie ju san

【英文名】Tie Ju Powder

【组成】天南星、铁焰粉、甘菊、草乌。(中医方剂大辞典)

铁桶膏 tie tong gao

【英文名】Tie Tong Plaster

【组成】(1)铜绿、明矾、胆矾、五倍子、白及、轻粉、郁金、麝香。(中医方剂大辞典)(2)荞麦杆灰、血竭、乳香、没药、黄丹、雄黄、朱砂、好石灰。(中医方剂大辞典)

铁液散 tie ye san

【英文名】Tie Ye Powder

【异名】铁粉散(中医方剂大辞典、杨氏家藏方)

【组成】铁粉、马牙硝、蛤粉。(中医方剂大辞典)

铁笛丸 tie di wan

【英文名】Tie Di Pill

【组成】(1)诃子肉、茯苓、桔梗、青果、麦冬、贝母、凤凰衣、瓜蒌皮、甘草、玄参。(中医方剂大辞典)(2)当归、怀熟地黄、怀生地黄、天门冬、黄柏、知母、麦门冬、玄参、白茯苓、诃子、阿胶、人乳、牛乳、乌梅肉、甜梨汁。(中医方剂大辞典)

铁笛口服液 tie di kou fu ye

【英文名】Tie Di Peroral Liquid

【组成】麦冬、瓜蒌皮、青果、桔梗、茯苓、玄参、诃子肉、凤凰衣、浙贝母、甘草。(《卫生部药品标准》1989年(90)卫药准字 Z-38 号)

铁脚丸 tie jiao wan

【英文名】Tie Jiao Pill

【异名】皂荚饮(中医方剂大辞典)

【组成】(1)铁脚威灵仙、黑牵牛、金铃子、草乌头、陈橘皮。(中医方剂大辞典)(2)无蛀皂荚。(中医方剂大辞典)(3)皂角。(中医方剂大辞典)

铁筒拔毒膏 tie tong ba du gao

【英文名】Tie Tong Ba Du Plaster

【组成】(1)荞麦秸灰、桑柴灰、矿石灰、真炭火。(中医方剂大辞典)(2)好石灰、糯米、砂牯牛、斑蝥、真石灰、桑柴灰、脂麻灰、皂角、柳柴皮。(中医方剂大辞典)

铁锁匙 tie suo shi

【英文名】Tie Suo Shi Powder

【组成】牙皂角、精巴豆仁、麝香。(中医方剂大辞典)

铁锈鸡纳丸 tie xiu ji na wan

【英文名】Tie Xiu Ji Na Pill

【组成】铁锈、没药、金鸡纳霜、花椒。(中医方剂大辞典)

铁槌丸 tie chui wan

【英文名】Tie Chui Pill

【组成】丁子、大黄、巴豆霜。(中医方剂大辞典)

铁罩散 tie zhao san

【英文名】Tie Zhao Powder

【组成】(1)香附子。(中医方剂大辞典)(2)缩砂、香附子。(中医方剂大辞典)

铁箍丹 tie gu dan

【英文名】Tie Gu Pellet

【组成】五倍子、陈小粉、赤小豆、乳香。(中医方剂大辞典)

铁箍散 tie gu san

【英文名】Tie Gu Powder

【组成】生川乌、生草乌、生半夏、赤小豆、芙蓉叶、五倍子、白及。(药品标准-中药成方制剂标准 1989)

铁箝散 tie qian san

【英文名】Tie Qian Powder

【组成】树上百足虫。(中医方剂大辞典)

铁精丸 tie jing wan

【英文名】Tie Jing Pill

【组成】(1)铁精。(中医方剂大辞典)(2)铁精、人参、白茯苓、远志、龙齿、甘草、白薇、朱砂、熟干地黄、茯神、麦门冬、防风、独活、赤石脂、白术。(中医方剂大辞典)(3)铁精、石膏、甘草、当归、麝香。(中医方剂大辞典)(4)铁精、黄芩、芍药、芫花、人参、甘遂、茯神、硝石、牛黄、蛇蜕皮、甘草。(中医方剂大辞典)(5)铁精、龙齿、犀角屑、茯神、天竹黄、人参、远志、防风、麦门冬、菖蒲、白鲜皮、龙脑、生干地黄、金箔、银箔。(中医方剂大辞典)(6)铁精、龙齿、犀角屑、人参、石菖蒲、远志、茯神、防风、麦门冬、生干地黄。(中医方剂大辞典)

铁精汤 tie jing tang

【英文名】Tie Jing Decoction

【组成】黄铁、半夏、麦门冬、白薇、黄芩、甘草、芍药、人参、大枣、石膏、生姜。(中医方剂大辞典)

铁精散 tie jing san

【英文名】Tie Jing Powder

【组成】(1)铁精末、磁石、滑石。(中医方剂大辞典)(2)铁精、生干地黄、远志、桂心、黄芪、紫石英、防风、当归、人参、白茯苓、甘草、白术、羌活、茯神、麦门冬。(中医方剂大辞典)(3)铁精、茯苓、芎䓖、桂心、猬皮。(中医方剂大辞典)

铁糊散 tie hu san

【英文名】Tie Hu Powder

【组成】铁精、芎䓖、防风、蛇床子。(中医方剂大辞典)

铁鞋散 tie xie san

【英文名】Iron Shoe Powder

【组成】黑枣。(中医方剂大辞典)

铁魔丹 tie mo dan

【英文名】Tie Mo Pellet

【组成】大枫子、苦参皮、荆芥穗、白蒺藜、狗虱、胡麻。(中医方剂大辞典)

铁罐点毒膏 tie guan dian du gao

【英文名】Tie Guan Dian Du Plaster

【组成】巩子石灰、糯米、砂牯牛、斑猫、桑柴灰、芝麻稭灰、皂角灰、荞麦稭灰、窑脑。(中医方剂大辞典)

铁罐膏 tie guan gao

【英文名】Tie Guan Plaster

【组成】桑柴炭、荞麦稭灰、石灰、芦灰。(中医方剂大辞典)

铃石散 ling shi san

【英文名】Ling Shi Powder

【组成】铃石、石决明、甘菊花、井泉石、夜明沙、黄连。(中医方剂大辞典)

铅丹 qian dan

【英文名】Qian Pellet

【异名】催生铅丹(中医方剂大辞典)

【组成】水银、黑铅。(中医方剂大辞典)

铅丹丸 qian dan wan

【英文名】Qian Dan Pill

【组成】(1)铅丹。(中医方剂大辞典)(2)铅丹、蜀椒、莽草、附子。(中医方剂大辞典)(3)铅丹、黄芩、蛤粉。(中医方剂大辞典)(4)黑铅。(中医方剂大辞典)(5)铅丹、安息香、白术、鬼督邮、木香、柴胡、獭肝。(中医方剂大辞典)(6)铅丹、丹砂、巴豆、杏仁、乳香、砒霜。(中医方剂大辞典)(7)铅丹、白矾。(中医方剂大辞典)(8)铅丹、半夏、山芋、人参、干姜、陈橘皮、甘草。(中医方剂大辞典)(9)铅丹、铅霜、黄连末、石膏末。(中医方剂大辞典)(10)铅丹、朱砂、铁粉、细辛、独活、牛黄、雄黄、蜣螂、露蜂房、人参、汉防己、蛇蜕皮、桂心、甘草、鸡头、赤茯苓、川椒。(中医方剂大辞典)(11)铅丹、人参、天雄。(中医方剂大辞典)(12)铅丹、栝楼根、虎掌、乌头、白术、铁粉、鸱枭头、甜葶苈、闾茹、川椒、大戟、天雄。(中医方剂大辞典)

铅丹散 qian dan san

【英文名】Qian Dan Powder

【异名】黄连散(中医方剂大辞典)

【组成】(1)铅丹、栝楼、茯苓、甘草、麦门冬。(中医方剂大辞典)(2)铅丹、胡粉、栝楼根、甘草、泽泻、石膏、赤石脂、白石脂。(中医方剂大辞典)(3)女菀、铅丹。(中医方剂大辞典)(4)铅丹、风化石灰、猪脂。(中医方剂大辞典)(5)生地黄汁、蜜、铅丹、杏仁。(中医方剂大辞典)(6)铅丹、黄连、蕤仁、盐花。(中医方剂大辞典)(7)铅丹。(中医方剂大辞典)(8)铅丹、定粉、蛇蜕、夜明砂、芦荟。(中医方剂大辞典)(9)铅丹、栝楼根、黄连、白石脂。(中医方剂大辞典)(10)铅丹、蛤粉。(中医方剂大辞典)

铅丹煎 qian dan jian

【英文名】Qian Dan Decoction

【组成】铅丹、密陀僧、白蜜。(中医方剂大辞典)

铅丹膏 qian dan gao

【英文名】Qian Dan Plaster

【组成】(1)铅丹、杏仁、白蜜。(中医方剂大辞典)(2)铅丹、蜡、松脂、乳香、麝香。(中医方剂大辞典)(3)铅丹、铅霜、蛤粉、晚蚕蛾、麝香。(中医方剂大辞典)(4)黄丹、鲤鱼胆。(中医方剂大辞典)

铅白霜丸 qian bai shuang wan

【英文名】Qi Bai Shuang Pill

【组成】铅白霜、朱砂、马牙硝、人参、天竺黄、山栀子、甘草。(中医方剂大辞典)

铅白霜散 qian bai shuang san

【英文名】Qian Bai Shuang Powder

【组成】(1)铅白霜、铜绿、白矾。(中医方剂大辞典)(2)铅白霜、干胭脂、寒水石、脑子、轻粉。(中医方剂大辞典)

铅回散 qian hui san

【英文名】Qian Hui Powder

【组成】铅、硫黄。(中医方剂大辞典)

铅红散 qian hong san

【英文名】Qian Hong Powder

【组成】舶上硫黄、白矾灰。(中医方剂大辞典)

铅汞丹 qian gong dan

【英文名】Qian Gong Pellet

【组成】铅、粉霜、月石。(中医方剂大辞典)

铅汞膏 qian gong gao

【英文名】Qian Gong Ointment

【组成】苏木、紫草、当归、红花、乳香、没药、血竭、沉香、檀香、香蛇、人参、麝香。(中医方剂大辞典)

铅参散 qian shen san

【英文名】Qian Shen Powder

【组成】黄丹、人参、天花粉。(中医方剂大辞典)

铅金丸 qian jin wan

【英文名】Qian Jin Pill

【组成】铅霜、金箔、半夏、天南星、雄黄、白矾、防风、白茯苓。(中医方剂大辞典)

铅砂蒸剂 qian sha zheng ji

【英文名】Qian Sha Zheng Ji

【组成】铅白砂、玫瑰露、烧酒。(中医方剂大辞典)

铅壶酒 qian hu jiu

【英文名】Qian Hu Wine

【组成】黑铅、好烧酒、土茯苓、乳香。(中医方剂大辞典)

铅粉散 qian fen san

【英文名】Qian Fen Powder

【组成】黑铅、松脂、黄丹、轻粉、麝香。(中医方剂大辞典)

铅粉膏 qian fen gao

【英文名】Qian Fen Plaster

【组成】铅粉、松香、黄丹、香油。(中医方剂大辞典)

铅酒 qian jiu

【英文名】Qian Wine

【组成】(1)黑铅、甘草。(中医方剂大辞典)(2)铅、酒。(中医方剂大辞典)

铅梳子 qian shu zi

【英文名】Qian Shu Zi Decoction

【组成】铅、锡、没石子、诃黎勒皮、婆罗得、硫黄、酸石榴皮、磁石、绿矾、针砂、熟干地黄、乌麻油、茜草根、胡桃瓢。(中医方剂大辞典)

铅黄散 qian huang san

【英文名】Qian Huang Powder

【组成】铅、水银、皂荚。(中医方剂大辞典)

铅糖水 qian tang shui

【英文名】Qian Tang Shui Ophthalmic Solution

【组成】铅糖、净水。(中医方剂大辞典)

铅霜丸 qian shuang wan

【英文名】Qian Shuang Pill

【异名】铅白霜丸(中医方剂大辞典)

【组成】(1)铅霜、犀角屑、桑螵蛸、赤箭、白花蛇、白僵蚕、白附子、干蝎、天南星、附子、半夏、羌活、乌头、羚羊角屑、防风、麝香。(中医方剂大辞典)(2)铅白霜、铅丹、定粉、铁粉、龙骨、蛤粉、马牙硝。(中医方剂大辞典)(3)铅霜、青黛、栝楼根末、龙脑。(中医方剂大辞典)(4)铅霜、腻粉、巴豆。(中医方剂大辞典)(5)铅霜、铁粉、朱砂、麝香、马牙硝、人参、羌活、芎䓖、白茯苓、牛黄、干蝎、龙胆、川大黄。(中医方剂大辞典)(6)铅霜、滑石、腻粉、真珠末、巴豆霜、麝香、光明砂。(中医方剂大辞典)(7)铅霜、天麻、牛黄、天竹黄、甘草、麝香、茯神、龙脑、朱砂、人参。(中医方剂大辞典)(8)铅霜、栝楼根、甘草、石膏、知母、子芩、铁粉、黄连、朱砂。(中医方剂大辞典)(9)铅霜、金箔、银箔、人参、茯神、远志、细辛、菖蒲、苦参、黄芩、栀子仁、犀角屑、龙齿、朱砂。(中医方剂大辞典)(10)铅霜、人参、茯神、麝香、朱砂。(中医方剂大辞典)(11)铅霜、人参、茯神、麝香、朱砂。(中医方剂大辞典)

铅霜散 qian shuang san

【英文名】Qian Shuang Powder

【组成】(1)铅霜、牛黄、半夏、龙脑、白附子、马牙硝、防风、朱砂、天竹黄、犀角屑、细辛、黄芩、甘草。(中医方剂大辞典)(2)铅霜、腻粉、柳絮矾、川朴硝。(中医方剂大辞典)(3)铅霜、金箔、银箔、麦门冬、黄连、子芩、犀角屑、人参、鸡膍胵、知母、土瓜根、苦参。(中医方剂大辞典)(4)铅霜、龙脑、滑石。(中医方剂大辞典)(5)铅霜、磁药、马牙硝、龙脑、羚羊角屑、黄芪、黄茶、甘草。(中医方剂大辞典)(6)铅霜、川升麻、黄药、硼砂、地龙半、马牙硝、寒水石、蛇蜕皮、牛黄、太明玄精、甘草。(中医方剂大辞典)(7)铅霜、牛黄、麦门冬、白菊花、黄连、甘草。(中医方剂大辞典)(8)铅霜、马牙硝、人参、郁金、茯神、甘草。(中医方剂大辞典)(9)铅白霜、粉霜、马牙硝、朱砂。(中医方剂大辞典)(10)南硼砂、柿霜、糖霜、铅白霜。(中医方剂大辞典)(11)铅霜、马牙硝、龙脑、朱砂、铁粉。(中医方剂大辞典)(12)铅白霜。(中医方剂大辞典)(13)铅霜、绿豆粉。(中医方剂大辞典)(14)铅霜、甘草。(中医方剂大辞典)(15)铅白霜、马牙硝。(中医方剂大辞典)(16)铅霜、白矾、黄柏、麝香。(中医方剂大辞典)

阆阅霜 lang yuan shuang

【英文名】Lang Yuan Plaster

【组成】青礞石、石膏、硼砂、万年干。(中医方剂大辞典)

陵鲤甲散 ling li jia san

【英文名】Ling Li Jia Powder

【组成】陵鲤、桂心、当归。(中医方剂大辞典)

陷水散 xian shui san

【英文名】Xian Shui Powder

【组成】大戟、当归、陈皮。(中医方剂大辞典)

陷伏散 xian fu san

【英文名】Xian Fu Powder

【组成】蝉蜕、姜蚕。(中医方剂大辞典)

陷肿散 xian zhong san

【英文名】Xian Zhong Powder

【组成】乌贼骨、石硫黄、白石英、紫石英、钟乳、丹参、琥珀、附子、胡燕屎、大黄、干姜。(中医方剂大辞典)

陷胸汤 xian xiong tang

【英文名】Xian Xiong Decoction

【组成】(1)枳实、玄明粉、瓜篓霜、桔梗、甘草、紫苏、茯苓、陈皮、杏仁。(中医方剂大辞典)(2)大黄、栝楼、甘草、甘遂、黄连。(中医方剂大辞典)(3)大黄、栝楼实、黄连、甘遂。(中医方剂大辞典)

陷胸承气汤 xian xiong cheng qi tang

【英文名】Xian Xiong Cheng Qi Decoction

【组成】瓜蒌仁、小枳实、生川军、仙半夏、小川连、风化硝。(中医方剂大辞典)

陷胸泻心汤 xian xiong xie xin tang

【英文名】Xian Xiong Xie Xin Decoction

【组成】栝蒌仁、仙半夏、小川连、小枳实、青子芩、淡竹茹。(中医方剂大辞典)

陷胸青龙汤 xian xiong qing long tang

【英文名】Xian Xiong Qing Long Decoction

【组成】牵牛子、人参、陈橘皮、桂、槟榔、大黄、朴硝。(中医方剂大辞典)

陷胸散 xian xiong san

【英文名】Xian Xiong Powder

【组成】(1)前胡、甘遂、甜葶苈、大黄、杏仁、马牙硝。(中医方剂大辞典)(2)大黄、甘草、枳实。(中医方剂大辞典)

难产夺命丹 nan chan duo ming dan

【英文名】Nan Chan Duo Ming Pellet

【组成】好鱼鳔、麝香。(中医方剂大辞典)

难产散 nan chan san

【英文名】Nan Chan Powder

【组成】(1)兔骨髓、麝香。(中医方剂大辞典)(2)鱼胶、穿山甲。(中医方剂大辞典)(3)人参、炮姜、肉桂。(中医方剂大辞典)

顽荆散 wan jing san

【英文名】Wan Jing Powder

【组成】顽荆叶、全蝎、踯躅花、川芎、香白芷、细辛、鹅不食草、薄荷叶、郁金、雄黄、没药、乳香、盆硝、脑子。(中医方剂大辞典)

顽痹合剂 wan bi he ji

【英文名】Wan Bi Mixture

【组成】川断、骨碎补、桂枝、独活、赤芍、威灵仙、穿山甲、地龙、全蝎、当归、马钱子、乌梢蛇。(江苏中医 1989,10(2))

顽痹消胶囊 wan bi xiao jiao nang

【英文名】Wan Bi Xiao Capsule

【组成】Ⅰ号胶囊:白花蛇、松节、蜈蚣、全蝎、地鳖虫、白芥子、水蛭、南星、穿山甲、细辛、川乌、草乌、威灵仙。Ⅱ号胶囊:白花蛇、松节、蜈蚣、地鳖虫、白僵蚕、黄柏、全蝎、水蛭、地龙、穿山甲、忍冬藤、木瓜、蚕砂。Ⅲ号胶囊:白花蛇、蜈蚣、穿山甲、地鳖虫、鹿茸、杜仲、熟地、全蝎、水蛭、山茱萸、骨碎补、五加皮。(浙江中医杂志 1993,28(8))

顽癣丸 wan xuan wan

【英文名】Wan Xuan Pill

【组成】浮萍、苍术、苍耳、苦参、黄芩、香附。(中医方剂大辞典)

顽癣方 wan xuan fang

【英文名】Wan Xuan Liniment

【组成】(1)羊蹄根、枯白矾。(中医方剂大辞典)(2)川槿皮、轻粉、斑蝥、大枫子。(中医方剂大辞典)

顽癣必效方 wan xuan bi xiao fang

【英文名】Wan Xuan Bi Xiao Powder

【组成】川槿皮、轻粉、雄黄、百药煎、斑蝥、巴豆、大黄、海桐皮。(中医方剂大辞典)

顽癣汤 wan xuan tang

【英文名】Wan Xuan Decoction

【组成】金银花、菊花、威灵仙、紫草、土茯苓、全蝎、蜈蚣、丹皮、白鲜皮、地肤子、蛇床子、甘草。(山东中医杂志 1990,9(6))

顽癣净 wan xuan jing

【英文名】Wan Xuan Jing

【组成】苯甲酸、紫荆皮酊、水杨酸。(药品标准-中药成方制剂标准 1998)

顽癣敌软膏 wan xuan di ruan gao

【英文名】Wan Xuan Di Bill Ointment

【组成】柳蘑、蜂蜡。(药品标准-中药成方制剂标准 1998)

顽癣浮萍丸 wan xian fu ping wan

【英文名】Wan Xian Fu Ping Pill

【组成】紫背浮萍、苍术、苍耳草、苦参、黄芩、僵蚕、钩藤、豨莶草。(中医方剂大辞典)

顾母理脏汤 gu mu li zang tang

【英文名】Gu Mu Li Zang Decoction

【组成】枳壳、青皮、厚朴、干姜、谷芽、当归、茯苓、白术、木香、白蔻、橘饼。(中医方剂大辞典)

顾耳汤 gu er tang
【英文名】Gu Er Decoction
【组成】柴胡、白芍、金银花、熟地、当归、天花粉、生甘草。(中医方剂大辞典)

顾步汤 gu bu tang
【英文名】Gu Bu Decoction
【异名】顾步保脱汤(中国医学大辞典)
【组成】(1)黄芪、当归、黄柏、知母、熟地黄、肉桂、干姜、牛膝、虎胫骨、金银花。(中医方剂大辞典)(2)牛膝、金钗石斛、人参、黄芪、当归、金银花。(中医方剂大辞典)

顾首汤 gu shou tang
【英文名】Gu Shou Decoction
【组成】蔓荆子、川芎、白芷、甘草、半夏、细辛。(中医方剂大辞典)

顿止丹 dun zhi dan
【英文名】Dun Zhi Pellet
【组成】黄丹、巴豆、乳香、麻油。(中医方剂大辞典)

顿咳止 dun ke zhi
【英文名】Dun Ke Zhi Decoction
【组成】桑白皮、山栀、黄芩、鱼腥草、枇杷叶、百部、北沙参、天冬、麦冬、蜈蚣、生甘草。(中医杂志 1988,29(1))

顿咳汤 dun ke tang
【英文名】Dun Ke Decoction
【组成】(1)蜜炙枇杷叶、白芥子、苦参、麻黄、大黄。(北京中医学院学报 1983,(4))(2)炙麻黄、胆星、炙百部、炙甘草、硼砂。(辽宁中医杂志 1980,(12))

顿咳散 dun ke san
【英文名】Dun Ke Powder
【组成】生白芍、夏枯草、白果仁、川贝。(黑龙江医药 1981,(4))

预制金枪药 yu zhi jin qiang yao
【英文名】Yu Zhi Jin Qiang Plaster
【组成】雄猪油、松香、轻粉、黄蜡、樟脑、麝香、冰片、没药、乳香、真血竭、儿茶。(中医方剂大辞典)

预备金疮散 yu bei jin chuang san
【英文名】Yu Bei Jin Chuang Powder
【异名】干姜散(中医方剂大辞典、深师方)
【组成】干姜、甘草、桂心、当归、芎䓖、蜀椒。(中医方剂大辞典)

预知丸 yu zhi wan
【英文名】Yu Zhi Pill
【组成】预知子、诃子、木香、白附子、海金沙、石决明、肉豆蔻。(中医方剂大辞典)

预知子丸 yu zhi zi wan
【英文名】Yu Zhi Zi Pill
【异名】镇心丸(中医方剂大辞典、局方)
【组成】枸杞子、白茯苓、黄精、朱砂、预知子、石菖蒲、茯神、人参、柏子仁、地骨皮、远志、山药。(中医方剂大辞典)

饿虎散 e hu san
【英文名】E Hu Powder
【组成】人参、豆蔻、僵蚕、良姜、甘草。(中医方剂大辞典)

骊龙珠 li long zhu
【英文名】Li Long Zhu Pill
【组成】白花蛇、番木鳖、半夏、虎胫骨、麻黄、乳香、寒水石、孩儿茶、没药。(中医方剂大辞典)

骊龙散 li long san
【英文名】Li Long Powder
【组成】珍珠、牛粪、铁锈。(中医方剂大辞典)

骊珠散 li zhu san
【英文名】Li Zhu Powder
【异名】胜灵丹(中医方剂大辞典、重庆堂随笔)
【组成】龙眼核。(中医方剂大辞典)

验方 yan fang
【英文名】Proved Recipes
【定义】是民间和医师积累的简单有效的经验处方。(中药药剂学)

骏马散 jun ma san
【英文名】Jun Ma Powder
【组成】金枣丹、雄枣丹、中白散、冰棚散、黄连、冰片、犀黄。(中医方剂大辞典)

高力清心丸 gao li qing xin wan
【英文名】Gao Li Qing Xin Pill
【组成】黄芩、大黄、石膏、滑石、甘草、北寒水石、黄连、朱砂、冰片、牛黄。(药品标准－中药成方制剂标准 1997)

高血压速降丸 gao xue ya su jiang wan
【英文名】Gao Xue Ya Su Jiang Pill
【组成】茺蔚子、琥珀、蒺藜、乌梢蛇、天竺黄、阿胶、菊花、法半夏、夏枯草、大黄、白芍、赤芍、白薇、当归、牛膝、僵蚕、远志、桂枝、玄参、龙胆、石膏、玳瑁、钩藤、九节菖蒲、化橘红、西红花、茯神、麦冬、地黄、黄芩、川芎、枳实、天麻、蒲黄、沉香、黄柏、柴胡、连翘、桑叶、地龙、芦荟、全蝎、黄连、降香、牡丹皮、甘草、羚羊。(药品标准－中药成方制剂标准 1998)

高丽清心丸 gao li qing xin wan
【英文名】Gao Li Qing Xin Pill
【异名】高丽丸(中医方剂大辞典)
【组成】寒水石、生石膏、黄芩、甘草、知母、黄柏、滑石、大黄、山栀、黄连、朱砂、雄黄、冰片、牛黄。(中医方剂大辞典)

高良苦三味饮子 gao liang ku san wei yin zi
【英文名】Gao Liang Ku San Wei Decoction
【组成】高良姜、豆蔻子、桂心。(中医方剂大辞典)

高良姜丸 gao liang jiang wan
【英文名】Gao Liang Jiang Pill
【组成】(1)高良姜、桂心、当归、陈橘皮、威灵仙、槟榔、牵牛子、羌活、萝卜子。(中医方剂大辞典)(2)白术、厚朴、人参、高良姜、桂心、甘草、京三棱、红豆蔻、干姜。(中医方剂大辞典)(3)高良姜、吴茱萸。(中医方剂大辞典)(4)高良姜、干姜、肉桂、人参、白术、甘草、丁香、荜澄茄、肉豆蔻、缩砂仁。(中医方剂大辞典)

高良姜汤 gao liang jiang tang
【英文名】Gao Liang Jiang Decoction
【异名】高良姜煮散(中医方剂大辞典)
【组成】(1)高良姜。(中医方剂大辞典)(2)高良姜、当归、橘皮、厚朴、桔梗、桃仁、吴茱萸、生姜、诃黎勒。(中医方剂大辞典)(3)高良姜、桂心。(中医方剂大辞典)(4)高良姜、木瓜、杜梨枝叶。(中医方剂大辞典)(5)高良姜、厚朴、当归、桂心。(中医方剂大辞典)(6)高良姜、厚朴、官桂。(中医方剂大辞典)(7)高良姜、桂、木瓜。(中医方剂大辞典)(8)高良姜、苦楝根皮、胡椒。(中医方剂大辞典)(9)高良姜、木香、赤茯苓、槟榔、人参、肉豆蔻、吴茱萸、陈橘皮、缩砂蜜、干姜。(中医方剂大辞典)(10)高良姜、槟榔、木香、当归、吴茱萸。(中医方剂大辞典)(11)高良姜、桂、人参、甘草。(中医方剂大辞典)(12)高良姜、甘草、桂、半夏。(中医方剂大辞典)(13)高良姜、木瓜、杉木节、川椒、蒴藋、蓼叶。(中医方剂大辞典)

高良姜羊肉汤 gao liang jiang yang rou tang
【英文名】Gao Liang Jiang Yang Rou Decoction
【组成】高良姜、赤芍药、当归、羊肉、桂心。(中医方剂大辞典)

高良姜酒 gao liang jiang jiu
【英文名】Gao Liang Jiang Wine
【组成】高良姜。(中医方剂大辞典)

高良姜理中丸 gao liang jiang li zhong wan
【英文名】Gao Liang Jiang Li Zhong Pill
【组成】高良姜、白术、官桂、甘草。(中医方剂大辞典)

高良姜散 gao liang jiang san
【英文名】Gao Liang Jiang Powder
【异名】高良姜汤(中医方剂大辞典)
【组成】(1)高良姜。(中医方剂大辞典)(2)高良姜、乌药、京三棱、吴茱萸、丹参、沉香、莎草根、当归、桂、桃仁、槟榔、麝香。(中医方剂大辞典)(3)高良姜、芍药。(中医方剂大辞典)(4)高良姜、陈橘皮、陈曲、肉豆蔻、干姜、厚朴、五味子、甘草、白术、吴茱萸。(中医方剂大辞典)(5)高良姜、人参、赤芍药、甘草、陈橘皮。(中医方剂大辞典)(6)高良姜、陈橘皮、人参、草豆蔻、当归、桂心。(中医方剂大辞典)(7)高良姜、当归、草豆蔻。(中医方剂大辞典)(8)高良麦、诃黎勒皮、白术、赤茯苓、半夏、细辛、桂心、桔梗、陈橘皮、厚朴、人参、甘草。(中医方剂大辞典)(9)高良姜、肉桂、厚朴、白术、陈橘皮、木香、赤茯苓、诃黎勒皮、大腹皮、人参、草豆蔻、甘草。(中医方剂大辞典)(10)高良姜、干木瓜、莲子心、菖蒲、丁香。(中医方剂大辞典)(11)高良姜、桂心、木瓜。(中医方剂大辞典)(12)高良姜、甘草、陈橘皮、木瓜、人参、白术、厚朴。(中医方剂大辞典)(13)高良姜、桂心、木瓜、肉豆蔻、陈橘皮。(中医方剂大辞典)(14)高良姜、木瓜、香薷、梨枝叶、人参。(中医方剂大辞典)(15)高良姜、人参、草豆蔻、陈橘皮、诃黎勒、丁香、厚朴、桂心、甘草。(中医方剂大辞典)(16)高良姜、白豆蔻、桂心、芎䓖、丁香、当归。(中医方剂大辞典)(17)高良姜、人参、草豆蔻、白术、沉香、干紫苏、陈橘皮。(中医方剂大辞典)

高良姜粥 gao liang jiang zhou
【英文名】Gao Liang Jiang Gruel
【组成】(1)高良姜、青粱米。(中医方剂大辞典)(2)高良姜、羊脊骨。(中医方剂大辞典)(3)高良姜、粳米、陈橘皮。(中医方剂大辞典)(4)高良姜、米。(中医方剂大辞典)

高枕无忧散 gao zhen wu you san
【英文名】Gao Zhen Wu You Powder
【组成】人参、软石膏、陈皮、半夏、白茯苓、枳实、竹茹、麦门冬、龙眼肉、甘草、酸枣仁。(中医方剂大辞典)

高效风油精 gao xiao feng you jing
【英文名】Gao Xiao Feng You Jing Liquid
【组成】盐酸达克罗宁、薄荷脑、樟脑、液状石蜡、香精油、叶绿素。((91)赣卫药准字43-34号)

高效熊胆丸 gao xiao xiong dan wan
【英文名】Gao Xiao Xiong Dan Pill
【组成】熊胆、黄芩、黄连、大黄、龙胆草、菊花。(四川中医1989,7(3))

高热灵 gao re ling
【英文名】Gao Re Ling Syrup
【组成】金银花、连翘、板蓝根、大黄、桂枝、杏仁、石膏、麻黄、甘草。(辽宁中医杂志1989,(10))

高堂丸 gao tang wan
【英文名】Gao Tang Pill
【异名】黑奴丸(《外台》卷二引《古今录验》);驻车丸(《外台》卷二引《古今录验》)
【组成】大黄、硝石、釜底墨、灶突中墨、黄芩、梁上尘、

灶中黄土、麻黄。(中医方剂大辞典)

高渗及榴液 gao shen ji liu ye

【英文名】Gao Shen Ji Liu Lotion

【组成】白灰、石榴皮。(中西医结合眼科 1991,9(4))

高粘除秘授消散败毒万应灵膏 gao nian chu mi shou xiao san bai du wan ying ling gao

【英文名】Gao Nian Chu Mi Shou Xiao San Bai Du Wan Ying Ling Plaster

【组成】当归、生地、白芷、银花、川乌、草乌、防风、荆芥、赤芍、羌活、独活、僵蚕、蝉蜕、刺蒺藜、灵仙、首乌、川牛膝、山甲、蛇蜕、鲜皮、甘草、黄柏、宫桂、乳香、没药、密陀僧、广丹。(中医方剂大辞典)

鸬鹚屎膏 lu ci shi gao

【英文名】Lu Ci Shi Plaster

【组成】鸬鹚屎。(中医方剂大辞典)

鸬鹚涎丸 lu ci xian wan

【英文名】Lu Ci Xian Pill

【组成】鸬鹚涎、蛤壳、牛蒡子、青黛、苦杏仁、天花粉、栀子、麻黄、射干、细辛、石膏、甘草。(药品标准－中药成方制剂标准 1992)

鸬鹚散 lu ci san

【英文名】Lu Ci Powder

【组成】(1)鸬鹚毛翅。(中医方剂大辞典)(2)鸬鹚粪。(中医方剂大辞典)

鸭子煎 ya zi jian

【英文名】Ya Zi Jian Decoction

【异名】鸭蛋汤(中医方剂大辞典)

【组成】生姜、鸭子。(中医方剂大辞典)

鸭头丸 ya tou wan

【英文名】Ya Tou Pill

【组成】甜葶苈、猪苓、汉防己。(中医方剂大辞典)

鸭血酒 ya xue jiu

【英文名】Ya Xue Wine

【组成】白鸭。(中医方剂大辞典)

鸭肫散 ya zhun san

【英文名】Ya Zhun Powder

【组成】鸭膍胵。(中医方剂大辞典)

鸭脂膏 ya zhi gao

【英文名】Ya Zhi Plaster

【组成】鸭腊、胡粉、巴豆。(中医方剂大辞典)

鸭通汤 ya tong tang

【英文名】Ya Tong Decoction

【组成】(1)白鸭通、大黄、石膏、知母、豉、麻黄、葱白、栀子仁、黄芩、甘草。(中医方剂大辞典)(2)白鸭通、麻黄、豉、冷石、甘草、石膏、栀子。(中医方剂大辞典)

鸭脚通冲剂 ya jiao tong chong ji

【英文名】Ya Jiao Tong Medicinal Instant Granule

【组成】鸭脚通。(江西中医药 1989,(4))

鸱头丸 chi tou wan

【英文名】Chi Tou Pill

【组成】(1)飞鸱头、虢丹、皂角。(中医方剂大辞典)(2)鸱头、蜣螂、桂心、茯神、赤芍药、蚱蝉、蛇蜕皮、露蜂房、甘草、当归、芎藭、丹参、麝香、牛黄、莨菪子。(中医方剂大辞典)(3)鸱头、蔄茹、白术、川椒。(中医方剂大辞典)(4)葶苈子、铅丹、栝蒌根、虎掌乌头、白术、蜀椒、大戟、甘遂、天雄、鸱头、铁精、蔄茹。(中医方剂大辞典)

鸱头酒 chi tou jiu

【英文名】Chi Tou Wine

【组成】(1)鸱头、秦艽、丹参、石南草、独活、防己、细辛、芍药。(中医方剂大辞典)(2)飞鸱头、防风、芎藭、薯蓣、茯神、葛根、桂心、细辛、人参、天雄、干姜、枳实、贯众、蜀椒、麦门冬、石南、山茱萸、独活。(中医方剂大辞典)

鸱鸮膏 chi xiao gao

【英文名】Chi Xiao Ointment

【组成】鸱鸮、穿山甲、桂枝、白芷、木贼草、山萸肉、郁金、赤苓、赤芍、当归、云苓、南红花、白芍、全蝎、麻黄、石斛。(中医方剂大辞典)

鸲鹆散 qu yu san

【英文名】Qu Yu Powder

【组成】鸲鹆。(中医方剂大辞典)

十一画

乾一老人汤 qian yi lao ren tang

【英文名】Qian Yi Lao Ren Decoction

【组成】黑豆、甘草、金银花、鲜黄土。(中医方剂大辞典)

乾元丸 qian yuan wan

【英文名】Qian Yuan Pill

【异名】乾元丹(药品标准－中药成方制剂标准 1991)

【组成】全蝎、天麻、胆南星、天竺黄、橘红、桔梗、白术、羌活、薄荷、牛蒡子、连翘、赤芍、天花粉、大黄、牛黄、琥珀、冰片、麝香。(药品标准－中药成方制剂标准 1991)

乾元丹 qian yuan dan

【英文名】Qian Yuan Pellet

【组成】天麻、全蝎、琥珀、牛黄、羌活、大黄。

乾坤一气膏 qian kun yi qi gao

【英文名】Qian Kun Yi Qi Ointment

【异名】一气膏(全国中药成药处方集)

【组成】当归、白附子、赤芍、白芍、白芷、生地、熟地、川山甲、木鳖肉、巴豆仁、蓖麻仁、三棱、蓬术、五灵脂、

续断、肉桂、玄参、乳香、没药、麝香、真阿魏。(中医方剂大辞典)

乾坤丸 qian kun wan

【英文名】Qian Kun Pill

【组成】乾牛、茯苓、薯蓣、大枣。(中医方剂大辞典)

乾坤丹 qian kun dan

【英文名】Qian Kun Pellet

【异名】乾坤种子丹(全国中药成药处方集)

【组成】当归、山萸、鹿胶、枸杞、远志、蛇床、酒芍、茯苓、母丁香、川附子、香附、龙骨、陈皮、牡蛎、木瓜、杜仲、泽泻、淮牛膝。(中医方剂大辞典)

乾坤夺命丹 qian kun duo ming dan

【英文名】Qian Kun Duo Ming Pellet

【组成】生白信石、生硫黄、白蜡。(中医方剂大辞典)

乾坤定生丹 qian kun ding sheng dan

【英文名】Qian Kun Ding Sheng Pellet

【组成】炒熟地、杞果、仙灵脾、当归、菟丝子、仙茅、紫石英、白术、补骨脂、茯神。(国医论坛 1990,(2))

假苏丸 jia su wan

【英文名】Jia Su Pill

【组成】(1)生假苏、生薄荷。(中医方剂大辞典)(2)假苏、黄芪、防风、皂子仁、槐角、枳壳。(中医方剂大辞典)

假苏散 jia su san

【英文名】Jia Su Powder

【组成】荆芥、陈皮、香附、麦芽、瞿麦、木通、赤茯苓。(中医方剂大辞典)

假补中益气汤 jia bu zhong yi qi tang

【英文名】Jia Bu Zhong Yi Qi Decoction

【组成】上党参、炙黄芪、当归、甜白术、陈皮、炙甘草、柴胡、升麻、生姜、大枣。(中医方剂大辞典)

偏风散 pian feng san

【英文名】Pian Feng Powder

【组成】白当归、奎白芍、石膏、牛蒡子。(中医方剂大辞典)

偏头痛方 pian tou tong fang

【英文名】Pian Tou Tong Prescription

【组成】川芎、丹参、白芍、炒枣仁、柴胡。(山东中医杂志 1988,7(3))

偏坠方 pian zhui fang

【英文名】Pian Zhui Prescription

【组成】小茴香、生姜、厚朴、橘核、乌药、枳壳、扁豆、车前子、乌梅、甘草。(现代中医 1990,3(1))

偏坠散 pian zhui san

【英文名】Pian Zhui Powder

【组成】荔枝核、龙眼核、小茴香。(中医方剂大辞典)

偏治汤 pian zhi tang

【英文名】Pian Zhi Decoction

【组成】白芍、焦术、当归、茯苓、柴胡、半夏、白芥、甘草。(中医方剂大辞典)

偏痛饮 pian tong yin

【英文名】Pian Tong Drink

【组成】白芷、南星、半夏、川乌、甘草。(中医方剂大辞典)

偏瘫 1 号 pian tan yi hao

【英文名】Pian Tan No. 1 Mixture

【组成】黄芪、丹参、川芎、红花、桑寄生、葛根、海藻、当归。(浙江中医杂志 1981,(2))

偏瘫复原丸 pian tan fu yuan wan

【英文名】Pian Tan Fu Yuan Pill

【组成】黄芪、人参、当归、川芎、赤芍、熟地黄、丹参、三七、牛膝、天麻、僵蚕、全蝎、钩藤、白附子、秦艽、地龙、铁丝威灵仙、防风、杜仲、补骨脂、骨碎补、香附、沉香、肉桂、豆蔻仁、茯苓、泽泻、桂枝、白术、枳壳、麦冬、法半夏。(药品标准－中药成方制剂标准 1991)

偏瘫复原汤 pian tan fu yuan tang

【英文名】Pian Tan Fu Yuan Decoction

【组成】黄芪、人参、白术、茯苓、陈皮、当归、苏木、土虫、水蛭、地龙、僵蚕、蜈蚣、甘草。(实用中西医结合杂志 1993,6(7))

偏瘫康复胶丸 pian tan kang fu jiao wan

【英文名】Pian Tan Kang Fu Capsule

【组成】制马钱子、水蛭、白花蛇、川芎、蜈蚣。(河北中医 1988,(1))

停抓散 ting zhua san

【英文名】Ting Zhua Powder

【组成】硫黄、芜荑仁、剪草、焰硝、蛇床子、黄连、吴茱萸、藜芦、槟榔、鳅鱼。(中医方剂大辞典)

兜肚方 dou du fang

【英文名】Dou Du Prescription

【组成】(1)白檀香、零陵香、马蹄香、香白芷、马兜铃、木鳖子、羚羊角、甘松、升麻、丁皮、血竭、麝香。(中医方剂大辞典)(2)檀香、排草、沉香、丁香、丁皮、广零陵香、马蹄草、白芷、甘松、附子、乳香、麝香。(中医方剂大辞典)

兜药 dou yao

【英文名】Dou Yao Decoction

【组成】肉桂、公丁香、小茴、独活、川芎、当归、广木香、细辛、白芷、桃仁。(中医方剂大辞典)

兜涩固精丸 dou se gu jing wan

【英文名】Dou Se Gu Jing Pill

【组成】白术、人参、茯苓、半夏、远志肉、肉果、补骨脂、赤石脂、五味子、益智仁。(中医方剂大辞典)

兜铃丸 dou ling wan

【英文名】Dou Ling Pill

【组成】马兜铃、半夏、杏仁、巴豆。(中医方剂大辞典)

兜铃散 dou ling san

【英文名】Dou Ling Powder

【组成】马兜铃、桔梗、人参、川贝母、甘草、桑白皮、陈皮、大腹皮、苏叶、五味子。(中医方剂大辞典)

减半麻黄汤 jian ban ma huang tang

【英文名】Jian Ban Ma Huang Decoction

【组成】紫苏叶、薄荷、粉葛根、麻黄、人参、酒黄芩、淡豆豉、桂枝、木通、甘草。(中医方剂大辞典)

减甘草白豆蔻散 jian gan cao bai dou kou san

【英文名】Jian Gan Cao Bai Dou Kou Powder

【组成】白豆蔻仁、厚朴、白术、沉香、陈皮。(中医方剂大辞典)

减味竹叶石膏汤 jian wei zhu ye shi gao tang

【英文名】Jian Wei Zhu Ye Shi Gao Decoction

【组成】竹叶、石膏、麦冬、甘草。(中医方剂大辞典)

减味肾气汤 jian wei shen qi tang

【英文名】Jian Wei Shen Qi Decoction

【组成】熟地、萸肉、泽泻、茯苓、淮药、肉桂、附片。(中医方剂大辞典)

减味保产无忧散 jian wei bao chan wu you san

【英文名】Jian Wei Bao Chan Wu You Powder

【组成】生黄芪、荆芥、川贝、当归、川芎、羌活、甘草、生姜。(浙江中医杂志 1986,(2))

减味普济消毒饮 jian wei pu ji xiao du yin

【英文名】Jian Wei Pu Ji Xiao Du Drink

【组成】连翘、薄荷、马勃、牛蒡子、芥穗、僵蚕、元参、银花、板兰根、苦桔梗、生甘草。(中医方剂大辞典)

减味鳖甲煎丸 jian wei bie jia jian wan

【英文名】Jian Wei Bie Jia Jian Pill

【组成】鳖甲、柴胡、黄芩、人参、半夏、甘草、桂枝、芍药、丹皮、桃仁、阿胶、大黄、干姜、葶苈。(中医方剂大辞典)

减疟丹 jian nve dan

【英文名】Jian Nve Pellet

【组成】螺青、硫黄、官桂、白矾、巴豆。(中医方剂大辞典)

减肥降脂片 jian fei jiang zhi pian

【英文名】Jian Fei Jiang Zhi Tablet

【组成】苍术、荷叶、决明子、莱菔子、生大黄。(中国医药学报 1993,8(5))

减肥轻身乐 jian fei qing shen le

【英文名】Jian Fei Qing Shen Le Decoction

【组成】漏芦、决明子、泽泻、荷叶、汉防己、生地、红参、黑豆、水牛角、黄芪、蜈蚣。(河南中医 1988,(2))

减肥通圣片 jian fei tong sheng pian

【英文名】Jian Fei Tong Sheng Tablet

【组成】大黄、麻黄、枳壳、当归、白术、荆芥、白芍、黄芩、元明粉、栀子、桔梗、石膏、苦参、滑石粉、川芎、昆布、薄荷油。(药品标准－中药成方制剂标准 1998)

减毒 jian du

【英文名】Attenuation

【定义】指通过不同药物配伍,控制、减少甚至消除药物毒副作用的配伍方法。(方剂学)

减黄丹 jian huang dan

【英文名】Jian Huang Pellet

【组成】白茯苓、山药、人参、白术、芡实、薏仁、菟丝子、车前子、生枣仁。(中医方剂大辞典)

剪刀股丸 jian dao gu wan

【英文名】Jian Dao Gu Pill

【组成】(1)白茯苓、山芋、天麻、防风、全蝎、羌活、川芎、甘草、麦门冬、铁艳粉、白附子、僵蚕、朱砂、麝香。(中医方剂大辞典)(2)朱砂、天竺黄、白僵蚕、蝎、干蟾、蝉壳、五灵脂、牛黄、龙脑、麝香、蛇黄。(中医方剂大辞典)(3)大戟、石燕子、粉霜、棘刚子、蝎梢、芦荟、乳香、青黛、龙脑、牛黄。(中医方剂大辞典)

剪红丸 jian hong wan

【英文名】Jian Hong Pill

【异名】秦川剪红丸(中医方剂大辞典、永类钤方)

【组成】(1)当归身、黄连、槐角子、侧柏叶、荆芥穗、枳壳。(中医方剂大辞典)(2)槟榔、白牵牛、芫荑、雷丸、巴豆、土朱砂。(中医方剂大辞典)(3)干漆、紫芫花、巴豆、斑蝥、南木香、雷丸、三棱、莪术、百部、贝母、槟榔、大黄、使君子仁、牵牛。(中医方剂大辞典)(4)雄黄、木香、槟榔、三棱、莪术、陈皮、贯众、大黄、干漆。(中医方剂大辞典)(5)使君子、雷丸、槟榔、黑牵牛、木香、净青皮、天花粉、草乌、香附子、三棱。(中医方剂大辞典)(6)吴茱萸、荆芥穗、川乌。(中医方剂大辞典)(7)生地、白芍、茜草、扁柏、牛膝、熟大黄。(中医方剂大辞典)(8)侧柏叶、槐花、枳壳、荆芥穗。(中医方剂大辞典)(9)雷丸、槟榔、三棱、莪术、木香、芜荑、黑丑、狗脊、大黄、使君子、鹤虱、牙皂、锡灰、茵陈、黄丹。(中医方剂大辞典)

剪红饮 jian hong yin

【英文名】Jian Hong Drink

【组成】侧柏叶、白芍药。(中医方剂大辞典)

剪血丸 jian xue wan

【英文名】Jian Xue Pill

【组成】木香。(中医方剂大辞典)

剪金丹 jian jin dan

【英文名】Jian Jin Pellet

【组成】白术、人参、黄芩、大黄、沉香。(中医方剂大辞

典)

剪金散 jian jin san

【英文名】Jian Jin Powder

【组成】剪金花连茎叶。(中医方剂大辞典)

剪草散 jian cao san

【英文名】Jian Cao Powder

【组成】(1)寒水石、芫荑、剪草、枯矾、吴茰、黄柏、苍术、厚朴、雄黄、蛇床、轻粉。(中医方剂大辞典)(2)槿树皮、剪草、白及、巴豆。(中医方剂大辞典)

剪根丸 jian gen wan

【英文名】Jian Gen Pill

【组成】元胡、胡椒、五灵脂、白豆蔻、硫黄、木香。(中医方剂大辞典)

剪霞膏 jian xia gao

【英文名】Jian Xia Ointment

【组成】黄连、炉甘石、雄黄、白丁香、海螵蛸、当归、麝香、乳香、轻粉、黄丹。(中医方剂大辞典)

勒马回片 le ma hui pian

【英文名】Le Ma Hui Tablet

【组成】水蔓菁浸膏。(药品标准－中药成方制剂标准 1998)

勒马回注射液 le ma hui zhu she ye

【英文名】Le Ma Hui Injection

【组成】水蔓菁。(药品标准－中药成方制剂标准 1997)

勒马听徽散 le ma ting hui san

【英文名】Le Ma Ting Hui Powder

【异名】勒马听徽丝(《金鉴》卷六十五)

【组成】白砒、麝香、青黛、青绵。(中医方剂大辞典)

勒缰散 le jiang san

【英文名】Le Jiang Powder

【组成】生白丑、熟白丑、生黑丑、五加皮、白鲜皮、土茯苓、猪油。(中医方剂大辞典)

匏七 pao qi

【英文名】Pao Qi Decoction

【异名】三十九号颐象方(《杂病源流犀烛》卷二十一)

【组成】柴胡、连翘、山楂、萝卜子、红花、荆芥、花粉、枳实、酒制大黄。(中医方剂大辞典)

匏六 pao liu

【英文名】Pao Liu Decoction

【异名】三十八号噬嗑方(《痧症全书》卷下)

【组成】泽兰、香附、桃仁、苏木、独活、白蒺末、山楂、乌药。(中医方剂大辞典)

啄木鸟膏 zhuo mu niao gao

【英文名】Zhuo Mu Niao Emplastrum

【组成】啄木鸟、麝香。(中医方剂大辞典)

啄木舌散 zhuo mu she san

【英文名】Zhuo Mu She Powder

【组成】啄木舌、巴豆。(中医方剂大辞典)

啄木散 zhuo mu san

【英文名】Zhuo Mu Powder

【组成】(1)寒水石、铁粉、附子、牛黄、麝香、龙脑、朱砂、啄木鸟。(中医方剂大辞典)(2)腊月啄木鸟、石膏、铁粉、朱砂、附子、麝香、脑子。(中医方剂大辞典)

商壳丸 shang qiao wan

【英文名】Shang Qiao Pill

【组成】(1)商壳、槐角、枳实、人参、阿胶、黄芪。(中医方剂大辞典)(2)商枳壳、大皂角、青皮、半夏、槟榔、木香。(中医方剂大辞典)

商陆丸 shang lu wan

【英文名】Shang Lu Pill

【组成】(1)商陆根。(中医方剂大辞典)(2)商陆、牵牛、赤小豆、萝卜子。(中医方剂大辞典)(3)商陆、净黄连。(中医方剂大辞典)(4)商陆、陈橘皮、木香、赤小豆。(中医方剂大辞典)(5)商陆、川芒硝、甘遂、川大黄、芫花、荛花。(中医方剂大辞典)(6)商陆、川芒硝、甘遂、芫花、荛花、麝香、猪苓。(中医方剂大辞典)

商陆汤 shang lu tang

【英文名】Shang Lu Decoction

【组成】(1)商陆根、防风、甘草、附子、赤小豆、麻子仁。(中医方剂大辞典)(2)商陆、桑根白皮、羌活。(中医方剂大辞典)

商陆豆 shang lu dou

【英文名】Shang Lu Dou Pill

【组成】生商陆、赤小豆、鲫鱼。(中医方剂大辞典)

商陆赤小豆汤 shang lu chi xiao dou tang

【英文名】Shang Lu Chi Xiao Dou Decoction

【组成】赤小豆、商陆干。(中医方剂大辞典)

商陆饮 shang lu yin

【英文名】Shang Lu Decoction

【组成】商陆、生杜仲、泽泻。(吉林中医 1990,(5))

商陆饮子 shang lu yin zi

【英文名】Shang Lu Drink

【组成】商陆、构树根、嫩桑枝、桑根白皮、大麻仁、桂心。(中医方剂大辞典)

商陆贴 shang lu tie

【英文名】Shang Lu Emplastrum

【异名】商陆膏(中医方剂大辞典、古今录验)

【组成】商陆、黄芩、黄连、白芷、白蔹、大黄、莽草、白及。(中医方剂大辞典)

商陆逐水散 shang lu zhu shui san

【英文名】Shang Lu Zhu Shui Powder

【组成】白商陆根。(中医方剂大辞典)

商陆酒 shang lu jiu
【英文名】Shang Lu Wine
【组成】(1)商陆、天冬、细曲、秫米。(中医方剂大辞典)(2)商陆。(中医方剂大辞典)
商陆麻黄汤 shang lu ma huang tang
【英文名】Shang Lu Ma Huang Decoction
【组成】麻黄、商陆、茯苓皮、赤小豆、泽泻。(辽宁中医杂志 1989,(12))
商陆散 shang lu san
【英文名】Shang Lu Powder
【组成】(1)商陆根。(中医方剂大辞典)(2)泽泻、商陆。(中医方剂大辞典)(3)商陆根、甘遂、土狗。(中医方剂大辞典)(4)商陆、当归、紫葳、蒲黄。(中医方剂大辞典)(5)商陆、昆布、牛蒡子、射干、木通、海藻、羚羊角、杏仁。(中医方剂大辞典)(6)商陆、赤小豆、大麻仁、附子、甘草、防风、桑根白皮。(中医方剂大辞典)(7)商陆、曾青、黄芩、防风、白矾、人参、小蓟根、石胆、甘草、雌黄、赤芍药、白芷、茬枝、知母、桔梗、雄黄、狸骨、银星礜石、地胆、斑蝥。(中医方剂大辞典)(8)商陆、赤小豆、木通、泽泻、赤茯苓、陈橘皮、葱白、生姜。(中医方剂大辞典)(9)天雄、白敛、黄芩、干姜、附子、商陆、踯躅。(中医方剂大辞典)
商陆粥 shang lu zhou
【英文名】Shang Lu Gruel
【组成】商陆根。(中医方剂大辞典)
商陆膏 shang lu gao
【英文名】Shang Lu Ointment
【组成】(1)商陆、牛蒡子、防风、金银花、荆芥、当归尾、连翘、赤芍药、红花、茅苍术、甘草。(中医方剂大辞典)(2)商陆根、猪膏。(中医方剂大辞典)
啜药散 chuo yao san
【英文名】Chuo Yao Powder
【组成】川贝母、竹蜂、黄柏、甘草、王瓜霜、人中白、土牛膝根。(中医方剂大辞典)
圈疔方 quan ding fang
【英文名】Quan Ding Prescription
【组成】槐子、陈石灰。(中医方剂大辞典)
圈毒方 quan du fang
【英文名】Quan Du Prescription
【组成】大黄、藤黄、明矾、蟾酥、麝香、没药、乳香、蜗牛。(中医方剂大辞典)
圈毒散 quan du san
【英文名】Quan Du Powder
【组成】榆树面、飞罗面、乳香、没药。(中医方剂大辞典)
培土化毒丹 pei tu hua du dan
【英文名】Pei Tu Hua Du Pellet
【组成】人参、白术、茯苓、炙甘草、紫苏、半夏、僵蚕、陈皮、白芷、木通、金银花、天花粉。(中医方剂大辞典)
培土生金汤 pei tu sheng jin tang
【英文名】Pei Tu Sheng Jin Decoction
【组成】党参、白术、茯苓、半夏、陈皮、黄芪、炙麻黄、甘草。(现代中医 1991,4(4))
培土养阴汤 pei tu yang yin tang
【英文名】Pei Tu Yang Yin Decoction
【组成】制首乌、丹参、扁豆、谷芽、白芍、车前、莲肉、猪腰。(中医方剂大辞典)
培元大补丸 pei yuan da bu wan
【英文名】Pei Yuan Da Bu Pill
【组成】人参、白术、茯神、茯苓、天冬、麦冬、生地、熟地、远志、牛膝、杜仲、苁蓉、黄柏、知母、当归、山药。(中医方剂大辞典)
培元益气汤 pei yuan yi qi tang
【英文名】Pei Yuan Yi Qi Decoction
【组成】益智仁、乌药、山药、金樱子、党参、黄芪、白术、陈皮、升麻、柴胡、甘草。(辽宁中医杂志 1990,(9))
培气汤 pei qi tang
【英文名】Pei Qi Decoction
【组成】人参、黄芪、焦术、茯苓、附子、半夏、白芥、菖蒲。(中医方剂大辞典)
培补后天丸 pei bu hou tian wan
【英文名】Pei Bu Hou Tian Pill
【组成】薏苡仁、芡实、茯苓、山药、厚朴、乌药、神曲、陈皮、木瓜。(中医方剂大辞典)
培补保元丸 pei bu bao yuan wan
【英文名】Pei Bu Bao Yuan Pill
【组成】本支地、枣皮、淮山药、白云苓、粉丹皮、建泽泻、当归、白芍、杜仲、甘枸杞、菟丝子、北五味。(中医方剂大辞典)
培补脾肾汤 pei bu pi shen tang
【英文名】Pei Bu Pi Shen Decoction
【组成】党参、白术、山药、黄芪、山茱萸、菟丝子、女贞子、金樱子、芡实。(中国中西医结合杂志 1993,13(7))
培坤丸 pei kun wan
【英文名】Pei Kun Pill
【组成】炙黄芪、白术、炙草、广陈皮、当归、川芎、杭芍、拣砂仁、北沙参、云茯苓、枣仁、寸冬、杜仲、核桃仁、芦巴子、醋炒艾叶、元肉、山药、远志肉、熟地黄、五味子、酥油。(中医方剂大辞典)
培坤丹 pei kun dan
【英文名】Pei Kun Pellet
【组成】炙黄芪、白术、炙草、广陈皮、当归、川芎、杭芍、

砂仁、北沙参、云茯苓、枣仁、寸冬、杜仲、核桃仁、胡芦巴、艾叶、山萸、远志肉、熟地、五味子、酥油。(中医方剂大辞典)

培育汤 pei yu tang

【英文名】Pei Yu Decoction

【组成】桑寄生、菟丝子、川断、炒杜仲、太子参、山药、山萸肉、石莲肉、芡实、升麻、大熟地、苎麻根、椿根皮。(中医杂志 1988,29(1))

培肾元煎 pei shen yuan jian

【英文名】Pei Shen Yuan Decoction

【组成】熟地、当归、山药、枸杞、附子、白术、茯苓、炙甘草、炮姜、黄芪、人参。(中医方剂大辞典)

培脾舒肝汤 pei pi shu gan tang

【英文名】Pei Pi Shu Gan Decoction

【组成】于术、生黄芪、陈皮、川厚朴、桂枝尖、柴胡、生麦冬、生杭芍、生姜。(中医方剂大辞典)

堕翳丸 duo yi wan

【英文名】Duo Yi Pill

【组成】石决明、人参、细辛、防风、生干地黄、五味子、兔肝。(中医方剂大辞典)

婆罗粥 po luo zhou

【英文名】Po Luo Gruel

【组成】牛膝、白面。(中医方剂大辞典)

婆婆奶 po po nai

【英文名】Po Po Nai

【组成】家园生地黄。(中医方剂大辞典)

婆婆石丸 po po shi wan

【英文名】Po Po Shi Pill

【组成】婆婆石、猪血、雄黄、麝香、乳香。(中医方剂大辞典)

婆蒿根酒 po hao gen jiu

【英文名】Po Hao Gen Wine

【组成】全蝎、麝。(中医方剂大辞典)

婴儿平 ying er ping

【英文名】Ying Er Ping Capsule

【异名】婴儿平胶囊(药品标准－中药成方制剂标准)

【组成】甘草、天花粉、苦杏仁、天南星、薄荷叶、黄芩、山楂、茯苓、六神曲、麦芽、陈皮、藿香、厚朴、猪苓、槟榔、防风、天竺黄、琥珀、朱砂、巴豆霜。(药品标准－中药成方制剂标准 1990)

婴儿安片 ying er an pian

【英文名】Ying Er An Tablet

【组成】鸡内金、清半夏、川贝母、天竺黄、陈皮、钩藤、天麻、朱砂、琥珀。(药品标准－中药成方制剂标准 1991)

婴儿保肺宁 ying er bao fei ning

【英文名】Ying Er Bao Fei Ning Powder

【异名】婴儿保肺宁散(药品标准－中药成方制剂标准 1993)

【组成】川贝母、橘红、姜半夏、赭石、桔梗、百部、紫苏子、紫苏梗、天竺黄、硼砂、石膏、滑石、朱砂、冰片。(药品标准－中药成方制剂标准 1993)

婴儿保肺宁胶囊 ying er bao fei ning jiao nang

【英文名】Ying Er Bao Fei Ning Capsule

【组成】川贝母、橘红、姜半夏、赭石、桔梗、百部、紫苏子、紫苏梗、天竺黄、硼砂、石膏、滑石、朱砂、冰片。(药品标准－中药成方制剂标准 1993)

婴儿健脾散 ying er jian pi san

【英文名】Ying Er Jian Pi Powder

【组成】莲肉、人参、茯苓、薏米、炙草、白术、扁豆、砂仁、山药、陈皮。(中医方剂大辞典)

婴儿消食散 ying er xiao shi san

【英文名】Ying Er Xiao Shi Powder

【组成】红参、大黄、槟榔、使君子、榧子、麦芽、三棱、枳实、莪术、山楂、牵牛子、胡黄连、鸡内金、芦荟、朱砂、冰片。(药品标准－中药成方制剂标准 1993)

婴儿素 ying er su

【英文名】Ying Er Su Powder

【组成】鸡内金、白扁豆、山药、白术、木香、川贝母、牛黄、碳酸氢钠。((96)赣卫药准字第 056029 号)

婴儿散胶囊 ying er san jiao nang

【英文名】Ying Er San Capsule

【组成】白扁豆、鸡内金、川贝母、山药、木香、白术、碳酸氢钠、牛黄。(药品标准－中药成方制剂标准 1992)

婴儿湿疹软膏 ying er shi zhen ruan gao

【英文名】Ying Er Shi Zhen Ointment

【组成】(1)轻粉、黄丹、苦矾、松香、烟粉。(中医方剂大辞典)(2)煅蛤粉、煅石膏、枯矾、青黛、冰片、黄丹、蜂蜜、凡士林。(中医方剂大辞典)(3)煅蛤粉、煅石膏、枯矾、青黛、轻粉、硫黄、冰片、黄丹、川椒、蜂蜜、凡士林。(中医方剂大辞典)

婴儿湿疹洗剂 ying er shi zhen xi ji

【英文名】Ying Er Shi Zhen Lotion

【组成】制甘石、赤石脂、滑石粉、煅石膏、甘油、氢氧化钙。(中医方剂大辞典)

婴宁汤 ying ning tang

【英文名】Ying Ning Decoction

【组成】木通、茯苓、升麻、附子、人参、芎䓖、枣仁、甘草。(中医方剂大辞典)

婴宁散 ying ning san

【英文名】Ying Ning Powder

【组成】胆南星、关白附、蝉蜕、甘草、钩藤、薄荷叶、天竺黄、天花粉、天麻、木香、全蝎、白芷、僵蚕、金礞

石、石菖蒲、牛黄、防风、麝香、雄黄、冰片、远志、珍珠、茯苓、琥珀、沉香、朱砂。(药品标准－中药成方制剂标准 1992)

宿州红饼子 su zhou hong bing zi

【英文名】Su Zhou Hong Lozenge

【组成】何首乌、天南星、川芎、川乌、苍术、僵蚕、草乌、藿香、白芷、雄黄。(中医方剂大辞典)

宿鸠丸 su jiu wan

【英文名】Su Jiu Pill

【组成】宿鸠、羊肝、蔓荆子、蜀椒、楮实、仙灵脾、木贼、羌活、蝉壳、甘菊花、荆芥穗、苍术、蒺藜子。(中医方剂大辞典)

寄生丸 ji sheng wan

【英文名】Ji Sheng Pill

【组成】桑寄生、附子、芍药、地榆、白龙骨、鸡苏。(中医方剂大辞典)

寄生汤 ji sheng tang

【英文名】Ji Sheng Decoction

【组成】(1)桑寄生、附子、独活、狗脊、桂心、杜仲、芎䓖、甘草、芍药、石斛、牛膝、白术、人参。(中医方剂大辞典)(2)牛膝、杜仲、人参、秦艽、茯苓、白术、甘草、白芍、独活、熟地、防风、当归、川芎、桑寄生。(中医方剂大辞典)(3)桑寄生、秦艽、阿胶、糯米。(中医方剂大辞典)(4)桑寄生、肉桂、当归、白茯苓、白芍药、人参、熟地黄、麦门冬、甘草、黄芪、鳖甲、牛膝。(中医方剂大辞典)(5)桑寄生。(中医方剂大辞典)(6)桑寄生、鸡苏、淡竹茹、芍药、地榆、白龙骨。(中医方剂大辞典)

寄生防风汤 ji sheng fang feng tang

【英文名】Ji Sheng Fang Feng Decoction

【组成】独活、川芎、芍药、桂心、续断、生姜、桑寄生、当归、防风。(中医方剂大辞典)

寄生饮 ji sheng yin

【英文名】Ji Sheng Drink

【组成】桑寄生、桑根白皮、木香、紫苏茎、大腹。(中医方剂大辞典)

寄生养荣汤 ji sheng yang rong tang

【英文名】Ji Sheng Yang Rong Decoction

【组成】净钩藤、丹皮、当归、川芎、生地、川断、人参、云苓、生甘草、白芍、桑寄生。(中医方剂大辞典)

寄生追风液 ji sheng zhui feng ye

【英文名】Ji Sheng Zhui Feng Oral Liquid

【组成】独活、白芍、槲寄生、熟地黄、杜仲、牛膝、秦艽、桂枝、防风、细辛、党参、甘草、当归、川芎、茯苓。(药品标准－中药成方制剂标准 1990)

寄生散 ji sheng san

【英文名】Ji Sheng Powder

【组成】(1)寄生、川断、阿胶、黑人参、白术、川芎。(中医方剂大辞典)(2)桑寄生、续断、芎䓖、龙骨、当归、伏龙肝、阿胶、干姜、甘草。(中医方剂大辞典)(3)桑寄生、独活、川大黄、朴硝、甘草。(中医方剂大辞典)(4)桑寄生、牡丹皮、鹿茸、桂。(中医方剂大辞典)(5)桃树上寄生。(中医方剂大辞典)(6)桑寄生、鹿茸、杜仲。(中医方剂大辞典)

寅药 yin yao

【英文名】Yin Yao Prescription

【组成】青黛、人中白、黑山栀、梅冰片、厚朴。(中医方剂大辞典)

密传麻黄汤 mi chuan ma huang tang

【英文名】Mi Chuan Ma Huang Decoction

【组成】麻黄、细辛、升麻、桑白皮、桔梗、甘草。(中医方剂大辞典)

密补固真丹 mi bu gu zhen dan

【英文名】Mi Bu Gu Zhen Pellet

【组成】天南星、半夏、神曲、麦芽、茴香、荆三棱、白附子、干生姜、川乌头、巴豆、牵牛、代赭石、官粉。(中医方剂大辞典)

密陀僧丸 mi tuo seng wan

【英文名】Mi Tuo Seng Pill

【组成】(1)密陀僧、石胆、白蜜、生地黄。(中医方剂大辞典)(2)密陀僧、硫磺、木香、附子。(中医方剂大辞典)(3)密陀僧、白矾、阳起石、伏火砒、伏龙肝、赤石脂。(中医方剂大辞典)(4)密陀僧、白矾灰、槐子仁、皂荚灰、鸡冠花、百草霜。(中医方剂大辞典)(5)密陀僧、藜芦。(中医方剂大辞典)(6)密陀僧、银箔、黄丹、绿豆粉、腻粉、胡粉、金箔、葛粉。(中医方剂大辞典)

密陀僧复方 mi tuo seng fu fang

【英文名】Mi Tuo Seng Prescription

【组成】雄黄、硫黄、密陀僧、黄丹、生南星。(中医方剂大辞典)

密陀僧散 mi tuo seng san

【英文名】Mi Tuo Seng Powder

【异名】密陀僧一物散(中医方剂大辞典、直指)

【组成】(1)密陀僧、石膏、枯白矾、轻粉。(中医方剂大辞典)(2)硫黄、雄黄、蛇床子、石黄、密陀僧、轻粉。(中医方剂大辞典)(3)密陀僧、轻粉、麝香。(中医方剂大辞典)(4)密陀僧。(中医方剂大辞典)(5)开通钱、密陀僧、麝香、轻粉。(中医方剂大辞典)(6)黄连、密陀僧、香白芷、白茶、腻粉。(中医方剂大辞典)(7)密陀僧、谷精草、雄黄。(中医方剂大辞典)(8)密陀僧、自然铜、杏仁。(中医方剂大辞典)(9)密陀僧、黄柏、甘草、蒲黄、黄药。(中医方剂大辞典)(10)密陀僧、京三棱、诃黎勒。(中医方剂大辞典)(11)密陀僧、定粉、黄丹、龙骨。(中医方剂大辞典)(12)密陀僧、黄丹、定粉、白矾。(中医方剂大辞典)(13)密陀僧、胡粉、熊胆、芦荟、白及、白蔹。(中医方剂大辞典)(14)密陀僧、黄连、槟榔。(中医方剂大辞典)(15)密陀僧、白矾灰、夜明砂。(中医方剂大辞典)(16)密陀僧、黄丹、生肌草、白蔹、突厥白、石灰。(中医方剂大辞典)(17)密陀僧、雄黄、雌黄、定粉、腻粉。(中医方剂大辞典)(18)密陀僧、橡实、肉豆蔻、地龙、槟榔、榼藤子仁。(中医方剂大辞典)

密陀僧膏 mi tuo seng gao

【英文名】Mi Tuo Seng Plaster

【组成】密陀僧、硫黄、斑蝥、轻粉、水银、江米面、冰片、木香、雄黄、枯矾、米醋。(中医方剂大辞典)

密陀僧敷散 mi tuo seng fu san

【英文名】Mi Tuo Seng Fu Powder

【组成】密陀僧、黄丹、生肌草、白蔹、突厥白、石灰。(中医方剂大辞典)

密香散 mi xiang san

【英文名】Mi Xiang Powder

【组成】黄连、密陀僧、槟榔、木香。(中医方剂大辞典)

密蒙丸 mi meng wan

【英文名】Mi Meng Pill

【组成】密蒙花、菊花、羌活、石决明、青精石、白蒺藜。(中医方剂大辞典)

密蒙花丸 mi meng hua wan

【英文名】Mi Meng Hua Pill

【组成】密蒙花、黄柏根。(中医方剂大辞典)

密蒙花散 mi meng hua san

【英文名】Mi Meng Hua Powder

【异名】蒙花散(中医方剂大辞典、局方)

【组成】(1)蒙花、威灵仙、草决明、羌活、黑附子、大黄、石膏、川椒、木贼、甘草、蝉蜕、独活、楮实子、川芎、荆芥、车前子、防风、菊花、黄连、苍术。(中医方剂大辞典)(2)密蒙花、羌活、菊花、石决明、木贼、黄柏、白蒺藜、黄芩、蔓荆子、青葙子、枸杞子。(中医方剂大辞典)(3)密蒙花、羌活、菊花、蔓荆子、青葙子、木贼、蒺藜、石决明、枸杞子。(中医方剂大辞典)(4)密蒙花、甘菊花、杜蒺藜、石决明、木贼、白芍药、甘草。(中医方剂大辞典)(5)密蒙花、当归、川芎、砂仁、桔梗、防风、薄荷、黄芩、甘草。(中医方剂大辞典)(6)羚羊角、人参、密蒙花、覆盆子、蛴螬、茺蔚子、决明子、地肤子、甘草、枸杞子、菊花、槐花。(中医方剂大辞典)(7)密蒙花、井泉石、青葙子、决明子、车前子。(中医方剂大辞典)(8)人参、荆芥穗、当归、赤芍、川芎、密蒙花、藁本、黄芩、蝉蜕、升麻、白蒺藜、栀子仁、石决明。(中医方剂大辞典)(9)密蒙花、谷精草、蝉蜕、月砂。(中医方剂大辞典)(10)密蒙花、楮实、蒺藜子、甘菊花、防风、蛇蜕、甘草。(中医方剂大辞典)(11)密蒙花、石决明、木贼、杜蒺藜、羌活、菊花。(中医方剂大辞典)

密蒙除昏退翳丸 mi meng chu hun tui yi wan

【英文名】Mi Meng Chu Hun Tui Yi Pill

【组成】当归、川芎、木贼、天麻、甘菊花、白蒺藜、黄连、藁本、羌活、独活、青葙子、楮实子、荆芥、苍术、夜明砂、甘草。(中医方剂大辞典)

屠苏酒 tu su jiu

【英文名】Tu Su Wine

【组成】(1)麻黄、川椒、细辛、防风、苍术、干姜、桔梗、肉桂。(中医方剂大辞典)(2)大黄、桂心、白术、桔梗、菝葜、蜀椒、防风、乌头。(中医方剂大辞典)(3)赤木桂心、防风、菝葜、蜀椒、桔梗、大黄、乌头、赤小豆。(中医方剂大辞典)

屠苏液 tu su ye

【英文名】Tu Su Oral Liquid

【组成】赤木、肉桂、防风、粉萆薢、花椒、桔梗、大黄、制川乌、赤小豆。(药品标准－中药成方制剂标准 1997)

崇土散 chong tu san

【英文名】Chong Tu Powder

【组成】白术、丁香、干姜、草果、人参、缩砂、粉草。(中医方剂大辞典)

崩灵汤 beng ling tang

【英文名】Beng Ling Decoction

【组成】生白芍、金樱子根、苍耳根、公兔。(陕西中医 1987,8(11))

崩漏丸 beng lou wan

【英文名】Beng Lou Pill

【组成】羌活、藁本、防风、肉桂、白术、当归、黄芪、柴胡、人参、熟地、川芎、细辛、白芍、红花、独活、附子、甘草、桃仁。(中医方剂大辞典)

崩漏止血散 beng lou zhi xue san

【英文名】Beng Lou Zhi Xue Powder

【组成】杏仁皮炭、赤石脂炭、鸡冠花炭、牡蛎粉、贯众炭、香附炭、当归炭、木耳炭。(中医方剂大辞典)

崩漏胶囊 beng lou jiao nang

【英文名】Beng Lou Capsule

【组成】当归、黄连、阿胶、干姜炭、陈棕炭、地榆炭、女贞、乌贼骨、茜草根。(湖南中医学院学报 1989,(5))

崩露丸 beng lu wan

【英文名】Beng Lu Pill

【组成】香附、野党参、焦枳壳、陈皮、当归、棕板炭、生地、莲房炭、生白芍、贯众炭、茜草、丹皮炭、血余炭、

甘草、焦栀子、杏仁皮炭、焦广木香。(中医方剂大辞典)

常山七宝饮 chang shan qi bao yin

【英文名】Chang Shan Qi Bao Drink

【组成】常山、草果、槟榔、青皮、厚朴、知母、苍术、鳖甲、乌梅、甘草。(中医方剂大辞典)

常山丸 chang shan wan

【英文名】Chang Shan Pill

【组成】(1)常山、赤茯苓、黄芩、香豉。(中医方剂大辞典)(2)常山、桃仁、铅丹、豉。(中医方剂大辞典)(3)常山、乌梅肉、甘草、鳖甲、萎蕤、石膏、知母、蜀漆叶、白薇、升麻、地骨皮、麦门冬、豉。(中医方剂大辞典)(4)常山、乌梅肉、豉、天灵盖、丹砂、知母、蜀漆。(中医方剂大辞典)(5)常山、豉、桃仁。(中医方剂大辞典)(6)常山、乌梅、豉、天灵盖、知母、朱砂、蜀漆、大黄。(中医方剂大辞典)(7)常山、青木香、蜀漆、牡蛎、大黄、乌梅、丹砂、豉、知母、鳖甲、麻黄。(中医方剂大辞典)(8)常山、黄连、豉、附子。(中医方剂大辞典)

常山大黄汤 chang shan da huang tang

【英文名】Chang Shan Da Huang Decoction

【组成】常山、甘草、前胡、大黄。(中医方剂大辞典)

常山太守马灌酒 chang shan tai shou ma guan jiu

【英文名】Chang Shan Tai Shou Ma Guan Wine

【组成】天雄、蜀椒、商陆根、乌头、桂心、白蔹、茵芋、干姜、附子、踯躅。(中医方剂大辞典)

常山甘草饮 chang shan gan cao yin

【英文名】Chang Shan Gan Cao Drink

【组成】常山、甘草、大黄、桑根白皮、乌梅、杏仁、黄连、羌活、黄芩、芎䓖、枳壳、赤茯苓、旋复花、柴胡、附子、牵牛子、桂、虎头骨牙齿。(中医方剂大辞典)

常山白虎汤 chang shan bai hu tang

【英文名】Chang Shan Bai Hu Decoction

【组成】常山、草果、桂枝、石膏、知母、生甘草、粳米、雄黄。(中医方剂大辞典)

常山汤 chang shan tang

【英文名】Chang Shan Decoction

【异名】常山酒(中医方剂大辞典、外台)

【组成】(1)甘草、蜀漆、恒山、石膏、鳖甲、香豉、栀子、乌梅、淡竹叶。(中医方剂大辞典)(2)常山、蒜。(中医方剂大辞典)(3)鳖甲、淡竹叶、常山、甘草、久酒。(中医方剂大辞典)(4)常山、黄连、酒。(中医方剂大辞典)(5)常山、知母、甘草、麻黄。(中医方剂大辞典)(6)常山、鳖甲、柴胡、甘草、石膏、人参、牵牛子、干漆、陈橘皮、大黄、当归。(中医方剂大辞典)(7)常山、蜀漆、甘草、淡竹叶、大黄。(中医方剂大辞典)(8)常山、乌梅肉、甘草。(中医方剂大辞典)(9)常山、鳖甲、知母、柴胡、青蒿、甘草、枳壳、桂、桃枝、柳枝。(中医方剂大辞典)(10)常山、鳖甲、甘草、车前草。(中医方剂大辞典)(11)常山、甘草、干姜、附子、柴胡。(中医方剂大辞典)(12)常山、乌梅肉、鳖甲、黄芪、大黄、甘草、柴胡。(中医方剂大辞典)(13)常山、车前叶、甘草、猕猴骨、乌梅肉、天灵盖、驴粪汁。(中医方剂大辞典)(14)常山。(中医方剂大辞典)(15)常山苗、独蒜、淡竹叶、豉、鳖甲。(中医方剂大辞典)(16)常山、橘皮、牡蛎、桂心。(中医方剂大辞典)

常山豆 chang shan dou

【英文名】Chang Shan Dou Powder

【组成】常山。(中医方剂大辞典)

常山饮 chang shan yin

【英文名】Chang Shan Drink

【异名】恒山饮(中医方剂大辞典、医方大成)

【组成】(1)常山、草果、陈皮、甘草。(中医方剂大辞典)(2)常山、槟榔、青皮、甘草、当归、穿山甲、黑豆、生姜。(中医方剂大辞典)(3)常山、槟榔、知母、贝母。(中医方剂大辞典)(4)知母、川常山、炙甘草、乌梅、桃枝。(中医方剂大辞典)(5)常山、槟榔、乌梅。(中医方剂大辞典)(6)常山、人参、茯苓、草果、知母、贝母、甘草、半夏曲、厚朴。(中医方剂大辞典)(7)常山、槟榔、乌梅、甘草、北柴胡、草果子。(中医方剂大辞典)(8)常山、川山甲、木通、秦艽、辰砂、甘草。(中医方剂大辞典)(9)知母、川常山、草果、甘草、良姜、乌梅。(中医方剂大辞典)(10)常山、甘草、黄芩、石膏、乌梅、当归、芍药。(中医方剂大辞典)(11)常山、秦艽、甘草、麻黄、乌头、杏仁、陈橘皮、干姜、厚朴。(中医方剂大辞典)(12)常山、厚朴、草豆蔻、肉豆蔻、乌梅、槟榔、甘草。(中医方剂大辞典)(13)常山、干漆、甘草、豉。(中医方剂大辞典)(14)常山、柴胡、甘草、栀子仁、赤茯苓、石膏、蜀漆、鳖甲。(中医方剂大辞典)(15)常山、鳖甲、知母、白头翁、甘草、柴胡、青蒿、桃枝、柳枝、桂。(中医方剂大辞典)(16)常山、甘草、乌梅、青蒿。(中医方剂大辞典)(17)常山、乌头、甘草、蒜、糯米、豉、甑带。(中医方剂大辞典)(18)常山、豉、葛根、柴胡、升麻、牡蛎、大黄、前胡、知母、山栀子仁、枳壳、半夏、麦门冬、桃仁、甘草、犀角。(中医方剂大辞典)(19)常山、草果、槟榔、知母、贝母、乌梅、姜、枣、穿山甲、甘草。(中医方剂大辞典)(20)常山、石膏、大黄、甘草、鳖甲、柴胡。(中医方剂大辞典)

常山桂心丸 chang shan gui xin wan

【英文名】Chang Shan Gui Xin Pill

【组成】甘草、常山、大黄、桂心。(中医方剂大辞典)

常山酒 chang shan jiu

【英文名】Chang Shan Wine

【组成】(1)恒山、乌梅肉、甘草。(中医方剂大辞典)(2)常山、鳖甲、鲮鲤甲、乌贼鱼骨、乌梅肉、桃仁、竹叶、豉、葱白。(中医方剂大辞典)(3)常山、独头蒜、糯米、乌豆、清酒。(中医方剂大辞典)

常山散 chang shan san

【英文名】Chang Shan Powder

【异名】升麻常山汤(中医方剂大辞典、外台)

【组成】(1)川常山、川大黄、甘草、桂心、乌梅肉。(中医方剂大辞典)(2)常山、鳖甲、升麻、赤茯苓、栀子仁、人参。(中医方剂大辞典)(3)常山、栀子仁、桂、赤茯苓、甘草。(中医方剂大辞典)(4)常山、砒霜、丹砂。(中医方剂大辞典)(5)恒山、甘草、麝香。(中医方剂大辞典)(6)恒山、鳖甲、川升麻、栀子仁。(中医方剂大辞典)(7)鳖甲、甘草、冬瓜汁、车前叶、恒山。(中医方剂大辞典)(8)常山、升麻、蜀漆。(中医方剂大辞典)(9)常山、羚羊角、乌梅肉、黄芩、甘草。(中医方剂大辞典)(10)常山、干漆、牡蛎、桂心、橘皮、杏仁。(中医方剂大辞典)

常山锉散 chang shan cuo san

【英文名】Chang Shan Cuo Powder

【组成】常山、川乌头、甘草。(中医方剂大辞典)

常山煎酒 chang shan jian jiu

【英文名】Chang Shan Jian Wine

【组成】常山、桂心、甘草。(中医方剂大辞典)

常用冲寒散 chang yong chong han san

【英文名】Chang Yong Chong Han Powder

【组成】香附、陈皮、草果、砂仁、白姜、肉豆蔻、藿香、白茯、木通、吴萸。(中医方剂大辞典)

常用治法 chang yong zhi fa

【英文名】Commonly - used Therapeutics

【定义】指从高层次治疗大法的角度,根据历代医家对治法的归类总结出的常用的治疗方法。(方剂学)

常青方 chang qing fang

【英文名】Chang Qing Prescription

【组成】首乌藤、葛根、生地、蝉衣、辛夷花、当归、仙灵脾、紫草、菟丝子。(湖北中医杂志 1985,(3))

常将散 chang jiang san

【英文名】Chang Jiang Powder

【组成】石苇、滑石、瞿麦、王不留行、葵子。(中医方剂大辞典)

常春茶冲剂 chang chun cha chong ji

【英文名】Chang Chun Cha Medicinal Instant Granule

【组成】黄芪、当归、麦冬、赤芍、桔梗。(中国医药学报 1993,8(4))

常通舒冲剂 chang tong shu chong ji

【英文名】Chang Tong Shu Medicinal Instant Granule

【组成】何首乌、当归、赤芍、火麻仁、桑椹。(药品标准-中药成方制剂标准 1995)

康儿灵颗粒 kang er ling ke li

【英文名】Kang Er Ling Granule

【组成】刺五加、白术、莲子、六神曲、茯苓、麦芽、陈皮枳壳山楂、甘草、胡黄连、使君子。(药品标准-中药成方制剂标准 1997)

康力 kang li

【英文名】Kang Li Syrup

【组成】枸杞子、山楂、大枣。((92)粤卫药健字 Z-008 号)

康力宝口服液 kang li bao kou fu ye

【英文名】Kang Li Bao Peroral Liquid

【组成】黄精、黄芪等。(中成药研究 1993,(9))

康氏牛黄解毒丸 kang shi niu huang jie du wan

【英文名】Kang Shi Niu Huang Jie Du Pill

【组成】大黄、白芍、防风、山药、肉桂子、雄黄、朱砂、薄荷脑、黄芩、钩藤、桔梗、丁香、甘草、人工牛黄、冰片、麝香。(药品标准-中药成方制剂标准 1998)

康氏牛黄解毒片 kang shi niu huang jie du pian

【英文名】Kang Shi Niu Huang Jie Du Tablet

【组成】大黄、黄芩、白芍、钩藤、防风、桔梗、山药、丁香、肉桂子、甘草、雄黄、牛黄、朱砂、冰片、薄荷脑、麝香。(药品标准-中药成方制剂标准 1998)

康乐汤 kang le tang

【英文名】Kang Le Decoction

【组成】白术、茯苓、夏枯草、半夏、炒香附、白附子、甘草、陈皮、连翘、白芍。(中医方剂大辞典)

康乐鼻炎片 kang le bi yan pian

【英文名】Kang Le Bi Yan Tablet

【组成】苍耳子、辛夷、白芷、麻黄、穿心莲、黄芩、防风、广藿香、牡丹皮、薄荷脑、马来酸氯苯那敏。(药品标准-中药成方制剂标准 1997)

康宁Ⅰ号 kang ning yi hao

【英文名】Kang Ning No.1 Decoction

【组成】炒枣仁、茯苓、知母、五味子、玄参、清甘草。(中药材 1992,15(5))

康宁汤 kang ning tang

【英文名】Kang Ning Decoction

【组成】紫花地丁、蒲公英、败酱草、白花蛇舌草、苦参根。(上海中医药杂志 1987,(3))

康尔心胶囊 kang er xin jiao nang

【英文名】Kang Er Xin Capsule

【组成】三七、何首乌、人参、丹参、枸杞子、山楂、麦冬。(黑龙江中医药 1985,(4))

康尔止咳剂 kang er zhi ke ji

【英文名】Kang Er Zhi Ke Syrup

【组成】枇杷叶、桔梗、罂粟壳。((92)黑卫药准字第

0073号)

康尔肤人造皮 kang er fu ren zao pi

【英文名】Kang Er Fu Ren Zao Pi Membranae

【组成】甲壳糖。

康妇灵栓剂 kang fu ling shuan ji

【英文名】Kang Fu Ling Suppository

【组成】蛇床子总香豆素、苦参提取物、黄柏提取汤、百部提取物、花椒提取物、枯矾。(山东中医杂志1992,11(1))

康妇灵胶囊 kang fu ling jiao nang

【英文名】Kang Fu Ling Capsule

【组成】蛇床子、香豆素、黄连素、百部生物碱、苦参生物碱、枯矾、乳糖。(山东中医杂志1990,9(1))

康妇软膏 kang fu ruan gao

【英文名】Kang Fu Bill Ointment

【组成】白芷、蛇床子、花椒、青木香、冰片。(药品标准-中药成方制剂标准1998)

康妇消炎栓 kang fu xiao yan shuan

【英文名】Kang Fu Xiao Yan Suppositories

【组成】苦参、败酱草、地丁、穿心莲、公英、猪胆粉、紫草、芦荟、基质。(药品标准-中药成方制剂标准1998)

康血宝口服液 kang xue bao kou fu ye

【英文名】Kang Xue Bao Liquid

【组成】黄芪、当归、龙眼肉等。

康寿丸 kang shou wan

【英文名】Kang Shou Pill

【组成】何首乌、熟地黄、地骨皮、地黄、茯苓、天冬、麦冬、人参。(药品标准-中药成方制剂标准1996)

康寿乐 kang shou le

【英文名】Kang Shou Le Ointment

【组成】黄芪、白术、防风、黄精、淫羊藿、补骨脂、甘草。(中西医结合杂志1987,7(6))

康灵减肥合剂 kang ling jian fei he ji

【英文名】Kang Ling Jian Fei Mixture

【组成】黄芪、泽泻、荷叶、何首乌、大黄、白芥子、元胡。(中医杂志1989,(5))

康宝 kang bao

【英文名】Kang Bao Peroral Liquid

【组成】刺五加、蜂王浆、淫羊藿、黄精、枸杞、熟地、山楂。(苏卫药(1991)18号)

康宝补液 kang bao bu ye

【英文名】Kang Bao Bu Ye Decoction

【组成】刺五加、淫羊藿、黄精、枸杞、熟地、黄芪、山楂、蜂王浆。(山东中医杂志1985,(3))

康肤灵 kang fu ling

【英文名】Kang Fu Ling Liniment

【组成】板蓝根、蟾酥、芒硝、牛黄、冰片、百草霜、雄黄、明砂、青黛、胆汁。(山东中医学院学报1993,17(2))

康肤酊 kang fu ding

【英文名】Kang Fu Tincture

【组成】百部、辣蓼、薄荷脑。(药品标准-中药成方制剂标准1997)

康肾汤 kang shen tang

【英文名】Kang Shen Decoction

【组成】黄芪、当归、川芎、白术、白茅根、防己、知母、黄柏、茯苓、生地、地龙。(实用中医内科杂志1991,5(1))

康咳灵 kang ke ling

【英文名】Kang Ke Ling Mixture

【组成】南沙参、天冬、百部、枇杷叶、桃仁、甘草。(江苏中医1993,(14))

康复丸 kang fu wan

【英文名】Kang Fu Pill

【组成】地黄、女贞子、当归、太子参、续断、菟丝子、山药、五味子、首乌藤、地骨皮、珍珠母、滑石粉。(中医方剂大辞典)

康复灵药膏 kang fu ling yao gao

【英文名】Kang Fu Ling Bill Ointment

【组成】大黄、儿茶、紫草、冰片。(药品标准-中药成方制剂标准1991)

康复灵栓 kang fu ling shuan

【英文名】Kang Fu Ling Suppositories

【组成】大黄、儿茶、紫草、冰片。(药品标准-中药成方制剂标准1993)

康复春口服液 kang fu chun kou fu ye

【英文名】Kang Fu Chun Oral Liquid

【组成】黄芪、人参、玉竹、蜂王浆。(药品标准-中药成方制剂标准1998)

康复散 kang fu san

【英文名】Kang Fu Powder

【组成】党参、白术、茯苓、陈皮、淮山药、扁豆、砂仁、使君子、槟榔、山楂、神曲、黄精子、香附、甘草。(四川中医1987,5(1))

康复新酊 kang fu xin ding

【英文名】Kang Fu Xin Tincture

【组成】蟑螂虫体等。(内卫药准字(90)I-18-1519)

康复新液 kang fu xin ye

【英文名】Kang Fu Xin Solution

【组成】康复新提取物。(药品标准-中药成方制剂标准1998)

康络宁胶囊 kang luo ning jiao nang

【英文名】Kang Luo Ning Capsule

【组成】三七、人参、鹿茸、仙鹤草、白及、乌贼骨、紫珠草、侧柏叶、地榆、旱莲草、白花蛇舌草、鸡内金、芦根、阿胶、贝母。(陕西中医 1993,14(7))

康胃汤 kang wei tang

【英文名】Kang Wei Decoction

【组成】黄芪、党参、乌梅、白花蛇舌草、丹参、白术、茯苓、砂仁、赤芍、白芍、麦冬、鸡内金、元胡、大枣、炙甘草。(贵州医药 1990,14(1))

康胎Ⅱ号 kang tai er hao

【英文名】Kang Tai Er Hao Decoction

【组成】太子参、白术、菟丝子、仙鹤草、苎麻根、续断、甘草。(南京中医学院学报 1991,(2))

康媛颗粒 kang yuan ke li

【英文名】Kang Yuan Granule

【组成】黄芪、当归、枸花子、香附、柴胡、茯苓、续断、白芍、白术、甘草、陈皮。(药品标准－中药成方制剂标准 1998)

康精Ⅰ号 kang jing yi hao

【英文名】Kang Jing No.1 Decoction

【组成】巴戟天、锁阳、肉苁蓉、川芎、仙鹤草、海马。(南京中医学院学报 1989,(4))

康精四号 kang jing si hao

【英文名】Kang Jing No.4 Pill

【组成】仙灵脾、生熟地、当归、川芎、黄精、生苡仁、葛根、蒲公英等。(中医杂志 1989,(9))

得一汤 de yi tang

【英文名】De Yi Decoction

【组成】川芎、白芍、胆星、远志、枳壳、枣仁、天麻、蝉蜕、甘草。(中医方剂大辞典)

得子吉祥丸 de zi ji xiang wan

【英文名】De Zi Ji Xiang Pill

【组成】枸杞子、白蔻仁、白大豆、木腰子、榧子、石莲子、当归、海马、玉竹、黄精、阿胶、党参、赤茯苓、山药、香附子、天花粉、鹿角霜、血竭、鹿胎膏。(内蒙古中医药 1993,12(3))

得圣丸 de sheng wan

【英文名】De Sheng Pill

【异名】得胜丸(中医方剂大辞典)

【组成】川乌、五灵脂、没药。(中医方剂大辞典)

得生丸 de sheng wan

【英文名】De Sheng Pill

【组成】益母草、当归、白芍、柴胡、木香、川芎。(药品标准－中药成方制剂标准 1989)

得生片 de sheng pian

【英文名】De Sheng Tablet

【组成】益母草、柴胡、当归、川芎、白芍、木香。(药品标准－中药成方制剂标准 1991)

得命丹 de ming dan

【英文名】De Ming Pellet

【组成】沉香、木香、乳香、丁香、苦葶苈、牙皂、皂矾、川芎、巴豆。(中医方剂大辞典)

得效百部丸 de xiao bai bu wan

【英文名】De Xiao Bai Bu Pill

【组成】百部、麻黄、杏仁。(中医方剂大辞典)

悬痈饮 xuan yong yin

【英文名】Xuan Yong Drink

【组成】大粉草、甘草、当归。(中医方剂大辞典)

悬蒌散 xuan lou san

【英文名】Xuan Lou Powder

【组成】悬蒌、大黄、金银花、当归、皂角刺。(中医方剂大辞典)

悬楼散 xuan lou san

【英文名】Xuan Lou Powder

【组成】悬楼、赤瓜子、大力子。(中医方剂大辞典)

悬蹄散 xuan ti san

【英文名】Xuan Ti Powder

【组成】猪悬蹄甲。(中医方剂大辞典)

情安喘定片 qing an chuan ding pian

【英文名】Qing An Chuan Ding Tablet

【组成】榕树叶、鱼腥草、胡颓子叶、五指毛桃、珍珠层粉、冰片、盐酸双氯醇胺。(药品标准－中药成方制剂标准 1994)

惊风七厘散 jing feng qi li san

【英文名】Jing Feng Qi Li Powder

【组成】天麻、白附子、胆南星、天竺黄、钩藤、全蝎、蝉蜕、僵蚕、牛黄、麝香、冰片。(药品标准－中药成方制剂标准 1997)

惊风丸 jing feng wan

【英文名】Jing Feng Pill

【组成】僵蚕、天麻、苍术、大黄、白芷、雄黄、胆南星、天竺黄、蟾酥、细辛、全蝎、朱砂。(药品标准－中药成方制剂标准 1991)

惊风散 jing feng san

【英文名】Jing Feng Powder

【组成】朱砂、雄黄、天竺黄、全蝎、钩藤、巴豆霜、倒爬虫。(药品标准－中药成方制剂标准 1997)

惊毒掩 jing du yan

【英文名】Jing Du Yan Plaster

【组成】(1)红花、葱根、木鳖子、白芷、巴豆、川乌、黄丹、香油。(中医方剂大辞典)(2)葱根、木鳖子、白芷、巴豆、黄丹、香油。(中医方剂大辞典)

惊调散 jing tiao san

【英文名】Jing Tiao Powder

【组成】脑、麝香、荆芥穗。(中医方剂大辞典)

惊搐散 jing chu san
【英文名】Jing Chu Powder
【组成】潞参、白术、茯神、薏米、法夏、枣仁、归身、川芎、冬虫草、橘红、炙草、大枣。(中医方剂大辞典)
惜红煎 xi hong jian
【英文名】Xi Hong Decoction
【组成】(1)白术、山药、炙甘草、地榆、续断、芍药、北五味子、荆芥穗、乌梅。(中医方剂大辞典)(2)白术、黄芩、生地、地榆、川断、荆穗、扁豆、莲肉、砂仁、文蛤、金樱子、乌梅肉。(中医方剂大辞典)
捶凿丸 chui zao wan
【英文名】Chui Zao Pill
【组成】甘遂、荛花、芫花、桂心、巴豆、杏仁、桔梗。(中医方剂大辞典)
捷丹 jie dan
【英文名】Jie Pellet
【组成】青皮、陈皮、吴茱萸、木香、黄丹。(中医方剂大辞典)
捷应散 jie ying san
【英文名】Jie Ying Powder
【组成】羯羊粪。(中医方剂大辞典)
捷疟饮 jie nve yin
【英文名】Jie Nve Drink
【组成】黄芪、人参、白术、白茯苓、橘红、砂仁、草果、五味子、甘草、乌梅。(中医方剂大辞典)
捷效丸 jie xiao wan
【英文名】Jie Xiao Pill
【组成】砂仁、川椒、针砂、大麦、大黑枣。(中医方剂大辞典)
捷效化毒散 jie xiao hua du san
【英文名】Jie Xiao Hua Du Powder
【组成】人粪、猫粪、猪粪、犬粪。(中医方剂大辞典)
捷验汤 jie yan tang
【英文名】Jie Yan Decoction
【组成】苍术、当归、生白芍、白扁豆、陈皮、建泽泻、甘草、淮木通、滑石、川萆薢、黄连、大腹皮、宣木瓜、广木香、熟大黄。(中医方剂大辞典)
捻头散 nian tou san
【英文名】Nian Tou Powder
【异名】捏头散(中医方剂大辞典、小儿药证直诀)
【组成】(1)延胡索、川苦楝、皂角子灰。(中医方剂大辞典)(2)延胡索、川苦楝。(中医方剂大辞典)
掀肿膏 xian zhong gao
【英文名】Xian Zhong Plaster
【组成】腻粉、黄蜡、代赭石、细磁末、黄柏末。(中医方剂大辞典)
排气汤 pai qi tang
【英文名】Pai Qi Decoction
【组成】(1)厚朴、枳实、乌药、木香、沉香、白芍、甘草。(辽宁中医杂志 1990,(9))(2)制大黄、枳壳、白豆蔻。(中国中西医结合杂志 1992,12(4))(3)泻叶、桃仁、当归、木香、乌药、香附、厚朴、枳壳、莱菔子、甘草。(湖南中医杂志 1988,(1))
排气饮 pai qi yin
【英文名】Pai Qi Drink
【组成】陈皮、木香、藿香、香附、枳壳、泽泻、乌药、厚朴。(中医方剂大辞典)
排气散 pai qi san
【英文名】Pai Qi Powder
【组成】吴萸、小茴、木香、厚朴。(重庆中医药杂志 1988,(4))
排风汤 pai feng tang
【英文名】Pai Feng Decoction
【异名】排风饮(中医方剂大辞典、千金)
【组成】(1)天麻、桔梗、防风、赤芍、五味子、陈皮、升麻、桑白皮。(中医方剂大辞典)(2)防风、当归、白鲜皮、白术、芍药、桂、芎䓖、独活、杏仁、枸杞根、茯神、麻黄。(中医方剂大辞典)(3)茯苓、茯神、酸枣仁、人参、黄芪、当归、白芍药、远志、甘草、莲肉。(中医方剂大辞典)(4)犀角、羚羊角、贝子、升麻。(中医方剂大辞典)(5)白鲜皮、白术、芍药、桂心、芎䓖、当归、杏仁、防风、甘草、独活、麻黄、茯苓、生姜。(中医方剂大辞典)
排风饮 pai feng yin
【英文名】Pai Feng Drink
【组成】大黄、丹皮、甘草、防风、天麻、天南星、玄参、柴胡、黄芩、苏叶、荆芥、当归。(中医方剂大辞典)
排风酒 pai feng jiu
【英文名】Pai Feng Wine
【组成】(1)羌活、防风、大豆。(中医方剂大辞典)(2)防风、升麻、桂、独活、天雄、羌活、仙人放杖草并根。(中医方剂大辞典)
排风散 pai feng san
【英文名】Pai Feng Powder
【组成】(1)天麻、当归、赤芍、茵陈、苦参、银花、胆草、大黄、防风、羌活、白芷、全蝎、甘草、地肤子。(中医方剂大辞典)(2)人参、丹参、防风、天雄、秦艽、山茱萸、沙参、虎骨、山药、天麻、羌活。(中医方剂大辞典)(3)天麻、桔梗、防风、乌蛇、五味子、细辛、芍药、干蝎。(中医方剂大辞典)(4)防风、秦艽、山芋、吴茱萸、天雄、羌活。(中医方剂大辞典)(5)白附子、麻黄、天麻、骨碎补、白僵蚕、羌活。(中医方剂大辞典)(6)人参、玄参、防风、沙参、天雄、薯药、丹参、苦参、秦胶、山茱萸。(中医方剂大辞典)
排石一号 pai shi yi hao
【英文名】Pai Shi No.1 Decoction

【组成】急性子、王不留行、茯苓、赤芍、滑石、泽泻、延胡索、元明粉、沉香、归尾、地龙、牛膝、甘草。(辽宁中医杂志 1993,(2))

排石片 pai shi pian

【英文名】Pai Shi Tablet

【组成】金钱草、海金砂、石苇、冬葵子、泽泻、女贞子、补骨脂、菟丝子、三棱、丹参、川楝子、乌药、鸡内金。(北京中医学院学报 1984,(3))

排石冲剂 pai shi chong ji

【英文名】Pai Shi Medicinal Instant Granule

【组成】连钱草、忍冬藤、滑石、甘草、车前子、木通、徐长卿、石韦、瞿麦、冬葵子。((82)苏卫药准字 1477－1号)

V06－排石净汤 V06 pai shi jing tang

【英文名】V06 Pai Shi Jing Decoction

【组成】鹅不食草、金钱草、鱼脑石、鸡内金、石苇、珍珠母、胡桃肉、元胡。(北京中医杂志 1991,(1))

排石汤 pai shi tang

【英文名】Pai Shi Decoction

【组成】(1)柴胡、黄芩、郁金、枳壳、姜黄青皮、大黄、白芍、山楂、川楝子、金钱草。(中医方剂大辞典)(2)金钱草、生鸡内金、萹蓄、瞿麦、滑石、车前子、木通、冬葵子、留行子、牛膝、白茅根。(中医方剂大辞典)

排石汤冲剂 pai shi tang chong ji

【英文名】Pai Shi Tang Medicinal Instant Granule

【组成】金钱草、车前子、木通、徐长卿、石韦、瞿麦、银花藤、滑石、冬葵子、甘草。(冀卫药审字(1987)5号)

排石利胆颗粒 pai shi li dan ke li

【英文名】Pai Shi Li Dan Granule

【组成】茵陈、柴胡、金钱草、龙胆、赤芍、郁金、蒲黄、大黄、五灵脂、芒硝。(药品标准－中药成方制剂标准 1998)

排石灵 pai shi ling

【英文名】Pai Shi Ling Pill

【组成】大黄、朴硝、石苇、鸡内金、海金砂、金钱草、滑石、川牛膝、车前子、诃子。(内蒙古中医药 1991,10(3))

排石煮散 pai shi zhu san

【英文名】Pai Shi Zhu Powder

【组成】车前子、泽泻、滑石、冬葵子、王不留行、枳壳、莱菔子、怀牛膝、金钱草、石苇。(中医杂志 1980,21(3))

排石膏 pai shi gao

【英文名】Pai Shi Concentrated Decoction

【组成】连钱草、忍冬藤、木通、石韦、瞿麦、徐长卿、滑石、冬葵子、车前子、甘草。(药品标准－中药成方制剂标准 1998)

排石颗粒 pai shi ke li

【英文名】Pai Shi Granule

【组成】连钱草、车前子、关木通、徐长卿、石韦、瞿麦、忍冬藤、滑石、苘麻子、甘草。(药品标准－中药成方制剂标准 1998)

排关散 pai guan san

【英文名】Pai Guan Powder

【异名】通关散(中医方剂大辞典)

【组成】天南星。(中医方剂大辞典)

排尿石汤 pai niao shi tang

【英文名】Pai Niao Shi Decoction

【组成】滑石、甘草、萹蓄、瞿麦、云苓、金钱草、海金砂、内金、元胡、枳壳、丹参。(实用中医内科杂志 1989,3(3))

排经散 pai jing san

【英文名】Pai Jing Powder

【组成】当归、莪术、玄胡索、熟地、枳壳、青皮、白术、黄芩、川芎、山栀、小茴香、砂仁、干漆、红花、香附、甘草。(中医方剂大辞典)

排毒散 pai du san

【英文名】Pai Du Powder

【组成】大黄、白芷、沉香、木香、穿山甲、当归梢。(中医方剂大辞典)

排脓大补汤 pai nong da bu tang

【英文名】Pai Nong Da Bu Decoction

【组成】人参、白术、生地、银花、当归、茯苓、连翘、黄芪、青皮、乌梅、元枣。(中医方剂大辞典)

排脓内托散 pai nong nei tuo san

【英文名】Pai Nong Nei Tuo Powder

【异名】排脓散(《仙拈集》卷四)

【组成】当归、白术、人参、川芎、白芍、黄芪、陈皮、茯苓、香附、肉桂、甘草、白芷、桔梗、牛膝。(中医方剂大辞典)

排脓内补散 pai nong nei bu san

【英文名】Pai Nong Nei Bu Powder

【组成】(1)人参、当归、川芎、厚朴、防风、北梗、白芷、辣桂、黄芪、甘草、白茯苓。(中医方剂大辞典)(2)防风、远志、当归、黄芪、白芷、甘草、桔梗、通草、厚朴、人参、桂心、附子、赤小豆、芎䓖、茯苓。(中医方剂大辞典)

排脓内消散 pai nong nei xiao san

【英文名】Pai Nong Nei Xiao Powder

【组成】何首乌、当归、川芎、生地黄、川续断、茯苓、芍药、白芷、半夏曲、藿香叶、紫草茸、甘草。(中医方剂大辞典)

排脓内塞散 pai nong nei sai san

【英文名】Pai Nong Nei Sai Powder

【组成】防风、茯苓、白芷、桔梗、远志、甘草、桂心、人参、芎䓖、当归、附子、厚朴、龙骨、黄芪、赤小豆。(中医方剂大辞典)

排脓止渴方 pai nong zhi ke fang

【英文名】Pai Nong Zhi Ke Prescription

【组成】黄芪、栀子仁、栝楼、生干地黄、升麻、麦门冬、芍药、黄芩。(中医方剂大辞典)

排脓止痛利小便散 pai nong zhi tong li xiao bian san

【英文名】Pai Nong Zhi Tong Li Xiao Bian Powder

【组成】瞿麦、芍药、赤小豆、桂心、芎䓖、麦门冬、白蔹、黄芪、当归。(中医方剂大辞典)

排脓止痛膏 pai nong zhi tong gao

【英文名】Pai Nong Zhi Tong Plaster

【组成】油、当归、白芷、桂心、芎䓖、藁本、细辛、密陀僧、黄丹、麝香、鹿角胶、蜡、朱砂、盐花、腻粉、乳香。(中医方剂大辞典)

排脓生肌散 pai nong sheng ji san

【英文名】Pai Nong Sheng Ji Powder

【组成】当归、黄芪、人参、芎䓖、厚朴、防风、白芷、桔梗、甘草。(中医方剂大辞典)

排脓生肌膏 pai nong sheng ji gao

【英文名】Pai Nong Sheng Ji Plaster

【异名】生肌膏(膏药方集)

【组成】(1)川大黄、细辛、防风、黄芩、芎䓖、白蔹、白芷、白芍药、莽草、黄柏、黄连、当归、麻油、猪脂、白蜡、松脂。(中医方剂大辞典)(2)黄丹、松脂、熏陆香、故绯帛、乱发、蜡、故青帛。(中医方剂大辞典)

排脓托里汤 pai nong tuo li tang

【英文名】Pai Nong Tuo Li Decoction

【组成】白芷、桔梗、芍药、川芎、人参、黄芪、白术、茯苓、当归、蝉蜕、防风、糯米。(中医方剂大辞典)

排脓托里散 pai nong tuo li san

【英文名】Pai Nong Tuo Li Powder

【组成】地蜈蚣、赤芍药、当归、甘草。(中医方剂大辞典)

排脓汤 pai nong tang

【英文名】Pai Nong Decoction

【组成】(1)黄芪、白芷、五味、人参。(中医方剂大辞典)(2)黄芪、穿山甲、白芷、当归、金银花、防风、川芎、瓜蒌仁。(中医方剂大辞典)(3)甘草、桔梗、生姜、大枣。(中医方剂大辞典)

排脓补肺散 pai nong bu fei san

【英文名】Pai Nong Bu Fei Powder

【组成】黄芪、生地、人参、白芷、甘草。(中医方剂大辞典)

排脓散 pai nong san

【英文名】Pai Nong Powder

【异名】四味排脓散(中医方剂大辞典、得效)

【组成】(1)防风、仙灵脾、甘草、川芎、白芷、人参、细辛。(中医方剂大辞典)(2)贝齿、黄芪、当归、赤芍药、生干地黄、黄连、川升麻、桂心、白蔹、犀角、甘草、麝香。(中医方剂大辞典)(3)黄芪、青小豆、芎䓖、芍药、白敛、栝楼、甘草。(中医方剂大辞典)(4)苁蓉、铁精、桂心、细辛、黄芩、芍药、防己、人参、干姜、芎䓖、当归、甘草。(中医方剂大辞典)(5)枳实、芍药、桔梗。(中医方剂大辞典)(6)黄升丹、腰黄。(中医方剂大辞典)(7)生地、当归、白芷、防风、银花、连翘、蒌仁、山甲、草节。(中医方剂大辞典)(8)蟾末、麝香、人参。(中医方剂大辞典)(9)黄芪、当归、金银花、白芷、川山甲、防风、连翘、瓜蒌。(中医方剂大辞典)(10)嫩黄芪、川白芷、北五味子、人参。(中医方剂大辞典)

排脓解毒汤 pai nong jie du tang

【英文名】Pai Nong Jie Du Decoction

【组成】当归、白芍、川芎、人参、陈皮、甘草、山楂、白芷、桔梗、木通。(中医方剂大辞典)

排溶汤 pai rong tang

【英文名】Pai Rong Decoction

【组成】金钱草、川牛膝、萹蓄、瞿麦、滑石、木通、川楝子、地龙、鸡内金末、陈皮、琥珀末。(中医杂志 1980,21(6))

排壅汤 pai yong tang

【英文名】Pai Yong Decoction

【组成】乌药、藿香、香附、枳壳、陈皮、槟榔、木香、厚朴。(中医方剂大辞典)

掖回散 ye hui san

【英文名】Ye Hui Powder

【组成】乳香、胆矾、儿茶、冰片、麝香、龙骨。(中医方剂大辞典)

掞瘴散 shan zhang san

【英文名】Shan Zhang Powder

【组成】柏树皮、侧柏叶。(中医方剂大辞典)

探生散 tan sheng san

【英文名】Tan Sheng Powder

【组成】(1)牙皂、细辛、川芎、白芷、踯躅花、麝香。(中医方剂大辞典)(2)没药、雄黄、乳香、麝香。(中医方剂大辞典)

探吐饮 tan tu yin

【英文名】Tan Tu Drink

【组成】炒盐。(中医方剂大辞典)

探吐散 tan tu san

【英文名】Tan Tu Powder

【组成】食盐。(中医方剂大辞典)

探渊丹 tan yuan dan

【英文名】Tan Yuan Pellet

【组成】辛夷、当归、麦冬、茯苓、黄芩、白芍、天花粉、生地、桔梗。(中医方剂大辞典)

接气丹 jie qi dan

【英文名】Jie Qi Pellet

【组成】沉香、硫黄、黑锡、牛膝、白术、苁蓉、丁香、川楝子、木香、茴香、肉豆蔻、破故纸、桂心、附子、葫芦巴、阳起石。(中医方剂大辞典)

接气沐龙汤 jie qi mu long tang

【英文名】Jie Qi Mu Long Decoction

【组成】紫梢花、甘草、甘遂、良姜、文蛤、母丁香、巴戟天、川乌、附子、吴茱萸、川椒、细辛、淫羊藿、蛇床子、楝树子、甘松、锁阳、苁蓉、官桂、羊皮、红蔗皮、满山红、罂粟壳、红豆、白颈蚯蚓、倭铅。(中医方剂大辞典)

接生如圣丸 jie sheng ru sheng wan

【英文名】Jie Sheng Ru Sheng Pill

【组成】赤石脂、硝石、白矾。(中医方剂大辞典)

接补消肿膏 jie bu xiao zhong gao

【英文名】Jie Bu Xiao Zhong Plaster

【组成】耳草叶、雪里开、水扩叶、乌苞叶、紫金皮。(中医方剂大辞典)

接命丹 jie ming dan

【英文名】Jie Ming Pellet

【组成】(1)人乳、人胞。(中医方剂大辞典)(2)大附子、甘草、甘遂。(中医方剂大辞典)(3)人乳、梨汁。(中医方剂大辞典)

接骨七厘片 jie gu qi li pian

【英文名】Jie Gu Qi Li Tablet

【组成】乳香、没药、当归、土鳖虫、骨碎补、硼砂、血竭、自然铜、大黄。(药品标准-中药成方制剂标准1991)

接骨九炼丹 jie gu jiu lian dan

【英文名】Jie Gu Jiu Lian Pellet

【组成】粪窖内多年瓦片。(中医方剂大辞典)

接骨丸 jie gu wan

【英文名】Jie Gu Pill

【组成】甜瓜子、土鳖虫、地龙、桂枝、郁金、骨碎补、续断、自然铜、钱子。(药品标准-中药成方制剂标准1989)

接骨丹 jie gu dan

【英文名】Jie Gu Pellet

【异名】夺命接骨丹(中医方剂大辞典、中医伤科学讲义)

【组成】(1)黄柏。(中医方剂大辞典)(2)没药、乳香、当归、川椒、自然铜、赤芍药、败龟板、虎骨、白芷、骨碎补、千金藤。(中医方剂大辞典)(3)木鳖子、半夏、南星、红豆、没药、自然铜。(中医方剂大辞典)(4)当归、甘草、没药、桂、乳香、泽兰、自然铜。(中医方剂大辞典)(5)五灵脂、茴香。(中医方剂大辞典)(6)天南星、木鳖子、没药、官桂、乳香。(中医方剂大辞典)(7)苏木、定粉、南硼砂。(中医方剂大辞典)(8)自然铜、川楝子、黑牵牛、川乌头。(中医方剂大辞典)(9)归尾、乳香、没药、自然铜、骨碎补、桃仁、大黄、雄黄、白及、血竭、地鳖虫、三七、赤芍、红花、儿茶、麝香、朱砂、冰片。(中医方剂大辞典)(10)大鳖甲、地鳖虫、生姜、自然铜、血竭、儿茶、乳香、没药、生地炭。(中医方剂大辞典)(11)半两钱、自然铜、当归尾、生川乌、乳香、没药、顶上血竭。(中医方剂大辞典)(12)年久碎瓦片。(中医方剂大辞典)(13)土鳖虫、自然铜、血竭、骨碎补、当归、乳香、硼砂、大半夏。(中医方剂大辞典)(14)鸷鸟骨、麝香、乳香、没药、自然铜、铜末、土鳖虫。(中医方剂大辞典)(15)七气罂口、古文钱。(中医方剂大辞典)(16)麒麟竭、没药、骨碎补、自然铜、海桐皮、狼毒、沙苑蒺藜、川附子、新罗白附子、天南星、何首乌、仙灵脾、川芎、羌活、川乌头、虎头骨、地龙、牛膝、天麻、草乌头、乳香、防风、青盐、赤小豆。(中医方剂大辞典)(17)左顾牡蛎、料姜石。(中医方剂大辞典)(18)小黄米面、皂角末、发灰。(中医方剂大辞典)(19)古文钱、乳香、没药。(中医方剂大辞典)(20)乳香、没药、自然铜、滑石、龙骨、赤石脂、麝香。(中医方剂大辞典)(21)南星、木鳖子、紫金皮、芙蓉叶、独活、白芷、官桂、松香、枫香、小麦面、乳香、没药。(中医方剂大辞典)(22)防风、牛膝、当归、虎骨、枸杞子、羌活、独活、龟板、秦艽、萆薢、松节、二蚕沙、茄根、苍术。(中医方剂大辞典)(23)当归、川芎、白芍、人参、官桂、青皮、陈皮、麻黄、苍术、丁香、青木香、乳香、没药、沉香、血竭、儿茶、甘草。(中医方剂大辞典)(24)沂土、自然铜、天雷石、猫头骨、凤凰蜕、乳香、没药、血竭。(中医方剂大辞典)(25)白秋霜。(中医方剂大辞典)(26)钱、乳香、五灵脂、羊胫炭。(中医方剂大辞典)(27)头发。(中医方剂大辞典)(28)纯黄丝、虎骨、古铜钱、鳖甲。(中医方剂大辞典)(29)何首乌、大附子、乳香、没药、木香、当归、甘草、五灵脂、自然铜、川乌头。(中医方剂大辞典)(30)乳香、没药、川椒、半两钱、马蔺花、白芷、川乌、自然铜、白胶香、当归、广木香、赤芍药、草乌、蜜陀僧、川芎、红豆。(中医方剂大辞典)(31)自然铜、白芍药、血竭、甜瓜子、木鳖子、水蛭、胡桃仁、当归、半两钱、血余灰、没药、乳香。(中医方剂大辞典)(32)独科栗子、桑根白皮、雄黑豆、当归、破故纸、没药、乳香、金系水蛭。(中医方剂大辞典)(33)甜瓜子、油头发、没药、乳香。(中医方剂大辞典)(34)没药、木鳖子、自然铜、骨碎补、水蛭、乳香、无名异、天茄子、松明节、半两钱、地龙、补骨脂、细辛、川当归、川乌头、朱砂、麝香、蒴藋根。（中医方剂大辞典）(35)当归、黄芪、赤芍药、牛膝、肉桂、白芷、紫金皮、川乌、乳香、没药。（中医方剂大辞典）(36)骨碎补、败姜、生地黄、蒲黄、白面。（中医方剂大辞典）(37)半两钱、当归、藿香叶、水蛭、血竭、虎骨、绵、血余、乳香、麝香、没药。（中医方剂大辞典）(38)大矾、腊月猪脂、黄蜡、蜜陀僧、自然铜、黄丹、血竭、没药、滴乳香。（中医方剂大辞典）

接骨乌金散 jie gu wu jin san

【英文名】Jie Gu Wu Jin Powder

【组成】半两钱、锦文、水蛭、南乳香、自然铜、麝香。（中医方剂大辞典）

接骨六一散 jie gu liu yi san

【英文名】Jie Gu Liu Yi Powder

【组成】五加皮、土鳖。（中医方剂大辞典）

接骨方 jie gu fang

【英文名】Jie Gu Prescription

【组成】(1)夜合树、芥菜子。（中医方剂大辞典）(2)土鳖、巴豆、半夏、乳香、马包。（中医方剂大辞典）(3)蟹。（中医方剂大辞典）(4)天花粉、瓜蒌仁。（中医方剂大辞典）(5)粪屎内瓦子、甜瓜子。（中医方剂大辞典）

接骨火龙丹 jie gu huo long dan

【英文名】Jie Gu Huo Long Pellet

【组成】降真香、苏木、自然铜、没药、乳香、川乌、草乌、龙骨、虎骨、全蝎、血竭、骨碎补、水蛭、地龙。（中医方剂大辞典）

接骨片 jie gu pian

【英文名】Jie Gu Tablet

【组成】四号铜粉、川芎、制川乌、当归、乳香、没药、自然铜。（药品标准－中药成方制剂标准 1990）

接骨仙丹 jie gu xian dan

【英文名】Jie Gu Xian Pellet

【组成】五铢钱、甜瓜子、珍珠、狗胎骨。（中医方剂大辞典）

接骨仙方 jie gu xian fang

【英文名】Jie Gu Xian Prescription

【组成】(1)千里马、沉香、木香、象皮、琥珀、冰片、骨碎补、血竭、虎胫骨、乳香、没药。（中医方剂大辞典）(2)五加皮、雄鸡。（中医方剂大辞典）(3)古铜钱、地鳖。（中医方剂大辞典）(4)鸡冠花种、天灵盖。（中医方剂大辞典）

接骨外敷药 jie gu wai fu yao

【英文名】Jie Gu Paste

【组成】白背三七茎叶粉、水冬瓜根皮粉、五加皮粉、野葡萄根皮粉、骨碎补药、一支蒿粉、泽兰茎叶粉、母猪藤根皮粉。（贵州医药 1981,(3)）

接骨如圣散 jie gu ru sheng san

【英文名】Jie Gu Ru Sheng Powder

【组成】乳香、没药、自然铜、半两钱、甜瓜子仁、络户绵、当归、芍药、川芎、草乌。（中医方剂大辞典）

接骨如神散 jie gu ru shen san

【英文名】Jie Gu Ru Shen Powder

【组成】水蛭、白绵、没药、乳香、血余。（中医方剂大辞典）

接骨至宝七厘散 jie gu zhi bao qi li san

【英文名】Jie Gu Zhi Bao Qi Li Powder

【组成】木香、沉香、乳香、没药、韭子、血竭、王瓜子、甜瓜子、雀爪、人参。（中医方剂大辞典）

接骨至神丹 jie gu zhi shen dan

【英文名】Jie Gu Zhi Shen Pellet

【异名】华佗接骨神方（中医方剂大辞典）

【组成】羊踯躅、炒大黄、当归、芍药、丹皮、生地、土狗、土虱、红花。（中医方剂大辞典）

接骨忘拐丸 jie gu wang guai wan

【英文名】Jie Gu Wang Guai Pill

【组成】乳香、没药、虎胫骨、当归、川椒、败龟壳、赤芍药、雀李根、川芎、自然铜。（中医方剂大辞典）

接骨没药散 jie gu mo yao san

【英文名】Jie Gu Mo Yao Powder

【组成】川独活、川牛膝、川续、断杜仲、萆薢、防风、甘草、乳香、没药。（中医方剂大辞典）

接骨灵丹 jie gu ling dan

【英文名】Jie Gu Ling Pellet

【组成】(1)云南钱、千里马、老龙皮、飞罗面。（中医方剂大辞典）(2)白萝卜。（中医方剂大辞典）(3)白木香根。（中医方剂大辞典）

接骨灵贴膏 jie gu ling tie gao

【英文名】Jie Gu Ling Tie Plaster

【组成】骨碎补、续断、土鳖虫、羌活、天南星、乳香、没药、当归、桃仁、五加皮、蒲公英、红花、冰片、樟脑、水杨酸甲酯、桉油。（药品标准－中药成方制剂标准 1997）

接骨灵胶丸 jie gu ling jiao wan

【英文名】Jie Gu Ling Capsule

【组成】鹿茸、黄芪、丹参、煅自然铜、炙甘草。（中国中医骨伤科杂志 1989,5(2)）

接骨良方 jie gu liang fang

【英文名】Jie Gu Liang Prescription

【组成】乳香、人骨、飞罗面。（中医方剂大辞典）

接骨定痛丹 jie gu ding tong dan

【英文名】Jie Gu Ding Tong Pellet

【组成】商陆、乌药、川芎、大腹皮、炒细辛。（中医方剂

大辞典)

接骨金丹 jie gu jin dan

【英文名】Jie Gu Jin Pellet

【组成】(1)半两钱、明乳香、甜瓜子。(中医方剂大辞典)(2)土鳖、乳香、没药、龙骨、自然铜、麝香。(中医方剂大辞典)

接骨神丹 jie gu shen dan

【英文名】Jie Gu Shen Pellet

【异名】接骨如神丹(中医方剂大辞典)

【组成】(1)半夏、自然铜、乳香、古铜钱、没药、骨碎补。(中医方剂大辞典)(2)古铜钱、骨碎补、乳香、没药、土鳖、自然铜、血竭。(中医方剂大辞典)

接骨神异膏 jie gu shen yi gao

【英文名】Jie Gu Shen Yi Plaster

【组成】姜、葱、韭、蒜、槿树皮、麻油、猪油、大黄、当归、桃仁、红花、川乌、草乌、羌活、独活、赤芍、苏木、骨碎补、五加皮、甘松、山奈。(中医方剂大辞典)

接骨神应丹 jie gu shen ying dan

【英文名】Jie Gu Shen Ying Pellet

【组成】水蛭、没药、乳香、木鳖子、藿香、木香、附子、半两钱、草乌、绵子灰、自然铜、孩儿胎头发。(中医方剂大辞典)

接骨神授丹 jie gu shen shou dan

【英文名】Jie Gu Shen Shou Pellet

【组成】地鳖虫、自然铜、没药、大黄、血竭、硼砂。(中医方剂大辞典)

接骨草酒 jie gu cao jiu

【英文名】Jie Gu Cao Wine

【组成】接骨草叶。(中医方剂大辞典)

接骨草散 jie gu cao san

【英文名】Jie Gu Cao Powder

【组成】接骨草、紫葛根、石斛、巴戟、丁香、续断、阿魏。(中医方剂大辞典)

接骨药 jie gu yao

【英文名】Jie Gu Prescription

【组成】(1)黄椰刺树根、小雄鸡、糯米饭。(中医方剂大辞典)(2)陈烂麻根、羊耳朵、乱丝。(中医方剂大辞典)(3)木香、半两钱、自然铜、麝香。(中医方剂大辞典)

接骨药膏 jie gu yao gao

【英文名】Jie Gu Yao Plaster

【组成】马钱子、枳壳粉、生草乌。(中医方剂大辞典)

接骨效方 jie gu xiao fang

【英文名】Jie Gu Xiao Prescription

【组成】山栀、飞罗面。(中医方剂大辞典)

接骨桂芸膏 jie gu gui yun gao

【英文名】Jie Gu Gui Yun Plaster

【组成】桂、芸苔子、白芥子、木鳖子、大黄、败龟甲、虎脑骨、赤狗脑骨。(中医方剂大辞典)

接骨消肿止痛方 jie gu xiao zhong zhi tong fang

【英文名】Jie Gu Xiao Zhong Zhi Tong Prescription

【组成】苏木、好麻、乳香、没药。(中医方剂大辞典)

接骨消瘀散 jie gu xiao yu san

【英文名】Jie Gu Xiao Yu Powder

【组成】生乳香、生没药、生南星、五加皮、公丁香、白芷、冰片、花椒。(中医正骨 1990,2(4))

接骨秘方 jie gu mi fang

【英文名】Jie Gu Secret Recipe

【异名】七厘散(中医方剂大辞典)

【组成】乳香、没药、血竭、猴姜、硼砂、熟军、自然铜、当归、土鳖虫。(中医方剂大辞典)

接骨续筋丹 jie gu xu jin dan

【英文名】Jie Gu Xu Jin Pellet

【组成】乳香、没药、自然铜、南木香、生地黄、熟地黄、川羌活、川独活、防风、南星、松嫩心、粉草、侧柏叶、草乌、柘木。(中医方剂大辞典)

接骨续筋片 jie gu xu jin pian

【英文名】Jie Gu Xu Jin Tablet

【组成】蜥蝎、骨碎补、穿山龙。(药品标准－中药成方制剂标准 1996)

接骨续筋药膏 jie gu xu jin yao gao

【英文名】Jie Gu Xu Jin Plaster

【组成】自然铜、荆齐、防风、五加皮、皂角、茜草、川断、羌活、独活、乳香、没药、桂枝、白及、血竭、硼砂、螃蟹末、骨碎补、接骨木、红花、赤芍、活地鳖虫。(中医方剂大辞典)

接骨散 jie gu san

【英文名】Jie Gu Powder

【组成】(1)窝苣子。(中医方剂大辞典)(2)自然铜、乳香、没药、真血竭、地龙、甜瓜子、骨碎补、合欢藤、续断、苏木、川归。(中医方剂大辞典)(3)黄麻、头发、乳香。(中医方剂大辞典)(4)广茂、京三棱、黄柏、黄芩、龙骨、乌鱼骨、白及、当归、骨碎补、木鳖子、乳香、没药。(中医方剂大辞典)(5)米壳、麻黄、乳香、当归、甘草、芍药。(中医方剂大辞典)(6)没药、乳香、自然铜、滑石、龙骨、赤石脂、麝香。(中医方剂大辞典)(7)白芍药、故纸、自然铜、没药、羊胫骨灰、白茯苓、骨碎补、川乌、木鳖子、虎骨随。(中医方剂大辞典)(8)金头蜈蚣、金色自然铜、乳香、铜钱、金丝水蛭、没药。(中医方剂大辞典)(9)半两古老钱、没药、乳香、麝香。(中医方剂大辞典)(10)茉莉根。(中医方剂大辞典)(11)半两古文钱、乳香、没药、水蛭。(中医方剂大辞典)(12)黄狗头骨、官桂末、牡蛎。(中医方剂大辞典)(13)自然铜、木炭、白丝。

(中医方剂大辞典)(14)栗黄、雄黑豆、桑根白皮、没药、麝香。(中医方剂大辞典)(15)硼砂、水粉、当归。(中医方剂大辞典)(16)血竭、半夏、乳香、没药、当归、土鳖、巴豆。(中医方剂大辞典)

接骨紫金丹 jie gu zi jin dan

【英文名】Jie Gu Zi Jin Pellet

【组成】(1)地龙、龙骨、麝香、自然铜、川乌、滑石、地鳖虫、赤石脂、乳香、没药、鹿角霜。(中医方剂大辞典)(2)老鹰骨、山羊血、白蜡、花蕊石、乳香、没药、降香节、干地龙灰、朱砂、铜末、自然铜、木耳灰、土鳖虫、赤石脂、龙骨、生半夏、南星。(中医方剂大辞典)(3)土鳖虫、骨碎补、自然铜、巴豆霜、乳香、瓜儿竭、没药、当归尾、硼砂、地龙。(中医方剂大辞典)(4)土鳖、乳香、没药、自然铜、大黄、骨碎补、血竭、当归尾。(中医方剂大辞典)

接骨禁声膏 jie gu jin sheng gao

【英文名】Jie Gu Jin Sheng Plaster

【组成】肉桂、牛皮胶、马屁勃、独核肥皂。(中医方剂大辞典)

接骨膏 jie gu gao

【英文名】Jie Gu Plaster

【组成】(1)官桂、没药、干姜、龙骨、白芷、川山甲、乳香、接骨草、酒、肥角、醋。(中医方剂大辞典)(2)绿豆粉。(中医方剂大辞典)(2)嫩细柳条。(中医方剂大辞典)(3)续断、桂心、附子、白及、白敛、当归、桑根白皮、独活、黑狗脊背、黄米。(中医方剂大辞典)(4)猕猴项骨、水獭骨、猫儿项骨、龟壳。(中医方剂大辞典)(5)五加皮、乳香、没药、土鳖、骨碎补、白及。(中医方剂大辞典)(6)葱白、桃仁、申姜、归尾、五加皮、赤芍、白芥子、樟冰。(中医方剂大辞典)(7)川乌、草乌、大黄、当归、生地、红花、大戟、芫花、甘遂、甘草、刘寄奴、紫荆皮、灵脂、地鳖虫、雄鼠粪、上肉桂、山甲、发团、野麻根、麻油、桐油、乳香、没药、血竭、阿魏、桃枝、柳枝、槐枝、桑枝。(中医方剂大辞典)(8)川乌、草乌、羌活、独活、穿山甲、防风、荆芥、大黄、黄芩、黄柏、蛇蜕、角针、管仲、元武版、连翘、五倍子、蝉蜕、蜈蚣、甘草节、桔梗、当归、川芎、赤芍、杜仲、白芷、金银花、姜蚕。(中医方剂大辞典)(9)当归、川芎、乳香、没药、广木香、川乌、骨碎补、古老钱、黄香、油。(中医方剂大辞典)(10)赤小豆、草乌头、天南星、生白姜、白蔹、桂、黄丹。(中医方剂大辞典)(11)乌鱼骨、木鳖子、白及、白敛。(中医方剂大辞典)

接真丹 jie zhen dan

【英文名】Jie Zhen Pellet

【组成】黑附子、干姜、鹿茸、硫黄、补骨脂、官桂、茴香、金铃子。(中医方剂大辞典)

接真汤 jie zhen tang

【英文名】Jie Zhen Decoction

【组成】沉香、丁香、附子、麝香。(中医方剂大辞典)

控涎丸 kong xian wan

【英文名】Kong Xian Pill

【组成】(1)苍术、生南星、生半夏、甘遂、白术、芫花、大戟、大黄、葶苈、黄柏、黄芩、黄连、栀子、枳实、陈皮、青皮、香附、灵脂、连翘、桔梗、薄荷、白芷、赤苓、川芎、当归、前胡、郁金、瓜蒌、槟榔、灵仙、羌活、防风、苏子、皂角、明矾、白芥子、萝卜子、僵蚕、全蝎、木鳖仁、延胡、细辛、菖蒲、雄黄、白附子、草乌、木香、官桂、黑丑、吴萸、巴仁、红花、干姜、厚朴、轻粉、炮甲、姜汁、竹沥、牛胶。(中医方剂大辞典)(2)生川乌、半夏、僵蚕、全蝎、铁粉、甘遂。(中医方剂大辞典)

控涎丹 kong xian dan

【英文名】Kong Xian Pellet

【组成】(1)黑丑、枳实、橘红、白芥子、朴硝、生矾、熟矾、牙皂。(中医方剂大辞典)(2)甘遂、大戟、真白芥菜子。(中医方剂大辞典)(3)大戟、白芥子、瓜蒌曲、薄桂、全蝎、雄黄、朱砂。(中医方剂大辞典)

控涎散 kong xian san

【英文名】Kong Xian Powder

【组成】辰砂、雄黄、儿茶、川柏。(中医方剂大辞典)

控释制剂 kong shi zhi ji

【英文名】Delayed－Action Preparations

【异名】长效制剂(中药药剂学);迟效制剂(中药药剂学)

【定义】指药物从制剂中以受控形式恒速释放至作用器官或特定靶器官而发挥治疗作用的一类制剂。(中药药剂学)

控释毫微囊 kong shi hao wei nang

【英文名】Delayed－Action Chylomicrons

【异名】控释微球(中药药剂学)

【定义】指药物在预定的时间内自动以预定速度释放，使血药浓度长时间恒定维持在有效浓度范围的微球。(中药药剂学)

控释散剂 kong shi san ji

【英文名】Delayed－Action Pulvers

【定义】指药物在预定的时间内自动以预定速度释放，使血药浓度长时间恒定维持在有效浓度范围的散剂。(中药药剂学)

控释微丸 kong shi wei wan

【英文名】Delayed－Action Chylomicrons

【定义】指药物在预定的时间内自动以预定速度释放，使血药浓度长时间恒定维持在有效浓度范围的微丸。(中药药剂学)

控释微囊 kong shi wei nang

【英文名】Delayed－Action Microspheres Capsules

【定义】指药物在预定的时间内自动以预定速度释放，使血药浓度长时间恒定维持在有效浓度范围的微囊。(中药药剂学)

控痰散 kong tan san

【英文名】Kong Tan Powder

【组成】(1)蝎尾、铜青、朱砂、腻粉、麝。(中医方剂大辞典)(2)蝎尾、甘草、铜青、腻粉、麝香。(中医方剂大辞典)

推云散 tui yun san

【英文名】Tui Yun Powder

【组成】(1)炉甘石、珍珠、玛瑙、朱砂、熊胆、黄连、乳香、没药、麝香、硼砂。(中医方剂大辞典)(2)防风、木贼草、秦皮、荆芥、羌活、白蒺藜、蝉壳、僵蚕、元参、牡丹皮、枳壳、草决明。(中医方剂大辞典)(3)石蟹、黄连、白丁香、宫粉、金锡、青盐、赤石脂、铜绿、硼砂、乳香、没药、熊胆、当门子、枯矾、冰片。(中医方剂大辞典)

推气丸 tui qi wan

【英文名】Tui Qi Pill

【组成】槟榔、枳实、陈橘皮、黄芩、大黄、黑牵牛。(中医方剂大辞典)

推气散 tui qi san

【英文名】Tui Qi Powder

【异名】推气汤(中医方剂大辞典、嵩崖尊生)

【组成】(1)枳壳、前胡、山楂、钩藤、甘草、广皮、葛根、桔梗。(中医方剂大辞典)(2)枳壳、郁金、桂心、甘草、桔梗、陈皮。(中医方剂大辞典)(3)砂仁、桂心、木香、炙草、茴香、丁香、陈皮、青皮、干姜、莪术、胡椒、沉香。(中医方剂大辞典)(4)姜黄、枳壳、桂心、甘草、陈皮、木香、青皮、穿山甲。(中医方剂大辞典)(5)枳壳、肉桂、芍药、青皮。(中医方剂大辞典)(6)枳实、川芎、甘草。(中医方剂大辞典)(7)片姜黄、枳壳、桂心、甘草。(中医方剂大辞典)

推车丸 tui che wan

【英文名】Tui Che Pill

【组成】(1)白面、明矾、青矾。(中医方剂大辞典)(2)沉香、木香、巴豆、胡椒。(中医方剂大辞典)

推车客散 tui che ke san

【英文名】Tui Che Ke Powder

【组成】枣仁、远志肉、山甲、骨皮、枳壳、侧柏叶、苍术、槐角子、陈棕灰、贯众、猬皮、白花地丁。(中医方剂大辞典)

推车散 tui che san

【英文名】Tui Che Powder

【组成】推车虫、干姜末。(中医方剂大辞典)

推肝散 tui gan san

【英文名】Tui Gan Powder

【组成】黄连、滑石、胆星、钩藤钩、铁华粉、天麻、僵蚕、辰砂、真青黛、甘草、竹沥、姜汁。(中医方剂大辞典)

推荡饮 tui dang yin

【英文名】Tui Dang Drink

【组成】沙参、当归、知母、槟榔、莱菔、大黄、厚朴。(中医方剂大辞典)

掩窍丹 yan qiao dan

【英文名】Yan Qiao Pellet

【组成】人参、当归、生地、玄参、黑荆芥、甘草。(中医方剂大辞典)

掺舌黑虎散 chan she hei hu san

【英文名】Chan She Hei Hu Powder

【组成】麝香、大蜘蛛、大蜈蚣、大梅片、公母丁香、穿山甲、天蚕、全蝎、灵磁石。(中医方剂大辞典)

掺疮口药 chan chuang kou yao

【英文名】Chan Chuang Kou Powder

【组成】乳香、没药、海螵蛸、赤石脂。(中医方剂大辞典)

掺药 chan yao

【英文名】Chan Powder

【组成】(1)五倍子、白矾。(中医方剂大辞典)(2)珍珠、乳香、没药、铅粉、瓜儿血竭、真扫盆轻粉、儿茶、上白占、大冰片、象皮。(中医方剂大辞典)(3)牛黄、冰片、轻粉、雄黄、飞丹、白芷、龙骨、乳香、没药、川椒、血竭。(中医方剂大辞典)(4)海巴子。(中医方剂大辞典)(5)乳香、没药、血竭、红绒灰、牛黄、冰片、珍珠、孩儿茶、象皮灰、升药、五倍。(中医方剂大辞典)(6)黄连末、轻粉、冰片、血竭、孩儿茶。(中医方剂大辞典)(7)轻粉、孩儿茶、红绒灰、飞丹、冰片、珍珠、鸡内金、麝香、炉甘石。(中医方剂大辞典)(8)鸡黄皮、血竭、花蕊石、冰片。(中医方剂大辞典)(9)黄柏皮、薄荷叶。(中医方剂大辞典)(10)白龙骨、寒水石、虢丹。(中医方剂大辞典)(11)海螵蛸、染燕脂。(中医方剂大辞典)

掺药方丹 chan yao fang dan

【英文名】Chan Yao Fang Pellet

【组成】血竭、阿魏、乳香、没药、龙骨、赤石脂。(中医方剂大辞典)

掺疳散 chan gan san

【英文名】Chan Gan Powder

【组成】煅人中白、煅文蛤、冰片。(中医方剂大辞典)

掺脐散 chan qi san

【英文名】Chan Qi Powder

【组成】白矾、龙骨。(中医方剂大辞典)

救儿回生汤 jiu er hui sheng tang

【英文名】Jiu Er Hui Sheng Decoction

【组成】人参、白术、茯苓、砂仁、炒黑干姜、山楂、萝卜子、车前子、厚朴、神曲、半夏。(中医方剂大辞典)

救亡丹 jiu wang dan

【英文名】Jiu Wang Pellet

【组成】(1)人参、白术、附子、干姜、肉桂。(中医方剂大辞典)(2)人参、玄参、甘草、北五味、生地。(中医方剂大辞典)

救亡生阴汤 jiu wang sheng yin tang

【英文名】Jiu Wang Sheng Yin Decoction

【组成】人参、熟地、山茱萸、北五味、茯神、白芍。(中医方剂大辞典)

救元补髓汤 jiu yuan bu sui tang

【英文名】Jiu Yuan Bu Sui Decoction

【异名】救元补体汤(《证因方论集要》卷三)

【组成】熟地、人参、当归、紫河车、茯苓、麦冬、枣仁、熟附、鹿茸、五味子、桂元肉。(中医方剂大辞典)

救元饮 jiu yuan yin

【英文名】Jiu Yuan Drink

【组成】白术、人参、炙甘草、炮姜、黄芪、当归。(中医方剂大辞典)

救心丸 jiu xin wan

【英文名】Jiu Xin Pill

【组成】人参茎叶总皂甙、牛胆、麝香、珍珠、牛黄、冰片、蟾酥、三七。(药品标准－中药成方制剂标准1998)

救心金丸 jiu xin jin wan

【英文名】Jiu Xin Jin Pill

【组成】麝香、牛黄、蟾酥、珍珠、三七、水牛角浓缩粉、猪胆膏、冰片、人参。(药品标准－中药成方制剂标准 1998)

救心膏 jiu xin gao

【英文名】Jiu Xin Ointment

【组成】人参、三七、制附子、丹参、川芎、乳香、没药、延胡索、檀香、白芥子、苏合香、冰片、麝香。(山东中医杂志 1989,8(2))

救右汤 jiu you tang

【英文名】Jiu You Decoction

【组成】白术、人参、黄芪、半夏、茯苓、炙甘草、附子、陈皮。(中医方剂大辞典)

救尔心胶囊 jiu er xin jiao nang

【英文名】Jiu Er Xin Capsule

【组成】三七、川芎、红花、丹参、泽泻、刺五加。(药品标准－中药成方制剂标准 1993)

救左汤 jiu zuo tang

【英文名】Jiu Zuo Decoction

【组成】熟地、白芍、柴胡、花粉。(中医方剂大辞典)

救正汤 jiu zheng tang

【英文名】Jiu Zheng Decoction

【组成】人参、黄芪、白术、炙甘草、当归、半夏。(中医方剂大辞典)

救生一字散 jiu sheng yi zi san

【英文名】Jiu Sheng Yi Zi Powder

【组成】干蝎、蜈蚣、雄黄、脑、麝。(中医方剂大辞典)

救生丸 jiu sheng wan

【英文名】Jiu Sheng Pill

【异名】救生丹(中医方剂大辞典、杨氏家藏方)

【组成】(1)蚵蚾草。(中医方剂大辞典)(2)大戟、丁香、龙脑、粉霜、水银、黑铅、黄柏、轻粉、乳香。(中医方剂大辞典)(3)大黄、轻粉、朱砂、雄黄、巴豆。(中医方剂大辞典)(4)巴豆、雄黄、丹砂。(中医方剂大辞典)(5)天麻、附子、乌头、白附子、天南星、半夏、犀角、丹砂、芎䓖、藿香叶、零陵香叶、桂、木香、蝎梢、白僵蚕、牛黄。(中医方剂大辞典)

救生丹 jiu sheng dan

【英文名】Jiu Sheng Pellet

【异名】鸡膍胵丸(中医方剂大辞典、博济)

【组成】(1)腽肭脐、朱砂、附子、人参、白术、远志、当归、天门冬、神曲、鹿茸、肉苁蓉、沉香。(中医方剂大辞典)(2)寒食面、千口土、土马鬃、莴苣子、荆芥心、纥勒蔓心、雄黄、乳香。(中医方剂大辞典)(3)丁香、肉桂、甘草、面姜、木香、巴豆。(中医方剂大辞典)(4)鸡内金、甜葶苈、黑牵牛子、砒信、半夏、黄丹。(中医方剂大辞典)(5)龙脑、朱砂、雄黄、牛黄、芦荟、胡黄连、麝香、铅霜、天竹黄、曾青、真珠、金箔、银箔、犀角、干蝎、雀儿饭瓮。(中医方剂大辞典)(6)麝香、犀黄、冰片、硼砂、真珍珠、真金箔、雄精、辰砂、水安息。(中医方剂大辞典)(7)生桑叶、黄荆叶。(中医方剂大辞典)(8)虢丹、马牙硝、信石、半夏、甜葶苈、桑白皮、杏仁、鸡内金。(中医方剂大辞典)(9)荆三棱、广茂、干漆、朱砂、川茴香、破故纸、胡芦巴、川苦楝、巴戟、红豆、缩砂仁、当归、半夏、硇砂、没药、马蔺花、芫花、水蛭、红花、附子、红娘子、蛤蚧。(中医方剂大辞典)

救生汤 jiu sheng tang

【英文名】Jiu Sheng Decoction

【组成】(1)当归、川芎、牛膝、桂枝、炒干姜、人参。(中医方剂大辞典)(2)归全、川芎、龟版、头发。(中医方剂大辞典)(3)芍药、当归、木香、丁香、川附。(中医方剂大辞典))(4)续断皮。(中医方剂大辞典)

救生菖阳汤 jiu sheng chang yang tang

【英文名】Jiu Sheng Chang Yang Decoction

【组成】石菖蒲、天麻、生乌蛇肉、全蝎、白僵蚕、附子、羌活、人参、白附子。(中医方剂大辞典)

救生散 jiu sheng san

【英文名】Jiu Sheng Powder

【异名】救生命散(中医方剂大辞典、圣济总录)
【组成】(1)生斑蝥、杭粉。(中医方剂大辞典)(2)猪牙皂角、南星、半夏、川乌、草马、天麻、羌活、荆芥穗、防风、僵蚕、北细辛、全蝎、北薄荷。(中医方剂大辞典)(3)桂心。(中医方剂大辞典)(4)乌蛇蜕、蝉蜕、血余。(中医方剂大辞典)(5)山豆根、北大黄、川升麻、朴硝。(中医方剂大辞典)(6)真蒲黄。(中医方剂大辞典)(7)雄黄、藜芦、猪牙皂角、白矾。(中医方剂大辞典)(8)人参、诃子、白术、陈皮、大麦糵、神曲。(中医方剂大辞典)(9)菊花蒂、川芎、石膏、甘草。(中医方剂大辞典)(10)白僵蚕、甘草。(中医方剂大辞典)(11)厚朴、白术、人参、陈皮、五味子、紫菀、干姜、杏仁、桂心、甘草。(中医方剂大辞典)(12)全蝎、白术、厚朴、人参、附子。(中医方剂大辞典)(13)桂、水银。(中医方剂大辞典)(14)狼牙、槟榔、青橘皮、鹤虱、雷丸、当归、桂。(中医方剂大辞典)(15)人参、五味子、白术、麻黄、桂、厚朴、大黄、附子、甘草。(中医方剂大辞典)(16)白矾、半夏、天南星。(中医方剂大辞典)(17)豮猪血、马牙硝、硼砂、朱砂、牛黄、龙脑、麝香。(中医方剂大辞典)(18)新胡麻。(中医方剂大辞典)

救生膏 jiu sheng gao
【英文名】Jiu Sheng Plaster
【组成】密陀僧、黄柏、傍根、腻粉、乌贼鱼骨。(中医方剂大辞典)

救产丸 jiu chan wan
【英文名】Jiu Chan Pill
【组成】香附、苍术、益母草、泽兰叶、川芎、桃仁、川牛膝、当归、延胡索、粉甘草、大黄、红花、苏木、黑豆。(中医方剂大辞典)

救产止痉汤 jiu chan zhi jing tang
【英文名】Jiu Chan Zhi Jing Decoction
【组成】人参、当归、川芎、荆芥。(中医方剂大辞典)

救产益母丸 jiu chan yi mu wan
【英文名】Jiu Chan Yi Mu Pill
【异名】救产丸(中医方剂大辞典)
【组成】益母草、香附、苍术、泽兰叶、桃仁、延胡、当归、川芎、牛膝、炙草。(中医方剂大辞典)

救伤酊 jiu shang ding
【英文名】Jiu Shang Tincture
【组成】生大黄、红花、当归等。(桂卫药健字(96)0040号)

救伤真效丸 jiu shang zhen xiao wan
【英文名】Jiu Shang Zhen Xiao Pill
【组成】红花、蒲黄、五灵脂、香附、骨碎补、自然铜、三七、赤芍、桃仁、泽兰叶、乳香、没药、血竭、虎骨、马钱子。(中医方剂大辞典)

救死丹 jiu si dan
【英文名】Jiu Si Pellet
【异名】救急丹(中医方剂大辞典、辨证录)
【组成】(1)黄芪、巴戟天、附子、白术、菟丝子、北五味。(中医方剂大辞典)(2)生甘草、瓜蒂、玄参、地榆。(中医方剂大辞典)

救死活命丹 jiu si huo ming dan
【英文名】Jiu Si Huo Ming Pellet
【组成】自然铜、朱砂、孩儿牙齿、鸡子。(中医方剂大辞典)

救汗汤 jiu han tang
【英文名】Jiu Han Decoction
【组成】芍药、官桂、甘草、附子。(中医方剂大辞典)

救舌汤 jiu she tang
【英文名】Jiu She Decoction
【组成】鲜生地、赤芍、牡丹皮、犀角、连翘、麦冬、黑山栀、木通、川连、生甘草。(中医方剂大辞典)

救阳丸 jiu yang wan
【英文名】Jiu Yang Pill
【组成】吴茱萸、干姜、赤石脂、龙骨、蜀椒、桂、附子、天雄、硫黄、阳起石。(中医方剂大辞典)

救阳丹 jiu yang dan
【英文名】Jiu Yang Pellet
【组成】附子、乌头、干姜、防风、桂、牡蛎、人参。(中医方剂大辞典)

救阴平肝汤 jiu yin ping gan tang
【英文名】Jiu Yin Ping Gan Decoction
【组成】犀角、连翘、鲜菖蒲、鲜生地、玄参、羚羊角、钩藤、银花露、至宝丹。(中医方剂大辞典)

救阴保元汤 jiu yin bao yuan tang
【英文名】Jiu Yin Bao Yuan Decoction
【组成】熟地、丹皮、山药、麦冬、南沙参、黄芪、炙甘草、黑豆。(中医方剂大辞典)

救阴逐暑饮 jiu yin zhu shu yin
【英文名】Jiu Yin Zhu Shu Drink
【组成】大黄、麦冬、淡竹叶、生山栀、条芩、云连、滑石、杏仁、花粉、青蒿、连翘、元参、玄明粉。(中医方剂大辞典)

救阴煎 jiu yin jian
【英文名】Jiu Yin Decoction
【组成】(1)生地、丹皮、麦冬、陈皮、茯苓、甘草。(中医方剂大辞典)(2)当归、白芍、炒枳壳、炒陈皮、车前子、巴戟肉、甘草、槟榔、广木香。(中医方剂大辞典)

救乱汤 jiu luan tang
【英文名】Jiu Luan Decoction
【组成】人参、香薷、吴茱萸、茯苓、白术、附子、藿香、木

瓜。(中医方剂大辞典)

救劫汤 jiu jie tang

【英文名】Jiu Jie Decoction

【组成】生姜。(中医方剂大辞典)

救劳丹 jiu lao dan

【英文名】Jiu Lao Pellet

【组成】(1)熟地、枸杞、杜仲、人参、鹿胶、牛膝。(中医方剂大辞典)(2)熟地、当归、黄耆、人参、鳖甲、山茱萸、麦冬、白芍、白芥子。(中医方剂大辞典)

救劳汤 jiu lao tang

【英文名】Jiu Lao Decoction

【组成】白芍、人参、黄芪、当归、熟地、炙草、茯苓、款冬、百合、五味子、麦冬。(中医方剂大辞典)

救呆至神汤 jiu dai zhi shen tang

【英文名】Jiu Dai Zhi Shen Decoction

【组成】人参、柴胡、当归、白芍、半夏、甘草、生枣仁、天南星、附子、菖蒲、六曲、茯苓、郁金。(中医方剂大辞典)

救肝开郁汤 jiu gan kai yu tang

【英文名】Jiu Gan Kai Yu Decoction

【组成】白芍、柴胡、甘草、白芥子、白术、当归、陈皮、茯苓。(中医方剂大辞典)

救肝败毒汤 jiu gan bai du tang

【英文名】Jiu Gan Bai Du Decoction

【组成】金银花、夜明沙、赤芍、生牡蛎、苦丁香、焦栀子、郁金、两头尖、当归。(辽宁中医杂志 1987,(11))

救肝贩毒至圣丹 jiu gan fan du zhi sheng dan

【英文名】Jiu Gan Fan Du Zhi Sheng Pellet

【组成】白芍、当归、炒栀子、生甘草。(中医方剂大辞典)

救肠败毒至圣丹 jiu chang bai du zhi sheng dan

【英文名】Jiu Chang Bai Du Zhi Sheng Pellet

【异名】败毒至圣散(中医方剂大辞典)

【组成】金银花、当归、地榆、薏仁。(中医方剂大辞典)

救乳化毒汤 jiu ru hua du tang

【英文名】Jiu Ru Hua Du Decoction

【组成】金银花、蒲公英、当归。(中医方剂大辞典)

救命丸 jiu ming wan

【英文名】Jiu Ming Pill

【组成】麝香、牛黄、犀角、人参、黄连、甘草、丁香、龙脑香、动物胆汁。(山西医药杂志 1980,9(5))

救命丹 jiu ming dan

【英文名】Jiu Ming Pellet

【异名】神应丸(中医方剂大辞典、杨氏家藏方)

【组成】(1)仙人柴。(中医方剂大辞典)(2)川山甲、甘草节、乳香、天花粉、赤芍、皂角刺、贝母、没药、当归、陈皮、金银花、防风、白芷、白矾、生地。(中医方剂大辞典)(3)辰砂、豮猪血。(中医方剂大辞典)(4)草乌头、半夏、巴豆。(中医方剂大辞典)

救命延年丸 jiu ming yan nian wan

【英文名】Jiu Ming Yan Nian Pill

【组成】黄连、干姜、川当归、阿胶。(中医方剂大辞典)

救命汤 jiu ming tang

【英文名】Jiu Ming Decoction

【组成】麻黄、甘草、大枣、夜干。(中医方剂大辞典)

救命抵圣丹 jiu ming di sheng dan

【英文名】Jiu Ming Di Sheng Pellet

【组成】辰砂、滴乳香、萆麻子、麝香、当门子、真角屑、黄葵子、磁石、千里及。(中医方剂大辞典)

救命神朱丸 jiu ming shen zhu wan

【英文名】Jiu Ming Shen Zhu Pill

【组成】朱砂、粉霜、铅白霜、信石、杏仁、伏龙肝、巴豆、天南星、雄黄、硫黄、白僵蚕、黑附子。(中医方剂大辞典)

救命通心散 jiu ming tong xin san

【英文名】Jiu Ming Tong Xin Powder

【组成】川乌头、川楝子、茴香、石燕、土狗、芥子。(中医方剂大辞典)

救命散 jiu ming san

【英文名】Jiu Ming Powder

【组成】(1)黄柏、川连、黄芩、黄芪、薄荷、滑石。(中医方剂大辞典)(2)地龙、蛤粉。(中医方剂大辞典)(3)大黄、黄连、白僵蚕、甘草、腻粉、五倍子。(中医方剂大辞典)

救命麝香饼子 jiu ming she xiang bing zi

【英文名】Jiu Ming She Xiang Lozenge

【异名】麝香饼子(《圣济总录》卷一七〇)

【组成】麝香、定粉、腻粉。(中医方剂大辞典)

救坤丹 jiu kun dan

【英文名】Jiu Kun Pellet

【组成】白芍、川芎、生地、熟地、当归、黄芩、茯苓、乌药、橘红、阿胶、苏叶、砂仁、香附、白术、琥珀、人参、木香、沉香、川牛膝、甘草、益母草。(中医方剂大辞典)

救肺饮 jiu fei yin

【英文名】Jiu Fei Drink

【组成】(1)当归、白芍、麦冬、五味子、人参、黄芪、炙甘草、百合、款冬花、紫菀、马兜铃。(中医方剂大辞典)(2)人参、胡麻仁、真阿胶、桑叶、麦冬、杏仁、枇杷叶、甘草、石膏、郁金。(中医方剂大辞典)

救肺败毒至圣丹 jiu fei bai du zhi sheng dan

【英文名】Jiu Fei Bai Du Zhi Sheng Pellet

【组成】玄参、麦冬、生甘草、金银花。(中医方剂大辞

典)

救肾安逆汤 jiu shen an ni tang

【英文名】Jiu Shen An Ni Decoction

【组成】熟地、丹皮、泽泻、山药、茯苓、萸肉、沙参、五谷虫。(中医方剂大辞典)

救肾活肝汤 jiu shen huo gan tang

【英文名】Jiu Shen Huo Gan Decoction

【组成】白术、当归、人参、熟地、山茱萸、附子、肉桂。(中医方剂大辞典)

救苦丸 jiu ku wan

【英文名】Jiu Ku Pill

【组成】黄连、当归、甘草、朱砂、脑子、乳香、没药。(中医方剂大辞典)

救苦丹 jiu ku dan

【英文名】Jiu Ku Pellet

【组成】(1)麻黄、甘草、赤芍、升麻、朱砂、雄黄、当归、人参、柴胡、细辛、枳实。(中医方剂大辞典)(2)藿香叶、甘草、滑石、苏叶、半夏、重楼、枳壳、台麝、茅苍术、青蒿子、陈皮、青皮、明雄黄、川贝母、紫厚朴、神曲。(中医方剂大辞典)(3)白矾、火硝、硼砂、明雄。(中医方剂大辞典)(4)紫苏叶、羌活、川芎、生草、黄芩、防风、白芷、生地、北细辛、南苍术、陈皮、葛根、香附。(中医方剂大辞典)(5)枳实、卜子、郁金、乌药、连翘。(中医方剂大辞典)(6)公猪胆。(中医方剂大辞典)(7)羌活、防风、升麻、麻黄、土地吴茱萸、黄柏、连翅、当归、黄连、川芎、藁本、酒芩、生芩、苍术、细辛、甘草、白术、陈皮、红花。(中医方剂大辞典)(8)蟾酥、雄黄、细辛、冰片。(中医方剂大辞典)

救苦化坚汤 jiu ku hua jian tang

【英文名】Jiu Ku Hua Jian Decoction

【组成】黄芪、人参、炙甘草、真漏芦、升麻、葛根、连翘、牡丹皮、当归身、生地黄、熟地黄、白芍药、肉桂、柴胡、黍粘子、羌活、独活、防风、昆布、京三棱、广茂、益智仁、大麦芽面、神曲末、黄连、黄柏、厚朴。(中医方剂大辞典)

救苦汤 jiu ku tang

【英文名】Jiu Ku Decoction

【异名】还阴救苦汤(中医方剂大辞典、兰室秘藏)

【组成】(1)桂枝、连翘、红花、细辛、归尾、甘草、苍术、胆草、羌活、黄芩、麻黄、柴胡、防风、藁本、黄柏、黄连、生地、知母、白芍。(中医方剂大辞典)(2)桔梗、连翘、红花、细辛、当归、炙甘草、苍术、龙胆、羌活、升麻、柴胡、防风、藁本、黄连、生地黄、黄柏、黄芩、知母、川芎。(中医方剂大辞典)

救苦灵膏 jiu ku ling gao

【英文名】Jiu Ku Ling Plaster

【组成】炉甘石、黄蜡、白蜡、密陀僧、花椒。(中医方剂大辞典)

救苦拔毒丹 jiu ku ba du dan

【英文名】Jiu Ku Ba Du Pellet

【组成】雄蜒蚰、葱白。(中医方剂大辞典)

救苦金丹 jiu ku jin dan

【英文名】Jiu Ku Jin Pellet

【组成】当归、木香、玄胡索、藁本、白薇、赤石脂、黄柏、丹皮、阿胶、黄芪、人参、山药、川芎、白芍、甘草、熟地、没药、白芷、黄芩、砂仁、鹿角、白术、茯苓、血余炭、蕲艾、小茴香、青蒿、乳香、杜仲、锁阳、菟丝子、红花、肉桂、续断、紫苏叶、补骨脂、松香脂、红鸡冠花、白鸡冠花、橘皮、益母草。(中医方剂大辞典)

救苦神白散 jiu ku shen bai san

【英文名】Jiu Ku Shen Bai Powder

【组成】川芎、甘松、白芷、赤芍药、两头尖、川乌、甘草。(中医方剂大辞典)

救苦黄芪散 jiu ku huang qi san

【英文名】Jiu Ku Huang Qi Powder

【组成】黄芪、甘草、当归、瓜蒌根、芍药、悬蒌、熟地黄、金银花、皂角棘针。(中医方剂大辞典)

救苦散 jiu ku san

【英文名】Jiu Ku Powder

【组成】(1)血竭、白蜡、朱砂、轻粉。(中医方剂大辞典)(2)人中白、寒水石、青黛、僵蚕、冰片、牛黄。(中医方剂大辞典)(3)羌活、防风、牛蒡、桔梗、酒黄芩、荆芩、灯心、人中黄、连翘。(中医方剂大辞典)(4)川芎、藿香、玄胡索、丹皮、朱砂、雄黄、白芷、皂角。(中医方剂大辞典)(5)粟壳、当归、白芷。(中医方剂大辞典)(6)朱砂、红娘子、斑蝥、雄黄、没药、金脚信、南乳香、海马、轻粉、脑子、密陀僧、蜈蚣、麝香、水蛭、黄连。(中医方剂大辞典)(7)朴硝、雄黄。(中医方剂大辞典)(8)腊月貘猎儿粪。(中医方剂大辞典)(9)五灵脂。(中医方剂大辞典)(10)牛膝、木瓜、防已、防风、川芎、羌活、苍术、车前子、木通、鹭鸶藤、大黄、甘草、陈皮、赤芍药、地骨皮、麦门冬、香附、甘菊花、夏枯草、莲子、金银花。(中医方剂大辞典)(11)川乌、草乌、桂花、良姜、红豆、胡椒、荜拨、细辛、石膏、官桂。(中医方剂大辞典)(12)川芎、当归、防已、防风。(中医方剂大辞典)(13)大黄、桔梗、金银花、黄芪、甘草、栀子、紫花地丁。(中医方剂大辞典)

救苦膏 jiu ku gao

【英文名】Jiu Ku Plaster

【组成】(1)大黄、花粉、牙皂、蓖麻子、全蝎、枳壳、生地黄、桃仁、白芷、草乌、五倍子、莪术、羌活、麻黄、肉桂、红大戟、香附、厚朴、穿山甲、蛇蜕、当归、甘遂、木鳖子、川乌、三棱、巴豆、黄柏、芫花、杏仁、防风、独活、槟榔、细辛、玄参、黄连、蜈蚣。(中医方剂大辞典)(2)生姜、大蒜头、槐枝、葱白、花椒、黄丹。(中医方剂大辞典)(3)川乌、香白芷、川牛膝、当归、黄丹、贝母、硇润、白蔹、白及、没药、乳香、杏仁、沥青、香油、白胶香。(中医方剂大辞典)(4)川牛膝、白芷、黄丹、乳香、当归、没药、白蔹、贝母、茯苓、槐角、川乌、杏仁。(中医方剂大辞典)

救败汤 jiu bai tang

【英文名】Jiu Bai Decoction

【组成】地骨皮、丹皮、人参、白芍、山药、甘草。(中医方剂大辞典)

救败求生汤 jiu bai qiu sheng tang

【英文名】Jiu Bai Qiu Sheng Decoction

【组成】人参、当归、白术、九蒸熟地、山萸、山药、枣仁、附子。(中医方剂大辞典)

救咽丹 jiu yan dan

【英文名】Jiu Yan Pellet

【组成】熟地、山茱萸、山药、肉桂、破故纸、胡桃肉。(中医方剂大辞典)

救急十滴水 jiu ji shi di shui

【英文名】Jiu Ji Shi Di Liquid

【组成】鲜姜、丁香、大黄、辣椒、樟脑、薄荷冰。(中医方剂大辞典)

救急丹 jiu ji dan

【英文名】Jiu Ji Pellet

【组成】藿香、苍术、公丁香、沉香、五倍子、山慈姑、千金子霜、红芽大戟、木香。(中医方剂大辞典)

救急定中丸 jiu ji ding zhong wan

【英文名】Jiu Ji Ding Zhong Pill

【组成】紫苏叶、木香、制香附、藿香、槟榔、紫厚朴、江枳壳、山楂炭、焦麦芽、砂仁、吴茱萸、宣木瓜、青皮、乌药、白胡椒、泽泻、法半夏、陈皮、生甘草、真川连。(中医方剂大辞典)

救急散 jiu ji san

【英文名】Jiu Ji Powder

【组成】(1)丁香、鸡屎矾、麝香、黄柏。(中医方剂大辞典)(2)苍术、姜连、厚朴、陈皮、制草、生芍、泽泻、茯苓、防风、车前、扁豆、佛手、滑石、清夏、寸冬、猪苓。(中医方剂大辞典)(3)白芍、阿胶、艾叶、熟地黄、甘草、当归。(中医方剂大辞典)(4)川芎。(中医方剂大辞典)

救急痧药水 jiu ji sha yao shui

【英文名】Jiu Ji Sha Liquid

【组成】藿香、豆蔻、蟾酥、良姜、陈皮、樟脑、大茴香、广木香、薄荷冰、香蕉、桂皮、公丁香、细辛、大黄。(中医方剂大辞典)

救急稀涎散 jiu ji xi xian san

【英文名】Jiu Ji Xi Xian Powder

【组成】猪牙皂角、晋矾。(中医方剂大辞典)

救急雷公散 jiu ji lei gong san

【英文名】Jiu Ji Lei Gong Powder

【组成】(1)硫黄、吴茱萸、母丁香、肉桂、麝香。(中医方剂大辞典)(2)藿香、细辛、雄黄、朱砂、青木香、半夏、贯众、桔梗、防风、薄荷、陈皮、苏叶、生甘草、猪牙皂角、枯矾。(中医方剂大辞典)

救急膏 jiu ji gao

【英文名】Jiu Ji Ointment

【组成】大黄、花粉、牙皂、蓖麻子、全蝎、枳壳、生地黄、桃仁、白芷、草乌、五倍子、莪术、羌活、麻黄、肉桂、红大戟、香附、厚朴、穿山甲、蛇蜕、当归、甘遂、木鳖子、川乌、三棱、巴豆、黄柏、芫花、杏仁、防风、独活、槟榔、细辛、玄参、黄连、蜈蚣。(中医方剂大辞典)

救急避瘟散 jiu ji bi wen san

【英文名】Jiu Ji Bi Wen Powder

【组成】皂角、朱砂、雄黄、细辛、贯众、麻黄、木香、桔梗、白芷、半夏、藿香、薄荷、枯矾、防风、甘草。(中医方剂大辞典)

救济丹 jiu ji dan

【英文名】Jiu Ji Pellet

【异名】宝丹(中医方剂大辞典)

【组成】栀子、藿香、川连、木瓜、薄荷、朱砂。(中医方剂大辞典)

救疫汤 jiu yi tang

【英文名】Jiu Yi Decoction

【组成】黑豆、绿豆、白扁豆、贝母、生甘草、金银花、丹皮、当归、玉竹、生首乌、黄土、赤饭豆、老姜。(中医方剂大辞典)

救疫神方 jiu yi shen fang

【英文名】Jiu Yi Shen Prescription

【组成】黑豆、甘草。(中医方剂大辞典)

救绝汤 jiu jue tang

【英文名】Jiu Jue Decoction

【异名】救绝止喘汤(中医方剂大辞典)

【组成】人参、熟地、山萸、牛膝、五味子、白芥子、麦冬。(中医方剂大辞典)

救绝至圣丹 jiu jue zhi sheng dan

【英文名】Jiu Jue Zhi Sheng Pellet

【组成】人参、菖蒲、半夏、南星、生附子、丹砂末。(中医方剂大辞典)

救绝神丹 jiu jue shen dan

【英文名】Jiu Jue Shen Pellet

【组成】当归、白芍、滑石、枳壳、槟榔、莱菔、广香、甘草、蕗子。(中医方剂大辞典)

救胃煎 jiu wei jian
【英文名】Jiu Wei Decoction
【组成】生地、白芍、黄连、玉竹、炒枳壳、杏仁、桔梗、石膏、麦冬、花粉、生甘草、黄芩、厚朴。(中医方剂大辞典)

救脉汤 jiu mai tang
【英文名】Jiu Mai Decoction
【组成】甘草、苏木、陈皮、升麻、柴胡、苍术、当归梢、熟地黄、白芍药、黄芪、人参。(中医方剂大辞典)

救逆止利汤 jiu ni zhi li tang
【英文名】Jiu Ni Zhi Li Decoction
【组成】人参、附子、甘草、干姜、白术、茯苓。(中医方剂大辞典)

救逆汤 jiu ni tang
【英文名】Jiu Ni Decoction
【组成】(1)加减复脉汤内去麻仁、生龙骨、生牡蛎。(中医方剂大辞典)(2)人参、当归、川芎、红花。(中医方剂大辞典)

救损汤 jiu sun tang
【英文名】Jiu Sun Decoction
【组成】归身、白芍、白术、人参、生地、甘草、苏木、乳香末、没药。(中医方剂大辞典)

救晕至圣丹 jiu yun zhi sheng dan
【英文名】Jiu Yun Zhi Sheng Pellet
【组成】人参、当归、川芎、白术、熟地、黑干姜。(中医方剂大辞典)

救真汤 jiu zhen tang
【英文名】Jiu Zhen Decoction
【组成】炒栀子、炙甘草、白芍、广木香、石菖蒲。(中医方剂大辞典)

救破汤 jiu po tang
【英文名】Jiu Po Decoction
【组成】川芎、细辛、白芷。(中医方剂大辞典)

救脑汤 jiu nao tang
【英文名】Jiu Nao Decoction
【组成】辛夷、川芎、细辛、当归、蔓荆子。(中医方剂大辞典)

救惊丸 jiu jing wan
【英文名】Jiu Jing Pill
【组成】薄荷、僵蚕、胆星、白附子、防风、明天麻、法夏、全蝎、青黛、甘草、天竺黄、钩藤、麝香、片砂、个牛黄、珍珠、琥珀。(中医方剂大辞典)

救惊散 jiu jing san
【英文名】Jiu Jing Powder
【组成】洋参、钩藤、僵蚕、全蝎、朱砂、天麻、胆星、黄连、粉草、大黄、椰片、牛黄、冰片、牵牛、琥珀。(中医方剂大辞典)

救涸汤 jiu he tang
【英文名】Jiu He Decoction
【组成】麦冬、熟地、地骨皮、丹皮、白芥子。(中医方剂大辞典)

救痒丹 jiu yang dan
【英文名】Jiu Yang Pellet
【组成】龙骨、冰片、皂角刺。(中医方剂大辞典)

救脱Ⅰ号 jiu tuo yi hao
【英文名】Jiu Tuo No. 1 Injection
【组成】生晒参、牛膝、枳壳等。(中国医药学报 1992,(6))

救脱Ⅰ号注射液 jiu tuo yi hao zhu she ye
【英文名】Jiu Tuo No. 1 Injection
【组成】枳实、麦冬、丹参、人参。(中国药科大学学报 1993,24(6))

救脱汤 jiu tuo tang
【英文名】Jiu Tuo Decoction
【组成】(1)人参、北芪、当归、附子、炮姜。(中医方剂大辞典)(2)人参、附子、黄芪、熟地、麦冬、五味子。(中医方剂大辞典)

救脱饮 jiu tuo yin
【英文名】Jiu Tuo Drink
【组成】人参、白术、附子、干姜、半夏、贝母。(中医方剂大辞典)

救割全生汤 jiu ge quan sheng tang
【英文名】Jiu Ge Quan Sheng Decoction
【组成】人参、当归、荆芥。(中医方剂大辞典)

救斑再苏汤 jiu ban zai su tang
【英文名】Jiu Ban Zai Su Decoction
【组成】玄参、升麻、荆芥、黄连、黄芩、麦门冬、天冬、青蒿。(中医方剂大辞典)

救焚汤 jiu fen tang
【英文名】Jiu Fen Decoction
【组成】当归、丹皮、生地、甘草、苦参、生萝卜、槐花、黄连。(中医方剂大辞典)

救焚散 jiu fen san
【英文名】Jiu Fen Powder
【组成】益母草、楝树花、地蜈蚣草、紫花地丁、紫草茸、地青草、大血结草、扁蓄。(中医方剂大辞典)

救痘煎 jiu dou jian
【英文名】Jiu Dou Decoction
【组成】人参、陈皮、荆芥、玄参、当归。(中医方剂大辞典)

救痛安心汤 jiu tong an xin tang
【英文名】Jiu Tong An Xin Decoction
【组成】白芍、炒栀子、甘草、柴胡、贯众、乳香、没药、苍术。(中医方剂大辞典)

救痛散 jiu tong san
【英文名】Jiu Tong Powder
【组成】木香、肉豆蔻、荆三棱、茴香、马蔺花、金铃子。(中医方剂大辞典)

救痫丸 jiu xian wan
【英文名】Jiu Xian Pill
【组成】山药、人参、远志、防风、紫石英、茯神、虎骨、虎睛、龙齿、丹参、石菖蒲、细辛、五味子、珍珠、辰砂。(中医方剂大辞典)

救痿丹 jiu wei dan
【英文名】Jiu Wei Pellet
【组成】麦冬、元参、金银花、白芥子、桔梗、生甘草。(中医方剂大辞典)

救睛丸 jiu jing wan
【英文名】Jiu Jing Pill
【组成】(1)苍术、枳实、甘草、川芎、荆芥、蝉蜕、薄荷、当归、木贼、草决明、谷精草。(中医方剂大辞典)(2)栀子、薄荷叶、赤芍药、枸杞子、苍术。(中医方剂大辞典)

救腐汤 jiu fu tang
【英文名】Jiu Fu Decoction
【组成】人参、当归、黄芪、白术、茯苓、黄柏、薏仁、泽泻、白芍、葛根、炒黑栀子。(中医方剂大辞典)

救暴散 jiu bao san
【英文名】Jiu Bao Powder
【组成】真明净乳香。(中医方剂大辞典)

救瞳汤 jiu tong tang
【英文名】Jiu Tong Decoction
【组成】熟地、山茱萸、甘菊花、玄参、柴胡、白芍、当归、山药、丹皮。(中医方剂大辞典)

敛口生肌散 lian kou sheng ji san
【英文名】Lian Kou Sheng Ji Powder
【组成】(1)滑石、赤石脂。(中医方剂大辞典)(2)花蕊石、乳香、没药。(中医方剂大辞典)

敛口稀锦散 lian kou xi jin san
【英文名】Lian Kou Xi Jin Powder
【组成】豨莶草、鸡肉锦。(中医方剂大辞典)

敛心煎 lian xin jian
【英文名】Lian Xin Decoction
【组成】麦冬、玉竹、沙参、炒枣仁、珍珠母、柏子仁、夜交藤、合欢花、炙甘草、龙骨、牡蛎、磁石、苦参、何首乌、淫羊藿。(辽宁中医杂志 1992,(3))

敛气归源饮 lian qi gui yuan yin
【英文名】Lian Qi Gui Yuan Drink
【组成】黄芪、黑豆、浮小麦。(中医方剂大辞典)

敛创膏 lian chuang gao
【英文名】Lian Chuang Plaster
【组成】猪胆、五倍子、白及。(光明中医 1988,(6))

敛创糊 lian chuang hu
【英文名】Lian Chuang Paste
【组成】煅炉甘石、煅石膏、生地榆、虎杖、黄连素、紫草、麻油、维生素 A、D 滴剂、维生素 E 片、凡士林。(现代中医 1989,2(2))

敛汗丸 lian han wan
【英文名】Lian Han Pill
【组成】(1)玄参、麦冬、天冬、生地、北五味、酸枣仁。(中医方剂大辞典)(2)黄芪、牡蛎粉、肉桂、知母、人参、白术、芡实。(中医方剂大辞典)

敛汗汤 lian han tang
【英文名】Lian Han Decoction
【组成】黄芪、麦冬、北五味、桑叶。(中医方剂大辞典)

敛汗育心汤 lian han yu xin tang
【英文名】Lian Han Yu Xin Decoction
【组成】枣仁、茯神、知母、白芍、当归、牡蛎、麦门冬、沙参、甘草、生地。(中医方剂大辞典)

敛汗益脾汤 lian han yi pi tang
【英文名】Lian Han Yi Pi Decoction
【组成】黄芪、人参、白术、茯苓、扁豆、山药、陈皮、半夏、葛根、甘草。(中医方剂大辞典)

敛肌散 lian ji san
【英文名】Lian Ji Powder
【组成】牡蛎、密陀僧、橄榄核、腊茶。(中医方剂大辞典)

敛阳丹 lian yang dan
【英文名】Lian Yang Pellet
【组成】灵砂、钟乳、金铃子、沉香、木香、附子、葫芦芭、阳起石、破故纸、茴香、肉蔻、鹿茸、苁蓉、牛膝、巴戟、肉桂。(中医方剂大辞典)

敛阴泻肝汤 lian yin xie gan tang
【英文名】Lian Yin Xie Gan Decoction
【组成】生杭芍、天花粉、射干、浙贝母、酸石榴。(中医方剂大辞典)

敛肠丸 lian chang wan
【英文名】Lian Chang Pill
【组成】(1)木香、地榆、酸石榴皮、罂粟壳。(中医方剂大辞典)(2)木香、丁香、附子、缩砂仁、诃子皮、罂粟壳、川姜、没石子、梓州厚朴、白龙骨、肉豆蔻、赤石脂、禹余粮。(中医方剂大辞典)

敛经散 lian jing san
【英文名】Lian Jing Powder
【组成】川白姜、棕榈皮、乌梅、棉子。(中医方剂大辞典)

敛肺止咳剂 lian fei zhi ke ji
【英文名】Astringe The Lung And Relieve Cough Drugs

【定义】指以敛肺止咳药配伍益气养阴药组方，治疗久咳肺虚、气阴耗伤证的方剂。（方剂学）

敛肺止液汤 lian fei zhi ye tang

【英文名】Lian Fei Zhi Ye Decoction

【组成】黄芪、百合、乌药、山药、益智仁、细辛。（南京中医学院学报 1988，(4)）

敛肺汤 lian fei tang

【英文名】Lian Fei Decoction

【组成】(1)百药煎、诃子皮、五味子、黄芪皮、白及片、胡桃肉、罂粟壳、甜杏霜。（中医方剂大辞典）(2)北五味、黄芩、麦冬、甘草。（中医方剂大辞典）(3)知母、百部、百合、白前、芍药、黄芪、款冬花、马兜铃、贝母、五味子、前胡、青橘皮、防葵、大黄、麻黄、桃仁、白术、升麻、紫菀、大枣、槟榔、甘草、葛根、防己。（中医方剂大辞典）

敛毒散 lian du san

【英文名】Lian Du Powder

【组成】(1)乳香、没药、麝香、黄丹、白矾、干胭脂。（中医方剂大辞典）(2)南星、赤小豆、白及。（中医方剂大辞典）

敛疮口散 lian chuang kou san

【英文名】Lian Chuang Kou Powder

【组成】天南星、天花粉、芙蓉叶。（中医方剂大辞典）

敛疮丹 lian chuang dan

【英文名】Lian Chuang Pellet

【组成】马屁勒、轻粉、三七根末。（中医方剂大辞典）

敛疮内消方 lian chuang nei xiao fang

【英文名】Lian Chuang Nei Xiao Prescription

【组成】黄明胶。（中医方剂大辞典）

敛疮止痛生肌散 lian chuang zhi tong sheng ji san

【英文名】Lian Chuang Zhi Tong Sheng Ji Powder

【组成】宫粉、黄柏、黄连、乳香、没药。（中医方剂大辞典）

敛疮生肌散 lian chuang sheng ji san

【英文名】Lian Chuang Sheng Ji Powder

【组成】白及、铅丹、大黄、黄柏、蒲黄、苦参。（山西中医 1993，9(5)）

敛疮散 lian chuang san

【英文名】Lian Chuang Powder

【组成】软滑石、花蕊石、鸡内金、白及、白蔹、(豸虎)丹、滴乳香。（中医方剂大辞典）

敛疳丹 lian gan dan

【英文名】Lian Gan Pellet

【组成】真西黄、血珀、大濂珠、青龙骨、鸡内金、梅片。（中医方剂大辞典）

敛溃丸 lian kui wan

【英文名】Lian Kui Pill

【组成】葱白头、生甘草、绿矾、地榆粉、煅龙骨粉、淮山药粉、大枣、炼蜜。（南京中医学院学报 1993，(1)）

敛溃愈疡汤 lian kui yu yang tang

【英文名】Lian Kui Yu Yang Decoction

【组成】黄芪、白术、菟丝子、柴胡、白及、三七粉、广木香、白矾、乌贼骨、赤石脂。（山东中医杂志 1983，(4)）

敛鼻散 lian bi san

【英文名】Lian Bi Powder

【组成】赤小豆、当归、地榆、芦荟、青黛、瓜蒂、黄连、雄黄。（中医方剂大辞典）

敛瞳丹 lian tong dan

【英文名】Lian Tong Pellet

【组成】熟地、山茱萸、白芍、当归、黄连、五味子、人参、甘草、地骨皮、柴胡、柞木枝、陈皮、黄柏。（中医方剂大辞典）

断下丸 duan xia wan

【英文名】Duan Xia Pill

【组成】(1)杞子、覆盆子、车前子、煅龙骨、煅牡蛎、党参、茯苓、淮山药、杜仲、柴胡、赤石脂、生地黄、棉花子仁。（中医方剂大辞典）(2)头二蚕沙、黄荆子、海螵蛸、樗根白皮。（中医方剂大辞典）(3)香连丸、诃子、龙骨、乌梅。（中医方剂大辞典）(4)白龙骨、干姜、白茯苓、牡蛎、伏龙肝、黄芪、厚朴、乌梅肉、黄牛角腮、海螵蛸、赤石脂。（中医方剂大辞典）(5)枯白矾、华阴细辛、诃子皮、干姜、龙骨、赤石脂、黑附子、石榴皮、牡蛎。（中医方剂大辞典）(6)神曲、吴茱萸。（中医方剂大辞典）

断下汤 duan xia tang

【英文名】Duan Xia Decoction

【组成】(1)茯苓、白术、甘草、草果、大罂粟壳、木香。（中医方剂大辞典）(2)草果、白术、茯苓、甘草。（中医方剂大辞典）(3)人参、乌贼鱼骨、当归、熟干地黄、艾叶、川芎、阿胶、干姜。（中医方剂大辞典）(4)罂粟壳、草果、白术、甘草、茯苓。（中医方剂大辞典）(5)赤石脂、龙骨、当归。（中医方剂大辞典）

断下散 duan xia san

【英文名】Duan Xia Powder

【组成】(1)熟干地黄、当归、川芎、赤芍药、黄连、槐花、罂粟壳。（中医方剂大辞典）(3)干姜、地黄、当归、赤芍药、川芎、黄连、槐花、罂粟壳。（中医方剂大辞典）

断汗汤 duan han tang

【英文名】Duan Han Decoction

【组成】黄芪、防风、龙骨、麻黄、白术、牡蛎粉。（中医方剂大辞典）

断红丸 duan hong wan

【英文名】Duan Hong Pill

【异名】剪红丸(中医方剂大辞典、济生)
【组成】(1)侧柏叶、川续断、鹿茸。(中医方剂大辞典)(2)大黄、桃仁、当归、槟榔、皂角仁、黄柏、荆齐穗、枳壳、猬皮、黄连、秦艽、槐角子。(中医方剂大辞典)(3)侧柏叶、川续断、鹿茸、附子、黄芪、阿胶、当归、白矾。(中医方剂大辞典)

断红汤 duan hong tang
【英文名】Duan Hong Decoction
【组成】红参、熟地、乌贼骨、当归、阿胶、制香附、参三七、重楼、炮姜炭、艾叶炭。(中医杂志 1988,29(3))

断红肠澼丸 duan hong chang pi wan
【英文名】Duan Hong Chang Pi Pill
【组成】生地炭、当归、黄芩、地榆炭、生栀子、生白芍、升麻、炒槐花、侧柏炭、乌梅、生阿胶、芥穗、黄连。(中医方剂大辞典)

断红饮 duan hong yin
【英文名】Duan Hong Drink
【组成】(1)当归、阿胶、川芎、蒲黄、柏叶、炒姜灰。(中医方剂大辞典)(2)白芍、当归、荆芥、三七根末。(中医方剂大辞典)

断血汤 duan xue tang
【英文名】Duan Xue Decoction
【组成】黄芪、当归、三七根末、茯苓、丹皮。(中医方剂大辞典)

断血药 duan xue yao
【英文名】Duan Xue Powder
【组成】金毛狗脊、明矾、血竭。(中医方剂大辞典)

断版龟丸 duan ban gui wan
【英文名】Duan Ban Gui Pill
【异名】断龟丸(中医方剂大辞典)
【组成】克蛇乌龟。(中医方剂大辞典)

断泉神秘丸 duan quan shen mi wan
【英文名】Duan Quan Shen Mi Honeyed Pill
【组成】牡蛎、山梔、黄连、陈棕、槐花、侧柏叶、人参、黄芪、苍耳草。(中医方剂大辞典)

断砂散 duan sha san
【英文名】Duan Sha Powder
【组成】甘草、干姜、川乌、枯矾。(中医方剂大辞典)

断鬼丹 duan gui dan
【英文名】Duan Gui Pellet
【组成】砒、雄黄、绿豆。(中医方剂大辞典)

断根丸 duan gen wan
【英文名】Duan Gen Pill
【组成】龟版、槐花、桦皮。(中医方剂大辞典)

断根散 duan gen san
【英文名】Duan Gen Powder
【组成】海螵蛸。(中医方剂大辞典)

断渴汤 duan ke tang
【英文名】Duan Ke Decoction
【组成】乌梅肉、麦门冬、人参、甘草、茯苓、干葛。(中医方剂大辞典)

断痢丸 duan li wan
【英文名】Duan Li Pill
【组成】木鳖仁、面烧饼。(中医方剂大辞典)

断痢散 duan li san
【英文名】Duan Li Powder
【组成】肉豆蔻、丁香、干姜、甘草、陈皮、诃子、御米壳。(中医方剂大辞典)

断痫丸 duan xian wan
【英文名】Duan Xian Pill
【异名】断病丹(中医方剂大辞典、圣济总录)
【组成】(1)黄连、礞石、石菖蒲、朱砂、珍珠、铁花粉、胆星、甘遂、沉香、茯苓。(中医方剂大辞典)(2)枳实、黄连、半夏、白茯苓、石膏、朱砂。(中医方剂大辞典)(3)全蝎、蝉蜕、牛胆星、防风、天麻、白附子、羌活、薄荷、细辛、人参、皂角。(中医方剂大辞典)(4)紫石英、白矾。(中医方剂大辞典)(5)皂角、白矾、南星、蝎蛸、直僵蚕、雄黄、朱砂、白附子、麝香、乌蛇、蜈蚣。(中医方剂大辞典)(6)蛇蜕、蝉蜕、黄芪、细辛、钩藤钩子、甘草、牛黄。(中医方剂大辞典)

断痫丹 duan xian dan
【英文名】Duan Xian Pellet
【组成】(1)法半夏、僵蚕、南星、乌蛇肉、白附子、全蝎、雄黄、蜈蚣。(中医方剂大辞典)(2)黄芪、防风、钩藤、细辛、甘草、蝉蜕、露蜂房、石菖蒲、桂心、远志、人参、杏仁、半夏、天南星。(中医方剂大辞典)

断遗丹 duan yi dan
【英文名】Duan Yi Pellet
【组成】人参、山药、芡实、麦冬、五味。(中医方剂大辞典)

断遗神丹 duan yi shen dan
【英文名】Duan Yi Shen Pellet
【组成】人参、山药、芡实、麦冬、北五味。(中医方剂大辞典)

断源散 duan yuan san
【英文名】Duan Yuan Powder
【组成】棉花子。(中医方剂大辞典)

断腿散 duan tui san
【英文名】Duan Tui Powder
【组成】七月七日瓜蒂、赤小豆、人参。(中医方剂大辞典)

断膈汤 duan ge tang
【英文名】Duan Ge Decoction
【组成】常山、甘草、松萝、瓜蒂。(中医方剂大辞典)

断魔如圣丹 duan mo ru sheng dan

【英文名】Duan Mo Ru Sheng Pellet

【异名】断疟如神丹(中医方剂大辞典)

【组成】信砒、蜘蛛、雄黑豆。(中医方剂大辞典)

旋甘口服液 xuan gan kou fu ye

【英文名】Xuan Gan Peroral Liquid

【组成】甘薯藤。(京卫药健字(95)Z-5号)

旋生春散 xuan sheng chun san

【英文名】Xuan Sheng Chun Powder

【组成】朱砂、紫矿、丁香、木香、没食子、川楝子、川茴香、阳起石、广零陵香、乳香、漏兰、麝香、没药、蛤蚧。(中医方剂大辞典)

旋枢廓清饮 xuan shu kuo qing yin

【英文名】Xuan Shu Kuo Qing Drink

【组成】飞滑石、淡黄芩、鲜石菖蒲根、焦枳实、真川连、白茯苓、猪苓、香豆豉、黑栀皮、建兰花、绿萼梅花。(中医方剂大辞典)

旋转阴阳汤 xuan zhuan yin yang tang

【英文名】Xuan Zhuan Yin Yang Decoction

【组成】人参、白术、白茯神、白芍、当归、生地、麦冬、附子、炒栀子、天花粉、柴胡。(中医方剂大辞典)

旋磁白部汤 xuan ci bai bu tang

【英文名】Xuan Ci Bai Bu Decoction

【组成】旋覆花、灵磁石、白芍、百部、鹅不食草、蝉衣、黄芩、大贝母、枇杷叶。(中医杂志 1984,25(11))

旋覆丸 xuan fu wan

【英文名】Xuan Fu Pill

【组成】旋覆花。(中医方剂大辞典)

旋覆代赭汤 xuan fu dai zhe tang

【英文名】Xuan Fu Dai Zhe Decoction

【组成】(1)旋覆花、代赭石。(中医方剂大辞典)(2)旋覆花、人参、代赭石、半夏、甘草、生姜、枳实。(中医方剂大辞典)(3)旋覆花、人参、代赭石、甘草、半夏、生姜、大枣。(中医方剂大辞典)(4)旋覆花、代赭石、桑白皮、川贝母、紫丹参、薏苡米、制首乌、白茯苓。(中医方剂大辞典)

旋覆半夏汤 xuan fu ban xia tang

【英文名】Xuan Fu Ban Xia Decoction

【组成】(1)旋覆花、芎䓖、细辛、人参、甘草、半夏、赤茯苓、干生姜、陈皮、当归。(中医方剂大辞典)(2)旋覆花、半夏、茯苓、青皮。(中医方剂大辞典)

旋覆汁 xuan fu zhi

【英文名】Xuan Fu Juice

【异名】旋覆根敷方(中医方剂大辞典、圣济总录)

【组成】旋覆根。(中医方剂大辞典)

旋覆汤 xuan fu tang

【英文名】Xuan Fu Decoction

【组成】(1)旋覆、炙草、枳壳、石膏、赤苓、麦冬、柴胡、犀角、防风、黄芩。(中医方剂大辞典)(2)川芎、细辛、赤苓、前胡、鲜枇杷叶、旋覆花。(中医方剂大辞典)

旋覆花丸 xuan fu hua wan

【英文名】Xuan Fu Hua Pill

【组成】(1)旋覆花、防风、吴白芷、甘菊花、天麻、天南星、白附子、半夏、陈皮、芎䓖、蝎梢、僵蚕、石膏。(中医方剂大辞典)(2)旋覆花、防风、麦门冬、柴胡、枳壳、桂、诃黎勒皮、槟榔、木香、酸枣仁、桑根白皮、芍药、郁李仁。(中医方剂大辞典)(3)旋覆花、薏苡仁、赤茯苓、地骨皮、白槟榔、前胡、防风、芍药、羌活、麦门冬、大麻子仁、马牙硝、枳壳、羚羊角、黑参、白蒺藜。(中医方剂大辞典)(4)旋覆花、皂荚、大黄。(中医方剂大辞典)(5)旋覆花、皂荚、草豆蔻、杏仁、川大黄、枳壳。(中医方剂大辞典)(6)旋覆花、汉防己、赤茯苓、甜葶苈、桂心、前胡、枳壳、槟榔。(中医方剂大辞典)(7)旋覆花、皂荚、川大黄、杏仁、枳壳。(中医方剂大辞典)(8)旋覆花、细辛、前胡、桂心、赤茯苓、半夏、枇杷叶、枳实、诃黎勒皮。(中医方剂大辞典)(9)旋覆花、枳壳、石膏、川椒、前胡、防风、羚羊角屑、赤茯苓、黄芩、白蒺藜、川大黄、甘草。(中医方剂大辞典)(10)旋覆花、大黄、茯苓、泽泻、人参、桂心、皂荚、附子、芍药、蜀椒、干地黄、防葵、干姜、枳实、杏仁、葶苈子。(中医方剂大辞典)(11)旋覆花、桂心、枳实、人参、干姜、芍药、白术、茯苓、狼毒、乌头、礜石、细辛、大黄、黄芩、葶苈、厚朴、吴茱萸、芫花、橘皮、甘遂。(中医方剂大辞典)

旋覆花汤 xuan fu hua tang

【英文名】Xuan Fu Hua Decoction

【异名】旋覆花饮(中医方剂大辞典、圣济总录)

【组成】(1)旋覆花、槟榔、柴胡、桔梗、桑根白皮、鳖甲、大黄、甘草。(中医方剂大辞典)(2)旋覆花、桑根白皮、紫苏、犀角、赤茯苓、陈橘皮。(中医方剂大辞典)(3)旋覆花、桔梗、半夏、柴胡、槟榔。(中医方剂大辞典)(4)旋覆花、甘草、牡蛎、萎蕤、紫花、桔梗、生地黄汁、生姜汁。(中医方剂大辞典)(5)旋覆花、前胡、甘菊花、防风、生干地黄、羌活、杏仁、玄参、白僵蚕、黄芩、半夏、白术、藁本、甘草、当归、人参、赤茯苓。(中医方剂大辞典)(6)旋覆花、当归、赤芍药、甘草、黄芩、人参、麦门冬、生姜、阿胶、吴茱萸。(中医方剂大辞典)(7)旋覆花、犀角、紫苏茎、桂心、赤茯苓、橘皮、生姜、前胡、干姜、白前、香豉。(中医方剂大辞典)(8)乌头、旋覆花、细辛、前胡、甘草、茯苓、半夏、生姜、桂心。(中医方剂大辞典)(9)旋覆花、厚朴、白术、黄芩、茯苓、枳实、半夏、芍药、生姜。(中医方剂大辞典)(10)旋覆花、葱、新绛。(中医方剂大辞典)(11)旋覆花、五味、赤苓、前胡、人参、甘草、杏仁、赤白芍、半夏、官桂、荆芥、桔梗、橘红。(中医方剂大辞典)(12)旋覆花、橘红、半夏、茯苓、甘草、厚朴、芍药、细辛。(中医方剂大辞典)(13)旋覆花、川芎、细辛、人参、白茯苓、半夏、归身、陈皮、干姜、炙甘草。(中医方剂大辞典)(14)旋覆花、赤芍药、甘草、前胡、石膏、白术、人参、麻黄、黄芩。(中医方剂大辞典)(15)旋覆花、枇杷叶、川芎、细辛、赤茯苓、前胡。(中医方剂大辞典)(16)旋覆花、人参、赤茯苓、黄芩、柴胡、枳实、赤芍药、甘草。(中医方剂大辞典)(17)旋覆花、半夏、橘红、干姜、槟榔、人参、甘草、白术。(中医方剂大辞典)(18)旋覆花、细辛、橘红、桂心、人参、甘草、桔梗、白芍药、半夏、赤茯苓。(中医方剂大辞典)(19)旋覆花、赤芍药、半夏曲、前胡、麻黄、荆芥穗、五味子、甘草、茯苓、杏仁。(中医方剂大辞典)(20)旋覆花、枳壳、半夏、木通、前胡、白术、赤茯苓、陈橘皮、槟榔。(中医方剂大辞典)(21)旋覆花、升麻、秦艽、防风、羚羊角、萎蕤、黄连、柴胡、黄柏、甘草。(中医方剂大辞典)(22)旋覆花、赤茯苓、桑根白皮、半夏、紫苏茎、大腹皮。(中医方剂大辞典)(23)旋覆花、半夏、陈橘皮、杏仁。(中医方剂大辞典)(24)旋覆花、赤茯苓、犀角屑、紫苏茎叶、桂、陈橘皮、前胡、白前。(中医方剂大辞典)(25)旋覆花、犀角、前胡、桑根白皮、紫苏茎叶、杏仁、赤茯苓。(中医方剂大辞典)(26)旋覆花、犀角、陈橘皮、赤茯苓、紫苏茎叶。(中医方剂大辞典)(27)旋覆花、羌活、芎䓖、桑根白皮、青橘皮、附子、桂、赤小豆、莱菔子。(中医方剂大辞典)(28)旋覆花、当归、黄连、陈曲、桑根白皮、牛膝、芎䓖、射干、白术、龙骨、枳壳、桂、地榆、杏仁、附子、赤石脂、厚朴、黄芩、黑豆、草豆蔻、桃仁。(中医方剂大辞典)

旋覆花散 xuan fu hua san

【英文名】Xuan Fu Hua Powder

【异名】旋覆花汤(中医方剂大辞典、圣惠)

【组成】(1)旋覆花、前胡、白蒺藜、柴胡、枳壳、桑根白皮、赤茯苓、甘草。(中医方剂大辞典)(2)旋覆花、桑根白皮、紫苑、赤茯苓、生干地黄、百部、甘草。(中医方剂大辞典)(3)旋覆花、甘草、甘菊花、芎䓖、皂荚树白皮。(中医方剂大辞典)(4)旋覆花、人参、枇杷叶、赤茯苓、蔓荆子、前胡、桔梗、防风、甘草、枳壳、半夏。(中医方剂大辞典)(5)旋覆花、细辛、前胡、赤茯苓、半夏、犀角屑、防风、枳壳、槟榔。(中医方剂大辞典)(6)菊花、旋覆花、桑白皮、石膏、甘草、地骨皮、杜蒺藜。(中医方剂大辞典)(7)旋覆花、桑根白皮、羚羊角、赤芍药、玄参、甘草、黄连。(中医方剂大辞典)(8)旋覆花、枇杷叶、芎䓖、细辛、枳壳、前胡、半夏、羌活、人参、桂心、赤茯苓、藿香、甘草、羚羊角屑。(中医方剂大辞典)(9)旋覆花、白芷、芎䓖、藁本、蔓荆子、赤茯苓、防风、枳壳、独活、细辛、羌活、石膏、半夏、前胡、羚羊角屑、杜若、甘草、甘菊花。(中医方剂大辞典)(10)旋覆花、石膏、枳壳、赤茯苓、人参、麦门冬、黄芩、柴胡、犀角屑、甘草、防风。(中医方剂大辞典)(11)旋覆花、半夏、白附子、防风、羚羊角屑、前胡、枳壳、枇杷叶、川大黄、赤茯苓、甘草、赤芍药。(中医方剂大辞典)(12)旋覆花、木香、赤茯苓、白术、人参、前胡、半夏、桂心、青橘皮、芎䓖、附子、大腹皮。(中医方剂大辞典)(13)旋覆花、紫菀、桔梗、射干、川升麻、甘草、陈橘皮、麻黄、大腹皮、杏仁。(中医方剂大辞典)(14)旋覆花、前胡、赤茯苓、射干、石膏、枳壳、半夏、紫苏茎叶、槟榔、甘草、红雪、羚羊角屑、木通。(中医方剂大辞典)(15)旋覆花、犀角屑、大腹皮、槟榔、前胡、赤茯苓、半夏、枳壳。(中医方剂大辞典)(16)旋覆花、萆薢、虎头骨。(中医方剂大辞典)(17)旋覆花、枳壳、蔓荆子、石膏、甘草、甘菊花。(中医方剂大辞典)(18)旋覆花、桑根白皮、黄连、羚羊角屑、赤芍药、甘草、川升麻、黄芩。(中医方剂大辞典)(19)旋覆花、蔓荆子、白术、麦门冬、前胡、枳壳、甘菊花、半夏、防风、川大黄、独活、甘草。(中医方剂大辞典)(20)旋覆花、半夏、白附子、防风、羚羊角屑、前胡、枳壳、枇杷叶、甘草、川大黄、赤茯苓。(中医方剂大辞典)(21)旋覆花、半夏、麦门冬、知母、甘草、赤芍药、柴胡、人参、陈橘皮、百部、赤茯苓、前胡。(中医方剂大辞典)(22)旋覆花、半夏、前胡、桂心、赤茯苓、陈橘皮、石膏、甘草。(中医方剂大辞典)

旋覆饮子 xuan fu yin zi

【英文名】Xuan Fu Drink

【组成】旋覆花、橘皮、生姜、紫苏茎、茯苓、香豉、大枣。(中医方剂大辞典)

晨泻散 chen xie san

【英文名】Chen Xie Powder

【异名】米莲饮(中医方剂大辞典)

【组成】老黄米、莲肉、白术、干姜、木香、砂糖。(中医方剂大辞典)

曼陀罗丸 man tuo luo wan

【英文名】Man Tuo Luo Pill

【组成】曼陀罗汁、硼砂、远志粉、甘草粉、生石膏粉。(四川中医 1987,5(8))

望月砂汤 wang yue sha tang

【英文名】Wang Yue Sha Decoction

【组成】望月砂。(中医方剂大辞典)

望梅丸 wang mei wan

【英文名】Wang Mei Pill

【组成】盐梅、麦冬、薄荷、柿霜、细茶、苏叶。(中医方剂大辞典)

桱树散 jing shu san

【英文名】Jing Shu Powder

【组成】桱树皮、白蒺藜、白矾、雄黄、白及。(中医方剂大辞典)

梁会大津丹 liang hui da jin dan

【英文名】Liang Hui Da Jin Pellet

【组成】黄连、黄柏、黄芩、甘草、雄黄、栀子、大黄。(中医方剂大辞典)

梁财信跌打丸 liang cai xin die da wan

【英文名】Liang Cai Xin Die Da Pill

【组成】牡丹皮、三棱、莪术、防风、延胡索、五灵脂、乌药、桃仁、柴胡、当归尾、木香、黑老虎、韩信草、小驳骨、鹅不食草、鸡骨香、两面针、骨碎补、赤芍、郁金、续断、蒲黄、益母草、红花、大黄、枳壳、青皮、徐长卿、牛大力、大驳骨、朱砂根、毛麝香。(药品标准-中药成方制剂标准 1998)

梅仁汤 mei ren tang

【英文名】Mei Ren Decoction

【组成】梅核仁、大黄、牡丹皮、冬瓜仁、犀角、芒硝。(中医方剂大辞典)

梅片点舌丹 mei pian dian she dan

【英文名】Mei Pian Dian She Pellet

【组成】朱砂、血竭、硼砂、雄黄、乳香、没药、葶苈子、沉香、牛黄、麝香、蟾酥、熊胆、冰片。(中医方剂大辞典)

梅红汤 mei hong tang

【英文名】Mei Hong Decoction

【组成】乌梅肉、知母、贝母、藿香叶、五味子、蛤粉、人参、赤茯苓、大黄、甘草。(中医方剂大辞典)

梅肉丸 mei rou wan

【英文名】Mei Rou Pill

【组成】(1)梅肉、栀子、巴豆、轻粉。(中医方剂大辞典)(2)百药煎、乌梅肉、朴硝、缩砂仁、香白芷、薄荷叶、绿豆粉。(中医方剂大辞典)

梅肉散 mei rou san

【英文名】Mei Rou Powder

【组成】(1)梅肉、山栀、巴豆、轻粉。(中医方剂大辞典)(2)乌梅肉、绵黄芪、干葛、川黄连、栝楼根、干姜、甘草。(中医方剂大辞典)

梅花三黄汤 mei hua san huang tang

【英文名】Mei Hua San Huang Decoction

【组成】乌梅、花粉、黄芪、黄精、黄连。(浙江中医杂志 1993,28(2))

梅花丸 mei hua wan

【英文名】Mei Hua Pill

【异名】绿萼梅花丸(中医方剂大辞典、续名医类案)

【组成】(1)绿萼梅蕊、滑石、丹皮、制香附、甘松、蓬莪术、茯苓、人参、嫩黄芪、砂仁、益智、远志肉、山药、木香、桔梗、甘草。(中医方剂大辞典)(2)梅花、朱砂。(中医方剂大辞典)(3)腊月梅花、当归、茯苓、升麻、竹茹、甘草。(中医方剂大辞典)(4)白石脂、川干姜。(中医方剂大辞典)

梅花丹 mei hua dan

【英文名】Mei Hua Pellet

【组成】麝香、冰片、乳香、蜈蚣、寒水石。(中医方剂大辞典)

梅花五气丹 mei hua wu qi dan

【英文名】Mei Hua Wu Qi Pellet

【异名】梅花五炁丹(《疡科捷径》卷上)

【组成】梅花片、当门麝、轻粉、辰砂、乳香、没药、瓜儿血竭、明雄黄、真酥散。(中医方剂大辞典)

梅花合剂 mei hua he ji

【英文名】Mei Hua Mixture

【组成】金银花、乌梅等。(中国医药学报 1987,4(2))

梅花汤 mei hua tang

【英文名】Mei Hua Decoction

【组成】糯谷、桑根白皮。(中医方剂大辞典)

梅花饮 mei hua yin

【英文名】Mei Hua Drink

【组成】硼砂、马牙硝、片脑、人参、甘草、芒消、辰砂、麝香。(中医方剂大辞典)

梅花饮子 mei hua yin zi

【英文名】Mei Hua Drink

【组成】(1)南硼砂、马牙硝、芒硝、甘草、人参、辰砂、片脑、麝香。(中医方剂大辞典)(2)忍冬藤、栝蒌根、甘葛根、川芎、乌梅、绵黄芪、甘草、苏木。(中医方剂大辞典)

梅花取香汤 mei hua qu xiang tang

【英文名】Mei Hua Qu Xiang Decoction

【组成】天花粉、乌梅肉、人参、干葛、枇杷叶、黄芪、栝楼子、麦门冬、五味子、檀香。(中医方剂大辞典)

梅花点舌丸 mei hua dian she wan

【英文名】Mei Hua Dian She Pill

【组成】硼砂、冰片、牛黄、蟾酥、熊胆、珍珠、麝香。((91)津卫药准字第 ZZ-0220-0256 号)

梅花点舌丹 mei hua dian she dan

【英文名】Mei Hua Dian She Pellet

【组成】硼砂、冰片、牛黄、蟾酥、熊胆、珍珠、麝香。((91)津卫药准字第 ZZ-0220-0256 号)

梅花点症胶囊 mei hua dian zheng jiao nang

【英文名】Mei Hua Dian Zheng Capsule

【组成】珍珠、牛黄、蟾酥、党参、刺五加、穿山甲、苦参、

白花蛇舌草。(内蒙古中医药 1993,12(2))

梅花蛋 mei hua dan

【英文名】Mei Hua Egg

【组成】鸡蛋。(中医方剂大辞典)

梅花鹿茸精注射液 mei hua lu rong jing zhu she ye

【英文名】Mei Hua Lu Rong Jing Injection

【组成】鹿茸。((90)吉卫药准字 630003 号)

梅花散 mei hua san

【英文名】Mei Hua Powder

【组成】(1)梅花片、大黄、川连、半夏。(中医方剂大辞典)(2)寒水石、龙骨、血竭、黄丹。(中医方剂大辞典)

梅花普度丹 mei hua pu du dan

【英文名】Mei Hua Pu Du Pellet

【组成】藿香、黄芩、紫苏、香薷、细生地、荆芥穗、橘红、制半夏、白术、泽泻、川连、川柏、牛蒡、黑豆皮、制香附、青蒿、防风、川芎、淡豆豉、黄菊、白蒺藜、六神曲、建神曲、白茯苓、赤苓、连翘、滑石、车前子、当归头、川贝、赤小豆、大麦芽、谷芽、煨木香、砂仁。(中医方剂大辞典)

梅花熏 mei hua xun

【英文名】Mei Hua Xun

【组成】半夏、片脑。(中医方剂大辞典)

梅苏丸 mei su wan

【英文名】Mei Su Pill

【组成】(1)乌梅肉、白梅肉、干木瓜、紫苏叶、甘草、白檀、麝香。(中医方剂大辞典)(2)薄荷、苏叶、乌梅、粉草、白糖。(中医方剂大辞典)(3)盆糖、乌梅肉、葛根、紫苏叶、白檀香、薄荷。(中医方剂大辞典)(4)薄荷、桔梗、诃子肉、砂仁、冰片、月石、百药煎、玄明粉、甘草、乌梅。(中医方剂大辞典)(5)白糖、乌梅肉、紫苏叶、炒盐。(中医方剂大辞典)(6)乌梅肉、葛粉、白檀、苏叶、炒盐、白糖。(中医方剂大辞典)(7)乌梅、白砂糖。(中医方剂大辞典)

梅苏冲剂 mei su chong ji

【英文名】Mei Su Medicinal Instant Granule

【组成】乌梅肉、薄荷、紫苏叶、葛根。(药品标准－中药成方制剂标准 1991)

梅豆汤 mei dou tang

【英文名】Mei Dou Decoction

【组成】乌梅、黑豆、薏苡仁。(中医方剂大辞典)

梅连丸 mei lian wan

【英文名】Mei Lian Pill

【组成】(1)黄连、当归、乌梅肉。(中医方剂大辞典)(2)乌梅肉、黄连、黄柏、艾叶、干姜。(中医方剂大辞典)

梅饮子 mei yin zi

【英文名】Mei Drink

【组成】盐白梅。(中医方剂大辞典)

梅实散 mei shi san

【英文名】Mei Shi Powder

【组成】白梅、白檀、盐、甘草。(中医方剂大辞典)

梅实膏 mei shi gao

【英文名】Mei Shi Plaster

【组成】乌梅、大蒜、屋尘(外涂)。(中医方剂大辞典)

梅枣汤 mei zao tang

【英文名】Mei Zao Decoction

【组成】枣子、罂粟壳、乌梅。(中医方剂大辞典)

梅枣噙化丸 mei zao qin hua wan

【英文名】Mei Zao Qin Hua Pill

【组成】乌梅、黑枣。(中医方剂大辞典)

梅姜散 mei jiang san

【英文名】Mei Jiang Powder

【组成】棕榈、乌梅、干姜。(中医方剂大辞典)

梅柿丸 mei shi wan

【英文名】Mei Shi Pill

【组成】乌梅、柿饼。(中医方剂大辞典)

梅柿饮 mei shi yin

【英文名】Mei Shi Drink

【组成】乌梅肉、柿霜、天冬、麦冬、玄参、硼砂。(中医方剂大辞典)

梅毒一炷香 mei du yi zhu xiang

【英文名】Mei Du Yi Zhu Xiang Medicated Strip

【组成】银朱、铅粉、杠炭末。(中医方剂大辞典)

梅毒生肌散 mei du sheng ji san

【英文名】Mei Du Sheng Ji Powder

【组成】软石膏、白龙骨、海螵蛸、松香。(中医方剂大辞典)

梅毒擦药 mei du ca yao

【英文名】Mei Du Liniment

【组成】胆矾末、明矾末、水银。(中医方剂大辞典)

梅疮七帖散 mei chuang qi tie san

【英文名】Mei Chuang Qi Tie Powder

【组成】金银花、生猪油、上茯苓、直僵蚕、皂荚子、蝉蜕、肥皂核肉。(中医房间大辞典)

梅疮点药 mei chuang dian yao

【英文名】Mei Chuang Dian Yao Powder

【组成】(1)白砒、猪精肉、红枣肉。(中医方剂大辞典)(2)杏仁霜、轻粉、明雄黄。(中医方剂大辞典)

梅疮神效丸 mei chuang shen xiao wan

【英文名】Mei Chuang Shen Xiao Pill

【组成】棉花核、肥皂核、槐花米、广胶、马料豆、麻子。(中医方剂大辞典)

梅疮掺药 mei chuang can yao

【英文名】Mei Chuang Can Yao Powder

【组成】大黄、信。(中医方剂大辞典)

梅疮搓药 mei chuang cuo yao

【英文名】Mei Chuang External Application Preparations

【组成】胆矾、没药。(中医方剂大辞典)

梅疮膏药 mei chuang gao yao

【英文名】Mei Chuang Emplastrum

【组成】乳香、没药、孩儿茶、冰片、轻粉、麝香。(中医方剂大辞典)

梅疮擦药 mei chuang ca yao

【英文名】Mei Chuang Liniment

【组成】水银、胆矾、枯矾、麝香。(中医方剂大辞典)

梅砂丸 mei sha wan

【英文名】Mei Sha Pill

【组成】霜梅肉、硼砂。(中医方剂大辞典)

梅茸丸 mei rong wan

【英文名】Mei Rong Pill

【组成】(1)鹿茸、乌梅肉、沉香、当归、钟乳粉。(中医方剂大辞典)(2)乌梅肉、鹿茸、鸡爪黄连。(中医方剂大辞典)(3)麋茸、鹿茸。(中医方剂大辞典)

梅药 mei yao

【英文名】Mei Yao Pill

【组成】黄药、大黄、风化硝。(中医方剂大辞典)

梅觉春丸 mei jue chun wan

【英文名】Mei Jue Chun Pill

【组成】丁香、木香、朱砂、黑附子、舶上茴香、天台乌药、白茯苓、地龙。(中医方剂大辞典)

梅核气丸 mei he qi wan

【英文名】Mei He Qi Pill

【组成】凌霄花、乌药、桔梗、郁金、枳壳、降香、香附、乌梅肉。(药品标准－中药成方制剂标准 1994)

梅核气方 mei he qi fang

【英文名】Mei He Qi Prescription

【组成】半夏、厚朴、枳壳、桔梗、陈皮、射干、郁金、麦冬、生地、白芍、瓜蒌、生甘草。(陕西中医 1989,10(12))

梅核参常滚痰汤 mei he shen chang gun tan tang

【英文名】Mei He Shen Chang Gun Tan Decoction

【组成】乌梅、礞石、党参、橘核、黄芩、常山、甘草、沉香、大黄。(陕西中医 1989,10(9))

梅核噙化片 mei he qin hua pian

【英文名】Mei He Qin Hua Tablet

【组成】冰片、安息香、沉香、川贝母、桔梗、陈皮、白蔻仁。(新中医 1986,(5))

梅翁汤 mei weng tang

【英文名】Mei Weng Decoction

【组成】岗梅根、水翁花、倒扣草、鱼腥草、大青叶、野菊花、银花叶、连翘。(新中医 1981,(1))

梅翁退热片 mei weng tui re pian

【英文名】Mei Weng Tui Re Tablet

【组成】岗梅、水翁花、金银花、连翘、鱼腥草、绵马贯众、野菊花、三叉苦、倒扣草、石膏。(药品标准－中药成方制剂标准 1998)

梅翁退热颗粒 mei weng tui re ke li

【英文名】Mei Weng Tui Re Granule

【组成】岗梅、水翁花、金银花、连翘、鱼腥草、绵马贯众、野菊花、三叉苦、倒扣草、石膏。(药品标准－中药成方制剂标准 1998)

梅胶丸 mei jiao wan

【英文名】Mei Jiao Pill

【组成】黄连、乌梅、诃子、阿胶、茯苓、当归。(中医方剂大辞典)

梅椒二黄汤 mei jiao er huang tang

【英文名】Mei Jiao Er Huang Decoction

【组成】黄连、花椒、乌梅、使君肉、鹤虱、大黄。(云南中医杂志 1989,10(5))

梅粥 mei zhou

【英文名】Mei Gruel

【组成】扫落梅英。(中医方剂大辞典)

梅煎散 mei jian san

【英文名】Mei Jian Powder

【组成】(1)当归、鳖甲、天仙藤、北柴胡、黄芪、甘草。(中医方剂大辞典)(2)赤芍药、黄连、甘草、罂粟壳。(中医方剂大辞典)(3)川乌、白附子、石膏、半夏、南星。(中医方剂大辞典)(4)南星、川芎、白芷。(中医方剂大辞典)

梅漏膏 mei lou gao

【英文名】Mei Lou Plaster

【组成】麻油、白蜡、血竭、儿茶、乳香、没药、胆矾、飞丹、铅粉、冰片、麝香。(中医方剂大辞典)

梅蜜饮 mei mi yin

【英文名】Mei Mi Drink

【组成】陈白梅、好茶。(中医方剂大辞典)

梓叶汤 zi ye tang

【英文名】Zi Ye Decoction

【组成】梓叶、忍冬、大黄、川芎、甘草。(中医方剂大辞典)

梓朴散 zi pu san

【英文名】Zi Pu Powder

【组成】半夏、梓州厚朴。(中医方剂大辞典)

梓建脾散 zi jian pi san

【英文名】Zi Jian Pi Powder

【组成】甘草、桂、橘皮、茴香、良姜、干姜、厚朴。(中医方剂大辞典)

梗连二陈汤 geng lian er chen tang

【英文名】Geng Lian Er Chen Decoction

【组成】陈皮、桔梗、茯苓、花粉、黄连、山栀、瞿麦、木通。(中医方剂大辞典)

梦中神授方 meng zhong shen shou fang

【英文名】Mei Zhong Shen Shou Prescription

【组成】木鳖子、厚桂。(中医方剂大辞典)

梦仙备成丹 meng xian bei cheng dan

【英文名】Mei Xian Bei Cheng Pellet

【异名】乌龙丹(《普济方》卷八十九)

【组成】川乌、五灵脂、没药、乳香。(中医方剂大辞典)

梦灵丸 meng ling wan

【英文名】Meng Ling Pill

【组成】(1)防风、石决明、菊花、威灵仙、蒺、谷精草、枸杞子、苍术、蚌粉。(中医方剂大辞典)(2)羊子肝、太阴玄精石、石决明、黄连、蒺仁。(中医方剂大辞典)

梦授异功丹 meng shou yi gong dan

【英文名】Meng Shou Yi Gong Pellet

【组成】蜈蚣、麝香、雷丸、木香、川乌、天麻、皂角刺、鹿角。(中医方剂大辞典)

梦遍神应膏 meng bian shen ying gao

【英文名】Meng Bian Shen Ying Plaster

【组成】荔枝草、三角尖、益母草、清风藤、五味子、玄精石、粟壳、诃子肉、龙骨、牡蛎(外贴)。(中医方剂大辞典)

梦遗方 meng yi fang

【英文名】Meng Yi Prescription

【组成】(1)净山萸肉、鳗鱼。(中医方剂大辞典)(2)黄柏、熟地、麦冬、枸杞、萸肉、天冬、鱼鳔、莲须、五味、车前。(中医方剂大辞典)

毫微囊剂 hao wei nang ji

【英文名】Chylomicrons

【异名】毫微型胶囊;毫微型颗粒;毫微粒;毫微药丸(中药药剂学)

【定义】指利用天然高分子物质如明胶、白蛋白及纤维素类等制成的包封药物的微粒,它是一种固态胶体微粒,大小一般在10-1000μm。(中药药剂学)

FA867液 FA ba liu qi ye

【英文名】FA Ba Liu Qi Liquid

【组成】五倍子、明矾。(中国医药学报1991,6(3))

液化丸 ye hua wan

【英文名】Ye Hua Pill

【组成】生地、枸杞子、黄柏、丹皮、仙灵脾、海马、车前子。(实用中医内科杂志1988,2(1))

液化升精汤 ye hua sheng jing tang

【英文名】Ye Hua Sheng Jing Decoction

【组成】丹皮、地骨皮、赤芍、白芍、生地、麦冬、玄参、生牡蛎、浙贝母、枸杞子、丹参、山萸肉、金银花、连翘、夏枯草、柴胡、竹叶、茯苓、仙灵脾。(山东中医学院学报1984,8(2))

液化生精汤 ye hua sheng jing tang

【英文名】Ye Hua Sheng Jing Decoction

【组成】淫羊藿、菟丝子、九香虫、熟地黄、枸杞子、萆薢、黄柏、车前子、穿山甲、桂枝。(江西中医药1991,(3))

液化散 ye hua san

【英文名】Ye Hua Powder

【组成】枸杞子、覆盆子、五味子、车前子、木通、枳壳、大黄。(陕西中医1992,13(2))

液状琼玉膏 ye zhuang qiong yu gao

【英文名】Ye Zhuang Qiong Yu Concentrated Decoction

【组成】地黄、茯苓、党参。(药品标准-中药成方制剂标准1998)

液精煎 ye jing jian

【英文名】Ye Jing Decoction

【组成】仙灵脾、五加皮、车前子、川牛膝、赤芍、黄柏、天花粉、山萸肉、五味子、淮山药。(浙江中医学院学报1990,14(6))

涵木养荣汤 han mu yang rong tang

【英文名】Han Mu Yang Rong Decoction

【异名】涵木养营汤(中医方剂大辞典)

【组成】生地、熟地、当归、白芍、枣仁、木瓜、秦艽、人参、麦冬、五味子、红枣、桑枝。(中医方剂大辞典)

淋沥汤 lin li tang

【英文名】Lin Li Decoction

【组成】滑石、石韦、榆皮、葵子、通草。(中医方剂大辞典)

淋豆酒 lin dou jiu

【英文名】Lin Dou Wine

【组成】大豆、鸡矢白。(中医方剂大辞典)

淋顶汤 lin ding tang

【英文名】Lin Ding Decoction

【组成】石膏、栀子仁、竹叶、甘菊花、豉心、葱白。(中医方剂大辞典)

淋洗大黄汤 lin xi da huang tang

【英文名】Lin Xi Da Huang Decoction

【异名】大黄汤(《圣济总录》卷一八二)

【组成】川大黄、黄连、黄芩、泽兰、白矾、石南、戎盐、蛇床子。(中医方剂大辞典)

淋洗方 lin xi fang

【英文名】Lin Xi Prescription

【组成】雄黄、甘草、白矾。(中医方剂大辞典)

淋洗如圣散 lin xi ru sheng san

【英文名】Lin Xi Ru Sheng Powder

【组成】顽荆子、苦参、玄参、紫参、厚朴、荆芥、沙参、陈皮、麻黄、蔓荆子、防风、白芷、威灵仙、桃枝、柳枝。(中医方剂大辞典)

淋洗当归汤 lin xi dang gui tang

【英文名】Lin Xi Dang Gui Decoction

【异名】当归汤(《普济方》卷二八九)

【组成】当归、甘草、赤芍药、葛根、细辛、黄柏、麻黄、苦参、白芷、肉桂、汉椒、防风。(中医方剂大辞典)

淋洗汤 lin xi tang

【英文名】Lin Xi Decoction

【组成】大生葱、荆芥穗、土当归。(中医方剂大辞典)

淋洗苦参汤 lin xi ku shen tang

【英文名】Lin Xi Ku Shen Decoction

【异名】苦参汤(《普济方》卷二八九)

【组成】苦参、防风、露蜂窝、甘草。(中医方剂大辞典)

淋浇黄连汤 lin jiao huang lian tang

【英文名】Lin Jiao Huang Lian Decoction

【异名】黄连汤(《普济方》卷二八九)

【组成】黄连、地骨皮、羌活、防风、木通、甘草、白芷、川大黄、狼牙、川升麻、莽草、藁本、黄芪、赤芍药、细辛、桑根白皮、黄芩、白矾、葱白、麻黄。(中医方剂大辞典)

淋浴九仙散 lin yu jiu xian san

【英文名】Lin Yu Jiu Xian Powder

【组成】附子、蛇床子、石菖蒲、紫稍花、远志、雄蚕蛾、浮萍草、丁香、韶脑。(中医方剂大辞典)

淋症丸 lin zheng wan

【英文名】Lin Zheng Pill

【组成】海金沙、大黄、石韦、猪苓、肉桂、木通、黄芩、赤茯苓、泽泻、滑石。(中医方剂大辞典)

淋渫乌头散 lin xie wu tou san

【英文名】Lin Xie Wu Tou Powder

【组成】泽乌头、木鳖子、白芥子、鳖甲、杏仁。(中医方剂大辞典)

淋渫羊桃汤 lin xie yang tao tang

【英文名】Lin Xie Yang Tao Decoction

【组成】羊桃、蒴藋、桑叶。(中医方剂大辞典)

淋渫芎䓖汤 lin xie xiong qiong tang

【英文名】Lin Xie Xiong Qiong Decoction

【组成】芎䓖、甘草、蜀椒、当归、吴茱萸、桑根白皮、泽兰、松脂、黑豆。(中医方剂大辞典)

淋渫吴茱萸汤 lin xie wu zhu yu tang

【英文名】Lin Xie Wu Zhu Yu Decoction

【组成】吴茱萸、川乌头、蛇床子、桂、荆芥穗、附子。(中医方剂大辞典)

淋渫贯众汤 lin xie guan zhong tang

【英文名】Lin Xie Guan Zhong Decoction

【组成】贯众、地骨皮、谷精草、枇杷叶、荆芥、蜀椒。(中医方剂大辞典)

淋渫药 lin xie yao

【英文名】Lin Xie Decoction

【组成】(1)蛇床子。(中医方剂大辞典)(2)威灵仙、荆芥穗、商枳壳、乳香、凤眼草、细辛。(中医方剂大辞典)(3)川椒、蛇床子、紫梢花、吴茱萸、甘松、藁本、细辛。(中医方剂大辞典)

淋渫药丁香散 lin xie yao ding xiang san

【英文名】Lin Xie Yao Ding Xiang Powder

【组成】紫稍花、丁香、肉桂、蛇床子、吴茱萸、细辛、红豆、川芎、莨菪子、黑狗脊、藿香叶、甘松、山茱萸、蜀椒、香附子、芫花、巴戟、木香、甜葶苈、香白芷、槐子、芸苔子、天雄。(中医方剂大辞典)

淋渫药地榆散 lin xie yao di yu san

【英文名】Lin Xie Yao Di Yu Powder

【异名】淋渫地榆散(《卫生宝鉴》卷十七);地榆散(普济方)

【组成】地榆、蒴藋、荆芥穗、苦参、蛇床子。(中医方剂大辞典)

淋渫药鸡冠散 lin xie yao ji guan san

【英文名】Lin Xie Yao Ji Guan Powder

【组成】鸡冠花、凤眼草。(中医方剂大辞典)

淋渫莽草汤 lin xie mang cao tang

【英文名】Lin Xie Mang Cao Decoction

【组成】莽草、榆白皮、甘草、玄参、苦参、郁金、羌活、独活、五加皮、防风、枳壳、细辛。(中医方剂大辞典)

淋愈汤 lin yu tang

【英文名】Lin Yu Decoction

【组成】扁蓄、瞿麦、木通、车前子、革薢、栀子、酒制黄柏、滑石、连翘、金钱草、甘草。(实用中西医结合杂志 1992,5(11))

淋熨当归汤 lin yun dang gui tang

【英文名】Lin Yun Dang Gui Decoction

【组成】当归、顽荆、藁本、蔓荆子、白芷、芎䓖、丁香皮。(中医方剂大辞典)

淋熨芎䓖汤 lin yun xiong qiong tang

【英文名】Lin Yun Xiong Qiong Decoction

【组成】芎䓖、泽兰、甘草、川椒、当归、吴茱萸、桑根白皮、松脂、黑豆。(中医方剂大辞典)

淋熨桂附散 lin yun gui fu san

【英文名】Lin Yun Gui Fu Powder

【组成】桂心、附子、白矾、细辛、白芷、五加皮、桑叶。(中医方剂大辞典)

淡竹叶汤 dan zhu ye tang

【英文名】Dan Zhu Ye Decoction

【组成】(1)淡竹叶、麦门冬、小麦、白茯苓、甘草、人参。(中医方剂大辞典)(2)淡竹叶、茯苓、白术、甘草、枳实、栀子、人参、大黄、黄芩。(中医方剂大辞典)(3)淡竹叶、麦门冬、黄芪、芍药、干地黄、生姜、前胡、黄芩、升麻、远志、栝楼、大枣、当归。(中医方剂大辞典)(4)淡竹叶、栝楼、通草、前胡、升麻、茯苓、黄芩、知母、甘草、石膏、生地黄、芍药、大黄、黄芪、当归、人参。(中医方剂大辞典)(5)淡竹叶、黄芩、知母、麦冬、茯苓。(中医方剂大辞典)(6)淡竹叶、甘草、灯心、枣子、乌豆、车前子。(中医方剂大辞典)

淡竹茹汤 dan zhu ru tang

【英文名】Dan Zhu Ru Decoction

【异名】麦门冬汤(中医方剂大辞典、经效产宝)

【组成】(1)麦门冬、小麦、甘草、人参、白茯苓、半夏。(中医方剂大辞典)(2)淡竹茹、干葛、甘草、麦门冬、小麦、石膏。(中医方剂大辞典)(3)生淡竹茹、麦门冬、甘草、小麦、生姜、大枣。(中医方剂大辞典)

淡婆婆根汤 dan po po gen tang

【英文名】Dan Po Po Gen Decoction

【组成】淡婆婆根、明天麻、蔓荆子、滁菊花、白芷、川芎、当归、木贼草、小黑豆。(中医方剂大辞典)

淡野翁方 dan ye weng fang

【英文名】Dan Ye Weng Prescription

【组成】白花、川芎、甘草。(浙江中医杂志 1983,(6))

淫羊藿冲剂 yin yang huo chong ji

【英文名】Yin Yang Huo Medicinal Instant Granule

【组成】淫羊藿。(上海中医药杂志 1986,(3))

淫羊藿菟丝子散 yin yang huo tu si zi san

【英文名】Yin Yang Huo Tu Si Zi Powder

【组成】淫羊藿、菟丝子。(云南中医杂志 1989,10(6))

淮安狗皮膏 huai an gou pi gao

【英文名】Huai An Gou Pi Emplastrum

【组成】川芎、白芷、生地、熟地、当归、白术、陈皮、香附、枳壳、乌药、半夏、青皮、细辛、知母、杏仁、桑白皮、黄连、黄芩、黄柏、栀子、苍术、大黄、柴胡、薄荷、赤芍药、木通、桃仁、玄参、猪苓、泽泻、桔梗、前胡、升麻、麻黄、牛膝、杜仲、山药、远志、续断、良姜、何首乌、甘草、连翘、藁本、茵陈、地榆、防风、荆芥、羌活、独活。(中医方剂大辞典)

淮南八公石斛万病散 huai nan ba gong shi hu wan bing san

【英文名】Huai Nan Ba Gong Shi Hu Wan Bing Powder

【异名】石斛万病散(中医方剂大辞典、外台)

【组成】(1)防风、茯苓、菊花、细辛、蜀椒、干姜、云母、苁蓉、人参、干地黄、附子、石斛、杜仲、远志、菟丝子、天雄、萆薢、桂心、牛膝、蛇床子、白术、薯蓣、巴戟、菖蒲、续断、山茱萸、五味子。(中医方剂大辞典)(2)牛膝、远志、续断、蛇床子、菟丝子、苁蓉、茯苓、杜仲、桂心、干姜、蜀椒、细辛、附子、天雄、防风、干地黄、白术、萆薢、石斛、云母粉、菊花、菖蒲。(中医方剂大辞典)

淮南五柔丸 huai nan wu rou wan

【英文名】Huai Nan Wu Rou Pill

【组成】大黄、前胡、半夏、苁蓉、芍药、茯苓、当归、葶苈、细辛。(中医方剂大辞典)

淮南王枕中丸 huai nan wang zhen zhong wan

【英文名】Huai Nan Wang Zhen Zhong Pill

【组成】(1)石斛、巴戟天、桑螵蛸、杜仲。(中医方剂大辞典)(2)芎䓖、附子、桂心、甘草、黄芩、芍药、干姜、蜀椒、杏仁、白术、当归、大黄。(中医方剂大辞典)

深海龙胶囊 shen hai long jiao nang

【英文名】Shen Hai Long Capsule

【组成】海龙、海马、鹿茸、羊鞭、蛇床子、淫羊藿、肉苁蓉、五味子、人参、黄芪、大枣、茯苓、砂仁、山药、干姜、附片、当归、熟地黄、天冬、麦冬、枸杞子、桃仁、水蛭、牡丹皮、牛膝、甘草。(药品标准－中药成方制剂标准 1998)

淳于丸 chun yu wan

【英文名】Chun Yu Pill

【组成】大黄、白芍、车前子、萝卜子。(中医方剂大辞典)

混元一气丹 hun yuan yi qi dan

【英文名】Hun Yuan Yi Qi Pellet

【组成】荆芥穗、香白芷、北细辛、西香薷、公丁香、紫降香、郁金、广藿香、鬼箭羽、苏合香。(中医方剂大辞典)

混元丸 hun yuan wan

【英文名】Hun Yuan Pill

【异名】混元丹(药品标准－中药成方制剂标准)

【组成】紫河车、人参、黄芪、山药、甘松、益智仁、远志、桔梗、茯苓、天竺黄、木香、砂仁、香附、梅花、莪术、牡丹皮、天花粉、滑石、甘草。(药品标准－中药成方制剂标准 1992)

混元丹 hun yuan dan

【英文名】Hun Yuan Pellet

【组成】(1)黄芪、人参、缩砂、白茯神、益智、莪术、山药、远志、桔梗、香附、甘松、牛黄、麝香、金箔、滑石、辰砂、粉草、木香、白茯苓。(中医方剂大辞典)(2)紫河车、白梅花、香附、桔梗、滑石、人参、生黄芪、生山药、茯苓、神曲、远志肉。(中医方剂大辞典)(3)紫河车、竺黄、甘草、白梅花、滑石、丹皮、甘松、花粉、莪术、砂仁、益智仁、人参、木香、黄芪、山药、香附、桔梗、茯苓、远志。(中医方剂大辞典)

混元胎丹 hun yuan tai dan

【英文名】Hun Yuan Tai Pellet

【组成】首儿衣、人参、茯苓、乳香、朱砂、山药。(中医方剂大辞典)

混元膏 hun yuan gao

【英文名】Hun Yuan Plaster

【组成】羚羊血、没药、漏芦、红花、大黄、麝香、升麻、白

及、生栀子、甘草、明雄黄、白敛。(中医方剂大辞典)

混悬剂 hun xuan ji

【英文名】Suspension

【定义】指药物制成的供注入体内的灭菌混悬液。(中药药剂学)

添用补髓丹 tian yong bu sui dan

【英文名】Tan Yong Bu Sui Pellet

【组成】赤石脂、茯苓、山药、苁蓉、巴戟、杜仲、牛膝、五味、泽泻、菟丝、熟地、山茱萸、晚蚕蛾、山甲、地龙、柏子仁、枸杞、故纸、川椒、厚朴、人参、白术、仙灵脾。(中医方剂大辞典)

添精丹 tian jing dan

【英文名】Tian Jing Pellet

【组成】熟地、山药、芡实、麦冬、五味。(中医方剂大辞典)

添精补肾膏 tian jing bu shen gao

【英文名】Tian Jing Bu Shen Concentrated Decoction

【组成】党参、远志、淫羊藿、黄芪、茯苓、狗脊、肉苁蓉、熟地黄、当归、巴戟天、杜仲、枸杞子、锁阳、川牛膝、龟甲胶、鹿角胶。(药品标准－中药成方制剂标准1994)

添精嗣续丸 tian jing si xu wan

【英文名】Tian Jing Si Xu Pill

【组成】人参、鹿角胶、龟板胶、山药、枸杞子、山茱萸肉、麦冬、菟丝子、肉苁蓉、熟地黄、鱼鳔、巴戟天、北五味、柏子仁、肉桂。(中医方剂大辞典)

清乙汤 qing yi tang

【英文名】Qing Yi Decoction

【组成】板蓝根、黄芩、石膏、知母、葛根、钩藤、生地、羚羊角、全虫、菖蒲、天竺黄、安宫牛黄丸。(江西中医药 1989,(3))

清上丸 qing shang wan

【英文名】Qing Shang Pill

【组成】(1)石菖蒲、酸枣仁、胆星、茯苓、黄连、半夏、神曲、橘红、僵蚕、青黛、木香、柴胡。(中医方剂大辞典)(2)熊胆、雄黄、硼砂、薄荷叶、青盐、胆矾。(中医方剂大辞典)

清上化痰丸 qing shang hua tan wan

【英文名】Qing Shang Hua Tan Pill

【组成】薄荷末。(中医方剂大辞典)

清上止晕沐方 qing shang zhi yun mu fang

【英文名】Qing Shang Zhi Yun Mu Prescription

【组成】明天麻、薄荷、甘菊、桑叶、炒蔓荆、川芎、藁本。(中医方剂大辞典)

清上止消丹 qing shang zhi xiao dan

【英文名】Qing Shang Zhi Xiao Pellet

【组成】麦冬、天冬、人参、生地、茯苓、金银花。(中医方剂大辞典)

清上止痛熏目方 qing shang zhi tong xun mu fang

【英文名】Qing Shang Zhi Tong Xun Mu Prescription

【组成】甘菊花、桑叶、薄荷、赤芍、茺蔚子、僵蚕。(中医方剂大辞典)

清上汤 qing shang tang

【英文名】Qing Shang Decoction

【组成】(1)瓜蒌仁、海石、栀子炭、杏仁、煅石膏、黄芩、茜草、生牡蛎。(中医方剂大辞典)(2)四物汤、三黄汤、山栀子、桔梗、香附、连翘、薄荷、甘草。(中医方剂大辞典)

清上至圣丹 qing shang zhi sheng dan

【英文名】Qing Shang Zhi Sheng Pellet

【组成】川芎、细辛、白芷、柴胡、芍药、半夏、甘草。(中医方剂大辞典)

清上防风汤 qing shang fang feng tang

【英文名】Qing Shang Fang Feng Decoction

【组成】防风、荆芥、连翘、山栀、黄连、黄芩、薄荷、川芎、白芷、桔梗、枳壳、甘草。(中医方剂大辞典)

清上抑火汤 qing shang yi huo tang

【英文名】Qing Shang Yi Huo Decoction

【组成】蔓荆子、荆芥穗、薄荷、熟石膏、白芷、生地、半夏、当归、甘草、藁本、旋覆花、明天麻、川芎、防风、细辛。(中医方剂大辞典)

清上饮 qing shang yin

【英文名】Qing Shang Drink

【组成】(1)薄荷、防风、甘草、葛根、牛蒡、连翘、桔梗、酒炒黄连、酒炒黄芩、酒炒花粉、麦冬。(中医方剂大辞典)(2)柴胡、黄芩、赤芍、厚朴、枳实、栀子、郁金、黄连、半夏、青皮、大黄、芒硝、甘草。(中医方剂大辞典)

清上明目丸 qing shang ming mu wan

【英文名】Qing Shang Ming Mu Pill

【组成】归尾、川芎、生地黄、黄连、黄芩、大黄、黄柏、连翘、桔梗、薄荷、防风、荆芥、羌活、独活、白芷、菊花、草决明、木贼、甘草。(中医方剂大辞典)

清上散 qing shang san

【英文名】Qing Shang Powder

【组成】(1)石膏、薄荷、甘菊、忍冬、黑豆、枯黄芩、陈松萝。(中医方剂大辞典)(2)川郁金、甘草、北桔梗、天花粉、干葛、薄荷叶。(中医方剂大辞典)

清上噙化丸 qing shang qin hua wan

【英文名】Qing Shang Qin Hua Pill

【组成】瓜篓霜、天门冬、橘红、枯芩、海石、柿霜、桔梗、连翘、玄参、青黛、风化消。(中医方剂大辞典)

清上蠲痛汤 qing shang juan tong tang

【英文名】Qing Shang Juan Tong Decoction

【组成】当归、小川芎、白芷、细辛、羌活、独活、防风、菊花、蔓荆子、苍术、麦冬、生甘草、片芩。(中医方剂大辞典)

清下汤 qing xia tang

【英文名】Qing Xia Decoction

【组成】大黄、牡丹皮、归身、白芍、苦参、焦栀子、生甘草、北细辛、通草。(中医方剂大辞典)

清中丸 qing zhong wan

【英文名】Qing Zhong Pill

【组成】(1)宣连。(中医方剂大辞典)(2)陈皮、黄芩、干葛、天花粉、白米、薄荷、贝母、枳实、黄连。(中医方剂大辞典)

清中安蛔汤 qing zhong an hui tang

【英文名】Qing Zhong An Hui Decoction

【组成】黄连、黄柏、枳实、乌梅、川椒。(中医方剂大辞典)

清中汤 qing zhong tang

【英文名】Qing Zhong Decoction

【组成】(1)山栀、半夏、黄连、茯苓、广皮、炙甘草。(中医方剂大辞典)(2)黄连、茅术、黄柏、于术、黄芩、泽泻、神曲、木香、葛根。(中医方剂大辞典)(3)黄连、青黛、花粉、池菊、会白、甘草、元参、薄荷、钩藤。(中医方剂大辞典)(4)香附、陈皮、黑山栀、金铃子、元胡索、甘草、川黄连。(中医方剂大辞典)(5)黄连、山栀、陈皮、茯苓、半夏、草豆蔻仁、甘草。(中医方剂大辞典)(6)菖蒲、生姜、白术、甘草、白盐、麻黄、细辛、五味子、桂、半夏。(中医方剂大辞典)(7)大菖蒲、人参、生姜、桔梗、甘草。(中医方剂大辞典)(8)菖蒲、生姜、白盐、白术、甘草。(中医方剂大辞典)(9)陈皮、甘草、干姜。(中医方剂大辞典)

清中饮 qing zhong yin

【英文名】Qing Zhong Decoction

【组成】(1)川连、钗石斛、生谷芽、赤苓、车前、酒芩、藿香。(中医方剂大辞典)(2)蕺菜、草三棱。(中医方剂大辞典)

清中祛疟饮 qing zhong qu nve yin

【英文名】Qing Zhong Qu Nve Decoction

【组成】黄芩、山楂、柴胡、半夏、陈皮、青皮、枳实、厚朴、苍术、草果、生姜。(中医方剂大辞典)

清中救痢饮 qing zhong jiu li yin

【英文名】Qing Zhong Jiu Li Decoction

【组成】人参、生大黄、黄连、枳实、甘草、灶心、广本香。(中医方剂大辞典)

清中散 qing zhong san

【英文名】Qing Zhong Powder

【组成】当归、黄连、生地、山栀、牡丹皮、升麻、甘草。(中医方剂大辞典)

清中解郁汤 qing zhong jie yu tang

【英文名】Qing Zhong Jie Yu Decoction

【组成】白术、茯苓、陈皮、山栀、山楂、神曲、麦芽、川芎、桔梗、甘草。(中医方剂大辞典)

清中蠲痛汤 qing zhong juan tong tang

【英文名】Qing Zhong Juan Tong Decoction

【组成】炒黑山栀、炒黑姜、川芎、黄连、橘红、制香附、苍术、神曲。(中医方剂大辞典)

清六丸 qing liu wan

【英文名】Qing Liu Pill

【组成】(1)辰砂、桂府滑石、甘草、红曲。(中医方剂大辞典)(2)六一散、红曲。(中医方剂大辞典)

清化丸 qing hua wan

【英文名】Qing Hua Pill

【组成】(1)贝母、杏仁、青黛。(中医方剂大辞典)(2)黄芩、沉香、明矾、皂角、青礞石、半夏、茯苓、陈皮、枳实、枳壳、炮南星、薄荷。(中医方剂大辞典)(3)贝母、知母、巴豆。(中医方剂大辞典)(4)灯笼草。(中医方剂大辞典)

清化会厌退腐汤 qing hua hui yan tui fu tang

【英文名】Qing Hua Hui Yan Tui Fu Decoction

【组成】香银花、连翘、人中黄、元参、赤芍、生地、丹皮、麦冬、桃仁、红花、薄荷、大贝母、板蓝根、芦根。(中医方剂大辞典)

清化汤 qing hua tang

【英文名】Qing Hua Decoction

【组成】(1)半夏、茯苓、陈皮、神曲、山楂子、麦芽、黄连、青皮、香附子、山栀子。(中医方剂大辞典)(2)白僵蚕、蝉蜕、金银花、泽兰叶、广皮、黄芩、黄连、炒栀子、连翘、龙胆草、元参、桔梗、白附子、甘草。(中医方剂大辞典)

清化饮 qing hua yin

【英文名】Qing Hua Drink

【组成】(1)白芍、麦冬、丹皮、茯苓、黄芩、生地、白蒺藜、石斛、苍耳。(中医方剂大辞典)(2)芍药、麦冬、丹皮、茯苓、黄芩、生地、石斛。(中医方剂大辞典)

清化温肠汤 qing hua wen chang tang

【英文名】Qing Hua Wen Chang Decoction

【组成】制苍术、炒白术、煨葛根、黄连、黄芩、藿香、六一散、诃子、芡实、焦楂炭、罂粟壳。(辽宁中医杂志 1991,(8))

清化煎 qing hua jian

【英文名】Qing Hua Decoction

【组成】木馒头、土茯苓、夏枯草、生地、黄芩、知母、黄柏、当归、川断、白及、白术。(中医方剂大辞典)

清化膏 qing hua gao

【英文名】Qing Hua Ointment

【异名】门冬膏(中医方剂大辞典、医学六要)
【组成】(1)生地、熟地、天冬、麦冬、川贝、瓜蒌霜、柿霜。(中医方剂大辞典)(2)天门冬、麦门冬、生地黄、当归、知母、白术、甘草、陈皮。(中医方剂大辞典)

清开灵 qing kai ling
【英文名】Qing Kai Ling Liquid
【组成】牛黄、水牛角、珍珠母、黄芩、金银花、栀子、板蓝根。((80)京卫药准第804号)

清开灵注射液 qing kai ling zhu she ye
【英文名】Qing Kai Ling Injection
【组成】牛黄、水牛角、珍珠母、黄芩、金银花、栀子、板蓝根等。(京卫药准字(80)第804号)

清心丸 qing xin wan
【英文名】Qing Xin Pill
【组成】(1)白矾、荆芥穗。(中医方剂大辞典)(2)生地、丹参、黄柏、牡蛎、山药、枣仁、茯苓、茯神、麦冬、北五味、车前子、远志。(中医方剂大辞典)(3)黄连、黄芩、西牛黄、郁金。(中医方剂大辞典)(4)人参、麦门冬、白茯苓、柴胡、防风、炙甘草、朱砂。(中医方剂大辞典)(5)人参、生地黄、郁金、天麻、朱砂、牛胆南星。(中医方剂大辞典)(6)天竺黄、大黄、黄连、牡蛎、远志、栀子仁、黄芩、甘草。(中医方剂大辞典)(7)牛黄、脑子、雄黄、麝香、川芎、茯苓、柴胡、桔梗、蒲黄、芍药、犀角、白术、黄芩、黑豆、阿胶、麦门冬、杏仁、人参、神曲、肉桂、羚羊角、干姜、山药、甘草、金箔。(中医方剂大辞典)(8)黄柏、天门冬、黄连、龙脑、麦门冬。(中医方剂大辞典)(9)人参、茯神、防风、朱砂、柴胡、金箔。(中医方剂大辞典)(10)黄连、茯神、微赤茯苓。(中医方剂大辞典)(11)蜜陀僧、黄连。(中医方剂大辞典)(12)人参、蝎梢、郁金、生地黄、天麻、天南星。(中医方剂大辞典)(13)黄柏。(中医方剂大辞典)(14)枸杞、当归、生地、麦冬、黄连、菖蒲、菊花、远志、甘草。(中医方剂大辞典)

清心丹 qing xin dan
【英文名】Qing Xin Pellet
【组成】(1)黄连、茯神、生枣仁、人参、麦冬、玄参、丹参。(中医方剂大辞典)(2)黄连、滑石、甘草、辰砂、薄荷、犀角。(中医方剂大辞典)

清心内固金粉散 qing xin nei gu jin fen san
【英文名】Qing Xin Nei Gu Jin Fen Powder
【异名】金花散(外科精要)
【组成】辰砂、白茯苓、人参、甘草、绿豆、雄黄、朴硝、白蔻仁、脑子、麝香。(中医方剂大辞典)

清心化痰汤 qing xin hua tan tang
【英文名】Qing Xin Hua Tan Decoction
【组成】连翘、石菖蒲、杜胆星、薄荷、川贝、僵蚕、钩藤、广郁金、玳瑁、牛黄清心丸。(中医方剂大辞典)

清心化痰膏 qing xin hua tan gao
【英文名】Qing Xin Hua Tan Emplastrum
【组成】胆南星、连翘、郁金、黄连、麦冬、生大黄、枳实、化橘红、苦葶苈、黄芩、朴硝、大生地、元参、丹参、苦参、川芎、当归、生白芍、生蒲黄、杏仁、丹皮、苦桔梗、前胡、知母、贝母、瓜蒌、半夏、槟榔、枳壳、大戟、青皮、天麻、黑山栀、甘遂、黄柏、独活、防风、细辛、旋覆花、芫花、木通、泽泻、车前子、生甘草、木鳖仁、蓖麻仁、皂角、山甲、干地龙、瓦楞子、羚羊角、犀角、僵蚕、全蝎、滑石、生姜、竹茹、南薄荷、九节菖蒲、柳枝、竹叶、桑枝、槐枝、凤仙草、紫苏子、莱菔子、白芥子、生石膏、青礞石、金陀憎、青黛、雄黄、明矾、硼砂、朱砂、轻粉、牛黄清心丸、滚痰丸、抱龙丸。(中医方剂大辞典)

清心牛黄丸 qing xin niu huang wan
【英文名】Qing Xin Niu Huang Pill
【组成】胆星、牛黄、黄连、归身、甘草、辰砂。(中医方剂大辞典)

清心牛黄片 qing xin niu huang pian
【英文名】Qing Xin Niu Huang Tablet
【组成】白芍、肉桂、阿胶、桔梗、山药、蒲黄、大豆黄卷、大枣、麦冬、甘草、白蔹、柴胡、党参、当归、川芎、苦杏仁、防风、白术、干姜、黄芩、茯苓、六神曲、牛黄、雄黄、水牛角浓缩粉、琥珀、冰片。(药品标准－中药成方制剂标准1998)

清心平肝汤 qing xin ping gan tang
【英文名】Qing Xin Ping Gan Decoction
【组成】黄连、麦冬、白芍、白薇、丹参、龙骨、枣仁。(中医杂志1989,(1))

清心安神汤 qing xin an shen tang
【英文名】Qing Xin An Shen Decoction
【组成】黄连、麦冬、朱砂、黄芩、栀子、生大黄、沙枣仁、茯神、远志、建菖蒲、生地。(陕西中医1984,5(11))

清心安神豁痰饮 qing xin an shen huo tan yin
【英文名】Qing Xin An Shen Huo Tan Decoction
【组成】犀角、麦冬、钩藤、远志、丹参、贝母、竹沥。(中医方剂大辞典)

清心导痰丸 qing xin dao tan wan
【英文名】Qing Xin Dao Tan Pill
【组成】白附、南星、半夏、黄连、天花粉、白僵蚕、川乌、郁金、天麻、羌活。(中医方剂大辞典)

清心汤 qing xin tang
【英文名】Qing Xin Decoction
【异名】外科清心汤(中医方剂大辞典、外科发挥)
【组成】(1)黄芩、麦冬、炒栀、知母、花粉、犀角、甘草、生姜、大枣。(中医方剂大辞典)(2)黄连、黄芩、栀子、连翘、薄荷、甘草、芒硝、大黄、石菖蒲、麦冬。(中医方剂大辞典)(3)萍蓬根、大黄、当归、川芎、芍药、干地黄、黄芩、黄连、沉香、人参、槟榔子、木香、细辛、桂枝、丁子、炙甘草。(中医方剂大辞典)(4)黄连、连翘、生地、山栀、黄芩、归尾、黄柏、丹皮、甘草、赤芍、甘菊、灯心、川芎。(中医方剂大辞典)(5)人参、白术、茯苓、远志、枣仁、川芎、生地、石菖蒲、当归、麦冬、甘草。(中医方剂大辞典)(6)黄连、五味子、麦门冬、当归、生地、犀角。(中医方剂大辞典)(7)凉膈散、黄连、麦门冬。(中医方剂大辞典)(8)黄连、生地黄、当归、石莲肉、远志、茯神、酸枣仁、人参、甘草。(中医方剂大辞典)(9)茯神、黄连、酸枣仁、石菖蒲、远志、柏子仁、甘草。(中医方剂大辞典)(10)防风通圣散、黄连。(中医方剂大辞典)(11)人参、麻黄、川大黄、麦门冬、甘草、犀角。(中医方剂大辞典)

清心补血汤 qing xin bu xue tang

【英文名】Qing Xin Bu Xue Decoction

【组成】人参、当归、茯神、白芍、枣仁、麦冬、川芎、生地、陈皮、山栀、炙草、五味子。(中医方剂大辞典)

清心饮 qing xin yin

【英文名】Qing Xin Drink

【异名】牛黄清心饮(医醇剩义)

【组成】(1)当归、生地、白芍、莲心、连翘心、茯神、枣仁、草节、麦冬、川贝母、竹叶心、龙骨。(中医方剂大辞典)(2)牛黄、琥珀、黄连、丹参、远志、菖蒲、橘红、胆星、麦冬、淡竹叶。(中医方剂大辞典)

清心明目上清丸 qing xin ming mu shang qing wan

【英文名】Qing Xin Ming Mu Shang Qing Pill

【组成】黄连、黄芩、栀子、熟大黄、连翘、石膏、菊花、天花粉、薄荷、荆芥、蒺藜、桔梗、赤芍、当归、麦冬、玄参、车前子、蝉蜕、陈皮、枳壳、甘草。(药品标准－中药成方制剂标准 1993)

清心明目羊肝丸 qing xin ming mu yang gan wan

【英文名】Qing Xin Ming Mu Yang Gan Decoction

【组成】熟军、菊花、琥珀、生石决明、泽泻、白蒺藜、夜明砂、胆草、车前子、蝉蜕、芒硝、川芎、桑叶、薄荷、防风、当归、黄芩、木贼、茯苓、蒙花、黄柏、知母、熟地、枸杞子、甘草、黄连、鲜羊肝。(中医方剂大辞典)

清心泻火汤 qing xin xie huo tang

【英文名】Qing Xin Xie Huo Decoction

【组成】(1)川黄连、生地、木通、银花、蒲公英、天花粉、连翘、赤芍。(中医方剂大辞典)(2)生地、寸冬、枳壳、栀子、连翘、石膏、桔梗、赤芍、菊花、银花、胆草、黄连、甘草。(中医方剂大辞典)

清心养血汤 qing xin yang xue tang

【英文名】Qing Xin Yang Xue Decoction

【组成】人参、白术、茯神、远志、枣仁、当归、川芎、生地黄、甘草。(中医方剂大辞典)

清心流气饮 qing xin liu qi yin

【英文名】Qing Xin Liu Qi Decoction

【组成】(1)白术、茯苓、猪苓、泽泻、麦冬、青皮、防风、柴胡、羌活、赤芍、香附、生地、川芎、紫苏、甘草。(中医方剂大辞典)(2)茯苓、防风、甘草、柴胡、羌活、川芎、独活、紫苏、连翘、赤芍、人参、白芷、前胡、山栀。(中医方剂大辞典)(3)茯苓、防风、甘草、紫苏、羌活、独活、川芎、青皮、薄荷、黄芩、柴胡、荆芥、赤芍、麦冬、连翘、蔓荆子、石膏。(中医方剂大辞典)

清心莲子饮 qing xin lian zi yin

【英文名】Qing Xin Lian Zi Drink

【组成】(1)黄芩、麦门冬、地骨皮、车前子、柴胡、人参。(中医方剂大辞典)(2)石莲肉、白茯苓、益智仁、远志、麦门冬、人参、石菖蒲、车前子、白术、泽泻、甘草。(中医方剂大辞典)(3)毕澄茄、陈皮、甘草、川芎、赤芍、归须、香附、知母、人参、麦冬、砂仁、栝楼根、乌梅、干姜、莲子。(中医方剂大辞典)(4)黄芩、麦门冬、地骨皮、车前子、甘草、石莲肉、白茯苓、黄芪、人参。(中医方剂大辞典)

清心散 qing xin san

【英文名】Qing Xin Powder

【组成】(1)刺蓟。(中医方剂大辞典)(2)青黛、僵蚕、生地、木通、黄连、辰砂、琥珀、白芍、赤芍。(中医方剂大辞典)(3)赤茯苓、酸枣仁、麦门冬、远志、黄连、胡麻仁、枳壳、小木通、小甘草。(中医方剂大辞典)(4)青黛、硼砂、薄荷、牛黄、冰片。(中医方剂大辞典)(5)远志、赤茯苓、赤芍药、生地黄、麦门冬、知母、甘草。(中医方剂大辞典)

清心滚痰丸 qing xin gun tan wan

【英文名】Qing Xin Gun Tan Pill

【组成】金礞石、大黄、沉香、黄芩、甘遂、牵牛子、猪牙皂、马舌子、人参、肉桂、金钱白花蛇、朱砂粉、牛黄、冰片、羚羊角粉、水牛角、珍珠粉。(药品标准－中药成方制剂标准 1990)

清气Ⅰ号 qing qi yi hao

【英文名】Qing Qi No. Ⅰ Decoction

【组成】大青叶、银花、大黄、石膏、知母、升麻、鸭跖草。(南京中医学院学报 1983,(4))

清气分热剂 qing qi fen re ji

【英文名】Presciption For Clearing Away Heat From Qi System

【定义】指具有清热除烦生津止渴作用,治疗热在气分

证的方剂。(方剂学)

清气化痰丸 qing qi hua tan wan

【英文名】Qing Qi Hua Tan Pill

【组成】(1)南星、法半夏、神曲、麦芽、山楂、橘皮、枳实、白术、茯苓、苏子、莱菔子、瓜蒌子、香附、白豆蔻、青皮、葛根、黄连、黄芩、海浮石。(中医方剂大辞典)(2)橘红、枳壳、黄芩、半夏曲、赤茯苓、生甘草、山栀仁、桔梗、滑石、天花粉、连翘、薄荷叶、荆芥穗、当归尾。(中医方剂大辞典)(3)橘红、香附米、青黛、半夏、片芩、贝母、天门冬、瓜蒌、桔梗、杏仁、枳实、山楂肉、黄连、白茯苓、白术、苏子、连翘、海石、皂角。(中医方剂大辞典)(4)南星、半夏、白矾、芽皂、生姜、青皮、陈皮、枳实、白术、干葛、白茯苓、苏子、莱菔子、瓜蒌仁、黄芩、黄连、海粉、香附、神曲、麦芽、山楂肉。(中医方剂大辞典)(5)半夏、南星、白矾、皂角、生姜、橘红、神曲、麦芽、黄连、香附、白术、紫苏子、杏仁、山楂、枳实、黄芩、厚朴、干葛、茯神、川芎、藿香。(中医方剂大辞典)(6)半夏、陈皮、茯苓、薄荷叶、荆芥穗、黄芩、连翘、栀子仁、桔梗、甘草。(中医方剂大辞典)(7)南星、半夏、黄连、黄芩、瓜蒌仁、杏仁、茯苓、枳实、陈皮、甘草。(中医方剂大辞典)

清气化痰汤 qing qi hua tan tang

【英文名】Qing Qi Hua Tan Decoction

【组成】(1)枳壳、大黄、栀子、花粉、黄芩、薄荷、牛蒡子、天麻、杏仁。(中医方剂大辞典)(2)人参、沉香、青皮、甘草、知母、桑白皮、地骨皮、五味子、苏子、半夏、麦门冬。(中医方剂大辞典)

清气化痰饮 qing qi hua tan yin

【英文名】Qing Qi Hua Tan Drink

【组成】(1)光杏仁、川贝、广橘红、生枳壳、小青皮、莱菔子、天竺黄、白蔻。(中医方剂大辞典)(2)贝母、姜黄、细辛、橘红、青皮、紫朴、荆芥、乌药。(中医方剂大辞典)

清气汤 qing qi tang

【英文名】Qing Qi Decoction

【组成】(1)茯苓、半夏、木香、广皮、厚朴。(中医方剂大辞典)(2)紫苏子、五味子、大腹子、枳壳、桑白皮、菖蒲、地骨皮、白术、柴胡、秦艽、独活、干葛、甘草、地黄、泽兰、档子、防己、川乌、玄胡索。(中医方剂大辞典)(3)麻黄、五味子、甘草、杏仁、母姜、淡竹叶。(中医方剂大辞典)

清气饮 qing qi yin

【英文名】Qing Qi Drink

【异名】清暑益元汤(中医方剂大辞典、东医宝鉴)

【组成】(1)杏霜、桔梗、蝉蜕、银花、广藿香、苏叶、神曲、谷芽、广皮、半夏、赤茯苓。(中医方剂大辞典)(2)麻黄、紫荆皮、荆芥、海风藤、防风、明天麻、羌活、桑白皮、辛夷、牛蒡子、槟榔、北细辛、桔梗、乳香、没药、升麻、白鲜皮、金银花、牡丹皮、黄柏、生地、苦参、大枫肉、白芷。(中医方剂大辞典)(3)白术、人参、黄芪、麦冬、白芍药、陈皮、白茯苓、知母、香薷、黄连、甘草、黄柏。(中医方剂大辞典)

清气凉营注射液 qing qi liang ying zhu she ye

【英文名】Qing Qi Liang Ying Injection

【组成】银花、大青叶、知母等。(南京中医学院学报 1990,(1))

清气散 qing qi san

【英文名】Qing Qi Powder

【异名】清气饮石膏散(中医方剂大辞典、杨氏家藏方)

【组成】(1)粟壳、五味子、桑白皮、紫苏、青皮、款冬花、枳壳、陈皮、甘草。(中医方剂大辞典)(2)诃黎勒、缩砂仁、白豆蔻仁、白茯苓、人参、京三棱、胡椒、良姜、檀香、丁香、木香、干姜、橘红、甘草、青皮。(中医方剂大辞典)(3)牛黄、石膏、大黄、甘草、白僵蚕、天南星曲、朱砂、脑子。(中医方剂大辞典)(4)前胡、柴胡、川芎、枳壳、白术、青皮、羌活、独活、甘草、茯苓、人参。(中医方剂大辞典)

清火片 qing huo pian

【英文名】Qing Huo Tablet

【组成】大青叶、大黄、石膏、薄荷脑。(药品标准-中药成方制剂标准 1990)

清火汤 qing huo tang

【英文名】Qing Huo Decoction

【组成】(1)山药、芡实、麦冬、元参、生地、丹参、莲心、天冬、五味。(中医方剂大辞典)(2)连翘、山栀、归尾、赤芍、石斛。(中医方剂大辞典)(3)连翘、栀子、黄芩、黄连、薄荷、天花粉、羌活、川芎、桔梗、贝母、枳壳、独活、柴胡、茯苓、大黄、玄明粉。(中医方剂大辞典)(4)连翘、栀子、玄明粉、黄芩、黄连、桔梗、玄参、薄荷、羌活、防风、贝母、独活、前胡、柴胡、天花粉、茯苓、川芎、枳壳、甘草、大黄。(中医方剂大辞典)

清火利咽汤 qing huo li yan tang

【英文名】Qing Huo Li Yan Decoction

【组成】金银花、连翘、板蓝根、蒲公英、山豆根、桔梗。(中成药研究 1990,12(1))

清火驱毒丸 qing huo qu du wan

【英文名】Qing Huo Qu Du Pill

【组成】大黄、芒硝、连翘、银花、木通、地丁、防风、荆芥穗、白芷、公英、黄芩、黄连、全蝎、干蟾。(中医方剂大辞典)

清火栀麦片 qing huo zhi mai pian

【英文名】Qing Huo Zhi Mai Tablet

【组成】穿心莲、栀子、麦冬。(药品标准－中药成方制剂标准 1997)

清火贵金丸 qing huo gui jin wan

【英文名】Qing Huo Gui Jin Pill

【组成】大黄、白芷、玄参、桔梗、金银花、菊花。(中医方剂大辞典)

清火凉膈丸 qing huo liang ge wan

【英文名】Qing Huo Liang Ge Pill

【组成】栀子、连翘、甘草、黄芩、薄荷、大黄、黄连、黄柏。(中医方剂大辞典)

清火栀麦胶囊 qing huo zhi mai jiao nang

【英文名】Qing Huo Zhi Mai Capsule

【组成】穿心莲、栀子、麦冬。(药品标准－中药成方制剂标准 1998)

清火解毒丸 qing huo jie du wan

【英文名】Qing Huo Jie Du Pill

【组成】水牛角浓缩粉、地黄、防风、黄连、当归、荆芥、连翘、赤芍、桔梗、牛蒡子、黄芩、薄荷、甘草。(药品标准－中药成方制剂标准 1997)

清风油 qing feng you

【英文名】Qing Feng Oil

【组成】薄荷脑、薄荷油、水杨酸甲酯、樟脑、桉油、熏衣草油。(药品标准－中药成方制剂标准 1994)

清风散 qing feng san

【英文名】Qing Feng Powder

【组成】(1)川芎、羌活、柴胡、薄荷、红花、归尾、桔梗、枳壳、陈皮、甘草。(中医方剂大辞典)(2)防风、荆芥、羌活、独活、连翘、当归、赤芍药、生地黄、苍术、陈皮、半夏、白茯苓、乌药、槟榔、木瓜、牛膝、木香、黄连、玄参、鼠粘子、萆薢、金银花、升麻、白蒺藜、防已。(中医方剂大辞典)(3)石碌、朱砂、牙硝、雄黄、龙脑、瓜蒂、滑石、赤小豆、皂角。(中医方剂大辞典)

清风镇逆养阴丸 qing feng zhen ni yang yin wan

【英文名】Qing Feng Zhen Ni Yang Yin Pill

【组成】生地黄、归身、抚芎、生白芍、醋柴胡、黄芩、石菖蒲、制半夏、煅磁石、云神、建曲、甘杞子、黑栀。(中医方剂大辞典)

清宁丸 qing ning wan

【英文名】Qing Ning Pill

【组成】(1)大黄、桑叶、桃叶、槐叶、大麦、黑豆、绿豆、半夏、厚朴、陈皮、白术、香附、车前。(中医方剂大辞典)(2) 西藏大黄。(中医方剂大辞典)(3)大黄、柏叶、荷叶、车前草、藕汁。(中医方剂大辞典)(4)大黄、牡丹皮、地骨皮、泽泻、薄荷、赤茯苓、川石斛、黄柏、侧柏、玄参、连翘、木通、当归、知母、车前子、猪苓、陈皮、生地、川萆薢、薏苡仁、青盐、韭菜、鲜藕、甘蔗。(中医方剂大辞典)

清宁汤 qing ning tang

【英文名】Qing Ning Decoction

【组成】(1)熟地、麦冬、北五味、芡实、巴戟天、菟丝子。(中医方剂大辞典)(2)当归、连翘、石膏、黄连、生地、麦门冬、玄参、甘草。(中医方剂大辞典)

清宁散 qing ning san

【英文名】Qing Ning Powder

【组成】(1)大黄、羌活、栀仁、川芎、龙胆草、防风、当归。(中医方剂大辞典)(2)石膏、黍粘子、川芎、菊花、细辛。(中医方剂大辞典)(3)桑白皮、葶苈、赤茯苓、车前子、栀子仁、甘草。(中医方剂大辞典)

清宁膏 qing ning gao

【英文名】Qing Ning Ointment

【组成】(1)天冬、麦冬、杏仁、半夏、贝母、桔梗、甘草、诃子、北沙参、桑皮、牛蒡子。(中医方剂大辞典)(2)生地、麦冬、白术、桔梗、米仁、川贝、橘红、薄荷、桂圆。(中医方剂大辞典)(3)葳蕤、橘红、百合、贝母、甘草、桔梗、龙眼、薏苡仁、麦门冬、石斛、生地、白术。(中医方剂大辞典)

清平丸 qing ping wan

【英文名】Qing Ping Pill

【组成】(1)槟榔、川厚朴、广皮、藿香、制香附、炒枳实、酒白芍、半夏曲、紫苏、草果仁、制苍术、青皮、柴胡、炒黄芩、莱菔子、煨干葛、山楂肉、甘草。(中医方剂大辞典)(2)紫背浮萍、草乌、葳蕤、风藤、麻黄、麝香。(中医方剂大辞典)

清白饮 qing bai yin

【英文名】Qing Bai Drink

【组成】(1)苦瓜汁、生藕汁。(中医方剂大辞典)(2)丹皮、柴胡、前胡、白芍、青蒿、人参、甘草、半夏、青皮、炒栀子、茯苓、当归。(中医方剂大辞典)

清白散 qing bai san

【英文名】Qing Bai Powder

【组成】(1)桑白皮、地骨皮、甘草、贝母、寒水石、天花粉、酒芩、天门冬。(中医方剂大辞典)(2)当归、川芎、白芍、生地、黄柏、贝母、樗根白皮、干姜、甘草。(中医方剂大辞典)

清目养阴洗眼方 qing mu yang yin xi yan fang

【英文名】Qing Mu Yang Yin Ophthalmic Prescription

【组成】甘菊、霜桑叶、薄荷、羚羊尖、生地、夏枯草。(中医方剂大辞典)

清艾条 qing ai tiao

【英文名】Qing Ai Paper Strip－rolls

【组成】艾叶。(药品标准－中药成方制剂标准 1998)

清艾绒 qing ai rong

【英文名】Qing Ai Rong Wool

【组成】艾绒。(药品标准-中药成方制剂标准 1998)

清全止嗽化痰丸 qing quan zhi sou hua tan wan

【英文名】Qing Quan Zhi Sou Hua Tan Pill

【组成】黄芩、花粉、桔梗、贝母、桑皮、枳壳、知母、百部草、麦冬、杏仁、橘皮、熟军、前胡、甘草。(中医方剂大辞典)

清地退火汤 qing di tui huo tang

【英文名】Qing Di Tui Huo Decoction

【异名】清里退火汤(中医方剂大辞典、赤水玄珠)

【组成】(1)归尾、红花、桔梗、连翘、荆芥、川芎、川连、地骨皮、木通、羌活、柴胡。(中医方剂大辞典)(2)地骨皮、地肤子、牛蒡子、紫草、葛根、连翘、当归、木通、蝉蜕。(中医方剂大辞典)

清地散花饮 qing di san hua yin

【英文名】Qing Di San Hua Drink

【组成】(1)防风、山楂、当归、红花、通草、茯神、山茨菇、紫花、地丁、抚芎、青皮。(中医方剂大辞典)(2)防风、山楂、当归、地丁、大力子、山慈姑、荆芥、前胡、青皮、蝉蜕、红花、茯神、水通草、生姜皮、大枣。(中医方剂大辞典)

清扬饮子 qing yang yin zi

【英文名】Qing Yang Drink

【组成】西河柳、麦冬、元参、牛蒡子、葛根、知母、蝉蜕肚、薄荷叶、荆芥穗、甘草、淡竹叶。(中医方剂大辞典)

清竹茹汤 qing zhu ru tang

【英文名】Qing Zhu Ru Decoction

【组成】竹茹、橘皮、法半夏、白苓、生姜。(中医方剂大辞典)

清米汤 qing mi tang

【英文名】Qing Mi Decoction

【组成】早米、东壁、吴萸。(中医方剂大辞典)

清耳膏 qing er gao

【英文名】Qing Er Plaster

【组成】附子、石菖蒲、蝉蜕(裹锭纳耳)。(中医方剂大辞典)

清肌十全饮 qing ji shi quan yin

【英文名】Qing Ji Shi Quan Drink

【异名】清肌十全散(《医统》卷四十六)

【组成】柴胡、防风、茯苓、人参、生地黄、地骨皮、桔梗、当归、秦艽、甘草。(中医方剂大辞典)

清肌汤 qing ji tang

【英文名】Qing Ji Decoction

【组成】(1)樱桃叶、苏叶。(中医方剂大辞典)(2)半夏、菖蒲、苦参、胡麻、防风、首乌、苍术、当归、生地、干姜、威灵仙、红花。(中医方剂大辞典)(3)甘草、草果仁、当归、白术、白茯苓、芍药、柴胡、川芎。(中医方剂大辞典)

清肌渗湿汤 qing ji shen shi tang

【英文名】Qing Ji Shen Shi Decoction

【组成】(1)苍术、厚朴、陈皮、甘草、柴胡、木通、泽泻、白芷、升麻、白术、栀子、黄连。(中医方剂大辞典)(2)归须、白芷、甘草、升麻、苍术、白术、川芎、白芍、山栀子、连翘、黄连、黄柏、知母、木通、青皮、木瓜、泽泻、茯苓、苦参、枳壳、柴胡、石菖蒲。(中医方剂大辞典)(3)苍术、白术、升麻、甘草、泽泻、山栀、黄连、车前子、厚朴、茯苓、当归、川芎、青皮、木通、苦参、小柴胡。(中医方剂大辞典)

清肌散 qing ji san

【英文名】Qing Ji Powder

【组成】(1)黑狗脊、甘草、荆芥。(中医方剂大辞典)(2)败毒散、天麻、薄荷、蝉蜕。(中医方剂大辞典)(3)当归、川大黄、人参、芍药、甘草、犀角。(中医方剂大辞典)(4)黄柏、乌贼鱼骨。(中医方剂大辞典)

清肌解毒汤 qing ji jie du tang

【英文名】Qing Ji Jie Du Decoction

【组成】升麻、干葛、防风、甘草、荆芥、连翘、薄荷、白芷、山栀、白术、苍术、黄连、花粉、苦参、桔梗、羌活、胡麻、青皮、胆草、当归、川芎、生地、赤芍、灵仙、白蒺藜。(中医方剂大辞典)

清肌燥湿汤 qing ji zao shi tang

【英文名】Qing Ji Zao Shi Decoction

【组成】苍术、白术、升麻、甘草、泽泻、木通、生地、白芍、苦参、黄柏、知母、黄芩、茯苓、枳壳、连翘、小柴胡。(中医方剂大辞典)

清虫散 qing chong san

【英文名】Qing Chong Powder

【组成】使君子、榧子、槟榔、雄黄。(中医方剂大辞典)

清血丸 qing xue wan

【英文名】Qing Xue Pill

【组成】(1)槐花、荆芥穗、枳壳、侧柏叶。(中医方剂大辞典)(2)槐子、荆芥穗、侧柏叶。(中医方剂大辞典)(3)槐花、荆芥穗、侧柏叶、黄连、枳壳。(中医方剂大辞典)

清血内消丸 qing xue nei xiao wan

【英文名】Qing Xue Nei Xiao Pill

【组成】金银花、连翘、栀子、拳参、大黄、蒲公英、黄芩、黄柏、关木通、玄明粉、赤芍、乳香、没药、桔梗、瞿麦、玄参、薄荷、雄黄、甘草。(药品标准-中药成方制剂标准 1991)

清血四物汤 qing xue si wu tang

【英文名】Qing Xue Si Wu Decoction

【组成】(1)当归、川芎、赤芍、生地黄、鬼箭、三棱、玄胡索、红花、姜黄、苏木、白术、牡丹皮。(中医方剂大

辞典)(2)当归、川芎、白芍、生地、黄芩、红花、茯苓、陈皮、甘草。(中医方剂大辞典)

清血汤 qing xue tang

【英文名】Qing Xue Decoction

【组成】牡丹皮、当归、川芎、芍药、地黄、山栀子、蒲黄、阿胶、黄连、百合、麦门冬、甘草。(中医方剂大辞典)

清血散 qing xue san

【英文名】Qing Xue Powder

【组成】当归、川芎、白芍药、黄芩、熟地、茯苓、陈皮、生甘草、红花、生姜。(中医方剂大辞典)

清血解毒丸 qing xue jie du wan

【英文名】Qing Xue Jie Du Pill

【组成】大黄、荆芥、蒲公英、防风、苦地丁、黄芩、连翘、甘草、关木通、地黄。(药品标准－中药成方制剂标准 1990)

清邪毓麟汤 qing xie yu lin tang

【英文名】Qing Xie Yu Lin Decoction

【组成】蒲公英、白花蛇舌草、红藤、地丁草、川牛膝、王不留行、云茯苓、泽泻、车前子、竹茹、菟丝子、川断、杞子、何首乌、丹参、甘草。(浙江中医杂志 1991,(10))

清阳汤 qing yang tang

【英文名】Qing Yang Decoction

【组成】(1)荆芥穗、防风、前胡、连翘、元参、薄荷叶、牛蒡子、枳壳、黄芩、木通、麦冬、淡竹叶、桔梗、升麻、甘草。(中医方剂大辞典)(2)红花、酒黄柏、桂枝、生甘草、苏木、炙甘草、葛根、当归身、升麻、黄芪。(中医方剂大辞典)

清阳降火汤 qing yang jiang huo tang

【英文名】Qing Yang Jiang Huo Decoction

【组成】山栀仁、知母、黄柏、青皮、橘红、丹参、麦门冬、沙参、茜根、姜、茅根。(中医方剂大辞典)

清阳柳华散 qing yang liu hua san

【英文名】Qing Yang Liu Hua Powder

【组成】黄柏、青黛、月石、人中白。(中医方剂大辞典)

清阳除眩汤 qing yang chu xuan tang

【英文名】Qing Yang Chu Xuan Decoction

【组成】人参、白术、白茯苓、陈皮、半夏、明天麻、槟榔、旋覆花、甘草。(中医方剂大辞典)

清阳散 qing yang san

【英文名】Qing Yang Powder

【组成】月石、飞朱砂、梅片。(中医方剂大辞典)

清阳散火汤 qing yang san huo tang

【英文名】Qing Yang San Huo Decoction

【组成】(1)山栀、黄芩、白芍、白芷、紫苏、川芎、枳壳、桔梗、甘草、白茯苓。(中医方剂大辞典)(2)牛蒡子、防风、荆芥、薄荷、黄芩、龙胆草、黄连、贝母。(中医方剂大辞典)(3)升麻、白芷、黄芩、牛蒡子、连翘、石膏、防风、当归、荆芥、白蒺藜、甘草。(中医方剂大辞典)(4)黄芩、荆芥穗、川芎、防风、薄荷叶、连翘、山栀仁、当归、石膏、羌活。(中医方剂大辞典)

清阳微火汤 qing yang wei huo tang

【英文名】Qing Yang Wei Huo Decoction

【组成】荆芥、防风、炒牛蒡、桂枝、升麻、白芷、生石膏、当归、赤芍、白蒺藜、净连翘、葱头白。(江苏中医杂志 1986,7(7))

清阳膏 qing yang gao

【英文名】Qing Yang Plaster

【组成】(1)薄荷、荆穗、羌活、防风、连翘、牛蒡子、天花粉、元参、黄芩、黑山栀、大黄、朴硝、生地、天冬、麦冬、知母、桑白皮、地骨皮、黄柏、川郁金、甘遂、丹参、苦参、大贝母、黄连、川芎、白芷、天麻、独活、前胡、柴胡、丹皮、赤芍、当归、秦艽、紫苏、香附子、蔓荆子、干葛、升麻、藁本、细辛、桔梗、枳壳、橘红、半夏、胆南星、大青、山豆根、山慈姑、杏仁、桃仁、龙胆草、蒲黄、紫草、苦葶苈、忍冬藤、红芽大戟、芫花、白丑头、生甘草、木通、五倍子、猪苓、泽泻、车前子、瓜蒌仁、皂角、石决明、木鳖仁、蓖麻仁、白芍、生山甲、白僵蚕、蝉蜕、全蝎、犀角、羚羊角、发团、西红花、白术、官桂、蛇蜕、川乌、白附子、飞滑石、生姜、葱白、韭白、大蒜头、槐枝、柳枝、桑枝、白菊花、白凤仙草、苍耳草、益母草、马齿苋、诸葛菜、紫花地丁、芭蕉叶、竹叶、桃枝、芙蓉叶、侧柏叶、九节菖蒲。(中医方剂大辞典)(2)老生姜、葱白、韭白、大蒜头、槐枝、柳枝、桑枝、桃枝、马齿苋、白凤仙花、苍耳草、芙蓉叶、小麻油、元参、苦参、生地、当归、川芎、赤芍、羌活、独活、天麻、防风、荆穗、葛根、连翘、白芷、紫苏、柴胡、黄芩、栀子、黄柏、知母、桔梗、丹皮、地骨皮、黄连、花粉、郁金、赤苓、枳实、麦冬、银花、甘草、龙胆草、牛子、杏仁、桃仁、木通、车前子、五倍子、山慈姑、红大戟、芫花、甘遂、生半夏、大贝母、橘红、陈胆星、升麻、白菊花、石菖蒲、赤小豆、皂角、木鳖仁、蓖麻仁、山甲、鳖甲、蝉蜕、僵蚕、全蝎、石决明、细辛、羚羊、大青、蟾皮、香附、白及、白蔹、草乌、官桂、红花、苍术、厚朴、木香、薄荷、大黄、芒硝、犀角、发团。(中医方剂大辞典)

清阴汤 qing yin tang

【英文名】Qing Yin Decoction

【组成】苦参。(江西中医药 1987,(4))

清串汤 qing chuan tang

【英文名】Qing Chuan Decoction

【组成】白芍、白术、柴胡、蒲公英、天花粉、茯苓、陈皮、附子、紫背天葵。(中医方剂大辞典)

清利汤 qing li tang
【英文名】Qing Li Decoction
【组成】大黄、芒硝、山栀仁、黄柏。(中医方剂大辞典)

清利饮 qing li yin
【英文名】Qing Li Drink
【组成】水通、白茯苓、麦门冬、车前子、大腹皮、淡竹叶。(中医方剂大辞典)

清利通腑汤 qing li tong fu tang
【英文名】Qing Li Tong Fu Decoction
【组成】柴胡、黄芩、白芍、大黄、茵陈、广郁金、制半夏、木香、全瓜蒌、紫花地丁、草河车。(中医急症通讯 1989,(5-6))

清彻骨 qing che gu
【英文名】Qing Che Gu Decoction
【组成】藁木、蔓荆子、薄荷、细辛、川芎、甘草。(中医方剂大辞典)

清灵膏 qing ling gao
【英文名】Qing Ling Ointment
【组成】(1)公猪油。(中医方剂大辞典)(2)薄荷、贝母、甘草、百草霜、冰片、玉丹、玄丹。(中医方剂大辞典)

清肝化痰汤 qing gan hua tan tang
【英文名】Qing Gan Hua Tan Decoction
【组成】夏枯草、生地、丹皮、海藻、海带、贝母、昆布、僵蚕、当归、连翘。(中医方剂大辞典)

清肝片 qing gan pian
【英文名】Qing Gan Tablet
【组成】茵陈、板蓝根、甘草。(中成药研究 1985,(7))

清肝宁心汤 qing gan ning xin tang
【英文名】Qing Gan Ning Xin Decoction
【组成】钩藤、丹参、夏枯草、生龙齿、酸枣仁、合欢皮、炙甘草。(山西医药杂志 1978,(3))

清肝宁嗽汤 qing gan ning sou tang
【英文名】Qing Gan Ning Sou Decoction
【组成】柴胡、黄芩、花粉、甘草、陈皮、白茯、当归、白芍、麦冬、丹皮、桔梗、贝母。(中医方剂大辞典)

清肝汤 qing gan tang
【英文名】Qing Gan Decoction
【组成】(1)当归、瓜蒌、丹皮、夏枯草、连翘、大贝、黑山栀、泽兰、北沙、白芍、金橘叶。(中医方剂大辞典)(2)川芎、当归、白芍、柴胡、山栀、牡丹皮。(中医方剂大辞典)

清肝利胆口服液 qing gan li dan kou fu ye
【英文名】Qing Gan Li Dan Liquid
【组成】茵陈蒿。

清肝利湿汤 qing gan li shi tang
【英文名】Qing Gan Li Shi Decoction
【组成】瞿麦、萹蓄、木通、车前子、黄芩、牛膝、丹皮、川楝子、柴胡、荆芥穗。(中医方剂大辞典)

清肝抑火明目方 qing gan yi huo ming mu fang
【英文名】Qing Gan Yi Huo Ming Mu Prescription
【组成】茺蔚子、秦皮、赤芍、青皮、元明粉、木贼、蕤仁。(中医方剂大辞典)

清肝芦荟丸 qing gan lu hui wan
【英文名】Qing Gan Lu Hui Pill
【组成】川芎、当归、白芍、生地、青皮、芦荟、昆布、海粉、甘草节、牙皂、黄连。(中医方剂大辞典)

清肝补肾羚羊丸 qing gan bu shen ling yang wan
【英文名】Qing Gan Bu Shen Ling Yang Pill
【组成】羚羊角、青盐、犀角尖、百草霜。(中医方剂大辞典)

清肝饮 qing gan yin
【英文名】Qing Gan Drink
【组成】(1)茵陈、败酱草、金银花、丹皮、栀子、大黄、枳实、郁金、龙胆草、甘草。(中医方剂大辞典)(2)柴胡、黄芩、山栀、连翘、桔梗、川芎、甘草。(中医方剂大辞典)(3)当归、川芎、生地、柴胡、黄芩、白芍药、丹皮、山栀、青皮。(中医方剂大辞典)(4)柴胡、桔梗、连翘、当归尾、黄芩、黄连、牛蒡子、三棱、甘草、红花。(中医方剂大辞典)

清肝渗湿汤 qing gan shen shi tang
【英文名】Qing Gan Shen Shi Decoction
【组成】当归、白芍药、生地、柴胡、龙胆草、泽泻、山栀、川芎、甘草、灯心。(中医方剂大辞典)

清肝和胃汤 qing gan he wei tang
【英文名】Qing Gan He Wei Decoction
【组成】龙胆草、法夏、连翘、柴胡、广郁金、金钱草、茯苓、茵陈、夏枯草、焦楂曲、莱菔子、薄荷。(陕西中医 1988,9(3))

清肝和解汤 qing gan he jie tang
【英文名】Qing Gan He Jie Decoction
【组成】(1)银柴胡、炒黄芩、制半夏、荆芥、防风、夏枯草、制香附、甘草。(江苏中医杂志 1986,7(8))(2)荆芥、柴胡、防风、黄芩、夏枯草、白芷、半夏、甘草。(中西医结合眼科 1992,10(1))

清肝定痛洗目方 qing gan ding tong xi mu fang
【英文名】Qing Gan Ding Tong Ophthalmic Prescription
【组成】炒僵蚕、薄荷、赤芍、红花、木贼草、蕤仁、秦皮。(中医方剂大辞典)

清肝拨云散 qing gan bo yun san
【英文名】Qing Gan Bo Yun Powder
【组成】石决明、草决明、生地黄、白芍、荆芥、密蒙花、木贼草、干菊花、川黄连、防风、羌活、白芷、生甘草、当归身、川芎。(中医方剂大辞典)

清肝明目汤 qing gan ming mu tang

【英文名】Qing Gan Ming Mu Decoction

【组成】柴胡、栀子、黄连、生地黄、菊花、决明子、车前子、蝉蜕、甘草。(中国中医眼科杂志 1992,2(2))

清肝明目饮 qing gan ming mu yin

【英文名】Qing Gan Ming Mu Drink

【组成】龙胆草、槐角、黄芩、连翘仁、黑山栀、木通、生地、玄参、赤芍、生甘草、甘菊、薄荷。(中医方剂大辞典)

清肝明目散 qing gan ming mu san

【英文名】Qin Gan Ming Mu Powder

【组成】归身、枳壳、菊花、牡丹皮、白芍、防风、薄荷叶、川芎、生地、白蒺藜、柴胡、荆芥穗、灯心。(中医方剂大辞典)

清肝明目熏洗方 qing gan ming mu xun xi fang

【英文名】Qing Gan Ming Mu Xun Xi Ophthalmic Prescription

【组成】木贼草、赤芍、红花、甘菊、冬桑叶、僵蚕、珠兰茶。(中医方剂大辞典)

清肝活血汤 qing gan huo xue tang

【英文名】Qing Gan Huo Xue Decoction

【组成】柴胡、薄荷、黄芩、栀子、夏枯草、当归、马鞭草、小茴、红花、橘核、赤芍、泽泻、甘草。(中医方剂大辞典)

清肝活瘀汤 qing gan huo yu tang

【英文名】Qing Gan Huo Yu Decoction

【组成】当归、赤芍、新绛、桃仁、青皮、广郁金、参三七、枳壳、苏梗、泽兰、瓦楞子。(中医方剂大辞典)

清肝退黄汤 qing gan tui huang tang

【英文名】Qing Gan Tui Huang Decoction

【组成】茵陈、土茯苓、蒲公英、金钱草、鲜茅根、猪苓、泽泻、木瓜、苡仁、柴胡、甘草。(湖北中医杂志 1989,(3))

清肝除风汤 qing gan chu feng tang

【英文名】Qing Gan Chu Feng Decoction

【组成】柴胡、大青叶、酒黄芩、川黄连、赤芍、茺蔚子、荆芥、秦皮。(中医方剂大辞典)

清肝顺气饮 qing gan shun qi yin

【英文名】Qing Gan Shun Qi Drink

【组成】柴胡、黄芩、山栀、苏梗、青皮、木通、枳壳、甘草。(中医方剂大辞典)

清肝流气饮 qing gan liu qi yin

【英文名】Qing Gan Liu Qi Drink

【组成】(1)桔梗、甘草、防风、前胡、羌活、独活、赤芍、连翘、薄荷、荆芥、石膏、枳壳、黄连、白茯、归须、青皮、黄芩。(中医方剂大辞典)(2)枳壳、桔梗、黄芪、前胡、羌活、甘草、石膏、防风、川芎、芍药、荆芥、白芷、生地、薄荷。(中医方剂大辞典)(3)枳壳、桔梗、黄芩、前胡、羌活、青皮、小柴胡、薄荷、生地、乌药、甘草、防风、川芎、白芷、石膏、赤芍。(中医方剂大辞典)

清肝渗湿汤 qing gan shen shi tang

【英文名】Qing Gan Shen Shi Decoction

【组成】(1)川芎、当归、白芍、生地、山栀、黄连、连翘、龙胆草、银柴胡、泽泻、木通、滑石、芦荟、甘草、防风。(中医方剂大辞典)(2)苍术、白术、茯苓、山栀、厚朴、泽泻、陈皮、木通、天花粉、昆布、甘草、木香、川芎、当归。(中医方剂大辞典)(3)川芎、当归、白芍、生地、柴胡、龙胆草、山栀、天花粉、黄芩、泽泻、木通、甘草。(中医方剂大辞典)

清肝散 qing gan san

【英文名】Qing Gan Powder

【组成】(1)白芷、炒栀、黄连、枳壳、甘草。(中医方剂大辞典)(2)白芍、炒栀、丹皮、黄连、木通、滑石、甘草、车前。(中医方剂大辞典)(3)柴胡、薄荷、陈皮、甘草、当归、车前子、白茯苓、桔梗。(中医方剂大辞典)(4)川芎、赤芍、白芍、黄芩、防风、荆芥、薄荷、知母、柴胡、前胡、甘草、山栀、桔梗、羌活、滑石、石膏、大黄、朴硝。(中医方剂大辞典)(5)当归、赤芍、白芍、羌活、柴胡、前胡、知母、防风、荆芥、薄荷、黄芩、川芎、桔梗、甘草、石膏、滑石、枳壳、黄连。(中医方剂大辞典)(6)车前子、黄柏、甘草梢、青皮、木通、泽泻。(中医方剂大辞典)(7)芍药、防风、大黄、羌活、甘草。(中医方剂大辞典)

清肝疏肺汤 qing gan shu fei tang

【英文名】Qing Gan Shu Fei Decoction

【组成】当归、川芎、生地、赤芍、羌活、防风、白芷、大黄、薄荷、灯芯、竹叶。(陕西中医 1986,7(4))

清肝煎 qing gan jian

【英文名】Qing Gan Decoction

【组成】生牡蛎、琥珀、焦栀子、丹皮、黄芩、桑叶、鲜生地、煨天麻、羚羊角。(中医方剂大辞典)

清肝解郁汤 qing gan jie yu tang

【英文名】Qing Gan Jie Yu Decoction

【组成】(1)生地黄、当归、青皮、桔梗、甘草、苏梗、芎䓖、陈皮、茯神、山栀、牛蒡子、芍药、远志、贝母、木通。(中医方剂大辞典)(2)熟地、茯苓、白芍、贝母、栀子、当归、柴胡、丹皮、川芎、陈皮、甘草。(中医方剂大辞典)(3)陈皮、白芍、川芎、当归、生地、半夏、香附、青皮、远志、茯神、贝母、苏叶、桔梗、甘草、山栀、木通。(中医方剂大辞典)(4)当归、白芍、茯苓、白术、贝母、熟地、山栀、半夏、人参、柴胡、丹皮、陈皮、香附、川芎、甘草。(中医方剂大辞典)(5)人参、柴胡、白术、牡丹皮、茯苓、陈皮、甘草、当归、贝母、

川芎、山栀、芍药、熟地黄。(中医方剂大辞典)

清肝解郁益阳渗湿汤 qing gan jie yu yi yang shen shi tang

【英文名】Qing Gan Jie Yu Yi Yang Shen Shi Decoction

【组成】菊花、木贼、蝉蜕、银柴胡、赤芍、生地、菟丝子、女贞子、苍术、白术、防风、羌活、甘草、夏枯草。(中西医结合杂志 1991,11(1))

清肝解毒汤 qing gan jie du tang

【英文名】Qing Gan Jie Du Decoction

【组成】石膏、人中白、川黄连、红柴胡、知母、净连翘、牛蒡子、真犀角、玄参、荆芥、北防风、淡竹叶、灯心。(中医方剂大辞典)

清肝解毒饮 qing gan jie du yin

【英文名】Qing Gan Jie Du Drink

【组成】鲜白马骨、虎刺、鲜白茅根、鲜马兰、石见穿、丹参、豨签草、白僵蚕、郁金、桃仁、当归、白术、鲜虎杖、白花蛇舌草、黄芪、柴胡、生甘草、炙蜂房、蝉蜕。(浙江中医杂志 1985,(9))

清肝酶片 qing gan mei pian

【英文名】Qing Gan Mei Tablet

【组成】水牛角类粉、鲜牛胆汁、牛粉肠干粉。(广东医学(祖国医学版)1980,1(8))

清肝聪耳代茶饮 qing gan cong er dai cha yin

【英文名】Qing Gan Cong Er Dai Cha Drink

【组成】菊花、石菖蒲、远志、生杭芍。(中医方剂大辞典)

清肠Ⅰ号合剂 qing chang yi hao he ji

【英文名】Qing Chang No. Ⅰ Mixture

【组成】黄连、黄芩、白芍、白头翁、木香、槟榔、葛根、苍术、厚朴、甘草。(湖南中医学院学报 1989,9(2))

清肠汤 qing chang tang

【英文名】Qing Chang Decoction

【组成】当归、生地黄、栀子、黄连、芍药、黄柏、瞿麦、赤茯苓、木通、萹蓄、知母、甘草、麦门冬。(中医方剂大辞典)

清肠饮 qing chang yin

【英文名】Qing Chang Drink

【组成】金银花、当归、地榆、麦冬、元参、生甘草、薏仁、黄芩。(中医方剂大辞典)

清肠栓 qing chang shuan

【英文名】Qing Chang Suppository

【组成】参三七、马齿苋、倍子。(上海中医药杂志 1991,(9))

清肠消运汤 qing chang xiao yun tang

【英文名】Qing Chang Xiao Yun Decoction

【组成】白头翁、山楂炭、香附、茯苓、苍术、砂仁、炙甘草、焦神曲。(湖北中医杂志 1982,(3))

清肠消肿汤 qing chang xiao zhong tang

【英文名】Qing Chang Xiao Zhong Decoction

【组成】八月扎、广木香、红藤、白花蛇舌草、菝葜、野葡萄藤、苦参、生苡仁、丹参、地鳖虫、乌梅肉、瓜蒌仁、白毛藤、凤尾草、贯仲炭、半枝莲、墨虎。(中医杂志 1981,22(12))

清肠液 qing chang ye

【英文名】Qing Chang Injection

【组成】(1)葛根、黄连、黄芩、马齿苋、木香。(上海中医药杂志 1989,(9))(2)粉葛根、白头翁、黄连、槟榔、黄芩。(湖北中医杂志 1986,(2))

清肠散 qing chang san

【英文名】Qing Chang Powder

【组成】生地、当归、白芍、防风、升麻、荆芥、酒芩、生连、香附、川芎、甘草。(中医方剂大辞典)

清补止血汤 qing bu zhi xue tang

【英文名】Qing Bu Zhi Xue Decoction

【组成】丹参、当归、白芍、女贞子、丹皮、玄参、麦芽、旱莲草、仙鹤草、桑椹、龟板、生龙骨、生牡蛎、党参、黄芪、大枣、花生衣、甘草、鸡内金、三七粉。(山东中医杂志 1987,(2))

清补理肺健脾丸 qing bu li fei jian pi wan

【英文名】Qing Bu Li Fei Jian Pi Pill

【组成】人参、生于术、云苓、生地、当归、炒杭芍、橘红、麦冬、桔梗、半夏曲、川贝、甘草。(中医方剂大辞典)

清身饮冲剂 qing shen yin chong ji

【英文名】Qing Shen Yin Medicinal Instant Granule

【组成】枸骨叶、玄参、地骨皮、龙骨、太子参、地黄、糯稻根、甘草。(药品标准－中药成方制剂标准 1993)

清里散 qing li san

【英文名】Qing Li Powder

【组成】熟石膏、松罗茶。(中医方剂大辞典)

清净煎 qing jing jian

【英文名】Qing Jing Decoction

【组成】鲜覆盆子叶、铜青、胆矾、川连、乌梅、杏仁、荆芥。(中医方剂大辞典)

清和汤 qing he tang

【英文名】Qing He Decoction

【组成】陈皮、半夏、茯苓、甘草、苍术、白芍、厚朴、黄柏。(中医方剂大辞典)

清和饮 qing he yin

【英文名】Qing He Drink

【组成】(1)草果、生地、贝母、麦冬、陈皮、茯苓、大力、甘草、红花、当归。(中医方剂大辞典)(2)地骨皮、麦冬、生地黄、知母、贝母、橘红、茯苓、甘草、荆芥穗、牛蒡子、桔梗、全瓜蒌。(中医方剂大辞典)

清和膏 qing he gao

【英文名】Qing He Plaster

【组成】(1)木芙蓉、紫荆皮、独活、南星、赤芍、白芷。(中医方剂大辞典)(2)石灰、巴豆、大曲酒、碱水、黄丹、冰片、麝香、贝母。(中医方剂大辞典)

清宫解囊饮 qing gong jie nang yin

【英文名】Qing Gong Jie Nang Drink

【组成】茯苓、鸡血藤、忍冬藤、薏苡仁、丹参、车前草、益母草、甘草。(广西中医药 1991,14(2))

清庚丸 qing geng wan

【英文名】Qing Geng Pill

【组成】大黄、归尾、羌活、桃仁、秦艽、皂角仁、红花、生地黄、熟地黄、银花、大麻仁。(中医方剂大辞典)

清明丸 qing ming wan

【英文名】Qing Ming Pill

【组成】白矾、细茶。(中医方剂大辞典)

清明丹 qing ming dan

【英文名】Qing Ming Pill

【组成】好猪肝、木贼草、川羌活、苍术、当归、远志、甘菊花、荆芥穗、枸杞子、川乌头、防风、车前子、旋复花、地肤子、白芷、黄芩、玄参、人参、海螵蛸、雄小黑豆、白茯苓、川芎、甘草、麦门冬、苦胡麻仁、蝉蜕、草决明子、荠莱子。(中医方剂大辞典)

清明外涂散 qing ming wai tu san

【英文名】Qing Ming Wai Tu Powder

【组成】蜈蚣、樟丹。(陕西中医 1991,12(5))

清明眼药水 qing ming yan yao shui

【英文名】Qing Ming Eye-drops Preparation

【组成】金银花、野菊花、桑叶。(陕西中医 1992,13(5))

清油散 qing you san

【英文名】Qing You Powder

【组成】生麻油。(中医方剂大辞典)

清泄肝胆方 qing xie gan dan fang

【英文名】Qing Xie Gan Dan Decoction

【组成】柴胡、黄芩、半夏、青皮、枳壳、龙胆草、蔓荆子、栀子、泽泻、葛根。(山西中医 1991,7(6))

清泥丸敛神汤 qing ni wan lian shen tang

【英文名】Qing Ni Wan Lian Shen Decoction

【组成】人参、防风、麦门冬、当归头、枯芩、川芎、黄连、蔓荆子、升麻、生甘草、明天麻、制半夏。(中医方剂大辞典)

清泻丸 qing xie wan

【英文名】Qing Xie Pill

【组成】大黄、黄芩、枳实、甘草、朱砂。(药品标准－中药成方制剂标准 1995)

清炎宁肺汤 qing yan ning fei tang

【英文名】Qing Yan Ning Fei Decoction

【组成】蚤休、大黄、石膏、麻黄、杏仁、瓜壳。(实用中西医结合杂志 1992,5(11))

清炎宁痛汤 qing yan ning tong tang

【英文名】Qing Yan Ning Tong Decoction

【组成】黄连、黄芩、连翘、玄参、蔓荆子、当归、白芍、山栀、防风、川芎、柴胡。(中医方剂大辞典)

清疟饮 qing nve yin

【英文名】Qing Nve Drink

【组成】(1)柴胡、枳壳、青皮、半夏、白术、黄芩、厚朴、猪苓、白茯苓、泽泻、陈皮、甘草、贝母、知母、前胡。(中医方剂大辞典)(2)苍白术、柴胡、黄芩、半夏、茯苓、陈皮、泽泻、甘草、肉桂、川芎、川归、人参、干姜。(中医方剂大辞典)

清空散 qing kong san

【英文名】Qing Kong Powder

【组成】川芎、柴胡、黄连、防风、甘草、羌活、栀子、黄芩。(中医方剂大辞典)

清空膏 qing kong gao

【英文名】Qing Kong Ointment

【组成】(1)羌活、防风、柴胡、黄芩、川芎、甘草、薄荷、黄连。(中医方剂大辞典)(2)卤水、冰片、白面。(中医方剂大辞典)(3)细挺子黄芩、防风、羌活、甘草。(中医方剂大辞典)(4)川芎、柴胡、黄连、防风、羌活、甘草、细挺子黄芩。(中医方剂大辞典)

清经止血汤 qing jing zhi xue tang

【英文名】Qing Jing Zhi Xue Decoction

【组成】生地、丹皮、黄芩、黄柏、茅根、地榆、炒蒲黄、益母草、棕炭。(中医方剂大辞典)

清经四物汤 qing jing si wu tang

【英文名】Qing Jing Si Wu Decoction

【组成】当归、川芎、白芍、生地黄、阿胶、艾叶、条芩、宣黄连、黄柏、知母、香附、甘草。(中医方剂大辞典)

清经失笑散 qing jing shi xiao san

【英文名】Qing Jing Shi Xiao Powder

【组成】熟地、地骨皮、青蒿、白芍、云苓、丹皮、黄柏、川断、黄连、生蒲黄、炒灵脂、桃仁、红花、坤草。(山东中医杂志 1983,(3))

清经散 qing jing san

【英文名】Qing Jing Powder

【组成】(1)丹皮、地骨皮、白芍、青蒿、黄柏、熟地、茯苓。(中医方剂大辞典)(2)泽兰叶、人参、荆芥穗、川芎、炙甘草。(中医方剂大辞典)

清肃汤 qing su tang

【英文名】Qing Su Decoction

【组成】(1)青皮、枳壳、陈皮、贝母、桑皮、丹皮、滑石、桃仁、山栀、白芍、甘草。(中医方剂大辞典)(2)石膏、知母、麦冬、甘草、人参、柴胡、栀子、独活、半夏。

（中医方剂大辞典）

清肤散 qing fu san

【英文名】Qing Fu Powder

【组成】汗螺壳、炉甘石、黄丹。（中医方剂大辞典）

清肤膏 qing fu gao

【英文名】Qing Fu Plaster

【组成】蛇床子、苦参、补骨脂、桑椹、猪胆汁、十一烯酸锌、淀粉、白凡士林、香料。（山西医药杂志 1981,10(6)）

清肺丸 qing fei wan

【英文名】Qing Fei Pill

【组成】(1)人参、桑白皮、马兜铃、杏仁、糯米、阿胶、苦梗、甜葶苈、甘草钱。（中医方剂大辞典）(2)木香、青黛、蛤粉、前胡、人参、黄连、桔梗、枳壳、薄荷叶、半夏、天南星、大黄、牵牛。（中医方剂大辞典）(3)连翘、脑子。（中医方剂大辞典）

清肺化痰丸 qing fei hua tan wan

【英文名】Qing Fei Hua Tan Pill

【组成】白枯矾、枳实、黄芩、苏叶、半夏、甘草、茯苓、陈皮、瓜蒌、贝母、北梗、玄明粉。（中医方剂大辞典）

清肺化痰健脾汤 qing fei hua tan jian pi tang

【英文名】Qing Fei Hua Tan Jian Pi Decoction

【组成】鱼腥草、败酱草、薏苡仁、黄芩、贝母、杏仁、桑白皮、丹参、茯苓、炒白术、桔梗。（浙江中医杂志 1986,(1)）

清肺方 qing fei fang

【英文名】Qing Fei Prescription

【组成】麻黄、杏仁、生草、生石膏、鱼腥草、大枣、葶苈子、胆南星。（中医杂志 1985,26(12)）

清肺止血汤 qing fei zhi xue tang

【英文名】Qing Fei Zhi Xue Decoction

【组成】丹皮、生地黄、桑皮、桔梗、赤芍、归尾、荆芥、牛子、丝茅根。（中医方剂大辞典）

清肺止泻汤 qing fei zhi xie tang

【英文名】Qing Fei Zhi Xie Decoction

【组成】黄芩、桔梗、陈皮、诃子、马兜铃、五味子、防风、葛根、升麻、寒水石、车前子、桑叶。（北京中医学院学报 1993,16(1)）

清肺止咳丸 qing fei zhi ke wan

【英文名】Qing Fei Zhi Ke Pill

【组成】前胡、苦杏仁、天花粉、浙贝母、桔梗、枳壳、茯苓、桑白皮、莱菔子、瓜蒌霜、紫苏子、陈皮。（药品标准－中药成方制剂标准 1990）

清肺止咳散 qing fei zhi ke san

【英文名】Qing Fei Zhi Ke Powder

【组成】清半夏、黄岑、苦杏仁、川贝母、大青叶、茶叶、葶苈子、青黛、白果仁、冰片、松花粉。（药品标准－中药成方制剂标准 1998）

清肺止嗽汤 qing fei zhi sou tang

【英文名】Qing Fei Zhi Sou Decoction

【组成】荆芥、杏仁、桔梗、黄芩、桃仁、紫菀、冬花、桑白皮、冬瓜仁、波寇、浙贝、木通。（云南中医杂志 1993,14(6)）

清肺宁 qing fei ning

【英文名】Qing Fei Ning Decoction

【组成】贝母、杏仁、茯苓、桔梗、甘草、五味子、橘红。（中医方剂大辞典）

清肺宁嗽丸 qing fei ning sou wan

【英文名】Qing Fei Ning Sou Pill

【组成】黄芩、桔梗、天花粉、枳壳、桑白皮、浙贝母、知母、百部、麦冬、苦杏仁、前胡、甘草、橘红。（药品标准－中药成方制剂标准 1991）

清肺平肝汤 qing fei ping gan tang

【英文名】Qing Fei Ping Gan Decoction

【组成】(1)柴胡、酒黄芩、银花、木贼、赤芍、青黛。（中医方剂大辞典）(2)大生地、花粉、黄芩、连翘、银花、寸冬、地骨皮、知母、车前子、大黄、甘草。（中医方剂大辞典）

清肺安胎饮 qing fei an tai yin

【英文名】Qing Fei An Tai Drink

【组成】知母、贝母、茯苓、黄芩、枳壳、苏子、麦冬、元参、甘草、灯心。（中医方剂大辞典）

清肺汤 qing fei tang

【英文名】Qing Fei Decoction

【异名】杏仁清肺汤（中医方剂大辞典、三因）

【组成】(1)荆芥、大力子、川贝、橘红、桑皮、防风、知母、杏仁、瓜蒌、麦冬。（中医方剂大辞典）(2)麻黄、麦冬、桔梗、知母、荆芥、花粉、诃子、杏仁、石菖蒲。（中医方剂大辞典）(3)五味子、五倍子、黄芩、甘草。（中医方剂大辞典）(4)枯黄芩、贝母、桔梗、防风、炙甘草。（中医方剂大辞典）(5)麦冬、天冬、知母、贝母、甘草、橘红、黄芩、桑皮。（中医方剂大辞典）(6)桑白皮、雪梨皮、陈米、白茯苓、陈皮、当归、生地、白芍、黄芩、天冬、栀子、紫菀、阿胶、甘草、乌梅、大枣。（中医方剂大辞典）(7)桑白皮、地骨皮、麦冬、栀仁、川黄连、车前子、熟大黄。（中医方剂大辞典）(8)桔梗汤、麦门冬、款冬花、杏仁、贝母、牛蒡子。（中医方剂大辞典）(9)桔梗、片芩、贝母、防风、炙甘草、知母。（中医方剂大辞典）(10)酒炒花粉、麦冬、天冬、甘草、桔梗、当归、生白芍、黄芩、丹皮、知母。（中医方剂大辞典）(11)茯苓、陈皮、当归、生地黄、芍药、天门冬、麦门冬、黄芩、山栀、紫菀、阿胶、桑白皮、甘草、乌梅。（中医方剂大辞典）(12)片黄芩、山栀子、枳实、桑白皮、陈皮、白茯苓、杏仁、苏子、麦门冬、贝母、沉香、辰砂。(中医方剂大辞典)(13)黄芩、桔梗、茯苓、陈皮、贝母、桑白皮、当归、天门冬、山栀、杏仁、麦门冬、五味子、甘草。(中医方剂大辞典)(14)白术、茯苓、陈皮、薄荷、南星、桑皮、细辛、甘草、桔梗。(中医方剂大辞典)(15)陈紫苏、陈皮、甘草、香附子、桑白皮、杏仁、桔梗、半夏。(中医方剂大辞典)(16)人参、前胡、瓜蒌仁、桔梗、薄荷、贝母、甘草、桑皮、大力子、茯苓、旋覆花、枳壳。(中医方剂大辞典)(17)黄芪、苍术、防风、归身、茯苓、五味子、陈皮、青皮、泽泻、黄柏。(中医方剂大辞典)(18)大黄、当归、木通、赤芍、桑白皮、茵陈、地骨皮、干葛、麻黄、粉草、杏仁、知母。(中医方剂大辞典)(19)当归、防风、大川芎、生地黄、赤芍药、黄芪、荆芥穗、甘草。(中医方剂大辞典)(20)紫花茸、杏仁、诃子、汉防己。(中医方剂大辞典)(21)薏苡仁、防己、杏仁、冬瓜子仁、鸡子白皮。(中医方剂大辞典)

清肺利咽汤 qing fei li yan tang

【英文名】Qing Fei Li Yan Decoction

【组成】生地、玄参、麦冬、丹皮、白芍、板蓝根、山豆根、黄芩、薄荷、蝉衣、桔梗、牛蒡子、甘草。(山东中医杂志 1990,9(6))

清肺抑火丸 qing fei yi huo wan

【英文名】Qing Fei Yi Huo Pill

【组成】黄芩、栀子、知母、贝母、黄柏、桔梗、苦参、前胡、天花粉、大黄。(中医方剂大辞典)

清肺抑火化痰丸 qing fei yi huo hua tan wan

【英文名】Qing Fei Yi Huo Hua Tan Pill

【组成】黄芩、知母、天花粉、大黄。((80)京卫药准字第 1476 号)

清肺抑火片 qing fei yi huo pian

【英文名】Qing Fei Yi Huo Tablet

【组成】黄芩、栀子、黄柏、大黄、苦参、天花粉、知母、桔梗、前胡。(药品标准－中药成方制剂标准 1990)

清肺抑火膏 qing fei yi huo gao

【英文名】Qing Fei Yi Huo Concentrated Decoction

【组成】黄芩、大黄、天花粉、栀子、桔梗、前胡、苦参、知母、黄柏。(药品标准－中药成方制剂标准 1998)

清肺补阴汤 qing fei bu yin tang

【英文名】Qing Fei Bu Yin Decoction

【组成】天冬、麦冬、桑白皮、贝母、枇杷叶、地骨皮、五味子、白芍、鳖甲、苏子、车前子。(中医方剂大辞典)

清肺补肾汤 qing fei bu shen tang

【英文名】Qing Fei Bu Shen Decoction

【组成】雷公藤、炙麻黄、射干、苦参、黄芩、全瓜蒌、葶苈子、补骨脂、黄芪、鱼腥草、沉香、大枣。(中西医结合杂志 1990,10(1))

清肺饮 qing fei yin

【英文名】Qing Fei Drink

【异名】清肺散(中医方剂大辞典、直指)

【组成】(1)桑皮、酒黄芩、天花粉、桔梗、石膏、赤芍、薄荷。(中医方剂大辞典)(2)瓜蒌仁、桔梗、黄连、生地、二冬、陈皮、黄芩、栀子、连翘、赤芍、前胡、半夏、川芎、茯苓、猪苓、木通、花粉、白芷。(中医方剂大辞典)(3)羚羊、葶苈、麦冬、桑叶、黄芩、甘草、牵牛、桔梗、芍药。(中医方剂大辞典)(4)杏仁、苏梗、瓜篓皮、川贝母、橘红、桑叶、枳壳、枇杷叶、牛蒡子、桔梗。(中医方剂大辞典)(5)生地、天麦冬、贝母、百合、条参、玉竹、白芍、阿胶。(中医方剂大辞典)(6)生地、生石膏、麦冬、知母、栀子、黄芩、苍耳子、丹皮、川芎。(中医方剂大辞典)(7)黄连、川贝、兜铃、橘红、阿胶、麦冬、桑皮、杏仁、甘草、五味、玉竹。(中医方剂大辞典)(8)石膏、生地、麦门冬、元参、桔梗、黄芩、当归尾、知母、柴胡、陈皮、甘草、僵蚕。(中医方剂大辞典)(9)当归、白芍、生地、麦门冬、生知母、贝母、紫菀、前胡、黄连、五味子、地骨皮、人参、甘草。(中医方剂大辞典)(10)前胡、柴胡、荆芥、桑白皮、炙甘草、枳壳、知母、贝母、薄荷叶、茯苓、桔梗、紫苏、阿胶、杏仁、天冬。(中医方剂大辞典)(11)茯苓、猪苓、灯心、木通、瞿麦、扁蓄。(中医方剂大辞典)(12)茯苓、白术、猪苓、泽泻、琥珀、木通、甘草、薄荷、瞿麦、扁蓄、滑石。(中医方剂大辞典)(13)人参、柴胡、杏仁、桔梗、赤芍药、荆芥、枳壳、桑白皮、北五味子、麻黄、半夏、旋覆花、甘草。(中医方剂大辞典)(14)桑白皮、紫苏、北前胡、黄芩、当归、天门冬、连翘、防风、赤茯苓、北梗、生干地黄、甘草。(中医方剂大辞典)(15)前胡、荆芥、桑白皮、甘草、枳壳、知母、贝母、脑荷、赤茯苓、北梗、紫苏、阿胶、杏仁、天门冬。(中医方剂大辞典)(16)茯苓、黄芩、桑皮、麦冬、车前、山栀、木通。(中医方剂大辞典)(17)桑叶、沙参、羚角、连翘、桔梗、甘草、橘红、川贝。(中医方剂大辞典)(18)知母、贝母、杏仁、桔梗、薄荷、赤茯苓、天冬、甘草、前胡、桑皮、枳壳。(中医方剂大辞典)(19)黄芩、生地、阿胶、甘草梢。(中医方剂大辞典)(20)天花粉、西河柳、麻黄、桔梗、杏仁、瓜篓霜、百部、桑皮、黄芩。(中医方剂大辞典)(21)栀子、黄芩、知母、麦冬、桑皮、乌梅。(中医方剂大辞典)(22)麦冬、牛蒡子、防风、茯苓、桑白皮、地骨皮、知母、桔梗、甘草。(中医方剂大辞典)(23)当归、川芎、黄芩、贝母、知母、阿胶、生地、蒲黄、陈皮、白芍药、天门冬、前胡、藕节、炙甘草。(中医方剂大辞典)(24)连翘、陈皮、甘草、黄芩、苡仁、当归、生地。(中医方剂大辞典)(25)天麻、胆星、贝母、桔梗、陈皮、花粉、桑皮、枳壳、黄芩。(中医方剂大辞典)(26)桑皮、贝母、桔梗、苏子、柴胡、薄荷、陈皮、甘草。(中医方剂大辞典)(27)桑白皮、地骨皮、麦门冬、柴胡、元参、桔梗、陈皮、黄芩、石膏、天花粉、生地黄、木通、生甘草。(中医方剂大辞典)(28)辛夷、黄芩、山栀、麦冬、百合、石膏、知母、甘草、枇杷叶、升麻。(中医方剂大辞典)(29)茯苓、黄芩、桑皮、麦冬、山栀、泽泻、木通、车前。(中医方剂大辞典)(30)杏仁、贝母、茯苓、桔梗、甘草、五味子、橘红。(中医方剂大辞典)(31)人参、当归、白芍、熟地、茯苓、麦冬、五味子、陈皮、知母、黄柏、甘草。(中医方剂大辞典)(32)前胡、桑皮、枯芩、款冬花、杏仁、橘红、百部、川贝、桔梗、苏子、枳壳、甘草。(中医方剂大辞典)(33)桔梗、黄芩、山栀、连翘、天花粉、玄参、薄荷、甘草。(中医方剂大辞典)(34)石膏、桔梗、山栀、知母、连翘、川黄连、甘草、麦冬、杏仁、枇杷叶。(中医方剂大辞典)(35)骨皮、桔梗、甘草、黄芩、桑白皮。(中医方剂大辞典)(36)山栀、黄芩、薄荷、甘草、桔梗、连翘。(中医方剂大辞典)(37)银柴胡、玄参、陈皮、桔梗、白茯苓、地骨皮、麦门冬、薏苡仁、人参、甘草、瓜蒌仁。(中医方剂大辞典)(38)粉草、细辛、川乌、荆芥、木贼草、僵蚕、旋覆花、黄芩。(中医方剂大辞典)(39)麻黄、麦门冬、知母、天花粉、荆芥、诃子、菖蒲。(中医方剂大辞典)(40)五味子、麦冬、人参、当归身、生地黄、黄芪。(中医方剂大辞典)(41)紫苏叶、陈皮、白茯苓、前胡、杏仁、香附、山栀仁、桔梗、桑白皮、枳实、黄连、甘草。(中医方剂大辞典)(42)麦冬、桔梗、知母、荆芥、天花粉、石菖蒲、诃子肉。(中医方剂大辞典)

清肺饮子 qing fei yin zi

【英文名】Qing Fei Drink

【异名】清肺散(中医方剂大辞典、兰室秘藏)

【组成】(1)白芍药、人参、升麻、柴胡、天门冬、麦门冬、陈皮、甘草、黄芩、黄柏、甘草。(中医方剂大辞典)(2)灯心、通草、泽泻、瞿麦、琥珀、萹蓄、木通、车前子、茯苓、猪苓。(中医方剂大辞典)(3)当归、川芎、黄芩、贝母、知母、阿胶珠、蒲黄、陈皮、白芍、生地黄、天门冬、麦门冬、前胡、薄荷、枳壳、藕节、甘草。(中医方剂大辞典)(4)山茶花、黄芩、胡麻仁、山栀子、连翘、薄荷、荆芥、芍药、防风、葛花、苦参、甘草。(中医方剂大辞典)

清肺固金丸 qing fei gu jin wan

【英文名】Qing Fei Gu Jin Pill

【组成】前胡、贝母、枳壳、苏叶、桑皮、羌活、橘皮、杏仁、苦梗、甘草、黄芩、葛根。(中医方剂大辞典)

清肺降火汤 qing fei jiang huo tang

【英文名】Qing Fei Jiang Huo Decoction

【组成】石膏、麦冬、贝母、栝楼仁、地骨皮、生地、黄芩、杏仁、桑白皮、栀子、葶苈子、苏子、灯心草。(中医方剂大辞典)

清肺养肝汤 qing fei yang gan tang

【英文名】Qing Fei Yang Gan Decoction

【组成】银花、酒黄芩、赤芍、当归、酒生地、车前子、茺蔚子。(中医方剂大辞典)

清肺活血汤 qing fei huo xue tang

【英文名】Qing Fei Huo Xue Decoction

【组成】鱼腥草、酒黄芩、光桃仁、紫丹参、光杏仁、桑白皮、浙贝母、桔梗、广地龙、葶苈子、白芥子、莱菔子。(辽宁中医杂志 1993,(9))

清肺活络汤 qing fei huo luo tang

【英文名】Qing Fei Huo Luo Decoction

【组成】酒黄芩、地骨皮、知母、麦门冬、赤芍、牡丹皮、天花粉。(中医方剂大辞典)

清肺桔梗汤 qing fei ju geng tang

【英文名】Qing Fei Ju Geng Decoction

【组成】桔梗、黄芪、五味子、枳壳、瓜蒌仁、桑白皮、当归、防己、川贝母、百合、薏苡仁、地骨皮、葶苈子、知母、甘草节、杏仁。(中医方剂大辞典)

清肺消痤汤 qing fei xiao zuo tang

【英文名】Qing Fei Xiao Zuo Decoction

【组成】桑皮、黄芩、银花、白花蛇舌草、地丁、赤芍、丹皮、生地、白芷、生甘草。(北京中医学院学报 1989,12(3))

清肺消蛾汤 qing fei xiao e tang

【英文名】Qing Fei Xiao E Decoction

【组成】沙参、麦冬、大力子、生地、赤芍、地龙、桔梗、焦山楂。(云南中医杂志 1991,12(4))

清肺益气汤 qing fei yi qi tang

【英文名】Qing Fei Yi Qi Decoction

【组成】(1)元参、麦冬、天门冬、甘草、桔梗、紫菀、款冬花、贝母、苏子。(中医方剂大辞典)(2)人参、黄芪、黄芩、百合、北梗、贝母、苡仁、升麻、甘草。(中医方剂大辞典)

清肺益气消痔汤 qing fei yi qi xiao zhi tang

【英文名】Qing Fei Yi Qi Xiao Zhi Decoction

【组成】葶苈子、瓜蒌仁、枳壳、杏仁、知母、黄芩、玄参、黄芪、党参、柴胡、升麻、甘草。(湖南中医杂志 1988,(1))

清肺通水汤 qing fei tong shui tang

【英文名】Qing Fei Tong Shui Decoction

【组成】白术、罗卜子、茯苓、半夏、麦冬、桑白皮、茵陈、泽泻、车前子、黄芩、苏子。(中医方剂大辞典)

清肺通窍汤 qing fei tong qiao tang

【英文名】Qing Fei Tong Qiao Decoction

【组成】桑白皮、地骨皮、黄芩、苍耳子、白芷、川芎、败

酱草、辛荑花、桔梗、薄荷、甘草。(四川中医 1990,8(7))

清肺强心汤 qing fei qiang xin tang

【英文名】Qing Fei Qiang Xin Decoction

【组成】白参、制附片、麦冬、桑白皮、鱼腥草。(实用中西医结合杂志 1993,6(2))

清肺散 qing fei san

【英文名】Qing Fei Powder

【异名】清肺饮(中医方剂大辞典、回春)

【组成】(1)桑白皮、枯黄芩、生甘草、辛夷花、苦桔梗、凤凰壳。(中医方剂大辞典)(2)连翘、川芎、白芷、黄连、苦参、荆茶、桑白皮、黄芩、山栀、贝母、甘草。(中医方剂大辞典)(3)麻黄、知母、荆芥、麦冬、菖蒲、诃子、天花粉、桔梗。(中医方剂大辞典)(4)桑白皮、黄芩、菊花、检壳、防风、荆芥、柴胡、升麻、赤芍、归尾、元参、苦参、蒺藜、木贼、旋复花、甜葶苈、甘草。(中医方剂大辞典)(5)蔓荆子、桑白皮、甘草、荆芥穗。(中医方剂大辞典)(6)五苓散、琥珀、灯心、木通、通草、车前子、瞿麦、篇蓄。(中医方剂大辞典)(7)半夏、麻黄、马兜铃、贝母、川升麻、杏仁、地骨皮、青皮、细辛、麦门冬、桑白皮、百合、款冬花、柴胡、桔梗、茯苓。(中医方剂大辞典)(8)蒲颓叶。(中医方剂大辞典)(9)桑白皮、元参、薄荷、黄芩、白蒺藜、紫苏、白蔻仁、甘草、广橘红。(中医方剂大辞典)

清肺葶苈丸 qing fei ting li wan

【英文名】Qing Fei Ting Li Pill

【组成】葶苈、杏仁、木通、川贝、防已。(中医方剂大辞典)

清肺解毒消肿汤 qing fei jie du xiao zhong tang

【英文名】Qing Fei Jie Du Xiao Zhong Decoction

【组成】连翘、公英、金银花、野菊花、黄芩、瓜蒌、生地、甘草。(中医方剂大辞典)

清肺解毒液 qing fei jie du ye

【英文名】Qing Fei Jie Du Decoction

【组成】鱼腥草、蒲公英、葶苈子、赤芍。(上海中医药杂志 1988,(5))

清肺解囊汤 qing fei jie nang tang

【英文名】Qing Fei Jie Nang Decoction

【组成】生石膏、炙麻黄、杏仁、甘草、连翘、板蓝根、银花、法半夏。(湖南中医杂志 1989,(2))

清肺膏 qing fei gao

【英文名】Qing Fei Plaster

【组成】(1)生黄芩、南薄荷、桑白皮、地骨皮、知母、贝母、天冬、麦冬、连翘、苏子、花粉、葶苈、芫花、桔梗、橘红、郁金、香附、荆穗、枳壳、牛子、山豆根、瓜蒌、旋复花、苦杏仁、川芎、白芷、马兜铃、前胡、蒲黄、防风、苏梗、青皮、胆南星、防已、射干、白前、白槟榔、白丑头、款冬花、五倍子、玄参、生地、生甘草、忍冬藤、归尾、白芍、赤芍、丹皮、木通、车前子、枳实、黄连、黄柏、黑山栀、白及、白敛、大黄、芒硝、木鳖仁、蓖麻仁、山甲、滑石、生姜、葱白、冬桑叶、白菊花、槐枝、柳枝、桑枝、枇杷叶、竹叶、柏叶、橘叶、凤仙、百合、莱菔子、花椒、乌梅、生石膏、青黛、海石、蛤粉、硼砂、明矾、真轻粉、牛胶。(中医方剂大辞典)(2)党参、陈皮、贝母、半夏、桔梗、茯苓、桑白皮、知母、枳壳、杏仁、款冬、麦冬、地骨皮、黄芩、生地、黄连、木通、五味、苏子、诃子肉、菖蒲、甘草、生姜、枇杷叶、百合。(中医方剂大辞典)(3)瓜蒂、附子、赤小豆、细辛、甘草。(中医方剂大辞典)

清肾汤 qing shen tang

【英文名】Qing Shen Decoction

【组成】(1)当归、川芎、枸杞子、茯苓、水贼、菊花、密蒙花、石决明、知母、黄柏、防风。(中医方剂大辞典)(2)知母、黄柏、生龙骨、生牡蛎、海螵蛸、茜草、生杭芍、生山药、泽泻。(中医方剂大辞典)(3)焦黄柏、生地、天门冬、茯苓、煅牡蛎、炒山药。(中医方剂大辞典)(4)防风、天花粉、贝母、黄柏、白茯苓、玄参、白芷、蔓荆子、天麻、半夏、生甘草。(中医方剂大辞典)

清肾利水汤 qing shen li shui tang

【英文名】Qing Shen Li Shui Decoction

【组成】麻黄、连翘、丹皮、茯苓、蒲公英、白茅根、益母草、蒲黄、甘草。(中西医结合杂志 1991,(1))

清肾愈风汤 qing shen yu feng tang

【英文名】Qing Shen Yu Feng Decoction

【组成】荆芥、防风、羌活、独活、白鲜皮、白芷、蝉蜕、川芎、当归、威灵仙、生地、何首乌、枳壳、苦参、甘草、茅苍术、黄柏、穿山甲、乌药、石菖蒲、金银花。(中医方剂大辞典)

清表散毒汤 qing biao san du tang

【英文名】Qing Biao San Du Decoction

【组成】地骨皮、麦冬、花粉、牛蒡子、连翘、当归、猪苓、泽泻、黄芩、甘草。(中医方剂大辞典)

清郁二陈汤 qing yu er chen tang

【英文名】Qing Yu Er Chen Decoction

【组成】陈皮、半夏、茯苓、苍术、川芎、香附、神曲、枳实、黄连、栀子、白芍、甘草。(中医方剂大辞典)

清郁丸 qing yu wan

【英文名】Qing Yu Pill

【组成】楂肉、神曲、川黄连、青黛、黑山栀、桃仁、红花、延胡索、抚芎。(中医方剂大辞典)

清金一贯饮 qing jin yi guan yin

【英文名】Qing Jin Yi Guan Drink

【组成】黄芩、牛蒡子、桔梗、前胡、荆芥穗、木通、青皮、赤芍、甘草。(中医方剂大辞典)

清金二母汤 qing jin er mu tang

【英文名】Qing Jin Er Mu Decoction

【组成】知母、贝母、桔梗、茯苓、当归、白术、陈皮、桑皮、紫苏、杏仁、柴胡、瓜蒌仁、黄芩、五味子、甘草、麦门冬。(中医方剂大辞典)

清金丸 qing jin wan

【英文名】Qing Jin Pill

【组成】(1)黄芩、黄连、黄柏、山栀。(中医方剂大辞典)(2)枇杷叶、桑皮、冬花、木通、紫菀、杏仁、大黄。(中医方剂大辞典)(3)麦冬、防风、皂角刺、大黄、土木鳖、杏仁、人参、黄芪、黄芩、黄连。(中医方剂大辞典)(4)萝卜子。(中医方剂大辞典)(5)片子黄芩。(中医方剂大辞典)(6)贝母、知母、巴豆。(中医方剂大辞典)

清金丹 qing jin dan

【英文名】Qing Jin Pellet

【异名】清金丸(中医方剂大辞典、鸡鸣录)

【组成】萝菔子、猪牙皂角。(中医方剂大辞典)

清金化毒汤 qing jin hua du tang

【英文名】Qing Jin Hua Du Decoction

【组成】(1)知母、黄芩、石膏、桔梗、甘草、天冬、麦冬、兜铃、木通、山栀、花粉。(中医方剂大辞典)(2)茯苓、甘草、陈皮、山栀仁、芍药、知母、连翘、薏苡仁、牛蒡子、灯心。(中医方剂大辞典)

清金化痰丸 qing jin hua tan wan

【英文名】Qing Jin Hua Tan Pill

【组成】紫菀、茯苓、杏仁、陈皮、苏子、黄芩、花粉、桑皮、黄连、蒌仁、半夏、桔梗、甘草。(中医方剂大辞典)

清金化痰汤 qing jin hua tan tang

【英文名】Qing Jin Hua Tan Decoction

【组成】黄芩、山栀、桔梗、麦门冬、桑皮、贝母、知母、瓜蒌仁、橘红、茯苓、甘草。(中医方剂大辞典)

清金化癣汤 qing jin hua xuan tang

【英文名】Qing Jin Hua Xuan Decoction

【组成】润元参、剖麦冬、白苏子、东白薇、生甘草、炙紫菀、牛蒡子、白芥子、蒸百部。(中医方剂大辞典)

清金引血汤 qing jin yin xue tang

【英文名】Qing Jin Yin Xue Decoction

【组成】藕节、茅根、侧柏、降香、桑叶、麦冬、旱莲草、黑芥穗、泽兰。(中医方剂大辞典)

清金止衄汤 qing jin zhi niu tang

【英文名】Qing Jin Zhi Niu Decoction

【组成】桑白皮、黄芩、山栀炭、白茅根、茜草、侧柏叶、紫草、当归、旱莲草、怀牛膝。(中国医药学报 1988,3(1))

清金止嗽化痰丸 qing jin zhi sou hua tan wan

【英文名】Qing Jin Zhi Sou Hua Tan Pill

【组成】黄芩、熟大黄、知母、天花粉、麦冬、化橘红、浙贝母、枳壳、桑白皮、苦杏仁、前胡、百部、桔梗、甘草。(药品标准-中药成方制剂标准 1993)

清金止嗽西瓜膏 qing jin zhi sou xi gua gao

【英文名】Qing Jin Zhi Sou Xi Gua Concentrated Decoction

【组成】西瓜、紫苏叶、苦杏仁、桔梗、麦冬、麻黄、罂粟壳、桑白皮、瓜蒌皮、茯苓、枳壳、生姜、枇杷叶、五味子、薄荷、清半夏、川贝母、款冬花、甘草、化橘红、地黄、下萝卜。(药品标准-中药成方制剂标准 1990)

清金加减百合固金汤 qing jin jia jian bai he gu jin tang

【英文名】Qing Jin Jia Jian Bai He Gu Jin Decoction

【组成】百合、桔梗、川贝、桑皮、杏仁、花粉、麦冬、茯苓、陈皮、生甘草。(中医方剂大辞典)

清金宁肺丸 qing jin ning fei wan

【英文名】Qing Jin Ning Fei Pill

【组成】陈皮、法半夏、化橘红、甘草、麻黄、苦杏仁、曼陀罗叶、茯苓、五味子、桔梗、厚朴、沉香、桂枝、白芥子、瓜蒌子、川贝母、浙贝母、款冬花、百部、白及、地骨皮。(药品标准-中药成方制剂标准 1993)

清金宁嗽汤 qing jin ning sou tang

【英文名】Qing Jin Ning Sou Decoction

【组成】橘红、前胡、生甘草、杏仁、桑皮、川连、栝楼仁、桔梗、浙贝母。(中医方剂大辞典)

清金甘桔汤 qing jin gan ju tang

【英文名】Qing Jin Gan Ju Decoction

【组成】桔梗、川贝、麦冬肉、花粉、生地、元参、白芍、丹皮、粉甘草、灯心。(中医方剂大辞典)

清金壮水丸 qing jin zhuang shui wan

【英文名】Qing Jin Zhuang Shui Pill

【组成】地黄、山药、山茱萸、泽泻、茯苓、丹皮、麦门冬、五味子。(中医方剂大辞典)

清金导赤饮 qing jin dao chi yin

【英文名】Qing Jin Dao Chi Drink

【组成】当归、白芍、陈皮、贝母、软石膏、白茯苓、甘草、黄芩、黄连、杏仁、桑白皮、枳壳、木通、滑石、麦冬、车前子、人参、玄参。(中医方剂大辞典)

清金汤 qing jin tang

【英文名】Qing Jin Decoction

【异名】青金汤(中医方剂大辞典、袖珍)

【组成】(1)甘草、桔梗、玉竹、川贝、黑豆衣、桑叶、地骨皮、甜梨、白粳米。(中医方剂大辞典)(2)知母、黄芩、石膏、桔梗、甘草、天冬、麦冬、木通、马兜铃、栀子、花粉、牛子。(中医方剂大辞典)(3)粟壳、甘草、

陈皮、茯苓、杏仁、阿胶、五味子、桑白皮、薏苡仁、紫苏、贝母、半夏曲、百合、款冬花、人参。(中医方剂大辞典)

清金百部汤 qing jin bai bu tang

【英文名】Qing Jin Bai Bu Decoction

【组成】桔梗、元参、川贝、百部、生地、麦冬、丹皮、白芍、生甘草、地骨皮、灯心。(中医方剂大辞典)

清金利肺汤 qing jin li fei tang

【英文名】Qing Jin Li Fei Decoction

【组成】陈皮、茯苓、贝母、枯芩、天冬、麦冬、桔梗、枳壳、杏仁、桑皮、甘草。(中医方剂大辞典)

清金饮 qing jin yin

【英文名】Qing Jin Drink

【组成】(1)百部、黄芩、桑皮、桔梗、枳壳、麦门冬、石膏。(中医方剂大辞典)(2)前胡、杏仁、桔梗、桑皮、半夏、甘草、旋复花、薄荷、陈皮。(中医方剂大辞典)(3)苡仁、橘叶、黄芩、花粉、贝母、桑皮、桔梗、牛蒡、白蒺藜。(中医方剂大辞典)(4)天花粉、桔梗、桑皮、知母、玄参、连翘、干葛。(中医方剂大辞典)

清金定喘汤 qing jin ding chuan tang

【英文名】Qing Jin Ding Chuan Decoction

【组成】赤芍、桔梗、茯苓、半夏、前胡、甘草、旋覆花。(中医方剂大辞典)

清金降火丹 qing jin jiang huo dan

【英文名】Qing Jin Jiang Huo Pill

【组成】天门冬、麦门冬、莲实、五味子、砂糖、龙脑。(中医方剂大辞典)

清金降火汤 qing jin jiang huo tang

【英文名】Qing Jin Jiang Huo Decoction

【组成】(1)软柴胡、生黄芩、花粉、瓜蒌仁、生桑皮、生山栀、杏仁、陈皮、苏子。(中医方剂大辞典)(2)枯芩、川贝、瓜蒌、麦冬、大力子、黑栀、知母、杏仁、元参、麻黄、石膏、竹叶。(中医方剂大辞典)(3)当归、白芍、生地、陈皮、贝母、瓜篓仁、甘草、白苓、枯芩、山栀、玄参、天冬、麦冬、杏仁、桑白皮、石膏、紫苏梗、酒连。(中医方剂大辞典)(4)陈皮、半夏、茯苓、桔梗、枳壳、贝母、前胡、杏仁、黄芩、石膏、瓜蒌仁、甘草。(中医方剂大辞典)

清金保肺汤 qing jin bao fei tang

【英文名】Qing Jin Bao Fei Decoction

【组成】(1)天冬、麦冬、南沙参、北沙参、石斛、玉竹、贝母、茜根、杏仁、蒌皮、茯苓、蛤粉、梨、藕。(中医方剂大辞典)(2)麦门冬、桔梗、天门冬、黄芩、荆芥、知母、杏仁、天花粉、玄参、牛蒡子、五味子。(中医方剂大辞典)

清金养气补脾丸 qing jin yang qi bu pi wan

【英文名】Qing Jin Yang Qi Bu Pi Pill

【组成】川归身、麦冬、知母、白术、苡仁、茯神、人参、山药、芍药、橘红、酒黄芩。(中医方剂大辞典)

清金养血汤 qing jin yang xue tang

【英文名】Qing Jin Yang Xue Decoction

【组成】川芎、当归、白芍、香附、麦冬、白术、丹皮、地骨皮、生地、五味子、甘草。(中医方剂大辞典)

清金养荣丸 qing jin yang rong wan

【英文名】Qing Jin Yang Rong Pill

【组成】生地、麦冬肉、花粉、川贝、元参、白芍、茯苓、地骨皮、丹皮、甘草。(中医方剂大辞典)

清金养营汤 qing jin yang ying tang

【英文名】Qing Jin Yang Ying Decoction

【组成】当归、白芍、熟地、黄连、连翘、黄芩、熟大黄、枳壳、麻仁、茯苓、天花粉、甘草。(中医方剂大辞典)

清金胜金丹 qing jin sheng jin dan

【英文名】Qing Jin Sheng Jin Pill

【组成】制首乌、川石斛、葳蕤、人参、橘红、川贝母、知母、柴胡、当归、地骨皮。(中医方剂大辞典)

清金退热饮 qing jin tui re yin

【英文名】Qing Jin Tui Re Drink

【组成】(1)当归、芍药、人参、茯苓、黄芩、川芎、知母、贝母、桔梗、陈皮、软柴胡、五味子、桑皮、甘草、地骨皮。(中医方剂大辞典)(2)柴胡、人参、黄芪、熟地、茯苓、川芎、桔梗、知母、五味、甘草、贝母、门冬。(中医方剂大辞典)

清金凉肝散 qing jin liang gan san

【英文名】Qing Jin Liang Gan Powder

【组成】黄连、黄芩、栀子、连翘、葶苈、桑白皮、麦门冬、天花粉、赤芍药、干葛、荆芥、杏仁、青皮、甘草。(中医方剂大辞典)

清金消毒汤 qing jin xiao du tang

【英文名】Qing Jin Xiao Du Decoction

【异名】清金消毒饮(中医方剂大辞典、医门八法)

【组成】元参、麦冬、生甘草、金银花、当归。(中医方剂大辞典)

清金润燥天门冬丸 qing jin run zao tian men dong wan

【英文名】Qing Jin Run Zao Tian Men Dong Pill

【组成】天门冬、百合、前胡、贝母、半夏、桔梗、桑白皮、防己、紫菀、赤茯苓、生地黄、杏仁。(中医方剂大辞典)

清金润燥汤 qing jin run zao tang

【英文名】Qing Jin Run Zao Decoction

【组成】元参、连翘、生地黄、甘草、僵蚕、天花粉、牛蒡子、贝母、射干、灯心。(中医方剂大辞典)

清金理嗽丸 qing jin li sou wan

【英文名】Qing Jin Li Sou Pill

【组成】橘皮、枳壳、桔梗、黄芩、桑皮、杏仁、知母、百

部、麦冬、甘草、胆星。(中医方剂大辞典)

清金饧 qing jin tang

【英文名】Qing Jin Decoction

【组成】天冬、麦冬、杏仁、桑白皮、甘草、山栀、桔梗。(中医方剂大辞典)

清金散 qing jin san

【英文名】Qing Jin Powder

【组成】(1)生石膏、青黛。(中医方剂大辞典)(2)沙参、赤苓、石膏、知母、麦冬、元参、黄芩、炒栀、骨皮、杏仁、瓜蒌、大力、桔梗、竹心。(中医方剂大辞典)(3)青黛、明矾、雄黄、文蛤、山栀、硼砂、皂角、血余、冰片。(中医方剂大辞典)(4)生栀子、黄芩、枇杷叶、生地黄、花粉、连翘、麦冬、薄荷、元参、生甘草、桔梗。(中医方剂大辞典)(5)麦冬、天冬、白花百合、桑皮、骨皮、薄荷、花粉、茯苓、贝母、枇杷叶、米仁。(中医方剂大辞典)(6)生桑皮、百合、冬花、川贝、生苡仁、地骨皮、麦冬、生甘草、生藕汁、童便、枇杷叶。(中医方剂大辞典)(7)黄连、枳壳、陈皮、乳香、没药。(中医方剂大辞典)(8)焦紫麦冬、桔梗。(中医方剂大辞典)(9)陈皮、半夏、贝母、天花粉、麦门冬、桔梗、栀子、黄芩、甘草。(中医方剂大辞典)(10)茯苓、陈皮、甘草、知母、桑白皮、桔梗、杏仁、前胡、黄芩、栀子仁、地骨皮、枳壳、胆星、款冬花、马兜铃、青木香。(中医方剂大辞典)(11)铜青、白矾。(中医方剂大辞典)(12)茇荷根。(中医方剂大辞典)(13)防风、黄芩、生地、丹皮、当归、蒲黄、地榆、白芍、川芎、槐花、杜仲、甘草、泽兰、阿胶。(中医方剂大辞典)(14)芦根、川贝母、山栀子、板蓝根、朱砂、琥珀、犀角、冰片。(中医方剂大辞典)(15)陈皮、清夏、川贝、花粉、桔梗、苏叶、黄芩、寸冬、甘草。(中医方剂大辞典)

清金解毒汤 qing jin jie du tang

【英文名】Qing Jin Jie Du Decoction

【组成】(1)生明乳香、生明没药、粉甘草、生黄芪、玄参、沙参、牛蒡子、贝母、知母、三七。(中医方剂大辞典)(2)黄芩、黄连、牛子、前胡、丹皮、麦冬、知母、百合、炒栀、甘草、人参。(中医方剂大辞典)(3)知母、黄芩、石膏、桔梗、甘草、天冬、兜铃、木通、山栀。(中医方剂大辞典)

清金解渴汤 qing jin jie ke tang

【英文名】Qing Jin Jie Ke Decoction

【组成】石膏、生地、黄连、桔梗、荆芥、甘草、牛蒡、连翘、葛根、天花粉、灯心、竹叶。(中医方剂大辞典)

清金膏 qing jin gao

【英文名】Qing Jin Ointment

【组成】(1)天冬、麦冬、茯苓、川贝母。(中医方剂大辞典)(2)天门冬、麦门冬、贝母、杏仁、半夏。(中医方剂大辞典)

清降丸 qing jiang wan

【英文名】Qing Jiang Pill

【组成】蚕砂、大黄、玄参、皂角子、赤芍、麦冬、连翘、板蓝根、地黄、金银花、白茅根、牡丹皮、青黛、川贝母、薄荷、甘草。(药品标准－中药成方制剂标准 1998)

清降片 qing jiang pian

【英文名】Qing Jiang Tablet

【组成】大黄、生地黄、牡丹皮、赤芍、板蓝根、玄参、青黛、金银花、连翘、皂角子、薄荷冰等。(《天津市中成药规范》(1978 年))

清降排石汤 qing jiang pai shi tang

【英文名】Qing Jiang Pai Shi Decoction

【组成】金钱草、海金砂、车前子、滑石、冬葵子、牛膝、威灵仙、磁石、鸡内金、淮山药、麦冬、白芍、生甘草、琥珀。(江西中医药 1992,(4))

清降散 qing jiang san

【英文名】Qing Jiang Powder

【组成】辛荑、马兜铃、紫荆、钩藤、降真香、蔓荆子、豆豉、豨莶草、秦艽、决明子、芦根、刺蒺藜、槐花、沉香。(湖北中医杂志 1992,14(6))

清鱼锭 qing yu ding

【英文名】Qing Yu Lozenges

【组成】白薇、南星、射干、细辛、防风、泽泻、川连、白芷、全蝎、蟾酥、血竭、生军、银花、木通、炒栀、牙皂、雄黄、山甲、冰片、麝香、草梢、白梅花、江米。(中医方剂大辞典)

清齿汤 qing chi tang

【英文名】Qing Chi Decoction

【组成】薄荷、花粉、连翘、桔梗、玄参、木通、干葛、甘草。(中医方剂大辞典)

清咯汤 qing ge tang

【英文名】Qing Ge Decoction

【组成】陈皮、半夏、茯苓、知母、贝母、生地、桔梗、栀子、杏仁、阿胶、桑皮、甘草、柳桂。(中医方剂大辞典)

清咳汤 qing ke tang

【英文名】Qing Ke Decoction

【组成】(1)款冬花、百合、百部。(中医方剂大辞典)(2)当归、白芍、桃仁、贝母、白术、牡丹皮、黄芩、栀子、青皮、桔梗、甘草。(中医方剂大辞典)

清咳散 qing ke san

【英文名】Qing Ke Powder

【组成】蟾酥、薄荷脑、冰片、白矾、桔梗干膏、甘草干膏、盐酸溴已新、百部干膏、珍珠层粉。(药品标准－中药成方制剂标准 1998)

清咽丸 qing yan wan

【英文名】Qing Yan Pill

【组成】(1)薄荷叶、犀角、川芎、防风、桔梗、真柿霜。(中医方剂大辞典)(2)薄荷、桔梗、柿霜、甘草、硼砂、儿茶、冰片。(中医方剂大辞典)

清咽双和饮 qing yan shuang he yin

【英文名】Qing Yan Shuang He Drink

【组成】桔梗、银花、当归、赤芍、生地、元参、赤苓、荆芥、丹皮、真川贝、甘草、甘葛、前胡。(中医方剂大辞典)

清咽片 qing yan pian

【英文名】Qing Yan Tablet

【异名】清音片(药品标准－中药成方制剂标准)

【组成】桔梗、硼砂、寒水石、青黛、冰片、薄荷脑、诃子、甘草、甘草霜。(药品标准－中药成方制剂标准 1998)

清咽宁肺汤 qing yan ning fei tang

【英文名】Qing Yan Ning Fei Decoction

【组成】(1)桔梗、山栀、黄芩、桑白皮、甘草、前胡、知母、贝母、陈皮、半夏。(中医方剂大辞典)(2)桔梗、黄芩、桑皮、甘草、前胡、知母、贝母。(中医方剂大辞典)

清咽甘露丸 qing yan gan lu wan

【英文名】Qing Yan Gan Lu Pill

【组成】生地、熟地、赤芍、白芍、天冬、寸冬、黄芩、玄参、枇杷叶、石斛、当归、生甘草。(中医药学报 1981,(2))

清咽汤 qing yan tang

【英文名】Qing Yan Decoction

【组成】(1)蒲公英、牛蒡子、大青叶、山豆根、马勃、郁金、炒枳壳、桔梗、元参、石斛、麦冬、化橘红、甘草。(中医方剂大辞典)(2)升麻、元参、射干、连翘、山栀、黄芩、石膏、归尾、麦冬、生地、薄荷、大黄、金银花、甘草节。(中医方剂大辞典)

清咽利喉汤 qing yan li hou tang

【英文名】Qing Yan Li Hou Decoction

【组成】二花、连翘、玄参、射干、蝉蜕、山豆根、桔梗、麦冬、牛蒡子、薄荷、甘草。(陕西中医 1988,9(2))

清咽利膈丸 qing yan li ge wan

【英文名】Qing Yan Li Ge Pill

【组成】连翘、黄芩、生栀子、薄荷、防风、玄参、天花粉、射干、荆芥穗、牛蒡子、桔梗、熟军、甘草。(中医方剂大辞典)

清咽利膈汤 qing yan li ge tang

【英文名】Qing Yan Li Ge Decoction

【组成】(1)芒硝、银花、牛蒡子、大黄、黄连、枳实、连翘、栀子、薄荷、姜蚕、厚朴、生石膏、人中黄。(中医方剂大辞典)(2)连翘、黄芩、甘草、桔梗、荆芥、防风、党参、大黄、朴硝。(中医方剂大辞典)(3)前胡、防风、荆芥、连翘、大力子、山豆根、元参、山栀、桔梗、甘草。(中医方剂大辞典)(4)元参、升麻、桔梗、甘草、茯苓、黄连、黄芩、牛蒡子、防风、芍药。(中医方剂大辞典)

清咽利膈和胃合剂 qing yan li ge he wei he ji

【英文名】Qing Yan Li Ge He Wei Mixture

【组成】柴胡、枳壳、陈皮、茯苓、吴萸、白蔻仁、麦冬、丹参、霜桑叶、冬凌草、甘草。(中国医药学报 1993,8(2))

清咽抑火丸 qing yan yi huo wan

【英文名】Qing Yan Yi Huo Pill

【组成】山豆根、连翘、桔梗、栀子、黄芩、大黄、玄参、牛蒡子、芒硝、知母、防风、薄荷、黄柏、甘草。(药品标准－中药成方制剂标准 1993)

清咽茶 qing yan cha

【英文名】Qing Yan Medicinal Instant Granule

【组成】草决明、麦冬、玄参。(中西医结合杂志 1991,(3))

清咽屑 qing yan xie

【英文名】Qing Yan Powder

【异名】清咽散(中医方剂大辞典、全国中药成药处方集)

【组成】半夏、橘红、川大黄、茯苓、紫苏叶、风化硝、真僵蚕、桔梗、连翘、诃子肉、杏仁、甘草。(中医方剂大辞典)

清咽消肿饮 qing yan xiao zhong yin

【英文名】Qing Yan Xiao Zhong Drink

【组成】甘草、元参、前胡、薄荷、大力子、山栀、黄连、煅石膏、连翘、防风、荆芥、桔梗。(中医方剂大辞典)

清咽润喉丸 qing yan run hou wan

【英文名】Qing Yan Run Hou Pill

【组成】射干、山豆根、桔梗、僵蚕、栀子、牡丹皮、青果、金果榄、麦冬、玄参、知母、地黄、白芍、浙贝母、甘草、冰片、水牛角。(药品标准－中药成方制剂标准 1989)

清咽益元丸 qing yan yi yuan wan

【英文名】Qing Yan Yi Yuan Pill

【组成】滑石、甘草、辰砂、牛黄、百药煎。(中医方剂大辞典)

清咽奠阴承气汤 qing yan dian yin cheng qi tang

【英文名】Qing Yan Dian Yin Cheng Qi Decoction

【组成】元参、麦冬、大生地、甘草、知母、马勃、大黄、犀角、风化硝、北沙参。(中医方剂大辞典)

清咽散 qing yan san

【英文名】Qing Yan Powder

【组成】(1)薄荷、川贝母、荆芥穗、僵蚕、犀角、射干、大黄、穿山甲、皂角刺、生地、黄芩、元参、知母。(中医

方剂大辞典)(2)甘草、桔梗、荆芥、防风、牛蒡、枳壳、薄荷、前胡。(中医方剂大辞典)

清咽滋肺汤 qing yan zi fei tang

【英文名】Qing Yan Zi Fei Decoction

【组成】荆芥、牛蒡子、前胡、贝母、玄参、麦冬、马兜铃、栝楼仁、桑叶、枇杷叶、沙参、地骨皮、薄荷。(中医方剂大辞典)

清咽解毒散 qing yan jie du san

【英文名】Qing Yan Jie Du Powder

【组成】天花粉、炉甘石、玄明粉、青黛、人中白、石膏、冰片、硼砂、象牙屑、青果炭。(药品标准－中药成方制剂标准 1998)

清咽滴丸 qing yan di wan

【英文名】Qing Yan Drop Pill

【组成】青黛、甘草、诃子、冰片。((93)卫药准字 Z－3)

清宣瘀热汤 qing xuan yu re tang

【英文名】Qing Xuan Yu Re Decoction

【组成】活水芦笋、鲜枇杷叶、旋复花、新绛、青葱管、广郁金汁。(中医方剂大辞典)

清宫丹 qing gong dan

【英文名】Qing Gong Pellet

【组成】(1)乌犀角、元参、杏仁、寸冬、粉葛根、生石膏、蒌仁、桔梗、生地、枳壳、芥穗、牛蒡子、木通、连翘、山栀、明雄、黄芩、朱砂、粉草。(中医方剂大辞典)(2)柴胡、蒲黄、枳壳、生石膏、寸冬、黄芩、郁金、酒杭芍、薄荷、清夏、桔梗、云黄连、山栀、朱砂、胆草、川羌活、独活、犀角、粉草、胆星。(中医方剂大辞典)(3)枳壳、寸冬、黄芩、法夏、花粉、柴胡、生石膏、桔梗、薄荷、朱砂、山栀、郁金、云苓、胆草、羌活、独活、白参、甘草、犀角、雄黄。(中医方剂大辞典)(4)片朱砂、广角、元参、莲子心、竹叶、连翘、麦冬、柴胡、枳壳、郁金、薄荷、清夏、桔梗、黄连、焦栀、川羌、甘草、梅片、川贝母、杏仁、黄芩、粉葛根。(中医方剂大辞典)

清宫化瘀汤 qing gong hua yu tang

【英文名】Qing Gong Hua Yu Decoction

【组成】蒲公英、败酱草、红藤、三棱、莪术、延胡、当归、丹参、制香附、赤芍、牛膝、川楝子。(江苏中医 1993,(14))

清宫长春丹 qing gong chang chun dan

【英文名】Qing Gong Chang Chun Pellet

【组成】人参、枸杞、杜仲、山萸肉、生地、肉苁蓉、天冬、茯苓、泽泻、柏子仁、远志、五味子、当归、白芍、木香等。(中医杂志 1989,(3))

清宫长春丹胶囊 qing gong chang chun dan jiao nang

【英文名】Qing Gong Chang Chun Dan Capsule

【组成】人参、当归、熟地、枸杞子、杜仲、山茱萸、天冬、远志。((85)冀卫药准字第 1889 号)

清宫长春胶囊 qing gong chang chun jiao nang

【英文名】Qing Gong Chang Chun Capsule

【组成】人参、当归、白芍、天冬、牛膝、茯苓、五味子、石菖蒲、枸杞子、麦冬、地黄、熟地黄、远志、复盆子、杜仲、木香、花椒、菟丝子、地骨皮、山药、山茱萸、柏子仁、泽泻、肉丛蓉。(药品标准－中药成方制剂标准 1998)

清宫仙药茶 qing gong xian yao cha

【英文名】Qing Gong Xian Yao Decoction

【组成】乌龙茶、六安茶、泽泻等。(中国医药学报 1986,1(3))

清宫宁血灵 qing gong ning xue ling

【英文名】Qing Gong Ning Xue Injection

【组成】青黛、广木香、青木香等。(上海中医药杂志 1989,(10))

清宫汤 qing gong tang

【英文名】Qing Gong Decoction

【组成】元参心、莲子心、竹叶卷心、连翘心、犀角尖、连心麦冬。(中医方剂大辞典)

清宫汤去莲心麦冬加银花赤小豆皮方 qing gong tang qu lian xin mai dong jia yin hua chi xiao dou pi fang

【英文名】Qing Gong Decoction Qu Lian Xin Mai Dong Jia Yin Hua Chi Xiao Dou Pi Prescription

【组成】犀角、连翘心、元参心、竹叶心、银花、赤小豆皮。(中医方剂大辞典)

清宫寿桃丸 qing gong shou tao wan

【英文名】Qing Gong Shou Tao Pill

【组成】益智仁、生地、枸杞子、天门冬、酸枣仁、红参、当归等。(清·《清宫医案》)

清宫环宁汤 qing gong huan ning tang

【英文名】Qing Gong Huan Ning Decoction

【组成】蒲公英、茯苓、黄芩、焦山楂、当归、赤白芍、陈皮、侧柏炭、山栀。(实用中西医结合杂志 1992,5(12))

清带四物汤 qing dai si wu tang

【英文名】Qing Dai Si Wu Decoction

【组成】当归、川芎、熟地黄、枳壳、香附、白附子、防风、橘红、良姜、荆芥、甘草。(中医方剂大辞典)

清带汤 qing dai tang

【英文名】Qing Dai Decoction

【组成】生山药、生龙骨、生牡蛎、海螵蛸、茜草。(中医方剂大辞典)

清幽汤 qing you tang

【英文名】Qing You Decoction

【组成】半夏、川连、黄芩、吴萸、潞党参、白术、白芍、枳壳、当归、木香、砂仁、地锦草、炙甘草。(中医杂志

1991,32(7))

清毒二仙丹 qing du er xian dan

【英文名】Qing Du Er Xian Pellet

【组成】大菊子、鸭蛋子。(中医方剂大辞典)

清毒百应丸 qing du bai ying wan

【英文名】Qing Du Bai Ying Pill

【组成】锦纹大黄、苍术、黄柏、当归、槐花、金银花、皂角。(中医方剂大辞典)

清毒饮 qing du yin

【英文名】Qing Du Drink

【组成】贯众、葛根、甘草、白僵蚕。(中医方剂大辞典)

清毒拔翳汤 qing du ba yi tang

【英文名】Qing Du Ba Yi Decoction

【组成】(1)防风、荆芥穗、薄荷、前胡、蔓荆子、京芍药、桔梗、北柴胡、片黄芩、连翘、肥知母、牛蒡子、白菊、密蒙花、白蒺藜、木贼、牡丹皮。(中医方剂大辞典)(2)酒炒黄连、酒炒当归、酒炒花粉、牛蒡、草决明、桔梗、甘草、白蒺藜、真甘菊、密蒙花、谷精草、川木贼、粉葛根、川芎、羌活、柴胡、防风、薄荷、生地、酒炒山栀。(中医方剂大辞典)

清毒祛湿汤 qing du qu shi tang

【英文名】Qing Du Qu Shi Decoction

【组成】苍耳椽、蛇床子、白鲜皮、苦参、苍术、生军、黄柏、地肤子。(中医杂志 1983,24(3))

清毒散 qing du san

【英文名】Qing Du Powder

【组成】(1)大黄、荆芥、牛蒡子、甘草。(中医方剂大辞典)(2)生地、赤芍、连翘、金银花、牛蒡子、木通、黄连、当归、丹皮、甘草。(中医方剂大辞典)(3)防风、荆芥、川芎、白芷、苦参、羌活、独活、黄芩、黄柏、柴胡、甘草、赤苓。(中医方剂大辞典)(4)寒水石、黄柏、黄丹、朴硝。(中医方剂大辞典)

清毒解表汤 qing du jie biao tang

【英文名】Qing Du Jie Biao Decoction

【组成】升麻、防风、荆芥、麻黄、连翘、牛蒡子、桔梗、石膏、知母、黄芩、黄连、虫退、麦冬、甘草。(中医方剂大辞典)

清毒膏 qing du gao

【英文名】Qing Du Plaster

【组成】当归尾、乳香、法半夏、毛苍术、神曲、山栀子、轻粉、赤小豆(敷患处)。(中医方剂大辞典)

清泉汤 qing quan tang

【英文名】Qing Quan Decoction

【组成】(1)生石膏、知母、陈皮、厚朴、枳壳、大腹皮、黄芩。(中医方剂大辞典)(2)棕榈皮。(中医方剂大辞典)

清活注射液 qing huo zhu she ye

【英文名】Qing Huo Injection

【组成】鱼腥草。(中医杂志 1982,23(1))

清浊补虚汤 qing zhuo bu xu tang

【英文名】Qing Zhuo Bu Xu Decoction

【组成】萆薢、海金砂、黄柏、车前子、白术、茯苓、山药、益知仁、川牛膝、菟丝子、山萸肉、甘草梢。(山东中医杂志 1989,8(4))

清浊饮 qing zhuo yin

【英文名】Qing Zhuo Drink

【组成】木通、滑石、粉草、黄荆子。(中医方剂大辞典)

清浊肾复汤 qing zhuo shen fu tang

【英文名】Qing Zhuo Shen Fu Decoction

【组成】黄芪、巴戟天、茅根、焦白术、淮山药、鹿角胶、山萸肉、川萆薢、木通、肉桂、砂仁。(新中医 1984,(5))

清浊锁精丹 qing zhuo suo jing dan

【英文名】Qing Zhuo Suo Jing Pellet

【组成】白矾、滑石。(中医方剂大辞典)

清涎汤 qing xian tang

【英文名】Qing Xian Decoction

【组成】半夏、缩砂、甘草、白豆蔻、丁香。(中医方剂大辞典)

清涎快膈丸 qing xian kuai ge wan

【英文名】Qing Xian Kuai Ge Pill

【组成】陈皮、茯苓、清半夏、桔梗、枳实、苍术、栀子、沉香、香附、川芎、六神曲、木香。(药品标准－中药成方制剂标准 1990)

清涎散 qing xian san

【英文名】Qing Xian Powder

【组成】月石、元明粉、大梅片。(中医方剂大辞典)

清疣汤 qing you tang

【英文名】Qing You Decoction

【组成】丹参、桃仁、红花、香附、木贼、板蓝根、薏苡仁、紫草、白鲜皮。(实用中西医结合杂志 1993,6(6))

清盆汤 qing pen tang

【英文名】Qing Pen Decoction

【组成】炒川柏、蒲公英、忍冬藤、红藤、椿根白皮、柴胡、延胡索、车前子、六一散。(黑龙江中医药 1992,(2))

清神丹 qing shen dan

【英文名】Qing Shen Pellet

【组成】(1)石菖蒲、辰砂。(中医方剂大辞典)(2)山药、归身、远志、白茯苓、辰砂、麦门冬、川黄连、贝母、人参、白术、酸枣仁、甘草。(中医方剂大辞典)

清神化毒汤 qing shen hua du tang

【英文名】Qing Shen Hua Du Decoction

【组成】升麻、生地、麦冬、木通、防风、甘草。(中医方剂大辞典)

清神化痰丸 qing shen hua tan wan

【英文名】Qing Shen Hua Tan Pill

【组成】陈皮、白僵蚕、麦冬、天竺黄、香附子、半夏、琥珀、枳壳、黄芩、犀角、防风、黄连、远志、牛胆星。(中医方剂大辞典)

清神汤 qing shen tang

【英文名】Qing Shen Decoction

【组成】(1)全蝎、荆芥、防风、木通、甘草、菊花、川芎、羌活、菖蒲、木香、僵蚕。(中医方剂大辞典)(2)黄连、茯神、枣仁、柏仁、远志、甘草、菖蒲、竹沥、姜汁。(中医方剂大辞典)(3)人参、白术、茯苓、炙芪、炙草、麦冬、归身。(中医方剂大辞典)(4)人参、麦门冬、黄芪、当归、白术、陈皮 枣仁、甘草、黄连。(中医方剂大辞典)(5)犀角、远志、白鲜皮、人参、石菖蒲、甘草。(中医方剂大辞典)

清神返魂汤 qing shen fan hun tang

【英文名】Qing Shen Fan Hun Decoction

【组成】(1)当归、川芎、人参、桃仁、炙甘草、荆齐、焦姜、肉桂。(中医方剂大辞典)(2)川芎、当归、桃仁、姜炭、荆芥、人参、肉桂。(中医方剂大辞典)

清神养荣汤 qing shen yang rong tang

【英文名】Qing Shen Yang Rong Decoction

【组成】川芎、当归、白芍药、熟地黄、人参、茯神、橘红、柴胡、羌活、甘草、香附子。(中医方剂大辞典)

清神养营汤 qing shen yang ying tang

【英文名】Qing Shen Yang Ying Decoction

【组成】麦门冬、当归、川芎、白芷、薄荷、甘菊、羌活、栀子、甘草、升麻。(中医方剂大辞典)

清神益气汤 qing shen yi qi tang

【英文名】Qing Shen Yi Qi Decoction

【异名】益气汤(中医方剂大辞典、脾胃论)

【组成】(1)茯苓、升麻、泽泻、苍术、防风。(中医方剂大辞典)(2)茯苓、升麻、泽泻、苍术、防风、生姜、青皮、橘皮、生甘草、白芍药、白术、人参、黄柏、麦门冬、五味子。(中医方剂大辞典)

清神益火汤 qing shen yi huo tang

【英文名】Qing Shen Yi Huo Decoction

【组成】麦冬、枣仁、山药、当归、黄连、骨皮、柴胡、白芍、柏仁、陈皮、茯神、元参、白术、五味、龙眼肉、远志、甘草。(中医方剂大辞典)

清神散 qing shen san

【英文名】Qing Shen Powder

【组成】(1)人参、白术、茯苓、甘草、防风、桔梗、细辛、天花粉。(中医方剂大辞典)(2)麻黄、川芎、羌活、防风、荆芥、苦梗、甘草、茯苓、人参。(中医方剂大辞典)(3)麝香、脑子、雄黄、青黛、全蝎、乳香、没药。(中医方剂大辞典)(4)四圣汤、白附子、全蝎、腻粉。(中医方剂大辞典)(5)干菊花、白僵蚕、荆芥穗、羌活、木通、川芎、防风、木香、甘草、石菖蒲。(中医方剂大辞典)(6)犀角、远志肉、白鲜皮、石菖蒲、半夏、茯神、大黄、人参、甘草。(中医方剂大辞典)(7)王瓜、川芎、香附、防风、薄荷叶、白芷、荆芥穗、羌活、细辛、甘草。(中医方剂大辞典)(8)龙脑、薄荷叶、荆芥穗、甘草、川芎、牛蒡子。(中医方剂大辞典)(9)川芎、芥穗、香附子、防风、泽泻、甘草、石膏、蒺藜。(中医方剂大辞典)(10)川芎、川乌头、苍术、滑石、瓜蒌根、白芷、绿豆。(中医方剂大辞典)(11)牛黄、天竺黄、铅白霜、郁金、麦门冬、甘草、人参。(中医方剂大辞典)(12)芎䓖、莎草根、石膏、龙脑。(中医方剂大辞典)(13)檀香、人参、羌活、防风、薄荷、荆芥穗、甘草、石膏、细辛。(中医方剂大辞典)(14)恶实、木通、晚蚕沙。(中医方剂大辞典)(15)甘草节、真绿豆粉、大朱砂、梅花片、牛黄。(中医方剂大辞典)(16)羌活、枳壳、归身、白术、薄荷、甘草、龙胆草、桔梗、黄芩、半夏、防风、连翘、川芎、玄参、栀子仁。(中医方剂大辞典)

清神散火汤 qing shen san huo tang

【英文名】Qing Shen San Huo Decoction

【组成】(1)淮木通、润玄参、大麦冬、正川连、大当归、人参、白茯神、炙甘草。(中医方剂大辞典)(2)木通、麦冬、玄参、甘草、黄连、山楂、灯心。(中医方剂大辞典)(3)木通、玄参、麦冬、黄连、甘草。(中医方剂大辞典)

清神解语汤 qing shen jie yu tang

【英文名】Qing Shen Jie Yu Decoction

【组成】当归、川芎、白芍药、生地黄、远志、陈皮、麦门冬、石菖蒲、乌药、枳实、天南星、白茯苓、黄连、防风、羌活、半夏、甘草。(中医方剂大辞典)

清结清 qing jie qing

【英文名】Qing Jie Qing Powder

【组成】枯矾、赤石脂、炉甘石、青黛、梅花蛇舌丹等。(中医杂志 1992,33(3))

清胃丸 qing wei wan

【英文名】Qing Wei Pill

【组成】(1)橘红、半夏、胆星、粉草、大黄、枯芩、栀子仁、元明粉、枳实、香附、白术、瓜蒌仁、桔梗、花粉、青皮。(中医方剂大辞典)(2)柴胡、黄芩、甘草、人参、半夏、青黛。(中医方剂大辞典)(3)连翘、栀子、野军、朴硝、川芎、黄芩、薄荷、知母、生石膏、升麻、生地、防风、陈皮、甘草、黄连、黄柏。(中医方剂大辞典)(4)野军、黄芩、二丑、胆星、滑石、槟榔、白芷、川芎、木通、芒硝。(中医方剂大辞典)

清胃化毒汤 qing wei hua du tang

【英文名】Qing Wei Hua Du Decoction

【组成】(1)石膏、连翘、元参、银花、丹皮、芥穗、防风、花粉、广皮、山楂、甘草、地骨皮。(中医方剂大辞典)(2)石膏、甘草、牛子、连翘、生地、炒芩、槟榔、使君子、紫草、金银花。(中医方剂大辞典)

清胃化滞汤 qing wei hua zhi tang

【英文名】Qing Wei Hua Zhi Decoction

【组成】广藿香、炒枳壳、当归、赤芍、青蒿、花粉、赤苓、草蔻仁。(中医方剂大辞典)

清胃化痰汤 qing wei hua tan tang

【英文名】Qing Wei Hua Tan Decoction

【组成】桃仁泥、当归、苏子、半夏、胆星、陈皮、黄芩、大黄、石膏、芥穗、连翘、防风、生地、枳壳、甘草。(中医方剂大辞典)

清胃升麻汤 qing wei sheng ma tang

【英文名】Qing Wei Sheng Ma Decoction

【组成】升麻、川芎、白芍、半夏、干葛、防风、黄连、生甘草、软石膏、白术、白芷。(中医方剂大辞典)

清胃止血汤 qing wei zhi xue tang

【英文名】Qing Wei Zhi Xue Decoction

【组成】生大黄、丹皮、棕榈炭、赤石脂、乌贼骨、白芍、生山栀、地榆、白及、干姜。(陕西中医 1989,10(9))

清胃汤 qing wei tang

【英文名】Qing Wei Decoction

【组成】(1)生地、石膏、升麻、丹皮、防风、枳壳。(中医方剂大辞典)(2)生地、升麻、连翘、牡丹皮、黄连。(中医方剂大辞典)(3)川连、升麻、生地、山栀、甘草。(中医方剂大辞典)(4)升麻、生地、丹皮、山栀、甘草、黄连。(中医方剂大辞典)(5)山栀、生地、牡丹皮、黄连、当归。(中医方剂大辞典)(6)玄参、生地、知母、半夏、甘草。(中医方剂大辞典)(7)当归身、连翘、赤芍、花粉、生地、丹皮、升麻、石膏、黄连。(中医方剂大辞典)(8)山栀仁、枳壳、苏子、石膏、川黄连、陈皮、连翘、归尾、荆芥穗、黄芩、防风、甘草。(中医方剂大辞典)(9)当归、生地、丹皮、升麻、甘草、连翘、黄连。(中医方剂大辞典)(10)升麻、黄连、生地、山栀、甘草、干葛、石膏、犀角。(中医方剂大辞典)(11)石膏、白芷、升麻、干葛、黄柏、甘草。(中医方剂大辞典)(12)黄连、陈皮、茯苓、苍术、黄芩、甘草。(中医方剂大辞典)(13)山栀、连翘、牡丹皮、条芩、石膏、生地黄、黄连、升麻、白芍、桔梗、藿香、甘草。(中医方剂大辞典)

清胃饮 qing wei yin

【英文名】Qing Wei Drink

【组成】(1)黄芩、黄连、生地、丹皮、升麻、石膏。(中医方剂大辞典)(2)黄连、黄芩、栀子、石膏、生地、滑石、连翘、知母、升麻、葛根、大黄、石斛、甘草。(中医方剂大辞典)

清胃和中丸 qing wei he zhong wan

【英文名】Qing Wei He Zhong Pill

【组成】大黄、黑丑、黄连、香附、槟榔、枳壳、橘皮、莪术、黄柏、当归、黄芩、木香、生石膏、青皮。(中医方剂大辞典)

清胃泻火汤 qing wei xie huo tang

【英文名】Qing Wei Xie Huo Decoction

【组成】连翘、桔梗、黄连、栀子、黄芩、玄参、升麻、生地、薄荷、甘草、葛根。(中医方剂大辞典)

清胃降火汤 qing wei jiang huo tang

【英文名】Qing Wei Jiang Huo Decoction

【组成】防风、薄荷、赤芍、黄连、山栀、石膏、黄柏、黄芩、甘草。(中医方剂大辞典)

清胃保中汤 qing wei bao zhong tang

【英文名】Qing Wei Bao Zhong Decoction

【组成】藿香、白术、陈皮、半夏、砂仁、黄连、白茯苓、黄芩、栀子、甘草。(中医方剂大辞典)

清胃保安丸 qing wei bao an wan

【英文名】Qing Wei Bao An Pill

【组成】橘皮、麦芽、神曲、南山楂、青皮、沉香、甘草、槟榔、木香。(中医方剂大辞典)

清胃养脾汤 qing wei yang pi tang

【英文名】Qing Wei Yang Pi Decoction

【组成】黄芩、软石膏、陈皮、白术、甘草。(中医方剂大辞典)

清胃除痢汤 qing wei chu li tang

【英文名】Qing Wei Chu Li Decoction

【组成】生军、枳实、甘草、厚朴、生白芍、当归、车前子、川连。(中医方剂大辞典)

清胃射干汤 qing wei she gan tang

【英文名】Qing Wei She Gan Decoction

【组成】射干、升麻、犀角、麦冬、元参、大黄、黄芩、芒硝、栀子、竹叶。(中医方剂大辞典)

清胃消肿漱口方 qing wei xiao zhong shu kou fang

【英文名】Qing Wei Xiao Zhong Shu Kou Decoction

【组成】生蒲黄、赤芍、红花、连翘、生石膏、生盐。(中医方剂大辞典)

清胃消疳汤 qing wei xiao gan tang

【英文名】Qing Wei Xiao Gan Decoction

【组成】石膏、人参、芦荟、黄柏、茯苓、炙甘草、生地、天花粉。(中医方剂大辞典)

清胃消糜散 qing wei xiao mi san

【英文名】Qing Wei Xiao Mi Powder

【组成】元明粉、青黛、麝香、冰片、生蒲黄、明乳香、紫花地丁。(中医方剂大辞典)

清胃理脾汤 qing wei li pi tang

【英文名】Qing Wei Li Pi Decoction

【组成】平胃散加黄连、黄芩、大黄。(中医方剂大辞典)

清胃黄连丸 qing wei huang lian wan

【英文名】Qing Wei Huang Lian Pill

【组成】(1)黄柏、黄芩、栀子、黄连、天花粉、连翘。((91)津卫药准字第 ZZ-0231-0248 号)(2)黄连、石膏、栀子、黄芩、生地黄、赤芍。

清胃黄连片 qing wei huang lian pian

【英文名】Qing Wei Huang Lian Tablet

【组成】黄连、石膏、桔梗、甘草、知母、玄参、地黄、牡丹皮、天花粉、连翘、栀子、黄柏、黄芩、赤芍。(药品标准-中药成方制剂标准 1998)

清胃散 qing wei san

【英文名】Qing Wei Powder

【异名】清胃饮(中医方剂大辞典、嵩崖尊生)

【组成】(1)人中白、青黛、白芷、杭芍、生石膏、冰片、牛黄、麝香。(中医方剂大辞典)(2)僵蚕、白芷、细辛、川芎。(中医方剂大辞典)(3)石膏、生地、黄连、连翘、丹皮、升麻。(中医方剂大辞典)(4)生地、当归、丹皮、青皮、防风、细辛、升麻。(中医方剂大辞典)(5)酒炒黄连、生地、当归、丹皮、石膏、黑栀。(中医方剂大辞典)(6)黄连、石膏、升麻、生地、丹皮、连翘、元参、甘草、粳米。(中医方剂大辞典)(7)雅黄连、白当归、绿升麻、怀生地、粉丹皮、白芷梢、北细辛。(中医方剂大辞典)(8)黄芩、黄连、生地、丹皮、升麻、石膏。(中医方剂大辞典)(9)车前子、石膏、大黄、柴胡、桔梗、黑参、黄芩、防风。(中医方剂大辞典)(10)生姜。(中医方剂大辞典)(11)姜黄、白芷、细辛、川芎。(中医方剂大辞典)(12)生地、丹皮、黄连、当归、升麻、石膏。(中医方剂大辞典)(13)石膏、寒水石。(中医方剂大辞典)(14)丹皮、青皮、甘草、石膏、生地黄、防风、荆芥。(中医方剂大辞典)(15)石膏、半夏、茯苓、桂枝、麦冬、陈皮、葛根。(中医方剂大辞典)(16)生地、丹皮、山栀、知母、玄参、黄芩、石膏、升麻、干葛、甘草。(中医方剂大辞典)(17)黄连、生地、升麻、丹皮、当归、芍药。(中医方剂大辞典)(18)防风、黄芩、天花粉、厚朴、石膏、枳壳、黄连、陈皮、甘草。(中医方剂大辞典)(19)当归身、生地黄、牡丹皮、黄连、升麻、石膏、细辛、黄芩。(中医方剂大辞典)(20)升麻、白芷、防风、白芍药、干葛、甘草、当归、川芎、羌活、麻黄、紫浮萍、木贼草。(中医方剂大辞典)(21)益元散、砂仁。(中医方剂大辞典)(22)川楝子、黄柏、当归、地榆、黄连。(中医方剂大辞典)

清胃豁痰汤 qing wei huo tan tang

【英文名】Qing Wei Huo Tan Decoction

【组成】南星、半夏、软石膏、香附。(中医方剂大辞典)

清胆合剂 qing dan he ji

【英文名】Qing Dan Mixture

【组成】败酱草、枳实、黄芩、黄连、全瓜蒌、广郁金、广木香。(山东中医杂志 1984,(1))

清胆汤 qing dan tang

【英文名】Qing Dan Decoction

【组成】(1)青蒿叶、青菊叶、薄荷梗、连翘、苦丁茶、鲜荷叶汁。(中医方剂大辞典)(2)柴胡、黄芩、竹茹、厚朴、广皮、甘草。(中医方剂大辞典)

清胆利湿汤 qing dan li shi tang

【英文名】Qing Dan Li Shi Decoction

【组成】木香、郁金、柴胡、黄芩、木通、栀子、车前子、茵陈、大黄、半夏。(中医方剂大辞典)

清胆泻火汤 qing dan xie huo tang

【英文名】Qing Dan Xie Huo Decoction

【组成】木香、郁金、柴胡、黄芩、茵陈、栀子、胆草、大黄、芒硝、半夏。(中医方剂大辞典)

清胆涤异汤 qing dan di yi tang

【英文名】Qing Dan Di Yi Decoction

【组成】生川军、蜣螂虫、郁金、木香、槟榔、枳实、白芍、生甘草。(辽宁中医杂志 1986,(6))

清胎万全饮 qing tai wan quan yin

【英文名】Qing Tai Wan Quan Drink

【组成】当归、白术、续断、子芩、白芍、熟地、桑寄生、真阿胶、茯苓、杜仲、甘草。(中医方剂大辞典)

清胎万全饮子 qing tai wan quan yin zi

【英文名】Qing Tai Wan Quan Drink

【组成】白术、川续断、荆芥穗、茯苓、炙甘草。(中医方剂大辞典)

清胎方 qing tai fang

【英文名】Qing Tai Decoction

【组成】川断、杜仲。(中医方剂大辞典)

清胜丸 qing sheng wan

【英文名】Qing Sheng Pill

【组成】当归、生地、丹皮、白茯苓、山茱萸、北五味、牡蛎、莲蕊、黄柏、益智仁、知母。(中医方剂大辞典)

清脉汤 qing mai tang

【英文名】Qing Mai Decoction

【组成】柴胡、泽泻、橘皮、芒硝、枳实、黄芩、升麻、旋覆花、生地黄。(中医方剂大辞典)

清荣汤 qing rong tang

【英文名】Qing Rong Decoction

【组成】当归、川芎、芍药、地黄、何首乌、蒺藜子、黄柏、土茯苓。(中医方剂大辞典)

清荣养血丸 qing rong yang xue wan

【英文名】Qing Rong Yang Xue Pill

【组成】当归、川芎、白芍药、熟地黄、陈皮、白术、生条

黄芩、知母、陈艾叶、黄柏、泽兰叶、香附子。(中医方剂大辞典)

清荣槐花饮 qing rong huai hua yin

【英文名】Qing Rong Huai Hua Drink

【组成】当归、白芍、生地黄、川芎、槐花、槐角、黄连、枳壳、黄芩、苍术、防风、升麻、荆芥穗、生甘草。(中医方剂大辞典)

清音丸 qing yin wan

【英文名】Qing Yin Pill

【组成】(1)鲜地黄、乌梅肉、天门冬、黄芩、诃子肉、麦门冬、鲜荷叶、京知母、柿霜、粉甘草、红梨汁、羊乳、甘蔗汁。(中医方剂大辞典)(2)桔梗、寒水石、苏薄荷、诃子、粉甘草、青黛、硼砂、冰片、乌梅。(中医方剂大辞典)(3)元参、桔梗、山豆根、胖大海、薄荷叶、生硼砂、金果榄、射干、黄连、诃子肉、银花、麦冬、黄芩、生栀子、净金灯、川贝、甘草。(中医方剂大辞典)(4)诃子肉、川贝母、甘草、百药煎、乌梅肉、花粉、葛根、茯苓。(中医方剂大辞典)(5)桔梗、诃子、甘草、硼砂、青黛、冰片。(中医方剂大辞典)

清音丹 qing yin dan

【英文名】Qing Yin Pellet

【组成】人参、桔梗、知母、玄胡索、甘草。(中医方剂大辞典)

清音片 qing yin pian

【英文名】Qing Yin Tablet

【组成】橄榄、寒水石、桔梗、大青叶、甘草、飞月石、薄荷脑、冰片。(中医方剂大辞典)

清音汤 qing yin tang

【英文名】Qing Yin Decoction

【组成】玄参、麦冬、生地、薄荷、桔梗、生甘草。(江苏中医 1993,(14))

清音散 qing yin san

【英文名】Qing Yin Powder

【组成】诃子、木通、桔梗、甘草。(中医方剂大辞典)

清音噙化丸 qing yin qin hua wan

【英文名】Qing Yin Qin Hua Pill

【异名】清音汤(中医方剂大辞典、嵩岩尊生)

【组成】诃子、真阿胶、天门冬、知母、麦门冬、白茯苓、黄柏、当归、生地、熟地、人参、乌梅肉、人乳、牛乳、梨汁。(中医方剂大辞典)

清食丸 qing shi wan

【英文名】Qing Shi Pill

【组成】山楂肉、萝卜子、香附子、神曲、青皮、麦芽、陈皮、阿魏。(中医方剂大辞典)

清香散 qing xiang san

【英文名】Qing Xiang Powder

【组成】(1)小茴香、荔枝核、青皮。(中医方剂大辞典)(2)乳香、没药、轻粉、孩儿茶、象牙、象皮、红褐、海巴、珍珠。(中医方剂大辞典)(3)川芎、藁本、防风、羌活、细辛、香白芷、甘草。(中医方剂大辞典)(4)附子、白附子、川乌头、当归、天竺黄、天麻、山药、肉桂、朱砂、脑子、麝香。(中医方剂大辞典)

清骨散 qing gu san

【英文名】Qing Gu Powder

【组成】(1)生首乌、鳖甲胶、银胡、秦艽、地骨皮、青蒿梗、炙知母、甘草、扁石斛。(中医方剂大辞典)(2)银柴胡、地骨皮、牡丹皮。(中医方剂大辞典)(3)柴胡、白芍、秦艽、甘草、丹皮、地骨皮、青蒿、鳖甲、知母、黄芩、胡黄连。(中医方剂大辞典)(4)人参、白茯苓、柴胡、秦艽、生地黄、熟地黄、黄柏、防风、薄荷、胡黄连。(中医方剂大辞典)(5)北柴胡、生地黄、熟地黄、人参、防风、秦艽、赤茯苓、胡黄连、薄荷叶。(中医方剂大辞典)

清骨滋肾汤 qing gu zi shen tang

【英文名】Qing Gu Zi Shen Decoction

【组成】地骨皮、丹皮、沙参、麦冬、元参、五味子、白术、石斛。(中医方剂大辞典)

清健丸 qing jian wan

【英文名】Qing Jian Pill

【组成】枳实、白术、陈皮、半夏、南星、山楂、白芥子、黄芩、苍术、川连、川归、砂仁。(中医方剂大辞典)

清凉丸 qing liang wan

【英文名】Qing Liang Pill

【组成】(1)当归尾、石菖蒲、赤芍药、川黄连、地肤子、杏仁、羌活、胆矾。(中医方剂大辞典)(2)人参、白茯苓、防风、黄芩、茺蔚子、大黄、玄参。(中医方剂大辞典)

清凉丹 qing liang dan

【英文名】Qing Liang Pellet

【组成】薄荷油、樟脑、砂仁、高良姜、儿茶、甘草浸膏、甘草、蟾酥。(药品标准－中药成方制剂标准 1994)

清凉内消膏 qing liang nei xiao gao

【英文名】Qing Liang Nei Xiao Emplastrum

【组成】芝麻油、大黄、金银藤、黄芩、苦参、荆芥、玄参、白芷、僵蚕、黄柏、桃仁、杏仁、防风、栀子、羌活、独活、蜂房、头发、青藤、连翘、蛇蜕、木鳖子、川山甲、芍药、南星、黄芪、当归、黄连(外涂)。(中医方剂大辞典)

清凉水 qing liang shui

【英文名】Qing Liang Decoction

【组成】田螺。(中医方剂大辞典)

清凉包子 qing liang bao zi

【英文名】Qing Liang Bao Zi

【组成】黄连。(中医方剂大辞典)

清凉四物汤 qing liang si wu tang
【英文名】Qing Liang Si Wu Decoction
【组成】香附、当归、白芍、生地、黄连、片芩、黄柏、栀子。(中医方剂大辞典)

清凉甘露饮 qing liang gan lu yin
【英文名】Qing Liang Gan Lu Drink
【组成】犀角、银柴胡、茵陈、石斛、枳壳、麦门冬、甘草、生地、黄芩、知母、枇杷叶。(中医方剂大辞典)

清凉华盖饮 qing liang hua gai yin
【英文名】Qing Liang Hua Gai Drink
【组成】甘草、生明没药、丹参、知母。(中医方剂大辞典)

清凉汤 qing liang tang
【英文名】Qing Liang Decoction
【组成】(1)黄芩、黄连、滑石、薄荷叶、大黄。(中医方剂大辞典)(2)当归、大黄、生地黄、芍药、甘草。(中医方剂大辞典)(3)白芍、甘草、栀子、茯苓、泽泻、黄芩、枳壳、木通、黄连。(中医方剂大辞典)

清凉至宝饮 qing liang zhi bao yin
【英文名】Qing Liang Zhi Bao Drink
【组成】薄荷、地骨皮、丹皮、黑山栀、玄参、花粉、细辛。(中医方剂大辞典)

清凉防暑冲剂 qing liang fang shu chong ji
【英文名】Qing Liang Fang Shu Medicinal Instant Granule
【组成】白茅根、淡竹叶、牛筋草、芦根、滑石、甘草。(药品标准-中药成方制剂标准 1994)

清凉含片 qing liang han pian
【英文名】Qing Liang Han Tablet
【组成】薄荷、紫苏叶、葛根、薄荷脑、乌梅肉。(药品标准-中药成方制剂标准 1997)

清凉攻毒饮 qing liang gong du yin
【英文名】Qing Liang Gong Du Drink
【异名】泻黄散(中医方剂大辞典、金鉴)
【组成】石膏、黄连、大黄、木通、红花、荆芥、牛蒡、犀角、丹皮、青皮、地丁、生地。(中医方剂大辞典)

清凉饮 qing liang yin
【英文名】Qing Liang Drink
【组成】(1)大熟地、黄芩、栀子、滑石、广陈皮、黄柏、木通、茯苓、甘草。(中医方剂大辞典)(2)银花、当归、公英、花粉、连翘、荆芥、防风、甘草。(中医方剂大辞典)(3)石膏、泽兰叶、蝉蜕壳、白僵蚕、黄芪、黄芩、山柏子、丹皮、大生地黄、当归、甘草、银花、秋石、黄酒、黄蜜。(中医方剂大辞典)(4)柴胡、知母、生地、赤苓、防风梢、甘草梢、当归、黄柏、龙胆草。(中医方剂大辞典)(5)羌活、柴胡、黄芪、甘草、酒芩、酒知、炙草、生地、防风、防已、桃仁、杏仁、当归、红花、升麻、黄柏、胆草、石膏。(中医方剂大辞典)(6)黄连、黄芩、栀子、连翘、薄荷、甘草。(中医方剂大辞典)(7)地骨皮、人参、茯苓、黄芩、干葛、石膏、知母、甘草。(中医方剂大辞典)

清凉饮子 qing liang yin zi
【英文名】Qing Liang Drink
【异名】四顺清凉饮(中医方剂大辞典、婴童百问)
【组成】(1)荷叶、茅根、桑叶、香薷、藿香、淡竹叶、夏枯草、青蒿、薄荷。(中医方剂大辞典)(2)人参、川芎、防风、当归尾、赤芍药、大黄、甘草。(中医方剂大辞典)(3)黄芩、黄连、薄荷、玄参、当归、芍药、甘草、山栀、牡丹皮。(中医方剂大辞典)(4)大黄、连翘、芍药、羌活、当归、防风、甘草、山栀仁。(中医方剂大辞典)(5)大黄、连翘、芍药、当归、防风、甘草、山栀。(中医方剂大辞典)

清凉拔毒膏 qing liang ba du gao
【英文名】Qing Liang Ba Du Plaster
【组成】麻油、杭粉(外摊)。(中医方剂大辞典)

清凉油 qing liang you
【英文名】Qing Liang Oil
【组成】薄荷脑、薄荷油、樟脑油、樟脑、桉油、丁香油、桂皮油、氨水。(药品标准-中药成方制剂标准 1989)

清凉消毒散 qing liang xiao du san
【英文名】Qing Liang Xiao Du Powder
【组成】白及、乳香、雄黄、天花粉、麝香、乌药、山慈姑、黄柏。(中医方剂大辞典)

清凉消毒膏 qing liang xiao du gao
【英文名】Qing Liang Xiao Du Ophthalmic Prescription
【组成】薄荷叶、芒硝、大黄、细辛、雄黄、黄柏(涂眼)。(中医方剂大辞典)

清凉润燥汤 qing liang run zao tang
【英文名】Qing Liang Run Zao Decoction
【组成】当归、生地、黄连、黄芩、芍药、川芎、天麻、防风、羌活、荆芥、细辛、甘草。(中医方剂大辞典)

清凉救苦散 qing liang jiu ku san
【英文名】Qing Liang Jiu Ku Powder
【组成】(1)甘石。(中医方剂大辞典)(2)黄连、黄柏、大黄、芒硝、雄黄、青黛、芭蕉根。(中医方剂大辞典)(3)芙蓉叶、霜桑叶、白芷、白及、白蔹、生军、川连、川柏、腰黄、乳香、没药、杜赤豆、草河车、制月石。(中医方剂大辞典)(4)芙蓉叶、霜桑叶、白蔹、白及、大黄、金线重楼、黄连、黄芩、黄柏、白芷、雄黄、芒硝、山慈姑、赤小豆、南星。(中医方剂大辞典)(5)芙蓉叶、霜桑叶、白蔹、白及、大黄、黄连、黄柏、紫车前、白芷、雄黄、芒硝、赤小豆。(中医方剂大辞典)

清凉眼药膏 qing liang yan yao gao

【英文名】Qing Liang Yan Bill Ointment

【组成】熊胆、冰片、薄荷脑、西瓜霜、硼砂、炉甘石。（药品标准－中药成方制剂标准 1993）

清凉喉片 qing liang hou pian

【英文名】Qing Liang Hou Tablet

【组成】桉油、薄荷脑、枸橼油、薄荷油。（药品标准－中药成方制剂标准 1997）

清凉散 qing liang san

【英文名】Qing Liang Powder

【组成】(1)大麦。（中医方剂大辞典）(2)黄连、薄荷、陈皮、甘草、天花粉、连翘、丹皮、荆芥穗、黄芩。（中医方剂大辞典）(3)蔓荆子、薄荷、防风、荆芥、栀子、苦竹叶、甘草、青葙子、细辛、桔梗、前胡。（中医方剂大辞典）(4)山栀、连翘、黄芩、防风、枳壳、黄连、当归、生地、甘草、桔梗、薄荷、白芷。（中医方剂大辞典）(5)升麻、赤芍药、川芎、柴胡、元参、黄芩、荆芥、甘草、白术、栀子、赤茯苓、干葛、草决明。（中医方剂大辞典）(6)马牙硝、白矾、曾青、龙脑、青黛。（中医方剂大辞典）(7)蔓荆子、荆芥、苦竹叶、甘草、山栀子。（中医方剂大辞典）(8)龙胆。（中医方剂大辞典）(9)真珠、琥珀、丹砂、龙脑。（中医方剂大辞典）(10)葛根、大黄、黄芩、朴硝、麻黄、甘草、桂。（中医方剂大辞典）(11)麻黄、大黄、芍药。（中医方剂大辞典）(12)黄连、槟榔、枳壳、黄芩、贝母、赤小豆。（中医方剂大辞典）(13)炉甘石、梅片。（中医方剂大辞典）(14)飞月石、梅片、青黛、轻粉、明雄黄、石膏、川黄柏。（中医方剂大辞典）(15)漳丹、轻粉、炉甘石、梅花片、枯矾、麝香。（中医方剂大辞典）(16)生石膏、胡黄连、青黛。（中医方剂大辞典）(17)轻粉、杭粉、蛤粉、青黛、煨石膏、六一散。（中医方剂大辞典）(18)宋半夏、龙脑薄荷、桔梗、生大黄、漂芒硝、漂月石、珠母粉、青黛、冰片、雄精、炒天虫、射干、山豆根、元参、粉草、枯矾、青果核、威灵仙、九制胆星。（中医方剂大辞典）(19)熟石膏、黄柏。（中医方剂大辞典）(20)薄荷、连翘、山栀、青蒿、木通、泽泻、银花、香附、蚕沙。（中医方剂大辞典）(21)黄芩、栀子、黄连、陈皮、牛膝、泽泻。（中医方剂大辞典）(22)硼砂、人中白、黄连、南薄荷、冰片、青黛。（中医方剂大辞典）(23)黄芩、赤芍、丹皮、金银花、当归、生地、黄柏、牛蒡子、荆芥。（中医方剂大辞典）

清凉散火汤 qing liang san huo tang

【英文名】Qing Liang San Huo Decoction

【组成】酒黄连、酒黄芩、赤芍、薄荷、连翘、生地黄、甘菊花、滑石、木通、茶叶。（中医方剂大辞典）

清凉散毒汤 qing liang san du tang

【英文名】Qing Liang San Du Decoction

【组成】薄荷、连翘、淡芩、豆豉、赤芍、牛蒡、甘中黄、土贝母、野蔷薇露。（中医方剂大辞典）

清凉散饼 qing liang san bing

【英文名】Qing Liang San Cake

【组成】山慈姑、良姜。（中医方剂大辞典）

清凉散煎 qing liang san jian

【英文名】Qing Liang San Decoction

【组成】宣连、马牙硝。（中医方剂大辞典）

清凉解毒汤 qing liang jie du tang

【英文名】Qing Liang Jie Du Decoction

【组成】(1)生黄青、金银花、当归、甘草、生地、白芷、连翘、蝉蜕。（中医方剂大辞典）(2)羚羊角、川尖贝、大连翘、鲜金钗、焦山栀、苏薄荷、冬桑叶、淡竹叶、荆芥穗、青防风、二宝花、生甘草。（中医方剂大辞典）

清凉解毒饮 qing liang jie du yin

【英文名】Qing Liang Jie Du Drink

【组成】(1)连翘、大力子、芩、地、丹、栀、银、草、紫花地丁、元参、花粉、赤芍。（中医方剂大辞典）(2)元参、麦冬、桔梗、生甘草、牛蒡子、青黛、白僵蚕、马勃。（中医方剂大辞典）

清凉解毒散 qing liang jie du san

【英文名】Qing Liang Jie Du Powder

【组成】大黄、黄柏、山栀、寒水石。（中医方剂大辞典）

清凉膏 qing liang gao

【英文名】Qing Liang Plaster

【异名】清凉汁（中医方剂大辞典、疮疡经验全书）

【组成】(1)芙蓉叶。（中医方剂大辞典）(2)川当归、香白芷、木鳖子、白及、芍药、黄柏、白敛、乳香、腻粉、白胶、黄丹。（中医方剂大辞典）(3)生山芋。（中医方剂大辞典）(4)栀子仁、黄连、生地黄、葱白、白芷、黄蜡、清麻油。（中医方剂大辞典）(5)糯米、龙脑。（中医方剂大辞典）(6)石膏、青黛、冰片。（中医方剂大辞典）(7)当归、紫草、大黄面、香油、黄蜡。（中医方剂大辞典）(8)大黄、番木鳖、当归、赤芍、羌活、独活、蓖麻子、商陆、头发、麻油、东丹。（中医方剂大辞典）(9)大黄。（中医方剂大辞典）(10)大黄、防风、玄参、黄芩、羌活、生地、白芷、当归、木鳖子、乌药、荆芥、麻黄、丹皮、官桂、黄柏、赤芍、棉子油、东丹、独活、申姜。（中医方剂大辞典）(11)薄荷、栀子、大黄、丹皮、黄柏、知母、胡黄连、青黛、胆草、苦参、射干、朴硝、商陆、漏芦、生石膏。（中医方剂大辞典）(12)长发灰、活牛蒡、甘菊、金银藤、马鞭草、苍耳草、仙人对坐草、白芷、甘草、五灵脂、当归。（中医方剂大辞典）(13)桐油、菜油、铅粉、头发。（中医方剂大辞典）(14)大黄、元参、苦参、生地、当归、白芷、黄芩、黄柏、甘草、白芍、红花。（中医方剂大辞典)(15)大黄、元参、当归、赤芍、白芷、苦参、黄芪、杏仁、木鳖仁、僵蚕、山甲、蜂房、蛇蜕、忍冬藤、黄芩、荆芥、黄柏、桃仁、防风、栀子、羌活、独活、黄连、连翘、南星、生地、甘草、发团。(中医方剂大辞典)(16)石灰、香油、雄黄。(中医方剂大辞典)(17)官桂、生军、当归、赤芍、元参、木鳖、没药、阿魏、血余、白芷、乳香、轻粉、生地、槐枝、柳枝、麻油。(中医方剂大辞典)(18)白面、葱根、猪胆汁、黄蜜。(中医方剂大辞典)(19)大黄、芙蓉叶。(中医方剂大辞典)(20)鸡子清、香油。(中医方剂大辞典)(21)白石灰、麻油。(中医方剂大辞典)(22)生南星、薄荷叶、荆芥、百药煎。(中医方剂大辞典)(23)大黄、朴硝、黄连、黄柏、赤芍药、当归、细辛、薄荷、芙蓉叶。(中医方剂大辞典)(24)黄连、黄芩、山栀、薄荷、甘草、桔梗、枳壳。(中医方剂大辞典)(25)大黄、净黄连、黄柏、赤葛、细辛、薄荷叶、风化、朴硝。(中医方剂大辞典)(26)腊月猪板脂、苦参。(中医方剂大辞典)(27)南粉、腊月猪脂。(中医方剂大辞典)(28)木鳖子、黄柏、败荷叶、黄芩、芙蓉叶、黄连、草乌头、朴硝、蒺藜、玄参。(中医方剂大辞典)

清凉膏药 qing liang gao yao

【英文名】Qing Liang Plaster

【组成】当归、玄参、赤芍、马钱子、大黄、蜂房、地黄、甘草、黄柏、白芷、白蔹。(药品标准－中药成方制剂标准 1998)

清壶丸 qing hu wan

【英文名】Qing Hu Pill

【组成】半夏、天南星、神曲。(中医方剂大辞典)

清晕化痰汤 qing yun hua tan tang

【英文名】Qing Yun Hua Tan Decoction

【组成】陈皮、半夏、茯苓、川芎、白芷、羌活、防风、枳实、南星、黄芩、天麻、细辛、生姜。(中医方剂大辞典)

清晕四物汤 qing yun si wu tang

【英文名】Qing Yun Si Wu Decoction

【组成】当归、川芎、白芍、熟地黄、蔓荆子、细辛、金佛草、半夏、荆芥、防风、羌活、独活、甘草。(中医方剂大辞典)

清流饮 qing liu yin

【英文名】Qing Liu Drink

【组成】生地、芍药、茯苓、泽泻、当归、甘草、黄芩、黄连、枳壳。(中医方剂大辞典)

清海丸 qing hai wan

【英文名】Qing Hai Pill

【组成】熟地、桑叶、白术、玄参、山茱萸、北五味、麦冬、沙参、地骨皮、丹皮、白芍、龙骨、山药、石斛(中医方剂大辞典)

清海汤 qing hai tang

【英文名】Qing Hei Decoction

【组成】熟地、北沙参、女贞子、山萸肉、丹皮、麦冬、白芍、白术。(陕西中医 1993,14(6))

清润止咳合剂 qing run zhi ke he ji

【英文名】Qing Run Zhi Ke Mixture

【组成】南沙参、明天冬、桃仁泥、平地木、蚤休、蒸百部、炙枇杷叶、甘草。(江苏中医 1989,(6))

清润汤 qing run tang

【英文名】Qing Run Decoction

【组成】防风、秦艽、生地、当归、川连、阿胶。(中医方剂大辞典)

清烟膏 qing yan gao

【英文名】Qing Yan Plaster

【组成】鸡子清、京墨。(中医方剂大辞典)

清热丸 qing re wan

【英文名】Qing Re Pill

【组成】香墨、儿茶、胡黄连、黄连、牛胆膏、冰片、牛黄。(药品标准－中药成方制剂标准 1998)

清热内消散 qing re nei xiao san

【英文名】Qing Re Nei Xiao Powder

【组成】生地、银花、槐花、泽泻、胡黄连、地榆、苦参、川柏、丹皮。(中医方剂大辞典)

清热化湿口服液 qing re hua shi kou fu ye

【英文名】Qing Re Hua Shi Peroral Liquid

【组成】黄芩、法半夏、滑石、青蒿、淡豆豉、射干等。((98)卫药准字 Z－078 号)

清热化湿代茶饮 qing re hua shi dai cha yin

【英文名】Qing Re Hua Shi Dai Cha Drink

【组成】(1)甘菊、霜桑叶、酒芩、云茯苓、羚羊、炒建曲、广皮、鲜芦根。(中医方剂大辞典)(2)鲜芦根、竹茹、焦楂、炒谷芽、橘红、霜桑叶。(中医方剂大辞典)(3)甘菊、桑皮叶、酒芩、云茯苓、羚羊、炒建曲、泽泻、炒枳壳。(中医方剂大辞典)

清热化湿汤 qing re hua shi tang

【英文名】Qing Re Hua Shi Decoction

【组成】黄芩、黄连、生地榆、刘寄奴、当归、白芍、山楂、木香、玉片、甘草。(甘肃中医学院学报 1987,(1))

清热化湿饮 qing re hua shi yin

【英文名】Qing Re Hua Shi Drink

【组成】甘菊、霜桑叶、广皮、云茯苓、泽泻、酒连炭、甘草、焦枳壳。(中医方剂大辞典)

清热化湿洗药 qing re hua shi xi yao

【英文名】Qing Re Hua Shi Lotion

【组成】槐条、艾叶、白矾、马齿苋、银花、甘草。(中医方剂大辞典)

清热化滞汤 qing re hua zhi tang

【英文名】Qing Re Hua Zhi Decoction

【组成】黄连、白芍药、陈皮、白茯苓、枳壳、黄芩、甘草。(中医方剂大辞典)

清热化痰汤 qing re hua tan tang

【英文名】Qing Re Hua Tan Decoction

【异名】化痰汤(中医方剂大辞典、口齿类要)

【组成】(1)橘红、麦冬、半夏、赤苓、黄芩、竹茹、甘草、川连、枳壳、桔梗、胆星。(中医方剂大辞典)(2)人参、白术、茯苓、甘草、橘红、半夏、麦冬、石菖、枳实、木香、竹茹、黄芩、黄连、南星。(中医方剂大辞典)(3)橘红、半夏、茯苓、枳壳、前胡、桔梗、白术、黄连、黄芩、南星、枳实、甘草。(中医方剂大辞典)(4)半夏、枳实、香附、贝母、白茯苓、山楂肉、橘红、黄连、桔梗、苍术、甘草。(中医方剂大辞典)(5)贝母、天花粉、枳实、桔梗、黄芩、黄连、玄参、升麻、甘草。(中医方剂大辞典)

清热化痰剂 qing re hua tan ji

【英文名】Prescriptions For Clearing Away Heat And Eliminating Phlegm

【定义】指以清热化痰药配伍理气药为主组方,治疗热痰证的方剂。(方剂学)

清热化瘀汤 qing re hua yu tang

【英文名】Qing Re Hua Yu Decoction

【组成】(1)马鞭草、当归、赤芍、煅花蕊石、仙鹤草、生茜草。(陕西中医 1992,13(12))(2)瓜蒌、黄芩、薤白、桑白皮、苏子、莱菔子、百部、紫菀、款冬花、马兜铃、炙甘草、白果。(实用中医内科杂志 1988,2(4))

清热木瓜汤 qing re mu gua tang

【英文名】Qing Re Mu Gua Decoction

【组成】陈皮、独活、秦艽、川芎、苡仁、柴胡、防风、半夏、黄芩、灵仙、羌活、香附、枳壳、木瓜。(中医方剂大辞典)

清热止血汤 qing re zhi xue tang

【英文名】Qing Re Zhi Xue Decoction

【组成】生地、赤芍、丹皮、黑山栀、黄芩、黄连、银花炭、侧柏叶、山茶花、藕节、茅花、茜草、仙鹤草。(中医方剂大辞典)

清热止泻汤 qing re zhi xie tang

【英文名】Qing Re Zhi Xie Decoction

【组成】(1)川连、滑石、茯苓、泽泻、车前、楂肉。(中医方剂大辞典)(2)白茯苓、滑石、白术、泽泻、川黄连。(中医方剂大辞典)

清热止消丸 qing re zhi xiao wan

【英文名】Qing Re Zhi Xiao Pill

【组成】花粉、葛根、元参、生地、麦冬、知母、白芍、木香、厚朴等。(北京中医学院学报 1989,12(6))

清热止痒汤 qing re zhi yang tang

【英文名】Qing Re Zhi Yang Decoction

【组成】泽泻、木通、茯苓、金银花、连翘、牛蒡子、白芍、知母、防风、苍术、荆芥、蝉蜕、甘草。(中医方剂大辞典)

清热止痒面药 qing re zhi yang mian yao

【英文名】Qing Re Zhi Yang Liniment

【组成】荆穗、薄荷、僵蚕、海桐皮、黄连、冰片。(中医方剂大辞典)

清热止痛汤 qing re zhi tong tang

【英文名】Qing Re Zhi Tong Decoction

【组成】(1)黄连、黄芩、栀仁、扁豆、白芍、甘草、大黄、陈皮、牛膝。(中医方剂大辞典)(2)当归、薄荷、陈皮、甘草、白茯苓、白术、白芍、柴胡、花粉、黄芩、赤芍、牛蒡子、连翘、山楂肉。(中医方剂大辞典)

清热片 qing re pian

【英文名】Qing Re Tablet

【组成】黄芩、滑石、黄柏、大黄、北寒水石、栀子、知母、甘草、石膏、雄黄、冰片。(中医方剂大辞典)

清热代茶饮 qing re dai cha yin

【英文名】Qing Re Dai Cha Drink

【组成】鲜青果、鲜芦根。(中医方剂大辞典)

清热去湿茶 qing re qu shi cha

【英文名】Qing Re Qu Shi Tea

【组成】鱼腥草、火炭母、岗梅、金沙藤、野菊花、倒扣草、山猪菜。(药品标准－中药成方制剂标准 1996)

清热四物汤 qing re si wu tang

【英文名】Qing Re Si Wu Decoction

【组成】(1)熟地黄、当归、白芍、川芎、黄柏、牡丹皮、黄连、升麻。(中医方剂大辞典)(2)当归、川芎、生地黄、熟地黄、赤芍、天花粉、地骨皮、柴胡、前胡、黄芩、桔梗、百合、麦门冬。(中医方剂大辞典)(3)当归、生地、白芍、熟地、黄芩、知母、川芎、黄柏。(中医方剂大辞典)

清热宁肺汤 qing re ning fei tang

【英文名】Qing Re Ning Fei Decoction

【组成】桔梗、麦冬、黄芩、甘草、半夏、陈皮、麻黄、连翘、瓜蒌仁、桑白皮、枳壳。(中医方剂大辞典)

清热平肝汤 qing re ping gan tang

【英文名】Qing Re Ping Gan Decoction

【组成】(1)茵陈、醋柴胡、酒胆草、小蓟、赤芍、丹皮、石见穿、白矾、郁金、泽兰。(中医方剂大辞典)(2)葛花、黄芩、栀子、麦芽、车前子、神曲、鳖甲、当归、白芍、茵陈、西滑石、甘草。(中医方剂大辞典)

清热平喘汤 qing re ping chuan tang

【英文名】Qing Re Ping Chuan Decoction

【组成】生石膏、杏仁、麻黄、炙甘草、松罗茶、大枣。(中医方剂大辞典)

清热白虎饮 qing re bai hu yin

【英文名】Qing Re Bai Hu Drink

【组成】石膏、升麻、知母、大黄、山栀、薄荷、茯苓、连翘、朴硝、甘草。(中医方剂大辞典)

清热光明液 qing re guang ming ye

【英文名】Qing Re Guang Ming Decoction

【组成】秋白大梨、黄连末、冰片、硼砂。(中医方剂大辞典)

清热合剂 qing re he ji

【英文名】Qing Re Mixture

【组成】金银花、赤芍、连翘、栀子、黄芩、牛蒡子、花粉、龙胆草、六一散、枳壳、青黛、薄荷、芥穗。(辽宁中医杂志 1986,(5))

清热地黄丸 qing re di huang wan

【英文名】Qing Re Di Huang Pill

【组成】水牛角、牡丹皮、生地黄、芍药。(唐·《备急千金要方》、《北京市药品标准》(1983 年))

清热地黄汤 qing re di huang tang

【英文名】Qing Re Di Huang Decoction

【组成】(1)生地、黄连、白芍、荆芥、知母、黄柏、当归、丹皮、地榆。(中医方剂大辞典)(2)熟地、山茱萸、山药、丹皮、白茯苓、泽泻、柴胡、薄荷。(中医方剂大辞典)

清热地黄饮 qing re di huang yin

【英文名】Qing Re Di Huang Decoction

【组成】生地、地骨皮、丹皮、花粉、连翘、芦根、淡竹叶。(中医方剂大辞典)

清热如圣散 qing re ru sheng san

【英文名】Qing Re Ru Sheng Powder

【异名】如圣散(中医方剂大辞典、回春)

【组成】(1)花粉、山栀、薄荷、荆芥、黄连、甘草、连翘、牛蒡、桔梗、柴胡、黄芩、灯心。(中医方剂大辞典)(2)枳壳、天花粉、黄连、连翘、荆芥、薄荷、牛蒡子、山栀、柴胡、甘草。(中医方剂大辞典)

清热安宫丸 qing re an gong wan

【英文名】Qing Re An Gong Pill

【组成】牛黄、麝香、黄连、珍珠粉、冰片、栀仁、郁金、水牛角、雄黄、胆南星、朱砂、黄芩等。(江西医药 1982,(2))

清热安胎饮 qing re an tai yin

【英文名】Qing Re An Tai Drink

【组成】(1)山药、石莲、黄芩、川连、椿根白皮、侧柏炭、阿胶。(中医方剂大辞典)(2)黄连、白芍、条芩、当归、山药、藿梗、茯苓、炙草。(中医方剂大辞典)

清热安荣汤 qing re an rong tang

【英文名】Qing Re An Rong Decoction

【组成】当归、川芎、麦冬、赤芍、生地、青蒿、丹皮、甘草、地骨皮。(中医方剂大辞典)

清热安蛔汤 qing re an hui tang

【英文名】Qing Re An Hui Decoction

【组成】麦冬、丹皮、贝母、黑豆、甘草、银花、黄连、地骨皮、黄泥。(中医方剂大辞典)

清热导滞汤 qing re dao zhi tang

【英文名】Qing Re Dao Zhi Decoction

【组成】(1)当归、白芍、川芎、黄连、槟榔、陈皮、广香。(中医方剂大辞典)(2)黄连、槟榔、黄芩、生白芍、厚朴、枳壳、陈皮、青皮、甘草、连翘、牛蒡子、楂肉、当归、淡竹叶、灯心。(中医方剂大辞典)(3)黄连、黄芩、白芍、枳壳、山楂肉、山栀、川朴、青皮、槟榔、当归、甘草、连翘、大力子。(中医方剂大辞典)(4)川军、白头翁、秦皮、茵陈、赤芍、丹皮、六一散、马齿苋、川连、藿香。(中医方剂大辞典)(5)胡黄连、地骨皮、楂炭、青蒿、山栀、大腹皮、炒麦芽、槟榔、厚朴、丹皮、生甘草、红枣。(中医方剂大辞典)

清热导滞散 qing re dao zhi san

【英文名】Qing Re Dao Zhi Powder

【异名】一厘金(药品标准－中药成方制剂标准)

【组成】大黄、牵牛子、黄连、天竺黄、琥珀、人参。(药品标准－中药成方制剂标准 1990)

清热导痰汤 qing re dao tan tang

【英文名】Qing Re Dao Tan Decoction

【组成】黄连、枳实、瓜蒌仁、南星、半夏、陈皮、白茯苓、桔梗、黄芩、白术、人参、甘草。(中医方剂大辞典)

清热汤 qing re tang

【英文名】Qing Re Decoction

【组成】(1)生地、木通、麦冬、甘草。(中医方剂大辞典)(2)扁豆、麦冬、石膏、生地、车前子、知母、黄柏、威参、牛膝。(中医方剂大辞典)(3)升麻、川芎、白芍、半夏、干葛、生甘草、酒黄连、石膏、白术、白芷。(中医方剂大辞典)(4)防风、羌活、黄芩、甘草。(中医方剂大辞典)(5)车前子、灯心、侧柏叶、栀子、黄芩、滑石、乌梅、竹叶、大黄、蒲黄、黄芩、甘草、赤茯苓。(中医方剂大辞典)

清热行血汤 qing re xing xue tang

【英文名】Qing Re Xing Xue Decoction

【组成】桃仁、红花、丹皮、五灵脂、生地、甘草、穿山甲、赤芍。(中医方剂大辞典)

清热利胆冲剂 qing re li dan chong ji

【英文名】Qing Re Li Dan Medicinal Instant Granule

【组成】金钱草、荷包草、凤尾草、紫花地丁。(药品标准－中药成方制剂标准 1991)

清热利胆汤 qing re li dan tang

【英文名】Qing Re Li Dan Decoction

【组成】(1)虎杖、十大功劳叶、金钱草、柴胡、北沙参、枳壳、生地、石斛、车前子、生黄芪、生大黄。(中西医结合杂志 1989,9(3))(2)金钱草、蒲公英、丹参、生大黄、郁金、元胡、川楝子、陈皮、鸡内金、甘草。

(江苏中医 1993,(14))

清热利湿止痒方 qing re li shi zhi yang fang

【英文名】Qing Re Li Shi Zhi Yang Decoction

【组成】内服药:当归、黄芩、丹皮、升麻、生地、苦参、白鲜皮;外用药:黄芩、甘草、明矾。(山东中医杂志 1983,(3))

清热利湿汤 qing re li shi tang

【英文名】Qing Re Li Shi Decoction

【组成】瞿麦、萹蓄、木通、车前子、滑石、延胡索、连翘、蒲公英。(中医方剂大辞典)

清热灵冲剂 qing re ling chong ji

【英文名】Qing Re Ling Medicinal Instant Granule

【组成】黄芩、连翘、大青叶、甘草。(浙卫药准字(1996)051601 号)

清热灵颗粒 qing re ling ke li

【英文名】Qing Re Ling Granule

【组成】黄芩、连翘、大青叶、甘草。(药品标准－中药成方制剂标准 1998)

清热补血汤 qing re bu xue tang

【英文名】Qing Re Bu Xue Decoction

【组成】熟地黄、黄柏、知母、五味子、麦门冬、当归、川芎、芍药、玄参、柴胡、牡丹皮。(中医方剂大辞典)

清热饮 qing re yin

【英文名】Qing Re Drink

【组成】(1)骨皮、丹皮、当归、鳖甲、焦术、人参、黄芪、柴胡、青蒿、知母、大枣。(中医方剂大辞典)(2)黄芩、生地、当归、川芎、桑皮、连翘、麦门冬、丹皮、陈皮、甘草。(中医方剂大辞典)(3)黄连、生地、甘草、木通、连翘、石莲子。(中医方剂大辞典)(4)当归、人参、生地、白芍、地骨皮、丹皮、香附、红花、沙参、续断。(中医方剂大辞典)(5)紫苏、陈皮、桔梗、枳壳、前胡、半夏、干葛、赤苓、赤芍、丹皮、生地、栀子、黄芩、甘草。(中医方剂大辞典)

清热剂 qing re ji

【英文名】Heat－clearing Prescription

【定义】指凡以清热药为主组成,具有清热、泻火、凉血、解毒等作用,治疗里热证的方剂。(方剂学)

清热和中汤 qing re he zhong tang

【英文名】Qing Re He Zhong Decoction

【组成】白术、陈皮、厚朴、赤苓、黄连、神曲、谷芽、使君子、生甘草、泽泻。(中医方剂大辞典)

清热固经汤 qing re gu jing tang

【英文名】Qing Re Gu Jing Decoction

【组成】炙龟板、牡蛎粉、清阿胶、大生地、地骨皮、焦山栀、生黄芩、地榆片、陈棕炭、生藕节、生甘草。(中医方剂大辞典)

清热固表汤 qing re gu biao tang

【英文名】Qing Re Gu Biao Decoction

【组成】生石膏、地骨皮、浮小麦、糯稻根、知母。(中医方剂大辞典)

清热固精汤 qing re gu jing tang

【英文名】Qing Re Gu Jing Decoction

【组成】人参、芥穗炭、地榆炭、黄芩、柏叶炭、万年灰、熟地、黄柏、白芍。(中医方剂大辞典)

清热定惊散 qing re ding jing san

【英文名】Qing Re Ding Jing Powder

【组成】黄芩、猪牙皂、天麻、独活、白术、龙骨、天花粉、山药、厚朴、茯苓、白芍、钩藤、胆南星、陈皮、白附子、薄荷、天竺黄、蝉蜕、羌活、栀子、僵蚕、黄连、紫苏叶、全蝎、硝石、麝香、半夏、冰片、甘草、雄黄、人工牛黄、朱砂、琥珀。(药品标准－中药成方制剂标准 1998)

清热定痛汤 qing re ding tong tang

【英文名】Qing Re Ding Tong Decoction

【组成】生地、元参、麦冬、知母、黄连、石膏、黄柏、黄芪、甘草。(中医方剂大辞典)

清热拔毒饮 qing re ba du yin

【英文名】Qing Re Ba Du Drink

【组成】黄芩、黄连、藿香、升麻、木通、连翘、沉香、樱皮。(中医方剂大辞典)

清热明目洗药 qing re ming mu xi yao

【英文名】Qing Re Ming Mu Lotion

【组成】甘菊花、薄荷、赤芍、胆草、白蒺藜、僵蚕。(中医方剂大辞典)

清热明目茶 qing re ming mu cha

【英文名】Qing Re Ming Mu Tea

【组成】决明子、菊花、甜叶菊。(药品标准－中药成方制剂标准 1991)

清热治痢丸 qing re zhi li wan

【英文名】Qing Re Zhi Li Pill

【组成】马齿苋、三颗针。(药品标准－中药成方制剂标准 1991)

清热泻火汤 qing re xie huo tang

【英文名】Qing Re Xie Huo Decoction

【组成】生地、赤芍、白芷、川芎、荆芥、大黄、薄荷、羌活、防风、连翘、甘草、黄芩、山栀、独活。(中医方剂大辞典)

清热泻湿汤 qing re xie shi tang

【英文名】Qing Re Xie Shi Decoction

【组成】茯苓、黄连、车前子、木通、猪苓、滑石、苍术、石苇、山药、黄柏。(中医方剂大辞典)

清热泻脾散 qing re xie pi san

【英文名】Qing Re Xie Pi Powder

【组成】山栀、石膏、黄连、生地、黄芩、赤苓。(中医方剂大辞典)

清热育子汤 qing re yu zi tang

【英文名】Qing Re Yu Zi Decoction

【组成】知母、黄柏、菟丝子、枸杞子、蛇床子、车前子、覆盆子、蒲公英、甘草、当归、川断、仙茅、仙灵脾、黄芪。(实用中西医结合杂志 1992,5(8))

清热育阴汤 qing re yu yin tang

【英文名】Qing Re Yu Yin Decoction

【组成】板蓝根、生地、金银花、蒲公英、连翘、山豆根、丹皮、赤芍、女贞子、菟丝子、枸杞子。(浙江中医杂志 1990,(1))

清热金银花露 qing re jin yin hua lu

【英文名】Qing Re Jin Yin Hua Distillate

【组成】金银花。((93)浙卫药准字 0518-1 号)

清热降火丸 qing re jiang huo wan

【英文名】Qing Re Jiang Huo Pill

【组成】龙胆草、菊花、芦荟、小生地、黄连、知母、生石决明、柴胡、生栀子、黄芩、泽泻、大黄、儿茶、木通。(中医方剂大辞典)

清热保金汤 qing re bao jin tang

【英文名】Qing Re Bao Jin Decoction

【组成】生地、熟地、麦冬、白芍、百合、元参、桔梗、茯苓、甘草、沙参。(中医方剂大辞典)

清热养血汤 qing re yang xue tang

【英文名】Qing Re Yang Xue Decoction

【组成】(1)细生地、丹参、黑山栀、青蒿、丹皮、赤芍、生甘草。(中医方剂大辞典)(2)生地、元参、白蒺藜、当归、川芎、黄芪、白芍、黄芩、甘草、陈皮。(中医方剂大辞典)(3)当归、熟地、生地、白芍、阿胶、青蒿、麦冬、丹皮。(中医方剂大辞典)

清热养阴丸 qing re yang yin wan

【英文名】Qing Re Yang Yin Pill

【组成】石膏、栀子、黄连、牡丹皮、白芍、地黄、麦冬、玄参、浙贝母、薄荷、山豆根、甘草。(药品标准-中药成方制剂标准 1990)

清热养阴丹 qing re yang yin dan

【英文名】Qing Re Yang Yin Pellet

【组成】大生地、麦冬、玄参、薄荷、贝母、白芍、丹皮、黄连、栀子、生石膏、山豆根、甘草。(中医方剂大辞典)

清热养荣汤 qing re yang rong tang

【英文名】Qing Re Yang Rong Decoction

【组成】柴胡、丹皮、地骨皮、生地、当归、白芍、元参、茯苓、麦冬肉、生甘草。(中医方剂大辞典)

清热活血化毒膏 qing re huo xue hua du gao

【英文名】Qing Re Huo Xue Hua Du Plaster

【组成】乳香、苍耳子、甘草、冰片。(中医方剂大辞典)

清热活血汤 qing re huo xue tang

【英文名】Qing Re Huo Xue Decoction

【组成】(1)生地、银花、土茯苓、荆芥、防风、红花、赤芍、三棱、莪术、刺蒺藜。(中医方剂大辞典)(2)生地、丹皮、黄柏、黄连、黄芩、侧柏叶、赤芍、牛蒡子、连翘、甘草、薄荷叶。(中医方剂大辞典)

清热祛风汤 qing re qu feng tang

【英文名】Qing Re Qu Feng Decoction

【组成】知母、生石膏、葛根、白芷、细辛、菊花、川芎、枳实、全虫、地龙、甘草。(中医方剂大辞典)

清热祛湿冲剂 qing re qu shi chong ji

【英文名】Qing Re Qu Shi Medicinal Instant Granule

【组成】党参、茵陈、岗梅根、黄芪、苍术、野菊花、陈皮。(药品标准-中药成方制剂标准 1994)

清热祛湿剂 qing re qu shi ji

【英文名】Heat-clearing And Damping-eliminating Prescription

【定义】指以清热利湿药或清热燥湿药为主组方,治疗外感湿热,或湿热内郁,或湿热下注所致的湿温、黄疸、霍乱、热淋、痢疾、泄泻、痿痹等病证的方剂。(方剂学)

清热神芎丸 qing re shen xiong wan

【英文名】Qing Re Shen Xiong Pill

【组成】大黄、川芎、黄连、黄芩、薄荷、滑石、牵牛子。(药品标准-中药成方制剂标准 1991)

清热胃关煎 qing re wei guan jian

【英文名】Qing Re Wei Guan Decoction

【组成】生地、龟版、花粉、石斛、薄荷、葛根、连翘、桔梗、甘蔗。(中医方剂大辞典)

清热胜湿汤 qing re sheng shi tang

【英文名】Qing Re Sheng Shi Decoction

【组成】(1)黄柏、黄连、泽泻、苍术、厚朴、白茯苓、陈皮、甘草。(中医方剂大辞典)(2)苍术、黄柏、羌活、白芍、陈皮、牛膝、木瓜、杜仲、威灵仙、泽泻、甘草。(中医方剂大辞典)

清热退翳汤 qing re tui yi tang

【英文名】Qing Re Tui Yi Decoction

【组成】栀子、胡黄连、木贼草、赤芍、生地、羚羊角、龙胆草、银柴胡、蝉蜕、甘草、菊花、蒺藜。(中医方剂大辞典)

清热除疳丸 qing re chu gan wan

【英文名】Qing Re Chu Gan Pill

【组成】(1)茯苓、薏苡仁、甘草、酒黄芩、蔓荆子、茅根、荆芥。(中医方剂大辞典)(2)黄连、当归、龙胆草、川芎、青皮、陈皮、使君子、芦荟、干蟾头。(中医方剂大辞典)

清热除湿止泻合剂 qing re chu shi zhi xie he ji

【英文名】Qing Re Chu Shi Zhi Xie Mixture

【组成】夜香牛。(药品标准-中药成方制剂标准

1997)

清热除湿止泻颗粒 qing re chu shi zhi xie ke li

【英文名】Qing Re Chu Shi Zhi Xie Granule

【组成】夜香牛。(药品标准-中药成方制剂标准1997)

清热除湿祛风膏 qing re chu shi qu feng gao

【英文名】Qing Re Chu Shi Qu Feng Plaster

【组成】黄连、黄柏、小生地、浮萍草、白芷、防风、当归尾、白藓皮、白及、僵蚕、梅花片。(中医方剂大辞典)

清热除痹汤 qing re chu bi tang

【英文名】Qing Re Chu Bi Decoction

【组成】金银藤、威灵仙、青风藤、海风藤、络石藤、防己、桑枝、追地风。(中医方剂大辞典)

清热凉血丸 qing re liang xue wan

【英文名】Qing Re Liang Xue Pill

【组成】黄芩、地黄。(药品标准-中药成方制剂标准1994)

清热凉血汤 qing re liang xue tang

【英文名】Qing Re Liang Xue Decoction

【组成】(1)薄荷、芥穗、青蒿、赤芍、野菊花、蒲公英、黄芩。(陕西中医 1992,13(7))(2)小牛角、石膏、板蓝根、银花、连翘、贯众、柴胡、黄芩、丹皮、甘草。(黑龙江中医药 1991,(2))

清热凉血饮 qing re liang xue yin

【英文名】Qing Re Liang Xue Drink

【组成】(1)归身、川芎、生地、白芍、大黄、银花、丹皮、栀子。(中医方剂大辞典)(2)麦门冬、丹皮、赤茯苓、连翘、秦艽、生地、当归、川芎、黄芩、赤芍。(中医方剂大辞典)(3)当归、川芎、大黄、芍药、生地黄。(中医方剂大辞典)

清热凉血膏 qing re liang xue gao

【英文名】Qing Re Liang Xue Concentrated Decoction

【组成】黄芩、地黄。(药品标准-中药成方制剂标准1994)

清热凉茶 qing re liang cha

【英文名】Qing Re Liang Tea

【组成】苦瓜干、鸭脚木、白茅根、连翘、淡竹叶、榕树须、水翁花、木蝴蝶、猪笼草、岗梅、相思藤、凤尾草、布渣叶、甘草、广金钱草。(药品标准-中药成方制剂标准 1997)

清热桑花饮 qing re sang hua yin

【英文名】Qing Re Sang Hua Drink

【组成】桑叶、野菊花、银花。(陕西中医 1989,10(2))

清热消风散 qing re xiao feng san

【英文名】Qing Re Xiao Feng Powder

【组成】防风、川芎、当归、黄芩、白芍、天花粉、金银花、甘草、连翘、红花、柴胡、苍术、陈皮、黄芪、角刺。(中医方剂大辞典)

清热消炎宁 qing re xiao yan ning

【英文名】Qing Re Xiao Yan Ning

【异名】清热消炎宁胶囊(药品标准-中药成方制剂标准)

【组成】九节茶。(药品标准-中药成方制剂标准1994)

清热消炎糖浆 qing re xiao yan tang jiang

【英文名】Qing Re Xiao Yan Syrup

【组成】麻黄、杏仁、石膏、甘草、黄芩等。(北京中医杂志 1988,(1))

清热消肿汤 qing re xiao zhong tang

【英文名】Qing Re Xiao Zhong Decoction

【组成】黄连、当归、生地、赤芍、栀子、川芎、黄芩、大黄、甘菊、木贼、白蒺藜、木通、甘草。(中医方剂大辞典)

清热消毒散 qing re xiao du san

【英文名】Qing Re Xiao Du Powder

【组成】黄连、山栀、连翘、当归、川芎、芍药、生地黄、金银花、甘草。(中医方剂大辞典)

清热益胃汤 qing re yi wei tang

【英文名】Qing Re Yi Wei Decoction

【组成】龙胆草、白花蛇舌草、蒲公英、当归、白芍、炙甘草、郁金。(中医杂志 1992,33(9))

清热脑醒灵片 qing re nao xing ling pian

【英文名】Qing Re Nao Xing Ling Tablet

【组成】水牛角、郁金、胆膏粉、冰片、雄黄、黄芩、黄连、栀子、蛤壳、赭石、辛夷、薄荷脑、石膏。(药品标准-中药成方制剂标准 1993)

清热通经汤 qing re tong jing tang

【英文名】Qing Re Tong Jing Decoction

【组成】当归、川芎、白芍、生地黄、大黄、厚朴、枳壳、苏木、枳实、黄芩、红花、乌梅、桃仁。(中医方剂大辞典)

清热通窍汤 qing re tong qiao tang

【英文名】Qing Re Tong Qiao Decoction

【组成】黄芩、蚤休、苍耳、白芷、桔梗、路路通、苡仁。(湖北中医杂志 1985,(6))

清热通淋汤 qing re tong lin tang

【英文名】Qing Re Tong Lin Decoction

【组成】黄连、黄柏、胆草、焦栀、甘草梢、车前草。(中医方剂大辞典)

清热通瘀汤 qing re tong yu tang

【英文名】Qing Re Tong Yu Decoction

【组成】生地、赤芍、归尾、丹皮、桃仁、郁李仁。(中医方剂大辞典)

清热渗湿汤 qing re shen shi tang
【英文名】Qing Re Shen Shi Decoction
【组成】黄连、茯苓、泽泻、黄柏、苍术、白术、甘草。(中医方剂大辞典)

清热理气代茶饮 qing re li qi dai cha yin
【英文名】Qing Re Li Qi Dai Cha Drink
【组成】(1)甘菊、霜桑叶、橘红、鲜芦根、建曲、炒枳壳、羚羊、炒谷芽。(中医方剂大辞典)(2)甘菊、霜桑叶、羚羊、带心麦冬、云苓、炒枳壳、泽泻、炒谷芽。(中医方剂大辞典)

清热理脾汤 qing re li pi tang
【英文名】Qing Re Li Pi Decoction
【组成】白芍、白术、木通、僵蚕、陈皮、甘草、白扁豆、白茯苓、当归、黄芩、柴胡、薄荷。(中医方剂大辞典)

清热理脾除湿膏 qing re li pi chu shi gao
【英文名】Qing Re Li Pi Chu Shi Ointment
【组成】茯苓、陈皮、白术、薏米、山药、石斛、麦冬、焦三仙、扁豆、茵陈、菊花、甘草。(中医方剂大辞典)

清热银花精 qing re yin hua jing
【英文名】Qing Re Yin Hua Jing Syrup
【组成】金银花、菊花、通草、茅根、大枣。((82)桂卫药准字第27022号)

清热银花糖浆 qing re yin hua tang jiang
【英文名】Qing Re Yin Hua Syrup
【组成】金银花、菊花、白茅根、通草、大枣、甘草、绿茶叶。(药品标准－中药成方制剂标准1990)

清热黄芩汤 qing re huang qin tang
【英文名】Qing Re Huang Qin Decoction
【组成】黄芩、赤芍、木通、防风、葛根、桔梗、楂肉、元参、连翘、蝉蜕、僵蚕、花粉、石膏、地骨皮。(中医方剂大辞典)

清热暗疮片 qing re yin chuang pian
【英文名】Qing Re Yin Chuang Tablet
【组成】金银花、大黄浸膏、穿心莲浸膏、牛黄、蒲公英浸膏、珍珠层粉、山豆根浸膏、甘草、栀子浸膏。(药品标准－中药成方制剂标准1992)

清热散结片 qing re san jie pian
【英文名】Qing Re San Jie Tablet
【组成】千里光。(药品标准－中药成方制剂标准1998)

清热散结汤 qing re san jie tang
【英文名】Qing Re San Jie Decoction
【组成】蒲公英、地丁、败酱草、黄柏、大黄、土茯苓、茵陈、穿山甲、皂刺、川芎。(甘肃中医1993,6(6))

清热散瘀汤 qing re san yu tang
【英文名】Qing Re San Yu Decoction
【组成】益母草、地丁草、赤芍、丹皮、地龙、当归、川芎、木通、大黄。(江苏中医1992,(6))

清热散瘀膏 qing re san yu gao
【英文名】Qing Re San Yu Plaster
【组成】生石膏、芒硝、冰片、生乳香、黑桐油。(湖南中医杂志1993,9(3))

清热滋阴汤 qing re zi yin tang
【英文名】Qing Re Zi Yin Decoction
【组成】当归、川芎、生地、黄柏、知母、陈皮、白术、麦门冬、牡丹皮、赤芍药、玄参、山栀、甘草。(中医方剂大辞典)

清热感冒冲剂 qing re gan mao chong ji
【英文名】Qing Re Gan Mao Medicinal Instant Granule
【组成】紫苏叶、一枝黄花、马鞭草、土荆芥、爵床、枇杷叶、野甘草。(药品标准－中药成方制剂标准1994)

清热暗疮丸 qing re an chuang wan
【英文名】Qing Re An Chuang Pill
【组成】金银花、大黄浸膏、穿心莲浸膏、牛黄、蒲公英浸膏、珍珠层粉、山豆根浸膏、甘草、栀子浸膏。(药品标准－中药成方制剂标准1992)

清热煎 qing re jian
【英文名】Qing Re Decoction
【组成】陈皮、半夏、枳实、苍术、厚朴、青皮、槟榔、黄芩、柴胡。(中医方剂大辞典)

清热解肌汤 qing re jie ji tang
【英文名】Qing Re Jie Ji Decoction
【组成】(1)黄芩、大连、枳壳、栀子、连翘、荆芥、防风、花粉、陈皮、厚朴、猪苓、泽泻、木通、黄柏、甘草。(中医方剂大辞典)(2)葛根、黄芩、芍药、甘草。(中医方剂大辞典)

清热解郁汤 qing re jie yu tang
【英文名】Qing Re Jie Yu Decoction
【异名】清热解郁散(中医方剂大辞典)
【组成】(1)龙胆草、丹皮、生地、白茅根、赤芍、白芍、银柴胡、金银花、连翘、山栀、竹叶、枳壳、郁金。(中医方剂大辞典)(2)栀子、枳壳、西芎、黄连、香附、陈皮、干姜、苍术、甘草。(中医方剂大辞典)

清热解毒口服液 qing re jie du kou fu ye
【英文名】Qing Re Jie Du Peroral Liquid
【组成】生石膏、金银花、玄参、地黄、连翘、栀子、甜地丁、黄芩、龙胆、板蓝根、知母、麦冬。(药品标准－中药成方制剂标准1993)

清热解毒方 qing re jie du fang
【英文名】Qing Re Jie Du Prescription
【组成】麦穗癀、鱼腥草、银翘、黄芩、生甘草。(中医急症通讯1986,(15))

清热解毒片 qing re jie du pian
【英文名】Qing Re Jie Du Tablet

【组成】生石膏、金银花、玄参、地黄、连翘、栀子、甜地丁、黄芩、龙胆、板蓝根、知母、麦冬。(药品标准－中药成方制剂标准 1998)

清热解毒冲剂 qing re jie du chong ji

【英文名】Qing Re Jie Du Medicinal Instant Granule

【组成】虎杖、白花蛇舌草、土茯苓、茵陈、茜草、橘红、甘草。(北京中医杂志 1992,(1))

清热解毒合剂 qing re jie du he ji

【英文名】Qing Re Jie Du Mixture

【组成】石膏、板蓝根、玄参、儿茶。(中药通报 1982,7(1))

清热解毒汤 qing re jie du tang

【英文名】Qing Re Jie Du Decoction

【组成】(1)升麻、石膏、连翘、牛蒡子、黄连、知母、竹叶。(中医方剂大辞典)(2)银花藤、板蓝根、一点红、旱莲草、地头胆、白茅根、野甘草。(中医方剂大辞典)(3)连翘、银花、蒲公英、紫花地丁、黄芩、瞿麦、萹蓄、车前子、丹皮、赤芍、地骨皮、冬瓜子。(中医方剂大辞典)(4)金银花、天花粉、元参、黄芩、山甲、生地黄、龟角刺、射干、苍术、茶叶。(中医方剂大辞典)(5)生地、黄连、金银花、薄荷叶、连翘、赤芍、木通、甘草。(中医方剂大辞典)(6)黄连、山栀、连翘、当归、芍药、生地黄、金银花、甘草。(中医方剂大辞典)(7)荆芥穗、红花、蝉蜕、木通、牛蒡子、丹皮、青皮、生地、山楂、滑石、前胡、地丁、黄连。(中医方剂大辞典)(8)黄芩、知母、升麻、葛根、石膏、人参、白芍、羌活、黄连、生地、生甘草、姜。(中医方剂大辞典)(9)升麻、干葛、赤芍药、生地黄、牡丹皮、黄连、黄柏、黄芩、桔梗、栀子、甘草、连翘。(中医方剂大辞典)

清热解毒利湿通淋汤 qing re jie du li shi tong lin tang

【英文名】Qing Re Jie Du Li Shi Tong Lin Decoction

【组成】鱼腥草、土茯苓、半枝莲、鲜茅根、黄柏、栀子、萆薢、木通、车前子、大黄、甘草梢。(实用中西医结合杂志 1992,5(5))

清热解毒灵 qing re jie du ling

【英文名】Qing Re Jie Du Ling Decoction

【组成】藿香、荆芥穗、银花、板蓝根、滑石、生石膏、薄荷、甘草。(中医杂志 1988,29(10))

清热解毒饮 qing re jie du yin

【英文名】Qing Re Jie Du Drink

【组成】板蓝根、银花、连翘、大青叶、贯众、海藻、昆布、柴胡、黄芩、紫河车。(贵阳中医学院学报 1990,(4))

清热解毒剂 qing re jie du ji

【英文名】Recipes For Clearing Away Heat And Toxicant

【定义】指以清热解毒泻火药为主组方,治疗瘟疫、温毒、火毒及疮疡疔毒等证的方剂。(方剂学)

清热解毒注射液 qing re jie du zhu she ye

【英文名】Qing Re Jie Du Injection

【组成】金银花、黄芩、连翘、龙胆、生石膏、知母、栀子、板蓝根、地黄、麦冬、甜地丁、玄参。(药品标准－中药成方制剂标准 1998)

清热解毒颗粒 qing re jie du ke li

【英文名】Qing Re Jie Du Granule

【组成】黄连、水牛角、玄参、金银花、地黄、大青叶、连翘、知母、石膏。(药品标准－中药成方制剂标准 1997)

清热解瘀汤 qing re jie yu tang

【英文名】Qing Re Jie Yu Decoction

【组成】女贞子、五倍子、土茯苓、旱莲草、马齿苋、炒贯众、炒蒲黄、益母草。(陕西中医 1993,14(12))

清热镇咳糖浆 qing re zhen ke tang jiang

【英文名】Qing Re Zhen Ke Syrup

【组成】葶苈子、矮地茶、鱼腥草、荆芥、知母、前胡、板栗壳、浮海石。(药品标准－中药成方制剂标准 1990)

清热镇惊汤 qing re zhen jing tang

【英文名】Qing Re Zhen Jing Decoction

【组成】(1)柴胡、薄荷、麦冬、栀子、川黄连、龙胆草、茯神、钩藤钩、甘草、木通。(中医方剂大辞典)(2)连翘、柴胡、地骨皮、龙胆草、钩藤、黄连、山栀仁、片芩、麦冬、木通、赤苓、车前子、陈枳实、甘草、薄荷、滑石、灯心、淡竹叶。(中医方剂大辞典)

清热镇惊散 qing re zhen jing san

【英文名】Qing Re Zhen Jing Powder

【组成】全蝎、珍珠、冰片、钩藤、胆南星、雄黄、黄连、薄荷、白附子、栀子、甘草、防风、天麻、琥珀、青黛、水牛角。(药品标准－中药成方制剂标准 1993)

清热醒脑灵丸 qing re xing nao ling wan

【英文名】Qing Re Xing Nao Ling Pill

【组成】水牛角、郁金、胆膏粉、冰片、雄黄、黄芩、黄连、栀子、蛤壳、赭石、辛夷、薄荷脑、石膏。(药品标准－中药成方制剂标准 1993)

清热豁痰丸 qing re huo tan wan

【英文名】Qing Re Huo Tan Pill

【组成】黄芩、香附、半夏、贝母。(中医方剂大辞典)

清疳丸 qing gan wan

【英文名】Qing Gan Pill

【组成】(1)橘红、半夏、茯苓、桔梗、天麻、薄荷、防风、甘草、川芎、黄连、黄芩、枳实。(中医方剂大辞典)(2)芦荟、青黛、胡连、川黄连、天冬、麦冬、陈皮、地骨皮、夜明砂、瓜蒌仁、甘草、朱砂、猪胆汁。(中医方剂大辞典)

清疳散 qing gan san

【英文名】Qing Gan Powder

【组成】(1)枳壳、青皮、广皮、楂炭、槟榔、白术、半夏、白芍、厚朴、茯苓、大黄、朱砂、象牙、牛黄、胆星、珍珠、麝香、冰片。(中医方剂大辞典)(2)青黛、扫盆、川柏、柏油、麻油。(中医方剂大辞典)

清疳解毒汤 qing gan jie du tang

【英文名】Qing Gan Jie Du Decoction

【组成】人中黄、川黄连、柴胡、知母、连翘、牛蒡子、黑参、荆芥、防风、石膏。(中医方剂大辞典)

清疹汤 qing zhen tang

【英文名】Qing Zhen Decoction

【组成】生石膏、知母、羚羊角、金线重楼、薄荷叶、青连翘、蝉蜕、僵蚕。(中医方剂大辞典)

清疹散 qing zhen san

【英文名】Qing Zhen Powder

【组成】生石膏、乌犀角、京知母、全蝉蜕、白僵蚕、青连翘、金重楼、薄荷叶、芦根、金银花。(中医方剂大辞典)

清真汤 qing zhen tang

【英文名】Qing Zhen Decoction

【组成】车前子、冬瓜汁。(中医方剂大辞典)

清眩丸 qing xuan wan

【英文名】Qing Xuan Pill

【组成】川芎、白芷、薄荷、荆芥穗、石膏。((92)豫卫药准字 ZZ－0232－49059 号)

清眩止痛汤 qing xuan zhi tong tang

【英文名】Qing Xuan Zhi Tong Decoction

【组成】茺蔚子、制香附、钩藤、川芎、桂枝、菊花、生甘草。(中医方剂大辞典)

清眩片 qing xuan pian

【英文名】Qing Xuan Tablet

【组成】川芎、白芷、薄荷、荆芥穗、石膏。(药品标准－中药成方制剂标准 1991)

清眩宁 qing xuan ning

【英文名】Qing Xuan Ning Decoction

【组成】天麻、钩藤、丹参、磁石、菊花、远志、泽泻、陈皮、白术、茯苓、山栀、甘草。(山东中医杂志 1992,11(6))

清眩平肝汤 qing xuan ping gan tang

【英文名】Qing Xuan Ping Gan Decoction

【组成】当归、川芎、白芍、生地、桑叶、菊花、黄芩、女贞子、旱莲草、红花、牛膝。(中医方剂大辞典)

清眩汤 qing xuan tang

【英文名】Qing Xuan Decoction

【组成】泽泻、焦白术、白芍、茯苓、枣仁、五味子、女贞子、川芎、牛膝。(陕西中医 1989,10(1))

清眩治瘫丸 qing xuan zhi tan wan

【英文名】Qing Xuan Zhi Tan Pill

【组成】天麻、蕲蛇、僵蚕、全蝎、地龙、铁丝威灵仙、白附子、决明子、牛膝、没药、血竭、丹参、川芎、赤芍、玄参、桑寄生、葛根、香附、骨碎补、槐米、郁金、沉香、枳壳、安息香、人参、白术、麦冬、茯苓、黄连、黄芩、地黄、泽泻、法半夏、黄芪、山楂、水牛角。(药品标准－中药成方制剂标准 1991)

清眩降压片 qing xuan jiang ya pian

【英文名】Qing Xuan Jiang Ya Tablet

【组成】莱菔子。(药品标准－中药成方制剂标准 1997)

清眩养荣汤 qing xuan yang rong tang

【英文名】Qing Xuan Yang Rong Decoction

【组成】生地、花粉、白芍、柴胡、防风、麦冬、茯苓、天麻、川芎、枳壳、枣仁、香附、川连、甘草、当归。(中医方剂大辞典)

清离固精丸 qing li gu jing wan

【英文名】Qing Li Gu Jing Pill

【组成】黄连、萆薢、人参、鹿角霜、知母、秋石、牡蛎、茯神、远志、石莲肉、白术。(中医方剂大辞典)

清离滋坎汤 qing li zi kan tang

【英文名】Qing Li Zi Kan Decoction

【组成】怀生地黄、熟地黄、麦门冬、当归、白芍、怀山药、牡丹皮、炙甘草、天门冬、白茯苓、山茱萸、白术、泽泻、黄柏、知母。(中医方剂大辞典)

清胰 1 号 qing yi yi hao

【英文名】Qing Yi No. 1 Decoction

【组成】龙胆草、木香、玄胡、白芍、大黄。(中医方剂大辞典)

清胰 2 号 qing yi er hao

【英文名】Qing Yi No. 2 Prescription

【组成】栀子、丹皮、木香、厚朴、玄胡、赤芍、大黄、芒硝。(中医方剂大辞典)

清胰 3 号 qing yi san hao

【英文名】Qing Yi NO. 3 Prescription

【组成】栀子、木香、槟榔、玄胡、芒硝、白芍、使君子、苦楝根皮。(中医方剂大辞典)

清胰丸 qing yi wan

【英文名】Qing Yi Pill

【组成】柴胡、黄芩、半夏、全瓜蒌、薤白、枳实、川楝子、白芍、生军。(中医方剂大辞典)

清胰片 qing yi pian

【英文名】Qing Yi Tablet

【组成】柴胡、黄芩、胡连、木香、元胡、杭芍、生大黄。(中医方剂大辞典)

清胰汤 qing yi tang

【英文名】Qing Yi Decoction

【组成】柴胡、黄芩、胡黄连、厚朴、枳壳、木香、大黄、芒硝。(中医方剂大辞典)

清胰汤 1 号 qing yi tang yi hao

【英文名】Qing Yi No. 1 Prescription

【组成】柴胡、黄芩、胡连、白芍、木香、元胡、大黄、芒硝。(中医方剂大辞典)

清胰汤Ⅱ号 qing yi tang er hao

【英文名】Qing Yi No. 2 Decoction

【组成】柴胡、黄芩、胡连、木香、槟榔、使君子、苦楝皮根、细辛、芒硝。(中医方剂大辞典)

清胰利胆冲剂 qing yi li dan chong ji

【英文名】Qing Yi Li Dan Medicinal Instant Granule

【组成】牡蛎、姜黄、金银花、柴胡、大黄、延胡索、牡丹皮、赤芍。(药品标准-中药成方制剂标准 1991)

清胰陷胸汤 qing yi xian xiong tang

【英文名】Qing Yi Xian Xiong Decoction

【组成】柴胡、黄芩、胡黄连、木香、元胡、大黄、芒硝、甘遂末。(中医方剂大辞典)

清脂五味汤 qing zhi wu wei tang

【英文名】Qing Zhi Wu Wei Decoction

【组成】生黄芪、山楂、泽泻、红花、桃仁。(实用中西医结合杂志 1992,5(1))

清脏内托散 qing zang nei tuo san

【英文名】Qing Zang Nei Tuo Powder

【组成】人参、黄芪、当归、川芎、陈皮、甘草、黄连、生地、赤芍、白术、黄芩、独活、枳壳、白芷、防风、牡丹皮、槐花、升麻、乌药。(中医方剂大辞典)

清脏汤 qing zang tang

【英文名】Qing Zang Decoction

【组成】当归、川芎、生地、白芍、黄连、黄芩、栀子、黄柏、地榆、槐角、柏叶、阿胶。(中医方剂大辞典)

清脏润燥丸 qing zang run zao wan

【英文名】Qing Zang Run Zao Pill

【组成】黄连、当归、大黄、郁李仁、枳壳、连翘、川芎、薄荷叶、芍药、麻仁、条芩。(中医方剂大辞典)

清脏腑热剂 qing zang fu re ji

【英文名】Clearing-up Zang-fu Agents

【定义】指以清热药物为主组方,治疗邪热偏盛于某一脏腑所产生的火热证的方剂。(方剂学)

清脏解毒汤 qing zang jie du tang

【英文名】Qing Zang Jie Du Decoction

【组成】(1)黄连、黄芩、木通、海金沙、枳壳、莪术、柏子仁、焦栀子、车前子、大黄。(中医方剂大辞典)(2)黄连、黄芦、黄柏、栀子、大黄、连翘、滑石、木通、车前子、海金沙、枳实、莪术。(中医方剂大辞典)

清脑安神丸 qing nao an shen wan

【英文名】Qing Nao An Shen Pill

【组成】远志、琥珀、牡蛎、磁石、五味子、川芎、菊花、当归、龙骨、菖蒲、地黄、丹参、麦冬、甘草、玉竹、栀子、黄芩、首乌藤、藤合欢。(药品标准-中药成方制剂标准 1997)

清脑降压片 qing nao jiang ya pian

【英文名】Qing Nao Jiang Ya Tablet

【组成】黄芩、夏枯草、槐米、磁石、牛膝、当归、地黄、丹参、水蛭、钩藤、决明子、地龙、珍珠母。(药品标准-中药成方制剂标准 1990)

清脑复神液 qing nao fu shen ye

【英文名】Qing Nao Fu Shen Oral Liquid

【组成】人参、黄芪、当归、鹿茸、菊花、薄荷、柴胡、决明子、荆芥穗、丹参、远志、五味子、枣仁、莲子心、麦冬、百合、竹茹、黄芩、桔梗、陈皮、茯苓、甘草、半夏、枳壳、干姜、石膏、冰片、大黄、木通、黄柏、柏子仁、莲子肉、知母、石菖蒲、川芎、赤芍、桃仁、红花、山楂。(药品标准-中药成方制剂标准 1994)

清脑益智Ⅱ号 qing nao yi zhi er hao

【英文名】Qing Nao Yi Zhi No. Ⅱ Decoction

【组成】鹿角粉、制首乌、生龙骨、生牡蛎、石菖蒲、郁金、丹参、益智仁、枸杞。(成都中医学院学报 1986,(1))

清脑黄连膏 qing nao huang lian gao

【英文名】Qing Nao Huang Lian Ophthalmic Prescription

【组成】黄连。(中医方剂大辞典)

清衄汤 qing nv tang

【英文名】Qing Nv Decoction

【组成】当归、芍药、生地、黄芩、栀子、黄连、赤芍、桔梗、生甘草、柏叶、藕节。(中医方剂大辞典)

清通泪道液 qing tong lei dao ye

【英文名】Qing Tong Lei Dao Eye-drops Preparation

【组成】黄柏、蜀葵子、硼砂、冰片。(陕西中医 1993,14(2))

清惊散 qing jing san

【英文名】Qing Jing Powder

【组成】陈胆星、朱砂。(中医方剂大辞典)

清梅饮 qing mei yin

【英文名】Qing Mei Drink

【组成】当归、银花、五加皮、鲜皮、皂刺。(中医方剂大辞典)

清淋冲剂 qing lin chong ji

【英文名】Qing Lin Medicinal Instant Granule

【组成】瞿麦、萹蓄、关木通、车前子、滑石、栀子、大黄、甘草。(药品标准-中药成方制剂标准 1992)

清淋合剂 qing lin he ji

【英文名】Qing Lin Mixture

【组成】生地榆、生槐角、半枝莲、蛇舌草、大青叶、白槿

花、飞滑石、生甘草。(江苏中医杂志 1983,4(1))

清淋汤 qing lin tang

【英文名】Qing Lin Decoction

【组成】(1)车前草、木通、萹蓄、瞿麦、六一散、栀子、石苇、蒲公英、白茅根、生甘草。(山东中医杂志 1990,9(4))(2)萆薢、虎杖、土茯苓、贯众、连翘、蒲公英、黄连、半枝莲、木通、瞿麦、黄芪、茯苓、丹参、赤芍。(云南中医杂志 1993,14(4))

清痒汤 qing yang tang

【英文名】Qing Yang Decoction

【组成】黄芪、防风、荆芥、苦参、蝉蜕、蒺藜、僵蚕、当归、生地、赤芍、川芎、何首乌。(中医方剂大辞典)

清营化瘀合剂 qing ying hua yu he ji

【英文名】Qing Ying Hua Yu Mixture

【组成】水牛角、生地黄、玄参、麦冬、丹参、丹皮、赤芍。(山西中医 1993,9(1))

清营汤 qing ying tang

【英文名】Qing Ying Decoction

【组成】犀角、生地、元参、竹叶心、麦冬、丹参、黄连、银花、连翘。(中医方剂大辞典)

清营养阴液 qing ying yang yin ye

【英文名】Qing Ying Yang Yin Mixture

【组成】水牛角、生地、玄参、麦冬。(江西中医学院学报 1992,(2))

清营退肿膏 qing ying tui zhong gao

【英文名】Qing Ying Tui Zhong Plaster

【组成】大黄、芙蓉叶、黄芩、黄柏、花粉、滑石、东丹。(中医方剂大辞典)

清营凉血剂 qing ying liang xue ji

【英文名】Clearing-up Ying System Agents

【定义】指以清营凉血药物为主组成,治疗邪热传营,或热入血分诸证的方剂。(方剂学)

清营解毒汤 qing ying jie du tang

【英文名】Qing Ying Jie Du Decoction

【组成】(1)羚羊角、生地、冬桑叶、薄荷、丹皮、白芍、桔梗、连翘、金银花、元参、竹叶、防风。(中医方剂大辞典)(2)鲜生地、银花、丹皮、赤芍、山栀、地丁、甘草节、连翘。(中医方剂大辞典)

清虚热剂 qing xu re ji

【英文名】Clearing Deficiency-heat Agents

【定义】指以滋阴清热药与清透伏热药配伍组方,治疗阴虚发热证的方剂。(方剂学)

清黄散 qing huang san

【英文名】Qing Huang Powder

【组成】防风、滑石、甘草、栀子、藿香、酒黄连。(中医方剂大辞典)

清喉利咽冲剂 qing hou li yan chong ji

【英文名】Qing Hou Li Yan Medicinal Instant Granule

【组成】胖大海、青果、竹茹、橘红、枳壳、沉香。((85)津卫药准字第 644 号)

清喉利咽颗粒 qing hou li yan ke li

【英文名】Qing Hou Li Yan Granule

【组成】黄芩、西青果、桔梗、竹茹、胖大海、橘红、枳壳、桑叶、香附、紫苏子、紫苏梗、沉香、薄荷脑。(药品标准－中药成方制剂标准 1998)

清喉咽冲剂 qing hou yan chong ji

【英文名】Qing Hou Yan Granule

【组成】地黄、麦冬、玄参、连翘、黄芩。(药品标准－中药成方制剂标准 1990)

清喉咽合剂 qing hou yan he ji

【英文名】Qing Hou Yan Mixture

【组成】地黄、麦冬、玄参、连翘、黄芩。(中医方剂大辞典)

清喉消毒散 qing hou xiao du san

【英文名】Qing Hou Xiao Du Powder

【组成】金银花、甘草、玄参、薄荷、黄连、牛蒡子、山栀、连翘、防风、荆芥。(中医方剂大辞典)

清喉散 qing hou san

【英文名】Qing Hou Powder

【组成】青黛、甘草、桔梗、冰片、牛黄、麝香、白矾、薄荷脑、珍珠层粉。(中药药理与临床 1986,2(1))

清暑十全汤 qing shu shi quan tang

【英文名】Qing Shu Shi Quan Decoction

【组成】香薷、木瓜、苏叶、厚朴、人参、甘草、白茯苓、白术、白扁豆、半夏、白芍。(中医方剂大辞典)

清暑六和汤 qing shu liu he tang

【英文名】Qing Shu Liu He Decoction

【组成】砂仁、半夏、杏仁、人参、赤茯苓、藿香、扁豆、木瓜、香薷、厚朴、黄连。(中医方剂大辞典)

清暑化湿汤 qing shu hua shi tang

【英文名】Qing Shu Hua Shi Decoction

【组成】青蒿穗、京半夏、淡豆豉、佩兰、茵陈、鲜生地、陈皮、川连、蔻仁、苍术、广木香、鲜藿香、甘露消毒丹、鲜荷叶。(中医方剂大辞典)

清暑四物汤 qing shu si wu tang

【英文名】Qing Shu Si Wu Decoction

【组成】生地黄、赤芍、赤茯苓、白扁豆、当归、川芎、香薷、柴胡、黄芩、桔梗、甘草。(中医方剂大辞典)

清暑汤 qing shu tang

【英文名】Qing Shu Decoction

【组成】(1)藿香、青蒿、滑石。(中医方剂大辞典)(2)川连、香薷、厚朴、甘草。(中医方剂大辞典)(3)香薷、青蒿、薄荷、泽泻、木通、连翘、银花。(中医方剂大辞典)(4)人参、白术、白茯苓、炙甘草、生地黄、麦门冬、黄连、黄芩。(中医方剂大辞典)

清暑饮子 qing shu yin zi
【英文名】Qing Shu Drink
【组成】葛根、枇杷叶、茯苓、缩砂、藿香、扁豆、黄连、甘草、乌梅。(中医方剂大辞典)

清暑和中散 qing shu he zhong san
【英文名】Qing Shu He Zhong Powder
【组成】黄连、香薷、厚朴、白扁豆、猪苓、泽泻、白术、赤茯苓、木通、滑石、枳壳、车前子、陈皮、砂仁、木香、草果仁、甘草、小茴香。(中医方剂大辞典)

清暑定逆汤 qing shu ding ni tang
【英文名】Qing Shu Ding Ni Decoction
【组成】白术、山药、薏苡仁、肉桂、香薷、陈皮、人参、茯苓。(中医方剂大辞典)

清暑消积合剂 qing shu xiao ji he ji
【英文名】Qing Shu Xiao Ji Mixture
【组成】藿香、香薷、连翘、南沙参、白茅根、熟附子、焦白术、肉桂、五味子。(中西医结合杂志 1989,9(8))

清暑益元散 qing shu yi yuan san
【英文名】Qing Shu Yi Yuan Powder
【组成】香薷、鲜藿香。(中医方剂大辞典)

清暑益气丸 qing shu yi qi wan
【英文名】Qing Shu Yi Qi Pill
【组成】人参、黄芪、白术、苍术、麦冬、泽泻、五味子、当归、黄柏、葛根、青皮、陈皮、六神曲、升麻、甘草。(药品标准－中药成方制剂标准 1991)

清暑益气汤 qing shu yi qi tang
【英文名】Qing Shu Yi Qi Decoction
【组成】(1)西洋参、石斛、麦冬、黄连、竹叶、荷秆、知母、甘草、粳米、西瓜翠衣。(中医方剂大辞典)(2)人参、当归、白芍、熟地、白茯苓、麦冬、五味子、陈皮、黄柏、知母、生甘草。(中医方剂大辞典)(3)黄芪、苍术、升麻、泽泻、橘皮、白术、麦门冬、当归身、炙甘草、青皮、黄柏、葛根、五味子。(中医方剂大辞典)

清暑破疟饮 qing shu po nve yin
【英文名】Qing Shu Po Nve Drink
【组成】广藿香、紫苏、青皮、制半夏、淡豆豉、生甘草、槟榔、枳壳。(中医方剂大辞典)

清暑透毒汤 qing shu tou du tang
【英文名】Qing Shu Tou Du Decoction
【组成】陈皮、厚朴、葛根、泽泻、香薷、黄连、滑石、青皮、蝉蜕、甘草、扁豆。(中医方剂大辞典)

清暑悉安汤 qing shu xi an tang
【英文名】Qing Shu Xi An Decoction
【组成】苍术、白术、扁豆、宣木瓜、泽泻、木通、车前子、陈皮、茯苓、生白芍、甘草、滑石、香薷。(中医方剂大辞典)

清暑散 qing shu san
【英文名】Qing Shu Powder
【组成】(1)薄荷叶、青蒿梗、石斛、贝母、葛根、连翘、豆豉、杏仁、淡竹叶。(中医方剂大辞典)(2)硫黄、蛤粉。(中医方剂大辞典)

清暑痢疾丸 qing shu li ji wan
【英文名】Qing Shu Li Ji Pill
【组成】姜连、归身、白芍、黄芩、槟榔、枳壳、半夏、地榆、焦楂、川朴、木香、熟军、二丑、扁豆、滑石、青皮、干姜、生草。(中医方剂大辞典)

清暑解毒冲剂 qing shu jie du chong ji
【英文名】Qing Shu Jie Du Medicinal Instant Granule
【组成】芦根、薄荷、金银花、甘草、淡竹叶、滑石粉、夏枯草。(药品标准－中药成方制剂标准 1993)

清暑解毒饮 qing shu jie du yin
【英文名】Qing Shu Jie Du Drink
【组成】青蒿、厚朴、黄连、丹皮、赤芍、银花、连翘、绿豆衣、生甘草。(中医方剂大辞典)

清暑解热方 qing shu jie re fang
【英文名】Qing Shu Jie Re Prescription
【组成】石膏、知母、银花、黄芩、葛根、豆卷、香薷、桑叶、菊花、六一散。(上海中医药杂志 1986,(8))

清暑熄风汤 qing shu xi feng tang
【英文名】Qing Shu Xi Feng Decoction
【组成】元参、麦冬、石膏、丹皮、薄荷、桑叶、川贝、鲜地、银花、滑石、甘草。(中医方剂大辞典)

清温汤 qing wen tang
【英文名】Qing Wen Decoction
【组成】银花、连翘、荆芥、板蓝根、贯众、牛蒡子、苍耳子、石膏、知母、青蒿、葛根、苍术、车前子、甘草。(上海中医药杂志 1992,(4))

清温针 qing wen zhen
【英文名】Qing Wen Injection
【组成】柴胡、黄芩、银花、薄荷。(北京中医学院学报 1984,(4))

清温解营汤 qing wen jie ying tang
【英文名】Qing Wen Jie Ying Decoction
【组成】生石膏、鲜竹茹、瓜蒌仁、瓜蒌根、连翘心、润玄参、鲜芦根、生知母、苦杏仁、淡黄芩、川贝母、牛蒡子、香青蒿、广郁金、炒山栀、益元散。(中医方剂大辞典)

清湿化痰汤 qing shi hua tan tang
【英文名】Qing Shi Hua Tan Decoction
【组成】南星、半夏、陈皮、茯苓、苍术、羌活片、白芷、白芥子、甘草、木香。(中医方剂大辞典)

清湿汤 qing shi tang
【英文名】Qing Shi Decoction

【组成】(1)羌活、独活、防风、泽泻、薏苡仁、防已、赤芍、黄柏、黄芩、甘草。(中医方剂大辞典)(2)炒柏、苍术、羌活、防已、白术、陈皮、薏苡、白芍、川芎、泽泻、茯苓、栀仁、神曲、红花、甘草。(中医方剂大辞典)

清湿泻肝汤 qing shi xie gan tang

【英文名】Qing Shi Xie Gan Decoction

【组成】升麻、羌活、柴胡、知母、黄柏、生甘草、泽泻、青皮、川芎、生地、苍术、龙胆草、木通。(中医方剂大辞典)

清湿散 qing shi san

【英文名】Qing Shi Powder

【异名】清湿汤(中医方剂大辞典)

【组成】黄柏、泽泻、苍术、杜仲、白芍、牛膝、威灵仙、木瓜、陈皮、甘草、乳香、没药。(中医方剂大辞典)

清溃汤 qing kui tang

【英文名】Qing Kui Decoction

【组成】黄芪、墨旱莲、蒲公英、玄胡索、丹参、白芍、生牡蛎、桂枝、枳实、谷芽、麦芽。(湖北中医杂志 1990,(3))

清痢汤 qing li tang

【英文名】Qing Li Decoction

【组成】车前、槟榔、厚朴、山楂、陈皮、泽泻、枳实、滑石、甘草、神曲、木香。(中医方剂大辞典)

清痢饮 qing li yin

【英文名】Qing Li Drink

【组成】当归、赤芍、枳壳、槟榔、莱菔子、车前子、陈皮、生军。(中医方剂大辞典)

清痤汤 qing cuo tang

【英文名】Qing Cuo Decoction

【组成】蒲公英、蛇舌草、生山楂、虎杖、败酱草、透骨草、黄连、茵陈、制大黄、生苡仁、生甘草。(贵阳中医学院学报 1990,(4))

清痧散 qing sha san

【英文名】Qing Sha Powder

【组成】连翘、牛蒡子、黄芩、防风、荆芥、桔梗、归尾、陈皮、甘草。(中医方剂大辞典)

清脾甘露饮 qing pi gan lu yin

【英文名】Qing Pi Gan Lu Drink

【异名】清脾除湿饮(中医方剂大辞典、外科正宗)

【组成】(1)白术、赤茯苓、山栀、茵陈、麦门冬、生地、黄芩、枳壳、苍术、泽泻、连翘、甘草、玄明粉。(中医方剂大辞典)(2)生地黄、牡丹皮、茯苓、滑石、甘草、白术、山栀、茵陈、苡仁、黄柏、萆薢、淡竹叶。(中医方剂大辞典)

清脾汤 qing pi tang

【英文名】Qing Pi Decoction

【异名】小清脾汤(中医方剂大辞典、三因)

【组成】(1)厚朴、乌梅、半夏、青皮、良姜、草果、甘草。(中医方剂大辞典)(2)白芍、淡竹叶、麦门冬、石膏、甘草、黄连。(中医方剂大辞典)(3)白术、茯苓、厚朴、青皮、陈皮、半夏、大腹皮、槟榔、三棱、莪术、木通、甘草。(中医方剂大辞典)(4)青皮、厚朴、白术、草果仁、柴胡、茯苓、半夏、黄芩、甘草、人参、常山。(中医方剂大辞典)(5)青皮、厚朴、白术、草果仁、柴胡、茯苓、半夏、黄芩、甘草。(中医方剂大辞典)(6)草果仁、厚朴、川姜、甘草、陈皮、木香、麦糵、神曲、舶上茴香。(中医方剂大辞典)(7)黄芪、香白芷、升麻、人参、甘草、半夏。(中医方剂大辞典)(8)茯苓、橘皮、草果、白术、人参、桂心、白芷、甘草、川芎、半夏。(中医方剂大辞典)

清脾抑火汤 qing pi yi huo tang

【英文名】Qing Pi Yi Huo Decoction

【组成】黄连、青皮、黄芩、黄柏。(中医方剂大辞典)

清脾饮 qing pi yin

【英文名】Qing Pi Drink

【组成】(1)麻黄、麦冬、知母、花粉、荆芥、桔梗、诃子、菖蒲、玄参。(中医方剂大辞典)(2)白术、茯苓、知母、青皮、厚朴、黄芩、甘草。(中医方剂大辞典)(3)苍术、厚朴、陈皮、法半夏、甘草、茯苓、柴胡、黄芩、桑叶、青皮、枳壳。(中医方剂大辞典)(4)人参、白附、南星、制半夏、全蝎、僵蚕、白术、川芎、羌活、甘草。(中医方剂大辞典)

清脾饮子 qing pi yin zi

【英文名】Qing Pi Decoction

【组成】紫苏叶、草果、厚朴、人参、香附子、大腹皮、甘草、诃子皮。(中医方剂大辞典)

清脾降火汤 qing pi jiang huo tang

【英文名】Qing Pi Jiang Huo Decoction

【组成】丹皮、黄芩、白芍、防风、白术、猪苓、青皮、薄荷、泽泻、当归、生地、黄连、桔梗、赤茯苓、麦冬、元参。(中医方剂大辞典)

清脾养胃汤 qing pi yang wei tang

【英文名】Qing Pi Yang Wei Decoction

【组成】软石膏、黄芩、陈皮、白术、甘草、胡黄连、使君子、茯苓。(中医方剂大辞典)

清脾散 qing pi san

【英文名】Qing Pi Powder

【组成】(1)薄荷叶、升麻、甘草、山栀仁、赤芍药、枳壳、黄芩、广陈皮、藿香叶、石膏、防风。(中医方剂大辞典)(2)白术、白滑石、甘草、黄连、扁豆、茯苓、葛根、石斛。(中医方剂大辞典)(3)白术、苍术、茯苓、半夏、黄连、滑石、柴胡、升麻、甘草、羌活。(中医方剂大辞典)

清嗌黄连解毒汤 qing yi huang lian jie du tang
【英文名】Qing Yi Huang Lian Jie Du Decoction
【组成】黄连、山栀子、澎大海、黄芩、山豆根、木通片、射干、黄柏、甘草。(中医方剂大辞典)

清感丸 qing gan wan
【英文名】Qing Gan Pill
【组成】狗肝菜、山芝麻、大青叶、葛根、东风橘、白及、青蒿、防风。(药品标准－中药成方制剂标准 1997)

清感穿心莲片 qing gan chuan xin lian pian
【英文名】Qing Gan Chuan Xin Lian Tablet
【组成】穿心莲、买麻藤。(药品标准－中药成方制剂标准 1998)

清暗化痰汤 qing an hua tan tang
【英文名】Qing An Hua Tan Decoction
【组成】橘红、半夏、茯苓、桔梗、天麻、薄荷、防风、甘草、川芎、黄连、黄芩、枳实。(中医方剂大辞典)

清源丹 qing yuan dan
【英文名】Qing Yuan Pellet
【组成】大乌豆、人言、雄黄、朱砂。(中医方剂大辞典)

清源止痢汤 qing yuan zhi li tang
【英文名】Qing Yuan Zhi Li Decoction
【组成】黄芩、茯苓、紫参、诃黎勒、甘草、天花粉、地榆。(中医方剂大辞典)

清源汤 qing yuan tang
【英文名】Qing Yuan Decoction
【组成】茯苓、黄芩、菖蒲、玄参、细辛、大黄、甘草、磁石。(中医方剂大辞典)

清溪秘传矾精散 qing xi mi chuan fan jing san
【英文名】Qing Xi Mi Chuan Fan Jing Powder
【异名】矾精散(中医方剂大辞典)
【组成】白矾、白霜梅、真明雄黄、穿山甲。(中医方剂大辞典)

清痰丸 qing tan wan
【英文名】Qing Tan Pill
【异名】治痰丸(《杏苑》卷四)
【组成】(1)苍术、香附、瓜蒌仁、半夏、黄连、黄芩。(中医方剂大辞典)(2)乌梅、枯矾、黄芩、苍术、陈皮、滑石、青皮、枳实、南星、半夏、神曲、山楂、干生姜、香附。(中医方剂大辞典)

清痰四物汤 qing tan si wu tang
【英文名】Qing Tan Si Wu Decoction
【组成】熟地黄、白芍、黄芩、当归、半夏、陈皮、白术、姜。(中医方剂大辞典)

清痰汤 qing tan tang
【英文名】Qing Tan Decoction
【组成】(1)山栀、黄芩、半夏、橘红、茯苓、瓜蒌仁、枳壳、贝母、香附、甘草。(中医方剂大辞典)(2)苍术、羌活、甘葛、二花、半夏、昆布、海藻、黄芩、秦艽、蚕砂、蝉蜕、乳香。(中医方剂大辞典)

清痰利水汤 qing tan li shui tang
【英文名】Qing Tan Li Shui Decoction
【组成】黑元参、清半夏、吴茱萸、广陈皮、胆星、泽泻、防己、石苇、黄连、柴胡、川芎、升麻、藁本、甘草。(中医方剂大辞典)

清痰饮 qing tan yin
【英文名】Qing Tan Drink
【组成】陈皮、半夏、天花粉、栀子仁、石膏、黄芩、白茯苓、胆南星、枳壳、青黛。(中医方剂大辞典)

清痰定喘丸 qing tan ding chuan wan
【英文名】Qing Tan Ding Chuan Pill
【组成】橘红、半夏、茯苓、瓜蒌仁、桑皮、枳壳、海石、杏仁。(中医方剂大辞典)

清痰降火汤 qing tan jiang huo tang
【英文名】Qing Tan Jiang Huo Decoction
【组成】(1)橘皮、半夏、山楂子、茯苓、黄连、甘草、枇杷叶、桔梗、神曲、南星、竹茹、生姜。(中医方剂大辞典)(2)贝母、陈皮、甘草、茯苓、桔梗、知母、黄芩、杏仁、花粉、麦冬。(中医方剂大辞典)(3)半夏、橘红、茯苓、甘草、黄芩、山栀、枳壳、桔梗、柴胡、菖蒲、木通。(中医方剂大辞典)

清痰养志宽气丸 qing tan yang zhi kuan qi wan
【英文名】Qing Tan Yang Zhi Kuan Qi Pill
【组成】胆星、川连、茯苓、贝母、半夏、枳实、远志、橘红。(中医方剂大辞典)

清痰祛眩汤 qing tan qu xuan tang
【英文名】Qing Tan Qu Xuan Decoction
【组成】天南星、半夏、天麻、苍术、川芎、陈皮、茯苓、桔梗、枳壳、乌药、酒芩、羌活、甘草。(中医方剂大辞典)

清痰顺气汤 qing tan shun qi tang
【英文名】Qing Tan Shun Qi Decoction
【组成】南星、瓜蒌仁、贝母、陈皮、苍术、官桂、防风、荆芥、黄芩、黄连、半夏、甘草。(中医方剂大辞典)

清瘀养血饮 qing yu yang xue yin
【英文名】Qing Yu Yang Xue Decoction
【组成】败酱草、蛇舌草、马齿苋、忍冬藤、炒当归、紫丹参、赤芍、制香附、粉丹皮、生山楂、炒川芎、益母草。(浙江中医学院学报 1993,(4))

清腰汤 qing yao tang
【英文名】Qing Yao Decoction
【组成】黑料豆、狗脊、寄生、川断、杜仲、肉桂、丹参。(中医方剂大辞典)

清蒸丹 qing zheng dan
【英文名】Qing Zheng Pellet

【组成】紫河车、秋石、人中白、五味、人参、人乳粉、阿胶珠、地骨皮、鳖甲、银柴胡。(中医方剂大辞典)

清蒸还致丹 qing zheng huan zhi dan

【英文名】Qing Zheng Huan Zhi Pellet

【组成】紫河车、真秋石、人中白、五味子、人参、人乳粉、阿胶、地骨皮、鳖甲、银柴胡。(中医方剂大辞典)

清解丸 qing jie wan

【英文名】Qing Jie Pill

【组成】连翘、牛蒡、川连、枳壳、防风、荆芥、木通、前胡、桔梗、紫草、蝉蜕、川芎、升麻、人中黄、麦冬、玄参、黄芩。(中医方剂大辞典)

清解片 qing jie pian

【英文名】Qing Jie Tablet

【组成】大黄、黄芩、黄柏、苍术。(中医方剂大辞典)

清解冲剂 qing jie chong ji

【英文名】Qing Jie Medicinal Instant Granule

【组成】金银花、金钱草、柴胡。((92)卫药准字 Z-25号)

清解汤 qing jie tang

【英文名】Qing Jie Decoction

【组成】(1)玄参、生地、甘菊花、天花粉、茯苓、麦冬、丹参、沙参。(中医方剂大辞典)(2)柴胡、前胡、酒芩、甘草、葛根、杏仁、枳壳、白芍药。(中医方剂大辞典)(3)薄荷叶、蝉蜕、生石膏、甘草。(中医方剂大辞典)(4)黄芩、生甘草、升麻、柴胡、紫草、川芎、麦门冬、荆芥、防风、黄柏、黄连、知母、牛蒡子、蝉蜕、元参、山栀、桔梗。(中医方剂大辞典)(5)葛根、柴胡、前胡、赤芍、枳壳、麦冬、知母、茱萸、泽泻、薄荷、甘草。(中医方剂大辞典)

清解饮 qing jie yin

【英文名】Qing Jie Drink

【组成】升麻、葛根、前胡、防风、羌活、白芷、桔梗、连翘、牛蒡子、木通、青皮、山楂、红花、地肤子。(中医方剂大辞典)

清解明目洗药 qing jie ming mu xi yao

【英文名】Qing Jie Ming Mu Lotion

【组成】薄荷、蔓荆子、防风、酒连、胆草、青皮、川芎、桑叶。(中医方剂大辞典)

清解宣肺汤 qing jie xuan fei tang

【英文名】Qing Jie Xuan Fei Decoction

【组成】板蓝根、蒲公英、金银花、连翘、陈皮、前胡、桔梗、杏仁、茯苓、生甘草。(陕西中医 1991,12(7))

清解活血汤 qing jie huo xue tang

【英文名】Qing Jie Huo Xue Decoction

【组成】茵陈、金钱草、白花蛇舌草、板蓝根、蒲公英、虎杖、丹参、大青叶、败酱草、夏枯草、郁金、当归、白芍、云苓。(陕西中医 1992,13(1))

清解散 qing jie san

【英文名】Qing Jie Decoction

【组成】(1)谷精草、石决明、白菊花、绿豆壳。(中医方剂大辞典)(2)苍术、荆芥、甘草、麻黄。(中医方剂大辞典)(3)甘草、桔梗、连翘、牛蒡子、橘红、山楂、前胡、天花粉、枳壳、生姜。(中医方剂大辞典)

清解静脉注射液 qing jie jing mai zhu she ye

【英文名】Qing Jie Jing Mai Injection

【组成】柴胡、黄芩、大黄、茵陈、胆草、银花。(贵阳中医学院学报 1980,(1))

清解蕴热汤 qing jie yun re tang

【英文名】Qing Jie Yun Re Decoction

【组成】羚羊角、犀角、连翘心、元参心、鲜生地、金银花、天花粉、石菖蒲。(中医方剂大辞典)

清魂汤 qing hun tang

【英文名】Qing Hun Decoction

【组成】(1)真人参、黑荆芥、泽兰叶、炙甘草、抚川芎。(中医方剂大辞典)(2)柴胡、生甘草、酒黄柏、升麻、泽泻、当归梢、羌活、麻黄根、汉防己、草龙胆、茯苓、红花、五味子。(中医方剂大辞典)

清魂散 qing hun san

【英文名】Qing Hun Powder

【组成】(1)泽兰叶、人参、荆芥穗、川芎。(中医方剂大辞典)(2)泽兰、人参、荆芥、炙甘草。(中医方剂大辞典)(3)荆芥、当归。(中医方剂大辞典)(4)当归、川芎、人参、甘草、荆芥。(中医方剂大辞典)(5)泽兰、荆芥穗、川芎、石菖蒲、生蒲黄、黑姜、生甘草。(中医方剂大辞典)(6)泽兰叶、荆芥、川芎、人参、甘草、陈皮、香附、白芷、益母草、当归、生地、丹皮、红花、蒲黄。(中医方剂大辞典)(7)苏木、人参、童便。(中医方剂大辞典)(8)川芎、当归、白芍、泽兰叶、甘草、人参、荆芥穗。(中医方剂大辞典)

清魂膏 qing hun gao

【英文名】Qing Hun Ointment

【组成】藕汁、生地汁、童便、酒(内服)。(中医方剂大辞典)

清嗽止渴抑火化饮膏 qing sou zhi ke yi huo hua yin gao

【英文名】Qing Sou Zhi Ke Yi Huo Hua Yin Ointment

【组成】苏梗子、前胡、橘红、天花粉、霜桑叶、甘菊、麦冬、赤茯苓、炒谷芽、神曲、竹茹、生甘草。(中医方剂大辞典)

清瘟口服液 qing wen kou fu ye

【英文名】Qing Wen Peroral Liquid

【组成】大青叶、银花、生石膏、大黄、赤芍、白茅根。(中国中西医结合杂志 1992,12(11))

清瘟合剂 qing wen he ji

【英文名】Qing Wen Mixture

【组成】川连、滑石、杏仁、银柴胡、蒲公英、川朴、板蓝根、通草。(吉林中医 1986,(4))

清瘟败毒饮 qing wen bai du yin

【英文名】Qing Wen Bai Du Powder

【组成】生石膏、乌犀角、真川连、生栀子、桔梗、黄芩、知母、赤芍、玄参、连翘、竹叶、甘草、丹皮。(中医方剂大辞典)

清瘟解毒丸 qing wen jie du wan

【英文名】Qing Wen Jie Du Pill

【组成】(1)羌活、黄芩、连翘、花粉、桔梗、玄参、白芷、葛根、川芎、大青叶、柴胡、牛蒡子、赤芍、淡竹叶、防风、甘草。(中医方剂大辞典)(2)连翘、银花、桃仁、花粉、菊花、牛蒡子、桔梗、桑叶、浙贝母、玄参、竹叶、甘草、赤芍、薄荷。(中医方剂大辞典)(3)黄芩、元参、桔梗、陈皮、黄连、升麻、马勒、牛蒡子、柴胡、连翘、板蓝根、僵蚕、人中黄、炒山栀、豆豉、犀角、薄荷。(中医方剂大辞典)

清瘟解毒片 qing wen jie du pian

【英文名】Qing Wen Jie Du Tablet

【组成】天花粉、葛根、白芷、桔梗、连翘、玄参、甘草、大青叶、柴胡、羌活、川芎、赤芍、防风、黄芩、牛蒡子、淡竹叶。(药品标准－中药成方制剂标准 1990)

清瘟解毒膏 qing wen jie du gao

【英文名】Qing Wen Jie Du Bill Ointment

【组成】淡竹叶、黄芩、大青叶、葛根、玄参、天花粉、牛蒡子、羌活、桔梗、连翘、白芷、川芎、赤芍、防风、柴胡、甘草。(药品标准－中药成方制剂标准 1993)

清睾汤 qing gao tang

【英文名】Qing Gao Decoction

【组成】龙胆草、车前子、生地、柴胡、葎草、大黄、橘核、枳实、荔枝核、五灵脂、海藻、昆布、川楝子、桃仁、广木香、地龙。(贵阳中医学院学报 1990,(4))

清精理血汤 qing jing li xue tang

【英文名】Qing Jing Li Xue Decoction

【组成】白花蛇舌草、银花、萆薢、连翘、生地榆、茜草、虎杖、金钱草、白茅根、车前子、赤芍、丹皮、知母、黄柏、三七粉、生甘草梢。(江苏中医 1991,(8))

清膈丸 qing ge wan

【英文名】Qing Ge Pill

【组成】(1)黄芩、南星、半夏。(中医方剂大辞典)(2)当归、防风、羌活、大黄、干葛、川芎、荆芥、薄荷叶、甘草、白芍药。(中医方剂大辞典)(3)人参、赤茯苓、木通、黄芪、生干地黄、桑白皮、青皮、防风、甘草、枳壳、麦门冬。(中医方剂大辞典)(4)半夏、白矾、铅白霜、滑石、天竺黄。(中医方剂大辞典)

清膈化痰丸 qing ge hua tan wan

【英文名】Qing Ge Hua Tan Pill

【组成】黄连、黄芩、黄柏、山栀、香附、苍术。(中医方剂大辞典)

清膈导痰汤 qing ge dao tan tang

【英文名】Qing Ge Dao Tan Decoction

【组成】黄芩、贝母、桔梗、甘草、陈皮、天花粉、瓜蒌仁、白术、白茯苓、石膏、朴硝。(中医方剂大辞典)

清膈汤 qing ge tang

【英文名】Qing Ge Decoction

【组成】(1)苦桔梗、荆芥穗、薄荷叶、苏叶、甘草节、瓜蒌根、牛蒡子、干葛。(中医方剂大辞典)(2)木香、紫檀、白术、白豆蔻、陈紫苏、苍术、石菖蒲、吴茱萸、陈皮、萆薢。(中医方剂大辞典)(3)甘草、瓜蒌根、桔梗、紫苏叶、鸡苏叶、荆芥穗、黍粘子。(中医方剂大辞典)(4)黄连、黄柏、枳壳、石膏、玄参、大黄、甘草。(中医方剂大辞典)

清膈饮 qing ge yin

【英文名】Qing Ge Drink

【组成】(1)枇杷叶、竹茹、生半夏、茯苓。(中医方剂大辞典)(2)胆星、木通、黄芩、白芥子、海石、陈皮。(中医方剂大辞典)

清膈饮子 qing ge yin zi

【英文名】Qing Ge Decoction

【组成】香薷、淡竹叶、白茯苓、人参、半夏、檀香、甘草、白粳米。(中医方剂大辞典)

清膈活血汤 qing ge huo xue tang

【英文名】Qing Ge Huo Xue Decoction

【组成】黄连、麦冬、连翘、栀子、石膏、桔梗、黄芩、甘草、归尾、升麻。(中医方剂大辞典)

清膈宽中汤 qing ge kuan zhong tang

【英文名】Qing Ge Kuan Zhong Decoction

【组成】橘红、半夏、茯苓、苍术、厚朴、藿香、青皮、香附子、甘草、枳实。(中医方剂大辞典)

清膈散 qing ge san

【英文名】Qing Ge Powder

【异名】清肺汤(中医方剂大辞典、普济方)

【组成】(1)桑白皮、紫苏、黄芩、当归、前胡、连翘、防风、桔梗、天门冬、赤茯苓、甘草。(中医方剂大辞典)(2)南星、铅白霜、桑白皮、白附子。(中医方剂大辞典)(3)麦门冬、沙参、人参、金钗石斛、草龙胆、柴胡、陈皮、黄连、木通。(中医方剂大辞典)(4)蝉蜕、滑石。(中医方剂大辞典)(5)柴胡、黄芩、黄连、枳实、栀子、竹茹、赤芍、甘草。(中医方剂大辞典)

清膈煎 qing ge jian

【英文名】Qing Ge Decoction

【异名】清膈饮(中医方剂大辞典、会约)

【组成】陈皮、贝母、胆星、海石、白芥子、木通。(中医方剂大辞典)

清鼻丸 qing bi wan

【英文名】Qing Bi Pill

【组成】鱼腥草、葛根、酒黄芩、花粉、大黄、苍耳子、胆草、薄荷。(中医药学报 1981,(1))

清聪丸 qing cong wan

【英文名】Qing Cong Pill

【组成】橘皮、赤茯苓、半夏、青皮、柴胡梢、酒黄芩、玄参、蔓荆子、桔梗、全蝎、菖蒲、黄连、生甘草。(中医方剂大辞典)

清聪化痰丸 qing cong hua tan wan

【英文名】Qing Cong Hua Tan Pill

【组成】橘红、赤茯苓、蔓荆子、枯芩、黄连、白芍、生地黄、柴胡、半夏、人参、青皮、生甘草。(中医方剂大辞典)

清震汤 qing zhen tang

【英文名】Qing Zhen Decoction

【组成】(1)人参、半夏、云苓、附子、陈皮、泽泻、香附、柿蒂、生姜、益智仁、生甘草、小红枣。(中医方剂大辞典)(2)黄芩、防风、羌活、甘草、川芎、蔓荆子、当归、荆荠、半夏、柴胡、天麻、细辛、独活、白芷、藁本、石膏。(中医方剂大辞典)(3)升麻、赤芍药、甘草、荆芥穗、葛根、苏薄荷、黄芩、青荷叶、苍术。(中医方剂大辞典)(4)益智仁、陈皮、半夏、茯苓、人参、甘草、香附、柿蒂、泽泻、熟附。(中医方剂大辞典)(5)柴胡、泽泻、车前子、木通、生地黄、当归身、草龙胆。(中医方剂大辞典)(6)羌活、酒黄柏、升麻、柴胡、苍术、黄芩、泽泻、麻黄根、猪苓、防风、炙甘草、当归身、藁本、红花。(中医方剂大辞典)

清醒利窍汤 qing xing li qiao tang

【英文名】Qing Xing Li Qiao Decoction

【组成】川大黄、珍珠母、酸枣仁、黄连、黄芩、石菖蒲、远志、胆南星、莲子、麦冬、天竺黄、朱砂。(陕西中医 1991,12(4))

清燥丸 qing zao wan

【英文名】Qing Zao Pill

【组成】黑丑、滑石、大黄、黄连、黄芩、枳壳。(中医方剂大辞典)

清燥生津饮 qing zao sheng jin yin

【英文名】Qing Zao Sheng Jin Drink

【组成】东洋参、羚羊、生甘草、条芩、花粉、麦冬、莲子心、川连、香茶、生栀、元参。(中医方剂大辞典)

清燥汤 qing zao tang

【英文名】Qing Zao Decoction

【异名】茯苓苦燥湿汤(中医方剂大辞典、脾胃论)

【组成】(1)黄连、酒黄柏、柴胡、麦门冬、当归身、生地黄、炙甘草、猪苓、建曲、人参、白茯苓、升麻、橘皮、白术、泽泻、苍术、黄芪、五味子。(中医方剂大辞典)(2)麦冬、知母、人中黄、细生地、元参。(中医方剂大辞典)(3)天冬、麦冬、白芍、贝母、款冬花、甘草、百合、当归、生地、栀仁、丹皮、桔梗。(中医方剂大辞典)(4)瓜蒌仁、白芍、归身、甘草、生地、麦冬、麻仁、枳壳、条芩。(中医方剂大辞典)(5)茯苓、苍术、泽泻、猪苓、人参、神曲、当归、黄芪、橘红、升麻、黄柏、柴胡、白术、甘草、生地、麦门冬、北五味。(中医方剂大辞典)(6)生地黄、山栀、麻子仁、川芎、羌活、黄柏、黄芩、郁李仁、芍药、当归尾、甘草、泽泻。(中医方剂大辞典)(7)黄芩、黄连、黄柏、人参、麦冬、川芎、当归、芍药、地黄、苍术、白术、甘草、茯苓。(中医方剂大辞典)

清燥养荣汤 qing zao yang rong tang

【英文名】Qing Zao Yang Rong Decoction

【异名】清燥养营汤(中医方剂大辞典)

【组成】知母、天花粉、当归身、白芍、陈皮、地黄汁、甘草。(中医方剂大辞典)

清燥润肠汤 qing zao run chang tang

【英文名】Qing Zao Run Chang Decoction

【组成】生地、熟地、当归、麻仁、蒌仁、郁李仁、石斛、枳壳、青皮、金橘饼。(中医方剂大辞典)

清燥润肺合剂 qing zao run fei he ji

【英文名】Qing Zao Run Fei Mixture

【组成】桑叶、石膏、甘草、黑芝麻、阿胶、麦冬、苦杏仁、北沙参、枇杷叶。(药品标准-中药成方制剂标准 1993)

清燥救肺汤 qing zao jiu fei tang

【英文名】Qing Zao Jiu Fei Decoction

【异名】清燥汤(中医方剂大辞典、伤寒大白)

【组成】桔梗、黄芩、麦冬、花粉、桑皮、生地。(中医方剂大辞典)

清燥解肌汤 qing zao jie ji tang

【英文名】Qing Zao Jie Ji Decoction

【组成】防风、荆芥、柴胡、秦艽、葛根、玉竹、甘草。(中医方剂大辞典)

清燥解郁汤 qing zao jie Yu tang

【英文名】Qing Zao Jie Yu Decoction

【组成】人参、丹参、茯神、半夏、柏仁、当归、郁金、广皮。(中医方剂大辞典)

清膻汤 qing shan tang

【英文名】Qing Shan Decoction

【异名】青膻汤(《普济方》卷二十九)

【组成】榆白皮、冬葵子、石苇、黄芩、通草、瞿麦。(中医方剂大辞典)

清膻竹叶汤 qing shan zhu ye tang

【英文名】Qing Shan Zhu Ye Decoction

【组成】生地黄、黄芩、芍药、人参、知母、粉草、白茯苓、

川升麻、黄芪、瓜蒌根、麦门冬。(中医方剂大辞典)

清臌汤 qing gu tang

【英文名】Qing Gu Decoction

【组成】白术、西茵陈、绵茵陈、当归、赤芍、泽泻、连皮茯苓、黄郁金、猪苓。(中医杂志 1959,(6))

清霞条 qing xia tiao

【英文名】Qing Xia Medicated Thread Drainage

【组成】银朱、沉香、好茶、金箔、麝香、百草霜。(中医方剂大辞典)

清巅丸 qing dian wan

【英文名】Qing Dian Pill

【组成】川芎、柴胡、白芍、菊花、白芷、生石决明、当归、天麻、黄芩、法半夏、白茅根、磁石、甘草。(中医方剂大辞典)

清巅抑火汤 qing dian yi huo tang

【英文名】Qing Dian Yi Huo Decoction

【组成】藁本、当归、生地、川芎、防风、蔓荆子、黄连、石膏、白芍、白芷。(中医方剂大辞典)

清露饮 qing lu yin

【英文名】Qing Lu Drink

【组成】(1)天冬、麦冬、生地、熟地、黄芩、枇杷叶、鲜石斛、陈枳壳、茵陈蒿、甘草。(中医方剂大辞典)(2)天冬、麦冬、生地、熟地、钗斛、桔梗、枳壳、甘草。(中医方剂大辞典)

渗红丸 shen hong wan

【英文名】Shen Hong Pill

【组成】肥生地黄、白茯苓。(中医方剂大辞典)

渗肠丸 shen chang wan

【英文名】Shen Chang Pill

【组成】附子、阿胶、白术、诃子、白龙骨、赤石脂、干姜。(中医方剂大辞典)

渗脐散 shen qi san

【英文名】Shen Qi Powder

【组成】枯矾、龙骨、麝香。(中医方剂大辞典)

渗湿中和汤 shen shi zhong he tang

【英文名】Shen Shi Zhong He Decoction

【组成】苍术、白术、陈皮、赤茯苓、厚朴、干姜、甘草。(中医方剂大辞典)

渗湿汤 shen shi tang

【英文名】Shen Shi Decoction

【异名】七味渗湿汤(中医方剂大辞典、局方)

【组成】(1)苍术、当归、川牛膝、苡仁、萆薢、甘草、黄柏、泽泻、五加皮、苦参、大胡麻。(中医方剂大辞典)(2)茯苓、猪苓、白术、泽泻、苍术、陈皮、黄连、山栀、秦艽、防己、葛根。(中医方剂大辞典)(3)黄芪、白术、茵陈、苍术、官桂、木通、半夏、车前。(中医方剂大辞典)(4)胃苓汤、香附、抚芎、砂仁、黄连。(中医方剂大辞典)(5)苍术、白术、茯苓、陈皮、泽泻、猪苓、香附、抚芎、砂仁、厚朴、甘草。(中医方剂大辞典)(6)白术、人参、干姜、白芍药、附子、白茯苓、桂枝、甘草。(中医方剂大辞典)(7)白术、苍术、厚朴、肉桂、丁香、干姜、陈皮、细辛、白茯苓、肉豆蔻、砂仁、附子。(中医方剂大辞典)(8)苍术、白术、甘草、茯苓、干姜、橘红、丁香。(中医方剂大辞典)(9)苍术、陈皮、官桂、缩砂仁、厚朴、附子、干姜、甘草。(中医方剂大辞典)(10)苍术、干姜、白术、白茯苓、陈皮、甘草。(中医方剂大辞典)(11)银胡、薄荷、制厚朴、杏仁、淡豆豉、赤苓、秦艽、广郁金、白蔻仁、丝通草。(中医方剂大辞典)

渗湿运脾汤 shen shi yun pi tang

【英文名】Shen Shi Yun Pi Decoction

【组成】六一散、茯苓、苡仁、藿香、炒谷芽、炒麦芽、炒苍术、葛根、陈仓米。(陕西中医 1990,11(8))

渗湿消痰饮 shen shi xiao tan yin

【英文名】Shen Shi Xiao Tan Drink

【组成】白术、苍术、半夏、橘红、白茯苓、白芷、香附、甘草。(中医方剂大辞典)

渗湿清脾散 shen shi qing pi san

【英文名】Shen Shi Qing Pi Powder

【组成】石膏、苍术、白芷、白芍、黄芩、黄连、栀子、羌活、防风、枳壳、荆芥、甘草、滑石。(中医方剂大辞典)

焊肺丹 han fei dan

【英文名】Han Fei Pill

【异名】保肺丹(中医方剂大辞典、寿世保元)

【组成】蜡矾丸。(中医方剂大辞典)

爽口托疮膜 shuang kou tuo chuang mo

【英文名】Shuang Kou Tuo Chuang Membrane

【组成】黄柏、冰片、甘草、青黛、白及胶。(药品标准－中药成方制剂标准 1993)

爽气丹 shuang qi dan

【英文名】Shuang Qi Pellet

【组成】人参、白术、甘草、黄芪、当归、茯苓、川芎、防风、荆芥、半夏。(中医方剂大辞典)

爽身止痒酊 shuang shen zhi yang ding

【英文名】Shuang Shen Zhi Yang Tincture

【组成】白鲜皮、徐长卿、龙葵、蛇床子、樟脑、薄荷脑、水杨酸、脲素、95%乙醇、蒸馏水。(中药材 1992,15(7))

爽神丸 shuang shen wan

【英文名】Shuang Shen Pellet

【组成】人参、白术、全蝎、防风、羌活、天麻、僵蚕、丁香、木香、茯神。(中医方剂大辞典)

爽神汤 shuang shen tang

【英文名】Shuang Shen Decoction

【组成】(1)覆盆子、酸枣仁、黄柏、枸杞子、薯蓣、菖蒲、南星、半夏、川芎、细辛、五味、远志、甘草、橘红、麦冬、人参、通草、茯苓。(中医方剂大辞典)(2)白术、人参、白茯苓、桔梗、栝蒌、甘草、细辛。(中医方剂大辞典)

猎由丸 lie you wan

【英文名】Lie You Pill

【组成】芜荑、雷丸、桃仁、干漆、雄黄、锡灰、皂角、槟榔、使君子、轻粉、细榧肉。(中医方剂大辞典)

猕猴桃合剂 mi hou tao he ji

【英文名】Mi Hou Tao Mixture

【组成】猕猴桃、鹿含草、葎草、天葵子、牯岭勾儿茶。(中草药 1972,(5))

猕猴桃颗粒 mi hou tao ke li

【英文名】Mi Hou Tao Granule

【组成】猕猴桃。(药品标准 - 中药成方制剂标准1998)

猪心丸 zhu xin wan

【英文名】Zhu Xin Pill

【组成】(1)猪心。(中医方剂大辞典)(2)猪心、甘遂、石菖蒲。(中医方剂大辞典)

猪心汤 zhu xin tang

【英文名】Zhu Xin Decoction

【组成】麻黄、肉桂、附子、炮姜。(中医方剂大辞典)

猪心羹 zhu xin geng

【英文名】Zhu Xin Thick Soup

【组成】(1)猪心、枸杞菜、葱白。(中医方剂大辞典)(2)猪心。(中医方剂大辞典)

猪甲散 zhu jia san

【英文名】Zhu Jia Powder

【组成】猪后蹄垂甲。(中医方剂大辞典)

猪尾膏 zhu wei gao

【英文名】Zhu Wei Ointment

【组成】(1)蟾酥、牛黄、辰砂、雄黄、冰片。(中医方剂大辞典)(2)小猪尾尖血、脑子、辰砂。(中医方剂大辞典)(3)小猪儿尾尖血。(中医方剂大辞典)

猪肚丸 zhu du wan

【英文名】Zhu Du Pill

【组成】(1)炒麦冬、北沙参、芡实、生白术、金樱子、杜仲、金毛狗脊、续断、黑脂麻、沙苑蒺藜、黑发灰。(中医方剂大辞典)(2)人参、苦参、丹参、玄参、沙参、扁豆、石斛、白芍、芡实、莲肉、山药、茯苓、甘草、锅焦。(中医方剂大辞典)(3)黄连、麦门冬、熟地、五味子、花粉、人参。(中医方剂大辞典)(4)白茯苓、甘草、牛膝、当归、白芍、赤白首乌、红枣、黑豆。(中医方剂大辞典)(5)柴胡、黄连、秦艽、芜荑。(中医方剂大辞典)(6)癞蛤模、胡椒、猪肚。(中医方剂大辞典)(7)大黄、鳖甲、柴胡、秦艽、附子、黄连、细辛、川乌、黄芪、桃仁、甘草、干姜、青蒿子、葱白、韭白、乌梅、杏仁。(中医方剂大辞典)(8)猪肚、莲子、母丁香、川楝子、破故纸、舶上茴香。(中医方剂大辞典)(9)白术、牡蛎、苦参。(中医方剂大辞典)(10)川乌、附子、干姜、白术、厚朴、良姜、肉豆蔻、荜茇、禹余粮、缩砂仁、丁香、桂心。(中医方剂大辞典)(11)柴胡、芜荑、胡椒、木香、胡黄连、雄黄、麝香、雄猪肚。(中医方剂大辞典)(12)栝楼根、牡蛎粉、黄丹、水银、黑铅、苦参、密陀僧、知母。(中医方剂大辞典)(13)宣连、肉豆蔻、陈橘皮、人参、栝楼根、杏仁、胡黄连、槟榔、柴胡。(中医方剂大辞典)(14)鳖甲、白术、薯蓣、胡黄连、人参、青橘皮、紫菀、桃仁、木香、甘草、柴胡。(中医方剂大辞典)(15)南木香、宣州黄连、生干地黄、青橘皮、银州柴胡、鳖甲。(中医方剂大辞典)(16)鳖甲、柴胡、木香、青蒿、生干地黄、黄连、青橘皮。(中医方剂大辞典)(17)猪肚、附子、泽泻、肉苁蓉、干姜、青蒿、陈橘皮、桃仁、蜀椒、槟榔、黄连、柴胡、木香、桂。(中医方剂大辞典)(18)豮猪肚、莳萝、硫黄、附子、硇砂。(中医方剂大辞典)(19)猪肚、鳖甲、京三棱、槟榔、桂心、干漆、附子、木香、草豆蔻、枳壳、石斛、厚朴、当归、白术、牛膝、桔梗、紫菀、赤芍药、蓬莪术、诃黎勒皮、芎䓖、神曲、陈橘皮、黄芪、柴胡、桃仁、肉豆蔻、阿魏。(中医方剂大辞典)(20)猪肚、黄连、栝楼、麦门冬、知母。(中医方剂大辞典)(21)猪肚、黄连、粱米、栝楼根、茯神、知母、麦门冬。(中医方剂大辞典)

猪肚大蒜汤 zhu du da suan tang

【英文名】Zhu Du Da Suan Decoction

【组成】雄猪肚子、大蒜、槟榔、砂仁、木香。(中医方剂大辞典)

猪肚丹 zhu du dan

【英文名】Zhu Du Pellet

【组成】川黄连、木香、胡黄连、肉豆蔻、白芜荑、芦荟、羌活、鳖甲。(中医方剂大辞典)

猪肚方 zhu du fang

【英文名】Zhu Du Prescription

【组成】(1)人参、莲肉、白扁豆。(中医方剂大辞典)(2)猪肚、葱白、豉。(中医方剂大辞典)

猪肚生方 zhu du sheng fang

【英文名】Zhu Du Sheng Prescription

【组成】猪肚。(中医方剂大辞典)

猪肚朴脾丸 zhu du pu pi wan

【英文名】Zhu Du Pu Pi Pill

【组成】山楂、当归、白术、橘红、人参、山药。(中医方剂大辞典)

猪肚汤 zhu du tang

【英文名】Zhu Du Decoction

【组成】猪肚、黄芪、薤白、党参、大枣、白芍、白蔻、生姜、胡椒。(四川中医 1990,8(7))

猪肚补虚方 zhu du bu xu fang

【英文名】Zhu Du Bu Xu Decoction

【组成】猪肚、人参、蜀椒、干姜、葱白、白粱米。(中医方剂大辞典)

猪肚补脾丸 zhu du bu pi wan

【英文名】Zhu Du Bu Pi Pill

【组成】豮猪肚、莲肉、黄连。(中医方剂大辞典)

猪肚炙方 zhu du zhi fang

【英文名】Zhu Du Zhi Prescription

【组成】猪肚、酒、附子。(中医方剂大辞典)

猪肚胡椒粉 zhu du hu jiao fen

【英文名】Zhu Du Hu Jiao Powder

【组成】猪肚、胡椒。(中医方剂大辞典)

猪肚健脾丸 zhu du jian pi wan

【英文名】Zhu Du Jian Pi Pill

【组成】莲肉、红枣肉、白茯苓、扁豆、山楂、陈皮、神曲、雄猪肚、金银花、白术、苍术、甘草、老锅焦。(中医方剂大辞典)

猪肚黄连丸 zhu du huang lian wan

【英文名】Zhu Du Huang Lian Pill

【组成】(1)豮猪肚、知母、芜荑仁、紫菀、大黄、鳖甲、槟榔、苍术、百部、地骨皮、黄芩、桔梗、贝母、柴胡、黄连、龙胆、人参、白茯苓、黄芪。(中医方剂大辞典)(2)猪肚、黄连、柴胡、白术、鳖甲、紫菀、杏仁、桂、陈橘皮、干姜、人参、芜荑仁。(中医方剂大辞典)(3)猪肚、黄连。(中医方剂大辞典)(4)猪肚、黄连。(中医方剂大辞典)

猪肚煎 zhu du jian

【英文名】Zhu Du Decoction

【组成】雄猪肚、槟榔、牵牛、砂仁、葱。(中医方剂大辞典)

猪肚糜方 zhu du mi fang

【英文名】Zhu Du Mi Decoction

【组成】猪肚、猪肾、人参、麦门冬、地骨皮。(中医方剂大辞典)

猪肚羹 zhu du geng

【英文名】Zhu Du Thick Soup

【组成】(1)豮猪肚、黄芪、人参、粳米、莲实。(中医方剂大辞典)(2)猪肚、人参、陈橘皮、生姜、芦根。(中医方剂大辞典)

猪肝丸 zhu gan wan

【英文名】Zhu Gan Pill

【组成】(1)猪肝、鳖甲、厚朴、诃黎勒、陈橘皮、川椒、柴胡、桂心、苍术、木香、桔梗、乌梅肉、甘草、紫菀、干姜、芜荑、当归。(中医方剂大辞典)(2)猪肝。(中医方剂大辞典)(3)猪肝、黄连、乌梅肉、阿胶、胡粉。(中医方剂大辞典)(4)豮猪肝、巴豆。(中医方剂大辞典)(5)豮猪肝、柴胡、厚朴、干姜、附子、缩砂、白术、陈橘皮、当归、芍药、陈曲、肉豆寇、桂、木香、黄。(中医方剂大辞典)(6)豮猪肝、甘草。(中医方剂大辞典)(7)猪肝、柴胡、秦艽、黄连、木香、芜荑、蜀椒、青蒿、当归。(中医方剂大辞典)(8)猪肝、柴胡、泽泻、槟榔、附子、熟干地黄、当归、蜀椒、桃仁、蒺藜子、牛膝、木香、秦艽、桂、芜荑仁、干姜、黄连。(中医方剂大辞典)(9)豮猪肝、大蒜、乌梅肉、桂、厚朴、干姜、陈橘皮、诃黎勒、黄连、当归。(中医方剂大辞典)(10)猪肝、乌梅肉、干姜、甘草、赤豆蔻、当归、荜茇、诃黎勒、桂心、厚朴、肉豆蔻。(中医方剂大辞典)

猪肝枸杞酒 zhu gan gou qi jiu

【英文名】Zhu Gan Gou Qi Wine

【组成】甘州枸杞子、猪肝。(中医方剂大辞典)

猪肝散 zhu gan san

【英文名】Zhu Gan Powder

【组成】(1)谷精草、大黑豆、蛤蜊壳。(中医方剂大辞典)(2)夜明砂。(中医方剂大辞典)(3)谷精草、石燕、紫口蛤蜊。(中医方剂大辞典)(4)蛤粉、黄丹、夜明砂。(中医方剂大辞典)(5)雄猪肝、新荷叶。(中医方剂大辞典)(6)猪肝、苍术、白术、牡蛎。(中医方剂大辞典)(7)橡子、黄连、白术、苍术、黄芩、栀子、菊花。(中医方剂大辞典)(8)菊花、楮桃、夏枯草、苍术、木贼、防风、赤芍药、石决明、草决明、当归、黑豆、生地黄。(中医方剂大辞典)(9)生猪肝。(中医方剂大辞典)(10)猪肝、黄连、阿胶、芎䓖、乌梅肉、艾叶。(中医方剂大辞典)(11)石决明、夜明砂、猪肝。(中医方剂大辞典)(12)石决明、夜明砂、白蒺藜、川木贼、白菊、蝉脱、谷精珠。(中医方剂大辞典)(13)犍猪肝尖、苍术。(中医方剂大辞典)(14)雄猪肝、谷精草、白僵蚕。(中医方剂大辞典)

猪肝煎 zhu gan jian

【英文名】Zhu Gan Decoction

【异名】猪肝脯(中医方剂大辞典、医学入门)

【组成】豮猪肝、好醋。(中医方剂大辞典)

猪肝煎丸 zhu gan jian wan

【英文名】Zhu Gan Jian Pill

【组成】猪肝、猪肚、桃仁、阿魏、薄荷汁、青蒿头、猪胆、鳖甲、京三棱、槟榔、桂、干漆、厚朴、附子、木香、蓬莪术、石斛、草豆蔻、枳壳、当归、白术、牛膝、桔梗、紫菀、芎䓖、芍药、诃黎勒皮、陈橘皮、陈曲、地骨皮、肉豆蔻、柴胡。(中医方剂大辞典)

猪肝膏 zhu gan gao
【英文名】Zhu Gan Eye-drops Preparation
【组成】猪肝、穑豆花、槐花、地黄花。(中医方剂大辞典)

猪肝蜜酒 zhu gan mi jiu
【英文名】Zhu Gan Mi Wine
【组成】猪肝、白蜜、醇酒。(中医方剂大辞典)

猪肝饆饠方 zhu gan bi luo fang
【英文名】Zhu Gan Bi Luo Prescription
【组成】豮猪肝、干姜、芜荑、诃黎勒、陈橘皮、缩砂。(中医方剂大辞典)

猪肝羹 zhu gan geng
【英文名】Zhu Gan Thick Soup
【组成】(1)猪肝、粟米。(中医方剂大辞典)(2)猪肝、红米。(中医方剂大辞典)

猪乳膏 zhu ru gao
【英文名】Zhu Ru Ointment
【组成】(1)全蝎、琥珀、朱砂。(中医方剂大辞典)(2)牛黄、朱砂。(中医方剂大辞典)

猪肤汤 zhu fu tang
【英文名】Zhu Fu Decoction
【组成】(1)猪肤。(中医方剂大辞典)(2)火腿。(中医方剂大辞典)

猪肤汤合黄连阿胶汤加茄楠香汁方 zhu fu tang he huang lian e jiao tang jia qie nan xiang zhi fang
【英文名】Zhu Fu Decoction He Huang Lian E Jiao Decoction Jia Qie Nan Xiang Zhi Decoction
【组成】小川连、真阿胶、生白芍、青子芩、鸡子黄、茄楠香汁。(中医方剂大辞典)

猪肺丸 zhu fei wan
【英文名】Zhu Fei Pill
【组成】梨汁、藕汁、莱菔汁、人乳、童便、猪肺。(中医方剂大辞典)

猪肺汤 zhu fei tang
【英文名】Zhu Fei Decoction
【组成】猪肺、卜子、白芥子。(中医方剂大辞典)

猪肾丸 zhu shen wan
【英文名】Zhu Shen Pill
【组成】(1)猪肾。(中医方剂大辞典)(2)猪腰子、青盐。(中医方剂大辞典)

猪肾当归散 zhu shen dang gui san
【英文名】Zhu Shen Dang Gui Powder
【组成】猪肾、当归。(中医方剂大辞典)

猪肾汤 zhu shen tang
【英文名】Zhu Shen Decoction
【异名】猪肾粥(中医方剂大辞典、千金)
【组成】(1)猪肾、茯苓、桑寄生、川芎、干地黄、焦白术、寸冬。(中医方剂大辞典)(2)猪肾、当归、芍药、生姜、桂心、葱白。(中医方剂大辞典)(3)猪肾、粳米、知母、当归、葱白、芍药。(中医方剂大辞典)(4)猪肾、黄芪、人参、芍药、桂、芎䓖、当归、熟干地黄。(中医方剂大辞典)(5)豮猪肾、香豉、白粳米、葱白、薤白、生姜、大枣、白芍药、人参、当归、桂心、黄芪、白术。(中医方剂大辞典)(6)猪肾、豉、生姜、白粳米、人参、当归、黄芪、葱白、桂心。(中医方剂大辞典)(7)猪肾、香豉、白粳米、葱白、人参、当归。(中医方剂大辞典)(8)猪肾、茱萸、黄芪、当归、芎䓖、人参、茯苓、干地黄、生姜、厚朴、甘草、桂心、半夏。(中医方剂大辞典)(9)猪肾、香豉、白粳米、葱白。(中医方剂大辞典)(10)猪肾、白术、茯苓、桑寄生、干姜、干地黄、芎䓖、麦门冬、附子、大豆。(中医方剂大辞典)

猪肾参芪汤 zhu shen shen qi tang
【英文名】Zhu Shen Shen Qi Decoction
【组成】人参、黄芪、生姜、淡豉、韭白、当归、猪肾。(中医方剂大辞典)

猪肾酒 zhu shen jiu
【英文名】Zhu Shen Wine
【组成】童便、好酒。(中医方剂大辞典)

猪肾粥 zhu shen zhou
【英文名】Zhu Shen Gruel
【异名】猪腰粥(中医方剂大辞典、养老奉亲)
【组成】(1)猪肾、粳米、葱白。(中医方剂大辞典)(2)猪肾、粳米、草果、陈皮、缩砂。(中医方剂大辞典)(3)猪肾、米。(中医方剂大辞典)(4)猪肾、粟米、葱白、生姜。(中医方剂大辞典)(5)猪肾、粟米。(中医方剂大辞典)

猪肾羹 zhu shen geng
【英文名】Zhu Shen Thick Soup
【组成】(1)猪肾、陈橘皮、蜀椒。(中医方剂大辞典)(2)猪肾、生地黄、葱白、生姜、粳米。(中医方剂大辞典)(3)猪肾、枸杞叶。(中医方剂大辞典)(4)猪肾、红米。(中医方剂大辞典)

猪苓丸 zhu ling wan
【英文名】Zhu Ling Pill
【组成】(1)白术、猪苓、泽泻、茯苓、肉桂、槟榔、木通、干葛、甘草。(中医方剂大辞典)(2)半夏、木猪苓。(中医方剂大辞典)(3)猪苓、牵牛子、葶苈、桑根内皮、赤小豆、郁李仁、防己、大腹子、生姜。(中医方剂大辞典)(4)猪苓、肉豆蔻、黄柏。(中医方剂大辞典)

猪苓木通汤 zhu ling mu tong tang
【英文名】Zhu Ling Mu Tong Decoction
【组成】猪苓、白茯苓、泽泻、木通。(中医方剂大辞典)

猪苓多糖注射液 zhu ling duo tang zhu she ye

【英文名】Zhu Ling Duo Tang Injection

【组成】猪苓多糖。(苏卫药准字(91)1857－1号)

猪苓汤 zhu ling tang

【英文名】Zhu Ling Decoction

【组成】(1)猪苓、泽泻、滑石、赤茯苓、甘草、黄连、升麻。(中医方剂大辞典)(2)猪苓、泽泻、白术、赤茯苓。(中医方剂大辞典)(3)猪苓、滑石、泽泻、阿胶。(中医方剂大辞典)(4)猪苓、茯苓、木通、甘草、滑石、当归、川芎、白芍、熟地、百合、黄连、广皮、紫苏、香附、葱。(中医方剂大辞典)(5)猪苓、海蛤、防己、白术、葶苈子、朴硝、桑根白皮、赤茯苓。(中医方剂大辞典)(6)猪苓、木通、桑根白皮。(中医方剂大辞典)(7)猪苓、赤茯苓、防己、桑根白皮、郁李仁、泽泻、木香、大腹皮。(中医方剂大辞典)(8)猪苓、黄芩、大黄、栀子仁、朴硝。(中医方剂大辞典)(9)猪苓、赤茯苓、白术、麻黄、桂、葶苈、泽泻。(中医方剂大辞典)(10)猪苓、赤茯苓、滑石、葛根、泽泻。(中医方剂大辞典)(11)猪苓、白术、泽泻、桂心、赤茯苓、丁香、甘草、厚朴。(中医方剂大辞典)(12)五味子、熟地、猪苓、肉苁蓉、枸杞子、覆盆子。(中医方剂大辞典)(13)猪苓、泽泻、赤苓、滑石、阿胶、甘草。(中医方剂大辞典)(14)猪苓、泽泻、滑石、甘草、木通、车前。(中医方剂大辞典)(15)木通、猪苓、泽泻、滑石、枳壳、黄柏、牛膝、麦门、瞿麦、车前子、甘草梢、扁蓄叶。(中医方剂大辞典)

猪苓注射液 zhu ling zhu she ye

【英文名】Zhu Ling Injection

【组成】猪苓。(中西医结合杂志 1984,4(5))

猪苓泽泻散 zhu ling ze xie san

【英文名】Zhu Ling Ze Xie Powder

【组成】荆芥、防风、薄荷、连翘、当归、白芍、川芎、白术、白芷、陈皮、桔梗、猪苓、泽泻。(中医方剂大辞典)

猪苓散 zhu ling san

【英文名】Zhu Ling Powder

【组成】(1)猪苓、白鲜皮、龙胆、泽泻、赤茯苓、麦门冬、黄芩、人参、甘草。(中医方剂大辞典)(2)猪苓、泽泻、桂心、赤茯苓、川朴硝。(中医方剂大辞典)(3)猪苓、白鲜皮、泽泻、赤茯苓、大青、麦门冬、川大黄、甘草。(中医方剂大辞典)(4)猪苓、赤茯苓、秦艽、滑石、泽泻、甘草。(中医方剂大辞典)(5)猪苓、泽泻、赤茯苓、桂心、白术、葛根。(中医方剂大辞典)(6)猪苓。(中医方剂大辞典)(7)猪苓、葶苈、人参、玄参、五味子、防风、泽泻、桂心、狼毒、椒目、白术、干姜、大戟、甘草、苁蓉、女曲、赤小豆。(中医方剂大辞典)(8)猪苓、茯苓、白术。(中医方剂大辞典)(9)猪苓、白术、茴香、川楝子、柏子仁、青盐。(中医方剂大辞典)(10)木猪苓、车前子、木通、大黄、栀子、黑狗脊、滑石、扁蓄、苍术。(中医方剂大辞典)(11)猪苓、防己、桑根白皮、百合、郁李仁、瞿麦穗、甘遂。(中医方剂大辞典)(12)猪苓、人参、木通、黄连、麦门冬、栝楼根。(中医方剂大辞典)(13)猪苓、桑根白皮、赤茯苓、海蛤、甜葶苈。(中医方剂大辞典)(14)猪苓、紫苏茎叶、木通。(中医方剂大辞典)(15)猪苓、麻黄、陈橘皮、桑根白皮、百合、赤茯苓、槟榔、滑石。(中医方剂大辞典)(16)猪苓、赤茯苓、甜葶苈、川大黄、五味子、汉防己、泽泻、陈橘皮、桂心、白术、狼毒、椒目、熟姜、大戟。(中医方剂大辞典)(17)猪苓、赤茯苓、知母、柴胡、吴茱萸、甘草、木香、黄芩、犀角屑、槟榔。(中医方剂大辞典)(18)猪苓、汉防己、百合、紫菀、杏仁、赤茯苓、天门冬、枳壳、桑根白皮、郁李仁。(中医方剂大辞典)(19)猪苓、赤茯苓、木通、滑石、泽泻。(中医方剂大辞典)(20)猪苓、麦门冬、人参、石膏、甘草、茅根。(中医方剂大辞典)

猪苦胆膏 zhu ku dan gao

【英文名】Zhu Ku Dan Plaster

【组成】猪胆、食醋、松香。(中医杂志 1980,21(3))

猪胆丸 zhu dan wan

【英文名】Zhu Dan Pill

【异名】二连丸(中医方剂大辞典、卫生总微)

【组成】(1)胡黄连、宣黄连、赤芍药。(中医方剂大辞典)(2)黄柏、黄连、甘草、青橘皮、芦荟、青黛、麝香。(中医方剂大辞典)(3)猪胆、柴胡、黄连、秦艽、苍术、青蒿头。(中医方剂大辞典)

猪胆化石胶囊 zhu dan hua shi jiao nang

【英文名】Zhu Dan Hua Shi Capsule

【组成】龙胆草、大黄、郁金、香附、麦芽。(辽宁中医杂志 1993,(4))

猪胆半夏丸 zhu dan ban xia wan

【英文名】Zhu Dan Ban Xia Pill

【组成】半夏、豮猪胆。(中医方剂大辞典)

猪胆汤 zhu dan tang

【英文名】Zhu Dan Decoction

【异名】猪胆鸡子汤(中医方剂大辞典、千金)

【组成】(1)猪胆、干姜、附子、甘草。(中医方剂大辞典)(2)猪胆、苦酒、鸡子。(中医方剂大辞典)

猪胆矾 zhu dan fan

【英文名】Zhu Dan Fan Powder

【组成】雄猪胆。(中医方剂大辞典)

猪胆苦酒汤 zhu dan ku jiu tang

【英文名】Zhu Dan Ku Jiu Decoction

【组成】猪胆。(中医方剂大辞典)

猪胆套药方 zhu dan tao yao fang

【英文名】Zhu Dan Tao Yao Powder

【组成】猪胆、黄连、青黛、薄荷、僵蚕、白矾、风化硝。(中医方剂大辞典)

猪胆酒 zhu dan jiu

【英文名】Zhu Dan Wine

【组成】猪胆。(中医方剂大辞典)

猪胆煎 zhu dan jian

【英文名】Zhu Dan Decoction

【组成】(1)猪胆。(中医方剂大辞典)(2)雄猪胆、定粉。(中医方剂大辞典)(3)猪胆、龙脑、马牙硝。(中医方剂大辞典)

猪胆膏 zhu dan gao

【英文名】Zhu Dan Plaster

【异名】疔疮猪胆膏(中医方剂大辞典、沈氏经验方)

【组成】(1)猪胆。(中医方剂大辞典)(2)乳香、制松香、没药、黄明胶、葱汁、姜汁。(中医方剂大辞典)(3)高良姜、干姜。(中医方剂大辞典)(4)猪胆、硇砂。(中医方剂大辞典)(5)豮猪胆、川朴硝、腻粉、龙脑。(中医方剂大辞典)

猪胆薄 zhu dan bo

【英文名】Zhu Dan Pill

【组成】黄芪、龙骨、青木香、栀子仁、羚羊角、干地黄、升麻、白蔹、大黄、黄柏、黄芩、芎䓖、赤小豆、麻黄、黄连、犀角。(中医方剂大辞典)

猪胞丸 zhu bao wan

【英文名】Zhu Bao Pill

【组成】猪胞、甘遂、泽泻、黑牵牛、续随子、木猪苓、斑蝥。(中医方剂大辞典)

猪骨制剂 zhu gu zhi ji

【英文名】Zhu Gu Injection

【组成】猪骨。(中草药 1977,(12))

猪骨散 zhu gu san

【英文名】Zhu Gu Powder

【组成】秦艽、柴胡、前胡、川乌头、藁本、芫荑、鳖甲、甘草。(中医方剂大辞典)

猪骨煎 zhu gu jian

【英文名】Zhu Gu Decoction

【组成】豮猪脊骨、青蒿、乌梅、柴胡、秦艽、白茯苓、当归、川芎、人参、肉苁蓉、巴戟、五味子、牛膝、茴香、破故纸、鳖甲、沉香、鹿茸、附子。(中医方剂大辞典)

猪胰子汤 zhu yi zi tang

【英文名】Zhu Yi Zi Decoction

【组成】猪胰子、黄芪、金银花、当归、白芍、天花粉、贝母、穿山甲、白鲜皮、青风藤、白芷、木瓜、皂刺、甘草、黄栝楼、防己、胡麻、茯苓。(中医方剂大辞典)

猪胰酒 zhu yi jiu

【英文名】Zhu Yi Wine

【组成】(1)猪胰、大栗。(中医方剂大辞典)(2)猪胰。(中医方剂大辞典)(3)猪胰、大枣、酒。(中医方剂大辞典)

猪胰蛇蜗散 zhu yi she wo san

【英文名】Zhu Yi She Wo Powder

【组成】猪胰、水蛇、蜗牛、地龙。(云南中医学院学报 1993,16(1))

猪脂酒 zhu zhi jiu

【英文名】Zhu Zhi Wine

【组成】(1)猪脂。(中医方剂大辞典)(2)猪脂、白蜜、酒。(中医方剂大辞典)

猪脂膏 zhu zhi gao

【英文名】Zhu Zhi Plaster

【组成】(1)猪脂。(中医方剂大辞典)(2)猪脂、附子、蜀椒、食盐。(中医方剂大辞典)(3)生猪脂、釜下墨。(中医方剂大辞典)

猪脏丸 zhu zang wan

【英文名】Zhu Zang Pill

【异名】猪肠丸(中医方剂大辞典、奇效良方)

【组成】(1)猪脏、槐花。(中医方剂大辞典)(2)硫黄、猪脏、吴茱萸、厚朴。(中医方剂大辞典)(3)净黄连、嫩猪脏。(中医方剂大辞典)(4)吴茱萸。(中医方剂大辞典)

猪脑膏 zhu nao gao

【英文名】Zhu Nao Plaster

【组成】公猪脑子。(中医方剂大辞典)

猪寄汤 zhu ji tang

【英文名】Zhu Ji Decoction

【组成】猪蹄、槐树寄生。(中医方剂大辞典)

猪秽散 zhu hui san

【英文名】Zhu Hui Powder

【组成】猪粪、槟榔、片脑、花椒、龙骨。(中医方剂大辞典)

猪脬丸 zhu pao wan

【英文名】Zhu Pao Pill

【组成】黑雄猪腰子。(中医方剂大辞典)

猪脬止遗汤 zhu pao zhi yi tang

【英文名】Zhu Pao Zhi Yi Decoction

【组成】新鲜猪脬、益智仁、淮山药、桑螵蛸、覆盆子、生龙骨、石菖蒲。(光明中医 1992,(3))

猪椒根汤 zhu jiao gen tang

【英文名】Zhu Jiao Gen Decoction

【组成】猪椒根、麻黄根、防风、细辛、茵芋。(中医方剂大辞典)

猪脾粥 zhu pi zhou

【英文名】Zhu Pi Gruel

【组成】猪脾、猪胃。(中医方剂大辞典)

猪膏发煎 zhu gao fa jian

【英文名】Zhu Gao Fa Decoction

【异名】膏发煎(中医方剂大辞典、金匮)

【组成】猪膏、乱发。(中医方剂大辞典)

猪膏汤 zhu gao tang

【英文名】Zhu Gao Decoction

【组成】(1)猪膏、生姜汁、青蒿汁、天门冬。(中医方剂大辞典)(2)猪膏、豉。(中医方剂大辞典)

猪膏金银花酒 zhu gao jin yin hua jiu

【英文名】Zhu Gao Jin Yin Hua Wine

【组成】猪脂、酒。(中医方剂大辞典)

猪膏酒 zhu gao jiu

【英文名】Zhu Gao Wine

【异名】猪膏汤(中医方剂大辞典)

【组成】猪膏、生姜汁。(中医方剂大辞典)

猪膏煎 zhu gao jian

【英文名】Zhu Gao Decoction

【组成】(1)清酒、煎成猪膏。(中医方剂大辞典)(2)猪膏、清酒、生姜汁、白蜜。(中医方剂大辞典)

猪蹄汤 zhu ti tang

【英文名】Zhu Ti Decoction

【异名】通草猪蹄羹(中医方剂大辞典、妇人良方)

【组成】(1)八物汤、黄芪、漏芦、陈皮、木通。(中医方剂大辞典)(2)肥牙猪后蹄。(中医方剂大辞典)(3)猪蹄、浮萍草。(中医方剂大辞典)(4)香白芷、甘草、独活、露蜂房、黄芩、赤芍药、当归。(中医方剂大辞典)(5)猪蹄、当归、芍药、黄芩、独活、莽草、大黄、芎䓖。(中医方剂大辞典)(6)猪蹄、瞿麦、漏芦、木通。(中医方剂大辞典)(7)母猪蹄、白油麻、蛴螬。(中医方剂大辞典)(8)猪蹄、通草。(中医方剂大辞典)(9)猪蹄、败酱、槐柳枝、黄芪。(中医方剂大辞典)(10)猪蹄、芎䓖、赤芍药、川升麻、甘草、蛇床子、川大黄、蒴藋、槐白皮。(中医方剂大辞典)(11)猪蹄、黄柏、败酱、黄芩、黄连、甘草、营实根。(中医方剂大辞典)(12)猪蹄、黄芪、黄连、芍药、黄芩、蔷薇根、狼牙根。(中医方剂大辞典)(13)猪蹄、桑白皮、芎䓖、萎蕤、白术、白茯苓、商陆、白芷。(中医方剂大辞典)(14)当归、甘草、芍药、芎䓖、白芷、茼草、黄芩、狼牙、猪蹄、蔷薇根。(中医方剂大辞典)(15)猪蹄、大黄、白芷、芎䓖、黄芩、黄连、细辛、当归、藁本、藜芦、甘草。(中医方剂大辞典)(16)猪蹄、芎䓖、甘草、大黄、黄芩、芍药、当归。(中医方剂大辞典)(17)猪蹄、白蔹、白芷、狼牙、芍药、黄连、黄芩、大黄、独活。(中医方剂大辞典)(18)猪蹄、葱。(中医方剂大辞典)(19)白芷、白矾、当归、赤芍、独活、甘草、露蜂房。(中医方剂大辞典)(20)猪蹄、通草、葱白。(中医方剂大辞典)

猪蹄洗汤 zhu ti xi tang

【英文名】Zhu Ti Xi Decoction

【异名】猪蹄汤(中医方剂大辞典、外台)

【组成】(1)猪蹄、蔷薇根、甘草、芍药、白芷。(中医方剂大辞典)(2)猪蹄、黄柏、蒴藋根、葶苈子、蒺藜子。(中医方剂大辞典)

猪蹄膏 zhu ti gao

【英文名】Zhu Ti Plaster

【组成】(1)猪蹄、白芷、玄豆、瓜蒌、白及、白蔹、零陵香、藿香、鹅梨。(中医方剂大辞典)(2)猪后悬蹄。(中医方剂大辞典)

猪蹄羹 zhu ti geng

【英文名】Zhu Ti Thick Soup

【组成】(1)猪蹄、粟米。(中医方剂大辞典)(2)猪蹄、粳米。(中医方剂大辞典)(3)母猪蹄、木通。(中医方剂大辞典)

猫爪草胶囊 mao zhua cao jiao nang

【英文名】Mao Zhua Cao Capsule

【组成】猫爪草。(药品标准－中药成方制剂标准 1995)

猫头丸 mao tou wan

【英文名】Mao Tou Pill

【组成】猫头骨、蝙蝠、南星、白矾。(中医方剂大辞典)

猫胞散 mao bao san

【英文名】Mao Bao Powder

【组成】猫胞、胡桃膈。(中医方剂大辞典)

猫蚣散 mao gong san

【英文名】Mao Gong Powder

【组成】猫儿骨、蜈蚣。(中医方剂大辞典)

猫眼草针剂、片剂 mao yan cao zhen ji、pian ji

【英文名】Mao Yan Cao Injection/Tablet

【组成】猫眼草。(中草药 1972,(6))

理中人参散 li zhong ren shen san

【英文名】Li Zhong Ren Shen Powder

【组成】人参、陈橘皮、白术、干姜、甘草、附子、白茯苓、桂心、麦门冬。(中医方剂大辞典)

理中丸 li zhong wan

【英文名】Li Zhong Pill

【组成】(1)官栋参、漂白术、干姜炭、炙甘草。(中医方剂大辞典)(2)山楂肉、神曲、半夏、白茯苓、陈皮、莱菔子、连翘、发糵面。(中医方剂大辞典)(3)人参、干姜、茯苓、甘草。(中医方剂大辞典)(4)人参、甘草、白术。(中医方剂大辞典)(5)人参、干姜、白术、甘草。(中医方剂大辞典)(6)良姜、白术、桂、甘草。(中医方剂大辞典)(7)阿魏、荆三棱、蓬莪术、甘草、青橘皮、陈皮、干姜、官桂、干木瓜、白术。(中医方剂大辞典)(8)人参、干姜、甘草、白术。(中医方剂大辞典)(9)人参、白术、甘草、干姜、高良姜、桂心。(中医方剂大辞典)(10)人参、白术、干姜、甘草。(中医方剂大辞典)(11)白术、干姜、人参、甘草、大麦蘖。(中医方剂大辞典)

理中化滞汤 li zhong hua zhi tang

【英文名】Li Zhong Hua Zhi Decoction

【组成】人参、白术、炮姜、甘草、砂仁、厚朴、藿香、陈皮。(中医方剂大辞典)

理中化痰丸 li zhong hua tan wan

【英文名】Li Zhong Hua Tan Pill

【组成】人参、白术、干姜、甘草、茯苓、半夏。(中医方剂大辞典)

理中加丁香汤 li zhong jia ding xiang tang

【英文名】Li Zhong Jia Ding Xiang Decoction

【组成】人参、白术、甘草、干姜、丁香。(中医方剂大辞典)

理中加二味汤 li zhong jia er wei tang

【英文名】Li Zhong Jia Er Wei Decoction

【组成】人参、干姜、甘草、白术、当归、芍药。(中医方剂大辞典)

理中加半夏汤 li zhong jia ban xia tang

【英文名】Li Zhong Jia Ban Xia Decoction

【组成】人参、白术、干姜、甘草、生姜、半夏。(中医方剂大辞典)

理中加石膏汤 li zhong jia shi gao tang

【英文名】Li Zhong Jia Shi Gao Decoction

【异名】理中石膏汤(《医统》卷十四)

【组成】人参、白术、干姜、甘草、石膏。(中医方剂大辞典)

理中加茵陈汤 li zhong jia yin chen tang

【英文名】Li Zhong Jia Yin Chen Decoction

【组成】人参、白术、甘草、干姜、茵陈。(中医方剂大辞典)

理中加减汤 li zhong jia jian tang

【英文名】Li Zhong Jia Jian Decoction

【组成】党参、白术、炮干姜、细辛、吴萸、生姜。(中医方剂大辞典)

理中生化汤 li zhong sheng hua tang

【英文名】Li Zhong Sheng Hua Decoction

【组成】炮姜、东洋参、苍术、川芎、桃仁泥、当归炭、炙甘草、淡附片、姜半夏、川连。(中医方剂大辞典)

理中安胃汤 li zhong an wei tang

【英文名】Li Zhong An Wei Decoction

【组成】党参、炒白术、干姜、海螵蛸、醋炙玄胡、炒枳实、白及、炒白芍、炙草。(国医论坛1988,(2))

理中安蛔汤 li zhong an hui tang

【英文名】Li Zhong An Hui Decoction

【组成】人参中、白术中、干姜上、茯苓中、乌梅、花椒。(中医方剂大辞典)

理中当归汤 li zhong dang gui tang

【英文名】Li Zhong Dang Gui Decoction

【组成】甘草、当归、人参、白术、干姜。(中医方剂大辞典)

理中汤 li zhong tang

【英文名】Li Zhong Decoction

【异名】理中去术加桂汤(中医方剂大辞典、外台)

【组成】(1)人参、白术、干姜、甘草、茯苓。(中医方剂大辞典)(2)人参、茯苓、白术、干姜、陈皮、藿香、丁香、半夏、砂仁、官桂。(中医方剂大辞典)(3)藿香、苍术、厚朴、砂仁、香附、木香、枳壳、陈皮、甘草、干姜、官桂。(中医方剂大辞典)(4)人参、白术、干姜、官桂、甘草、陈皮、藿香、茯苓、良姜、乌梅。(中医方剂大辞典)(5)砂仁、干姜、苏子、厚朴、官桂、陈皮、甘草、沉香、木香。(中医方剂大辞典)(6)人参、白术、干姜、白茯苓、甘草。(中医方剂大辞典)(7)条参、白术、茯苓、炮姜、肉桂、附子、甘草。(中医方剂大辞典)(8)人参、白术、炙甘草、升麻、干姜。(中医方剂大辞典)(9)人参、白术、炙草、干姜、藿香叶。(中医方剂大辞典)(10)人参、白术、白姜、甘草。(中医方剂大辞典)(11)人参、白术、白僵蚕、甘草。(中医方剂大辞典)(12)槟榔、赤茯苓、木通、桂、陈橘皮、半夏、沉香。(中医方剂大辞典)(13)槟榔、白茯苓、益智、桂、陈橘皮、半夏、沉香。(中医方剂大辞典)(14)人参、甘草、白术、干姜、赤茯苓、麦门冬。(中医方剂大辞典)(15)人参、桂心、甘草、干姜。(中医方剂大辞典)(16)白术、人参、黄芪、茯苓、陈皮、泽泻、炮姜、肉桂、砂仁、甘草。(中医方剂大辞典)(17)人参、白术、干姜、甘草、乌梅肉、川椒。(中医方剂大辞典)(18)白术、炮姜、炙草、人参、砂糖。(中医方剂大辞典)(19)白术、炮姜、炙草。(中医方剂大辞典)(20)人参、炙甘草、绿升麻、漂白术。(中医方剂大辞典)(21)人参、干姜、甘草、白术。(中医方剂大辞典)(22)人参、白术、干姜、甘草。(中医方剂大辞典)(23)人参、白术、五味子、甘草、干姜。(中医方剂大辞典)(24)人参、白术、黄芪、附子、炮姜、炙草、茯苓。(中医方剂大辞典)(25)人参、黑姜、甘草、白术、附子。(中医方剂大辞典)(26)人参、白术、升麻、干葛、甘草。(中医方剂大辞典)

理中汤加丁香柿蒂散 li zhong tang jia ding xiang shi di san

【英文名】Li Zhong Decoction Jia Ding Xiang Shi Di Powder

【组成】人参、茯苓、陈皮、半夏、良姜、丁香、柿蒂、生姜、甘草。(中医方剂大辞典)

理中吴茱萸汤 li zhong wu zhu yu tang

【英文名】Li Zhong Wu Zhu Yu Decoction

【组成】人参、白术、干姜、甘草、吴茱萸、生姜、大枣。(中医方剂大辞典)

理中快斑汤 li zhong kuai ban tang

【英文名】Li Zhong Kuai Ban Decoction

【组成】(1)漂白术、白云苓、青化桂、黑姜炭、南木香、炙甘草、人参。(中医方剂大辞典)(2)人参、白术、黄芪、炙草、肉桂、丁香、干姜、泽泻、豆蔻、诃子、木香。(中医方剂大辞典)(3)人参、白术、白茯苓、炙甘草、干姜、木香、官桂。(中医方剂大辞典)

理中附子汤 li zhong fu zi tang

【英文名】Li Zhong Fu Zi Decoction

【组成】干姜、甘草、附子。(中医方剂大辞典)

理中定风汤 li zhong ding feng tang

【英文名】Li Zhong Ding Feng Decoction

【组成】大熟地、当归、山萸肉、枸杞子、炒白术、炮姜炭、党参、炙甘草、熟枣、肉桂、破故纸、炙绵芪。(中医方剂大辞典)

理中茯苓汤 li zhong fu ling tang

【英文名】Li Zhong Fu Ling Decoction

【异名】理中加茯苓汤(《医学纲目》卷二十一);茯苓汤(普济方)

【组成】(1)白术、干姜、炙甘草、人参、茯苓。(中医方剂大辞典)(2)赤茯苓、犀角、赤石脂、黄连、龙骨、厚朴、陈橘皮、人参、干姜、桂、甘草。(中医方剂大辞典)

理中散 li zhong san

【英文名】Li Zhong Powder

【异名】增损理中散(中医方剂大辞典、传家秘宝)

【组成】(1)青木香、桂心、厚朴、甘草、白术、干姜、附子。(中医方剂大辞典)(2)四圣汤、肉豆蔻、青皮、天台乌药。(中医方剂大辞典)(3)当归、黄连、艾叶、地榆、甘草、龙骨、厚朴、黄芩、干姜。(中医方剂大辞典)(4)干姜、人参、白术、甘草、吴茱萸、槟榔、陈皮、厚朴、荜茇。(中医方剂大辞典)(5)人参、藿香、白术、甘草、干姜、白茯苓、陈橘皮。(中医方剂大辞典)(6)干姜、食茱萸。(中医方剂大辞典)

理中温胃汤 li zhong wen wei tang

【英文名】Li Zhong Wen Wei Decoction

【组成】干姜、白芍药、木香、玄胡索、丁香。(中医方剂大辞典)

理方术甲散 li fang zhu jia san

【英文名】Li Fang Zhu Jia Powder

【组成】白术、泽泻、鳖甲、龟板、三棱、莪术、穿山甲、鸡内金。(浙江中医杂志 1993,28(11))

理气丸 li qi wan

【英文名】Li Qi Pill

【异名】理气舒肝丸(中医方剂大辞典、全国中药成药处方集)

【组成】(1)杏仁、桂心、益智子、干姜。(中医方剂大辞典)(2)蔻仁、砂仁、草果仁、木香、三棱、槟榔、鸡内金、盔沉、甘草、枳壳、山楂、姜夏、白术、乌药、川军、二丑、神曲、公丁香、贡朴、贡桂、莪术、青皮、陈皮。(中医方剂大辞典)(3)焦术、陈皮、厚朴、麦芽、半夏、槟榔、神曲、枳壳、草果、南星、木香、茯苓、甘草。(中医方剂大辞典)(4)陈皮、青皮、五灵脂、玄精石。(中医方剂大辞典)(5)橘红、桔梗、桂心、槟榔、木香、杏仁。(中医方剂大辞典)(6)枳壳、蓬莪术、半夏、姜黄、甘松、陈皮、大麦糵。(中医方剂大辞典)(7)杏仁、桂枝、益智、干姜。(中医方剂大辞典)(8)香附子、缩砂仁、木香、白豆、蔻仁、甘草、甘松、丁香、姜黄。(中医方剂大辞典)

理气丹 li qi dan

【英文名】Li Qi Pellet

【组成】当归、沉香、滑石、石韦、王不留行、白芍、冬葵子、陈皮、甘草。(中医方剂大辞典)

理气化滞健脾汤 li qi hua zhi jian pi tang

【英文名】Li Qi Hua Zhi Jian Pi Decoction

【组成】木香、陈皮、厚朴、猪苓、葶苈、香附、枳壳、白茯苓、大腹皮、白术、栀子、商陆、木通。(中医方剂大辞典)

理气化痰汤 li qi hua tan tang

【英文名】Li Qi Hua Tan Decoction

【组成】人参、黄芪、归身、白芍、茯苓、白术、炙甘草、熟地、川芎、肉桂。(中医方剂大辞典)

理气平肝散 li qi ping gan san

【英文名】Li Qi Ping Gan Powder

【组成】乌药、香附、青皮、枳壳、芍药、川芎、柴胡、木香、甘草。(中医方剂大辞典)

理气汤 li qi tang

【英文名】Li Qi Decoction

【组成】(1)香附、川芎、青皮、厚朴、乌药、桔梗、玄胡、柴胡。(中医方剂大辞典)(2)半夏、桔梗、官桂、人参、橘皮、甘草。(中医方剂大辞典)(3)人参、茯苓、白术、甘草、川芎、当归、白芍、枳实、枳壳、木香、乌药、香附、陈皮、砂仁、桔梗。(中医方剂大辞典)(4)半夏、橘皮、官桂、人参、甘草。(中医方剂大辞典)

理气剂 li qi ji

【英文名】Qi-regulating Prescription

【定义】指凡以理气药为主组成,具有行气或降气作用,治疗气滞或气逆证的方剂。(方剂学)

理气和胃口服液 li qi he wei kou fu ye

【英文名】Li Qi He Wei Liquid

【组成】柴胡、白芍、枳壳、川楝子、佛手、甘草。(南京

中医学院学报 1990,(4))

理气定喘丸 li qi ding chuan wan

【英文名】Li Qi Ding Chuan Pill

【组成】紫苏子、紫苏梗、紫苏叶、陈皮、法半夏、茯苓、芥子、莱菔子、苦杏仁、川贝母、桑白皮、款冬花、紫菀、黄芪、白术、百合、麦冬、天冬、知母、地黄、当归、何首乌、阿胶。(药品标准 - 中药成方制剂标准 1993)

理气治中汤 li qi zhi zhong tang

【英文名】Li Qi Zhi Zhong Decoction

【组成】青皮、陈皮、人参、白术、炮姜、甘草、木香。(中医方剂大辞典)

理气降痰汤 li qi jiang tan tang

【英文名】Li Qi Jiang Tan Decoction

【组成】桔梗、枳壳、橘红、半夏曲、茯苓、香附、贝母、桂枝、甘草。(中医方剂大辞典)

理气活血汤 li qi huo xue tang

【英文名】Li Qi Huo Xue Decoction

【组成】柴胡、杭白芍、归尾、牡丹皮、香附、青皮、炒栀子。(中医方剂大辞典)

理气祛风散 li qi qu feng san

【英文名】Li Qi Qu Feng Powder

【组成】青皮、陈皮、枳壳、桔梗、南星、半夏、乌药、天麻、川芎、白芷、防风、荆芥、羌活、独活、白芍药、甘草。(中医方剂大辞典)

理气健脾丸 li qi jian pi wan

【英文名】Li Qi Jian Pi Pill

【组成】(1)炒白术、陈皮、半夏、茯苓、当归、枳壳、白芍、炙草、广木香、山药、莲肉、黄连。(中医方剂大辞典)(2)白术、神曲、茯苓、香附、枳实、砂仁、橘皮、甘草、法半夏、桔梗、莲子肉、山楂、当归、山药。(中医方剂大辞典)(3)白术、归身、陈皮、白茯苓、黄连、香附、枳实、桔梗、山楂、半夏、神曲、木香。(中医方剂大辞典)(4)白术、陈皮、山楂、香附、木香、半夏、茯苓、神曲、黄连、当归、芍药。(中医方剂大辞典)

理气宽肠汤 li qi kuan chang tang

【英文名】Li Qi Kuan Chang Decoction

【组成】当归、桃仁、青皮、陈皮、乌药。(中医方剂大辞典)

理气消胀粉 li qi xiao zhang fen

【英文名】Li Qi Xiao Zhang Powder

【组成】厚朴、广木香、枳壳、白芷、丁香、官桂。(上海中医药杂志 1991,(9))

理气调血汤 li qi tiao xue tang

【英文名】Li Qi Tiao Xue Decoction

【组成】醋柴胡、川楝子、香附、合欢花、沉香、路路通、熟地、当归身、白芍、甘草、枸杞子、川芎。(河北中医 1984,(4))

理气调荣汤 li qi tiao rong tang

【英文名】Li Qi Tiao Rong Decoction

【组成】香附、当归、川芎、白芍、生地、乌药、陈皮、砂仁、茯苓、甘草。(中医方剂大辞典)

理气通经汤 li qi tong jing tang

【英文名】Li Qi Tong Jing Decoction

【组成】当归、川芎、丹参、红花、香附、青皮、益母草。(中医方剂大辞典)

理气通窍汤 li qi tong qiao tang

【英文名】Li Qi Tong Qiao Decoction

【组成】丹参、川芎、白芍、香附、元胡、茯苓、防风、白芥子、羌活、柴胡、白芷。(陕西中医 1987,8(6))

理气渗湿汤 li qi shen shi tang

【英文名】Li Qi Shen Shi Decoction

【组成】生香附、木香、砂壳、朴花、茅术须、五加皮、云苓皮、桑枝。(中医方剂大辞典)

理气散寒汤 li qi san han tang

【英文名】Li Qi San Han Decoction

【组成】苍术、厚朴、陈皮、甘草、藿香、砂仁、枳壳、木香、香附、乌药。(中医方剂大辞典)

理气散瘀汤 li qi san yu tang

【英文名】Li Qi San Yu Decoction

【异名】理气止瘀汤(《辨证录》卷十二)

【组成】人参、黄芪、当归、茯苓、红花、丹皮、姜炭。(中医方剂大辞典)

理气膏 li qi gao

【英文名】Li Qi Plaster

【组成】党参、黄芪、苍术、白术、蓬术、香附、柴胡、青皮、陈皮、枳实、南星、半夏、厚朴、槟榔、山楂、草果、羌活、防风、前胡、苏子、杏仁、乌药、郁金、川芎、当归、白芍、黄芩、黄连、黄柏、栀子、葶苈、桔梗、桑皮、吴萸、瓜蒌、白芷、麦芽、木通、泽泻、赤苓、延胡、灵脂、大黄、黑丑、官桂、草乌、红花、菖蒲、皂角、木鳖仁、僵蚕、全蝎、山甲、白芥子、萝卜子、川楝子、川椒、细辛、木香、藿香、茴香、灵仙、乳香、没药、巴仁、甘草(摊贴)。(中医方剂大辞典)

理本汤 li ben tang

【英文名】Li Ben Decoction

【组成】人参、白术、麦冬、山药、芡实、巴戟天、肉桂、桔梗、贝母、白芥子、防己、茯苓、豨莶草。(中医方剂大辞典)

理伤膏 li shang gao

【英文名】Li Shang Ointment

【异名】补肉膏(《伤科汇纂》卷七)

【组成】陀僧、黄丹、自然铜、黄蜡、猪油、乳香、没药、松香、麻油。(中医方剂大辞典)

理冲丸 li chong wan

【英文名】Li Chong Pill

【组成】水蛭、生黄芪、生三棱、生莪术、当归、知母、生桃仁。(中医方剂大辞典)

理冲汤 li chong tang

【英文名】Li Chong Decoction

【组成】生黄芪、党参、于术、生山药、天花粉、知母、三棱、莪术、生鸡内金。(中医方剂大辞典)

理血Ⅲ号 li xue san hao

【英文名】Li Xue No. Ⅲ Prescription

【组成】黄芪、生地、当归、赤芍、葛根、牛膝、丹参、川芎、枳壳等。(南京中医学院学报 1993,(3))

理血方Ⅱ号 li xue fang er hao

【英文名】Li Xue No. Ⅱ Prescription

【组成】赤芍、川芎、红花、苏木、广郁、金参、三七等。(中国医药学报 1987,2(6))

理血汤 li xue tang

【英文名】Li Xue Decoction

【组成】(1)生山药、生龙骨、生牡蛎、海螵蛸、茜草、生杭芍、白头翁、真阿胶。(中医方剂大辞典)(2)生地、当归、丹皮、川芎、桃仁、红花、赤苓、香附。(中医方剂大辞典)

理血剂 li xue ji

【英文名】Blood Regulating Prescrition

【定义】指凡以理血药为主组成,具有活血祛瘀或止血作用,治疗血瘀或出血病证的方剂。(方剂学)

理阴和中煎 li yin he zhong jian

【英文名】Li Yin He Zhong Decoction

【组成】生地、北沙参、生谷芽、地骨皮、首乌、青蒿子、炒麦芽、稆豆皮、牡蛎、白芍、楂炭、厚朴、丹皮。(中医方剂大辞典)

理阴益气煎 li yin yi qi jian

【英文名】Li Yin Yi Qi Decoction

【组成】大熟地、当归、炙甘草、云苓、人参、酒炒白芍、附子、陈皮。(中医方剂大辞典)

理阴煎 li yin jian

【英文名】Li Yin Decoction

【异名】理营煎(《仙拈集》卷一)

【组成】(1)熟地、当归、炮姜、肉桂。(中医方剂大辞典)(2)熟地、当归、炙甘草、干姜。(中医方剂大辞典)

理肝通淋活血汤 li gan tong lin huo xue tang

【英文名】Li Gan Tong Lin Huo Xue Decoction

【组成】柴胡、延胡索、乌药、川楝、苡仁、石苇、冬葵子、瞿麦、益母草、泽兰、生地、麦冬。(实用中医内科杂志 1990,5(1))

理饮汤 li yin tang

【英文名】Li Yin Decoction

【组成】于术、干姜、桂枝、炙甘草、茯苓、生杭芍、橘红、川厚朴。(中医方剂大辞典)

理疝至奇汤 li shan zhi qi tang

【英文名】Li Shan Zhi Qi Decoction

【组成】沙参、白芍、柴胡、橘核、肉桂、榖树叶。(中医方剂大辞典)

理疝芦巴丸 li shan lu ba wan

【英文名】Li Shan Lu Ba Pill

【组成】胡芦巴、川楝子、吴茱萸、小茴香、川乌、巴戟肉。(中医方剂大辞典)

理经四物汤 li jing si wu tang

【英文名】Li Jing Si Wu Decoction

【组成】川芎、当归、白芍、生地黄、白术、柴胡、香附、玄胡索、黄芩、三棱。(中医方剂大辞典)

理经汤 li jing tang

【英文名】Li Jing Decoction

【组成】当归、川芎、地黄、芍药、人参、黄芪、白术、陈皮、升麻。(中医方剂大辞典)

理肺丸 li fei wan

【英文名】Li Fei Pill

【组成】前胡、苏叶、半夏、桔梗、枳壳、陈皮、党参、茯苓、葛根、黄芩、木香、甘草。(中医方剂大辞典)

理肺发表汤 li fei fa biao tang

【英文名】Li Fei Fa Biao Decoction

【组成】羌活、柴胡、干葛、枳壳、枳梗、桑皮。(中医方剂大辞典)

理肺散 li fei san

【英文名】Li Fei Powder

【组成】杏仁、马兜铃、汉防己、茯苓、陈皮、桔梗、葶苈。(中医方剂大辞典)

理肺膏 li fei gao

【英文名】Li Fei Ointment

【组成】诃子、百药煎、五味子、条参、款冬花蕊、杏仁、知母、贝母、甜葶苈子、紫菀、百合、甘草节。(中医方剂大辞典)

理苓汤 li ling tang

【英文名】Li Ling Decoction

【组成】白术、炮姜、茯苓、泽泻、猪苓、肉桂、甘草。(中医方剂大辞典)

理咽散 li yan san

【英文名】Li Yan Powder

【组成】桔梗、牛蒡、玄参、山豆根、黄芩、甘草。(中医方剂大辞典)

理胃汤 li wei tang

【英文名】Li Wei Decoction

【组成】枳壳、厚朴、砂仁、青皮、元胡、川椒、良姜、香附、神曲。(河北中医 1984,(1))

理胃消萎汤 li wei xiao wei tang

【英文名】Li Wei Xiao Wei Decoction

【组成】党参、黄芪、白术、当归、白芍、木香、莪术、丹参、炒麦芽、生甘草。(中成药研究 1993,(3))

理营疏肺饮 li ying shu fei yin

【英文名】Li Ying Shu Fei Drink

【组成】当归、赤芍、前胡、苏子、杏仁、枳壳、桔梗、茯苓、甘草、西河柳。(中医方剂大辞典)

理脾丸 li pi wan

【英文名】Li Pi Pill

【组成】(1)陈皮、茯苓、山楂、白术、黄连、芦荟、炙甘草。(中医方剂大辞典)(2)白芍药、白术、枳实、白茯苓、黄连、神曲、砂仁、陈皮、半夏、木香、麦糵、甘草。(中医方剂大辞典)

理脾化滞清疟饮 li pi hua zhi qing nve yin

【英文名】Li Pi Hua Zhi Qing Nve Drink

【组成】甜白术、云苓、制半夏、炒枳壳、青皮、甘草、柴胡、草蔻仁。(中医方剂大辞典)

理脾止泻丹 li pi zhi xie dan

【英文名】Li Pi Zhi Xie Pellet

【组成】白术、广陈皮、赤茯苓、川厚朴、猪苓、茅苍术、泽泻、甘草、肉桂、砂仁、车前子。(中医方剂大辞典)

理脾阴煎 li pi yin jian

【英文名】Li Pi Yin Decoction

【组成】南沙参、白术、茯苓、山药、白扁豆、陈皮、甘草、茵陈、栀子、白芍、苡仁、谷芽。(中医方剂大辞典)

理脾却涎散 li pi que xian san

【英文名】Li Pi Que Xian Powder

【组成】白术、人参、茯苓、陈皮、黄连、藿香、半夏曲、厚朴、山楂肉、甘草。(中医方剂大辞典)

理脾却瘴汤 li pi que zhang tang

【英文名】Li Pi Que Zhang Decoction

【组成】(1)陈皮、白术、茯神、黄芩、栀子、半夏、神曲、山楂肉、黄连、前胡、苍术、甘草。(中医方剂大辞典)(2)陈皮、白术、茯苓、黄芩、半夏、山栀、山楂、苍术、神曲、黄连、前胡。(中医方剂大辞典)

理脾饮 li pi yin

【英文名】Li Pi Drink

【组成】橘皮、甘草、厚朴、羌活、防风、肉豆蔻、茯苓、川芎、吴茱萸。(中医方剂大辞典)

理脾固本汤 li pi gu ben tang

【英文名】Li Pi Gu Ben Decoction

【组成】白术、白茯苓、陈皮、半夏、神曲、麦芽、甘草。(中医方剂大辞典)

理脾养胃除湿膏 li pi yang wei chu shi gao

【英文名】Li Pi Yang Wei Chu Shi Ointment

【组成】党参、于术、茯苓、莲肉、薏米、扁豆、藿梗、神曲、麦芽、陈皮、广砂、甘草(内服)。(中医方剂大辞典)

理脾益营汤 li pi yi ying tang

【英文名】Li Pi Yi Ying Decoction

【组成】制首乌、海参、莲肉、黑料豆、山药、扁豆。(中医方剂大辞典)

理脾糕 li pi gao

【英文名】Li Pi Paste

【组成】(1)松花、百合、莲肉、山药、薏米、芡实、白蒺藜。(中医方剂大辞典)(2)百合、莲子肉、山药、薏苡仁、芡实、蒺藜子。(中医方剂大辞典)

理痰汤 li tan tang

【英文名】Li Tan Decoction

【组成】生芡实、清半夏、黑脂麻、柏子仁、生杭芍、陈皮、茯苓。(中医方剂大辞典)

理嗽汤 li sou tang

【英文名】Li Sou Decoction

【组成】霜桑叶、百合、桔梗、前胡、象贝母、橘红、薄荷、栀子。(中医方剂大辞典)

理精煎 li jing jian

【英文名】Li Jing Decoction

【组成】紫丹参、莪术、川牛膝、地鳖虫、当归尾、熟地、续断、狗脊、仙灵脾、肉苁蓉、鹿角霜、红枣。(中国医药学报 1987,2(6))

瓠子汤 hu zi tang

【英文名】Hu Zi Decoction

【组成】羊肉、草果。(中医方剂大辞典)

甜瓜子丸 tian gua zi wan

【英文名】Tian Gua Zi Pill

【组成】甜瓜子、干木瓜、威灵仙、川乌头。(中医方剂大辞典)

甜瓜子散 tian gua zi san

【英文名】Tian Gua Zi Powder

【异名】瓜子散(中医方剂大辞典、普济方)

【组成】(1)甜瓜子、桃仁、牡丹、川大黄、川朴硝、薏苡仁、败酱、当归、槟榔。(中医方剂大辞典)(2)甜瓜子、桂心、白芷、白薇、芎䓖、干姜、川椒、吴茱萸、川乌头、防葵、当归、木香。(中医方剂大辞典)

甜竹叶膏 tian zhu ye gao

【英文名】Tian Zhu Ye Plaster

【组成】甜竹叶、生地黄、大戟、腊月脂、当归、续断、白芷、芮草、芎䓖、防风、甘草、芍药、蜀椒、细辛、大黄、杜仲、黄芪。(中医方剂大辞典)

甜竹茹汤 tian zhu ru tang

【英文名】Tian Zhu Ru Decoction

【组成】竹茹、人参、黄芩、麦冬、茯苓、炙草。(中医方

剂大辞典）

甜浆粥 tian jiang zhou

【英文名】Tian Jiang Gruel

【组成】豆腐浆。（中医方剂大辞典）

甜消散 tian xiao san

【英文名】Tian Xiao Powder

【异名】立效散（中医方剂大辞典、卫生宝鉴）

【组成】甜消、滑石。（中医方剂大辞典）

甜梦口服液 tian meng kou fu ye

【英文名】Tian Meng Oral Liquid

【组成】刺五加、蚕蛾、黄精、党参、桑椹、砂仁、黄芪、山楂、枸杞子、淫羊藿、熟地黄、茯苓、陈皮、法半夏、马钱子、山药、泽泻。（药品标准－中药成方制剂标准 1998）

甜梦胶囊 tian meng jiao nang

【英文名】Tian Meng Capsule

【组成】刺五加、黄精、蚕蛾、桑椹、党参、黄芪、砂仁、枸杞子、山楂、熟地黄、淫羊藿、陈皮、茯苓、马钱子、法半夏、泽泻、山药。（药品标准－中药成方制剂标准 1996）

甜菜膏 tian cai gao

【英文名】Tian Cai Plaster

【组成】甜菜、生地黄、猪脂、大戟、当归、续断、白芷、莽草、芎䓖、防风、甘草、芍药、蜀椒、细辛、大黄、杜仲、黄芪、黄芩。（中医方剂大辞典）

甜葶苈丸 tian ting li wan

【英文名】Tian Ting Li Pill

【组成】(1)甜葶苈、海蛤、川大黄、甘草、杏仁。（中医方剂大辞典）(2)甜葶苈、杏仁、半夏、槟榔、神曲、黑牵牛、皂荚。（中医方剂大辞典）(3)甜葶苈、牵牛子、大戟、腻粉、雄雀粪、巴豆。（中医方剂大辞典）(4)甜葶苈、汉防己、海蛤、椒目、川芒硝、赤茯苓。（中医方剂大辞典）(5)甜葶苈、川芒硝、椒目、水银、汉防己、海蛤。（中医方剂大辞典）(6)甜葶苈、杏仁、汉防己、贝母、木通。（中医方剂大辞典）(7)臭黄、贝母、乱发、甜葶苈。（中医方剂大辞典）(8)甜葶苈、人参、赤茯苓、蛤蚧、杏仁。（中医方剂大辞典）

甜葶苈汤 tian ting li tang

【英文名】Tian Ting Li Decoction

【组成】甜葶苈、杏仁、麻黄。（中医方剂大辞典）

甜葶苈散 tian ting li san

【英文名】Tian Ting Li Powder

【异名】葶苈散（中医方剂大辞典、圣惠）

【组成】(1)甜葶苈、桑白皮。（中医方剂大辞典）(2)甜葶苈、桂心、贝母。（中医方剂大辞典）(3)甜葶苈、木通、川大黄、莽草。（中医方剂大辞典）(4)甜葶苈、蛇床子、菟丝子、盐。（中医方剂大辞典）(5)甜葶苈、木通、旋覆花、紫菀、大腹皮、槟榔、郁李仁、桑根白皮。（中医方剂大辞典）(6)甜葶苈、桑根白皮、陈橘皮、赤茯苓、枳壳、紫菀。（中医方剂大辞典）

痎疟除根丸 jie nve chu gen wan

【英文名】Jie Nve Chu Gen Pill

【组成】炼人言、真绿豆细粉、巴霜、辰砂。（中医方剂大辞典）

痒疡立效丹 yang yang li xiao dan

【英文名】Yang Yang Li Xiao Pellet

【组成】麻黄、蜈蚣、干姜、南星、肉桂、蟾酥。（中医方剂大辞典）

痒疹合剂 yang zhen he ji

【英文名】Yang Zhen Mixture

【组成】蝉蜕、生地、紫草、赤芍、甘草、蒲公英、地丁草、银花、白鲜皮、荆芥。（中医杂志 1983,24(2)）

痔宁注射液 zhi ning zhu she ye

【英文名】Zhi Ning Injection

【组成】石榴皮、乌梅、枳壳、黄连、明矾、普鲁卡因、枸橼酸钠、甘油。（陕西中医 1984,5(4)）

痔血丸 zhi xue wan

【英文名】Zhi Xue Pill

【组成】大黄、象牙屑、胡黄连、乳香、桃仁、刺猬皮、地榆、雄黄、穿山甲、当归、荆芥穗、郁李仁、槐花、石决明、芒硝、没药、滑石。（药品标准－中药成方制剂标准 1995）

痔灵栓 zhi ling shuan

【英文名】Zhi Ling Suppository

【组成】炒黄柏、苍术、乌梅、僵蚕、大黄、五倍子、白矾、三七、冰片、麝香。（云南中医杂志 1984,5(4)）

痔炎消颗粒 zhi yan xiao ke li

【英文名】Zhi Yan Xiao Granule

【组成】火麻仁、紫珠叶、槐花、金银花、地榆、白芍、三七、茅根、茵陈、枳壳。（药品标准－中药成方制剂标准 1997）

痔疮丸 zhi chuang wan

【英文名】Zhi Chuang Pill

【组成】黄连、苦参、乳香、没药、雄黄、连翘、僵蚕、蝉蜕、防风、全蝎、槐角、生地、牛膝、陈皮、穿山甲、当归、枳壳、地龙、蜈蚣、象牙末、人参、蜂房。（中医方剂大辞典）

痔疮止血丸 zhi chuang zhi xue wan

【英文名】Zhi Chuang Zhi Xue Pill

【组成】槐花、荆芥、陈皮、侧柏叶、地榆、仙鹤草。（药品标准－中药成方制剂标准 1995）

痔疮止血粉 zhi chuang zhi xue fen

【英文名】Zhi Chuang Zhi Xue Powder

【组成】生大黄、乳香、没药、枯矾、生半夏、川乌、马勃、五倍子。(四川中医 1988,(7))

痔疮片 zhi chuang pian

【英文名】Zhi Chuang Tablet

【组成】大黄、蒺藜、功劳木、白芷、冰片、猪胆汁。(药品标准－中药成方制剂标准 1998)

痔疮外洗药 zhi chuang wai xi yao

【英文名】Zhi Chuang Wai Xi Liquid

【组成】芒硝、花椒、防风、黄连、鱼腥草、五倍子、甘草。(药品标准－中药成方制剂标准 1991)

痔疮洗剂 zhi chuang xi ji

【英文名】Zhi Chuang Lotion

【组成】土茯苓、芒硝、马齿苋、苦参、大黄。(内蒙古中医药 1988,(1))

痔疮栓 zhi chuang shuan

【英文名】Zhi Chuang Suppository

【组成】柿蒂、大黄、冰片、芒硝、田螺壳、橄榄核。(药品标准－中药成方制剂标准 1991)

痔疮散 zhi chuang san

【英文名】Zhi Chuang Powder

【组成】儿茶、冰片。(陕西中医 1987,8(4))

痔药膏子 zhi yao gao zi

【英文名】Zhi Yao Plaster

【组成】真桑灰、草乌片、大黄片、甘草、净细石灰。(中医方剂大辞典)

痔栓 zhi shuan

【英文名】Zhi Suppository

【组成】儿茶、冰片、白及、没药。(内蒙古中医药 1984,(3))

痔消栓 zhi xiao shuan

【英文名】Zhi Xiao Suppository

【组成】轻粉、煅龙骨、儿茶、枯矾、冰片。(中草药 1992,23(4))

痔消锭 zhi xiao ding

【英文名】Zhi Xiao Lozenge

【组成】轻粉、煅龙骨、儿茶、枯矾、冰片。(吉林中医 1991,(2))

痔特佳片 zhi te jia pian

【英文名】Zhi Te Jia Tablet

【组成】槐角、地榆炭、黄芩、当归、枳壳、防风、鞣质、阿胶。(药品标准－中药成方制剂标准 1993)

痔速宁片 zhi su ning pian

【英文名】Zhi Su Ning Tablet

【组成】白蔹、槐花、五倍子、黑豆、猪胆膏。(药品标准－中药成方制剂标准 1991)

痔康片 zhi kang pian

【英文名】Zhi Kang Tablet

【组成】豨莶草、金银花、槐花、地榆炭、黄芩、大黄。((96)卫药准字 Z－36 号)

痔舒适洗液 zhi shu shi xi ye

【英文名】Zhi Shu Shi Solution

【组成】愧角、三七、苦参、白及、蛇床子、败酱草、艾叶、马齿苋、金银花、防风、白矾、硼砂、冰片、甘草。(药品标准－中药成方制剂标准 1998)

痔漏丸 zhi lou wan

【英文名】Zhi Lou Pill

【组成】(1)刺猬皮、象牙、绿豆粉、青黛、槐花、陈细茶。(中医方剂大辞典)(2)明矾、象牙、莲须、血竭、炒皂角、旧琉璃、刺猬皮、胡黄连、煅蜂房、乳香、没药、儿茶、煅猪爪壳、人指甲、琥珀、明雄黄、炙甲片、朱砂、黄蜡、鱼鳔。(中医方剂大辞典)(3)金银花、甘草、连翘。(中医方剂大辞典)(4)大熟地、白茯苓、山药、山萸肉、牡丹皮、白芍、象牙、鳖甲、肉苁蓉、何首乌。(中医方剂大辞典)(5)鱼鳔、黄蜡、明矾、朱砂、珍珠、象牙。(中医方剂大辞典)(6)石莲蓬、冬青子、川黄连、真川芎、牛膝、赤芍、当归、黄芩、黄柏、熟大黄、槐角子、象牙、蛇蜕、全蝎、金墨。(中医方剂大辞典)

痔漏大灵药 zhi lou da ling yao

【英文名】Zhi Lou Da Ling Pill

【组成】鹅管石、明矾、雌黄、雄黄、铅矿石、倭硫黄、辰朱砂、青盐、青礞石、芸香。(中医方剂大辞典)

痔漏内消散 zhi lou nei xiao san

【英文名】Zhi Lou Nei Xiao Powder

【组成】冬青子、雨前茶、青黛、象牙末、刺猬皮、蝉蜕。(中医方剂大辞典)

痔漏无双丸 zhi lou wu shuang wan

【英文名】Zhi Lou Wu Shuang Pill

【组成】白矾、黄腊、朱砂。(中医方剂大辞典)

痔漏神验方 zhi lou shen yan fang

【英文名】Zhi Lou Shen Yan Powder

【组成】木馒头、干姜、百草霜、血余、扁柏叶、乌梅、陈年粽。(中医方剂大辞典)

痔漏消管丸 zhi lou xiao guan wan

【英文名】Zhi Lou Xiao Guan Pill

【组成】刺猬皮、石决明、僵蚕、胡连、木鳖子肉、地龙肉、连翘炭、芥穗、大黄、当归尾、槐花、乳香、鹅管石、赤芍、龟头、蜂房、马钱子、血竭。(中医方剂大辞典)

痔漏混元丹 zhi lou hun yuan dan

【英文名】Zhi Lou Hun Yuan Pellet

【组成】青礞、黑铅、陈明瓦、明雄、水银、雌黄、白砒、皂矾、牙硝。(中医方剂大辞典)

痔漏遇管生肌丹 zhi lou yu guan sheng ji dan

【英文名】Zhi Lou Yu Guan Sheng Ji Pellet

【组成】铅、石黄、硫黄、汞、朱砂。(中医方剂大辞典)

皲裂膏 jun lie gao

【英文名】Jun Lie Plaster

【组成】荆芥、防风、桃仁、红花、当归。(中医方剂大辞典)

盖子澄眼药方 gai zi cheng yan yao fang

【英文名】Gai Zi Cheng Ophthalmic Preparation

【组成】多年燕子窝、皂角、熟地黄、当归、仙灵脾、硼砂、生地黄、细辛、白盐、木鳖子、川楝子、青盐、威灵仙、香白芷、藿香叶、酸榴皮、川百药煎、黑牵牛、川芎、核桃仁、酒醋。(中医方剂大辞典)

盖世雄口服液 gai shi xiong kou fu ye

【英文名】Peerless Hero Oral Liquid

【组成】鹿茸、冬虫夏草、人参、海马、黄芪、五味子。((91)鄂卫药健字3号)

盖髓剂 gai sui ji

【英文名】Gai Sui Prescription

【组成】黄连、蒲公英、川断、骨碎补、乌贼骨粉、冰片。(中国中西医结合杂志1993,13(6))

盗汗正气汤 dao han zheng qi tang

【英文名】Dao Han Zheng Qi Decoction

【组成】黄柏、知母、甘草。(中医方剂大辞典)

盗汗汤 dao han tang

【英文名】Dao Han Decoction

【组成】(1)当归、熟地、人参、白术、黄芪、茯苓、陈皮、白芍、黄柏、知母、甘草、枣、浮小麦。(中医方剂大辞典)(2)熟地、当归、元参、车前、枣仁、五味、白芍、牡蛎。(中医方剂大辞典)

盘龙七片 pan long qi pian

【英文名】Pan Long Qi Tablet

【组成】盘龙七。(现代中医1989,2(2))

盘龙七药酒 pan long qi yao jiu

【英文名】Pan Long Qi Wine

【组成】盘龙七、壮筋丹、五加皮、杜仲、当归、珠子参、青蛙七、过山龙、秦艽、木香、祖司麻、络石藤、川乌、白毛七、铁棒锤、草乌、老鼠七、支柱蓼、红花、没药、竹根七、缬草、伸筋草、牛膝、丹参、羊角七、八里麻、重楼、乳香、红曲。(药品标准－中药成方制剂标准1998)

盛椹散 sheng shen san

【英文名】Sheng Shen Powder

【组成】荆芥穗、旋覆花、前胡、麻黄、赤芍药、半夏、甘草。(中医方剂大辞典)

眼用制剂 yan yong zhi ji

【英文名】Eye-Drops Preparations

【定义】通过眼部给药应用的制剂。(中药药剂学)

眼科八宝散 yan ke ba bao san

【英文名】Yan Ke Ba Bao Powder

【组成】玛碯、珊瑚、血珀、连珠、熊胆、硼砂、冰片、台麝、血竭、片砂、乳香、没药、甘石。(中医方剂大辞典)

眼科保瞳丸 yan ke bao tong wan

【英文名】Yan Ke Bao Tong Pill

【异名】保瞳丸(中医方剂大辞典、全国中药成药处方集)

【组成】熟地、麦冬、杞子、白菊花、青葙子、决明子、女贞子、菟丝子、潼蒺藜、煅玄精石、谷精草、密蒙花、知母、茯苓、车前子。(中医方剂大辞典)

眼药锭 yan yao ding

【英文名】Yian Yao Troche

【组成】黄甘石、珍珠、熊胆、硼砂、冰片、硇砂。(药品标准－中药成方制剂标准1991)

眼药膏 yan yao gao

【英文名】Yan Yao Eye-drops Preparation

【组成】苏仁、熊胆、珍珠、乳香、没药、南硼砂、麝、冰片。(中医方剂大辞典)

眼疳散 yan gan san

【英文名】Yan Gan Powder

【组成】黄连、黄芩、大黄、青黛、芦荟、胡黄连、使君子、冰片、党参、白术、云苓、甘草、山楂、麦芽、健曲。(内蒙古中医药1992,11(4))

硇附丸 nao fu wan

【英文名】Nao Fu Pill

【组成】(1)黑附子、木香末、陈橘皮末。(中医方剂大辞典)(2)附子、丁香、干姜、硇砂。(中医方剂大辞典)

硇砂丸 nao sha wan

【英文名】Nao Sha Pill

【组成】(1)硇砂、没药、桂、当归、乌头、大黄、干漆、青橘皮、芫花、巴豆、芎䓖、京三棱、蓬莪术、鳖甲。(中医方剂大辞典)(2)硇砂、山芋、木香、肉豆蔻、槟榔。(中医方剂大辞典)(3)硇砂、荜澄茄、人参、沉香、桔梗、木香、槟榔、肉豆蔻仁、丁香。(中医方剂大辞典)(4)硇砂、木香、楝实、蓬莪术、乌头、桃仁。(中医方剂大辞典)(5)硇砂、陈橘皮、桂、干姜、当归、厚朴、芎䓖、胡椒、缩砂、甘草、附子、白术、五味子、阿魏、青盐。(中医方剂大辞典)(6)大附子、硇砂、丁香、青橘皮、木香、肉豆蔻、槟榔。(中医方剂大辞典)(7)硇砂、槟榔、木香、舶上茴香、没药。(中医方剂大辞典)(8)硇砂、木香、桂、肉豆蔻、茴香子、附子、青橘皮、陈橘皮、山芋、木瓜。(中医方剂大辞典)(9)硇砂、大附子、牛膝、干姜、苦参、吴茱萸、桃仁、木香、川楝子。(中医方剂大辞典)(10)硇砂、狼毒、巴豆、鳖甲、芫花、硫磺。(中医方剂大辞典)(11)羊胫骨、木香、白槟榔、官桂、人参、牛膝、茯苓、郁李仁、附子、巴戟、薯蓣、丁香、沉香、苁蓉、石斛、阿魏。(中医方剂大辞典)(12)硇砂、川乌头、纤霞草。(中医方剂大辞典)(13)硇砂。(中医方剂大辞典)(14)硇砂、硫黄、自然铜、干蝎、桃仁、阿魏、木香。(中医方剂大辞典)(15)硇砂、硫黄、阿魏、木香、附子、巴戟、干姜、肉苁蓉、牛膝、桃仁、自然铜、干蝎、萆薢、石斛。(中医方剂大辞典)(16)硇砂、干姜、槟榔、当归、桂心、干蝎、苦楝子、乌蛇肉、茴香子、附子、木香、沉香。(中医方剂大辞典)(17)硇砂、青盐、生姜、附子、肉苁蓉、山茱萸、石斛、远志、木香、巴戟、薯蓣。(中医方剂大辞典)(18)硇砂、芫花、当归、赤芍药、木香、没药、狗脊、白芷、蓬莪术。(中医方剂大辞典)(19)硇砂、没药、木香、桂心、当归、干漆。(中医方剂大辞典)(20)蟾酥、黄蜡、巴霜、羚羊角、牛黄、麝、硇砂、冰片。(中医方剂大辞典)(21)硇砂、皂角子、干醋。(中医方剂大辞典)(22)硇砂、三棱、青皮、川椒、干漆、厚朴。(中医方剂大辞典)(23)硇砂、虻虫、水蛭、粉霜、丁香、干漆、白丁香、甘遂、牡蛎、大麦、槟榔、胆矾、阿魏、大枣、木香。(中医方剂大辞典)(24)硇砂、全蝎、丁香、蓬莪术、三棱、没药、芫青、红娘子、虻虫、水蛭、阿魏、干漆、地胆、斑蝥、海马、甘草、人参、当归、狗脊、川山甲、蛤粉、麝香。(中医方剂大辞典)(25)木香、沉香、巴豆肉、青皮、铜青、硇砂。(中医方剂大辞典)(26)硇砂、荆三棱、干姜、白芷、巴豆、大黄、干漆、木香、青皮、胡椒、肉豆蔻。(中医方剂大辞典)(27)肉豆蔻仁、木香、硇砂。(中医方剂大辞典)(28)硇砂、硫黄、白矾、附子、木香、白附子、茴香子、干姜、荜澄茄、干蝎、芎䓖、青橘皮。(中医方剂大辞典)(29)硇砂、人参、白术、蓬莪术、吴茱萸、白茯苓、青橘皮、陈橘皮、荜茇。(中医方剂大辞典)(30)硇砂、礞石、粉霜、鹰屎、无食子、京三棱、腻粉、龙脑。(中医方剂大辞典)(31)硇砂、干漆、五灵脂、胡椒、桂、京三棱、蓬莪术、巴豆、斑蝥。(中医方剂大辞典)(32)硇砂、没药、粉霜、干漆、干姜、京三棱、桂、当归、木香、阿魏。(中医方剂大辞典)(33)硇砂、没药、当归、芫花、蓬莪术、木香、巴豆。(中医方剂大辞典)(34)硇砂、水银、黑铅、当归、京三棱、青橘皮、延胡索、芫青、芫花。(中医方剂大辞典)(35)硇砂、当归、干姜、没药、芫花、蓬莪术。(中医方剂大辞典)(36)硇砂、桂心、燕脂、斑蝥。(中医方剂大辞典)(37)硇砂、干漆、巴豆、芫花、当归、菴(蔄)子、虻、(庶虫)虫。(中医方剂大辞典)(38)硇砂、川大黄、干姜、当归、芫花、桂心、麝香。(中医方剂大辞典)(39)硇砂、白矾灰、干姜、川乌头。(中医方剂大辞典)(40)硇砂、当归、琥珀、附子、没药、桂心、木香。(中医方剂大辞典)(41)硇砂、干漆、桂心、没药、琥珀。(中医方剂大辞典)(42)硇砂、斑蝥、桂心、当归。(中医方剂大辞典)(43)硇砂、硫黄、芫花、没药、水蛭、当归、川大黄、牡丹、虻虫。(中医方剂大辞典)(44)硇砂、雄雀屎、桂、獭胆、砒黄、丹砂、麝香、白蜡、天南星、鹈鹕嘴。(中医方剂大辞典)(45)硇砂、蓬莪术、楝实、青橘皮、木香、丁香、荜澄茄、肉豆蔻、槟榔、附子、巴戟天、茴香子。(中医方剂大辞典)(46)硇砂、木香、楝实、茴香子、京三棱。(中医方剂大辞典)(47)硇砂、附子、生姜、肉苁蓉、远志、沉香、山茱萸、巴戟天、鹿茸、石斛、茴香子、石亭脂。(中医方剂大辞典)(48)硇砂、硫黄、白矾、肉豆蔻、葫芦巴、诃黎勒皮、附子、补骨脂、茴香子。(中医方剂大辞典)(49)硇砂、石硫黄、铅丹、巴豆。(中医方剂大辞典)(50)硇砂、芫花、干姜、京三棱。(中医方剂大辞典)(51)硇砂、干漆、木香、丁香、蓬莪术、京三棱、青橘皮、芫花、肉豆蔻、巴豆。(中医方剂大辞典)(52)硇砂、乌梅、巴豆霜、没药、蓬莪术、丁香、木香、京三棱、干漆。(中医方剂大辞典)(53)硇砂、青礞石、硫黄、京三棱、干漆、穿山甲、巴豆。(中医方剂大辞典)(54)硇砂、干漆、水银、雄黄、雄雀粪、巴豆。(中医方剂大辞典)(55)硇砂、当归、雄黄、桂心、川芒硝、京三棱、川大黄。(中医方剂大辞典)(56)硇砂、百草霜、川乌头、砒黄、凌霄花、香墨、巴豆。(中医方剂大辞典)(57)硇砂、朱砂、雄黄。(中医方剂大辞典)(58)硇砂、干蝎、桃仁。(中医方剂大辞典)(59)硇砂、桃仁。(中医方剂大辞典)(60)硇砂、干蝎、阿魏、桃仁、青橘皮、木香、自然铜、白附子、茴香子、安息香、肉豆蔻、川乌头、磁石、附子。(中医方剂大辞典)(61)硇砂、肉豆蔻、木香、槟榔、雄(硫)黄、蚺、附子、天麻、蓬莪术、青橘皮、茴香子、桃仁。(中医方剂大辞典)

硇砂木香丸 nao sha mu xiang wan

【英文名】Nao Sha Mu Xiang Pill

【组成】巴豆、硇砂、附子、官桂、茱萸、舶上茴香、荆三棱、干姜、木香、丁香。(中医方剂大辞典)

硇砂附子丸 nao sha fu zi wan

【英文名】Nao Sha Fu Zi Pill

【组成】硇砂、槟榔、木香、干蝎、附子、沉香、茴香子、桃仁、自然铜。(中医方剂大辞典)

硇砂线 nao sha xian

【英文名】Nao Sha Medicated Thread

【组成】番硇砂、壁线、火麻花、生半夏、生南星、芫花、糯米酒、白丝线。(中医方剂大辞典)

硇砂搽剂 nao sha cha ji

【英文名】Nao Sha Liniment

【组成】硇砂、蜂蜜。(中医方剂大辞典)

硇砂散 nao sha san

【英文名】Nao Sha Powder

【组成】(1)硇砂、轻粉、冰片、雄黄。(中医方剂大辞典)(2)硇砂、当归。(中医方剂大辞典)(3)硇砂、雄黄、天南星、砒霜、麝香。(中医方剂大辞典)(4)雄黄、硇砂。(中医方剂大辞典)(5)雄黄、硫黄、矾石、硇砂、巴豆、附子。(中医方剂大辞典)(6)硇砂、胶香。(中医方剂大辞典)(7)硇砂、蓬砂、龙脑。(中医方剂大辞典)(8)硇砂、芫花、虻虫、水蛭、琥珀、干漆、没药、桂心、麝香。(中医方剂大辞典)(9)硇砂、没药、麒麟竭、虻虫、水蛭、鲤鱼鳞灰、干漆、灶突墨、延胡索、麝香。(中医方剂大辞典)(10)硇砂、木香、青橘皮、怀香子、桂心、荜澄茄。(中医方剂大辞典)(11)硇砂、白矾。(中医方剂大辞典)

硇砂煎 nao sha jian

【英文名】Nao Sha Decoction

【组成】(1)硇砂、石决明、盐绿、乌贼鱼骨、马牙硝、石蟹、龙脑、曾青、硝石。(中医方剂大辞典)(2)硇砂、阿魏、京三棱、诃藜勒、丁香、人参、附子、青橘皮、木香、舶上茴香、槟榔、神曲。(中医方剂大辞典)

硇砂煎丸 nao sha jian wan

【英文名】Nao Sha Jian Pill

【异名】硇砂丸(中医方剂大辞典、苏沈良方)

【组成】(1)硇砂、皂荚、槟榔、附子、白附子、地龙、天麻、半夏。(中医方剂大辞典)(2)硇砂、舶上茴香、当归、金铃子、肉苁蓉、穿心巴戟、天雄、槟榔、木香、沉香、黑附子、阿魏。(中医方剂大辞典)(3)硇砂、狗胆、芫花、虻虫、水蛭、麒麟竭、当归、琥珀。(中医方剂大辞典)(4)硇砂、干漆、川大黄、鳖甲、没药、五灵脂、狗胆、斑蝥、水蛭、巴豆。(中医方剂大辞典)(5)黑附子、木香、破故纸、荜茇、硇砂。(中医方剂大辞典)(6)硇砂、槟榔、牡蛎、滑石、海金砂、川楝子、麻子仁。(中医方剂大辞典)(7)硇砂、附子、沉香、天雄、木香、巴戟天、肉苁蓉、牛膝、茴香子、桂、槟榔、当归、补骨脂、干姜、阿魏、楝实。(中医方剂大辞典)

硇砂蒸剂 nao sha zheng ji

【英文名】Nao Sha Zheng Drink

【组成】硇砂。(中医方剂大辞典)

硇砂膏 nao sha gao

【英文名】Nao Sha Plaster

【组成】硇砂、轻粉、乳香、红升丹、没药、樟脑、血竭、儿茶、当归、大黄、连翘、木鳖子、白敛、赤芍、桔梗、白芷、玄参、苍术、地黄、蓖麻子、金银花、穿山甲、川芎、蜈蚣。(药品标准－中药成方制剂标准 1998)

移星散 yi xing san

【英文名】Yi Xing Powder

【组成】制甘石、当归、丹皮、黄柏、黄芩、黄连、薄荷、川芎、赤芍、木贼草、谷精草、绿矾、荸荠粉、冰片、珠砂、蕤仁霜、珍珠层粉、麝香。(中西医结合眼科 1986,6(1))

移热汤 yi re tang

【英文名】Yi Re Decoction

【组成】猪苓、茯苓、泽泻、白术、桂枝、生地黄、甘草梢、木通、竹叶。(中医方剂大辞典)

第一竹沥汤 di yi zhu li tang

【英文名】Di Yi Zhu Li Decoction

【组成】竹沥、甘草、秦艽、葛根、黄芩、麻黄、防己、细辛、桂心、干姜、防风、升麻、茯苓、附子、杏仁。(中医方剂大辞典)

第一灵宝丹 di yi ling bao dan

【英文名】Di Yi Ling Bao Pellet

【组成】辰砂、雄精、真蟾酥、闹羊花、真云麝、冰片、老姜粉。(中医方剂大辞典)

第一药神仙换骨汤 di yi yao shen xian huan gu tang

【英文名】Di Yi Yao Shen Xian Huan Gu Decoction

【组成】人参、槐角子、黄芪、蔓荆、天仙子、瓜蒌根、随风子、白蒺藜、犀角、苦参、肉天麻、何首乌、白附子、防风、血竭、枸杞子、莲心、白蜡、沙参、轻粉、蝎梢、白花蛇、觑嘴川乌。(中医方剂大辞典)

第一退水丸 di yi tui shui wan

【英文名】Di Yi Tui Shui Pill

【组成】蓬术、三棱、桂心、青皮、益智、巴豆。(中医方剂大辞典)

第一效丹 di yi xiao dan

【英文名】Di Yi Xiao Pellet

【组成】土鳖虫、乳香、自然铜、血竭、朱砂、当归、麝香、没药。(中医方剂大辞典)

第一真黄风汤 di yi zhen huang feng tang

【英文名】Di Yi Zhen Huang Feng Decoction

【组成】嫩黄芪、防风根、云茯苓、炙甘草、制半夏、福橘皮、当归身、赤芍药、豨莶。(中医方剂大辞典)

第一通神散 di yi tong shen san

【英文名】Di Yi Tong Shen Powder

【组成】麻黄、官桂、大川芎、白术、藁本、独活、桔梗、防风、芍药、白芷、牡丹皮、甘草、细辛、牵牛。(中医方剂大辞典)

第七和剂汤 di qi he ji tang

【英文名】Di Qi He Ji Decoction

【组成】当归、干地黄、芍药、芎穷、牛膝、杜仲。(中医方剂大辞典)

第二大竹沥汤 di er da zhu li tang

【英文名】Di Er Da Zhu Li Decoction

【组成】竹沥、独活、芍药、防风、茵芋、甘草、白术、葛根、细辛、黄芩、芎穷、桂心、防己、人参、石膏、麻黄、生姜、茯苓、乌头。(中医方剂大辞典)

第二退水饼 di er tui shui bing

【英文名】Di Er Tui Shui Cake

【组成】甘遂、大戟。(中医方剂大辞典)

第三竹沥汤 di san zhu li tang

【英文名】Di San Zhu Li Decoction

【异名】竹沥汤(中医方剂大辞典、普济方)

【组成】竹沥、防风、茯苓、秦艽、当归、黄芩、人参、芎䓖、细辛、桂心、甘草、升麻、麻黄、白术、附子、蜀椒、葛根、生姜。(中医方剂大辞典)

第三和剂汤 di san he ji tang

【英文名】Di San He Ji Decoction

【组成】白术、黄芪、干姜、芍药、桂枝、半夏、甘草、茯苓。(中医方剂大辞典)

第三舶上硫黄丸 di san bo shang liu huang wan

【英文名】Di San Bo Shang Liu Huang Pill

【组成】舶上硫黄、薏苡仁。(中医方剂大辞典)

笱须散 gou xu san

【英文名】Gou Xu Powder

【组成】笱须。(中医方剂大辞典)

笼金汤 long jin tang

【英文名】Long Jin Decoction

【组成】木香、生地黄、芍药、红花、当归、甘草、白芷、土木鳖、橘红、木通、桔梗、白术。(中医方剂大辞典)

粘子解毒汤 nian zi jie du tang

【英文名】Nian Zi Jie Du Decoction

【组成】粘子、花粉、甘草、连翘、生地、升麻、白术、防风、桔梗、黄芩、川连、青皮、栀子、元参。(中医方剂大辞典)

粘米固肠糕 nian mi gu chang gao

【英文名】Nian Mi Gu Chang Cake

【组成】白糯米。(中医方剂大辞典)

粘连性肠梗阻方 nian lian xing chang geng zu fang

【英文名】Nian Lian Xing Chang Geng Zu Prescription

【组成】厚朴、木香、乌药、桃仁、赤芍、炒莱菔子、芒硝、番泻叶。(山东中医杂志 1989,8(1))

粘连松解消炎汤 nian lian song jie xiao yan tang

【英文名】Nian Lian Song Jie Xiao Yan Decoction

【组成】木香、厚朴、乌药、炒莱菔子、桃仁、赤芍、番泻叶、芒硝、青皮、陈皮、当归、蒲公英、大黄。(实用中西医结合杂志 1991,4(11))

粘复汤 nian fu tang

【英文名】Nian Fu Decoction

【组成】太子参、黄芪、白术、茯苓、焦三仙、丹参、枳实、半枝莲、玄胡、广木香、五灵脂、甘草、蚤休。(湖北中医杂志 1993,15(1))

粘膜溃疡散 nian mo kui yang san

【英文名】Nian Mo Kui Yang Powder

【组成】青黛、儿茶、冰片。(药品标准－中药成方制剂标准 1998)

绫锦养脾丸 ling jin yang pi wan

【英文名】Ling Jin Yang Pi Pill

【组成】木香、丁香、沉香、红豆、大椒、官桂、附子、肉豆蔻、白豆蔻、荜澄茄、川姜、荜茇、甘草、人参、白茯苓、白术、陈皮、神曲、麦蘖、缩砂仁、诃子肉、良姜、厚朴、破故纸。(中医方剂大辞典)

续气人参汤 xu qi ren shen tang

【英文名】Xu Qi Ren Shen Decoction

【组成】人参、陈橘皮、白茯苓、乌梅肉、麦门冬、黄芪、芎䓖、干姜、白术、厚朴、吴茱萸、桂心。(中医方剂大辞典)

续气丸 xu qi wan

【英文名】Xu Qi Pill

【组成】生黄芪、当归、白芍、巴戟天、白糖参、朱茯苓、白术、山萸肉、桑螵蛸、砂仁、补骨脂、山药、芡实、柴胡、远志、熟地。(陕西中医 1993,14(8))

续气汤 xu qi tang

【英文名】Xu Qi Decoction

【组成】(1)人参、白术、巴戟天、肉桂、生枣仁、远志、茯苓、干姜、附子、半夏。(中医方剂大辞典)(2)白术、人参、白芥子、白芍、甘草、枳壳、砂仁。(中医方剂大辞典)

续气养营汤 xu qi yang ying tang

【英文名】Xu Qi Yang Ying Decoction

【组成】川芎、当归、炙甘草、炮姜、人参、黄芪、熟地、枣仁、山药、陈皮。(中医方剂大辞典)

续阴救绝汤 xu yin jiu jue tang

【英文名】Xu Yin Jiu Jue Decoction

【组成】人参、白术、附子、巴戟天。(中医方剂大辞典)

续命丸 xu ming wan

【英文名】Xu Ming Pill

【组成】(1)干柏叶、甘菊花、白茯苓、山芋、熟干地黄、松脂。(中医方剂大辞典)(2)楮实、附子、桂、牛膝、蜀椒。(中医方剂大辞典)(3)大黄、黄芩、麻黄、黄连、豉、甘遂、栀子仁、朴硝、杏仁、巴豆。(中医方剂大辞典)

续命风引汤 xu ming feng yin tang

【英文名】Xu Ming Feng Yin Decoction

【组成】麻黄、芎䓖、石膏、人参、防风、甘草、桂心、独活、防己、附子、当归、杏仁、陈姜。(中医方剂大辞典)

续命汤 xu ming tang

【英文名】Xu Ming Decoction

【异名】大续命汤(中医方剂大辞典、外台)

【组成】(1)当归、半夏、川芎、麻黄、防风、防己、白芍、杏仁、羌活、陈皮、茯苓、桂枝、天麻、人参、全蝎、僵蚕、甘草。(中医方剂大辞典)(2)人参、麻黄、黄芩、白术、防己、川芎、杏仁、甘草、肉桂、附子、防风、姜。(中医方剂大辞典)(3)麻黄、人参、黄芩、川芎、芍药、甘草、防风、杏仁、官桂、防己、附子。(中医方剂大辞典)(4)人参、桂心、当归、独活、黄芩、干姜、甘草、石膏、杏仁。(中医方剂大辞典)(5)麻黄、防风、芍药、附子、人参、川芎、白术、防己、黄芩、桂枝、甘草。(中医方剂大辞典)(6)羌活、茯神、薏苡仁。(中医方剂大辞典)(7)麻黄、独活、升麻、葛根、羚羊角屑、桂、防风、甘草。(中医方剂大辞典)(8)山茵陈、麻黄。(中医方剂大辞典)(9)麻黄、桂、当归、人参、石膏、甘姜、甘草、川芎、白芍药、杏仁。(中医方剂大辞典)(10)白蜜、生姜。(中医方剂大辞典)(11)麻黄、石膏、干姜、防风、当归、芎䓖、甘草、黄芩、桂心、杏仁。(中医方剂大辞典)(12)麻黄、人参、桂心、附子、茯苓、防己、防风、黄芩、生姜、半夏、枳实、甘草。(中医方剂大辞典)(13)麻黄、大枣、桂心、防风、细辛、芎䓖、甘草、芍药、人参、秦艽、独活、黄芩、防己、附子、白术、生姜。(中医方剂大辞典)(14)麻黄、茯神、生姜、附子、防己、甘草、芎䓖、细辛、白鲜皮、杏仁、人参、羌活、桂心。(中医方剂大辞典)(15)甘草、桂心、当归、人参、石膏、干姜、麻黄、芎䓖、杏仁。(中医方剂大辞典)(16)麻黄、防风、石膏、黄芩、干地黄、芎䓖、当归、甘草、杏仁、桂心。(中医方剂大辞典)(17)甘草、黄芩、防风、生姜、人参、芎䓖、芍药、麻黄、木防己、大附子。(中医方剂大辞典)(18)竹沥、生地黄、龙齿、生姜、防风、麻黄、防己、附子、石膏、桂心。(中医方剂大辞典)(19)人参、甘草、干姜、麻黄、独活、当归、芎䓖、石膏、附子、桂心、白术、细辛、防风、芍药、秦艽、杏仁、黄芩。(中医方剂大辞典)

续命独活汤 xu ming du huo tang

【英文名】Xu Ming Du Huo Decoction

【组成】独活、防风、人参、芍药、防己、桂、羚羊角。(中医方剂大辞典)

续命散 xu ming san

【英文名】Xu Ming Powder

【异名】食茱萸丸(《普济方》卷二四八);续命汤(普济方)

【组成】(1)食茱萸、芍药、细辛、前胡、干姜、乌头、紫菀、黄芩、白术、白薇、芎䓖、人参、生干地黄、蜀椒、桂。(中医方剂大辞典)(2)独活、防风、麻黄、附子、细辛、芎䓖、桂心、杏仁、当归。(中医方剂大辞典)

续命煮散 xu ming zhu san

【英文名】Xu Ming Zhu Powder

【组成】(1)防风、独活、当归、人参、细辛、葛根、芍药、川芎、甘草、熟地黄、半夏、远志、荆芥穗、桂心。(中医方剂大辞典)(2)麻黄、芎䓖、独活、防己、甘草、杏仁、桂心、附子、茯苓、升麻、细辛、人参、防风、石膏、白术。(中医方剂大辞典)

续股散 xu gu san

【英文名】Xu Gu Powder

【组成】半两钱、珍珠末、乳香、没药。(中医方剂大辞典)

续绝丹 xu jue dan

【英文名】Xu Jue Pellet

【组成】人参、乳香、没药、海螵蛸、樟脑、琥珀、孩儿茶、三七、木耳、古塘石灰、紫石英、生甘草、麝香、冰片、自然铜、象皮、土狗、土鳖、花蕊石、血竭。(中医方剂大辞典)

续绝汤 xu jue tang

【英文名】Xu Jue Decoction

【组成】(1)当归、大黄、生地黄、白芍药、败龟版、牡丹皮、续断、牛膝、栀仁、红花、乳香、没药、羊踯躅。(中医方剂大辞典)(2)人参、熟地、山茱萸、山药、芡实、甘草、北五味。(中医方剂大辞典)

续骨丸 xu gu wan

【英文名】Xu Gu Pill

【异名】神验续骨丸(中医方剂大辞典、遵生八笺)

【组成】腊月猪脂、蜡、铅丹、自然铜、蜜陀僧、白矾、血竭、没药、乳香、朱砂。(中医方剂大辞典)

续骨丹 xu gu dan

【英文名】Xu Gu Pellet

【组成】(1)乳香、没药、天麻、白附、僵蚕。(中医方剂大辞典)(2)乳香、没药、孩儿茶、茧壳。(中医方剂大辞典)(3)天麻、白附子、牛膝、木鳖子、乌头、川羌活、地龙、滴乳香、真没药、朱砂。(中医方剂大辞典)

续骨活血汤 xu gu huo xue tang

【英文名】Xu Gu Huo Xue Decoction

【组成】当归尾、赤芍、白芍、生地、红花、地鳖虫、骨碎补、煅自然铜、川续断、落得打、乳香、没药。(中医方剂大辞典)

续骨神丹 xu gu shen dan

【英文名】Xu Gu Shen Pellet

【组成】当归、大黄、生地、败龟版、丹皮、续断、牛膝、乳香末、没药末、桃仁、羊踯躅、红花、白芍。(中医方剂大辞典)

续骨膏 xu gu gao

【英文名】Xu Gu Plaster

【组成】黄柏、半夏、桂花。(中医方剂大辞典)

续断丸 xu duan wan

【英文名】Xu Duan Pill

【异名】续断丹(中医方剂大辞典、御药院方)

【组成】(1)续断、破故纸、牛膝、杜仲、木瓜、萆薢。(中医方剂大辞典)(2)续断、川芎、当归、半夏、橘红、干姜、桂心、甘草。(中医方剂大辞典)(3)川续断、独活、柏子仁、谷精草、莲花蕊、鸡子、白术。(中医方剂大辞典)(4)续断、萆薢、牛膝、干木瓜、杜仲。(中医方剂大辞典)(5)续断、黄芪、枳壳、白僵蚕。(中医方剂大辞典)(6)杜仲、五加皮、防风、薏苡仁、羌活、续断、牛膝、萆薢、生黄。(中医方剂大辞典)(7)杜仲、牛膝、萆薢、白术、羌活、续断、木瓜、狗脊、青盐、熟地、黄芎、薏苡仁、附子。(中医方剂大辞典)(8)续断、附子、蒲黄、干姜、芍药、芎䓖、山茱萸、白术、肉苁蓉、菟丝子、黄芪、山芋、熟干地黄。(中医方剂大辞典)(9)续断、芎䓖、阿胶、赤石脂、甘草、当归、地榆根、柏叶、鹿茸、小蓟根、丹参、牛角腮、龟甲、生干地黄。(中医方剂大辞典)(10)续断、防风、黄芪、乳香、没药、自然铜、牛膝。(中医方剂大辞典)(11)黄芪、杜仲、牛膝、茴香子、羌活、续断、白附子、木瓜、白蒺藜、楝实。(中医方剂大辞典)(12)续断、牛膝、川萆薢、防风、川乌头。(中医方剂大辞典)(13)川断、当归、防风、附子、萆薢、天麻、乳香、没药、白芍。(中医方剂大辞典)(14)续断、石南、茵芋、附子、干地黄。(中医方剂大辞典)(15)续断、桂心、熟干地黄、赤石腊、艾叶、白术、卷柏、当归、附子、阿胶、芎䓖、干姜。(中医方剂大辞典)(16)续断、杜仲、芎䓖、独活、狗脊、五加皮、萆薢、赤芍药、薯蓣、诃黎勒皮。(中医方剂大辞典)(17)续断、丹参、当归、白芷、艾叶、阿胶、桑寄生、马兰花。(中医方剂大辞典)(18)续断、当归、乌贼鱼骨、黄芪、牛角腮、五味子、赤石脂、熟干地黄、甘草、龙骨、地榆、艾叶、芎䓖、干姜、附子。(中医方剂大辞典)(19)续断、皂角子仁、黄芪、猬皮、熟干地黄、干姜、附子、白矾、蛇甲、枳实、槐子仁、当归。(中医方剂大辞典)

续断止血汤 xu duan zhi xue tang

【英文名】Xu Duan Zhi Xue Decoction

【组成】续断、当归、阿胶、桔梗、桂心、芎䓖、干姜、干地黄、蒲黄、甘草。(中医方剂大辞典)

续断地榆煎 xu duan di yu jian

【英文名】Xu Duan Di Yu Decoction

【组成】续断、甘草、地榆、鹿茸、丹参、小蓟根、干地黄、龟版、川芎、阿胶、石脂、当归、柏子仁、秦牛角腮。(中医方剂大辞典)

续断汤 xu duan tang

【英文名】Xu Duan Decoction

【异名】续断散(中医方剂大辞典、圣济总录)

【组成】(1)川续断、芎䓖、当归、橘红、半夏、干姜、桂心、甘草。(中医方剂大辞典)(2)续断。(中医方剂大辞典)(3)续断、当归、芎䓖、桑上寄生、糯米、阿胶、艾叶、竹茹。(中医方剂大辞典)(4)续断、熟干地黄、泽兰叶、当归、芎䓖、乌头、桂。(中医方剂大辞典)(5)续断、黄芪、人参、牡蛎粉、五味子、陈橘皮、甘草、桂。(中医方剂大辞典)(6)续断、桂、防风、大黄、牡丹皮、芎䓖、牛膝、细辛、秦艽、赤茯苓、海桐皮、当归、赤芍药、杜仲、熟干地黄。(中医方剂大辞典)(7)续断、杜仲、桂、防风、牛膝、细辛、白茯苓、人参、当归、白芍药、独活、芎䓖、秦艽、生干地黄、甘草。(中医方剂大辞典)(8)续断、杜仲、羌活、麻黄、芎䓖、牵牛。(中医方剂大辞典)(9)当归、生地黄、橘皮、芍药、细辛。(中医方剂大辞典)(10)续断、白芍药、黄芪、人参、川芎、五味子、陈皮、熟地黄、甘草。(中医方剂大辞典)(11)当归、生地黄、续断、赤芍药。(中医方剂大辞典)(12)续断、当归、桔梗、阿胶、桂心、干姜、干地黄、芎䓖、蒲黄、甘草。(中医方剂大辞典)(13)生地黄、桑白皮、续断、紫菀、青竹茹、五味子、桔梗、甘草、赤小豆。(中医方剂大辞典)

续断饮 xu duan yin

【英文名】Xu Duan Drink

【组成】(1)续断、当归、阿胶、杜仲、桃仁、延胡索、肉桂。(中医方剂大辞典)(2)延胡索、当归、川芎、牛膝、川续断、赤芍药、辣桂、白芷、五灵脂、羌活、赤茯苓、牵牛、半夏、甘草。(中医方剂大辞典)(3)续断、芍药、桂、生干地黄、黄芪、芎䓖、黄芩、当归。(中医方剂大辞典)(4)续断、艾叶、熟干地黄、当归、竹茹、阿胶、鸡苏。(中医方剂大辞典)

续断散 xu duan san

【英文名】Xu Duan Powder

【组成】(1)续断、芎䓖、防风、人参、黄芪、羌活、白茯苓、熟干地黄、五味子、当归、酸枣仁、甘草。(中医方剂大辞典)(2)芎䓖、干地黄、蛇衔、当归、苁蓉、干姜、续断、附子、汉椒、桂心、人参、甘草、细辛、白芷。(中医方剂大辞典)(3)生地、续断、白芍、当归。(中医方剂大辞典)(4)榼藤子、当归、川芎、川续断、黄芪、葫芦巴、紫金皮、生干地黄、牡蛎粉、木香、辣桂、甘草。(中医方剂大辞典)(5)续断、牛膝。(中医方剂大辞典)(6)续断、柏叶、芎䓖、禹余粮、熟艾、阿胶、赤石脂、牡蛎、生干地黄、当归、丹参、鹿茸、鳖甲、鮀甲、地榆。(中医方剂大辞典)(7)续断、生干地黄、当归、芎䓖、附子、桂、泽兰叶、蜀椒、甘草。(中医方剂大辞典)(8)续断、生干地黄、地榆、芍药、蛇衔、甘草、当归、芎䓖、附子、人参、杜蘅、肉苁蓉、干姜、细辛、桂、蜀椒、牡蛎。(中医方剂大辞典)(9)续断、威灵仙、桂、当归。(中医方剂大辞典)(10)续断、牛膝、芎、木瓜。(中医方剂大辞典)

续断紫金丹 xu duan zi jin dan

【英文名】Xu Duan Zi Jin Pellet

【组成】当归、熟地、菟丝子、骨碎补、续断、制首乌、茯苓、白术、丹皮、血竭、淮牛膝、红花、乳香、没药、虎胫骨、儿茶、鹿角霜、煅自然铜。(中医方剂大辞典)

续断煎丸 xu duan jian wan

【英文名】Xu Duan Jian Pill

【组成】续断、丹皮、山药、泽泻、山茱萸、石斛、五味子、白茯苓、麦门冬、桂、人参、阿胶、防风、白术、熟干地黄。(中医方剂大辞典)

续随子丸 xu sui zi wan

【英文名】Xu Sui Zi Pill

【组成】(1)续随子、腻粉、青黛。(中医方剂大辞典)(2)续随子、青黛、芦荟、胡黄连、麝香。(中医方剂大辞典)(3)续随子、雄黄、木香、燕脂、麝香、干姜、朱砂、硇砂。(中医方剂大辞典)(4)续随子、海蛤、甜葶苈、汉防己、甘遂、郁李仁、滑石、腻粉。(中医方剂大辞典)(5)人参、木香、汉防己、赤茯苓、大槟榔、海金沙、续随子、葶苈。(中医方剂大辞典)(6)续随子、铅丹。(中医方剂大辞典)

续筋丹 xu jin dan

【英文名】Xu Jin Pellet

【组成】土鳖虫、三七、血竭、龙骨。(中医方剂大辞典)

续嗣丹 xu si dan

【英文名】Xu Si Pellet

【组成】萸肉、天冬、麦冬、补骨脂、菟丝子、杞子、覆盆子、蛇床子、韭子、熟地、龙骨、牡蛎、黄芪、当归、锁阳、山药、人参、杜仲、陈皮、白术、黄狗外肾。(中医方剂大辞典)

续嗣壮元丹 xu si zhuang yuan dan

【英文名】Xu Si Zhuang Yuan Pellet

【组成】鹿茸、沉香、苁蓉、天冬、麦冬、拣参、熟地、巴戟、枸杞、茯苓、五味、当归、杜仲、牛膝、菟丝、小茴、鳖甲、故纸、首乌、石菖蒲、山药、柏子仁、萸肉、朱砂。(中医方剂大辞典)

续嗣降生丹 xu si jiang sheng dan

【英文名】Xu Si Jiang Sheng Pellet

【组成】当归、桂心、龙齿、乌药、益智、杜仲、石菖蒲、吴茱萸、茯神、川牛膝、秦艽、细辛、苦桔梗、半夏、防风、白芍药、干姜、附子、川椒、牡蛎。(中医方剂大辞典)

维C银翘片 wei C yin qiao pian

【英文名】Wei C Yin Qiao Tablet

【组成】金银花、连翘、荆芥、淡豆豉、淡竹叶、牛蒡子、芦根、桔梗、甘草、马来酸氯苯那敏、对乙酰氨基酚、维生素C、薄荷。(药品标准－中药成方制剂标准1998)

维尔康胶囊 wei er kang jiao nang

【英文名】Wei Er Kang Capsule

【组成】人参、灵芝、黄芪、维生素A、维生素E、维生素C、维生素B_1、甲基橙皮甙。(药品标准－中药成方制剂标准1997)

维血宁 wei xue ning

【英文名】Wei Xue Ning Liquid

【组成】虎杖、白芍、仙鹤草、地黄、鸡血藤、熟地黄、墨旱莲、太子参。(药品标准－中药成方制剂标准1990)

维血宁冲剂 wei xue ning chong ji

【英文名】Wei Xue Ning Granule

【组成】虎杖、白芍、仙鹤草、地黄、鸡血藤、熟地黄、墨旱莲、太子参。(药品标准－中药成方制剂标准1991)

维血康糖浆 wei xue kang tang jiang

【英文名】Wei Xue Kang Syrup

【组成】党参、熟地黄、黑豆、山药、陈皮、砂仁、何首乌、硫酸亚铁、山楂。(药品标准－中药成方制剂标准1997)

维阳感召汤 wei yang gan zhao tang

【英文名】Wei Yang Gan Zhao Decoction

【组成】人参、天冬、麦冬、熟地、生地、茯神、犀角、羚羊角、琥珀、龙齿、珍珠、龟版、龙眼肉。(中医方剂大辞典)

维肝福泰片 wei gan fu tai pian

【英文名】Wei Gan Fu Tai Tablet

【组成】人参茎叶皂甙、树舌多糖、乌鸡浸膏、五味子浸膏。(药品标准－中药成方制剂标准1998)

维甜美降糖茶 wei tian mei jiang tang cha

【英文名】Wei Tian Mei Jiang Tang Tea

【组成】麦冬、北沙参、玉竹、天花粉、山药、银线莲、葛根、金丝苦楝、茯苓、青果肉、山楂、甜叶菊、泽泻、茶叶。(药品标准－中药成方制剂标准1994)

维斯胶囊 wei si jiao nang

【英文名】Wei Si Capsule

【组成】薤白。((95)卫药准字Z－35号)

维路内痔止血栓 wei lu nei zhi zhi xue shuan

【英文名】Wei Lu Nei Zhi Zhi Xue Suppository

【组成】海蛸、白及、仙鹤草、三七、冰片。(辽宁中医杂志1993,(7))

绵灰散 mian hui san

【英文名】Mian Hui Powder

【组成】(1)绵灰、麝香、青黛、蛤粉。(中医方剂大辞典)(2)好白绵、麝香。(中医方剂大辞典)(3)新绵、黄明胶、黄柏。(中医方剂大辞典)

绵红散 mian hong san

【英文名】Mian Hong Powder

【组成】寒水石、定粉、龙骨、乳香、干烟脂。(中医方剂大辞典)

绵兖丸 mian yan wan

【英文名】Mian Yan Pill

【组成】硫黄、官桂、巴豆、白矾、澱花。(中医方剂大辞典)

绵姜汤 mian jiang tang

【英文名】Mian Jiang Decoction

【组成】米(豆斗)子、赤石脂、干姜、诃子皮、吴茱萸、桂、附子。(中医方剂大辞典)

绵茧散 mian jian san

【英文名】Mian Jian Powder

【异名】蚕茧散(中医方剂大辞典、小儿痘疹方论)

【组成】(1)出蛾绵茧。(中医方剂大辞典)(2)绵茧、枯矾、蜜陀僧、白芷。(中医方剂大辞典)

绵煎散 mian jian san

【英文名】Mian Jian Powder

【组成】(1)瞿麦、石膏、赤石脂。(中医方剂大辞典)(2)麻黄、天麻、紫苏、南星、僵蚕。(中医方剂大辞典)

综合分类法 zong he fen lei fa

【英文名】Synthesis Taxonomy

【定义】指综合各种分类方法,既能体现以法统方,又能结合方剂功用和证治病因,并照顾到治有专科的一种方剂分类方法。(方剂学)

综合治疗中风方 zong he zhi liao zhong feng fang

【英文名】Zong He Zhi Liao Zhong Feng Prescription

【组成】黄芪、菊花、首乌、枸杞、葛根、丹参、赤芍。(山东中医杂志 1993,12(3))

绿千锤膏 lv qian chui gao

【英文名】Lv Qian Chui Plaster

【组成】土木鳖子、嫩松香、铜绿、乳香、没药、蓖麻子、巴豆仁、杏仁(外贴)。(中医方剂大辞典)

绿云丸 lv yun wan

【英文名】Lv Yun Pill

【异名】绿云丹(中医方剂大辞典、圣惠)

【组成】(1)硇砂、硫黄、雄黄、蚺(虫祁)、青盐、阿魏。(中医方剂大辞典)(2)硇砂、硫黄、木香、槟榔、附子、京三棱、铜绿。(中医方剂大辞典)

绿云汤 lv yun tang

【英文名】Lv Yun Decoction

【组成】(1)新嫩柏叶、甘草、生姜。(中医方剂大辞典)(2)卷柏、樗根白皮、贯众、朴硝、地骨皮。(中医方剂大辞典)

绿云散 lv yun san

【英文名】Lv Yun Powder

【组成】(1)坯子、绿铜、冰片。(中医方剂大辞典)(2)人参、当归、天门冬、陈皮、甘草、昆布、紫苏子、萝卜子、丁香。(中医方剂大辞典)(3)青黛、硼砂、山豆根、消石、冰片、紫河车、玄明粉。(中医方剂大辞典)(4)青黛、硼砂、寒水石、紫车前、消石、山豆根、元明粉、冰片。(中医方剂大辞典)(5)铜绿、铅白霜。(中医方剂大辞典)(6)螺青、盆消、生蒲黄、生甘草。(中医方剂大辞典)(7)柏叶、芙蓉叶。(中医方剂大辞典)(8)柏叶、百合、人参、阿胶。(中医方剂大辞典)(9)桑叶。(中医方剂大辞典)(10)黄柏、螺丝黛。(中医方剂大辞典)

绿云膏 lv yun gao

【英文名】Lv Yun Plaster

【组成】(1)蓖麻子、松香、海藻、昆布、南星、半夏、杏仁、糠青。(中医方剂大辞典)(2)黄蜡、白蜡、铜青、童女发、猪鸡冠油。(中医方剂大辞典)(3)蓖麻子、松香、铜绿、猪胆汁。(中医方剂大辞典)(4)没药、乳香、珍珠、琥珀、片子松香、铜绿、象牙、黄蜡、硼砂、蓖麻子。(中医方剂大辞典)(5)黄连、大黄、黄芩、玄参、黄柏、木鳖。(中医方剂大辞典)

绿风安 lv feng an

【英文名】Lv Feng An Capsule

【组成】芦荟、丁香、黑丑、磁石。(河南中医 1983,(4))

绿风还睛丸 lv feng huan jing wan

【英文名】Lv Feng Huan Jing Pill

【组成】甘草、白术、人参、茯苓、羌活、防风、菊花、生地黄、蒺藜、肉苁蓉、山药、牛膝、青葙子、密蒙花、菟丝子、木贼、川芎。(中医方剂大辞典)

绿风羚羊饮 lv feng ling yang yin

【英文名】Lv Feng Ling Yang Drink

【组成】黑参、防风、茯苓、知母、黄芩、细辛、桔梗、羚羊角、车前子、大黄。(中医方剂大辞典)

绿玉膏 lv yu gao

【英文名】Lv Yu Plaster

【组成】黄蜡、松香、白蜡、轻粉、杏仁、铜绿、蓖麻子(外敷)。(中医方剂大辞典)

绿白散 lv bai san

【英文名】Lv Bai Powder

【组成】(1)绿矾、白矾、石灰、铅丹、龙骨、赤石脂、缩砂仁。(中医方剂大辞典)(2)石绿、白芷、黄柏。(中医方剂大辞典)(3)苦参。(中医方剂大辞典)

绿豆汁 lv dou zhi

【英文名】Lv Dou Juice

【组成】(1)绿豆、大麻子仁。(中医方剂大辞典)(2)绿豆。(中医方剂大辞典)

绿豆汤 lv dou tang

【英文名】Lv Dou Decoction

【组成】绿豆。(中医方剂大辞典)

绿豆灯心糯米汤 lv dou deng xin nuo mi tang
【英文名】Lv Dou Deng Xin Nuo Mi Decoction
【组成】绿豆、灯心、炒糯米。(中医方剂大辞典)

绿豆饮 lv dou yin
【英文名】Lv Dou Drink
【组成】绿豆粉、净黄连、干葛、甘草。(中医方剂大辞典)

绿豆粉饮 lv dou fen yin
【英文名】Lv Dou Fen Drink
【组成】绿豆粉、干葛、甘草。(中医方剂大辞典)

绿豆酒 lv dou jiu
【英文名】Lv Dou Wine
【组成】(1)绿豆。(中医方剂大辞典)(2)绿豆、山药、黄柏、牛膝、玄参、沙参、白芍、山栀、天麦冬、花粉、蜂蜜、当归、甘草。(中医方剂大辞典)

绿豆蛋清糊 lv dou dan qing hu
【英文名】Lv Dou Dan Qing Paste
【组成】绿豆、新鲜鸡蛋清、食盐。(实用中西医结合杂志 1993,6(12))

绿豆散 lv dou san
【英文名】Lv Dou Powder
【组成】消石、大黄、绿豆。(中医方剂大辞典)

绿豆粥 lv dou zhou
【英文名】Lv Dou Gruel
【组成】绿豆。(中医方剂大辞典)

绿豆解毒汤 lv dou jie du tang
【英文名】Lv Dou Jie Du Decoction
【组成】绿豆、白茅根、银花、生甘草、石斛、丹参、大黄、竹茹。(陕西中医 1991,12(6))

绿松膏 lv song gao
【英文名】Lv Song Plaster
【组成】松脂、铜绿、麻油。(中医方剂大辞典)

绿枣丹 lv zao dan
【英文名】Lv Zao Pellet
【组成】大红枣、铜绿、冰片。(中医方剂大辞典)

绿矾丸 lv fan wan
【英文名】Lv Fan Pill
【异名】温肠丸(中医方剂大辞典、圣惠)
【组成】(1)绿矾。(中医方剂大辞典)(2)绿矾、釜底墨、乌贼鱼骨。(中医方剂大辞典)(3)绿矾、白盐、硫黄、附末。(中医方剂大辞典)(4)蜀椒、绿矾、枣肉、胡桃。(中医方剂大辞典)(5)五倍子、绿矾、针砂、神曲。(中医方剂大辞典)(6)绿矾、南星、曲、大皂角、红枣。(中医方剂大辞典)

绿矾散 lv fan san
【英文名】Lv Fan Powder
【组成】(1)五倍子、明矾、铜绿、麝香。(中医方剂大辞典)(2)芦荟、麝香、绿矾。(中医方剂大辞典)(3)绿矾、丹参、马兜铃根、麝香。(中医方剂大辞典)

绿胆丸 lv dan wan
【英文名】Lv Dan Pill
【组成】猪胆汁、绿豆粉。(陕西中医 1990,11(1))

绿消煎 lv xiao jian
【英文名】Lv Xiao Powder
【异名】绿矾散(中医方剂大辞典、圣济总录)
【组成】绿矾。(中医方剂大辞典)

绿袍 lv pao
【英文名】Lv Pao
【异名】加味铜绿散(中医方剂大辞典)
【组成】铜绿、腰黄、冰片、炒食盐、炙山甲。(中医方剂大辞典)

绿袍散 lv pao san
【英文名】Lv Pao Powder
【组成】青黛、黄柏、山豆根、薄荷、黄连、儿茶、人中白、硼砂、冰片。(药品标准-中药成方制剂标准 1991)

绿绵散 lv mian san
【英文名】Lv Mian Powder
【组成】扫盆、净黄升、生石膏、青黛、芦荟、冰片。(中医方剂大辞典)

绿银散 lv yin san
【英文名】Lv Yin Powder
【组成】铜绿、蜜陀僧、白及。(中医方剂大辞典)

绿雪 lv xue
【英文名】Lv Xue Powder
【组成】寒水石、滑石、磁石、石膏、玄参、升麻、甘草、青木香、丁香、石菖蒲、玄明粉、硝石、水牛角、青黛、朱砂。(药品标准-中药成方制剂标准 1991)

绿雪胶囊 lv xue jiao nang
【英文名】Lv Xue Capsule
【组成】寒水石、滑石、磁石、石膏、玄参、升麻、甘草、青木香、丁香、石菖蒲、玄明粉、硝石、水牛角浓缩粉、青黛、朱砂。(药品标准-中药成方制剂标准 1998)

绿寒散 lv han san
【英文名】Lv Han Powder
【组成】晚蚕沙、伏龙肝。(中医方剂大辞典)

绿腊膏 lv la gao
【英文名】Lv La Plaster
【组成】黄腊、白腊、铜绿、真小磨麻油。(中医方剂大辞典)

绿萼点舌丸 lv e dian she wan
【英文名】Lv E Dian She Pill
【组成】白梅花、沉香、血竭、乳香、没药、葶苈子、硼砂、石决明、雄黄、牛黄、冰片、蟾酥、朱砂、珍珠、麝香、熊胆、牛胆粉。(药品标准-中药成方制剂标准

1997)

绿膏药 lv gao yao

【英文名】Lv Plaster

【组成】(1)蜈蚣、空青、轻粉、朴硝、黄柏、生军、胡黄连。(中医方剂大辞典)(2)铜青、蓖麻子、松香、木鳖子、杏仁、乳香、巴豆、没药。(中医方剂大辞典)

绿樱膏 lv ying gao

【英文名】Lv Ying Plaster

【组成】木鳖子、生川乌、生草乌、乌梢蛇、黄柏、大黄、金银花、红花、肉桂、赤芍、穿山甲、附子、白芷、生马钱子、乳香、没药、血竭、冰片、胆膏。(药品标准－中药成方制剂标准 1990)

绿燕丹 lv yan dan

【英文名】Lv Yan Pellet

【组成】柏油、铜绿、生矾、燕窝泥。(中医方剂大辞典)

绿糖饮 lv tang yin

【英文名】Lv Tang Drink

【组成】绿豆。(中医方剂大辞典)

羚贝七宝散 ling bei qi bao san

【英文名】Ling Bei Qi Bao Powder

【组成】羚羊粉、贝母、生石膏、冰片、合成牛黄、珍珠母、胆南星。(辽宁中医杂志 1992,(4))

羚贝止咳糖浆 ling bei zhi ke tang jiang

【英文名】Ling Bei Zhi Ke Syrup

【组成】紫苑、茯苓、麻黄、知母、金银花、陈皮、半夏、前胡、远志、平贝母、罂粟壳、山楂、羚羊角。(药品标准－中药成方制剂标准 1998)

羚羊三黄汤 ling yang san huang tang

【英文名】Ling Yang San Huang Decoction

【组成】羚羊角、生地、生黄柏、黄连、黑栀子、白芍、金银花、丹皮、陈皮、白茅根、甘草、阿胶。(中医方剂大辞典)

羚羊片散 ling yang pian san

【英文名】Ling Yang Pian Powder

【组成】羚羊角、夜明砂、草决明、木贼草、桑白皮、木通、丹皮、赤芍、归尾。(中医方剂大辞典)

羚羊羌活汤 ling yang qiang huo tang

【英文名】Ling Yang Qiang Huo Decoction

【组成】羚羊角屑、羌活、黄芩、人参、附子、泽泻、山茱萸、秦艽、决明子、车前子、青葙子、甘草、黄芪、柴胡。(中医方剂大辞典)

羚羊补肝散 ling yang bu gan san

【英文名】Ling Yang Bu Gan Powder

【组成】羚羊角、人参、茯苓、防风、细辛、黑参、车前、黄芩、羌活。(中医方剂大辞典)

羚羊角丸 ling yang jiao wan

【英文名】Ling Yang Jiao Pill

【异名】羚虎丸(中医方剂大辞典、圣济总录)

【组成】(1)羚羊角、酸枣仁、肉桂、虎胫骨、防风、当归、黄芪。(中医方剂大辞典)(2)钩藤、防葵、人参、羚羊角、茯苓、远志、汉防己、麦门冬、龙齿、铁精、杏仁。(中医方剂大辞典)(3)羚羊角、宣黄连、白茯苓、黄柏。(中医方剂大辞典)(4)羚羊角、黄芩、大黄、芥菜子、当归、元参、甘草、木贼、蝉壳、珍珠末、决明子、荆芥穗、川白芷、苍术、羌活。(中医方剂大辞典)(5)羚羊角、茯神、肉苁蓉、防风、赤芍药、人参、柴胡、旋覆花、桃仁、独活、郁李仁、熟干地黄、生干地黄。(中医方剂大辞典)(6)羚羊角、昆布、桂心、木通、川大黄。(中医方剂大辞典)(7)羚羊角、柏皮、防风、玄参、芎䓖、荆芥穗、黄连、槐子、甘菊花、防己、石决明、蕤仁、蔓荆子、车前子、秦艽、大黄、升麻、麦门冬、前胡、人参、白槟榔、栀子仁、生干地黄、阳起石、真珠末、龙脑、蔷薇根、枸杞子。(中医方剂大辞典)(8)羚羊角、防风、芍药、茯神、蕤仁、麦门冬、大黄、地骨皮、决明子、甘草。(中医方剂大辞典)(9)羚羊角、人参、羌活、苦参、防风、玄参、丹参、大黄、大麻仁、栀子仁、升麻、龙齿、麦门冬、茯神、枳壳、黄连、犀角、菊花、天门冬、郁李仁、生干地黄。(中医方剂大辞典)(10)羚羊角、木香、青橘皮、半夏、羌活、独活、芎䓖、藿香叶、干蝎、白花蛇、白附子、天麻、槟榔、丹砂、麝香、牛黄、龙脑。(中医方剂大辞典)(11)羚羊角、犀角、远志、人参、山芋、茯神、生干地黄、防风、金箔、银箔、麦门冬、铁粉、天门冬、水银、龙齿。(中医方剂大辞典)(12)羚羊角、犀角、羌活、防风、薏苡仁、秦艽。(中医方剂大辞典)(13)羚羊角、白藓皮、升麻、蔓荆实、升麻、秦艽、恶实、枳壳。(中医方剂大辞典)(14)羚羊角、防风、麻黄、人参、柏子仁、诃黎勒皮、白槟榔、熟干地黄、大麻仁、羌活、茯神、桂、芎䓖、枳壳、杏仁。(中医方剂大辞典)(15)羚羊角、桂、白槟榔、五加皮、人参、丹参、柏子仁、枳壳、附子、杏仁、茯神、防风、熟干地黄、麦门冬、南木香、牛膝、薏苡仁。(中医方剂大辞典)(16)羚羊角、甘草、白何首乌、瓦松、生干地黄、郁金。(中医方剂大辞典)(17)羚羊角、虎胫骨、生干地黄、酸枣仁、白茯苓、桂心、防风、当归、黄芪。(中医方剂大辞典)(18)羚羊角、防风、羌活、牛黄、朱砂、天麻、白附子、蝎稍、麝香。(中医方剂大辞典)(19)羚羊角、生干地黄、羌活、防风、附子、桂心、黄芪、麻黄、当归、酸枣仁、牛膝、芎䓖、萆薢。(中医方剂大辞典)(20)羚羊角、汉防己、薏苡仁、牛膝、芎䓖、川大黄、独活、大麻仁、木香、郁仁、枳实。(中医方剂大辞典)(21)羚羊角、人参、诃黎勒皮、桂心、干姜、甘草、赤茯苓。(中医方剂大辞典)(22)羚羊角、连翘、汉防己、麦门冬、薯蓣、槟榔、茯神、白藓皮、人参、羌活、细辛、白芷、当归、黄芪、防风、旋覆花、枳壳。(中医方剂大辞典)(23)羚羊角、石决明、决明子、独活、防风、蔓荆子、甘菊花、吴蓝子、车前子、甘草、犀角、栀子仁。(中医方剂大辞典)(24)羚羊角、枸杞子、菟丝子、赤茯苓、细辛、地肤子、桂心、独活、秦艽、蓝实、芎䓖、威蕤、车前子、甘草、防风。(中医方剂大辞典)(25)羚羊角、蔓荆子、防风、栀子仁、赤芍药、威蕤、甘菊花、麻仁、麦门冬、川朴硝。(中医方剂大辞典)(26)羚羊角、鹿茸、山茱萸、防风、肉苁蓉、牛膝、薯蓣、蜜蒙花、菟丝子、当归、白茯苓、黄芪、车前子、人参、五味子、桂心、细辛、地肤子、甘菊花、决明子、青葙子、熟干地黄、附子、磁石、甘草。(中医方剂大辞典)(27)羚羊角、酸枣仁、防风、晚蚕砂、附子、藁本、黄芪、威灵仙、羌活、白芍药、熟干地黄、白茯苓。(中医方剂大辞典)(28)羚羊角、独活、川大黄、威灵仙、枳壳、槟榔、大麻仁、郁李仁。(中医方剂大辞典)(29)羚羊角、人参、诃梨勒皮、槟榔、川大黄、枳壳、独活、黄芪、乌蛇、地骨皮、大麻仁、郁李仁、赤茯苓。(中医方剂大辞典)(30)羚羊角、黄芩、栀子仁、黄连、川升麻、枳壳。(中医方剂大辞典)(31)羚羊角、犀角、石龙芮、桂心、木香、韭子、龙骨、朱砂、鹿茸、泽泻。(中医方剂大辞典)(32)羚羊角、川升麻、栀子仁、玄参、麦门冬、茯神、龙齿、金银箔、知母、防风、子芩、赤芍药、大麻仁、马牙硝。(中医方剂大辞典)(33)羚羊角、汉防己、白芍药、槟榔、人参、白茯苓、薏苡仁、独活、芎䓖、桂心、附子、防风、柏子仁、酸枣仁、当归、熟干地黄、麦门冬、杏仁。(中医方剂大辞典)(34)羚羊角、枳壳、川大黄、木通、大麻仁、赤茯苓、槟榔、桑根白、前胡。(中医方剂大辞典)

羚羊角口服液 ling yang jiao kou fu ye

【英文名】Ling Yang Jiao Peroral Liquid

【组成】羚羊角。((92)卫药准字 Z-07 号)

羚羊角升麻汤 ling yang jiao sheng ma tang

【英文名】Ling Yang Jiao Sheng Ma Decoction

【组成】羚羊角、升麻、白鲜皮、龙齿、木通、百合、防风、石膏。(中医方剂大辞典)

羚羊角汤 ling yang jiao tang

【英文名】Ling Yang Jiao Decoction

【异名】玄参汤(中医方剂大辞典、圣济总录)

【组成】(1)羚羊角、防风、芍药、蕤仁、麦门冬、地骨皮、决明子、甘草、茯神。(中医方剂大辞典)(2)羚羊角、人参、白茯苓、地骨皮、柴胡、鳖甲、黄芪、知母、葛根、生干地黄、陈橘皮、麦门冬、羌活、酸枣仁、甘草。(中医方剂大辞典)(3)羚羊角、犀角、人参、防风、甘草、柴胡、桔梗、白茯苓、半夏、黄芪、知母、升麻。(中医方剂大辞典)(4)羚羊角、羌活、牛膝、升麻、酸枣仁、芍药、防风、栀子仁、虎胫骨。(中医方剂大辞典)(5)羚羊角、犀角、升麻、旋复花、木香、大腹皮、枳壳、麦门冬、前胡。(中医方剂大辞典)(6)羚羊角、伏龙肝、熟艾、地榆、牛膝、牡丹、芍药、阿胶、柏叶、大蓟根、鸡苏叶、蛴螬。(中医方剂大辞典)(7)羚羊角、鹿茸、五加皮、茯神、酸枣仁、枳实、熟干地黄。(中医方剂大辞典)(8)羚羊角、赤茯苓、升麻、槟榔、泽泻、甘草、芍药、木通、黄芩、杏仁。(中医方剂大辞典)(9)羚羊角、地骨皮、秦艽、麦门冬、枳壳、大黄、柴胡、白茯苓、芍药、桑根白皮、黄芪、人参、鳖甲。(中医方剂大辞典)(10)羚羊角、决明子、芎䓖、羌活、石膏、柴胡、黄芩、人参。(中医方剂大辞典)(11)羚羊角、柴胡、鳖甲、人参、知母、淡竹茹、黄芪、赤茯苓、甘草、麦门冬。(中医方剂大辞典)(12)羚羊角、升麻、木通、射干、甘草、芍药、生芦根。(中医方剂大辞典)(13)羚羊角、射干、麦门冬、芦根、升麻、芍药、木通。(中医方剂大辞典)(14)羚羊角、犀角、麦门冬、栀子仁、紫菀、牛黄、玄参、人参、黄芪、甘草、赤茯苓。(中医方剂大辞典)(15)羚羊角、大腹、柴胡、朴硝、威蕤、石膏、桑根白皮。(中医方剂大辞典)(16)羚羊角、百合、芎䓖、木通、葛根、升麻、黄芩、石膏、龙齿、防风。(中医方剂大辞典)(17)羚羊角、犀角、防风、茯神、黄芩、玄参、升麻、龙齿、甘草、竹茹、地骨皮、人参。(中医方剂大辞典)(18)羚羊角、菊花、防风、羌活、前胡、藁本、玄参、黄芩、杏仁、菖蒲、甘草。(中医方剂大辞典)(19)羚羊角、荠苨、独活、防风、柴胡、芎䓖、枳壳、人参、甘草、白术。(中医方剂大辞典)(20)羚羊角、赤茯苓、细辛、半夏、藁本、蔓荆实、芎䓖、旋复花、防风、甘草、枳壳、人参、羌活、前胡、甘菊花。(中医方剂大辞典)(21)羚羊角、威灵仙、黄连、白槟榔、郁李仁、甘草、大黄、枳壳、桑根白皮、车前子、决明子、防风、萆薢、桂、旋复花。(中医方剂大辞典)(22)羚羊角、独活、乌头、防风。(中医方剂大辞典)(23)羚羊角、防己、杏仁、侧子、五加皮、磁石、干姜、芍药、麻黄、薏苡仁、防风、芎䓖、秦艽、甘草。(中医方剂大辞典)(24)羚羊角、麻黄、防风、升麻、桂、芎䓖、薏苡仁、羌活、杏仁。(中医方剂大辞典)(25)羚羊角、防风、知母、元参、茯苓、酒黄芩、车前子、夏枯草、五味子。(中医方剂大辞典)(26)羚羊角、芎䓖、细辛、木香、防风、麻黄、独活、羌活、当归、附子、桂、天麻。(中医方剂大辞典)(27)羚羊角、龟版、生地、白芍、丹皮、柴胡、薄荷、菊花、夏枯草、蝉衣、红枣、生石决明。(中医方剂大辞典)(28)羚羊角、犀角、羌活、槟榔、人参、当归。(中医方剂大辞典)(29)子芩、羚羊角。(中医方剂大辞典)(30)羚羊角、薄荷梗、连翘、丹皮、牛蒡子、桑叶。(中医方剂大辞典)(31)羚羊角、通草、橘皮、厚朴、干姜、吴茱萸、乌头。(中医方剂大辞典)(32)羚羊角、菊花、防风、藁本、元参、黄芩、杏仁、石菖蒲、炙甘草。(中医方剂大辞典)(33)羚羊角、鳖甲、知母、甘草、香豉、牡蛎。(中医方剂大辞典)(34)羚羊角、连翘心、夏枯草、丹皮、青菊叶、川桂枝、全当归。(中医方剂大辞典)(35)羚羊角、杏仁、五加皮、独活、防风、当归、川芎、羌活。(中医方剂大辞典)(36)羚羊角、防风、羌活、苦梗、败酱、桂心、柴胡、大黄。(中医方剂大辞典)(37)大黄、黄芩、山栀仁、石决明、草决明、木贼、桔梗、蜜蒙花、蝉蜕、蒺藜、赤芍药、青葙子、龙胆草、粉草、羚羊角。(中医方剂大辞典)(38)羚羊角、蝉壳、茯神、麦门冬、柴胡、地骨皮、黄芩、甘草。(中医方剂大辞典)(39)羚羊角、肉桂、附子、独活、白芍药、防风、芎䓖。(中医方剂大辞典)(40)羚羊角、升麻、射干、陈橘皮、白药。(中医方剂大辞典)(41)羚羊角、延胡索、枳壳、芍药、刘寄奴、槟榔、桑根白皮。(中医方剂大辞典)(42)羚羊角、石膏、当归、芍药、生干地黄、白茯苓、麦门冬、前胡、甘草。(中医方剂大辞典)(43)羚羊角、地骨皮、赤茯苓、黄芪、防风、羌活、桂、牛膝、芎䓖、麦门冬、甘草、酸枣仁、红花子、当归、芍药、熟干地黄。(中医方剂大辞典)(44)羚羊角、麻黄、羌活、桂、防风、升麻、细辛、干蝎、天麻。(中医方剂大辞典)(45)羚羊角、麻黄、黄芩、赤芍药、羌活、白鲜皮、防己、葛根、杏仁、石膏、马牙硝、甘草。(中医方剂大辞典)(46)羚羊角、芍药、枳壳、生干地黄、当归、桂、麻黄、黄芪、五加皮、牛膝、独活、羌活、附子、防风、酸枣仁、白僵蚕、白附子。(中医方剂大辞典)(47)羚羊角、鳖甲、当归、芍药、桂、牡丹皮、陈橘皮、芎䓖、防风、白茯苓、草豆蔻、独活、甘草、人参、白术、白芷、天麻、麻黄、蒲黄、柴胡、益智、厚朴、干荷叶、延胡索。(中医方剂大辞典)(48)羚羊角、赤茯苓、半夏、木通、射干、仓粟米、桔梗、芦根。(中医方剂大辞典)(49)羚羊角、射干、络石、大黄、升麻、木通、芍药、生地黄。(中医方剂大辞典)(50)羚羊角、桂、白茯苓、细辛、杏仁、麻黄、防风、防己、麦门冬。(中医方剂大辞典)(51)羚羊角、防风、茺蔚子、车前子、黄芩、玄参、大黄。(中医方剂大辞典)(52)羚羊角、人参、白茯苓、玄参、细辛、黄芩、车前子、防风、桔梗、知母。(中医方剂大辞典)(53)羚羊角、羌活、黄芩、防风、玄参、车前子、人参、升麻、决明子、细辛。(中医方剂大辞典)(54)羚羊角、黄芩、柴胡、升麻、甘草。(中医方剂大辞典)(55)羚羊角、决明子、人参、升麻、玄参、车前子、羌活、防风、细辛。(中医方剂大辞典)(56)羚羊角、防风、地骨皮、麦门冬、茯神、黄芩、枳壳、蕤仁、芒硝、甘草、升麻、石膏。(中医方剂大辞典)(57)羚羊角、茯神、防风、羌活、芎䓖、地骨皮、菊花、甘草、麦门冬、枳壳、犀角。(中医方剂大辞典)(58)羚羊角、子芩、山栀子仁、麦门冬、桔梗、知母、贝母、甘草、白槟榔、前胡。(中医方剂大辞典)(59)羚羊角、防风、赤茯苓、人参、五味子、知母、茺蔚子、黄芪。(中医方剂大辞典)(60)羚羊角、黄芩、芎䓖、石膏、大黄、芒硝、芍药、柴胡。(中医方剂大辞典)(61)羚羊角、桑根白皮、木通、旋覆花、葳蕤、升麻、茯神。(中医方剂大辞典)(62)羚羊角、芦根、旋复花、桑根白皮、木通、黄连、淡竹叶。(中医方剂大辞典)(63)羚羊角、五味子、威蕤、茯神、远志、蔓荆实、黄连、甘草、细辛。(中医方剂大辞典)(64)羚羊角、决明子、犀角、石膏、地骨皮、玄参、细辛、黄芩、防风、芎䓖、柴胡、升麻。(中医方剂大辞典)(65)羚羊角、防风、芍药、茯神、甘草、羌活、细辛。(中医方剂大辞典)(66)羚羊角、木通、玄参、防风、山栀子仁、枳壳、芍药、马牙硝、甜竹叶。(中医方剂大辞典)(67)羚羊角、蔓荆实、菊花、防风、芍药、黄芩、玄参。(中医方剂大辞典)

羚羊角饮 ling yang jiao yin

【英文名】Ling Yang Jiao Drink

【异名】犀角饮子(中医方剂大辞典、圣济总录)

【组成】(1)羚羊角、红蓝花、牛膝、桂、芍药、生干地黄。(中医方剂大辞典)(2)羚羊角、前胡、人参、桂、芍药、大腹皮、芦根、甘草、当归。(中医方剂大辞典)(3)羚羊角、芍药、枳实、人参、麦门冬。(中医方剂大辞典)(4)羚羊角、防风、车前子、细辛、人参、知母、黄芩。(中医方剂大辞典)(5)羚羊角、地骨皮、人参、羌活、车前子、玄参。(中医方剂大辞典)(6)羚羊角、菊花、羌活、漏芦、胡黄连、玄参、升麻。(中医方剂大辞典)(7)羚羊角、细辛、甘菊花、葳蕤、芎䓖、人参、赤芍药、黄芩、栀子仁、防风、甘草。(中医方剂大辞典)(8)羚羊角、栀子仁、冬葵子、青葙子、红蓝花、麦门冬、大青、大黄。(中医方剂大辞典)(9)羚羊角、赤茯苓、木通、桑根白皮、生干地黄、薏苡仁。(中医方剂大辞典)(10)羚羊角、羌活、桂、牛膝、白茯苓、杏仁、郁李仁、半夏、附子、麻黄、大腹皮、大黄、葶苈子、木香、陈橘皮、白术、防风、枳壳、甘草、槟榔、白附子。(中医方剂大辞典)(11)羚羊角、桂、大黄。(中医方剂大辞典)(12)羚羊角、甘草、独活、山栀子仁、防风、枳壳、黄芪、蒺藜子、丹参、玄参、木通。(中医方剂大辞典)(13)羚羊角、贝母、生姜、茯苓、橘皮、人参、芍药。(中医方剂大辞典)

羚羊角饮子 ling yang jiao yin zi

【英文名】Ling Yang Jiao Drink

【异名】黑风羚羊饮(中医方剂大辞典、秘传眼科龙木

论）

【组成】(1)羚羊角、青防风、甜桔梗、西羌活、肉桂、软柴胡、制大黄。（中医方剂大辞典）(2)羚羊角、犀角、防风、桔梗、茺蔚子、玄参、知母、大黄、草决明、甘草、黄芩、车前。（中医方剂大辞典）(3)羚羊角、黄芪、茺蔚子、黄芩、天门冬、黑参、知母、桔梗。（中医方剂大辞典）(4)羚羊角、人参、茯苓、大黄、天门冬、黑参、黄芩、车前子。（中医方剂大辞典）(5)羚羊角、车前子、决明子、防风、川升麻、绵黄芪、川大黄、黄芩、芒硝。（中医方剂大辞典）(6)羚羊角、五味子、细辛、大黄、知母、芒硝、防风。（中医方剂大辞典）(7)羚羊角、羌活、黑参、细辛、桔梗、黄芩、柴胡、车前子、茺蔚子、防风。（中医方剂大辞典）(8)羚羊角、竹叶、小麦、麦门冬、大枣、生姜、赤茯苓。（中医方剂大辞典）

羚羊角注射液 ling yang jiao zhu she ye

【英文名】Ling Yang Jiao Injection

【组成】羚羊角。（药品标准－中药成方制剂标准 1998）

羚羊角胶囊 ling yang jiao jiao nang

【英文名】Lin Yang Jiao Capsule

【组成】(1)羚羊角。((85)苏卫药准字第 1709－1 号) (2)羚羊角。

羚羊角散 ling yang jiao san

【英文名】Ling Yang Jiao Powder

【异名】防风汤（中医方剂大辞典、原机启微）

【组成】(1)羚羊角、犀角、防风、茯神、柴胡、麦门冬、人参、葛根、甘草、枳壳、石膏、龙齿。（中医方剂大辞典）(2)羚羊角、青竹茹、黄芩、栀子仁、紫苏茎叶、杏仁、玄参、木通、赤茯苓、川朴硝、甘草、川大黄。（中医方剂大辞典）(3)羚羊角、赤茯苓、防风、麦门冬、犀角屑、白蒺藜、苦参、秦艽、子芩、川升麻、地骨皮、牛蒡子、桑根白皮、枳壳、黄芪、柴胡、川大黄、玄参、栀子仁、甘草。（中医方剂大辞典）(4)羚羊角、茯神、羌活、薏苡仁、人参、麦门冬、旋覆花、前胡、甘草。（中医方剂大辞典）(5)羚羊角、葛根、黄芩、赤芍药、石膏、麦门冬、甘草、柴胡、赤茯苓、栀子仁。（中医方剂大辞典）(6)羚羊角、麻黄、独活、赤茯苓、黄芪、黄芩、秦艽、远志、桂心、芎䓖、麦门冬、葛根、石膏、赤箭、白鲜皮、人参、沙参、甘草、杏仁。（中医方剂大辞典）(7)羚羊角、麦门冬、川大黄、木通、甘草、天门冬、防风、前胡、半夏。（中医方剂大辞典）(8)羚羊角、槟榔、木香、海桐皮、酸枣仁、防风、当归、独活、薏苡仁、犀角、漏芦、赤芍药、枳壳、甘草。（中医方剂大辞典）(9)羚羊角、五味子、葳蕤、茯神、远志、龙骨、沙参、酸枣仁。（中医方剂大辞典）(10)羚羊角、独活、归身、川芎、茯神、羌活、苡仁、防风、炙甘草、东洋参、钩藤、桑寄生。（中医方剂大辞典）(11)羚羊角、柴胡、石膏、赤芍药、车前子、川大黄、黄芩、甘草。（中医方剂大辞典）(12)羚羊角、杏仁、米仁、川芎、当归、茯神、枣仁、夏枯草、甘菊、石膏、川贝母、竹叶。（中医方剂大辞典）(13)羚羊角、防风、赤茯苓、白敛、独活、附子、桂心、麻黄、酸枣仁。（中医方剂大辞典）(14)知母、生石膏、栀子、羚羊角、元参、麦冬、苍耳子、黄芩。（中医方剂大辞典）(15)羚羊角、石南、羌活、防风、丹参、黄芪、茯神、沙参、白术、芎䓖、麻黄、天雄、赤芍药、当归、漏芦、茵芋、酸枣仁、虎胫骨、桂心、人参、白蒺藜、五加皮、赤箭、细辛、地骨皮、蔓荆子。（中医方剂大辞典）(16)马齿苋、白蒺藜、浮萍、玄参、知母、连翘、杭菊、蝉衣、川黄柏、赤芍、荆芥、甘草。（中医方剂大辞典）(17)羚羊角、川升麻、栀子仁、防风、酸枣仁、羌活、桑根白皮、甘草。（中医方剂大辞典）(18)羚羊角、夏枯草、丹皮、钩藤钩、连翘、桑叶、山栀、玄参、象贝母。（中医方剂大辞典）(19)羚羊角、独活、附子。（中医方剂大辞典）(20)生地、羌活、羚羊角、防风、池菊、白术、川贝、茯神、钩藤。（中医方剂大辞典）(21)羚羊角、防风、前胡、犀角、麻黄、人参、旋覆花、赤芍药、芎䓖、桂心、羌活、当归、防己、赤茯苓、枳壳、黄芩、蔓荆子、甘菊花、甘草、酸枣仁。（中医方剂大辞典）(22)羚角、独活、当归、白芍、生地、肉桂、川芎、防风。（中医方剂大辞典）(23)怀生地、羚羊角、西羌活、青防风、真茅术、白池菊、白云神、肥玉竹、真会白。（中医方剂大辞典）(24)羚羊角、玄参、射干、鸡苏、芍药、升麻、柏皮、淡竹茹、生地黄、栀子仁。（中医方剂大辞典）(25)羚羊角。（中医方剂大辞典）(26)羚羊角、独活、当归、川芎、茯神、防风、甘草、钩藤、人参、桑寄生。（中医方剂大辞典）(27)当归、薄荷、甘菊、防风、细辛、车前、川芎、羌活、半夏、羚羊、川乌。（中医方剂大辞典）(28)羚羊角、肉桂、附子、白芍、独活、防风、川芎、当归。（中医方剂大辞典）(29)半夏、当归身、川芎、白芷、防风、明天麻、枳壳、甘草、茯神、羚羊角。（中医方剂大辞典）(30)羚羊角、防风、川芎、羌活、菊花、半夏。（中医方剂大辞典）(31)羚羊角、防风、人参、知母、白茯苓、玄参、桔梗、细辛、车前子、黄芩、枸杞子、熟地。（中医方剂大辞典）(32)羚羊角、独活、酸枣仁、五加皮、防风、薏苡仁、当归、川芎、茯神、杏仁、木香、甘草、钩藤钩、山栀。（中医方剂大辞典）(33)羚羊角、防风、麦冬、玄参、知母、黄芩、牛子、甘草。（中医方剂大辞典）(34)羚羊角、薄荷、附子、独活、白芍药、防风、川芎。（中医方剂大辞典）(35)木通、防风、川升麻、羚羊角、桂心、甘草。（中医方剂大辞典）(36)羚羊角、黄芩、黄芪、草决明、车前子、升麻、防风、大黄、芒硝。(中医方剂大辞典)(37)家菊、防风、川芎、羌活、车前子、川乌、半夏、羚羊角、薄荷叶、细辛。(中医方剂大辞典)(38)羚羊角、羌活、密蒙花、木贼、香白芷、细辛、川芎、甘菊花、荆芥穗、藁本、甘草、苍术、黄芩。(中医方剂大辞典)(39)羚羊角、黄芪、生熟地黄、川芎、当归、芍药。(中医方剂大辞典)(40)北黄芩、川芎、当归、地骨皮、山茵陈、独活、人参、土白芷、旋复花、荆芥、桔梗、车前子、青葙子、甘草、石膏、香附子、草决明、干葛、木贼、何首乌、泽兰叶、蝉蜕、夏枯草、淡竹叶、地扁竹、龙脑、薄荷、羚羊角、羌活、防风。(中医方剂大辞典)(41)羚羊角、川独活、酸枣仁、五加皮、薏苡仁、防风、当归、川芎、茯神、杏仁、木香、甘草。(中医方剂大辞典)(42)羚羊角、柴胡、黄芩、川当归、决明子、羌活、赤芍药、甘草。(中医方剂大辞典)(43)羚羊角、升麻、细辛、甘草。(中医方剂大辞典)(44)穿山甲、甘草、当归。(中医方剂大辞典)(45)熟地黄、白茯苓、羚羊角、酸枣仁、虎胫骨、肉桂、防风、甘草。(中医方剂大辞典)(46)羚羊角、延胡索、黄芪、枳壳、芍药、白茯苓、刘寄奴。(中医方剂大辞典)(47)羚羊角、枳实、芍药。(中医方剂大辞典)(48)羚羊角、桂、甘遂、苦葶苈、木香、郁李仁、青橘皮、槟榔、当归、牡丹皮、赤芍药。(中医方剂大辞典)(49)羚羊角、麻黄、桂、赤芍药、附子、白僵蚕、干蝎、丹砂。(中医方剂大辞典)(50)羚羊角、犀角、防风、牛膝、羌活、桑根白皮、五味子、生干地黄、白蒺藜、芍药。(中医方剂大辞典)(51)羚羊角、青木香、槟榔、茯神、山芋、前胡、牛膝、桂、芎䓖、犀角、大黄、枳壳。(中医方剂大辞典)(52)羚羊角、羌活、玄参、车前子、黄芩、栝楼、山栀子、胡黄连、菊花、细辛。(中医方剂大辞典)(53)羚羊角、白鲜皮、黄芪、白槟榔、山栀子仁、羌活、甘草、恶实、茯神、桂、海桐皮、附子、郁李仁、大黄、麻黄、酸枣仁、独活、芎䓖、防风、葛根、枳壳、地骨皮、车前子。(中医方剂大辞典)(54)羚羊角、空青、羌活、人参、防风、白蒺藜、决明子。(中医方剂大辞典)(55)羚羊角、龙胆、黄芪、升麻、玄参、柴胡。(中医方剂大辞典)(56)羚羊角、麻黄、石膏、防风、麦门冬、黄芩、干葛、升麻。(中医方剂大辞典)(57)羚羊角、黄柏、大黄、甘草、玄参。(中医方剂大辞典)(58)羚羊角、犀角、吴茱萸、羌活、独活、麻黄、乌蛇、蔓荆实、当归、黄芪、防风、附子、杏仁、蒺藜子。(中医方剂大辞典)(59)羚羊角、人参、防风、赤箭、麻黄、藁本、羌活、细辛、甘菊、赤芍药、枳壳、当归、甘草、麝香、牛黄。(中医方剂大辞典)(60)羚羊角、黄芩、升麻、甘草、车前子、栀子仁、草龙胆、决明子。(中医方剂大辞典)(61)羚羊角、芎䓖、羌活、独活、人参、防风、白蒺藜。(中医方剂大辞典)(62)羚羊角、防风、川升麻、茯神、蕤仁、麦门冬、地骨皮、决明子、甘草。(中医方剂大辞典)(63)羚羊角、地榆、吴蓝、黄连、黄芩、甘草、当归、阿胶、茜根、赤石脂。(中医方剂大辞典)(64)羚羊角、黄芪、川升麻、黄芩、地榆、甘草、生干地黄。(中医方剂大辞典)(65)羚羊角、羌活、五加皮、白鲜皮、桂心、麻黄、甘草。(中医方剂大辞典)(66)羚羊角、川大黄、桑根白皮、真珠末、甘菊花、甘草。(中医方剂大辞典)(67)羚羊角、犀角、赤芍药、黄连、马牙硝、朱砂、川升麻、牛黄、天竺黄、芎䓖、当归、甘草。(中医方剂大辞典)(68)羚羊角、甘草、葳蕤、防风、甘菊花、牛黄、玄参、赤芍药、黄芩、栀子仁。(中医方剂大辞典)(69)羚羊角、蘘荷、栀子仁、牡丹、赤芍药、犀角、黄连。(中医方剂大辞典)(70)羚羊角、麦门冬、甘草、茯神、白鲜皮、川升麻、人参、黄芪。(中医方剂大辞典)(71)羚羊角、防风、麻黄、黄芩、桂心、细辛、甘草、羌活。(中医方剂大辞典)(72)羚羊角、羌活、牛膝、海桐皮、酸枣仁、芍药、赤茯苓、防风、虎胫骨、生干地黄。(中医方剂大辞典)(73)羚羊角、槟榔、木通、枳壳、红雪、甘草、川升麻。(中医方剂大辞典)(74)羚羊角、伏龙肝、熟艾、地榆、牛膝、牡丹、白芍药、生干地黄、柏叶、大蓟根、鸡苏叶、蛴螬。(中医方剂大辞典)(75)羚羊角、沙参、防风、木通、旋复花、泽泻、前胡、菖蒲、牵牛子。(中医方剂大辞典)(76)羚羊角、白术、防风、黄芪、玄参、泽泻、赤茯苓、赤芍药、甘草。(中医方剂大辞典)(77)羚羊角、羌活、黄芩、人参、决明子、车前子、防风、玄参、细辛、甘菊花、甘草。(中医方剂大辞典)(78)羚羊角、犀角、龙脑、牛黄、朱砂、赤芍药、甘菊花、细辛、防风、酸枣仁、沙参、蔓荆子、玄参、人参、蕤仁、天竺黄、密蒙花、甘草。(中医方剂大辞典)(79)羚羊角、黄连、赤芍药、芦根、木通、旋复花、桑根白皮、川大黄、甘草。(中医方剂大辞典)(80)羚羊角、桑根白皮、木通、赤茯苓、旋复花、葳蕤、川升麻、川芒硝、甘草。(中医方剂大辞典)(81)羚羊角、赤茯苓、木通、甜葶苈、郁李仁、防风、桑根白皮、甘草、赤芍药、黄芩、枳壳、汉防己、川大黄、杏仁。(中医方剂大辞典)(82)羚羊角、黄芩、犀角、甘草、茯神、麦门冬。(中医方剂大辞典)(83)羚羊角、防风、附子、人参、白术、石斛、熟干地黄、白茯苓、陈橘皮、芎䓖、桂心、黄芪、五味子、甘草。(中医方剂大辞典)(84)羚羊角、防风、茯神、黄芪、生干地黄、人参、麦门冬、芎䓖、赤芍药、石膏、独活、秦艽、甘草。(中医方剂大辞典)(85)羚羊角、白茯苓、人参、犀角、当归、桂心、枳壳、甘草、独活、芎䓖、防风、酸枣仁、远志、麦门冬。(中医方剂大辞典)(86)羚羊角、独活、当归、防风、人参、赤芍药、细辛、桂心、麻黄。(中医方剂大辞典)(87)羚羊角、防风、芎䓖、天麻、当归、秦艽、麻黄、赤芍药、生干地黄、桂心、黑豆。(中医方剂大辞典)(88)羚羊角、生干地黄、汉防己、当归、赤芍药、桂心、石膏、麻黄、甘草。(中医方剂大辞典)(89)羚羊角、黄芩、麦门冬、人参、赤芍药、木通、柴胡、黄芪、甘草。(中医方剂大辞典)(90)羚羊角、独活、薏苡仁、防风、酸枣仁、五加皮、当归、芎䓖、蔓荆子、萆薢、海桐皮、甘草。(中医方剂大辞典)(91)羚羊角、黄连、木通、桑根白皮、芦根、旋复花、川芒硝。(中医方剂大辞典)(92)羚羊角、川大黄、桑根白皮、黄连、决明子、黄芩、甘菊、甘草。(中医方剂大辞典)(93)清羚羊角、芎䓖、车前子、黄连、葳蕤、茺蔚子、石决明、甘草、枳壳。(中医方剂大辞典)(94)羚羊角、泽泻、甘菊花、葳蕤、菟丝子。(中医方剂大辞典)(95)羚羊角、犀角、胡黄连、石决明、朱砂、车前子、甘草。(中医方剂大辞典)(96)羚羊角、人参、羌活、玄参、地骨皮、车前子、防风、决明子。(中医方剂大辞典)(97)羚羊角、防风、芎䓖、赤芍药、黄芩、甘菊花、细辛、枳壳、黄连、石膏、甘草。(中医方剂大辞典)(98)羚羊角、防风、羌活、人参、赤茯苓、川升麻、川大黄、玄参、黄芩、车前子、细辛、栀子仁。(中医方剂大辞典)(99)羚羊角、黄连、木通、赤芍药、防风、黄芩、甘草、葳蕤、栀子仁、麦门冬、石膏。(中医方剂大辞典)(100)羚羊角、红花子、赤芍药、当归、枳壳、赤茯苓、犀角屑、生干地黄、人参、麦门冬、槟榔、甘草。(中医方剂大辞典)(101)羚羊角、细辛、前胡、桂心、防风、天麻、牡丹、槟榔、当归、桑寄生、赤茯苓、枳壳、赤芍药、川大黄、羌活。(中医方剂大辞典)(102)羚羊角、酸枣仁、五加皮、生干地黄、赤芍药、防风、当归、骨碎补、海桐皮、槟榔、芎䓖、甘草。(中医方剂大辞典)(103)羚羊角、赤茯苓、防风、藿香、半夏、赤箭、诃黎勒、旋复花、前胡、芎䓖、甘草、枇杷叶、枳壳。(中医方剂大辞典)(104)羚羊角、乱发、朱砂、麝香。(中医方剂大辞典)(105)羚羊角、鲤鱼鳞、蒲黄、荷叶、桂心、木香、红蓝花、乱发、麝香。(中医方剂大辞典)(106)羚羊角、独活、远志、茯神、菖蒲、防风、人参、生干地黄、石膏、麦门冬、龙齿、白鲜皮。(中医方剂大辞典)(107)羚羊角、人参、茯神、半夏、防风、犀角、赤箭、枳壳、蔓荆子、石膏、芎䓖、杜若、细辛、前胡、甘草。(中医方剂大辞典)(108)羚羊角、茯神、麦门冬、生干地黄、黄芪、人参、甘草、防风、桑根白皮。(中医方剂大辞典)(109)羚羊角、细辛、枳壳、白术、当归、桂心、木通、汉防己、附子、赤茯苓、甘菊花、防风、葛根、秦艽、枫树、寄生。(中医方剂大辞典)(110)羚羊角、茯神、防风、地骨皮、石膏、黄芩、麦门冬、甘草、枳壳、蕤仁、犀角、川芒硝。(中医方剂大辞典)(111)羚羊角、柴胡、赤芍药、黄芩、石膏、芎䓖、川芒硝、枳壳、川大黄。(中医方剂大辞典)(112)羚羊角、赤芍药、蕤仁、赤茯苓、甘草、地骨皮、麦门冬。(中医方剂大辞典)(113)羚羊角、茯神、防风、麦门冬、地骨皮、枳实、蕤仁、甘草。(中医方剂大辞典)(114)羚羊角、地骨皮、黄芩、麦门冬、秦艽、柴胡、栀子仁、车前子、葳蕤、川升麻、甘草。(中医方剂大辞典)(115)羚羊角、防风、赤芍药、木通、玄参、马牙硝、枳壳、甘草、栀子仁。(中医方剂大辞典)(116)羚羊角、葳蕤、甘菊花、泽泻、川大黄、木通。(中医方剂大辞典)(117)羚羊角、葳蕤、防风、甘菊花、牛黄、细辛、芎䓖、玄参、赤芍药、黄芩、栀子仁、甘草。(中医方剂大辞典)(118)羚羊角、茯神、车前子、甘菊花、决明子、防风、羌活、赤芍药、蔓荆子、黄芩、川升麻、栀子仁、麦门冬、柴胡、枳壳、甘草。(中医方剂大辞典)(119)羚羊角、黄芪、柴胡、防风、人参、附子、泽泻、山茱萸、覆盆子、决明子、车前子、青葙子、甘草。(中医方剂大辞典)(120)羚羊角、羌活、桂心、附子、防风、当归、麻黄、薏苡仁、细辛、芎䓖、天麻、五加皮。(中医方剂大辞典)(121)羚羊角、麦门冬、沙参、秦艽、茵陈、甘草。(中医方剂大辞典)(122)羚羊角、黄芩、栀子仁、麦门冬、川升麻、甘草。(中医方剂大辞典)(123)羚羊角、知母、黄芪、栝楼根、麦门冬、茯神、地骨皮、人参、防风、甘草、石膏、酸枣仁、黄芩。(中医方剂大辞典)(124)羚羊角、前胡、甘草、人参、陈橘皮、赤茯苓、马蔺子。(中医方剂大辞典)(125)羚羊角、柴胡、赤芍药、诃黎勒皮、桑根白皮、半夏、大腹皮、枳实、川大黄。(中医方剂大辞典)(126)羚羊角、桑根白皮、独活、枳壳、川大黄、酸枣仁、半夏、前胡、木香、郁李仁、槟榔、甘草。(中医方剂大辞典)(127)羚羊角、红雪、旋复花、川升麻、紫苏茎叶、槟榔、枳壳、麦门冬、前胡、独活、甘草。(中医方剂大辞典)(128)羚羊角、川升麻、独活、防风、赤茯苓、川朴硝、旋复花、子芩、石膏、槟榔。(中医方剂大辞典)(129)羚羊角、石斛、白术、防风、赤茯苓、白前、独活、芎䓖、桑根白皮、黄芩、附子、桂心、汉防己。(中医方剂大辞典)(130)羚羊角、薏苡仁、桂心、牛膝、防风、附子、甘草、黄芪、生干地黄。(中医方剂大辞典)(131)羚羊角、当归、白茯苓、酸枣仁、黄芪、半夏、防风、甘草、桂心、黄芩、远志、萆薢、人参、麦门冬。(中医方剂大辞典)(132)羚羊角、五加皮、防风、酸枣仁、赤茯苓、当归、桂心、桃仁、枳实、芎䓖、槟榔、甘草。(中医方剂大辞典)(133)羚羊角、白鲜皮、黄芩、防风、人参、杏仁、麻黄、羌活、白蒺藜、甘草、生干地黄、枳壳。(中医方剂大辞典)(134)羚羊角、桂心、附子、羌活、防风、酸枣仁、桑根白皮、天蓼木。(中医方剂大辞典)(135)羚羊角、枳壳、独活、防风、黄芩、细辛、赤芍药、甘草、人参、麻黄、石膏。(中医方剂大辞典)(136)羚羊角、防风、枳壳、半夏、茯神、白芷、甘草、附子、芎䓖。(中医方剂大辞典)(137)羚羊角、羌活、防风、黄芩、白鲜皮、芎䓖、川大黄、枳壳、葳蕤、牛蒡子、甘草。(中医方剂大辞典)(138)羚羊角、羌活、赤茯苓、薏苡仁、防风、赤芍药、当归、芎䓖、桂心、槟榔。(中医方剂大辞典)(139)羚羊角、赤茯苓、芎䓖、当归、酸枣仁、肉桂、细辛、防风、羌活、茵芋、丹参。(中医方剂大辞典)(140)羊角、独活、酸枣仁、薏苡仁、防风、赤茯苓、荆芥、芎䓖、黄芪、五加皮、熟干地黄。(中医方剂大辞典)(141)羚羊角、黄芪、熟干地黄、酸枣仁、茯神、铁粉、防风、黄连、麦门冬、黄芩、远志、甘草。(中医方剂大辞典)(142)羚羊角、防风、麦门冬、川升麻、赤茯苓、前胡、半夏、枇杷叶、荆芥、细辛、枳壳、甘草。(中医方剂大辞典)(143)羚羊角、麻黄、防风、茯神、羌活、芎䓖、石膏、甘草。(中医方剂大辞典)(144)羚羊角、石膏、人参、赤芍药、芎䓖、汉防己、桂心、附子、防风、杏仁、麻黄。(中医方剂大辞典)(145)羚羊角、川升麻、桂心、枳壳、茯神、独活、麻黄、葛根、附子、当归、酸枣仁、五加皮。(中医方剂大辞典)(146)羚羊角、麻黄、附子、当归、桂心、独活、防风、阿胶、天麻。(中医方剂大辞典)(147)羚羊角、前胡、桂心、芎䓖、麻黄、秦艽、防风、附子、赤箭、天南星、蝉壳、独活、茯神、槟榔、枳壳、桑螵蛸、干蝎、牛黄、朱砂、麝香、铅霜。(中医方剂大辞典)(148)羚羊角、防风、葛根、甘菊花、木通、人参、细辛、当归、桂心、甘草、附子、赤茯苓、汉防己、枳壳。(中医方剂大辞典)(149)羚羊角、麦门冬、栀子仁、土瓜根、川大黄、甘草。(中医方剂大辞典)(150)羚羊角、犀角屑、茯神、龙齿、铁粉、黄芩、甘草、防风、地骨皮、人参。(中医方剂大辞典)(151)羚羊角、麦门冬、大腹皮、川大黄、川升麻、柴胡、甘草。(中医方剂大辞典)(152)羚羊角、赤茯苓、防风、麦门冬、甘草、地骨皮、枳壳、蕤仁。(中医方剂大辞典)(153)羚羊角、栀子仁、麦门冬、川升麻、川大黄、玄参、黄芪、甘草、赤芍药。(中医方剂大辞典)(154)羚羊角、旋覆花、枳壳、前胡、川升麻、玄参、赤芍药、黄芩、地骨皮、茯神、麦门冬、甘草。(中医方剂大辞典)(155)羚羊角、川升麻、秦艽、木通、白鲜皮、槟榔、黄芩、麦门冬、川大黄、甘草。(中医方剂大辞典)(156)羚羊角、旋复花、赤茯苓、黄芩、半夏、槟榔、陈橘皮、吴茱萸。(中医方剂大辞典)(157)羚羊角、木通、桑根白皮、大腹皮、柴胡、石膏、川朴硝。(中医方剂大辞典)(158)羚羊角、赤茯苓、麦门冬、葳蕤、柴胡、栀子仁、桑根白皮、石膏、甘草。(中医方剂大辞典)(159)羚羊角、黄芩、赤芍药、茯神、葛根、鼠尾草、栀子仁、川大黄、麦门冬。(中医方剂大辞典)(160)羚羊角、木通、射干、川升麻、地骨皮、芦根。(中医方剂大辞典)(161)羚羊角、栀子仁、决明子、芎䓖、羌活、石膏、柴胡、黄芩、人参、川大黄。(中医方剂大辞典)(162)羚羊角、犀角、牛黄、人参、白茯苓、麦门冬、黄芪、栀子仁、甘草、紫菀、丹参、玄参。(中医方剂大辞典)(163)羚羊角、犀角、麦门冬、百合、柴胡、地骨皮、木通(中医方剂大辞典)

羚羊角煎 ling yang jiao jian

【英文名】Ling Yang Jiao Decoction

【组成】(1)羚羊角、菊花、玄参、牛膝、防风、紫参。(中医方剂大辞典)(2)羚羊角、荆芥穗、羌活、熟干地黄、防风、黑豆、酒。(中医方剂大辞典)

羚羊明目丸 ling yang ming mu wan

【英文名】Ling Yang Ming Mu Pill

【组成】羚羊角、白菊花、川芎、车前、防风、羌活、薄荷、赤芍、大黄、朴硝、血竭、没药、丹皮、红花。(中医方剂大辞典)

羚羊注射液 ling yang zhu she ye

【英文名】Ling Yang Injection

【组成】羚羊角。

羚羊泻白散 ling yang xie bai san

【英文名】Ling Yang Xie Bai Powder

【组成】(1)生桑皮、地骨皮、甘草、羚羊角。(中医方剂大辞典)(2)羚羊角、苦杏仁、广橘红、炒桑皮、生甘草、桔梗、地骨皮、象贝母、炒竹茹。(中医方剂大辞典)

羚羊钩藤汤 ling yang gou teng tang

【英文名】Ling Yang Gou Teng Decoction

【组成】羚羊角、钩藤、菊花、桑叶。(陕西中医学院学报 1992,15(1))

羚羊粉 ling yang fen

【英文名】Ling Yang Fen Powder

【组成】(1)羚羊角。((90)粤卫药准字第 C9－026 号)(2)羚羊角。((83)苏卫药准字 1514－2 号)

羚羊清肺丸 ling yang qing fei wan

【英文名】Ling Yang Qing Fei Pill

【组成】羚羊、浙贝、花粉、银花、小生地、黄芩、桔梗、玄参、丹皮、薄荷、石斛、天冬、陈皮、大青叶、板兰根、杏仁、桑皮、前胡、金果榄、甘草、熟军、枇杷叶、栀子、麦冬。(中医方剂大辞典)

羚羊清肺汤 ling yang qing fei tang

【英文名】Ling Yang Qing Fei Decoction

【异名】羚羊清肺散(中医方剂大辞典、外科大成)

【组成】羚羊角、黄连、银柴胡、玄参、石膏、川芎、当归身、白芍、生地、蒲黄、地骨皮、山栀、芦荟、甘草、藕节、白茅根。(中医方剂大辞典)

羚羊清肺散 ling yang qing fei san

【英文名】Ling Yang Qing Fei Powder

【组成】羚羊角、平贝母、青礞石、大黄、甘草、朱砂、生石膏、黄芩、人工牛黄。((85)黑卫药准字第263号)

羚羊清肺颗粒 ling yang qing fei ke li

【英文名】Ling Yang Qing Fei Granule

【组成】浙贝母、桑白皮、前胡、麦冬、天冬、天花粉、地黄、玄参、石斛、桔梗、枇杷叶、苦杏仁、金果榄、金银花、大青叶、栀子、黄芩、板蓝根、牡丹皮、薄荷、甘草、熟大黄、陈皮、羚羊角粉。(药品标准－中药成方制剂标准1998)

羚羊散 ling yang san

【英文名】Ling Yang Powder

【异名】羚羊角散(中医方剂大辞典、圣惠)

【组成】(1)羚羊角、生地、元参、麦冬、黄芩、知母、银花、僵蚕、大力、羌活、防风、甘草、竹叶。(中医方剂大辞典)(2)白玉羚羊霜、木通、紫草、生地黄、芍药、僵蚕、全蝎、桔梗、橘红、甘草、荆齐、防风。(中医方剂大辞典)(3)羚羊角、防风、枳壳、白蒺藜、川大黄、玄参、乌蛇皮、甘草、秦艽。(中医方剂大辞典)

羚羊散血饮 ling yang san xue yin

【英文名】Ling Yang San Xue Drink

【组成】羚羊角、酒黄芩、青黛、赤芍、牡丹皮、茜草、小蓟。(中医方剂大辞典)

羚羊犀角散 ling yang xi jiao san

【英文名】Ling Yang Xi Jiao Powder

【组成】羚羊角屑、赤箭、酸枣仁、薏苡仁、白附子、羌活、芎䓖、犀角屑、当归、白鲜皮、地骨皮、人参、柏子仁、鹿角胶、蔓荆子、牛黄、麝香。(中医方剂大辞典)

羚羊黑膏汤 ling yang hei gao tang

【英文名】Ling Yang Hei Gao Decoction

【组成】羚羊角、豆豉、鲜地、桑叶、白蒺黎、牛蒡子、桔梗、前胡、杏仁、土贝母、人中黄。(中医方剂大辞典)

羚羊感冒片 ling yang gan mao pian

【英文名】Ling Yang Gan Mao Tablet

【组成】羚羊角、牛蒡子、淡豆豉、金银花、荆芥、连翘、淡竹叶、桔梗、薄荷油、甘草。(药品标准－中药成方制剂标准1996)

羚羊感冒胶囊 ling yang gan mao jiao nang

【英文名】Ling Yang Gan Mao Capsule

【组成】羚羊角、连翘、银花、荆芥、桔梗、甘草。(中成药研究1988,(11))

羚羊感冒颗粒 ling yang gan mao ke li

【英文名】Ling Yang Gan Mao Granule

【组成】羚羊角、金银花、桔梗、连翘、荆芥穗、淡竹叶、甘草、牛蒡子、淡豆豉、薄荷脑、薄荷油。(药品标准－中药成方制剂标准1998)

羚羊解毒汤 ling yang jie du tang

【英文名】Ling Yang Jie Du Decoction

【组成】羚羊角、生地、丹皮、川连、地骨皮、黄芩、花粉、甘草、桑皮、石膏、牛蒡子。(中医方剂大辞典)

羚羊镇痉汤 ling yang zhen jing tang

【英文名】Ling Yang Zhen Jing Decoction

【组成】羚羊角粉、生石决明、生石膏、龙胆草、僵蚕、全蝎、钩藤。(中医方剂大辞典)

羚灵聪明丹 ling ling cong ming dan

【英文名】Ling Ling Cong Ming Pellet

【组成】羚羊角、木灵芝、茯苓、菖蒲、远志、人参、五味子、黄连、桂心。(陕西中医1993,14(8))

羚角化斑汤 ling jiao hua ban tang

【英文名】Ling Jiao Hua Ban Decoction

【组成】羚羊角、石膏、知母、人参、甘草、元参、防风、苍术、牛蒡子。(中医方剂大辞典)

羚角钩藤汤 ling jiao gou teng tang

【英文名】Ling Jiao Gou Teng Decoction

【组成】羚角片、桑叶、川贝、鲜生地、双钩藤、滁菊花、茯神木、生白芍、生甘草、淡竹茹。(中医方剂大辞典)

羚角荷翘汤 ling jiao he qiao tang

【英文名】Ling Jiao He Qiao Decoction

【组成】羚角、苏薄荷、青连翘、夏枯花、苦丁茶、焦栀皮、鲜荷叶边、鲜青菊叶。(中医方剂大辞典)

羚角清营汤 ling jiao qing ying tang

【英文名】Ling Jiao Qing Ying Decoction

【组成】羚羊片、鲜生地、焦山栀、银花、青连翘、血见愁、生蒲黄、童便。(中医方剂大辞典)

羚竺散 ling zhu san

【英文名】Ling Zhu Powder

【组成】羚羊角、水牛容易胆浓缩粉、琥珀、冰片、桔梗、僵蚕、全蝎、天竺黄、平贝母、桑白皮、苦杏仁、莱菔子、黄连、前胡、甘草。(药品标准－中药成方制剂标准1991)

羚珠散 ling zhu san

【英文名】Ling Zhu Powder

【组成】羚羊角粉、珍珠粉、牛黄、僵蚕、朱砂、琥珀、胆南星、冰片、石菖蒲油。(药品标准－中药成方制剂标准1991)

羚黄宝儿丸 ling huang bao er wan

【英文名】Ling Huang Bao Er Pill

【组成】麝香、黄连、羚羊角、甘草、冰片、人参、人工牛黄、猪胆膏、丁香。(药品标准－中药成方制剂标准

1997）

羚犀汤 ling xi tang

【英文名】Ling Xi Decoction

【组成】(1)羚羊角、犀角、生干地黄、白术、防风、人参、甘草、山栀子仁、荆芥穗、升麻。（中医方剂大辞典）(2)羚羊角、石膏、甘草、旋覆花、紫菀、前胡、细辛、犀角。（中医方剂大辞典）

羚翘解毒丸 ling qiao jie du wan

【英文名】Ling Qiao Jie Du Pill

【组成】桔梗、黄芩、元参、银花、连翘、青叶、生地、薄荷、甘草、生石膏、花粉、桑叶、赤芍、黄连、生栀、羚羊。（中医方剂大辞典）

羚翘解毒片 ling qiao jie du pian

【英文名】Ling Qiao Jie Du Tablet

【组成】羚羊角粉、金银花、桔梗、淡竹叶、淡豆豉、甘草、荆芥、牛蒡子、连翘、薄荷。（清·《温病条辨》、《卫生部药品标准》(1989年)）

羚翘解毒膏 ling qiao jie du gao

【英文名】Ling Qiao Jie Du Ointment

【组成】银花、连翘、葛根、大青叶、花粉、元参、薄荷叶、生栀子、赤芍、马勃、浙贝母、桑叶、枳壳、黄芩、炒僵蚕、知母、黄柏、生石膏。（中医方剂大辞典）

羚翘解毒颗粒 ling qiao jie du ke li

【英文名】Ling Qiao Jie Du Granule

【组成】羚羊角、金银花、连翘、薄荷、荆芥穗、淡豆豉、牛蒡子、桔梗、淡竹叶、甘草。（药品标准－中药成方制剂标准1998）

羚熊清狂汤 ling xiong qing kuang tang

【英文名】Ling Xiong Qing Kuang Decoction

【组成】羚羊片、老竺黄、寒水石、小川连、九制胆星、金汁、鲜石菖蒲汁、熊胆。（中医方剂大辞典）

羚赭清降汤 ling zhe qing jiang tang

【英文名】Ling Zhe Qing Jiang Decoction

【组成】羚羊角粉、生赭石、夏枯草、生山栀、丹皮、泽泻。（中医杂志1989,(7)）

羚黛百芩汤 ling dai bai qin tang

【英文名】Ling Dai Bai Qin Decoction

【组成】羚羊角粉、黛蛤散、百部、黄芩、桑皮、天竺子。（江苏中医1988,(4)）

羚麝化栓丸 ling she hua shuan wan

【英文名】Ling She Hua Shuan Pill

【组成】羚羊角粉、麝香、蜈蚣、地鳖虫、地龙、鲜牛胆汁、绞股蓝、黄芪。（陕西中医1993,14(8)）

脘痛舒 wan tong shu

【英文名】Wan Tong Shu Decoction

【组成】制香附、酒元胡、川楝子、广木香、郁金、蒲公英、炒白术、炒枳壳、炒白芍、炙甘草。（中国医药学报1993,8(增刊)）

脚气止痛方 jiao qi zhi tong fang

【英文名】Jiao Qi Zhi Tong Prescription

【组成】蓖麻子。（中医方剂大辞典）

脚气粉 jiao qi fen

【英文名】Jiao Qi Powder

【组成】六一散、枯矾。（中医方剂大辞典）

脚气散 jiao qi san

【英文名】Jiao Qi Powder

【组成】牛膝、硇砂、细辛、丹参、白术、郁李仁。（中医方剂大辞典）

脚气渫洗法 jiao qi xie xi fa

【英文名】Jiao Qi Xie Xi Lotion

【组成】威灵仙、防风、荆芥穗、当归、地骨皮、葫藋叶、升麻、白芍药。（中医方剂大辞典）

脚气膏 jiao qi gao

【英文名】Jiao Qi Emplastrum

【组成】广胶、葱白、生葱、陈酒糟、花椒、艾叶。（中医方剂大辞典）

脚针膏 jiao zhen gao

【英文名】Jiao Zhen Plaster

【组成】阿魏、莪术、三棱、麝香、鸡肫皮、鳝鱼血、大黄、荸荠(摊贴)。（中医方剂大辞典）

脚癣一次净 jiao xuan yi ci jing

【英文名】Jiao Xuan Yi Ci Jing Prescription

【组成】珊瑚姜等。（黔卫字准字(1996)第500128号）

脚癣粉 jiao xuan fen

【英文名】Jiao Xuan Powder

【组成】轻粉、升华硫磺、滑石、熟硼砂、枯矾、樟脑、冰片。（中医方剂大辞典）

脱力丸 tuo li wan

【英文名】Tuo Li Pill

【组成】针砂、大枣肉。（中医方剂大辞典）

脱凡散 tuo fan san

【英文名】Tuo Fan Powder

【组成】蝉蜕。（中医方剂大辞典）

脱气丸 tuo qi wan

【英文名】Tuo Qi Pill

【组成】赤小豆、通草。（中医方剂大辞典）

脱甲散 tuo jia san

【英文名】Tuo Jia Powder

【异名】葱根煎散(中医方剂大辞典、活幼口议)

【组成】(1)雄黄、蝉蜕皮、人顶骨。（中医方剂大辞典）(2)柴胡、川当归、龙胆草、白茯苓、人参、知母、甘草、川芎、麻黄。（中医方剂大辞典）

脱皮液 tuo pi ye

【英文名】Tuo Pi Tincture

【组成】斑蝥、蜈蚣、蟾酥、冰片、地肤子、硫磺、百部、雄黄、松香、蛇床子、烟膏、白鲜皮、土槿皮、大枫子、镇江醋、95%酒精。(上海中医药杂志 1982,(11))

脱衣散 tuo yi san

【英文名】Tuo Yi Powder

【组成】(1)附子、硫黄。(中医方剂大辞典)(2)川牛膝、归尾、木通、滑石、冬葵子、枳壳。(中医方剂大辞典)

脱肛丸 tuo gang wan

【英文名】Tuo Gang Pill

【组成】使君子。(中医杂志 11985,26(2))

脱肛洗药 tuo gang xi yao

【英文名】Tuo Gang Lotion

【组成】(1)苦参、五倍子、陈壁。(中医方剂大辞典)(2)五倍子、白矾、陈壁土、葱、荷叶。(中医方剂大辞典)

脱肛散 tuo gang san

【英文名】Tuo Gang Powder

【组成】磁石、军姜、枯矾。(中医方剂大辞典)

脱花煎 tuo hua jian

【英文名】Tuo Hua Decoction

【组成】当归、肉桂、川芎、牛膝、车前子、红花。(中医方剂大辞典)

脱苦膏 tuo ku gao

【英文名】Tuo Ku Bill Ointment

【组成】薄荷脑、樟脑、冰片、水杨酸甲酯、盐酸苄达明、盐酸苯海拉明、辣椒浸膏、毛麝香浸膏。(药品标准-中药成方制剂标准 1998)

脱烂散 tuo lan san

【英文名】Tuo Lan Powder

【组成】雄黄、黄丹、硇砂。(中医方剂大辞典)

脱胎散 tuo tai san

【英文名】Tuo Tai Powder

【组成】蛇蜕、麝香、葱白。(中医方剂大辞典)

脱茧风凉膏 tuo jian feng liang gao

【英文名】Tuo Jian Feng Liang Plaster

【组成】鸡蛋、麻油、雄黄末。(中医方剂大辞典)

脱骨丹 tuo gu dan

【英文名】Tuo Gu Pellet

【组成】水银、硝酸、白矾。(中医方剂大辞典)

脱敏止喘方 tuo min zhi chuan fang

【英文名】Tuo Min Zhi Chuan Prescription

【组成】麻黄、苍耳子、辛荑、僵蚕、炒杏仁、紫菀、款冬花、地龙、蝉衣、炙甘草、射干。(中国中西医结合杂志 1993,13(5))

脱敏平喘汤 tuo min ping chuan tang

【英文名】Tuo Min Ping Chuan Decoction

【组成】麻黄、钩藤、老鹳草、葶苈子、乌梅、甘草。(江苏中医 1990,(11))

脱敏平喘膏 tuo min ping chuan gao

【英文名】Tuo Min Ping Chuan Ointment

【组成】皂角、白芥子、诃子肉、辛荑。(北京中医学院学报 1993,16(6))

脱敏合剂 tuo min he ji

【英文名】Tuo Min Mixture

【组成】黄芪、乌梅、诃子肉、地黄、白蒺藜、苦参、白鲜皮、地肤子、蝉衣、苍术、黄芩、地龙、细辛、柴胡、甘草。(辽宁中医杂志 1993,(7))

脱敏汤 tuo min tang

【英文名】Tuo Min Decoction

【组成】荆芥、防风、蛇蜕、乌梢蛇、蛇床子、蝉衣、白蒺藜、白鲜皮、地肤子、蜂房、路路通、全蝎、生甘草。(现代中医 1992,5(2))

脱管棒 tuo guan bang

【英文名】Tuo Guan Bang Suppository

【组成】白降丹、红升、乳香、没药、苯佐卡因。(安徽中医学院学报 1989,8(1))

舶上茴香丸 bo shang hui xiang wan

【英文名】Bo Shang Hui Xiang Pill

【组成】舶上茴香、土茴香、川楝子、胡芦巴、巴戟、生姜、桂、车前子、赤茯苓、桃仁、陈皮、附子、木香、枳实、麝香。(中医方剂大辞典)

舶上硫黄丸 bo shang liu huang wan

【英文名】Bai Shang Liu Huang Pill

【组成】舶上硫黄、薏苡仁。(中医方剂大辞典)

菇蒋根羹 gu jiang gen geng

【英文名】Gu Jiang Gen Thick Soup

【组成】菇蒋根、冬瓜。(中医方剂大辞典)

菊女饮 ju nv yin

【英文名】Ju Nv Drink

【组成】女贞子、甘菊花、麦冬。(中医方剂大辞典)

菊叶汤 ju ye tang

【英文名】Ju Ye Decoction

【组成】菊花、羌活、独活、旋覆花、牛蒡子、甘草。(中医方剂大辞典)

菊芎散 ju xiong san

【英文名】Ju Xiong Powder

【组成】薄荷、菊花、甘草、川芎、防风、白芷。(中医方剂大辞典)

菊虫汤 ju chong tang

【英文名】Ju Chong Decoction

【组成】菊花、蝉蜕、麦冬、花粉、木香、明雄黄、香附、白蒺藜、防风、杏仁、桔梗、甘草。(中医方剂大辞典)

菊花丸 ju hua wan

【英文名】Ju Hua Pill

【组成】(1)菊花、巴戟、五味子、肉苁蓉、枸杞。(中医方剂大辞典)(2)甘菊花、秦当归、地黄膏、牛膝、覆盆子。(中医方剂大辞典)(3)甘菊花、枸杞子、肉苁蓉、巴戟。(中医方剂大辞典)(4)菊花、黄连、槐子、车前子、茺蔚子、青葙子、地肤子、决明子、菥蓂子、苦参、防风、黄芩、蕤仁。(中医方剂大辞典)(5)菊花、乌头、黑豆。(中医方剂大辞典)(6)甘菊花、人参、白茯苓、山芋。(中医方剂大辞典)(7)甘菊花、黄芩、玄参、决明子、升麻、蕤仁、车前子、防风、黄连、萎蕤、大黄。(中医方剂大辞典)(8)甘菊花、枸杞子、天麻、独活、蔓荆实、木香、芎䓖、防风、羌活、天竺黄、赤茯苓、藁本。(中医方剂大辞典)(9)甘菊花、羌活、枳壳、芎䓖、防风、桂、细辛、槟榔。(中医方剂大辞典)

菊花甘草汤 ju hua gan cao tang

【英文名】Ju Hua Gan Cao Decoction

【组成】白菊花、甘草。(中医方剂大辞典)

菊花汤 ju hua tang

【英文名】Ju Hua Decoction

【异名】救生散(中医方剂大辞典、圣济总录)

【组成】(1)菊花、麦冬、大枣、人参、当归、甘草、阿胶、生姜。(中医方剂大辞典)(2)菊花、苏叶、白芍、当归、阿胶、人参、麦冬、炙草、苏梗、大枣。(中医方剂大辞典)(3)菊花、茯神、防风、玄参、升麻、石膏、芎䓖、葛根、大黄。(中医方剂大辞典)(4)甘菊花、地骨皮、升麻、防风、黄连、赤茯苓、萎蕤、柴胡、木通。(中医方剂大辞典)(5)菊花、升麻、黄连、防风、木通、白茯苓、萎蕤、地骨皮。(中医方剂大辞典)(6)甘菊花、大黄、茯神、玄参、淡竹叶、升麻、犀角、决明子、黄芩、黄连。(中医方剂大辞典)(7)菊花、升麻、独活、防风、知母、黄芩、玄参、藁本、大黄、栀子仁、前胡、桔梗、甘草、麦门冬、生干地黄。(中医方剂大辞典)(8)菊花、石膏、芎䓖、甘草。(中医方剂大辞典)(9)甘菊花、细辛、防风、前胡、茯神、白术、麻黄、芎䓖、杏仁。(中医方剂大辞典)(10)菊花、麦门冬、麻黄、阿胶、人参、甘草、当归、生姜、半夏、大枣。(中医方剂大辞典)(11)甘菊花、独活、茵芋、防风、细辛、蜀椒、皂荚、桂心、杜蘅、莽草。(中医方剂大辞典)

菊花芍药汤 ju hua shao yao tang

【英文名】Ju Hua Shao Yao Decoction

【组成】菊花、赤白芍、白蒺藜、丹皮、钩藤、天麻、夜交藤、生地、桑椹子。(中医方剂大辞典)

菊花补肝散 ju hua bu gan san

【英文名】Ju Hua Bu Gan Powder

【组成】甘菊、熟地、白芍、白茯、细辛、防风、柴胡、甘草、柏子仁。(中医方剂大辞典)

菊花辛夷散 ju hua xin yi san

【英文名】Ju Hua Xin Yi Powder

【组成】白菊花、辛夷、包谷粉、滑石粉、冰片。(中医方剂大辞典)

菊花饮 ju hua yin

【英文名】Ju Hua Decoction

【组成】生地、当归、柴胡、花粉、黄连、天冬、麦冬、菊花、甘草。(中医方剂大辞典)

菊花明目饮 ju hua ming mu yin

【英文名】Ju Hua Ming Mu Drink

【组成】菊花、黄芩、柴胡、龙胆草、知母、玄参、赤芍、牡丹皮、防风、青葙子。(中医方剂大辞典)

菊花茶调散 ju hua cha tiao san

【英文名】Ju Hua Cha Tiao Powder

【组成】(1)菊花、僵蚕。(中医方剂大辞典)(2)菊花、川芎、荆芥穗、羌活、甘草、白芷、细辛、防风、蝉蜕、僵蚕、薄荷。(中医方剂大辞典)

菊花浸酒 ju hua jin jiu

【英文名】Ju Hua Jin Wine

【组成】甘菊花、杜仲、当归、石斛、黄芪、肉苁蓉、桂心、防风、附子、萆薢、独活、钟乳粉、白茯苓、山茱萸。(中医方剂大辞典)

菊花通圣散 ju hua tong sheng san

【英文名】Ju Hua Tong Sheng Powder

【组成】(1)防风、川芎、当归、芍药、大黄、芒硝、连翘、薄荷、麻黄、石膏、桔梗、黄芩、白术、栀子、荆芥穗、滑石、甘草、菊花。(中医方剂大辞典)(2)白菊花、滑石、石膏、黄芩、甘草、桔梗、牙硝、黄连、羌活、防风、川芎、当归、赤芍药、大黄、薄荷、连翘、麻黄、白蒺藜、芒硝、荆芥、白术、山栀子。(中医方剂大辞典)

菊花酒 ju hua jiu

【英文名】Ju Hua Wine

【异名】菊花饮(中医方剂大辞典、仙拈集)

【组成】(1)白菊花。(中医方剂大辞典)(2)菊花、五加皮、甘草、生地黄、秦艽、枸杞根、白术。(中医方剂大辞典)(3)菊花、生地黄、枸杞根。(中医方剂大辞典)(4)菊花、杜仲、附子、黄芪、干姜、桂心、当归、石斛、紫石英、苁蓉、萆薢、独活、钟乳、茯苓、防风。(中医方剂大辞典)(5)甘菊花。(中医方剂大辞典)

菊花清燥汤 ju hua qing zao tang

【英文名】Ju Hua Qing Zao Decoction

【组成】甘菊花、当归、生地、白芍、川芎、知母、贝母、地骨皮、麦冬、柴胡、芩黄、升麻、犀角、甘草。(中医方剂大辞典)

菊花帽 ju hua mao

【英文名】Ju Hua Mao Powder

【组成】夏枯草、菊花、淡竹叶、谷精草、黄芩、白芷、川芎、当归、丹参、防风、牛膝、钩藤、薄荷、透骨草、决明子、细辛、藁本、冰片。(贵阳中医学院学报 1993,(1))

菊花散 ju hua san

【英文名】Ju Hua Powder

【异名】甘菊花散(中医方剂大辞典、圣济总录)

【组成】(1)黄芩、大黄、菊花、甘草、防风、土当归。(中医方剂大辞典)(2)菊花、芎䓖。(中医方剂大辞典)(3)薄荷、甘草、大黄、芒硝、甘菊花、缩砂仁。(中医方剂大辞典)(4)白菊花、绿豆壳、蜜蒙花、旋覆花、谷精草、甘草。(中医方剂大辞典)(5)蝉蜕、木贼、白蒺藜、羌活、白菊花、荆芥、甘草。(中医方剂大辞典)(6)石膏、甘菊花、防风、旋覆花、枳壳、蔓荆子、甘草、川羌活。(中医方剂大辞典)(7)菊花、荆芥穗、旋覆花、甘草、决明子、木贼、苍术、枸杞子。(中医方剂大辞典)(8)白蒺藜、蝉蜕、羌活、木贼草、菊花。(中医方剂大辞典)(9)甘草、川芎、苍术、甘菊、防风、白蒺藜、羌活、木贼、麻黄、黄连。(中医方剂大辞典)(10)甘菊、防风、细辛、桂心、甘草。(中医方剂大辞典)(11)甘菊花、牛蒡子、防风、白蒺藜、甘草。(中医方剂大辞典)(12)菊花、防风、木通、木贼、仙灵脾、荆芥、甘草。(中医方剂大辞典)(13)菊花、羚羊角、蔓荆实、玄参、防风、芍药、子芩。(中医方剂大辞典)(14)菊花、防风、白蒺藜、牛蒡子、甘草。(中医方剂大辞典)(15)菊花、旋覆花、芎䓖、恶实、白蒺藜、石膏。(中医方剂大辞典)(16)菊花、苍术、荆芥穗、草决明、木贼、旋覆花、甘草、蝉蜕、蛇蜕。(中医方剂大辞典)(17)菊花、蒺藜子、芎䓖、防风、木香、甘草。(中医方剂大辞典)(18)菊花、排风子、甘草。(中医方剂大辞典)(19)菊花、牛蒡子、甘草。(中医方剂大辞典)(20)菊花、蜜蒙花、甘草、栀子仁、芎䓖、大黄、蒺藜子、防风、当归。(中医方剂大辞典)(21)菊花、白附子、防风、甘草、枳壳。(中医方剂大辞典)(22)甘菊花、牛黄、犀角、铁粉、麦门冬、黄连、铅霜、独活、白附子。(中医方剂大辞典)(23)菊花、地骨皮、石膏、蒺藜子、甘草。(中医方剂大辞典)(24)菊花、前胡、旋覆花、芍药、玄参、苦参、防风。(中医方剂大辞典)(25)甘菊花、牯牛胆、寒水石、雌鸡肝。(中医方剂大辞典)(26)甘菊花、人参、赤茯苓、麦门冬、犀角、甘草、防风、羌活、地骨皮、羚羊角、蔓荆子、川升麻。(中医方剂大辞典)(27)甘菊花、旋覆花、生干地黄、羚羊角、海桐皮、秦艽、白附子、防风、蔓荆子、决明子、芎䓖。(中医方剂大辞典)(28)甘菊花、羌活、蔓荆子、半夏、芎䓖、枳壳、石膏、赤芍药、甘草。(中医方剂大辞典)(29)甘菊花、防风、决明子、栀子仁、黄芩、车前子、川升麻、玄参、地骨皮、柴胡、麦门冬、生干地黄、甘草、羚羊角。(中医方剂大辞典)(30)甘菊花、前胡、防风、羌活、生干地黄、决明子、木通、茯神、车前子、羚羊角、麦门冬、地骨皮、甘草。(中医方剂大辞典)(31)甘菊花、芎䓖。(中医方剂大辞典)(32)甘菊花、麻黄、葛根、黄芩、羚羊角、玄参、栀子仁、赤芍药、甘草。(中医方剂大辞典)(33)菊花、细辛、附子、桂心、干姜、巴戟、人参、石南、天雄、茯苓、秦艽、防已、防风、山茱萸、白术、薯蓣、蜀椒。(中医方剂大辞典)(34)甘菊花、防风、枳壳、羌活、旋覆花、生石膏、荆芥、甘草。(中医方剂大辞典)(35)苍术、木贼、草决明、荆芥、旋覆花、甘草、菊花。(中医方剂大辞典)(36)甘菊、防风、前胡、细辛、桂心、甘草。(中医方剂大辞典)(37)地黄、当归、柴胡、菊花、黄连、黄芩、天门冬、天花粉、麦冬、甘草、芍药。(中医方剂大辞典)(38)菊花、川芎、细辛、白芷、白术。(中医方剂大辞典)(39)菊花、甘草、防风、荆芥、蝉蜕、大黄、石决明。(中医方剂大辞典)(40)菊花、川芎、木贼、香附子、夏枯草、羌活、草乌、防风、甘草、荆芥、白芷。(中医方剂大辞典)

菊花煎 ju hua jian

【英文名】Ju Hua Decoction

【组成】(1)菊花。(中医方剂大辞典)(2)菊花、菖蒲、白矾。(中医方剂大辞典)(3)甘菊花、枸杞子、神曲、生地黄、肉苁蓉、桂。(中医方剂大辞典)

菊明降压丸 ju ming jiang ya wan

【英文名】Ju Ming Jiang Ya Pill

【组成】野菊花、决明子。(药品标准－中药成方制剂标准 1991)

菊明降压片 ju ming jiang ya pian

【英文名】Ju Ming Jiang Ya Tablet

【组成】野菊花、决明子。(药品标准－中药成方制剂标准 1990)

菊苗粥 ju miao zhou

【英文名】Ju Miao Gruel

【组成】甘菊。(中医方剂大辞典)

菊美人参生发露 ju mei ren shen sheng fa Lu

【英文名】Ju Mei Ren Shen Sheng Fa Liniment

【组成】人参叶、侧柏叶、川楝子、毛姜。(中西医结合杂志 1989,9(1))

菊黄溶液 ju huang rong ye

【英文名】Ju Huang Lotion

【组成】野菊花、生大黄。(中成药研究 1985,(5))

菊睛丸 ju qing wan

【英文名】Ju Qing Pill

【异名】菊睛丸(中医方剂大辞典、局方)

【组成】(1)枸杞子、巴戟、甘菊花、苁蓉。(中医方剂大

辞典)(2)甘菊花、川芎、甘草、天门冬。(中医方剂大辞典)

菊榆合剂 ju yu he ji

【英文名】Ju Yu Mixture

【组成】菊花、地榆、十大功劳叶、苦参、黄芩、大飞扬。(广西中医药 1986,9(4))

菊蓝抗流感片 ju lan kang liu gan pian

【英文名】Ju Lan Kang Liu Gan Tablet

【组成】野菊花、人工牛黄、板蓝根、乙酰水杨酸、水牛角浓缩粉。(药品标准－中药成方制剂标准 1997)

菊精丸 ju jing wan

【英文名】Ju Jing Pill

【异名】菊青丸(中医方剂大辞典)

【组成】巴戟、肉苁蓉、五味子、枸杞子、甘菊花。(中医方剂大辞典)

菊霜 ju shuang

【英文名】Ju Shuang Pellet

【异名】元女丹(中医方剂大辞典、玉钥续编)

【组成】防风、羌活、石膏、川芎、川黄连、荆芥、元参、甘草、黄柏、槐角、连翘、黄芩、甘菊花、薄荷、白芷。(中医方剂大辞典)

菊藻丸 ju zao wan

【英文名】Ju Zao Pill

【组成】菊花、海藻、三棱、蚤休、制马钱子、银花、漏芦、马蔺子、山慈菇、蜈蚣、首乌。(中医方剂大辞典)

菌毒灵 jun du ling

【英文名】Jun Du Ling Prescription

【组成】麝香、鱼腥草。(中西医结合眼科 1992,10(2))

菌痢方 jun li fang

【英文名】Jun Li Prescription

【组成】(1)湿热痢方:苦参、扁豆花、焦山楂、马齿苋、槟榔、木香。寒湿痢方:椿根皮、石榴皮、黄连、附子、干姜。(山东中医杂志 1990,9(5))(2)白头翁、葛根、槟榔、秦皮、黄柏、黄芩、芍药、黄连、木香、甘草。(湖南中医杂志 1986,(6))

菌痢平片 jun li ping pian

【英文名】Jun Li Ping Tablet

【组成】鲜马齿苋、黄连、吴茱萸、木香、六神曲。(药品标准－中药成方制剂标准 1993)

菌痢冲剂 jun li chong ji

【英文名】Jun Li Medicinal Instant Granule

【组成】葛根、黄连、黄芩、广木香、槟榔、地锦草。(浙江中医学院学报 1986,10(4))

菌痢汤 jun li tang

【英文名】Jun Li Decoction

【组成】银花、黄连、白头翁、秦皮、大黄、地榆、乌梅、仙鹤草、山楂。(云南中医杂志 1986,7(3))

菌痢复方 jun li fu fang

【英文名】Jun Li Fu Fang Decoction

【组成】白头翁、黄连、黄柏、秦皮、鲜马齿苋、蒲公英、陈皮、白术、防风、木香、六曲。(江苏中医杂志 1984,5(3))

菖朴二子汤 chang pu er zi tang

【英文名】Chang Pu Er Zi Decoction

【组成】骨碎补、石菖蒲、女贞子、枸杞子、陈皮、茯苓、响玲草、僵蚕、白芍、川芎、甘草。(中国医药学报 1993,8(6))

菖阳泻心汤 chang yang xie xin tang

【英文名】Chang Yang Xie Xin Decoction

【组成】石菖蒲、苏叶、制厚朴、制半夏、姜连、炒黄芩、枇杷叶、淡竹茹、芦根。(南京中医学院学报 1992,(2))

菖远仙佛饮 chang yuan xian fo yin

【英文名】Chang Yuan Xian Fo Decoction

【组成】菖蒲、佛手、半夏、苏梗、陈皮、川朴、远志、枳壳、威灵仙。(浙江中医杂志 1992,(4))

菖附散 chang fu san

【英文名】Chang Fu Powder

【组成】炮附子、菖蒲。(中医方剂大辞典)

菖姜汤 chang jiang tang

【英文名】Chang Jiang Decoction

【组成】人参、肉桂、半夏、白术、茯神、菖蒲、良姜。(中医方剂大辞典)

菖蒲大丸 chang pu da wan

【英文名】Chang Pu Da Pill

【组成】水菖蒲、白术、防风、川芎、甘草、桔梗、木通、杏仁、肉桂、缩砂仁、薄荷叶。(中医方剂大辞典)

菖蒲汁 chang pu zhi

【英文名】Chang Pu Juice

【组成】菖蒲生根。(中医方剂大辞典)

菖蒲导赤散 chang pu dao chi san

【英文名】Chang Pu Dao Chi Powder

【组成】石菖蒲、黄连、生地、木通、甘草梢、竹叶、灯心。(中医方剂大辞典)

菖蒲导痰汤 chang pu dao tan tang

【英文名】Chang Pu Dao Tan Decoction

【组成】半夏、茯苓、橘红、甘草、菖蒲、南星、枳实。(中医方剂大辞典)

菖蒲汤 chang pu tang

【英文名】Chang Pu Decoction

【组成】(1)菖蒲、远志、木通、白茯苓、人参、石决明、当归、防风、桂。(中医方剂大辞典)(2)菖蒲、木通、瞿麦、杏仁、白术、独活、山芋、甘草、附子、桂、茯神、人参、石膏、前胡、磁石。(中医方剂大辞典)(3)生菖

蒲。(中医方剂大辞典)(4)菖蒲、当归、葱白、吴茱萸、阿胶。(中医方剂大辞典)

菖蒲饮 chang pu yin

【英文名】Chang Pu Drink

【组成】(1)人参、菖蒲、茯神、远志、麦冬、山药、珍珠、琥珀、金箔、胆星、牛黄、麝香、天竺黄、雄黄、朱砂。(中医方剂大辞典)(2)菖蒲、高良姜、青橘皮、白术、甘草。(中医方剂大辞典)(3)菖蒲、桂。(中医方剂大辞典)

菖蒲郁金汤 chang pu yu jin tang

【英文名】Chang Pu Yu Jin Decoction

【组成】石菖蒲、炒栀子、鲜竹叶、牡丹皮、郁金、连翘、灯心、木通、淡竹沥、紫金片。(中医方剂大辞典)

菖蒲复音汤 chang pu fu yin tang

【英文名】Chang Pu Fu Yin Decoction

【组成】石菖蒲、藿香、桔梗、射干、银花、玄参、板蓝根、甘草。(贵阳中医学院学报 1990,(3))

菖蒲根丸 chang pu gen wan

【英文名】Chang Pu Gen Pill

【组成】菖蒲根、巴豆。(中医方剂大辞典)

菖蒲梃子 chang pu ting zi

【英文名】Chang Pu Ting Zi

【异名】菖蒲锭子(外科精义);菖蒲散(外科精义)

【组成】菖蒲、附子。(中医方剂大辞典)

菖蒲浸酒 chang pu jin jiu

【英文名】Chang Pu Jin Wine

【组成】菖蒲、木通、磁石、防风、桂心、牛膝。(中医方剂大辞典)

菖蒲益智丸 chang pu yi zhi wan

【英文名】Chang Pu Yi Zhi Pill

【组成】菖蒲、远志、人参、桔梗、牛膝、桂心、茯苓、附子。(中医方剂大辞典)

菖蒲酒 chang pu jiu

【英文名】Chang Pu Wine

【异名】菖蒲浸酒(中医方剂大辞典、圣济总录)

【组成】(1)菖蒲、木通、磁石、桂、防风、羌活。(中医方剂大辞典)(2)菖蒲、生术。(中医方剂大辞典)(3)菖蒲、木通、磁石、防风、桂心。(中医方剂大辞典)(4)干菖蒲。(中医方剂大辞典)(5)菖蒲。(中医方剂大辞典)

菖蒲散 chang pu san

【英文名】Chang Pu Powder

【异名】菖乌散(中医方剂大辞典、医心方)

【组成】(1)菖蒲、当归、秦艽、茱萸。(中医方剂大辞典)(2)菖蒲、山茱萸、土瓜根、牡丹皮、牛膝、附子、蓖麻子、磁石。(中医方剂大辞典)(3)菖蒲、菟丝子、附子、桂心、车前子、肉苁蓉。(中医方剂大辞典)(4)菖蒲、秦艽、桂心、当归、禹余粮、人参、附子、黄芩、甘草、远志、防风、龙齿、犀角、赤茯苓、赤芍药、芎䓖、汉防己。(中医方剂大辞典)(5)菖蒲、远志、附子、桂心、防风、人参、山茱萸、杜仲、熟干地黄、天麻、石斛、沉香、黄芪、磁石。(中医方剂大辞典)(6)菖蒲、秦艽、桂心、当归、蔓荆子、人参、附子、黄芩、甘草、远志、防风、赤石脂、白茯苓、白芍药、芎䓖、汉防己。(中医方剂大辞典)(7)菖蒲、乌头。(中医方剂大辞典)(8)菖蒲、附子。(中医方剂大辞典)(9)石菖蒲、白蔹、牡丹、山茱萸、牛膝、木瓜根、磁石。(中医方剂大辞典)(10)椒、当归、姜、菖蒲、附子。(中医方剂大辞典)(11)菖蒲、丁香、人参、木香、檀香。(中医方剂大辞典)(12)菖蒲。(中医方剂大辞典)(13)石菖蒲、良姜、桂心、香附子。(中医方剂大辞典)(14)石菖蒲、苍术。(中医方剂大辞典)(15)菖蒲、桂心、远志。(中医方剂大辞典)(16)五倍子、石菖蒲、青盐、生干地黄、苦参、草乌头、生姜。(中医方剂大辞典)(17)石菖蒲、麝香。(中医方剂大辞典)(18)石菖蒲、栝楼根、黄连。(中医方剂大辞典)(19)菖蒲、桂、野葛。(中医方剂大辞典)(20)菖蒲、远志、蒲黄、白茯苓、龙骨。(中医方剂大辞典)(21)菖蒲、人参、生干地黄、远志、白茯苓、山芋、桂。(中医方剂大辞典)(22)菖蒲、白术、苍术、栀子仁、荆芥穗、芎䓖、甘草、干薄荷、侧柏、吴茱萸、硝石。(中医方剂大辞典)(23)菖蒲、肉豆蔻、人参、白茯苓。(中医方剂大辞典)

菖蒲膏 chang pu gao

【英文名】Chang Pu Plaster

【异名】菖蒲散(中医方剂大辞典、外台)

【组成】(1)菖蒲、狼毒、附子、磁石、矾石。(中医方剂大辞典)(2)细辛、菖蒲、杏仁、曲末。(中医方剂大辞典)

菖蒲羹 chang pu geng

【英文名】Chang Pu Thick Soup

【组成】菖蒲、猪肾、葱白、米。(中医方剂大辞典)

菜油饮 cai you yin

【英文名】Cai You Drink

【组成】陈久菜油。(中医方剂大辞典)

菝葜八味汤 ba qia ba wei tang

【英文名】Ba Qia Ba Wei Decoction

【组成】菝葜、土瓜根、黄芪、地骨皮、五味子、人参、石膏、牡蛎。(中医方剂大辞典)

菝葜汤 ba qia tang

【英文名】Ba Qia Decoction

【组成】菝葜。(中医方剂大辞典)

菝葜饮 ba qia yin

【英文名】Ba Qia Drink

【组成】菝葜、汤瓶内碱、乌梅。(中医方剂大辞典)

菝葜酒 ba qia jiu

【英文名】Ba Qia Wine

【组成】菝葜、曲、白糯米。(中医方剂大辞典)

菝葜散 ba qia san

【英文名】Ba Qia Powder

【组成】(1)菝葜。(中医方剂大辞典)(2)菝葜、贯众、人参、甘草。(中医方剂大辞典)

菝葜槐花凉血汤 ba qia huai hua liang xue tang

【英文名】Ba Qia Huai Hua Liang Xue Decoction

【组成】菝葜、槐花、茅根、土茯苓、生地、紫草。(南京中医学院学报 1991,(4))

菟丝丸 tu si wan

【英文名】Tu Si Pill

【异名】菟丝子丸(中医方剂大辞典、圣济总录)

【组成】(1)菟丝子、石莲仁、白茯苓。(中医方剂大辞典)(2)菟丝子。(中医方剂大辞典)(3)菟丝子、远志、干山药、韭子、牛膝、白茯苓、肉苁蓉、龙骨。(中医方剂大辞典)(4)菟丝子、龙骨、牡蛎、艾叶、赤石脂、乌贼鱼骨、茴香子、附子。(中医方剂大辞典)(5)菟丝子、蒲黄、干地黄、白芷、荆实、葵子、败酱、当归、茯苓、芎䓖。(中医方剂大辞典)

菟丝子 tu si zi

【英文名】Tu Si Zi Drink

【组成】丝饼、牡蛎、北味、益智仁、熟地。(中医方剂大辞典)

菟丝子丸 tu si zi wan

【英文名】Tu Si Zi Pill

【异名】菟丝丸(中医方剂大辞典、证类本草)

【组成】(1)鹿角霜、菟丝子。(中医方剂大辞典)(2)菟丝子、车前子、香白芷、细辛、人参、麝香。(中医方剂大辞典)(3)菟丝子、杜仲。(中医方剂大辞典)(4)菟丝子、白石英、干姜、杜仲、白术、人参。(中医方剂大辞典)(5)鹿角霜、菟丝子、熟干地黄、柏子仁。(中医方剂大辞典)(6)菟丝子、附子。(中医方剂大辞典)(7)菟丝子、桑螵蛸、泽泻。(中医方剂大辞典)(8)菟丝子、干地黄、杜仲、牛膝、萆薢。(中医方剂大辞典)(9)菟丝子、五味子、生干地黄。(中医方剂大辞典)(10)菟丝子、甘菊花。(中医方剂大辞典)(11)菟丝子、菖蒲、远志、地骨皮、生干地黄。(中医方剂大辞典)(12)菟丝子、茴香子、青盐。(中医方剂大辞典)(13)菟丝子、萆薢、黑狗脊骨并髓、肉苁蓉、熟干地黄、枳实、山芋。(中医方剂大辞典)(14)菟丝子、菖蒲、肉苁蓉、蛇床子、五味子、防风、远志。(中医方剂大辞典)(15)菟丝子、车前子、熟干地黄。(中医方剂大辞典)(16)菟丝子、白茯苓、山芋、人参、防风、车前子、熟干地黄、黄芪、石决明。(中医方剂大辞典)(17)菟丝子、肉苁蓉、五味子、续断、远志、山茱萸、泽泻、防风、巴戟天。(中医方剂大辞典)(18)菟丝子、人参、黄芪、滑石、芍药、木通、车前子、黄芩、冬葵子。(中医方剂大辞典)(19)菟丝子、鹿茸、肉苁蓉、五味子。(中医方剂大辞典)(20)菟丝子、麦门冬、萆薢、厚朴、柏子仁、肉苁蓉、桂、石斛、远志、细辛、杜仲、牛膝、防风、棘刺、石龙芮、乌头。(中医方剂大辞典)(21)菟丝子、牡蒙、柏子仁、蛇床子、肉苁蓉。(中医方剂大辞典)(22)菟丝子、肉苁蓉、天雄、骨碎补、薏苡仁、地龙、石硫黄。(中医方剂大辞典)(23)菟丝子、白茯苓、附子、桂、菖蒲、远志。(中医方剂大辞典)(24)菟丝子、萆薢、补骨脂、防风、硫黄、续断、巴戟天、细辛、蜀椒。(中医方剂大辞典)(25)菟丝子、牛膝。(中医方剂大辞典)(26)菟丝子、鹿茸、萆薢、厚朴、柏子仁、肉苁蓉、桂心、石斛、远志、龙骨、杜仲、石龙芮、牛膝、防风、棘刺。(中医方剂大辞典)(27)菟丝子、五味子、白茯苓、肉苁蓉、茴香、鹿茸。(中医方剂大辞典)(28)菟丝子、车前子、白术、桂心、杜仲、熟干地黄。(中医方剂大辞典)(29)菟丝子、车前子、鹿茸、肉苁蓉、桂心、杜仲、熟干地黄、附子、牛膝。(中医方剂大辞典)(30)菟丝子、肉苁蓉、鹿茸、蛇床子、钟乳粉、牡蛎、天雄、远志、桂心、五味子、杜仲、车前子、石斛、雄蚕蛾、石龙芮、雄鸡、腽肭脐。(中医方剂大辞典)(31)白茯苓、熟地黄、真龙齿、石莲肉、远志、菟丝子。(中医方剂大辞典)(32)菟丝子。(中医方剂大辞典)(33)菟丝子、山药、莲肉、茯苓、杞子。(中医方剂大辞典)(34)菟丝子、枳壳、石斛、荜澄茄、干姜、牛膝、木香、肉豆蔻、槟榔、蛇床子、茴香子、荜茇。(中医方剂大辞典)(35)菟丝子、山药、牛膝、附子、萆薢、鹿茸、巴戟、茴香。(中医方剂大辞典)(36)青皮、车前子、巴戟、杜仲、灵仙、远志、牛膝、苁蓉、熟地黄、菟丝子。(中医方剂大辞典)(37)菟丝子、泽泻、大附子、肉桂、苁蓉、杜仲、熟地黄、白茯苓、猢孙姜、山茱萸、茴香、石斛、川续断、川牛膝、荜澄茄、金铃子、干姜、川巴戟、桑螵蛸、覆盆子、五味子、川芎、天台乌药。(中医方剂大辞典)(38)菟丝子、五味子、牡蛎、肉苁蓉、附子、鸡膍胵、鹿茸、桑螵蛸。(中医方剂大辞典)

菟丝子水 tu si zi shui

【英文名】Tu Si Zi Decoction

【组成】干菟丝子、鹤虱、蛇床子。(中医方剂大辞典)

菟丝子汤 tu si zi tang

【英文名】Tu Si Zi Decoction

【组成】丝饼、淮山、石莲、白茯苓。(中医方剂大辞典)

菟丝子酊 tu si zi ding

【英文名】Tu Si Zi Tincture

【组成】新鲜菟丝子。(中医方剂大辞典)

菟丝子散 tu si zi san

【英文名】Tu Si Zi Powder

【组成】(1)菟丝子、蒲黄、黄连、肉苁蓉、五味子、鸡膍胵黄皮。(中医方剂大辞典)(2)菟丝子、牡蛎、肉苁蓉、附子、五味子、鸡膍胵中黄皮。(中医方剂大辞典)(3)菟丝子、蒲黄、磁石、黄连、肉苁蓉、五味子、鸡膍胵中黄皮。(中医方剂大辞典)(4)菟丝子、补骨脂、麦门冬、车前子、龙骨。(中医方剂大辞典)(5)菟丝子、白龙骨、韭子、肉苁蓉、熟干地黄、蛇床子。(中医方剂大辞典)(6)菟丝子、韭子、附子、当归、芎䓖、桂心、车前子、白矾。(中医方剂大辞典)(7)菟丝子、甘草、枣肉、桂心、杜仲、麦门冬、生干地黄、肉苁蓉。(中医方剂大辞典)(8)菟丝子、鹿茸、肉苁蓉、桑螵蛸、牡蛎、五味子、鸡膍胵。(中医方剂大辞典)(9)菟丝子、甜葶苈、蛇床子、盐、麝香。(中医方剂大辞典)(10)菟丝子、肉苁蓉、五味子、黄芪、鸡膍胵黄皮、蒲黄、硝石。(中医方剂大辞典)

菟丝煎 tu si jian

【英文名】Tu Si Decoction

【组成】人参、山药、当归、菟丝子、枣仁、茯苓、炙甘草、远志、鹿角霜。(中医方剂大辞典)

菠白散 bo bai san

【英文名】Bo Bai Powder

【异名】保肺散(药品标准－中药成方制剂标准)

【组成】菠菜子、白及、百部。(药品标准－中药成方制剂标准 1995)

菥蓂子丸 xi ming zi wan

【英文名】Xi Ming Zi Pill

【组成】(1)菥蓂子、兔肝、细辛、蔓荆实、车前子、羚羊角、防风、黄连、黄芩、决明子。(中医方剂大辞典)(2)菥蓂子、蔓荆子、兔肝、车前子、决明子、黄连、防风、羖羊角、紫芩。(中医方剂大辞典)

菩萨散 pu sa san

【英文名】Pu Sa Powder

【异名】菩萨膏(中医方剂大辞典、宣明论)

【组成】(1)菩萨蜕、犀角、独扫。(中医方剂大辞典)(2)白蒺藜、防风、苍术、荆芥穗、甘草。(中医方剂大辞典)(3)菩萨石、金精石、银精石、太阴石、太阳石、雨余石、河洛石、矾矿石、云母石、炉甘石、井泉石、白滑石、紫英石、寒水石、阳起石、猪牙石、代赭石、碧霞石、乌鱼骨、青盐、硇砂、蜜陀僧、铜青、黄丹、麝香、脑子、轻粉、硼砂、乳香、雄胆、白砂蜜。(中医方剂大辞典)

菩萨膏 pu sa gao

【英文名】Pu Sa Plaster

【组成】(1)菩萨石、金精石、银精石、炉甘石、寒水石、紫英石、井泉石、云母石、滑石、代赭石、乳香、青盐、硇砂、龙脑、轻粉、黄丹、蜜。(中医方剂大辞典)(2)滴乳、南硼砂、脑子、蕤仁、芜荑、沙蜜。(中医方剂大辞典)

菩提万应丸 pu ti wan ying wan

【英文名】Pu Ti Wan Ying Pill

【组成】(1)苍术、何首乌、全蝎、川乌、草乌、防风、荆芥、川芎、天麻、羌活、细辛、麻黄、石斛、当归、甘草、白附、郁金、雄黄。(中医方剂大辞典)(2)药陈皮、厚朴、苍术、制半夏、制香附、柴胡、薄荷、黄芩、枳壳、山楂、麦芽、神曲、砂仁、甘草、藿香。(中医方剂大辞典)

菩提丸 pu ti wan

【英文名】Pu Ti Pill

【组成】(1)陈皮、制半夏、南苍术、厚朴、砂仁、枳壳、香附、白茯苓、白扁豆、黄芩、藿香、南薄荷、紫苏叶、南山楂、神曲、麦芽、生甘草。(中医方剂大辞典)(2)前胡、薄荷、苍术、厚朴、枳壳、香附、黄芩、砂仁、木香、槟榔、神曲、麦芽、山楂、陈皮、甘草、白芍、藿香、紫苏、羌活、半夏。(中医方剂大辞典)

菴闾丸 an lv wan

【英文名】An Lv Pill

【组成】菴闾子、没药、乳香、杜仲、补骨脂、威灵仙、官桂、川当归。(中医方剂大辞典)

菴闾子丸 an lv zi wan

【英文名】An Lv Zi Pill

【组成】(1)菴闾子、桃仁。(中医方剂大辞典)(2)菴闾子、延胡索、肉桂、当归、干漆、五灵脂、没药、牡丹皮、神曲。(中医方剂大辞典)(3)菴闾子、白薇、桂心、防葵、桃仁、牛膝、当归、熟干地黄、芎䓖、鬼箭羽、干姜、鳖甲。(中医方剂大辞典)(4)菴闾子、川乌头、桂心、防葵、桃仁、吴茱萸、牛膝、当归、生干地黄、芎䓖、干姜、鳖甲、赤芍药、芫花、川大黄。(中医方剂大辞典)

菴闾子酒 an lv zi jiu

【英文名】An Lv Zi Wine

【组成】菴闾子、桃仁、大麻仁。(中医方剂大辞典)

菴闾子散 an lv zi san

【英文名】An Lv Zi Powder

【组成】(1)菴闾子、瞿麦穗、槟榔、桂、牡丹皮、芎䓖、当归、甘草、射干、木香、吴茱萸、桃仁、鳖甲、牛膝、蒲黄、赤芍药、大黄、熟干地黄、黄芩、水蛭。(中医方剂大辞典)(2)菴闾子、赤芍药、桃仁、桂心、刘寄奴、当归、蒲黄、芎䓖。(中医方剂大辞典)(3)菴闾子、川大黄、当归、桂心、牛膝、桃仁、川芒硝。(中医方剂大辞典)(4)菴闾子、延胡索、桂心、琥珀、桃仁、当归、赤芍药、木香、没药。(中医方剂大辞典)

菴闾饮 an lv yin

【英文名】An Lv Drink

【组成】菴闾子、熟干地黄、蒲黄、当归。(中医方剂大辞典)

萃仙丸 cui xian wan

【英文名】Cui Xian Pill

【组成】何首乌、枸杞子、芡实、莲须、白茯苓、核桃肉、龙骨、山药、沙苑蒺藜、破故纸、菟丝子、韭子、覆盆子、建莲肉、人参、鱼鳔胶、银杏肉、续断肉。(中医方剂大辞典)

萃仙丹 cui xian dan

【英文名】Cui Xian Pellet

【组成】沙苑子、山萸肉、巴戟肉、续断、芡实、苁蓉、锁阳、杜仲炭、莲须、龙骨、覆盆子、沉香、杞子、金樱子肉、菟丝子。(中医方剂大辞典)

萆麻丸 bi ma wan

【英文名】Bi Ma Pill

【组成】萆麻仁、皂角、地龙、全蝎、远志肉、磁石、乳香、麝香。(中医方剂大辞典)

萆麻子纸卷 bi ma zi zhi juan

【英文名】Bi Ma Zi Medicated Thread Drainage

【组成】萆麻子、大枣。(中医方剂大辞典)

萆麻散 bi ma san

【英文名】Bi Ma Powder

【组成】(1)萆麻、地百子、海马、地胆、地丁草、铜末、斑蝥、雄黄、砒霜。(中医方剂大辞典)(2)萆麻子、焰硝。(中医方剂大辞典)(3)萆麻子叶。(中医方剂大辞典)

萆麻膏 bi ma gao

【英文名】Bi Ma Plaster

【异名】蓖麻膏(中医方剂大辞典、活幼心书)

【组成】(1)大萆麻子、巴豆。(中医方剂大辞典)(2)萆麻子。(中医方剂大辞典)

萆薢丸 bi xie wan

【英文名】Bi Xie Pill

【异名】萆薢煎(中医方剂大辞典、圣惠)

【组成】(1)萆薢、当归、厚朴、干姜、荆三棱、桂、附子、陈橘皮。(中医方剂大辞典)(2)萆薢、熟干地黄、天雄、蜀椒、桂、细辛、续断。(中医方剂大辞典)(3)萆薢、山芋、牛膝、泽泻、熟干地黄、地肤子、干漆、狗脊、白术、茵芋。(中医方剂大辞典)(4)萆薢、山芋、牛膝、泽泻、白术、地肤子、山茱萸、狗脊、茵芋、熟干地黄。(中医方剂大辞典)(5)萆薢、山芋、牛膝、泽泻、生干地黄、白术、茵芋、蛴螬、干漆、狗脊、车前子、天雄。(中医方剂大辞典)(6)萆薢、羌活、天麻、附子、没药、乳香。(中医方剂大辞典)(7)萆薢、牛膝、菟丝子。(中医方剂大辞典)(8)萆薢、熟干地黄、牛膝、附子、桂心、五加皮、酸枣仁、羌活、石斛、白芍药。(中医方剂大辞典)(9)萆薢、杜仲。(中医方剂大辞典)(10)萆薢、牛膝、桂心、白术、丹参、川乌头、熟干地黄、附子、枳实、肉苁蓉。(中医方剂大辞典)(11)萆薢、牛膝、杜仲、酸枣仁、柏子仁、防风、天麻、肉苁蓉、桂心、补骨脂、附子、五味子、磁石、鹿茸、熟干地黄、石斛、巴戟。(中医方剂大辞典)(12)萆薢、牛膝、丹参、赤芍药、当归、防风、杜仲、酸枣仁、桂心、石斛、附子、虎胫骨。(中医方剂大辞典)(13)萆薢、熟干地黄、回牛膝、桂心、五加皮、酸枣仁、羌活、附子、石斛、白芍药。(中医方剂大辞典)(14)萆薢、牛膝、杜仲、酸枣仁、当归、防风、附子、茵芋、熟干地黄、丹参、赤芍药、桂心、黄芪、羚羊角、羌活、石斛、薏苡仁。(中医方剂大辞典)(15)萆薢、石斛、五加皮、防风、桂心、柏子仁、天雄、仙灵脾、酸枣仁、山茱萸、钟乳粉、巴戟、菟丝子、鹿茸、牛膝。(中医方剂大辞典)(16)萆薢、酸枣仁、独活、附子、芎䓖、石斛、仙灵脾、丹参、牛膝、当归、防风、桂心、狗脊、赤箭、虎胫骨、干蝎、海桐皮、木香、槟榔、麝香。(中医方剂大辞典)(17)萆薢、薯蓣、牛膝、泽泻、地肤子、附子、干漆、石斛、威灵仙、狗脊、茵芋、钟乳粉、熟干地黄。(中医方剂大辞典)(18)萆薢、牛膝、杜仲、酸枣仁、当归、防风、丹参、赤芍药、桂心、石斛、槟榔、郁李仁。(中医方剂大辞典)(19)萆薢、白蒺藜、赤茯苓、附子、麻黄、防风、羌活、人参、羚羊角、柏子仁、薏苡仁、桂心、生干地黄、当归。(中医方剂大辞典)(20)萆薢、薏苡仁、芎䓖、海桐皮、羌活、天雄、莽草、天麻、干蝎、蝉壳、天南星、白附子、踯躅花、当归、牛膝、川乌头。(中医方剂大辞典)(21)萆薢、牛膝、丹参、附子、白术、枳壳。(中医方剂大辞典)(22)萆薢、杜仲、苁蓉、菟丝子。(中医方剂大辞典)(23)萆薢、杜仲、菟丝子、胡芦巴、破故纸、川楝子、茴香、莲子肉、沉香、广木香。(中医方剂大辞典)(24)萆薢、菟丝子、白茯苓、鹿茸肉、苁蓉、黄芪、川巴戟、杜仲、金毛狗脊、益智仁。(中医方剂大辞典)(25)川萆薢。(中医方剂大辞典)(26)萆薢、杜仲、牛膝、续断、干木瓜、桂。(中医方剂大辞典)

萆薢分清丸 bi xie fen qing wan

【英文名】Bi Xie Fen Qing Pill

【组成】粉萆薢、石菖蒲、甘草、乌药、益智仁。(药品标准－中药成方制剂标准 1989)

萆薢分清饮 bi xie fen qing yin

【英文名】Bi Xie Fen Qing Drink

【组成】萆薢、黄柏、菖蒲、茯苓、白术、莲子心、丹参、车前子。(中医方剂大辞典)

萆薢分清饮(丸) bi xie fen qing yin(wan)

【英文名】Bi Xie Fen Qing Drink(Pill)

【组成】益智仁、川萆薢、石菖蒲、乌药、茯苓、甘草。（元·《丹溪心法》、《卫生部药品标准》(1989)）

萆薢分清散 bi xie fen qing san

【英文名】Bi Xie Fen Qing Powder

【组成】益智仁、川萆薢、石菖蒲、乌药。（中医方剂大辞典）

萆薢化毒汤 bi xie hua du tang

【英文名】Bi Xie Hua Du Decoction

【组成】萆薢、归尾、丹皮、牛膝、防己、木瓜、苡仁、秦艽。（中医方剂大辞典）

萆薢汤 bi xie tang

【英文名】Bi Xie Decoction

【异名】土茯苓汤（中医方剂大辞典、外科发挥）

【组成】(1)川萆薢。（中医方剂大辞典）(2)川萆薢、苦参、防风、生首乌、威灵仙、当归、白芷、苍术、胡麻、石菖蒲、黄柏、羌活、川椒、龟版、红花、甘草。（中医方剂大辞典）(3)萆薢、当归、桔梗、牡丹皮、杏仁、附子、黄连、桑根白皮、代赭、贯众、大腹、桂、白茯苓、覆盆子、黄芩、吴茱萸、草豆蔻、桃仁、熟干地黄、蛇床子、干姜、木瓜。（中医方剂大辞典）(4)萆薢、当归、木香、牛膝、黄连、桂、延胡索、芎䓖、天雄、槟榔、代赭。（中医方剂大辞典）

萆薢饮 bi xie yin

【英文名】Bi Xie Drink

【组成】萆薢、文蛤粉、石韦、车前子、茯苓、灯芯、莲子心、石菖蒲、黄柏。（中医方剂大辞典）

萆薢降脂散 bi xie jiang zhi san

【英文名】Bi Xie Jiang Zhi Powder

【组成】萆薢。（上海中医药杂志 1988,(8)）

萆薢胜金丸 bi xie sheng jin wan

【英文名】Bi Xie Sheng Jin Pill

【组成】萆薢、诃子、石斛、续断、附子、巴戟、官桂、藁本、蓬莪术、山茱萸、细辛、当归、独活。（中医方剂大辞典）

萆薢浸酒 bi xie jin jiu

【英文名】Bi Xie Jin Wine

【组成】萆薢、附子、杜仲、狗脊、羌活、桂心、牛膝、桑寄生。（中医方剂大辞典）

萆薢酒 bi xie jiu

【英文名】Bi Xie Wine

【组成】(1)萆薢、杜仲、枸杞皮根。（中医方剂大辞典）(2)萆薢、防风、菟丝子、杜仲、黄芪、菊花、天雄、石斛、生干地黄、地骨皮、续断、金牙、石南、肉苁蓉、蜀椒。（中医方剂大辞典）(3)萆薢、防风、牛膝、独活、芎䓖、山茱萸、当归、酸枣仁、大麻仁、石斛、桂心、熟干地黄。（中医方剂大辞典）

萆薢渗湿汤 bi xie shen shi tang

【英文名】Bi Xie Shen Shi Decoction

【组成】萆薢、薏仁、黄柏、赤苓、丹皮、泽泻、滑石、通草。（中医方剂大辞典）

萆薢散 bi xie san

【英文名】Bi Xie Powder

【异名】大萆薢散（中医方剂大辞典、元和纪用经）

【组成】(1)萆薢、枣肉、生地黄、桂心、杜仲、麦门冬。（中医方剂大辞典）(2)萆薢、白芜荑、狗脊。（中医方剂大辞典）(3)萆薢、牛膝、蒺藜子、枸杞子、恶实、秦艽、羌活、当归、桂。（中医方剂大辞典）(4)萆薢、川芎。（中医方剂大辞典）(5)萆薢、天麻、防风、乌蛇肉、五加皮、当归、独活、芎䓖、麻黄、天雄、牛膝、苍耳子、虎胫骨、杜仲、仙灵脾、薏苡仁、酸枣仁、川乌头。（中医方剂大辞典）(6)萆薢、牛膝、当归、酸枣仁、桂心、白蒺藜、海桐皮、附子、羌活、石斛、生干地黄、枳壳、羚羊角、槟榔、防风。（中医方剂大辞典）(7)萆薢、桂、杜仲。（中医方剂大辞典）(8)萆薢、狗脊、桂心、槟榔、吴茱萸、桑根白皮、川大黄。（中医方剂大辞典）(9)萆薢、汉防己、赤芍药、松节、桂心、丹参、当归、茵芋、五加皮、侧子、牛膝、枳壳。（中医方剂大辞典）(10)萆薢、防风、人参、桂心、山茱萸、干姜、川椒、细辛、附子、天雄、牛膝、白术。（中医方剂大辞典）(11)萆薢、防风、羌活、附子、桂心、当归、薏苡仁、石斛、牛膝、赤芍药、杜仲、酸枣仁。（中医方剂大辞典）(12)萆薢、杜仲、牛膝、五加皮、槟榔、当归、酸枣仁、独活、海桐皮、附子、防风、肉桂、羚羊角、木香、枳壳。（中医方剂大辞典）(13)萆薢、茵芋、杜仲、天雄、石南、石龙芮、踯躅、独活、附子、狗脊、当归、麻黄、干蝎、桑螵蛸、菖蒲、赤箭、甘菊花、牛膝、木香、芎䓖、麝香。（中医方剂大辞典）(14)萆薢、人参、细辛、牛膝、酸枣仁、附子、羚羊角、独活、赤芍药、黄芩、茵芋、麻黄、葛根、汉防己、桂心、赤茯苓、甘草、芎䓖。（中医方剂大辞典）(15)萆薢、当归、附子、杜仲、仙灵皮、青木香。（中医方剂大辞典）(16)牡丹皮、萆薢、桂心、白术。（中医方剂大辞典）(17)木通、乌药、石菖蒲、茴香、萆薢。（中医方剂大辞典）(18)萆薢、狗脊、杜仲、白茯苓、何首乌、天雄、泽泻。（中医方剂大辞典）(19)萆薢、当归、白芷、皂角刺、薏苡仁、白鲜皮、木瓜、木通、金银花、甘草。（中医方剂大辞典）(20)黄柏、菟丝子、萆薢、远志、麦门冬、灯心、五味子、淡竹叶。（中医方剂大辞典）

萆薢煎丸 bi xie jian wan

【英文名】Bi Xie Jian Pill

【异名】补骨脂煎（中医方剂大辞典、普济方）

【组成】萆薢、补骨脂、狗脊、巴戟天、牛膝、茴香子。（中医方剂大辞典）

萍草丸 ping cao wan

【英文名】Ping Cao Pill

【组成】浮萍草、黄柏、杏仁、青黛、轻粉。(中医方剂大辞典)

萎必生 wei bi sheng

【英文名】Wei Bi Sheng Prescription

【组成】黄芪、苡仁、当归、山楂、百合、乌药、丹参、莪术、枳壳、青木香、蜂蜜、黄连、附片、甘草。(黑龙江中医药 1989,(1))

萎胃方 wei wei fang

【英文名】Wei Wei Prescription

【组成】生黄芪、生地、甘草、白芍、白术、木香、乌梅、山楂、左金丸。(浙江中医杂志 1985,(10))

萎胃乐 wei wei le

【英文名】Wei Wei Le Powder

【组成】炙黄芪、党参、白芍、元胡、神曲、干姜、乌梅、甘草、九香虫、莪术、佛手、白花蛇舌草、大黄。(陕西中医 1992,13(1))

萎胃百合汤 wei wei bai he tang

【英文名】Wei Wei Bai He Decoction

【组成】百合、乌药、白芍、甘草、山药、黄芪、红花、陈皮、黄连。(辽宁中医杂志 1988,(4))

萎蕤丸 wei rui wan

【英文名】Wei Rui Pill

【组成】(1)独活、萎蕤、芎䓖、青箱子、黄连、黄芩、防风、赤芍药、车前子、地骨皮、地肤子、干蓝、甘草。(中医方剂大辞典)(2)萎蕤、车前子、熟干地黄、升麻、黄芩、秦艽、枳壳、白茯苓、黄连、独活、地骨皮、决明子、山栀子仁、白槟榔、赤芍药、芎䓖、秦皮。(中医方剂大辞典)(3)萎蕤、青葙子、黄连、防风、赤芍药、车前子、地肤子、干蓝、独活、芎䓖、黄芩、甘草。(中医方剂大辞典)

萎蕤汤 wei rui tang

【英文名】Wei Rui Decoction

【组成】(1)萎蕤、茯苓。(中医方剂大辞典)(2)萎蕤、甘草、荆芥、防风、桔梗、枳壳、柴胡、薄荷、黄芩、连翘。(中医方剂大辞典)(3)萎蕤、黄芩、升麻、干姜、柴胡、芍药、黄连、石膏、栀子仁。(中医方剂大辞典)(4)萎蕤、桔梗、黄芪、羚羊角。(中医方剂大辞典)(5)萎蕤、地骨皮、赤芍、犀角屑、黄芩、茯神、甘草、升麻。(中医方剂大辞典)

萝卜子汤 luo bo zi tang

【英文名】Luo Bo Zi Decoction

【组成】萝卜子。(中医方剂大辞典)

萝卜子散 luo bo zi san

【英文名】Luo Bo Zi Powder

【组成】(1)萝卜子。(中医方剂大辞典)(2)萝卜子、草豆蔻、沉香、丁香、白术。(中医方剂大辞典)(3)萝卜子、皂荚子、麻黄、甘草。(中医方剂大辞典)

萝卜牙皂散 luo bo ya zao san

【英文名】Luo Bo Ya Zao Powder

【组成】萝卜子、牙皂、沉香、枳壳、大黄、琥珀。(中医方剂大辞典)

萝卜汁 luo bo zhi

【英文名】Luo Bo Juice

【组成】生萝卜。(中医方剂大辞典)

萝卜茶 luo bo cha

【英文名】Luo Bo Tea

【组成】辣萝卜。(中医方剂大辞典)

萝卜粥 luo bo zhou

【英文名】Luo Bo Gruel

【组成】大萝卜。(中医方剂大辞典)

萝卜膏 luo bo gao

【英文名】Luo Bo Ointment

【组成】大萝卜、白梨、鲜姜、香油、白蜂蜜、紫蔻仁、广砂、川贝(内服)。(中医方剂大辞典)

萝皂丸 luo zao wan

【英文名】Luo Zao Pill

【组成】瓜蒌仁、海浮石、南星、萝卜、牙皂。(中医方剂大辞典)

营心丹 ying xin dan

【英文名】Ying Xin Pellet

【组成】人参、牛黄、蟾酥、冰片。(京卫药检字(1984)89号)

营胃片 ying wei pian

【英文名】Ying Wei Tablet

【组成】黄芪、蒲公英、黄连、石斛、鸡内金、珍珠粉、香菇、白木耳、三七粉。(中西医结合杂志 1992,12(10))

萸连丸 yu lian wan

【英文名】Yu Lian Pill

【组成】吴茱萸、黄连。(中医方剂大辞典)

萸连片 yu lian pian

【英文名】Yu Lian Tablet

【组成】黄连、吴茱萸、木香。(药品标准－中药成方制剂标准 1991)

虚六散 xu liu san

【英文名】Xu Liu Powder

【组成】滑石、甘草、黄连、吴萸。(中医方剂大辞典)

虚风丸 xu feng wan

【英文名】Xu Feng Pill

【组成】(1)天蓼木、吴白芷、白鲜皮、白茯苓、川芎、独活、防风、天南星、天麻、乌蛇、全蝎、人参、麻黄、甘草、白术、细辛、川乌头、白僵蚕、天雄、黑附子、马牙硝、雄黄、朱砂、龙脑、麝香。(中医方剂大辞典)(2)白附子、天南星、乌头、天雄、防风、天麻、附子、芎劳、人参、白茯苓、天蓼木、乌蛇肉、白鲜皮、白芷、麻黄、细辛、恶实、甘草、雄黄、牛黄、丹砂、蝎梢、龙脑、麝香。(中医方剂大辞典)(3)麝、五灵脂、白附子、天南星、乌蛇、蟾头、赤脚蜈蚣。(中医方剂大辞典)

虚风汤 xu feng tang

【英文名】Xu Feng Decoction

【组成】黑附子、天南星、白附子。(中医方剂大辞典)

虚汗停 xu han ting

【英文名】Xu Han Ting Medicinal Instant Granule

【组成】煅牡蛎、黄芪、浮小麦、大枣、糯稻根。((91)粤卫药健字 Z-012 号)

虚汗停颗粒 xu han ting ke li

【英文名】Xu Han Ting Granule

【组成】黄芪、浮小麦、大枣、糯稻根、牡蛎。(药品标准-中药成方制剂标准 1997)

虚劳神应膏 xu lao shen ying gao

【英文名】Xu Lao Shen Ying Ointment

【组成】枇杷叶、大梨、白蜜、大枣、建莲肉。(中医方剂大辞典)

虚热煎 xu re jian

【英文名】Xu Re Decoction

【组成】当归、川芎、黄芪、炮姜。(中医方剂大辞典)

虚喉吹药 xu hou chui yao

【英文名】Xu Hou Chui Yao

【组成】儿茶、川贝、牡蛎粉、西血珀、漂人中白、蒲黄炭、西牛黄、梅冰片、麝香。(中医方剂大辞典)

虚寒冲剂 xu han chong ji

【英文名】Xu Han Medicinal Instant Granule

【组成】炙黄芪、桂枝、白芍、炙甘草、生姜、大枣、饴糖。(上海中医药杂志 1985,(5))

虚寒胃痛 xu han wei tong

【英文名】Xu Han Wei Tong Capsule

【组成】党参、白芍、甘草、桂枝、黄芪、高良姜、干姜。

虚寒胃痛胶囊 xu han wei tong jiao nang

【英文名】Xu Han Wei Tong Capsule

【组成】黄芪、甘草、桂枝、党参、白芍、高良姜、大枣、干姜。(药品标准-中药成方制剂标准 1998)

虚寒胃痛颗粒 xu han wei tong ke li

【英文名】Xu Han Wei Tong Granule

【组成】黄芪、甘草、桂枝、党参、白芍、高良姜、大枣、干姜。(药品标准-中药成方制剂标准 1998)

虚痰丸 xu tan wan

【英文名】Xu Tan Pill

【异名】内消丸(中医方剂大辞典、朱仁康临床经验集)

【组成】(1)药炙山甲、炙全虫、炙蜈蚣、斑蝥。(中医方剂大辞典)(2)枳壳、斑蝥、全蝎、蜈蚣、大枣。(中医方剂大辞典)

蚯蚓丸 qiu yin wan

【英文名】Qiu Yin Pill

【组成】(1)蚯蚓。(中医方剂大辞典)(2)淡豉、灶中土、蚯蚓粪。(中医方剂大辞典)

蚯蚓白精液 qiu yin bai jing ye

【英文名】Qiu Yin Bai Jing Ear Drop

【组成】蚯蚓、白糖。(吉林中医 1986,(5))

蚯蚓散 qiu yin san

【英文名】Qiu Yin Powder

【组成】(1)白颈蚯蚓。(中医方剂大辞典)(2)净干地龙粪。(中医方剂大辞典)(3)豆粉、蚯蚓。(中医方剂大辞典)(4)甘草、蚯蚓粪。(中医方剂大辞典)(5)蚯蚓、川芎。(中医方剂大辞典)(6)干蚯蚓。(中医方剂大辞典)

蚯蚓膏 qiu yin gao

【英文名】Qiu Yin Plaster

【组成】蚯蚓、清酒、麻油。(中医方剂大辞典)

蚱蜢汤 zha meng tang

【英文名】Zha Meng Decoction

【组成】蚱蜢。(中医方剂大辞典)

蚱蝉汤 zha chan tang

【英文名】Zha Chan Decoction

【组成】(1)干蚱蝉、白鲜皮、钩藤、细辛、川芎、天麻、牛黄、蛇蜕。(中医方剂大辞典)(2)蚱蝉、石膏、柴胡、子芩、升麻、知母、栀子仁、龙齿、蛇蜕、麻黄、甘草、生葛、大黄、钩藤。(中医方剂大辞典)

蚱蝉散 zha chan san

【英文名】Zha Chan Powder

【异名】蚱蝉汤(中医方剂大辞典、圣惠)

【组成】(1)蚱蝉、黄芩、赤芍药、细辛、钩藤、蛇蜕、黄芪、甘草、牛黄、麝香、川大黄。(中医方剂大辞典)(2)蚱蝉、干蝎、牛黄、雄黄。(中医方剂大辞典)(3)蚱蝉、茯神、龙齿、麦门冬、人参、钩藤、牛黄、蛇蜕皮、杏仁。(中医方剂大辞典)

蚵蚾丸 ke pi wan

【英文名】Ke Pi Pill

【组成】(1)蟾蜍。(中医方剂大辞典)(2)白芜荑、黄连、蚵蚾、胡黄连、青黛。(中医方剂大辞典)(3)蚵蚾、芜荑、鹤虱、川楝子、使君子、黄连、夜明砂、朱砂、槟榔、青黛。(中医方剂大辞典)(4)蚵蚾、胡黄连、巴豆、青黛、朱砂、麝香、定粉、宣连。(中医方剂大辞典)

蚵蚾散 ke pi san

【英文名】Ke Pi Powder

【组成】白术、橘皮、使君子、厚朴、法半夏、神曲、山楂、香附、青蒿、枳实、木香、胡连、三棱、莪术、砂仁、莱菔子、槟榔、诃子肉、草果仁、黄连、沉香、蚵蚾虫。

(中医方剂大辞典)

蚺蛇胆丸 ran she dan wan

【英文名】Ran She Dan Pill

【组成】(1)蚺蛇胆、黄芩、枳壳、甘菊花、牛膝、赤芍药、升麻。(中医方剂大辞典)(2)蚺蛇胆、乌梅肉、芜荑、黄连。(中医方剂大辞典)(3)蚺蛇胆、丁香、黄连、苦参、青葙子、牛角、木香、朱砂、雄黄、青黛、龙胆、麝香、牛黄、胭脂、硫黄、白矾灰、头发灰、铫绢灰、干虾蟆灰。(中医方剂大辞典)

蚺蛇胆散 ran she dan san

【英文名】Ran She Dan Powder

【组成】蚺蛇胆、石胆、龙脑。(中医方剂大辞典)

蚺蛇酒 ran she jiu

【英文名】Ran She Wine

【组成】蚺蛇肉、羌活。(中医方剂大辞典)

蛀牙散 zhu ya san

【英文名】Zhu Ya Powder

【组成】白矾、滴乳香。(中医方剂大辞典)

蛇胆煎剂 she dan jian ji

【英文名】She Dan Decoction

【组成】生地、山栀、连翘、银花、滑石、甘草、青黛、丹皮、赤芍、黄芩、丝瓜络。(中医方剂大辞典)

蛇犬化毒散 she quan hua du san

【英文名】She Quan Hua Du Powder

【组成】牛黄、硼砂、硝石、冰片、珍珠、雄黄、炉甘石、麝香。(药品标准－中药成方制剂标准 1996)

蛇仙汤 she xian tang

【英文名】She Xian Decoction

【组成】乌梢蛇、威灵仙、鸡血藤、老鹳草、伸筋草、路路通。(实用中医内科杂志 1992,6(2))

蛇头丸 she tou wan

【英文名】She Tou Pill

【组成】(1)蜈蚣、花蛇头、全蝎、天南星、铅白霜、铁粉、蛇黄、腻粉、脑子、真珠、麝香、百草霜、朱砂、血竭、芦荟、白附子、雄黄。(中医方剂大辞典)(2)蛇头、蜈蚣、朱砂、铅白霜、轻粉、龙脑、麝香、铁液粉、百草霜、蛇含石。(中医方剂大辞典)(3)花蛇头、铅白霜、朱砂、铁焰粉、乳香、天麻、白附子、脑、麝、蛇含。(中医方剂大辞典)

蛇白汤 she bai tang

【英文名】She Bai Decoction

【组成】蛇床子、白鲜皮、黄柏、薄荷、荆芥、防风、苦参、龙胆草。(中医杂志 1980,21(8))

蛇皮灵膏 she pi ling gao

【英文名】She Pi Ling Plaster

【组成】当归、姜黄、白及、生槐花、紫草、生甘草、轻粉、冰片、蜂白蜡、黑芝麻油。(中医杂志 1988,29(3))

蛇皮散 she pi san

【英文名】She Pi Powder

【异名】子肝散(中医方剂大辞典、阎氏小儿方论)

【组成】(1)栝楼根、蛇皮。(中医方剂大辞典)(2)蛇皮、露蜂房、乱发。(中医方剂大辞典)

蛇伤散 she shang san

【英文名】She Shang Powder

【组成】山扁豆、香茶菜、瓜子金、一支箭、两面针果。(广西中医药 1978,(2))

蛇伤解毒片 she shang jie du pian

【英文名】She Shang Jie Du Tablet

【组成】光慈姑、山豆根、拳参、黄连、白芷、红大戟、冰片、雄黄、朱砂、大黄、硫酸镁。(药品标准－中药成方制剂标准 1990)

蛇地煎剂 she di jian ji

【英文名】She Di Decoction

【组成】蛇床子、地肤子、黄柏、没药、苦参。(中西医结合杂志 1990,10(3))

蛇床子丸 she chuang zi wan

【英文名】She Chuang Zi Pill

【组成】(1)蛇床子、肉苁蓉、细辛、石韦、山茱萸、矾石、防风、远志、赤石脂、白茯苓、泽泻、柏子仁、菖蒲、栝楼根、天雄、牛膝、续断、山芋、杜仲。(中医方剂大辞典)(2)蛇床子、续断、薯蓣、桑寄生、肉苁蓉、附子、菟丝子、远志、莨菪子。(中医方剂大辞典)

蛇床子汤 she chuang zi tang

【英文名】She Chuang Zi Decoction

【组成】(1)威灵仙、蛇床子、当归尾、缩砂壳、土大黄、苦参、老葱头。(中医方剂大辞典)(2)蛇床子、当归尾、威灵仙、苦参。(中医方剂大辞典)(3)蛇床子、白土、羊蹄根、葛根、苦参、菖蒲、荠草、黄连。(中医方剂大辞典)(4)蛇床子、蒺藜皮、防风、川大黄、大戟、茺蔚子、白矾。(中医方剂大辞典)

蛇床子软膏 she chuang zi ruan gao

【英文名】She Chuang Zi Plaster

【组成】蛇床子、白凡士林(外用)。(中医方剂大辞典)

蛇床子洗剂 she chuang zi xi ji

【英文名】She Chuang Zi Lotion

【组成】蛇床子、苦参、威灵仙、苍术、黄柏、明矾。(中医方剂大辞典)

蛇床子散 she chuang zi san

【英文名】She Chuang Zi Powder

【组成】(1)蛇床子、川椒、明矾、苦参、百部。(中医方剂大辞典)(2)蛇床子、烟胶、白明矾、枯矾、大枫子仁、硫黄、铜绿、雄黄、川椒。(中医方剂大辞典)(3)蛇床子、川黄柏、生石膏。(中医方剂大辞典)(4)蛇床子、大枫子肉、松香、枯矾、黄丹、大黄、轻粉。(中医方剂大辞典)(5)蛇床子、独活、苦参、防风、荆芥穗、枯矾、铜绿。(中医方剂大辞典)(6)蛇床子、细辛、藁本、吴茱萸、小椒、枯矾、紫稍花。(中医方剂大辞典)(7)蛇床子、臭硫黄、胡椒、轻粉。(中医方剂大辞典)(8)蛇床子、藜芦、槐白枝、苦参、芜荑仁、白矾。(中医方剂大辞典)(9)蛇床子、黄连、腻粉。(中医方剂大辞典)(10)蛇床子、莨菪子、芸苔子、胡荽子、芫花。(中医方剂大辞典)(11)蛇床子、莨菪子。(中医方剂大辞典)(12)蛇床子、附子、雄黄、吴茱萸、白矾、苦参。(中医方剂大辞典)(13)蛇床子、吴茱萸、腻粉、硫黄、芜荑。(中医方剂大辞典)(14)蛇床子、菟丝子、远志、肉苁蓉、五味子、防风、巴戟、杜仲、熟干地黄。(中医方剂大辞典)(15)蛇床子仁。(中医方剂大辞典)(16)蛇床子。(中医方剂大辞典)

蛇床子膏 she chuang zi gao

【英文名】She Chuang Zi Plaster

【异名】蛇床子散(中医方剂大辞典、鬼遗)

【组成】(1)蛇床子、枯白矾、五倍子、海桐皮、舶上硫黄、海螵蛸、雄黄、雌黄、松香、枣儿。(中医方剂大辞典)(2)蛇床子、黄蜡、乱发灰、大麻油。(中医方剂大辞典)(3)蛇床子、干地黄、苦参、大黄、通草、白芷、黄连、狼牙。(中医方剂大辞典)

蛇床汤 she chuang tang

【英文名】She Chuang Decoction

【组成】(1)蛇床子。(中医方剂大辞典)(2)蛇床子、吴茱萸、荆芥、细辛。(中医方剂大辞典)

蛇床百部酊 she chuang bai bu ding

【英文名】She Chuang Bai Bu Tincture

【组成】蛇床子、百部。(中医方剂大辞典)

蛇床散 she chuang san

【英文名】She Chuang Powder

【组成】(1)川椒、荆芥、火枚草、蛇床子。(中医方剂大辞典)(2)蛇床子、甘草。(中医方剂大辞典)(3)蛇床子、杏仁、黄连、乳香、盐、蔓菁根。(中医方剂大辞典)(4)蛇床子、硫黄、水银。(中医方剂大辞典)(5)蛇床子、扁蓄、黄芪、苦参、白桐叶、附子。(中医方剂大辞典)

蛇床鹤虱粉 she chuang he shi fen

【英文名】She Chuang He Shi Powder

【组成】蛇床子、鹤虱、黄柏。(中医方剂大辞典)

蛇灵丸 she ling wan

【英文名】She Ling Pill

【组成】白花蛇、威灵仙、当归、土鳖、血竭、透骨草、防风、川芎、白芍、葛根、桂枝。(陕西中医 1993,14(2))

蛇纹石片 she wen shi pian

【英文名】She Wen Shi Tablet

【组成】蛇纹石。(山西医药杂志 1981,10(5))

蛇芩汤 she qin tang

【英文名】She Qin Decoction

【组成】乌梢蛇、淡黄芩、焦荆芥、川柏片、根生地、粉丹皮、苦参片、白鲜皮、地肤子、粉萆薢。(中医方剂大辞典)

蛇连川贝散 she lian chuan bei san

【英文名】She Lian Chuan Bei Powder

【组成】蛇胆、川贝母、半夏、黄连、甘草。(药品标准-中药成方制剂标准 1998)

蛇油丸 she you wan

【英文名】She You Pill

【组成】蛇油、绿豆粉。(中医方剂大辞典)

蛇矾散 she fan san

【英文名】She Fan Powder

【组成】明矾、蛇壳。(中医方剂大辞典)

蛇虎退黄汤 she hu tui huang tang

【英文名】She Hu Tui Huang Decoction

【组成】白花蛇舌草、虎杖、秦艽、山药、郁金、麦芽、甘草、大枣。(陕西中医 1990,110))

蛇咬丸 she yao wan

【英文名】She Yao Pill

【组成】半边旗、五灵脂、半边莲、两面针、枯矾、全蝎、半夏、三七、防风、木香、桔梗、硼砂、夜明砂、雄黄、南蛇胆汁、羌活、前胡、白芍、木通、细辛、吴茱萸、石菖蒲、白芷、牛蒡子、五倍子、秦艽、威灵仙。(药品标准-中药成方制剂标准 1989)

蛇咬丹 she yao dan

【英文名】She Yao Pellet

【组成】野菊花、麝香、香白芷、雄黄。(中医方剂大辞典)

蛇咬解毒丸 she yao jie du wan

【英文名】She Yao Jie Du Pill

【组成】白矾、雄黄、三七、白芷、川贝、五灵脂、甘草、青木香、朱砂、麝香。(中医方剂大辞典)

蛇咬解毒丹 she yao jie du dan

【英文名】She Yao Jie Du Pellet

【组成】野三七、胆矾、麝香、白芷、五灵脂、雄黄、雄鼠粪、千金霜、小茴、白枯矾、川贝母。(中医方剂大辞典)

蛇柏血尿安 she bo xue niao an

【英文名】She Bo Xue Niao An Decoction

【组成】白花蛇舌草、黄柏、丹参、赤芍、益母草、白茅根。(中医杂志 1988,29(11))

蛇毒膏 she du gao

【英文名】She Du Plaster

【组成】煅牡蛎、雄黄(外涂、贴)。(中医方剂大辞典)

蛇胆川贝枇杷膏 she dan chuan bei pi pa gao
【英文名】She Dan Chuan Bei Pi Pa Ointment
【组成】三蛇胆汁、川贝、半夏、楷杷叶、桔梗、薄荷等。(《广东省药品标准》(1987 年))

蛇胆川贝胶囊 she dan chuan bei jiao nang
【英文名】She Dan Chuan Bei Capsule
【组成】蛇胆汁、川贝母。(药品标准－中药成方制剂标准 1992)

蛇胆川贝液 she dan chuan bei ye
【英文名】She Dan Chuan Bei Liquid
【组成】蛇胆汁、川贝母、杏仁、水蜂蜜、薄荷脑。(中成药研究 1993,(3))

蛇胆川贝散 she dan chuan bei san
【英文名】She Dan Chuan Bei Powder
【组成】蛇胆汁、川贝母。(中医方剂大辞典)

蛇胆贝母片 she dan bei mu pian
【英文名】She Dan Bei Mu Tablet
【组成】蛇胆汁、浙贝母、黄连、甘草、半夏。(药品标准－中药成方制剂标准 1998)

蛇胆贝母散 she dan bei mu san
【英文名】She Dan Bei Mu Powder
【组成】蛇胆汁、浙贝母、黄连、甘草、半夏。(药品标准－中药成方制剂标准 1998)

蛇胆半夏片 she dan ban xia pian
【英文名】She Dan Ban Xia Tablet
【组成】蛇胆汁、半夏。(药品标准－中药成方制剂标准 1995)

蛇胆半夏散 she dan ban xia san
【英文名】She Dan Ban Xia Powder
【组成】蛇胆汁、半夏。(药品标准－中药成方制剂标准 1998)

蛇胆陈皮化痰散 she dan chen pi hua tan san
【英文名】She Dan Chen Pi Hua Tan Powder
【组成】陈皮、蛇胆汁、朱砂、僵蚕、琥珀、地龙。(药品标准－中药成方制剂标准 1994)

蛇胆陈皮片 she dan chen pi pian
【英文名】She Dan Chen Pi Tablet
【组成】蛇胆汁、陈皮。(药品标准－中药成方制剂标准 1991)

蛇胆陈皮胶囊 she dan chen pi jiao nang
【英文名】She Dan Chen Pi Capsule
【组成】蛇胆汁、陈皮。(药品标准－中药成方制剂标准 1993)

蛇胆南星片 she dan nan xing pian
【英文名】She Dan Nan Xing Tablet
【组成】蛇胆汁、天南星。(药品标准－中药成方制剂标准 1993)

蛇胆南星散 she dan nan xing san
【英文名】She Dan Nan Xing Powder
【组成】蛇胆汁、天南星。(药品标准－中药成方制剂标准 1993)

蛇胆姜粒 she dan jiang li
【英文名】She Dan Jiang Granule
【组成】蛇胆汁、干姜粒。(药品标准－中药成方制剂标准 1997)

蛇胆追风丸 she dan zhui feng wan
【英文名】She Dan Zhui Feng Pill
【组成】蛇胆汁、地龙、川芎、桂枝、白芍、白芍、独活、防风、胆南星、当归、僵蚕、白附子、姜半夏、甘草、荆芥、制草乌、制川乌、化橘红。(药品标准－中药成方制剂标准 1991)

蛇药胶囊 she yao jiao nang
【英文名】She Yao Capsule
【组成】半边莲、白芷、木芙蓉花、木芙蓉叶。(中西医结合杂志 1990,10(7))

蛇退散 she tui san
【英文名】She Tui Powder
【组成】(1)蛇蜕。(中医方剂大辞典)(2)蛇蜕、枯矾、黄丹、扁蓄、藁本、硫黄、荆芥穗、蛇床子。(中医方剂大辞典)(3)蛇蜕皮、马屁勃、皂角、谷精草。(中医方剂大辞典)

蛇脱散 she tuo san
【英文名】She Tuo Powder
【组成】蛇脱皮、猬皮、猪后悬蹄甲、丹参、露蜂房、鳖甲、当归、木香。(中医方剂大辞典)

蛇黄二苍汤 she huang er cang tang
【英文名】She Huang Er Cang Decoction
【组成】蛇床子、苍术、苍耳子、黄柏、苦参、地肤子、紫草、白矾。(浙江中医学院学报 1989,13(3))

蛇黄丸 she huang wan
【英文名】She Huang Pill
【组成】(1)蛇黄、郁金、雄黄、铁粉、青礞石、朱砂。(中医方剂大辞典)(2)药人参、朱砂、蛇黄、半夏、天南星、茯神、铁粉、麝香。(中医方剂大辞典)(3)蛇黄、郁金、麝香。(中医方剂大辞典)(4)蛇黄、朱砂、金粉、不灰木、人参、茯苓、甘草、雄黄。(中医方剂大辞典)(5)蛇黄、青礞石、辰砂、雄黄、铁铧粉。(中医方剂大辞典)(6)蛇黄、麝香、银箔、郁金、金箔。(中医方剂大辞典)

蛇黄洗剂 she huang xi ji
【英文名】She Huang Lotion
【组成】蛇床子、黄柏、没食子、枯矾。(四川中医 1986,4(7))

蛇黄散 she huang san
【英文名】She Huang Powder

【组成】(1)蛇黄。(中医方剂大辞典)(2)雄黄、蛇蜕。(中医方剂大辞典)(3)蛇黄、犀角、人参、白茯苓、防风、细辛、蚱蝉、干蝎、丹砂、母丁香、山茱萸、甘草、牛黄。(中医方剂大辞典)(4)蛇蜕皮、臭黄、绿矾。(中医方剂大辞典)(5)蛇黄、酽醋。(中医方剂大辞典)

蛇散 she san

【英文名】She Powder

【组成】白花蛇、麝香、冰片、乳香、没药、肉桂。(陕西中医 1992,13(2))

蛇犀散 she xi san

【英文名】She Xi Powder

【组成】白花蛇肉、犀角、青橘皮、牵牛子。(中医方剂大辞典)

蛇窠疮软膏 she ke chuang ruan gao

【英文名】She Ke Chuang Plaster

【组成】炮附子、甘草、党参、白术、炮姜。(中医函授通讯 1987,(4))

蛇蜕丹 she tui dan

【英文名】She Tui Pellet

【组成】水银、槟榔、潮脑、枯矾、蛇蜕、雄黄、油核桃、花椒、杏仁、大枫肉。(中医方剂大辞典)

蛇蜕皮丸 she tui pi wan

【英文名】She Tui Pi Pill

【组成】(1)蛇蜕皮、芦荟、蜣螂、蟾头、朱砂、天浆子、干蝎、青黛、天南星。(中医方剂大辞典)(2)蛇蜕、细辛、黄芩、蜣螂、牛黄、大黄。(中医方剂大辞典)(3)蛇蜕皮、麝香、蚱蝉、夜明砂、地龙、干蟾、青黛。(中医方剂大辞典)

蛇蜕皮散 she tui pi san

【英文名】She Tui Pi Powder

【异名】蛇蜕散(中医方剂大辞典、圣惠)

【组成】(1)蛇蜕皮、芸苔子、不中水砖末。(中医方剂大辞典)(2)蛇蜕皮、白梅肉、牛蒡子、甘草。(中医方剂大辞典)(3)蛇蜕皮、吴茱萸、蚕沙、柳枝、槐枝。(中医方剂大辞典)(4)蛇蜕皮、仙灵脾、蝉壳、甘草、川大黄。(中医方剂大辞典)(5)蛇蜕皮、蚱蝉、蜣螂、麻黄、人参、甘草、细辛、川大黄、黄芪、当归。(中医方剂大辞典)(6)蛇蜕皮、细辛、钩藤、黄芪、川大黄、蚱蝉、甘草、铅霜。(中医方剂大辞典)(7)蛇蜕皮、麝香。(中医方剂大辞典)

蛇蜕拭方 she tui shi fang

【英文名】She Tui Shi Liniment

【组成】蛇蜕。(中医方剂大辞典)

蛇蜕散 she tui san

【英文名】She Tui Powder

【异名】独圣散(中医方剂大辞典、千金)

【组成】(1)蛇皮、露蜂房、乱发。(中医方剂大辞典)(2)乌蛇蜕、蝉蜕、血余。(中医方剂大辞典)(3)蛇蜕。(中医方剂大辞典)(4)蛇蜕、枯矾、黄丹、扁蓄、藁本、硫黄、荆芥穗、蛇床子。(中医方剂大辞典)(5)蛇皮、五倍子、龙骨、川续断。(中医方剂大辞典)(6)蛇蜕、瓜蒌仁。(中医方剂大辞典)(7)马勃、皂荚子、蛇蜕皮。(中医方剂大辞典)(8)蛇蜕皮、马勃。(中医方剂大辞典)(9)蛇蜕皮。(中医方剂大辞典)

蛇蜕膏 she tui gao

【英文名】She Tui Plaster

【组成】(1)蜜蜂、蛇蜕、蜈蚣。(中医方剂大辞典)(2)蛇蜕皮灰。(中医方剂大辞典)

蛇蝎汤 she xie tang

【英文名】She Xie Decoction

【组成】乌梢蛇、炒地龙、僵蚕、桂枝、川芎、甘草、全蝎、制川乌、制草乌、蜈蚣。(四川中医 1990,8(9))

蛇蝎液 she xie ye

【英文名】She Xie Liquid

【组成】蛇皮、全蝎、蜂房。(中医方剂大辞典)

蛇蝎散 she xie san

【英文名】She Xie Powder

【组成】(1)全蝎、祁蛇、蜈蚣。(中医方剂大辞典)(2)蛇蜕、全蝎。(中医方剂大辞典)

蛋白宁冲剂 dan bai ning chong ji

【英文名】Dan Bai Ning Medicinal Instant Granule

【组成】生黄芪、山药、石苇、大蓟根、米仁根。(杏苑中医文献杂志 1989,(4))

蛎粉散 li fen san

【英文名】Li Fen Powder

【组成】牡蛎。(中医方剂大辞典)

袋泡剂 dai pao ji

【英文名】Bagged Steeping Drugs

【定义】指含茶叶或不含茶叶的药材或药材提取物用沸水泡服或煎服的制剂总称。(中药药剂学)

豉心丸 chi xin wan

【英文名】Chi Xin Pill

【组成】(1)豉心、黄连。(中医方剂大辞典)(2)豉、大黄、常山、升麻、附子。(中医方剂大辞典)(3)豉心、川大黄、恒山、川升麻、附子、甘草。(中医方剂大辞典)(4)豉心、川大黄、恒山、川升麻、附子。(中医方剂大辞典)(5)香豉、常山、大黄、附子。(中医方剂大辞典)

豉心散 chi xin san

【英文名】Chi Xin Powder

【组成】(1)豉心、黄连、赤小豆、胡粉、杏仁。(中医方剂大辞典)(2)豉心、雄鼠粪、白术、川大黄、木通、栀

子仁。(中医方剂大辞典)

豉汤 chi tang

【英文名】Chi Decoction

【组成】(1)豉、葱白、生姜。(中医方剂大辞典)(2)豆豉、伏龙肝、小儿小便。(中医方剂大辞典)(3)豉。(中医方剂大辞典)(4)香豉、萎蕤、甘草、麦门冬、小蘖。(中医方剂大辞典)(5)豉、半夏、生姜、人参、柴胡、甘草。(中医方剂大辞典)(6)豉、蜀椒、生姜。(中医方剂大辞典)

豉饼灸方 chi bing jiu fang

【英文名】Chi Bing Hot Medicated Compress

【组成】豆豉。(中医方剂大辞典)

豉酒 chi jiu

【英文名】Chi Wine

【异名】鼓心酒(中医方剂大辞典、肘后方)

【组成】(1)豉、附子、薤白、川椒。(中医方剂大辞典)(2)豉、橘皮、生姜、葱白。(中医方剂大辞典)(3)好豉。(中医方剂大辞典)

豉粥 chi zhou

【英文名】Chi Gruel

【组成】(1)豉、葱白、薄荷、生姜、盐花、羊髓、白米。(中医方剂大辞典)(2)豉、青竹茹、米。(中医方剂大辞典)(3)豉、荆芥、薄荷、葱白、生姜、盐花、羊髓。(中医方剂大辞典)

豉薤汤 chi xie tang

【英文名】Chi Xie Decoction

【组成】(1)豉、栀子、薤白。(中医方剂大辞典)(2)豉、薤白。(中医方剂大辞典)

豚胃丸 tun wei wan

【英文名】Tun Wei Pill

【组成】猬皮、牡丹皮、黄连、槐花、羌活。(中医方剂大辞典)

象牙丸 xiang ya wan

【英文名】Xiang Ya Pill

【组成】(1)象牙、鳖甲、猬皮。(中医方剂大辞典)(2)象牙屑、乌贼鱼骨、陈橘皮。(中医方剂大辞典)

象牙抗增丸 xiang ya kang zeng wan

【英文名】Xiang Ya Kang Zeng Pill

【组成】象牙、砂仁、独活、赤芍、怀牛膝、归尾、熟地、肉苁蓉、骨碎补、淫羊藿、鸡血藤、莱菔子、白蒺藜。(中医方剂大辞典)

象牙散 xiang ya san

【英文名】Xiang Ya Powder

【组成】(1)人参、黄芪、白术、甘草、茯苓、何首乌、糯米、大枣。(中医方剂大辞典)(2)象牙屑。(中医方剂大辞典)(3)象牙末、甘草、滑石、绿豆粉、郁金、乳香、硼砂、麝香。(中医方剂大辞典)

象皮生肌膏 xiang pi sheng ji gao

【英文名】Xiang Pi Sheng Ji Plaster

【组成】象皮、龟板、当归、生地、石膏。((85)津卫药准字第609号)

象皮蛋黄油糊剂 xiang pi dan huang you hu ji

【英文名】Xiang Pi Dan Huang Oil Paste

【组成】鸡蛋、象皮。(时珍国药研究 1992,3(1))

象皮膏 xiang pi gao

【英文名】Xiang Pi Plaster

【组成】(1)象皮、铅粉、铜绿、明矾、黄占、白占。(中医方剂大辞典)(2)象皮、赤石脂、龙骨、黄占、铅粉、白蜡、乳香、没药。(中医方剂大辞典)(3)大黄、川芎、当归、生地、红花、川连、甘草、荆芥、肉桂、白及、白蔹。(中医方剂大辞典)(4)大黄、川归、肉桂、生地、红花、川连、甘草、荆芥、白及、白蔹。(中医方剂大辞典)(5)真象皮、真轻粉、锌养粉、黄蜡、白占、血竭、紫金藤、密陀僧、飞细生花龙骨、梅冰。(中医方剂大辞典)(6)真象皮、当归、壮年人发、大生地、玄武版、真麻油。(中医方剂大辞典)

象豆丸 xiang dou wan

【英文名】Xiang Dou Pill

【组成】榼藤子。(中医方剂大辞典)

辄马丹 zhe ma dan

【英文名】Zhe Ma Pellet

【组成】胡连、川柏、硼砂、雄精、川连、儿茶、薄荷、人中白、冰片。(中医方剂大辞典)

辅正驱邪汤 fu zheng qu xie tang

【英文名】Fu Zheng Qu Xie Decoction

【组成】当归、熟地、人参、白术、茯苓、山药、甘草、干姜、麻黄、桂枝。(中医方剂大辞典)

辅正除邪汤 fu zheng chu xie tang

【英文名】Fu Zheng Chu Xie Decoction

【组成】北柴胡、陈皮、半夏、茯苓、甘草、川芎、归身、干姜、肉桂、黄芩、白豆蔻肉、生姜。(中医方剂大辞典)

鄂诸小金丹 e zhu xiao jin dan

【英文名】E Zhu Xiao Jin Pellet

【组成】晚蚕砂、草乌头。(中医方剂大辞典)

野马追糖浆 ye ma zhui tang jiang

【英文名】Ye Ma Zhui Syrup

【组成】野马追。(药品标准-中药成方制剂标准 1991)

野木瓜片 ye mu gua pian

【英文名】Ye Mu Gua Tablet

【组成】野木瓜。(《中国药典》(1977年版))

野木瓜注射液 ye mu gua zhu she ye

【英文名】Ye Mu Gua Injection

【组成】野木瓜。(药品标准－中药成方制剂标准 1998)

野木瓜颗粒 ye mu gua ke li

【英文名】Ye Mu Gua Granule

【组成】野木瓜。(药品标准－中药成方制剂标准 1997)

野牡丹止痢片 ye mu dan zhi li pian

【英文名】Ye Mu Dan Zhi Li Tablet

【组成】野牡丹。(药品标准－中药成方制剂标准 1991)

野牡丹颗粒 ye mu dan ke li

【英文名】Ye Mu Dan Granule

【组成】野牡丹。(药品标准－中药成方制剂标准 1997)

野苏冲剂 ye su chong ji

【英文名】Ye Shu Medicinal Instant Granule

【组成】野木瓜、白矾、陈皮、小苏打。((94)卫药准字 Z－62 号)

野鸡羹 ye ji geng

【英文名】Ye Ji Decoction

【异名】野鸡汤(中医方剂大辞典)

【组成】野鸡。(中医方剂大辞典)

野玫瑰根煎剂 ye mei gui gen jian ji

【英文名】Ye Mei Gui Gen Decoction

【组成】野玫瑰根。(中国医药学报 1993,8(增刊))

野驼脂酒 ye tuo zhi jiu

【英文名】Ye Tuo Zhi Wine

【组成】野驼脂。(中医方剂大辞典)

野胡萝卜糊剂 ye hu luo bo hu ji

【英文名】Ye Hu Luo Bo Paste

【组成】鲜生姜、生半夏、野胡萝卜、蜘蛛香。(中医方剂大辞典)

野茴香膏 ye hui xiang gao

【英文名】Ye Hui Xiang Plaster

【组成】野首香、除虫菊根、白鲜皮、干姜、蜂蜜。(中医方剂大辞典)

野通散 ye tong san

【英文名】Ye Tong Powder

【组成】干野人粪、片脑麝香。(中医方剂大辞典)

野猪肉羹 ye zhu rou geng

【英文名】Ye Zhu Rou Thick Soup

【组成】野猪肉、葱白。(中医方剂大辞典)

野菊花栓 ye ju hua shuan

【英文名】Ye Ju Hua Suppository

【组成】野菊花。(《北京市药品标准》(1983 年))

野菊感冒冲剂 ye ju gan mao chong ji

【英文名】Ye Ju Gan Mao Medicinal Instant Granule

【组成】野菊花。(山东中医学院学报 1987,11(3))

野菊煎剂 ye ju jian ji

【英文名】Ye Ju Decoction

【组成】野菊花、千里光、侧柏叶、土荆芥、食盐。(中医方剂大辞典)

野葛贴 ye ge tie

【英文名】Ye Ge Emplastrum

【异名】野葛膏(《普济方》卷三一三)

【组成】野葛、芍药、薤白、通草、当归、附子。(中医方剂大辞典)

野葛散 ye ge san

【英文名】Ye Ge Powder

【组成】(1)野葛皮、川大黄、半夏、莽草、川芒硝、白蔹。(中医方剂大辞典)(2)野葛皮、龙骨、干姜、桂心、栝蒌、王不留行。(中医方剂大辞典)

野葛膏 ye ge gao

【英文名】Ye Ge Plaster

【组成】(1)野葛、犀角、蛇衔、莽草、乌头、桔梗、升麻、防风、蜀椒、干姜、鳖甲、雄黄、巴豆、丹参、踯躅花。(中医方剂大辞典)(2)葛、黄连、细辛、杏仁、莽草、芍药、藜芦、附子、乱发灰、闾茹、芎藭、白芷、桂、藁本、乌头、白术、吴茱萸、雌黄、矾石、天雄、当归、斑猫、巴豆、蜀椒、黄柏、蛇床子、猪脂。(中医方剂大辞典)(3)野葛、猪脂、羊脂。(中医方剂大辞典)(4)野葛、附子、牛子并根。(中医方剂大辞典)(5)野葛、蛇衔、犀角、川乌头、桔梗、茵芋、防风、川椒、干姜、巴豆、川升麻、细辛、当归、附子、羌活、川大黄、雄黄。(中医方剂大辞典)(6)野葛、茵芋、踯躅、附子、丹砂、巴豆、乌头、蜀椒、雄黄、大黄。(中医方剂大辞典)(7)野葛、当归、附子、雄黄、细辛、乌头、巴豆、蜀椒。(中医方剂大辞典)

野蔷薇露 ye qiang wei lou

【英文名】Ye Qiang Wei Distillate

【组成】野蔷薇花瓣。(中医方剂大辞典)

铛墨散 dang mo san

【英文名】Dang Mo Powder

【组成】铛墨。(中医方剂大辞典)

铜青丸 tong qing wan

【英文名】Tong Qing Pill

【组成】(1)铜青、细墨。(中医方剂大辞典)(2)铜青、雄黄、空青、水银、石长生、茯苓、猪苓、白芷、白蔹、白薇、人参、卷柏、乌扇、硫黄、东门上鸡头。(中医方剂大辞典)(3)铜青、杏仁、轻粉。(中医方剂大辞典)

铜青散 tong qing san

【英文名】Tong Qing Powder

【组成】(1)川白芷、马牙硝、铜青、麝香。(中医方剂大辞典)(2)铜青、五倍子、山栀子仁、白缮土、秦皮。(中医方剂大辞典)(3)铜青、腻粉、龙脑、干地龙。(中医方剂大辞典)(4)铜青末、谷精草末、砒霜、马齿苋灰。(中医方剂大辞典)

铜青膏 tong qing gao

【英文名】Tong Qing Ointment

【组成】(1)好片子松香、净蓖麻、杏仁。(中医方剂大辞典)(2)石盐、人乳。(中医方剂大辞典)

铜粉丸 tong fen wan

【英文名】Tong Fen Pill

【组成】铜青、官粉、明矾、麝香、冰片、黄连、轻粉。(中医方剂大辞典)

铜绿软膏 tong lv ruan gao

【英文名】Tong Lv Ointment

【组成】铜绿、密陀僧、铅粉、松香、黄蜡、香油。(中医方剂大辞典)

铜绿散 tong lv san

【英文名】Tong Lv Powder

【组成】(1)朱砂、铜绿、轻粉、粉霜、龙脑、麝香。(中医方剂大辞典)(2)五倍子、白矾、铜绿、轻粉、乳香。(中医方剂大辞典)(3)铜绿、铅丹、白芷。(中医方剂大辞典)

铜鉴鼻饮 tong jian bi yin

【英文名】Tong Jian Bi Decoction

【组成】铜镜鼻。(中医方剂大辞典)

铜膏药 tong gao yao

【英文名】Tong Gao Emplastrum

【组成】瓜儿血竭、杜打薄铜皮。(中医方剂大辞典)

铢魔丹 zhu mo dan

【英文名】Zhu Mo Pellet

【组成】大枫子、苦参皮、荆芥、蒺藜、胡麻。(中医方剂大辞典)

银公汤 yin gong tang

【英文名】Yin Gong Decoction

【组成】金银花、蒲公英、白头翁、青蒿、地骨皮、当归、赤芍、乳香、石斛、元参、花粉、陈皮。(山东中医杂志 1987,(5))

银可络 yin ke luo

【英文名】Yin Ke Luo Liquid

【组成】银杏叶。((94)粤卫药准字第 K18-006 号)

银右散 yin you san

【英文名】Yin You Powder

【组成】朱砂、雄黄、蛇含石、磁石、银右石、乳香、没药、明矾、信石、白丁香、麝香、牛黄、巴豆。(中医方剂大辞典)

银归桃承汤 yin gui tao cheng tang

【英文名】Yin Gui Tao Cheng Decoction

【组成】银花、当归、桃仁、大黄、桂枝、芒硝、炙甘草。(陕西中医 1989,10(7))

银甲片 yin jia pian

【英文名】Yin Jia Tablet

【组成】银花、连翘、红藤、蒲公英、鳖甲、茵陈。(四川中医 1992,(3))

银甲散 yin jia san

【英文名】Yin Jia Powder

【组成】银柴胡、鳖甲。(中医方剂大辞典)

银白丹 yin bai dan

【英文名】Yin Bai Pellet

【组成】天南星、白僵蚕、全蝎、白附子、牛黄、麝香、粉霜、朱砂、大枣。(中医方剂大辞典)

银白散 yin bai san

【英文名】Yin Bai Powder

【组成】(1)糯米、扁豆、藿香、白术、丁香、甘草。(中医方剂大辞典)(2)白术、黄芪、人参、干山药、直僵蚕、白茯苓、川升麻、木香、甘草、真糯米、藿香、铁粉、麝香、朱砂、天竺黄、青黛、蛇黄、使君子、黄连、熊胆。(中医方剂大辞典)(3)石膏、腻白滑石、甘草。(中医方剂大辞典)(4)大天南星。(中医方剂大辞典)(5)天花粉、连翘、甘草、川白药、白附子。(中医方剂大辞典)(6)白术、人参、白茯苓、甘草、白扁豆、薏苡仁、藿香。(中医方剂大辞典)(7)石莲肉、白扁豆、茯苓、人参、天麻、白附、全蝎、木香、甘草、藿香、陈米。(中医方剂大辞典)(8)白术、干山药、白附子、人参、直僵蚕、白茯苓、木香、黄芪、白扁豆、川升麻、糯粟米、天麻、甘草、藿香。(中医方剂大辞典)(9)人参、白茯苓、白术、山药、天麻、全蝎、白扁豆、甘草。(中医方剂大辞典)(10)人参、白茯苓、白扁豆、甘草、白术、罂粟子。(中医方剂大辞典)(11)煅熟寒水石。(中医方剂大辞典)(12)天南星、白附子。(中医方剂大辞典)(13)半夏、白扁豆、罂粟子、人参、白术、山药、白茯苓。(中医方剂大辞典)(14)干葛、人参、白茯苓、山药、白扁豆、半夏、糯米。(中医方剂大辞典)(15)人参、茯苓、甘草、白术、白扁豆、藿香叶。(中医方剂大辞典)

银石汤 yin shi tang

【英文名】Yin Shi Decoction

【组成】银花、石膏、玄参、紫草、泽泻、薄荷、荆芥。(浙江中医杂志 1989,(3))

银石饮 yin shi yin

【英文名】Yin Shi Decoction

【组成】银花、石膏、玄参、荆芥、神曲。(陕西中医 1990,11(4))

银朱丸 yin zhu wan

【英文名】Yin Zhu Pill

【异名】白银丹(中医方剂大辞典、幼幼新书)
【组成】(1)水银、甘遂、丹砂、轻粉、龙脑。(中医方剂大辞典)(2)水银、朱砂、干蝎、牛黄、麝香、天南星、白僵蚕、白附子、铅霜。(中医方剂大辞典)

银朱丹 yin zhu dan
【英文名】Yin Zhu Pellet
【组成】(1)硫黄、银朱。(中医方剂大辞典)(2)干蝎、天浆子、露蜂房、朱砂、水银、牛黄、麝香。(中医方剂大辞典)

银耳孢糖胶囊 yin er bao tang jiao nang
【英文名】Yin Er Bao Tang Capsule
【组成】银耳。(药品标准－中药成方制剂标准 1998)

银色礞石丸 yin se meng shi wan
【英文名】Yin Se Meng Shi Pill
【组成】银色礞石、青黛、大青、大碌。(中医方剂大辞典)

银杏无忧散 yin xing wu you san
【英文名】Yin Xing Wu You Powder
【异名】银杏散(中医方剂大辞典、蒿崖尊生)
【组成】水银、杏仁、轻粉、雄黄、狼毒、芦荟、麝香。(中医方剂大辞典)

银杏叶口服液 yin xing ye kou fu ye
【英文名】Yin Xing Ye Peroral Liquid
【组成】银杏叶。((92)卫药准字 Z－14 号)

银杏叶片 yin xing ye pian
【英文名】Yin Xing Ye Tablet
【组成】银杏树叶。(《江苏省药品标准》(1995 年)、(94)卫药准字 Z－65 号)

银杏汤 yin xing tang
【英文名】Yin Xing Decoction
【组成】(1)白果、葱头、黑姜。(中医方剂大辞典)(2)熟地黄、山茱萸、薏苡仁、怀山药、茯苓、泽泻、丹皮、黑豆。(中医方剂大辞典)(3)杏仁、冰沙糖、甘草。(中医方剂大辞典)

银杏药片 yin xing yao pian
【英文名】Yin Xing Yao Tablet
【组成】银杏叶。

银杏散 yin xing san
【英文名】Yin Xing Powder
【组成】(1)雄黄、干白果、朝脑、生矿子灰。(中医方剂大辞典)(2)杏仁、轻粉、水银、雄黄。(中医方剂大辞典)

银杏酮酯 yin xing tong zhi
【英文名】Ying Xing Tong Ester
【组成】银杏叶。((98)卫药试字 Z－001 号)

银杏膏 yin xing gao
【英文名】Yin Xing Unguentum
【组成】(1)文蛤、白及、赤芍、赤豆、草乌。(中医方剂大辞典)(2)陈细茶、白果肉、核桃肉、家蜜。(中医方剂大辞典)(3)白果、水银。(中医方剂大辞典)

银杏露 yin xing lu
【英文名】Yin Xing Syrup
【组成】白果仁、蕈菜。(药品标准－中药成方制剂标准 1990)

银灵糖浆 yin ling tang jiang
【英文名】Yin Ling Syrup
【组成】白荚、小红参、蜂房。(云南中医杂志 1992,13(4))

银花丹皮汤 yin hua dan pi tang
【英文名】Yin Hua Dan Pi Decoction
【组成】银花、丹皮、青蝉蜕、黄柏、茯苓、白鲜皮、黑山栀。(中医方剂大辞典)

银花公英汤 yin hua gong ying tang
【英文名】Yin Hua Gong Ying Decoction
【组成】银花、地丁、蒲公英、连翘、青皮、陈皮、甘草。(新医药学杂志 1977,(3))

银花四君子汤 yin hua si jun zi tang
【英文名】Yin Hua Si Jun Zi Decoction
【组成】台党参、生首乌、怀山药、甘草、金银花、冬桑叶、云茯苓。(中医方剂大辞典)

银花汤 yin hua tang
【英文名】Yin Hua Decoction
【组成】金银花、黄芪、当归、甘草、枸橘叶。(中医方剂大辞典)

银花竹叶汤 yin hua zhu ye tang
【英文名】Yin Hua Zhu Ye Decoction
【组成】银花、竹叶、豆豉、薄荷、杏泥、桔梗、甘草、苇根。(中医方剂大辞典)

银花芍药汤 yin hua shao yao tang
【英文名】Yin Hua Shao Yao Decoction
【组成】银花、白芍、葛根、黄连、当归、白头翁、大黄、木香、甘草。(甘肃中医 1993,6(3))

银花抗感片 yin hua kang gan pian
【英文名】Yin Hua Kang Gan Tablet
【组成】金银花、牡荆根、贯众、三叉苦、葫芦茶、甘草。(药品标准－中药成方制剂标准 1997)

银花饮 yin hua yin
【英文名】Yin Hua Decoction
【组成】忍冬藤。(中医方剂大辞典)

银花散 yin hua san
【英文名】Yin Hua Powder
【组成】天南星、白附子、防风。(中医方剂大辞典)

银花感冒冲剂 yin hua gan mao chong ji
【英文名】Yin Hua Gan Mao Medicinal Instant Granule

【组成】金银花、连翘、防风、桔梗、甘草。(药品标准－中药成方制剂标准1990)

银花解毒汤 yin hua jie du tang

【英文名】Yin Hua Jie Du Decoction

【组成】(1)银花、紫菀、地丁、夏枯草、丹皮、连翘、茯苓、黄连、甘草。(中医方剂大辞典)(2)金银花、鲜生地、当归、赤芍、天花粉、柴胡、黄芩、升麻、犀角、麦冬、知母、生甘草。(中医方剂大辞典)(3)金银花、地丁、犀角、赤苓、连翘、丹皮、川连、夏枯草。(中医方剂大辞典)(4)金银花、牛蒡子、甘草、连翘、柴胡、黄芩、扁豆、车前子、白芍、陈皮。(中医方剂大辞典)(5)银花、蒲公英、桑皮、黄芩、龙胆草、大黄、蔓荆子、枳壳。(中医方剂大辞典)

银花糖浆 yin hua tang jiang

【英文名】Yin Hua Syrup

【组成】金银花、忍冬藤。(药品标准－中药成方制剂标准1997)

银芷消疮汤 yin zhi xiao chuang tang

【英文名】Yin Zhi Xiao Chuang Decoction

【组成】金银花、白芷、当归、丹参、甘草。(陕西中医1991,12(1))

银苇合剂 yin wei he ji

【英文名】Yin Wei Liquid

【组成】银花、连翘、桔梗、杏仁、红藤、鱼腥草、冬瓜仁、桃仁、鲜芦根。(中医方剂大辞典)

银苎散 yin zhu san

【英文名】Yin Zhu Powder

【组成】白茯苓、白芍药、白术、苎根。(中医方剂大辞典)

银连平胃汤 yin lian ping wei tang

【英文名】Yin Lian Ping Wei Decoction

【组成】金银花、连翘、黄连、黄芩、厚朴、苍术、陈皮、甘草。(湖北中医杂志1993,15(3))

银连漱口液 yin lian shu kou ye

【英文名】Yin Lian Collutorium

【组成】银花、连翘、白茅根、入地金牛。(新中医1990,(3))

银参汤 yin shen tang

【英文名】Yin Shen Decoction

【组成】银花、苦参、川连、硼砂。(辽宁中医杂志1991,(5))

银宝丸 yin bao wan

【英文名】Yin Bao Pill

【异名】澄源丹(中医方剂大辞典、圣济总录)

【组成】水银、栝蒌根、苦参、牡蛎、知母、密陀僧、铅丹。(中医方剂大辞典)

银松丹 yin song dan

【英文名】Yin Song Pellet

【组成】老松香、水银。(中医方剂大辞典)

银松散 yin song san

【英文名】Yin Song Powder

【组成】银朱、松香、冰片。(中医方剂大辞典)

银枣汤 yin zao tang

【英文名】Yin Zao Decoction

【异名】银杏汤(《袖珍小儿》卷二)

【组成】(1)麦门冬、地骨皮、远志肉、人参、茯苓、防风、甘草、大黄。(中医方剂大辞典)(2)麦门冬、地骨皮、远志、人参、白茯苓、甘草、防风、紫石英、石膏、羚羊角、龙齿。(中医方剂大辞典)

银河丸 yin he wan

【英文名】Yin He Pill

【组成】黑牵牛、硫黄。(中医方剂大辞典)

银英三仁汤 yin ying san ren tang

【英文名】Yin Ying San Ren Decoction

【组成】金银花、蒲公英、杏仁、白蔻、薏苡仁、半夏、厚朴、扁蓄、木通、竹叶。(山东中医杂志1993,12(4))

银茅坤竹异功汤 yin mao kun zhu yi gong tang

【英文名】Yin Mao Kun Zhu Yi Gong Decoction

【组成】金银花、茅根、益母草、竹叶、党参、黄芪、茯苓、白术、陈皮、丹参、山药、菟丝子、炒麦芽。(山东中医杂志1989,8(1))

银虎膏 yin hu gao

【英文名】Yin Hu Plaster

【组成】银花、见山虎叶、白芷、黄柏。(湖南中医杂志1988,(1))

银青丸 yin qing wan

【英文名】Yin Qing Pill

【组成】铜青、川姜、炉甘石。(中医方剂大辞典)

银复汤 yin fu tang

【英文名】Yin Fu Decoction

【组成】黄芪、生地、当归、丹参、丹皮、红花、银花、栀子、萆薢、白鲜皮、荆芥穗。(河北中医1986,(6))

银查汤 yin cha tang

【英文名】Yin Cha Decoction

【组成】银花炭、南楂炭、青蒿、滑石、赤砂糖。(中医方剂大辞典)

银砂丸 yin sha wan

【英文名】Yin Sha Pill

【异名】梨汁饼子(中医方剂大辞典、小儿药证直诀)

【组成】(1)水银、三皂子大、辰砂、蝎尾、白术、甘草、蝎。(中医方剂大辞典)(2)水银、三皂子大、辰砂、蝎尾、硼砂、霜粉、轻粉、郁李仁、白牵牛、铁粉、好腊茶。(中医方剂大辞典)

银屑冲剂 yin xie chong ji

【英文名】Ying Xie Medicinal Instant Granule

【组成】土茯苓、菝葜等。(鲁卫药准字第 009253 号(1995))

银屑汤 yin xie tang

【英文名】Yin Xie Decoction

【组成】莪术、三棱、茺蔚子、丹皮、生地、茯苓、赤芍、丹参、红花、煅牡蛎、乌梅、甘草。(湖北中医杂志 1993,(6))

银屑灵 yin xie ling

【英文名】Yin Xie Ling

【组成】苦参、甘草、白蘚皮、防风、土茯苓、蝉蜕、黄柏、生地黄、金银花、赤芍、连翘、当归。(药品标准－中药成方制剂标准 1990)

银屑灵软膏 yin xie ling ruan gao

【英文名】Yin Xie Ling Plaster

【组成】黄芩提取物、地榆提取物、黄柏提取物、芥子气、凡士林。(中成药研究 1990,12(11))

银屑病方 yin xie bing fang

【英文名】Yin Xie Bing Prescription

【组成】(1)丹皮、桑白皮、白鲜皮、五加皮、广皮、丹参、蒺藜、荆芥、防风、双花、连翘、白芷、蝉蜕、生地、乌蛇、僵蚕、全虫、蜈蚣。(内蒙古中医药 1984,(2))(2)土茯苓、金银花。(山东中医杂志 1990,9(5))

银屑病药丸 yin xie bing yao wan

【英文名】Yin Xie Bing Herb Pill

【组成】乳香、没药、红花、制大黄、莪术、秦艽、甲片、雄黄、地鳖虫、石菖蒲、桃仁霜。(中医方剂大辞典)

银柴冲剂 yin chai chong ji

【英文名】Yin Chai Medicinal Instant Granule

【组成】(1)忍冬藤、柴胡、芦根、枇杷叶。((81)川卫药准字－1423 号)(2)忍冬藤、柴胡、芦根。((89)粤卫药准字第 K1－073 号)

银柴合剂 yin chai he ji

【英文名】Yin Chai Mixture

【组成】忍冬藤、柴胡、芦根、枇杷叶、薄荷。(药品标准－中药成方制剂标准 1990)

银柴散 yin chai san

【英文名】Yin Chai Powder

【组成】双花、连翘、黄芩、生石膏、柴胡、葛根、牛蒡子、蝉衣、桔梗、芥穗、苏叶、甘草。(山东中医杂志 1985,(6))

银柴颗粒 yin chai ke li

【英文名】Yin Chai Granule

【组成】忍冬藤、芦根、薄荷、柴胡、枇杷叶。(药品标准－中药成方制剂标准 1997)

银粉丸 yin fen wan

【英文名】Yin Fen Pill

【组成】(1)粉霜、铅白霜、白矾、水银、铅、天南星、半夏、丹砂。(中医方剂大辞典)(2)上好银、人参、茯神、石膏、虎睛、牛黄、铅霜。(中医方剂大辞典)

银粉散 yin fen san

【英文名】Yin Fen Powder

【异名】银朱散(中医方剂大辞典、外科正宗)

【组成】(1)好锡、朱砂末、水银、杭粉。(中医方剂大辞典)(2)轻粉、黄丹、白胶香、沥青。(中医方剂大辞典)(3)定州白瓷器。(中医方剂大辞典)(4)水银、轻粉、黑铅、寒水石、硼砂、珍珠、锡、朱砂、官粉、夹纸。(中医方剂大辞典)(5)煅水银、轻粉、梅片。(中医方剂大辞典)(6)黑锡、朱砂、水银、官粉、轻粉、寒水石、硼砂。(中医方剂大辞典)(7)水银、铅粉、点锡、轻粉、青黛、冰片、麝香。(中医方剂大辞典)(8)大田螺。(中医方剂大辞典)

银粉散软膏 yin fen san ruan gao

【英文名】Yin Fen San Ointment

【异名】银粉散软膏(中医方剂大辞典、赵炳南临床经验集)

【组成】银粉散、水飞甘石粉、祛湿药膏。(中医方剂大辞典)

银粉膏 yin fen gao

【英文名】Yin Fen Plaster

【组成】(1)水银、胡粉。(中医方剂大辞典)(2)光粉、乳香、没药、赤石脂、樟脑、水银。(中医方剂大辞典)

银荷汤 yin he tang

【英文名】Yin He Decoction

【组成】连翘、黄芩、防风、荆芥、麝香、银花、薄荷、黄连、甘草。(中医方剂大辞典)

银密片 yin mi pian

【英文名】Yin Mi Tablet

【组成】银耳耳基粉、天麻密环菌粉。(药品标准－中药成方制剂标准 1994)

银液丹 yin ye dan

【英文名】Yin Ye Pellet

【组成】(1)麝、水银、轻粉、青黛、郁金、生朱、巴豆。(中医方剂大辞典)(2)北亭砂、阿魏、槟榔、青木香、干蝎、桃仁、白附子、白矾、银母砂子、自然铜。(中医方剂大辞典)(3)黑铅、铁粉、水银、朱砂、天南星、腻粉。(中医方剂大辞典)

银液乳香丸 yin ye ru xiang wan

【英文名】Yin Ye Ru Xiang Pill

【组成】红芽大戟、半夏、乳香、贯众、粉霜、朱砂、腻粉、水银。(中医方剂大辞典)

银菊花 yin ju hua

【英文名】Yin Ju Hua Decoction

【组成】银花、菊花、生白芍、杏仁、桔梗、连翘、栀子、木

香、甘草、牛蒡子。(中医方剂大辞典)

银菊清解片 yin ju qing jie pian

【英文名】Yin Ju Qing Jie Tablet

【组成】忍冬藤、痰火草、野菊花、岗梅、桑叶、薄荷油、扑尔敏、对乙酰氨基酚。(药品标准－中药成方制剂标准 1991)

银菊感冒片 yin ju gan mao pian

【英文名】Yin Ju Gan Mao Tablet

【组成】金盏银盘、三叉苦、菊花、桑叶、野菊、五指柑、翠云草、山芝麻、岗梅、薄荷油。(药品标准－中药成方制剂标准 1997)

银黄三拗汤 yin huang san ao tang

【英文名】Yin Huang San Ao Decoction

【组成】银花、杏仁、浙贝母、前胡、炙枇杷叶、广木香、蒲公英、槟榔、黄芩、麻黄、枳壳、甘草。(陕西中医 1991,12(8))

银黄口服液 yin huang kou fu ye

【英文名】Ying Huang Peroral Liquid

【组成】(1)金银花、黄芩。((92)吉卫药准字 120019 号)(2)金银花、黄芩。((93)滇卫药准字第 2103 号 26Z)(3)金银花、黄芩。((92)粤卫药准字第 A22－141 号)(4)金银花、黄芩。((92)闽卫药准字 34－181 号)

银黄丹 yin huang dan

【英文名】Yin Huang Pellet

【组成】舶上硫黄、水银。(中医方剂大辞典)

银黄片 yin huang pian

【英文名】Yin Huang Tablet

【组成】金银花提取物、黄芩提取物。(药品标准－中药成方制剂标准 1992)

银黄冲剂 yin huang chong ji

【英文名】Yin Huang Medicinal Instant Granules

【组成】金银花提取物、黄芩提取物。(药品标准－中药成方制剂标准 1992)

银黄汤 yin huang tang

【英文名】Yin Huang Decoction

【组成】银花炭、益母草、炒黄芩、炒丹皮、炒蒲黄、茜草、焦楂曲、党参、贯众炭、大黄炭。(浙江中医杂志 1985,(11－12))

银黄含化片 yin huang han hua pian

【英文名】Yin Huang Han Hua Tablet

【组成】金银花提取物、黄芩提取物。(药品标准－中药成方制剂标准 1996)

银黄注射液 yin huang zhu she ye

【英文名】Yin Huang Injection

【组成】金银花、黄芩。(药品标准－中药成方制剂标准 1998)

银黄胶囊 yin huang jiao nang

【英文名】Yin Huang Capsule

【组成】金银花提取物、黄芩提取物。(药品标准－中药成方制剂标准 1998)

银黄清目汤 yin huang qing mu tang

【英文名】Yin Huang Qing Mu Decoction

【组成】生地、黄芩、金银花、杭菊花、赤芍、车前子、蝉衣、板蓝根、木贼、吉力子、白茅根、桔梗、黄连、丹皮、甘草。(甘肃中医学院学报 1993,10(4))

银翘二丁汤 yin qiao er ding tang

【英文名】Yin Qiao Er Ding Decoction

【组成】银花、连翘、六一散、车前子、紫花地丁、黄花地丁。(中医杂志 1989,(3))

银翘三根汤 yin qiao san gen tang

【英文名】Yin Qiao San Gen Decoction

【组成】银花、桔梗、山豆根、板蓝根。(中国医药学报 1993,8(增刊))

银翘马勃散 yin qiao ma bo san

【英文名】Yin Qiao Ma Bo Powder

【组成】连翘、牛蒡子、银花、射干、马勃。(中医方剂大辞典)

银翘双解栓 yin qiao shuang jie shuan

【英文名】Yin Qiao Shuang Jie Suppository

【组成】金银花、黄芩、丁香叶。(中医药学报 1991,(4))

银翘片 yin qiao pian

【英文名】Yin Qiao Tablet

【组成】金银花、牛蒡子、芦根、连翘、豆豉、芥穗、竹叶、薄荷、桔梗、甘草。

银翘石斛汤 yin qiao shi hu tang

【英文名】Yin Qiao Shi Hu Decoction

【组成】熟地、山药、山茱萸、丹皮、泽泻、茯苓、银花、连翘、石斛。(中医方剂大辞典)

银翘伤风胶囊 yin qiao shang feng jiao nang

【英文名】Yin Qiao Shang Feng Capsule

【组成】金银花、连翘、牛蒡子、桔梗、芦根、薄荷、淡豆豉、甘草、淡竹叶、荆芥、牛黄。(药品标准－中药成方制剂标准 1996)

银翘合剂 yin qiao he ji

【英文名】Yin Qiao Mixture

【组成】金银花、连翘、薄荷、荆芥、淡豆豉、牛蒡子、桔梗、淡竹叶、芦根、甘草。(药品标准－中药成方制剂标准 1998)

银翘导赤散 yin qiao dao chi san

【英文名】Yin Qiao Dao Chi Powder

【组成】银花、连翘、焦山栀、生地、木通、生甘草、淡竹叶。(湖南中医杂志 1989,(1))

银翘汤 yin qiao tang

【英文名】Yin Qiao Decoction

【组成】银花、连翘、竹叶、生甘草、麦冬、细生地。(中医方剂大辞典)

银翘红酱解毒汤 yin qiao hong jiang jie du tang

【英文名】Yi Qiao Hong Jiang Jie Du Decoction

【组成】银花、连翘、红藤、败酱草、丹皮、山栀、赤芍、桃仁、苡仁、延胡索、炙乳没、川楝子。(中医方剂大辞典)

银翘辛夷汤 yin qiao xin yi tang

【英文名】Yin Qiao Xin Yi Decoction

【组成】银花、连翘、辛夷、山栀、黄芩、桑叶、荆芥、薄荷、桔梗、生甘草、丝瓜藤。(中医方剂大辞典)

银翘饮口服液 yin qiao yin kou fu ye

【英文名】Yin Qiao Yin Peroral Liquid

【组成】银花、连翘、薄荷、荆芥、淡豆豉、牛蒡子、桔梗、淡竹叶、芦根、甘草、草糖浆。(中成药研究 1985,(8))

银翘败毒汤 yin qiao bai du tang

【英文名】Yin Qiao Bai Du Decoction

【组成】(1)银花、连翘、地丁、蒲公英、菊花、贝母、花粉、丹皮、赤芍、木通、生地、栀子。(中医方剂大辞典)(2)银花、马勃、葛根、牛蒡子、蝉蜕、连翘、石膏、僵蚕、板蓝根。(中医方剂大辞典)

银翘袋泡剂 yin qiao dai pao ji

【英文名】Yin Qiao Bagged Steeping Drug

【组成】金银花、连翘、薄荷、荆芥、牛蒡子、桔梗、淡豆豉、芦根、淡竹叶、甘草。(药品标准－中药成方制剂标准 1997)

银翘麻黄汤 yin qiao ma huang tang

【英文名】Yin Qiao Ma Huang Decoction

【组成】银花、连翘、麻黄、薄荷、牛蒡、橘红、桔梗、生甘草。(中医方剂大辞典)

银翘散 yin qiao san

【英文名】Yin Qiao Powder

【组成】金银花、连翘、桔梗、薄荷、淡豆豉、淡竹叶、牛蒡子、荆芥、芦根、甘草。(药品标准－中药成方制剂标准 1990)

银翘散去银花牛蒡子豆豉加生地丹皮白芍麦冬方 yin qiao san qu yin hua niu bang zi dou chi jia sheng di dan pi bai shao mai dong fang

【英文名】Yin Qiao Powder Qu Yin Hua Niu Bang Zi Dou Chi Jia Sheng Di Dan Pi Bai Shao Mai Dong Prescription

【组成】连翘、苦桔梗、薄荷、竹叶、生甘草、芥穗、生地、丹皮、白芍、麦冬。(中医方剂大辞典)

银翘解毒丸 yin qiao jie du wan

【英文名】Yin Qiao Jie Du Pill

【异名】银翘解毒浓缩丸(药品标准－中药成方制剂标准)

【组成】金银花、连翘、薄荷、荆芥、淡豆豉、牛蒡子、桔梗、淡竹叶、甘草。(药品标准－中药成方制剂标准 1997)

银翘解毒口服液 yin qiao jie du kou fu ye

【英文名】Yin Qiao Jie Du Peroral Liquid

【组成】(1)金银花、连翘、荆芥穗、牛蒡子、薄荷。(2)金银花、连翘、薄荷、荆芥、淡豆豉、牛蒡子、桔梗、淡竹叶、甘草。((92)京卫药准字(92)第 313 号)

银翘解毒水 yin qiao jie du shui

【英文名】Yin Qiao Jie Du Liquid

【组成】(1)金银花、连翘、荆芥穗、牛蒡子、薄荷。((90)京卫药准字(90)第 024 号)(2)金银花、连翘、荆芥、牛蒡子、桔梗、芦根、淡豆鼓、甘草、淡竹叶、薄荷脑。((81)川卫药准字 1439 号)

银翘解毒片 yin qiao jie du pian

【英文名】Yin Qiao Jie Du Tablet

【组成】(1)金银花、连翘、薄荷、荆芥、淡豆豉、牛蒡子、桔梗、淡竹叶、甘草。((91)苏卫药 ZZ－0226 准字 1467－3 号)(2)金银花、连翘、牛蒡子、薄荷冰。((85)津卫药准字第 409 号)(3)金银花、连翘、淡豆豉、桔梗。((91)粤卫药准字第 A22－086 号)(4)金银花、桔梗。((92)滇卫药准字(92)3Z 第 546 号)(5)金银花、连翘、荆芥穗、淡竹叶、淡豆豉、甘草、薄荷、牛蒡子、桔梗。((81)豫卫药准字 ZZ－0226－49005 号)(6)金银花、连翘、薄荷。((85)粤卫药准字第 K1－010 号)(7)金银花、连翘、薄荷、荆芥、桔梗。

银翘解毒冲剂 yin qiao jie du chong ji

【英文名】Yin Qiao Jie Du Granule

【组成】金银花、连翘、甘草、荆芥穗、桔梗、淡豆豉、牛蒡子、淡竹叶、薄荷油。(药品标准－中药成方制剂标准 1993)

银翘解毒合剂 yin qiao jie du he ji

【英文名】Yin Qiao Jie Du Mixture

【组成】金银花、连翘、薄荷、荆芥、淡豆豉、牛蒡子、桔梗、淡竹叶、甘草。(药品标准－中药成方制剂标准 1997)

银翘解毒汤 yin qiao jie du tang

【英文名】Yin Qiao Jie Du Decoction

【组成】银花、公英、白菊花、连翘、贝母、生地、赤芍、丹皮、木通、栀子、大黄、紫花地丁。(中医方剂大辞典)

银翘解毒液 yin qiao jie du ye

【英文名】Ying Qiao Jie Du Oral Liquid

【组成】金银花、连翘、淡竹叶、牛蒡子、桔梗、淡豆豉、

甘草、荆芥油、薄荷油。(药品标准－中药成方制剂标准 1995)

银翘解毒滴鼻剂 yin qiao jie du di bi ji

【英文名】Ying Qiao Jie Du Nose Drop

【组成】金银花、连翘、薄荷、荆芥等。((98)卫药准字 Z－047号)

银翘薄甘汤 yin qiao bo gan tang

【英文名】Yin Qiao Bo Gan Decoction

【组成】金银花、连翘、薄荷、黄连、栀子、甘草。(安徽中医学院学报 1993,12(1))

银锁匙 yin suo shi

【英文名】Yin Suo Shi Drug

【组成】(1)老竺黄、白矾、硼砂、麝香、牙皂角、冰片。(中医方剂大辞典)(2)天花粉、玄参。(中医方剂大辞典)(3)枯矾、玄米、煨干姜、莲须、粟壳、五倍子。(中医方剂大辞典)(4)天花粉、薄荷叶。(中医方剂大辞典)

银锈散 yin xiu san

【英文名】Yin Xiu Powder

【组成】水银、冰片、轻粉、黄柏、朝脑、镜锈、贝母、儿茶。(中医方剂大辞典)

银楂芩连汤 yin zha qin lian tang

【英文名】Yin Zha Qin Lian Decoction

【组成】银花炭、南楂炭、青蒿、川连、酒芩、赤砂糖。(中医方剂大辞典)

银蒲消毒饮 yin pu xiao du yin

【英文名】Yin Pu Xiao Du Decoction

【组成】(1)蒲公英、金银花、六一散、丹参、香附。(新中医 1974,(2))(2)金银花、蒲公英、金钱草、丹参、香附。(河北中医 1982,(2))

银箍散 yin gu san

【英文名】Yin Gu Powder

【组成】草乌、生南星、乳香、生半夏、五倍子、没药、陈绿豆粉。(中医方剂大辞典)

银蜜片 yin mi pian

【英文名】Yin Mi Tablet

【组成】银耳、蜜环菌。

银黛合剂 yin dai he ji

【英文名】Yin Dai Mixture

【组成】银杏、青黛、地骨、皮苏子、寒水石。(辽宁中医杂志 1992,(6))

银黝膏 yin you gao

【英文名】Yin You Ointment

【组成】银黝、黄丹、真麻油。(中医方剂大辞典)

隆火安金汤 long huo an jin tang

【英文名】Long Huo An Jin Decoction

【组成】知母、麦冬、生地、桔梗、牛膝、甘草、桑皮、陈皮。(中医方剂大辞典)

隆吉散 long ji san

【英文名】Long Ji Powder

【组成】硼砂、麝香、乳香、雄黄、熊胆、血竭、没药、儿茶、牛黄、山豆根、鸭嘴壳、山慈姑、冰片、黄柏、花蜘蛛。(中医方剂大辞典)

随补羊肉羹 sui bu yang rou geng

【英文名】Sui Bu Yang Rou Thick Soup

【组成】羊肉。(中医方剂大辞典)

隐居羊肉汤 yin ju yang rou tang

【英文名】Yin Ju Yang Rou Decoction

【组成】羊肉、芎䓖、甘草、芍药、当归、生姜。(中医方剂大辞典)

雀儿药粥 que er yao zhou

【英文名】Que Er Gruel

【组成】雀儿、菟丝子、覆子、五味子、枸杞子、粳米、酒。(中医方剂大辞典)

雀儿粥 que er zhou

【英文名】Que Er Gruel

【异名】雀粥(中医方剂大辞典、医统)

【组成】雀儿、粟米、葱白。(中医方剂大辞典)

雀子顶 que zi ding

【英文名】Que Zi Ding

【组成】白信、麻黄、雄黄、寒水石、鹅管石。(中医方剂大辞典)

雀目方 que mu fang

【英文名】Que Mu Prescription

【组成】苍术末、羊子肝。(中医方剂大辞典)

雀目泻肝汤 que mu xie gan tang

【英文名】Que Mu Xie Gan Decoction

【组成】芒消、大黄、白芍药、桔梗、黄芩、防风。(中医方剂大辞典)

雀目散 que mu san

【英文名】Que Mu Powder

【组成】雄猪肝、夜明砂。(中医方剂大辞典)

雀矢丸 que shi wan

【英文名】Que Shi Pill

【异名】白丁香丸(中医方剂大辞典)

【组成】雀屎。(中医方剂大辞典)

雀卵菟丝丸 que luan tu si wan

【英文名】Que Luan Tu Si Pill

【组成】菟丝子、雀卵。(中医方剂大辞典)

雀附丸 que fu wan

【英文名】Que Fu Pill

【组成】(1)雀儿、补骨脂、木香、吴茱萸、干姜、青橘皮、木瓜、附子、熟艾。(中医方剂大辞典)(2)雀儿、硇砂、川椒红、菟丝子、附子、肉苁蓉、天麻、鹿茸、补骨脂、沉香、木香、茴香子、石斛。(中医方剂大辞典)(3)雀儿、附子、萆薢、胡椒、白芜荑、干姜、茴香子、青橘皮、艾叶、川椒。(中医方剂大辞典)

雀瓮散 que weng san

【英文名】Que Weng Powder

【组成】棘刚子、全蝎、蓖麻子、石榴、白僵蚕、天南星、半夏、白附子、乳香。(中医方剂大辞典)

雀盲方 que mang fang

【英文名】Que Mang Decoction

【组成】地肤子、决明子。(中医方剂大辞典)

雀盲散 que mang san

【英文名】Que Mang Powder

【异名】炒肝散(《普济方》卷八十三)

【组成】建昌军螺儿蚌粉、雄猪肝。(中医方剂大辞典)

雀斑丸 que ban wan

【英文名】Que Ban Pill

【组成】玉兰花瓣、肥皂、皮硝。(中医方剂大辞典)

雀粪丸 que fen wan

【英文名】Que Fen Pill

【异名】逐痛丸(中医方剂大辞典、幼幼新书)

【组成】(1)雄雀粪、牛黄、赤芍药、芎䓖、当归。(中医方剂大辞典)(2)雀粪、当归。(中医方剂大辞典)(3)雀屎、牛黄、芎䓖、芍药、干姜、甘草、麝香、小麦面、大黄、当归、人参。(中医方剂大辞典)

雀粪涂敷方 que fen tu fu fang

【英文名】Que Fen Tu Fu Prescription

【组成】(1)雄雀粪。(中医方剂大辞典)(2)雀粪、酱瓣。(中医方剂大辞典)

雪上一枝蒿片 xue shang yi zhi hao pian

【英文名】Xue Shang Yi Zhi Hao Tablet

【组成】雪上一枝蒿。(药品标准－中药成方制剂标准 1996)

雪上一枝蒿总碱注射液 xue shang yi zhi hao zong jian zhu she ye

【英文名】Xue Shang Yi Zhi Hao Zong Jian Injection

【组成】雪上一枝蒿。(药品标准－中药成方制剂标准 1998)

雪上一枝蒿速效止痛搽剂 xue shang yi zhi hao su xiao zhi tong cha ji

【英文名】Xue Shang Yi Zhi Hao Su Xiao Zhi Tong Liniment

【组成】雪上一枝蒿、生川乌、生草乌、红花、乳香、金叶子、黑骨头、川芎、金铁锁、重楼、附子、见血飞、冰片。(药品标准－中药成方制剂标准 1998)

雪山金罗汉止痛涂膜剂 xue shan jin luo han zhi tong tu mo ji

【英文名】Xue Shan Jin Luo Han Zhi Tong Membranae

【组成】铁棒锤、麝香、西红花、雪莲花、冰片、五灵脂等。((98)卫药准字 Z－030 号)

雪乳汤 xue ru tang

【英文名】Xue Ru Decoction

【组成】生地、熟地、天冬、麦冬、玉竹、五味子、当归、白芍、山药。(中医方剂大辞典)

雪哈大补素片 xue ha da bu su pian

【英文名】Xue Ha Da Bu Su Tablet

【组成】哈蟆油、红参。(药品标准－中药成方制剂标准 1998)

雪哈灵芝酒 xue ha ling zhi jiu

【英文名】Xue Ha Ling Zhi Wine

【组成】哈蟆油、灵芝、狗肾。(药品标准－中药成方制剂标准 1997)

雪胆冲剂 xue dan chong ji

【英文名】Xue Dan Medicinal Instant Granule

【组成】雪胆、石菖蒲。(上海中医药杂志 1988,(9))

雪胆素片 xue dan su pian

【英文名】Xue Dan Su Tablet

【组成】雪胆素。(药品标准－中药成方制剂标准 1998)

雪梨止咳糖浆 xue li zhi ke tang jiang

【英文名】Xue Li Zhi Ke Syrup

【组成】桔梗、苦杏仁、前胡、紫苑、款冬花、枇杷叶、梨清膏。(药品标准－中药成方制剂标准 1998)

雪梨百花膏 xue li bai hua gao

【英文名】Xue Li Bai Hua Ointment

【组成】雪梨、生姜。(中医方剂大辞典)

雪梨膏 xue li gao

【英文名】Xue Li Concentrated Decoction

【组成】梨。(药品标准－中药成方制剂标准 1995)

雪梨蜜膏 xue li mi gao

【英文名】Xue Li Mi Concentrated Decoction

【组成】梨清膏、蜂蜜。(药品标准－中药成方制剂标准 1998)

雪消散 xue xiao san

【英文名】Xue Xiao Powder

【组成】朴硝、真紫雪、盐。(中医方剂大辞典)

雪粉丸 xue fen wan

【英文名】Xue Fen Pill

【组成】阳起石、钟乳、砒霜、黄蜡、羊肾肱脂。(中医方剂大辞典)

雪莲注射液 xue lian zhu she ye

【英文名】Xue Lian Injection

【组成】雪莲花。(药品标准－中药成方制剂标准 1998)

雪莲药酒 xue lian yao jiu

【英文名】Xue Lian Herb Wine

【组成】雪莲花、木瓜、桑寄生、党参、芡实、杜仲、当归、黄芪、独活、秦艽、巴戟天、补骨脂、黄柏、香附、五味子、鹿茸。(中医方剂大辞典)

雪莲通脉丸 xue lian tong mai wan

【英文名】Xue Lian Tong Mai Pill

【组成】天山雪莲、西洋参、肉苁蓉、首乌、槐米、红花、血竭、水蛭、益母草、葛根、川芎等。(安徽中医学院学报 1992,11(3))

雪梅丸 xue mei wan

【英文名】Xue Mei Pill

【组成】冰片、犀黄、胆矾、雄精、硼砂、山豆根、儿茶、白梅。(中医方剂大辞典)

雪梅丹 xue mei dan

【英文名】Xue Mei Pellet

【组成】大青梅、明矾。(中医方剂大辞典)

雪蛤大补素 xue ha da bu su

【英文名】Xue Ha Da Bu Su Capsule

【组成】田鸡油、红参。((82)黑卫药准字 161)

雪煎 xue jian

【英文名】Xue Decoction

【组成】(1)川大黄。(中医方剂大辞典)(2)麻黄、杏仁、大黄。(中医方剂大辞典)

雪羹 xue geng

【英文名】Xue Thick Soup

【组成】荸荠、海蜇。(中医方剂大辞典)

颅通定痛汤 lu tong ding tong tang

【英文名】Lu Tong Ding Tong Decoction

【组成】细辛、葛根、泽泻、白芷、白芍、白蒺藜、赤芍、生龙牡、广郁金、石菖蒲、川芎、甘草。(浙江中医杂志 1993,28(6))

颅痛宁注射液 lu tong ning zhu she ye

【英文名】Lu Tong Ning Injectionn

【组成】川芎、荜拔。(中医药学报 1980,(3))

颅痛宁煎剂 lu tong ning jian ji

【英文名】Lu Tong Ning Decoction

【组成】柴胡、香附、川芎、葛根、蛰虫、全蝎、蔓荆子、荜茇、白芷、羌活。(中西医结合杂志 1989,9(5))

颅痛饮 lu tong yin

【英文名】Lu Tong Decoction

【组成】白芍、钩藤、川芎、细辛、生石决明。(浙江中医杂志 1986,(12))

颅痛定片 lu tong ding pian

【英文名】Lu Tong Ding Tablet

【组成】左旋延胡索乙素。((86)滇卫药准字(86)1－17)

颈肩痛方 jing jian tong fang

【英文名】Jing Jian Tong Prescription

【组成】当归、川芎、乳香、没药、川乌、草乌、羌活、细辛、威灵仙、透骨草、乌梢蛇、全蝎、蜈蚣、葛根、桂枝。(内蒙古中医药 1991,10(3))

颈肩膏 jing jian gao

【英文名】Jing Jian Plaster

【组成】当归、川芎、羌活、威灵仙、青风藤、葛根、乳香、没药、生川乌、生草乌、三棱、莪术、白芷、细辛、生附子、丁香、红花、肉桂、生南星、樟脑。(中国中医骨伤科杂志 1989,5(4))

颈复康冲剂 jing fu kang chong ji

【英文名】Jing Fu Kang Medicinal Instant Granule

【组成】黄芪、党参、丹参、川芎、白芍、生地、葛根、地龙、桃仁等。(中西医结合杂志 1987,7(3))

颈复康颗粒 jing fu kang ke li

【英文名】Jing Fu Kang Granule

【组成】黄芪、党参、丹参、白芍、生地黄、石决明、威灵仙、花蕊石、葛根、黄柏、秦艽、王不留行、川芎、苍术、羌活、桃仁、乳香、没药、红花、地龙、土鳖虫。(药品标准－中药成方制剂标准 1998)

颈康汤 jing kang tang

【英文名】Jing Kang Decoction

【组成】黄芪、党参、丹参、川芎、白芍、生地、桃仁、红花、香附、地龙、葛根、穿山甲、土鳖虫、威灵仙。(中医杂志 1983,24(1))

颈椎 2 号 jing zhui er hao

【英文名】Jing Zhui Tablet No.2

【组成】白芍、甘草、伸筋草、葛根、乳香、没药、桃仁、红花。(中西医结合杂志 1988,8(5))

颈椎宁胶囊 jing zhui ning jiao nang

【英文名】Jing Zhui Ning Capsule

【组成】马钱子粉、白花蛇粉、狗脊粉、琥珀粉、桂枝粉。(中西医结合杂志 1989,9(12))

颈痛宁 jing tong ning

【英文名】Jing Tong Ning Medicinal Instant Granule

【组成】黄芪、当归、川芎、赤芍、丹参、红花、桃仁、葛根、细辛、地龙、甘草。(中国医药学报 1991,6(2))

颈痛灵药酒 jing tong ling yao jiu

【英文名】Jing Tong Ling Wine

【组成】熟地黄、何首乌、黑芝麻、当归、丹参、黄芪、天麻、葛根、千年健、地枫皮、枸杞子、白芍、骨碎补、威灵仙、狗脊、蛇蜕、桂枝、牛膝、木瓜、乳香、没药、山药、槲寄生、甘草、人参、鹿茸、麝香。(药品标准－中药成方制剂标准 1998)

鸽粪散 ge fen san

【英文名】Ge Fen Powder

【组成】鸽粪、人粪灰、白矾、青黛、麝香。(中医方剂大辞典)

鸾凤散 luan feng san
【英文名】Luan Feng Powder
【组成】公鸡。(中医方剂大辞典)
鸾胶散 luan jiao san
【英文名】Luan Jiao Powder
【组成】黄狗头。(中医方剂大辞典)
鸿茅药酒 hong mao yao jiu
【英文名】Hong Mao Wine
【组成】制何首乌、地黄、白芷、山药、五倍子、广藿香、人参、桑白皮、海桐皮、甘松、独活、苍术、川芎、菟丝子、茯神、青皮、草果、山茱萸、附子、厚朴、陈皮、五味子、牛膝、枳实、高良姜、山奈、款冬花、小茴香、桔梗、熟地黄、九节菖蒲、白术、槟榔、甘草。(药品标准-中药成方制剂标准 1997)
鹿子丸 lu zi wan
【英文名】Lu Zi Pill
【组成】嫩鹿茸、大附子、盐花。(中医方剂大辞典)
鹿马丸 lu ma wan
【英文名】Lu Ma Pill
【组成】鹿角胶、川牛膝、熟狗脊、全虫、制马钱子。(实用中医内科杂志 1993,7(3))
鹿巴仙汤 lu ba xian tang
【英文名】Lu Ba Xian Decoction
【组成】鹿角片、巴戟天、仙灵脾、萸肉、杜仲、党参、熟地、炙黄芪、淮山药。(浙江中医学院学报 1987,11(5))
鹿头肉粥 lu tou rou zhou
【英文名】Lu Tou Rou Gruel
【组成】鹿头肉、蔓荆实、高良姜、茴香子。(中医方剂大辞典)
鹿甲散 lu jia san
【英文名】Lu Jia Powder
【组成】鹿角片、穿山甲、王不留行、三棱、莪术。(浙江中医学院学报 1992,16(6))
鹿龙药酒 lu long yao jiu
【英文名】Lu Long Wine
【组成】鹿盘、地龙、牛膝、枸杞子。(山西中医 1990,6(5))
鹿竹甘草汤 lu zhu gan cao tang
【英文名】Lu Zhu Gan Cao Decoction
【组成】黄精、路路通、竹叶、甘草、茯苓、知母、枸杞、麦冬、萆薢、白芍。(辽宁中医杂志 1992,(12))
鹿肉汤 lu rou tang
【英文名】Lu Rou Decoction
【组成】(1)鹿肉、芍药、半夏、干地黄、独活、生姜、桂心、芎䓖、甘草、阿胶、人参、茯苓、秦艽、黄芩、黄芪。(中医方剂大辞典)(2)鹿肉、干地黄、甘草、芎䓖、人参、当归、黄芪、芍药、麦门冬、茯苓、半夏、大枣、生姜。(中医方剂大辞典)
鹿血丸 lu xue wan
【英文名】Lu Xue Pill
【组成】(1)黄柏、知母、山茱萸、枸杞子、天门冬、麦门冬、熟地黄、生地黄、人参、龟版、白茯苓、川萆薢、山药、五味子、当归身、泽泻、牡丹皮、牛膝。(中医方剂大辞典)(2)桑上寄生、川续断、鹿茸、麋茸、鹿角、麋角、附子、川乌、钟乳粉、阳起石、川巴戟、沉香、川牛膝、川萆薢、菟丝子、五味子、宣木瓜、椒红。(中医方剂大辞典)
鹿血保命汤 lu xue bao ming tang
【英文名】Lu Xue Bao Ming Powder
【组成】厚朴、人参、丁香、鹿血、佛袈纱、黄芪、山药。(中医方剂大辞典)
鹿血酒 lu xue jiu
【英文名】Lu Xue Wine
【组成】生鹿血。(中医方剂大辞典)
鹿尾巴精 lu wei ba jing
【英文名】Lu Wei Ba Jing Liquid
【组成】鹿茸精、鹿尾巴精。((88)吉卫药准字 43001)
鹿尾补肾丸 lu wei bu shen wan
【英文名】Lu Wei Bu Shen Pill
【组成】鹿尾、牡丹皮、当归、山药、党参、龟甲胶、菟丝子、锁阳、桑螵蛸、泽泻、黄精、冬虫夏草、杜仲、鹿角胶、巴戟天、莲须、蛤蚧、茯苓、金樱子、枸杞子、鹿茸、骨碎补、覆盆子、黄芪。(药品标准-中药成方制剂标准 1991)
鹿尾鞭酒 lu wei bian jiu
【英文名】Lu Wei Bian Wine
【组成】鹿尾、驴肾、狗肾、人参、熟地黄、淫羊藿、鹿茸、锁阳、肉苁蓉、补骨脂、当归、菟丝子、甘草。(药品标准-中药成方制剂标准 1997)
鹿肝丸 lu gan wan
【英文名】Lu Gan Pill
【组成】熟地、生地黄、当归身、枸杞子、甘菊花、天门冬、冬青子、白蒺藜、玄参、川芎、白芍药、黄连、槐角、茺蔚子。(中医方剂大辞典)
鹿角丸 lu jiao wan
【英文名】Lu Jiao Pill
【组成】(1)鹿角霜、当归身、茯神、龙骨、阿胶、柏子仁、香附、山药、川芎、川续断、炙甘草。(中医方剂大辞典)(2)鹿角、黄芪、羚羊角。(中医方剂大辞典)(3)鹿角、川牛膝。(中医方剂大辞典)(4)鹿角、附子、桂心。(中医方剂大辞典)(5)鹿角。(中医方剂大辞典)(6)鹿角、芸苔子。(中医方剂大辞典)(7)鹿角、芜荑仁、附子、赤石脂。(中医方剂大辞典)(8)

鹿角、巴戟天、熟干地黄、黄芪、牛膝、独活、萆薢、白茯苓、桂、肉苁蓉、附子、泽泻、续断、芎䓖、槟榔、防风、甘草、秦艽、细辛、当归、芍药、白蒺藜、枳壳、人参、鹿角胶、杏仁。(中医方剂大辞典)(9)鹿角、附子、川巴戟、牛膝、海桐皮、破故纸、白僵蚕、官桂、天麻。(中医方剂大辞典)(10)鹿角、芜荑仁、附子、赤石脂、黄连、当归。(中医方剂大辞典)(11)鹿角、菟丝子、远志、肉苁蓉、天雄、熟干地黄、五味子、杜仲。(中医方剂大辞典)(12)鹿角、黄芪、补骨脂、韭子、蛇床子、人参、石龙芮、覆盆子、附子、远志、续断、石斛、当归、龙骨、柏子仁。(中医方剂大辞典)(13)鹿角、石斛、薯蓣、人参、防风、白马茎、干地黄、菟丝子、蛇床子、杜仲、泽泻、山茱萸、赤石脂、干姜、牛膝、五味子、巴戟天、苁蓉、远志、石龙芮、天雄。(中医方剂大辞典)

鹿角汤 lu jiao tang

【英文名】Lu Jiao Decoction

【组成】鹿角、韭白、生姜、芎䓖、茯苓、当归、鹿茸、白米。(中医方剂大辞典)

鹿角芜荑丸 lu jiao wu yi wan

【英文名】Lu Jiao Wu Yi Pill

【组成】鹿角屑、芜荑仁、附子、赤石脂、黄连、地榆。(中医方剂大辞典)

鹿角秋石丸 lu jiao qiu shi wan

【英文名】Lu Jiao Qiu Shi Pill

【组成】鹿角、秋石。(中医方剂大辞典)

鹿角屑散 lu jiao xie san

【英文名】Lu Jiao Xie Powder

【组成】鹿角屑。(中医方剂大辞典)

鹿角胶 lu jiao jiao

【英文名】Lu Jiao Paste

【组成】(1)鹿角。((86)鄂卫药准字55号)(2)鹿角。((86)吉卫药准字21002号)(3)鹿角。

鹿角胶丸 lu jiao jiao wan

【英文名】Lu Jiao Gelatin-coated Pill

【异名】鹿胶丸(中医方剂大辞典)

【组成】(1)鹿角胶、没药、油头发灰。(中医方剂大辞典)(2)肉苁蓉、牛膝、菟丝子、附子、桑寄生、覆盆子、熟干地黄、山药、五味子、吴茱萸、白蒺藜、当归、肉桂、川萆薢、破故纸、柏子仁、茴香、鹿角胶、茯神。(中医方剂大辞典)(3)鹿角胶、黄柏。(中医方剂大辞典)(4)鹿角胶、附子、干姜、桂心、杜仲、山茱萸、菟丝子、熟干地黄、肉苁蓉、五味子、巴戟、牛膝。(中医方剂大辞典)(5)鹿角胶、熟地、发灰。(中医方剂大辞典)(6)鹿角、鹿角胶、鹿角霜、天门冬、麦门冬、黄柏、知母、虎胫骨、龟版、枸杞子、山药、肉苁蓉、茯苓、山茱萸、破故纸、生地、当归、菟丝子、白芍、牛膝、杜仲、人参、白术、五味子、酸枣仁、远志、川椒。(中医方剂大辞典)(7)鹿角胶、鹿角霜、熟地黄、川牛膝、白茯苓、菟丝子、人参、当归身、白术、杜仲、虎胫骨、龟版。(中医方剂大辞典)

鹿角胶方 lu jiao jiao fang

【英文名】Lu Jiao Jiao Prescription

【组成】鹿角胶、生地黄汁。(中医方剂大辞典)

鹿角胶汤 lu jiao jiao tang

【英文名】Lu Jiao Jiao Decoction

【组成】(1)鹿角胶、人参、白茯苓。(中医方剂大辞典)(2)鹿角胶、甘草、杏仁、麻黄、半夏。(中医方剂大辞典)

鹿角胶散 lu jiao jiao san

【英文名】Lu Jiao Jiao Powder

【组成】(1)鹿角胶、黄柏、杏仁。(中医方剂大辞典)(2)鹿角胶、阿胶、秦艽、糯米、乌梅。(中医方剂大辞典)(3)鹿角胶、人参、芎䓖、当归、甘草。(中医方剂大辞典)(4)鹿角胶、前胡、麦门冬、陈橘皮、贝母、细辛、甘草、赤茯苓、芎䓖。(中医方剂大辞典)(5)鹿角胶、鹿茸、乌贼鱼骨、当归、龙骨、白术。(中医方剂大辞典)(6)鹿角胶、白龙骨、桂心、当归、附子、白术。(中医方剂大辞典)(7)鹿角胶、柏叶、川椒、干姜、白蒺藜、麻黄、紫菀、人参、刺蓟、芫花。(中医方剂大辞典)(8)鹿角胶、覆盆子、车前子。(中医方剂大辞典)(9)鹿角胶、肉苁蓉、熟干地黄、黄芪、当归、麦门冬、石斛、五味子。(中医方剂大辞典)(10)鹿角胶、白芍药、生干地黄、羚羊角屑、柏叶、黄芪、刺蓟。(中医方剂大辞典)(11)鹿角胶、黄芩、黄连、胡粉、栀子仁、龙骨、甘草。(中医方剂大辞典)(12)鹿角胶。(中医方剂大辞典)

鹿角胶煎 lu jiao jiao jian

【英文名】Lu Jiao Jiao Decoction

【组成】(1)鹿角胶、牛乳、白蜜、牛酥、生姜汁。(中医方剂大辞典)(2)鹿角胶、赤茯苓、紫花、紫苏子、贝母、百合、杏仁、生地黄汁、生姜汁、白蜜、牛酥。(中医方剂大辞典)(3)鹿角胶、紫苏子、生地黄、生姜、黄牛酥、白蜜。(中医方剂大辞典)

鹿角酒 lu jiao jiu

【英文名】Cornu Cervi Wine

【组成】鹿角、酒。(中医方剂大辞典)

鹿角菟丝丸 lu jiao tu si wan

【英文名】Lu Jiao Tu Si Pill

【组成】鹿角霜、菟丝子、牡蛎、白术、杜仲、莲须、银杏、芡实。(中医方剂大辞典)

鹿角散 lu jiao san

【英文名】Lu Jiao Powder

【组成】(1)鹿角尖。(中医方剂大辞典)(2)鹿角、鹿茸、白茯苓、人参、白茯神、桑螵蛸、芎䓖、当归、故纸、龙骨、新韭子、柏子仁、甘草。(中医方剂大辞典)(3)乌贼膏、白龙骨、牡蛎粉、龟甲、鹿角。(中医方剂大辞典)(4)上党人参、鹿角。(中医方剂大辞典)(5)鹿角、定粉、密陀僧、黄丹、白矾。(中医方剂大辞典)(6)鹿角、腻粉、百合、木槿花。(中医方剂大辞典)(7)鹿角、韭子、芎䓖、白茯苓、当归、鹿茸。(中医方剂大辞典)(8)鹿角、芎䓖、当归、白茯苓、麋角。(中医方剂大辞典)(9)鹿角屑。(中医方剂大辞典)(10)鹿角、柏子仁、菟丝子、蛇床子、车前子、远志、五味子、苁蓉。(中医方剂大辞典)(11)鹿角、甘草。(中医方剂大辞典)(12)鹿角、牛乳、芎䓖、细辛、天门冬、白芷、白附子、白术、白敛、杏仁、酥。(中医方剂大辞典)(13)鹿角、白敛、牡蛎、附子。(中医方剂大辞典)(14)鹿角。(中医方剂大辞典)(15)鹿角、附子。(中医方剂大辞典)

鹿角粥 lu jiao zhou

【英文名】Lu Jiao Gruel

【组成】新鹿角。(中医方剂大辞典)

鹿角膏 lu jiao gao

【英文名】Lu Jiao Plaster

【组成】(1)鹿角。(中医方剂大辞典)(2)鹿角、麦饭石、白敛。(中医方剂大辞典)(3)鹿角尖。(中医方剂大辞典)

鹿角霜丸 lu jiao shuang wan

【英文名】Lu Jiao Shuang Pill

【组成】(1)黄芪、人参、白术、白茯苓、当归、川芎、肉桂、熟地黄、茴香、牛膝、木瓜、白芍药、川乌、羌活、独活、肉苁蓉、槟榔、防风、乌药、破故纸、木香、续断、甘草、苍术、附子、杜仲、虎胫骨、鹿角霜。(中医方剂大辞典)(2)川芎、香附、炙草、川续断、鹿角霜、柏子仁、归身、茯神、龙骨、阿胶。(中医方剂大辞典)(3)鹿角霜、白茯苓、山药、远志、附子。(中医方剂大辞典)(4)鹿角霜、白茯苓、秋石。(中医方剂大辞典)(5)鹿角霜、肉苁蓉、附子、巴戟天、蜀椒。(中医方剂大辞典)(6)鹿角、蛤粉、川乌头、麝香、瓷药。(中医方剂大辞典)(7)薄荷、山药、鳗鱼、鹿角霜。(中医方剂大辞典)(8)鹿角霜、白茯苓、秋石、海金沙。(中医方剂大辞典)(9)鹿角霜。(中医方剂大辞典)

鹿角霜方 lu jiao shuang fang

【英文名】Lu Jiao Shuang Prescription

【组成】鹿角霜。(中医方剂大辞典)

鹿附汤 lu fu tang

【英文名】Lu Fu Decoction

【组成】鹿茸、附子、草果、菟丝子、茯苓。(中医方剂大辞典)

鹿肾丸 lu shen wan

【英文名】Lu Shen Pill

【组成】鱼鳔、怀牛膝、虎骨、鹿肾、金樱子、核桃仁、枸杞、当归、莲须、元桂、党参、五味子、故纸、麦冬、续断、酒地、山药、萸肉、丹皮、苓块、建膝、巴戟天、芡实、黄芪、盆子、生龙骨、鹿茸、首乌、旱莲草、车前草、韭子。(中医方剂大辞典)

鹿肾粥 lu shen zhou

【英文名】Lu Shen Gruel

【组成】(1)鹿肾、粳米。(中医方剂大辞典)(2)鹿肾、肉苁蓉、粳米。(中医方剂大辞典)

鹿金饮 lu jin yin

【英文名】Lu Jin Decoction

【组成】鹿角霜、金钱草、冬葵子、海金沙、滑石、琥珀、车前子、石苇、萹蓄。(陕西中医 1988,9(12))

鹿柏固本丸 lu bai gu ben wan

【英文名】Lu Bai Gu Ben Pill

【异名】鹿角霜丸(中医方剂大辞典)

【组成】鹿角霜、黄柏、天门冬、麦门冬、生地黄、熟地黄。(中医方剂大辞典)

鹿胎丸 lu tai wan

【英文名】Foetus Cervi Pill

【组成】益母草、当归、白芍、柴胡、木香、川芎、鹿胎。(中医方剂大辞典)

鹿胎冷香丸 lu tai leng xiang wan

【英文名】Lu Tai Leng Xiang Pill

【组成】鹿胎、鹿茸、党参、琥珀、藏红花、柴胡、白芍、坤草、石脂、白薇、川芎、益智、玄胡、元肉、薄荷、鳖甲、香附、牡蛎、当归、桃仁、甘草、菊花炭、金铃子、乌梅炭、角霜、条参、沉香、油桂、东参、黄芪、鸡血藤、蚕茧炭、白全参。(中医方剂大辞典)

鹿胎胶囊 lu tai jiao nang

【英文名】Lu Tai Capsule

【组成】红参、当归、益母草、熟地黄、香附、龟甲、地骨皮、延胡索、莱菔子、白术、阿胶、肉桂、木香、丹参、赤芍、甘草、小茴香、续断、蒲黄、川芎、牛膝、鹿茸、茯苓、鹿胎。(药品标准-中药成方制剂标准 1993)

鹿胎膏 lu tai gao

【英文名】Lu Tai Ointment

【组成】(1)梅花鹿胎、祁艾、香附、川芎、当归、白芍、炮姜炭、红花、熟地、吴萸、桂楠、黄芩、川牛膝、元胡、杜仲、川断、丹皮、丹参。(中医方剂大辞典)(2)鲜鹿胎、人参、白术、茯苓、甘草、当归、川芎、白芍、熟地。(中医方剂大辞典)(3)鹿胎、党参、黄芪、鹿肉、生地、当归、紫河车、熟地、升麻、桂元肉。(中医方剂大辞典)

鹿胞丸 lu bao wan

【英文名】Lu Bao Pill

【组成】鹿胎、熟地、菟丝子、枸杞、何首乌、石斛、巴戟、黄芪、人参、沉香、鹿胎、熟地、菟丝子、枸杞、何首乌、石斛、巴戟、黄芪、人参、沉香。(中医方剂大辞典)

鹿茸丸 lu rong wan

【英文名】Lu Rong Pill

【异名】补益鹿茸丸(中医方剂大辞典、妇人良方)

【组成】(1)洋参、鹿茸、熟地、大云、当归、黄芪、枣仁、淮药、于术、枸杞、巴戟、菟丝、枣皮、天雄、杜仲、茯苓、远志、淮膝、五味、菖蒲、车前、大枣、川姜、泽泻、朱砂、甘草。(中医方剂大辞典)(2)鹿茸、黄芪、人参、土瓜根、山茱萸、杜仲、桑螵蛸、栝蒌根、菟丝子、肉苁蓉、鸡膍胵。(中医方剂大辞典)(3)鹿茸、肉苁蓉、石斛、茴香子、龙骨、钟乳粉。(中医方剂大辞典)(4)鹿茸、天雄、白附子、鹿髓、腽肭脐。(中医方剂大辞典)(5)鹿茸、石斛、桂、附子、牛膝、肉苁蓉、熟干地黄、萆薢、人参、五味子、蛇床子、白茯苓、覆盆子、黄芪、木香、车前子、天门冬、山芋。(中医方剂大辞典)(6)鹿茸、桂、黄芪、泽泻、芍药、桑寄生、补骨脂。(中医方剂大辞典)(7)鹿茸、菟丝子、紫菀、蛇床子、黄芪、桂、白蒺藜、白茯苓、肉苁蓉、阳起石、桑螵蛸、附子。(中医方剂大辞典)(8)鹿茸、肉苁蓉、附子、牛膝、天雄、五味子、巴戟天、葫芦巴、山芋、菟丝子、熟干地黄、桂、桑螵蛸、楮实、木香、肉豆蔻、红豆、蜀椒、没药、沉香、人参、白茯苓、羌活、白蒺藜。(中医方剂大辞典)(9)鹿茸、肉苁蓉、巴戟天、白茯苓、附子、远志、桂、干姜、地骨皮、黄芪、熟干地黄、牛膝、柏子仁、覆盆子、防风、磁石。(中医方剂大辞典)(10)鹿茸、干地黄、菟丝子、牛膝、萆薢、附子、干漆。(中医方剂大辞典)(11)血茸、五味子、山药、青盐。(中医方剂大辞典)(12)川牛膝、鹿茸、五味子、石斛、菟丝子、附子、川楝子、沉香、磁石、官桂、泽泻。(中医方剂大辞典)(13)熟地、山茱萸、茄茸、山药、五味子。(中医方剂大辞典)(14)鹿茸、乌贼骨、桑寄生、龙骨、白芍药、当归、附子、桑螵蛸。(中医方剂大辞典)(15)鹿茸、熟地黄、附子、牛膝、五倍子、山药、肉苁蓉、杜仲。(中医方剂大辞典)(16)嫩鹿茸、沉香、附子、当归、茴香、菟丝子、葫芦巴、破故纸。(中医方剂大辞典)(17)鹿茸、菟丝子、天花粉。(中医方剂大辞典)(18)金毛狗脊、白敛、鹿茸。(中医方剂大辞典)(19)川牛膝、鹿茸、五味子、石斛、菟丝子、棘刺、杜仲、川巴戟、山药、阳起石、附子、沉香、川楝子、磁石、官桂、泽泻。(中医方剂大辞典)(20)鹿茸、赤石脂、禹余粮、艾叶、柏叶、附子、熟地黄、当归、续断。(中医方剂大辞典)(21)禹余粮石、熟干地黄、当归、白艾叶、卷柏叶、麒麟竭、没药、赤石脂、附子、续断。(中医方剂大辞典)(22)鹿茸、覆盆子、菟丝子、穿心巴戟、山药、肉苁蓉、大附子、磁石、防风、芎䓖、五味子、菖蒲。(中医方剂大辞典)(23)鹿茸、石斛、萆薢、槟榔、附子、天麻、巴戟、熟干地黄、仙灵脾、山茱萸、酸枣仁、蛇床子、杜仲、五加皮、肉桂、独活、防风、茯神、牛膝、菟丝子。(中医方剂大辞典)(24)鹿茸、菟丝子、天雄、蛇床子、雄蚕蛾、桂心。(中医方剂大辞典)(25)鹿茸、五味子、川当归、熟干地黄。(中医方剂大辞典)(26)鹿茸、阳起石、麝香、地黄。(中医方剂大辞典)(27)鹿茸、苁蓉、附子、山药、地黄、牛膝、破故纸、桂、麝香。(中医方剂大辞典)(28)鹿茸、附子、五味子、肉苁蓉、牛膝、熟干地黄、干山药、杜仲。(中医方剂大辞典)(29)鹿茸、麦门冬、熟地黄、黄芪、鸡膍胵、苁蓉、山茱萸、破故纸、牛膝、五味子、茯苓、玄参、地骨皮、人参。(中医方剂大辞典)(30)鹿茸。(中医方剂大辞典)(31)鹿茸、鹿角霜、川楝子、青皮、木香。(中医方剂大辞典)(32)鹿茸、麋茸、熟干地黄、牛膝、人参、白茯苓、桂心、五味子、巴戟、菟丝子、附子、肉苁蓉、山茱萸、薯蓣、车前子、远志、蛇床子、汉椒。(中医方剂大辞典)(33)鹿茸、石斛、附子、熟干地黄、牡丹皮、泽泻、山芋、桂、杜仲、萆薢、山茱萸、白茯苓、五味子、肉苁蓉、补骨脂、远志、防风、黄芪。(中医方剂大辞典)(34)鹿茸、木香、葫芦巴、石斛、茴香子、巴戟天、附子、牛膝、槟榔、熟干地黄、破故纸、肉苁蓉、官桂、菟丝子、蛇床子、苦楝子、薯蓣、干姜。(中医方剂大辞典)(35)鹿茸、附子、当归、细辛、白术、桂。(中医方剂大辞典)(36)鹿茸、山茱萸、杜仲、桂、五味子、菟丝子、肉苁蓉、山芋、酸枣仁、腽肭脐。(中医方剂大辞典)(37)鹿茸、附子、续断、侧柏叶、厚朴、黄芪、阿胶、当归、熟地黄、麝香。(中医方剂大辞典)(38)鹿茸、白龙骨、桑螵蛸、牡蛎粉。(中医方剂大辞典)(39)鹿茸、白薇、覆盆子、细辛、菴蕳子、熟干地黄、山芋、蛇床子、白茯苓、干姜、远志、当归、芎䓖、桂、续断、牡丹皮、人参、卷柏、龙骨、蒲黄。(中医方剂大辞典)(40)鹿茸、附子、龙骨、黄芪、桔梗、生干地黄、牛膝、芍药、人参、白茯苓、枳壳、当归、猬皮、芎䓖、槐子、白矾、黄连、桂、蒲黄。(中医方剂大辞典)(41)鹿茸、磁石、山芋、远志、牛膝、白茯苓、熟干地黄、桂、巴戟天、续断、肉苁蓉、泽泻、五味子、人参、山茱萸、菟丝子、补骨脂、杜仲、附子。(中医方剂大辞典)(42)鹿茸、五味子、白茯苓、黄芪、远志、熟干地黄、菟丝子、肉苁蓉。(中医方剂大辞典)(43)鹿茸、桂、石膏、熟干地黄、续断、牛膝、肉苁蓉、干姜、杜仲、菟丝子、荆子、五味子、人参、巴戟天、远志、蛇床子、石斛、枸杞子。(中医方剂大辞典)(44)鹿茸、石斛、山茱萸、远志、杜仲、巴戟天、牛膝。(中医方剂大辞典)

鹿茸口服液 lu rong kou fu ye

【英文名】Lu Rong Peroral Liquid

【组成】鹿茸。(药品标准－中药成方制剂标准 1996)

鹿茸大补丸 lu rong da bu wan

【英文名】Lu Rong Da Bu Pill

【组成】仙茅、山萸、首乌、萆薢、麦冬、天冬、云苓、五味子、小茴、巴戟、锁阳、生山药、故纸、覆盆子、杜仲、牛膝、柏子仁、远志、苁蓉、川椒、菟丝子、巨胜子、鹿茸、青盐、丽参、当归、生地、熟地、玉竹、枸杞。(中医方剂大辞典)

鹿茸大补汤 lu rong da bu tang

【英文名】Lu Rong Da Bu Decoction

【组成】(1)鹿茸、黄芪、当归、白茯苓、苁蓉、杜仲、人参、白芍药、肉桂、石斛、附子、五味子、半夏、白术、甘草、熟干地黄。(中医方剂大辞典)(2)人参、北五味子、当归、白术、白茯苓、熟地黄、白芍药、黄芪、甘草、阿胶、续断、半夏、山药、石斛、酸枣仁、柏子仁、远志、川白姜、辣桂、鹿茸。(中医方剂大辞典)

鹿茸内补丸 lu rong nei bu wan

【英文名】Lu Rong Nei Bu Pill

【组成】鹿茸、菟丝子、蒺藜、紫菀、肉苁蓉、官桂、黑附子、阳起石、黄芪、蛇床子、桑螵蛸。(中医方剂大辞典)

鹿茸天麻丸 lu rong tian ma wan

【英文名】Lu Rong Tian Ma Pill

【组成】鹿茸、天麻、附子、巴戟天、菖蒲、石斛、干蝎、萆薢、桂、牛膝、天雄、独活、丹参、当归、杜仲、肉苁蓉、磁石。(中医方剂大辞典)

鹿茸世宝丸 lu rong shi bao wan

【英文名】Lu Rong Shi Bao Pill

【组成】鹿茸、附子、白术、阳起石、椒红、成炼钟乳粉、苁蓉、人参、肉豆蔻、川当归、牛膝、白茯苓、沉香、巴戟。(中医方剂大辞典)

鹿茸四斤丸 lu rong si jin wan

【英文名】Lu Rong Si Jin Pill

【组成】(1)肉苁蓉、牛膝、干木瓜、天麻、鹿茸、虎胫骨、附子、杜仲、北五味子、川当归。(中医方剂大辞典)(2)肉苁蓉、天麻、鹿茸、菟丝子、熟地黄、牛膝、杜仲、木瓜干。(中医方剂大辞典)

鹿茸石斛丸 lu rong shi hu wan

【英文名】Lu Rong Shi Hu Pellet

【组成】鹿茸、金钗石斛、犀角、羚羊角、肉苁蓉、熟干地黄、酸枣仁、青木香、菟丝子、车前子、覆盆子、茺蔚子、地肤子、柏子仁、葳蕤、麦门冬。(中医方剂大辞典)

鹿茸地黄煎 lu rong di huang jian

【英文名】Lu Rong Di Huang Decoction

【组成】(1)鹿茸、肉苁蓉、熟干地黄、羊脊髓。(中医方剂大辞典)(2)鹿茸、熟地黄、当归、蒲黄、龙骨、发灰。(中医方剂大辞典)

鹿茸汤 lu rong tang

【英文名】Lu Rong Decoction、

【组成】(1)鹿茸、附子、人参、黄芪、茯神、金钗石斛、当归、甘草、肉桂。(中医方剂大辞典)(2)鹿茸、川芎、肉苁蓉、当归、生干地黄、白芍药、白术、五味子。(中医方剂大辞典)

鹿茸补肝丸 lu rong bu gan wan

【英文名】Lu Rong Bu Gan Pill

【组成】鹿茸、熟干地黄、当归、白术、黄芪、人参、附子、柏子仁、石斛、枳壳、白茯苓、覆盆子、酸枣仁、沉香、肉桂。(中医方剂大辞典)

鹿茸补涩丸 lu rong bu se wan

【英文名】Lu Rong Bu Se Pellet

【组成】人参、黄芪、菟丝子、桑螵蛸、莲肉、茯苓、肉桂、山药、附子、鹿茸、桑皮、龙骨、补骨脂、五味子。(中医方剂大辞典)

鹿茸参鞭酒 lu rong shen bian jiu

【英文名】Lu Rong Shen Bian Wine

【组成】人参、鹿茸、当归、熟地黄、枸杞子、白芍、小茴香、鹿鞭、白术、黄芪、牛膝、桂皮、巴戟天、菟丝子、山药、茯苓、肉苁蓉、广狗鞭、陈皮。(药品标准－中药成方制剂标准 1996)

鹿茸肾气丸 lu rong shen qi wan

【英文名】Lu Rong Shen Qi Pill

【组成】熟地、萸肉、鹿茸、丹皮、山药、茯苓、泽泻、菟丝、龟版、巴戟、石斛。(中医方剂大辞典)

鹿茸活血丹 lu rong huo xue dan

【英文名】Lu Rong Huo Xue Pellet

【组成】紫草、鹿茸、山甲、麝香。(中医方剂大辞典)

鹿茸益精丸 lu rong yi jing wan

【英文名】Lu Rong Yi Jing Pill

【组成】鹿茸、桑螵蛸、肉苁蓉、当归、巴戟、菟丝子、杜仲、川楝子、益智仁、禹余粮、韭子、故纸、山茱萸、赤石脂、龙骨、滴乳香。(中医方剂大辞典)

鹿茸胶 lu rong jiao

【英文名】Pilose Antlers Gelatin

【组成】老鹿茸。(中医方剂大辞典)

鹿茸酒 lu rong jiu

【英文名】Lu Rong Wine

【组成】(1)真茄茸。(中医方剂大辞典)(2)好鹿茸、干山药。(中医方剂大辞典)

鹿茸散 lu rong san

【英文名】Lu Rong Powder

【组成】(1)鹿茸、当归、熟干地黄、葵子、蒲黄、续断。

(中医方剂大辞典)(2)鹿茸、羊踯躅、韭子、附子、桂心、泽泻。(中医方剂大辞典)(3)鹿茸、熟干地黄、山茱萸、五味子、黄芪、牡蛎。(中医方剂大辞典)(4)鹿茸、肉苁蓉、钟乳粉、蛇床子、远志、续断、薯蓣、桑螵蛸、熟干地黄。(中医方剂大辞典)(5)鹿茸。(中医方剂大辞典)(6)鹿茸、当归、熟干地黄、冬葵子、蒲黄、阿胶。(中医方剂大辞典)(7)鹿茸、白龙骨、桑寄生、当归、人参、白芍药、乌贼鱼骨、桑螵蛸。(中医方剂大辞典)(8)鹿茸、巴戟、天雄、五味子、蛇床子、石斛、肉苁蓉、菟丝子、牛膝、远志、雄蚕蛾、石龙芮。(中医方剂大辞典)(9)鹿茸、阿胶、乌贼骨、当归、蒲黄。(中医方剂大辞典)(10)鹿茸、菟丝子、雄蚕蛾、阳起石、石南、远志、桂心、附子、桑螵蛸、腽肭脐、蛇床仁、肉苁蓉、钟乳粉。(中医方剂大辞典)(11)鹿茸、石榴皮、干姜、枣核中仁、赤地利。(中医方剂大辞典)(12)鹿茸、当归、干地黄、葵子、蒲黄。(中医方剂大辞典)(13)鹿茸、海螵、白芍、当归、桑寄、龙骨、人参、桑螵。(中医方剂大辞典)(14)鹿角屑、鹿茸、白茯苓、人参、桑螵蛸、芎䓖、当归、破故纸、龙骨、柏子仁、甘草、榧子。(中医方剂大辞典)(15)鹿茸、龙骨、露蜂房、泽泻、白茯苓、菟丝子、桂、牛膝、石龙芮、赤芍药、韭子、巴戟天。(中医方剂大辞典)(16)鹿茸、甘草、诃黎勒皮。(中医方剂大辞典)(17)鹿茸、卷柏、桑寄生、续断、当归、附子、龟甲、白芍药、阿胶、熟干地黄、地榆。(中医方剂大辞典)(18)鹿茸、黄芪、牡蛎、人参、熟干地黄、当归、五味子、甘草、鸡膍胵。(中医方剂大辞典)(19)鹿茸、鳖甲、乌贼鱼骨、白龙骨、续断、熟干地黄、白芍药、白石脂、肉苁蓉。(中医方剂大辞典)

鹿茸煎丸 lu rong jian wan

【英文名】Lu Rong Jian Pill

【异名】鹿茸丸(中医方剂大辞典)

【组成】鹿茸、禹余粮、赤石脂、当归、艾叶、柏叶、附子、续断、熟干地黄。(中医方剂大辞典)

鹿茸精 lu rong jing

【英文名】Lu Rong Jing Injection

【组成】鹿茸。(中成药研究 1986,(2))

鹿茸精注射液 lu rong jing zhu she ye

【英文名】Lu Rong Jing Injectionn

【组成】鹿茸。(药品标准－中药成方制剂标准 1996)

鹿茸膏 lu rong gao

【英文名】Cornu Cervi Pantotrichum Unguentum

【组成】麻油、甘草、芝麻、紫草、天门冬、寸冬、远志、生地、熟地、牛膝、蛇床子、虎骨、菟丝子、鹿茸、苁蓉、川断、紫梢花、木鳖子、杏仁、谷精子、官桂、黄丹、松香、硫黄、雄黄、龙骨、赤石脂、乳香、没药、木香、母丁香、蟾酥、麝香、阳起石、黄片。(中医方剂大辞典)

鹿香散 lu xiang san

【英文名】Lu Xiang Powder

【组成】鹿角。(中医方剂大辞典)

鹿骨汤 lu gu tang

【英文名】Deer Bone Decoction

【组成】鹿骨、苁蓉、防风、橘皮、芍药、人参、当归、龙骨、黄芪、桂心、厚朴、干姜、独活、甘草。(中医方剂大辞典)

鹿骨胶 lu gu jiao

【英文名】Lu Gu Glue

【组成】鹿骨。(药品标准－中药成方制剂标准 1997)

鹿骨雪莲酒 lu gu xue lian jiu

【英文名】Lu Gu Xue Lian Wine

【组成】鹿骨、雪莲、菝葜、五加皮、当归、川牛膝、锁阳、菟丝子、白芍、甘草。(药品标准－中药成方制剂标准 1997)

鹿屑散 lu xie san

【英文名】Lu Xie Powder

【组成】鹿角。(中医方剂大辞典)

鹿梨散 lu li san

【英文名】Lu Li Powder

【组成】鹿梨根、蛇床子、真剪草、硫黄。(中医方剂大辞典)

鹿粉散 lu fen san

【英文名】Lu Fen Power

【组成】鹿角。(中医方剂大辞典)

鹿胶汤 lu jiao tang

【英文名】Antlers Gelatin Decoction

【组成】当归、芎䓖、苎根、鹿角胶、艾叶。(中医方剂大辞典)

鹿胶酒 lu jiao jiu

【英文名】Lu Jiao Wine

【组成】鹿角胶。(中医方剂大辞典)

鹿菟丸 lu tu wan

【英文名】Lu Tu Pill

【组成】(1)鹿茸、菟丝子、山药。(中医方剂大辞典)(2)生鹿角、菟丝子。(中医方剂大辞典)

鹿菟煎 lu tu jian

【英文名】Lu Tu Decoction

【组成】菟丝子、北五味子、白茯苓、鹿茸。(中医方剂大辞典)

鹿蛎饮 lu li yin

【英文名】Lu Li Decoction

【组成】芍药、黄芪、牡蛎、益智、鹿茸、人参、大枣。(中医方剂大辞典)

鹿筋壮骨酒 lu jin zhuang gu jiu

【英文名】Lu Jin Zhuang Gu Wine

【组成】鹿筋、鹿骨、当归、木瓜、党参、玉竹、黄芪、重楼、虎杖、桂枝、续断、肉桂、红花、枸杞子、秦艽、制川乌、制草乌。(药品标准－中药成方制剂标准 1991年)

鹿蹄汤 lu ti tang

【英文名】Lu Ti Decoction

【组成】鹿蹄、陈皮、草果。(中医方剂大辞典)

鹿蹄草制剂 lu ti cao zhi ji

【英文名】Lu Ti Cao Prescription

【组成】鹿蹄草Ⅰ号:鹿蹄草、短柄五加、柿叶等;鹿蹄草Ⅱ号:鹿蹄草。(甘肃中医学院学报 1992,9(1))

鹿鞭补酒 lu bian bu jiu

【英文名】Lu Bian Bu Wine

【组成】鹿鞭、淫羊藿、狗肾、驴肾、刺五加、沙苑子、补骨脂、何首乌、五味子、黄芪、菟丝子、地黄、枸杞子、红花、车前子、海龙、海马、覆盆子。(药品标准－中药成方制剂标准 1997年)

鹿羹 lu geng

【英文名】Deer Thick Soup

【组成】鹿肉。(中医方剂大辞典)

鹿髓丸 lu sui wan

【英文名】Lu Sui Pill

【组成】巴戟、肉苁蓉、葫芦巴、破故纸、川牛膝、白茯神、菟丝子、甘枸杞、山萸、败龟版、大附子。(中医方剂大辞典)

鹿髓煎 lu sui jian

【英文名】Lu Sui Decoction

【组成】鹿髓、蜜、酥、生地黄汁、杏仁、桃仁。(中医方剂大辞典)

鹿髓煎丸 lu sui jian wan

【英文名】Lu Sui Jian Pill

【组成】鹿髓、生天门冬汁、生麦门冬汁、清酒、牛髓、白蜜、枣膏、生地黄汁、茯神、龙骨、人参、枳壳、细辛、防风、白术、石斛、桂、芎䓖、黄芪、五味子、甘草、陈橘皮、厚朴、山芋、山茱萸、柏子仁、枸杞子、远志、黄连、薏苡仁、槟榔。(中医方剂大辞典)

麻丸子 ma wan zi

【英文名】Ma Wan Zi Pill

【组成】川当归、桔梗、牛膝、骨碎补、川乌、川芎、百草霜、草乌、木鳖子、赤芍药、乌豆、金毛狗脊。(中医方剂大辞典)

麻子小豆汤 ma zi xiao dou tang

【英文名】Ma Zi Xiao Dou Decoction

【组成】麻子、赤小豆、生商陆、升麻、附子、射干。(中医方剂大辞典)

麻子仁丸 ma zi ren wan

【英文名】Ma Zi Ren Pill

【异名】麻仁丸(《外台》卷十八);脾约麻仁丸(《局方》卷六);脾约丸(《直指》卷四);麻仁脾约丸(《治痘全书》卷十四);麻仁滋脾丸(《全国中药成药处方集》)

【组成】麻子、芍药、枳实、大黄、厚朴、杏仁。(《伤寒论》)

麻子仁酒 ma zi ren jiu

【英文名】Ma Zi Ren Wine

【组成】麻子仁、黑豆、鸽粪、垂柳枝。(中医方剂大辞典)

麻子苏子粥 ma zi su zi zhou

【英文名】Ma Zi Su Zi Gruel

【组成】紫苏子、大麻子。(中医方剂大辞典)

麻子饮 ma zi yin

【英文名】Ma Zi Decoction

【组成】麻子、粳米。(中医方剂大辞典)

麻子润肠汤 ma zi run chang tang

【英文名】Ma Zi Run Chang Decoction

【组成】麻子、当归、桃仁、羌活、大黄。(中医方剂大辞典)

麻子酒 ma zi jiu

【英文名】Ma Zi Wine

【组成】(1)麻子。(中医方剂大辞典)(2)麻子、法曲。(中医方剂大辞典)

麻子粥 ma zi zhou

【英文名】Ma Zi Gruel

【异名】麻子仁粥(中医方剂大辞典、证类本在)

【组成】(1)大麻子、附子。(中医方剂大辞典)(2)麻子、生薄荷、生荆芥、白粱米。(中医方剂大辞典)(3)大麻子仁。(中医方剂大辞典)(4)麻子、青粱米。(中医方剂大辞典)(5)冬麻子、鲤鱼肉。(中医方剂大辞典)(6)冬麻子、米。(中医方剂大辞典)(7)麻子、粳米。(中医方剂大辞典)

麻子膏 ma zi gao

【英文名】Ma Zi Emplastrum

【组成】(1)大麻子、柏木白皮、香白芷、甘草、生地黄。(中医方剂大辞典)(2)大麻仁、黑豆黄、青黛、虾蟆、麝香。(中医方剂大辞典)(3)麻子、柏白皮、山栀子、白芷、甘草、柳白皮。(中医方剂大辞典)

麻仁丸 ma ren wan

【英文名】Ma Ren Pill

【组成】(1)麻仁、枳壳、人参、大黄。(中医方剂大辞典)(2)麻仁、大黄、白槟榔、山茱萸、薯蓣、官桂、车前子、枳壳、防风、羌活、木香、菟丝子、郁李仁。(中医方剂大辞典)(3)大麻仁、川大黄、枳壳、赤芍药、郁李仁、川芒硝、槟榔。(中医方剂大辞典)(4)大麻仁、川大黄、枳壳、赤芍药、郁李仁、木香、槟榔、柴胡。(中医方剂大辞典)(5)大麻仁、羚羊角、枳壳、芎䓖、木香、鳖甲、独活、槟榔、川大黄、郁李仁、牵牛子。(中医方剂大辞典)(6)大麻仁、黄芩。(中医方剂大辞典)(7)大麻子、黄柏。(中医方剂大辞典)(8)麻仁、杏仁、桃仁、枳实、郁李仁、当归、大黄、厚朴、白芍。(中医方剂大辞典)(9)麻仁、人参、枳壳、杏仁。(中医方剂大辞典)(10)芝麻、杏仁、大黄、山栀。(中医方剂大辞典)(11)郁李仁、火麻子仁、大黄、槟榔、干山药、防风、枳壳、羌活、木香。(中医方剂大辞典)(12)枳壳、川芎、麻仁泥子。(中医方剂大辞典)(13)麻仁、杏仁、枳实、白芍药、黑牵牛。(中医方剂大辞典)(14)大麻仁、木香、枳壳、大黄、恶实、甘草。(中医方剂大辞典)(15)大麻仁、大黄、葛根、桑根白皮、芒硝。(中医方剂大辞典)

麻仁大黄丸 ma ren da huang wan

【英文名】Ma Ren Da Huang Pill

【组成】大麻子仁、大黄。(中医方剂大辞典)

麻仁四物汤 ma ren si wu tang

【英文名】Ma Ren Si Wu Decoction

【组成】生地、当归、白芍、川芎、麻仁。(中医方剂大辞典)

麻仁合剂 ma ren he ji

【英文名】Ma Ren Mixture

【组成】火麻仁、苦杏仁、大黄、枳实、厚朴、白芍。(药品标准－中药成方制剂标准 1996 年)

麻仁汤 ma ren tang

【英文名】Ma Ren Decoction

【组成】(1)大麻仁、枸杞叶、干姜、桂、甘草。(中医方剂大辞典)(2)麻子仁、升麻、豉、射干、大黄、甘草、陈橘皮。(中医方剂大辞典)(3)麻子仁、大豆、桑根白皮。(中医方剂大辞典)(4)大麻仁、赤小豆。(中医方剂大辞典)(5)麻子仁、黄芩、甘草、栀子仁、大黄。(中医方剂大辞典)

麻仁饮 ma ren yin

【英文名】Ma Ren Decoction

【组成】(1)大麻仁。(中医方剂大辞典)(2)大麻仁、羚羊角屑。(中医方剂大辞典)

麻仁软胶囊 ma ren ruan jiao nang

【英文名】Ma Ren Ruan Capsule

【组成】火麻仁、苦杏仁、大黄、枳实、厚朴、白芍。((94)津卫药准字 Z－77 号)

麻仁润肠丸 ma ren run chang wan

【英文名】Ma Ren Run Chang Pill

【组成】火麻仁、苦杏仁、大黄、木香、陈皮、白芍。(药品标准－中药成方制剂标准 1993 年)

麻仁润肠汤 ma ren run chang tang

【英文名】Ma Ren Run Chang Decoction

【组成】麻仁、苏子、枳壳、人参、黄芩、川芎、归尾、生地、陈皮、杏仁、甘草、黄芪、赤芍、桔梗、葱白。(中医方剂大辞典)

麻仁胶囊 ma ren jiao nang

【英文名】Ma Ren Capsule

【组成】蒽醌、辛弗林、芍药甙。((88)卫药准字第 Z－23 号)

麻仁散 ma ren san

【英文名】Ma Ren Powder

【异名】麻仁汤(中医方剂大辞典、圣惠)

【组成】(1)脂麻。(中医方剂大辞典)(2)大麻仁、商陆、防风、附子、陈橘皮、汉防己。(中医方剂大辞典)

麻仁滋脾丸 ma ren zi pi wan

【英文名】Ma Ren Zi Pi Pill

【组成】大黄、火麻仁、当归、厚朴、苦杏仁、枳实、郁李仁、白芍。(药品标准－中药成方制剂标准 1998)

麻仁煎 ma ren jian

【英文名】Ma Ren Decoction

【组成】麻仁。(中医方剂大辞典)

麻仁膏 ma ren gao

【英文名】Ma Ren Plaster

【组成】高昌白矾、麻仁。(中医方剂大辞典)

麻风丸 ma feng wan

【英文名】Ma Feng Pill

【组成】鲜皂角刺、番木鳖、苦参、紫背浮萍。(中医方剂大辞典)

麻风药酒 ma feng yao jiu

【英文名】Ma Feng Yao Wine

【组成】防风、当归、虎骨、秦艽、羌活、苦参、牛膝、僵蚕、松节、鳖甲、苍术、枸杞子、白茅根、蓖麻子仁、好雪酒。(中医方剂大辞典)

麻风锭子 ma feng ding zi

【英文名】Ma Feng Lozenge

【组成】苍耳草。(中医方剂大辞典)

麻布饮 ma bu yin

【英文名】Ma Bu Decoction

【组成】麻布、牡丹皮、菴蕳子、桂、当归、鬼箭羽、败蒲、赤芍药、蒲黄、大黄。(中医方剂大辞典)

麻甘豆腐汤 ma gan dou fu tang

【英文名】Ma Gan Dou Fu Decoction

【组成】生麻黄、生甘草、法半夏、杏仁、豆腐。(中医方剂大辞典)

麻石加味汤 ma shi jia wei tang

【英文名】Ma Shi Jia Wei Decoction

【组成】麻黄、生石膏、杏仁、甘草、牛蒡子、炙化橘红、川贝母。(中医方剂大辞典)

麻石克感汤 ma shi ke gan tang

【英文名】Ma Shi Ke Gan Decoction

【组成】麻黄、生石膏、甘草、蒲公英、野菊花、板蓝根冲剂。(实用中西医结合杂志 1992,5(10))

麻石抒阳汤 ma shi shu yang tang

【英文名】Ma Shi Shu Yang Decoction

【组成】柴胡、石膏、白芍、麻黄、陈皮、半夏、茯苓。(中医方剂大辞典)

麻地定喘汤 ma di ding chuan tang

【英文名】Ma Di Ding Chuan Decoction

【组成】炙麻黄、地龙、银杏、苏子、甘草、黄芩、连翘、当归、川芎、射干。(山东中医杂志 1991,10(2))

麻虫膏 ma chong gao

【英文名】Ma Chong Plaster

【组成】麻虫(外贴)。(中医方剂大辞典)

麻杏止咳糖丸 ma xing zhi ke tang wan

【英文名】Ma Xing Zhi Ke Tang Pill

【组成】麻黄、苦杏仁、石膏、甘草。(药品标准 - 中药成方制剂标准 1991 年)

麻杏止咳糖浆 ma xing zhi ke tang jiang

【英文名】Ma Xing Zhi Ke Syrup

【组成】麻黄、苦杏仁、石膏、甘草。(药品标准 - 中药成方制剂标准 1998 年)

麻杏甘石合剂 ma xing gan shi he ji

【英文名】Ma Xing Gan Shi Mixture

【组成】麻黄、苦杏仁、石膏、甘草。(药品标准 - 中药成方制剂标准 1990 年)

麻杏石甘汤 ma xing shi gan tang

【英文名】Ma Xing Shi Gan Decoction

【组成】麻黄、杏仁、甘草、石膏。(伤寒论 206 年前)

麻杏石膏汤 ma xing shi gao tang

【英文名】Ma Xing Shi Gao Decoction

【组成】麻黄、杏仁、甘草、石膏。(中医方剂大辞典)

麻杏百日咳合剂 ma xing bai ri ke he ji

【英文名】Ma Xing Bai Ri Ke Mixture

【组成】麻黄、杏仁、茅根、南星、川贝、橘红、天冬、甘草、炙百部、川连、桑皮、前胡、清半夏、瓜蒌仁、葶苈、石膏、黄芩。(中医杂志 1957,(6))

麻芥丸 ma jie wan

【英文名】Ma Jie Pill

【组成】麻黄、乳香、没药、白芥子、牛膝、羌活、秦艽、五灵脂、红花、桃仁、甘草、土鳖虫、细辛、地龙、香附、全蝎。(陕西中医 1986,7(6))

麻豆汤 ma dou tang

【英文名】Ma Dou Decoction

【组成】大麻、乌豆、桑白皮。(中医方剂大辞典)

麻豆散 ma dou san

【英文名】Ma Dou Powder

【异名】麻豆汤(中医方剂大辞典、千金)

【组成】大麻子、大豆。(中医方剂大辞典)

麻豆煎 ma dou jian

【英文名】Ma Dou Decoction

【组成】大麻、赤小豆。(中医方剂大辞典)

麻豆膏 ma dou gao

【英文名】Ma Dou Ointment

【组成】麻油、巴豆、蓖麻子、斑蝥(外涂)。(中医方剂大辞典范)

麻辛汤 ma xin tang

【英文名】Ma Xin Decoction

【组成】炙麻黄、细辛、炙冬花、五味子、炙枇杷叶、射干、川贝、石膏。(湖北中医杂志 1984(4))

麻辛附二陈汤 ma xin fu er chen tang

【英文名】Ma Xin Fu Er Chen Decoction

【组成】附片、麻黄、细辛、法夏、陈皮、茯苓、桑白皮、桔梗、射干、泽兰、板蓝根、蝉蜕、甘草、生姜。(云南中医杂志 1990,1(10))

麻附五皮饮 ma fu wu pi yin

【英文名】Ma Fu Wu Pi Decoction

【组成】麻黄、淡附片、浙苓皮、大腹皮、细辛、新会皮、五加皮、生姜皮。(中医方剂大辞典)

麻附细辛汤 ma fu xi xin tang

【英文名】Ma Fu Xi Xin Decoction

【组成】麻黄、附子、细辛、甘草、人参、黄连、芍药。(中医方剂大辞典)

麻鸡丸 ma ji wan

【英文名】Ma Ji Pill

【组成】大麻子、乌鸡。(中医方剂大辞典)

麻果杏夏汤 ma guo xing xia tang

【英文名】Ma Guo Xing Xia Decoction

【组成】麻绒、白果、杏仁、半夏、五味子、百部、浙贝母、葶苈子、款冬花、桔梗、紫花、甘草。(湖南中医杂志 1993,9(2))

麻油酒 ma you jiu

【英文名】Ma You Wine

【组成】真芝麻油。(中医方剂大辞典)

麻油膏 ma you gao

【英文名】Ma You Plaster

【异名】乌麻油膏(中医方剂大辞典、圣惠)

【组成】(1)轻浮白浮石。(中医方剂大辞典)(2)生乌麻油、熟艾、杏仁、黄连、鸡粪、盐、乱发。(中医方剂大辞典)

麻茅汤 ma mao tang

【英文名】Ma Mao Decoction

【组成】麻黄、鲜茅根、杏仁、连翘、赤小豆、茯苓、前胡、甘草。(湖南中医杂志 1988,(1))

麻药 ma yao

【英文名】Ma Yao Powder

【异名】麻肌散(中医方剂大辞典、准绳)
【组成】(1)草乌、川乌、何首乌、烧盐、半夏、全蝎、白芷、南星、细辛、川椒。(中医方剂大辞典)(2)细辛、南星、半夏、牙皂。(中医方剂大辞典)(3)白芷、制半夏、川芎、木鳖、乌药、牙皂、当归、大茴香、紫荆皮、木香、川乌、草乌。(中医方剂大辞典)(4)羊踯躅、茉莉花根、当归、菖蒲。(中医方剂大辞典)(5)川乌、草乌、淮乌。(中医方剂大辞典)(6)川乌、草乌、南星、半夏、川椒。(中医方剂大辞典)(7)草乌、川乌。(中医方剂大辞典)(8)牙皂、木鳖、紫金皮、白芷、半夏、乌药、土当归、川芎、川乌、草乌、小茴香、坐拿草、木香。(中医方剂大辞典)(9)曼陀罗花、草乌头、白芷、当归、川芎。(中医方剂大辞典)(10)川乌尖、草乌尖、生半夏、生南星、荜茇、蟾酥、胡椒、细辛。(中医方剂大辞典)(11)草乌、当归、白芷。(中医方剂大辞典)

麻药酊 ma yao ding
【英文名】Ma Yao Tincture
【组成】生川乌、生草乌、胡椒、生半夏、生南星、荜茇、蟾酥、细辛、75%酒精。(辽宁中医杂志 1989,(8))

麻凉膏 ma liang gao
【英文名】Ma Liang Plaster
【组成】川乌、草乌、生南星、野芋头、芙蓉叶(外敷)。(中医方剂大辞典)

麻夏石甘汤 ma xia shi gan tang
【英文名】Ma Xia Shi Gan Decoction
【组成】麻黄、生石膏、夏枯草、生甘草。(北京中医学院学报 1992,15(4))

麻根汁酒 ma gen zhi jiu
【英文名】Ma Gen Zhi Wine
【组成】大麻根、大麻叶。(中医方剂大辞典)

麻根汤 ma gen tang
【英文名】Ma Gen Decoction
【组成】麻根。(中医方剂大辞典)

麻根散 ma gen san
【英文名】Ma Gen Powder
【组成】(1)苎麻根。(中医方剂大辞典)(2)麻根、大麻子、子芩、乱发灰。(中医方剂大辞典)

麻桂二陈汤 ma gui er chen tang
【英文名】Ma Gui Er Chen Decoction
【组成】陈皮、半夏、茯苓、甘草、桔梗、枳壳、苍术、厚朴、麻黄、桂枝、白芷、川芎、黄芩、防风。(中医方剂大辞典)

麻桂术甘汤 ma gui zhu gan tang
【英文名】Ma Gui Zhu Gan Decoction
【组成】麻黄、桂枝、白术、甘草。(中医方剂大辞典)

麻桂各半汤 ma gui ge ban tang
【英文名】Ma Gui Ge Ban Decoction
【组成】(1)桂枝、麻黄、赤芍、杏仁、生甘草、大枣。(中医方剂大辞典)(2)麻黄、桂枝、白芍、甘草、杏仁。(中医方剂大辞典)

麻桂饮 ma gui yin
【英文名】Ma Gui Decoction
【异名】麻桂汤(中医方剂大辞典)
【组成】官桂、当归、炙甘草、陈皮、麻黄。(中医方剂大辞典)

麻桔汤 ma jie tang
【英文名】Ma Jie Decoction
【组成】炙麻黄、桔梗、冬花、前胡、杏仁、瓜蒌、石膏、紫花、鱼腥草、百部、甘草。(陕西中医 1992,13(11))

麻桔射蓝汤 ma jie she lan tang
【英文名】Ma Jie She Lan Decoction
【组成】炙麻黄、桔梗、射干、板蓝根、前胡、黄芩、玄参、蝉衣、百部、鱼腥草、僵蚕。(湖南中医杂志 1989,(3))

麻菊二陈汤 ma ju er chen tang
【英文名】Ma Ju Er Chen Decoction
【组成】明天麻、滁菊花、钩藤钩、茯神木、荆芥、川芎、姜半夏、广皮红、清炙草。(中医方剂大辞典)

麻雀粥 ma que zhou
【英文名】Ma Que Gruel
【组成】雀儿、粟米、葱白。(中医方剂大辞典)

麻黄一剂饮 ma huang yi ji yin
【英文名】Ma Huang Yi Ji Decoction
【组成】麻黄、防风、银花、白鲜皮、当归、胡麻、甘草、羌活、秦艽。(中医方剂大辞典)

麻黄二陈汤 ma huang er chen tang
【英文名】Ma Huang Er Chen Decoction
【组成】麻黄、光杏仁、姜半夏、广橘红、前胡、白前、茯苓、炙草。(中医方剂大辞典)

麻黄二桂枝一小青龙一汤 ma huang er gui zhi yi xiao qing long yi tang
【英文名】Ma Huang Er Gui Zhi Yi Xiao Qing Long Decoction
【组成】麻黄、杏仁、桂枝、甘草、芍药、生姜、细辛、半夏、五味子、干姜。(中医方剂大辞典)

麻黄人参芍药汤 ma huang ren shen shao yao tang
【英文名】Ma Huang Ren Shen Shao Yao Decoction
【组成】人参、麦门冬、桂枝、当归身、麻黄、炙甘草、白芍药、黄芪、五味子。(中医方剂大辞典)

麻黄十味丸 ma huang shi wei wan
【英文名】Ma Huang Shi Wei Pill
【异名】十味丸(中医方剂大辞典)
【组成】麻黄、白前、桑白皮、射干、白薇、百部根、干地黄、地骨皮、橘皮。(中医方剂大辞典)

麻黄十神汤 ma huang shi shen tang

【英文名】Ma Huang Shi Shen Decoction

【组成】麻黄、桂枝、杏仁、紫苏叶、白芷、甘草、陈皮、香附、葛根、川芍、升麻、赤芍。(中医方剂大辞典)

麻黄五味子汤 ma huang wu wei zi tang

【英文名】Ma Huang Wu Wei Zi Decoction

【组成】麻黄、五味子、甘草、半夏、干姜、细辛、桂心、杏仁。(中医方剂大辞典)

麻黄五味汤 ma huang wu wei tang

【英文名】Ma Huang Wu Wei Decoction

【组成】麻黄、干草、石膏、生姜、茵陈。(中医方剂大辞典)

麻黄升麻汤 ma huang sheng ma tang

【英文名】Ma Huang Sheng Ma Decoction

【组成】(1)麻黄、桂枝、杏仁、吴茱萸、草豆蔻、厚朴、曲末、羌活、柴胡根、白茯苓、白术、青皮、升麻根、苍术、泽泻、猪苓、陈皮、黄连、黄柏。(中医方剂大辞典)(2)麻黄、升麻、黄芩、芍药、甘草、石膏、茯苓。(中医方剂大辞典)(3)麻黄、升麻、当归、知母、黄芩、葳蕤、芍药、天门冬、桂枝、茯苓、甘草、石膏、白术、干姜。(中医方剂大辞典)

麻黄方 ma huang fang

【英文名】Ma Huang Prescription

【组成】麻黄、杏仁、干姜皮、浮萍、白鲜皮、陈皮、丹皮、白僵蚕、丹参。(中医方剂大辞典)

麻黄止汗通肉解风痹汤 ma huang zhi han tong rou jie feng bi tang

【英文名】Ma Huang Zhi Han Tong Rou Jie Feng Bi Decoction

【组成】麻黄、枳实、防风、白术、细辛、石膏、生姜、附子、甘草、桂心。(中医方剂大辞典)

麻黄止嗽丸 ma huang zhi sou wan

【英文名】Ma Huang Zhi Sou Pill

【组成】橘红、麻黄、桔梗、川贝母、五味子、茯苓、细辛。(药品标准-中药成方制剂标准 1997 年)

麻黄加术汤 ma huang jia zhu tang

【英文名】Ma Huang Jia Zhu Decoction

【组成】麻黄、桂枝、甘草、杏仁、白术。(中医方剂大辞典)

麻黄加知母汤 ma huang jia zhi mu tang

【英文名】Ma Huang Jia Zhi Mu Decoction

【组成】麻黄、桂枝、甘草、杏仁、知母。(中医方剂大辞典)

麻黄加独活防风汤 ma huang jia du huo fang feng tang

【英文名】Ma Huang Jia Du Huo Fang Feng Decoction

【异名】麻黄加独防汤(中医方剂大辞典、此事难知)

【组成】麻黄、桂枝、甘草、杏仁、独活、防风。(中医方剂大辞典)

麻黄加葛根汤 ma huang jia ge gen tang

【英文名】Ma Huang Jia Ge Gen Decoction

【组成】杏仁、麻黄、桂枝、葛根、甘草。(中医方剂大辞典)

麻黄发表汤 ma huang fa biao tang

【英文名】Ma Huang Fa Biao Decoction

【组成】(1)麻黄、荆芥、防风、甘草、牛蒡、羌活、独活、连翘、杏仁、川芎、银花。(中医方剂大辞典)(2)麻黄、柴胡、干葛、防风、羌活、苏叶、淡豆豉、甘草。(中医方剂大辞典)

麻黄四物汤 ma huang si wu tang

【英文名】Ma Huang Si Wu Decoction

【组成】当归、熟地、白芍、川芎、麻黄、桂枝、杏仁、甘草。(中医方剂大辞典)

麻黄甘草汤 ma huang gan cao tang

【英文名】Ma Huang Gan Cao Decoction

【组成】麻黄、杏仁、桑白皮、甘草。(中医方剂大辞典)

麻黄生姜汤 ma huang sheng jiang tang

【英文名】Ma Huang Sheng Jiang Decoction

【组成】麻黄、五倍子、甘草、杏仁、淡竹叶、石膏。(中医方剂大辞典)

麻黄白术汤 ma huang bai zhu tang

【英文名】Ma Huang Bai Zhu Decoction

【异名】麻黄白术散(中医方剂大辞典、兰室秘藏)

【组成】(1)麻黄、官桂、青皮、陈皮、川芎、白芷、半夏曲、紫苏、茯苓、白术、北梗、甘草。(中医方剂大辞典)(2)青皮、酒黄连、酒黄柏、橘红、甘草、升麻、黄芪、人参、桂枝、白术、厚朴、柴胡、苍术、猪苓、吴茱萸、白茯苓、泽泻、白豆蔻、炒曲、麻黄、杏仁。(中医方剂大辞典)

麻黄白术散 ma huang bai zhu san

【英文名】Ma Huang Bai Zhu Powder

【异名】白术散(中医方剂大辞典、三因)

【组成】麻黄、白术、茯苓、桂心、陈皮、青皮、桔梗、白芷、甘草、半夏曲、紫苏、乌梅、干姜。(中医方剂大辞典)

麻黄白虎汤 ma huang bai hu tang

【英文名】Ma Huang Bai Hu Decoction

【组成】麻黄、葛根、苏叶、防风、石膏、知母、杏仁、黄芩。(中医方剂大辞典)

麻黄白前饮 ma huang bai qian yin

【英文名】Ma Huang Bai Qian Drink

【组成】麻黄、白前、荆芥、甘草。(湖北中医杂志 1993,15(4))

麻黄石膏汤 ma huang shi gao tang

【英文名】Ma Huang Shi Gao Decoction

【组成】(1)麻黄、石膏、杏仁、前胡、枳壳、黄芩。(中医方剂大辞典)(2)麻黄、石膏、甘草、白术、附子。(中医方剂大辞典)

麻黄地龙汤 ma huang di long tang

【英文名】Ma Huang Di Long Decoction

【组成】炙麻黄、五味子、广地龙、老苏子、车前子、僵蚕、姜半夏、佛耳草。(浙江中医杂志 1988,(2))

麻黄地骨皮汤 ma huang di gu pi tang

【英文名】Ma Huang Di Gu Pi Decoction

【组成】麻黄、地骨皮、玄参、五味子、甘草、干姜、附子、桔梗、杏仁、知母。(中医方剂大辞典)

麻黄夺命汤 ma huang duo ming tang

【英文名】Ma Huang Duo Ming Decoction

【组成】麻黄、杏仁、前胡、荆芥穗、穿山甲。(中医方剂大辞典)

麻黄如圣饮 ma huang ru sheng yin

【英文名】Ma Huang Ru Sheng Powder

【组成】苍术、麻黄、干葛、川芎、防风、白芷、柴胡、白芍、人参、当归、甘草、半夏、黄芩、乌药。(中医方剂大辞典)

麻黄汤 ma huang tang

【英文名】Ma Huang Decoction

【异名】麻黄饮(中医方剂大辞典、圣惠)

【组成】(1)麻黄、枳实、细辛、白术、防风、附子、甘草、桂、石膏、当归、芍药。(中医方剂大辞典)(2)麻黄、桂、人参、芎藭、附子、防风、芍药、黄芩、白术、甘草、茯苓。(中医方剂大辞典)(3)麻黄、羌活、桂、附子、防已、当归、海桐皮、牛膝、甘菊花、羚羊角、茵芋、五加皮、甘草、防风、白术。(中医方剂大辞典)(4)麻黄、杏仁、桔梗、秦艽、薄荷叶、牡丹、防风、芍药、升麻、黄芩、紫菀、半夏、羌活。(中医方剂大辞典)(5)麻黄、荆芥穗、杏仁、木香、当归、黄芩、羌活、芍药、柴胡、大黄、半夏、牵牛子。(中医方剂大辞典)(6)麻黄、桂、黄连、当归、羌活、白芷、王不留行、甘草、防风、芎藭、白蒺藜、天雄、桑根白皮、石膏、红蓝花。(中医方剂大辞典)(7)麻黄、细辛、独活、丹参、牛膝、萆薢、黄芪、桂、防风、犀角、羚羊角、磁石。(中医方剂大辞典)(8)麻黄、石膏、桂、芎藭、干姜、黄芩、当归、杏仁、甘草、附子。(中医方剂大辞典)(9)麻黄、独活、细辛、黄羊。(中医方剂大辞典)(10)麻黄、甘草、杏仁、桂心、生姜、半夏、石膏、紫菀。(中医方剂大辞典)(11)麻黄、杏仁、栀子仁、黄芩、防风、紫菀、升麻、桂心、茯神、人参、大枣、石膏、桑根白皮。(中医方剂大辞典)(12)麻黄、甘草、石膏、杏仁、人参、干姜、茯苓、防风、桂心、半夏。(中医方剂大辞典)(13)麻黄、桂心、甘草、杏仁、生姜。(中医方剂大辞典)(14)麻黄、射干、甘草、大枣。(中医方剂大辞典)(15)麻黄、细辛、甘草、桃仁。(中医方剂大辞典)(16)药麻黄、桂心、甘草、大枣。(中医方剂大辞典)(17)麻黄、黄芩、芎藭、当归、紫石英、甘草、桂、远志、独活、桔梗、防风、石膏、干姜、杏仁。(中医方剂大辞典)(18)麻黄、萆薢、附子、黄连、当归、桂、枳壳、甘草、羚羊角、桑根白皮、牡丹皮、羌活、芎藭、旋覆花、杏仁。(中医方剂大辞典)(19)麻黄、桂、杏仁、芎藭、干姜、甘草、黄芩、当归、石膏。(中医方剂大辞典)(20)麻黄、桂、甘草、人参、芍药、芎藭、黄芩、防风、当归、石膏、白术、附子、杏仁。(中医方剂大辞典)(21)麻黄、桂、独活、羚羊角、葳蕤、葛根、升麻、防风、石膏、甘草。(中医方剂大辞典)(22)麻黄、石膏、贝齿、升麻、甘草、芍药、杏仁。(中医方剂大辞典)(23)麻黄。(中医方剂大辞典)(24)麻黄、豉、甘草、栀子仁、赤芍药、荠苨、生姜。(中医方剂大辞典)(25)麻黄、桂心、石膏、黄芩、甘草、赤芍药、杏仁。(中医方剂大辞典)(26)麻黄、黄芩、甘草、石膏、升麻、栀子仁。(中医方剂大辞典)(27)麻黄、甘草、豉。(中医方剂大辞典)(28)麻黄、葛根、栀子、葱、豉。(中医方剂大辞典)(29)麻黄、栀子、香豉、甘草。(中医方剂大辞典)(30)麻黄、芍药、生姜、细辛、桂心、半夏、五味子、石膏。(中医方剂大辞典)(31)麻黄、栝楼根、大黄、甘草。(中医方剂大辞典)(32)麻黄、大枣、茯苓、杏仁、防风、白术、当归、升麻、芎藭、芍药、黄芩、桂心、麦门冬、甘草。(中医方剂大辞典)(33)麻黄、升麻、葛根、射干、鸡舌香、甘草、石膏。(中医方剂大辞典)(34)麻黄、独活、射干、甘草、桂心、青木香、石膏、黄芩。(中医方剂大辞典)(35)麻黄、甘草、桂心、五味子、半夏、生姜。(中医方剂大辞典)(36)麻黄、生姜、黄芩、甘草、石膏、芍药、杏仁、桂心。(中医方剂大辞典)(37)麻黄、射干、人参、茯苓、防已、前胡、枳实、半夏、犀角、羚羊角、青木香、橘皮、杏仁、升麻、生姜、独活、吴茱萸。(中医方剂大辞典)(38)麻黄、生姜、防风、芎藭、芍药、当归、蒺藜子、甘草、独活、乌啄、人参。(中医方剂大辞典)(39)麻黄、葛根、葱白、豉。(中医方剂大辞典)(40)麻黄、黄连、蛇床子、酢梅。(中医方剂大辞典)(41)麻黄、桂心、生姜、甘草、附子。(中医方剂大辞典)(42)麻黄、芎藭、莽草、当归、杏仁。(中医方剂大辞典)(43)麻黄、蜀椒、细辛、藁本、杏仁。(中医方剂大辞典)(44)麻黄、杏仁、桑白皮、甘草。(中医方剂大辞典)(45)麻黄、升麻、大黄、黄芩、石膏、甘草、栀子仁。(中医方剂大辞典)(46)麻黄、杏仁、紫菀、柴胡、橘皮。(中医方剂大辞典)(47)前胡、柴胡、石膏、苍术、藁本、赤芍药、白芷、土芎、干葛、升麻、麻黄。(中医方剂大辞典)(48)麻黄、甘草、杏仁。(中医方剂大辞典)

(49)麻黄、甘草、杏仁、五味子、茯苓、橘红。(中医方剂大辞典)(50)竹叶、贝母、柴胡、升麻、枳实、紫菀、栀子仁、杏仁、甘草、麻黄、大黄。(中医方剂大辞典)(51)麻黄、牡蛎、雷丸、干姜、桂心、枳壳、厚朴、白敛、大黄、蜀椒。(中医方剂大辞典)(52)麻黄、黄芩、黄连、大黄、甘草。(中医方剂大辞典)(53)麻黄、防风、细辛、大川附子、羌活、黄芩、甘草。(中医方剂大辞典)(54)麻黄、石膏、黄芩。(中医方剂大辞典)(55)麻黄、桑根白皮、桂、大黄、射干、杏仁、。(中医方剂大辞典)(56)麻黄、桂、射干、杏仁。(中医方剂大辞典)(57)麻黄、射干、紫菀、甘草、桂、半夏。(中医方剂大辞典)(58)麻黄、钩藤、杏仁、赤芍药、当归、桂、秦艽、大黄、石膏。(中医方剂大辞典)(59)麻黄、防风、芎䓖、羌活、葛根、甘草、荆芥穗。(中医方剂大辞典)(60)麻黄、葛根、石膏、桂、附子、芍药、甘草、秦艽、防风、当归。(中医方剂大辞典)(61)肉桂、干姜、半夏、厚朴、桔梗、枳壳、麻黄、苏木、川芎、陈皮。(中医方剂大辞典)(62)麻黄、桂、芍药、葛根、甘草、石膏。(中医方剂大辞典)(63)麻黄、前胡、白前、桑根白皮、杏仁、甘草、贝母、当归。(中医方剂大辞典)(64)麻黄、桂、防风、芍药、芎䓖、白术、甜竹沥。(中医方剂大辞典)(65)麻黄、苍术、白术、陈橘皮、甘草。(中医方剂大辞典)(66)麻黄、芎䓖、升麻、防风、防己、桂、羚羊角。(中医方剂大辞典)(67)麻黄、羌活、防风、赤芍药、桂、石膏、杏仁、甘草。(中医方剂大辞典)(68)麻黄、防风、人参、黄芩、赤芍药、杏仁、芎䓖、甘草、附子。(中医方剂大辞典)(69)净麻黄、熟石膏、净蝉蜕、绿升麻、炙甘草。(中医方剂大辞典)(70)麻黄、石膏、元红、大力子、荆芥、防风、杏仁、前胡、干葛、川芎、连翘、甘草。(中医方剂大辞典)(71)柴胡、麻黄、苏叶、甘草、桔梗、枳壳、橘红、防风、苏子、熟半夏。(中医方剂大辞典)(72)麻黄、升麻、牛蒡子、蝉壳、甘草。(中医方剂大辞典)(73)麻黄、黄连、蛇床子、蕲艾、乌梅、大戟、防风、白矾。(中医方剂大辞典)(74)麻黄、桂枝、川芎、杏仁、白芷、防风、羌活、升麻、甘草。(中医方剂大辞典)(75)麻黄、桂枝、杏仁、甘草、川芎、防风、羌活。(中医方剂大辞典)(76)麻黄、五加皮、防风、独活、桂、当归、芎䓖、干姜、附子、牛膝、杏仁。(中医方剂大辞典)(77)麻黄、干姜、细辛、五味子、桂、半夏。(中医方剂大辞典)(78)麻黄、甘草、桂、芎䓖、杏仁。(中医方剂大辞典)(79)麻黄、甘草、杏仁、蛤粉。(中医方剂大辞典)(80)麻黄、栀子仁、赤茯苓、黄芩、白术、石膏、桂、生干地黄、甘草、赤小豆。(中医方剂大辞典)(81)麻黄、防风、桂、当归、白槟榔、黄芩、升麻、犀角、赤茯苓。(中医方剂大辞典)(82)麻黄、吴茱萸、独活、秦艽、细辛、杏仁、白术、白茯苓、桂、人参、干姜、防风、防己、芎䓖、甘草。(中医方剂大辞典)(83)麻黄、防风、当归、赤茯苓、升麻、芎䓖、白术、芍药、麦门冬、黄芩、桂、甘草、杏仁。(中医方剂大辞典)(84)麻黄、白术、甘草、石膏、赤茯苓。(中医方剂大辞典)(85)麻黄、甘草、杏仁、乌梅。(中医方剂大辞典)(86)麻黄、葛根、白术。(中医方剂大辞典)(87)麻黄、附子、木香、芎䓖、羌活、当归、槟榔、防风、牛膝、天麻、人参、赤茯苓。(中医方剂大辞典)(88)麻黄、羌活、芎䓖、射干、荆芥穗、山栀子仁、紫苏叶、杏仁、牡丹皮、细辛、白僵蚕、牵牛子。(中医方剂大辞典)(89)麻黄、前胡、白前、桑根白皮、甘草、紫菀、杏仁。(中医方剂大辞典)(90)麻黄、陈橘皮、桔梗、防风、芎䓖、紫菀、羌活、杏仁、甘草、细辛。(中医方剂大辞典)(91)麻黄、半夏、桑根白皮、杏仁、石膏、赤茯苓、紫菀。(中医方剂大辞典)(92)麻黄、乌梅肉、秦艽、柴胡、甘草、麦门冬、犀角、青蒿子、常山。(中医方剂大辞典)(93)麻黄、羌活、牡丹、独活、栀子、柴胡、桔梗、升麻、荆芥穗、大黄、半夏、木香、知母、黄芩。(中医方剂大辞典)(94)麻黄、芍药、甘草、桂、细辛。(中医方剂大辞典)(95)麻黄、桑根白皮、赤茯苓、紫苏、葛根、五味子、甘草、紫菀、石膏、葶苈、桂。(中医方剂大辞典)(96)麻黄、葛根、黄芩、栀子仁、芍药、杏仁。(中医方剂大辞典)(97)麻黄、附子、细辛、干姜、甘草、杏仁。(中医方剂大辞典)

麻黄防风汤 ma huang fang feng tang

【英文名】Ma Huang Fang Feng Decoction

【组成】麻黄、防风、防己、桂、芎䓖、黄芩、甘草、白术、人参、附子、独活、竹沥、升麻、石膏、羚羊角。(中医方剂大辞典)

麻黄吴萸酒 ma huang wu yu jiu

【英文名】Ma Huang Wu Yu Wine

【组成】麻黄、吴萸、升麻、苍术、羌活、藁本、柴胡、黄芩、黄连、黄柏、半夏、川芎、细辛、红花、蔓荆子。(中医方剂大辞典)

麻黄杏子汤 ma huang xing zi tang

【英文名】Ma Huang Xing Zi Decoction

【组成】(1)麻黄、杏子、米仁、桑白皮、桔梗、甘草。(中医方剂大辞典)(2)桔梗、麦门冬、麻、杏仁、黄芩、甘草。(中医方剂大辞典)

麻黄杏仁甘草石膏汤 ma huang xing ren gan cao shi gao tang

【英文名】Ma Huang Xing Ren Gan Cao Shi Gao Decoction

【组成】麻黄、杏仁、甘草、石膏。(中医方剂大辞典)

麻黄杏仁汤 ma huang xing ren tang

【英文名】Ma Huang Xing Ren Decoction

【组成】麻黄、杏仁、桔梗、甘草。(中医方剂大辞典)

麻黄杏仁饮 ma huang xing ren yin

【英文名】Ma Huang Xing Ren Drink

【组成】麻黄、桔梗、前胡、黄芩、陈皮、半夏、杏仁、细辛、防风、甘草。(中医方剂大辞典)

麻黄杏仁薏苡甘草汤 ma huang xing ren yi yi gan cao tang

【英文名】Ma Huang Xing Ren Yi Yi Gan Cao Decoction

【组成】麻黄、甘草、薏苡仁、杏仁。(中医方剂大辞典)

麻黄羌活加半夏汤 ma huang qiang huo jia ban xia tang

【英文名】Ma Huang Qiang Huo Jia Ban Xia Decoction

【组成】麻黄、羌活、防风、甘草、半夏。(中医方剂大辞典)

麻黄羌活汤 ma huang qiang huo tang

【英文名】Ma Huang Qiang Huo Decoction

【组成】麻黄、羌活、防风、甘草。(中医方剂大辞典)

麻黄羌活散 ma huang qiang huo san

【英文名】Ma Huang Qiang Huo Powder

【组成】麻黄、羌活、牡丹皮、独活、山栀、柴胡、桔梗、升麻、荆芥穗、大黄、知母、黄芩、半夏、牵牛。(中医方剂大辞典)

麻黄豆蔻丸 ma huang dou kou wan

【英文名】Ma Huang Dou Kou Pill

【异名】麻黄草豆蔻丸(中医方剂大辞典、兰室秘藏)

【组成】木香、青皮、红花、厚朴、苏木、荜澄茄、升麻、半夏、麦蘖面、缩砂仁、黄芪、白术、陈皮、柴胡、炙甘草、吴茱萸、当归身、益智仁、神曲末、麻黄、草豆蔻仁。(中医方剂大辞典)

麻黄赤芍汤 ma huang chi shao tang

【英文名】Ma Huang Chi Shao Decoction

【异名】灵仙除痛饮(中医方剂大辞典、医学入门)

【组成】麻黄、赤芍、防风、荆芥、羌活、独活、白芷、苍术、威灵仙、片芩、枳实、桔梗、葛根、川芎、甘草、归尾、升麻。(中医方剂大辞典)

麻黄连轺赤小豆汤 ma huang lian yao chi xiao dou tang

【英文名】Ma Huang Lian Yao Chi Xiao Dou Decoction

【组成】(1)麻黄、连轺、赤小豆。(中医方剂大辞典)(2)麻黄、连轺、杏仁、赤小豆、大枣、生梓白皮、生姜、甘草。(中医方剂大辞典)

麻黄连翘赤小豆汤 ma huang lian qiao chi xiao dou tang

【英文名】Ma Huang Lian Qiao Chi Xiao Dou Decoction

【组成】麻黄、连翘、杏仁、赤小豆、大枣、生梓白皮、生姜、甘草。(汉·《伤寒论》)

麻黄附子甘草汤 ma huang fu zi gan cao tang

【英文名】Ma Huang Fu Zi Gan Cao Decoction

【组成】麻黄、甘草、附子。(中医方剂大辞典)

麻黄附子汤 ma huang fu zi tang

【英文名】Ma Huang Fu Zi Decoction

【组成】麻黄、甘草、附子。(中医方剂大辞典)

麻黄附子细辛汤 ma huang fu zi xi xin tang

【英文名】Ma Huang Fu Zi Xi Xin Decoction

【组成】麻黄、附子、细辛。(汉·《伤寒论》)

麻黄饮 ma huang yin

【英文名】Ma Huang Decoction

【异名】麻黄汤(中医方剂大辞典、圣济总录)

【组成】(1)麻黄、防风、羌活、石膏、黄芩、滑石、陈皮、紫萍、鼠粘子、缩砂、苍耳草、苍术、生甘草、薄荷叶、荆芥。(中医方剂大辞典)(2)麻黄、前胡、白前、桑根白皮、杏仁。(中医方剂大辞典)(3)麻黄、大黄、牡蛎、黄芩、凝水石、石膏、赤芍药、滑石、紫石英、白石脂、人参、桂、蛇蜕、龙齿、甘草。(中医方剂大辞典)(4)麻黄、防风、赤芍药、石膏、羌活、杏仁、甘草。(中医方剂大辞典)(5)麻黄、防风、桂、白术、人参、芎䓖、当归、甘草、干姜、附子、杏仁。(中医方剂大辞典)(6)麻黄、当归、芎䓖、甘草、干姜、黄芩、杏仁。(中医方剂大辞典)(7)石蚕、海风藤、秦艽、地苏木、麻黄、五加皮、熟地、下山虎。(中医方剂大辞典)

麻黄饮子 ma huang yin zi

【英文名】Ma Huang Decoction

【组成】麻黄、牡蛎粉、蜀漆、甘草、犀角屑、知母。(中医方剂大辞典)

麻黄定喘汤 ma huang ding chuan tang

【英文名】Ma Huang Ding Chuan Decoction

【组成】(1)麻黄、杏仁、甘草、蝉蜕、赤芍、前胡、桑皮、瓜蒌霜。(中医方剂大辞典)(2)麻黄、杏仁、厚朴、款冬花、桑皮、苏子、甘草、黄芩、半夏。(中医方剂大辞典)

麻黄泻白散 ma huang xie bai san

【英文名】Ma Huang Xie Bai Powder

【组成】桑白皮、地骨皮、甘草、麻黄、杏仁。(中医方剂大辞典)

麻黄知母石膏汤 ma huang zhi mu shi gao tang

【英文名】Ma Huang Zhi Mu Shi Gao Decoction

【组成】麻黄、桂枝、甘草、杏仁、知母、石膏。(中医方剂大辞典)

麻黄细辛丸 ma huang xi xin wan

【英文名】Ma Huang Xi Xin Pill

【组成】麻黄、细辛、人参、白茯苓、甘草、白术、栝楼根。(中医方剂大辞典)

麻黄细辛附子汤 ma huang xi xin fu zi tang

【英文名】Ma Huang Xi Xin Fu Zi Decoction

【组成】麻黄、细辛、附子。(中医方剂大辞典)

麻黄厚朴汤 ma huang hou pu tang

【英文名】Ma Huang Hou Pu Decoction

【组成】(1)厚朴、麻黄、杏仁、橘皮、甘草、半夏。(中医方剂大辞典)(2)麻黄、厚朴、甘草、大黄。(中医方剂大辞典)

麻黄复煎散 ma huang fu jian san

【英文名】Ma Huang Fu Jian Powder

【异名】麻黄复煎汤(中医方剂大辞典、准绳)

【组成】白术、人参、生地黄、柴胡、防风、羌活、黄柏、麻黄、黄芪、甘草、杏仁。(中医方剂大辞典)

麻黄宣肺散 ma huang xuan fei san

【英文名】Ma Huang Xuan Fei Powder

【组成】麻黄、麻黄根。(中医方剂大辞典)

麻黄拭体汤 ma huang shi ti tang

【英文名】Ma Huang Shi Ti Decoction

【组成】麻黄、葛根、郁金、蛇蜕皮、雷丸、石膏。(中医方剂大辞典)

麻黄栀子汤 ma huang zhi zi tang

【英文名】Ma Huang Zhi Zi Decoction

【组成】(1)麻黄、黄芩、石膏、连翘、蝉蜕、黑栀、川连、红花、力子、甘草。(中医方剂大辞典)(2)麻黄、栀子仁、甘草。(中医方剂大辞典)(3)麻黄、山栀子仁、鳖甲、雄鼠粪。(中医方剂大辞典)

麻黄牵牛汤 ma huang qian niu tang

【英文名】Ma Huang Qian Niu Decoction

【组成】麻黄、羌活、射干、荆芥穗、紫菀茸、防风、知母、蔓荆子、牵牛、半夏。(中医方剂大辞典)

麻黄独活汤 ma huang du huo tang

【英文名】Ma Huang Du Huo Decoction

【组成】麻黄、独活、杏仁、附子、丹参、五加皮、细辛、牛膝、桑根白皮、白僵蚕、芎䓖。(中医方剂大辞典)

麻黄茱萸汤 ma huang zhu yu tang

【英文名】Ma Huang Zhu Yu Decoction

【异名】麻黄吴茱萸汤(中医方剂大辞典)

【组成】麻黄、羌活、吴茱萸、黄芪、升麻、黄芩、当归、黄柏、藁本、川芎、蔓荆子、柴胡、苍术、黄连、半夏、细辛、红花。(中医方剂大辞典)

麻黄茵陈醇酒汤 ma huang yin chen chun jiu tang

【英文名】Ma Huang Yin Chen Chun Jiu Decoction

【组成】麻黄、茵陈。(中医方剂大辞典)

麻黄钩藤散 ma huang gou teng san

【英文名】Ma Huang Gou Teng Powder

【组成】钩藤、柴胡、半夏、甘草、菊花、枳壳、麻黄、石膏、葛根。(中医方剂大辞典)

麻黄根汤 ma huang gen tang

【英文名】Ma Huang Gen Decoction

【组成】(1)人参、当归、黄芪、白术、桂枝、麻黄根、粉草、牡蛎、浮麦。(中医方剂大辞典)(2)麻黄根、知母、槟榔、三棱、蓬术、半夏、白芷、贝母、常山、甘草。(中医方剂大辞典)(3)麻黄根、牡蛎、黄芪、人参、龙骨、枸杞根皮。(中医方剂大辞典)(4)麻黄根、牡蛎、黄芪。(中医方剂大辞典)(5)麻黄根、黄芪、五味子、牡蛎、甘草、龙骨。(中医方剂大辞典)

麻黄根散 ma huang gen san

【英文名】Ma Huang Gen Powder

【异名】麻黄根汤(中医方剂大辞典、圣惠)

【组成】(1)麻黄根、雷丸、牡蛎、甘草、干姜、粱米。(中医方剂大辞典)(2)麻黄根、败蒲灰、麦门冬、黄芪、龙骨、甘草。(中医方剂大辞典)(3)麻黄根、当归、黄芪、人参、甘草、牡蛎粉。(中医方剂大辞典)(4)麻黄根、牡蛎粉、黄芪、人参、枸杞子、麦门冬、白龙骨、白茯苓、熟干地黄。(中医方剂大辞典)(5)麻黄根、附子、牡蛎。(中医方剂大辞典)

麻黄桂心汤 ma huang gui xin tang

【英文名】Ma Huang Gui Xin Decoction

【组成】麻黄、桂、甘草、干姜、石膏、干薄荷叶、杏仁。(中医方剂大辞典)

麻黄桂枝升麻汤 ma huang gui zhi sheng ma tang

【英文名】Ma Huang Gui Zhi Sheng Ma Decoction

【组成】木香、生姜、桂枝、半夏、陈皮、草豆蔻仁、厚朴、黑附子、黄柏、炙甘草、升麻、白术、茯苓、泽泻、黄芪、麻黄、人参。(中医方剂大辞典)

麻黄桂枝汤 ma huang gui zhi tang

【英文名】Ma Huang Gui Zhi Decoction

【异名】麻黄黄芩汤(中医方剂大辞典、三因)

【组成】(1)净麻黄、柳桂枝、片黄芩、桃仁、炙甘草、大生地、鲜红花、葱白。(中医方剂大辞典)(2)麻黄、桂枝、赤芍、杏仁、甘草、当归、牛蒡、黄连、黄芩、川芎、蝉蜕、蚕蜕。(中医方剂大辞典)(3)麻黄、桂枝、葛根、芍药、甘草。(中医方剂大辞典)(4)麻黄、甘草、桃仁、黄芩、桂枝。(中医方剂大辞典)(5)麻黄、桂心、白芍药、细辛、干姜、甘草、半夏、香附。(中医方剂大辞典)(6)麻黄、桂枝、赤芍药、甘草、杏仁。(中医方剂大辞典)

麻黄浴汤 ma huang yu tang

【英文名】Ma Huang Yu Decoction

【组成】麻黄、苦参、石膏、滑石、大黄、雷丸、秦皮。(中医方剂大辞典)

麻黄调心泄热汤 ma huang tiao xin xie re tang

【英文名】Ma Huang Tiao Xin Xie Re Decoction

【异名】麻黄汤(中医方剂大辞典)

【组成】麻黄、生姜、细辛、子芩、茯苓、芍药、白术、桂心、生地黄。(中医方剂大辞典)

麻黄酒 ma huang jiu

【英文名】Ma Huang Wine

【组成】麻黄、木鳖、杏仁、大黄。(中医方剂大辞典)

麻黄救急汤 ma huang jiu ji tang

【英文名】Ma Huang Jiu Ji Decoction

【组成】麻黄、独活、苏叶、防风、前胡、杏仁、桔梗、枳壳、桃仁、红花。(中医方剂大辞典)

麻黄续命汤 ma huang xu ming tang

【英文名】Ma Huang Xu Ming Decoction

【组成】麻黄、防风、杏仁。(中医方剂大辞典)

麻黄蛇床子粉 ma huang she chuang zi fen

【英文名】Ma Huang She Chuang Zi Powder

【组成】麻黄根、蛇床子、牡蛎、炉甘石、干姜。(中医方剂大辞典)

麻黄银翘汤 ma huang yin qiao tang

【英文名】Ma Huang Yin Qiao Decoction

【组成】麻黄、金银花、连翘、杏仁、前胡、桑皮、射干、黄芩、生甘草。(辽宁中医杂志 1986,(10))

麻黄黄芩汤 ma huang huang qin tang

【英文名】Ma Huang Huang Qin Decoction

【组成】(1)麻黄、黄芩、赤芍、甘草、桂枝。(中医方剂大辞典)(2)麻黄、黄芩、炙甘草、桂。(中医方剂大辞典)

麻黄散 ma huang san

【英文名】Ma Huang Powder

【异名】秦艽汤(中医方剂大辞典、医方类聚)

【组成】(1)麻黄、羚羊角屑、羌活、桂心、防风、细辛、枳壳、川升麻、甘草。(中医方剂大辞典)(2)麻黄、防风、人参、黄芩、赤芍药、附子、芎䓖、甘草、独活、赤茯苓、杏仁、羚羊角。(中医方剂大辞典)(3)麻黄、川大黄、葛根、甘草、桂心、柴胡、赤芍药。(中医方剂大辞典)(4)麻黄、石膏、白术、附子、汉防己、桑根白皮。(中医方剂大辞典)(5)麻黄、川大黄、黄芩、桂心、甘草、赤芍药。(中医方剂大辞典)(6)麻黄、桔梗、川乌头、人参、细辛、白术、桂心、干姜、防风、吴茱萸、川椒、川大黄。(中医方剂大辞典)(7)麻黄、柴胡、赤茯苓、地骨皮、人参、赤芍药。(中医方剂大辞典)(8)麻黄、黄芪、石膏、天门冬、人参、杏仁、甘草。(中医方剂大辞典)(9)麻黄、赤芍药、桂心、甘草、细辛、杏仁。(中医方剂大辞典)(10)麻黄、细辛、独活、丹参、牛膝、萆薢、黄芪、桂心、防风、当归、羚羊角屑、磁石。(中医方剂大辞典)(11)麻黄、桔梗、天门冬、白蒺藜、五味子、紫苏茎叶。(中医方剂大辞典)(12)麻黄、桂心、羌活、赤芍药、桔梗、川大黄、诃黎勒、甘草、麦蘖。(中医方剂大辞典)(13)麻黄、桔梗、五味子、桂心、甘草、知母、紫苏子。(中医方剂大辞典)(14)麻黄、川升麻、葛根、前胡、猪苓、知母、枳壳、甘草、贝母。(中医方剂大辞典)(15)麻黄、甘草、赤芍药、桂心、杏仁、石膏。(中医方剂大辞典)(16)麻黄、木通、紫茎叶、赤茯苓、生干地黄、枳实、天门冬、甘草。(中医方剂大辞典)(17)麻黄、防风、干姜、桂心、川乌头。(中医方剂大辞典)(18)麻黄、葛根、知母、柴胡、栀子仁、陈橘皮、甘草、石膏。(中医方剂大辞典)(19)麻黄、防风、赤茯苓、秦艽、葳蕤、葛根、独活、汉防己、芎䓖、白鲜皮、牡丹、石膏、桑寄生、甘草、黄芩。(中医方剂大辞典)(20)麻黄、当归、川升麻、知母、赤芍药、天门冬、桂心、赤茯苓、甘草、石膏、白术、干姜。(中医方剂大辞典)(21)麻黄、葛根、柴胡、知母、赤芍药、栀子仁、石膏、陈橘皮、生干地黄。(中医方剂大辞典)(22)麻黄、葛根、桂心、豉、赤芍药、石膏。(中医方剂大辞典)(23)麻黄、甘草、葛根、厚朴。(中医方剂大辞典)(24)麻黄、干姜、葱白、豉。(中医方剂大辞典)(25)麻黄、桂心、杏仁、甘草、附子、芎䓖、赤芍药、白术。(中医方剂大辞典)(26)麻黄、五味子、桂心、甘草、半夏、人参、干姜、陈橘皮、杏仁。(中医方剂大辞典)(27)麻黄、赤茯苓、桂心、桔梗、杏仁、甘草。(中医方剂大辞典)(28)麻黄、附子、天麻、白花蛇肉、防风、细辛、芎䓖、菖蒲、荆芥、桑根白皮、白蒺藜、杏仁、牛黄、麝香。(中医方剂大辞典)(29)麻黄、桂心。(中医方剂大辞典)(30)麻黄、石膏、赤茯苓、独活、山茱萸、秦艽、细辛、芎䓖、防风、桂心、干姜、白术、人参、汉防己、附子、杏仁、甘草。(中医方剂大辞典)(31)麻黄、白术、防风、桂心、川升麻、芎䓖、茯神、远志、人参、羌活、当归、汉防己、甘草。(中医方剂大辞典)(32)麻黄、石膏、芎䓖、天雄、当归、甘草、赤芍药、桂心、牛膝、防风、杏仁、羚羊角。(中医方剂大辞典)(33)麻黄、常山、杏仁、人参、干漆、甘草、鳖甲。(中医方剂大辞典)(34)麻黄、杏仁、甘草、桂心。(中医方剂大辞典)(35)麻黄根、故扇。(中医方剂大辞典)(36)麻黄、甘草、干姜、附子、当归、白芷、续断、黄芩、芍药、桂心、芎䓖。(中医方剂大辞典)(37)麻黄、大黄、附子、厚朴、苦参、石膏、乌头。(中医方剂大辞典)(38)麻黄、甘草、杏仁。(中医方剂大辞典)(39)麻黄、升麻、干葛、川芎、大力子、薄荷、木通、天麻、蝉蜕、桔梗、陈皮、旋复花、红花、前胡。(中医方剂大辞典)(40)麻黄、蝉蜕、升麻、牛蒡子。(中医方剂大辞典)(41)乳香、没药、黄柏、麻黄根、万年灰、水龙骨。(中医方剂大辞典)(42)麻黄、枳壳、赤茯苓、木通、苏叶、前胡、葛根、连翘、牛蒡子、蝉蜕、红花。(中医方剂大辞典)(43)升麻、麻黄、人中黄、牛蒡子、蝉壳。(中医方剂大辞典)(44)麻黄、杏仁、桑白皮、甘草、紫菀、天门冬、桔梗、竹茹。(中医方剂大辞典)(45)麻黄、桑根白皮、甜葶苈、五味子、白前、甘草、木通、川大黄、黄芪、陈橘皮。(中医方剂大辞典)(46)麻黄、甘草、阿胶、干姜、杏仁。(中医方剂大辞典)(47)麻黄、防风、桂心、当归、川升麻、槟榔、犀角、赤茯苓。(中医方剂大辞典)(48)麻黄、防风、桂心、当归、槟榔、黄芩、独活、甘草、川升麻、犀角、赤茯苓。(中医方剂大辞典)(49)麻黄、紫菀、射干、款冬花、细辛、五味子、半夏。(中医方剂大辞典)(50)麻黄、甘草、桂心、马兜铃、杏仁、细辛。(中医方剂大辞典)(51)麻黄、杏仁、赤茯苓、桑根白皮、紫苏茎叶、陈橘皮、甜葶苈。(中医方剂大辞典)(52)麻黄、杏仁、桂心、五味子、麦门冬、细辛、诃黎勒、甘草、紫苏子。(中医方剂大辞典)(53)麻黄、五味子、前胡、杏仁、细辛、桂心、半夏、紫苏茎叶、汉防己、陈橘皮、桑根白皮、槟榔。(中医方剂大辞典)(54)人参、茯苓、黄芪、龙骨、牡蛎、麻黄根。(中医方剂大辞典)(55)麻黄、甘草、人参、知母、陈皮、桔梗、阿胶、百部。(中医方剂大辞典)(56)麻黄、赤芍药、柴胡、甘草。(中医方剂大辞典)(57)麻黄、人参、杏仁。(中医方剂大辞典)(58)防风、藁本、羊胫骨灰、当归身、熟地黄、草豆蔻仁、升麻、黄连、羌活、麻黄、草龙胆、生地黄、细辛。(中医方剂大辞典)(59)麻黄、款冬花、诃子皮、甘草、桂、杏仁。(中医方剂大辞典)(60)阿胶、皂角、杏仁、甘草、麻黄。(中医方剂大辞典)(61)麻黄、羌活、黄芩、细辛、黄芪。(中医方剂大辞典)(62)麻黄、羌活、芎䓖、荆芥、附子、独活、防风、天麻、甘草、赤芍药、桂心、槟榔。(中医方剂大辞典)(63)麻黄根、麦麸。(中医方剂大辞典)(64)麻黄、桂心、葛根、犀角、地骨皮、丹参、白术、独活、芎䓖、石膏、甘菊花、甘草。(中医方剂大辞典)(65)麻黄、附子、白茯苓、独活、吴茱萸、秦艽、防风、细辛、芎䓖、桂心、干姜、白术、人参、汉防己、甘草、杏仁。(中医方剂大辞典)(66)麻黄、羌活、附子、防风、桂心、薏苡仁、羚羊角、芎䓖、当归、甘草、杏仁。(中医方剂大辞典)(67)麻黄、防风、羚羊角、独活、五加皮、前胡、桂心、附子、人参、芎䓖、当归、石膏、杏仁、甘草。(中医方剂大辞典)(68)麻黄、防风、附子、芎䓖、桂心、犀角屑、前胡、赤芍药、人参、甘草、杏仁。(中医方剂大辞典)(69)麻黄、当归、芎䓖、茵芋、桂心、萆薢、干姜、黄芩、甘草。(中医方剂大辞典)(70)麻黄、乌蛇、白术、茵芋、防风、蝉、桂心、附子、当归。(中医方剂大辞典)(71)麻黄、天门冬、汉防己、海桐皮、丹参、桂心、附子、甘草。(中医方剂大辞典)(72)麻黄、升麻、硝石。(中医方剂大辞典)(73)麻黄、薄荷、干蝎。(中医方剂大辞典)(74)麻黄、牡丹皮、桔梗、羌活、独活、细辛、荆芥穗。(中医方剂大辞典)(75)麻黄、防风、芎䓖、防己、附子、人参、芍药、黄芩、甘草、桂心、石膏、杏仁、羚羊角。(中医方剂大辞典)(76)麻黄、甘草、羌活、柴胡、川大黄、川升麻、子芩、葛根、枳壳、蛇蜕皮、石膏、钩藤、蚱蝉、杏仁。(中医方剂大辞典)(77)麻黄、川大黄、木通、射干、皂荚子、桂心。(中医方剂大辞典)(78)麻黄、甘草、川大黄、石膏、杏仁、赤芍药。(中医方剂大辞典)(79)麻黄、甘草、五味子、桂心、半夏。(中医方剂大辞典)(80)麻黄、桂心、杏仁、人参、白术、干姜、芎䓖、厚朴、附子、甘草。(中医方剂大辞典)(81)麻黄、芎䓖、莽草、当归、天雄、桂心、五加皮、白术、杏仁。(中医方剂大辞典)(82)麻黄、白术、独活。(中医方剂大辞典)(83)麻黄、防风、附子、芎䓖、桂心、黄芩、赤芍药、人参、秦艽、茵芋、甘草。(中医方剂大辞典)(84)麻黄、芎䓖、升麻、防风、汉防己、桂心、羚羊角、酸枣仁、秦艽。(中医方剂大辞典)(85)麻黄、汉防己、桂心、独活、秦艽、细辛、芎䓖、干姜、黄芩、杏仁、当归、甘草。(中医方剂大辞典)(86)麻黄、羌活、桂心、黄芩、防风、羚羊角屑、附子、赤茯苓、甘草、芎䓖、蔓荆子、酸枣仁。(中医方剂大辞典)(87)麻黄、石膏、当归、芎䓖、甘草、茯神、桂心、黄芩、杏仁。(中医方剂大辞典)(88)麻黄、汉防己、黄芩、桂心、赤芍药、甘草、防风、人参、附子。(中医方剂大辞典)(89)麻黄、大麻仁、前胡、桑根白皮、麦门冬、紫苏子、甘草、杏仁。(中医方剂大辞典)(90)麻黄、桂心、川大黄、茵陈、细辛、柴胡、甘草、栝楼根。(中医方剂大辞典)(91)麻黄、知母、赤芍药、葛根、黄芩、甘草、白药、栀子仁、细辛、柴胡、石膏。(中医方剂大辞典)(92)麻黄、陈橘皮、前胡、半夏、人参、白术、枳壳、贝母、甘草。(中医方剂大辞典)(93)麻黄、赤芍药、甘草、葛根、柴胡、黄芩、石膏、麦门冬。(中医方剂大辞典)(94)麻黄、前胡、人参、赤芍药、知母、石膏、黄芩、桔梗。(中医方剂大辞典)(95)麻黄、桂心、甘草、赤芍药、石膏、柴胡。(中医方剂大辞典)(96)麻黄、独活、防风、桂心、芎䓖、当归、羚羊角、酸枣仁、川升麻、秦艽、杏仁、甘草。(中医方剂大辞典)

麻黄温痹汤 ma huang wen bi tang

【英文名】Ma Huang Wen Bi Decoction

【组成】麻黄、羌活、独活、制川乌、制草乌、八里麻、桂枝、黄芪、川牛膝、木瓜、威灵仙、鸡血藤、细辛、制附块、伸筋草、寻骨风、苍耳子、秦艽、桑寄生、炙甘草。(中医方剂大辞典)

麻黄粥 ma huang zhou

【英文名】Ma Huang Gruel

【组成】麻黄。(中医方剂大辞典)

麻黄葛根汤 ma huang ge gen tang

【英文名】Ma Huang Ge Gen Decoction

【异名】麻黄汤(中医方剂大辞典、伤寒图歌活人指掌)

【组成】(1)麻黄、甘草、知母、葛根、石膏。(中医方剂大辞典)(2)麻黄、葛根、柴胡、芍药。(中医方剂大辞典)(3)麻黄、芍药、干葛、葱白、豉。(中医方剂大辞典)(4)麻黄、葛根、升麻、柴胡、防风、荆芥、枳壳、杏仁、山楂、麦冬。(中医方剂大辞典)(5)麻黄、赤芍药、干葛、豆豉。(中医方剂大辞典)(6)麻黄、葛根、知母、陈橘皮、黄芩、杏仁、甘草。(中医方剂大辞典)

麻黄煎 ma huang jian

【英文名】Ma Huang Decoction

【组成】麻黄、茯苓、防风、泽漆、白术、杏仁、大戟、清酒、黄芪、猪苓、泽泻、独活、大豆。(中医方剂大辞典)

麻黄煎丸 ma huang jian wan

【英文名】Ma Huang Jian Pill

【异名】麻黄龙(中医方剂大辞典、圣惠)

【组成】(1)麻黄、白花蛇肉、乌蛇肉、巴豆、硫黄、硇砂、干蝎、桂心、附子、防风、天麻、沉香、羌活、天南星、天雄、羚羊角、槟榔、白僵蚕、当归、牛黄、犀角、白龙脑、麝香。(中医方剂大辞典)(2)丹砂、天南星、附子、桂、羌活、芎䓖、白鲜皮、海桐皮、当归、防己、铅白霜、腻粉、麝香、自然铜、虎胫骨、乌蛇、干蝎、天麻、麻黄。(中医方剂大辞典)

麻黄解肌汤 ma huang jie ji tang

【英文名】Ma Huang Jie Ji Decoction

【组成】麻黄、甘草、升麻、芍药、石膏、杏仁、贝齿。(中医方剂大辞典)

麻黄解表汤 ma huang jie biao tang

【英文名】Ma Huang Jie Biao Decoction

【组成】麻黄、羌活、升麻、葛根、防风、荆芥、牛蒡、蝉蜕、甘草、桔梗。(中医方剂大辞典)

麻黄解毒汤 ma huang jie du tang

【英文名】Ma Huang Jie Du Decoction

【组成】麻黄、升麻、防风、酒芍、酒柏、玄参、甘草、牛蒡、人参、石膏、木通、连翘。(中医方剂大辞典)

麻黄蝉衣汤 ma huang chan yi tang

【英文名】Ma Huang Chan Yi Decoction

【组成】炙麻黄、蝉衣、槐花、乌梅、大黄、川柏、甘草、板蓝根。(浙江中医学院学报 1987,11(5))

麻黄蝉蜕汤 ma huang chan tui tang

【英文名】Ma Huang Chan Tui Decoction

【组成】麻黄、蝉蜕、槐花、黄连、浮萍、甘草。(中医方剂大辞典)

麻黄蝎梢散 ma huang xie shao san

【英文名】Ma Huang Xie Shao Powder

【组成】麻黄、蝎梢。(中医方剂大辞典)

麻黄醇酒汤 ma huang chun jiu tang

【英文名】Ma Huang Wine

【异名】麻黄酒(中医方剂大辞典)

【组成】麻黄。(中医方剂大辞典)

麻痘风搐方 ma dou feng chu fang

【英文名】Ma Dou Feng Chu Formula

【组成】人参、羌活、防风、僵蚕、南星、白附子、甘草。(中医方剂大辞典)

麻煎丸 ma jian wan

【英文名】Ma Jian Pill

【组成】蓖麻子仁、百药煎。(中医方剂大辞典)

麻痹汤 ma bi tang

【英文名】Ma Bi Decoction

【组成】人参、茯苓、白术、白芍、苏叶、半夏、陈皮、枳壳、黄连、肉桂、神曲。(中医方剂大辞典)

麻腥雾化液 ma xing wu hua ye

【英文名】Ma Xing Aerosol

【组成】麻黄、丹参、葶苈子、鱼腥草素、吐温 800。(中医杂志 1982,23(4))

麻蒲散 ma pu san

【英文名】Ma Pu Decoction

【组成】麻黄、蒲公英、丹参、小青皮、川芎。(南京中医学院学报 1988,(1))

麻蝉止咳汤 ma chan zhi ke tang

【英文名】Ma Chan Zhi Ke Decoction

【组成】麻黄、蝉衣、白前、前胡、桔梗、紫菀、蚤休、甘草。(浙江中医学院学报 1993,(4))

黄丸子 huang wan zi

【英文名】Huang Wan Zi Pill

【组成】(1)雄黄、雌黄、山栀、绿豆、信砒。(中医方剂大辞典)(2)甘草、华阴细辛、川乌头、白术、川芎、缩砂、羌活、白芷、雄黄。(中医方剂大辞典)

黄土丸 huang tu wan

【英文名】Huang Tu Pill

【组成】黄土、陈皮、木香、巴豆。(中医方剂大辞典)

黄土汤 huang tu tang

【英文名】Huang Tu Decoction

【异名】干地黄汤(中医方剂大辞典、普济方);伏龙肝汤(中医方剂大辞典、三因)

【组成】(1)黄土。(中医方剂大辞典)(2)净黄土、广藿香、生木香、宣木瓜、陈橘皮、紫厚朴、白扁豆、活水芦根。(中医方剂大辞典)(3)伏龙肝。(中医方剂大辞典)(4)伏龙肝、甘草、白术、阿胶、干姜、黄芩。(中医方剂大辞典)(5)伏龙肝、桂心、干姜、当归、芍药、白芷、甘草、阿胶、芎䓖、细辛、生地黄、吴茱萸。(中医方剂大辞典)(6)当归、甘草、芍药、黄芩、芎䓖、桂心、生地黄、釜月下焦黄土、青竹皮。(中医方剂大辞典)(7)甘草、干地黄、白术、附子、阿胶、黄芩、灶中黄土。(中医方剂大辞典)

黄土散 huang tu san

【英文名】Huang Tu Powder

【组成】(1)灶中黄土、蚯蚓屎。(中医方剂大辞典)(2)黄土。(中医方剂大辞典)

黄土稻花汤 huang tu dao hua tang

【英文名】Huang Tu Dao Hua Decoction

【组成】黄土、稻花、人参、乌梅肉、广橘皮、半夏、茯苓、甘草。(中医方剂大辞典)

黄山寄母汤 huang shan ji mu tang

【英文名】Hang Shan Ji Mu Decoction

【组成】黄精、山药、芡实、山萸肉、桑寄生、茯苓、泽泻、石苇、当归、丹参、益母草、陈皮。(河北中医 1984,(1))

黄马散 huang ma san

【英文名】Huang Ma Powder

【组成】马齿苋、黄柏。(中医方剂大辞典)

黄丹丸 huang dan wan

【英文名】Huang Dan Pill

【组成】(1)黄丹、白面、巴豆。(中医方剂大辞典)(2)黄丹、定粉、蛇蜕皮、蝉壳、青州枣、干蟾、醋。(中医方剂大辞典)(3)黄丹、密陀僧、定粉、砒霜、巴豆、诃黎勒、麝香。(中医方剂大辞典)(4)黄丹、人参、鳖甲、常山。(中医方剂大辞典)(5)黄丹、常山、虎睛。(中医方剂大辞典)(6)黄丹、皂荚。(中医方剂大辞典)

黄丹五倍子水 huang dan wu bei zi shui

【英文名】Huang Dan Wu Bei Zi Liquid

【组成】黄丹、枯矾、明矾、五倍子、百部、雄黄、白芷、白鲜皮、硫黄、朱砂、轻粉、蛇床子、白附子、白凤仙花、陈米醋。(中医方剂大辞典)

黄丹油膏 huang dan you gao

【英文名】Huang Dan You Plaster

【组成】松香、黄丹、硫黄、黄柏、铝粉。(中医方剂大辞典)

黄丹软膏 huang dan ruan gao

【英文名】Huang Dan Plaster

【组成】黄丹、黄柏粉、枯矾、凡士林。(中医方剂大辞典)

黄丹散 huang dan san

【英文名】Huang Dan Powder

【组成】(1)白矾、黄丹。(中医方剂大辞典)(2)白矾、龙骨、黄丹、麝香。(中医方剂大辞典)(3)黄丹、白矾、龙骨、寒水石、乳香、木香、黄连、黄芩、槟榔、腻粉、脑子。(中医方剂大辞典)(4)黄丹、莨菪子、黄明胶、青州枣。(中医方剂大辞典)(5)黄丹、白矾、芎䓖。(中医方剂大辞典)(6)黄丹、枣肉、枳壳、黄连。(中医方剂大辞典)(7)黄丹、胡粉、栝楼根、草半、泽泻、石膏、麦门冬、白石脂。(中医方剂大辞典)(8)黄丹、栝楼根、前胡、甘草、泽泻、石膏、赤石脂、贝母。(中医方剂大辞典)(9)黄丹、白矾、川升麻、细辛、麝香。(中医方剂大辞典)

黄丹膏 huang dan gao

【英文名】Huang Dan Plaster

【组成】(1)黄丹、黄连、川芎、海螵蛸、轻粉、朝脑、水龙骨。(中医方剂大辞典)(2)巴豆、清油、黄丹。(中医方剂大辞典)(3)黄丹、蜜。(中医方剂大辞典)(4)黄丹、蜡、白敛、杏仁、乳香、黄连、生油。(中医方剂大辞典)(5)黄丹、麻油、猪脂、松脂、紫花、当归、防风、黄芩、莨菪子、棘针、青绯帛、人粪灰、青柏叶、蜥蝎、乱发、蜡、葱。(中医方剂大辞典)(6)黄丹、黑煤。(中医方剂大辞典)

黄乌丸 huang wu wan

【英文名】Huang Wu Pill

【组成】硫黄、乌药。(中医方剂大辞典)

黄云出毒膏 huang yun chu du gao

【英文名】Huang Yun Chu Du Plaster

【组成】蟾酥、砒霜、龙脑、黄丹、轻粉、巴豆、乳香。(中医方剂大辞典)

黄公防己汤 huang gong fang ji tang

【英文名】Huang Gong Fang Ji Decoction

【组成】木防己、蒲公英、黄芩、广郁金、生山栀、白茅根、赤小豆、车前子、香附、甘草。(辽宁中医杂志 1989,(3))

黄公湿疹汤 huang gong shi zhen tang

【英文名】Huang Gong Shi Zhen Decoction

【组成】黄柏、蒲公英、丹皮、寄生、陈皮、防风、荆芥、甘草。(辽宁中医杂志 1982,(12))

黄公集圣丸 huang gong ji sheng wan

【英文名】Huang Gong Ji Sheng Pill

【组成】芦荟、五灵脂、夜明砂、砂仁、橘红、木香、莪术、使君子、川连、川芎、干蟾、当归、青皮。(中医方剂大辞典)

黄升丹 huang sheng dan

【英文名】Huang Sheng Pellet

【组成】水银、火硝、明矾。(中医方剂大辞典)

黄及散 huang ji san

【英文名】Huang Ji Powder

【组成】生大黄、生白及。(上海中医药杂志 1988,(8))

黄毛耳草合剂 huang mao er cao he ji

【英文名】Huang Mao Er Cao Mixture

【组成】黄毛耳草、猕猴桃根、虎刺、紫金牛、江南卷柏、生栀子。(浙江中医杂志 1977,3(2))

黄氏响声丸 huang shi xiang sheng wan

【英文名】Huang Shi Xiang Sheng Pill

【组成】胖大海、大黄、蝉衣、川芎、诃子肉、桔梗、甘草、薄荷、方儿茶、连翘、贝母、薄荷脑。(药品标准－中

药成方制剂标准 1998 年）

黄气膏 huang qi gao

【英文名】Huang Qi Plaster

【组成】苍术、赤芍药、白芷、当归、苦参、乳香、独活、川芎、南星、草乌、没药、天花粉、木鳖子。（中医方剂大辞典）

黄水疮药 huang shui chuang yao

【英文名】Huang Shui Chuang Yao Powder

【组成】轻粉、五倍子、枯矾、樟丹。

黄水疮散 huang shui chuang san

【英文名】Huang Shui Chuang Powder

【组成】(1)山甲、轻粉、官粉、章丹。（中医方剂大辞典）(2)轻粉、蛤粉、石膏、黄柏。（中医方剂大辞典）(3)五倍子、槐子、枯矾、白芷、黄丹。（中医方剂大辞典）

黄水散 huang shui san

【英文名】Huang Shui Powder

【组成】黄柏面、红枣、铜灰、松香、梅片、枯矾。（中医方剂大辞典）

黄牙丹 huang ya dan

【英文名】Huang Ya Pellet

【组成】汞、藤黄、牙硝、明矾、蛇含石。（中医方剂大辞典）

黄牛丸 huang niu wan

【英文名】Huang Niu Pill

【组成】白龙骨、铁粉、茯神、人参、黄连、铅霜、犀角、防风、朱砂、牛黄、远志、龙脑、甘草、麦门冬。（中医方剂大辞典）

黄牛散肝 huang niu san gan

【英文名】Huang Niu San Gan Powder

【组成】黄牛肝、土瓜根、羚羊角屑、蕤仁、细辛、车前子。（中医方剂大辞典）

黄牛胆煎 huang niu dan jian

【英文名】Huang Niu Dan Decoction

【组成】黄牛胆汁、鲤鱼胆汁、猪胆汁、羊胆汁、熊胆、胡黄连、黄连、秦皮、白蜜。（中医方剂大辞典）

黄牛脑子酒 huang niu nao zi jiu

【英文名】Huang Niu Nao Zi Wine

【组成】牛脑髓、白芷、川芎。（中医方剂大辞典）

黄牛散 huang niu san

【英文名】Huang Niu Powder

【组成】大黄、白牵牛。（中医方剂大辞典）

黄犬肉丸 huang quan rou wan

【英文名】Huang Quan Rou Pill

【组成】磁石、川乌、附子、桑寄生、鹿茸、麋茸、仙茅、肉苁蓉、川巴戟、葫芦巴、沉香、阳起石、龙骨、虎胫骨、覆盆子、青盐。（中医方剂大辞典）

黄风菊花汤 huang feng ju hua tang

【英文名】Huang Feng Ju Hua Decoction

【组成】防风、黄连、桑白皮、赤茯苓、瞿麦、车前子、栀子、大黄、黄芩、细辛、桔梗、连翘。（中医方剂大辞典）

黄风膏 huang feng gao

【英文名】Huang Feng Plaster

【组成】雄黄、钉锈、白梅肉、消风散。（中医方剂大辞典）

黄仙饼子 huang xian bing zi

【英文名】Huang Xian Lozenge

【组成】川楝子、黑附子、木香、破故纸、雄黄、桂、舶上茴香。（中医方剂大辞典）

黄叶汤 huang ye tang

【英文名】Huang Ye Decoction

【组成】黄芩、黄柏、黄连。（中医方剂大辞典）

黄末子 huang mo zi

【英文名】Huang Mo Zi Powder

【组成】川乌、草乌、降真香、枫香、肉桂、松香、姜黄、乳香、没药、细辛、当归、芍药、羌活、独活、川芎、蒲黄、白芷、五加皮、桔梗、骨碎补、苍术、何首乌、川牛膝、片姜黄。（中医方剂大辞典）

黄末眼药 huang mo yan yao

【英文名】Huang Mo Powder

【组成】诃子、姜黄、干姜、荜茇、黄连、青盐、朵揉牙。（中医方剂大辞典）

黄玉膏 huang yu gao

【英文名】Huang Yu Plaster

【组成】(1)大黄、黄柏、黄芩、当归、栀子。（中医方剂大辞典）(2)黄连、蜂蜜、熊胆、冰片、麝香。（中医方剂大辞典）

黄瓜丸 huang gua wan

【英文名】Huang Gua Pill

【异名】双连丹（中医方剂大辞典、幼幼新书）

【组成】(1)黄连、胡黄连。（中医方剂大辞典）(2)熟黄瓜、黄连。（中医方剂大辞典）

黄瓜根丸 huang gua gen wan

【英文名】Huang Gua Gen Pill

【组成】黄瓜根、黄连。（中医方剂大辞典）

黄瓜蒂散 huang gua di san

【英文名】Huang Gua Di Powder

【组成】瓜蒂、小豆、糯米。（中医方剂大辞典）

黄瓜蒌丸 huang gua lou wan

【英文名】Huang Gua Lou Pill

【组成】瓜蒌仁、半夏、山楂、神曲。（中医方剂大辞典）

黄瓜霜 huang gua shuang

【英文名】Huang Gua Frost

【组成】焰硝、白矾。(中医方剂大辞典)

黄甘丸 huang gan wan

【英文名】Huang Gan Pill

【组成】黄柏、甘草。(中医方剂大辞典)

黄甘散 huang gan san

【英文名】Huang Gan Powder

【异名】黄甘饮(中医方剂大辞典、经验广集)

【组成】黄连、甘草。(中医方剂大辞典)

黄甲丸 huang jia wan

【英文名】Huang Jia Pill

【组成】朱砂、阿魏、槟榔、雄黄、木香。(中医方剂大辞典)

黄白一三汤 huang bai yi san tang

【英文名】Huang Bai Yi San Decoction

【组成】川黄连、杭白芍。(中医杂志 1987,(7))

黄白三石散 huang bai san shi san

【英文名】Huang Bai San Shi Powder

【组成】白芷、飞净黄丹、煅石膏、赤石脂、炉甘石。(湖北中医杂志 1992,1(5))

黄白丸 huang bai wan

【英文名】Huang Bai Pill

【组成】黄连、瓜蒌仁、白术、神曲、麦芽、川芎、青黛、人中白。(中医方剂大辞典)

黄白大丹 huang bai da dan

【英文名】Huang Bai Da Pellet

【组成】槐花。(中医方剂大辞典)

黄白丹 huang bai dan

【英文名】Huang Bai Pill

【组成】(1)黄丹、白矾。(中医方剂大辞典)(2)白松香、白占。(中医方剂大辞典)(3)雄黄、白矾。(中医方剂大辞典)

黄白牛车散 huang bai niu che san

【英文名】Huang Bai Niu Che Powder

【组成】牛膝、车前子、黄柏、白芍。(中医方剂大辞典)

黄白茵陈汤 huang bai yin chen tang

【英文名】Huang Bai Yin Chen Decoction

【组成】白芍、茯苓、猪苓、茵陈、白术、甘草、黄连、半夏。(中医方剂大辞典)

黄白散 huang bai san

【英文名】Huang Bai Powder

【组成】(1)轻粉、杏仁、白矾、雄黄、麝香。(中医方剂大辞典)(2)白矾、黄丹。(中医方剂大辞典)(3)榆树根白皮、黄丹。(中医方剂大辞典)(4)黄柏、孩儿茶、枯白矾。(中医方剂大辞典)(5)黄柏、轻粉。(中医方剂大辞典)(6)大黄、白术。(中医方剂大辞典)(7)黄柏皮、黄连、白矾、白蛇皮。(中医方剂大辞典)(8)雄黄、白矾、细辛、瓜丁。(中医方剂大辞典)(9)黄柏、白垩、芜荑、杏仁、腻粉。(中医方剂大辞典)(10)芒硝、硫黄。(中医方剂大辞典)(11)大黄、白芷。(中医方剂大辞典)

黄白膏 huang bai gao

【英文名】Huang Bai Plaster

【组成】(1)炉甘石、赤石脂、枯矾、香白芷、松香、冰片。(中医方剂大辞典)(2)黄蜡、铜绿、轻粉、白石膏。(中医方剂大辞典)

黄白僵蚕散 huang bai jiang can san

【英文名】Huang Bai Jiang Can Powder

【组成】人参、黄芪、当归、厚朴、桔梗、白芷、僵蚕。(中医方剂大辞典)

黄皮散 huang pi san

【英文名】Huang Pi Powder

【组成】黄皮、山栀子。(中医方剂大辞典)

黄石散 huang shi san

【英文名】Huang Shi Powder

【组成】(1)狗肝、硝石、黄丹。(中医方剂大辞典)(2)粗黄石。(中医方剂大辞典)

黄石感冒片 huang shi gan mao pian

【英文名】Huang Shi Gan Mao Tablet

【组成】大黄药、石椒草、芦根、桑叶、菊花、甘草、枇杷叶、薄荷。(药品标准-中药成方制剂标准 1998)

黄石膏 huang shi gao

【英文名】Huang Shi Plaster

【组成】黄丹、滑石。(中医方剂大辞典)

黄龙丸 huang long wan

【英文名】Huang Long Pill

【组成】(1)半夏、黄连、甘草、白茯苓。(中医方剂大辞典)(2)半夏、甘草。(中医方剂大辞典)(3)红芍、川乌、防风、香白芷、天麻、华阴细辛、白僵蚕、雄黄、川芎、白蒺藜、甘草、干姜、藿香叶、甘松。(中医方剂大辞典)(4)朱砂、龙脑、硫黄、雄黄。(中医方剂大辞典)(5)胡黄连、麝香、牛黄、朱砂。(中医方剂大辞典)(6)雄黄、蜈蚣、芦荟、阿魏、牛黄、天竺黄。(中医方剂大辞典)(7)三棱、蓬术、青皮、陈皮、山楂、干姜、槟榔。(中医方剂大辞典)

黄龙四物汤 huang long si wu tang

【英文名】Huang Long Si Wu Decoction

【组成】柴胡、黄芩、人参、甘草、当归、川芎、芍药、地黄。(中医方剂大辞典)

黄龙汤 huang long tang

【英文名】Huang Long Decoction

【异名】小柴胡场(中医方剂大辞典、普济方)

【组成】(1)黄芪、当归、白芍、白术、苍术、陈皮、生地黄、甘草、熟地黄、柴胡。(中医方剂大辞典)(2)柴胡、黄芩、人参、川芎、白术、甘草、橘红、竹茹。(中医方剂大辞典)(3)大黄、芒硝、枳实、厚朴、甘草、人参、当归。(中医方剂大辞典)(4)山茱萸、山药、生干地黄、泽泻、赤茯苓、甘草、脑子、麝香。(中医方剂大辞典)(5)小柴胡汤减半夏。(中医方剂大辞典)(6)赤土。(中医方剂大辞典)(7)柴胡、黄芩、人参、甘草。(中医方剂大辞典)(8)伏龙肝、当归、甘草、赤芍药、黄芩、川朴硝、川升麻、生干地黄。(中医方剂大辞典)(9)粪汁。(中医方剂大辞典)

黄龙散 huang long san

【英文名】Huang Long Powder

【组成】(1)销金银锅下黄龙灰、麝香、银末、蟾蜍。(中医方剂大辞典)(2)草乌、姜黄、南星、赤芍、肉桂。(中医方剂大辞典)(3)牡黄牛屎尖、冰片。(中医方剂大辞典)(4)枯矾、松香。(中医方剂大辞典)(5)枯矾、龙骨、黄丹、胭脂、麝香、海螵蛸。(中医方剂大辞典)(6)黄柏、龙骨、赤石脂。(中医方剂大辞典)(7)木通、瞿麦、大黄、陈橘皮、槟榔。(中医方剂大辞典)(8)鲫鱼、荜茇、木香、黄连。(中医方剂大辞典)(9)龙实、白矾、蜗牛壳、南粉、牛黄。(中医方剂大辞典)(10)柴胡、赤芍药、黄芩、甘草。(中医方剂大辞典)

黄龙道水散 huang long dao shui san

【英文名】Huang Long Dao Shui Powder

【组成】大戟、芫花、甘遂、牵牛、大黄、苦葶苈、轻粉。(中医方剂大辞典)

黄龙膏 huang long gao

【英文名】Huang Long Plaster

【组成】(1)藤黄。(中医方剂大辞典)(2)黄狗脑子、黑矾、皮硝。(中医方剂大辞典)(3)香油、白胶香、黄丹、黄柏、白矾、真轻粉、斑蝥、巴豆。(中医方剂大辞典)(4)大黄、川郁金、川黄连、当归、黄柏、玄参。(中医方剂大辞典)(5)黄柏。(中医方剂大辞典)

黄龙藤汤 huang long teng tang

【英文名】Huang Long Teng Decoction

【组成】黄龙藤。(中医方剂大辞典)

黄龙髓 huang long sui

【英文名】Huang Long Sui

【组成】白颈蚯蚓。(中医方剂大辞典)

黄地膏 huang di gao

【英文名】Huang Di Plaster

【组成】郁金、绿豆粉、炙甘草、马牙硝。(中医方剂大辞典)

黄汗吴蓝汤 huang han wu lan tang

【英文名】Huang Han Wu Lan Decoction

【组成】吴蓝、芍药、麦门冬、桑白皮、汉防己、白鲜皮、山栀子。(中医方剂大辞典)

黄汤 huang tang

【英文名】Huang Decoction

【组成】羊肉、草果、回回豆子。(中医方剂大辞典)

黄米丸 huang mi wan

【英文名】Huang Mi Pill

【组成】干丝瓜、巴豆肉、陈仓米。(中医方剂大辞典)

黄羊肾汤 huang yang shen tang

【英文名】Huang Yang Shen Decoction

【组成】羊肾、磁石、黄芪、地骨皮、麦门冬、熟干地黄、五味子、人参、桂心、白茯苓。(中医方剂大辞典)

黄体汤 huang ti tang

【英文名】Huang Ti Decoction

【组成】熟地、白术、龟板、川断、当归、肉苁蓉、炒槐花、女贞子、旱莲草、黄芪、巴戟天。(江西医药 1986,(4))

黄吹药 huang chui yao

【英文名】Huang Chui Yao

【组成】明雄、软石膏、硬石膏、泥片。(中医方剂大辞典)

黄吹散 huang chui san

【英文名】Huang Chui Powder

【组成】牛黄、月石、冰片。(中医方剂大辞典)

黄杨头汤 huang yang tou tang

【英文名】Huang Yang Tou Decoction

【组成】黄杨头、白糖、阳春砂仁。(中医方剂大辞典)

黄杨宁片 huang yang ning pian

【英文名】Huang Yang Ning Tablet

【组成】小叶黄杨。(药品标准－中药成方制剂标准 1998)

黄汞丸 huang gong wan

【英文名】Huang Gong Pill

【组成】加罗蔑尔、龙脑、大黄。(中医方剂大辞典)

黄灵丹 huang ling dan

【英文名】Huang Ling Pellet

【组成】(1)大黄、川黄柏、胡黄连、生石膏。(中医方剂大辞典)(2)金陀僧、轻粉、麝香、冰片。(中医方剂大辞典)

黄灵药 huang ling yao

【英文名】Huang Ling Powder

【组成】(1)明雄黄、食盐、黑铅、枯白矾、枯皂矾、水银、火硝。(中医方剂大辞典)(2)铅、汞、雄黄、火硝、枯矾、朱砂。(中医方剂大辞典)

黄良丸 huang liang wan

【英文名】Huang Liang Pill

【组成】细辛、大黄、当归、桃仁、川芎、牛膝。(中医方剂大辞典)

黄芦散 huang lu san

【英文名】Huang Lu Powder

【组成】黄连、芦根。(中医方剂大辞典)

黄芩二陈汤 huang qin er chen tang
【英文名】Huang Qin Er Chen Decoction
【组成】黄芩、陈皮、半夏、茯苓、甘草。(中医方剂大辞典)
黄芩人参汤 huang qin ren shen tang
【英文名】Huang Qin Ren Shen Decoction
【组成】黄芩、人参、甘草、桂心、生姜、大枣。(中医方剂大辞典)
黄芩丸 huang qin wan
【英文名】Huang Qin Pill
【异名】无辜黄芩丸(中医方剂大辞典、普济方)
【组成】(1)黄芩、五倍子、蟾酥。(中医方剂大辞典)(2)黄芩、栀子仁、铁粉、栝楼根、马牙硝、寒水石。(中医方剂大辞典)(3)黄芩、栀子仁、川大黄、铁粉、甘草。(中医方剂大辞典)(4)黄芩、干姜、人参。(中医方剂大辞典)(5)黄芩、地榆、龙骨、人参、白术、厚朴、白茯苓、漏芦、酸石榴皮。(中医方剂大辞典)(6)黄芩、黄连、附子。(中医方剂大辞典)(7)黄芩、栀子仁、麝香、虎睛。(中医方剂大辞典)(8)黄芩、人参、郁金、大黄、甘草。(中医方剂大辞典)(9)黄芩、砒霜、乌梅肉、黄柏。(中医方剂大辞典)(10)黄芩、黄连、黄柏、吴茱萸、诃黎勒皮。(中医方剂大辞典)
黄芩五物散 huang qin wu wu san
【英文名】Huang Qin Wu Wu Powder
【组成】黄芩、黄连、黄柏、黄芪、龙骨。(中医方剂大辞典)
黄芩六一丸 huang qin liu yi wan
【英文名】Huang Qin Liu Yi Pill
【组成】条芩、升麻。(中医方剂大辞典)
黄芩六合汤 huang qin liu he tang
【英文名】Huang Qin Liu He Decoction
【组成】四物汤、黄芩、白术。(中医方剂大辞典)
黄芩升麻汤 huang qin sheng ma tang
【英文名】Huang Qin Sheng Ma Decoction
【组成】干葛、芍药、升麻、甘草、黄芩。(中医方剂大辞典)
黄芩片 huang qin pian
【英文名】Huang Qin Tablet
【组成】黄芩。(药品标准-中药成方制剂标准 1990)
黄芩贝母汤 huang qin bei mu tang
【英文名】Huang Qin Bei Mu Decoction
【组成】黄芩、柴胡、玄参、桔梗、杏仁、芍药、贝母、五味。(中医方剂大辞典)
黄芩加半夏生姜汤 huang qin jia ban xia sheng jiang tang
【英文名】Huang Qin Jia Ban Xia Sheng Jiang Decoction
【异名】黄芩半夏汤(中医方剂大辞典、杏苑);黄芩加半夏汤(中医方剂大辞典、准绳、幼科)
【组成】黄芩、芍药、甘草、大枣、半夏、生姜。(中医方剂大辞典)
黄芩半夏丸 huang qin ban xia wan
【英文名】Huang Qin Ban Xia Pill
【组成】半夏粉、黄芩。(中医方剂大辞典)
黄芩半夏生姜汤 huang qin ban xia sheng jiang tang
【英文名】Huang Qin Ban Xia Sheng Jiang Decoction
【组成】黄芩、生姜、甘草、半夏。(中医方剂大辞典)
黄芩半夏汤 huang qin ban xia tang
【英文名】Huang Qin Ban Xia Decoction
【组成】半夏、枳壳、黄芩、桔梗、紫苏、麻黄、杏仁、甘草。(中医方剂大辞典)
黄芩四物汤 huang qin si wu tang
【英文名】Huang Qin Si Wu Decoction
【组成】(1)当归、地黄、川芎、赤芍药、黄芩。(中医方剂大辞典)(2)黄芩、当归、生干地黄、赤芍药、川芎、何首乌、草乌、玄参、甘草、薄荷叶。(中医方剂大辞典)
黄芩白术汤 huang qin bai zhu tang
【英文名】Huang Qin Bai Zhu Decoction
【组成】黄芩、白术、苏叶。(中医方剂大辞典)
黄芩白芍汤 huang qin bai shao tang
【英文名】Huang Qin Bai Shao Decoction
【组成】黄芩、白芍。(中医方剂大辞典)
黄芩白芷汤 huang qin bai zhi tang
【英文名】Huang Qin Bai Zhi Decoction
【组成】黄芩、白芷。(中医方剂大辞典)
黄芩白芷散 huang qin bai zhi san
【英文名】Huang Qin Bai Zhi Powder
【组成】当归、黄芩、防己、防风、川芎、白芷、蒺藜、石决明、草决明、桔梗、青葙、蒙花、茺蔚子、菊花、木贼、知母、赤芍药。(中医方剂大辞典)
黄芩石膏汤 huang qin shi gao tang
【英文名】Huang Qin Shi Gao Decoction
【组成】黄芩、石膏、生甘草、半夏、升麻、芍药。(中医方剂大辞典)
黄芩汤 huang qin tang
【英文名】Huang Qin Decoction
【异名】黄芩一物汤(中医方剂大辞典、直指);黄芩散(中医方剂大辞典、医统);子芩散(中医方剂大辞典、济阴纲目);泻心汤(中医方剂大辞典、秘传眼科龙木论)
【组成】(1)黄芩。(中医方剂大辞典)(2)黄芩、石膏、茵陈蒿、柴胡、桔梗、牡丹皮、荆芥穗、栀子仁、麻黄。(中医方剂大辞典)(3)黄芩、杏仁、麻黄、羌活、人参、升麻、桔梗、黄连、蛤蚧。(中医方剂大辞典)(4)炒黄芩、葛根、赤苓、炒车前、炒川连、炒栀子、通草、泽泻。(中医方剂大辞典)(5)黄芩、赤芍、枳壳、当归、甘草、黄连、生地、木通、槟榔、木香。(中医方剂大辞典)(6)黄芩、白芍、洋参、麦冬、川贝、桑皮、连翘、桔梗、薄荷、甘草。(中医方剂大辞典)(7)黄芩、甘草、山栀子、芍药、厚朴、英粉。(中医方剂大辞典)(8)黄芩、香附。(中医方剂大辞典)(9)黄芩、栀子、葱白、豉。(中医方剂大辞典)(10)黄芩、川归、川芎、天花粉、知母、苍术、白芍。(中医方剂大辞典)(11)黄芩、栀子仁、芍药、豉。(中医方剂大辞典)(12)当归、黄芩、芎䓖、大黄、矾石、黄连、雄黄。(中医方剂大辞典)(13)黄芩、黄连、甘草、黄柏。(中医方剂大辞典)(14)黄芩、赤芍药、甘草。(中医方剂大辞典)(15)黄芩、当归、芍药、熟地、柴胡、木通、川芎。(中医方剂大辞典)(16)黄芩、川升麻、甘草、葳蕤、玄参、犀角屑。(中医方剂大辞典)(17)黄芩、白术、麦门冬、芍药、甘草、人参、茯苓、阿胶、生姜、大枣。(中医方剂大辞典)(18)黄芩、白芷、川大黄、栝蒌根、甘草、当归。(中医方剂大辞典)(19)黄芩、山栀、桔梗、麦门冬、当归、生地黄、干葛、人参、天花粉、白芍、乌梅。(中医方剂大辞典)(20)黄芩、山栀、桔梗、芍药、桑白皮、麦门冬、荆芥、薄荷、连翘、甘草。(中医方剂大辞典)(21)黄芩、甘皮、人参、干地黄、甘草、大枣。(中医方剂大辞典)(22)黄芩、桂心、茯苓、前胡、半夏。(中医方剂大辞典)(23)黄芩、薤白、陈橘皮、豉、石膏、麦门冬、粟米、生姜。(中医方剂大辞典)(24)黄芩、川归、侧柏叶、蒲黄、艾叶、生地、伏龙肝。(中医方剂大辞典)(25)黄芩、川升麻、甘草、石膏、蔷薇根。(中医方剂大辞典)(26)黄连、黄芩、当归、川芎、人参、木香、青皮、枳壳、槟榔、甘草。(中医方剂大辞典)(27)黄芩、大青、川升麻、石膏、栀子仁、川朴硝。(中医方剂大辞典)(28)条芩、黄连、当归、川芎、甘草、木通、木香、赤芍。(中医方剂大辞典)(29)赤芍、黄芩、黄连、生地、木通、枳壳、甘草、归尾、人参。(中医方剂大辞典)(30)黄芩、艾叶、当归。(中医方剂大辞典)(31)黄芩、枳实、栀子、栝蒌、厚朴、芍药、甘草。(中医方剂大辞典)(32)栀子、香豉、黄芩。(中医方剂大辞典)(33)黄芩、桂心、赤茯苓、前胡、半夏、甘草、厚朴。(中医方剂大辞典)(34)黄芩、瓜蒌、甘草。(中医方剂大辞典)(35)栀子仁、知母、甘草、黄芩、大黄。(中医方剂大辞典)(36)黄芩、泽泻、通草、柴胡、桑白皮、杏仁、猪苓、泽漆叶。(中医方剂大辞典)(37)黄芩、芍药、苦参、甘草、当归、蜀椒、甘松、猪胆、青黛、雄黄、豉、东引桃根、葱白、盐、麝香。(中医方剂大辞典)(38)黄芩、人参、甘草、半夏、干姜、柴胡、大枣。(中医方剂大辞典)(39)黄芩、人参、干姜、桔梗、大枣、半夏。(中医方剂大辞典)(40)黄芩、荜茇。(中医方剂大辞典)(41)黄芩、钩藤、蛇蜕皮、甘草、芒硝、大黄、牛黄。(中医方剂大辞典)(42)黄芩、白术、缩砂、当归。(中医方剂大辞典)(43)黄芩、人参、桂心、大枣、半夏、干姜。(中医方剂大辞典)(44)黄芩、芍药、甘草、大枣。(中医方剂大辞典)(45)泽泻、栀子仁、黄芩、麦门冬、木通、生干地黄、黄连、甘草。(中医方剂大辞典)(46)黄芩、人参、阿胶、当归、吴茱萸。(中医方剂大辞典)(47)白术、黄芩。(中医方剂大辞典)(48)黄芩、甘草、大黄、麦门冬、栀子仁。(中医方剂大辞典)(49)黄芩、石膏、甘草、升麻。(中医方剂大辞典)(50)黄芩、栀子仁、玄参、升麻、大黄、黄芪、连翘、蓝叶、甘草、木香、芎䓖、犀角屑。(中医方剂大辞典)(51)黄芩、麻黄、秦艽、升麻、大黄、防风。(中医方剂大辞典)(52)黄芩、青葙子、大黄、蜀漆、甘草。(中医方剂大辞典)(53)黄芩、麻黄、桂、甘草、石膏、芍药、杏仁。(中医方剂大辞典)(54)黄芩、甘草、桑寄生、防风、木通、麦门冬、赤芍药、黄芪、大黄。(中医方剂大辞典)(55)黄芩、瞿麦、当归、冬葵子、木通。(中医方剂大辞典)(56)黄芩、芍药、赤茯苓、大黄、熟干地黄、厚朴、干姜、桂、虻虫、甘草、桃仁、枳实、术、芒硝。(中医方剂大辞典)(57)黄芩、白术、白芍药、黄芪、人参、山芋。(中医方剂大辞典)(58)黄芩、枳壳、萎蕤、木通、甘草。(中医方剂大辞典)(59)黄芩、栀子仁、大青、黄连、决明子、地骨皮、木通、秦艽、大黄、甘草。(中医方剂大辞典)(60)黄芩、阿胶、甘草、柏叶。(中医方剂大辞典)(61)黄芩、赤芍药、白茅根、大黄、瞿麦穗。(中医方剂大辞典)(62)黄芩、赤茯苓、麦门冬、大黄、赤芍药、生地黄、甘草。(中医方剂大辞典)(63)黄芩、柴胡、地骨皮、人参、干漆、鳖甲、甘草、半夏、葛根、干青蒿、白茯苓、麦门冬。(中医方剂大辞典)(64)黄芩、当归、柏叶、蒲黄、艾叶、生干地黄。(中医方剂大辞典)(65)黄芩、升麻、黄连、芎䓖、大黄、甘草、当归、羚羊角。(中医方剂大辞典)(66)黄芩、升麻、射干、木通、甘草、犀角。(中医方剂大辞典)(67)黄芩、石膏、甘草、枳壳、黄柏、女萎、栝蒌根、白茯苓、榉皮、淡竹叶。(中医方剂大辞典)(68)黄芩、芍药。(中医方剂大辞典)(69)黄芩、石膏、赤茯苓、甘草、葛根、五加皮、麻黄、柴胡。(中医方剂大辞典)(70)黄芩、麦门冬、栝蒌根、栀子仁、石膏、淡竹叶。(中医方剂大辞典)(71)黄芩、黄芪、柴胡、秦艽、赤茯苓、人参、栀子、甘草、升麻、地骨皮。(中医方剂大辞典)(72)黄芩、黄连。(中医方剂大辞典)(73)黄芩、升麻、木通、芍药、枳实、柴胡、羚羊角、石膏、杏仁。(中医方剂大辞典)(74)黄芩、甘草、当归、细辛、蛇床子、桂心。(中医方剂大辞典)(75)黄芩、木通、黄连、地骨皮、萎蕤、甘草。(中医方剂大辞典)(76)黄芩、柴胡、葛根、赤芍药、甘草、石膏。(中医方剂大辞典)(77)黄芩、贝母、升麻、玄参、麦门冬、紫菀、柴胡、桔梗、牡丹、木香、胡黄连。(中医方剂大辞典)(78)黄芩、大青、山栀子仁、升麻、麦门冬。(中医方剂大辞典)(79)黄芩、山栀子仁、远志、桂、黄连、竹茹。(中医方剂大辞典)(80)黄芩、黄连、木通、柴胡、赤芍药、地骨皮、山栀子仁、萎蕤、大黄、甘草、石膏。(中医方剂大辞典)(81)黄芩、大黄、栀子仁、豉。(中医方剂大辞典)(82)黄芩、大黄、桔梗、知母、玄参、马兜铃、防风。(中医方剂大辞典)(83)黄芩、木通、枳壳、萎蕤、甘草、山栀子仁、生干地黄、芒硝。(中医方剂大辞典)(84)黄芩、射干、黄连、甘草、前胡、青竹茹、知母。(中医方剂大辞典)(85)黄芩、茵陈蒿、升麻、栀子仁、柴胡、龙胆、犀角。(中医方剂大辞典)(86)黄芩、山栀子仁、甘草、马牙硝。(中医方剂大辞典)(87)黄芩、黄连、大黄、芒硝、甘草、厚朴、生姜汁、枳壳、土瓜根、赤茯苓。(中医方剂大辞典)(88)黄芩、山栀子仁、大黄、陈橘皮。(中医方剂大辞典)(89)黄芩、甘草、防风、秦艽、葛根、杏仁、桂、当归、赤茯苓。(中医方剂大辞典)(90)黄芩、麦门冬、白茯苓、淡竹茹、羚羊角、防风、石膏。(中医方剂大辞典)

黄芩羊角汤 huang qin yang jiao tang

【英文名】Huang Qin Yang Jiao Decoction

【组成】黄芩、羚羊角、赤芍药、细辛、桔梗、人参、远志、甘草、防风。(中医方剂大辞典)

黄芩芍药汤 huang qin shao yao tang

【英文名】Huang Qin Shao Yao Decoction

【组成】(1)条芩、芍药、升麻、甘草。(中医方剂大辞典)(2)黄芩、白芍药、白术、干地黄。(中医方剂大辞典)(3)酒芩、酒芍、江壳、木香、甘草。(中医方剂大辞典)(4)黄芩、赤芍、升麻、甘草、生地、木通、枳壳、归尾、川连、人参、大黄。(中医方剂大辞典)(5)柴胡、黄芩、赤芍、陈皮、甘草、花粉、桃仁、山楂肉、归尾。(中医方剂大辞典)(6)黄芩、白芍药、川连、甘草。(中医方剂大辞典)

黄芩芍药散 huang qin shao yao san

【英文名】Huang Qin Shao Yao Powder

【组成】芍药、黄芩、茯苓。(中医方剂大辞典)

黄芩利膈丸 huang qin li ge wan

【英文名】Huang Qin Li Ge Pill

【组成】(1)黄芩、黄连、黄柏、南星、半夏、枳壳、陈皮、白矾、莱菔子、小皂角、泽泻、白术。(中医方剂大辞典)(2)生黄芩、炒黄芩、半夏、黄连、泽泻、南星、枳壳、陈皮、白术、白矾。(中医方剂大辞典)

黄芩牡丹汤 huang qin mu dan tang

【英文名】Huang Qin Mu Dan Decoction

【异名】黄芩散(中医方剂大辞典、圣惠)

【组成】黄芩、牡丹、桃仁、瞿麦、芎䓖、芍药、枳实、射干、海藻、大黄、虻虫、水蛭、蛴螬。(中医方剂大辞典)

黄芩羌活汤 huang qin qiang huo tang

【英文名】Huang Qin Qiang Huo Decoction

【组成】防风、羌活、黄芩、甘草。(中医方剂大辞典)

黄芩芦根汤 huang qin lu gen tang

【英文名】Huang Qin Lu Gen Decoction

【组成】黄芩、芦根、人参、赤茯苓、桂。(中医方剂大辞典)

黄芩饮 huang qin yin

【英文名】Huang Qin Drink

【异名】黄芩散(中医方剂大辞典、圣济总录)

【组成】(1)黄芩、黄柏、黄连、槲叶。(中医方剂大辞典)(2)黄芩、甘草、桑上寄生、防风、麦门冬、赤芍药、黄芪、木通。(中医方剂大辞典)(3)黄芩、桑根白皮、葛根、麦门冬、甘草。(中医方剂大辞典)(4)黄芩、栀子仁、干姜、芒硝。(中医方剂大辞典)(5)黄芩、寒水石、升麻、甘草。(中医方剂大辞典)

黄芩饮子 huang qin yin zi

【英文名】Huang Qin Drink

【组成】(1)黄芩、赤芍药、羚羊角屑、黄柏、大青、苦竹叶。(中医方剂大辞典)(2)黄芩、栀子仁、干葛、芒硝。(中医方剂大辞典)

黄芩参苏饮 huang qin shen su yin

【英文名】Huang Qin Shen Su Drink

【组成】参苏饮、黄芩。(中医方剂大辞典)

黄芩定乱汤 huang qin ding luan tang

【英文名】Huang Qin Ding Luan Decoction

【组成】黄芩、焦栀子、香豉、原蚕砂、制半夏、橘红、蒲公英、鲜竹茹、川连、陈吴萸。(中医方剂大辞典)

黄芩泻白散 huang qin xie bai san

【英文名】Huang Qin Xie Bai Powder

【组成】泻白散加黄芩。(中医方剂大辞典)

黄芩泻肺汤 huang qin xie fei tang

【英文名】Huang Qin Xie Fei Decoction

【组成】黄芩、山栀、枳壳、甘草、薄荷、连翘、杏仁、大黄、桔梗。(中医方剂大辞典)

黄芩知母汤 huang qin zhi mu tang

【英文名】Huang Qin Zhi Mu Decoction

【组成】(1)麻黄、前胡、防风、葛根、陈皮、杏仁、牛蒡、黄芩、知母、石膏。(中医方剂大辞典)(2)黄芩、山栀、桑皮、杏仁、甘草、知母、贝母、桔梗、天花粉。

(中医方剂大辞典)(3)葛根、陈皮、杏仁、麻黄、知母、黄芩、甘草。(中医方剂大辞典)(4)黄芩、知母、山楂、黄柏、甘草。(中医方剂大辞典)(5)黄芩、知母、萎蕤、黄柏、甘草。(中医方剂大辞典)(6)黄芩、二母、桑皮、天冬、杏仁、花粉、炒栀、桔梗、甘草。(中医方剂大辞典)

黄芩茅花汤 huang qin mao hua tang

【英文名】Huang Qin Mao Hua Decoction

【组成】黄芩、茅花、白芍药、甘草。(中医方剂大辞典)

黄芩厚朴汤 huang qin hou pu tang

【英文名】Huang Qin Hou Pu Decoction

【组成】黄芩、白芍药、厚朴、枳壳、广陈皮、葛根、甘草、柴胡。(中医方剂大辞典)

黄芩栀子汤 huang qin zhi zi tang

【英文名】Huang Qin Zhi Zi Decoction

【组成】黄芩、栀子、石膏、干葛、豉、葱白。(中医方剂大辞典)

黄芩荆芥汤 huang qin jing jie tang

【英文名】Huang Qin Jing Jie Decotion

【组成】柴胡、黄芩、荆芥、牛蒡子、连翘、瞿麦、车前子、赤芍药、滑石、栀子、木通、当归、防风、蝉蜕、甘草。(中医方剂大辞典)

黄芩射干汤 huang qin she gan tang

【英文名】Huang Qin She Gan Decoction

【组成】(1)黄芩、射干。(中医方剂大辞典)(2)黄芩、射干、枳实、半夏、甘草、升麻、桂。(中医方剂大辞典)

黄芩桔梗汤 huang qin jie geng tang

【英文名】Huang Qin Jie Geng Decoction

【组成】黄芩、桔梗、白芍、川贝母、知母、薄荷、神曲。(中医方剂大辞典)

黄芩素铝胶囊 huang qin su lv jiao nang

【英文名】Huang Qin Su Lv Capsule

【组成】黄芩、明矾。(药品标准－中药成方制剂标准1993)

黄芩调元汤 huang qin tiao yuan tang

【英文名】Huang Qin Tiao Yuan Decoction

【组成】黄芩、人参、麦门冬、炙甘草、当归。(中医方剂大辞典)

黄芩清肺汤 huang qin qing fei tang

【英文名】Huang Qin Qing Fei Decoction

【组成】(1)荆芥、薄荷、黄芩、山栀、连翘、麦冬、白芍、桔梗、甘草、桑皮。(中医方剂大辞典)(2)黄芩、栀子。(中医方剂大辞典)

黄芩清肺饮 huang qin qing fei yin

【英文名】Huang Qin Qing Fei Drink

【异名】黄芩清肺汤(中医方剂大辞典、竹林女科)

【组成】(1)人参、天冬、黄芩、地骨皮、陈皮、茯苓、知母、山栀仁、五味子、甘草、桑白皮、当归。(中医方剂大辞典)(2)川芎、当归、赤芍、防风、生地、干葛、天花粉、连翘、红花、黄芩、薄荷。(中医方剂大辞典)

黄芩清热汤 huang qin qing re tang

【英文名】Huang Qin Qing Re Decoction

【组成】黄芩、白芍、栀子、生地、麦冬、甘草、泽泻、木通、薄荷。(中医方剂大辞典)

黄芩麻黄汤 huang qin ma huang tang

【英文名】Huang Qin Ma Huang Decoction

【异名】黄芩麻黄汤(中医方剂大辞典、伤寒总病论)

【组成】葛根、橘皮、杏仁、麻黄、知母、黄芩、甘草。(中医方剂大辞典)

黄芩黄连甘草汤 huang qin huang lian gan cao tang

【英文名】Huang Qin Huang Lian Gan Cao Decoction

【组成】黄芩、黄连、生甘草。(中医方剂大辞典)

黄芩黄连汤 huang qin huang lian tang

【英文名】Huang Qin Huang Lian Decoction

【组成】黄芩、黄连、草龙胆、生地黄。(中医方剂大辞典)

黄芩散 huang qin san

【英文名】Huang Qin Powder

【异名】黄芩汤(中医方剂大辞典、普济方);黄芩饮(中医方剂大辞典、圣济总录);萎蕤犀角散(中医方剂大辞典、圣济总录);漏芦汤(中医方剂大辞典、普济方)

【组成】(1)黄芩、川升麻、赤芍药、麦门冬、石膏、柴胡、甘草。(中医方剂大辞典)(2)黄芩、黄连、决明子、玄参、柴胡。(中医方剂大辞典)(3)黄芩、川大黄、栀子仁、犀角屑、石膏、羚羊角屑、蓝叶、川朴硝、甘草。(中医方剂大辞典)(4)黄芩、大青、川升麻、川大黄、茵陈、川朴硝、栀子仁、黄连、甘草。(中医方剂大辞典)(5)黄芩、人参、甘草、麦门冬、柴胡、葛根、桂心。(中医方剂大辞典)(6)黄芩、人参、柴胡、葛根、栀子仁、甘草。(中医方剂大辞典)(7)黄芩、赤茯苓、石膏、麦门冬、甘草、葛根、甘菊花。(中医方剂大辞典)(8)黄芩、猬皮、当归、芍药、牡蛎、竹皮、狐茎。(中医方剂大辞典)(9)黄芩、川芎、白芷、防风、蒺藜、木贼、蝉蜕、僵蚕、蔓荆、香附、甘草、夏枯草。(中医方剂大辞典)(10)黄芩、诃黎勒、樗株皮、瓜蒌根、黄连、当归、乌梅肉。(中医方剂大辞典)(11)黄芩、大黄、山栀子仁、玄参。(中医方剂大辞典)(12)黄芩、当归、川芎、白矾、黄连。(中医方剂大辞典)(13)黄芩、白及、麻黄、漏芦、白薇、枳壳、升麻、白芍药、川当归、川牛膝、甘草、大黄。(中医方剂大辞典)(14)黄芩、淡豆豉。(中医方剂大辞典)(15)黄芩、麦门冬。(中医方剂大辞典)(16)黄芩、秦皮、莽草、细辛、白芷、川芎、黄连、羌活。(中医方剂大辞典)(17)黄芩、枳壳、大黄、大腹子。(中医方剂大辞典)(18)黄芪、白术、前胡、枳壳、柴胡、杏仁、人参、白茯苓、甘草、当归、半夏、黄芩、白芍药、麦门冬、熟干地黄。(中医方剂大辞典)(19)黄芩、山栀子、黄丹。(中医方剂大辞典)(20)黄芩、升麻、黄连、大青、虾蟆、角蒿、黄柏。(中医方剂大辞典)(21)黄芩、人参。(中医方剂大辞典)(22)黄芩、玄参、大黄、甘草、枳壳、升麻。(中医方剂大辞典)(23)黄芩、甘遂、龙胆。(中医方剂大辞典)(24)黄芩、栝蒌根、黄连、乌梅肉、诃黎勒、樗树皮、当归。(中医方剂大辞典)(25)黄芩、川升麻、石膏、甘草、玄参、柴胡、川大黄。(中医方剂大辞典)(26)黄芩、决明子、防风、川升麻、川大黄、甘草。(中医方剂大辞典)(27)黄芩、川大黄、甘草、川芒硝、麦门冬、石膏。(中医方剂大辞典)(28)黄芩、瞿麦、甘草、麦门冬、滑石、水通、车前子、葵子。(中医方剂大辞典)(29)黄芩、乌梅肉、石膏、甘草、麦门冬。(中医方剂大辞典)(30)黄芩、黄芪、木通、前胡、川升麻、栝蒌根、赤芍药、赤茯苓、甘草、川大黄、人参、当归。(中医方剂大辞典)(31)黄芩、地榆、犀角屑、茜根、柏叶、甘草、诃黎勒、当归、牛角。(中医方剂大辞典)(32)黄芩、赤茯苓、川升麻、吴蓝、阿胶、黄连半、鬼臼、黄柏、甘草。(中医方剂大辞典)(33)黄芩、鸡苏、滑石、小蓟根、生干地黄、木通。(中医方剂大辞典)(34)黄芩、川芒硝、麦门冬、川大黄、栀子仁、甘草。(中医方剂大辞典)(35)黄芩、人参、阿胶、当归、吴茱萸。(中医方剂大辞典)(36)黄芩、川芒硝、麦门冬、白鲜皮、秦艽、枳壳、川大黄、栀子仁、甘草。(中医方剂大辞典)(37)黄芩、黄柏、黄连、生干地黄、地榆、犀角屑。(中医方剂大辞典)(38)黄芩、地榆、玄参、茜根、寒水石、麦门冬、川升麻、犀角屑、甘草。(中医方剂大辞典)(39)黄芩、栀子仁、黄连、葳蕤、川升麻、蕤仁、甘草。(中医方剂大辞典)(40)黄芩、栀子仁、黄连、葳蕤、川升麻、蕤仁、甘草、犀角屑。(中医方剂大辞典)(41)黄芩、木通、黄连、羚羊角屑、犀角屑、地肤子、葳蕤、甘草。(中医方剂大辞典)(42)黄芩、防风、石膏、知母、石决明、地骨皮、栀子仁、细辛、赤芍药、黄连。(中医方剂大辞典)(43)黄芩、知母、羚羊角屑、甘草、白茯苓、酸枣仁。(中医方剂大辞典)(44)黄芩、川大黄、栀子仁、刺蓟、蒲黄。(中医方剂大辞典)(45)黄芩、川升麻、黄连、石膏、栀子仁、麻黄、甘草。(中医方剂大辞典)(46)黄芩。(中医方剂大辞典)(47)黄芩、黄连、生干地黄、川升麻、知母、葛根、栀子仁、大青。(中医方剂大辞典)(48)黄芩、栀子仁、川大黄、甘草、铁粉、川马牙硝。(中医方剂大辞典)(49)黄芩、栀子仁、前胡、赤芍药、甘草、石膏。(中医方剂大辞典)(50)黄芩、麻黄、川大黄、葛根、桂心、赤芍药、甘草、川朴硝、石膏。(中医方剂大辞典)(51)黄芩、栀子仁、犀角屑、赤芍药、柴胡、枳壳、槟榔。(中医方剂大辞典)(52)黄芩、知母、葛根、麻黄、甘草、川大黄。(中医方剂大辞典)(53)黄芩、川大黄、枳壳、大腹皮、郁李仁、羚羊角屑。(中医方剂大辞典)(54)黄芩、柴胡、人参、半夏、甘草、麦门冬。(中医方剂大辞典)(55)黄芩、甘草、白薇、栀子仁、大青、知母、栝蒌、川硝石、白鲜皮。(中医方剂大辞典)(56)黄芩、麻黄、赤芍药、石膏、甘草、桂心、细辛、前胡。(中医方剂大辞典)

黄芩滑石汤 huang qin hua shi tang

【英文名】Huang Qin Hua Shi Decoction

【组成】黄芩、滑石、茯苓皮、大腹皮、白蔻仁、通草、猪苓。(中医方剂大辞典)

黄芩膏 huang qin gao

【英文名】Huang Qin Plaster

【组成】(1)黄芩、黄柏、栀子仁、黄连、竹叶、生地黄、胡粉、川大黄、水银。(中医方剂大辞典)(2)黄芩。(中医方剂大辞典)(3)黄芪、黄芩、芎䓖、白蔹、防风、芒草、白芷、芍药、大黄、细辛、当归。(中医方剂大辞典)

黄芩橘皮汤 huang qin ju pi tang

【英文名】Huang Qin Ju Pi Decoction

【组成】黄芩、陈皮、干葛、杏仁、枳实、麻黄、厚朴、甘草。(中医方剂大辞典)

黄芩鳖甲汤 huang qin bie jia tang

【英文名】Huang Qin Bie Jia Decoction

【组成】黄芩、柴胡、山栀子仁、乌梅、鳖甲、甘草。(中医方剂大辞典)

黄芪一贯煎 huang qi yi guan jian

【英文名】Huang Qi Yi Guan Decoction

【组成】黄芪、北沙参、麦冬、杞子、郁金、刺蒺藜、生地、茯苓、白芍、田七。(广西中医药 1986,9(3))

黄芪二子排石汤 huang qi er zi pai shi tang

【英文名】Huang Qi Er Zi Pai Shi Decoction

【组成】黄芪、金钱草、急性子、王不留行籽、川牛膝、陈枳壳、生鸡内金、海金砂、冬葵子、益母草、鱼脑石、全当归、川芎、生甘草。(湖北中医杂志 1993,15(1))

黄芪二参汤 huang qi er shen tang

【英文名】Huang Qi Er Shen Decoction

【组成】黄芪、丹参、苦参、玉竹、当归、茯神、板蓝根、琥珀。(实用中医内科杂志 1993,7(1))

黄芪二草汤 huang qi er cao tang

【英文名】Huang Qi Er Cao Decoction

【组成】生黄芪、苍术、白术、山药、菟丝子、桑寄生、益母草、白花蛇舌草、六月雪、丹参、生苡仁、车前子。(江苏中医 1990,(2))

黄芪三白汤 huang qi san bai tang

【英文名】Huang Qi San Bai Decoction

【组成】黄芪、白术、白芍、白芷、蒲公英、炮姜、甘草。(山东中医杂志 1991,10(4))

黄芪川芎汤 huang qi chuan xiong tang

【英文名】Huang Qi Chuan Xiong Decoction

【组成】黄芪、川芎、牛膝、当归、鸡血藤、赤芍、枸杞、菊花。(吉林中医 1987,(4))

黄芪五物汤 huang qi wu wu tang

【英文名】Huang Qi Wu Wu Decoction

【组成】黄芪、党参、桃仁、红花、赤芍、瓜蒌、丹参、薤白。(辽宁中医杂志 1991,(1))

黄芪失笑散 huang qi shi xiao san

【英文名】Huang Qi Shi Xiao Powder

【组成】黄芪、白芍、白及、夏枯草、蒲黄、五灵脂。(湖南中医杂志 1989,(4))

黄芪生脉饮 huang qi sheng mai yin

【英文名】Huang Qi Sheng Mai Drink

【组成】黄芪、党参、麦冬、五味子。(浙卫药准字(1996)第 050701 号)

黄芪龙牡汤 huang qi long mu tang

【英文名】Huang Qi Long Mu Decoction

【组成】黄芪、生牡、龙牡、浮小麦、五味子、地骨皮、炒白芍。(四川中医 1986,4(10))

黄芪合剂 huang qi he ji

【英文名】Huang Qi Mixture

【组成】(1)黄芪、黄柏、夜明砂、丹皮、决明子。(中西医结合眼科 1993,11(3))(2)黄芪、首乌、黄精、益母草、葛根、白芍、甘草。(中医药研究 1991,(5))

黄芪汤 huang qi tang

【英文名】Huang Qi Decoction

【组成】生黄芪、鱼腥草、赤芍、丹皮、桔梗、瓜蒌、生大黄。(江苏中医杂志 1982,3(3))

黄芪虫草片 huang qi chong cao pian

【英文名】Huang Qi Chong Cao Tablet

【组成】黄芪、干地黄、红参、生大黄、冬虫夏草。(中国中西医结合杂志 1993,13(10))

黄芪芡实汤 huang qi qian shi tang

【英文名】Huang Qi Qian Shi Decoction

【组成】黄芪、芡实、莱菔子、菟丝子、萆薢、泽兰、坤草、丹参、地龙、山药。(中医药学报 1989,(5))

黄芪针剂 huang qi zhen ji

【英文名】Huang Qi Injection

【组成】黄芪。(吉林中医 1985,(5))

黄芪建中丸 huang qi jian zhong wan

【英文名】Huang Qi Jian Zhong Pill

【组成】黄芪、桂枝、白芍、炙甘草、生姜、大枣。(汉·《金匮要略》、《黑龙江省药品标准》(1986 年))

黄芪注射液 huang qi zhu she ye

【英文名】Huang Qi Injection

【组成】黄芪。(上海中医药杂志 1987,(1))

黄芪肾气丸 huang qi shen qi wan

【英文名】Huang Qi Shen Qi Pill

【组成】黄芪、熟地、山萸肉、山药、泽泻、茯苓、丹皮、附子、桂枝。(中西医结合眼科 1990,8(3))

黄芪养胃冲剂 huang qi yang wei chong ji

【英文名】Huang Qi Yang Wei Medicina Instant Granule

【组成】黄芪、元胡、乌药、白芍、桂枝、甘草、茯苓、柴胡。(中成药研究 1986,(6))

黄芪复肝汤 huang qi fu gan tang

【英文名】Huang Qi Fu Gan Decoction

【组成】生黄芪、茵陈、茯苓、败酱草、生麦芽、当归、五味子、陈皮、蒲公英、栀子。(陕西中医 1987,8(12))

黄芪姜黄汤 huang qi jiang huang tang

【英文名】Huang Qi Jiang Huang Decoction

【组成】黄芪、姜黄、田基黄、板蓝根、山药、茯苓。(江苏中医杂志 1985,(10))

黄芪茯苓汤 huang qi fu ling tang

【英文名】Huang Qi Fu Ling Decoction

【组成】生黄芪、茯苓、车前子、知母、黄柏、泽泻。(湖北中医杂志 1992,14(5))

黄芪健胃膏 huang qi jian wei gao

【英文名】Huang Qi Jian Wei Concentrated Decoction

【组成】黄芪、白芍、桂枝、生姜、甘草、大枣。(药品标准－中药成方制剂标准 1990)

黄芪桂枝五物汤 huang qi gui zhi wu wu tang

【英文名】Huang Qi Gui Zhi Wu Wu Decoction

【组成】黄芪、芍药、生姜、大枣、桂枝。(汉·《金匮要略》)

黄芪桃红四物汤 huang qi tao hong si wu tang

【英文名】Huang Qi Tao Hong Si Wu Decoction

【组成】黄芪、川芎、当归、枳壳、桂枝、麦冬、桃仁、红花、白芍、丹参、干姜、甘草。(辽宁中医杂志 1988,(9))

黄芪益母草汤 huang qi yi mu cao tang

【英文名】Huang Qi Yi Mu Cao Decoction

【组成】黄芪、益母草、生地、白茅根、黄柏、小蓟、茯苓、白术、泽泻、滑石。(湖北中医杂志 1991,(6))

黄芪益肾汤 huang qi yi shen tang

【英文名】Huang Qi Yi Shen Decoction

【组成】黄芪、鱼腥草、白花蛇舌草、地龙、益母草、丹

参、蝉衣、银花、猪肾。(浙江中医杂志 1984(9))

黄芪起痿汤 huang qi qi wei tang

【英文名】Huang Qi Qi Wei Decoction

【组成】黄芪、人参、白术、当归、续断、川牛膝、陈皮、炙甘草。(实用中西医结合杂志 1991,4(7))

黄芪滑石汤 huang qi hua shi tang

【英文名】Huang Qi Hua Shi Decoction

【组成】黄芪、滑石、银花、穿心莲、荷叶、甘草。(陕西中医 1986,7(7))

黄芪腹皮白术汤 huang qi fu pi bai zhu tang

【英文名】Huang Qi Fu Pi Bai Zhu Decoction

【组成】黄芪、白术、山药、腹皮、茯苓、当归、白茅根、泽泻。(陕西中医 1993,14(6))

黄芪腹皮汤 huang qi fu pi tang

【英文名】Huang Qi Fu Pi Decoction

【组成】黄芪、腹皮、白术、当归、茯苓、党参、山药、泽泻、车前草。(中医杂志 1985,26(2))

黄芪蒲公英汤 huang qi pu gong ying tang

【英文名】Huang Qi Pu Gong Ying Decoction

【组成】黄芪、当归、蒲公英。(吉林中医 1987,(6))

黄芪精 huang qi jing

【英文名】Huang Qi Oral Liquid

【组成】黄芪。(药品标准－中药成方制剂标准 1992)

黄芪精口服液 huang qi jing kou fu ye

【英文名】Huang Qi Jing Liquid

【组成】黄芪。(《中华人民共和国卫生部－药品标准－二十个分册》(1992 年))

黄芪颗粒 huang qi ke li

【英文名】Huang Qi Granule

【异名】黄芪冲剂(药品标准－中药成方制剂标准)

【组成】黄芪。(药品标准－中药成方制剂标准 1996)

黄芪蝼巳汤 huang qi lou yi tang

【英文名】Huang Qi Lou Yi Decoction

【组成】黄芪、防己、川牛膝、怀牛膝、白术、蝼蛄、泽泻、云苓、茯苓、郁金、大腹皮、丹参。(浙江中医杂志 1993,28(1))

黄芪鳖甲汤 huang qi bie jia tang

【英文名】Huang Qi Bie Jia Decoction

【组成】黄芪、鳖甲、天冬、秦艽、茯苓、柴胡、知母、生地、白芍、党参、肉桂、炙甘草。(河北中医 1987,(2))

黄花赤芍汤 huang hua chi shao tang

【英文名】Huang Hua Chi Shao Decoction

【组成】一枝黄花、川大黄、赤芍、荆芥、香连翘、射干、桔梗、粉甘草、鱼腥草。(四川中医 1986,4(5))

黄花油 huang hua you

【英文名】Huang Hua Oil

【组成】黄花油精、薄荷脑、樟脑、水杨酸甲酯。(药品标准－中药成方制剂标准 1998)

黄花铁线莲 huang hua tie xian lian

【英文名】Huang Hua Tie Xian Lian Lotion

【组成】黄花铁线莲。(山西医药杂志 1979,(5))

黄花蛇散 huang hua she san

【英文名】Huang Hua She Powder

【组成】黄花蛇。(中医方剂大辞典)

黄花散 huang hua san

【英文名】Huang Hua Powder

【组成】(1)新净槐花。(中医方剂大辞典)(2)黄花朵。(中医方剂大辞典)

黄芽丸 huang ya wan

【英文名】Huang Ya Pill

【组成】(1)制谷芽、人参、芡实、莲子肉。(中医方剂大辞典)(2)人参、焦干姜。(中医方剂大辞典)

黄芽汤 huang ya tang

【英文名】Huang Ya Decoction

【组成】人参、茯苓、干姜、炙甘草。(山东中医杂志 1990,9(6))

黄豆车前草糖浆 huang dou che qian cao tang jiang

【英文名】Huang Dou Che Qian Cao Syrup

【组成】黄豆、车前、陈茶叶、冰糖。(中医杂志 1957,(6))

黄连一物汤 huang lian yi wu tang

【英文名】Huang Lian Yi Wu Decoction

【组成】黄连。(中医方剂大辞典)

黄连二陈汤 huang lian er chen tang

【英文名】Huang Lian Er Chen Decoction

【组成】半夏、陈皮、茯苓、生甘草、黄连。(中医方剂大辞典)

黄连人参膏 huang lian ren shen gao

【英文名】Huang Lian Ren Shen Plaster

【组成】宣黄连、人参。(中医方剂大辞典)

黄连八味散 huang lian ba wei san

【英文名】Huang Lian Ba Wei Powder

【组成】黄连、黄芩、干姜、蜀升麻、知母、干地黄、栀子仁、大青。(中医方剂大辞典)

黄连上清丸 huang lian shang qing wan

【英文名】Huang Lian Shang Qing Pill

【组成】(1)黄连、薄荷、羌活、归尾、大黄、荆芥、木贼、桔梗、菊花、生地、黄柏、防风、黄芩、山栀、连翘、白芷、荆子、川芎、甘草。(中医方剂大辞典)(2)黄连、黄芩、黄柏、大黄、山栀、连翘。(中医方剂大辞典)(3)黄连、大黄、连翘、薄荷、防风、复花、黄芩、芥穗、栀子、桔梗、生石膏、黄柏、蔓荆子、白芷、甘草、川芎、菊花。(中医方剂大辞典)(4)黄连、黄芩、黄柏、

山栀、大黄、连翘、姜黄、玄参、薄荷、归尾、菊花、葛根、川芎、桔梗、天花粉。(中医方剂大辞典)

黄连上清片 huang lian shang qing pian

【英文名】Huang Lian Shang Qing Tablet

【组成】黄连、大黄、连翘、薄荷、旋覆花、黄芩、荆芥穗、栀子、防风、石膏、桔梗、黄柏、蔓荆子、白芷、甘草、川芎、菊花。(药品标准－中药成方制剂标准 1992)

黄连上清膏 huang lian shang qing gao

【英文名】Huang Lian Shang Qing Ointment

【组成】黄连、黄芩、大黄、赤芍、生栀子、川芎、当归、连翘、菊花、花粉、甘草、黄柏、玄参、桔梗、芥穗、薄荷、银花、生石膏。(中医方剂大辞典)

黄连丸 huang lian wan

【英文名】Huang Lian Pill

【异名】黄连阿胶丸(中医方剂大辞典)

【组成】(1)黄连、甘草、干姜、吴茱萸、乌梅、熟艾、黄柏。(中医方剂大辞典)(2)黄连、生栝蒌汁、生地黄汁、羊乳。(中医方剂大辞典)(3)黄连、干姜、当归。(中医方剂大辞典)(4)黄连、干姜、榉皮、乌梅肉、附子、桂心、芎䓖、黄柏、阿胶。(中医方剂大辞典)(5)黄连、乌梅肉、干姜。(中医方剂大辞典)(6)黄连、黄芩、龙骨、黄柏、升麻。(中医方剂大辞典)(7)黄连、生地黄。(中医方剂大辞典)(8)黄连、乌梅。(中医方剂大辞典)(9)黄连、当归、干姜、赤石脂。(中医方剂大辞典)(10)黄连、天花粉、乌梅肉、杏仁、石莲肉、白茯苓。(中医方剂大辞典)(11)胡黄连、芦荟、天竺黄、犀角屑、胭脂、天浆子、羚羊角屑、麝香、干蝎、白僵蚕、牛黄、朱砂、雄黄、蟾酥。(中医方剂大辞典)(12)疥虾蟆、木香、胡黄连、木鳖子、沉香、丁香、干姜、巴豆。(中医方剂大辞典)(13)黄连、獭肝、贝母、大黄、龙胆、紫菀、旋覆花、茯苓、天灵盖、槟榔。(中医方剂大辞典)(14)阿胶、胡黄连、干姜、大黄、无食子。(中医方剂大辞典)(15)苦参、黄连、栝蒌、知母、牡蛎粉、麦门冬。(中医方剂大辞典)(16)黄连、粉干葛、枳壳。(中医方剂大辞典)(17)黄连、陈仓米、生姜、吴茱萸、白术、白茯苓。(中医方剂大辞典)(18)宣连、吴茱萸、白芍药、诃子肉。(中医方剂大辞典)(19)黄连、赤茯苓、赤芍药、枳壳。(中医方剂大辞典)(20)黄连。(中医方剂大辞典)(21)黄连、黄芩、当归、黄柏、赤石脂。(中医方剂大辞典)(22)黄连、黄柏、艾叶、附子、甘草、乌梅肉、干姜、赤石脂、厚朴。(中医方剂大辞典)(23)黄连、黄柏、栀子仁、地榆、马蔺子、当归、黄芩、茜根、柏叶。(中医方剂大辞典)(24)生干地黄、胡黄连。(中医方剂大辞典)(25)黄连、龙骨、地榆、阿胶、当归、栀子仁、赤芍药、黄芩。(中医方剂大辞典)(26)黄连、阿胶、蒲黄、栀子仁、当归、黄芩、黄柏。(中医方剂大辞典)(27)黄连、白术、黄芩、当归、乌梅肉、干姜、阿胶、甘草。(中医方剂大辞典)(28)黄连、黄柏、槐花、枯白矾。(中医方剂大辞典)(29)使君子、陈皮、黄连。(中医方剂大辞典)(30)黄连、吴茱萸。(中医方剂大辞典)(31)酒蒸黄连。(中医方剂大辞典)(32)黄连、瓜蒌根、乌梅肉、杏仁、石莲肉。(中医方剂大辞典)(33)干姜、黄连、缩砂仁、川芎、阿胶、白术、乳香、枳壳。(中医方剂大辞典)(34)黄芪、黄连。(中医方剂大辞典)(35)黄连、生姜。(中医方剂大辞典)(36)枇杷叶、芦根、甘草、黄连。(中医方剂大辞典)(37)豉、黄连。(中医方剂大辞典)(38)黄连、葛根、麦门冬、枇杷叶。(中医方剂大辞典)(39)黄连、栝蒌根、麦门冬、知母、人参、地骨皮、黄芩、川升麻。(中医方剂大辞典)(40)黄连、生地黄汁、生瓜蒌汁、牛乳。(中医方剂大辞典)(41)黄连、黄柏、酸石榴皮、地榆、干姜、阿胶、厚朴。(中医方剂大辞典)(42)黄连、麦门冬、川升麻、大青、黄柏、射干、玄参、黄芩、甘草。(中医方剂大辞典)(43)黄连、干虾膜、蜣螂、青木香、麝香。(中医方剂大辞典)(44)木香、诃子、黄连。(中医方剂大辞典)(45)豉心、川黄连。(中医方剂大辞典)(46)黄连、草龙胆。(中医方剂大辞典)(47)黄连、大芜荑仁。(中医方剂大辞典)(48)黄连、艾叶、升麻、防风、朴硝、大黄。(中医方剂大辞典)(49)黄连、大黄、巴豆。(中医方剂大辞典)(50)黄连、黄柏。(中医方剂大辞典)(51)黄连、龙骨、赤石脂、当归、白石脂、乌梅肉、黄芩。(中医方剂大辞典)(52)黄连、桂、代赭、木香、杏仁、肉豆蔻、丹砂、麝香、巴豆。(中医方剂大辞典)(53)大黄、黄连、黄柏、栀子、黄芩、甘草。(中医方剂大辞典)(54)黄连、条芩、防风。(中医方剂大辞典)(55)黄连、槐花。(中医方剂大辞典)(56)黄连、槐子、侧柏叶、枳壳、荆芥穗、地榆。(中医方剂大辞典)(57)黄连、木香、石莲肉。(中医方剂大辞典)(58)黄连、干蟾、木香、使君子、芦荟、夜明砂。(中医方剂大辞典)(59)胡黄连、川黄连、朱砂。(中医方剂大辞典)(60)阿胶、黄连末。(中医方剂大辞典)(61)黄连、芜荑、使君子。(中医方剂大辞典)(62)黄连、白芜荑、麝香。(中医方剂大辞典)(63)黄连、郁金、羌活、青黛、苦楝根。(中医方剂大辞典)(64)黄连、阿胶、当归、干姜、赤茯苓、甘草。(中医方剂大辞典)(65)黄连、当归、胡粉、阿胶、无食子。(中医方剂大辞典)(66)黄连、芜荑仁、榼藤子、白矾灰、皂荚。(中医方剂大辞典)(67)黄连、车前子、地骨皮、黄芩、沙参、人参、蕤仁、茯神、秦皮、决明子、泽泻、瞿麦、甘草。(中医方剂大辞典)(68)黄连、甘菊花、车前子、羚羊角、芒硝。(中医方剂大辞典)(69)黄连、防风、恶实。(中医方剂大辞典)(70)黄连、蕤仁。(中医方剂大辞典)(71)黄连、龙脑、蓬砂。(中医方剂大辞典)(72)黄连、麦门冬。(中医方剂大辞典)(73)黄连、蒺藜子、枳壳、石决明、豉。(中医方剂大辞典)(74)黄连、大黄、防风、龙胆、人参、黄芩、细辛。(中医方剂大辞典)(75)黄连、熟艾、杏仁。(中医方剂大辞典)(76)黄连、白茯苓。(中医方剂大辞典)(77)黄连、黄芩、黄柏、熟艾叶。(中医方剂大辞典)(78)黄连、当归、乌梅肉。(中医方剂大辞典)(79)黄连、当归、乌梅肉、诃黎勒。(中医方剂大辞典)(80)黄连、黄柏、当归、赤茯苓。(中医方剂大辞典)(81)黄连、龙骨、地榆、诃黎勒、赤石脂、草豆蔻。(中医方剂大辞典)(82)黄连、龙骨、苦参、厚朴、熟艾叶、白矾、甘草、陈曲、赤石脂、干姜。(中医方剂大辞典)(83)黄连、乌梅肉、乱发。(中医方剂大辞典)(84)黄连、黄柏、黄芩、大黄、栀子仁、黄药子、郁金、秦艽、贝母、甘草、款冬花、黄明胶、白芥子。(中医方剂大辞典)(85)黄连、栝蒌根、甘草、栀子仁、香豉。(中医方剂大辞典)(86)黄连、赤茯苓、麦门冬、苦参。(中医方剂大辞典)(87)黄连、木香、吴茱萸。(中医方剂大辞典)(88)黄连、栝蒌根、葛根。(中医方剂大辞典)(89)黄连、人参、生姜、茯神、萎蕤、豉。(中医方剂大辞典)(90)黄连、菟丝子、五味子、肉苁蓉、龙骨、山茱萸、磁石、鸡月(比土)胵中黄皮。(中医方剂大辞典)(91)黄连、苦参、麝香。(中医方剂大辞典)(92)黄连、蚺蛇胆、芜荑。(中医方剂大辞典)(93)黄连、甘草、人参、赤石脂、乌梅肉、龙骨、厚朴、枳壳、黄芩、白茯苓。(中医方剂大辞典)(94)黄连、木香。(中医方剂大辞典)(95)黄连、女萎。(中医方剂大辞典)(96)黄连、川大黄、细辛、龙胆、防风、玄参。(中医方剂大辞典)(97)黄连、防风、龙胆、川大黄、细辛。(中医方剂大辞典)(98)黄连、天竹黄、甘草、栀子仁、款冬花、牛黄、葛根、紫菀、犀角屑、川朴硝、竹沥。(中医方剂大辞典)(99)黄连、青黛、麝香、朱砂、巴豆霜。(中医方剂大辞典)(100)黄连、乌梅肉、败龟、鹿角屑、干姜、当归、阿胶、椰子皮。(中医方剂大辞典)(101)黄连、黄柏、羚羊角屑、当归、艾叶、赤芍药。(中医方剂大辞典)(102)黄连、当归、乌梅肉、阿胶、厚朴。(中医方剂大辞典)(103)黄连、黄柏、黄芩。(中医方剂大辞典)(104)黄连、干姜、厚朴、神曲、当归、禹余粮、赤石脂、酸石榴皮、川乌头。(中医方剂大辞典)(105)黄连、苦参、麦门冬、龙胆、土瓜根。(中医方剂大辞典)(106)黄连、栝蒌根、白龙骨、苦参、牡蛎、山茱萸、葳蕤、土瓜根。(中医方剂大辞典)(107)黄连、黄丹、豆豉。(中医方剂大辞典)(108)黄连、皂荚树鹅、苦参、栝蒌根、赤茯苓、知母、白石英、金箔、银箔。(中医方剂大辞典)(109)黄连、黄芪、栀子仁、苦参、人参、葳蕤苗、知母、麦门冬、栝蒌根、甘草、地骨皮、赤茯苓、生干地黄、铁粉。(中医方剂大辞典)(110)黄连、木香、黄柏、阿胶、当归、干姜、地榆、厚朴。(中医方剂大辞典)(111)黄连、犀角屑、地肤子、决明子、黄芩、苦参、玄参、车前子、川朴硝、龙胆。(中医方剂大辞典)(112)黄连、当归、黄芩、赤石脂、龙骨。(中医方剂大辞典)(113)黄连、川大黄、苦参、防风、枳壳、川升麻、牛蒡子、木通、秦艽、黄芩。(中医方剂大辞典)(114)黄连、栝蒌根、麦门冬、知母、茯神。(中医方剂大辞典)(115)黄连、黄柏、羚羊角、茯苓。(中医方剂大辞典)(116)黄连、茯苓、阿胶。(中医方剂大辞典)(117)黄连、黄芩、苦参、沙参、干地黄、干葛、栀子仁、麦门冬、地骨白皮、茯苓。(中医方剂大辞典)(118)黄连、白龙骨、禹余粮、伏龙肝、代赭、干姜。(中医方剂大辞典)(119)黄连、黄柏、阿胶、栀子、蒲黄、当归、黄芩。(中医方剂大辞典)(120)黄连末。(中医方剂大辞典)(121)陈仓米、黄连、干姜。(中医方剂大辞典)

黄连干姜汤 huang lian gan jiang tang

【英文名】Huang Lian Gan Jiang Decoction

【组成】干姜、当归、乌梅、黄柏、黄连。(中医方剂大辞典)

黄连马通汤 huang lian ma tong tang

【英文名】Huang Lian Ma Tong Decoction

【组成】小豆、黄连、马通汁、吴茱萸。(中医方剂大辞典)

黄连丹 huang lian dan

【英文名】Huang Lian Pellet

【组成】黄连、当归、白头翁、蔓青根、木香、川楝子。(中医方剂大辞典)

黄连乌梅丸 huang lian wu mei wan

【英文名】Huang Lian Wu Mei Pill

【组成】黄连、阿胶、当归、人参、龙骨、赤石脂、干姜、白茯苓、乌梅肉、陈橘皮、诃子、肉豆蔻、木香、罂粟壳、白矾。(中医方剂大辞典)

黄连乌梅汤 huang lian wu mei tang

【英文名】Huang Lian Wu Mei Decoction

【组成】黄连、乌梅、黄柏、煨诃子、补骨脂、白芍、甘草、干姜、防风。(黑龙江中医药 1993,(5))

黄连五苓散 huang lian wu ling san

【英文名】Huang Lian Wu Ling Powder

【组成】猪苓、泽泻、白术、茯苓、陈皮、甘草、黄连、诃子、升麻、木香、藿香、粳米。(中医方剂大辞典)

黄连六一汤 huang lian liu yi tang

【英文名】Huang Lian Liu Yi Decoction

【异名】黄连六一散(中医方剂大辞典、济阳纲目)

【组成】黄连、甘草。(中医方剂大辞典)

黄连化痰丸 huang lian hua tan wan

【英文名】Huang Lian Hua Tan Pill

【异名】黄连清化丸(中医方剂大辞典、直指·附遗);黄连清痰丸(中医方剂大辞典、保命歌括)

【组成】(1)半夏、黄连、吴茱萸、桃仁、陈皮。(中医方剂大辞典)(2)黄连、梨汁、藕汁、莱菔汁、生薄荷汁。(中医方剂大辞典)

黄连升麻散 huang lian sheng ma san

【英文名】Huang Lian Sheng Ma Powder

【组成】升麻、黄连。(中医方剂大辞典)

黄连天花粉丸 huang lian tian hua fen wan

【英文名】Huang Lian Tian Hua Fen Pill

【组成】黄连、天花粉、菊花、川芎、薄荷、连翘、黄芩、栀子、黄柏。(中医方剂大辞典)

黄连太一丸 huang lian tai yi wan

【英文名】Huang Lian Tai Yi Pill

【组成】黄连。(中医方剂大辞典)

黄连木香丸 huang lian mu xiang wan

【英文名】Huang Lian Mu Xiang Pill

【组成】黄连、木香、麝香、定粉、狗肝、虾蟆。(中医方剂大辞典)

黄连木香汤 huang lian mu xiang tang

【英文名】Huang Lian Mu Xiang Decoction

【组成】(1)白芍药、白术、黄连、木香、缩砂、黄芩、陈皮、当归、甘草。(中医方剂大辞典)(2)枳壳、黄连、木香。(中医方剂大辞典)

黄连木通丸 huang lian mu tong wan

【英文名】Huang Lian Mu Tong Pill

【组成】黄连、木通。(中医方剂大辞典)

黄连止蛔汤 huang lian zhi hui tang

【英文名】Huang Lian Zhi Hui Decoction

【组成】(1)人参、漂白术、川附片、川黄连、川黄柏、肥乌梅、真黎椒。(中医方剂大辞典)(2)黄连、黄柏、人参、乌梅肉、白术。(中医方剂大辞典)

黄连牛乳丸 huang lian niu ru wan

【英文名】Huang Lian Niu Ru Pill

【组成】黄连、麦门冬、牛乳、地黄汁、葛汁。(中医方剂大辞典)

黄连半夏解毒汤 huang lian ban xia jie du tang

【英文名】Huang Lian Ban Xia Jie Du Decoction

【组成】黄连、黄柏、黄芩、大栀子、半夏、厚朴、茯苓。(中医方剂大辞典)

黄连四物汤 huang lian si wu tang

【英文名】Huang Lian Si Wu Decoction

【组成】黄连、当归、川芎、白芍、生地黄、槐花、荆芥穗、犀角。(中医方剂大辞典)

黄连平胃散 huang lian ping wei san

【英文名】Huang Lian Ping Wei Powder

【组成】黄连、陈皮、厚朴、甘草、苍术。(中医方剂大辞典)

黄连汁 huang lian zhi

【英文名】Huang Lian Juice

【异名】黄连饮(《得效》卷九)

【组成】(1)黄连、蒺藜苗。(中医方剂大辞典)(2)黄连。(中医方剂大辞典)

黄连甘乳膏 huang lian gan ru gao

【英文名】Huang Lian Gan Ru Plaster

【组成】黄连粉、乳香粉、炉甘石粉、去湿药膏。(中医方剂大辞典)

黄连甘草汤 huang lian gan cao tang

【英文名】Huang Lian Gan Cao Decoction

【组成】黄连、炙甘草。(中国中西医结合杂志 1992,12(10))

黄连生脉饮 huang lian sheng mai yin

【英文名】Huang Lian Sheng Mai Decoction

【组成】黄连、党参、麦冬、五味子。(中医杂志 1988,29(12))

黄连白头翁汤 huang lian bai tou weng tang

【英文名】Huang Lian Bai Tou Weng Decoction

【组成】黄连、白头翁、醋石榴皮、犀角。(中医方剂大辞典)

黄连白术汤 huang lian bai zhu tang

【英文名】Huang Lian Bai Zhu Decoction

【组成】(1)白术、黄连、陈皮、丹皮、木通、茯苓、山萸、人参、炙草。(中医方剂大辞典)(2)黄连、麦门冬、白术、旋覆花、甘草、黄芩、附子、桑根白皮、桂、桔梗、白茯苓、陈橘皮、地骨皮。(中医方剂大辞典)

黄连白术饮 huang lian bai zhu yin

【英文名】Huang Lian Bai Zhu Drink

【组成】黄芩、黄连、生地、白术、石斛、甘草、人参。(中医方剂大辞典)

黄连白芍汤 huang lian bai shao tang

【英文名】Huang Lian Bai Shao Decoction

【组成】黄连、黄芩、半夏、枳实、白芍、姜汁。(中医方剂大辞典)

黄连石膏汤 huang lian shi gao tang

【英文名】Huang Lian Shi Gao Decoction

【组成】(1)黄连、黄芩、知母、石膏、甘草。(中医方剂大辞典)(2)川黄连、煨石膏、竹茹。(中医方剂大辞典)(3)升麻、川芎、白芍药、半夏、干葛、生甘草、防风、黄连、石膏、白术、白芷。(中医方剂大辞典)

黄连龙骨汤 huang lian long gu tang

【英文名】Huang Lian Long Gu Decoction

【组成】(1)黄连、黄芩、芍药、龙骨。(中医方剂大辞典)(2)黄连、黄柏、熟艾、龙骨。(中医方剂大辞典)

黄连地黄丸 huang lian di huang wan

【英文名】Huang Lian Di Huang Pill

【组成】黄连、川芎、赤茯苓、地黄。(中医方剂大辞典)

黄连安神丸 huang lian an shen wan

【英文名】Huang Lian An Shen Pill

【组成】黄连、当归、龙胆草、石菖蒲、全蝎、茯神。(中医方剂大辞典)

黄连安蛔汤 huang lian an hui tang

【英文名】Huang Lian An Hui Decoction

【组成】理中汤加黄连、乌梅、川椒、鹧鸪菜。(中医方剂大辞典)

黄连导痰汤 huang lian dao tan tang

【英文名】Huang Lian Dao Tan Decoction

【组成】半夏、陈皮、茯苓、甘草、黄连、枳实。(中医方剂大辞典)

黄连当归汤 huang lian dang gui tang

【英文名】Huang Lian Dang Gui Decoction

【组成】黄连、当归、甘草、酸石榴皮。(中医方剂大辞典)

黄连曲散 huang lian qu san

【英文名】Huang Lian Qu Powder

【异名】黄连散(中医方剂大辞典、圣济总录)

【组成】黄连、曲。(中医方剂大辞典)

黄连汤 huang lian tang

【英文名】Huang Lian Decoction

【异名】滋阴化气汤(中医方剂大辞典)

【组成】(1)黄连、黄柏、白术。(中医方剂大辞典)(2)黄连、地榆、桑耳、赤石脂、黄芪、白芷、厚朴、黄芩。(中医方剂大辞典)(3)黄连、大黄、大青、升麻、黄药、甘草。(中医方剂大辞典)(4)黄连、细辛、紫苑、决明子、车前子、苦根。(中医方剂大辞典)(5)黄连、芍药、黄芩、秦艽。(中医方剂大辞典)(6)黄连、乳香、灯心、杏仁、大枣、龙胆、腻粉。(中医方剂大辞典)(7)黄连、栀子仁、马牙硝、甘草。(中医方剂大辞典)(8)黄连、熟艾、苦参、槐白皮。(中医方剂大辞典)(9)黄连、桂、白芷、赤石脂、肉豆蔻、地榆、诃黎勒皮、黄芩、附子、当归、黄芪、吴茱萸。(中医方剂大辞典)(10)黄连、附子、龙骨、白术、阿胶、干姜、当归、赤石脂。(中医方剂大辞典)(11)黄连、阿胶、当归、干姜、鼠尾草。(中医方剂大辞典)(12)黄连、大青、山栀子仁、茵陈蒿、柴胡、地骨皮、人参、黄芩、芒硝、大黄。(中医方剂大辞典)(13)黄连、酸石榴皮、赤石脂、白茯苓、干姜、桔梗。(中医方剂大辞典)(14)黄连、厚朴、阿胶、当归、艾叶、黄柏、干姜。(中医方剂大辞典)(15)黄连、当归、干姜。(中医方剂大辞典)(16)黄连、黄芩、升麻、甘草、朴硝。(中医方剂大辞典)(17)黄连、大黄、大青、升麻、黄芩、甘草。(中医方剂大辞典)(18)黄连、甘草。(中医方剂大辞典)(19)黄连、荷叶、艾叶、柏叶。(中医方剂大辞典)(20)黄连、黄芩、栀子仁、阿胶。(中医方剂大辞典)(21)黄连、黄芩、赤茯苓、麦门冬、升麻。(中医方剂大辞典)(22)黄连、甘草、苦参、柳枝并叶。(中医方剂大辞典)(23)黄连、麻黄根、甘草、狼牙、羌活、桑枝、白矾。(中医方剂大辞典)(24)黄连、川升麻、麦门冬、黄芩、栝楼根、知母、茯神、栀子仁、甘草、石膏。(中医方剂大辞典)(25)黄连、淡竹叶。(中医方剂大辞典)(26)黄连、黄柏、黄芩、栀子。(中医方剂大辞典)(27)黄连、白芍药、吴萸。(中医方剂大辞典)(28)黄连、白粱米。(中医方剂大辞典)(29)甘草、升麻、黄连、豉、栀子。(中医方剂大辞典)(30)黄连、干姜、熟艾、附子、蜀椒、阿胶。(中医方剂大辞典)(31)黄连、厚朴。(中医方剂大辞典)(32)决明子、甘菊、川芎、元参、陈皮、黄连、细辛、甘草、薄荷、蔓荆子。(中医方剂大辞典)(33)黄连、黄柏、栀子、阿胶、干姜、芍药、石榴皮。(中医方剂大辞典)(34)黄连、黄柏、干姜、石榴皮、阿胶、当归、甘草。(中医方剂大辞典)(35)黄连、人参、吴茱萸、生姜、生地黄。(中医方剂大辞典)(36)川连、侧柏、当归、香附、阿胶。(中医方剂大辞典)(37)黄连、黄柏、当归、厚朴、石榴皮、干姜、地榆、阿胶。(中医方剂大辞典)(38)白芍、黄连、当归、大黄、淡桂、炙草。(中医方剂大辞典)(39)黄连、乌梅、天花粉、杏仁、莲肉、茯苓。(中医方剂大辞典)(40)黄连、甘草、干姜、桔梗、半夏、人参。(中医方剂大辞典)(41)黄连、当归、芍药、木香、槟榔、黄芩、薄荷、桔梗、甘草、连翘、大黄。(中医方剂大辞典)(42)黄连、当归。(中医方剂大辞典)(43)黄芩、黄连。(中医方剂大辞典)(44)黄连、黄柏、干姜、石榴皮、阿胶、甘草。(中医方剂大辞典)(45)黄连、黄柏、当归。(中医方剂大辞典)(46)黄连、当归、干姜、厚朴。(中医方剂大辞典)(47)芒硝、黄连。(中医方剂大辞典)(48)黄连、甘草、干姜、桂枝、人参、半夏、大枣。(中医方剂大辞典)(49)黄连、山栀、生地黄、麦门冬、当归、芍药、薄荷、犀角、甘草。(中医方剂大辞典)(50)黄连、麦冬、当归、黄柏、黄芩、黄芪、生地黄。(中医方剂大辞典)(51)黄芩、黄连、赤芍、生地、木通、枳壳、甘草、当归梢、人参。(中医方剂大辞典)(52)宣黄连。(中医方剂大辞典)(53)胡黄连、柴胡、鳖甲、甘草、白蒺藜、黄芪、附子、威灵仙。(中医方剂大辞典)(54)黄连、黄柏皮、地榆、乌梅、甘草、赤芍药。(中医方剂大辞典)(55)当归、大黄、芍药、桂。(中医方剂大辞典)(56)甘草、黄连、干姜、人参、大枣。(中医方剂大辞典)(57)黄连、秦皮、苦竹叶、薄荷叶。(中医方剂大辞典)(58)鹰爪黄连、杏仁、北枣。(中医方剂大辞典)(59)干姜、黄连、杏仁。(中医方剂大辞典)(60)黄连、黄柏、甘草。(中医方剂大辞典)(61)黄连、当归、甘草。(中医方剂大辞典)(62)黄连、黄柏、阿胶、栀子仁。(中医方剂大辞典)(63)黄连、蜜、童便。(中医方剂大辞典)(64)黄连、豉、乌梅。(中医方剂大辞典)(65)黄连、犀角屑、甘草、阿胶、乌梅、吴蓝叶、黄芩。(中医方剂大辞典)(66)黄连、甘草、黄药子、吴蓝叶、栀子仁、犀角屑。(中医方剂大辞典)(67)黄连、艾叶、阿胶、豉。(中医方剂大辞典)(68)黄连、干姜、艾叶、乌梅肉。(中医方剂大辞典)(69)黄连。(中医方剂大辞典)(70)黄连、橘皮、杏仁、枳实、麻黄、葛根、厚朴、甘草。(中医方剂大辞典)(71)黄连、山栀子仁。(中医方剂大辞典)(72)黄连、黄柏、阿胶。(中医方剂大辞典)(73)黄连、甘草、熟艾、芍药、干姜、当归、人参。(中医方剂大辞典)

黄连竹茹汤 huang lian zhu ru tang

【英文名】Huang Lian Zhu Ru Decoction

【组成】(1)黄连、竹茹、麦门冬、山栀、陈皮、半夏、砂仁、沉香、木香、茴香、苏子、甘草。(中医方剂大辞典)(2)黄连、山栀、竹茹、人参、白术、茯苓、陈皮、白芍、麦门冬、甘草、炒米。(中医方剂大辞典)

黄连竹茹橘皮半夏汤 huang lian zhu ru ju pi ban xia tang

【英文名】Huang Lian Zhu Ru Ju Pi Ban Xia Decoction

【组成】黄连、竹茹、橘皮、半夏。(中医方剂大辞典)

黄连红曲汤 huang lian hong qu tang

【英文名】Huang Lian Hong Qu Decoction

【组成】黄芩、黄连、白芍、甘草、橘红、红曲、枳壳、建莲、升麻。(中医方剂大辞典)

黄连羊肝丸 huang lian yang gan wan

【英文名】Huang Lian Yang Gan Pill

【组成】黄连、鲜羊肝、龙胆、石决明、决明子、密蒙花。((92)京卫药准字 ZZ-0221 第 148 号)

黄连羊肝片 huang lian yang gan pian

【英文名】Huang Lian Yang Gan Tablet

【组成】石决明、蒺藜、龙胆、茺蔚子、鲜羊肝、柴胡、黄连、胡黄连、黄芩、黄柏、决明子、夜明砂、青皮、密蒙花、木贼。(药品标准-中药成方制剂标准 1998)

黄连芍药方 huang lian shao yao fang

【英文名】Huang Lian Shao Yao Prescription

【组成】黄连、芍药、黄芩、当归、槟榔、大黄、枳壳、川芎、栀子、连翘、甘草。(中医方剂大辞典)

黄连芍药汤 huang lian shao yao tang

【英文名】Huang Lian Shao Yao Decoction

【组成】(1)黄连、条芩、白芍、生甘草、枳壳、槟榔、广木香。(中医方剂大辞典)(2)黄连、芍药、猪苓、泽泻、白茯苓、白术、甘草。(中医方剂大辞典)

黄连芎归汤 huang lian xiong gui tang

【英文名】Huang Lian Xiong Gui Decoction

【组成】黄连、当归。(中医方剂大辞典)

黄连西瓜霜眼药水 huang lian xi gua shuang yan yao shui

【英文名】Huang Lian Xi Gua Shuang Eye-drops Preparation

【组成】硫酸黄连素、西瓜霜、月石、硝苯汞、蒸馏水。(中医方剂大辞典)

黄连闭管丸 huang lian bi guan wan

【英文名】Huang Lian Bi Guan Pill

【异名】胡连闭管丸(中医方剂大辞典)

【组成】胡黄连、穿山甲、石决明、槐花。(中医方剂大辞典)

黄连防风通圣散 huang lian fang feng tong sheng san

【英文名】Huang Lian Fang Feng Tong Sheng Powder

【组成】防风通圣散、黄连。(中医方剂大辞典)

黄连利气丸 huang lian li qi wan

【英文名】Huang Lian Li Qi Pill

【组成】黑白丑、大黄、陈皮、元胡索、槟榔、川芎、黄连、木通、香附、枳壳、广木香、甘草、木瓜。(中医方剂大辞典)

黄连含汤 huang lian han tang

【英文名】Huang Lian Han Decoction

【组成】黄连、矾石、细辛、藜芦。(中医方剂大辞典)

黄连启心汤 huang lian qi xin tang

【英文名】Huang Lian Qi Xin Decoction

【组成】人参、白术、丹皮、黄连、玄参、甘草、桂枝、半夏、柴胡。(中医方剂大辞典)

黄连杏仁汤 huang lian xing ren tang

【英文名】Huang Lian Xing Ren Decoction

【组成】(1)酒炒黄连、炙麻黄、杏仁、干葛、橘红、甘草、栀子、力子、连翘、木通。(中医方剂大辞典)(2)麻黄、葛根、陈皮、枳壳、杏仁、牛蒡、黄连、连翘。(中医方剂大辞典)(3)黄连、陈皮、杏仁、麻黄、枳壳、葛根。(中医方剂大辞典)

黄连芜荑丸 huang lian wu yi wan

【英文名】Huang Lian Wu Yi Pill

【组成】黄丹、黄连、白芜荑。(中医方剂大辞典)

黄连补汤 huang lian bu tang

【英文名】Huang Lian Bu Decoction

【异名】黄连汤(中医方剂大辞典、圣济总录)

【组成】黄连、茯苓、芎藭、酸石榴皮、地榆、伏龙肝。(中医方剂大辞典)

黄连赤石脂汤 huang lian chi shi zhi tang

【英文名】Huang Lian Chi Shi Zhi Decoction

【组成】黄连、赤石脂、滑石、生芍、黄芩、甘草。(中医方剂大辞典)

黄连进退汤 huang lian jin tui tang

【英文名】Huang Lian Jin Tui Decoction

【组成】川黄连、炮姜、半夏、川牛膝、白芍、人参、大枣肉、童便。(中医方剂大辞典)

黄连阿胶二味丸 huang lian e jiao er wei wan

【英文名】Huang Lian E Jiao Er Wei Pill

【组成】黄连、阿胶。(中医方剂大辞典)

黄连阿胶丸 huang lian e jiao wan

【英文名】Huang Lian E Jiao Pill

【组成】(1)黄连、阿胶、白茯苓、当归、木香。(中医方剂大辞典)(2)黄连、阿胶、砂仁、当归、白术、干姜、枳壳、炙甘草。(中医方剂大辞典)(3)黄连、白茯苓、白芍、阿胶。(中医方剂大辞典)(4)黄连、阿胶。(中医方剂大辞典)

黄连阿胶汤 huang lian e jiao tang

【英文名】Huang Lian E Jiao Decoction

【异名】黄连鸡子汤(中医方剂大辞典、伤寒指掌图)

【组成】(1)川连、中生地、炙甘草、炒地榆、阿胶珠、炒黄芩、当归、生白芍。(中医方剂大辞典)(2)黄连、阿胶、木香、干姜、人参、白术、茯苓、炙草、乌梅。(中医方剂大辞典)(3)黄连、黄芩、芍药、鸡子黄、阿胶。(中医方剂大辞典)

黄连阿胶栀子汤 huang lian e jiao zhi zi tang

【英文名】Huang Lian E Jiao Zhi Zi Decoction

【组成】黄连、阿胶、焦栀子、竹叶。(中医方剂大辞典)

黄连饮 huang lian yin

【英文名】Huang Lian Drink

【异名】黄连散(《普卫生总微》卷十五、《普济方》卷二一二)

【组成】(1)黄连、诃藜勒、地榆、芍药、甘草、木香、当归。(中医方剂大辞典)(2)黄连、甘草、萎蕤。(中医方剂大辞典)(3)大黄、黄连、芒硝、栀子。(中医方剂大辞典)(4)人参、黄连、甘草、青竹叶、生姜。(中医方剂大辞典)(5)胡黄连、乌梅肉、灶下土。(中医方剂大辞典)(6)黄连、豉。(中医方剂大辞典)(7)黄连、犀角、白蘘荷根、黄芩、茜根、败豉皮、蓝青、甘草、白头翁。(中医方剂大辞典)(8)黄连、白蘘荷根、犀角、黄芩、白头翁、茜根、蓝青、甘草。(中医方剂大辞典)(9)黄连、人参、黄芩、当归、桂、高良姜。(中医方剂大辞典)(10)黄连、冬瓜瓤。(中医方剂大辞典)(11)黄连、干姜、甘草。(中医方剂大辞典)(12)黄连、淡竹叶、芦根、羚羊角、木通、旋覆花、桑根白皮。(中医方剂大辞典)(13)黄连、阿胶、当归、赤石脂、附子、龙骨、白术。(中医方剂大辞典)

黄连饮子 huang lian yin zi

【英文名】Huang Lian Drink

【组成】(1)黄连、糯米、寒水石。(中医方剂大辞典)(2)黄连、栀子仁、豉、薤白。(中医方剂大辞典)

黄连麦冬汤 huang lian mai dong tang

【英文名】Huang Lian Mai Dong Decoction

【组成】黄连、麦冬。(中医方剂大辞典)

黄连制附丸 huang lian zhi fu wan

【英文名】Huang Lian Zhi Fu Pill

【组成】姜川连、煨附子。(中医方剂大辞典)

黄连和中汤 huang lian he zhong tang

【英文名】Huang Lian He Zhong Decoction

【组成】黄连、姜半夏、茯神、陈皮、炙甘草、防风、苍术、桂枝、白芍、干姜、神曲、藿香。(中医方剂大辞典)

黄连定厥汤 huang lian ding jue tang

【英文名】Huang Lian Ding Jue Decoction

【组成】黄连、当归、麦冬、玄参、贝母、菖蒲。(中医方剂大辞典)

黄连油膏 huang lian you gao

【英文名】Huang Lian You Plaster

【组成】黄连、蓖麻油。(中医方剂大辞典)

黄连泻火汤 huang lian xie huo tang

【英文名】Huang Lian Xie Huo Decoction

【异名】泻心汤(中医方剂大辞典、杂病源流犀烛)

【组成】(1)黄连、姜半夏、酒炒黄芩、干姜、人参、炙甘草。(中医方剂大辞典)(2)人参、黄连、熟地、白芍、远志、麦冬、茯神、银花、公英、甘草。(中医方剂大辞典)(3)黄连、黄芩、甘草。(中医方剂大辞典)(4)姜黄连、甘草、生地、归尾、赤芍、木通、连翘、防风、荆芥。(中医方剂大辞典)(5)黄连、麦门冬、赤茯苓、甘草、木通。(中医方剂大辞典)(6)黄连、厚朴、干姜、甘草、人参、半夏、生姜。(中医方剂大辞典)(7)大黄、黄芩、黄连、生地、甘草、木通。(中医方剂大辞典)(8)黄连、厚朴、干姜、甘草、人参、白芍药。(中医方剂大辞典)(9)黄连、山栀、荆芥、黄芩、连翘、木通、薄荷、牛子、甘草。(中医方剂大辞典)(10)黄连、生地黄、知母、甘草。(中医方剂大辞典)(11)大黄、黄连、甘草。(中医方剂大辞典)(12)黄连、生地黄、知母、黄芩、甘草。(中医方剂大辞典)(13)黄连、黄芩、生地、升麻、柴胡。(中医方剂大辞典)

黄连炉甘石散 huang lian lu gan shi san

【英文名】Huang Lian Lu Gan Shi Powder

【异名】黄连甘石散(中医方剂大辞典、医统)

【组成】炉甘石、黄连、龙脑。(中医方剂大辞典)

黄连肥儿丸 huang lian fei er wan
【英文名】Huang Lian Fei Er Pill
【组成】鹰爪黄连、芜荑、麦芽、神曲、青皮、使君子肉。(中医方剂大辞典)

黄连苦参汤 huang lian ku shen tang
【英文名】Huang Lian Ku Shen Decoction
【组成】黄连、苦参、阿胶。(中医方剂大辞典)

黄连败毒丸 huang lian bai du wan
【英文名】Huang Lian Bai Du Pill
【组成】黄连、甘草、连翘、防风、羌活、细辛、薄荷、黄芩、甘菊花。(中医方剂大辞典)

黄连败毒散 huang lian bai du san
【英文名】Huang Lian Bai Du Powder
【组成】(1)栀子、连翘、当归、川芎、黄芩、生地、防风、荆芥、牛蒡子、北柴胡、甘草、赤芍。(中医方剂大辞典)(2)黄连、黄柏、黄芩、独活、羌活、防风、当归、连翘、藁本、桔梗、人参、苏木、甘草、黄芪。(中医方剂大辞典)

黄连贯众散 huang lian guan zhong san
【英文名】Huang Lian Guan Zhong Powder
【组成】黄连、鸡冠花、贯众、大黄、乌梅、甘草、枳壳、荆芥。(中医方剂大辞典)

黄连降火汤 huang lian jiang huo tang
【英文名】Huang Lian Jiang Huo Decoction
【组成】川连、生军、玄明粉、连翘、山栀、赤芍、谷精珠、菊花、夏枯穗、桑皮叶、丹皮、玄参、竹叶、灯心、黑荆、芦根、白蔻仁。(中医方剂大辞典)

黄连降糖散 huang lian jiang tang san
【英文名】Huang Lian Jiang Tang Powder
【组成】黄连、党参、天花粉、泽泻。(山东中医杂志 1983,(5))

黄连养目膏 huang lian yang mu gao
【英文名】Huang Lian Yang Mu Plaster
【组成】黄连、当归、防风。(中医方剂大辞典)

黄连厚朴汤 huang lian hou pu tang
【英文名】Huang Lian Hou Pu Decoction
【组成】(1)黄连、楂肉、连翘、陈皮、山栀、柴胡、厚朴、六一散。(中医方剂大辞典)(2)黄连、厚朴、阿胶、当归、艾叶、黄柏、干姜。(中医方剂大辞典)(3)黄连、厚朴。(中医方剂大辞典)(4)黄连、厚朴、桑耳、茯神、天雄、射干、黄芪、代赭、枳壳、桔梗、地榆、当归、白术、桂、黄芩。(中医方剂大辞典)

黄连枳壳汤 huang lian zhi ke tang
【英文名】Huang Lian Zhi Ke Decoction
【组成】(1)川黄连、枳壳。(中医方剂大辞典)(2)黄连、枳壳、厚朴、陈皮、甘草、木通。(中医方剂大辞典)(3)川黄连、枳壳、陈皮、甘草。(中医方剂大辞典)(4)川黄连、枳壳、当归、白芍药、茯苓、泽泻、青皮、槟榔、木香、甘草。(中医方剂大辞典)

黄连柏叶汤 huang lian bo ye tang
【英文名】Huang Lian Bo Ye Decoction
【组成】黄连、柏叶、槐花、当归、黄芩、芥穗、枳壳。(中医方剂大辞典)

黄连栀子汤 huang lian zhi zi tang
【英文名】Huang Lian Zhi Zi Decoction
【组成】黄芩、黄连、栀子、降香、神曲、木香、槟榔、川芎、香附、芒硝。(中医方剂大辞典)

黄连洗汤 huang lian xi tang
【英文名】Huang Lian Xi Decoction
【组成】黄连、秦皮、蕤仁。(中医方剂大辞典)

黄连点眼方 huang lian dian yan fang
【英文名】Huang Lian Ophthalmic Prescription
【组成】(1)黄连。(中医方剂大辞典)(2)黄连、马牙硝、蜜。(中医方剂大辞典)(3)黄连、铅丹、蜜。(中医方剂大辞典)

黄连神膏 huang lian shen gao
【英文名】Huang Lian Shen Plaster
【组成】黄连、当归尾、生地、黄柏、姜黄、官白芷、香油。(中医方剂大辞典)

黄连胃风汤 huang lian wei feng tang
【英文名】Huang Lian Wei Feng Decoction
【组成】人参、白术、茯苓、川芎、当归、芍药、木香、黄连、官桂、粟米。(中医方剂大辞典)

黄连胃苓汤 huang lian wei ling tang
【英文名】Huang Lian Wei Ling Decoction
【组成】川黄连、干葛、赤茯苓、白术、猪苓、泽泻、苍术、川厚朴、甘草、生炙、陈皮。(中医方剂大辞典)

黄连胡粉膏 huang lian hu fen gao
【英文名】Huang Lian Hu Fen Plaster
【异名】黄连胡粉散(中医方剂大辞典)
【组成】黄连、胡粉、水银。(中医方剂大辞典)

黄连茯苓丸 huang lian fu ling wan
【英文名】Huang Lian Fu Ling Pill
【组成】黄连、白茯苓、破故纸、菖蒲。(中医方剂大辞典)

黄连茱萸汤 huang lian zhu yu tang
【英文名】Huang Lian Zhu Yu Decoction
【组成】(1)黄连、吴茱萸、干姜、巴豆。(中医方剂大辞典)(2)黄连、吴茱萸、当归、石榴皮。(中医方剂大辞典)

黄连酊 huang lian ding
【英文名】Huang Lian Tincture
【组成】黄连、花椒、70%酒精。(中医方剂大辞典)

黄连除䘌丸 huang lian chu ni wan
【英文名】Huang Lian Chu(Ni Chong) Pill

【异名】黄连化𧏾丸(中医方剂大辞典、麻疹阐注);除𧏾丸(中医方剂大辞典、种痘新书)
【组成】黄连、芦荟、白芜荑、使君子、干蟾、川楝子肉、夜明砂。(中医方剂大辞典)

黄连除𧏾汤 huang lian chu ni tang
【英文名】Huang Lian Chu (Ni Chong) Decoction
【组成】黄连、使君子肉、芜荑、蝉蜕、川楝子、芦荟。(中医方剂大辞典)

黄连除湿汤 huang lian chu shi tang
【英文名】Huang Lian Chu Shi Decoction
【组成】黄连、黄芩、川芎、当归、防风、苍术、厚朴、枳壳、连翘、甘草、大黄、朴硝。(中医方剂大辞典)

黄连饼 huang lian bing
【英文名】Huang Lian Bing Plaster
【异名】黄连饼子(《圣惠》卷六十二)
【组成】(1)黄连、乳香、薰陆香、雄雀粪。(中医方剂大辞典)(2)黄连、蛇床子、乳香、杏仁、蔓菁根、盐、大粪灰、柳树上木耳。(中医方剂大辞典)

黄连香附桃仁丸 huang lian xiang fu tao ren wan
【英文名】Huang Lian Xiang Fu Tao Ren Pill
【组成】黄连、莱菔子、台芎、山栀仁、三棱、莪术、麦芽、神曲、桃仁、香附子、山楂肉。(中医方剂大辞典)

黄连香茹饮 huang lian xiang ru yin
【英文名】Huang Lian Xiang Ru Drink
【组成】黄连、香茹、扁豆、厚朴、甘草。(中医方剂大辞典)

黄连香薷汤 huang lian xiang ru tang
【英文名】Huang Lian Xiang Ru Decoction
【异名】黄连香薷散(中医方剂大辞典、奇效良方);黄连香薷饮(中医方剂大辞典、杂病源流犀烛)
【组成】香薷、厚朴、黄连。(中医方剂大辞典)

黄连香薷饮 huang lian xiang ru yin
【英文名】Huang Lian Xiang Ru Drink
【组成】(1)黄连、香薷、厚朴、扁豆、茯苓、甘草。(中医方剂大辞典)(2)香薷、厚朴、黄连、甘草、羌活。(中医方剂大辞典)(3)香薷、藿香、厚朴、扁豆、黄连、白术、茯苓、猪苓、木通、甘草。(中医方剂大辞典)

黄连香薷散 huang lian xiang ru san
【英文名】Huang Lian Xiang Ru Powder
【异名】黄连香薷饮(中医方剂大辞典、症因脉治)
【组成】(1)香薷散、黄连。(中医方剂大辞典)(2)川黄连、香薷、白扁豆、厚朴。(中医方剂大辞典)(3)香薷、厚朴、甘草、白扁豆、黄连。(中医方剂大辞典)

黄连凉膈甘桔解毒汤 huang lian liang ge gan jie jie du tang
【英文名】Huang Lian Liang Ge Gan Jie Jie Du Decoction
【组成】甘草、桔梗、黄连、黄芩、黄柏、栀子、连翘、薄荷、大力子、麦冬、升麻、山豆根。(中医方剂大辞典)

黄连消毒饮 huang lian xiao du yin
【英文名】Huang Lian Xiao Du Drink
【组成】(1)生黄芪、防己、泽泻、连翘、草节、陈皮、川黄连、苏木、桔梗、防风、黄芩、藁本、全当归、川柏、羌活、知母、生地、玄参。(中医方剂大辞典)(2)黄连、黄柏、苏木、桔梗、生地、知母、归尾、防风、泽泻、甘草。(中医方剂大辞典)(3)川连、连翘、山栀、生草、川柏、牛蒡、淡芩。(中医方剂大辞典)(4)柴胡、黄连、黄芩、连翘、防风、荆齐、羌活、川芎、白芷、桔梗、枳壳、牛蒡、射干、甘草、大黄。(中医方剂大辞典)

黄连消毒散 huang lian xiao du san
【英文名】Huang Lian Xiao Du Powder
【组成】黄连、黄芩、黄柏、生地黄、知母、羌活、独活、防风、藁本、当归尾、桔梗、黄芪、人参、甘草、连翘、苏木、防己、泽泻、橘皮。(中医方剂大辞典)

黄连消疳丸 huang lian xiao gan wan
【英文名】Huang Lian Xiao Gan Pill
【组成】黄连、神曲、阿魏、胡连、丁香、雷丸、礞石、使君子。(中医方剂大辞典)

黄连消暑丸 huang lian xiao shu wan
【英文名】Huang Lian Xiao Shu Pill
【组成】消暑丸、黄连。(中医方剂大辞典)

黄连消痞丸 huang lian xiao pi wan
【英文名】Huang Lian Xiao Pi Pill
【组成】(1)泽泻、姜黄、干生姜、炙甘草、茯苓、白术、陈皮、猪苓、枳实、半夏、黄连、黄芩。(中医方剂大辞典)(2)黄连、黄芩、枳实、半夏、姜黄、白术、泽泻、人参、陈皮、厚朴、猪苓、砂仁、干姜、神曲、甘草。(中医方剂大辞典)

黄连涤暑汤 huang lian di shu tang
【英文名】Huang Lian Di Shu Decoction
【组成】黄连、黄芩、栀子、连翘、葛根、茯苓、半夏、甘草。(中医方剂大辞典)

黄连粉 huang lian fen
【英文名】Huang Lian Powder
【组成】黄连、牡蛎。(中医方剂大辞典)

黄连粉散 huang lian fen san
【英文名】Huang Lian Fen Powder
【组成】黄连、胡粉。(中医方剂大辞典)

黄连素片 huang lian su pian
【英文名】Huang Lian Su Tablet
【组成】盐酸小檗碱。((91)卫药准字 Z-09 号)

黄连素注射液 huang lian su zhu she ye
【英文名】Huang Lian Su Injection
【组成】黄连素。(吉林中医 1982,(1))

黄连通圣散 huang lian tong sheng san

【英文名】Huang Lian Tong Sheng Powder

【组成】防风通圣散、黄连、薄荷。(中医方剂大辞典)

黄连酒 huang lian jiu

【英文名】Huang Lian Wine

【组成】(1)黄连。(中医方剂大辞典)(2)常山、黄连、酒。(中医方剂大辞典)

黄连救苦汤 huang lian jiu ku tang

【英文名】Huang Lian Jiu Ku Decoction

【组成】黄连、升麻、葛根、柴胡、赤芍、川芎、归尾、连翘、桔梗、黄芩、羌活、防风、金银花、甘草节。(中医方剂大辞典)

黄连断下丸 huang lian duan xia wan

【英文名】Huang Lian Duan Xia Pill

【组成】净黄连、南木香。(中医方剂大辞典)

黄连清心饮 huang lian qing xin yin

【英文名】Huang Lian Qing Xin Drink

【异名】黄连清心汤(中医方剂大辞典、古今医鉴)

【组成】黄连、生地、归身、甘草、茯神、酸枣仁、远志、人参、石莲肉。(中医方剂大辞典)

黄连清气散 huang lian qing qi san

【英文名】Huang Lian Qing Qi Powder

【组成】羌活、独活、柴胡、前胡、防风、黄芩、黄连、川芎、茯苓、桔梗、枳壳、荆芥、甘草。(中医方剂大辞典)

黄连清火汤 huang lian qing huo tang

【英文名】Huang Lian Qing Huo Decoction

【异名】清心散(中医方剂大辞典、法律)

【组成】(1)当归、白芍、生地、麦冬、山栀、连翘、甘草、薄荷。(中医方剂大辞典)(2)凉膈散、黄连。(中医方剂大辞典)(3)黄连、玄参、归尾、赤芍、丹皮、贝母、荆芥、防风、桑叶、蝉衣、前胡、菊花、竹叶、灯心、芝麻。(中医方剂大辞典)

黄连清肺饮 huang lian qing fei yin

【英文名】Huang Lian Qing Fei Drink

【组成】黄连、山栀、豆豉。(中医方剂大辞典)

黄连清胃丸 huang lian qing wei wan

【英文名】Huang Lian Qing Wei Pill

【组成】炒山栀、连翘、大黄、黄芩、生石膏、丹皮、薄荷、知母、朴硝、荆芥、生地、黄连、升麻、防风、当归尾、甘草、白芷、赤芍、玄参、花粉。(中医方剂大辞典)

黄连清凉饮子 huang lian qing liang yin zi

【英文名】Huang Lian Qing Liang Drink

【组成】黄连、当归、炙草、大黄、赤芍药。(中医方剂大辞典)

黄连清喉饮 huang lian qing hou yin

【英文名】Huang Lian Qing Hou Drink

【组成】川连、桔梗、牛蒡子、玄参、赤芍、荆芥、甘草、连翘、黄芩、天花粉、射干、防风。(中医方剂大辞典)

黄连清膈丸 huang lian qing ge wan

【英文名】Huang Lian Qing Ge Pill

【组成】麦门冬、黄连、鼠尾黄芩。(中医方剂大辞典)

黄连猪肚丸 huang lian zhu du wan

【英文名】Huang Lian Zhu Du Pill

【异名】猪肚丸(中医方剂大辞典、妇人良方)

【组成】(1)黄连、麦门冬、知母、天花粉、葛根、生地黄。(中医方剂大辞典)(2)猪肚、黄连、小麦、天花粉、茯神、麦门冬。(中医方剂大辞典)(3)黄连、人参、赤茯苓、黄芪、木香、鳖甲、柴胡、地骨皮、桃仁。(中医方剂大辞典)

黄连猪苓汤 huang lian zhu ling tang

【英文名】Huang Lian Zhu Ling Decoction

【组成】黄连、甘草、枳壳、木通、猪苓、杏仁、百合、紫苏、香附、葱根、芎、白芍归、熟地、滑石。(中医方剂大辞典)

黄连猪胆丸 huang lian zhu dan wan

【英文名】Huang Lian Zhu Dan Pill

【异名】芦荟丸(中医方剂大辞典、幼幼新书)

【组成】黄连、芦荟、芜荑、青黛、槟榔、蝉蜕、胡黄连、麝香。(中医方剂大辞典)

黄连猪胆汁汤 huang lian zhu dan zhi tang

【英文名】Huang Lian Zhu Dan Zhi Decoction

【组成】黄连、猪胆汁、冰片、青黛。(四川中医 1989,7(11))

黄连黄芩汤 huang lian huang qin tang

【英文名】Huang Lian Huang Qin Decoction

【组成】黄连、黄芩、郁金、香豆豉。(中医方剂大辞典)

黄连黄柏知母丸 huang lian huang bo zhi mu wan

【英文名】Huang Lian Huang Bo Zhi Mu Pill

【组成】黄连、黄柏、知母。(中医方剂大辞典)

黄连黄芪丸 huang lian huang qi wan

【英文名】Huang Lian Huang Qi Pill

【组成】黄芪、黄连、熟干地黄、牡蛎、鹿茸、白茯苓、土瓜根、玄参、地骨皮、龙骨、人参、桑螵蛸、五味子、麦门冬、菝葜。(中医方剂大辞典)

黄连散 huang lian san

【英文名】Huang Lian Powder

【异名】苦散子(《外台》卷五引《集验方》)

【组成】(1)黄连、龙骨、当归、牛黄、麝香。(中医方剂大辞典)(2)黄连、大青、栀子仁、茵陈、柴胡、地骨皮、黄芩、川芒硝、川大黄、甘草。(中医方剂大辞典)(3)黄连、黄柏、艾叶、黄芩、龙骨。(中医方剂大辞典)(4)黄连、川大黄、大青、川升麻、黄芩、甘草。(中医方剂大辞典)(5)黄连、当归、阿胶、黄芩、赤芍药、地榆、甘草。(中医方剂大辞典)(6)黄连、牡蛎、龙骨、当归、人参、赤石脂、甘草。(中医方剂大辞典)(7)黄连、人参、黄芩、干姜。(中医方剂大辞典)(8)黄连、木通、犀角屑、川升麻、黄芩、大青、茯神、甘草、百合。(中医方剂大辞典)(9)黄连、黄柏、甘草、蔷薇根、栀子仁。(中医方剂大辞典)(10)黄连、黄芩、栀子仁、甘草、伏龙肝、淡竹茹。(中医方剂大辞典)(11)黄连、犀角屑、石膏、栀子仁、甘草。(中医方剂大辞典)(12)黄连、车前子、木通、汉防己、瞿麦、犀角屑、猪苓、甘草。(中医方剂大辞典)(13)黄连、石膏、人参、知母、麦门冬、栀子仁、赤芍药、犀角屑、茯神、紫苑、川芒硝。(中医方剂大辞典)(14)黄连、胡粉。(中医方剂大辞典)(15)宣州黄连。(中医方剂大辞典)(16)干姜、附子、黄连、矾石。(中医方剂大辞典)(17)黄连、龙骨、阿胶、艾叶。(中医方剂大辞典)(18)大黄、鼠粪、黄连。(中医方剂大辞典)(19)黄连、当归。(中医方剂大辞典)(20)黄连、黄柏、轻粉、枯矾、黄丹、冰片。(中医方剂大辞典)(21)白矾、黄连、冰片。(中医方剂大辞典)(22)黄连、阿胶、神曲、杏仁、桃仁、海藻、黄柏、连翘。(中医方剂大辞典)(23)黄连、防风、荆芥、赤芍药、五倍子、蔓荆子、覆盆子根。(中医方剂大辞典)(24)黄连、黄柏、胡粉。(中医方剂大辞典)(25)黄连、五倍子。(中医方剂大辞典)(26)黄连、黄柏、密陀僧、轻粉、黄丹、没药。(中医方剂大辞典)(27)黄连、黄芩、柏叶、甘草、豆豉。(中医方剂大辞典)(28)黄连、黄柏、白芷。(中医方剂大辞典)(29)黄连、厚朴、陈皮、杏仁、枳实、麻黄、干葛。(中医方剂大辞典)(30)黄连、黄柏、桃白皮、胡粉、丁香、沉香、川椒、木香。(中医方剂大辞典)(31)黄连、犀角屑、白蘘荷、黄芩、白头翁、蔓菁菜、吴蓝、甘草。(中医方剂大辞典)(32)大黄连、人参、木香。(中医方剂大辞典)(33)胡黄连、葛根、玄参、枇杷叶、甘草、麦门冬。(中医方剂大辞典)(34)杏仁、黄连、黄柏、当归、赤芍药。(中医方剂大辞典)(35)黄连、黄芩、(庶虫)虫、熟地黄。(中医方剂大辞典)(36)黄连、朴硝、白矾、薄荷。(中医方剂大辞典)(37)黄连、木香、丁香、诃黎勒皮、干姜。(中医方剂大辞典)(38)黄连、黄芩、当归、赤石脂。(中医方剂大辞典)(39)密陀僧、腊茶、黄连、滑石、栝蒌根。(中医方剂大辞典)(40)黄连、阿魏、神曲、山楂、桃仁、连翘、槐角、犀角。(中医方剂大辞典)(41)黄连、大黄、黄芩、密陀僧、百药煎、轻粉。(中医方剂大辞典)(42)黄连、黄柏、轻粉、枯矾、黄丹。(中医方剂大辞典)(43)黄连、轻粉。(中医方剂大辞典)(44)大椒、黄柏皮、黄连、槟榔。(中医方剂大辞典)(45)羯羊胆、鹰爪、黄连。(中医方剂大辞典)(46)川黄连、黄柏、草决明、轻粉。(中医方剂大辞典)(47)当归、赤芍药、黄连、黄柏。(中医方剂大辞典)(48)黄连、韶粉、黄柏、软石膏。(中医方剂大辞典)(49)黄连、黄柏、黄丹、白及、龙骨、轻粉。(中医方剂大辞典)(50)乳香、黄连、荆芥、灯心。(中医方剂大辞典)(51)黄连、贯众、鸡冠花、乌梅肉、大黄、甘草。(中医方剂大辞典)(52)黄连、当归、干姜。(中医方剂大辞典)(53)鹰爪、黄连、露蜂房、猪牙、皂角。(中医方剂大辞典)(54)黄连、胡椒、牙硝。(中医方剂大辞典)(55)黄连、黄柏、秫米、赤小豆、腻粉。(中医方剂大辞典)(56)黄连、黄柏、甘草、凝水石、槟榔。(中医方剂大辞典)(57)黄连、槟榔。(中医方剂大辞典)(58)黄连、黄药子、马牙硝、白矾、龙脑。(中医方剂大辞典)(59)黄连、干姜、诃黎勒、地榆、甘草、乌梅肉。(中医方剂大辞典)(60)黄连、黄芩、生干地黄、(庶虫)虫、桂、大黄。(中医方剂大辞典)(61)黄连、槟榔、木香、白芷。(中医方剂大辞典)(62)黄连、荷叶、艾叶、柏叶。(中医方剂大辞典)(63)黄连、木香、槟榔。(中医方剂大辞典)(64)黄连、赤小豆、马蹄、大黄、楸叶。(中医方剂大辞典)(65)黄连、胡粉、黄蜀葵花。(中医方剂大辞典)(66)黄连、滑石。(中医方剂大辞典)(67)黄连、升麻、龙胆。(中医方剂大辞典)(68)黄连、瓠子。(中医方剂大辞典)(69)黄连、附子。(中医方剂大辞典)(70)黄连、雄黄、细辛、黄柏、干姜。(中医方剂大辞典)(71)黄连、鸡子。(中医方剂大辞典)(72)黄连、蕤仁、甘草、细辛、栀子仁、苦竹叶、生干地黄、青盐。(中医方剂大辞典)(73)黄连、木兰皮、猪肚。(中医方剂大辞典)(74)黄连、黄柏、阿胶、当归、龙骨、木香。(中医方剂大辞典)(75)黄连、栀子仁、当归。(中医方剂大辞典)(76)黄连、栝蒌根、地骨皮、葳蕤、犀角屑、黄芩、川升麻、甘草。(中医方剂大辞典)(77)黄连、犀角屑、刺蓟、鸡苏叶、生干地黄。(中医方剂大辞典)(78)黄连、知母、鳖甲、麦门冬、龙胆、甘草、柴胡、白术、地骨皮、木通、黄芩、犀角屑。(中医方剂大辞典)(79)黄连、槟榔、母丁香、麝香。(中医方剂大辞典)(80)黄连、蛇床子、赤小豆、糯米、胡粉。(中医方剂大辞典)(81)黄连、胡粉、黄柏、雄黄。(中医方剂大辞典)(82)黄连、藜芦、川大黄、干姜、茼茹、莽草。(中医方剂大辞典)(83)黄连、龙骨、赤石脂、厚朴、人参、干姜、地榆、黄芩。(中医方剂大辞典)(84)黄连。(中医方剂大辞典)(85)黄连、黄柏、厚朴、木香。(中医方剂大辞典)(86)黄连、灶突中黑尘。(中医方剂大辞典)(87)黄连、厚朴、干姜、木香、甘草、阿胶、陈曲、诃藜勒皮。(中医方剂大辞典)(88)黄连、无食子、黄柏、酸石榴皮、干姜。(中医方剂大辞典)(89)黄连、大黄、黄芩、甘草。(中医方剂大辞典)(90)黄连、葛根、大黄、枇杷叶、麦门冬。(中医方剂大辞典)(91)黄连、柴胡、前胡。(中医方剂大辞典)(92)黄连、牡蛎、白茯苓、甘草。(中医方剂大辞典)(93)黄连、胡粉、密陀僧、白芷、白蔹。(中医方剂大辞典)(94)黄连、黄柏、地榆、白芷。(中医方剂大辞典)(95)黄连、川大黄、白蔹、马牙硝、黄柏、青盐、麒麟、赤小豆、杏仁。(中医方剂大辞典)(96)黄连、龙骨、木香、当归、赤芍药、诃黎勒、赤石脂、甘草、干姜。(中医方剂大辞典)(97)黄连、白术、黄芩、当归、乌梅肉、干姜、阿胶、甘草。(中医方剂大辞典)(98)黄连、生姜。(中医方剂大辞典)(99)黄连、槟榔、甘草。(中医方剂大辞典)(100)防风、地榆、白蒺藜、川芎、使君子、木香、甘草、黄连。(中医方剂大辞典)(101)黄连、败豉皮、犀角屑、白蘘荷根、白头翁、甘草、蓝青、黄芩、茜根。(中医方剂大辞典)(102)黄连、黄柏、桃白皮、丁香、胡粉。(中医方剂大辞典)(103)黄连、犀角屑、白蘘荷根、黄芩、白头翁、蔓菁根、吴蓝、甘草、当归。(中医方剂大辞典)(104)黄连、厚朴、干姜、木香、当归、黄牛角腮、艾叶、乌梅、龙骨。(中医方剂大辞典)(105)黄连、牡蛎、乌梅肉、甘草、诃藜勒。(中医方剂大辞典)(106)黄连、胡黄连、朱砂、麝香、蜗牛、牛黄、铅霜、诃藜勒、没石子、使君子、肉豆蔻、淀粉、黄丹、龙骨。(中医方剂大辞典)(107)黄连、白茯苓、阿胶、黄柏、人参、丁香、诃藜勒皮、桃白皮、没石子。(中医方剂大辞典)(108)黄连、胡粉、吴茱萸、赤小豆、水银。(中医方剂大辞典)(109)黄连、玄参、石膏、大青、川芒硝、防风、栀子仁、黄芩、甘草、独活、川升麻、葛根。(中医方剂大辞典)(110)黄连、白矾。(中医方剂大辞典)(111)黄连、大青、川升麻、桑根白皮、甘草。(中医方剂大辞典)(112)黄连、黄柏、甘草、寒水石、槟榔。(中医方剂大辞典)(113)黄连、胡粉、甘草。(中医方剂大辞典)(114)黄连、黄柏、胡粉、苦参、水银。(中医方剂大辞典)(115)黄连、蛇床子、黄柏、胡粉。(中医方剂大辞典)(116)黄连、水银、乌贼鱼骨。(中医方剂大辞典)(117)黄连、白蔹、赤石脂、龙骨、乌贼鱼骨。(中医方剂大辞典)(118)黄连、大青、川升麻、赤茯苓、人参、甘草、麦门冬、黄芩、地骨皮、犀角屑。(中医方剂大辞典)(119)黄连、射干、川升麻、赤茯苓、麦门冬、玄参、甘草、桑根白皮、黄芩。(中医方剂大辞典)(120)黄连、乱发灰、故絮灰、干姜。(中医方剂大辞典)(121)黄连、川升麻、黄芩、犀角屑、川大黄、麦门冬、甘草、茯神。(中医方剂大辞典)(122)黄连、甘草。(中医方剂大辞典)(123)黄连、干姜。(中医方剂大辞典)(124)黄连、白龙骨、马牙硝、白矾、龙脑。(中医方剂大辞典)(125)黄连、赤芍药、蕤仁、木通、决明子、栀子仁、黄芩、甘草。(中医方剂大辞典)(126)黄连、木通、黄芩、黄柏、甘草、川朴硝。(中医方剂大辞典)(127)黄连、古字钱、龙脑、杏仁、蚌粉、蜜、不食井花水。(中医方剂大辞典)

黄连温胆汤 huang lian wen dan tang

【英文名】Huang Lian Wen Dan Decoction

【组成】温胆汤、黄连。(中医方剂大辞典)

黄连煮散 huang lian zhu san

【英文名】Huang Lian Zhu Powder

【组成】马牙硝、黄连。(中医方剂大辞典)

黄连犀角丸 huang lian xi jiao wan

【英文名】Huang Lian Xi Jiao Pill

【组成】黄连、犀角、牡蛎、香豉、龙骨。(中医方剂大辞典)

黄连犀角汤 huang lian xi jiao tang

【英文名】Huang Lian Xi Jiao Decoction

【异名】黄连解毒汤(中医方剂大辞典、治痘全书);黄连犀角散(中医方剂大辞典、张氏医通);清热黄连犀角汤(中医方剂大辞典、麻疹阐注)

【组成】(1)黄连、犀角、乌梅、木香、桃仁。(中医方剂大辞典)(2)黄连、犀角、乌梅、没药。(中医方剂大辞典)(3)黄连、乌梅、犀角、青木香。(中医方剂大辞典)

黄连犀角散 huang lian xi jiao san

【英文名】Huang Lian Xi Jiao Powder

【组成】黄连末、犀角。(中医方剂大辞典)

黄连葛根汤 huang lian ge gen tang

【英文名】Huang Lian Ge Gen Decoction

【组成】黄连、葛根、升麻、甘草。(中医方剂大辞典)

黄连煎 huang lian jian

【英文名】Huang Lian Jian Decoction

【异名】黄连汤(中医方剂大辞典、医心方)

【组成】(1)黄连。(中医方剂大辞典)(2)黄连、曾青、地骨白皮、颗盐、古钱、蜜。(中医方剂大辞典)(3)黄连、童子蛔虫、龙脑、蜜。(中医方剂大辞典)(4)黄连、芦荟、龙脑。(中医方剂大辞典)(5)黄连、白矾灰、腻粉、井盐、硼砂、胡黄连、白龙脑。(中医方剂大辞典)(6)黄连末。(中医方剂大辞典)(7)黄连、丁香、黄柏、蕤仁、古钱。(中医方剂大辞典)(8)黄连、蕤仁、硼砂。(中医方剂大辞典)(9)黄连、蕤仁、地骨皮、青盐、古字钱、曾青、蜜。(中医方剂大辞典)(10)黄连、蕤仁、杏仁、黄柏、腻粉、青盐、龙脑。(中医方剂大辞典)(11)黄连、大枣。(中医方剂大辞典)

黄连解毒丸 huang lian jie du wan

【英文名】Huang Lian Jie Du Pill

【组成】黄连、黄柏、黄芩、栀子、滑石、川木通。((81)

川卫药准字－1382号）

黄连解毒加味汤 huang lian jie du jia wei tang

【英文名】Huang Lian Jie Du Jia Wei Decoction

【组成】黄连、黄芩、栀子、黄柏、丹皮、生地黄、甘草、金银花、连翘。（中医方剂大辞典）

黄连解毒合天水散 huang lian jie du he tian shui san

【英文名】Huang Lian Jie Du He Tian Shui Powder

【组成】正雅连、川黄柏、枯黄芩、黑栀仁、飞滑石、炙甘草。（中医方剂大辞典）

黄连解毒合甘桔汤 huang lian jie du he gan jie tang

【英文名】Huang Lian Jie Du He Gan Jie Decoction

【组成】酒芩、酒连、酒栀子、石膏、桔梗、甘草、薄荷叶、连翘、荆芥穗、牛蒡子。（中医方剂大辞典）

黄连解毒合犀角地黄汤 huang lian jie du he xi jiao di huang tang

【英文名】Huang Lian Jie Du He Xi Jiao Di Huang Decoction

【组成】黄连、黄芩、黄柏、栀子、犀角、生地黄、牡丹皮、芍药。（中医方剂大辞典）

黄连解毒汤 huang lian jie du tang

【英文名】Huang Lian Jie Du Decoction

【异名】三黄解毒汤（中国中医药学主题词表、外科十法）；三黄汤（中国中医药学主题词表、不居集.下集）；黄连黄柏汤（中国中医药学主题词表、伤寒总病论）；火剂汤（中国中医药学主题词表、脉因证治）；解毒汤（中国中医药学主题词表、保命集）；既济解毒汤（中国中医药学主题词表、医方类聚）

【组成】(1)生地、白芍、当归、黄连、木通、防风、银花、荆芥、连翘、丹皮、柴胡、麦冬、鳖甲、薄荷。（中医方剂大辞典）(2)黄连、黄芩、黄柏、栀炭、银花。（中医方剂大辞典）(3)黄连、甘草、玄参、射干、贝母、桔梗、连翘、生地、犀角。（中医方剂大辞典）(4)黄连、黄芩、栀子。（中医方剂大辞典）(5)黄连、黄芩、芍药、栀子。（中医方剂大辞典）(6)黄连、黄柏、黄芩、栀子。（中医方剂大辞典）(7)黄连、桔梗、连翘、土贝母、丹皮、甘草梢、黄芩、生地、白僵蚕、玄参。（中医方剂大辞典）(8)木香、黄连、归尾、白芍、红花、连翘、滑石、枳壳、陈皮、甘草。（中医方剂大辞典）(9)黄连、玄参、连翘、栀子、花粉、陈皮、甘草、竹叶。（中医方剂大辞典）(10)黄连、黄芩、黄柏、山栀、石膏。（中医方剂大辞典）(11)川连、黄柏、黄芩、山栀、连翘。（中医方剂大辞典）(12)贝母、当归、赤芍药、黄连、独活、紫草、红花、荆芥穗、陈皮、生地、甘草、菖蒲。（中医方剂大辞典）(13)黄连、黄芩、黄柏、栀子、生地。（中医方剂大辞典）(14)黄连、黄芩、黄柏、山栀、连翘、甘草、牛蒡子。（中医方剂大辞典）(15)黄连、生地黄、芍药、甘草、木通、车前草、僵蚕、桔梗、连翘、牛蒡子、荆芥。（中医方剂大辞典）(16)黄连、黄芩、黄柏、山栀、牛蒡子、甘草、防风、荆芥、知母、石膏、桔梗、玄参、木通。（中医方剂大辞典）(17)黄连、黄芩、栀子、黄柏、连翘、芍药、柴胡。（中医方剂大辞典）(18)黄连、黄芩、黄柏、栀子、柴胡、连翘。（中医方剂大辞典）(19)黄连、甘草、升麻、桔梗、茯苓、黄芩、山栀、当归、川芎、白芍、生地、枳壳、玄参、天花粉、连翘、小柴胡、金银花、灯心。（中医方剂大辞典）(20)黄连、鼠粘子、桔梗、天花粉、连翘、当归、生地黄、白芍药、牡丹皮、青皮、枳壳、前胡、小柴胡、干葛、玄参、金银花。（中医方剂大辞典）(21)条芩、黄连、归尾、枳壳、红花、甘草。（中医方剂大辞典）(22)黄连、黄柏、栀子、木香、犀角。（中医方剂大辞典）

黄连解毒凉膈散 huang lian jie du liang ge san

【英文名】Huang Lian Jie Du Liang Ge Powder

【组成】黄芩、黄连、栀子、黄柏、连翘、薄荷叶、桔梗、枳壳、麦冬、山楂、花粉、木通、生地、大力子、甘草、竹叶、灯心、大黄、枳实、山楂。（中医方剂大辞典）

黄连解毒散 huang lian jie du san

【英文名】Huang Lian Jie Du Powder

【组成】黄连、黄芩、黑参、龙胆草、荆芥、栀子、天花粉、茵陈、生地黄、车前子、桔梗、连翘。（中医方剂大辞典）

黄连槟榔散 huang lian bin lang san

【英文名】Huang Lian Bin Lang Powder

【组成】黄连、麻黄、鸡心槟榔、当归须、生干地黄、川芎、赤芍药、川独活、牵牛、苍术、桑白皮、枳壳、甘草、细辛、蒺藜。（中医方剂大辞典）

黄连滴眼方 huang lian di yan fang

【英文名】Huang Lian Di Yan Prescription

【组成】鹰爪黄连、干艾叶、真杏仁。（中医方剂大辞典）

黄连膏 huang lian gao

【英文名】Huang Lian Plaster

【异名】龙脑黄连膏（中医方剂大辞典、原机启微）

【组成】(1)黄连粉、绿豆粉。（中医方剂大辞典）(2)川古勇连、川柏皮、元参、大生地、生龟版、当归。（中医方剂大辞典）(3)黄连、黄柏、姜黄、归尾、白芷、丹皮、赤芍、生地、合欢皮、大黄、黄芩、秦艽、紫草、白鲜皮。（中医方剂大辞典）(4)川连、川柏、大黄、当归。（中医方剂大辞典）(5)黄连、黄芩、大黄、黄蜡、麻油。（中医方剂大辞典）(6)黄连、大黄末、冰片。（中医方剂大辞典）(7)黄连末。（中医方剂大辞典）(8)黄连。（中医方剂大辞典）(9)炉甘石、石蟹、琥珀、珍珠、熊胆、冰片、麝香。（中医方剂大辞典）(10)川连、金、银。（中医方剂大辞典）(11)黄连、当归尾、生地、黄柏、姜黄。(中医方剂大辞典)(12)黄连、鸡柏根、地薄荷、田茶菊、嫩柏叶、苦花子、苦参根、地胡椒、七层萎、地芫荽、千里光。(中医方剂大辞典)(13)黄连、杏仁、菊花、栀子、黄芩、黄柏、龙胆草、防风、当归、赤芍药、生地黄。(中医方剂大辞典)(14)黄连、苦参、秦皮、杏仁、炉甘石末、硼砂、乳香、没药、胆矾、海螵蛸。(中医方剂大辞典)(15)黄连、牛乳汁、生地黄。(中医方剂大辞典)(16)黄连、猪脂、蜜、羊髓。(中医方剂大辞典)(17)白矾、硫黄、黄连、雌黄、蛇床子。(中医方剂大辞典)(18)黄连、腻粉、蕤仁。(中医方剂大辞典)(19)白矾、黄连、甘草、乳香、杏仁。(中医方剂大辞典)(20)黄连、蕤仁、杏仁、木贼、草龙胆。(中医方剂大辞典)(21)黄连、秦皮、当归、赤芍药。(中医方剂大辞典)(22)黄连、生地黄、白莲藕、牛乳。(中医方剂大辞典)(23)朴硝、白丁香、黄连。(中医方剂大辞典)(24)黄连、黄柏、蛇床子、茼茹、礜石、水银。(中医方剂大辞典)(25)黄连、大铜钱。(中医方剂大辞典)(26)黄连、黄柏、豉、蔓菁子、杏仁、水银。(中医方剂大辞典)(27)黄连、黄柏、杏仁、蔓菁子、胡粉、水银、猪脂、豉心。(中医方剂大辞典)(28)黄连、升麻、槐白皮、大青、苦竹叶。(中医方剂大辞典)(29)黄连、蕤仁、干姜、腻粉。(中医方剂大辞典)(30)黄连、竹叶、枣。(中医方剂大辞典)(31)黄连、蕤仁、决明子、秦皮。(中医方剂大辞典)(32)黄连、龙脑。(中医方剂大辞典)(33)黄连、腻粉、杏仁、蕤仁。(中医方剂大辞典)(34)黄连、地黄、蜜。(中医方剂大辞典)(35)黄连、黄柏、川升麻、蕤仁、细辛、石胆。(中医方剂大辞典)(36)猪膏、白蜜、黄连。(中医方剂大辞典)(37)黄连、生胡粉、白蔹、大黄、黄柏。(中医方剂大辞典)(38)黄连、白蔹、白芷、生胡粉。(中医方剂大辞典)

黄连熟艾汤 huang lian shu ai tang

【英文名】Huang Lian Shu Ai Decoction

【组成】黄连、黄柏、龙骨、熟艾。(中医方剂大辞典)

黄连霉液汤 huang lian mei ye tang

【英文名】Huang Lian Mei Ye Decoction

【组成】黄连、山栀子、白矾。(新中医 1989,(9))

黄连橘皮汤 huang lian ju pi tang

【英文名】Huang Lian Ju Pi Decoction

【组成】(1)黄连、橘皮、杏仁、枳实、麻黄、葛根。(中医方剂大辞典)(2)黄连、橘皮、杏仁、枳实、麻黄、葛根、厚朴、甘草。(中医方剂大辞典)

黄连磨积丸 huang lian mo ji wan

【英文名】Huang Lian Mo Ji Pill

【组成】黄连、栀子仁、白芥子、川芎、苍术、桃仁、青皮、香附子、莪术、山楂肉、莱菔子、白术、三棱。(中医方剂大辞典)

黄连鳖甲汤 huang lian bie jia tang

【英文名】Huang Lian Bie Jia Decoction

【组成】黄连、鳖甲、莲子、黄芪、磁石。(实用中西医结合杂志 1991,4(8))

黄附丸 huang fu wan

【英文名】Huang Fu Pill

【组成】附子。(中医方剂大辞典)

黄鸡(臛) huang ji(huo)

【英文名】Huang Ji Huo

【组成】黄雄鸡、姜、桑白皮、黄芪。(中医方剂大辞典)

黄鸡炙 huang ji zhi

【英文名】Huang Ji Zhi

【组成】黄雌鸡。(中医方剂大辞典)

黄鸡馄饨 huang ji hun tun

【英文名】Huang Ji Hun Tun

【组成】黄雌鸡肉、白面、葱白。(中医方剂大辞典)

黄鸡粥 huang ji zhou

【英文名】Huang Ji Gruel

【组成】黄母鸡、肉苁蓉、生薯蓣、阿魏、粳米。(中医方剂大辞典)

黄鸡煎丸 huang ji jian wan

【英文名】Huang Ji Jian Pill

【组成】黄连、鹤虱、芜荑仁、秦艽、柴胡、知母、使君子。(中医方剂大辞典)

黄鸡馎饦 huang ji bo tuo

【英文名】Huang Ji Bo Tuo

【组成】黄雌鸡、白面、茯苓末。(中医方剂大辞典)

黄鸡羹 huang ji geng

【英文名】Huang Ji Thick Soup

【组成】黄雌鸡、粳米、葱白。(中医方剂大辞典)

黄卷丸 huang juan wan

【英文名】Huang Juan Pill

【组成】大豆黄卷。(中医方剂大辞典)

黄明胶 huang ming jiao

【英文名】Huang Ming Glue

【组成】牛皮。(药品标准－中药成方制剂标准 1998)

黄明胶散 huang ming jiao san

【英文名】Huang Ming Jiao Powder

【组成】(1)黄明胶、花桑叶。(中医方剂大辞典)(2)黄明胶、马兜铃、甘草、半夏、杏仁、人参。(中医方剂大辞典)(3)黄明胶、大黄、荠草、细辛。(中医方剂大辞典)

黄明膏 huang ming gao

【英文名】Huang Ming Plaster

【组成】牛皮胶。(中医方剂大辞典)

黄昏汤 huang hun tang

【英文名】Huang Hun Decoction

【异名】夜合汤(中医方剂大辞典、圣济总录)
【组成】黄昏。(中医方剂大辞典)

黄泽冰硝散 huang ze bing xiao san
【英文名】Huang Ze Bing Xiao Powder
【组成】大黄、黄柏、泽兰、芒硝、冰片。(湖南中医杂志 1993,19(4))

黄狗下颏方 huang gou xia ke fang
【英文名】Huang Gou Xia Ke Prescription
【异名】黄狗下颏散(中医方剂大辞典、疡医大全)
【组成】黄狗下颏、白蔹末、豌豆粉。(中医方剂大辞典)

黄狗肉丸 huang gou rou wan
【英文名】Huang Gou Rou Pill
【组成】童子狗、地骨皮、前胡、黄芪、苁蓉、当归末、莲肉、平胃散。(中医方剂大辞典)

黄狗胆丸2号 huang gou dan wan er hao
【英文名】Huang Gou Dan No.2 Pill
【组成】黄狗胆、红参、三七、土元、当归、郁金、三棱、莪术、毕澄茄、红花、陈皮、香附、昆布、海藻、丹参、黄芪、茯苓、泽泻、猪苓、白术、赤芍、龟板胶、川厚朴、甘草、炮甲、黄精、益母草、鸡内金、青皮、大麦芽、制鳖甲、砂仁、炼熟蜂蜜。(北京中医杂志 1993,(4))

黄环丸 huang huan wan
【英文名】Huang Huan Pill
【组成】黄环、琥珀、丹砂、生银、龙胆、白颈蚯蚓、玄参、大黄、蔄茹。(中医方剂大辞典)

黄矾丸 huang fan wan
【英文名】Huang Fan Pill
【组成】黄矾、乌蛇、黄芪、枳壳、骆驼胸前毛。(中医方剂大辞典)

黄矾散 huang fan san
【英文名】Huang Fan Powder
【组成】(1)大黄、明矾。(中医方剂大辞典)(2)黄矾、干姜、葛勒蔓。(中医方剂大辞典)(3)黄矾、生干地黄、胡桐泪、升麻、干虾蟆头。(中医方剂大辞典)(4)黄矾、麝香、干蛤壳、防风、独活。(中医方剂大辞典)(5)黄矾。(中医方剂大辞典)(6)黄矾、乌贼鱼骨、黄连。(中医方剂大辞典)(7)黄矾、白矾、青矾、白狗粪灰、莽草、雄黄、石胆、莨菪子、干地龙、人粪灰、麝香。(中医方剂大辞典)

黄苓散 huang ling san
【英文名】Huang Ling Powder
【组成】麦门冬、大黄、赤茯苓、木通、甘草、灯心。(中医方剂大辞典)

黄英丹 huang ying dan
【英文名】Huang Ying Pellet
【组成】硫黄粉、砒霜、密陀僧、乳头香、人粪霜。(中医方剂大辞典)

黄金丸 huang jin wan
【英文名】Huang Jin Pill
【组成】(1)明雄黄、胆星、川郁金、玄明粉、熟大黄。(中医方剂大辞典)(2)黄芩。(中医方剂大辞典)(3)大黄、郁金、牙皂。(中医方剂大辞典)(4)葶苈子、半夏、青橘皮、干姜、枣、大黄。(中医方剂大辞典)

黄金丹 huang jin dan
【英文名】Huang Jin Pellet
【组成】川连、黄芩、干姜、香附、砂仁、丁香、木香、槟榔、车前、泽泻、川贝、荜茇、陈皮、麦芽、荆芥穗。(中医方剂大辞典)

黄金化毒汤 huang jin hua du tang
【英文名】Huang Jin Hua Du Decoction
【组成】黄连、金银花、赤芍、丹皮、连翘、大贝、花粉、菊花、薄荷、甘草、淡竹叶。(中医方剂大辞典)

黄金汤 huang jin tang
【英文名】Huang Jin Decoction
【组成】(1)黄土、扁豆、谷芽、茯苓、黑豆、甘草、白芍、生姜、金银花、五谷虫、扁豆花。(中医方剂大辞典)(2)大黄、金银花。(中医方剂大辞典)

黄金波药酒 huang jin bo yao jiu
【英文名】Huang Jin Bo Wine
【组成】当归、佛手、红花、陈皮、龙眼肉、肉豆蔻、川芎、白芷、肉桂、砂仁、栀子、地枫皮、姜黄、高良姜、丁香、千年健、檀香、甘草。(药品标准－中药成方制剂标准 1992)

黄金顶 huang jin ding
【英文名】Huang Jin Ding
【组成】番木鳖。(中医方剂大辞典)

黄金饼 huang jin bing
【英文名】Huang Jin Bing
【组成】干黄土。(中医方剂大辞典)

黄金散 huang jin san
【英文名】Huang Jin Powder
【组成】(1)黄柏、黄芩、白芷、藿香、零陵香、甘草、甘松。(中医方剂大辞典)(2)矾金、半夏、风化石灰。(中医方剂大辞典)(3)人参、防风、辰砂、川郁金、硼砂、酸枣仁、白附子、雄黄。(中医方剂大辞典)(4)黄柏、粉草。(中医方剂大辞典)(5)黄芩、郁金。(中医方剂大辞典)(6)大黄、郁金、天南星、宣连、蝎、巴豆。(中医方剂大辞典)(7)黄蜀葵子。(中医方剂大辞典)(8)干漆、白芜荑、肉豆蔻、明雄黄。(中医方剂大辞典)(9)黄柏。(中医方剂大辞典)(10)石膏、黄柏、大黄、轻粉。(中医方剂大辞典)(11)香附子、当归尾、五灵脂。(中医方剂大辞典)

(12)柴胡、金银花、大力子、肉桂、黄芪、归尾、黄柏、炙甘草。(中医方剂大辞典)(13)麻黄末、麝香、蝉蜕。(中医方剂大辞典)(14)螺蛳、牛黄。(中医方剂大辞典)(15)牛黄、郁金。(中医方剂大辞典)(16)真金箔。(中医方剂大辞典)(17)大黄、海金沙。(中医方剂大辞典)(18)大黄、人参、蛤粉、黄蜀葵花。(中医方剂大辞典)(19)滑石、甘草。(中医方剂大辞典)(20)白及、黄柏。(中医方剂大辞典)(21)油菜子。(中医方剂大辞典)(22)生姜、当归、白芍药、熟地黄、桂心、大黄。(中医方剂大辞典)

黄金碧玉膏 huang jin bi yu gao

【英文名】Huang Jin Bi Yu Plaster

【组成】白占、黄占、头发、归身。(中医方剂大辞典)

黄金膏 huang jin gao

【英文名】Huang Jin Plaster

【组成】(1)麻油、藤黄。(中医方剂大辞典)(2)猪板油、乳香、没药。(中医方剂大辞典)

黄金霜 huang jin shuang

【英文名】Huang Jin Frost

【组成】水银、白矾、火硝、白砒、轻粉、(石(文山))砂。(中医方剂大辞典)

黄金霜合剂 huang jin shuang he ji

【英文名】Huang Jin Frost Mixture

【组成】黄金霜灵药、黄金霜药渣、珍珠黄金丹长药。(中医方剂大辞典)

黄金露 huang jin Lu

【英文名】Huang Jin Distillate

【组成】鸡子白、洎夫蓝、人乳汁。(中医方剂大辞典)

黄青流浸膏 huang qing liu jin gao

【英文名】Huang Qing Unguentum

【组成】黄柏、苦参、白鲜皮、蛇床子、青椒。(辽宁中医杂志 1992,(2))

黄鱼鳔胶丸 huang yu biao jiao wan

【英文名】Huang Yu Biao Jiao Pill

【组成】黄鱼鳔、牡蛎粉。(山西中医 1991,7(5))

黄垩丸 huang e wan

【英文名】Huang E Pill

【组成】黄土、陈皮、木香、巴豆。(中医方剂大辞典)

黄帝四扇散 huang di si shan san

【英文名】Huang Di Si Shan Pill

【异名】四扇散(中医方剂大辞典、圣惠)

【组成】松脂、泽泻、山术、干姜、云母、干地黄、石上菖蒲。(中医方剂大辞典)

黄帝石室紫药神丸 huang di shi shi zi yao shen wan

【英文名】Huang Di Shi Shi Zi Yao Shen Pill

【组成】丹砂、大黄、桂心、半夏、牛黄、黄连、云母、雄黄、特生礜石。(中医方剂大辞典)

黄帝护命千金丸 huang di hu ming qian jin wan

【英文名】Huang Di Hu Ming Qian Jin Pill

【组成】野葛、斑蝥、雄黄、雌黄、鬼臼、瓜丁丹砂、礜石、沙参、莽草、椒、地胆。(中医方剂大辞典)

黄庭丹 huang ting dan

【英文名】Huang Ting Pellet

【组成】硫黄、硼砂。(中医方剂大辞典)

黄柏二至煎 huang bo er zhi jian

【英文名】Huang Bo Er Zhi Decoction

【组成】黄精、旱莲草、女贞子、太子参、仙鹤草、生地、当归。(新中医 1993,(12))

黄柏丸 huang bo wan

【英文名】Huang Bo Pill

【组成】(1)黄柏、黄连、熟艾、黄芩。(中医方剂大辞典)(2)黄柏、乌梅肉、熟艾、甘草。(中医方剂大辞典)(3)黄柏、黄连。(中医方剂大辞典)(4)黄柏、当归。(中医方剂大辞典)(5)黄柏、蟾酥、黄丹。(中医方剂大辞典)(6)黄柏。(中医方剂大辞典)

黄柏土茯苓汤 huang bo tu fu ling tang

【英文名】Huang Bo Tu Fu Ling Decoction

【组成】土茯苓、银花、金钱草、蒲公英、车前子、黄柏、苦参、大黄、蚤休、生甘草。(新医药学杂志 1977,(2))

黄柏升麻汤 huang bo sheng ma tang

【英文名】Huang Bo Sheng Ma Decoction

【组成】黄柏、升麻、甘草。(中医方剂大辞典)

黄柏止泻汤 huang bo zhi xie tang

【英文名】Huang Bo Zhi Xie Decoction

【组成】黄柏、人参、地榆、阿胶、黄连、茯苓、榉皮、艾叶。(中医方剂大辞典)

黄柏水丸 huang bo shui wan

【英文名】Huang Bo Shui Pill

【组成】黄柏。(中医杂志 1959,(8))

黄柏车前汤 huang bo che qian tang

【英文名】Huang Bo Che Qian Decoction

【组成】黄柏、车前子、萆薢、生地、熟地、益智仁、丹参、大黄。(南京中医学院学报 1990,(2))

黄柏皮汤 huang bo pi tang

【英文名】Huang Bo Pi Decoction

【组成】黄柏、黄连、人参、赤茯苓、厚朴、艾叶、地榆、榉白皮、阿胶。(中医方剂大辞典)

黄柏皮散 huang bo pi san

【英文名】Huang Bo Pi Powder

【组成】柏皮、白矾、朴硝。(中医方剂大辞典)

黄柏巩倍散 huang bo gong bei san

【英文名】Huang Bo Gong Bei Powder

【组成】黄柏、枯矾、五倍子、雄黄、冰片、乳香。(江苏

中医杂志 1982,3(5))

黄柏当归汤 huang bo dang gui tang

【英文名】Huang Bo Dang Gui Decoction

【组成】黄柏、黄芩、当归身、甘草、黄连、防风、泽泻、山栀、知母、地骨皮、连翘。(中医方剂大辞典)

黄柏汤 huang bo tang

【英文名】Huang Bo Decoction

【组成】(1)黄柏、黄连、当归、甘草、灯心、黄芩、杏仁、蕤仁、大枣。(中医方剂大辞典)(2)黄芩、黄柏、黄连。(中医方剂大辞典)(3)黄柏、黄连、白头翁、升麻、当归、牡蛎、石榴皮、黄芩、寄生、甘草、犀角、艾叶。(中医方剂大辞典)(4)黄柏、甘草。(中医方剂大辞典)(5)黄柏。(中医方剂大辞典)(6)黄柏、黄芩、枳壳、石膏、桂皮、竹叶、人参。(中医方剂大辞典)(7)黄柏、黄连、干姜、石榴皮、阿胶、芍药、栀子仁。(中医方剂大辞典)(8)黄柏、龙胆、黄连、升麻。(中医方剂大辞典)(9)黄柏、升麻、木通、竹茹、麦门冬、玄参、前胡、大青。(中医方剂大辞典)(10)黄柏、黄连、木香。(中医方剂大辞典)(11)黄柏、大青、龙胆、玄参、生干地黄、升麻、射干。(中医方剂大辞典)(12)黄柏、阿胶、黄连、山栀子仁。(中医方剂大辞典)(13)黄柏、秦皮、蕤仁。(中医方剂大辞典)

黄柏竹沥膏 huang bo zhu li gao

【英文名】Huang Bo Zhu Li Plaster

【组成】苦竹。(中医方剂大辞典)

黄柏红升散 huang bo hong sheng san

【英文名】Huang Bo Hong Sheng Powder

【组成】黄柏、煅石膏、轻粉、红升丹、枯矾。(中医方剂大辞典)

黄柏苍术汤 huang bo cang zhu tang

【英文名】Huang Bo Cang Zhu Decoction

【组成】黄柏、苍术、蒲公英、滑石、龙胆草、生地。(中医方剂大辞典)

黄柏饮 huang bo yin

【英文名】Huang Bo Herbal Pieces For Decoction

【组成】(1)黄柏、葛根、黄芩、鸡苏、凝水石、生竹茹。(中医方剂大辞典)(2)黄柏、乌梅。(中医方剂大辞典)(3)黄柏。(中医方剂大辞典)

黄柏饮子 huang bo yin zi

【英文名】Huang Bo Drink

【组成】黄柏。(中医方剂大辞典)

黄柏果片 huang bo guo pian

【英文名】Huang Bo Guo Tablet

【组成】黄柏。((82)吉卫药准字 330101 号)

黄柏苦参汤 huang bo ku shen tang

【英文名】Huang Bo Ku Shen Decoction

【组成】黄柏、苦参。(内蒙古中医药 1989,(4))

黄柏软膏 huang bo ruan gao

【英文名】Huang Bo Ointment

【组成】郁金末、黄柏末、凡士林。(国外医学中医中药分册 1992,14(3))

黄柏浆 huang bo jiang

【英文名】Huang Bo Jiang Paste

【组成】黄柏、鹅梨、黄连、黄芩、竹叶。(中医方剂大辞典)

黄柏胶囊 huang bo jiao nang

【英文名】Huang Bo Capsule

【组成】黄柏。(药品标准-中药成方制剂标准 1991)

黄柏通淋汤 huang bo tong lin tang

【英文名】Huang Bo Tong Lin Decoction

【组成】黄柏、木通、金钱草、龙胆草、土茯苓、生地、小蓟、甘草梢、车前子。(辽宁中医杂志 1982,(8))

黄柏酒 huang bo jiu

【英文名】Huang Bo Wine

【组成】黄柏、猪胰。(中医方剂大辞典)

黄柏散 huang bo san

【英文名】Huang Bo Powder

【异名】白骨膏(中医方剂大辞典、得效);白敛散(中医方剂大辞典)

【组成】(1)黄柏、轻粉。(中医方剂大辞典)(2)黄柏、青黛、肉桂、冰片。(中医方剂大辞典)(3)生黄柏、上片。(中医方剂大辞典)(4)炒柏、轻粉、儿茶。(中医方剂大辞典)(5)黄柏、橄榄核、陈螺蛳、儿茶、轻粉、甘草。(中医方剂大辞典)(6)胡椒、黄柏、黄连、防风、大枫肉、枯矾、大茴香、花椒、雄黄、硫黄、槟榔、斑蝥、潮脑。(中医方剂大辞典)(7)赤芍药、白药子、小黄柏皮、白芷稍、青黛。(中医方剂大辞典)(8)黄柏、半夏。(中医方剂大辞典)(9)黄柏、黄芩、萝卜叶。(中医方剂大辞典)(10)黄柏、五倍子、密陀僧、甘草。(中医方剂大辞典)(11)黄柏皮。(中医方剂大辞典)(12)鸡子壳、黄柏树皮、朴硝、大黄、寒水石。(中医方剂大辞典)(13)黄柏皮、黄连、白矾、白蛇皮。(中医方剂大辞典)(14)鸡子壳、黄柏树皮、朴硝。(中医方剂大辞典)(15)黄柏、白及、白敛、黄丹。(中医方剂大辞典)(16)五倍子、密陀僧、铜青、黄柏。(中医方剂大辞典)(17)黄柏、葱根。(中医方剂大辞典)(18)黄柏、黄连、桃白皮、胡粉、白茯苓、丁香。(中医方剂大辞典)(19)黄柏根皮、黄连、黄芩、升麻、大青、干虾蟆。(中医方剂大辞典)(20)黄柏、釜底黑煤、乱发灰。(中医方剂大辞典)(21)黄柏、铅丹、黄连、腻粉、白矾。(中医方剂大辞典)(22)黄柏。(中医方剂大辞典)(23)黄柏、黄连、胡粉、雌黄。(中医方剂大辞典)(24)黄柏、烟熏壁土。(中医方剂大辞典)(25)黄柏、白僵蚕。(中医方剂大辞典)(26)黄柏、白敛。(中医方剂大辞典)(27)黄柏、薰陆香。(中医方剂大辞典)(28)黄柏、黄连、赤小豆、臭黄、水银、硫黄。(中医方剂大辞典)(29)黄柏、水银、苦参、黄连。(中医方剂大辞典)(30)黄柏、青黛、麝香。(中医方剂大辞典)(31)黄柏、桑寄生、当归、赤芍药、阿胶、艾叶、芎䓖、干姜、甘草。(中医方剂大辞典)(32)黄柏、黄丹、密陀僧、白狗粪、腻粉、麝香、麒麟竭。(中医方剂大辞典)(33)黄柏、栀子仁、黄连、阿胶、当归。(中医方剂大辞典)(34)黄柏、当归、黄连、地榆。(中医方剂大辞典)(35)黄柏、川升麻、石膏、犀角屑、玄参、甘草、麦门冬、牛蒡子。(中医方剂大辞典)(36)黄柏、黄连、白矾、川朴硝、龙脑。(中医方剂大辞典)(37)黄柏、黄连、大黄、黄芩、川山甲、木鳖子、槐枝、香油。(中医方剂大辞典)

黄柏滋肾丸 huang bo zi shen wan

【英文名】Huang Bo Zi Shen Pill

【组成】滋肾丸去桂加黄连。(中医方剂大辞典)

黄柏黑散 huang bo hei san

【英文名】Huang Bo Hei Powder

【组成】黄柏、釜底墨。(中医方剂大辞典)

黄柏榆树皮粉浸泡液 huang bo yu shu pi fen jin pao ye

【英文名】Huang Bo Yu Shu Pi Fen Tincture

【组成】黄柏、榆树皮内皮。(吉林中医 1987,(2))

黄柏煎 huang bo jian

【英文名】Huang Bo Jian Decoction

【组成】(1)黄柏、乱发、硫黄、黄连、麻油。(中医方剂大辞典)(2)黄柏。(中医方剂大辞典)

黄柏煎丸 huang bo jian wan

【英文名】Huang Bo Jian Pill

【组成】黄柏、黄连、胡黄连、芦荟、诃黎勒皮。(中医方剂大辞典)

黄柏膏 huang bo gao

【英文名】Huang Bo Plaster

【异名】黄金膏(中医方剂大辞典、圣济总录);护目膏(中医方剂大辞典、斑疹备急)

【组成】(1)黄柏、绿豆、甘草。(中医方剂大辞典)(2)黄柏、桐叶、龙骨、黄连、败龟、白矾、天灵盖、乱发、麝香。(中医方剂大辞典)(3)黄柏、新绿豆、红花、甘草。(中医方剂大辞典)(4)黄柏、白敛、白及、生芝麻。(中医方剂大辞典)(5)黄柏、大豆。(中医方剂大辞典)(6)黄柏、蕤仁、大枣。(中医方剂大辞典)(7)黄柏、黄连、升麻、蕤仁、细辛。(中医方剂大辞典)(8)黄柏、蛇蜕。(中医方剂大辞典)

黄柏蜜 huang bo mi

【英文名】Huang Bo Bee's Wax

【异名】蜜渍柏皮(中医方剂大辞典、世医得效方)

【组成】黄柏。(中医方剂大辞典)

黄栌汤 huang lu tang

【英文名】Huang Lu Decoction

【组成】(1)黄栌木、白矾。(中医方剂大辞典)(2)黄栌、盐。(中医方剂大辞典)

黄胃止血散 huang wei zhi xue san

【英文名】Huang Wei Zhi Xue Powder

【组成】生大黄、胃舒平。(实用中医内科杂志 1992,6(3))

黄胖丸 huang pang wan

【英文名】Huang Pang Pill

【组成】(1)铁砂、葛根、黄连、百草霜。(中医方剂大辞典)(2)铁砂、蕨粉、硫黄、枯矾。(中医方剂大辞典)

黄胖药 huang pang yao

【英文名】Huang Pang Pill

【组成】红枣、皂矾、锅焦、荷叶、灰面。(中医方剂大辞典)

黄胖散 huang pang san

【英文名】Huang Pang Powder

【组成】铁粉、姜、桂。(中医方剂大辞典)

黄茧膏 huang jian gao

【英文名】Huang Jian Plaster

【组成】黄茧子、胆矾、川连。(中医方剂大辞典)

黄荆汤 huang jing tang

【英文名】Huang Jing Decoction

【组成】生地、荆芥。(中医方剂大辞典)

黄荆油胶丸 huang jing you jiao wan

【英文名】Huang Jing You Capsule

【组成】黄荆油。(药品标准－中药成方制剂标准 1993)

黄荆散 huang jing san

【英文名】Huang Jing Powder

【组成】黄荆子。(中医方剂大辞典)

黄药子散 huang yao zi san

【英文名】Huang Yao Zi Powder

【组成】(1)黄药子。(中医方剂大辞典)(2)黄药子、当归、芍药、生地黄、黄芩、人参、白术、知母、石膏、川芎、桔梗、甘草、紫菀、槐花子、柴胡。(中医方剂大辞典)(3)黄连、玄参、赤芍药。(中医方剂大辞典)

黄药末 huang yao mo

【英文名】Huang Yao Powder

【组成】川乌、草乌、枫香、当归、赤芍、川独活、川芎、细辛、香白芷、山桂、白姜、黄姜、五加皮、桔梗、骨碎补、苍术、何首乌、知母、没药、牛膝。(中医方剂大辞典)

黄药汤 huang yao tang

【英文名】Huang Yao Decoction

【组成】(1)黄药、甘草。(中医方剂大辞典)(2)黄药子。(中医方剂大辞典)

黄药针砂丸 huang yao zhen sha wan

【英文名】Huang Yao Zhen Sha Pill

【组成】针砂、青皮、陈皮、干漆、黑牵牛、白矾、青矾、绿矾、苍术。(中医方剂大辞典)

黄药酒 huang yao jiu

【英文名】Huang Yao Wine

【组成】黄药子。(中医方剂大辞典)

黄药散 huang yao san

【英文名】Huang Yao Powder

【组成】(1)黄柏、白枯矾、海螵蛸、滑石、龙骨。(中医方剂大辞典)(2)黄药、木香、川大黄。(中医方剂大辞典)(3)黄药子。(中医方剂大辞典)(4)黄药。(中医方剂大辞典)(5)黄药、川大黄、栀子仁、人参、槟榔、郁金、甘草、龙胆、犀角、川朴硝、紫菀。(中医方剂大辞典)

黄钟丸 huang zhong wan

【英文名】Huang Zhong Pill

【组成】大黄、黄芩、黄连。(中医方剂大辞典)

黄阁化癖膏 huang ge hua pi gao

【英文名】Huang Ge Hua Pi Plaster

【组成】秦艽、三棱、黄柏、莪术、蜈蚣、当归、大黄、真香油、黄丹、川山甲、全蝎、木鳖子。(中医方剂大辞典)

黄香油 huang xiang you

【英文名】Huang Xiang Oil

【组成】松香、雄黄。(中医方剂大辞典)

黄香饼 huang xiang bing

【英文名】Huang Xiang Cake

【组成】黄柏、郁金、乳香。(中医方剂大辞典)

黄香散 huang xiang san

【英文名】Huang Xiang Powder

【组成】硫黄、川椒。(中医方剂大辞典)

黄香膏 huang xiang gao

【英文名】Huang Xiang Plaster

【异名】黄油膏(中医方剂大辞典、寿世新编)

【组成】(1)松香、轻粉、银朱、白蜜。(中医方剂大辞典)(2)松香、东丹、青皮。(中医方剂大辞典)(3)百草霜、香油、桐油、黄香、乳香、没药。(中医方剂大辞典)

黄凉散 huang liang san

【英文名】Huang Liang Powder

【组成】人参、茯苓、栀子仁、宣连、黄柏。(中医方剂大辞典)

黄柴汤 huang chai tang

【英文名】Huang Chai Decoction

【组成】黄芪、柴胡。(辽宁中医杂志 1991,(12))

黄栝蒌散 huang gua lou san

【英文名】Huang Gua Lou Powder

【组成】黄栝蒌、白矾、猬皮。(中医方剂大辞典)

黄根片 huang gen pian

【英文名】Huang Gen Tablet

【组成】黄根。(桂卫药准字(1985)039011 号)

黄消汤 huang xiao tang

【英文名】Huang Xiao Decoction

【组成】大黄、硝石。(中医方剂大辞典)

黄疸丸 huang dan wan

【英文名】Huang Dan Pill

【组成】小麦、黑矾。(中医方剂大辞典)

黄疸方 huang dan fang

【英文名】Huang Dan Formula

【组成】阳黄方:生麦芽、茵陈、金钱草、穿肠草、通草、生黄柏;阴黄方:茯苓、白术、生麦芽、茵陈、金钱草、穿肠草、通草、黄柏。(中医杂志 1988,29(2))

黄疸立效方 huang dan li xiao fang

【英文名】Huang Dan Li Xiao Prescription

【组成】苍耳子、薄荷、木通、绵茵陈。(中医方剂大辞典)

黄疸汤 huang dan tang

【英文名】Huang Dan Decoction

【组成】(1)茵陈、山栀、金银花、连翘、败酱草、板蓝根、赤芍、白芍、柴胡、神曲、苏梗、桔梗、大豆黄卷。(中医方剂大辞典)(2)茵陈、吴萸、香附、川芎、苍术、白术、木通、猪苓。(中医方剂大辞典)

黄疸肝炎丸 huang dan gan yan wan

【英文名】Huang Dan Gan Yan Pill

【组成】竹叶、柴胡、青叶胆、茵陈、白芍、栀子、郁金、延胡索、枳壳、槟榔、香附、青皮、佛手、甘草。(药品标准－中药成方制剂标准 1993)

黄疸茵陈冲剂 huang dan yin chen chong ji

【英文名】Huang Dan Yin Chen Granule

【组成】茵陈、黄芩、大黄、甘草。(药品标准－中药成方制剂标准 1991)

黄疸散 huang dan san

【英文名】Huang Dan Powder

【组成】(1)芫花、椒目。(中医方剂大辞典)(2)瓠子白瓤及子。(中医方剂大辞典)

黄病丸 huang bing wan

【英文名】Huang Bing Pill

【组成】白术、山药、茵陈、苦参、陈皮、茯苓、苡仁、六曲、煅皂矾、煅针砂。(中医方剂大辞典)

黄病灵验丸 huang bing ling yan wan

【英文名】Huang Bing Ling Yan Pill

【组成】茅术、绿矾、厚朴、百草霜、针砂、大枣。(中医方剂大辞典)

黄病神丹 huang bing shen dan

【英文名】Huang Bing Shen Pill

【组成】皂矾、苍术、厚朴、陈皮、甘草、川椒。(中医方剂大辞典)

黄病绛矾丸 huang bing jiang fan wan

【英文名】Huang Bing Jiang Fan Pill

【组成】绛矾、厚朴、白术、茯苓、枳壳、茅术、广皮。(中医方剂大辞典)

黄病药酒 huang bing yao jiu

【英文名】Huang Bing Wine

【组成】黄酒、绿矾、胡桃、鸡蛋去黄留壳。(山东中医杂志 1989,8(3))

黄病鼓胀丸 huang bing gu zhang wan

【英文名】Huang Bing Gu Zhang Pill

【组成】平胃散、针砂、皂矾、车前子。(中医方剂大辞典)

黄真君妙贴散 huang zhen jun miao tie san

【英文名】Huang Zhen Jun Miao Tie Powder

【组成】硫黄。(中医方剂大辞典)

黄粉散 huang fen san

【英文名】Huang Fen Powder

【组成】五倍子、黄柏、滑石、轻粉。(中医方剂大辞典)

黄粉膏 huang fen gao

【英文名】Huang Fen Plaster

【组成】胡粉、黄连末、水银、糯米、赤小豆。(中医方剂大辞典)

黄绢汤 huang juan tang

【英文名】Huang Juan Decoction

【组成】生丝黄绢、白丹皮白。(中医方剂大辞典)

黄芪九物汤 huang qi jiu wu tang

【英文名】Huang Qi Jiu Wu Decoction

【组成】黄芪、防风、党参、茯苓、白术、鹿胶、独活、牛膝、甘草、大枣、生姜。(中医方剂大辞典)

黄芪人参汤 huang qi ren shen tang

【英文名】Huang Qi Ren Shen Decoction

【组成】(1)黄芪、升麻、人参、橘皮、麦门冬、苍术、白术、黄柏、炒曲、当归身、炙甘草、五味子。(中医方剂大辞典)(2)黄芪、人参、半夏、陈橘皮、麦门冬、当归、赤茯苓。(中医方剂大辞典)(3)人参、黄芪、生地、熟地、麦冬、五味、天冬、黄柏、炙草。(中医方剂大辞典)(4)黄芪、人参、白术、陈皮、甘草、当归、麦冬、五味、生地、黄柏、熟地、天冬。(中医方剂大辞典)

黄芪人参牡蛎汤 huang qi ren shen mu li tang

【英文名】Huang Qi Ren Shen Mu Li Decoction

【组成】黄芪、人参、甘草、五味、生姜、茯苓、牡蛎。(中医方剂大辞典)

黄芪八珍汤 huang qi ba zhen tang

【英文名】Huang Qi Ba Zhen Decoction

【组成】人参、白术、茯苓、甘草、当归、川芎、芍药、熟地黄、黄芪。(中医方剂大辞典)

黄芪十四味丸 huang qi shi si wei wan

【英文名】Huang Qi Shi Si Wei Pill

【组成】黄芪、黄连、土瓜根、苦参、玄参、栝蒌、地骨皮、龙骨、菝葜、鹿茸、牡蛎、人参、桑螵蛸、五味子。(中医方剂大辞典)

黄芪十补汤 huang qi shi bu tang

【英文名】Huang Qi Shi Bu Decoction

【组成】黄芪、当归、熟地黄、茯神、白芍药、人参、白术、酸枣仁、半夏、陈皮、北五味子、肉桂、天台乌药、甘草、麦门冬、木香、沉香。(中医方剂大辞典)

黄芪十味散 huang qi shi wei san

【英文名】Huang Qi Shi Wei Powder

【异名】黄芪散(中医方剂大辞典、圣济总录)

【组成】黄芪、苦参、玄参、附子、大黄、干姜、猬皮、黄连、槐子、猪悬蹄甲。(中医方剂大辞典)

黄芪丸 huang qi wan

【英文名】Huang Qi Pill

【异名】内固黄芪丸(中医方剂大辞典、准绳.疡医);黄芪枳壳煎丸(中医方剂大辞典、普济方);补益黄芪丸(中医方剂大辞典)

【组成】(1)黄芪、人参、茯苓、熟地、薏苡仁、羌活、远志。(中医方剂大辞典)(2)熟地、黄芪、鳖甲、川芎、当归、白芍、五味、柏仁、桂心、续断。(中医方剂大辞典)(3)黄芪、大附子、姜汁、菟丝子、大茴香。(中医方剂大辞典)(4)黄芪、川椒、茴香、川乌头、狼毒、防风、川楝子肉、黑附子、白蒺藜、地龙、赤小豆。(中医方剂大辞典)(5)黄芪、人参、茯苓、甘草、白术、五味子、芎䓖、当归、泽兰叶、陈皮、麦门冬、诃子、桂心、熟干地黄。(中医方剂大辞典)(6)黄芪、黄连。(中医方剂大辞典)(7)黄芪、青葙子、漏芦、鳖甲、狼牙、黄柏、猪悬蹄甲、猬皮、白矾、(虫元)青、斑蝥、地胆、蜈蚣、犀角屑。(中医方剂大辞典)(8)黄芪、附子、菟丝子、茴香、熟干地黄。(中医方剂大辞典)(9)人参、鹿茸、黄芪、栝蒌根、桑螵蛸、杜仲、鸡膍胵、山茱萸、菟丝子。(中医方剂大辞典)(10)黄芪、乌药、茴香、地龙、川椒、防风、川楝子、赤小豆、白蒺藜、海桐皮、威灵仙、陈皮。(中医方剂大辞典)(11)榼藤子、川续断、黄芪、贯众、附子、枯矾、刺猬皮、当归、阿胶、麝香。(中医方剂大辞典)(12)黄芪、麦门冬、茯神、北柴胡、甘草、生干地黄、酸枣仁、郁李仁、杏仁、枸杞子、人参、黄芩、百合、枳壳、赤芍药、知母、鳖甲。(中医方剂大辞典)(13)绵黄芪、人参。(中医方剂大辞典)(14)黄芪、白蒺藜、羌活、黑附子、羯羊肾。(中医方剂大辞典)(15)黄芪、枳壳、威灵仙、续断、槐角子、白矾、当归、干姜、附子、生干地黄、连翘。(中医方剂大辞典)(16)黄芪、肉苁蓉、鹿茸、人参、枸杞子、熟干地黄、白茯苓、甘草、地骨皮、泽泻、附子、巴戟、禹余粮、桂、牡丹皮、五味子、龙骨、磁石、赤石脂、麦门冬、牡蛎。(中医方剂大辞典)(17)黄芪、人参、柴胡、薯蓣、赤茯苓、黄芩、生犀末。(中医方剂大辞典)(18)黄芪、肉苁蓉、人参、防风、桂、桔梗、牛膝、白术、芍药、白茯苓、天雄、附子。(中医方剂大辞典)(19)黄芪、犀角屑、黄连、茯神、当归、防风、芍药、升麻、赤茯苓、黄芩、甘草、木通、麝香。(中医方剂大辞典)(20)黄芪、熟干地黄、当归、鹿茸、地榆、卷柏、茯神、木香、代赭、白石脂、艾叶、芎䓖、桑寄生、赤石脂、沙参、白龙骨、诃黎勒皮。(中医方剂大辞典)(21)黄芪、芍药、赤石脂、当归、附子、熟干地黄。(中医方剂大辞典)(22)黄芪、枳壳、威灵仙。(中医方剂大辞典)(23)黄芪、牡丹皮、犀角、甘草、玄参、恶实、木通。(中医方剂大辞典)(24)黄芪、犀角、黄连、茯神、当归、防风、芍药、升麻、黄芩、木通、甘草、麝香。(中医方剂大辞典)(25)黄芪、龙骨、当归、桑寄生、鹿茸、地榆、干姜、木香、代赭、白石脂、赤石脂、人参、艾叶、芎䓖、卷柏、诃黎勒皮、熟干地黄。(中医方剂大辞典)(26)黄芪、升麻、栀子仁、犀角、玄参、木香、黄芩、芒硝、干姜、芍药、人参、大黄。(中医方剂大辞典)(27)黄芪、麦门冬、人参、黄芩、枸杞子、茯神、百合、枳壳、秦艽、酸枣仁、柴胡、赤芍药、知母、鳖甲、杏仁、甘草、生干地黄、郁李仁。(中医方剂大辞典)(28)黄芪、木香、漏芦、枳壳、玄参、犀角屑、桔梗、牛蒡子、川大黄。(中医方剂大辞典)(29)黄芪、乌蛇、川乌头、附子、茵芋、石南、秦艽。(中医方剂大辞典)(30)黄芪、附子、白矾、硫黄、榼藤子、猬皮、虎眼皮、栝蒌、皂荚。(中医方剂大辞典)(31)黄芪、枳壳、乌蛇、当归、皂荚刺。(中医方剂大辞典)(32)黄芪、蒺藜子、猬皮、枳壳、槟榔、乌蛇、川大黄、大麻仁、皂荚子仁。(中医方剂大辞典)(33)黄芪、猬皮、当归、桂心、白矾、麝香、枳壳、附子、白花蛇肉。(中医方剂大辞典)(34)黄芪、黄连、土瓜根、苦参、玄参、栝蒌根、龙骨、菝葜、地骨皮、牡蛎、鹿茸、人参、桑螵蛸、五味子。(中医方剂大辞典)(35)黄芪、肉苁蓉、鹿茸、熟干地黄、人参、枸杞子、白茯苓、甘草、地骨皮、泽泻、附子、巴戟、禹余粮、桂心、牡丹、五味子、龙骨、磁石、赤石脂、麦门冬、牡蛎。(中医方剂大辞典)(36)黄芪、栀子仁、犀角、木通、升麻、人参、玄参、木香、干蓝、黄芩、芍药。(中医方剂大辞典)(37)黄芪、白茯苓、石斛、鹿茸、五味子、防风、牡丹皮、酸枣仁、覆盆子、生干地黄。(中医方剂大辞典)(38)黄芪、蒺藜子、独活、柴胡、生干地黄、甘草、栀子仁、苦参、白术、白花蛇、防风、菊花、茯神、山芋、秦艽、天门冬、枳壳、白槟榔。(中医方剂大辞典(39)黄芪、蒺藜子、防风、柴胡、白术、山芋、甘菊花、茯神、甘草、秦艽、山栀子仁、枳壳、羌活、黄连。(中医方剂大辞典)(40)黄芪、黄连、土瓜根、玄参、地骨皮、菝葜、鹿茸、牡蛎、人参、桑螵蛸、五味子。(中医方剂大辞典)(41)黄芪、土瓜根、干姜、菝葜、漏芦、地骨皮、栝蒌根、桑螵蛸。(中医方剂大辞典)(42)黄芪、桃仁、山茱萸、龙骨、蒺藜子、槟榔、五味子、海藻、玄参、牛膝、白茯苓、肉苁蓉、枳壳、人参、续断、桂、远志、石南。(中医方剂大辞典)(43)黄芪、白术、枳壳、白茯苓、甘草、生干地黄、地骨皮。(中医方剂大辞典)(44)黄芪、肉苁蓉、鹿茸、菟丝子、石斛、巴戟天、山芋、远志、柏子仁、白茯苓、泽泻、山茱萸、熟干地黄、续断、桂。(中医方剂大辞典)(45)黄芪、白茯苓、黄连、土瓜根、熟干地黄、麦门冬、玄参、地骨皮、牡蛎、龙骨、栝蒌、人参、桑螵蛸、五味子、鹿茸。(中医方剂大辞典)(46)黄芪、栝蒌、苦参、羚羊角、黄连、茯神、泽泻、桑螵蛸、牡蛎粉、鸡膍胵里黄皮、甘草。(中医方剂大辞典)(47)黄芪、熟干地黄、麦门冬、鸡膍胵、山茱萸、人参、五味子、肉苁蓉、地骨皮、白茯苓、玄参、牛膝、补骨脂、鹿茸。(中医方剂大辞典)(48)黄芪、牡蛎、栝蒌根、甘草、麦门冬、地骨皮、白石脂、泽泻、知母、黄连、薯蓣、熟地黄。(中医方剂大辞典)(49)黄芪、桃仁、山茱萸、五加皮、槟榔、白蒺藜、海藻、玄参、五味子、肉苁蓉、牛膝、枳壳、人参、赤茯苓、桂心、远志、石南、续断、龙骨。(中医方剂大辞典)(50)黄芪、防风、人参、远志、酸枣仁、熟干地黄、羌活、白茯苓、薏苡仁、羚羊角、当归、桂心、山茱萸、枸杞子。(中医方剂大辞典)(51)黄芪、人参、桂心、当归、赤石脂、茯神、龙骨、朱砂、远志、桔梗、柏子仁、五味子、麦门冬、薯蓣、枳实。(中医方剂大辞典)(52)黄芪、栝蒌根、苦参、羚羊角、黄连、茯神、鸡膍胵黄皮、甘草。(中医方剂大辞典)(53)黄芪、葛根、乌梅肉、麦门冬、栝蒌根、天门冬、酸枣仁、甘草、覆盆子。(中医方剂大辞典)(54)黄芪、牛膝、桂心、熟干地黄、薯蓣、远志、覆盆子、巴戟、五味子、石斛、肉苁蓉、鹿茸。(中医方剂大辞典)(55)黄芪、肉苁蓉、五味子、天雄、牛膝、熟干地黄、干姜、山芋、山茱萸、桂。(中医方剂大辞典)(56)黄芪、熟干地黄、石斛、五味子、白术、枸杞子、肉苁蓉、山芋、桂、人参、甘草。(中医方剂大辞典)(57)黄芪、甘遂、青橘皮、麦蘖、大戟、陈橘皮、陈曲。(中医方剂大辞典)(58)黄芪、栝蒌根、甘草、大黄、杏仁、马牙硝。(中医方剂大辞典)(59)黄芪、五味子、乌梅、麦门冬、干姜、茯神、附子、酸石榴皮、生干地黄、泽泻。(中医方剂大辞典)(60)黄芪、鹿茸、牡蛎、土瓜根、黄连、白茯苓、人参。(中医方剂大辞典)(61)黄芪、熟干地黄、龙骨、枳壳、肉苁蓉、泽泻、菟丝子、鹿茸、麦门冬、石斛、五味子、桑螵蛸。(中医方剂大辞典)(62)黄芪、防风、丹参、白术、白茯苓、芎藭、山栀子、赤芍药、枳壳、细辛、大腹、升麻、秦艽、蒺藜子、独活、苦参。(中医方剂大辞典)(63)黄芪、防风、丹参、白术、白茯苓、芎藭、枳壳、山栀子、蒺藜子、赤芍药、知母、地骨皮、黄芩、柴胡、苦参、生干地黄。(中医方剂大辞典)(64)黄芪、巴戟、桂心、石斛、泽泻、白茯苓、柏子仁、干姜、独活、白芍药、山茱萸、天雄、半夏、细辛、白术。(中医方剂大辞典)(65)黄芪、防风、麦门冬、羌活、五加皮、甘草、升麻、苦参、白鲜皮、菊花、枳壳、黄连、车前子、葶苈。(中医方剂大辞典)(66)黄芪、覆盆子、牛膝、鳖甲、石斛、肉苁蓉、白术、附子、肉桂、五味子、人参、沉香、熟干地黄。(中医方剂大辞典)(67)黄芪、人参、知母、白芍、茯神、牡蛎、鬼箭羽、木香、白术、陈橘皮、五味子、地骨皮、麦门冬、沉香、甘草、牛黄、麝香、鳖甲。(中医方剂大辞典)(68)黄芪、人参、龙齿、茯神、铁粉、金银箔、防风、远志、熟干地黄。(中医方剂大辞典)(69)黄芪、槟榔、桔梗、枳壳、桂心、当归、陈橘皮、厚朴、牡蛎、附子、人参、茯神、甘草、龙骨、木香、薯蓣、白术、干姜。(中医方剂大辞典)(70)黄芪、熟干地黄、土瓜根、玄参、栝蒌根、白龙骨、菝葜、牡蛎、人参、桑螵蛸、五味子、沉香。(中医方剂大辞典)(71)黄芪、枳实、乌蛇、当归、赤石脂、猬皮。(中医方剂大辞典)(72)黄芪、黄连、防风、甘草、五加皮、白鲜皮、枳实、升麻、车前子、苦参、麦门冬、葶苈子、巨胜。(中医方剂大辞典)(73)黄芪、白术、鳖甲、白薇、牡蛎、茯苓、桂心、干姜、枳实、橘皮、当归、槟榔子、人参、前胡、附子。(中医方剂大辞典)(74)黄芪、鹿茸、茯苓、乌头、干姜、桂心、芎藭、干地黄、白术、菟丝子、五味子、柏子仁、枸杞、白皮当归、大枣。(中医方剂大辞典)(75)黄芪、防风、地骨皮、枳实、羌活、苦参、当归、升麻、大黄、甘草。(中医方剂大辞典)(76)黄芪、杜蒺藜、川楝子、茴香、川乌、赤小豆、地龙、防风、乌药。(中医方剂大辞典)(77)黄芪、人参、石斛、桂心、肉苁蓉、鹿茸、熟干地黄、菟丝子、阳起石、杜仲、钟乳粉、白茯苓、狗脊、赤石脂、山茱萸、薯蓣、附子、五味子、蛇床子、萆薢、巴戟、白术、续断、泽泻。(中医方剂大辞典)(78)黄芪、熟干地黄、天门冬、石斛、桂心、五味子、白术、防风、巴戟、薯蓣、山茱萸、远志、人参、白茯苓、枳壳、枸杞子、肉苁蓉、菟丝子。(中医方剂大辞典)(79)黄芪、覆盆子、牛膝、薯蓣、五味子、天门冬、人参、白茯苓、牡丹、泽泻、附子、鹿角胶、山茱萸、熟干地黄、肉苁蓉。(中医方剂大辞典)(80)黄芪、熟干地黄、覆盆子、牛膝、石斛、泽泻、附子、鹿茸、山茱萸、五味子、桂心、人参、沉香、肉苁蓉。(中医方剂大辞典)(81)黄芪、赤芍药、麦门冬、人参、柴胡、胡黄连、鳖甲、甘草。(中医方剂大辞典)(82)黄芪、麦门冬、柴胡、赤茯苓、白术、子芩、鳖甲、甘草。(中医方剂大辞典)(83)黄芪、赤箭、熟干地黄、羌活、人参、羚羊角屑、五加皮、白术、白茯苓、防风、当归、桂心、附子、酸枣仁、白鲜皮。(中医方剂大辞典)(84)黄芪、干姜、当归、羌活、芎藭、甘草、茯苓、细辛、桂心、乌头、附子、防风、人参、芍药、石斛、干地黄、苁蓉、羊肾、枣膏。(中医方剂大辞典)(85)黄芪、白芍药、当归、桂心、柏子仁、续断、芎藭、五味子、熟干地黄、牛膝、白术、枳壳、肉苁蓉、鳖甲、沉香。(中医方剂大辞典)

黄芪卫元汤 huang qi wei yuan tang

【英文名】Huang Qi Wei Yuan Decoction

【组成】黄芪、人参、当归、红花、芍药、桔梗、甘草、防风。(中医方剂大辞典)

黄芪大补肾汤 huang qi da bu shen tang

【英文名】Huang Qi Da Bu Shen Decoction

【组成】黄芪、生姜、人参、大枣、牡蛎、芍药、桂心、五味子、地骨皮、茯苓、防风、橘皮、磁石、甘草。(中医方剂大辞典)

黄芪五两汤 huang qi wu liang tang

【英文名】Huang Qi Wu Liang Decoction

【异名】黄芪建中散(中医方剂大辞典、济阴纲目);黄芪建中汤(中医方剂大辞典、易简)

【组成】黄芪、白芍药、桂、甘草。(中医方剂大辞典)

黄芪五味子散 huang qi wu wei zi san

【英文名】Huang Qi Wu Wei Zi Powder

【组成】麦门冬、黄芪、熟地黄、甘草、五味子、人参、白芍药、桔梗。(中医方剂大辞典)

黄芪五味饮 huang qi wu wei yin

【英文名】Huang Qi Wu Wei Drink

【组成】炙芪、白芍、苍术、姜蚕、厚朴、白术、猪苓、腹皮。(中医方剂大辞典)

黄芪五味散 huang qi wu wei san

【英文名】Huang Qi Wu Wei Powder

【组成】黄芪、赤石脂、厚朴、干姜、艾叶。(中医方剂大辞典)

黄芪六一汤 huang qi liu yi tang

【英文名】Huang Qi Liu Yi Decoction

【异名】黄芪饮(中医方剂大辞典、证治要诀类方);黄芪汤(中医方剂大辞典、普济方)

【组成】(1)黄芪、甘草、白术、白芍药。(中医方剂大辞典)(2)绵黄芪、粉草。(中医方剂大辞典)(3)黄芪、甘草。(中医方剂大辞典)(4)黄芪、甘草、人参。(中医方剂大辞典)(5)黄芪、当归、甘草。(中医方剂大辞典)

黄芪六君子汤 huang qi liu jun zi tang

【英文名】Huang Qi Liu Jun Zi Decoction

【组成】六君、黄芪、山药。(中医方剂大辞典)

黄芪内托汤 huang qi nei tuo tang

【英文名】Huang Qi Nei Tuo Decoction

【组成】川芎、当归、陈皮、白术、黄芪、白芍、山甲、皂刺、槟榔。(中医方剂大辞典)

黄芪内托散 huang qi nei tuo san

【英文名】Huang Qi Nei Tuo Powder

【组成】(1)黄芪、当归、川芎、厚朴、桔梗、防风、甘草、人参、白芍、肉桂。(中医方剂大辞典)(2)黄芪、当归、川芎、金银花、皂角针、穿山甲、甘草节。(中医方剂大辞典)(3)川芎、当归、黄芪、白术、金银花、天花粉、皂角针、甘草、泽泻。(中医方剂大辞典)

黄芪内消汤 huang qi nei xiao tang

【英文名】Huang Qi Nei Xiao Decoction

【组成】黄芪、当归、豨莶、苍耳、公英、玄参、赤芍、丹皮、甲珠、甘草。(中医方剂大辞典)

黄芪化毒汤 huang qi hua du tang

【英文名】Huang Qi Hua Du Decoction

【组成】黄芪、连翘、防风、当归、何首乌、白蒺藜。(中医方剂大辞典)

黄芪木兰散 huang qi mu lan san

【英文名】Huang Qi Mu Lan Powder

【组成】黄芪、木兰。(中医方剂大辞典)

黄芪牛膝散 huang qi niu xi san

【英文名】Huang Qi Niu Xi Powder

【组成】黄芪、白芍药、牛膝、当归、防风、磁石、五味子、茯苓、熟地黄、芎劳、桂心。(中医方剂大辞典)

黄芪四君汤 huang qi si jun tang

【英文名】Huang Qi Si Jun Decoction

【异名】黄芪四君子汤(中医方剂大辞典、普济方)

【组成】四君汤、黄芪、白扁豆。(中医方剂大辞典)

黄芪四物汤 huang qi si wu tang

【英文名】Huang Qi Si Wu Decoction

【组成】(1)黄芪、当归、川芎、熟地黄。(中医方剂大辞典)(2)人参、黄芪、白术、茯苓、芍药、甘草、生姜、当归、地黄、川芎。(中医方剂大辞典)

黄芪外托散 huang qi wai tuo san

【英文名】Huang Qi Wai Tuo Powder

【组成】黄芪、当归、人参、茯苓、土茯苓、白芍、生甘草、白矾。(中医方剂大辞典)

黄芪平补汤 huang qi ping bu tang

【英文名】Huang Qi Ping Bu Decoction

【组成】陇西黄芪、枸杞根皮、桂、麦门冬、甘草。(中医方剂大辞典)

黄芪必安丹 huang qi bi an dan

【英文名】Huang Qi Bi An Pellet

【组成】没药、全蝎、羌活、虎骨、独活、防风、川芎、当归、薏苡仁、半夏、川乌头、天麻、枳壳、前胡、陈皮红、细辛、朱砂、白术、麝香、脑子。(中医方剂大辞典)

黄芪汁 huang qi zhi

【英文名】Huang Qi Juice

【组成】黄芪、干姜、蜀椒。(中医方剂大辞典)

黄芪甘草汤 huang qi gan cao tang

【英文名】Huang Qi Gan Cao Decoction

【组成】(1)黄芪、甘草。(中医方剂大辞典)(2)黄芪、甘草、桂、人参、芍药、赤茯苓。(中医方剂大辞典)(3)黄芪、甘草、白茯苓、芍药、白术、桑螵蛸、桂。(中医方剂大辞典)

黄芪生地汤 huang qi sheng di tang

【英文名】Huang Qi Sheng Di Decoction

【组成】麻黄、黄芪、白术、人参、柴胡、防风、生地、羌活、黄柏、甘草、杏仁。(中医方剂大辞典)

黄芪白术汤 huang qi bai zhu tang

【英文名】Huang Qi Bai Zhu Decoction

【异名】黄芪白术散(中医方剂大辞典、普济方)

【组成】(1)黄芪、人参、白术、甘草、当归、浮小麦。(中医方剂大辞典)(2)细辛、吴茱萸、川芎、柴胡、升麻、当归身、黄柏、炙甘草、羌活、五味子、白术、人参、黄芪。(中医方剂大辞典)

黄芪白术散 huang qi bai zhu san

【英文名】Huang Qi Bai Zhu Powder

【组成】黄芪、白术、芍药、桂、茯苓、甘草、人参、神曲。(中医方剂大辞典)

黄芪白芷汤 huang qi bai zhi tang

【英文名】Huang Qi Bai Zhi Decoction

【组成】黄芪、白芷、枸杞、甘草、制首乌。(中医方剂大辞典)

黄芪白芷膏 huang qi bai zhi gao

【英文名】Huang Qi Bai Zhi Plaster

【组成】黄芪、白芷、大黄、当归、续断、薤白、松脂、乳香、蜡、猪脂、生地黄汁。(中医方剂大辞典)

黄芪地骨皮散 huang qi di gu pi san

【英文名】Huang Qi Di Gu Pi Powder

【组成】黄芪、地骨皮、柴胡赤、芍药、生地黄、麦门冬、当归、赤茯苓、黄芩、人参、甘草。(中医方剂大辞典)

黄芪地黄丸 huang qi di huang wan

【英文名】Huang Qi Di Huang Pill

【组成】(1)黄芪、当归、川芎、熟干地黄、鹅卵矾朱。(中医方剂大辞典)(2)黄芪、生干地黄、厚朴、干姜、当归、大黄。(中医方剂大辞典)

黄芪当归人参汤 huang qi dang gui ren shen tang

【英文名】Huang Qi Dang Gui Ren Shen Decoction

【组成】黄连、生地黄、炒神曲、橘皮、桂枝、草豆蔻仁、黄芪、人参、麻黄、当归身、杏仁。(中医方剂大辞典)

黄芪当归丸 huang qi dang gui wan

【英文名】Huang Qi Dang Gui Pill

【组成】人参、黄芪、白术、当归、白芍、陈皮、炙草、猪脬。(中医方剂大辞典)

黄芪当归汤 huang qi dang gui tang

【英文名】Huang Qi Dang Dui Decoction

【组成】(1)黄芪、归身尾、芍药、白术、人参、陈皮、甘草。(中医方剂大辞典)(2)当归、黄芪、糯米。(中医方剂大辞典)

黄芪当归散 huang qi dang gui san

【英文名】Huang Qi Dang Dui Powder

【组成】(1)黄芪、当归、芍药、人参、桂心、甘草、川芎、生姜、大枣。(中医方剂大辞典)(2)黄芪、当归。(中医方剂大辞典)

黄芪托里汤 huang qi tuo li tang

【英文名】Huang Qi Tuo Li Decoction

【组成】黄芪、甘草、当归身、升麻、葛根、漏芦、连翘、防风、瓜蒌仁、黍粘子、皂角刺、白芷、川芎、肉桂、炒柏。(中医方剂大辞典)

黄芪托里散 huang qi tuo li san

【英文名】Huang Qi Tuo Li Powder

【组成】黄芪、白茯苓、甘草、乳香。(中医方剂大辞典)

黄耆汤 huang qi tang

【英文名】Huang Qi Decoction

【异名】十华饮(中医方剂大辞典、圣济总录);黄耆散(中医方剂大辞典、普济方);菖蒲汤(中医方剂大辞典、圣济总录);神效黄耆汤(中医方剂大辞典、疡科心得集);延寿汤(中医方剂大辞典、便产需知)

【组成】(1)人参、黄芪、甘草、黄连、桂枝。(中医方剂大辞典)(2)黄芪、当归、生地、天门冬、麦门冬、五味子、防风、白茯苓、麻黄根、甘草、浮小麦。(中医方剂大辞典)(3)黄芪、车前子、细辛、黄芩、五味子、苍术、黄连。(中医方剂大辞典)(4)人参、黄芪、茯苓、白术、芍药、干姜、陈皮、藿香。(中医方剂大辞典)(5)黄芪、人参、五味子、甘草、当归。(中医方剂大辞典)(6)黄芪、麦门冬、熟干地黄、人参、甘草、白茯苓、当归、芍药、芎䓖、桂、远志。(中医方剂大辞典)(7)黄芪、当归、大黄、芍药、陈皮、甘草。(中医方剂大辞典)(8)黄芪、芍药、桂、麦门冬、五味子、前胡、白茯苓、当归、人参、甘草。(中医方剂大辞典)(9)黄芪、熟干地黄、桂、白芍药、当归、麦门冬、白龙骨、甘草。(中医方剂大辞典)(10)黄芪、麦门冬、瓜蒌根、黄连、甘草、茯神、熟干地黄。(中医方剂大辞典)(11)黄芪、白术、防风、熟地黄、牡蛎粉、白茯苓、麦门冬。(中医方剂大辞典)(12)黄芪、茺蔚子、防风、地骨皮、茯苓、川大黄、人参、黄芩、甘草。(中医方剂大辞典)(13)绵黄芪、陈皮。(中医方剂大辞典)(14)枳实、黄芪、甘草、红枣。(中医方剂大辞典)(15)黄芪、当归、川芎、白芍药、生干地黄、虾蟆、鳖甲、人参、白茯苓、橘皮、半夏曲、柴胡、使君子、甘草。(中医方剂大辞典)(16)黄芪、茯神、瓜蒌根、麦门冬、北五味子、甘草、生干地黄。(中医方剂大辞典)(17)黄芪、白茯苓、熟地黄、肉桂、天门冬、麻黄根、龙骨、五味子、小麦、防风、当归、甘草。(中医方剂大辞典)(18)黄芪、人参、甘草。(中医方剂大辞典)(19)黄芪、甘草、香白芷、藁本、升麻、草豆蔻、橘皮、麻黄、当归、莲花、柴胡、黄柏。(中医方剂大辞典)(20)木香、藿香叶、当归、陈皮、人参、泽泻、黄芪。(中医方剂大辞典)(21)糯米、黄芪、川芎。(中医方剂大辞典)(22)人参、黄芪、白茯苓、白术、白芍药、甘草。(中医方剂大辞典)(23)黄芪、人参、地骨皮、桑白皮、甘草。(中医方剂大辞典)(24)黄芪、白术、防风。(中医方剂大辞典)(25)黄芪、甘草、地骨皮、防风。(中医方剂大辞典)(26)黄芪、熟干地黄、白芍药、五味子、麦门冬、白茯苓、甘草。(中医方剂大辞典)(27)川芎、地黄、黄芪、芍药、防风、羌活、甘草。(中医方剂大辞典)(28)黄芪、茯神、瓜蒌根、人参、甘草、麦门冬、熟干地黄。(中医方剂大辞典)(29)黄芪、人参、秦艽、甘草、紫菀、桑白皮、五味子、前胡、陈橘皮、白茯苓、贝母、桔梗、山药、白芍药、当归、天门冬、干地黄、半夏、木香。(中医方剂大辞典)(30)黄芪、白术、人参、甘草、白芍、陈皮、藿香。(中医方剂大辞典)(31)黄芪、人参、生干地黄、甘草、白芍药、桂、黄芩、赤茯苓、升麻。(中医方剂大辞典)(32)黄芪、芍药、甘草、赤茯苓、人参、石膏、生地黄、生姜、麻黄、麦门冬、桂。(中医方剂大辞典)(33)黄芪、葛根、麦门冬、黄芩、犀角、升麻、甘草、木香。(中医方剂大辞典)(34)黄芪、连翘、升麻、恶实、玄参、丹参、露蜂房、枳壳、甘草。(中医方剂大辞典)(35)黄芪、人参、滑石、五味子、白茯苓、磁石、旱莲子、桑根白皮、黄芩、枳壳。(中医方剂大辞典)(36)黄芪、蒺藜子、黄芩、大黄、甘草。(中医方剂大辞典)(37)黄芪、人参、赤芍药、桂、地骨皮、五味子、白茯苓、防风、陈橘皮、甘草、磁石、牡蛎粉。(中医方剂大辞典)(38)黄芪、芎䓖、干姜、人参、黄芩、当归、甘草、桂。(中医方剂大辞典)(39)黄芪、人参、白术、桂、赤茯苓、附子、麻黄、柴胡、半夏、甘草、桔梗。(中医方剂大辞典)(40)黄芪、白茯苓、桂、人参、酸枣仁、甘草、萝摩白皮。(中医方剂大辞典)(41)黄芪、山芋、白茯苓、人参、厚朴、白术、五味子、熟干地黄、桂。(中医方剂大辞典)(42)黄芪、桂、芍药、甘草、当归、人参、干姜。(中医方剂大辞典)(43)黄芪、麻黄根、牡蛎粉、人参、地骨皮。(中医方剂大辞典)(44)黄芪、柴胡、鳖甲、肉豆蔻、白芷、秦艽、桂、桔梗、麦门冬、当归、白茯苓、人参、枳壳、甘草、熟干地黄、海桐皮、芍药、木香、酸枣仁、沉香、荆芥穗、槟榔。(中医方剂大辞典)(45)黄芪、甘草、当归、细辛、五味子、人参、桂、芍药、前胡、白茯苓、半夏、麦门冬。(中医方剂大辞典)(46)黄芪、款冬花、贝母、麻黄、柴胡、甘草、桂、麦门冬、人参、生干地黄、桑根白皮、紫菀、白茯苓、杏仁。(中医方剂大辞典)(47)黄芪、人参、当归、甘草、芎䓖。(中医方剂大辞典)(48)黄芪、人参、当归、芍药、甘草、芎䓖、细辛。(中医方剂大辞典)(49)黄芪、麻黄、甘草、当归、细辛、桂、芍药、人参、牛黄、蛇蜕、蚱蝉、蜣螂。(中医方剂大辞典)(50)黄芪、生干地黄、麦门冬、升麻、人参、赤茯苓、芍药、远志、甘草。(中医方剂大辞典)(51)黄芪、赤石脂、阿胶、黄连、黄柏、白术、龙骨。(中医方剂大辞典)(52)黄芪、芍药、枳壳、牡蛎粉、羚羊角屑。(中医方剂大辞典)(53)黄芪、熟干地黄、麦门冬、白术、续断、人参、茯苓、当归、五味子、白芍药、赤石脂、陈橘皮、干姜、附子、桂、甘草。(中医方剂大辞典)(54)黄芪、人参、茯神、麦门冬、桂、陈橘皮、当归、天门冬、甘草、生干地黄、五味子。(中医方剂大辞典)(55)黄芪、大枣肉、白石英、石膏、木通、白石脂、甘草、藁本。(中医方剂大辞典)(56)黄芪、桔梗、人参、白茯苓、山萸。(中医方剂大辞典)(57)黄芪、桑根白皮、柴胡、赤芍药、赤茯苓、陈橘皮、麦门冬、恶实、甘草。(中医方剂大辞典)(58)黄芪、白茯苓、当归、桑寄生、桃仁、陈曲、干姜、桔梗。(中医方剂大辞典)(59)黄芪、栝蒌根、赤茯苓、甘草、麦门冬。(中医方剂大辞典)(60)黄芪、栝蒌根、麦门冬、赤茯苓、人参、甘草、黄连、知母、生干地黄、菟丝子、肉苁蓉、石膏。(中医方剂大辞典)(61)黄芪、白茅根、麦门冬、白茯苓、石膏、车前子、甘草。(中医方剂大辞典)(62)黄芪、当归、人参、甘草、干草、芍药、厚朴、半夏、桂、蜀椒。(中医方剂大辞典)(63)黄芪、防风、细辛、桂、柏子仁、陈橘皮、人参、甘草、芎䓖、吴茱萸。(中医方剂大辞典)(64)黄芪、桂、丹参、枳壳、干姜、五味子、白茯苓、杏仁、甘草、芎䓖。(中医方剂大辞典)(65)黄芪、人参、白术、当归、赤茯苓、百合、糯米、桔梗、桑根白皮、枳壳。(中医方剂大辞典)(66)黄芪、干姜、当归、甘草、黄芩、远志、五味子、芍药、人参、白茯苓、麦门冬、防风、泽泻、熟干地黄、桂。(中医方剂大辞典)(67)黄芪、白术、当归、甘草、人参、白羊肉。(中医方剂大辞典)(68)黄芪、熟干地黄、芎䓖、桂、人参、防风、当归、白茯苓、细辛、芍药、甘草。(中医方剂大辞典)(69)黄芪、苦参、羌活、独活、恶实、甘草。(中医方剂大辞典)(70)黄芪、半夏、芎䓖、甘草、人参、白术、陈橘皮、赤茯苓、枳壳、诃黎勒皮。(中医方剂大辞典)(71)黄芪、阿胶、甘草、大枣。(中医方剂大辞典)(72)黄芪、白芷、龙骨、干漆、代赭、牡丹皮、桂、地榆、白术、当归、天雄、黄连、诃黎勒皮、桑耳、黄芩。(中医方剂大辞典)(73)黄芪、芎䓖、甘草、当归、芍药、生姜。(中医方剂大辞典)(74)黄芪、芍药、生干地黄、附子、当归、续断、桂、干姜、椒、大黄。(中医方剂大辞典)(75)黄芪、青橘皮、五加皮、桔梗、羌活、甘草、白术桂、附子、干姜。(中医方剂大辞典)(76)黄芪、槐实、小蓟、桑耳、干地黄、当归、黄连、白芷、草豆蔻、芎䓖、赤石脂、天雄、龙骨、黄芩、红蓝花、诃黎勒皮、延胡索、厚朴、桂。(中医方剂大辞典)(77)黄芪、五味子、人参、麦门冬、桑根白皮、枸杞、熟干地黄。(中医方剂大辞典)(78)黄芪、当归、大黄、槟榔、枳实、防己、木香、黄芩。(中医方剂大辞典)(79)黄芪、人参、白术、白茯苓、京三棱、芎䓖、陈橘皮、麦门冬、诃黎勒皮、前胡、桔梗、柴胡、牡丹皮、甘草、芍药。(中医方剂大辞典)(80)黄芪、甘草、厚朴、生姜、干姜、桂、白术、熟干地黄、人参、白茯苓、当归、附子、陈橘皮。(中医方剂大辞典)(81)黄芪、枳壳、人参、白茯苓、白术、陈橘皮、桔梗、厚朴、桂。(中医方剂大辞典)(82)黄芪、茯神、麦门冬、栝蒌根、熟干地黄。(中医方剂大辞典)(83)黄芪、麦门冬、人参、白茯苓、芍药、当归、桂、甘草。(中医方剂大辞典)(84)黄芪、人参、槟榔、白术、百合、酸枣仁、白茯苓、麦门冬、桂、附子。(中医方剂大辞典)(85)黄芪、茯神、麦门冬、桂、陈橘皮、当归、天门冬、五味子、生干地黄、甘草。(中医方剂大辞典)(86)黄芪、人参、白茯苓、柴胡、当归、白术、桂、甘草、枳壳、桔梗、桃仁。(中医方剂大辞典)(87)黄芪、当归、芎䓖、龙骨、芍药、桂、附子、甘草。(中医方剂大辞典)(88)黄芪、生地黄、芍药、麦门冬、黄芩、石膏、芎䓖、大黄、人参、当归、半夏。(中医方剂大辞典)(89)黄芪、芍药、知母、升麻、犀角屑、苦竹叶。(中医方剂大辞典)(90)黄芪、升麻、犀角、紫葛、木通。(中医方剂大辞典)(91)黄芪、人参、甘草、芍药、当归、熟干地黄、白茯苓、桂、白术、远志。(中医方剂大辞典)(92)黄芪、甘草、麦门冬、山栀子仁、黄芩、人参、赤茯苓、槟榔、贝母、紫菀。(中医方剂大辞典)(93)黄芪、人参、桂、甘草、赤茯苓。(中医方剂大辞典)(94)黄芪、附子、菖蒲、磁石、五味子、防风、玄参、人参、杜仲、白茯苓、熟干地黄。(中医方剂大辞典)(95)黄芪、枳壳、大腹皮、黄连、白茯苓、芍药、甘草。(中医方剂大辞典)(96)黄芪、茺蔚子、麦门冬、地骨皮、玄参、黄芩、知母。(中医方剂大辞典)(97)黄芪、枳壳、防已、桂、细辛、白术、赤茯苓、赤芍药、当归。(中医方剂大辞典)(98)黄芪、枳壳、人参、当归、黄柏、黄连。(中医方剂大辞典)(99)黄芪、芍药、桂、当归、白茯苓、菖蒲、人参。(中医方剂大辞典)(100)黄芪、黄连、大黄、芎䓖、甘草、鹤虱、红蓝花、连翘、防风、羌活、牵牛子。(中医方剂大辞典)(101)黄芪、犀角、白茯苓、人参、柴胡、升麻、秦艽、芎䓖、木香、桑根白皮、枳壳、防风、芍药、黄芩、肉豆蔻、天麻、鳖甲、地骨皮、甘草、羌活、当归、青橘皮、槟榔、桔梗。(中医方剂大辞典)(102)黄芪、人参、麻黄根、牡蛎、枸杞根、龙骨。(中医方剂大辞典)(103)黄芪、防风、附子、芎䓖、麻黄、当归、甘草、芍药。(中医方剂大辞典)(104)黄芪、独活、防风、酸枣仁、茯神、白鲜皮、羚羊角、桂。(中医方剂大辞典)(105)黄芪、防风、石斛、当归、白芷、藿香、沉香、五味子、羌活、桂、木香、芎䓖、白蒺藜、桑寄生、附子、白术。(中医方剂大辞典)(106)黄芪、蒺藜、枳实、赤小豆、牵牛。(中医方剂大辞典)(107)黄芪、黄芩、芍药、当归、甘草、芎䓖、生姜。(中医方剂大辞典)(108)黄芪、芍药、芎䓖、黄芩、当归、细辛。(中医方剂大辞典)(109)黄芪、人参、麦门冬、石膏、芎䓖、当归、生地黄、甘草、芍药、生姜、大枣、半夏、竹叶。(中医方剂大辞典)(110)黄芪、升麻、桂心、黄芩、竹叶、茯苓、生姜、甘草。(中医方剂大辞典)(111)黄芪、干姜、当归、桂心、大枣、麦门冬、芍药 半夏、生姜、人参、芎䓖、甘草。(中医方剂大辞典)(112)黄芪、白蔹、玄参、黄芩、大黄、甘草、竹叶。(中医方剂大辞典)(113)黄芪、麦门冬、芍药、黄芩、人参、甘草、石膏、当归、半夏、生姜、生地黄、大枣、淡竹叶。(中医方剂大辞典)(114)黄芪、当归、桂心、甘草、白术、乌头、芎䓖、防风、干地黄、生姜、前胡。(中医方剂大辞典)(115)黄芪、芍药、生姜、桂心、当归、甘草、麦门冬、干地黄、黄芩、大枣。(中医方剂大辞典)(116)黄芪、茯神、栝蒌根、甘草、麦门冬、干地黄。(中医方剂大辞典)(117)黄芪、芍药、桂心、麦门冬、五味子、甘草、当归、细辛、人参、大枣、前胡、茯苓、生姜、半夏。(中医方剂大辞典)(118)黄芪、人参、白术、桂心、大枣、附子、生姜。(中医方剂大辞典)(119)蜀黄芪、人参、芍药、桂心、大枣、生姜。(中医方剂大辞典)(120)芍药、黄芪、甘草、桂心、干姜、当归、大枣、饴糖。(中医方剂大辞典)(121)黄芪、附子、大枣、甘草、蜀椒、生姜、芍药、茯苓、当归、人参、黄芩、桂心。(中医方剂大辞典)(122)黄芪、当归、甘草、桂心、苁蓉、石斛、干枣、白蜜。(中医方剂大辞典)(123)黄芪、芎䓖、白柘皮、白术、通草、芍药、甘草、桂心、大枣、石膏、竹叶。(中医方剂大辞典)(124)黄芪、人参、芎䓖、当归、甘草、远志、干地黄、大枣、生姜、麦门冬。(中医方剂大辞典)(125)黄芪、甘草、桂心、芍药、半夏、生姜、饴。(中医方剂大辞典)(126)黄芪、麦门冬、黄芩、栀子、芍药、瓜蒌、熟地黄、升麻。(中医方剂大辞典)(127)黄芪、黄芩、远志、麦门冬、干地黄、人参、芎䓖、甘草、芍药、当归、大枣、生姜、鸡膍胵、桑螵蛸。(中医方剂大辞典)(128)黄芪、生姜、石膏末、甘草、芍药、升麻、人参、知母、茯苓、桂心、麦门冬、大枣、干地黄。(中医方剂大辞典)(129)黄芪、人参、甘草、芍药、当归、生姜、大枣、干地黄、茯苓、白术、远志。(中医方剂大辞典)(130)生地黄、竹叶、小麦、黄芪、黄芩、前胡、大黄、瓜篓、通草、芍药、升麻、茯苓、甘草、知母、人参、当归。(中医方剂大辞典)(131)黄芪、茯苓、桂心、芍药、甘草、半夏、生姜、当归、大枣、人参、桑螵蛸。(中医方剂大辞典)(132)黄芪、半夏、大枣、生姜、桂心、芍药、人参、甘草。(中医方剂大辞典)(133)黄芪、远志、麦门冬、茯苓、生姜、人参、甘草、半夏、当归、前胡、橘皮、蜀椒、芍药、乌头、大枣、桂心。(中医方剂大辞典)(134)黄芪、麦门冬、大枣、芍药、干地黄、黄芩、桂心、生姜、当归、甘草。(中医方剂大辞典)(135)黄芪、人参、芍药、生姜、桂肉、大枣、当归、甘草。(中医方剂大辞典)(136)生黄芪、归身、甘草、白芍、穿山甲。(中医方剂大辞典)(137)黄芪、熟地、茯苓、天冬、肉桂、小麦、当归、甘草、五味子。(中医方剂大辞典)(138)黄芪、当归、柴胡、木瓜、连翘、羌活、肉桂、生地黄、黄柏。(中医方剂大辞典)(139)黄芪、白芍、桂枝、甘草。(中医方剂大辞典)(140)黄芪、当归、枣仁、白术、远志、补骨脂。(中医方剂大辞典)(141)黄芪、麦门冬、白茯苓、防风、人参、地骨皮、漏芦、知母、远志、熟地黄。(中医方剂大辞典)(142)黄芪、五味子、当归、白术、甘草。(中医方剂大辞典)(143)黄芪、川归、大黄、芍药、陈皮、甘草。(中医方剂大辞典)(144)黄芪、人参、白术、茯苓、白芍、甘草、桂枝。(中医方剂大辞典)(145)黄芪、橘红、甘草、白茯苓、防风。(中医方剂大辞典)

黄芪竹叶汤 huang qi zhu ye tang

【英文名】Huang Qi Zhu Ye Decoction

【组成】黄芪、甘草、麦门冬、黄芩、芍药、当归、人参、石膏、芎䓖、半夏、生姜、生地黄、大枣、淡竹叶。(中医

方剂大辞典）

黄芪肉桂柴胡酒煎汤 huang qi rou gui chai hu jiu jian tang

【英文名】Huang Qi Rou Gui Chai Hu Jiu Jian Decoction

【异名】黄芪柴胡汤（中医方剂大辞典、杏苑）；内托黄芪酒煎汤（中医方剂大辞典、东恒试效方）；内托酒煎散（中医方剂大辞典、外科大成）内托酒煎汤（中医方剂大辞典、医学入门）

【组成】黄芪、当归梢、柴胡、黍粘子、连翘、肉桂、升麻、炙甘草、黄柏。（中医方剂大辞典）

黄芪芍药汤 huang qi shao yao tang

【英文名】Huang Qi Shao Yao Decoction

【组成】(1)黄芪、甘草、升麻、葛根、白芍药、羌活。（中医方剂大辞典）(2)黄芪、当归尾、白芍药、白术、人参、陈皮、甘草。（中医方剂大辞典）(3)黄芪、人参、芍药桂、五味子、白术、甘草。（中医方剂大辞典）(4)黄芪、芍药、酒芩、连翘、防风、大力子、桔梗、甘草、葛根、荆芥穗、人参。（中医方剂大辞典）

黄芪芍药桂枝苦酒汤 huang qi shao yao gui zhi ku jiu tang

【英文名】Huang Qi Shao Yao Gui Zhi Ku Jiu Decoction

【异名】苦酒汤（中医方剂大辞典、全生指迷方）；黄芪苦酒汤（中医方剂大辞典、圣济总录）；黄芪桂枝苦酒汤（中医方剂大辞典、鸡峰）；黄芪芍药桂酒汤（中医方剂大辞典、症因脉治）；耆桂酒（中医方剂大辞典、玉案）；耆芍桂酒汤（中医方剂大辞典、金匮）

【组成】黄芪、芍药、桂枝。（中医方剂大辞典）

黄芪防风汤 huang qi fang feng tang

【英文名】Huang Qi Fang Feng Decoction

【异名】珊瑚蒸（中医方剂大辞典、串雅外篇）

【组成】黄芪、防风。（中医方剂大辞典）

黄芪防风饮子 huang qi fang feng yin zi

【英文名】Huang Qi Fang Feng Drink

【组成】蔓荆子、黄芩、炙甘草、黄芪、防风、葛根、细辛。（中医方剂大辞典）

黄芪束气汤 huang qi shu qi tang

【英文名】Huang Qi Shu Qi Decoction

【组成】黄芪、白芍、人参、破故纸、升麻、益志仁、五味、薄桂。（中医方剂大辞典）

黄芪羌活丸 huang qi qiang huo wan

【英文名】Huang Qi Qiang Huo Pill

【组成】黄芪、羌活、附子、蒺藜子、乌头、沙苑蒺藜、牛膝、木鳖子、防风、萆薢、狗脊。（中医方剂大辞典）

黄芪羌活饮 huang qi qiang huo yin

【英文名】Huang Qi Qiang Huo Drink

【异名】黄芪羌活散（中医方剂大辞典、宣明论）

【组成】黄芪、羌活、石斛、防风、枳壳、人参、附子、茯苓、五味子、牛膝、续断、地骨皮、生干地黄、牡蛎。（中医方剂大辞典）

黄芪芩术汤 huang qi qin zhu tang

【英文名】Huang Qi Qin Zhu Decoction

【组成】黄芩、白术、黄芪、茯苓、阿胶、杜仲、甘草、续断、糯米。（中医方剂大辞典）

黄芪补中汤 huang qi bu zhong tang

【英文名】Huang Qi Bu Zhong Decoction

【组成】(1)茯苓、白术、黄芪、陈皮、官桂、甘草、人参、当归、熟地黄、白豆蔻。（中医方剂大辞典）(2)黄芪、人参、炙甘草、白术、苍术、橘皮、泽泻、猪苓、茯苓。（中医方剂大辞典）

黄芪补气汤 huang qi bu qi tang

【英文名】Huang Qi Bu Qi Decoction

【组成】(1)黄芪、人参、白术、当归、芍药、炙甘草、茯苓、肉桂、附子。（中医方剂大辞典）(2)黄芪、当归、肉桂。（中医方剂大辞典）(3)当归、黄芪、白术、甘草、菊花、防风、麻黄。（中医方剂大辞典）

黄芪补血汤 huang qi bu xue tang

【英文名】Huang Qi Bu Xue Decoction

【组成】蜜炙黄芪、当归、仙居白术、鹿角霜、茯神、赤芍、制香附、广木香、山楂炭、枣仁、琥珀、神曲。（中医方剂大辞典）

黄芪补肺汤 huang qi bu fei tang

【英文名】Huang Qi Bu Fei Decoction

【组成】(1)黄芪、五味子、人参、麦门冬、桑白皮、枸杞子、熟地黄。（中医方剂大辞典）(2)黄芪、芍药、半夏、人参、甘草。（中医方剂大辞典）

黄芪豆汤 huang qi dou tang

【英文名】Huang Qi Dou Decoction

【组成】黄芪、马料豆。（中医方剂大辞典）

黄芪赤风汤 huang qi chi feng tang

【英文名】Huang Qi Chi Feng Decoction

【组成】黄芪、赤芍、防风。（中医方剂大辞典）

黄芪赤昆汤 huang qi chi kun tang

【英文名】Huang Qi Chi Kun Decoction

【组成】黄芪、昆布、赤小豆。（中医方剂大辞典）

黄芪饮 huang qi yin

【英文名】Huang Qi Drink

【异名】黄芪汤（中医方剂大辞典、医方类聚）

【组成】(1)黄芪、车前子、细辛、黄芩、五味子。（中医方剂大辞典）(2)黄芪、生地黄、人参、茯神、犀角屑、瓜蒌仁、黄芩、甘草。（中医方剂大辞典）(3)白术、黄芪、当归、甘草、人参、桂枝。（中医方剂大辞典）(4)黄芪、芍药、芎䓖、甘草、生姜。（中医方剂大辞典）(5)黄芪、白茯苓、麦门冬、黄芩、高良姜、乌梅肉、白术。（中医方剂大辞典）(6)黄芪、地榆、桑寄生、艾叶、白龙骨、生地黄、生姜。(中医方剂大辞典)(7)黄芪、小蓟、桑耳、附子、延胡索、白芷、桂、黄芩、肉豆蔻、赤石脂、当归、生干地黄、芎䓖、白术、地榆。(中医方剂大辞典)(8)黄芪、人参、白茯苓、旱莲子、滑石、桑根白皮、黄芩、枳壳、芒硝。(中医方剂大辞典)(9)黄芪、白术、白茯苓、五味子、熟干地黄、牡蛎、大枣。(中医方剂大辞典)(10)黄芪、杜仲、山茱萸、人参、知母、龙骨。(中医方剂大辞典)(11)黄芪、茯神、栝蒌根、麦门冬、甘草、生干地黄。(中医方剂大辞典)(12)黄芪、赤茯苓、羌活、白僵蚕、杏仁、当归、桂、五味子、生干地黄、甘草、陈橘皮、玄参、麦门冬、人参。(中医方剂大辞典)

黄芪饮子 huang qi yin zi

【英文名】Huang Qi Drink

【组成】(1)生黄芪、荆芥穗、云苓、归身、忍冬、防风、白芷、连翘、甘草。(中医方剂大辞典)(2)黄芪、车前子、细辛、黄芩、五味子、防风。(中医方剂大辞典)(3)黄芪、当归、紫菀、石斛、地骨皮、人参、桑白皮、附子、鹿茸、款冬花、半夏、甘草。(中医方剂大辞典)(4)黄芪、五味子、当归、白茯苓、白芍、远志、麦子、人参、吴术、甘草。(中医方剂大辞典)(5)黄芪、人参、生干地黄、五味子、麦门冬、当归、牡蛎。(中医方剂大辞典)(6)黄芪、栝蒌根、赤芍药、麦门冬、玄参、甘草、赤茯苓、川升麻、当归。(中医方剂大辞典)

黄芪鸡首煎 huang qi ji shou jian

【英文名】Huang Qi Ji Shou Jian

【组成】人参、绵芪、草节、川芎、归身、化橘红、赤芍、雄鸡头。(中医方剂大辞典)

黄芪固真汤 huang qi gu zhen tang

【英文名】Huang Qi Gu Zhen Decoction

【组成】(1)嫩黄芪、官拣参、漂白术、当归身、炙甘草、天圆肉。(中医方剂大辞典)(2)黄芪、人参、白术、甘草、当归、麦冬。(中医方剂大辞典)

黄芪建中加当归汤 huang qi jian zhong jia dang gui tang

【英文名】Huang Qi Jian Zhong Jia Dang Gui Decoction

【异名】黄芪汤(中医方剂大辞典、普济方);黄芪建中汤(中医方剂大辞典、普济方)

【组成】黄芪、当归、白芍药、桂枝、甘草。(中医方剂大辞典)

黄芪建中汤 huang qi jian zhong tang

【英文名】Huang Qi Jian Zhong Decoction

【异名】黄芪汤(中国中医药学主题词表、圣济总录)

【组成】(1)黄芪、桂、白芍、甘草。(中医方剂大辞典)(2)黄芪、桂、白芍药、甘草。(中医方剂大辞典)(3)黄芪、人参、桔梗、白芍药、甘草。(中医方剂大辞典)(4)黄芪、芍药、桂枝、胶饴、甘草、陈皮、白术。(中医方剂大辞典)(5)黄芪、白芍、肉桂、人参、甘草。(中医方剂大辞典)(6)黄芪、白术、枳壳、前胡、杏仁、柴胡、人参、白茯苓、甘草、当归、川芎、半夏、黄芩、白芍药、羚羊角、生地黄、麦门冬。(中医方剂大辞典)(7)黄芪、桂心、人参、当归、芍药、生姜、胶饴、大枣。(中医方剂大辞典)(8)小建中汤、黄芪、人参。(中医方剂大辞典)(9)小建中汤、黄芪。(中医方剂大辞典)(10)人参、黄芪、甘菊花、白芍药、桂枝。(中医方剂大辞典)

黄芪姜苓汤 huang qi jiang ling tang

【英文名】Huang Qi Jiang Ling Decoction

【组成】黄芪、人参、茯苓、半夏、生姜、甘草。(中医方剂大辞典)

黄芪柏子仁散 huang qi bo zi ren san

【英文名】Huang Qi Bo Zi Ren Powder

【组成】柏子仁、肉苁蓉、远志、车前子、人参、茯苓、山药、萆薢、黄芪。(中医方剂大辞典)

黄耆茯苓汤 huang qi fu ling tang

【英文名】Huang Qi Fu Ling Decoction

【组成】黄芪、麦门冬、芎䓖、茯苓、桂心、生姜、五味子、大枣。(中医方剂大辞典)

黄耆茯苓散 huang qi fu ling san

【英文名】Huang Qi Fu Ling Powder

【组成】黄芪、赤茯苓、麦门冬、枳壳、桑根白皮、射干、桔梗、甘草。(中医方剂大辞典)

黄耆茯神汤 huang qi fu shen tang

【英文名】Huang Qi Fu Shen Decoction

【组成】黄芪、茯神、远志、紫河车、酸枣仁。(中医方剂大辞典)

黄耆茯神散 huang qi fu shen san

【英文名】Huang Qi Fu Shen Powder

【组成】黄芪、茯神、甘草、天南星、白扁豆、防风、白附子、肉桂、山药、白芍药。(中医方剂大辞典)

黄耆茵陈散 huang qi yin chen san

【英文名】Huang Qi Yin Chen Powder

【组成】黄芪、赤芍药、茵陈、石膏、麦门冬、豆豉、甘草。(中医方剂大辞典)

黄耆贴 huang qi tie

【英文名】Huang Qi Emplastrum

【异名】黄耆散(中医方剂大辞典、圣惠)

【组成】(1)黄芪、黄芩、芎䓖、黄连、白芷、芍药、当归。(中医方剂大辞典)(2)甘草、大黄、白蔹、黄芪、芎䓖。(中医方剂大辞典)(3)黄芪、真当归、大黄、芎䓖、白蔹、黄芩、防风、芍药、鸡子、黄连。(中医方剂大辞典)

黄耆除热丸 huang qi chu re wan

【英文名】Huang Qi Chu Re Pill

【组成】熟干地黄、白芍药、地骨皮、人参、黄芪、当归、川芎。(中医方剂大辞典)

黄耆柴胡汤 huang qi chai hu tang

【英文名】Huang Qi Chai Hu Decoction

【组成】(1)黄芪、柴胡、丹皮、牛膝、丹参、黄芩、荆芥、防风、山栀。(中医方剂大辞典)(2)黄芪、柴胡梢、羌活、连翘、肉桂、土瓜根、黄柏、生地、当归尾。(中医方剂大辞典)

黄耆桂枝五物汤 huang qi gui zhi wu wu tang

【英文名】Huang Qi Gui Zhi Wu Wu Decoction

【异名】黄耆五物汤(中医方剂大辞典、三因);黄耆汤(中医方剂大辞典、圣济总录);桂枝五物汤(中医方剂大辞典、赤水玄珠);五物汤(中医方剂大辞典、东医宝鉴*杂病篇)

【组成】黄芪、芍药、桂枝、生姜、大枣。(中医方剂大辞典)

黄耆桃红汤 huang qi tao hong tang

【英文名】Huang Qi Tao Hong Decoction

【组成】黄芪、桃仁、红花。(中医方剂大辞典)

黄耆浸酒 huang qi jin jiu

【英文名】Huang Qi Jin Wine

【组成】黄芪、萆薢、防风、芎䓖、牛膝、独活、山茱萸、五味子。(中医方剂大辞典)

黄耆益气汤 huang qi yi qi tang

【英文名】Huang Qi Yi Qi Decoction

【组成】(1)补中益气汤、红花、黄柏。(中医方剂大辞典)(2)人参、黄芪、白术、甘草、五味子、麦门冬、陈皮。(中医方剂大辞典)(3)黄芪、人参、白术、陈皮、半夏、当归、川芎、藁本、甘草、升麻、黄柏、细辛。(中医方剂大辞典)

黄耆益损汤 huang qi yi sun tang

【英文名】Huang Qi Yi Sun Decoction

【组成】(1)人参、石斛、甘草、黄芪、木香、白术、当归、正桂、茯苓、芍药、半夏、川芎、熟地黄、山药、五味子、牡丹皮、麦门冬。(中医方剂大辞典)(2)肉桂、熟地黄、半夏、甘草、石斛、当归、川芎、黄芪、白术、白芍药、北五味子、木香。(中医方剂大辞典)

黄耆酒 huang qi jiu

【英文名】Huang Qi Wine

【组成】(1)黄芪、防风、官桂、石斛、虎骨、当归、白芍药、木香、云母粉、茵陈叶、仙灵脾、天麻、萆薢、甘草、川续断。(中医方剂大辞典)(2)黄芪、蜀椒、白术、牛膝、葛根、防风、芎䓖、甘草、细辛、山茱萸、附子、秦艽、干姜、当归、乌头、人参、独活、桂。(中医方剂大辞典)(3)黄芪、桂、巴戟天、石斛、泽泻、白茯苓、柏子仁、干姜、蜀椒、防风、独活、人参、天雄、芍药、附子、乌头、茵芋、半夏、细辛、白术、黄芩、栝蒌根、山茱萸。(中医方剂大辞典)(4)黄芪、乌头、附子、生姜、秦艽、蜀椒、芎䓖、独活、白术、牛膝、苁蓉、细辛、甘草、葛根、当归、菖蒲、山茱萸、桂心、钟乳、柏子仁、天雄、石斛、防风、大黄、石南。(中医方剂大辞典)(5)黄芪、防风、细辛、独活、川芎、牛膝、附子、川椒、炙草、川乌、山萸、秦艽、葛根。(中医方剂大辞典)

黄耆理中汤 huang qi li zhong tang

【英文名】Huang Qi Li Zhong Decoction

【组成】黄芪、桂心、丹参、杏仁、桔梗、干姜、五味子、茯苓、甘草、芎䓖。(中医方剂大辞典)

黄耆萆薢大黄汤 huang qi bi xie da huang tang

【英文名】Huang Qi Bi Xie Da Huang Decoction

【组成】黄芪、萆薢、当归、芎䓖、桂枝、防己、升麻、鲮甲、熟大黄、附子、甘草、营实。(中医方剂大辞典)

黄耆搜风汤 huang qi sou feng tang

【英文名】Huang Qi Sou Feng Decoction

【组成】黄芪、当归、川芎、党参、白术、荆芥、防风、云苓、白芷、升麻、炙甘草。(中医方剂大辞典)

黄耆散 huang qi san

【英文名】Huang Qi Powder

【异名】麦门冬汤(中医方剂大辞典、圣济总录);干地黄散(中医方剂大辞典、普济方);黄耆茯苓汤(中医方剂大辞典、仙传外科集验方);黄耆汤(中医方剂大辞典、圣济总录);黄耆煮散(中医方剂大辞典、圣济总录);止痛当归散(中医方剂大辞典、袖珍);止痛当归汤(中医方剂大辞典、外科精义);内补黄耆散(中医方剂大辞典、仙传外科集验方);牡蛎散(中医方剂大辞典、普济方);熟干地黄散(中医方剂大辞典、圣惠);当归汤(中医方剂大辞典、圣济总录)

【组成】(1)黄芪。(中医方剂大辞典)(2)黄芪、木兰。(中医方剂大辞典)(3)黄芪、黄芩、煨大黄、防风、地骨皮、酒远志、人参、赤苓、漏芦。(中医方剂大辞典)(4)柴胡、黄芪、赤苓、白术、人参、地骨皮、枳壳、桔梗、桑白、赤芍、生地、麦门冬、甘草。(中医方剂大辞典)(5)黄芪、知母、赤茯苓、甘草、黄芩、麦冬。(中医方剂大辞典)(6)黄芪、防风、当归、白芍、干地黄、甘草。(中医方剂大辞典)(7)茯苓、黄芪、当归、川芎、白芍药、白芷、升麻、山栀。(中医方剂大辞典)(8)黄芪、当归、白药子、人参、川芎、桂皮、白芷、甘草。(中医方剂大辞典)(9)黄芪、柴胡、干葛、甘草、人参。(中医方剂大辞典)(10)嫩黄芪、嫩柴胡、苏木、紫草。(中医方剂大辞典)(11)黄芪、柴胡、干葛、甘草。(中医方剂大辞典)(12)青皮、陈皮、黄芪、茯神、厚朴、茯苓、诃子、砂仁、丁香、木香、甘草、白术。(中医方剂大辞典)(13)芰草、柴胡、茯神、地骨皮、白茯苓、甘草。(中医方剂大辞典)(14)黄芪、木通、葛根。(中医方剂大辞典)(15)黄芪、茯苓。(中医方剂大辞典)(16)黄芪、牛黄、人参、天麻蝎、杏仁、白茯苓、川当归、生地黄、熟干地黄。(中医方剂大辞典)(17)人参、黄芪、半夏、白茯苓、当归、麦芽、白术、白芍药、甘草、肉桂、神曲。(中医方剂大辞典)(18)黄芪、吴木、苍术、人参、阿胶、麦门冬、干地黄、桑寄生、甘草。(中医方剂大辞典)(19)绵黄芪、甘草、皂角刺。(中医方剂大辞典)(20)黄芪、麦门冬、熟地黄、桔梗、甘草、白芍药。(中医方剂大辞典)(21)黄芪、薏苡仁、人参、甘草。(中医方剂大辞典)(22)黄芪、牛膝、白术、陈橘皮、人参、桂心、白茯苓、白芍药、当归、麦门冬、五味子、甘草。(中医方剂大辞典)(23)石斛、黄芪、补骨脂、人参、熟干地黄、泽泻、远志、当归、桂心、牛膝、白茯苓、龙骨、五味子、鹿茸。(中医方剂大辞典)(24)黄芪、五味子、厚朴、白术、陈橘皮、芍药、甘草、苍术、干姜、干蝎、当归、木瓜。(中医方剂大辞典)(25)牡蛎、黄芪、生地黄。(中医方剂大辞典)(26)黄芪、附子、桑黄、白矾。(中医方剂大辞典)(27)黄芪、赤茯苓、木香、草豆蔻、桂、当归、桑根白皮、防风、紫葳根、甘草、续断、泽泻、甘遂。(中医方剂大辞典)(28)黄芪、枳壳、防风。(中医方剂大辞典)(29)黄芪、蛇蜕皮。(中医方剂大辞典)(30)黄芪、芍药、细辛、瞿麦穗、白芷、薏苡仁、人参、附子、熟干地黄、赤小豆。(中医方剂大辞典)(31)黄芪、白矾、附子、当归、防风、瓜蒌根、芎䓖、黄芩、狸骨、甘草、大黄、干姜、细辛、露蜂房、斑蝥、芫青。(中医方剂大辞典)(32)黄芪、人参、防风、防己、生干地黄、桔梗、芍药、黄芩、泽泻、石南叶、紫菀、桂、甘草、牛膝、白术、赤茯苓。(中医方剂大辞典)(33)黄芪、狗脊、牡蛎、肉苁蓉、土瓜根、赤石脂、萆薢、牛膝、山茱萸。(中医方剂大辞典)(34)黄芪、赤茯苓、麦门冬、枳壳、桑白皮、射干、桔梗、甘草。(中医方剂大辞典)(35)黄芪、人参、地骨皮。(中医方剂大辞典)(36)黄芪、五灵脂。(中医方剂大辞典)(37)黄芪、白及、白蔹、黄明胶。(中医方剂大辞典)(38)黄芪、桑根白皮、人参、白茯苓、甘草。(中医方剂大辞典)(39)黄芪、黄连、甘草、黄芩。(中医方剂大辞典)(40)黄芪、桑根白皮、葛根。(中医方剂大辞典)(41)黄芪、羌活、白附子、蒺藜子、茴香子。(中医方剂大辞典)(42)黄芪、牡蛎、麻黄根、知母、人参。(中医方剂大辞典)(43)黄芪、麻黄根、牡蛎、知母。(中医方剂大辞典)(44)黄芪、白茯苓、人参、白术、牡蛎、麦门冬、陈橘皮。(中医方剂大辞典)(45)好黄芪、甘草。(中医方剂大辞典)(46)黄芪、防风、甘草。(中医方剂大辞典)(47)黄芪、川芎、防风、甘草、白蒺藜、甘菊花。(中医方剂大辞典)(48)黄芪、赤芍药、牡丹皮、香白芷、沙参、甘草、肉桂、柴胡、当归。(中医方剂大辞典)(49)黄芪、枳实、土蒺藜、赤小豆、甘草。(中医方剂大辞典)(50)黄芪、糯米、阿胶。(中医方剂大辞典)(51)黄芪、甘草、枳实、青州枣。(中医方剂大辞典)(52)黄芪、甘草、柴胡、人参、秦艽、川升麻、山栀子、黄芩、地骨皮、茯苓。(中医方剂大辞典)(53)黄芪、乌梅肉、麦门冬、黄芩、白术、龙骨、黄连。(中医方剂大辞典)(54)黄芪、枳壳、侧柏叶。(中医方剂大辞典)(55)黄芪、白鲜皮、防风、黄芩、枳壳、甘草。(中医方剂大辞典)(56)黄芪、连翘、川升麻、玄参、丹参、露蜂房、枳壳、甘草。(中医方剂大辞典)(57)黄芪、防风、川升麻、羚羊角屑、石膏、甘草、地骨皮、人参、白茯苓、芎䓖。(中医方剂大辞典)(58)黄芪、赤小豆、附子、白蔹、桂心、黄芩、赤芍药、槐木子、枳壳。(中医方剂大辞典)(59)黄芪、麦门冬、知母、人参、赤茯苓、黄芩、甘草。(中医方剂大辞典)(60)黄芪、黄连、生干地黄、黄柏、黄芩、犀角屑、龙骨、地榆、当归。(中医方剂大辞典)(61)黄芪、朱砂、龙脑、人参、川升麻、川大黄、甘草、天竹黄、牡蛎粉。(中医方剂大辞典)(62)黄芪、赤芍药、茵陈、石膏、麦门冬、豉。(中医方剂大辞典)(63)黄芪、甘草、川升麻、黄芩、前胡、栝蒌根、知母、麦门冬、赤芍药、生干地黄。(中医方剂大辞典)(64)黄芪、茯神、地骨皮、栝蒌根、麦门冬、黄芩、生干地黄、甘草。(中医方剂大辞典)(65)黄芪、栝蒌根、麦门冬、赤茯苓、甘草。(中医方剂大辞典)(66)黄芪、人参、麦门冬、桑根白皮、知母、栝蒌根、黄连、石膏、葛根、赤茯苓、地骨皮、川升麻、甘草。(中医方剂大辞典)(67)黄芪、鸡膍胵、五味子。(中医方剂大辞典)(68)黄芪、麦门冬、茯神、龙骨、栝蒌根、熟干地黄、泽泻、白石脂、桑螵蛸、甘草。(中医方剂大辞典)(69)黄芪、麦门冬、芦根、栝蒌根、紫苏茎叶、生干地黄、桑根白皮、泽泻、甘草。(中医方剂大辞典)(70)黄芪、白术、羚羊角屑、木香、人参、当归、桂心、白芍药、芎䓖、白茯苓、甘草。(中医方剂大辞典)(71)黄芪、白术、续断、人参、熟干地黄、茯神、附子、当归、肉桂、五味子、白芍药、赤石脂、陈橘皮、麦门冬、甘草、干姜。(中医方剂大辞典)(72)黄芪、桂心、当归、桑寄生、白茯苓、白芍药、人参、牛膝、熟干地黄、麦门冬、鳖甲、甘草。(中医方剂大辞典)(73)黄芪、地榆、紫参、黄柏、厚朴、黄连。(中医方剂大辞典)(74)黄芪、麦门冬、生干地黄、甘草、人参、陈橘皮、白茯苓、桑寄生。(中医方剂大辞典)(75)黄芪、麦门冬、赤茯苓、当归、甘草、生干地黄。(中医方剂大辞典)(76)黄芪、人参、甘草、桂心、白茯苓、熟干地黄、当归、麦门冬、白术。(中医方剂大辞典)(77)黄芪、赤芍药、生干地黄、桂心、麦门冬、牡蛎粉、黄芩、石膏、甘草。(中医方剂大辞典)(78)黄芪、半夏、陈橘皮、人参、桂心、赤茯苓、枳壳、白术、甘草、诃黎勒皮、芎䓖。(中医方剂大辞典)(79)黄芪、附子、鬼箭羽、当归、芎䓖、桂心、牡丹、赤芍药、牛膝、桃仁、赤茯苓、鳖甲。(中医方剂大辞典)(80)黄芪、白术、人参、麦门冬、陈橘皮、芎䓖、白茯苓、前胡、甘草。(中医方剂大辞典)(81)黄芪、桂心、人参、桔梗、干姜、五味子、白茯苓、甘草、芎䓖、杏仁。(中医方剂大辞典)(82)黄芪、桂心、熟干地黄、赤茯苓、紫菀、陈橘皮、当归、五味子、麦门冬、甘草、白前、桑根白皮、人参、鹿角胶。(中医方剂大辞典)(83)黄芪、茜根、黄柏、地榆、犀角屑、当归。(中医方剂大辞典)(84)黄芪、犀角屑、地榆、玄参、赤茯苓、当归、川芒硝、木香、连翘、甘草、枳壳、栀子仁、川升麻、川大黄、黄芩。(中医方剂大辞典)(85)黄芪、甘草、麦门冬、地骨皮、人参、前胡。(中医方剂大辞典)(86)黄芪、麦门冬、木通、前胡、栝蒌根、赤芍药、川升麻、甘草、川大黄、知母、赤茯苓、黄芩。(中医方剂大辞典)(87)黄芪、阿胶、生干地黄、当归、桂心、远志、人参、大麻仁、桑根白皮。(中医方剂大辞典)(88)黄芪、白芍药、芎䓖、当归、桂心、黄芩、甘草。(中医方剂大辞典)(89)黄芪、桑寄生、地榆、艾叶、龙骨、熟干地黄。(中医方剂大辞典)(90)黄芪、地骨皮、赤茯苓、麦门冬、人参、赤芍药、生干地黄、柴胡、黄芩、当归、甘草。(中医方剂大辞典)(91)黄芪、人参、赤芍药、麦门冬、白术、赤茯苓、羚羊角屑、半夏、前胡、当归、枳壳、甘草。(中医方剂大辞典)(92)黄芪、麦门冬、生干地黄、犀角屑、人参、茯神、栝蒌子仁、黄芩、甘草。(中医方剂大辞典)(93)黄芪、赤芍药、熟干地黄、干姜、附子、续断、桂心、当归、木通。(中医方剂大辞典)(94)黄芪、赤茯苓、地骨皮、麦门冬、生干地黄、黄芩、川升麻、射干、赤芍药、玄参、甘草。(中医方剂大辞典)(95)黄芪、人参、桂心、当归、赤芍药、甘草、生干地黄。(中医方剂大辞典)(96)黄芪、当归、桂心、芎䓖、杏仁、白术、石菖蒲、蔓荆子、白鲜皮、白芍药。(中医方剂大辞典)(97)黄芪、川升麻、犀角屑、赤茯苓、麦门冬、人参、赤芍药、生干地黄、石膏、蓝叶。(中医方剂大辞典)(98)黄芪、甘草、栀子仁、黄芩、玄参、赤茯苓、槟榔、川升麻、紫菀、麦门冬、牛蒡子。(中医方剂大辞典)(99)黄芪、黄芩、远志、麦门冬、生干地黄、人参、芎䓖、赤芍药、当归、犀角屑、甘草。(中医方剂大辞典)(101)黄芪、防风、子芩、川大黄、地骨皮、远志、人参、赤茯苓、漏芦。(中医方剂大辞典)(101)黄芪、茺蔚子、麦门冬、地骨皮、玄参、黄芩、知母、犀角屑。(中医方剂大辞典)(102)黄芪、甘草、旋覆花、甘菊花、川大黄、枳壳、荠苨、石膏、羚羊角屑。(中医方剂大辞典)(103)黄芪、白茯苓、熟干地黄、韭子、麦门冬、车前子、鹿茸、菟丝子、白龙骨。(中医方剂大辞典)(104)黄芪、钟乳粉、白茯苓、云母粉、远志、细辛。(中医方剂大辞典)(105)黄芪、续断、当归、熟干地黄、白术、五味子、石斛、桂心、白芍药、诃黎勒皮、人参、木香、白茯苓、附子、甘草、麦门冬、牛膝、陈橘皮。(中医方剂大辞典)(106)黄芪、赤芍药、甘草、人参、熟干地黄、麦门冬、五加皮、牛膝。(中医方剂大辞典)(107)黄芪、人参、牡蛎粉、肉苁蓉、熟干地黄、附子、石南、防风、五味子、白茯苓、白芍药、桂心、石斛、甘草、磁石。(中医方剂大辞典)(108)黄芪、沉香、薰陆香、鸡舌香、羚羊角屑、漏芦、黄芩、栀子、甘草、栝蒌根、汉防己、防风、连翘。(中医方剂大辞典)(109)黄芪、知母、石膏、白芍药、麦门冬、甘草、白茯苓、桂心、川升麻、熟干地黄、人参。(中医方剂大辞典)(110)黄芪、山茱萸、五味子、白茯苓、当归、附子、石斛、地脉、远志、巴戟、肉苁蓉、人参、菟丝子、麦门冬、石斛、白芍药、芎䓖、熟干地黄、甘草。(中医方剂大辞典)(111)黄芪、败酱、络石、防风、漏芦、白敛、白薇、玄参、白茯苓、白芍药、沉香、藿香、熟干地黄、甘草。(中医方剂大辞典)(112)黄芪、生干地黄、赤芍药、川大黄、赤茯苓、知母、柴胡、川升麻、当归、木通、甘草、羚羊角屑。(中医方剂大辞典)(113)黄芪、白蔹、赤芍药、芎䓖、赤小豆、附子、羊桃根、闾茹、牡蒙。(中医方剂大辞典)(114)黄芪、白蒺藜、枳壳、紫苏茎叶、杏仁、赤茯苓、桑根白皮、川大黄、天门冬、生干地黄、当归、甘草。(中医方剂大辞典)(115)黄芪、川升麻、川大黄、黄芩、远志、赤茯苓、赤芍药、生干地黄、当归、麦门冬、人参、甘草。(中医方剂大辞典)(116)黄芪、白芍药、桂心、当归、麦门冬、白龙骨、熟干地黄、甘草。(中医方剂大辞典)(117)黄芪、酸枣仁、麦门冬、枸杞子、熟干地黄、人参、柴胡、白茯苓、防风、白术、甘草。(中医方剂大辞典)(118)黄芪、白术、白茯苓、人参、麦门冬、甘草、五味子、熟干地黄、牡蛎粉。(中医方剂大辞典)(119)黄芪、赤芍药、枳壳、当归、桑鸡、槐子仁、乌蛇。(中医方剂大辞典)(120)黄芪、人参、白茯苓、柴胡、当归、白术、桂心、甘草、枳壳、桔梗、桃仁。(中医方剂大辞典)(121)黄芪、柴胡、桂心、赤芍药、熟干地黄、白术、陈橘皮、当归、甘草。(中医方剂大辞典)(122)黄芪、枳壳、鳖甲、柴胡、麦门冬、赤茯苓、赤芍药、桑根白皮、五味子、紫苏茎叶、半夏、木通、诃黎勒皮、甘草。(中医方剂大辞典)(123)黄芪、诃黎勒、桂心、半夏、白术、白茯苓、草豆蔻、厚朴、人参、陈橘皮、甘草。(中医方剂大辞典)(124)黄芪、人参、五味子、牛膝、白术、桂心、当归、续断、白茯苓、甘草、肉苁蓉。(中医方剂大辞典)(125)黄芪、人参、陈橘皮、当归、附子、石斛、白术、山茱萸、白茯苓、桂心、甘草、麦门冬。(中医方剂大辞典)(126)黄芪、白茯苓、当归、牛膝、五味子、桂心、人参、附子、半夏、熟干地黄、白芍药、甘草。(中医方剂大辞典)(127)黄芪、露蜂房、川楝子、白蒺藜、桑根白皮、阿胶、薯蓣、麝香。(中医方剂大辞典)(128)黄芪、续断、人参、茯神、五味子、羌活、芎䓖、桂心、附子、防风、牛膝、枳壳、甘草、当归、沉香。(中医方剂大辞典)(129)黄芪、防风、芎䓖、白术、肉苁蓉、山茱萸、当归、甘草、五味子、熟干地黄、桂心、白茯苓。(中医方剂大辞典)(130)黄芪、人参、桂心、紫菀、杏仁、五味子、柴胡、陈橘皮、桑根白皮、甘草、麦门冬。(中医方剂大辞典)(131)黄芪、酸枣仁、桂心、石膏、木通、赤芍药、黄芩、柏白皮、羚羊角屑。(中医方剂大辞典)(132)黄芪、白茯苓、泽泻、磁石、薯蓣、牛膝、鳖甲、羚羊角屑、杜仲、熟干地黄、沉香、甘草。(中医方剂大辞典)(133)黄芪、赤芍药、桂心、五味子、天门冬、白茯苓、甘草、半夏、人参、杏仁、生干地黄。(中医方剂大辞典)(134)黄芪、知母、桑根、白皮、鳖甲、甘草、陈橘皮、白术、豉。(中医方剂大辞典)(135)黄芪、人参、白茯苓、陈橘皮、枳壳、诃黎勒、甘草、白术、五味子。(中医方剂大辞典)(136)黄芪、麦门冬、栝蒌根、甘草。(中医方剂大辞典)(137)黄芪、木通、赤茯苓、桔梗、甜葶苈、桑根白皮。(中医方剂大辞典)(138)黄芪、牛膝、附子、甘草、人参、白茯苓、五味子、木香、白芍药、熟干地黄、桂心、柴胡、当归、半夏、陈橘皮。(中医方剂大辞典)(139)黄芪、白芍药、桂心、人参、甘草、五味子、白术、当归、牛膝。(中医方剂大辞典)(140)黄芪、枳壳、大腹皮、黄连、赤茯苓、赤芍药、甘草、阿胶。(中医方剂大辞典)(141)黄芪、麦门冬、黄芩、葛根、枇杷叶、栀子仁、人参、赤茯苓、柴胡、赤芍药、甘草。(中医方剂大辞典)(142)黄芪、鳖甲、人参、柴胡、赤茯苓、桑根白皮、木通、羚羊角屑、知母、麦门冬、地骨皮、甘草、赤芍药、白术、枳壳。(中医方剂大辞典)(143)黄芪、赤茯苓、人参、麦门冬、枳壳、川升麻、前胡、百合、赤芍药、紫菀、甘草、沙参、知母。(中医方剂大辞典)(144)黄芪、甘草、桂心、白术、熟干地黄、人参、厚朴、白茯苓、当归、附子、陈橘皮、干姜。(中医方剂大辞典)(145)黄芪、附子、诃黎勒、人参、白术、五味子、白茯苓、丁香、枳实。(中医方剂大辞典)(146)黄芪、龙骨、防风、远志、茯神、麦门冬、牡蛎、甘草。(中医方剂大辞典)(147)黄芪、小豆、芎䓖、芍药、栝蒌、白蔹。(中医方剂大辞典)(148)黄芪、芍药、当归、干地黄、附子、续断、桂心、干姜、通草、大黄、蜀椒、乌头。(中医方剂大辞典)(149)黄芪、吴茱萸、干姜、人参、甘草、芎䓖、白术、当归、干地黄。(中医方剂大辞典)(150)黄芪、桂心。(中医方剂大辞典)(151)闾茹、黄芪。(中医方剂大辞典)

黄耆散阴汤 huang qi san yin tang

【英文名】Huang Qi San Yin Decoction

【组成】生黄芪、柴胡、白芍、炒栀子、大力子、甘草、连翘、金银花、肉桂、苡仁、半夏。(中医方剂大辞典)

黄耆煮散 huang qi zhu san

【英文名】Huang Qi Zhu Powder

【组成】(1)黄芪、桑根白皮、杏仁、紫菀、黄芩、麻黄、麦门冬、升麻、贝母、羌活、蛤蚧、胡黄连。(中医方剂大辞典)(2)黄芪、人参、白茯苓、葛根、厚朴、诃黎勒、木香、甘草、半夏、干姜。(中医方剂大辞典)

黄耆粥 huang qi zhou

【英文名】Huang Qi Gruel

【组成】(1)黄芪、粳米。(中医方剂大辞典)(2)黄芪、桑根白皮、人参、白茯苓、生姜、白粱米。(中医方剂大辞典)

黄耆紫草人参汤 huang qi zi cao ren shen tang

【英文名】Huang Qi Zi Cao Ren Shen Decoction

【组成】黄芪、紫草、人参。(中医方剂大辞典)

黄耆葛花丸 huang qi ge hua wan

【英文名】Huang Qi Ge Hua Pill

【组成】黄芪、葛花、黄赤小豆花、大黄、赤芍药、黄芩、当归、猬皮、槟榔、白蒺藜、皂角子仁、生地黄。(中医方剂大辞典)

黄耆葛根汤 huang qi ge gen tang

【英文名】Huang Qi Ge Gen Decoction

【组成】黄芪、葛根。(中医方剂大辞典)

黄耆煎 huang qi jian

【英文名】Huang Qi Decoction

【组成】(1)黄芪、牛膝、菟丝子、苁蓉、白蒺藜、茴香、萆薢、防风。(中医方剂大辞典)(2)黄芪、乌药、地龙、赤小豆、杜蒺藜、防风、川乌头、川楝子、陈橘皮、茴香。(中医方剂大辞典)

黄耆煎散 huang qi jian san

【英文名】Huang Qi Jian Powder

【组成】熟地、人参、黄芪、鳖甲、当归、茯苓、白芍、麦冬、桂心。(中医方剂大辞典)

黄耆解肌汤 huang qi jie ji tang

【英文名】Huang Qi Jie Ji Decoction

【异名】黄耆解肌散(中医方剂大辞典、普济方)

【组成】人参、黄芪、当归、川芎、甘草、芍药。(中医方剂大辞典)

黄耆膏 huang qi gao

【英文名】Huang Qi Ointment

【异名】黄耆散(中医方剂大辞典、普济方)

【组成】(1)黄芪。(中医方剂大辞典)(2)生箭耆、生石膏、净蜂蜜、粉甘草、生怀山药、鲜茅根。(中医方剂大辞典)(3)人参、黄芪、当归、香白芷、细辛、羌活。(中医方剂大辞典)(4)绵黄芪、吴白芷、槐角、防风、当归、杏仁。(中医方剂大辞典)(5)黄芪、芎䓖、当归、黄芩、黄连、白蔹、芍药、防风。(中医方剂大辞典)(6)黄芪、当归、附子、白芷、芎䓖、续断、细辛、薤白、猪脂。(中医方剂大辞典)(7)黄芪、白芷、白及、白薇、当归、芍药、防风、甘草、细辛、嫩桑枝、垂柳枝、乳香、铅丹、清麻油。(中医方剂大辞典)(8)黄芪、零陵香、赤芍药、芎䓖、天麻、防风、生干地黄、黄蜡、清油。(中医方剂大辞典)(9)黄芪、升麻、大黄、芍药、细辛。(中医方剂大辞典)(10)黄芪、赤芍药、当归、川大黄、芎䓖、独活、白芷、薤白、生地黄、麝香。(中医方剂大辞典)(11)黄芪、漏芦、黄柏、槐子仁、木通、苦参、狸骨、雄黄、虎骨、硫黄、麝香、蜣螂末。(中医方剂大辞典)(12)黄芪、附子、白芷、甘草、防风、大黄、当归、续断、芍药、苁蓉、生地黄、细辛。(中医方剂大辞典)

黄耆膏子煎丸 huang qi gao zi jian wan

【英文名】Huang Qi Gao Zi Jian Pill

【组成】人参、白术、柴胡、黄芩、白芷、知母、甘草、鳖甲。(中医方剂大辞典)

黄耆薤白汤 huang qi xie bai tang

【英文名】Huang Qi Xie Bai Decoction

【组成】黄芪、人参、白茯苓、五味子、白术、薤白、葱白、粳米、芍药、生姜、羊肾。(中医方剂大辞典)

黄耆鲮甲汤 huang qi ling jia tang

【英文名】Huang Qi Ling Jia Decoction

【组成】人参、黄芪、芎䓖、当归、忍冬花、防己、升麻、防风、穿山甲、甘草。(中医方剂大辞典)

黄耆鳖甲汤 huang qi bie jia tang

【英文名】Huang Qi Bie Jia Decoction

【异名】鳖甲汤(中国中医药学主题词表、普济方)

【组成】(1)黄芪、鳖甲、知母、桑根、白皮、甘草、陈橘皮、白术。(中医方剂大辞典)(2)黄芪、陈皮、鳖甲、何首乌。(中医方剂大辞典)(3)黄芪、鳖甲、秦艽、柴胡、当归、知母、人参、芎䓖、羌活、赤茯苓、黄芩、紫菀、甘草、芍药、桑根、白皮、白鲜皮、款冬花、陈橘皮、贝母、木香、桂、附子、丁香。(中医方剂大辞典)

黄耆鳖甲饮 huang qi bie jia yin

【英文名】Huang Qi Bie Jia Drink

【组成】(1)黄芪、鳖甲胶、银胡、制首乌、白茯苓、秦艽、青蒿梗、人参、清炙甘老姜、大枣。(中医方剂大辞典)(2)黄芪、鳖甲、白芍、当归、熟地、山药、茯神、麦冬。(中医方剂大辞典)(3)黄芪、鳖甲、白芍、熟地、归身、麦冬、茯神、山药、甘杞、桂圆、大枣。(中医方剂大辞典)(4)鳖甲、草果仁、黄芪、白术、白芍药、厚朴、槟榔、橘红、川芎、甘草。(中医方剂大辞典)

黄耆鳖甲散 huang qi bie jia san

【英文名】Huang Qi Bie Jia Powder

【异名】黄耆鳖甲煎(中医方剂大辞典、金匮翼);黄耆鳖甲汤(中医方剂大辞典、医学入门)

【组成】人参、肉桂、苦梗、生干地黄、半夏、紫菀、知母、赤芍药、黄芪、甘草、桑白皮、天门冬、鳖甲、秦艽、白茯苓、地骨皮、柴胡。(中医方剂大辞典)

黄耆糯米汤 huang qi nuo mi tang

【英文名】Huang Qi Nuo Mi Decoction

【异名】黄耆汤(中医方剂大辞典、竹林女科)

【组成】糯米、黄芪。(中医方剂大辞典)

黄袍散 huang pao san

【英文名】Huang Pao Powder

【组成】薄荷、甘草、黄柏、黄连、冰片。(中医方剂大辞典)

黄梅丸 huang mei wan

【英文名】Huang Mei Pill

【组成】雄黄、乌梅肉。(中医方剂大辞典)

黄菊汤 huang ju tang

【英文名】Huang Ju Decoction

【组成】黄芪、菊花、首乌、枸杞、葛根、丹参、赤芍。(山东中医杂志 1993,12(3))

黄萝饮 huang luo yin

【英文名】Huang Luo Drink

【组成】大黄、当归、山楂肉、萝卜子、枳壳、槟榔、柴胡、丹皮。(中医方剂大辞典)

黄蛇散 huang she san

【英文名】Huang She Powder

【组成】雄黄、蛇蜕。(中医方剂大辞典)

黄铤子 huang ting zi

【英文名】Huang Ting Zi

【异名】麝香牛黄丸(中医方剂大辞典)

【组成】(1)干蝎、牛黄、麝香、甘草、天麻、防风、人参、白僵蚕。(中医方剂大辞典)(2)天麻、防风、人参、干蝎、白僵蚕、甘草、朱砂、雄黄、麝香、牛黄。(中医方剂大辞典)

黄银散 huang yin san

【英文名】Huang Yin Powder

【组成】黄连、蒲黄、生干地黄、乌头尖、当归、铜绿、细辛、莨菪子、水银。(中医方剂大辞典)

黄银薏楂汤 huang yin yi zha tang

【英文名】Huang Yin Yi Zha Decoction

【组成】黄芪、银花炭、薏米、山楂、党参、山药、云苓、白芍、木香、桔梗、甘草、砂仁。(湖北中医杂志 1987,(2))

黄雪 huang xue
【英文名】Huang Xue
【组成】川朴硝、川大黄、黄芩、山栀、犀角屑、紫石英、甘草、竹茹、麝香、朱砂、羚羊角屑、郁金。(中医方剂大辞典)
黄雪膏 huang xue gao
【英文名】Huang Xue Plaster
【组成】大黄。(中医方剂大辞典)
黄麻散 huang ma san
【英文名】Huang Ma Powder
【组成】大黄、天麻、羌活。(中医方剂大辞典)
黄提药 huang ti yao
【英文名】Huang Ti Powder
【组成】郁金、雄黄、藤黄、牛黄、蟾酥、硇砂、麝香、冰片、巴豆肉、萆麻肉。(中医方剂大辞典)
黄散 huang san
【英文名】Huang Powder
【组成】黄连、黄芩、蛰虫、干地黄。(中医方剂大辞典)
黄散子 huang san zi
【英文名】Huang San Powder
【组成】(1)真阿胶。(中医方剂大辞典)(2)槟榔、桂、大黄、木香、益智、茴香、郁金、当归、川芎、天仙藤、陈皮、紫苏、麦糵、牵牛、羌活、萝卜子。(中医方剂大辞典)(3)天南星、天麻、鬼箭、黑附子、麻黄、麝香、牛黄、干蝎梢。(中医方剂大辞典)(4)新牛胆、郁金、青蛤粉、猪胆、大黄、黄连、雄黄。(中医方剂大辞典)
黄猬合剂 huang wei he ji
【英文名】Huang Wei Mixture
【组成】黄芪、黄精、玉竹、甘草、饴糖、炙刺猬皮、醋元胡、代代花、白芍、蒲公英、炒白及。(浙江中医学院学报 1991,15(2))
黄硝水冲剂 huang xiao shui chong ji
【英文名】Huang Xiao Shui Medicinal Instant Granule
【组成】大黄、芒硝。(中医药学报 1987,(6))
黄紫丹 huang zi dan
【英文名】Huang Zi Pellet
【组成】白术、茯苓、当归、羌活、紫苏、甘草、细辛、黄芩、麦冬、人参、贝母。(中医方剂大辞典)
黄紫白液 huang zi bai ye
【英文名】Huang Zi Bai Ye Liniment
【组成】大黄、紫草、白芷、虎杖。(山东中医杂志 1993,12(3))
黄葵子散 huang kui zi san
【英文名】Huang Kui Zi Powder
【组成】黄葵子。(中医方剂大辞典)
黄蛤散 huang ge san
【英文名】Huang Ge Powder
【组成】黄柏、蛤粉、轻粉。(中医方剂大辞典)
黄酥丹 huang su dan
【英文名】Huang Su Pill
【组成】浮萍、生地、甘草、丹皮、芍药、生姜。(中医方剂大辞典)
黄雄漆丸 huang xiong qi wan
【英文名】Huang Xiong Qi Pill
【组成】严漆、蟹黄。(中医方剂大辞典)
黄黑散 huang hei san
【英文名】Huang Hei Powder
【组成】大黄、破故纸、牛蒡子、牵牛。(中医方剂大辞典)
黄鼎丸 huang ding wan
【英文名】Huang Ding Pill
【组成】黄芩、黄柏、大黄、当归、蝮蛇、乳香、没药、犀角、芍药。(中医方剂大辞典)
黄瑞香注射液 huang rui xiang zhu she ye
【英文名】Huang Rui Xiang Injection
【组成】黄瑞香。(药品标准－中药成方制剂标准 1998)
黄蒸汤 huang zheng tang
【英文名】Huang Zheng Decoction
【组成】黄蒸、麦面、猪矢。(中医方剂大辞典)
黄蓉散 huang rong san
【英文名】Huang Rong Powder
【组成】生大黄、芙蓉叶。(中医方剂大辞典)
黄蜈散 huang wu san
【英文名】Huang Wu Powder
【组成】黄柏、蜈蚣、雄黄、轻粉、冰片。(中西医结合杂志 1985,5(4))
黄雷丸 huang lei wan
【英文名】Huang Lei Pill
【组成】雷丸、大黄、白矾、铁衣、雄黄。(中医方剂大辞典)
黄鼠膏 huang shu gao
【英文名】Huang Shu Plaster
【组成】大黄、鼠粪、黄连。(中医方剂大辞典)
黄僧散 huang seng san
【英文名】Huang Seng Powder
【组成】黄柏、蜜陀僧。(中医方剂大辞典)
黄漆丸 huang qi wan
【英文名】Huang Qi Pill
【组成】大黄、生漆、面粉。(中医方剂大辞典)
黄精丸 huang jing wan
【英文名】Huang Jing Pill
【组成】(1)苍耳叶、紫背浮萍、大力子、乌蛇肉、黄精。(中医方剂大辞典)(2)黄精、白蜜、天门冬。(中医

方剂大辞典)

黄精五味方 huang jing wu wei fang

【英文名】Huang Jing Wu Wei Prescription

【组成】黄精、黄芪等。(上海中医药杂志 1993,(1))

黄精地黄丸 huang jing di huang wan

【英文名】Huang Jing Di Huang Pill

【组成】生黄精、生地黄。(中医方剂大辞典)

黄精米醋汤 huang jing mi cu tang

【英文名】Huang Jing Mi Cu Decoction

【组成】黄精、王不留行、蛇床子、苦参、食用米醋。(山东中医杂志 1992,11(5))

黄精芡实汤 huang jing qian shi tang

【英文名】Huang Jing Qian Shi Decoction

【组成】黄精、芡实、山药、白芍、大枣、太子参、佩兰叶。(中医方剂大辞典)

黄精酒 huang jing jiu

【英文名】Huang Jing Wine

【异名】黄精酒(中医方剂大辞典、圣惠)

【组成】黄精、天门冬、术、松叶、枸杞根。(中医方剂大辞典)

黄精粥 huang jing zhou

【英文名】Huang Jing Gruel

【组成】黄精。(中医方剂大辞典)

黄精煎 huang jing jian

【英文名】Huang Jing Decoction

【组成】黄精、白蜜、生地黄。(中医方剂大辞典)

黄精膏 huang jing gao

【英文名】Huang Jing Ointment

【组成】黄精。(中医方剂大辞典)

黄精糖浆 huang jing tang jiang

【英文名】Huang Jing Syrup

【组成】黄精。(中西医结合杂志 1989,9(2))

黄腐酸钠口服液 huang fu suan na kou fu ye

【英文名】Huang Fu Suan Na Oral Liquid

【组成】乌金石、黄腐酸钠。((87)豫卫药准字第 28 号)

黄膏 huang gao

【英文名】Huang Plaster

【组成】木鳖子、土瓜根、黄连、黄芪、栝蒌根、黄柏、消石、马牙硝、芸苔子、川大黄、麝香。(中医方剂大辞典)

黄蜀葵散 huang shu kui san

【英文名】Huang Shu Kui Powder

【组成】黄蜀葵花、赤小豆。(中医方剂大辞典)

黄蜜膏 huang mi gao

【英文名】Huang Mi Plaster

【组成】白及、雷夫奴尔。(中国中西医结合杂志 1993,13(4))

黄蜡丸 huang la wan

【英文名】Huang La Pill

【组成】(1)硫黄。(中医方剂大辞典)(2)黄蜡、银朱。(中医方剂大辞典)(3)黄蜡。(中医方剂大辞典)(4)熏陆香、萆麻、松脂、蜡、乱发灰、石盐。(中医方剂大辞典)

黄蜡灸 huang la jiu

【英文名】Huang La Jiu

【组成】黄蜡。(中医方剂大辞典)

黄蜡拈 huang la nian

【英文名】Huang La Nian

【组成】轻粉、硇砂、松香、黄蜡、铜绿、苦参末。(中医方剂大辞典)

黄蜡解毒丸 huang la jie du wan

【英文名】Huang La Jie Du Pill

【组成】黄蜡、雄黄、白矾。(中医方剂大辞典)

黄蜡膏 huang la gao

【英文名】Huang La Plaster

【组成】(1)麻油、黄蜡、光粉、五倍子末。(中医方剂大辞典)(2)油、黄蜡。(中医方剂大辞典)(3)黄蜡、桂、吴茱萸、盐。(中医方剂大辞典)(4)枯矾、麻油、黄蜡。(中医方剂大辞典)(5)川连、黄柏、荆芥、白芷、紫草、苦参、郁金、大枫子。(中医方剂大辞典)(6)香油、黄蜡、松脂。(中医方剂大辞典)(7)香油、胎发如梅大、白胶、香黄蜡、生龙骨、赤石脂、血竭末。(中医方剂大辞典)(8)槐条、椿皮、桃条、楝条、柳条、荆芥、黄蜡。(中医方剂大辞典)

黄雌鸡方 huang ci ji fang

【英文名】Huang Ci Ji Prescription

【组成】(1)雌鸡、赤小豆。(中医方剂大辞典)(2)黄雌鸡、草果、赤小豆。(中医方剂大辞典)

黄雌鸡汤 huang ci ji tang

【英文名】Huang Ci Ji Decoction

【组成】小黄雌鸡、当归、白术、熟干地黄、桂心、黄芪。(中医方剂大辞典)

黄雌鸡肉粥 huang ci ji rou zhou

【英文名】Huang Ci Ji Rou Gruel

【组成】黄雌鸡、粳米、黄芪、熟干地黄。(中医方剂大辞典)

黄雌鸡饭 huang ci ji fan

【英文名】Huang Ci Ji Fan

【组成】黄雌鸡、生百合、白粳米饭。(中医方剂大辞典)

黄雌鸡炙方 huang ci ji zhi fang

【英文名】Huang Ci Ji Zhi Prescription

【组成】雌鸡。(中医方剂大辞典)

黄雌鸡索饼 huang ci ji suo bing

【英文名】Huang Ci Ji Suo Bing

【异名】黄雌鸡臛索饼(中医方剂大辞典、圣惠)

【组成】黄雌鸡、面、桂末、茯苓末。(中医方剂大辞典)

黄雌鸡馄饨 huang ci ji hun tun

【英文名】Huang Ci Ji Hun Tun

【组成】黄雌鸡肉、白面、葱白。(中医方剂大辞典)

黄雌鸡粥 huang ci ji zhou

【英文名】Huang Ci Ji Gruel

【组成】(1)黄雌鸡、粳米。(中医方剂大辞典)(2)黄雌鸡、杏仁、熟干地黄、粳米。(中医方剂大辞典)(3)黄雌鸡。(中医方剂大辞典)

黄雌馎饦 huang ci ji bo tuo

【英文名】Huang Ci Ji Bo Tou

【组成】黄雌鸡、白面、茯苓末。(中医方剂大辞典)

黄雌鸡羹 huang ci ji geng

【英文名】Huang Ci Ji Thick soup

【组成】黄雌鸡、粳米、葱白。(中医方剂大辞典)

黄蕊散 huang rui san

【英文名】Huang Rui Powder

【组成】黄柏、青黛、麝香。(中医方剂大辞典)

黄鹤丹 huang he dan

【英文名】Huang He Pellet

【组成】香附、黄连。(中医方剂大辞典)

黄藤合剂 huang teng he ji

【英文名】Huang Teng Mixture

【组成】黄藤根、生川乌、生草乌、当归、红花、桂皮、川牛膝、木瓜、羌活、杜仲、钻地风。(赤脚医生杂志 1978,(10))

黄藤南菖汤 huang teng nan chang tang

【英文名】Huang Teng Nan Chang Decoction

【组成】大黄、鸡血藤、胆南星、石菖蒲。(湖北中医杂志 1989,(2))

黄藤素注射液 huang teng su zhu she ye

【英文名】Huang Teng Su Injection

【组成】黄藤素。((92)滇卫药准字 44Z 第 453 号)